国家卫生健康委员会"十三五"规划教材
科研人员核心能力提升导引丛书
供研究生及科研人员用

基础与临床药理学

Basic and Clinical Pharmacology

第 3 版

主　编　杨宝峰
副主编　李　俊　董　志　杨宝学　郭秀丽

人民卫生出版社
·北　京·

图书在版编目（CIP）数据

基础与临床药理学 / 杨宝峰主编. —3版. —北京：人民卫生出版社，2020.12
ISBN 978-7-117-30959-2

Ⅰ. ①基… Ⅱ. ①杨… Ⅲ. ①临床医学－药理学－医学院校－教材 Ⅳ. ①R969

中国版本图书馆CIP数据核字（2020）第238703号

基础与临床药理学
Jichu yu Linchuang Yaolixue
第3版

主　　编：杨宝峰
出版发行：人民卫生出版社（中继线 010-59780011）
地　　址：北京市朝阳区潘家园南里19号
邮　　编：100021
E - mail：pmph @ pmph.com
购书热线：010-59787592　010-59787584　010-65264830
印　　刷：三河市延风印装有限公司
经　　销：新华书店
开　　本：850×1168　1/16　　印张：51
字　　数：1439千字
版　　次：2002年9月第1版　　2020年12月第3版
印　　次：2021年2月第1次印刷
标准书号：ISBN 978-7-117-30959-2
定　　价：198.00元
打击盗版举报电话：010-59787491　E-mail：WQ @ pmph.com
质量问题联系电话：010-59787234　E-mail：zhiliang @ pmph.com

编　　者（按姓氏笔画排序）

艾　静　哈尔滨医科大学
朱大岭　哈尔滨医科大学
朱依谆　澳门科技大学
朱海波　北京协和医学院
刘克辛　大连医科大学
李　俊　安徽医科大学
李晓辉　陆军军医大学
杨　凌　上海中医药大学
杨宝学　北京大学
杨宝峰　哈尔滨医科大学
吴希美　浙江大学
张　炜　河北医科大学
张雪梅　复旦大学
陈　立　吉林大学
陈红专　上海中医药大学
陈建国　华中科技大学
招明高　空军军医大学
季　勇　南京医科大学
周黎明　四川大学
胡　刚　南京中医药大学
胡长平　中南大学
俞昌喜　福建医科大学
郭　凤　中国医科大学
郭秀丽　山东大学
董　志　重庆医科大学
温　克　天津医科大学
缪朝玉　海军军医大学

编写秘书

孙丽华　哈尔滨医科大学
班　涛　哈尔滨医科大学

主 编 简 介

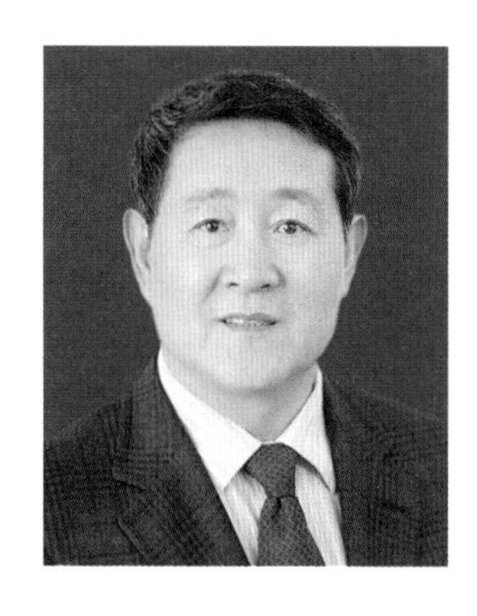

杨宝峰　药理学家，中国工程院院士，英国皇家生物学会会士。美国、澳大利亚、俄罗斯、日本等国家的二十余所著名院校荣誉教授和荣誉博士；中俄医科大学联盟中方主席、中华医学会副会长、黑龙江省科学技术协会副主席、全国心血管药理专业委员会名誉主任委员；心脏疾病研究“973”项目首席科学家，药理学国家重点学科、国家级教学团队及国家科技创新群体带头人，国家级教学名师。获首届全国创新争先奖、首届十佳全国优秀科技工作者等荣誉称号。

从事心血管疾病相关研究近四十年，在重大心脏疾病（心肌缺血、心律失常和心力衰竭）领域处于国际领先水平。首次发现调控重大心脏疾病发生的重要分子和药物靶点，提出了药物作用的离子通道靶点学说，分别编入本科生及研究生教材。在 *Nature Medicine*，*Circulation*，*The Journal of Clinical Investigation*，*Journal of the American College of Cardiology*，*Circulation Research* 等国际著名期刊发表了 300 余篇研究论文，为药物研发提供新思路，推动制药行业的发展。自主研发的多种创新新药已成功转化，获得了重大经济效益和社会效益。为企业解决瓶颈问题，间接经济效益数百亿元。获国家自然科学二等奖以及省部级一等奖 6 项。响应“一带一路”的倡议，杨宝峰院士牵头成立了“中俄医科大学联盟”，为推动中俄两国医药卫生事业的发展与合作搭建了平台，得到了国家有关部委的赞誉。

副主编简介

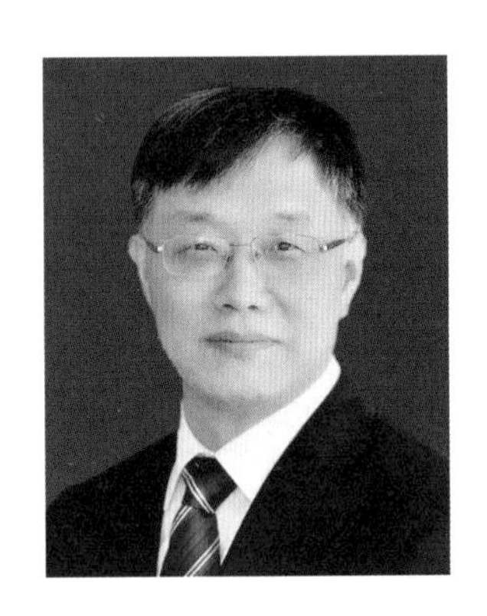

李俊 男，二级教授，博士生导师，重大自身免疫性疾病安徽省重点实验室主任，安徽省创新药物产业共性技术研究院院长，安徽省药物研究所所长，安徽省引进高校领军人才团队负责人，安徽医科大学药学院创建人。

在教学、科研一线工作37年，获得国家教育部首批骨干教师、安徽省教育系统劳动模范、省级教学名师、模范教师等称号，被授予全国“五·一”劳动奖章，享受国务院政府特殊津贴。主编国家级规划教材《临床药理学》《临床药物治疗学总论》。担任教育部药学教育指导委员会委员、全国高等学校临床药学专业教材评审委员会副主任委员、国家级精品课程及资源共享课程《临床药理学》负责人、国家级临床药理学教学团队负责人、国家级特色专业（药学）建设点负责人。从事抗炎免疫药理、肝脏药理、中药活性成分、靶向药物合成与设计等研究，主持国家自然科学基金项目10项、省级课题20余项，先后获得安徽省科技进步一等奖1项、二等奖3项、三等奖3项，安徽省教学成果奖一等奖2项。发表SCI论文200余篇，获国家发明专利11项。培养药学博士后20余人、博士50余人、硕士150余人。现为安徽省学术技术带头人（首批），安徽医科大学药学博士点、药学博士后流动站、省级重点学科药理学和中药学学科带头人。

副主编简介

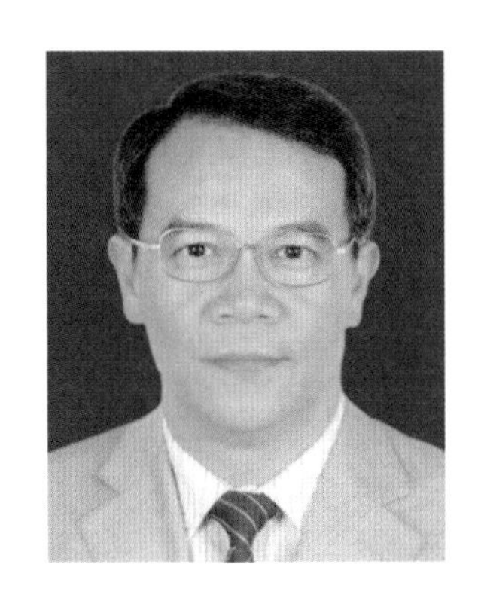

董志　医学博士，药理学教授（国家二级教授），博士研究生导师。现任重庆医科大学附属儿童医院党委书记，兼任重庆市生物化学与分子药理学实验室主任。曾长期担任全国高等医学教育学会临床医学教育研究会副理事长，教育部药学类教学指导委员会委员。目前，担任中国药学会理事，教育部全国高等教育自学考试指导委员会医药专家委员会委员，国家 SFDA 保健食品评审专家，中华医学会老年医学分会基础医学学组委员，中国药学会应用药理专业委员会委员，重庆市新药评审委员会副主任委员，重庆市中药发展专家委员会委员，重庆药学会副理事长。

长期从事药理学教学工作和神经递质与受体药理学的研究、新药研究与开发。曾主持原卫生部优秀青年基金项目，省、市教科委和重庆市青年科技基金，国家自然科学基金，科学技术部新药重大专项、重庆市自然科学基金重点项目及重庆市自然科学基金项目等。担任人民卫生出版社、高等教育出版社、科学出版社、北京大学医学出版社等出版社的《药理学》《基础与临床药理学》《高级临床药理学》等教材的编委、副主编和主编。近五年来发表 SCI 和 CSCD 论文近百篇，已培养一百多名硕士研究生和博士研究生，研究方向主要为神经药理学、临床药学、新药开发研究及医学教育管理等。

副主编简介

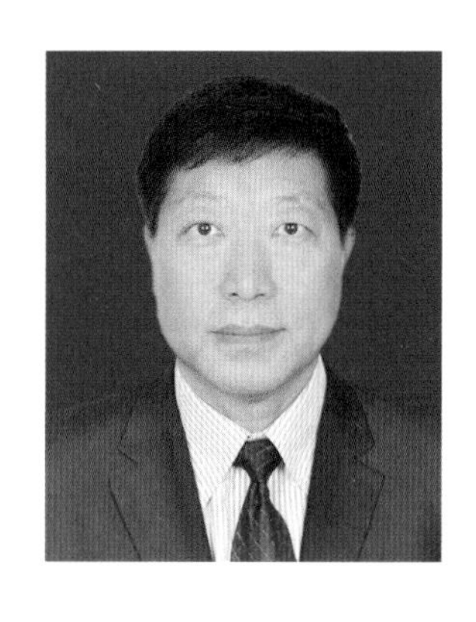

杨宝学 二级教授，博士生导师。现任北京大学基础医学院副院长、药理学系主任。兼任天然药物及仿生药物国家重点实验室研究员、分子心血管学教育部重点实验室膜通道与心血管疾病研究室主任、中国药理学会常务理事、中国药理学会肾脏药理专业委员会主任委员、中国药理学会麻醉药理专业委员会副主任委员、北京药理学会副理事长、中国中药协会灵芝专业委员会主任委员、《中国药理通讯》主编、《生理学研究》主编、《国际药理学研究》副主编等。

主讲《药理学》《药理学研究导论》《药物临床应用及治疗》等课程。主编《药理学》《实用临床药物学》、*Urea Transporters*、*Aquaporins* 和 *Ganoderma and Health* 等教材和专著。主要研究领域为肾脏药理学、天然药物的作用靶点与机制、新药发现与药效学评价。曾获得美国 NIH、AHA、PKD 基金，国家自然科学基金、科学技术部新药创制专项、教育部高等学校博士学科点专项科研基金资助。在研项目包括国家自然科学基金重点项目、国家自然科学基金重点国际合作项目、NSFC/RGC 联合科研基金项目、科学技术部国际科技合作专项、北京自然科学基金等多项研究课题。已发表 SCI 论文 127 篇，连续五年（2014—2018）入选爱思唯尔中国高被引用学者榜单。获授权专利 11 项。

副主编简介

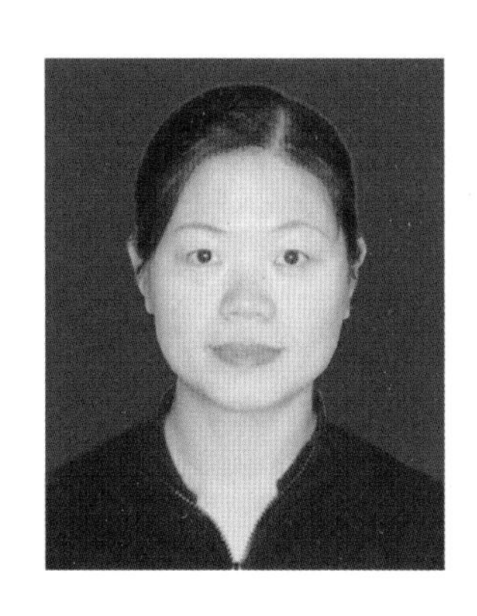

郭秀丽　教授，博士生导师，现任山东大学新药评价中心主任、山东大学药学院新药药理研究所所长、中国药理学会理事、山东药理学会副理事长、中国药理学会教学与科普专业委员会常务委员、山东药理学会临床药理专业委员会副主任委员、国家食品药品监督管理局保健食品审评专家、国家执业药师工作专家。

从事药理学、分子药理学、临床药理学等课程的教学工作，副主编或参编国家规划教材12部，主持建设省级精品课程及山东省双语教学示范课程，获“齐鲁医学优秀教师”“山东大学三八红旗手”“山东大学教学能手”等称号。主要研究领域为抗肿瘤药物药理学。研究工作集中在肿瘤的发生发展、侵袭转移的分子机制、抗肿瘤耐药机制、逆转肿瘤耐药药物及抗肿瘤新药的研发方面。先后主持国家自然科学基金项目3项、国家“十二五”重大专项子课题合作项目1项、省部级科研课题2项，发表SCI论文60余篇，获山东省科技进步三等奖、第九届山东省青年科技奖等奖项。兼任国内外多个杂志的编委或审稿专家。

全国高等学校医学研究生“国家级”规划教材 第三轮修订说明

进入新世纪，为了推动研究生教育的改革与发展，加强研究型创新人才培养，人民卫生出版社启动了医学研究生规划教材的组织编写工作，在多次大规模调研、论证的基础上，先后于 2002 年和 2008 年分两批完成了第一轮 50 余种医学研究生规划教材的编写与出版工作。

2014 年，全国高等学校第二轮医学研究生规划教材评审委员会及编写委员会在全面、系统分析第一轮研究生教材的基础上，对这套教材进行了系统规划，进一步确立了以“解决研究生科研和临床中实际遇到的问题”为立足点，以“回顾、现状、展望”为线索，以“培养和启发读者创新思维”为中心的教材编写原则，并成功推出了第二轮（共 70 种）研究生规划教材。

本套教材第三轮修订是在党的十九大精神引领下，对《国家中长期教育改革和发展规划纲要（2010—2020 年）》《国务院办公厅关于深化医教协同进一步推进医学教育改革与发展的意见》，以及《教育部办公厅关于进一步规范和加强研究生培养管理的通知》等文件精神的进一步贯彻与落实，也是在总结前两轮教材经验与教训的基础上，再次大规模调研、论证后的继承与发展。修订过程仍坚持以“培养和启发读者创新思维”为中心的编写原则，通过“整合”和“新增”对教材体系做了进一步完善，对编写思路的贯彻与落实采取了进一步的强化措施。

全国高等学校第三轮医学研究生“国家级”规划教材包括五个系列。①科研公共学科：主要围绕研究生科研中所需要的基本理论知识，以及从最初的科研设计到最终的论文发表的各个环节可能遇到的问题展开；②常用统计软件与技术：介绍了 SAS 统计软件、SPSS 统计软件、分子生物学实验技术、免疫学实验技术等常用的统计软件以及实验技术；③基础前沿与进展：主要包括了基础学科中进展相对活跃的学科；④临床基础与辅助学科：包括了专业学位研究生所需要进一步加强的相关学科内容；⑤临床学科：通过对疾病诊疗历史变迁的点评、当前诊疗中困惑、局限与不足的剖析，以及研究热点与发展趋势探讨，启发和培养临床诊疗中的创新思维。

该套教材中的科研公共学科、常用统计软件与技术学科适用于医学院校各专业的研究生及相应的科研工作者；基础前沿与进展学科主要适用于基础医学和临床医学的研究生及相应的科研工作者；临床基础与辅助学科和临床学科主要适用于专业学位研究生及相应学科的专科医师。

全国高等学校第三轮医学研究生“国家级”规划教材目录

1	医学哲学（第2版）	主　编　柯　杨　张大庆 副主编　赵明杰　段志光　边　林　唐文佩
2	医学科研方法学（第3版）	主　审　梁万年 主　编　刘　民　胡志斌 副主编　刘晓清　杨土保
3	医学统计学（第5版）	主　审　孙振球　徐勇勇 主　编　颜　艳　王　彤 副主编　刘红波　马　骏
4	医学实验动物学（第3版）	主　编　秦　川　谭　毅 副主编　孔　琪　郑志红　蔡卫斌　李洪涛　王靖宇
5	实验室生物安全（第3版）	主　编　叶冬青 副主编　孔　英　温旺荣
6	医学科研课题设计、申报与实施（第3版）	主　审　龚非力　李卓娅 主　编　李宗芳　郑　芳 副主编　吕志跃　李煌元　张爱华
7	医学实验技术原理与选择（第3版）	主　审　魏于全 主　编　向　荣 副主编　袁正宏　罗云萍
8	统计方法在医学科研中的应用（第2版）	主　编　李晓松 副主编　李　康　潘发明
9	医学科研论文撰写与发表（第3版）	主　审　张学军 主　编　吴忠均 副主编　马　伟　张晓明　杨家印
10	IBM SPSS 统计软件应用	主　编　陈平雁　安胜利 副主编　欧春泉　陈莉雅　王建明

28	断层影像解剖学	主　编	刘树伟　张绍祥
		副主编	赵　斌　徐　飞
29	临床应用解剖学（第 2 版）	主　编	王海杰
		副主编	臧卫东　陈　尧
30	临床心理学（第 2 版）	主　审	张亚林
		主　编	李占江
		副主编	王建平　仇剑崟　王　伟　章军建
31	心身医学	主　审	Kurt Fritzsche　吴文源
		主　编	赵旭东
		副主编	孙新宇　林贤浩　魏　镜
32	医患沟通（第 2 版）	主　审	周　晋
		主　编	尹　梅　王锦帆
33	实验诊断学（第 2 版）	主　审	王兰兰
		主　编	尚　红
		副主编	王传新　徐英春　王　琳　郭晓临
34	核医学（第 3 版）	主　审	张永学
		主　编	李　方　兰晓莉
		副主编	李亚明　石洪成　张　宏
35	放射诊断学（第 2 版）	主　审	郭启勇
		主　编	金征宇　王振常
		副主编	王晓明　刘士远　卢光明　宋　彬　李宏军　梁长虹
36	疾病学基础	主　编	陈国强　宋尔卫
		副主编	董　晨　王　韵　易　静　赵世民　周天华
37	临床营养学	主　编	于健春
		副主编	李增宁　吴国豪　王新颖　陈　伟
38	临床药物治疗学	主　编	孙国平
		副主编	吴德沛　蔡广研　赵荣生　高　建　孙秀兰
39	医学 3D 打印原理与技术	主　编	戴尅戎　卢秉恒
		副主编	王成焘　徐　弢　郝永强　范先群　沈国芳　王金武
40	互联网 + 医疗健康	主　审	张来武
		主　编	范先群
		副主编	李校堃　郑加麟　胡建中　颜　华
41	呼吸病学（第 3 版）	主　编	王　辰　陈荣昌
		副主编	代华平　陈宝元　宋元林

42 消化内科学（第3版）
主　审　樊代明　李兆申
主　编　钱家鸣　张澍田
副主编　田德安　房静远　李延青　杨　丽

43 心血管内科学（第3版）
主　审　胡大一
主　编　韩雅玲　马长生
副主编　王建安　方　全　华　伟　张抒扬

44 血液内科学（第3版）
主　编　黄晓军　黄　河　胡　豫
副主编　邵宗鸿　吴德沛　周道斌

45 肾内科学（第3版）
主　审　谌贻璞
主　编　余学清　赵明辉
副主编　陈江华　李雪梅　蔡广研　刘章锁

46 内分泌内科学（第3版）
主　编　宁　光　邢小平
副主编　王卫庆　童南伟　陈　刚

47 风湿免疫内科学（第3版）
主　审　陈顺乐
主　编　曾小峰　邹和建
副主编　古洁若　黄慈波

48 急诊医学（第3版）
主　审　黄子通
主　编　于学忠　吕传柱
副主编　陈玉国　刘　志　曹　钰

49 神经内科学（第3版）
主　编　刘　鸣　崔丽英　谢　鹏
副主编　王拥军　张杰文　王玉平　陈晓春　吴　波

50 精神病学（第3版）
主　编　陆　林　马　辛
副主编　施慎逊　许　毅　李　涛

51 感染病学（第3版）
主　编　李兰娟　李　刚
副主编　王贵强　宁　琴　李用国

52 肿瘤学（第5版）
主　编　徐瑞华　陈国强
副主编　林东昕　吕有勇　龚建平

53 老年医学（第3版）
主　审　张　建　范　利　华　琦
主　编　刘晓红　陈　彪
副主编　齐海梅　胡亦新　岳冀蓉

54 临床变态反应学
主　编　尹　佳
副主编　洪建国　何韶衡　李　楠

55 危重症医学（第3版）
主　审　王　辰　席修明
主　编　杜　斌　隆　云
副主编　陈德昌　于凯江　詹庆元　许　媛

56	普通外科学（第3版）	主　编	赵玉沛
		副主编	吴文铭　陈规划　刘颖斌　胡三元
57	骨科学（第3版）	主　审	陈安民
		主　编	田　伟
		副主编	翁习生　邵增务　郭　卫　贺西京
58	泌尿外科学（第3版）	主　审	郭应禄
		主　编	金　杰　魏　强
		副主编	王行环　刘继红　王　忠
59	胸心外科学（第2版）	主　编	胡盛寿
		副主编	王　俊　庄　建　刘伦旭　董念国
60	神经外科学（第4版）	主　编	赵继宗
		副主编	王　硕　张建宁　毛　颖
61	血管淋巴管外科学（第3版）	主　编	汪忠镐
		副主编	王深明　陈　忠　谷涌泉　辛世杰
62	整形外科学	主　编	李青峰
63	小儿外科学（第3版）	主　审	王　果
		主　编	冯杰雄　郑　珊
		副主编	张潍平　夏慧敏
64	器官移植学（第2版）	主　审	陈　实
		主　编	刘永锋　郑树森
		副主编	陈忠华　朱继业　郭文治
65	临床肿瘤学（第2版）	主　编	赫　捷
		副主编	毛友生　沈　铿　马　骏　于金明　吴一龙
66	麻醉学（第2版）	主　编	刘　进　熊利泽
		副主编	黄宇光　邓小明　李文志
67	妇产科学（第3版）	主　审	曹泽毅
		主　编	乔　杰　马　丁
		副主编	朱　兰　王建六　杨慧霞　漆洪波　曹云霞
68	生殖医学	主　编	黄荷凤　陈子江
		副主编	刘嘉茵　王雁玲　孙　斐　李　蓉
69	儿科学（第2版）	主　编	桂永浩　申昆玲
		副主编	杜立中　罗小平
70	耳鼻咽喉头颈外科学（第3版）	主　审	韩德民
		主　编	孔维佳　吴　皓
		副主编	韩东一　倪　鑫　龚树生　李华伟

71	眼科学（第 3 版）	主　审	崔　浩　黎晓新
		主　编	王宁利　杨培增
		副主编	徐国兴　孙兴怀　王雨生　蒋　沁 刘　平　马建民
72	灾难医学（第 2 版）	主　审	王一镗
		主　编	刘中民
		副主编	田军章　周荣斌　王立祥
73	康复医学（第 2 版）	主　编	岳寿伟　黄晓琳
		副主编	毕　胜　杜　青
74	皮肤性病学（第 2 版）	主　编	张建中　晋红中
		副主编	高兴华　陆前进　陶　娟
75	创伤、烧伤与再生医学（第 2 版）	主　审	王正国　盛志勇
		主　编	付小兵
		副主编	黄跃生　蒋建新　程　飚　陈振兵
76	运动创伤学	主　编	敖英芳
		副主编	姜春岩　蒋　青　雷光华　唐康来
77	全科医学	主　审	祝墡珠
		主　编	王永晨　方力争
		副主编	方宁远　王留义
78	罕见病学	主　编	张抒扬　赵玉沛
		副主编	黄尚志　崔丽英　陈丽萌
79	临床医学示范案例分析	主　编	胡翊群　李海潮
		副主编	沈国芳　罗小平　余保平　吴国豪

全国高等学校第三轮医学研究生“国家级”规划教材评审委员会名单

前　言

全国高等学校医学专业研究生国家级规划教材《基础与临床药理学》第 3 版在全国 25 所医院、院校和研究所的药理学专家的鼎力支持和辛勤努力下，历经 9 个月的编写，终于与读者见面了。

与本科教育不同，研究生教育更突出科研创新能力的培养。为了实现这一目标，《基础与临床药理学》第 2 版在教材的内容和风格上做了一次大胆的尝试。我们增加了一些新技术催生的新的学科内容，首次在教材中通过介绍药物的研究历史，使学生品味基础研究和临床需求之间休戚与共、唇齿相依的关系。这样的编排取得了很好的效果。但是，第 2 版教材仍然存在基础与临床之间衔接不够紧密的问题。针对这一问题，第 3 版教材的编委们群策群力，不辞辛苦，在原有的基础上突出基于基础医学的临床用药指导，巩固了基础与临床知识的衔接。例如，在总论部分，我们既增加了随新技术发展应运而生的多维组学与药物发现的相关内容，扩充并深度介绍了最前沿的药代动力学及治疗药物监测的基本理论和临床实战指导，又增加了临床医生关心的药物不良反应监测和药源性疾病，以及特殊人群用药和监测等指导临床用药的内容；在各论部分，我们充实了临床用药不良反应和药物相互作用的内容，编入使用现状的点评，使得本书适用于临床专业学生的用药指导，培养基础和药学专业学生的临床思维。随着科学技术的不断发展，人们对疾病的认识不断深入，对于疾病的治疗理念和策略也随着对疾病发病机制的明确而改变。这些变化促进了新的治疗药物的产生。基于这样一种理念，本书将药物研发史从之前的针对一个药物研发史的介绍，扩充到描述以疾病为核心的治疗药物发现的历史画卷。以此培养学生科学分析问题和解决问题的能力。我们希望这些努力能够惠及更多学生，并成为学生提升职业水准的重要参考书。

《基础与临床药理学》第 3 版的编写工作凝聚了全国知名药理学家的智慧和不懈的努力。在编写过程中，各位专家集思广益，不辞辛苦反复修改和润色。希望编写出一本能够适应现代医学教育发展的高质量教材，为我国培养新世纪创新人才尽一份微薄之力。

面对这样一本全新的教材，限于我们的学识和水平，加之时间仓促，我们深感还有很多不足之处。这样一种编排和设计是否能够对读者有所帮助和启迪，是否有效地渗透了对研究生创新能力和人文素养的培养还有待读者的反馈。恳请各位读者批评指正。

杨宝峰　李　俊　董　志　杨宝学　郭秀丽

2020 年 11 月

目　录

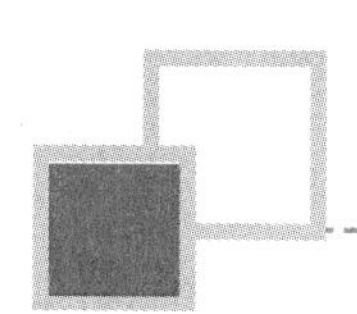

第一章　药理学绪论

一、药理学基本概念

药物（drug）指可查明或可以改善机体生理、病理状态，用于预防、治疗、诊断疾病的物质。药品（medicine）指原料药（化学药、生物药、天然药）经过加工制成一定的剂型，可供临床应用的药物。

药理学（pharmacology）是研究药物与机体（含病原体）之间相互作用规律的科学。药理学研究的内容包括药物如何对生物体产生效应即药物效应动力学（pharmacodynamics）和药物在生物体的影响下如何代谢即药物代谢动力学（pharmacokinetics）。根据研究对象不同分为基础药理学（basic pharmacology）和临床药理学（clinical pharmacology）。

基础药理学以动物为研究对象，其内容包括：①实验药理学，以清醒或麻醉的健康动物为研究对象，研究药物在动物体内和体外的药物作用、毒性、药物的转运转化；②实验治疗学，以病理模型动物为研究对象，观察药物治疗疾病的疗效、毒性反应、药物代谢特征。通常情况下，基础药理学所提供的研究结果是设计和实施临床药理学研究的前提和基础，为设计临床用药方案、阐明药物相互作用规律提供理论依据。对已经通过临床前有效性和安全性评价的新药，由于人和动物对药物的反应性及代谢过程等方面均存在种属差异，且动物病理模型也与人类疾病不同，因此这些新药必须经过人体的临床试验（clinical trials），以对其疗效和安全性作出进一步评价，并找出临床应用的基本规律。

临床药理学是以人为研究对象，可以是健康志愿者或患者，包括四项内容。①新药临床试验研究：为新药开发阶段的重要研究内容，其目的是评价新药的有效性和安全性。有效性的评价指标包括临床的客观指标，如各种血液学的生化指标、影像学诊断指标、血压、心率、尿量和呼吸频率等。此外，还应包括临床观察指标，这些指标来源于医生观察和患者主诉。②新药安全性评价：尽管任何新药在进入临床应用前均须先在动物实验中观察其毒性作用，并证明其具有好的安全性。但是由于药物对机体的作用往往存在着种属差异，动物实验证明安全的药物对人体不一定安全。因此，只有经过新药临床试验研究后才能证明其安全、有效，这样的药物才能获准上市。药物的安全性评价是一项专业性强、难度大的研究工作，需要有科学的设计和周密的研究方案，对参加此项工作的人员必须进行相关专业知识的培训，事先制定对不良反应的观察和判断标准，并有规范的记录方式。原始档案应妥善保存，以便检查。一旦发现严重的不良反应应迅速报告中心，并对个例进行核实和随访。③上市后药物监察（post-marketing surveillance，PMS）：是指上市后药物在临床使用过程中出现的所有关于不良反应的资料的收集、分析、监督和控制。对那些已被批准上市的药物，尤其是那些在临床上长期使用的药物，仍须对其可能引起的不良反应进行持续临床追踪观察，以发现那些在临床试验时没有发现的重要不良反应。对临床疗效不佳、且不良反应较大的药物，应设计进行临床对比研究，进行药物的流行病学调查，并根据上述研究和调查的结果决定是否继续使用。④提供临床药理服务及指导临床合理用药：A. 治疗药物监测（therapeutic drug monitoring，TDM），是临床药理学研究内容之一，主要通过采用灵敏的现代分析测试手段来定量分析患者血液样本中的药物及其代谢产物的浓度，探讨血药浓度与药物疗效、毒性之间的关系，以确定药物有效浓度及毒性浓度之间的范围，并可根据药代动力学公式来计算最佳的治疗剂量，做到用药个体化，指导临床合理用药。因此，临床药理学和血药浓度监测技术的结合即构成 TDM 的全过程。B. 临床药理咨询，咨询服务是临床药理的一项常规工作，目的是保障药物安全、有效地用于临床。其内容包括向药品监督管理部门提供有关市场新药的有效性、安全性资料和咨询意见，向药品生产管理部门提供国内外有关新药临床药理研究的信息，并提供本专业的药品种类、质量、临床研究资料和临床实际需要等方面的咨询意见。临床药理研究机构有义务向临床单位详细介绍有关新药研究进展和动向的资料。近年来，上述工作已越来越受到社会各界的关注，在基础药理和临床药理研究方面发挥了重要的作用。C. 临床药理会诊，协助临床医生解决疑难病例的诊断和治疗，共同制定新药的临床试验方案和分析处理临床试验资料。此外，还应重视多种药物联合使用后对病人的影响，即药物相互作用。药物相互作用的研究无论对基础研究人员、临床药理专家还是临床医生都是至关重要的工作。

二、基础药理学发展简况

世界上第一部关于药物的书籍是公元前 1550 到公元前 1292 年之间埃及出版的《埃泊斯医药籍》(Ebers' Papyrus)。全书收录了 700 种药物和处方。在公元一世纪前后，我国第一部药物学著作《神农本草经》问世，该书收载了 365 种药物，其中不少药物仍沿用至今。唐代(公元 659 年)的《新修本草》一书是以唐朝政府的名义颁发的有关药物方面的书籍，全书共收载 884 种药物，该书是我国第一部，也是世界上第一部药典。明代(1596 年)伟大的医药学家李时珍历时 27 年，在总结历代药方并亲身采集验证的基础上完成了闻名世界的药物学巨著《本草纲目》。全书共 52 卷，约 190 万字，收载 1 892 种药物，插图 1 160 帧，药方 11 000 余条。该书不仅是国内中药研究的经典书籍，还受到了国际医药学界的关注，并被先后译成了英、日、朝、德、法、俄及拉丁文 7 种文本，流传于全世界，对促进我国和世界医药的发展做出了重大贡献。

在 18 世纪末和 19 世纪初，随着生理学和化学(特别是有机化学)的发展，药物的研究和开发进入了一个崭新的阶段，并为现代药理学的研究奠定了基础。1804 年，德国人 F. Sertiirner 首先从罂粟中分离出吗啡，并用犬实验证明其具有镇痛作用。1809 年，法国生理学家 M. Francois 第一次观察到马钱子有效成分士的宁具有导致惊厥的作用，并证明其作用位点是在脊髓。1842 年，B. Claude 发现箭毒可以作用于神经肌肉接头处，阻断神经对肌肉的支配作用。在这些研究的基础上，意大利生理学家 F. Fontana 在通过动物实验观察了千余种药物的毒性后，提出天然药物都有活性成分，这些活性成分选择性作用于机体的某个部位而发挥作用的观点，开创了生理学和药理学的动物实验方法。这些工作为后来研究药物作用部位的器官药理学奠定了基础。1847 年，随着德国第一所综合性大学的成立，世界上第一位药理学教授 R. Buchheim 在他家的地下室建立了第一个药理学实验室，标志着现代药理学的诞生。1878 年，他的学生 O. Schmiedeberg 编写了第一部药理学专著 *Outline of Pharmacology*，推动了药理学在世界范围内的发展。1878 年，英国人 J.N. Langley 根据阿托品与毛果芸香碱对猫唾液分泌的不同作用的研究，提出了受体(receptor)的概念，为受体学说的建立奠定了基础。1909 年，德国人 P. Ehrich 用新胂凡钠明治疗梅毒，并开创了化学药物治疗传染病的新纪元。1940 年，英国微生物学家 H.W. Florey 在 A. Fleming(1928)研究的基础上，从青霉菌的培养液中分离出青霉素。从此，化学治疗进入了抗生素时代。随着化学制药技术的发展和药物结构与效应关系的阐明，人工合成化合物以及改造天然有效成分的分子结构被视为新的药物来源，化学药物研究和开发进入黄金时期。磺胺类药物、抗生素、合成抗疟药、抗组胺药、镇痛药、抗高血压药、抗精神失常药、抗癌药、激素类和维生素类药物纷纷问世，在预防和治疗疾病以及维护人类健康中发挥了重要作用。

1953 年 J.D. Watson 和 F.H. Crick 提出 DNA 双螺旋结构学说。1960 年法国巴斯德研究院的 F. Jacob 与 J. Monod 又提出操纵子学说。这些学说揭示了生物遗传基因密码的复制、转录、翻译、突变、调节与控制的基本规律。随后 DNA 限制性内切酶、连接酶、细菌质粒的发现，促进了 DNA 体外重组技术的建立和完善。这些分子生物学研究的突飞猛进，使得分子药理学应运而生。生化药理学和分子药理学的发展和有机结合，把药物研究从宏观引入到微观，从原来的系统和器官水平的研究进入到分子水平。目前，应用DNA重组技术生产的基因药物如重组链激酶、人胰岛素、干扰素类、白介素类、人生长激素、细胞因子、组织纤溶酶原激活剂、红细胞生成素、乙肝疫苗、嗜血性流感嵌合疫苗以及肿瘤的靶向基因治疗等，在疾病的预防和治疗中发挥着越来越重要的作用。

随着自然科学技术的蓬勃发展以及学科之间的相互交叉和相互依赖，药理学已由过去只与生理学有联系的单一学科发展成为与生物化学、生物物理学、免疫学、遗传学和分子生物学等多种学科密切联系的综合学科，并逐渐形成了各具特色的学科分支。从学科交叉角度分类，有分子药理学（molecular pharmacology）、中药药理学（pharmacology of Chinese materia medical）、遗传药理学（pharmacogenetics）、生化药理学（biochemical pharmacology）、药物基因组学（pharmacogenomics）、药物流行病学（pharmacoepidemiology）、毒理学（toxicology）和时间药理学（chronopharmacology）等；从机体各系统角度分类，有神经精神药理学（neuropsycho pharmacology）、心血管药理学（cardiovascular pharmacology）、内分泌药理学（endocrine pharmacology）、生殖药理学（reproductive pharmacology）、化疗药理学（chemotherapeutic chemotherapy）和免疫药理学（immunopharmacology）等；从应用角度分类，有医用药理学（pharmacological basis in medicine）、护理药理学（nursing pharmacology）、眼科药理学（ophthalmic pharmacology）、行为药理学（behavioral pharmacology）和环境药理学（environmental pharmacology）等。基于蛋白组学和基因组学研究的不断深入，以及分子生物学手段的应用，揭示了药物作用的生物网络，不同的药物可作用于不同的信号转导通路，同一药物可作用于多个信号通路等，进而阐明药物作用的多靶点及其分子机制。

三、临床药理学发展简况

最早有文字记录的使用人体做实验的记载，始于我国封建社会“君有病饮药臣先尝之”，以及李时珍编撰《本草纲目》的记录。在国外，最早的记录是1747年Lind用柠檬、桔子治疗患有坏血病的船员并直接进行药理疗效的观察。临床药理学的概念起始于20世纪30年代，但直到1947年，美国Harry Gold教授于Cornell大学举办了临床药理学讲座后，方逐渐形成了一门学科。同年，他被美国政府授予院士称号，成为临床药理学的代表人物。随后，美国Johns Hopkins大学的L. Lasagna教授于1954年创建了世界上第一个临床药理实验室。此后，许多欧美国家、澳大利亚、新西兰及日本等国均建立了临床药理研究机构，开设了临床药理课程，并培养专业人员。20世纪后期，由于药物化学学科的发展，新药数量骤增。人们发现在动物体内获得的有效结果，在人体中未必有效。这种种属差异首先不支持一种药物从动物直接到临床，随后发现人种之间亦有差异。如麻黄碱的扩瞳作用，白种人最强，黄种人次之，黑种人则几无作用。20世纪60年代前联邦德国“反应停”事件的发生，使得临床药理研究真正受到许多国家有关行政部门和医药科学界的高度重视，确立了其在新药研究中的重要位置。1980年在英国伦敦召开了第一届国际临床药理学与治疗学会议，标志着临床药理学已经成为一门独立的学科。近年来我国临床药理学发展迅速，在新药临床试验与评价、药物不良反应监测与合理用药、个体化用药指导等方面发挥了重要作用。现代科学技术的进步推动医药工业的发展，提高了新药的研制水平和开发速度。对于大量涌现的新药，亟需对其有效性及安全性进行科学的评价。对已批准上市的药物在社会人群中的不良反应、疗效、用药方案、稳定性等方面是否符合安全、有效、经济合理的用药原则还需进行再评价，从而为药品管理、研制及使用部门作出决策提供科学依据。此外，由于个体差异的广泛存在，药物不良反应监测、血药浓度监测以及药物基因多态性检测也越来越受到重视，其中对特定人群进行高风险药物基因多态性检测意义重大，例如：*CYP2C19*基因变异者，会显著降低氯吡格雷活性代谢产物的生成，从而使抗血小板效应减弱，导致不良心血管事件增加。因此，检测*CYP2C19*基因多态性可指导临床氯吡格雷个体化用药，有针对性选择适用药物，保证患者用药安全、有效、合理。

（杨宝峰）

参 考 文 献

[1] 杨宝峰. 基础与临床药理学 [M]. 2 版. 北京：人民卫生出版社，2014.

[2] 杨世杰. 药理学 [M]. 2 版. 北京：人民卫生出版社，2010.

第二章　药物效应动力学和药物作用靶点

第一节　药物效应动力学与临床药物评价

一、量效关系与临床药物评价

药理效应的强弱与其剂量大小或浓度高低呈一定关系即量效关系（dose-effect relationship）。药理效应按性质可分为量反应和质反应两种情况。有关量反应和质反应的量效曲线及其相关知识在五年制本科生教材《药理学》中已有详述。

药物经不同给药途径进入血液循环，到达不同作用部位，并与该部位受体结合而产生药理效应。研究表明，药物在受体部位的浓度，与其所产生的药理效应强弱呈正相关。但在临床治疗中，尚无法直接测定受体部位的药物浓度。因此，需要采用间接指标来反映药理效应。多数药物的血药浓度和药理作用强度存在相关性，既浓度 - 效应关系（concentration-effect relationship），简称为浓效关系。可用下列方程描述：

$$E=\frac{E_{\max}\times C}{EC_{50}+C} \qquad \text{式 2-1}$$

式 2-1 中 E 为某一特定血药浓度时的药理效应，C 为血药浓度；E_{max} 为最大药理效应；EC_{50} 为能产生 50% 最大药理效应的药物浓度。根据式 2-1，E-C 为 S 形曲线，当 $C=EC_{50}$ 时，$E=E_{max}/2$；当 $C\gg EC_{50}$ 时，$E=E_{max}$。将式 2-1 进行对数转换，则 $E=A\lg C+B$。根据图 2-1 可知，E 在 20%～80% 范围内与 $\lg C$ 呈线性关系（图 2-1）。

多数药物的血药浓度随给药剂量的增加而升高，并与药理效应、毒性反应直接相关。因此，在临床药物治疗中，如没有获得预期的治疗效果，医生常认为增加给药剂量可能是实现疗效的主要手段。但大量研究结果提示，药物剂量并非决定药物作用强度的唯一因素。事实上，仅在一定范围内，血药浓度与药物效应具有相关性。因此，当未获得预期治疗效果时，盲目增加药物剂量，不仅不能增加药物疗效，还可能增加药物不良反应的风险。

某些药物的血药浓度与药理作用、毒性反应呈间接关系。药物在进入人体后，药物效应滞后于血药浓度，形成“滞后环”（图 2-2）。这是因为某些药物向效应部位分布需要一定的平衡时间。如地高辛的作用部位在心肌，静脉给予地高辛 6 小时后，心肌组织中的药物分布达到平衡。此时可达到最大药理效应，但是由于药物消除，此时血药浓度却较低。此外，药物的间接作用也可导致“滞后环”现象。有些药物虽然较快到达作用部位，但是由于间接作用于某一活性介质而起效，因此需要一定的时间，从而导致药物效应滞后于血药浓度，如华法林的抗凝血效应。华法林可抑制凝血酶原复合物的合成使其体内浓度降低而产生抗凝作用。但是华法林不影响凝血酶原复合物的分解，而这种分解过程很慢，所以通常在给予华法林数日后才呈现最大抗凝效果（图 2-2）。

在临床治疗中，治疗药物监测的结果主要采用有效血药浓度范围进行评价。因此，当某一药物尚未建立有效血药浓度范围时，治疗药物监测

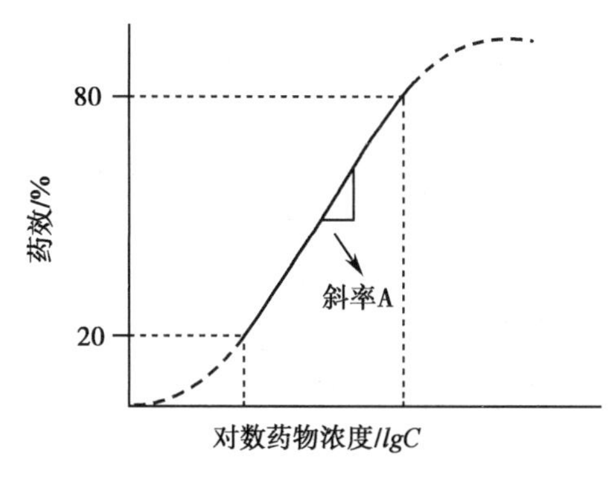

图 2-1　血药浓度与药物效应的浓 - 效关系

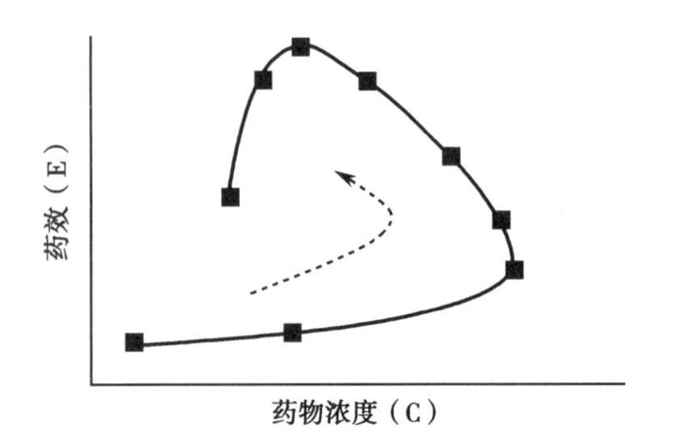

图 2-2 药理效应 - 血药浓度滞后现象

的结果可能缺乏相应的判断标准。在建立有效血药浓度范围时，需要确定药物疗效指标和毒性反应指标，获得药物在不同血药浓度时的有效率和毒性反应发生率，绘制血药浓度 - 有效率及血药浓度 - 毒性反应发生率曲线，从而确定有效血药浓度范围。

二、构效关系与临床药物评价

药物的化学结构与生理作用（或生物活性）间的关系，简称药物的构效关系（structure-activity relationship，SAR）。研究药物构效关系的目的是探寻有机化合物（包括药物）的生物活性与其化学结构间依赖关系的规律，以便能合理地进行药物设计，提高研究新药的成功率，对临床药物的使用和疗效进行基于构效关系的评价。

构效关系研究的发展与有关学科的发展与渗透是分不开的。如物理、化学、数学伸展至药物化学学科中，使药物构效关系的研究由定性的水平发展至定量的水平，即定量构效关系（quantitative structure-activity relationships，QSAR）。QSAR 是一种借助分子的理化性质参数或结构参数，以数学和统计学手段定量研究有机小分子与生物大分子相互作用、有机小分子在生物体内吸收、分布、代谢、排泄等生理相关性质的方法。其执行的主要步骤有：①收集化合物的结构和活性数据；②得到结构描述符并对化合物结构进行定量描述；③采用适当算法对结构和活性建立数学模型；④检验模型（模型拟合能力、稳健性和预测能力）；⑤解释模型（提取对活性影响大的结构信息）。构效关系与临床药物评价的研究是从化学结构及理化性质与药物的生物活性关系两个方面展开的。一部分研究者着重于化合物的化学结构与生物活性关系的研究上，而另一部分学者则重点考虑化合物的理化性质与生理作用的关系。前者的例子如氯苯那敏（chlorphenamine）、氯丙嗪（chlorpromazine）和丙米嗪（imipramine），三者基本结构虽相似，但是因芳香环部分的不同而具有不同的生理作用。氯苯那敏为抗组胺药，氯丙嗪为安定药，丙米嗪为抗抑郁药。后者的例子可追溯到 1939 年 Albert 开始的氨基吖啶类抗菌活性的研究。他研究了一百多种吖啶类化合物的抗菌活性，发现化合物的抗菌活性随解离度增大而加强，这表明化合物理化性质的解离度是影响药物生物活性的因素。实际上这两方面的研究是交织在一起的，因为化合物的化学结构与理化性质存在着密切的依赖关系。

三、基于量效和构效关系的临床用药选择

（一）基于量效关系的临床用药选择

量效关系体现在血药浓度以各种直接或间接形式与药理效应相关，不同药物的治疗浓度范围有所差别。在大量临床研究基础上，人们已确定了数十种药物的有效浓度范围，并以此作为调整血药浓度、设计给药方案的依据。有效浓度范围是一个群体统计的平均值，对于多数患者具有指导意义，但少数患者因存在显著的个体差异，其血药浓度可以偏离有效浓度范围。它仅表示患者体内的药物浓度在该范围内时，达到有效性的百分率较高、出现毒副反应的概率较小；此外，在治疗不同疾病时，同一药物的有效浓度范围也会随之改变。因此，应客观评价有效浓度范围，结合患者的临床表现合理制定给药方案。

在临床治疗中，人们常常错误地理解有效血药浓度范围有如下两种情况：①认为大多数药物的有效血药浓度范围已在临床试验中得以确定；②认为只要药物浓度在有效血药浓度范围内，就可获得较好的治疗效果。正确理解和应用有效血药浓度范围，是临床治疗中经常面临的问题。图 2-3 为一个假想的药物反应图。由图可见，当血药浓度小于 5mg/L 时，其临床治疗有效率低于 5%。当血药浓度从 5mg/L 增加到 20mg/L 时，其临床治疗有效率可从 5% 增长到 75%，而后达到一个平台。如血药浓度在 5～20mg/L 范围内，则

毒副反应发生率的增加比较缓慢（5%～15%），但当其浓度超过 20mg/L 时，则毒副反应发生率上升较快。

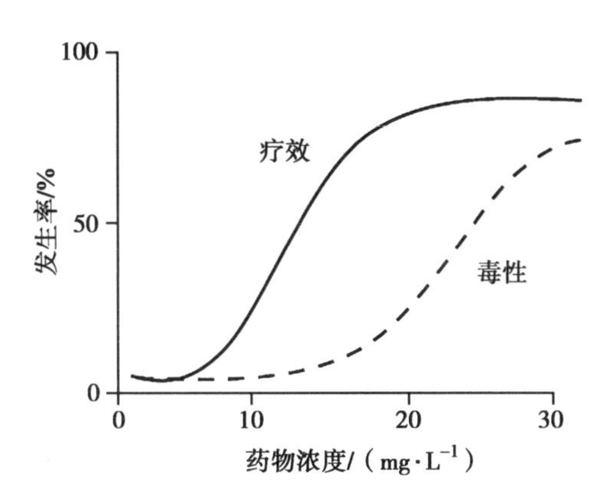

图 2-3　药物效应与血药浓度的相关性

（二）基于构效关系的临床用药选择

具有相同基本结构的药物由于取代基的不同可因药动学性质的不同作用于体内的不同部位而发挥不同的治疗目的。例如磺胺噻唑（sulfathiazole）为全身性抑菌药物，而酞酰磺胺噻唑（phthdylsulfathiazole）因在胃肠道内不易被吸收，可作为肠道消炎药。X- 线造影剂碘奥酮（diodone）为肾盂造影剂，因其水溶性大，易从尿中排泄，而其丁基或戊基取代物水溶性降低，主要从胆汁分泌，故可作为胆囊造影剂。药物作用的性质虽然取决于药物的基本骨架结构，但其侧链也常常能影响其作用强弱、快慢、长短，如强心苷、巴比妥类药物。一般来说，引入羟基可增加药物分子的水溶性，脂肪链上引入的羟基会使药物的毒性下降，但一般来说活性也下降。如山莨菪碱（anisodamine）在 C-6 上比阿托品（atropine）多一个羟基，脂溶性降低，其中枢副作用也随之下降。

化学结构完全相同的光学异构体，其作用可能完全不同，如奎宁（quinine）为左旋体，有抗疟作用；而其右旋体奎尼丁（quinidine），则有抗心律失常作用。多数药物的左旋体具有药理作用，而右旋体则无作用。如左旋咪唑（levamisole）、左旋氯霉素（chloramphenicol）、左旋多巴（levodopa，*L*-dopa）等。也有少数右旋体药物具有较高的药理活性，如右旋苯丙胺（amphetamine）对中枢具有较强的兴奋作用。

第二节　药物作用的靶点及药理学特征

药物作用靶点是指药物在体内作用的结合位点，包括受体、离子通道、酶、转运体、核受体、基因位点、核酸等生物大分子以及免疫系统的相关位点等。药物靶点除生化类分子外，还包括细菌、病毒、真菌或者其他病原体。挖掘新颖的有效药物靶点是新药开发的首要任务。合理化药物设计可以依据生命科学研究中所揭示的包括上述靶点等潜在的药物作用靶位，或其内源性配体以及天然底物的化学结构特征来设计药物分子，以发现选择性作用于靶点的新药用于临床。

一、受体

从药理学的角度，受体是能够与配体结合产生相互作用，介导细胞信号转导的功能蛋白质。多数受体存在于细胞膜上，并镶嵌在双层脂质膜结构中，少数受体存在于细胞内。体内能与受体特异性结合的生物活性物质称为配体（ligands），也称第一信使。受体对相应的配体有极高的识别能力，受体均有相应的内源性配体，如神经递质、激素、自体活性物质（autocoid）等。配体与受体大分子中的一小部分结合，该部位叫做结合位点或受点（binding site）。受体的特征表现在：①灵敏性（sensitivity）；②特异性（specificity）；③饱和性（saturability）；④可逆性（reversibility）；⑤多样性（multiple-variation）；⑥高亲和力（high sensitivity）；⑦可调节性（regulability）。受体的命名必须满足下列指标：①已知其蛋白质结构；②与之相偶联的信号转导途径已明确；③已证实有内源性配体表达；④通过对激动药和拮抗药的效价和选择性测定，确定了其功能特征。

先进的现代技术已经发现一些孤儿受体（orphan receptor），即目前尚未发现其内源性配体的受体。寻找它们配体的过程被称为“脱孤（deorphanization）”。在阐明孤儿受体功能的基础上，这些孤儿受体无疑是未来新药开发的靶点。

（一）受体的研究史

受体的起源可追溯到 19 世纪 80 年代。其开拓者是英国药理学家 J.N. Langley（1852～1925）

和德国科学家 P. Ehrlich（1854～1915），他们分别提出的“接受物质（receptive substance）”假说和“侧链理论（the side-chain theory）”，开创了受体研究的先河。

早年在英国牛津大学学习的 Langley 在 1878 年观察到阿托品和毛果芸香碱之间的拮抗作用。为了解释这个现象，他提出了神经末梢或腺体细胞中有一种或一些物质，能分别与阿托品和毛果芸香碱形成化合物，这种化合物的形成取决于阿托品和毛果芸香碱的相对质量，以及它们对该物质的亲和力。这种设想形成了受体的雏形，因为它包括了配基、受体、配基 - 受体、化学亲和力以及拮抗作用等现代受体理论的一些基本内容。后来 Langley 在研究烟碱的作用时，发现它除了导致麻痹效应外，还能使某些鸟类的肌肉呈强直性收缩，而且即使切断通向该肌肉的所有神经，收缩作用仍可出现。显而易见，这种现象是不通过神经的直接作用。由于在当时普遍认为箭毒必须作用于神经末梢才能产生麻痹效应，因此他认为烟碱的这种作用不会被箭毒所拮抗。但是，出乎意料的实验结果表明，箭毒能明显地对抗烟碱的收缩效应。Langley 在解释这种现象时指出，这两种药物均可直接作用于肌肉细胞，并与其中某些成分，即“接受物质”相结合。这些物质的正常功能是将神经末梢的冲动传递到肌肉，一旦它们与箭毒或烟碱结合，就会阻断神经传递。Langley 认为，烟碱之所以引起肌肉收缩，是烟碱 - 接受物质复合体直接作用于肌肉细胞的结果。他还指出，许多药物和毒物都是以这样的方式起作用的，即药物或毒物首先与细胞中的接受物质相结合。由于不同类型细胞中存在着不同的接受物质，所以可表现出各异的效应。在进一步的研究中，Langley 又发现，肌肉中的接受物质并不是一种独立的化合物，很可能是收缩物质的一个基团或侧链（side-chain）。

不谋而合的是，受体的另一开拓者 Ehrlich 也几乎同时提出了侧链理论。1897 年，在解释抗体对毒素的中和作用时，他认为，毒素分子具有两种功能不同的基团，一种是能与抗毒素相结合的结合基团（haptophore）；另一种是能产生毒性作用的毒性基团（toxophore）。这两种基团位于毒素分子的不同部位，因为实验表明，当以某种方法将毒性基团破坏后，结合基团无明显影响。相应地，在细胞上有许多侧链。一种类型的侧链，带有一种能与某特定毒素特异性结合的基团。即所谓的“亲毒基团（toxophile group）”。这些基团能与毒素的结合基团结合，结合方式恰如钥匙和锁的关系，即在结构上互补。一旦侧链上的亲毒基团与毒素的结合基团相结合，毒素的毒性就可以显现。Ehrlich 同时还指出，侧链一旦与毒素相结合，就不足以完成其正常生理功能，细胞须代偿性地生产出过量的这种侧链，来完成其正常生理功能。过量的侧链脱离细胞后进入血液，就是当时所认为的抗体或抗毒素。Ehrlich 当时将这种侧链也称为“受体（receptor）”。在此后的研究中，Ehrlich 发现，有些用于治疗寄生虫疾病的物质，可能对宿主细胞和寄生虫都有作用。根据受体理论，应能找到一种药物，它只对寄生虫中相应的化学感受器呈高亲和力，而对宿主细胞呈低亲和力。在这种思想指导下，经过数百次的试验，最后终于成功地制成了治疗梅毒的有效药物砷凡纳明（商品名 606）。这是源于受体概念，理论联系实际，最终取得成功的一个典型范例。

综上所述，Langley 和 Ehrlich 不愧为受体这一研究领域的先驱者。

1905 年，Elliott 在研究麦角的作用时，发现麦角在不同的组织表现出不同的效价（potency），因此 Elliott 认为受体有部位特异性。1914 年，H.H. Dale 在实验的基础上，将乙酰胆碱受体分为“毒蕈碱样（muscarine-like）”和“烟碱样（nicotine-like）”两大类。但后来由于认为受体只是一种虚设的概念，不能以科学的方法证实它的存在，这种从学术思想上对受体研究的束缚，使受体的研究度过了近 20 年的“冰河期”。1933 年，英国药理学家 A.J. Clark 在研究药物对蛙心的量效关系上定量地阐述了药物与受体的相互作用，从而为受体学说奠定了理论基础。指出许多生物活性物质与其特异性受体之间的反应是一个可逆的动态平衡过程，符合质量作用定律。此外，还提出了生物活性物质与其相应受体有亲和力（affinity）的概念，并提出了药物效应与受体结合量呈正比的概念。Clark 学术思想的一个重要方面，是促进了对许多效应器或靶细胞中一些内源性受体激动剂的测定，包括儿茶酚胺、乙酰胆碱、组胺、

5-羟色胺、胰岛素和某些类固醇激素的受体。但是Clark的理论不能解释为什么只占领部分受体就可引起最大反应，也不能对不同药物作用于同一类受体后，诱发出不同反应的原因给出满意的回答。这就是Clark理论的局限性和不足之处。1948年，美国药理学家R. Ahlquist提出肾上腺受体可能存在两种类型，即α和β受体，这个假说在1955年因发现了选择性β受体阻滞剂而得到了证实。1954年E.J. Ariens发现一些胆碱酯的衍生物和双季胺化合物，可有双重作用，根据它们所作用组织的不同，或为激动剂，或为拮抗剂。为解释这种现象，Ariens提出了内在活性（intrinsic activity）的概念。1956年R.P. Stephenson又提出了效能（efficacy）的概念，进一步完善了受体理论。1961年，W.D.M. Paton提出了速率学说（rate theory），在解释受体与配基的相互作用时认为，激动剂所引起反应的大小与它和受体结合的速率成正比。20世纪60年代至80年代，是受体理论的重要发展期。在这期间，放射免疫分析法用于受体研究，使受体研究的步伐大大加快。此外，第二信使学说也在这期间问世。1965年，E.W. Sutherland在研究肾上腺素升高血糖的作用机制时，发现环磷腺苷（cAMP）在激素与其诱发的效应之间充当信使，因此提出了重要的第二信使学说，使其成为激素-受体相互作用信号转导机制的研究开端。近三十年，受体的研究在分子结构、作用机制、调节及其与疾病的关系方面，进展是突飞猛进的。两位美国科学家M. Rodbell和AG. Gilman在20世纪70年代初至80年代初由于发现G蛋白偶联受体（G protein-coupled receptor，GPCR）在细胞信号转导中的作用，荣获1994年度诺贝尔奖（图2-4）。

2012年荣获诺贝尔化学奖的是两位美国科学家，Robert J. Lefkowitz和Brian K. Kobilka。他们因突破性地揭示GPCR这一重要受体家族的内在工作机制而获奖。Brian K. Kobilka是美国科学院院士，现任斯坦福大学医学院教授，2012年以客座教授受聘于清华大学。他与加拿大科学家合作，在2013年的Cell杂志上发表了题为“$β_2$肾上腺素受体激活的动力学过程”的文章。这项研究利用NMR光谱技术，分析了典型GPCR之一，$β_2$肾上腺素受体跨膜核心部分的构象动力学。通过$^{13}CH_{3ε}$-蛋氨酸标记，获取未标记受体的异核单量子关系（heteronuclear singular quantum correlation，HSQC）谱，结合上一种反相激动剂和激动剂的受体，以及G蛋白模拟纳米体的HSQC谱，发现了晶体结构中未曾发现过的构象状态，并且发现GPCR与激动剂结合和与反相激动剂结合的构象也存在不同。该研究发现，$β_2$肾上腺素受体与视紫红质不同，这表明激动剂结合处与G蛋白偶联表面之间的构象连接并不是固定的，这个发现有助于解析为何$β_2$肾上腺素受体能结合多种信号蛋白和调控蛋白。这种在受体激活过程中动力学研究的新进展，对于解析重要受体的作用机制有着非常重要的意义。

研究受体的方法日新月异。在测定配体-受体结合动力学时常用受体-放射性配体结合技术；了解在正常生理条件下细胞或组织中受体的

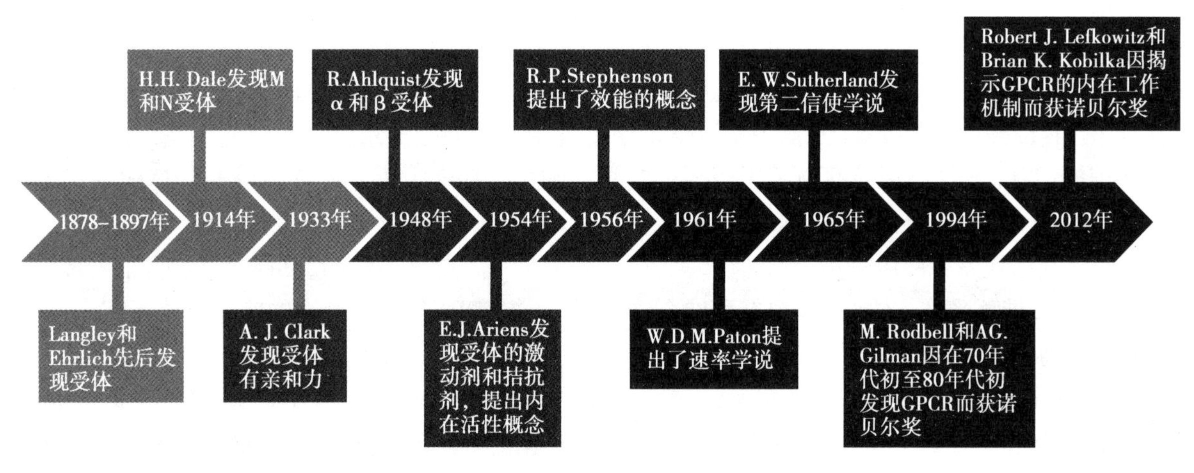

图2-4　受体的研究史

定位和数量等信息时可应用放射性自显影技术；动态获取受体结合精确位点并获得受体功能代谢的影像时可采用正电子发射型计算机断层显像技术（position emission tomography，PET）。此外，免疫组织化学技术、激光扫描共聚焦显微镜技术等也被用于受体的研究中。

近年来，随着生命科学及蛋白结构快速解析技术的迅猛发展，越来越多的受体三维结构得到解析，因此，基于受体结构的药物分子设计（structure-based drug design，SBDD）成为计算机辅助药物设计（computer aided drug design，CADD）的重要方法。SBDD 是一个循环和逐步优化的过程。其主要目的是寻找化学结构、几何形状、分子特性等方面都满足靶分子的互补条件，并具有较高活性的先导化合物。受体结构及其结合位点分析为整个设计循环的起点。开展 SBDD 研究最理想的条件是受体结构及其结合位点均完全已知。在 SBDD 过程中分子对接（molecular docking）技术非常关键。分子对接是将已知三维结构数据库中的分子逐一放在靶标分子的活性位点处，通过不断优化受体化合物的位置、构象、分子内部可旋转键的二面角和受体的氨基酸残基侧链和骨架，寻找受体小分子化合物与靶标大分子作用的最佳构象，并预测其结合模式、亲和力和通过打分函数挑选出接近天然构象的与受体亲和力最佳的配体的一种理论模拟分子间作用的方法。

受体研究的新方法、新进展标志着人类揭示生命奥秘的那一天为期不会很远。

（二）受体的分类与临床用药

目前已经确定的受体有 100 多种。根据受体存在的部位，可将受体分为：①细胞膜受体；②细胞质受体；③细胞核受体。根据受体蛋白结构、信息转导过程、效应性质、受体位置等特点，可将受体分为：① G 蛋白偶联受体；②离子通道受体；③激酶偶联受体；④细胞内或细胞核受体等。后一种受体分类，在理解药物的作用机制、研究生命科学以及新药研发中应用较多。

1. G 蛋白偶联受体　GPCR 是鸟苷酸结合调节蛋白的简称，是一类由 GTP 结合调节蛋白（简称为 G 蛋白，G-protein）组成的受体超家族，是目前发现的种类最多的受体，大多数受体属于此种类型。GPCR 遍布于机体的各个组织器官。其主要特点是：本身不具有酶的活性，也不直接导致第二信使的生成，必须与 G 蛋白偶联（即受体与激动药结合）后，经过 G 蛋白的转导而将信号[第二信使 cAMP、三磷酸肌醇（IP_3）、二酰基甘油（DG）及 Ca^{2+}]传递至效应器（effector），产生药理效应。与临床用药关系密切的如肾上腺素受体、多巴胺受体、5-羟色胺受体、M 胆碱受体等均属于此类受体。

2. 离子通道受体　又称直接配体门控通道型受体，它们存在于快速反应细胞的膜上，由单一肽链反复 4 次穿透细胞膜形成 1 个亚单位，并由 4～5 个亚单位组成穿透细胞膜的离子通道。此类受体与激动药结合后，导致离子通道开放，促进细胞内、外离子跨膜转运，产生细胞膜去极化或超极化，引起兴奋或抑制效应。与临床用药相关的如 N 胆碱受体、兴奋性氨基酸受体、γ-氨基丁酸（GABA）受体及甘氨酸受体等属于这类受体。

3. 激酶偶联受体　激酶偶联受体（enzyme-linked receptor）主要是指酪氨酸激酶受体，这一类受体由 3 部分构成，位于细胞外侧与配体结合的部位，与之相连的是一段跨膜结构，细胞内侧为酪氨酸激酶活性部位，含有可被磷酸化的酪氨酸残基。其激动药与此类受体的识别部位结合后，细胞内的激酶被激活导致磷酸化，磷酸根转移至效应器上，使效应器蛋白的酪氨酸残基磷酸化，激活细胞内蛋白激酶，DNA 及 RNA 合成增加，加速蛋白质合成，从而产生细胞生长、分化等效应。胰岛素、表皮生长因子、成纤维细胞生长因子、血小板源的生长因子及某些淋巴因子的受体均属于此类。

4. 细胞内或细胞核受体　此类受体是存在于细胞质和细胞核中的特异性蛋白质，其配体如肾上腺皮质激素、雌激素、孕激素、甲状腺素及维生素 D 等，较易透过细胞膜的脂质双层结构，与细胞内的受体结合后可以启动受体靶基因的转录，从而产生生理作用和药理效应。

（三）受体的结构、功能及细胞内信号转导

1. GPCR 及其介导的信号转导

（1）GPCR 的结构和功能：GPCR 是细胞外受体与细胞内效应分子的偶联体，均由 350～500 个氨基酸残基组成，分子量在 40～50kD 之间，由通过 G 蛋白介导其生物效应的膜受体组成。这类

受体具有7段跨膜的α螺旋结构，被称为7次跨膜受体（seven-transmembrane domain receptor）。N-端在细胞外，C-端在细胞内，这两段肽链氨基酸组成在各种受体差异很大，与其识别配体及转导信号各不相同有关。胞内部分有G蛋白结合区。G蛋白是由α、β、γ三种亚基组成的三聚体，激活时分解为α亚基与βγ二聚体。α亚基与GDP结合并与配体受体复合物偶联，此后可使GDP被GTP置换为α-GTP复合物，再从与受体结合中释放出来，并与反应体分子相互作用。GPCR可与多种细胞外信号分子（包括神经递质、激素、生长因子等）结合，引起其胞内结构域构象的变化，使之活化，进而与G蛋白相互作用，使原先与GDP结合的G蛋白α亚基转而与GTP结合，并与βγ亚基解离，使之作用于腺苷酸环化酶（AC）、磷脂酶、蛋白激酶和离子通道等效应器，通过产生第二信使或直接引起相应的生物效应。

（2）GPCR的信号转导特征：GPCR的信号转导具有下列特征：①该转导通路中的所有信号分子，都能对其上、下游分子进行特异识别、精确地传递信号，准确地“开启”或“关闭”信号传递道路；通过多分子的转导，对外部信息进行精细加工、整合和放大；②该转导通路中的信号分子，在逐级有序传递的同时，对信号具有级联放大作用，形成级联反应；③该转导通路中的各信号分子，有活化和静息两种状态，适时地“开启”或“关闭”信号传递通路；④组成信号转导途径的诸信号分子，可通过磷酸化和去磷酸化等作用可逆地共价修饰，实现对其精细调控，这也是受体脱敏（desensitization）和超敏（supersensitization）的机制之一。

（3）GPCR的脱敏和超敏及其临床意义：受体的脱敏又称受体向下调节，指长时期使用一种激动药后，组织或细胞对激动药的敏感性和反应性下降的现象。当受体长时间暴露于配体时，大多数受体会失去反应性，即产生脱敏现象。脱敏现象有两种类型：同源脱敏和异源脱敏。同源脱敏是指细胞与其特异配体结合后仅对其配体失去反应性，而仍保持对其他配体的反应性；异源脱敏是指细胞因与其特异配体结合后，对其他配体也失去了反应性。

脱敏和超敏是GPCR的重要特征。受体脱敏是一种重要的自我调控机制，具有重要的生理意义。因为脱敏可避免过度刺激引起过度反应。此外，GPCR的脱敏也与一些疾病的发展有关。如妊娠期使用可卡因可导致后代行为学异常，此行为学异常被认为与该孕妇纹状体和前额叶皮质的多巴胺D_1受体功能低下有关。这种猜测被动物实验所证实。即此时的动物D_1受体处于超磷酸化的脱敏状态。

受体的超敏又称受体向上调节，是受体在多种因素的影响下使其对激动剂刺激增强的反应。受体的内在活性和密度、G蛋白水平以及细胞内通道水平的功能上调均可增强受体的敏感性，导致受体超敏。GPCR的超敏与很多疾病特别是帕金森病的病情有关。帕金森病病人大脑黑质部位的多巴胺神经元退化，导致纹状体部位神经元的多巴胺含量减少，从而使纹状体的多巴胺受体超敏。多巴胺受体超敏对帕金森病的病情有正反两方面的影响：有利的影响表现在可能使患者不出现症状。这是因为超敏反应可以部分代偿纹状体的多巴胺含量减少而起到治疗作用；不利的影响表现在超敏反应隐藏了帕金森病的症状，可能延误帕金森病的诊断和治疗。此外，多巴胺受体的超敏反应在应用左旋多巴或者其他多巴胺受体激动药的治疗过程中，可能会导致严重的不良反应。

综上所述，在临床上，GPCR的脱敏和超敏对疾病的影响一定要加倍注意。

2. 离子通道受体及其介导的信号转导

（1）离子通道受体的结构和功能：按生理功能，离子通道受体主要可分为配体门控离子通道（ligand-gated ion channel receptors）、电压门控离子通道（voltage-gated ion channel）和机械门控离子通道（mechano-gated ion channel）受体。

配体门控离子通道受体包括N乙酰胆碱受体（nAchR）、γ-氨基丁酸（GABA）受体、5-HT受体和氨基酸受体等。如nAchR是五聚体，由五个亚基在细胞膜内呈五边形排列围成离子通道。每个亚基有S1-S4四个跨膜片段，由五个亚基的S2片段共同组成孔道的内壁。GABA受体由四个不对称的亚基组成异源四聚体，每个亚基也有四个跨膜片段，配体结合部位位于胞外侧。

电压门控离子通道受体包括K^+通道、Na^+通道、Ca^{2+}通道受体等。电压门控的K^+通道二级结构包括六个跨膜片段以及N、C末端的胞内片段。跨膜片段S2-S4组成了电压感受器，S5-P-S6组成了离子选择性滤器。N端和C端与通道的失活及调控等功能有关。电压门控的Na^+通道是一个巨大的复合体，主要由260kD的亚基构成。Ca^{2+}通道的二级结构外观与Na^+通道相似，但是在生理状态下，Ca^{2+}通道的结构要比Na^+通道和K^+通道更复杂。

（2）离子通道受体介导的信号转导：①配体门控离子通道受体的激活及介导的信号转导：配体门控离子通道受体是由离子通道及配体结合部位两部分构成。当配体与之结合后，受体发生构型变化使通道开放或关闭，改变细胞膜两侧离子流动状态，从而传递信息。如nAchR与乙酰胆碱结合时，膜通道开放，膜外的阳离子（以Na^+为主）内流，引起突触后膜的电位变化。机体内还存在着多种与受体偶联的离子通道，这些离子通道虽然不是受体本身的一部分，但通道的活性在受体的调控之下。此外，受体偶联的离子通道也与G蛋白有关。配体门控离子通道激动剂结合的细胞反应所经过的时间通常以毫秒为单位来衡量，信号转导机制的快速性对突触间的瞬时信息传递是非常重要的。配体门控离子通道可被多种机制调控，包括磷酸化和内吞作用。在中枢神经系统，这些机制有助于突触可塑性，与学习和记忆有关。②电压门控离子通道受体的激活及介导的信号转导：电压门控离子通道受体并不直接结合神经递质，而是通过膜电位来控制的。这种类型的离子通道对神经元活动很重要，是很重要的药物靶点。内向整流K^+通道、电压门控Ca^{2+}通道等均属于电压门控离子通道。化合物可以影响这些离子通道的功能，如氨氯地平通过抑制血管平滑肌的电压依赖性Ca^{2+}离子通道产生降压作用。

3. 酶偶联受体及其介导的信号转导

（1）酶偶联受体的结构和功能：酶偶联受体是位于细胞膜上由受体部分和细胞膜内侧蛋白激酶组成的受体，分为酪氨酸激酶受体和非酪氨酸激酶受体。酪氨酸激酶受体都是跨膜糖蛋白，胞外部分构成结合域，结合配体。中间有20多个疏水氨基酸构成的跨膜段，胞内有可被磷酸化的酪氨酸残基。由于酪氨酸激酶受体有保守的膜内酶活性区段，因此其功能具有相似性，主要的功能是促进细胞增殖、修复、分化和存活等。

（2）酶偶联受体介导的信号转导：①酪氨酸激酶受体：包括胰岛素受体和表皮生长因子（EGF）受体。配体与酪氨酸激酶受体结合后发生变构，酪氨酸磷酸化，激活酪氨酸蛋白激酶，磷酸化后的受体膜内肽链成为细胞内一些信号分子的结合位点，如SH2或SH3（Src homology，SH），SH2或SH3都能特异性识别和结合磷酸化的酪氨酸受体，同时也能结合多种下游的信号分子，从而引起一系列细胞内信号传递，对细胞功能进行调控。目前已发现参与酪氨酸激酶受体胞内信号转导的通路至少有下列四条：Ras通路，PLC-通路，PI-3K通路，STAT通路。②非酪氨酸激酶受体：包括生长激素受体和干扰素受体等。这些受体的作用机制类似于酪氨酸激酶受体。如EGF受体和细胞因子受体与活化的受体结合后，形成二聚体，允许结合的JAKs激活磷酸化受体上的酪氨酸残基。受体细胞质表面磷酸化的酪氨酸残基通过结合另外一种蛋白启动一个复杂的信号过程。

4. 细胞内受体的激活及介导的信号转导

（1）细胞内受体的结构和功能：位于胞质溶胶、核基质中的受体称为细胞内受体（intracellular receptor）。细胞内受体主要与脂溶性的小信号分子相作用。胞内受体均属于反式作用因子，具有锌指结构作为其DNA结合区，通常为400～1 000个氨基酸残基组成的单体蛋白，包括四个区域：高度可变区、DNA结合区、激素结合区和铰链区。

（2）细胞内受体介导的信号转导：当激素与细胞内受体结合时，受体构象发生变化，暴露出受体核内转移部位及DNA结合部位，激素-受体复合物向核内转移，并结合于DNA上特异基因邻近的激素反应元件（hormone response element，HRE）上，进而改变细胞的基因表达谱，并发生细胞功能改变。目前已知通过细胞内受体调节的激素有糖皮质激素、盐皮质激素、雄激素、孕激素、雌激素、甲状腺素（T_3及T_4）和1,25（OH）2-D3。上述激素除甲状腺素外均为类固醇化合物。不同的激素-受体复合物结合于不同的HRE。结合于HRE的激素-受体复合物再与位于启动子区域的基本转录因子及其他的转录调节分子作用，从而开放或关闭其下游基因。

与细胞内受体的激活及介导信号转导有关的信使物质包括：①第一信使：是指激素、神经递质及细胞因子等细胞外物质（配体）与受体结合后激活受体，改变细胞某些生物学特征，从而调节细胞功能；②第二信使：是第一信使作用于靶细胞后在胞浆内产生的信息分子，该信息分子可将获得的信息增强、分化、整合并传递给效应器，发挥其特定的生物学效应。第二信使包括 cAMP、cGMP、肌醇磷酸、Ca^{2+} 等；③第三信使：是指负责细胞核内外信息传递的物质，包括生长因子、转化因子等，参与基因调控、细胞增殖和分化以及肿瘤的形成过程。

通过调控基因表达而起作用的激素所发挥的药理作用机制可解释临床上药物治疗的一些问题。如这些激素在给药后通常在 30 分钟甚至几个小时后才产生疗效，这是由于新蛋白合成需要时间所致。这就解释了临床上有时用糖皮质激素不能即刻缓解支气管哮喘的原因。但有些激素的药物浓度虽然降低到无法测出，其药效却还能持续几小时甚至几天，这种现象可用大多数酶和蛋白质代谢缓慢，其活性可在细胞内长时间维持来解释。

应该强调，药物、信号物质以及受体种类繁多，但目前已知的细胞内传导系统以及效应器系统的种类却有限，因此很可能存在多种细胞外信号物质共用有限的细胞内信使物质和效应体系而发挥作用的现象。很可能存在多种介质、激素和调节物质与同一细胞或几种细胞内的信使物质之间发生相互作用，还可能存在一种受体亚型与若干不同的效应器耦联，若干不同种的受体也可能影响同一效应器。常见的受体及其细胞内信号转导模式图见图 2-5。

（四）受体与药物相互作用

1. 占领学说 Clark 在 1926 年、Gaddum 在 1937 年先后提出受体和配体的占领学说（occupation theory），认为受体只有与药物结合才能被激活并产生效应，效应的强度与被占领的受体数量成正比，全部受体被占领时出现最大效应。这种结合是可逆的。1954 年 Arens 修正了占领学说，认为药物产生最大效应不需要占领全部受体，而只需要占领全部受体的 1/100～1/1 000，其余的受体是多余的。该理论将决定药物与受体结合时产生效应的能力称为内在活性。药物与受体结合不仅需要亲和力，而且还需要有内在活性才能激动受体而产生效应。只有亲和力而没有内在活性的药物，虽可与受体结合，但不能激动受体，不产生效应。1956 年，Stephenson 认为药物只占领小部分受体即可产生最大效应，未经占领的受体称为储备受体（spare receptor）。因此，当因不可逆性结合或其他原因而丧失一部分受体时，并不会立即影响最大效应。内在活性不同的同类药物产生同

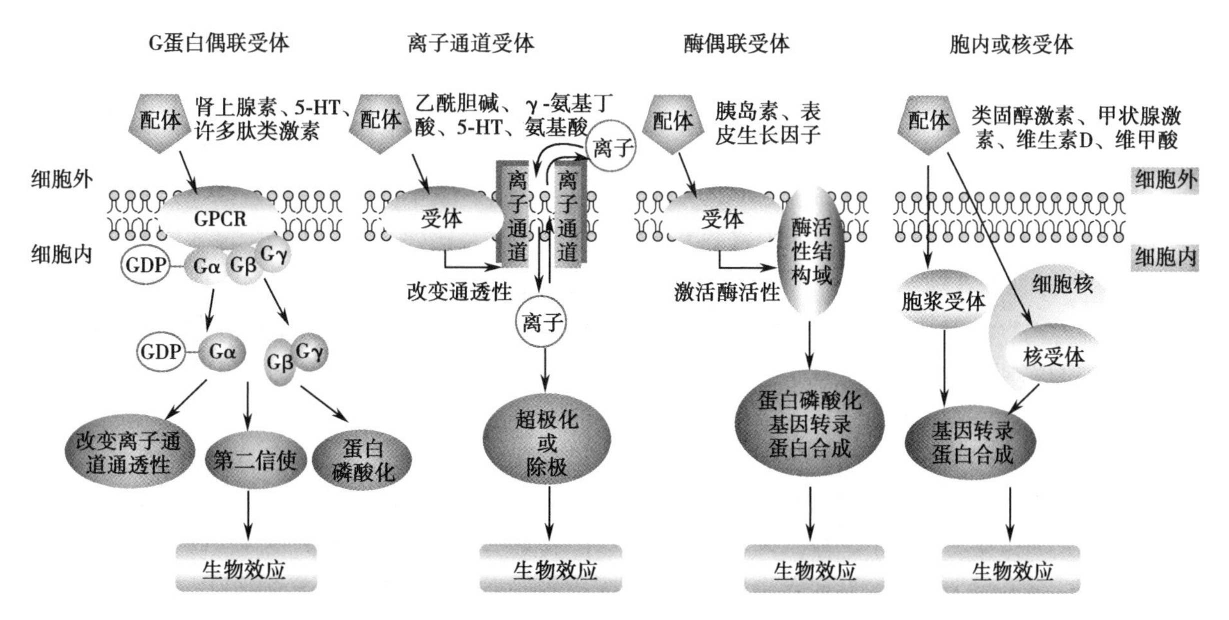

图 2-5 常见的受体及其细胞内信号转导模式图

等强度效应时，所占领受体的数目并不相等。激动药占领的受体必须达到一定阈值后才开始出现效应。当达到阈值后被占领的受体数目增多时，激动效应随之增强。阈值以下被占领的受体称为沉默受体（silence receptor）。

2. 速率学说 速率学说认为药物作用并不取决于被占领受体的数量，而是取决于单位时间内药物与受体接触的总次数，也就是药物分子与受体结合与分离的速率。药物效应的强弱与药物和受体结合与分离的速率成正比。结合和解离速率均快的药物为激动药，在单位时间内可产生若干脉冲，刺激受体构象改变；结合速率快但解离速率慢的为拮抗药，后者与受体结合牢固而不易解离；部分激动药的结合和解离速率介于激动药和拮抗药之间。

3. 二态、三态模型学说 二态模型学说（two-state model theory）认为受体的构型（conformation）分为活化状态（active state，R_a）和失活状态（inactive state，R_i），R_a 和 R_i 处于动态平衡，可相互转变。药物与哪一种构型的受体结合取决于药物和受体的亲和力。激动药与 R_a 受体亲和力大，结合后可产生效应；拮抗药与 R_i 受体亲和力大，结合后不产生效应。当激动药和拮抗药同时存在，二者竞争受体，其效应取决于 R_a- 激动药复合物与 R_i- 拮抗药复合物的比例。如后者较多，则激动药的作用被减弱或阻断。部分激动药对 R_a 与 R_i 均有不同程度的亲和力，因此既引起较弱的效应，也阻断激动药的部分效应。

三态模型学说（three-state model theory）是Leff等在1997年以二态模型学说为基础而提出的。三态模型学说也认为受体可分为 R_a 和 R_i 两型，但 R_a 可与两种G蛋白（G_1 和 G_2）偶联，G_1、G_2 介导的效应可相同也可不相同。与 G_1 偶联者定义为 R*，与 G_2 偶联者定义为 R**。若 G_1、G_2 介导相反的效应，与其中一种激活态（R* 或 R**）有高亲和力的配体是激动药；而与另一种激活态（R** 或 R*）有高亲和力的配体是反向激动药；与两种激活态有不同比率亲和力的配体为部分激动药；与静息态受体有高亲和力的配体为拮抗药。这一学说对反向激动药作出了解释。

4. 药物 - 受体相互作用的化学本质 药物与受体结合，除了静电相互作用外，主要是通过各种化学键连接。常见的是共价键和非共价键结合。共价键的键能强大，是药物与受体结合的最强的结合键，难以形成，但一旦形成就不容易断裂。在外部介质中，只有当加热和使用活性较大的化学试剂时大部分共价键才能开裂，但是在体内生物相介质中，多数共价键是在温和的条件下通过酶的催化过程形成和裂解的。胆碱酯酶抑制药、某些有机磷杀虫药、烷化剂类抗肿瘤药以及β内酰胺类抗生素等都是通过与其相互作用的生物受体之间形成共价键结合而发挥药理作用的。药物的离子与受体带相反电荷的离子可形成离子键结合，这种离子键结合是非共价键结合中最强的一种，局麻药分子与受体相互作用就是非共价键结合。

5. 立体因素对受体与药物相互作用的影响 受体和药物均有不同的三维空间结构。受体与药物结合时，各原子或基团间的距离对相互结合的引力有重要的影响。药物与受体原子或基团间的空间互补程度越大，相互结合的特异性就越高、作用越强。影响该互补性并因此而改变药物与受体结合的因素有药物间官能团间的距离、手性中心及取代基空间排列的改变等。

（五）药物受体遗传多态性与临床个体化医疗

1. 受体遗传多态性 受体与疾病的关系主要表现在两个方面：由于受体的变化导致疾病的发生和 / 或加重其发展，以及在疾病过程中发生了受体的变化。以受体改变为起因的疾病，称之为受体病。在由种种原因引起的很多疾病中所发生的受体的改变，也成为研究这些疾病的防、诊、治的重要方面。遗传多态性（genetic polymorphism）为同一群体中两种或两种以上变异类型并存的现象。遗传背景不同的个体间药物疗效和毒副作用的差异往往比同一个体不同阶段或同卵双胞胎之间大很多，这是由于编码基因的遗传多态性可能造成个体间受体、转运体、药物代谢酶等生物大分子的氨基酸序列及功能的差异，从而改变多数药物的药代动力学和药效动力学过程，使药物作用表现出个体差异。受体的遗传多态性已有报道。尽管受体遗传多态性并不都具有临床意义，但具有功能意义的突变类型往往能改变受体的氨基酸序列、影响受体的合成或稳定性、改变其与药物的亲和力、与信号转导系统的耦合或与靶基因的结合，从而影响药物的疗效与毒副作用，因此需要针对病因进行临床个体化治疗。

2. 疾病时受体的变化　无论是受体改变导致疾病，还是疾病发生后诱导受体改变，一般可有以下几种情况：

（1）受体数目变化：某些疾病可导致某种受体的数目增加或减少。如肥胖、血胰岛素增多性糖尿病、胰岛瘤、生长激素（GH）过量、A 型黑棘皮病等可使胰岛素的受体数目减少，而血胰岛素减少性糖尿病、垂体切除（GH 缺乏）、神经性食欲缺乏等疾病可导致胰岛素的受体数目增加。

（2）受体亲和力变化：某些疾病还可改变某种受体的亲和力。如肢端肥大症和胰腺瘤时，胰岛素受体亲和力增大；雌激素使催产素和孕酮受体的亲和力增大；甲状腺激素使儿茶酚胺受体的亲和力增大。而哮喘病人外周血液淋巴细胞 β 受体在最大结合容量减少的同时，伴有亲和力的降低（*Kd* 值增大）；某些类型受体的自身抗体也可使相应受体的亲和力减弱。

（3）受体特异性变化：一种受体除了对本身的配基具有很高的亲和力外，还能以低亲和力与另一种或多种激素或药物结合，表现为兼并性。在正常情况下，受体可能完全不与这些配基起反应，但当配基过量时，两者就会发生相互作用，并产生一定效应。这种现象被称为受体特异性外溢（spillover），即受体特异性兼并。受体特异性兼并与疾病的关系见表 2-1。

（4）受体产生自身抗体：多数受体都具有抗原性。大量实验表明，在受体蛋白分子上存在着特异的抗原决定簇。但是，由于免疫自稳作用，正常机体并不产生受体的自身抗体。然而，由于诸如遗传缺陷之类内因的存在，或在诸如感染等外因作用下，机体不再能免疫麻痹自身抗原，破坏了原有的免疫动态平衡，因此发生了对受体的病理免疫反应而表现为自身免疫病。

受体的自身抗体可促发下列作用：①加速受体降解，降低受体浓度，使之不足以介导正常的生物效应；②阻断受体与激素结合，造成一种抗激素状态；③模仿正常情况下被活化的受体的作用。凡具有前两种作用之一的自身抗体，称为封闭性抗体。例如 β 受体和烟碱型乙酰胆碱等受体的自身抗体，它们能与相应的抗原，也就是受体本身结合，形成免疫复合物，从而导致受体数目减少或亲和力下降，或两者兼而有之。其结果可干扰受体与激动药结合，最终导致靶细胞功能降低或完全丧失。对于能模仿激动药作用的抗体，则称为刺激性抗体。因为它们能活化受体，使靶细胞功能异常亢进，如胰岛素和 TSH 受体的抗体。受体的自身抗体通常为 IgG。

1960 年，研究证实了重症肌无力是产生了烟碱型乙酰胆碱受体的自身抗体所致。此后，陆续发现一些自身免疫病与受体的自身抗体有关（表 2-2）。

3. 受体遗传多态性与临床个体化治疗　μ 阿片受体（mu opioid receptor，MOR）属于 G 蛋白偶联受体超家族，是阿片类药物的主要作用位点。MOR 被激活后可抑制 cAMP，促进 K^+ 外流和 Ca^{2+} 内流，减弱或阻滞痛觉信号的传递，产生镇痛作用。但临床上阿片类药物的有效剂量与毒副作用程度常表现出个体差异，MOR 遗传多态性是影响因素之一。有人认为该多态性导致 MOR 第 40 位氨基酸发生 Asn/Asp 多态性，造成其氨基端细胞外区一个公认的糖基化位点消失，从而影响 MOR 的功能。

表 2-1　受体特异性兼并与疾病的关系

疾病	过量的激素	受影响的受体	效应
非胰岛素细胞瘤	胰岛素样生长因子	胰岛素受体	低血糖症
未经治疗的艾迪生病	胰岛素	胰岛素样生长因子受体	巨体
肢端肥大症	ACTH	β 促黑激素受体	皮肤变黑
绒毛膜癌	hGH	催乳素受体	乳溢，经闭
儿童原发性甲状腺功能减退	hCG	促甲状腺激素受体	甲状腺功能亢进
糖皮质激素过量	促甲状腺激素	LH 和 FSH 受体	早熟
	氢化可的松	醛固酮受体	高血压

表 2-2 受体自身抗体与疾病

产生自身抗体的受体	疾病
乙酰胆碱受体	重症肌无力
促甲状腺激素受体	弥漫性毒性甲状腺肿
甲状旁腺激素受体	肾衰竭继发性甲状旁腺功能亢进
胃泌素受体	恶性贫血
β 肾上腺素受体	哮喘、过敏性鼻炎
促卵泡素受体	闭经
胰岛素受体	罕见型耐胰岛素性糖尿病伴黑色棘皮症

受体遗传多态性与临床个体化治疗的一个典型病例是两位伴有肾衰的男性老年患者（肌酐清除率分别为 6ml/min 和 9ml/min）在口服相同剂量吗啡（30mg/d）后疼痛均得以缓解。但对吗啡耐受的患者体内吗啡 -6- 葡糖醛酸（morphine-6-glucuronide，M6G）血浆浓度高达 1 735ng/L 却无嗜睡，而对吗啡不耐受的患者体内 M6G 血浆浓度仅为 941ng/L 反而严重嗜睡。经测定前者为 Asp-40 突变型纯合子携带者，后者为 Asn-40 野生型携带者，提示 Asp-40 可能是一种保护因子，可降低 M6G 活性，减小与其有关的毒副作用。这个病例表明吗啡所致的不良反应程度与 Asn/Asp 多态性密切相关。

β 肾上腺素受体（β-adrenergic receptor，β-AR）属于 GPCR。β_1-AR，β_2-AR 和 β_3-AR 为 β-AR 的 3 种不同亚型。β-AR 遗传多态性能影响这些药物的疗效与毒副作用。目前认为，β_1-AR 基因存在 18 个多态性位点，其中 A145G 多态性可导致 β_1-AR 氨基端第 49 位氨基酸发生 Ser/Gly 多态性。有人排除了 CYP2D6、β_2-AR 等遗传多态性的影响后，对美托洛尔早期耐受性与 Ser/Gly 多态性的相关性进行研究，发现 41% 的 Ser-49 纯合子患者需加大心力衰竭药物（主要是利尿剂）的剂量以缓解病情恶化，而 Gly-49 携带者中只有 11% 需加大心衰药物剂量，表明 Ser-49 可降低患者对 β 受体阻断药的敏感性。这一结论提示心衰患者在使用 β 受体阻断药治疗时，医生应同时考虑测定基因型，对不同基因型的病人分别进行相异的治疗。

4. 受体与临床用药 受体理论对指导临床用药有重要的意义。

（1）选择药物：多数情况下，可根据疾病过程中所涉及受体的具体情况，以及药物的特性选择药物。例如哮喘可用 β 肾上腺素受体激动药治疗。考虑到支气管上分布的是 β_2 亚型，因此选择 β_2 受体的激动药（如羟甲叔丁肾上腺素、沙丁胺醇）则可避免异丙肾上腺素所产生的心脏兴奋作用。同样在应用 β 肾上腺素受体阻断药治疗高血压、心律失常和心绞痛时，若这些病人同时还患有支气管哮喘，应禁用 β 肾上腺素阻断药如普萘洛尔，因为普萘洛尔同时可阻断支气管平滑肌上的 β_2 受体而诱发或加重哮喘，甚至可导致严重呼吸困难。

（2）机体对药物的敏感性、耐受性及依赖性：因长期、大量用药可引起受体的上调或下调，因而可使机体对药物的敏感性改变，产生耐受性。受体阻断药长期应用会引起上调或增效，一旦停用阻断药，则低浓度的激动药也会产生过强反应。所以临床上长期应用阻断药时应密切监护，根据受体调节变化来调整用药剂量，决定是否需递减剂量、逐步停药。某些药物引起的依赖性可能与激动受体有关，例如吗啡类镇痛药的作用与激动阿片受体有关，而阿片受体可分为 μ、κ、δ 等亚型，其中 μ 受体被激动后有镇痛作用并与成瘾性有关。这样可选用部分激动药喷他佐辛，其成瘾性很小。

（3）内源性配体对药效学的影响：普萘洛尔对于内源性儿茶酚胺水平高的患者，其减慢心率的作用显著。但是当体内儿茶酚胺浓度不高时则作用不明显。对于部分激动药，这种影响更需注意。例如，沙拉新（saralasin）有微弱的血管紧张素Ⅱ受体激动作用，还能竞争性阻断血管紧张素Ⅱ的作用。此药对高肾素型高血压有效，而对肾素水平不高的高血压无效，对低肾素型者甚至还可升高血压。

（4）受体与药物的不良反应：药物与受体相互作用所产生的效应或不良反应，往往与它们对受体的选择性不强有关。例如氯丙嗪对受体的选择性很低，除了阻断多巴胺受体以外，还对乙酰胆碱受体、肾上腺素受体和 5-HT 受体有阻断作用，因此应用氯丙嗪有直立性低血压、鼻塞、口干、便秘、嗜睡、淡漠、反应迟钝等副作用。

（六）作用于受体的药物分类及作用特点

作用于受体的药物根据其与受体的亲和力和其内在活性的不同，可分为受体激动药和受体拮抗药两大类。

1. 受体激动药 受体激动药（agonist）指既有亲和力又有内在活性，能与受体结合并使之激活而产生效应的药物。内在活性可用 α 表示，通常 $0 \leqslant \alpha \leqslant 1$。根据内在活性的不同又分为完全激动药（full agonist）和部分激动药（partial agonist）。完全激动药既有较强的亲和力又有较强的内在活性，和受体结合后能够完全激动受体，产生较强的生物效应。而部分激动药的亲和力较强，但内在活性较弱（$\alpha < 1$），与受体结合后仅能产生较弱的激动效应，在有同一受体的强激动药存在时可拮抗后者的部分效应（图 2-6A）。部分激动药有时还可以对抗激动药的部分效应，即表现出部分阻断作用（图 2-6B）。药物与受体的亲和力用药物 - 受体复合物的解离常数 K_d 来表示，K_d 与药物和受体的亲和力成反比。K_d 的负对数称为亲和力指数，以 pD_2 表示，其意义是引起最大效应的一半时（即 50% 受体被占领）所需的药物剂量或浓度。其值的大小与受体的亲和力成正比。

有些药物与受体结合后可引起受体的构型变化，激发与原来的激动药相反的生物效应，即反向激动药（inverse agonist），又称为负性拮抗药（negative antagonist）。

2. 受体拮抗药 受体拮抗药（antagonist）是指与受体有较强的亲和力，而没有内在活性（$\alpha = 0$）的药物。与受体结合后，不能激动受体，但可拮抗激动药的效应，如纳洛酮与阿片受体结合后拮抗了吗啡激动阿片受体的作用。有些药物以拮抗作用为主，兼有较弱的内在活性，有较弱的激动受体的作用，称为部分拮抗药（partial antagonist）。如 β 受体阻断药氧烯洛尔具有内在拟交感活性，在阻断 β 受体的同时，具有微弱的激动 β 受体的作用。根据拮抗药与受体结合的可逆性将拮抗药分为竞争性拮抗药和非竞争性拮抗药。

竞争性拮抗药（competitive antagonist）：与受体可逆性结合，能与激动药竞争同种受体，使其亲和力降低，而对内在活性无影响。通过增加激动药的剂量，仍可达到其最大效应。随着竞争性拮抗药浓度的增加，激动药的量效曲线平行右移，最大效应保持不变（图 2-6C）。如阿托品是乙酰胆碱的竞争性拮抗药，可使乙酰胆碱的量效曲线平行右移。

用拮抗参数（pA_2）表示竞争性拮抗药的作用强度。pA_2 的定义为：当激动药与拮抗药合用时，若 2 倍浓度激动药所产生的效应恰好等于未加入拮抗药时激动药所引起的效应，则所加入拮抗药的摩尔浓度的负对数值为 pA_2。pA_2 越大拮抗作用越强。此外，还可用 pA_2 判断激动药的性质，如两种激动药被同一拮抗药拮抗，且二者 pA_2 相近，则说明这两种激动药是作用于同一受体。

非竞争性拮抗药（noncompetitive antagonist）：能与受体产生不可逆结合，或者使受体构型发生改变，从而拮抗激动药对受体的激动作用，使最大效应降低，量效曲线下移（图 2-6D）。即使增大激动药的剂量，也不能达到原来的最大效应水平。

临床上，对于作用于同一受体或不同受体（或亚型）的激动药与拮抗药的联合用药，需根据用药目的进行具体的分析，不能盲目联合用药。以下的几种方式联合用药时要注意：

1. 激动药与激动药 一般情况下，不将激动同一受体或同一亚型受体的激动药合用。

2. 激动药与拮抗药 不能将激动或阻断同一受体或亚型受体的激动药与拮抗药同用，因为它们的效应可相互抵消（图 2-6A，图 2-6B）。β 肾上腺素受体拮抗药可降低 β 肾上腺素受体激动药沙丁胺醇、特布他林的效应。在激动药中毒时，可以利用阻断同一受体的拮抗药消除激动药的毒性。有时也可以用对受体无选择性的激动药（如肾上腺素可激动 α 及 β 受体）与对某一亚型受体的拮抗药（如酚妥拉明对 α 受体有阻断作用）合用，以增加疗效。

3. 纯激动药与部分激动药 作用于同一受体的纯激动药与部分激动药不得合用，因部分激动药可抵消纯激动药的效应（图 2-6C，图 2-6D），如喷他佐辛与吗啡合用，反而减弱吗啡的镇痛效应。

根据上述情况，在临床用药时必须考虑所用药物的各方面的影响，以免出现意想不到的药物协同或阻断导致不良反应。

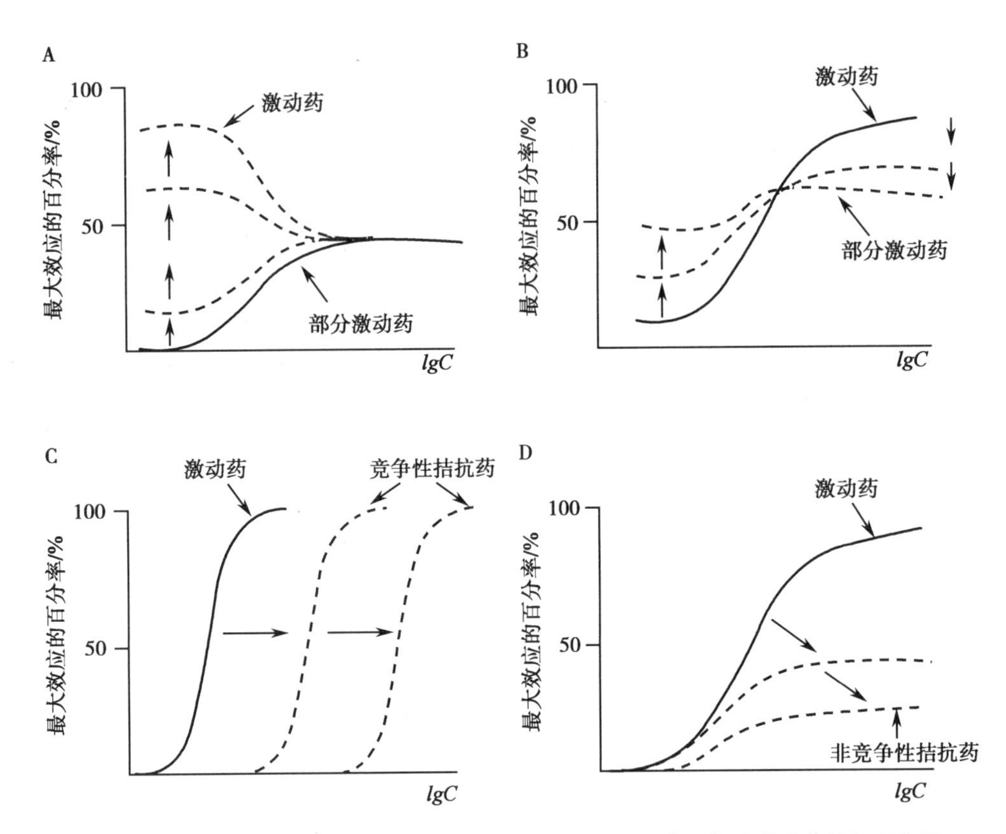

图 2-6　不同药量的竞争性拮抗药、非竞争性拮抗药、激动药及部分激动药的相互作用

A：不同药量的竞争性拮抗药对激动药量效关系的影响，表现为激动药的量 - 效曲线平行右移；B：不同药量的非竞争性拮抗药对激动药量 - 效关系的影响，表现为激动药的量 - 效曲线下移；C：不同药量的激动药对部分激动药量 - 效关系的影响；D：不同药量的部分激动药对激动药量 - 效关系的影响。

A、B、D 的实线代表激动药的量 - 效曲线；C 的实线代表部分激动药的量 - 效曲线；虚线代表添加不同药量的竞争性拮抗药、非竞争性拮抗药、激动药或部分激动药后，对实线代表药物量 - 效曲线的影响。

二、药物作用的其他靶点

（一）离子通道

前已述及离子通道受体的结构、功能及其介导的信号转导。临床上很多疾病的发生和发展与药物作用的离子通道靶点有关。如周期性瘫痪、强直性肌营养不良症、肌非营养不良性肌强直症等肌离子通道病以及原发性癫痫、家族性偏瘫型偏头痛、共济失调等神经性离子通道病等均被认为与离子通道失调有关。最近的研究表明，氯离子通道蛋白 1（chloridechannel 1，CLIC1）与动脉粥样硬化的发生发展有关，在 $ApoE^{-/-}$ 小鼠中，CLIC1 蛋白表达上调，在动脉粥样硬化发生发展过程中，CLIC1 蛋白促进内皮细胞的氧化损伤和炎症反应，并引起内皮功能的紊乱。这提示 CLIC1 有望成为治疗动脉粥样硬化的新靶点。此外，还有人发现钙释放激活钙通道蛋白 1（calcium release-activated calcium channelprotein1，Orial）也可能是治疗动脉粥样硬化的靶点。Oria1 介导的钙池操纵性钙通道可能通过促进泡沫细胞的形成和血管的炎症发生，促进动脉粥样硬化的发展。

（二）酶

除了前所述及的酶偶联受体中的激酶外，很多其他酶也是药物作用的靶点。如细胞色素 P450（cytochrome P450，CYP）酶为整个混合功能氧化酶系统的末端氧化酶，被称为 I 相代谢酶。在人类肝脏中与药物代谢密切相关的 CYP 主要是 CYP1A2、CYP2A6、CYP2C9、CYP2C19、CYP2D6、CYP2E1 及 CYP3A4，它们占肝脏中 CYP 总含量的 75% 以上，临床 90% 以上经肝脏代谢的药物是经过上述 7 种 CYP 亚酶代谢的。了解每一个 CYP 靶点所催化的药物，对于在临床上合理用药以及阐明在代谢环节上发生的药物相互作用很有意义。如 CYP3A4 是 CYP 基因超家族中最重要的一个亚型，约占肝 CYP 酶总量的 30%～40%，不仅可以代谢一些内源性激素，如氢化可的松和雌激素等和某些饮食中的有害污染物，还参与了许多环境致癌剂以及包括多种化疗药物在内的50%的药物代谢，是临床常用药物最重要的代谢酶之一。酮康唑、咪康唑、红霉素、硝苯地平等是CYP3A4重要的抑制剂，当它们与经CYP3A4代谢且毒副作用强的药物联合应用时，能减少后者的代谢速率，引起这些药物的血药浓度升高，导致一系列的不良反应与毒副作用产生。此外，N-乙酰基转移酶（N-acetyltransferase，NAT）是参与含氨基药物N-乙酰化反应的主要代谢酶，是Ⅱ相代谢酶，常见的经NAT代谢的药物有异烟肼、普鲁卡因胺、肼屈嗪、磺胺类、咖啡因等。近年来，磷酸二酯酶4已在多个模型中被证实是有效且重复性良好的改善认知的作用靶点。磷酸二酯酶4抑制剂能通过增加细胞内cAMP水平，从而活化PKA/CREB信号通路而改善学习记忆功能。

（三）转运体

药物转运体（drug transporter）属于跨膜转运蛋白，也是药物作用的靶点之一。机体的肠道、肝脏、肾脏、脑等重要器官均存在多种与转运药物及内源性物质相关的转运体。药物经转运体转运是耗能的主动转运过程。人类基因组织术语委员会（HGNC）根据转运特点将药物转运体分为两大类：一类称为易化扩散型或继发性主动转运型的可溶性载体（solute carrier，SLC），这类转运体由300～800个氨基酸组成，分子量在40～90kDa之间；另一类称为原发性主动转运型的ATP结合盒式转运体（ATP Binding Cassette，ABC），特点为分子量较大，由1 200～1 500个氨基酸组成，分子量在140～180kDa之间。根据转运机制和方向的不同分类，上述两类转运体还可分为摄取型转运体（uptake transporter）和外排型转运体（efflux transporter）两种（图2-7）：摄取型转运体的主要功能是促进药物向细胞内转运，增加细胞内底物浓度。如管腔侧小肠上皮细胞上的寡肽转运体PEPT1是摄取型转运体，负责摄取寡肽、β内酰胺抗生素、ACEI等药物进入小肠上皮细胞；外排型转运体则依赖ATP分解释放的能量，将底物泵出细胞，降低底物在细胞内的浓度，其功能类似外排泵，利于药物的解毒，主要包括ABC转运体家族成员。此外，外排型转运体将抗肿瘤药物排出肿瘤细胞是肿瘤细胞产生多药耐药的原因之一。如管腔侧小肠上皮细胞上的P-糖蛋白（P-glycoprotein，P-gp），即多药耐药蛋白1（multidrug resistance protein 1，MDR1），是代表性的外排型转运体，负责将部分抗肿瘤药物、部分抗艾滋病药物等从细胞内排出细胞。很多药物联合用药时发生相互作用的靶点就在于药物的转运体。药物转运体对药物体内过程的影响与药物疗效、相互作用、不良反应及药物解毒等密切相关。目前，药物转运体对药动学影响的研究越来

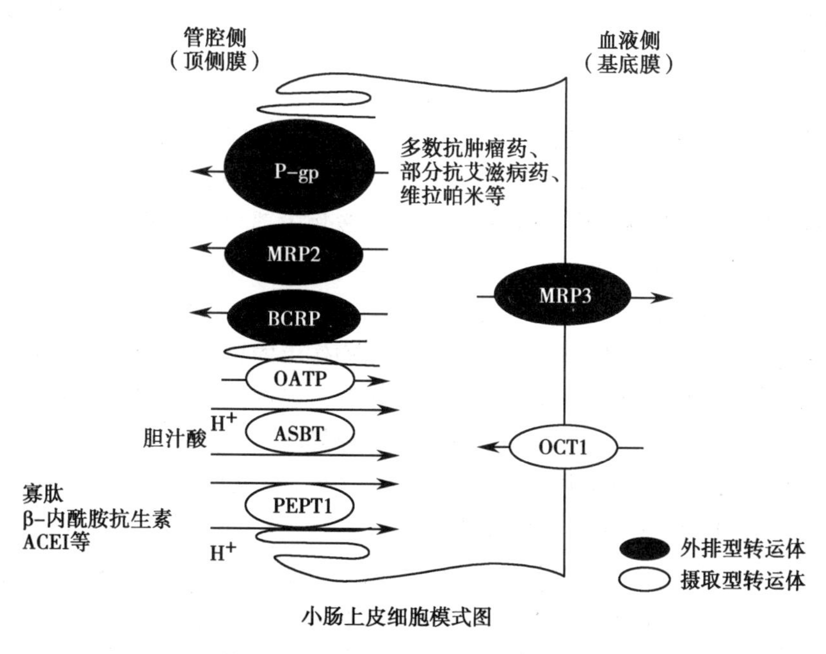

图2-7 小肠上皮细胞上的部分转运体

越多地被临床所重视，是临床安全合理用药的重要内容。

（四）核受体

核受体是细胞内一类转录因子的统称，也是常见的药物作用靶点。核受体超家族的成员在细胞生长、发育、分化与新陈代谢中均起到了重要的作用。核受体没有跨膜区域，整个氨基酸链都在细胞内，它们的配基都是脂溶性的物质，这样才能穿越由脂肪构成的细胞膜。对核受体的研究始于20世纪70年代，70年代末期第一批核受体被提取、分离。核受体同激素结合后被激活，激活后的核受体复合物负责引导靶基因启动因子的转录。

核受体家族成员的分子由A/B，C，D，E四大具有不同功能的结构域组成：A/B域的N端能够接受配体非依赖的顺式激活，A/B域的C端则调节了该核受体与其他家族成员的结合从而影响核受体与DNA的结合，此外还与核受体对目标DNA的选择有关；保守的C域决定了其DNA结合活性，是核受体的特征性区域，同时影响核受体对其伴侣核受体的选择；D域为一可弯曲的铰链区，带有核定位的信息，并连接C与E两区域；E域能够与配体结合，二聚体化并被激活，发挥转录因子的作用调控下游靶基因转录。

核受体超家族（nuclear receptor superfamily）是一组配体（包括固醇类激素、维生素D、蜕化素、9-顺式和全部反式视黄酸、甲状腺激素、脂肪酸、氧化甾醇、前列腺素J_2、白三烯B_4、法尼醇代谢产物等）激活的转录因子家族，通过在信号分子与转录应答间建立联系，调控着细胞的生长和分化。对于人类，核受体家族包含48个成员，例如过氧化物酶体增殖物激活受体（PPAR）、法尼醇受体（FXR）、肝X受体（LXR）、维生素D受体（VDR）、维甲酸受体（RXR）等。近年来，核受体家族在代谢性疾病领域受到广泛的关注，已有研究证明，它们与糖尿病、脂肪肝等疾病的发生发展密切相关，也被称为代谢性核受体。如PPAR的激动剂噻唑烷二酮类（TZD）药物罗格列酮能够显著改善2型糖尿病患者的胰岛素敏感性；FXR的表达降低可能与胆汁淤积性肝炎的发生发展相关；VDR介导的生物效应参与调节体内多个病理生理过程，包括钙磷代谢、免疫调控、抗炎、抗感染、肿瘤预防等。

核受体通过三种基本的作用模式调节基因转录：①核受体与其伴侣转录因子的二聚体受到其配体亲脂性小分子激活后结合至靶DNA的靶序列从而调节转录；②该二聚体受到配体激活后招募其他转录因子，通过其他转录因子与靶DNA的靶序列结合调节转录；③该二聚体受到细胞表面受体或CDK蛋白激酶的激活而与靶DNA的靶序列结合调节转录。此外，最新研究发现核受体能够与胞浆蛋白发生相互作用，提示其可能具有转录因子之外的功能。

（五）基因

近年来，基因作为药物作用的靶点越来越多地被人们所重视。随着人类基因组学的发展，药物基因组学领域得到了迅猛发展，已成为指导临床个体化用药、评估严重药物不良反应发生风险、指导新药研发和评价新药的重要工具。美国食品和药品管理局（FDA）已批准在数百种药物的药品标签中增加药物基因组信息。此外，部分行业指南也将部分非FDA批准的生物标记物及其特性（如*MGMT*基因甲基化）的检测列入疾病的治疗指南。近年来，很多科学家利用基因敲除、转基因、基因探针、基因芯片等技术寻找药物作用的靶点、探究和基因相关疾病的发病机制和病理特征，为疾病的预防诊断和治疗提供依据。人类基因组和药物靶点的研究为新药、特别是疑难病治疗药物的开发开创了快速、高效的新方法和新思路。

（六）核酸

核酸包括DNA和RNA，是指导蛋白质合成和控制细胞分裂的生命物质。以核酸为作用靶点的药物主要包括一些抗生素、抗病毒药、喹诺酮类抗菌药、抗肿瘤药等。

1. RNA　RNA的种类繁多，很多RNA作为药物作用的靶点与疾病的发生、发展和治疗密切相关。如环状RNA作为非编码RNA的一种，与肿瘤的产生、进展、转移、放化疗耐受等病理过程关系密切，并展现了其作为肿瘤的诊断标志物、预后评价指标、治疗靶点的前景。环状RNA的主要特点如下：①较为稳定，在结构上，与直线型RNA不同，环状RNA是一类没有5′-“帽状结构”和3′-多聚腺苷酸尾的共价闭合环，故可耐受核酸外切酶降解，这可以解释其较好的稳定性；②主要位于胞质中；③大部分在进化上较为保守；④种类繁多，且有一定的组织特异性；⑤多为内源性，除部分外源性环状 RNA 和含内部核糖体进入位点序列的工程环状 RNA 外，一般不能翻译为蛋白质。环状 RNA 可通过与蛋白结合在肿瘤中发挥生物学作用：除了结合 miRNA 发挥"海绵"作用外，环状 RNA 还可通过与特定蛋白结合形成复合物，从而在包括肿瘤在内的多种疾病中发挥重要的生物学作用。肿瘤往往展现出较大的异质性，而环状 RNA 比 mRNA 更稳定、更具一致性的跨个体表达谱展现了其在高异质性的癌症转录组中作为生物标志物的潜力，展现出了其作为新型活检生物标志物的潜在应用价值。

长链非编码 RNA（long noncoding RNA，lncRNA）的长度 > 200 个核苷酸，缺少开放阅读框，不编码蛋白质。研究发现，其在转录及转录后等多个层次发挥作用，调控基因的表达。近年来，关于 lncRNA 在肺纤维化中作用机制的研究逐渐增多。lncRNA 通过调控炎性相关因子表达参与炎症反应过程，从而对肺纤维化炎症发生发展进程产生影响。此外，lncRNA 还可通过调控凋亡相关蛋白或通路参与凋亡过程。HOX 转录反义 RNA（HOX transcript antisense RNA，HOTAIR）是首个被发现的与肿瘤相关的 lncRNA，近年来的研究表明，HOTAIR 可能通过多种途径参与肿瘤细胞多药耐药的产生，目前发现其抗多药耐药的机制主要和调控细胞凋亡、增加药物外排转运体的表达、调控上皮 - 间质转化等相关。

2. DNA　以 DNA 作为靶点的药物有很多，如喹诺酮类抗菌药，作用机制是阻断 DNA 的合成；抗病毒药阿昔洛韦、碘苷等，作用机制是干扰 DNA 的合成；抗肿瘤药甲氨蝶呤、顺铂等，作用机制是破坏 DNA 的结构和功能。

（七）免疫系统

目前免疫系统包含的几乎所有部位都可能成为药物作用的靶点，如免疫细胞、免疫环境、免疫相关抗体等等。近年来，免疫系统与药物作用靶点的研究在抗肿瘤免疫反应领域中起着重要的作用。诸如抗细胞毒性 T 淋巴细胞相关抗原 4（CTLA-4）、程序性细胞死亡蛋白（PD-1）、程序性细胞死亡蛋白配体 1（PD-L1）等都倍受关注，现在已经研发出了针对上述三者免疫检查位点的阻断因子，用于抗肿瘤药物的开发。免疫检查位点阻断剂治疗肿瘤的有效性，最初是在高突变的恶性黑色素瘤里得以证实，之后在肾细胞癌中和非小细胞肺癌中也得以证实。随后成功研发出针对上述恶性肿瘤的药物，在其他实体肿瘤中也进行了药物治疗有效性的证实试验。

最近，中美科学家的共同研究证实了 Yes 相关蛋白（Yes-associated protein，YAP）可通过影响肿瘤免疫微环境促进肿瘤的发生发展，为临床肿瘤免疫治疗提供新策略。YAP 癌症拮抗剂及其调控靶点抑制剂有可能成为一种抗癌免疫治疗药物。调节性 T 细胞（Tregs）是在自身免疫稳态方面发挥关键作用的 T 细胞亚群，在肿瘤免疫微环境中能抑制机体免疫动员而实现免疫逃逸。YAP 能够调节器官发育。近期研究表明，其与肿瘤的发生发展也密切相关。在肺癌、结肠直肠癌、卵巢癌、肝癌和前列腺癌中表达显著增高，并作为强有力的肿瘤启动子在肿瘤进展中起重要作用。肿瘤免疫治疗已成为继手术治疗、放疗和化疗之后的第四大肿瘤治疗方法。用药物干预免疫系统的靶点可能成为新的免疫治疗方法。

第三节　药物效应动力学衍生、发展和未来

药物效应动力学源于药理学学科的问世。20 世纪初，由于生理学和化学、特别是有机化学相结合而形成并发展了药理学。此后，随着药理学迅猛的发展，药效动力学也从传统的研究（从疾病 - 药物相互作用出发，逐步深入到分子机制）发展到从生物分子靶标出发，寻找内源性活性物质及其与疾病的关系，再在此基础上定向筛选药物，并从分子结构的相互作用研究药物作用的分子机制（即反向药理学）。药物效应动力学的衍生到发展，标志着药物治疗从知其然到知其所以然的过程。

一、信息科学促进了药物效应动力学的发展

信息科学是当今世界发展最迅速和应用最广泛的学科之一。本章对细胞信息转导体系的描

述，提示可能存在多种细胞外信息分子共享有限的细胞内信使系统、信息通路和效应器体系而发挥作用的现象，即存在多种细胞外信息分子与一种或几种细胞内的信使系统之间的相互作用以及一种受体亚型或其他靶点可能与多种不同的效应器偶联，而若干不同种受体或其他靶点又可能影响同一效应器。在众多种类的药物作用靶点与细胞内信使之间，靶点与效应器之间，以及基因与细胞之间存在着复杂的网络状信息通路结构及其调节机制。应用信息科学和控制理论揭示或阐明生命现象和药物作用机制将成为推动药效动力学发展的必然趋势。

二、后基因组研究进展是药效动力学发展的动力

20 世纪末启动的人类基因组研究将药效动力学研究推向了更高的领域。表现在，在阐明基因组功能的同时，阐明药物作用的靶基因，从靶基因或靶分子入手，发现、开发新药，用于疾病的治疗。后基因组研究不断向药理学、特别是药效动力学研究的渗透将药效动力学的发展推向更高、更深的领域。

三、转化医学、精准医学是药效动力学发展的方向

近年来国际医学领域推崇的转化医学（translational medicine）理念，将药效动力学的基础研究和临床医学之间紧密结合起来，使基础研究的成果在研究阶段就有目标地应用于临床研究。转化医学研究打破了基础医学研究与临床医学研究之间的屏障，强化应用这个理念，缩短了基础研究和服务于病人之间的距离，使药效动力学的研究建立起责任感、使命感。

精准医学（precision medicine）是医学史上的一大进步。2011 年美国医学科学院发表了“*Towards Precision Medicine*”；2015 年 1 月，美国政府提出“精准医疗”，同年 3 月我国也开始制定精准医学计划。20 世纪 70 年代，“个性化治疗”的概念就已经被提出，随后，研究药物反应与个体多态性的药理基因组学崛起，使精准医学在临床上真正能体现精准地确定“合适的患者、合适的方案、合适的药物、合适的时间”。精准是医学以及药效动力学发展的目标和要求。精准医学是转化医学研究的重要内涵，是循证医学新的历史要求，是药效动力学发展的方向。

（刘克辛）

参考文献

[1] 刘克辛．药理学 [M]．北京：人民卫生出版社，2018.
[2] 杨宝峰．药理学 [M]．北京：人民卫生出版社，2018.
[3] 郭增军．新药发现与筛选 [M]．西安：西安交通大学出版社，2017.
[4] 刘克辛．临床药物代谢动力学 [M]．北京：科学出版社，2016.
[5] VENKATAKRISHNAN A J，MA A K，FONSECA R，et al. Diverse GPCRs exhibit conserved water networks for stabilization and activation[J]. Proc Natl Acad Sci U S A，2019，116（8）：3288-3293.
[6] MAYER D，DAMBERGER FF，SAMARASIMHAREDDY M，et al. Distinct G protein-coupled receptor phosphorylation motifs modulate arrestin affinity and activation and global conformation[J]. Nat Commun，2019，10（1）：1261.
[7] LEE C K，JEONG S H，JANG C，et al. Tumor metastasis to lymph nodes requires YAP-dependent metabolic adaptation[J]. Science，2019，363（6427）：644-649.

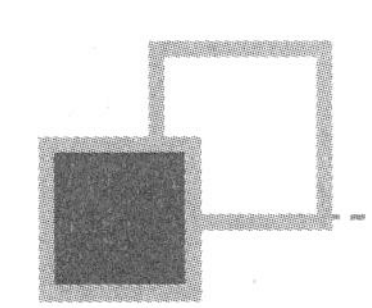

第三章　药物代谢动力学及治疗药物监测

第一节　药物代谢动力学学科概念与发展简史

一、药物代谢动力学学科中的基本概念

（一）药物代谢动力学

药物代谢动力学（drug metabolism and pharmacokinetics，DMPK）是一个典型的交叉学科，包括药物代谢和药动学两部分。主要以药物在体内的暴露、药物剂量与效应关系间“黑箱”过程、药物进入体内的各个环节及其变化规律作为学科目标。

与药效学和毒效学相比，药物代谢动力学涉及了更为广泛的基础学科和技术手段，是一门集分析化学、分析生物化学、数学、物理学、解剖学、生理学、生物化学、分子生物学、生物物理学、化学生物学、系统生物学、计算机科学等多学科及相应技术手段的综合性学科。在本学科中，由于发展历时较长，有许多概念相互重复或覆盖，为了更好地理解，本节先阐述一下学科的基本概念。

1. 药动学　本意是药物动态学（pharmacokinetics，PK），但我国多将其翻译成“药物动力学”，应该强调的是，这里没有力学（dynamics）的概念。本分支主要研究药物及其代谢物质在体内的经时变化过程，包括吸收、分布、代谢和排泄过程中的药物物质基础的变化。由于药动学强调运用分析化学及数学的方法描述药物及其代谢物等异源性化学物质（包括药物剂型辅料、激素、营养素和毒素）在机体整体水平的动态变化，以寻找规律，所以它基本是一种整体论的研究方法。本学科中“药动学”的研究起源最早，该名词也常被直接略为整个学科的代名词，很多人将狭义的“药动学”概念混同于“药物代谢动力学”这一全学科名称。但要注意的是，与药动学相关联的还有两个重要的临床应用分支概念：临床药动学与群体药动学。

2. 临床药动学（clinical Pharmacokinetics）是药动学的临床应用形态，通过分析手段实时测量体液中药物（如血药浓度）随给药的经时变化，获得人体的血浆宏观药物动态学变化。其目的是对临床患者服用药物后的体内暴露情形做出定性定量评定，探索患者给药剂量与效应间的关系。随着数据量的大量积累，各种群体模型应运而生，与药物代谢基础研究相整合，可以对机制型模型提供有益的实测性补充与验证。

3. 群体药动学（population pharmacokinetics，PopPK）是指在大量人体药动学数据积累的基础上，利用数学与统计学分析，总结出的药动学变化规律。目的是给出统一的标准剂量或统一的给药方案，以便在医疗实践中有统一方案、治疗标准与质量控制。

随着数据的积累，发现药物在人体内的暴露表现出显著的个体间差异，尤其是特殊人群（老少体弱人群）间变化明显。这一特征促进了对个体药动学的认识，从标准化的群体数据出发，发现“千人一面”的给药存在着严重缺陷。特殊人群，如老人、儿童、孕妇或一些严重疾病患者与健康成年人群的数据为何差异显著？存在何种潜在的机制？为了解答这一问题，该学科分支从群体出发，正在向“个体药动学”转向。

4. 药物代谢　药物代谢（drug metabolism）是主要研究导致药物吸收、分布、代谢、排泄过程（ADME）的根本原因、并对其决定因素进行甄别与深入研究的科学。与药动学所不同的是药物代谢的研究目标是以还原论的方法追踪导致上述整体药物动态学变化的原因，通过将药物 ADME 过程的变化逐级拆分，然后再进一步追踪到脏器、组织、细胞、亚细胞器以及具体的蛋白质中的主导机制。对药物本身的性质也不放过，如药物理化性质。需要从定性与定量的角度深入剖析药物与组织蛋白、药物代谢酶或药物转运间的相互作用，直到明确这些相互作用的结构与活性关系的本质。在学科基础上，药物代谢更加强调生物化学、生物物理等的学科基础，与强调药物及其代谢物动态变化整体描述——“药动学”分支形成了互补与相互验证的关系。

5. 药物 ADME 属性研究　药物的体内过程包括药物吸收（absorption）、分布（distribution）、代谢（metabolism）和排泄（excretion），该名词与药物代谢概念非常相似。但这个词与新药发现与开发这一工业应用有关，制药工业界的研究者们更喜欢使用药物 ADME 属性一词，将药物发现阶段的 ADME 属性研究称为“药物早期 ADME 属性研究”。

药物早期 ADME 属性研究是指将药物代谢动力学的体外研究放在药物发现阶段，药物化学家们使用高通量筛选可发现一种化合物的关键 PK 性质背后的决定因素，如口服吸收、分布、代谢或排泄特征，是与这些化合物的固有理化特征（如分子大小、疏水性、水溶性和生理 pH 下的电离状态）有关。因此，化学家们通过结构修饰改变化合物的相关理化性质，衍生出“ADME 属性的化学空间”，与药效学安全性同步地推进药物 ADME 属性的筛选与优化，淘汰 ADME 属性劣质的化合物，最终使这些化合物有更佳的“成药性”特征。例如，Lipinski 总结出“成药性”5 原则，使得药物的成药性可以得到理性设计。药物发现阶段的纠错成本低，与药效同步可以筛选药物 ADME 属性与药物毒性（toxicity，Tox）的大小，故此，形成一个新词：药物早期 ADME/Tox 属性筛选。

以上五个学科分支的概念与表述方式非常容易混淆，希望本节中的阐述能帮助大家区分它们的不同。这五个名词概念代表略有不同的研究分支，综合形成完整的 DMPK。

（二）系统药物代谢动力学

药物代谢动力学的核心科学问题是剂量与暴露的关系，前述药物代谢利用还原论来研究本学科的问题，而药动学用整体论来描述宏观表象。系统药物代谢动力学则整合了两种方法论（整体论与还原论），利用系统论研究机体体系的组成、结构与药物及药物的体内暴露关系。最早的系统论模式是基于生理的药动学（physiologically-based pharmacokinetic，PBPK）模式，但由于只有早期的生理解剖信息，系统论更像整体论。

随着组学技术与组织水平的原位多组分成像技术的进步，组织与器官的形态结构学特征与其下的分子组成、组学关系的信息及数据量剧增并且不断精细化，利用系统生物学或系统论来研究药物代谢动力学逐渐成为可能。

系统药物代谢动力学的研究模式有“自上而下”与“自下而上”两种模式的方法论（图 3-1）。

在系统药物代谢动力学研究中，机体系统的生物网络构建是必须的。早期研究只注意可溶性分子如体液中的网络建立，近年来，组织结构异质性下的网络差异越来越受到重视（如肝小叶结构中的形态学分区与不同分区下的分子组成或功能分子组成对药物代谢及转运的影响）。高精度的结构与分子组成信息使得系统论在药物代谢动力学研究中很有前景。

二、药物代谢动力学衍生、发展和未来

历史上，药动学与药物代谢学几乎起源于同一时间，由于两个分支目标略有不同，学科基础的差异导致两个分支在发展过程中并非同步。

药动学的起源与经典生理学的发展密切相关，主要使用整体论；药物代谢以生物化学为基础，主要使用还原论。但在发展初期，前者与临床应用关系更密切。药动学的发展基本上在 20 世纪 60 年代末趋于定型。药物代谢研究一方面是更加趋于机制，学科基础依赖于生物化学与分子生物学等学科，而这些学科基础从 70 年代后才进入高速发展期。在应用方面，20 世纪 90 年代后，高通量筛选技术的发展促进了药物代谢研究从基础研究逐渐转为应用研究。

根据以上特点，我们将药物代谢动力学区分为经典与现代两个阶段。时间上，经典与现代的分界大致在 20 世纪的 60 年代末 70 年代初，按时间顺序分成衍生、发展和未来（见图 3-2）。

（一）经典药物代谢动力学

经典药物代谢动力学的发展又可分成三个阶段：初始阶段、发展阶段、徘徊阶段（见表 3-1）。

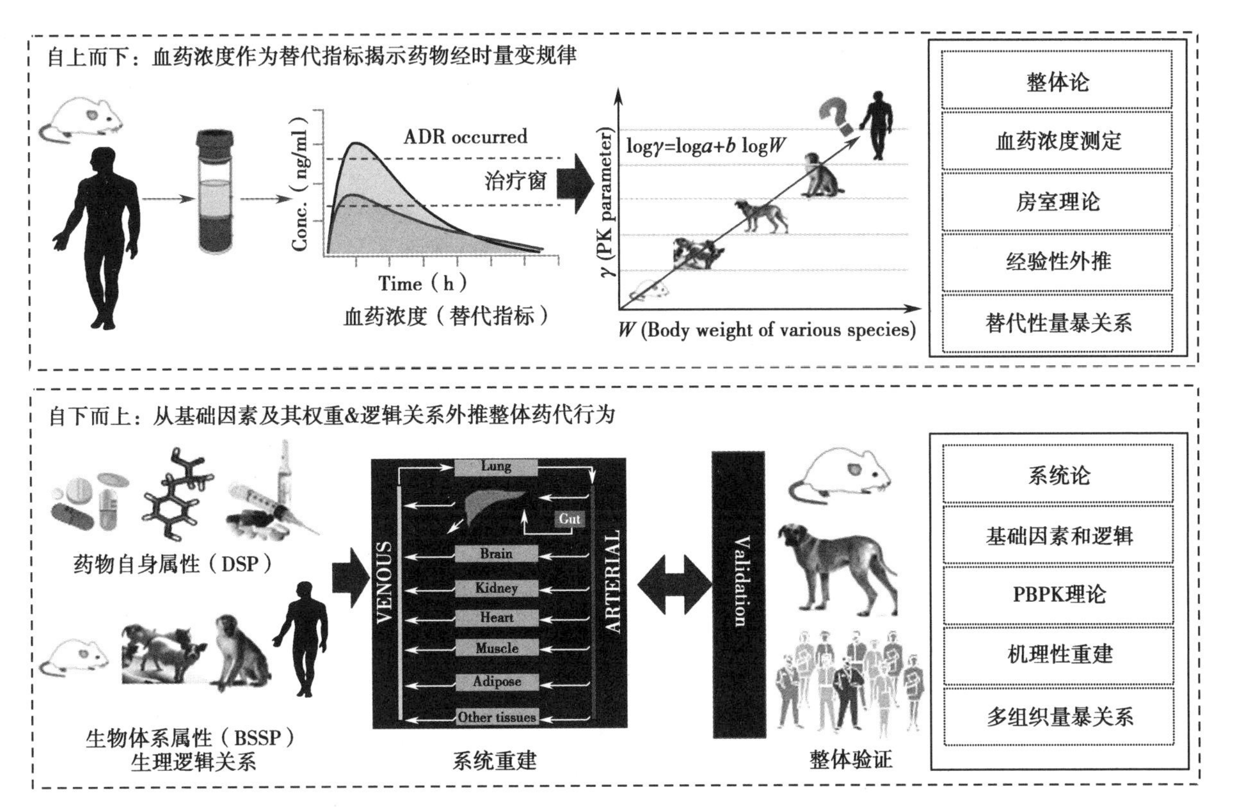

图 3-1　系统药物代谢动力学"自上而下"与"自下而上"模式

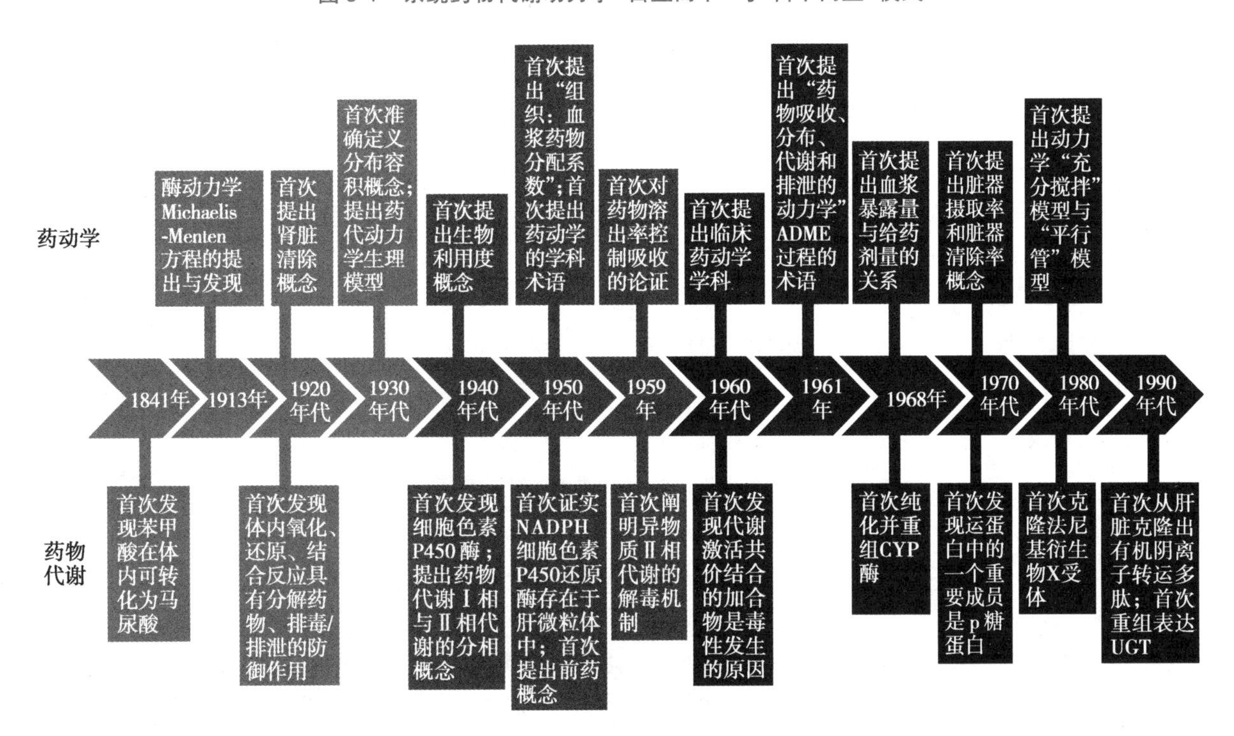

图 3-2　药物代谢动力学发展史

1. **初始阶段**　19 世纪 40 年代前后，科学家已利用给动物注射有颜色的药物来研究机体血液循环结构与功能。同时，在生理学研究中，科学家们关注到体温与体表面积的换算关系，这些成为后来血药浓度、整体药动学参数不同种属间变换与推算的理论基础。1841 年，Ure 首次报道苯甲酸在体内可转化为马尿酸；Kerner 发现服用奎宁后在尿液中可出现其生物代谢产物双羟基奎宁；Neumeister 发现了机体具有毒物代谢的解毒功能；在这个早期阶段，最值得一提的发现可能

表 3-1 经典药物代谢动力学阶段

年份	贡献人	主要贡献
1838	Sarrus F. 和 Rameaux J.	首次提出了哺乳动物为了维持恒定的体内温度，其产热速率必定与机体表面积成正比的理论
1841	Ure A.	首次报道生物体可对外源化合物发生代谢转化作用
1870	Kerner G.	首次发现奎宁的第一个生物代谢物双羟基奎宁
1893	Neumeister R.	首次发现代谢反应具有解毒作用
1900	Mayer P. 和 Neuberg C.	首次证明葡萄糖醛酸结合物是尿液中的正常成分
1909	Bohr C.	首次提出了“Renkin”方程 $CL1=Q(1-e-P*S/Q)$
1913	Michaelis L. 和 Menten M.L.	酶动力学 Michaelis-Menten 方程的提出与发现
1922	Sherwin C.P.	首次发现体内氧化、还原、结合反应具有分解药物、排毒/排泄的防御作用
1924	Haggard H.W.	首次研究乙醚的吸收、分布与消除
1925	Schuller J.	首次发现结合反应可使药物亲脂性降低、改变药物分布，促进细胞毒性药物排泄
1929	Moller E.	首次提出肾脏清除概念
1933	Widmark E.	首次发现酒精在体内以非浓度依赖性的固定速率排泄
1934	Dominguez R.	首次准确定义分布容积概念
1936	Huxley J.S. 和 Tessier G.	首次提出“allometry”一词，用来表示生理体征及参数之间呈非等速生长幂律方程关系的概念
1937	Teorell T.	首次提出了药物代谢动力学生理模型
1943	Claude A.	首次命名、分离出亚细胞器“微粒体”
1945	Oser B.L.	首次提出生物利用度概念
1948	LeFevre P.G.	以糖的跨膜转运为范例，首次发现并提出极性有机分子转运机制是能量依赖性的主动转运方式
1949	Hogeboom G.H	首次发现 NADPH 依赖性细胞色素 C 还原酶定位于肝细胞微粒体
1949	Mueller G C 和 Miller J A	首次发现细胞色素 P450 酶
1949	Smith J.N. 和 Williams R.T.	首次提出药物代谢Ⅰ相与Ⅱ相代谢的分相概念
1950	Horecher B.L.	首次发现 NADPH 细胞色素 C 还原酶定位于肝脏
1951	Yoshikawa H.	首次发现 NADPH 细胞色素 b5 定位于肝脏
1951	Kety S.	首次提出肺、血液、其他组织器官间惰性气体扩散方程 连续注入：$Css(1-e-k_t)$ 一阶消除：$C\cdot e-k_t$ 同时，首次提出“组织/血浆药物分配系数”概念；后人用 K_t/p 表示
1952	AdlerT.K.	首次进行碳杂原子代谢研究
1953	Dost F.H.	首次提出药动学的学科术语
1954	Jokwtl S.G.	首次提出吸收、消除动力学是药物代谢动力学的重要组成部分
1955	Renkin E.	首次将“Renkin”方程应用于动物药物代谢动力学研究
1956	Strittmater P. 和 Velick S.F.	首次证实 NADPH 细胞色素 P450 还原酶存在于肝微粒体中
1957	Brodie B.B. 和 Hogben C.A.	首次提出药物分子被动物理扩散概念
1958	Klingenberg M.	首次报道了一氧化碳（CO）与大鼠肝微粒体中的色素结合作用，为 CYPs 的检测及纯化奠定基础
1959	Williams R.T.	首次阐明异物质Ⅱ相代谢的解毒机制
1959	Nelson E. 和 Schaldem I.	首次对药物溶出率控制吸收进行论证
1960	Garrett E.R.	首次引入计算机模拟，用于拟合和模拟药物代谢动力学数据、构建模型
1960	Buchthal F	首次在临床中进行药物浓度监控和评价，指导临床应用

是在尿液中发现了葡糖糖醛酸化结合物，这个发现使得人们开始关注药物的生物转化，药物代谢概念因此诞生。

2. 发展阶段 进入 20 世纪后，两个经典的数学方程式：Renkin 方程式和米曼氏方程式分别为药物及其代谢物的动态演变及其基本规律的总结奠定了数学基础。1922 年，Sherwin 发现药物在体内发生会氧化、还原、结合等反应，这些反应均具有药物降解与排泄的防御功能，从而起到解毒作用。1924 年，Haggard 利用乙醚首次研究了药物的吸收、分布、与排泄功能；Schiller 发现在体内发生的药物结合反应可降低药物的亲脂性，由此改变了药物的分布，促进了药物的排泄。1929 年，Moller 提出药物的肾脏清除概念。1934 年，Dominguez 准确定义了分布容积的概念。1936 年，Huxley 和 Tessier 发现机体在不同的解剖结构、生理或病理条件下，其体征和结构参数间不是简单的常数代数方程关系，而是幂律方程关系，由此提出非匀速生长（allometry）概念、也称异速生长，这一关键的整体结构参数外推概念，为个体、种属间依据解剖生理结构的非线性演变、种属间生理参数与药代参数转换等奠定了经验性数理推导规律。1937 年，Teorell 依据药物在机体的解剖生理结构分布区域首次提出 PBPK 模型概念，这为药物代谢动力学学科奠定了结构与药动学变化间的正确科学原理与逻辑。

1943 年，Claude 分离提取获得微粒体，实现亚细胞器的分离制备。1945 年，Oser 提出生物利用度概念。1949 年，Hogeboom 发现 NADH 依赖性细胞色素还原酶定位于肝微粒体。1949 年，Mueller 与 Miller 发现细胞色素 P450 酶定位于肝脏。同年，Williams 与 Smith 首次提出药物代谢“相”概念。1950 年，Horeher 发现 NADPH 细胞色素 P450 酶定位于肝脏。1951 年，Yoshikawa 发现 NADPH 细胞色素 b5 也定位于肝脏。这些发现奠定了药物代谢的生物化学基础，并认识到肝脏在药物代谢中的重要地位。

3. 徘徊阶段 1937 年以来，生物化学界已经认识到了辅酶、酶动力学等概念。现代酶学及酶的分离、表征和亚细胞器定位，生物化学领域的进步突飞猛进，奠定了酶学在生物化学界中的主导地位。

生物化学领域中的上述进步没有引起药物代谢领域的足够重视。而与此同时，药效学领域的激素类药物，如可的松、泼尼松龙、地塞米松和皮质激素、19-NOR-17a- 乙炔基 - 睾酮、诺雷辛酮等合成类固醇药物的发现，使药理学界高度重视核受体的存在；药物代谢领域在接受酶的基本概念方面都持有高度保守的态度，这在生物化学界与药物代谢学界间形成了鲜明对照。例如，乙醇、吗啡、奎宁、马尿酸、苯巴比妥的代谢和阿托品、尼古丁等生物碱代谢都有人高度怀疑酶的存在，然而又被一一否认。Quick 在 1932 年写道，“普遍认为的各种结合反应可能只是一种个人信念，无法被普遍接受。与主流生物化学相比，异物质代谢至少多花了 40 年来接受酶的存在、认可生物化学是其学科基础”。

证明酶的存在是由两个方面的重要证据来完成的：①放射性同位素技术的引入，物料平衡（mass balance）理论得到实操性验证。底物中因生物催化酶的作用被引入了放射性同位素，使得酶催化反应得以在蛋白质水平以及反应产物中直观性获得。② 60 年代末，实现了药物代谢酶的纯化。

1951 年，Kety 提出了药物一次或连续注射给药时，肺、血液、其他组织间惰性气体相互扩散及消除的方程式，并首次提出药物组织血浆分配概念，这为后来的许多重要的药物代谢关键概念（如内在代谢清除率、组织摄取、脏器清除、膜内外药物转运的不均匀性、转运体功能评价等）奠定了基础。同期，Brodie 和 Hogben 发现被动扩散现象，为后来药物转运体的发现奠定了基础；1953 年，Dost 首次正式提出了药动学“pharmacokinetics”一词。

在这段发展史中，学科的发展纠结于争论“酶的存在”，这也成为经典药物代谢动力学与现代药物代谢动力学的重要分水岭。

（二）现代药物代谢动力学

这个时期又可再分成两个阶段：奠基阶段和高速发展阶段（见表 3-2）。

1. 奠基阶段（1960—1990） 20 世纪 60 年代，药动学中最重要的应用研究是将治疗药物监测（therapeutic drug monitoring，TDM）引用到临床实践中。其中 Buchthal 等发表了里程碑式的研究，利用苯妥英钠给药对血药浓度进行连续监测，将药物暴露与其抗癫痫的效应联系起来，开启了临床药动学中 PK-PD 研究的“先河”。临床药动学是 20 世纪 60 年代末 70 年代初兴起的一门学科。随着人们对药物浓度和药物反应关系的认识日益加深、药动学特征图谱、分析技术的进步、计算机对数据的自动化处理等，使得临床药动学及治疗药物监测走入临床应用。20 世纪 60 年代后，实用化、规范化的药物分析技术发展，临床药理学、PK-PD、群体药动学等概念的提出，将经典药动学发展至巅峰，大量的人体相关数据为现代药物代谢动力学的发展奠定了基础。

药物代谢进展中具有里程碑式的研究发展是 P450 代谢酶及其氧化还原酶体系的发现，其中最重要的一些发现包括：细胞色素还原酶、辅因子 b_5 的发现、P450 的命名、磷脂脂质体系、亚细胞定位、CO 结合测定方法等的发现；值得一提是 1968 年，华人学者 Lu，A. 与其导师 Coon 对 P450 酶进行纯化，并在体外将纯化后的 P450 酶通过重构再现其氧化还原的活性。这一重大发现，确认了生物化学、酶学的基础地位，扭转了学科的颓势，开辟了 DMPK 崭新的未来。

1971 年，Rowland 首次提出以 V_{max}/K_m 表示内在清除率的概念，以 V_{max}/K_m 表示脏器摄取率，后者与血流的乘积表示“脏器清除”的概念；Rowland 等紧接着提出了充分搅拌模型、平行管模型及弥散模型等概念，这些概念首次将基于机制的代谢以脏器代谢工程的理念确认下来，使得 PBPK 概念不再仅仅是一个书面的概念。继 Kety 提出药物组织血浆分配比之后，Peyret 提出利用油水分配比替代组织血浆分配系数，基于解剖生理机制的药物代谢动力学在整合了关键的生物化学决定因素后，可操作型的 PBPK 理论框架有了基本雏形。

同时期，临床药理学、群体药动学、PK-PD 联动等概念被提出。利用临床中可获得的第一手人体实测信息，剂量 - 暴露关系、暴露 - 效应关系开始受到重视，具有现代临床研究导向的转化医学研究模式逐渐成形。

同一时期，人们已经发现酶催化不仅仅使药物解毒，也可激活药物的毒性。代谢加合物的发现对阐明吸烟致毒、丙烯酰胺致毒、对乙酰氨基酚致毒、四氯化碳肝毒性、黄曲霉毒素肝毒性等Ⅰ相酶与Ⅱ相酶催化致毒机制发挥重要作用。代谢与毒性紧密的因果关联对毒理学的发展产生了巨大的影响。

1979 年，分子生物学的进步冲击着整个生物医学。分子克隆将大量未知的药物代谢酶、转运体、核受体等表达出来；对药物的生物转化、生物转运、及其相关调控的深入认识改变了本学科的整体框架与格局。

1987 年，从哺乳动物肠黏膜中克隆出 Na^+ 依赖性葡萄糖转运体，生理模型和数学公式的不断细化，药物代谢的过程已经从简单的静态生理水平演变为多层面的动态多维体系水平。

2. 高速发展阶段（1990— ） 药物转运蛋白克隆基因鉴定也始于 20 世纪 90 年代，类似上述的克隆技术同样应用于此。其中，值得一提的是，1997 年 UGT 首次被重组表达；从肝脏克隆出有机阴离子转运多肽（OATPs）、肾脏中的有机阴离子转运体（OATs）、有机阳离子转运体（OCTs）等，SLC 家族、大量的药物代谢酶被克隆、重组表达、商业化销售，反应表型（reaction phenotyping）技术成为药物代谢的还原论模式被标准化。药物代谢反应表型鉴定技术的出现使得人们不再使用繁琐的蛋白质纯化来鉴定药物与代谢酶之间的一一对应关系；药物代谢酶、转运体等配体分子工具的大量发现，检测技术的平民化，使得药物转运体、药物调控核受体等药物 ADME 属性决定因素的研究也变得简单便捷。

1995 年，利用分子克隆普筛技术，类法尼醇或法尼酯 X 受体（FXR）以孤儿受体的“身份”被发现，事后证明 FXR 是胆汁酸、脂代谢及异物质代谢调节作用中的最基本因子。这一重大发现有三个重大意义：①改变了传统理念中的受体发现需要晚于配体发现的规律；②孤儿受体一词需要不断修正；③人为地区分内源性代谢与外源性代谢可能是非常错误的，是一种对人类科学想像空间的遏制。到目前为止，人类核受体家族已发现了共 48 个成员，它们将人体中的代谢紧密地联系，编织于一个“网络世界”之中。人们可以据此来推测生理机制、疾病发生、药物潜在靶点，特别是在药物代谢的影响与被影响的前景。例如，发现 FXR 与胆汁酸稳态关系、胆汁淤积性肝病、环境毒物的代谢影响等，最重要的是内源性代谢与

表 3-2　现代药物代谢动力学阶段

年份	贡献人	主要贡献
1961	Nelson E.	首次提出“药物吸收、分布、代谢和排泄的动力学”、ADME 过程的术语
1961	Wagner J.G.	首次提出“生物药剂学”学科概念
1962		首届药物代谢动力学国际会议在德国博斯特举行
1963	Tait J.F.	首次阐述了清除的意义（代谢清除率）及其与肝血流量间的关系
1963	Wagner J.G. 和 Nelson E.	首次建立了基于单室开放模型，根据血液（血清或血浆）浓度 - 时间数据或尿排泄数据估算每毫升药物的吸收量随时间分布的方法
1965	Kutt H	首次提出临床药动学学科
1974	Greenblatt D.J.	提出临床药动学学科
1966	Miller E.C.	首次发现代谢激活共价结合的加合物是毒性发生的原因
1968	Lu A. 和 Coon J.	首次成功地从大鼠肝细胞内质网中纯化出 CYP 酶，并再重组恢复其催化活性，这是世界上首次纯化 CYP 酶
1969	Gibaldl M.	首次提出血浆暴露量与给药剂量的关系
1971	Gillette J.R.	首次借助酶学动力学参数“V_{max}/K_m”提出内在清除率概念
1973	Rowland M.	首次提出脏器摄取率“V_{max}/K_m”和脏器清除率概念及其方程式“$Cl=Q \cdot E$”
1975	LeFevre P.G.	首次发现异物质转运载体，首次提出逆药物浓度梯度的主动转运概念
1975	Wilbrandt W.	首次发现逆向转运涉及具有饱和和竞争动力学的生物载体或活性的载体
1976	Juliano R.L.	转运蛋白中的一个重要成员是 p 糖蛋白，首次在耐药肿瘤细胞中发现
1977	Smith J.N.	首次报道了异喹胍代谢作用的多态性现象
1977	Rowland M. 和 Pang K.	首次提出动力学“充分搅拌”模型与“平行管”模型
1981	Stec G.P.	首次将“Renkin”方程运用于多室模型
1985	Rowland M 和 Roberts M	首次提出动力学“弥散”模型
1985	Riordan J.R.	首次克隆转运体 P- 糖蛋白（P-gp）
1987	Twardowski Z.J.	首次通过测量透析液和血浆中溶质平衡的速率来对转运体功能进行分类
1987	Hediger M.A.	首次发现内源性的主动转运载体：克隆并纯化哺乳动物肠道的 Na^+ 依赖葡萄糖协同转运载体
1994	Jacquemin E.	首次从肝脏克隆出有机阴离子转运多肽
1994	Gründemann D.	首次从肾脏克隆出有机阴离子转运蛋白和有机阳离子转运蛋白
1994	Moller E.	首次报道代谢酶介导的致癌物前体激活
1997	Nguyen N.	首次重组表达 UGT 酶
2003	HomolyaL.	首次发现水溶性药物结合物通过多药耐药相关蛋白 MRP2 在肝脏中转运

外源性代谢之间不再是两条完全孤立的体系，这为系统生物学主导“药物代谢动力学”发展扫清了理念上的障碍。

进入 20 世纪，还有一个重要影响是化合物代谢本身演变逐渐退化到本领域的辅助地位，而以代谢酶、转运体、核受体等机体内的代谢与处置的主导因素为主，药物代谢成为了生物化学与药理学的一个交叉分支学科，这种分子水平的发展对药动学、药效学、毒理学、环境毒理学都产生了决定性的影响。不仅如此，其对生物医学整体影响也是不可忽略的，如药物及异物质代谢知识与规律已成为世界性法规的基本科学依据。

20 世纪 90 年代初，Lipinski 等总结出成药性五原则，将高通量筛选运用于优化药物 ADME 性质，药物发现阶段逐渐引入了 ADME 属性优化的全新概念，新药因药物 ADME 属性而研发失败的比例大大降低。1988 年，英国人统计出之前的新化合物实体（NCEs）的高研发失败率的主要贡献因素，药物代谢动力学（PK）属性过差占据 39%；而 2000 年，因药物代谢及 ADME 属性不良的贡献率大幅度下降；2010年，该失败率甚至降至几乎为零。时至今日，药物早期ADME筛选技术平台已经成为大公司的必备，药物发现中，体外药物代谢研究及其方法优势凸显。强调人源性、避免种属差异与动物实验研究的干扰与误导。以人源性代谢与处置基本决定因素的研究，为药物以PBPK和系统药物代谢动力学为研究目标，建立完全不同的科学理念与框架，彻底改变了单纯整体研究、缺乏验证的策略，在药物研发与临床应用中可以交互验证，数据可以交互利用，最大限度地整合与优化资源。进入21世纪，计算机科学的发展大幅度促进了各种学科的交叉，信息与技术手段的大量积累，使得系统生物学指导下的现代药物代谢动力学进入了全新的发展期。

第二节 经典药物代谢动力学

经典药物代谢动力学定义为：使用整体方法，假设药物暴露点，利用实测的体循环中经时血药浓度经验性数据，或利用微透析分析周边组织的经时药物动态变化，开展以化合物演变动态规律为核心、追踪化合物本身变化、不考虑机体处置决定因素的药物分析与监测研究。实测药物在体内的暴露水平，并以此推断和总结药物动态变化相关规律。最常用的研究模式是直接用动物替代人体，获得动物药动学数据后，依据扩放经验规律，将实测数据扩放转换至人体、预测人体的药动学数据，给出人体的首次用药，制定经验性给药剂量起点；通过群体血药浓度数据，获得人体的整体药动学数据，利用群体大数据构建模型，预测某一新个体的给药剂量。主要缺陷是药物在种属、个体间变异巨大，而其变异的原因不明确，对数据的不稳定性与变异性缺乏有效的应对策略或缺乏相关的研究理念。在方法学上，保留着科学研究的原始状态，故而被认为是经典的。

20世纪60年代中末期之前的药物代谢动力学均属于经典药物代谢动力学。学科内容以药动学为主，在药物代谢亚学科领域主要关注原型化合物及其代谢物的变化。尽管事实上，代谢物动力学是80年代左右才更加受到关注，近期又重新受到重视，但主要的研究方法是整体论的方法，我们将对药物代谢物动力学的阐述放在了本节。即通过施用药物后，药物血浆药物浓度随时间的变化，将实测数据通过数学建模，获得模型的相关参数。继而，多个体的药动学模型与参数通过统计学均化，形成群体药动学。群体药动学虽然始于60年代末，但属于经典药动学范围。其特点是追求并强调真实数据，但对数据产生的原因不做还原论判断，最多只做统计学的相关分析，推定的是可能性与相关因素，所有因素有待因果验证。因此，经典药动学本身不研究代谢酶、转运体、核受体等药物代谢处置关键因素的性质与导致药动学行为的根本原因，其研究目标是化合物的演变，对机体处置原因及其机制只是猜测与相关性推断。

一、母药化合物整体药动学

整体药动学模型是基于实际样本测试、从药物施用点开始描述药物历经吸收、分布、代谢、排泄等处置全过程的血浆动态变化。药物一旦进入体内，在机体体系中其动态轨迹在时空上是多维性的，至少是三维以上的。要保持整体体系活体的完整性，又能在给药后同步获得不同时间与空间下药物动态变化的信息，在经典药动学时代面临的挑战巨大。从分析技术水平的角度，要满足一个药物进入体内在体内不同脏器组织空间、同时又伴随着质的代谢转变时，药物本身与所产生所有代谢产物都能够被定量经时的监测；动态监测对实验要求极高，多维空间的药物动态变化就意味着需要随时间同时采集多个组织脏器的样本。在临床研究中，这是不可能实现的，伦理限制了样本来源，动态监测最多只能通过获得血液样本而进行，而且在量与采集点上也受到严格限制。有限的临床采集样本所获得的实测信息基本上是不超过二维空间水平的信息，其他维度中信息很难从实测数据中获得，如组织中的动态药物浓度无法从实测中获得，组织中的经时浓度只能通过数学模型的推导与演算预测或推算而来。因此，整体论下的信息（无论在药物动态以及相关机制）都是有限的。在整体论的方法论中，体内的组织暴露基本上是“黑箱”似的。在这个“黑箱”模型中，实测样本可接触的房室为“可接触池”（accessible pools），演算出来的为“不可接触池”（nonaccessible pools）。

药物暴露（exposure）是本学科的核心问题，被定义为施用药物后实际进入机体内的总药物量，它应该等于剂量减去 ADME 过程所造成的损失或清除量，因此，剂量（dosage）与暴露间的差异是清除（clearance）。根据物料平衡的原理，进入机体内的药物量与被清除的药物量之和应该等于施用的总药物量。因此，以下的数学计算虽然有许多模型，但本质上，许多信息，如组织、细胞外、细胞内等信息（图 3-3）都仍是“黑箱”式的。

在所有可行的整体研究方案中，采集机体血液样本，绘制血浆药物浓度随时间变化曲线，其伤害性最小，无论在人体还是动物都是研究体内暴露最可行和现实的方法。本节将重点介绍药物及其代谢物的血药浓度 - 时间曲线（药时曲线）的基本特征，房室模型和经典药物学的 ADME 过程。

（一）药时曲线的基本数学描述

药物施用方式总体上分为血管内给药与血管外给药，前者是静脉注射，后者中最典型的方式是口服给药，其他血管外给药如皮下注射、肌内注射、透皮给药、雾化给药等都介于上两种之间。我们将以上两种典型（血管内与血管外）的给药方式展开介绍，见图 3-4。

1. 药时曲线　药时曲线是指药物施用后，以血药浓度对时间作图所呈现的动态变化曲线，如图 3-4。从示意图中可看出，药物注射进入体循环，血浆浓度可达到最高，最高点浓度为 C_{max}。此后，随着时间延长药物浓度下降。而口服给药后，血药浓度 - 时间曲线先表现为上升，然后在最高浓度（C_{max}）点处开始下降。

2. 曲线下面积及其相关基本参数

（1）给药后以血药浓度为纵坐标，以时间为横坐标，伴随给药全过程的血药浓度 - 时间曲线经过微积分数学计算可以获得该曲线下面积（area under curve，*AUC*）。*AUC* 是药物在体循环中的暴露总量，也可表示为：

$$AUC = 剂量 \cdot k_e / CL \qquad 式 3\text{-}1$$

注：其中，*AUC* 是曲线下面积；k_e 是清除速率；*CL* 是清除

在药物历经 ADME 的全过程。上式表示出剂量、消除与血药浓度或血液暴露三者的关系

（2）达峰浓度（C_{max}）与达峰时间（T_{max}）：图 3-5 药时曲线中，随时间变化的最高浓度点，称为达峰浓度 C_{max}。C_{max} 所对应的时间为最高浓度时间 T_{max}；达峰时间是吸收速率与消除速率达到相等，也即，$k_a \cdot C_a = k_e \cdot C_p$（$k_a$ 是吸收速率常数，C_a 是施药吸收部位的药物量，K_e 是消除常数，C_p 是血液中药物浓度）。图 3-4 所示为静脉、口服两种不同的给药方式情况下药物暴露与时间的关系。在静脉注射时，峰浓度就是起始零点时间。而给药途径为血管外，如口服时，$k_a > k_e$，药物随时间变化的前半程为进入血液的药物大于排除血液的药物，在达峰时间，吸收速率与消除速率相等，$k_a = k_e$；

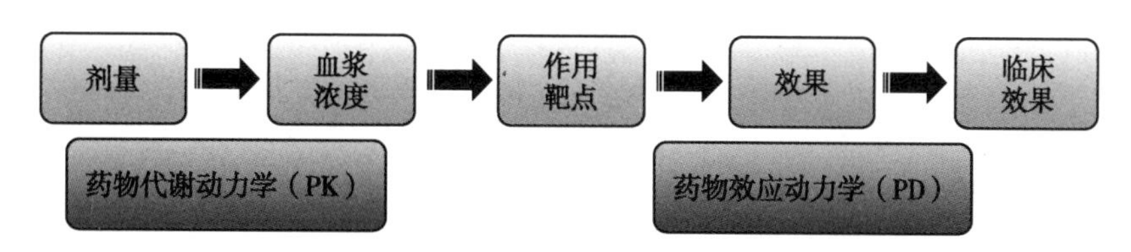

图 3-3　剂量 - 效应关系

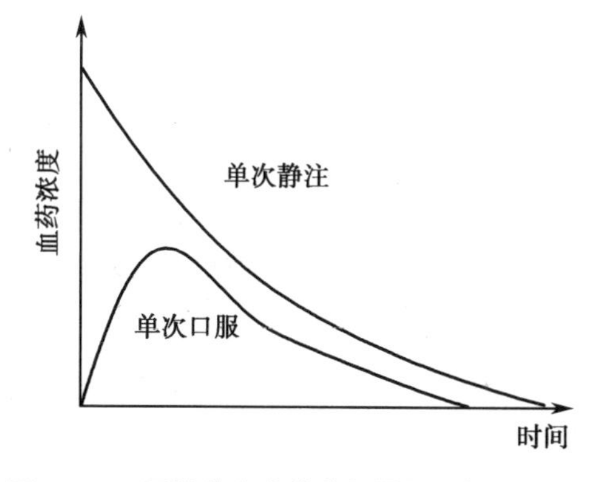

图 3-4　不同给药方式的药物暴露量与时间关系

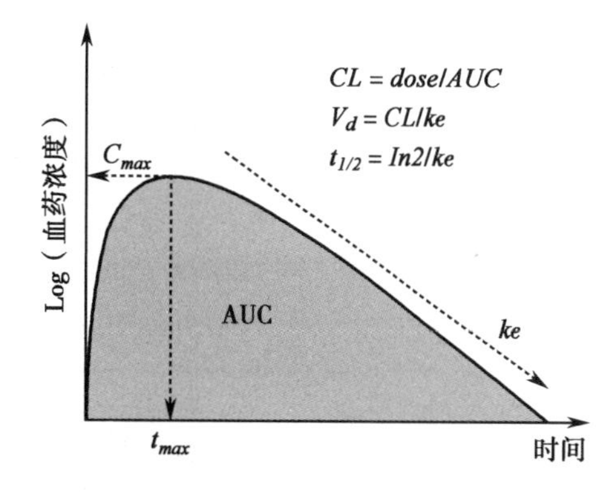

图 3-5　药时曲线与主要药物代谢动力学参数

此后，吸收速率常数小于消除常数，$k_a < k_e$。因此准确计算 T_{max} 对于确认给药间隙时间十分重要。

（3）半衰期（$t_{1/2}$）：药物在生物体内浓度下降一半所需要的时间，血管内给药，起始点为峰浓度；血管外给药如口服，其前半程随着吸收药物到达峰值，从峰值开始到后半程，药物消除增加，浓度降低，下降至50%浓度称为 $C_{1/2}$，对应于 $C_{1/2}$ 的时间称为半衰期，用 $t_{1/2}$ 表示（图3-5）。药物从 C_{max} 至0的 k_e 变化斜率用 k_e 表示；与 $t_{1/2}$ 之间的关系：

$$t_{1/2} = \text{In}2/k_e \quad \text{式 3-2}$$

在血管外给药方式中，药物吸收进程也有半衰期，用单位时间的吸收份额来表示。对于吸收来说，吸收半衰期表示为 $t_{1/2a}$，清除速率表示为 $t_{1/2e}$。通常在不强调 k_a 与 $t_{1/2e}$ 时，k 与 $t_{1/2}$ 分别表示 k_e 与 $t_{1/2e}$，它们关系如式3-3、式3-4：

$$k = 0.693/t_{1/2} \quad \text{式 3-3}$$

$$t_{1/2} = 0.693/k \quad \text{式 3-4}$$

图3-6表示按照药物半衰期与 C_{max} 两参数的要求多次给药后药物成正弦式上升，逐渐达到稳态趋势的过程。

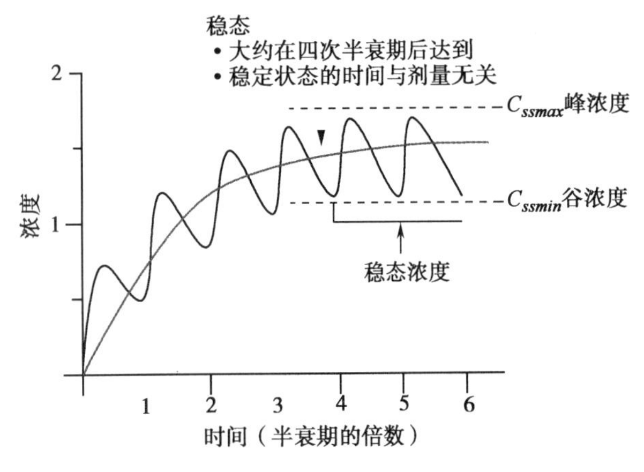

图3-6 药时曲线的变化趋势

（4）平均保留时间（mean resistance time，*MRT*）：顾名思义是指药物分子在血浆中滞留的平均时间，它可在药动学方程不遵循线性房室动力学行为时，在不假设药物是何种ADME处置机制的基础上，基于统计回归计算，将全血浆药物浓度随时间变化曲线、以多数药物分子所表现的动态变化方式描述出来（而不只是少量药物分子遵循的动态变化方式）。

对于一级动力学药物来说，我们前述中可以将其通过微积分计算为 $1.44 \times t_{1/2}$，或者更简单、直观、粗略地计算，如式3-5：

$$MRT = 0.5 \times t_{1/2} + 0.25 \times 2t_{1/2} + 0.125 \times 3t_{1/2} + \cdots = 1.5 \times t_{1/2} \quad \text{式 3-5}$$

其实质是对有效半衰期的定义与估算。*MRT* 在药物发现阶段是很有价值的评价指标，它可以评估出 $t_{1/2}$ 是否代表了多数药物分子的体内动态行为特征，该参数可以判断出 $t_{1/2}$ 的有效性。如果 *MRT* 基本上与 $t_{1/2}$ 相同或略长，那么 $t_{1/2}$ 可代表体内的消除情形，是有效的；如果 *MRT* 明显短于 $t_{1/2}$，那么 $t_{1/2}$ 不代表多数药物分子的动态变化特征，是无效的；此时，应使用 *MRT*。即 *MRT* 较 $t_{1/2}$ 更准确的药物体内暴露信息参数。*MRT* 看起来不直观，使用极为不便，可用上述简略计算公式来换算成“有效半衰期”$t_{1/2}$ 参数。

（5）表观分布容积（V_d）：是指施用药物分布达到稳态后，进入体内的总药物量与该时间点的血浆药物浓度比值。*V* 定义为体内存在的化合物的量（*A*）与在任何给定时间（*t*）测量（例如血浆）的体液中化合物的浓度（*C*）之间的比例常数：$V_{(t)} = A_{(t)}/C_{(t)}$。如果药物被限制在血浆中时，其 $V_{(t)}$ 将接近实际的血浆体积量，并且不随时间发生显着变化。如果化合物从血浆扩散到其他组织，则化合物的 $V_{(t)}$ 在给药后随时间改变，并且可显著大于总血浆体积量，此时，使用表观容积这一参数。血管外给药方式的 *V* 需要以 *V/F* 的比值来获得，也即，还有一个“生物利用度”的换算，式3-6：

$$V/F = k_a \cdot D_0(1/\text{Intercept})/(k_a - k_e) \quad \text{式 3-6}$$

注：式中，*V* 是分布容积；*F* 是生物利用度；D_0 为零时给药剂量；Intercept 为轴的截距；k_a 为吸收速率；*k* 为清除速率

（6）清除与清除率：清除常常被定义为单位时间内被清除的总血浆容量。但这个定义并不准确。它应该被准确地定义为清除率（rate of drug elimination，k_e）与相对药物浓度（后者为清除提供驱动药物浓度 driving concentration）间的比值。驱动浓度来自血浆体循环浓度，则为体循环清除；来自组织浓度，则为组织清除；来自肝、肾等具体脏器组织的，则为肝、肾清除；来自细胞供给的药物浓度，则为细胞固有或内在清除。因此，清除率与具体的局部药物浓度直接相关，这里驱动浓度实际上引入了局部房室或隔段内药物浓度

的空间概念，且是指单位时间内药物的清除量，用 d_x/d_t 或 k_e，它与清除的关系如式 3-7：

$$CL = k_e/\text{Driving concentration} \quad \text{式 3-7}$$

缩写为式 3-8：

$$CL = (d_x/d_t)/C_{(t)} \quad \text{式 3-8}$$

d_x/d_t 是指单位时间内药物量，即在给定的时间内和药物浓度内的药物清除率。因此，血浆药物的系统清除就应该是式 3-9：

$$CL = k_{e,tot}/C_{血浆} \quad \text{式 3-9}$$

将上式转换为式 3-10：

$$k_{e,tot} = CL_{全血} \times C_{全血} = CL_{血浆} \times C_{血浆} \quad \text{式 3-10}$$

清除率（k_e）、血浆总清除（$CL_{血浆}$）与总血浆药物浓度（$C_{血浆}$）间是上式表示的关系。

（7）生物利用度：定义为活性药物成分经吸收并在作用部位转换成可利用物质的速率与程度。通过定义可知，静脉注射的药物，其生物利用度 $F=1$；口服生物利用度是通过比较同一药物、同一剂量在口服与静脉注射的 AUC 之比；以静脉注射途径所获 AUC 为被除数，以其他给药途径的 AUC 为除数，两者的比就是生物利用度，用式 3-11 表示：

$$F = AUC_{po} \times D_{iv}/AUC_{iv} \times D_{po} \times 100\% \quad \text{式 3-11}$$

注：F 为生物利用度（bioavailability，F），AUC_{po} 为口服后血药浓度曲线下面积，D_{iv} 为注射时药物剂量，AUC_{iv} 为口服后血药浓度曲线下面积，D_{po} 为口服时药物剂量。

相对生物利用度是指不同厂家生产的同一规格产品（如口服的同样剂型）、或同化学原药不同制剂之间产品的比较。具体表述如式 3-12：

相对生物利用（relative F）$= AUC_{generic}/AUC_{trade\ name}$

$$F = AUC_{口服片剂}/AUC_{口服水溶剂} \quad \text{式 3-12}$$

式中，$AUC_{trade\ name}$ 是品牌原研药的 AUC；$AUC_{generic}$ 是后来仿制药的 AUC。生物利用度是反映所给药物进入人体循环的药量比例，它描述口服药物由胃肠道吸收，及经过肝脏而到达体循环血液中的药量占口服剂量的百分比。包括生物利用程度与生物利用速率。

（8）其他药时曲线相关参数。

所有药动学参数均列于表 3-3。

（二）药动学模型与房室分析

1. 一级与零级动力学

（1）一级动力学：一级动力学指其药物在单位时间内的吸收或清除以固定的比例来完成。一

表 3-3　药动学参数的定义、计算方法及生理学意义

药动学参数	描述符	定义	计算方法	生理学意义
最大血药浓度	C_{max}	给药后出现的血药浓度最高值	从血药浓度 - 时间曲线内推	反映药物在体内吸收速率和吸收程度的重要指标
达峰时间	T_{max}	给药后达到药峰浓度所需的时间	从血药浓度 - 时间曲线内推	反映药物进入体内的速度
终末消除速率	k_e	药时曲线末端相的血药浓度消除速率常数	$k_e = CL/V_d$	反映药物从体内消除快慢的常数
终末消除半衰期	$t_{1/2}$	末端相血药浓度下降一半所需的时间	$t_{1/2} = 0.693/k_e$	直观反映药物从体内消除速度，计算维持一定治疗浓度所需的给药频率
药时曲线下面积	AUC	血药浓度曲线对时间轴所包围的面积	曲线下面积积分	评价药物吸收程度的重要指标，反映药物在体内的暴露特性
系统清除	CL	单位时间内从体内清除的药物表观分布容积数，单位一般为 L/h	CL = 剂量 /AUC	反映机体对药物处置特性的重要参数，与生理因素有密切关系
表观分布容积	V_d	药物在体内达到动态平衡时体内药量与血药浓度的比例常数，单位一般为 L	$V_d = CL/k_e$	反映药物在体内分布广窄的程度，数值越高表示分布越广
平均驻留时间	MRT	药物分子在体内停留时间的平均值，表示从体内消除 63.2% 药物所需要的时间	$MRT = AUMC/AUC$（$AUMC$ 指一阶矩药时曲线下面积）	另一种反映药物消除过程的测量值
生物利用度	F	药物被吸收进入血液循环的速度和程度的量度	$F = AUC_{po} \times D_{iv}/AUC_{iv} \times D_{po} \times 100\%$	评价药物吸收程度的重要指标

级动力学呈指数方程曲线，多数药物的吸收与清除呈现一级动力学方式。以一级动力学方式清除的药物，在最后一次给药后，其血浆浓度对时间以半 log 作图呈现出直线，如图 3-7。

多数药物呈一级动力学方式清除，k_e 基本可以定义为血浆浓度下降的斜率，表现为式 3-13：

$$k_e = \Delta y/\Delta x = \ln(2)/t_{1/2e} = 0.693/t_{1/2e} \quad \text{式 3-13}$$

也可以换算成为式 3-14：

$$E_r = dD/d_t = -k_e/D \quad \text{式 3-14}$$

（2）零级动力学：药物在单位时间内的吸收或消除方式是以固定份额或固定量来完成的，例如，静脉注射下，药物多以零级动力学方式演变。例如，在药物消除过程中，当 $E_r = k_e$，药物以固定量清除，不随血药浓度改变，例如，乙醇的消除方式。

（3）总结：多数药物的代谢遵从一级动力学演变，即药物的消除是剂量依赖或者是药物浓度依赖性的。药物代谢遵从一级动力学的原因是药物的吸收或消除没有达到饱和动力学状态。而一旦药物的吸收消除达到饱和状态，药物的相关过程演变为零级动力学，其消除不随药物浓度的增减而变化。

2. 非线性动力学 线性动力学是假设药代参数不随药物剂量或多剂量投药发生变化，即药动学参数是非剂量依赖性的；而非线性动力学药物则会随着给药剂量或多次反复给药发生药动学参数改变，即药动学参数是剂量依赖性的，高剂量与低剂量或单次给药与多次给药等不同情形时，药动学参数发生改变，遵循完全不同的数学模式。其判别方式有两种：①计算多剂量水平所获得的 log 药时曲线是否相互平行，若平行，则说明其遵从线性动力学模式；②将 AUC、C_{max} 或 C_{ss} 对不同剂量作图，若每个剂量范围内均为直线，则说明其遵从线性动力学模式。

非线性药动学因药物 ADME 过程原因复杂而产生，可能是转运体饱和现象、水溶解度差、剂型缓释、饱和首过代谢效应、剂量引发的血流变化、剂量相关的胃排空改变等等。出现这种情形时，常常减低每次给药剂量，转变为多次给药方式，因此，改善吸收，扭转剂量依赖的上述效应；饱和血浆蛋白结合特征、饱和组织结合特征往往是非线性分布的主要原因；排泄通路的饱和、诱导与抑制均会产生上述非线性动力学现象。这些现象往往在患者器官功能下降，如肝肾功能下降时发生。非线性动力学是药药相互作用发生的基础。

饱和作用导致的非线性动力学，从数学上，可以使用米氏方程（见本章第三节）来描述。在米氏方程中，药物浓度 C 接近或小于 K_m 值（$C \leqslant K_m$）

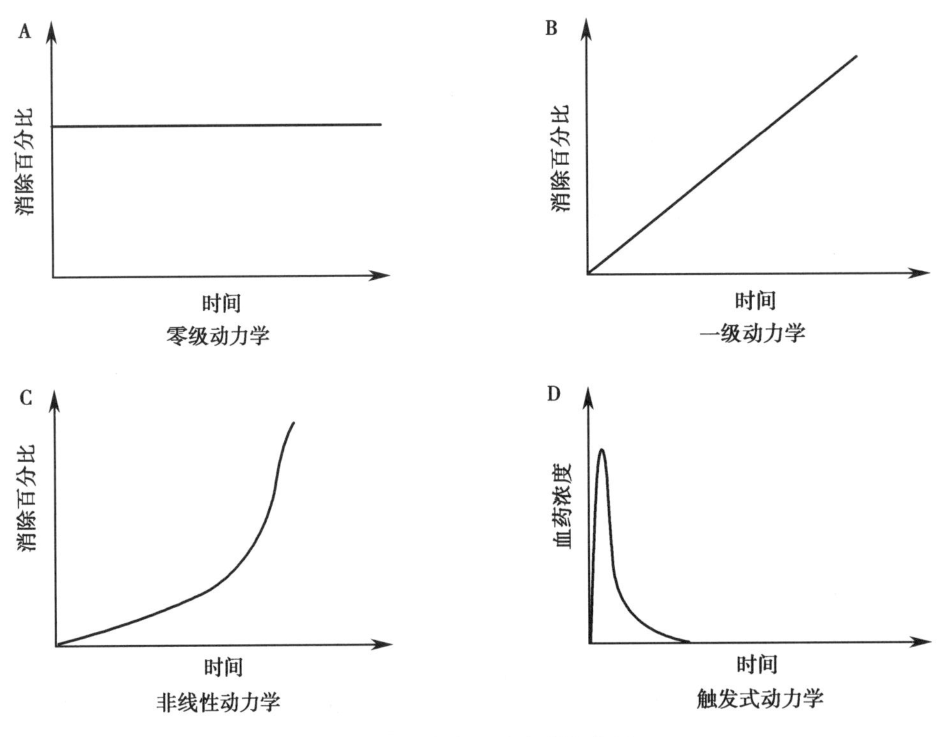

图 3-7 四种主要动力学模式图

时，则产生的是非线性动力学行为；反之，当药物浓度 $C \geqslant K_m$ 时，为一级动力学，但酶量越小，底物越多，则产生平效应（plate effect），出现零级动力学。

3. 房室模型与理论　房室模型与理论是药动学中最重要也是最基本的模型与理论，依照药物动态性演变规律总结出数学模型，估算药动学参数、预测药物及其代谢物的体内暴露与变化。经典药动学因信息不足，把机体当成黑箱，设立了许多假设，这些假设最终需要通过房室模型及其数学方程式加以推导与验证。血浆药物浓度是最方便易得的数据，组织学的数据非常难以获得或无法获得，因此，房室模型对于判别推测组织周边房室、局部靶点部位药物浓度等十分重要。此外，经典房室较生理房室要更简单易懂，操作便捷。

经典房室也有许多劣势，如预测能力非常有限，在使用相同药物的不同患者或对不同药物在相同患者中，血浆浓度动态变化与房室类型的预测，其推导扩展能力极其有限。

（1）房室的基本概念与甄别：经典药动学以消除速率的不同将机体划分成为不同的"房室"。房室有中央室与周边室。经典房室理论假设在同一房室内，药物是均匀分布、充分混匀、没有传质阻力的，净转运流量为零；房室间的转运是有传质阻力的、净转运流量不为零，药物运动速率不同。房室的理论假设：通过非特定的隔断效应导致药物浓度形成假设的不同梯度空间。基本特点：①假设机体是单室或多室组成；②房室的容量是恒定的；③同房室内是没有传质阻力的，药物在其中分布均一或相同的；④机体被认为至少是由中央室和周边室两大类房室组成。

在经典房室理论中，房室是一个假设空间，其划分与解剖学空间或生理学功能空间无关。这种方式的房室模型使复杂的生物系统简单化。当然，房室也可以按照实际解剖生理存在的生物物理与生物化学特征来分类，此种情形下，尽管数学动力学上数率相同，但仍为不同房室。具体请见 PBPK 有关阐述。

（2）一室模型：多数药物吸收与消除的数学规律都是一室模型，该模式假设中央室与周边室之间得到快速平衡，因此，整个机体显示如同同一个房室，如图 3-8。由于房室的个数无法进行实证，尽管在生理解剖水平上，体循环与组织是完全不同的房室，但因两者的药物动态变化速率呈现出相同或相似变化，如药物在中央室的消除速率呈现出一级动力学方式。药物以时间为函数的体循环中衰减可表示为式 3-15：

$$d_c/d_t = k_c \qquad \text{式 3-15}$$

重排后为：

$$C_{(t)} = C_{0e} - k_{et} \qquad \text{式 3-16}$$

此时，$C_{(t)}$ 是中央室中随时间 t 的药物浓度；C_0 是起始（药物施用后零时间）的血浆浓度；t 是时间；k 是一级动力学消除速率。前述所有药动学参数都是以一室模型为例的参数（V_d、K_e、CL 等），相互关系也是一室模型下的数学模型。

（3）多室模型：多室模型是指药时变化数据

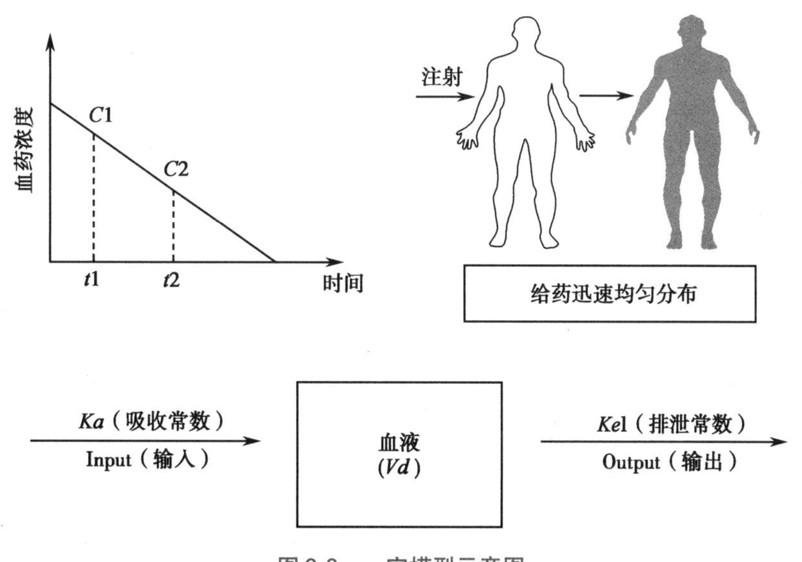

图 3-8　一室模型示意图

不按照线性（如单纯一级动力学速率）过程来消减，药物分配到各组织（不同的房室）或从各组织（各房室）中的消除过程以各自不同的速率来完成，需要用多房室模型才能描述其过程。在多房室模型中，房室差异的原因是在周边室也发生损耗与改变，因而，总体上就不遵从一级动力学过程。

1）二室模型：判断的方式是将消除下降曲线向左上与 *Y* 轴相交，然后看整个终末排泄相曲线的斜率是否一致。与一室模型相比，药物在血浆与组织中的平衡或分布较慢，形成二室模型（图 3-9），呈现出 2 次方指数的动态变化，这表明，药物在血浆与组织中的分配过程中呈双向性。其具体表述为：

$$C_{(t)}=\mathrm{Ae}-\alpha+\mathrm{B_e}-\beta_t \qquad \text{式 3-17}$$

2）三室模型：三室模型是指多增加了一个组织或外周房室（图 3-10），呈现出 3 次方指数的趋势。其具体表述为式 3-18：

$$C_{(t)}=\mathrm{Ae}-\alpha+B_e-\beta_t+C\mathrm{e}-\gamma \qquad \text{式 3-18}$$

如果用表观容积来表示为式 3-19：

$$V_d=V_{d1}+V_{d2}+V_{dn}+\cdots \qquad \text{式 3-19}$$

注：上式中，V_{d1} = 中央室的分布容积；V_{d2} = 周边室 1 的分布容积；V_{dn} = 周边室 *n* 的分布容积。

（4）非房室模型：非房室动力学模型是一种分析工具。在房室模型分析中，习惯于将药动学数据与现成的模式进行比对，这往往会造成误导。因为经典房室没有实际的解剖生理意义，既然是把机体当成黑箱，就不应拘泥于固定的传统模式。但非房室动力学模型虽然不假定药物的动力学行为（如一室或二室），但假定药物遵从中央室与周边室这样两类房室的固定结构模式，不探讨机制，遵循表观动力学特征。非房室药动学擅长总结与处理药时曲线为不规则形态的情形，更喜欢使用清除（*CL*）、分配容积（V_d）及平均驻留时间（*MRT*）等整体药动学参数，针对的是不典型的、不规则型的药动学变化行为。非房室动力学将经典药动学的整体论发展到了极致。

（三）经典药动学的 ADME 过程

经典药动学也进行 ADME 过程的拆解，以药动学变化曲线增长或消除速率的缓急来拟合 ADME 的某一拆解过程。

1. 吸收

（1）吸收速率常数（k_a）：测定吸收速率常数（absorption rate constant，k_a）主要有两种方法，Wagner-Nelson 法（针对一室模型）与 Loo-Riegeiman 法（针对二室模型），即残余量法（resident method），其核心药时曲线作图后，曲线羽化处理并拆分，将二次方程的双相曲线变成两个单向曲线。其中清除与吸收被分别表征，

一室模型情形下，Wagner-Nelson 法用式 3-20 总结如下：

$$\frac{(X_A)_t}{(X_A)_\infty}=\left(\frac{dX_u}{d_t}\right)+\frac{k(X_u)_t}{k(X_u)_\infty} \qquad \text{式 3-20}$$

（2）平均吸收时间（mean absorption time，*MAT*）：其中，$(X_A)_t$ 是给药部位随时间药物浓度；$(X_A)_\infty$ 是随时间无限大时药物浓度；*Xu* 是尿液中药物浓度。*k* 是消除斜率。该法通过采集尿液就可以获得吸收速率常数。如果药物吸收遵循一级动力学，$1-[(X_A)_t/(X_A)_\infty]$ 的半 log 作图，药物随时间吸收剩余部分会呈直线，该直线的斜率为 $-k_a/2.303$，由此获得 k_a。

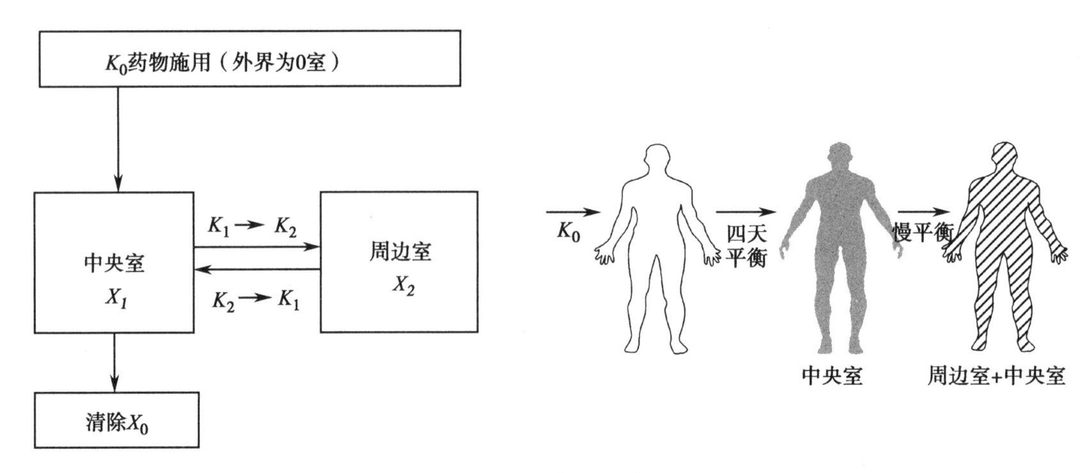

图 3-9 二室模型示意图

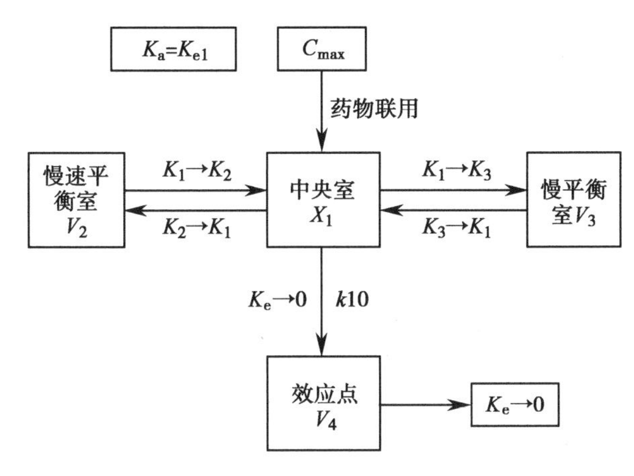

图 3-10　三室模型示意图

二室模型时，Loo-Riegeiman 法相当复杂，需要静脉与口服两种给药方式的比较才能获得吸收速率常数。平均吸收时间（*MAT*）用于判明药物吸收的速率与程度的常数。通过比较口服与静脉注射两种不同给药途径间的 *MRT*，我们可以看出药物的吸收程度以及快慢。药物口服吸收效率可以用式 3-21 表示：

$$MAT = MRT_{po} - MRT_{iv} \qquad \text{式 3-21}$$

注：*MAT* 是平均吸收时间，是更为直观易懂的吸收速率参数。MRT_{po} 是口服给药时的药物平均滞留时间；而 MRT_{iv} 是静脉注射时的药物平均滞留时间

T_{max} 是最常用的吸收速率参数或指标，但它实际是吸收与清除两者的共同函数，所表示的吸收速率受到清除速率常数的影响，极易被误导。也即，T_{max} 所代表的时间之后，并不代表吸收就终止了。与 T_{max} 相比，*MAT* 不会产生误解。

2. 药物的分布程度　通过其分布容积（V_d）来评估，尽管 V_d 不代表实际的生理体积。药物的实际分布量与体内体液有关，不能超过人体体内的总体液量（约为人体体重的 58%，平均成人体重为 70 公斤）。有些药物，如伊文思蓝、吲哚菁绿和右旋糖酐，在静脉注射后基本上局限于循环血浆，可用于估计血浆容量（人体为 47.9ml/kg，大鼠为 31.3ml/kg）；低 MW 水溶性透膜物质（如乙醇和磺胺）则均匀分布在整个体液中，可以用来估计体液的总体积。

因为测定该参数时需保证药物的生物利用度为 100%，一般只采用一次性静脉注射剂量除以零点时间的血浆药物浓度而获得。表观分布容积不可使用口服给药方式进行测算，原因是血管外给药途径如口服方式，生物利用度不能达到 100%，除非有相关报道，血管外给药方式可以达到 F = 1。有些药物没有血管内给药方式，因此，只能通过后文的稳态分布容积方法来计算。

（1）中央室的分布容积在静脉注射给药之后可以确定有三种不同的分布容积概念。静脉注射药物后，所获得的是中央室的分布容积（V_c）。这是通过除以 i.v. 来估算的。在假定施用于体循环的化合物在分配（平衡）到其他器官 / 组织之前，瞬时分布到血浆和高度灌注的器官中时，通过 C_0（在时间零点估计的血浆浓度）给予剂量（剂量 $_{iv}$），测算 Vc 可采用：

$$Vc = 剂量_{iv} / C_0 \qquad \text{式 3-22}$$

（2）稳态分布容积（V_{dss}）：药物在稳态时的分布体积。药物在机体体液中达到平衡，浓度相同或在各房室间没有净流量的存在。稳态意味着体内药物的进出动态平衡，两者的净流量为零，例如，当药物的连续输注速率等于其消除速率，随着时间的变化，血浆化合物浓度是恒定的。因此，V_{dss} 可表示式 3-23：

$$V_{dss} = V_p + V_t f_{(u,p)} / f_{(u,t)} \qquad \text{式 3-23}$$

注：其中 *V*p 和 *V*t 分别是血浆和组织两部分的表观容积（血管外体积，包括红细胞体积）和 *f*(u, p) 和 *f*(u, t) 分别是血浆和组织（包括红细胞）中游离药物浓度。

稳态分布容积按照 < 0.3L/kg、0.3～0.7L/kg、> 0.7L/kg 分成大、中、小三种。人体血液容量为 3L（或 0.04/kg），细胞外液为 18L（或 0.3L/kg），整体体液为 42L（或 0.6L/kg）（见表 3-4），因此，表观分布容积是指药物主要分布于血液、细胞外液或组织中，这个参数与血浆蛋白结合率、组织结合率、理化性质（如溶解度、pKa、透膜能力）等密切相关，高血浆蛋白结合［低 *f*(u, p)］的化合物通常表现出小的分布容积［例如，弱酸性药物甲苯丁胺，其 V_{dss} 值为 0.112L/kg，其在人体中的 f(u, p) 值为 0.093］；而组织结合作用强［低 *f*(u, t)］的药物表现出较高的 V_{dss} 值、可能远远大于人体的生理体体液容量（例如，亲脂、弱碱性药物氯喹或羟氯喹，其在人体中的 V_{dss} 值为 200～800L/kg）。这一特性与药物或代谢物在体内的累积、排泄、游离分数等密切相关，是非常重要的药动学参数。

当药物在体内达到稳态时，V_{dss} 是体内药量与血药浓度之比值，因此，血药浓度随 k_e 的下降过程或清除等于分配容积，用式 3-24 表示：

$$V_d = 剂量/AUC \text{ or } V_d = CL/k_e \quad 式 3\text{-}24$$

该式说明了药物与剂量、清除、清除速率的关系。

表 3-4 人体药物表观分布生理容积

	血浆	细胞外液	全身体液
人体（70kg）	3L（0.04L/kg）	18L（0.03L/kg）	42L（0.6L/kg）

注：全身体液 = 细胞内液 + 细胞外液；细胞外液 = 血浆 + 间质。

（3）稳态峰浓度（$C_{ss\ max}$）和稳态谷浓度（$C_{ss\ min}$）：相关参数求解单次给药的目的是获得有效的稳态血药浓度。这两个参数可以用于指导怎样通过连续间隔给药才能达到稳态血药浓度。稳态血药浓度也是波动的，所以用稳态峰浓度（$C_{ss\ max}$）与稳态谷浓度（$C_{ss\ min}$）来表示，如图 3-6。稳态峰浓度是给药后达到的最高血药浓度。稳态谷浓度是给药后达到的最低血药浓度。

3. 清除　清除通常是指药物或其代谢物从体内不可逆地祛除，主要通过两种途径：代谢和排泄。代谢通常涉及母体化合物化学或酶促转化的质的改变，生成一种或多种代谢物，便于（主要）通过肾或胆汁排泄清除；从母药的角度，代谢产物的产生就完成了母药的清除。同样，清除反映了机体清除药物（系统清除，CL_s）或器官清除药物（器官清除，CL_{organ}）的能力。CL 的估计对于确定化合物在体内的有效作用持续时间和浓度，对于避免毒性作用是必不可少的重要参数。

（1）系统清除率（CLs）：系统清除（CLs）是指单位时间内血液或血浆中清除体内药物的量。

在静脉注射一种化合物后，从血液或血浆化合物浓度下的面积随时间曲线外推到无穷大（AUC0-1），可以估计 CLs，如式 3-25：

$$CL_s = \frac{dose^{iv}}{AUC_{-\infty}^{iv}} \quad 式 3\text{-}25$$

注：剂量 $_{iv}$ 是给药剂量

CL_s 也可以通过血管外的途径（例如口服）进行估算，该计算需要已知该途径的生物利用度（F），如式 3-26：

$$\frac{CL_s}{F_{po}} = \frac{dose^{po}}{AUC_{0-\infty}^{po}} \quad 式 3\text{-}26$$

注：剂量为剂量 $_{po}$、F_{po} 和 $AUC_{po\ 01}$，口服剂量为 F 和 AUC0-1

如果不知道化合物的系统生物利用度，则需要提供 CL_s/F 比值。CL_s 也可以在连续静脉输液后从输液速率（k_0）和稳态复合血浆浓度（C_{ss}）中确定，见式 3-27：

$$CL_s = \frac{k_0}{C_{ss}} \quad 式 3\text{-}27$$

对于重复口服给药，CL_s 也表示为 F 的函数（即 CL_s/F_{po}），对于表现出单指数血浆浓度对时间曲线（假设一室模型）的化合物，清除率可以计算为 k 和 V 的乘积，其中 k 和 V 分别是消除速率常数和分布体积。此时，从血浆或血液化合物浓度对时间曲线下面积来估计的清除率，其完全是主要是模型非依赖的。

（2）器官清除：器官清除反映器官从血液中清除化合物的能力，定义为式 3-28：

$$CL_{organ} = Q \cdot \left(\frac{C_{in,\ ss} - C_{out,\ ss}}{c_{in,\ ss}} \right) \quad 式 3\text{-}28$$

注：$C_{in,\ ss}$ 和 $C_{out,\ ss}$ 是稳态时进入和离开器官的血液中的药物浓度，Q 是进入该器官的血液流速

器官清除率通常表示为血流速率乘以提取率（E）（式 3-29、式 3-30），后者表示灌注时进入器官的化合物量的比例。

$$CL_{organ} = Q \cdot E \quad 式 3\text{-}29$$

$$E = C_{in,\ ss} - C_{out,\ ss} C_{in,\ ss} \quad 式 3\text{-}30$$

$$F_{organ} = 1 - E \quad 式 3\text{-}31$$

注：药物通过清除器官后的生物利用度，可表示为 F_{organ}，等于 $1-E$（式 3-31，表示灌注时该器官未提取的进入该器官的化合物量的比例）

以上三个公式对于评估器官清除化合物的能力是非常有用的。式 3-28 描述了 Q 对器官清除的影响，并且表明器官清除不能大于灌注通过器官的血流速率，因为 E 的范围在 0 和 1 之间。这种方法已经应用于 PBPK 模型。肾脏和肝脏是最常见的涉及化合物排泄和代谢的器官。除了血流速率外，还必须考虑酶、转运蛋白和未结合药物的比例，以评估肝脏或肾脏清除率。这些方程式与概念对于理解 DDI（药物 - 药物相互作用）或疾病状态所致药物清除的影响非常重要。

二、代谢物整体药动学

药物代谢是本学科中最重要的组成部分。但早期的药动学教科书较少提及药物代谢物动态变化规律。在母药的药时曲线中，我们可以直观地

获得其吸收、分布与消除三过程的信息，但却很难直观判别或观察到代谢在整个药物 ADME 过程中的贡献，因为整体药动学多从母药化合物的监测角度出发，代谢物特别是多种代谢产物存在时，母药及其代谢物动态变化规律很难实测。

在前述章节中，通过母药动力学变化，我们大致可以判断出母药的吸收、分布与消除。但代谢在其中是怎样参与的？是怎样影响母药整体 ADME 过程的？有何贡献？如果没有对相应具体某一阶段或过程细节如代谢细节进行研究，其背后的原因则无法简单臆断。任何药物都存在着代谢，只是多少的问题。母药整体药动学曲线下的任一改变其原因并不单一，特别是代谢过程与吸收、分布、排泄之间形成极其复杂的相互作用，多因素交错混杂，需要从理论上有明确的认知。在整体水平上的代谢物动力学监测可以明确、直观地探讨代谢动力学、母药动力学、它们的相互影响及其关系。

虽然我们在此将整体药动学放在本章第三节的药物代谢一节之前讲解，但这不代表我们主张在进行药物代谢动力学研究时，先进行体内研究、后进行体外研究。恰恰相反，药物代谢研究的顺序是先体外、后体内，先确定有多少种代谢物的出现、有多少量的代谢，即先定性、再定量，循序渐进地推进。我们将在本章第三节详细阐述。

药物代谢作用当然是一把双刃剑，因为它不仅导致母药化合物失活和解毒，也会激活原无效的母药或低活性的母药，这种激活可能是增加药效，也可能将有效的母药成分转变为有毒的代谢物成分。例如，三环类抗抑郁药和伊马替尼的代谢产物，可转化为毒性代谢产物，如卡马西平；甲氨蝶呤和对乙酰氨基酚的代谢产物可导致线粒体毒性等。因此，代谢物动力学研究不仅能评估代谢物占母药消除的比例大小，也能评估是否会由母药产生新的药效或毒性物质，对物质基础是否会发生质的改变做出定性和定量的判别。

在代谢物整体动力学的数学模拟中，所有用于描述母药动力学数学的概念、模型与参数都可以使用，不同的是，除了代谢物以外，一定会有母药的同步变化。因此，此处不再赘述药动学相关的基本概念、包括模型与参数概念，除非是特殊的新概念。

（一）静脉内给药的代谢物动力学

为便于理解代谢物动力学相关原理，我们通过图 3-11 描绘了简单的代谢过程。在药物静注给药后，母药化合物转化为初级代谢物，后者未经进一步代谢，直接通过尿液排泄；同时，部分母药化合物也直接在尿液中被排泄。首先假设这个过程遵循线性动力学和单向代谢方式。静脉注射后，代谢物血浆浓度（C_m）对时间（t）作图曲线表现出双相动力学现象，母药化合物和代谢物的消除速率常数呈二次方程（见式 3-32）：

$$C_m = \frac{F_H(m) \cdot k_f \cdot f_m \cdot Dose^{iv}}{V_m \cdot (k_m - k)} \cdot (e^{-k \cdot t} - e^{-k_m \cdot t})$$

式 3-32

注：k_f 和 k_m 分别是代谢物生成和消除速率常数，V_m 是代谢物的分布容积，k 是母体药物的消除速率常数，f_m 是代谢物占母药量的分数

如果已形成的代谢物再历经肝脏内其它酶的顺序代谢，形成次级代谢物或经胆汁分泌、由粪便排泄，方程中需包含代谢物的系统生物利用度[F_H(m)]，后者指由肝脏生成的代谢物的量与离开肝脏，分布于整个机体中的代谢物的量之比。

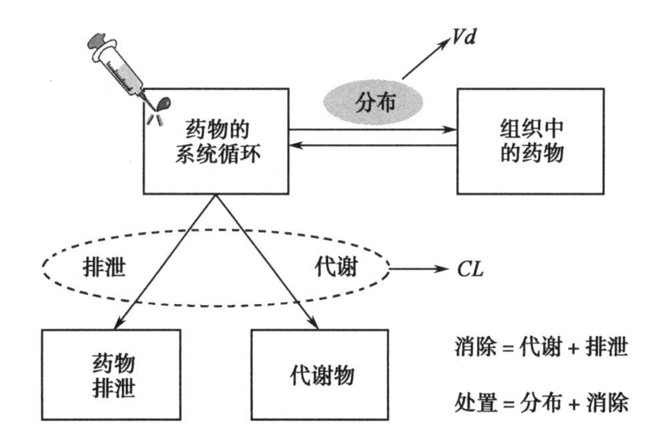

图 3-11　静脉给药后体内代谢与处置示意图

1. 代谢物生成速率限制型动力学　如果母体化合物（k）的消除速率常数远小于代谢物的消除速率常数（k_m），即 $k < k_m$ 时，代谢物血浆浓度对时间曲线的半对数作图与母药化合物的半对数图的终末期呈平行下降，母药化合物和代谢物的半衰期相似（图 3-12A）。代谢物血浆浓度对时间曲线的终末线性下降斜率反映了母体化合物的消除速率常数，经羽化处理后，可获得代谢物的消除速率常数；k 值越高，代谢物和母体化合物的末端下降斜率越平行。在这种情况下，代谢物生成成为

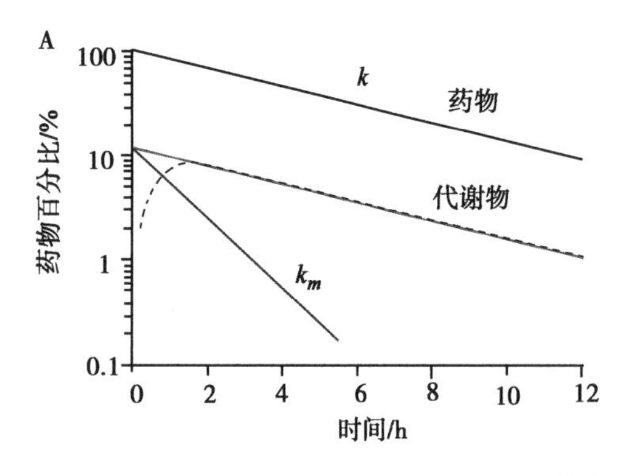

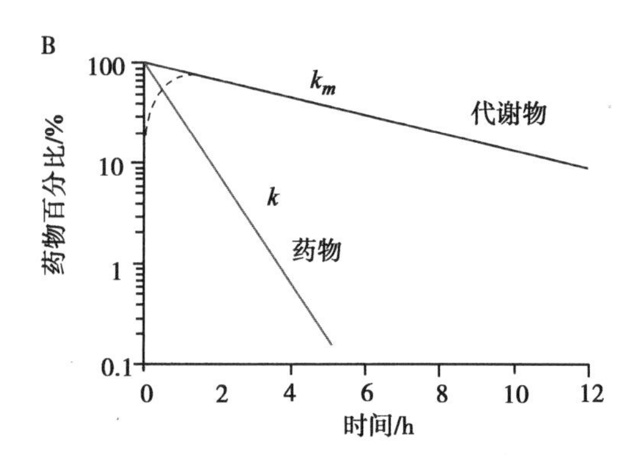

图 3-12 母药化合物及其代谢动力学比较

体内代谢物浓度变化的限速步骤。应该注意的是，如果将代谢物静脉内给药，其终末半衰期将短于母药化合物直接静脉给药的终末半衰期。在终末期，母药化合物（C_p）及其代谢物（C_m）的相对血浆浓度与母体化合物的代谢清除和代谢物的系统清除之比呈现比例关系。所以，对肾功能、代谢诱导/抑制等能力限制将影响及改变 C_m/C_p 的比值。

2. 消除速率限制型代谢物动力学　如果母药化合物的消除速率常数（k）远大于代谢物的消除速率常数（k_m），代谢物的终末半衰期比母药化合物的更长，与母药化合物的消除曲线不平行（图 3-12B）。在半对数标度上，代谢物浓度-时间曲线的终末线性下降斜率将反映代谢物的真实消除速率常数；而经计算机处理获得的消除速率常数就是代谢物的真实消除速率常数，这种情形称为触发动力学（flip-flop kinetics）。

3. 代谢物达峰浓度时间（T_{max}）　当代谢物生成速率等于代谢物消除速率时，血浆代谢物浓度达到峰值，对应于峰值浓度的时间（$T_{max,m}$）是两个速率常数的函数，如式 3-33：

$$T_{max,m}=\frac{In(K_m/k)}{K_m-k} \quad \text{式 3-33}$$

注：$T_{max,m}$ 的值随着 k_m 或 k 的减小而增加

此时，不管动力学模型常规或触发式代谢物曲线都将具有相同的 $T_{max,m}$（例如，在案例 1 中，$k_m=4$ 而 $k=1$；相对应，在案例 2 中，$k_m=1$ 并且 $k=4$）。在药药相互作用（DDI）发生时，要考虑会出现自身诱导或终产物抑制。改变 k_m 或 k，后者产生对 $T_{max,m}$ 的影响，尤其是当代谢物具有显著药效或副作用时。

4. 代谢物浓度-时间曲线下的面积（AUC_m）　代谢物与母药的 AUC 比直接决定了母药化合物与代谢物的系统清除，如式 3-34、式 3-35：

$$\frac{AUC_m^{p,iv}}{AUC_p^{p,iv}}=\frac{f_m\cdot F_H(m)\cdot CL_s}{CL_{(m)}} \quad \text{式 3-34}$$

$$f_m=\frac{AUC_m^{p,iv}}{dose^{p,iv}}\bigg/\frac{AUC_m^{m,iv}}{dose^{m,iv}} \quad \text{式 3-35}$$

注：f_m 是代谢物对母药的占比分数，CL_s 是母药化合物的系统清除，$CL_{(m)}$ 是代谢物的系统清除，$AUC_m^{p,iv}$ 和 $AUC_p^{p,iv}$ 分别是投药母药后的代谢物和母体化合物浓度对时间作图的曲线下面积。$AUC_m^{m,iv}$ 是静注施用预制备代谢物的 AUC

由于 f_m 和 $F_{H(m)}$ 总是小于 1，如果 $AUC_{(m)}/AUC$ 比率大于 1，则 $CL_{(m)}$ 慢于 CLs。这种情形可出现于前药的代谢中，因为前药中释放出的活性药物一般水溶性降低。$CL_{(m)}$ 通常是大于 CLs 的，通过与母体药物相比，代谢物的亲水性增加。

5. 稳态的静注　在多次给药或连续输注母药化合物后形成稳态时，代谢物浓度（$C_{m,ss}$）与母药化合物浓度（$C_{p,ss}$）的比率与代谢物 AUC 与母体化合物 AUC 的比率一致，给予一次性剂量，两者的 AUC 比值可以用于预测此时两者的血药稳态浓度，如式 3-36：

$$\frac{C_{m,ss}}{C_{p,ss}}=\frac{AUC_m^{p,iv}}{Dose_p^{p,iv}} \quad \text{式 3-36}$$

如果代谢物显示出消除速率受限动力学行为，则母药化合物浓度将先于代谢物达到稳态。在鉴定和表征代谢物之前，不可能知道代谢物是否达到稳定状态。因此，应当极其谨慎使用单剂量动力学模型研究预测具有消除速率限制代谢物动力学的药物稳态浓度比。

（二）血管外途径给药

通过血管外途径给药，与静注给药方式相比，其初级代谢物浓度-时间曲线会完全不同，母

药化合物的吸收速率的多少、以及相关的处置特征决定母药药时曲线，进而影响了代谢物 - 时间的关系。代谢物的 $C_{m(t)}$ 在血管外给药时，会呈现出三次方程的动力学行为，其中包含了母药的吸收、处置与其代谢物的处置，如式 3-37：

$$C_{(m)}=Ae^{-k\cdot t}+Be^{-k_m\cdot t}-Ce^{-k_a\cdot t} \qquad 式 3\text{-}37$$

注：系数 A、B 与 C 分别是不同速率常数，而 k_a 是母药的吸收常数

1. 曲线下面积（*AUC*）　如果代谢只发生于肝脏，*CL* 大约等于母体化合物的表观口服清除；口服后代谢物 AUC_m 与母药 AUC_p 之比如式 3-38：

$$\frac{AUC_m^{p,po}}{AUC_p^{p,po}}=\frac{f_m\cdot F_{H(m)}CL_s}{F_H\cdot CL_{(m)}} \qquad 式 3\text{-}38$$

美国 FDA 关于代谢物安全性测试（metabolite in safety testing，MIST）的指导原则中警告，任何在稳态条件下暴露于人体超过 10% 母药占比的代谢物均需要进行单独的非临床毒理学和药动学研究。与母药化合物吸收占比分数（f_a）可以从静脉注射和口服两种给药途径的母药投药后的代谢物 *AUC* 比值计算获得（式 3-39）：

$$f_a=\frac{AUC_m^{p,po}}{AUC_p^{p,iv}} \qquad 式 3\text{-}39$$

基于 f_a 的值，可以确定首过代谢吸收是否充分足够导致母药口服生物利用度的降低。

2. 尿液中的代谢物排泄　药物发生代谢后，会有相当一部分从泌尿系统排泄。如果无法获得母药化合物或代谢物的血浆浓度，尿代谢物谱的分析可以为确定总体化合物消除提供一种替代的方法。以下是两个实用的判别方程：剩余的排泄量法（*ARE*）（式 3-40）和排泄率方程（式 3-41）。

$$M_e^{\infty}-Me=\frac{M_e^{\infty}}{k-k_m}(k\cdot e^{-k_m\cdot t}-k_m\cdot e^{-k\cdot t}) \qquad 式 3\text{-}40$$

$$\frac{dM_e}{dt}=\frac{k_{me}k_f\cdot 剂量}{k-k_m}(e^{-k_m\cdot t}-e^{-k\cdot t}) \qquad 式 3\text{-}41$$

ARE 曲线和排泄率曲线均表现为具有二次方程的双相动力学行为，出现 k 与 k_m 两个参数。k 或 k_m 可以用两个作图进行评估（图 3-13）。当代谢物显示生成速率受限动力学模式，两种作图估算的速率常数为 k；而当代谢物显示消除速率受限动力学模式时，则作图显示的为 k_m。但如没有化合物和代谢物动力学的先验知识，则无法确定估算的速率常数是 k 还是 k_m。在这种情况下，需要直接进行代谢物给药。*ARE* 方法需要进行到第 7 个半衰期的总尿样收集完成为止。该法如果出现尿液丢失或遇到具有长半衰期药物，结果将不准确。排泄率法的优点是不需要收集全部尿液，只需要收集一段时间内的尿液（Δt，例如 2～4 小时），并且仅需要收集尿液至 3～4 个药物的半衰期，其准确性取决于所选择的 Δt。Δt 相对于 $t_{1/2}$ 越小，测定越准确。

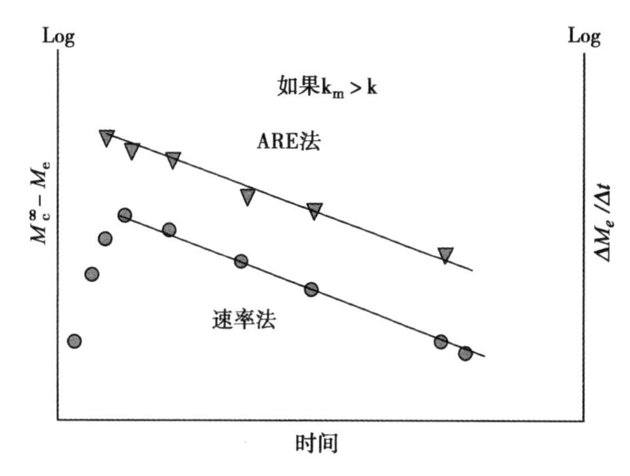

图 3-13　代谢物尿液排泄动力学检测剩余法

（三）代谢物整体动力学特点

1. 吸收限速型动力学　陡峭的触发式动力学行为会导致血管外给药后，母药吸收速率低于其消除速率。如不加以重视，会导致代谢物动力学及其参数的所需条件与解读的错判，例如，在解读终末消除半衰期时，涉及分布体积、清除、稳态达峰时间和平均驻留时间等参数的准确性。当已预测出触发动力学发生时，可通过延长采样时间，避免高估 *AUC* 和吸收分数。当 k_a 和 k 值接近时，很难准确确定 k_a 和 k 值。建议除口服外，同时应使用静脉注射的代谢研究数据来确定 k_a 和 k 值。

2. 消除速率限制型处置　当活性代谢物显示为消除速率受限时，基于母药化合物药动学参数的给药可能会导致代谢物的累积，代谢物较母药化合物的稳态达峰时间更长。如果静注母药化合物后，代谢物的稳态时间要长于母药的稳态时间；即便在代谢物未达到稳态前停止母药静脉注射给药，代谢物血浆浓度也不会立即下降（图 3-14A）。因此，基于母药处置行为的给药方式将导致代谢物积累，并可能导致毒性，即当活性或毒性代谢物表现出消除速率受限型时，给药方案需要考虑代谢物动力学。相反，当代谢物表现出生成速率

受限时，则不必担心代谢物的积累（图 3-14B）。

3. 首过代谢　对于遵循生成速率受限型动力学的母药化合物来说，首过代谢产生新生的代谢物将改变代谢物动力学表观行为。为准确表征该类代谢物动力学，需要获得足够的代谢物浓度分布全时程信息。如图 3-14C，在药物口服给药后，表现出明显的二次方程模式的下降，代谢产物浓度的初始衰减快于母药半衰期的衰减。据此报道，代谢物的半衰期短于母药化合物的半衰期，其 $AUC(m)$ 也被低估。在加长采样时间、提高分析灵敏度后，揭示出第二阶段的代谢物血浆浓度 - 时间曲线的半衰期与母药化合物的半衰期实质上相同。

4. 预制备代谢物的处置研究　美国 FDA 相关指南建议合成或预制备代谢物进行动物与人体的代谢动力学、毒性及药理活性相关评估与研究。然而，合成与预制备的代谢物与在体内生成的代谢物，其药物代谢动力学行为不尽相同，主要原因是其透膜、转运体生物转运、竞争通路、继代代谢作用或其代谢酶分布区域性的不等同。

5. 前体药物与其代谢物　前体药物是一类生物学可逆性衍生物，在体内经酶或化学转化释放出母药活性本体。从药动学的角度，有效的前体药物可在血中到达血浆与组织的足够暴露，获得更好的药效作用。与静脉给药后相比，口服或静脉的前药化合物的系统（F_S）及组织（F_T）中生物利用度应定义为（式 3-42 与式 3-43）：

$$F_S=\frac{AUC_{\text{血浆}}^{\text{药物，前药}}\text{剂量}^{\text{药物}}}{AUC_{\text{血浆}}^{\text{药物，药物}}\text{剂量}^{\text{前药}}} \qquad \text{式 3-42}$$

$$F_T=\frac{AUC_{\text{组织}}^{\text{药物，前药}}\text{剂量}^{\text{药物}}}{AUC_{\text{组织}}^{\text{药物，药物}}\text{剂量}^{\text{前药}}} \qquad \text{式 3-43}$$

在组织中，前药的选择优势值可计算为式 3-44：

$$\text{选择优势值}=\frac{AUC_{\text{组织}}^{\text{药物，前药}}}{AUC_{\text{组织}}^{\text{药物，药物}}}\Bigg/\frac{AUC_{\text{血浆}}^{\text{药物，前药}}}{AUC_{\text{血浆}}^{\text{药物，药物}}} \qquad \text{式 3-44}$$

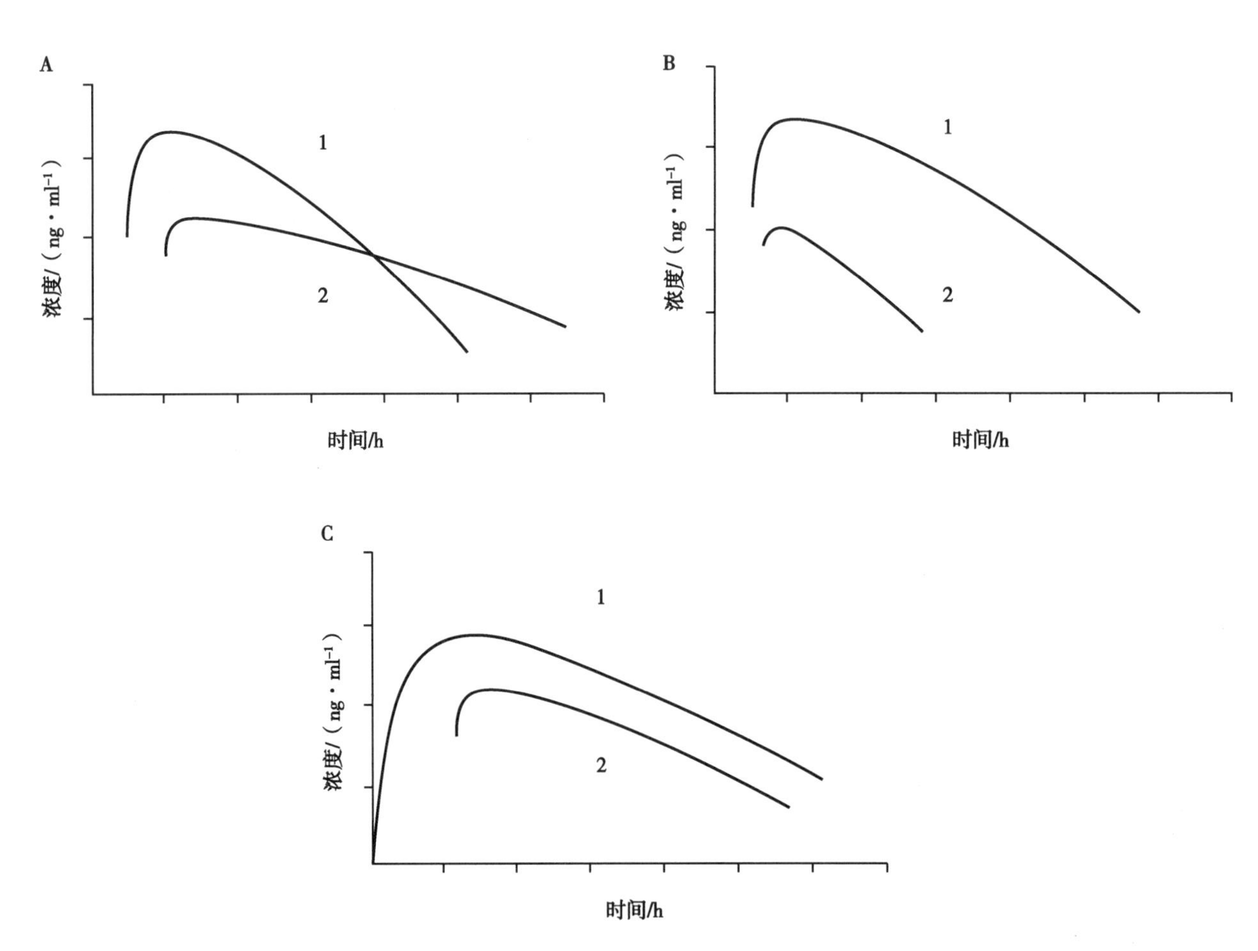

图 3-14　母药和代谢物浓度随时间的变化

A. 代谢物消除受限时母药和代谢物浓度随时间的变化；B. 代谢物生成受限时母药和代谢物浓度随时间的变化；C. 首过代谢存在时母药和代谢物浓度随时间的变化。1. 母药；2. 代谢物

前体药物通常无效，不需要以前体药物的生物利用度为标准，例如，氯吡格雷。但如前药的生物利用度很高，也可以前药为标准来研究与计算生物等效性。

6. 种属差异　动物模型是常用预测人体代谢行为的临床前药物研发模型。然而，人类与动物不同，代谢酶、转运体种类、表达与活性调节机制、底物、抑制剂、诱导剂等方面存在着巨大差异。许多代谢物只在人体体内生成，或者在人体体内的生成比例远高于在动物体内，如泛昔洛韦、扎来普隆、唑泊来德等。因此，动物实验研究不能解决上述风险评估的挑战。体外研究使用人肝微粒体、肝切片、肝细胞、或人源化小鼠肝脏等，在临床前进行人体特有代谢物的鉴别、研究与制备，目前这些已经成为常规。我们将在下节中详细阐述。

7. 代谢物与母药化合物间的相互作用

（1）自身诱导：许多代谢产物本身就是体内代谢酶的诱导剂，多次反复投药后，会造成母药化合物的暴露降低，代谢物的血浆暴露量增加，降低母药化合物疗效，时常还有导致因代谢物引发的毒性。考虑到同一化合物的多次反复使用、导致的耐受性（包括卡马西平，苯巴比妥，利福平）等，需要调整剂量。同时，为避免因代谢引发的毒性，评估与监控代谢物血浆浓度则十分必要。具有长半衰期或需高剂量给药的化合物需警惕自身诱导所引发的相关毒性。对于长期给药的化合物，通过停止、戒断效应，使诱导的酶活性恢复至基础水平。最简单的评估方法是通过测量尿中母药化合物与产物伴随时间给药时程的比值。也有体外方法帮助判别其自身诱导作用能力，为临床研究做好相关准备。

（2）终产物抑制作用：当代谢物在结构上与母药化合物类似时，后者有可能与母药化合物竞争同一代谢酶的催化位点，导致抑制母药化合物的代谢，这种现象被称为终产物抑制作用。已经被报道有终产物抑制作用药物有苯妥英钠和地西泮等。终产物抑制作用在体内似乎作用不大。但当使用底物减少法进行体外向体内外推（IVIVE）研究时，对这种现象要加以注意。因为在体外系统中，微粒体的研究因缺乏Ⅱ相酶与转运体，代谢物很容易累积产生自身产物抑制，相应的整体内在代谢清除（Cl_{int}）与肝脏清除（CL_H）数据被低估，因此，需仔细选择底物减少预测清除的研究实验培养条件。

8. 共价结合反应型代谢物暴露　在药物慢性暴露中，最重要的一种暴露方式是代谢介导或非酶介导、共价键结合物暴露方式。药物进入机体后，与体内血液、组织中大分子经酶催化或者非酶催化、形成共价结合物。从这个意义上说，母药只是所有人体外源性物质暴露的一种，许多反应型化合物如危险化学品、空气污染物、辐射、水污染物、食品及其添加物或保健品多属共价结合反应型代谢物暴露类型。

暴露组是指人体在生命中接受多样性、复杂、万变的异源物质暴露的总和。近来随着新的分析技术的发展，如高通量转录组学，蛋白质组学和代谢组学，微量与衡量暴露物质正以组学的形式被加以揭示。如在亲电试剂的存在下，影响健康、引发体内不良反应或不可预期反应的物质，形成对蛋白质和 DNA 的共价修饰。这和通常我们说的药物或游离药物的概念是不太相同的。这些物质如单一计算，其量都是微不足道的，但因其形成组学效应，总体的加合物暴露则不可忽视。以 DNA 加合物的相关研究为例，外源性亲电试剂或活性物质可以破坏 DNA 并形成共价修饰，在肿瘤相关基因的关键位点上形成 DNA 加合物，碱基的共价修饰被认为是化学致癌作用的起始步骤。选择检测药物中是否形成 DNA 加合物，已作为新药研发的早期风险与暴露的生物标志物，当然也可用于种间毒性的推导与相关风险的评判。许多潜在的致癌物质，在与 DNA 共价结合之前，需经代谢活化以形成反应中间体。这些代谢活化反应由药物代谢酶催化，Ⅰ相和Ⅱ相代谢酶均有参与。基因毒性和内源性亲电试剂的活性代谢物通过烷基化、双亲电子交联，并通过与脂质过氧化或自由基反应中间体的加合形成。DNA 加合物的类型取决于反应性化学物质的结构、亲电子试剂的性质以及化合物与 DNA 嵌入的能力，这些结构都有其特征，可以作为预警结构指导加合物形成和 DNA 碱基的特定亲核位点的预测（如图 3-15）。

加合物形成于 DNA 的多个亲核位点，包括鸟嘌呤和腺嘌呤的 C8 原子、核碱基的内环和环

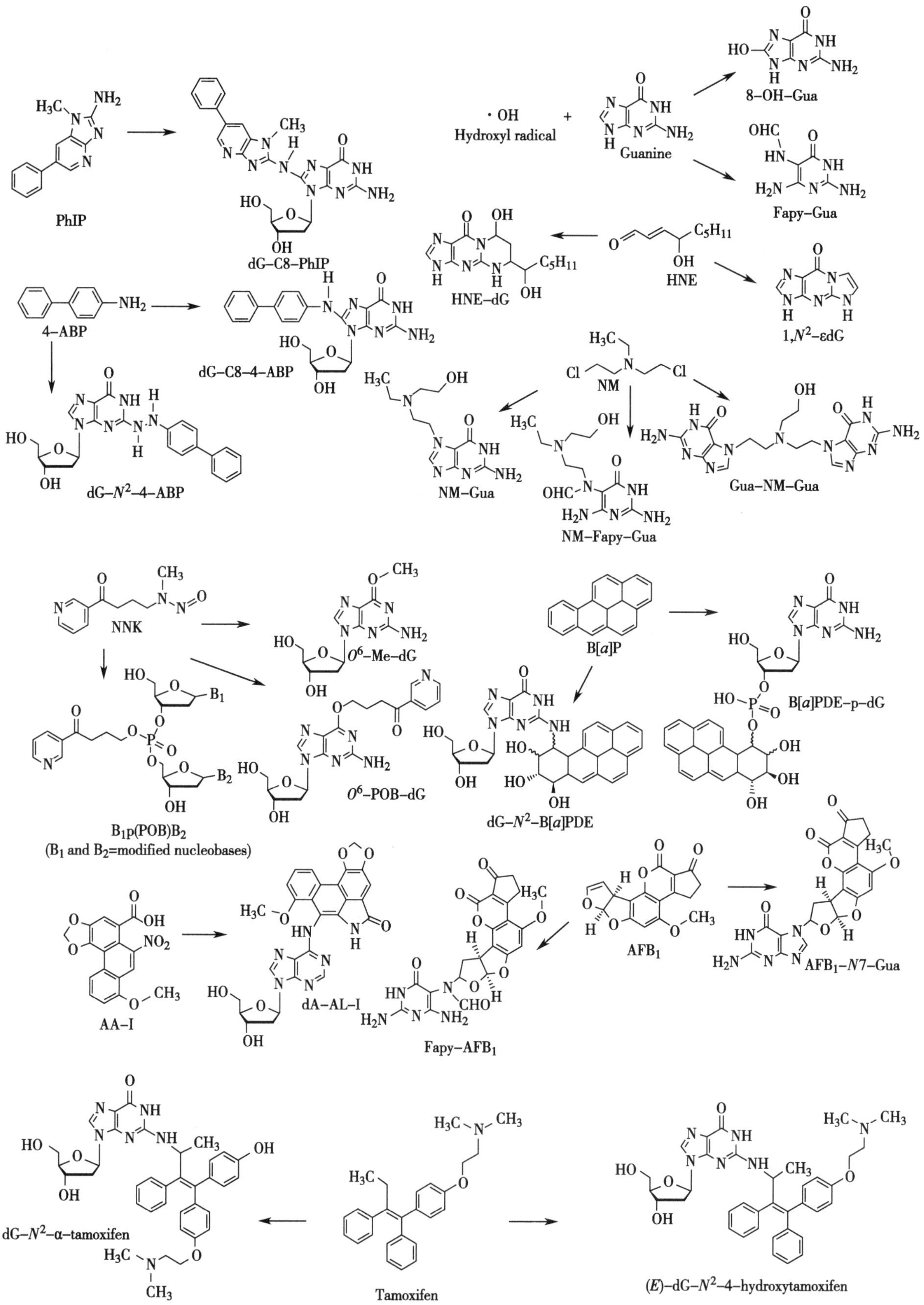

图 3-15 代谢性基因毒物或致癌物的结构、名称、缩写和 DNA 加合物

外N和O原子及胞嘧啶C5-甲基的氧化。胞嘧啶C5-甲基的氧化是表观遗传学的重要标志。鸟嘌呤C8原子的氧化产生7,8-dihydro-8-oxoguanine(8-oxo-Gua)2,6-diamino-4-hydroxy-5-formamidopyrimidine(Fapy-Gua),这也可以做为早期的氧化应激和基因毒性病变标志物;自由基氧化2′-脱氧核糖(dR)的C1′和C4′原子,胸腺嘧啶的C5-甲基和嘧啶环的C5和C6原子;B(a)P[一种致癌的多环芳烃(PAH)]和NNK在磷酸盐骨架上形成DNA加合物(如图3-16)。

过去三十年来,相关分析技术有了长足的进步。20世纪80年代,免疫检测和 ^{32}P 后标记方法的建立,首先揭示了人类基因组中发生广泛DNA共价键结合的外来损伤;此后,液相色谱-吸收/荧光光谱和电化学检测等方法全面地应用于该领域;使用放射性同位素标记的加速器质谱仪可检测人体中超痕量水平的DNA加合物,但类似技术大多是间接或非定量的,也不提供有关加合物结构的信息;气相色谱电子碰撞电离质谱(EI-MS)和负离子化学电离(NCI)已被用于测量DNA加合物,特别是氧化DNA碱基。MS碎裂光谱证实了加合物结构。与电喷雾电离(ESI)相结合的液相色谱质谱联用(LC-MS)已成为一种突破性技术,能够测量多种DNA加合物,形成组学的测定。LC-MS已成为DNA加合物组分析的基本或主要平台。目前的检测水平已经能够获得极高的灵敏度,可达到每1 010个核苷酸一个加合物的水平。1990年,首次报道用DNA加合物组学的方法对未知样品中的加合物进行了分析,可同时筛选多个DNA加合物。在正、负电离模式下,采用快原子轰击(FAB)质谱扫描2′-脱氧核糖(dR)部分的中性丢失,可用于表征苯基缩水甘油醚修饰的核苷;通过CID(是一种串联质谱碰撞诱导解离方法)获得dR和核碱基之间的糖苷键的裂解的特征,进行DNA加合物分析,这已经成为靶向和非靶向筛选的常见策略。

DNA加合物显然是特殊的代谢产物检测手段,作为接触性生物标志物,该检测正在内源性与外源性代谢间的交叉学科领域中发挥重要作用。尤其对于由药物代谢引发的毒性、ADME介导毒性的联动关系研究十分重要。

三、药动学参数的种属及人体间推算

在药物代谢动力学研究中,整体药动学只能在一种动物、甚至只在一种动物中获得相同的参数,如果希望利用已经有的数据,数据间的转换与推算始终涉及到外推与缩放。例如,药物进行临床人体试验研究前,必须确定其人体首次使用剂量。因此,运用已有数据来推导演算临床中个体的具体给药量是临床药理学必须解决的实际问题与挑战。

种间换算是最重要的经典药动学的理论基础,也是现代药物代谢动力学的最重要研究内容。本小节将重点介绍种间缩放原则、人体首次用药剂量的选择和儿童用药剂量的相关外推及缩放原则。

(一)药动学参数的种间经验异速缩放(allometric scaling)与转换

由于伦理限定,人体药物暴露关系只能从血

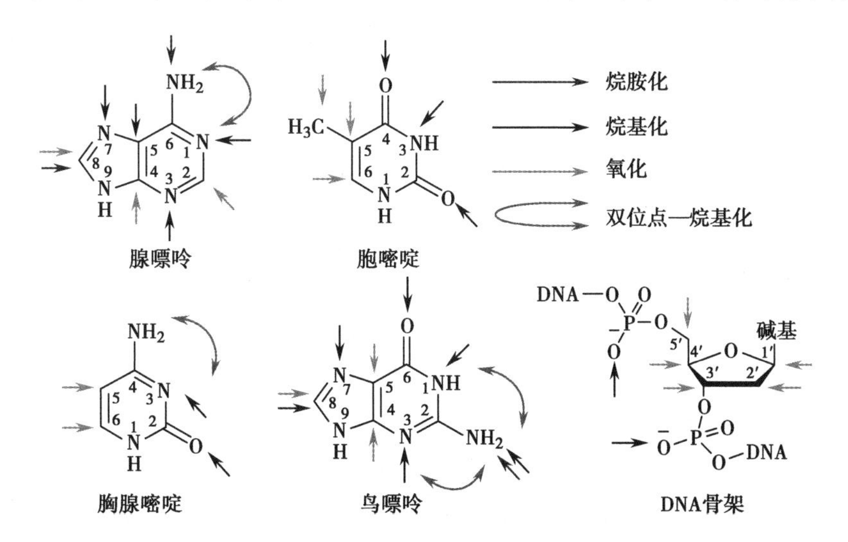

图3-16　DNA加合反应及其氧化应激损伤的反应特点

液中实测而来，当临床前获得足够的整体动物数据后，将动物数据转化为人体数据，指导制定初始或首次人体耐受性试验的剂量标准，选择起始剂量，无法离开从动物整体药动学来源的相关数据种间放大转换，这是经典药动学的核心重任之一。

Allometry 是希腊单词 allos（意为其他）和度量意义度量的组合，中文译成异速生长，指物种间多种因素呈非线性相关关系，但仍具有相互转换规律。Sarrus 和 Rameaux（1839）提出了经验理论，即大型和小型动物的产热率与其各自的体表面积成比例，这反映出体型结构大小与其新陈代谢有某种几何或物理关系，他们认为基础代谢率（BMR）的指数为 2/3，这一观点经多年实践得到广泛认同。目前，这些“指数法”经过广泛观察与经验性数据的支持，适用于药动学参数，如清除率（CL），分布容积（V_d）和半衰期（$t_{1/2}$）的推演与换算。

1. 异速缩放的基本原理 整体药动学参数的种间异速（allometry）缩放实际为整体到整体的经验性平移，将动物的整体数据扩放到人体的整体数据，其基本前提假设是机体体系间具有相似的解剖和生理结构，且机体尺寸大小和表观参数间具有一定的物理数学关系与规律。

利用机体表面积、体重的种系间缩放，相关生理参数与给药的关系很久之前就受到人们的关注。1936 年，Huxley 和 Tessier 提出了 allometry 一词，非等比的幂律非等比扩展放大，也被称为异速外推，是指对体型等解剖生理数据大小演变推导规律。很多生理参数（Y）与体重（W）符合下列数学关系：$Y=aW^b$（见图 3-17，a 和 b 之间是幂律关系、数学上非代数等比，分别代表异速（非等比）扩张、缩放的放大系数和指数，其本身并不具有任何生理学意义。

现在，药物代谢动力学参数的经验式异速缩放亦基于公式 $Y=aW^b$，暗示动物之间在解剖、生理及生化上都具有某种内在相似的规律。

2. 种间异速缩放外推 根据物料平衡，系统或体循环清除率是药物开发过程中最重要的药物代谢动力学参数，可以依据该参数推演出人体的体循环暴露及生物利用度。也可以根据我们在前述中对药动学基本参数的介绍，反推给药剂量。

（1）人体系统清除预测：异速缩放被广泛应用于预测人体系统清除率（见表 3-5）。对于高摄取率药物，其清除率主要决定于清除器官的血流量，对于低摄取率药物，其清除率主要依赖于药物的血浆游离分数与其内在清除率的乘积。器官的血流量和器官质量均与体重存在幂律关系。

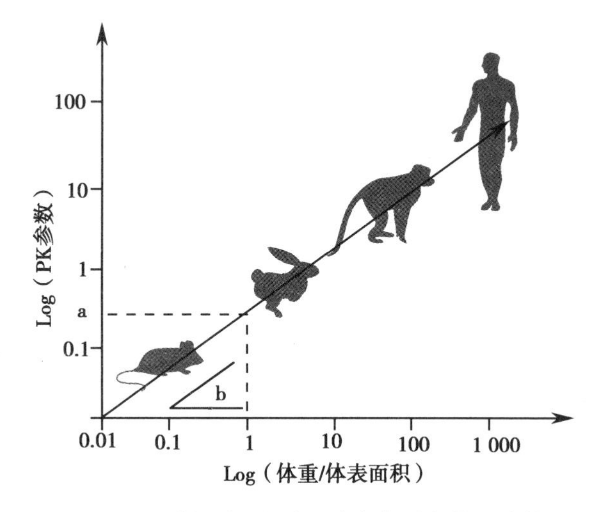

图 3-17 不同动物种属间生理参数与动物体积或体重之间的幂律关系

（2）分布容积（V_d）异速缩放 V_d 是另一个重要的药物代谢动力学参数。与清除率相比，V_d 与各物种的体重之间具有更良好的相关性。在分布容积的缩放过程中，同样需要考虑药物的血浆游离分数，此外药物的分子结构信息也通常被加入缩放方法中（见表 3-6）。

（3）成人体重与药动参数的关系：已知一些药物的药物代谢动力学特性在肥胖症中发生变化。身体脂肪具有最小的代谢活动，因此预计它不会直接对药物消除产生太大影响。然而，脂肪量对整体体型有贡献，并可能对代谢和肾脏清除产生间接影响。另一方面，表观分布容积可能与脂肪量无关（例如地高辛）或由其广泛确定的药物（例如地西泮）可能具有与脂肪量更直接相关的分布特性。这些提示体脂比的重要性。

脱脂重量（fat-free mass，FFM）可以根据总体重和身高（W，H）预测。男性的 WHS_{max} 为 42.92kg/m^2，WHS_{50} 为 30.93kg/m^2；女性的 WHS_{max} 为 37.99kg/m^2，WHS_{50} 为 35.98kg/m^2。使用正常脂肪重量（NFM）作为预测标准，这显然是依据结构大小的概念的延伸，FFM 是 NFM 的（Ffat）、作为一个附加特征参数，在同一预测中具有与正常脂肪量对预测药物清除率有独立贡献，说明了脂肪质量的多少或有无。

表 3-5 清除率的异速缩放相关方法

途径	序号	方法	应用
多种属之间的异速放大	1	$CL(/f_u)=aW^b$(简单异速放大)	指数 $b=0.55\sim0.7$
	2	$CL(/f_u)\times MLP=aW^b$	从1方法，指数 $b=0.71\sim1.0$； MLP(年)$=185.3*BrW^{0.636}*W^{-0.225}$； Sacher(1959)($BrW$, W 单位 Kg； 人 MLP 是 8.18×10^5 小时
	3	$CL(/f_u)\times BrW=aW^b$	方法1中的指数 $b>1.0$
	4	$CL(/f_u)=aW^b\times BrW^c$	药物主要由I相氧化代谢清除
	5	$CL=33.35\text{ml/min}\times(a/Rf_u)^{0.77}$	采用 Rf_u，即大鼠和人的血浆药物游离分数之比，来进行校正(大鼠的 f_u 用于代表动物的平均 f_u)
	6	$CL_{human}=a_{rat\text{-}dog}\times W_{human}{}^{0.628}$ $CL_{human}=a_{rat\text{-}monkey}\times W_{human}{}^{0.650}$	使用固定的指数取决于所采用的种属，$a_{rat\text{-}dog}$ 和 $a_{rat\text{-}monkey}$ 是从这两个种属获得的异速放大系数
单种属放大	7	$CL_{human}=CL_{rat}\times(W_{human}/W_{rat})^{0.66}$	以代谢为主的药物
	8	$CL_{human}(\text{per kg})=(LBF_{human}/LBF_{animal})\times CL_{animal}(\text{per kg})$	LBF 值在大鼠，狗，猴，和人分别为85，30，45，21ml/(min•kg) 低清除率的药物(<30% LBF) 选择合适的种属基于药物的分子特性
	9	$CL_{human}(\text{per kg})=0.152\times CL_{rat}(\text{per kg})$ $CL_{human}(\text{per kg})=0.410\times CL_{dog}(\text{per kg})$ $CL_{human}(\text{perkg})=0.407\times CL_{monkey}(\text{per kg})$	使用大鼠数据的方程与方法7相似，使用猴数据的方程与方法8相似
多元回归分析(包含分子结构参数)	10	$\text{Log}(CL_{human})=0.443\times\log(CL_{rat})+1.0\times\log(CL_{dog})-0.006\,27\times MW+0.189\times \text{Ha}-0.001\,11\times\log(CLdog)\times MW+0.000\,014\,4\times MW\times MW-0.000\,400\times MW\times \text{Ha}-0.707$	当药物在大鼠和狗体内的 CL(ml/min/kg)数据以及药物 MW 和 Ha 都是可获得的，Ha 等于药物分子中所含孤对电子对数目

CL，系统总清除率；f_u，药物血浆游离分数，MLP，最大潜在寿命；W，以公斤为单位的体重；BrW，脑重量；Rf_u，大鼠和人的血浆药物游离分数之比($f_{u,rat}/f_{u,human}$)；

a，异速放大系数；b，异速放大指数；LBF，肝脏血流率；MW，药物分子量；Ha，氢键受体的数。

表 3-6 种间分布容积缩放相关方法

途径	序号	方法	应用
异速扩放	1	$V_{dss}=aW$ $[V_{dss,human}(\text{per kg})=V_{dss,animal}(\text{per kg})\times(f_{u,human}/f_{u,animal})]$	当方法2的指数是1时，V_{dss} 与体重成正比
	2	$V_{dss}(/f_u)=aW^b$(简单异速放大)	$b<1$；V_{dss} 的增大幅度小于体重的增加(大多数药物的指数 b 处于0.8与1之间。 $b>1$，V_{dss} 增大的幅度要大于体重的增加
多重偏差回归分析包括分子结构系数	3	$\log(V_{dss,human})=0.185\,9\times\log(V_{dss},\text{rat})\times\log(V_{dss},\text{rat})-0.388\,7\times\log(V_{dss},\text{rat})\times\log MW+0.308\,9\times\log(V_{dss},\text{dog})\times\log MW+0.003\,306\times\log MW\times\text{c}\log P+1.710$	当大鼠和狗的体内实验 V_{dss}(ml/kg)数值以及药物 MW 和 c log P 都存在的情况

V_{dss}，稳态表观分布体积；f_u，药物血浆游离分数；W，公斤体重；a，异速放大系数；b，异速放大指数；MW，药物分子量；c log P，计算获得的药物在正辛醇-水中的分布系数

（二）异速缩放在药动学中的应用

物种间的剂量外推放大主要应用于人体Ⅰ期临床试验最大推荐起始剂量的选择。人体首次使用剂量并没有统一的最优方法。Lowe 等人对在诺华制药所用的首次人类剂量的推断方法进行了总结。首先进行动物的药效分析，然后是药物代谢动力学分析。每种药都外推到人并最终整合以预测暴露量 - 效应关系，进而得到剂量。由于药效反应是与体积大小无关的，这一过程中异速扩放考虑的主要因素是从动物到人的药物代谢动力学参数的外推。

1. 人体首次给药剂量 临床前研究需要为人体研究提供一个起始的安全暴露剂量（first dose in human，FIH），FIH 需要以临床前研究为基准。在临床前研究中，通过设立数个不同剂量水平、在至少两种动物（一种啮齿类动物和一种大型动物如狗或猴）中进行的慢性毒性研究来确定。理想的最终结果必须鉴定出主要毒性及毒性累及的主要脏器。通过比较伴随毒性发生与否的 PK 暴露数据，获得安全暴露数据。安全暴露量通常以“未观察到不良反应剂量水平”（no observed adverse effect level，NOAEL）来表示，与 NOAEL 相关的是最大耐受剂量。与此同时，必须获得有效的剂量水平。两个剂量的区间就是药物候选物可供Ⅰ期临床研究的剂量区间。最基本的原则是Ⅰ期临床研究剂量不可超过临床前研究中所有动物种属中最敏感动物的 NOAEL。NOAEL 临床剂量的比值被称为暴露倍数。即临床前安全计划对临床研究具有指导性，临床前暴露时间的长短决定了临床暴露时间的长短。而药物应该在低于 NOAEL 的剂量下产生明显与足够的药效。

在进行上述动物向人体水平剂量转换时，因素 - 剂量法是临床Ⅰ期试验中所使用的主要方法。动物中所使用的剂量并非直接套用至人体，必须使用异速扩放公式计算物种间的剂量差异。原则上，计算剂量扩放所使用体重差异的物种至少为三个物种。当使用三种或更多物种进行类比公式演化时，可以得到更好的“比放”能力。

在剂量 - 因素法中，可以从药物的 NOAEL 出发由简单异速扩放方法、基于体表面积放大得到人体等值剂量（human-equivalent dose，HED）。美国食品及药物管理局（FDA）推广提出一系列的转化因子，以使得 HED 可以很方便地由 NOAEL 乘以转换因子得到（见表 3-7）。为将上面所论及的与体积大小无关的药物代谢动力学和药效学影响因素考虑在内，HED 需要除以一个安全因数，默认的安全因数是 10。这一简易经验性方法非常实用。然而，使用这一方法的假设是某一药物在两物种间具有相似的药动学和药效学性质。如果这一假设无效，则该方法将会错估有效剂量。

选择人体首次剂量（FIH）是药物研发过程中最重要的里程碑式的一步。一个合适的剂量既能保证安全性又确保有效性，因此，FIH 十分重要。种属间的异速扩放及毒效信息（如 NOAEL）均被用于候选药物 FIH 的预测，主要方法见表 3-8。这一部分不仅需要 DMPK 学科知识，也更需要毒理学知识。

2. 儿童用药剂量转换与推算 生长和发育是儿童成长过程中的两个主要方面，但在成人中这两个方面表现的并不明显。与成人不同的是应使用机体结构大小（体积、重量、表面积等）、成熟度和器官功能来评判与表征儿童所处状态，研究小儿群体的药动学规律与相关参数。即结构大小、成熟度与器官功能将共同影响小儿药动学参数预测模型。

（1）结构大小：药动学参数的种间或种内换算缩放传统上使用线性 / 千克模型，尽管已经认识到生物化学如代谢过程与体重不呈线性，但 70 千克体重仍作为结构大小的个体标准。儿童与成人最大的差异表现在生长与发育，换句话说，前者的成熟度与器官功能与成人相比，是不易发现的两个主要变化因素，这导致使用标准结构尺寸出现严重的非线性关系。在结构大小内的因素如体重、身高、年龄、体表面积等标度，这些因素之间相关性过高，例如，药物消除一旦随着体重变化，其随身高、年龄、体表面积的变化也非常相关。

身体成分和器官功能随着人体生活方式等变化而变化。在结构大小因素中，水分、体脂、肌肉的改变在幼龄儿童中最为剧烈。全身水分占早产新生儿体重的 85%、占足月新生儿的 75%，在 5 个月幼龄时降低至约 60%，并且从该年龄开始基本保持相对恒定。1.5kg 的早产儿，其体脂对体重的贡献百分比为 3%，而足月新生儿为 12%，这个比例在 4 个月幼龄时翻了一倍；当婴儿开始行

表 3-7 基于体表面积的方法换算动物剂量到人体的对应剂量

种属	参考体重 /kg	作用体重范围[a]/kg	体表面积 /m^2	转化剂量单位 /($mg \cdot kg^{-1}$) 至剂量单位 /($mg \cdot m^{-2}$) 乘以 K_m	将动物剂量转换至人体相应剂量[b]/($mg \cdot kg^{-1}$)	
					动物剂量除以的系数	动物剂量乘以的系数
人类	60	—	1.62	37	—	—
儿童[c]	20	—	0.80	25	—	—
小鼠	0.020	0.011～0.034	0.007	3	12.3	0.081
仓鼠	0.080	0.047～0.157	0.016	5	7.4	0.135
大鼠	0.150	0.080～0.270	0.025	6	6.2	0.162
鼬	0.300	0.160～0.540	0.043	7	5.3	0.189
豚鼠	0.400	0.208～0.700	0.05	8	4.6	0.216
兔	1.8	0.9～3.0	0.15	12	3.1	0.324
狗	10	5～17	0.50	20	1.8	0.541
灵长类:						
猴[d]	3	1.4～4.9	0.25	12	3.1	0.324
绒猴	0.350	0.140～0.720	0.06	6	6.2	0.162
松鼠猴	0.600	0.290～0.970	0.09	7	5.3	0.189
狒狒	12	7～23	0.60	20	1.8	0.541
微型猪	20	10～33	0.74	27	1.4	0.730
小型猪	40	25～64	1.14	35	1.1	0.946

a: 动物的体重在该种属的范围之内，对于一个 60kg 人的人类相关剂量计算使用标准的 K_m 值，基于确切的动物体重所得的数据上下浮动不会超过 20%; b: 假设人的体重为 60kg，对于那些表中没有列出来的种属或者体重超出所给范围的，人类相应剂量可以从公式计算获得，人类相应剂量 = 动物剂量(mg/kg)×(动物体重 / 人的体重)$^{0.33}$; c: K_m 值只是提供的一个参考值，因为健康儿童很少会成为Ⅰ期临床试验的受试者; d: 例如食蟹猴、恒河猴、残尾猴等

表 3-8 非毒性药物人体首次给药的剂量选择途径

序号	途径	方法	局限性
1	动物 NOAEL 和敏感因素(改编的 AFDO 梗概)	下面三个剂量中最小的: ①啮齿类中的最高无毒剂量[mg/(kg•day)]× 1/10 ②狗的最高无毒剂量[mg/(kg•day)]× 1/6 ③猴的最高无毒剂量[mg/(kg•day)]× 1/3	可被一些随意的安全因素进一步削减，忽略了临床前的药物代谢动力学数据，过于依赖经验。
2	从类似药物获得的安全数据	首次用于人体的剂量 =(类似药物的最佳开始剂量 / 类似药物的 NOAEL)× 受试药物的 NOAEL	可被一些随意的安全因素进一步削减，基于类似药物的开始剂量 NOAEL 之间的比率是不变的假设。
3	基于药物代谢动力学指导的途径	首次用于人体的剂量 =(在动物种属中 NOAEL 相对应的最低 *AUC*)×(人体预测的 *CL*)	可被一些随意的安全因素进一步削减，浓度与药效关系间的不确定性与异速放大和种属间差异相关。 非线性药物代谢动力学，生成活性代谢产物和剂型的不同也应被考虑。

NOAEL: 未被观察到不良反应的药物剂量; AFDO: 食品药品监督官员联合会; *AUC*: 药时曲线下面积; *CL*: 清除率

走时，婴儿体脂开始快速丢失，蛋白质质量占比从新生儿时的 20% 增加到成人的 50%。青壮年成人的肌肉体积与占比最大，随着生命周期走向终端，器官功能通常会明显下降。

结构与大小是主要的共性变量，体内肌肉的总重量被认为是非常重要的量纲因素或度。用不同比例的脂肪量或无脂重量来解释药动学参数随机体组成的变化，发现其 3/4 经验幂次指数是优

于体表面积的异速生长比例缩放因子。这一部分在成人部分已经阐述。儿童不仅在于结构与大小的不同，重要的是其处于趋向成熟的快速成长期，机体组成会发生质的变化。因此，用于成人的异速扩放模式在这类预测中会发生错误，如单凭异速生长不足以从成人结构与大小进行新生儿和婴儿估算系统清除的缩微式预测，需要增加成熟与发育状态等相关因素。

（2）成熟度：成熟度与器官功能是分不开的，但器官功能是多因素组成，成熟度可以从每一个单因素的指标开始评价。成熟度的变化规律呈 S 形双曲线模型，如式 3-45 表示：

$$MF = PMA^{Hill}/(TM^{Hill}{}_{50} + PMA^{Hill}) \quad 式 3\text{-}45$$

注：TM_{50} 用于描述成熟度的半衰期；*Hill* 是希尔系数；*PMA* 是月经后年龄。

这个公式进一步转换成式 3-46：

$$MF = 1/[1 + (PMA/TM_{50})^{-Hill}] \quad 式 3\text{-}46$$

TM_{50} 与该成熟曲线的斜率相关，其拐点可能存在不对称性，可以附加额外的经验函数参数（$\varDelta$）来描述这种不对称性，如式 3-47：

$$MF = 1/[1 + \varDelta(PMA/TM_{50})^{-Hill}]^{1/dalta} \quad 式 3\text{-}47$$

如果某个个体的 PMA 小于等于 TM_{50}，即年轻，或 PMA 大于等于 TM_{50}，即年老，则导入另一种不对称函数，对年轻人或老年进行矫正，描述此种不对称性的变化规律，额外添加一些参数来修正相关模型，如式 3-48、式 3-49：

$$MF = 1/[1 + (\mathrm{PMA}/\mathrm{TM}_{50})^{-\mathrm{Hillyoung}}] \quad 式 3\text{-}48$$

或

$$MF = 1/[1 + (\mathrm{PMA}/\mathrm{TM}_{50})^{-\mathrm{Hillold}}] \quad 式 3\text{-}49$$

例如，清除的成熟始于出生前，受孕后年龄（*PCA*）将比出生后年龄（*PNA*）更好地准确预测药物消除，出于实际原因，月经后年龄（*PMA*）被推荐用于生物学年龄的研究。例如，从妊娠 15 周开始，吗啡可以被葡萄糖醛酸化（肝脏尿苷 5′- 二磷酸葡糖醛酸基转移酶，UGT2B7）。在葡萄糖醛酸化作用成熟前，作为替代途径，新生儿会使用磺酸化结合反应来应对该类代谢，如吗啡或对乙酰氨基酚的磺酸化结合作用。而细胞色素 P450（CYP）酶的发育表达有不同模型，在早产新生儿中，可检测 CYP2D6 活性，年龄为 25 周 *PMA*。

类似的描述用于说明儿童用药，如肌酐、吗啡和对乙酰氨基酚的清除。同时，合并 GFR（肾小球滤过率）等参数变化，对乙酰氨基酚和吗啡数据用于测试成熟度及其共性特征。GFR 在对乙酰氨基酚、吗啡判别成熟度与Ⅱ相代谢过程是否成熟基本一致，因此，更加准确地说明了机体成熟度对于儿童用药预测的重要性。

（3）器官功能：尽管在预测临床药动学研究方面已经有数十年基础，但此前描述的都是器官功能因疾病异常所致的相关变化，近来才从发育生长的角度评判器官的功能，将两者加以区分。

药物代谢动力学参数（*P*）可以通过个体的标准结构大小（*Pstd*）、成熟度（*MF*）和器官功能等参数进行预测，其公式表现为式 3-50：

$$P = Pstd \cdot Fsize \cdot MF \cdot OF \quad 式 3\text{-}50$$

Pstd 是标准结构大小的成人值；*Fsize* 是结构大小因子；*MF* 是成熟度；*OF* 是器官功能

以肾清除为例，肾小球滤过率（GFR）通常使用肌酐（肌肉分解产物）通过肾脏的清除来测量。GFR 通常参考体表面积（即结构大小），随儿童生长（即随着成熟）而增加。虽然已经发布了许多以临床特征为基础的 GFR 估算公式，但确定儿童的肾功能是否健全仍然存在困难。GFR 在成人中的预测估算还可接受，但是在儿童中（GFR 值小于 40ml/min），其预测能力很差。

合并了来自 8 个涉及 GFR 测量的不同报道（n = 923）显示，成熟的 GFR 的相关参数位于：① 121（95%*CI*：117～125）ml/（min•70kg）；② TM_{50} 为 47.7（95%*CI*：45.1～50.5）周的 *PMA*，*Hill* 系数为 3.4（95%CI：3.0～3.8）。新生儿在 40 周 *PMA* 的幼儿，达到一岁时，其 GFR 功能达到了成人 GFR 的 90%。在成熟度中添加不对称因子（$\varDelta$）对模型几乎没有影响。异速扩放幂次系数仍建议在 3/4，其他相关努力影响较小。

3. **异速缩放的关键点** 人体临床研究信息其优势和信息价值不可替代。但静态信息多见，母药信息多见，缺乏有效代谢产物药动学信息、物料平衡信息等。在进行人体试验前，最大限度地获得研究对象（药物与人体两方面）的相关信息非常重要。

整体药动学面临诸多挑战：①对于绝大多数药物，血药浓度与药物效应之间不是直线关系，即血药浓度不等同于靶点浓度或靶点暴露；所涉及的 ADME 进程及清除或干扰因素趋于复杂；②缺少人源性研究信息，仅仅依靠经验性种间异速扩放过于粗放、缺乏直观的机制支持，风险很大。例如，Mahmood 等学者也指出，当加入越多单因素，比如脑重、寿命、肝血流量时，对游离分数等进行校正，能在一定程度上提高人体清除率的预测；③需要 PK-PD 联动模型信息，特别是如缺乏主要的靶点信息、药物靶点且其所在部位不确定，致使机体体系信息完全是黑箱，使得药动学与毒效关系不清晰；④整体药动学信息只是现象，机制信息如缺乏，无法配合药物化学实现高通量筛选、结构优化，难以满足当代新药研发的需要；⑤生物化学因素越发显得重要，无论是在详解机制还是针对药物在人体中的临床应用，有关内容将在下几节阐述。

总结：经典药动学主要利用整体论，在不破坏机体整体性的情形下，利用可行的、经时采集血液标本的方法，实测施用药物后，获取药时曲线信息，通过数学描述，总结模型规律，外延与转换相关数据，将这些药物的二维数据在不同研究对象（不同种属、不同个体、不同生理病理情形）中外延、缩放、扩展与推演。其核心目的是为临床给药（合适的剂量、间隔时间等）奠定基础方法。

第三节 现代药物代谢动力学

一、现代药物代谢动力学

（一）原理与方法论基础

在现代药物代谢动力学研究中，以质量守恒原理为基础，通过甄别药物代谢与处置过程的决定因素（如清除因素），反推药物暴露水水平，机制与表象通过不同的研究方法论形成互补，药动学与药物代谢两者需紧密结合。

药物代谢研究主要以还原论作为方法论，其核心是将机体拆散为“零部件”，从器官组织、细胞、细胞器、及单分子如代谢酶、转运体、核受体等，药物与每一个“零部件”之间的相互作用及其关系都需要一一对应、甄别、归属与确认。所有的清除或处置关键因素都将被重新再组装、还原回归整合成为新的系统，形成机制明确的模型体系。这种在策略上对整体进行拆分、运用体外实验筛选甄别确认的方法，是将“黑箱”透明化的最好方法。所拆分的因素不仅仅包括解剖、生理因素，最重要的是生物化学因素。从整体至“零部件”称为“自上而下”模式，而从拆分的“零部件”重构回归为机制明确的整体体系，被称为“自下而上”模式，两种模式没有优劣势之分，相互互补。前一节中所述的药动学研究在方法论上属于整体论，随着药物代谢动力学学科的发展，逐渐退居成为基本信息与数据库提供者。

（二）药动学行为的核心决定机制

药动学行为的核心决定机制有以下方面：①生物转化：药物经过酶催化后化学结构发生改变的代谢过程，即毒物出现了质的变化；②非共价的生物亲和：生物分子间的特异性作用，生物分子在某种情况下能吸引某种物质并与之吸收结合的现象；③生物转运：药物在体内的吸收、分布和排泄过程称为生物转运。这些也是机体对药物反作用的核心机制。这些显然不仅仅取决于药物本身，机体复杂的组成与结构、个体间的差异性、种属差异性、脏器组织细胞间的差异性等都会导致药动学质与量的变化。

机体是生命的活体，其组成会随时间而产生动态变化，如随着成长，幼儿、青年壮年、老年之间在组成、结构与功能上机体均会马上变化；在机体内，各种组织器官间的组成异质性大，需要按照生理解剖结构特征来确定这些组成的异同；血液循环体系是连接所有脏器的重要体系，血液的组成是来自脏器组织代谢物的汇总，以组织器官为核心，先形成一个“局域网络”，再通过血液相互连接，组成整体体系及网络，在研究代谢网路时，不仅仅要考虑血液本身，更要考虑各不同的组织与器官。脏器组织中的基本单位是细胞，局域网实际上是建立于细胞之中的，真实的药物清除因素也显然存在于细胞内或细胞上的，因此，组织器官中的细胞种类与数量最终决定了药物 ADME 属性的本质。

从静态的角度，清除因素被定性为单一因素，但机体是活体，细胞随时在改变，内外源性代谢间常常相互干扰，这些 ADME 过程的决定因素可随细胞的生死、机体体系的动态平衡状态而发生变化。清除因素的改变导致了药物 ADME 属性的种属差异性、种属特异性、个体差异性、个体特异性、组织差异性、组织特征性等。

药物在体内的总暴露量是与药物在机体内的清除直接相关的，可用式3-51表述：

总暴露量＝总给药量－∑f（跨膜转运＋生物转化＋主动转运＋血浆/组织蛋白结合＋…）

式3-51

可按照解剖生理结构及给药途径经历的ADME过程及其顺序，把每一个具体部位的清除因素都一一明确，总方程如式3-52：

总暴露量＝总给药量－∑f（肝脏清除＋肾脏清除＋肺脏清除＋心脏清除＋脂肪组织结合＋…）

式3-52

单脏器暴露量是与药物在该脏器中的清除直接相关的，可按式3-53进行计算：

单脏器暴露量＝进入该脏器药物量－∑f（跨膜转运＋生物转化＋主动转运＋组织蛋白结合＋…）

式3-53

“零部件”拆卸模型主要做减法，需要构建每一种消除因素所处的中间状态模型。例如，体外吸收模型（导入消除因素，利用构建了重组代谢酶、重组转运体的黏膜细胞模型来评价药物的透过分数）、组织模型、在体的原位模型等等；在描述药物的组织分配状态时，通过体外获得的组织/血浆分配系数：组织药物总浓度与血浆药物总浓度的比值（K_p）或稳态时组织游离药物浓度与血浆游离药物浓度的比值（$K_{p,uu}$）、未结合药物的分布容积（V_u）等，将药物在这些中间状态或体外模型中所表现出的相关性质代入整体重建模型，形成自下而上的药动学模型，并用整体药动学来验证。

根据以上药物与机体的相互作用原理，决定药动学表观行为的核心因素可分解为以下两大类：药物自身属性（drug-specific properties，DSP）及生物系统属性（biological system-specific properties，BSSP）。DSP是指特定体系下的理化性质（如溶解度）、组织蛋白结合率、代谢稳定性等属性为药物专属性参数；而BSSP是指个体脏器大小、脂肪含量、代谢酶及转运蛋白表达量和功能等属性，受动物种属、个体差异、生理及疾病状态、环境等多因素影响；上述两大类属性相互碰撞不但决定了药动学水平的整体行为，也决定了药物ADME过程中的行为。如药物的膜通透能力不仅与其分子大小、亲脂性等理化性质相关，也与细胞表面转运蛋白的种类、分布及功能密切相关。也即表观行为和参数不是导致药物安全性和有效性不良的决定性因素，药物的DSP和机体的BSSP才是导致药物ADME和PK属性是否适宜的的决定性因素，当然，这些决定因素也进一步影响到药物的安全性和有效性。在现代药物代谢动力学研究中，我们不仅要开展表观参数的评价，更重要的是要对隐藏在引发表观行为之下的本质因素与机制进行评价和深入研究。因此，自上而下的拆分模式是首先必须完成的，而自下而上的重建模式研究与整体动力学的实测是对药物ADME过程机制的确定与验证。

（三）药动学决定因素鉴定体系

生物学、化学及物理学等学科发展与技术进步给药物代谢研究提供了大量的自上而下、拆卸重组的手段，各种体外模型、分子工具等使得药物代谢研究可专注于人源性清除因素的发现与甄别。组学、特别是蛋白组学技术与信息数据库大量积累与发展，酶与转运体的大量分子克隆、表达与制备，为开展鉴定研究提供了相应的技术储备。

反应表型（reaction phenotyping）是鉴定体内复杂体系中药物是否代谢、发生怎样的代谢的有效评判技术体系。为了明确哪种或几种代谢酶参与了代谢、其参与权重的多少、代谢是连续的还是并行的等问题，药物代谢研究中需要大量的分子工具，包括重组酶、辅助因子、底物、抑制剂、诱导剂、亚细胞器制备物、细胞、组织等，通过在体外逐级建立一一对应代谢关系来排除和甄别代谢的参与各方以及与参与各方的定性定量关系。

二、药物ADME过程处置因素

（一）药动学的单元决定因素

1. 药物的理化性质　药物的理化性质会影响药物在机体内的膜通透性、组织亲和力、蛋白结合率及代谢稳定性等ADME进程，如在体液中的溶解度、亲脂性、解离常数、化学反应性等，

（1）结构特性：化合物的结构属性是ADME属性（或类药性）的重要决定因素。Lipinski等人提出的成药性五规则。五规则是一套结构特征参数，其可用于预估化合物的口服吸收和渗透性，化合物具备以下特征会导致化合物的口服吸收性质或透膜性质变差。五原则是指：①分子量＞500Da；

② Log$P$ > 5；③氢键供体数量 > 5；④氢键受体数量 > 10；⑤可旋转键的数量 > 10。

（2）亲脂性：药物的亲脂性用于描述药物分子溶于脂质溶剂的能力。整体机体是一个由细胞这种脂质双层为基本隔断结构单位组成的系统，药物入血后既需要能溶入血液、随血流分布至全身，又需要穿透脂质双层膜系统进入组织细胞内，多数药物靶点分布在组织细胞内。因此，这个亲脂性是一个相对的概念，并无绝对大小，与良好的 ADME 属性相匹配的理化性质要求药物具有亲水与亲脂双向性。否则，过高的脂溶性会导致药物很难溶于血中，而过好的水溶性又导致失去透膜性、无法抵达靶点处。亲脂性还与蛋白的结合能力等属性相关，过强的亲脂性会导致药物游离浓度过低，而过强的亲水性会使药物与靶点的结合力过弱。药物分子在有机相（正辛醇）和水相（缓冲盐溶液）中的分配系数被常用于表示其双向性的倾向，具体定义为：在一定温度下，药物达到分配平衡时，某一物质在两种互不相溶的溶剂中的活度（常近似为浓度）之比，表示该物质在两种相反极性溶剂中其亲和性的差异，用对数值 Log$P$ 来表示（式 3-54）。亲脂性受药物分子自身分子结构的影响，如：分子偶极矩、分子体积、分子内氢键、分子酸（碱）度等。

$$\text{Log}P = \text{Log}\frac{\text{化合物}_{\text{有机相}}}{\text{化合物}_{\text{水相}}} \qquad \text{式 3-54}$$

（3）解离常数（pK_a）：药物的解离常数（pK_a）是表征药物离子化情况的参数，定义为药物解离常数的负对数。

对于酸性化合物：

$$HA = H^+ + A^-$$

$$pK_a = -\log([H^+]\cdot[A^-]/[HA])$$

对于碱性化合物：

$$HB^+ = H^+ + B$$

$$pK_a = -\log([H^+]\cdot[B]/[HB^+])$$

绝大多数药物都含有可离子化的基团。与分子形式相比，离子形式的药物通常具有更佳的溶解度。但离子状态的药物又常常难以透膜（膜通透性差）。对于特定的 pH 环境，pK_a 决定了药物分子形态和离子状态的比例（见表 3-9）。所以，药物 pK_a 对 ADME 的影响主要表现在影响药物的溶解度和透膜上。对于酸性药物，随着 pH 的增加，离子化的程度会增加，溶解度也会相应变大，但是透膜能力却会减小。对于碱性药物，情况则正好相反（见图 3-18）。

（4）溶解度：药物的溶解度定义为：在一定温度下，100g 溶剂（或 100ml 溶液）中溶解溶质的最大克数，亦可用质量摩尔浓度 mol/kg 或物质的量浓度 mol/L 来表示。通常药物的溶解度是指药物在生理溶液中的溶解性，是反映药物溶解性的重要指标，也是影响药物成药性的重要属性之一。药物分子的空间结构以及所含有的基团，极性还是非极性、疏水还是亲水、易离子化程度等都会影响到药物的溶解度。其中药物的亲脂性和晶型（物质在结晶时由于受各种因素影响，使分子内或分子间键合方式发生改变，致使分子或原子在晶格空间排列不同，形成不同的晶体结构）对药物的溶解度影响较大。

表 3-9 部分药物的 pK_a 列表

弱酸性	pK_a	弱酸性	pK_a	弱碱性	pK_a	弱碱性	pK_a
阿莫西林	2.4	甲氨蝶呤	4.8	阿普洛尔	9.6	麻黄碱	8.7
醋唑磺胺	7.2	甲基多巴	2.2，9.2	别嘌呤醇	9.4，12.3	利多卡因	7.9
氨苄西林	2.5	戊巴比妥	8.1	苯丙胺	9.8	美沙酮	8.4
阿司匹林	3.5	苯巴比妥	7.4	阿托品	9.7	吗啡	7.9
环丙沙星	6.1，8.7	苯妥英	8.3	氯苯那敏	9.2	尼古丁	7.9，3.1
头孢氨苄	3.6	水杨酸	3.0	可卡因	8.5	咖啡因	0.6
呋塞米	3.9	华法林	5.0	可待因	8.2	奎尼丁	4.1，8.0
布洛芬	4.4，5.2	双氯芬酸	4.1	地西泮	3.0	普鲁卡因	6.9，1.4
左旋多巴	2.3	对乙酰氨基酚	9.9	苯海拉明	8.8	伪麻黄碱	9.8

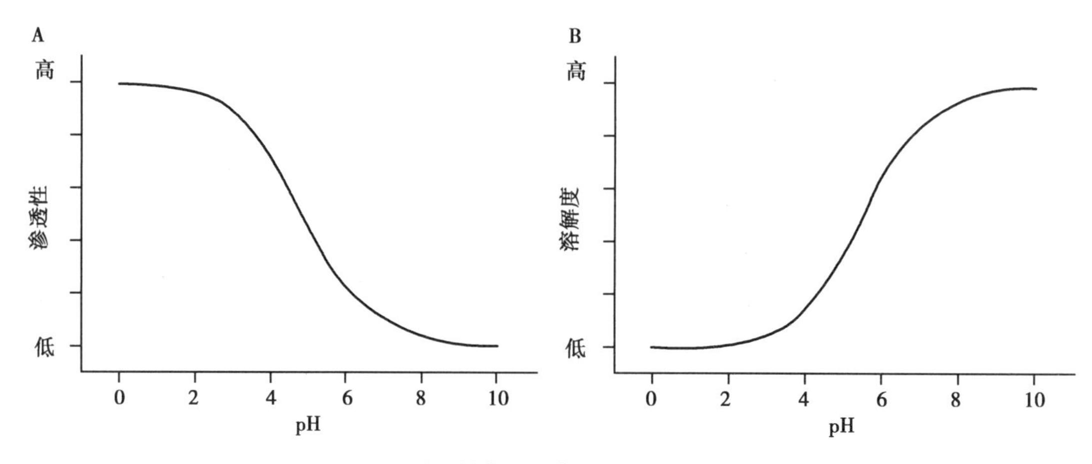

图 3-18 pH 对酸性药物透膜（a）及溶解度（b）的影响

2. 组织、细胞和蛋白质亲和性 药物蛋白结合指药物与蛋白分子间的可逆性相互作用，蛋白结合（PB）在药物发现和临床开发中的作用，尤其与组织蛋白的结合与药物 ADME 属性的关联倍受关注。药物与血浆 / 组织蛋白的可逆结合能力及动态平衡过程直接影响组织内的游离药物浓度（暴露量）。游离药物浓度一方面与靶点作用强度相关，另外也与药物的组织分布和消除过程有关。药物与血浆蛋白的结合是机体内药物存在的一种重要形式，如白蛋白、α-1 酸性糖蛋白和脂蛋白等重要的血浆蛋白质都能与药物结合。药物与血浆蛋白结合常数可通过平衡透析、超滤法或凝胶过滤等方法测得。

3. 代谢酶

（1）Ⅰ相代谢酶：细胞色素 P450 是人体内最重要的药物代谢酶，大约 60% 的药物的主要清除是由 CYP 介导的。正因为 CYP 酶是药物代谢消除的主要因素，因此多药联用时，药物代谢酶的抑制或诱导将可能引发药物 - 药物相互作用。

人体 CYP 酶的底物包括了多种内源性或外源性物质，所介导的催化反应过程不但会影响这些化合物的机体内浓度，所产生的代谢产物还会导致与母药完全不同的生理学、药理学效应。一方面，新生代谢产物如与原型化合物具有不同的生物学活性，而在临床前的药理活性研究中只关注了母药，未进行代谢产物的药效学或毒效学研究，一旦该化合物进入临床，时常发生不可预测的人体效应，最可怕的是发生出乎预测的毒性。CYP 酶组织分布广泛，功能多样化，会导致化合物的代谢模式的复杂性。

（2）Ⅱ相代谢酶：葡萄糖醛酸化酶（UDP-Glucuronosyltransferases，UGTs）是哺乳动物体内最重要的Ⅱ相代谢酶，人体分布如图 3-19，参与了包括所有治疗用药物、非药外源物质（例如食品化合物、致癌物质及其氧化产物、环境毒物等）、以及内源性物质（例如胆红素、脂肪酸、羟甾类物质等）等多种化合物的体内代谢消除。人体内的葡萄糖醛酸化结合反应均是由 UGTs 催化完成。UGTs 催化的代谢反应需要一分子尿苷二磷酸葡萄糖醛酸（UDPGA）作为糖基供体，经酶介导使其结合到底物上，产物具有了比母体药物更大的水溶性和极性，易于通过胆汁和尿液排出体外。通常 UGT 介导的葡萄糖醛酸化反应会产生无毒或较母体药物毒性降低的代谢产物，但部分底物经 UGT 代谢后会产生具有更强生物活性或被激活成为毒性代谢产物。

与其他药物代谢酶一样，UGT 表现出了广泛的底物交叉性，鲜有某种 UGT 酶催化的特异性底物。人体 UGT 酶的底物结构具有多样性，包括了所有类型的外源性化合物，同时，还有不少 UGTs 兼具内源性代谢催化能力，如胆红素、短链脂肪酸、胆汁酸、脂溶性的维生素、类固醇和甲状腺激素等，UGT 还参与大脑中糖脂的生物合成以及芳香类物质的消除。UGTs 底物的广泛交叉性这一特征还给甄别、归属与单酶鉴定带来巨大难度，药物与 UGT 间的代谢因果关系、某种 UGT 单酶的贡献大小往往难以确定。此外，UGTs 活性极易受到诱导，这些给药物的代谢差异，包括种属、个体、脏器组织间等的代谢差异大，给临床用药特别是个体精准用药带来难度。

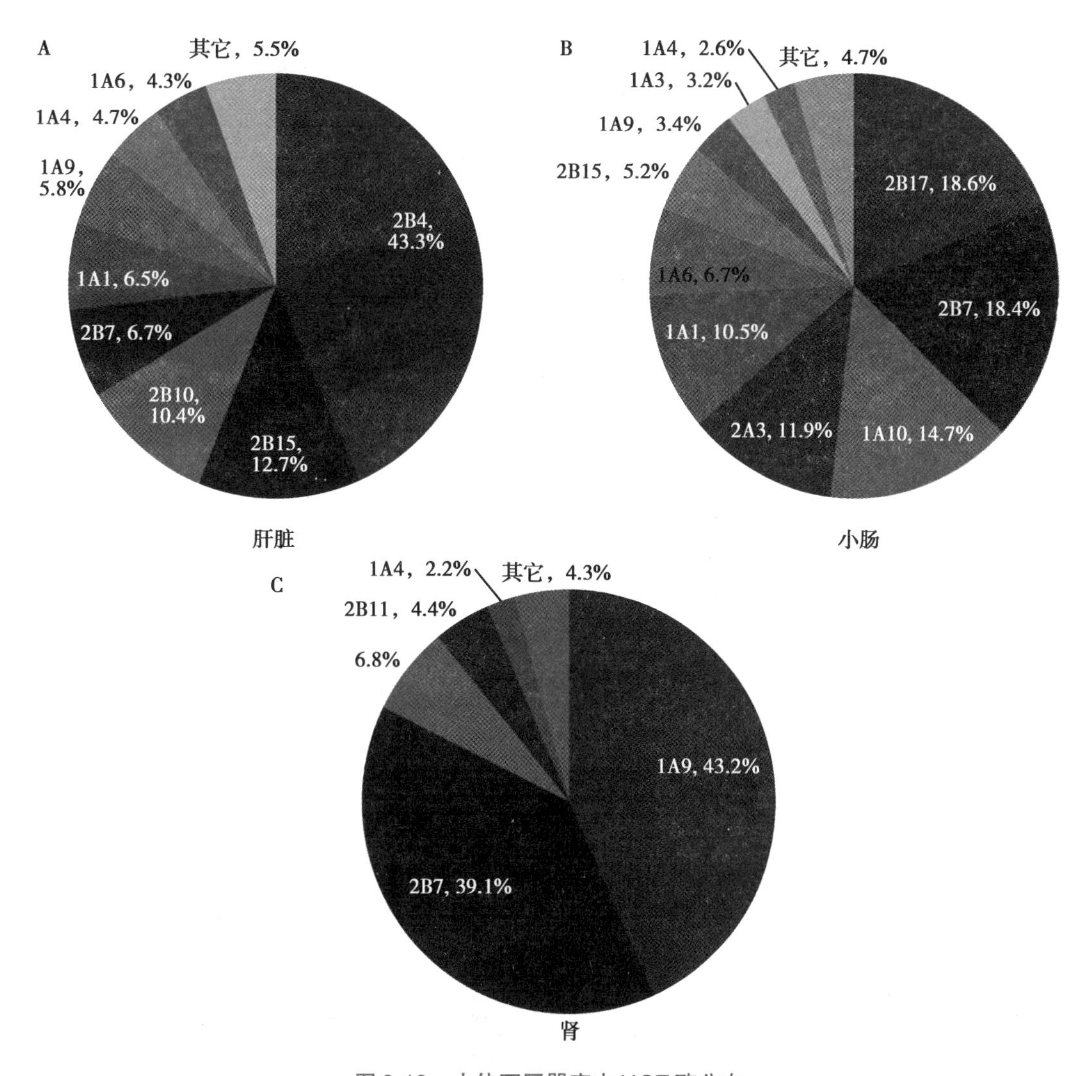

图 3-19　人体不同器官中 UGT 酶分布

4. **转运体**　转运体广泛参与药物在体内的吸收、分布和排泄过程，这些转运载体主要分为两大家族：① ATP- 结合载体（ABC）是一类以 ATP 作为能量的驱动泵，其结构一般由两个跨膜结构域及两个胞质侧 ATP 结合域组成，是能量依赖型载体；②溶质载体（SLC），是负责细胞内外各种小分子如氨基酸转运的载体，底物包括氨基酸、核苷酸、糖、无机离子和药物等，非能量依赖型。

转运体的底物一般专属性都不明确，底物交叉性相当广泛，但转运体一般可按有机阴离子、有机阳离子、兼性离子、寡肽类等所转运的底物类型进行分类。如人源性转运蛋白可分为以下几类：①多药耐药蛋白（multidrug resistance protein，MDR），其中的 MDR1 等又称为 P- 糖蛋白（P-gp），这类转运蛋白广泛存在于肠壁、胆管、肾小管、血脑屏障和肿瘤组织中，其作用是加速药物从这些组织的外排；②多药耐药相关蛋白（multidrug resistance-associated protein，MRP），其作用与 MDR 类似，但两者的底物类型有所不同；③有机阴离子转运蛋白（OAT），主要参与肝细胞摄取和肾小管分泌等；④有机阴离子转运肽（OATP）；⑤有机阳离子转运蛋白（OCT）；⑥寡肽转运蛋白（PEPT）等。前两类主要是外排型转运体，具体包括：P 糖蛋白（P-gp）、乳腺癌耐药蛋白（BCRP）、多药耐药相关蛋白（MRP）、肺耐药相关蛋白（LRP）等；后四类转运体（OATPs、OATs、OCTs、PEPTs、CNTs、MCTs 等）多为摄取型或内摄取型转运体，在药物或外源性吸收或重吸收、组织内转运等方面发挥重要作用（见图 3-20）。

药物外排型转运蛋白（如 P-gp、MRP2、BCRP 等）主要分布在肠黏膜上皮细胞中，功能是将底物外泌至肠腔，多种外源性和内源性化合物是其

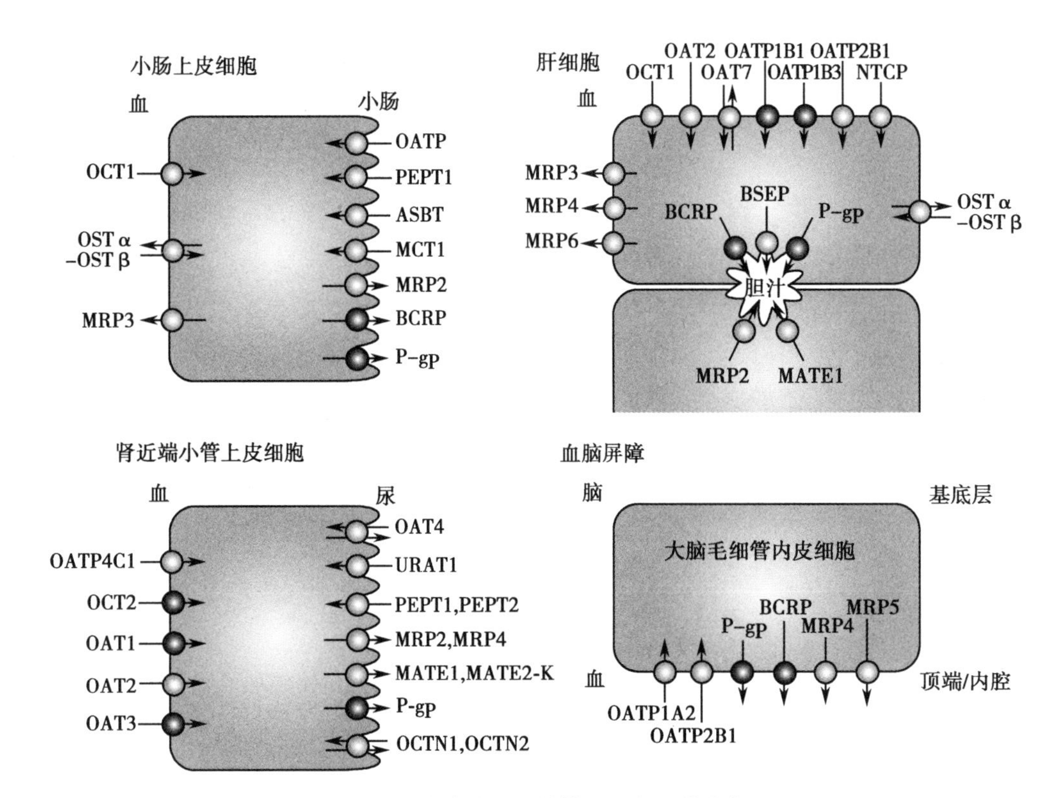

图 3-20 人体中重要的转运蛋白及其分布

底物，如化疗药物、抗生素、食物添加剂和雌激素等。有少数转运体，如 MRP3 位于小肠基底侧，其主要功能是将细胞内的药物转运到血液循环，从细胞的角度仍然是外排型的。

OCTs 是有机阳离子类药物转运的重要蛋白，主要是将细胞外液中水溶性的阳离子化合物转运摄入到细胞内，是一种摄入型或内排型转运体。分子量较大的有机阴离子药物的跨膜转运主要借助有机阴离子转运蛋白（OATPs）和单羧酸转运蛋白（MCTs）。小肠上皮细胞内表达的小分子或寡肽转运蛋白（PEPTs），它们通过电化学转运机制，调节外源性或内源性的二肽或三肽的吸收。

在药物研发的药物早期 ADME 属性筛选与评价中，可利用不同组织中存在的特征药物转运体，模拟其底物，设计躲避、或者故意设计为其底物，来优化药物的安全性或药物靶向转运的特征，核心目标都是提高药物的主动靶向性。这种类型药物的理性设计在屏障系统发达的中枢神经药物给药中常被使用，有发挥药物在外周作用的，规避中枢神经毒性，故意设计为血脑屏障上的转运体底物的；也有为增加脑内浓度，专门躲避血脑屏障上的转运体的外排作用的。

5. 核受体　核受体（nuclear receptor，NR）是一类高度保守、特异性地感知并应答激素类或其它调节分子等的转录因子（transcription factor）家族的统称。NR 位于细胞内、能与 DNA 结合，调节其临近周边的基因表达，其结合是与特定序列基因专一性的结合，从而保证目的基因以特定的强度、在特定的时间与空间内表达功能性蛋白质分子。NR 表现出受体行为，其结合配体多是是疏水性或亲脂性分子，如类维生素 A、脂肪酸、胆固醇、亲脂性激素和维生素的衍生物，以及抗生素、异生素和合成药物等。在 NR 中有一个疏水口袋，其大小范围为 220～1 600 埃，配体与疏水口袋结合，诱导受体发生构象变化，导致第 12 个 α 螺旋（也称为 AF-2 螺旋）与配体接触。核受体本身常常与其所需辅因子与复合物形式共存。核受体的转录作用最终结果是修饰组蛋白、染色质重构和促进基因表达。NR 家族一般按照功能或序列来进行分类，它们是非常重要的药物靶点，在美国 FDA 已批准上市药物的靶点中占据 13%。

核受体调节除正常发育生长等生理功能，如调控胚胎发育、器官生理学、细胞分化和代谢稳态等。同时，核受体已被证实可广泛参与多种疾病的病理及病理生理过程，如癌症、糖尿病、类风湿关节炎、哮喘或激素抵抗综合征等发病过程。

核受体在外源性代谢中同样发挥着重要作用，是药物代谢酶、药物转运蛋白等药物清除决定因素的主要调控因素。在机体中，核受体的表达具有非常强烈的组织器官细胞类型的异质化，常常在某些代谢器官中选择性高表达，这些脏器包括肝脏、肠道、肾脏、肺脏、腺体等。表3-10显示了各脏器组织中的药物代谢酶、转运体等分布特征、对应的内外源性配体等相关信息。这些特殊调节作用功能分子的存在也使这些主要代谢转运器官有显著的异物质代谢与转运特征，是作用药物ADME过程的主要功能性组织器官。

分子生物学技术的发展，使大量的核受体可在不知其内源性配体的情形下得以克隆并重组表达。核受体将整个药物代谢作用"网络化"链接，使药物-核受体-药物代谢酶或转运体形成三角闭合循环的相互制约网络关系，并进一步将外源性与内源性代谢紧密连接，变成一个完整的生物代谢网络体系。

（二）药动学行为的多重复合决定因素

药动学行为只是药物ADME过程的表观行为，重建其机制或基于机制的模型时，必须将多种主导因素整合进来。这些因素都同时对应于具体的细胞、组织、脏器，因此，其发挥功能时首先是结构依赖性的。在建立多重复合因素模型

表3-10 药物代谢相关核受体及其配体与调控靶蛋白

核受体	靶蛋白（代谢酶）	靶蛋白（转运体）	配体			
			内源性拮抗剂	外源性拮抗剂	内源性激活剂	外源性激活剂
甲状腺激素受体	—	—	—	TR antagonist 1	甲状腺激素	三碘甲腺乙酸，GC-1，CGS23425
视黄酸受体	CYP4A，UGT2B7	—	AGN 193109	—	视黄酸	蓓萨罗丁，AM580，他米巴罗汀，厚朴酚，帕罗伐汀
过氧化物酶体增生物激活受体	CYP2C，CYP4A，UGT1A1，UGT1A3，UGT1A4，UGT1A6，UGT1A9，UGT2B4	—	NXT629	—	脂肪酸，白三烯B_4，纤维酸类，前列腺素J_2	厚朴酚，GW1929
RAR相关孤儿受体	—	—	—	—	胆固醇，胆固醇基硫酸盐，维甲酸	Cintirorgon，SR1078
肝X受体	CYP7A，UGT1A3	—	—	GSK2033，SR9238	胆固醇	T0901317，GW3965
类法尼醇x受体	UGT2B4，UGT1A3，UGT2B7，UGT2B15，UGT2B17	OATP1B1，OATP1B3，NTCP，ASBT，OSTα/OSTβ，MRP2，MRP3，BSEP	—	Gly-β-MCA，盐酸司维拉姆，司维拉姆	胆汁酸	GW4064，INT-747，T0901317，INT-767
维生素D受体	CYP2D，CYP27B1，CYP24，UGT2B15，UGT2B17	OATP1A1，MDR1/P-gp，OSTα/OSTβ	—	ZK168281，ZK159222，TEI-9647，TEI-9648，DLAMS	1,25-二羟基维生素D_3，石胆酸	骨化三醇，帕立骨化醇
孕甾烷X受体	CYP2B，CYP3A，UGT1A1，UGT1A3，UGT1A4，UGT1A6，UGT1A9	OATP1A1，OATP1B1，OATP1B3，MDR1/P-gp，MRP2，MRP3，BCRP	—	酮康唑，ET-743，莱菔子素	利福平	茴香霉素

续表

核受体	靶蛋白（代谢酶）	靶蛋白（转运体）	配体			
			内源性拮抗剂	外源性拮抗剂	内源性激活剂	外源性激活剂
雄激素受体	UGT1A1，UGT1A4，UGT1A9	MDR1/P-gp，MRP2，MRP3，MRP4，BCRP	—	SB-423562 氟他胺，羟基氟他胺，尼鲁米特，比卡鲁胺	睾酮	盐酸西那卡塞，苯巴比妥
Tailless（TLL）	组蛋白去乙酰化酶3（HDAC3） 组蛋白去乙酰化酶5（*HDAC5*） 组蛋白去甲基酶LSD1	—	—	—	—	—
雌激素受体	CYP1A，CYP1B，CYP2D，UGT1A4，UGT1A10，GT2B15，UGT2B17	—	芳香化酶	他莫昔芬	雌二醇 -17β	—
雌激素受体相关受体	—	—	—	乙烯雌酚 4- 脱氢 ATM	孤儿基因	—
糖皮质激素受体	CYP1A，CYP1B，CYP2B，CYP3A，UGT1A1	P- 糖蛋白转运体	—	米非司酮（RU486）	皮质醇	—
盐皮质激素受体	—	—	皮质醇	—	醛固酮	螺内酯，依普利酮
孕酮受体	—	—	—	米非司酮	黄体酮	安宫黄体酮

时，需要考虑以下因素：①药物给药路径的过程；②机体结构要素；③路径中主要脏器结构特征；④结构下隐藏的分子或关键分子及其组成。例如，重构吸收过程时，需要综合考虑膜的通透性，消化道的具体部位的基本结构、膜的组成、细胞种类、血液及其流速、转运体多少等，涉及不同层次的单因素及其相互逻辑关系。

1. 药物吸收　药物的胃肠道吸收是一个复杂的过程，其中涉及诸多因素，如消化道解剖及生理结构因素、收缩节律、消化腔中的机械压力、腔内的容量、食物、水分、黏液的分泌诸多机体单因素。药物自身理化性质、亲脂性、pK_a 溶解度、组织结合、药物代谢酶、转运体、同服药物等都参与或影响或干扰药物的肠道局部吸收。在这些因素中，最重要的因素是小肠上皮黏膜细胞构成的以及所形成的三重屏障，物理屏障（脂质双层膜体系）与生物化学（代谢酶与转运体）屏障，而药物的疏亲水性与电荷性分别形成疏亲水屏障与 pH 屏障。

（1）模拟人源性黏膜系统：Caco-2 肠吸收模型是由人源性结肠癌细胞系衍生出来的，在体外培养中，Caco-2 细胞成单层扁平状生长，类似黏膜体系，是国际制药界甚至 FDA 认定的用于研究药物体外吸收的常用模型。其主要特点是分化后的 Caco-2 细胞具有许多类似于空肠和回肠内表层细胞的典型特征，包括生理和功能上独特的粘膜上皮细胞和基底膜域（即基膜，是上皮细胞基底面的一附着的基层膜，由糖蛋白、糖胺多糖和蛋白质等组成）；刷状缘上特征标志酶，如碱性磷酸酶；细胞间的紧密连接导致一个较高的跨膜电阻，形成了很好的物理性阻隔；具有表达部分主动吸收转运体，可模拟药物、维生素、氨基酸以及其他营养物质的主动摄入型转运以及主动外排转运，这些转运体包括 P-gp、BCRP、MRP2；也表达部分药物代谢酶，如 CYP3A、酯酶和肽酶等；Caco-2 模型另一个优点是，在世界范围内被广泛应用，已经积累丰富的数据，甚至成为药物体外透膜筛选研究的金标准；有很多与其它模型的比较性研究，但较其它模型如离体肠管、刷状缘膜囊泡等更为实用、有很强的技术稳定性与重复性，可完成严格的质量控制。

（2）离体动物小肠模型：具有完整的肠功能，但遗憾的是，所利用的模型都是动物模型，与人体的肠黏膜在生物化学本质上有明显的差异，如代谢酶、转运体等。但离体动物小肠模型运用也很广泛，往往与Caco-2模型共同使用，相互补充。

（3）高表达转运体的肠黏膜模型：转运体在药物吸收过程中起着十分重要的作用，特别是当药物分子总体上具有很好的透膜性时，转运体的底物特异性可以大幅度逆转其相关特性。通常在肠黏膜中高表达的转运体有两类：摄取型或内排型转运体，如多肽转运体（PEPT1）和阴离子转运肽B（OATP-B）与外排型转运体，如P-gp、MRP1、MRP2等。

2. 药物分布　药物分布的影响因素主要有药物理化性质、血流、血浆蛋白质、组织蛋白质及转运体，由于药物分布是最大的暴露影响因素之一，与药物代谢相比非常隐性。因此，很有必要专门强调分布过程由于涉及所有的体内脏器组织，导致没有固定规律可循，或者说最明显的规律性就是大多数药物在体内的分布呈现不均匀性和动态性，既有药物分布的速度快慢，也有各组织浓度高低的明显不同，且同一药物在同类型动物组织中的分布都很难具有重复性。因此，非常具有挑战性。

吸收入血的药物会在进入血液循环、跨膜转运、到达组织脏器这多个关键过程中反复出现“分配”。这些分配过程参与影响因素众多，会最终影响分布过程。尽管大多数的药物与血浆蛋白呈可逆性的结合，少数药物也会形成共价结合或通过代谢激活形成与组织大分子的共价结合；各种药物与血浆蛋白的结合率不同，药物与血浆蛋白结合率高低是影响药物在体内分布的一种重要因素，蛋白结合率高的药物，向组织转运少，组织浓度较低；药物从血液向组织器官分布速度取决于血液灌流速度与组织器官亲和力，有研究表明，与肌肉相比，任何具有较高含量的中性脂质、磷脂或大分子结合蛋白的组织将导致药物出现更高的组织/血浆分配系数比。“组织/血浆分配比”或“组织/血浆分配系数”是最重要的关键性参数，组织/血浆分配系数（Kp）的研究可利用溶解度的测定、亲脂参数log$P$、生物分配色谱技术等来换算与预测。此外，可通过测定游离药物的浓度，如毛细管电泳中的配体分离法、迎头分析法、微透析法以及云点萃取法、平衡透析法和超滤法等来反推组织分布的大小。

各组织中药物转运体的数量和功能状态也会显著影响药物分布。体内的某些屏障结构对调控药物体内分布发挥着重要作用。现已证实这些屏障组织中大都存在P-gp等外排型转运蛋白，它们能将药物外排到细胞外，从而改变药物的组织分布。分布在大脑毛细血管内皮细胞上的P-gp可调节内源性及外源性化合物透过血脑屏障量，阻止外源性物质进入中枢神经系统、发挥保护性屏障作用。组织中外排型转运蛋白的存在往往会限制药物向该组织内的转运。P-gp在大脑毛细血管上皮细胞和肿瘤细胞中大量存在，从而阻滞了许多药物进入这些组织。而在某些组织中，摄取型的转运蛋白则会使药物在此组织中的分布增加，如有机阴离子转运蛋白-1（OAT1，也称为溶质载体家族22成员6，SLC22A6），它是一种跨膜蛋白，在肾脏的近端肾小管细胞、大脑、胎盘、眼睛、平滑肌和基底外侧膜中表达，在肾脏有机阴离子的转运中发挥重要作用，因此，可被OAT1转运的药物会在肾脏中发生积蓄，这可能是药物肾毒性产生的重要原因。组织分布的体外模型主要被分解为组织亲和力的测试与转运体底物的测试，总分布的高低由两部分综合评价来完成。

3. 药物代谢与代谢路径　肝脏是药物代谢的主要器官，但许多肝外器官组织也具有代谢功能，如肠、肾、肺、甚至最近不断发现脑内也存在有代谢酶。无论药物经过何种给药途径，只要进入机体内，代谢都是主要清除因素，也即是ADME过程中最重要的主导因素。往往一种药物被多种代谢酶代谢，这些可能是代谢步骤可能是串联或并联关系；在代谢器官水平上，代谢也会形成复杂并联或串联关系，只从整体药动学水平的观察，基本上无法判定影响药物代谢的本质性机制。

药物代谢首先是质的判定，然后才是量的评定。多种因素会影响药物代谢过程，如肝中的游离药物、血浆蛋白结合水平、代谢酶所处的部位、药物的膜通透性等。对于清除限制型（高肝摄取比）药物来说，血浆蛋白的结合比酶代谢作用发挥了更强的作用，限制了药物的代谢清除。药物在代谢酶作用下，极性增强，有利于其进一步从体内清除。代谢酶与药物的亲和力及其催化速率直接决定药物分子的总清除速率。

肝脏是药物代谢的最主要器官。在所有代谢中，肝脏中的代谢酶在药物的代谢清除中起着最关键作用的作用，平均超过了70%的贡献性权重，因此，体外药物代谢研究中，首选研究肝脏细胞的药物代谢。目前的主要体外代谢模型都是围绕着模拟肝脏来形成的。体外方法研究药物肝脏代谢模型包括肝微粒体、原代肝细胞、肝脏灌流、肝组织切片、基因工程细胞模型和纯化酶制剂等。这些模型各有特点，这里不详加叙述。笔者会在另外的专著中详细阐述。

药物代谢受种属差异影响均大，这一因素导致单一依靠动物评价、其药动学与人体差别巨大，因药物代谢差异造成药物研发的失败。这也是必须先进行体外人源性药物代谢研究后再选择动物进行比较性研究的原因。在药物代谢酶中，几乎无法在不同的种属中找到两个完全相同的药物代谢酶，所以，人源性的药物代谢研究是必须的，无法仅用动物的药物代谢研究来替代。正因为如此，在药物发现过程中，需先将药物代谢主导性单因素甄别清晰，在药物代谢的种间放大（不管是定性还是定量）过程中，不断进行矫正，这也是药物研发中的最大挑战之一。临床前动物水平的药物代谢与动力学研究一直要带着比较式、参考式的理念来进行。

4. 药物排泄与排泄路径 肾脏是药物的主要排泄器官。但根据药物的不同，肝脏也是重要的排泄器官；涉及挥发性药物时，肺、皮肤也成为主要排泄器官。药物的排泄能力取决于药物理化性质、透膜能力、组织结合能力、代谢酶、转运体等多种因素。一般来说，与血浆蛋白结合的药物既不能通过肾小球滤膜，也不能被代谢转化，从而限制了其从体内清除，是排泄的阻碍因素；在肝脏的窦状小管和胆管膜上存在多种转运蛋白，它们在肝脏通过胆管排泄中起着十分重要的作用；在肾脏内腔的膜上药物转运蛋白如OAT1也参与了肾脏对药物的主动分泌。药物体内代谢清除主要发生在肝、肾及胆管细胞中。

许多药物以原型经肾脏排泄消除。药物肾排泄方式主要为肾小球滤过和肾小管排泌，肾小管重吸收则可将已排入尿液的药物再吸收回血液。肾脏的近小管上皮细胞有P-gp分布，此外，NPT1、MRP、OATPs等转运体也参与肾脏的药物排泄。肾小管分泌是一个主动转运过程，由肾小管特殊转运载体起作用；肾脏中药物的代谢酶系主要存在于肾皮质和肾髓质，肾中Ⅰ相代谢酶有P450酶系及各种单加氧酶等，但其含量或活性均较肝内的活性水平低，所以，无论从解剖路径还是酶的活性水平，药物的Ⅰ相代谢在肾脏代谢中处于次要地位；而Ⅱ相代谢酶，如UGT、SULT、GST和氨基酸结合酶等在肾脏中含量较高，其中起重要作用的UGTs主要分布于肾近曲小管和血管内皮网状质，所以，肾脏的Ⅱ相代谢作用不可忽视。

模拟机体的排泄作用相当不易，因为涉及的组织脏器、结构及主导因素太多，无法用简单的体外模型来完成。一般认为药物的主要清除途径为肾脏和肝胆系统，胆汁的排泄能力可用胆管膜囊泡进行研究，但囊泡主要模拟了膜系统与转运体，缺乏对应的排泄结构模拟系统，这种系统更需要近来发展起来的类器官芯片体系需要要模拟组成、结构等多复合因素的模型，建立针对性的组织或类组织模型，并模拟血流系统，血流系统在排泄是主要驱动力。

模拟肾脏排泄、毒性及机制的常用体外模型包括组织培养、肾细胞原代培养、切片的组织培养等。其中，表达转运体的各种永生化传代细胞已成为研究药物排泄及肾毒性的常用细胞模型，这些模型包括：①肾远曲小管MDCK细胞系；②肾近曲小管细胞系，如OK细胞系、LLC-PK1细胞系、HK-2细胞系、HKC细胞系等；③肾小球系膜细胞；④肾间质成纤维细胞KFB等。其中，MDCK细胞模型是最典型的体外排泄模型之一。MDCK细胞模型是通过分子生物学方法改造的Madin-Darby犬肾MDCK上皮细胞单层模型；有人将肝细胞特有的有机阴离子运输多肽2（OATP2）、主导药物吸收的转运体及MRP2这一药物外排转运体分别表达于MDCK细胞单层的两侧，模拟药物经胆管排泄的实验模型。

肺是人体的呼吸器官，相比于肾脏，药物的肺部排泄占比较少。一般来说，大分子药物难以经过由单层上皮细胞组成的肺泡排出体外；而分子量较小，沸点较低的挥发性药物或其代谢物可随肺呼气排出，其排泄量视肺活量及吸入量而异。乙醚、异氟烷、氧化亚氮等吸入麻醉药物是以挥发性液体或气体的形式经肺泡动脉进入血液，但反过来，也可以用于模拟挥发性药物的肺呼出排泄的模型药物。

（三）体外参数向体内参数的过渡

体外到体内的外推（*In vitro in vivo* extrapolation，IVIVE）是药物代谢研究中常用的方法论，与PBPK模型的结合对于模拟与预测人体的ADME过程非常重要，从原理及技术方法上，这些是现代药物代谢动力学有别于以实测与药动学描述为主的传统药动学的本质区别。

PBPK需要生物化学的参数（如代谢清除、转运清除等参数），通过整合人体解剖生理结构性参数，如脏器体积大小、血流等，形成完整的药动学模型。IVIVE是从体外单一或少量因素获得与药动学所需的生化相关参数的研究手段，IVIVE还多用于推算药物在人体内ADME过程或PK行为的初级参数，如分布容积、清除率等，是一种嫁接于体外与PBPK模型间的过渡型的研究方法论。

药物早期ADME属性体外筛选模型、IVIVE模型与PBPK模型形成了现代药物代谢动力学的基本研究路径与方法论。在实际应用中，IVIVE模型可将药物早期ADME属性筛选所得到的单因素确认下来，预测组织分布、肝脏代谢特征等的参数，通过PBPK模型放大到器官水平及整体水平，构建整体PBPK模型（图3-21）。由此可见，该方法是典型的从简单到复杂的演变，其与传统的整体药动学研究模式正好相反，是一种自下而上的模式。

1. 组织分布参数的外推　组织分布参数的外推方法主要有三种方法。①基于种间异速放大：利用三种以上临床前动物体内表观分布容积值与体重的对数值作图，求出人体内表观分布容积值后，再结合人血浆蛋白结合率推测游离表观分布容积值；②基于组织游离浓度预测：通过测得药物在动物体内表观分布容积值、血浆蛋白结合率、细胞外液量和血浆量，推测动物组织中游离量，在假定动物和人组织中化合物游离量相等的情况下，推测体内游离表观分布容积值；③基于组织-血浆分配系数（tissue-plasma partition coefficients method）：理论上，V_d等于血浆分布体积和各组织分布体积之和，而各组织的分布体积等于组织的体积和组织-血浆分配系数的乘积。药物在不同组织的游离量受该组织中性脂类物质、磷脂、水和血浆比例影响，游离表观分布容积可通过不同组织中性脂类物质、磷脂、水和血浆比例进行预测。

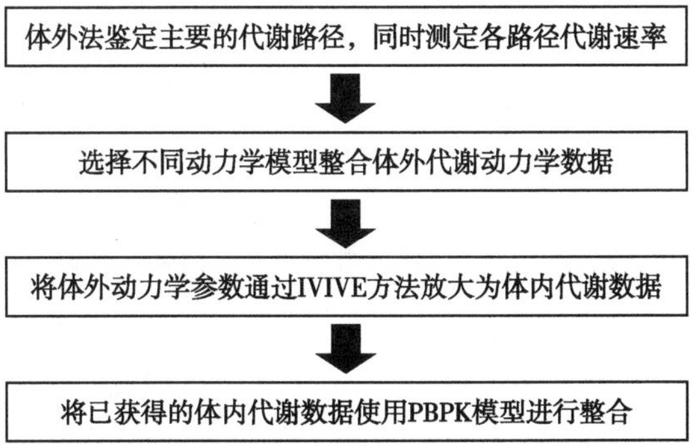

体外法鉴定主要的代谢路径，同时测定各路径代谢速率

↓

选择不同动力学模型整合体外代谢动力学数据

↓

将体外动力学参数通过IVIVE方法放大为体内代谢数据

↓

将已获得的体内代谢数据使用PBPK模型进行整合

图3-21　IVIVE、PBPK方法配合使用方案

2. 清除率的外推　体内清除率原则上等于肝脏清除率（hepatic clearance，CL_H）、肾脏清除率（renal clearance，CL_R）与其他清除器官清除率（CL_{other}）之和（$CL = CL_H + CL_R + CL_{other}$）。体内清除率通常由四步法获得：①通过孵育体系中底物减少或产物生成计算药物体外内在清除率（$CL_{int,\ in\ vitro}$）[内在清除率（CLint）：是指在没有血流限制的情况下，肝代谢的总体能力，反映所有代谢酶的固有活性]；② $CL_{int,\ in\ vitro}$乘以放大系数（scaling factors，*SF*）（比例尺因子，它是对某一数量进行缩放或乘以的倍数值），将体外内在清除率转化为体内内在清除率（$CL_{int,\ in\ vivo}$）；③利用基于生理的肝脏模型将$CL_{int,\ in\ vivo}$转化为CL_H；④将同样方法获得的其他器官清除率与CL_H相加（见图3-22）。但在实际运用中，尤其是肝脏清除为主的药物，可将肝脏清除率（hepatic clearance，CL_H）视为体内总清除率。

3. 清除及清除率体外测定方法　清除及清除率体外测定方法有两种：①清除底物减少法，该法是最常用方法，测定$CL_{int,\ in\ vitro}$时，孵育体系中底物减少到反应量一半的时间（$t_{1/2}$）来进行目标清除测定值的计算，计算公式为$CL_{int,\ in\ vitro} = 0.693/t_{1/2}$；②产物生成法，该法较为准确，测定$CL_{int,\ in\ vitro}$时，酶反应最大速度（$V_m$）和达到最大速度一半所需的底物量（$K_m$）是目标测定值，计算公式为$CL_{int,\ in\ vitro} = V_m/K_m$。

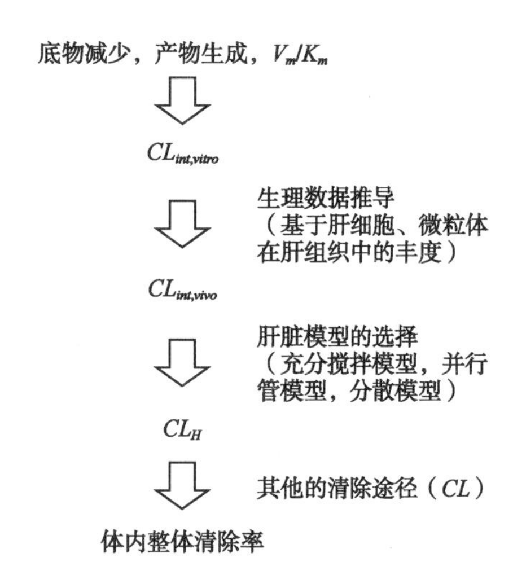

图 3-22 预测体内清除率的步骤

需要指出的是，使用不同种属动物的器官（微粒体、肝脏细胞）进行孵育时，放大因子（*SF*）存在明显的差异，应根据具体情况对其进行赋值。静脉均衡或充分搅拌（well-stirred）模型、并联管（parallel tube）模型、分散（dispersion）模型是常见的三种预测肝脏清除率的生理模型，由于well-stirred模型具有计算简便的优势，是最常用的模型之一。该模型计算公式如式3-55：

$$CL_H=\frac{Q_H\times f_{u,b}\times CL_{\text{int},\,in\,vivo}}{Q_H+f_{u,b}\times CL_{\text{int},\,in\,vivo}} \quad \text{式 3-55}$$

注：上式中，$f_{u,b}$为目标化合物在血液中的游离分数，Q_H为肝脏血流量，$CL_{\text{int, in vivo}}$为肝脏内在清除率。

两倍以内的预测误差被认为是成功的。体外代谢体系、肝脏生理模型、血流系统、药物蛋白结合等是影响预测准确度的主要因素。

4. 消除半衰期的预测 通过预测所获的表观分布容积（predicted human *V*d）和清除率（predicted human *CL*p），可对目标化合物的消除半衰期进行预测，如式3-56。

$$\text{预测 } t_{1/2}=\frac{0.693\cdot\text{预测 } Vd}{\text{预测 } CL_{\text{p}}} \quad \text{式 3-56}$$

第四节 基于生理的药动学模型及其应用

一、基于生理的药动学模型

基于生理的药动学（PBPK）模型是根据现有的人类或者其他动物的解剖和生理构造为基础的，传统PBPK模型主要考虑解剖与生理因素，较少考虑生物化学因素。随着药物代谢研究分支的发展，药物ADME过程中的决定性因素已经基本清晰，现在的PBPK模型既考虑解剖和生理构造，也考虑生物转化与生物转运决定因素，这些都是核心骨架信息。在此基础上，数学算法也非常关键。根据运用目标的不同（如剂量外推、种间外推、个体转换、给药途径变换、特殊人群模拟、毒物风险评估预测等），PBPK模型可以复杂也可以简化，基本理念上是变通应变型的，没有一成不变、大而全的通用模型。

（一）PBPK模型

以经验性数据为核心的传统药动学模型，其药物暴露目标点是确定的，如根据血液或某种组织（只能在动物实验中实现）中的药物暴露的实测数据，获得药动学参数，根据速率区来分房室，这些房室均没有真实的解剖生理意义结构。经典房室模型是“经验型模型”或者说是完全“基于真实数据”的药动学模型。与经验的药动学模型不同，PBPK模型以机体的真实解剖与生理结构为基础，模型中的房室是指具体的生物体组织器官结构、器官组织间的血液流动方式与串联关系、组织本身的组成、细胞种类、细胞中的代谢酶、转运体、甚至核受体的表达水平、脂肪含量、体液等等。PBPK模型不需要预先假设暴露部位，任何列入解剖生理结构和部位中的药物及其代谢物的量，在理论上均都可以通过模型计算获得。同时，与PBPK模型匹配的相关信息必须是物理含义的、可数学化的、可组合、可模块化的。与传统PK研究相比，PBPK模型具有显著的优点：①建模方法创建不仅基于生理解剖信息，更重要的是加入不断发现的生物化学及生物物理等分子水平的重要决定性信息，这些信息包括了药物特异性属性（DSP）与机体体系特征性属性（BSSP）；在这些属性信息明确的条件下，依照生理解剖的逻辑，利用微积分运算规则，对体系重构，形成模型，这个模型可以验证所获得的整体信息的正确性，也可以清晰地判明这些决定因素与整体体系药动学参数间的关系；②基于生物系统特点，预测个体间的药动学变异的原因与程度，实现个体化医疗；③ PBPK实质上是一种超高内涵的分析体系，结合计算机建模，可对大量化合物或药物的 PK 参数进行高通量分析的同时，给予最大量、最丰富的信息内涵，这是经典药动学无法实现的；④将药物早期 ADME 属性特征、成药性属性与人体的药代属性特征联系起来，甄别因果关系，将新药发现起始过程与人体最终的药动学、药效、毒性等联系在一起，形成完整的系统药理学或毒理学研究模型。

PBPK 模型可以根据药物特征、人体生理解剖和生化因素等形成特定的组分，可以是整体的、局部的，可以是生理性的、也可以是表征病理性的某一个特定进程的模型。以下主要说明两种主要类型。

1. 整体 PBPK 模型　整体 PBPK 模型将各个器官或者房室根据体循环串联成一个闭合的模型结构，每一个药物及其代谢物进出器官或组织或体液部位，根据物料平衡描述化学物质在体内的吸收、分布、代谢、排泄过程的模型，如图 3-23。

2. 部分或局部 PBPK 模型　部分 PBPK 模型顾名思义描述机体部分、局部或独立器官组织或系统，如肠吸收模型、肝脏（主要是代谢）的模型，它实际上是一种局部式的拆卸重构模型，例如肠吸收，它仍是一个复杂的过程。传统模型中，这种局部模型从机制上，其基础决定因素不清晰、中间过程不明确，基于实测整体血药浓度药动学数据，只能间接式地反推与猜测吸收过程。一旦这个过程掺入其他可变因素，如代谢酶与转运体等生物化学与生物物理因素，就可能表现出明显的种属差异或个体差异；或者看起来简单的一个吸收过程可能隐藏着复杂的数学物理逻辑关系。

（二）PBPK 模型的构建

PBPK 建模是一种基于质量守恒或物料平衡原理预测药物在机体内吸收、分布、代谢和排泄规律的数学建模技术。模型建立、数据收集和模型验证是 PBPK 建模的三个阶段。PBPK 模型建立时，不仅要结合药物自身属性等信息，还要依照机体器官参与目标药物处置的贡献进行重新优化配置。比如对于溶解度高、透膜能力强的口服药物来说，肠道在整个模型中便可简化为一个房室，而对于溶解度高、透膜能力差的化合物肠道则需要细分为胃、十二指肠、回肠、盲肠等更多的房室来对其进行分别表征。

在建立 PBPK 模型时，需要依据人体或哺乳动物一般的解剖学、生理学，如循环结构。其中，最大的问题是选择哪些组织器官、体液、系统作为模型的组成部分？哪些系统可以简化？是局部模型还是整体模型更有效率？纳入系统间的连接顺序与真实系统间的顺序关系？这主要取决于具体药物的属性，如果药物属性中，生物转化因素权重更大，如代谢稳定性差的小分子药物；生物药则偏重组织和蛋白质结合，因此，组织血浆间分配作用的权重更为重要。实际建模过程中的关键步骤如下。

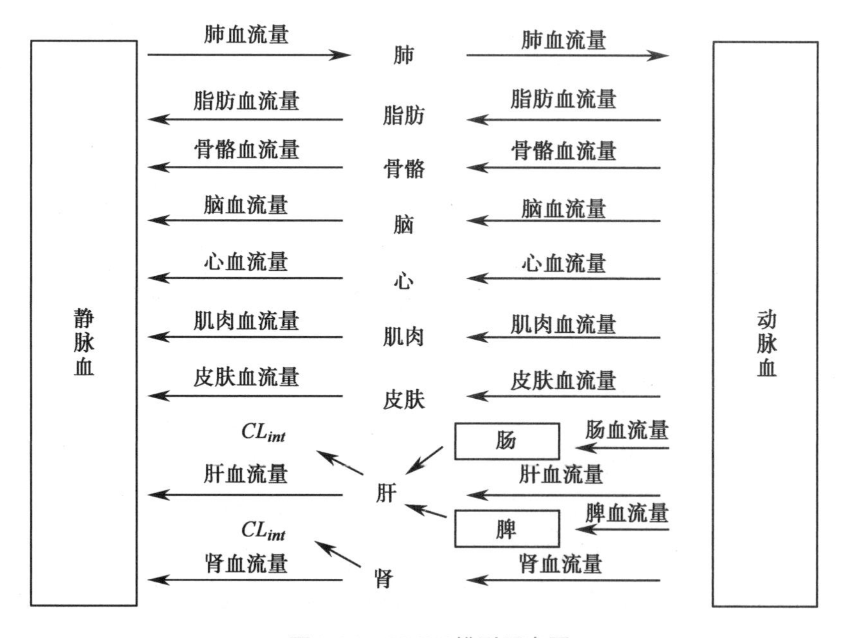

图 3-23　PBPK 模型示意图

1. 模型中纳入器官的标准 核心组织器官的遴选标准是：①特定或目标性药物暴露部位，通常为血循环，特殊如脑内靶点（要求药物有穿透血脑屏障的能力）、或腺体、关节等；②主要代谢器官，代谢器官通常是肝脏，但特殊情形下，可能增加肝外组织；③药物平衡、储存或分布有决定性影响的器官，如骨、脂肪、肌肉等；④主要排泄器官，如肝、肾；⑤简化模型原则，为简化模型可将组织分组，根据血液是否充分灌注，分为充分灌注组织和非充分灌注组织等；或者分为核心组织、快速和慢速平衡组织。总之，要根据必要和简化的原则，其运用的参数、量与质都不同，根据药物前期的相关属性来选择模型中器官的基本组成。

2. PBPK 的脏器间连接方式 脏器间一般使用血液循环进行连接。有两种连接方式：①如果药物的透膜转运速率极快，药物在机体各器官的分布主要由各器官的血流灌注速率决定，以这种模型为基本单元构建的生理模型则称为血流限速型生理模型（perfusion model）。此时，组织中的药物浓度（C_t）与从器官流出的静脉血液药物浓度（C_{vt}）和组织 - 血液分配系数（$P_{t:b}$）直接相关；②当药物需要依赖于载体的主动转运和促进扩散等方式进入细胞时，组织器官内存在的透膜屏障对药物的分布起到限速、限量的作用，透膜过程成为药物体内转运过程中的限速过程，以这种模型为基本单元构建的生理模型称为透膜限定型生理模型（membrane-limited model）。此时，药物从组织血液到细胞基质的转移正比于一个质量转移系数，即药物的组织表面积透过量（PS_T）。当 $PS_T < Q_t$，组织摄取表现为扩散限定型，在这种情况下，器官房室将再分为两个亚房室。

3. PBPK 数据类型 PBPK 模型建立的质量守恒微分方程需要不同类别的参数，包括理化参数、生理解剖参数与生化参数。

（1）理化参数：主要指药物本身的一些物理化学性质，例如，pK_a、$\log P$、溶解性、膜透过性、剂型、密度、粒径和扩散系数等。

（2）解剖参数：各脏器组织重量与组织容积（肝脏、肾脏、脂肪组织、肌肉组织、其他组织）、血容量与流速（如心输出量）、呼吸容量（肺泡通气量、每分钟通气量等）、血管网络密度、连接方式等。例如对于吸收给药的药物，肺泡通气量是一个重要的考察因素；如果药物进入血细胞的速率是限速步骤，就需要考虑血液分布和结合能力。为求解 PBPK 模型的计算方程，需要输入生理参数、化合物清除速率、化合物的血 - 组织分配系数等参数。生理参数数值如呼吸速率、皮肤表面区、心输出量、组织血流量率和组织体积可以从文献中获取。小鼠、大鼠的相关生理参数见表 3-11。血液：环境（如，血：气、血：水）及组织：血分配系数，可以通过重复给药，当药物浓度到达稳态时，测定组织和血液中药物浓度获得。也可用体外超滤、平衡透析等方法收集到化合物血浆游离分数后，再根据化合物所在器官房室的磷脂、水、白蛋白和脂蛋白的比值进行预测。

表 3-11 小鼠、大鼠组织容积和血流量参数

生理参数	小鼠	大鼠
体重 /kg	0.025	0.25
组织容积 /L		
肝脏	0.001 4	0.01
脂肪组织	0.002 5	0.017 5
其他器官	0.001 3	0.012 5
肌肉组织	0.017 5	0.187 5
心输出量 /（L•min^{-1}）	0.017	0.083
器官血流量 /（L•min^{-1}）		
肝脏	0.004 3	0.020 8
脂肪组织	0.001 5	0.007 5
其他器官	0.008 7	0.042 3
肌肉组织	0.002 6	0.012 5
每分钟通气量 /（L•min^{-1}）	0.037	0.174
肺泡通气量 /（L•min^{-1}）	0.025	0.117

V_{max}、K_m、K_f 等代谢参数可通过体外方法使用亚细胞组分（微粒体、肝细胞或肝组织切片）进行测定，再将固有清除率通过下列公式放大，获得肝脏清除率。

$$V_{max\,(in\ vivo)} = V_{max\,(in\ vitro)} \times \text{蛋白浓度} \times \text{组织容积}$$

（3）生化参数：主要包括清除因素（代谢酶归属与权重、血浆蛋白结合率、转运体归属与权重）、清除率、消除半衰期、吸收速率、代谢速率、组织扩散系数、特异性蛋白结合速率以及排泄速率等药物的 ADME 参数。这类数据可以由实验获得，包括体内实验与体外实验。通过体内动物实验，如通过不同途径给药，可以得到药时曲线与相应的参数等；通过体外实验，如新鲜离体肝细胞、微粒体、细胞液、血液等获得代谢参数，经过调整或

转换可以应用于整体体内相关模型的建立。

总体上，是药物特异性参数、机体特异性参数、以及两者相互作用后的作用效应参数。

（4）ADME 过程参数

1）吸收过程：不同给药途径的吸收起始点完全不同，过程也完全不同。起止点过程的区别对待是 PBPK 模型可准确预测靶点周边目标化合物浓度的关键。例如，哺乳动物的肺部吸入，目标化合物在动脉中的浓度与其在空气中的浓度成正比，与肺泡通气率和血：空气分配系数的比值成反比。当化合物从皮肤透入体内时，其在皮肤组织中瞬时浓度需综合考虑该化合物的皮肤暴露面积、化合物渗透系数、皮肤与环境间的分配系数等因素。口服时，可用一级动力学，即口服吸收常数和胃中残留的化合物量乘积描述化合物吸收过程。

2）分布过程：器官房室对化合物的摄取，存在结合限定型和血流限定型两种基本模式。对符合血流限定性的化合物，适用 Fick 定律，组织中化合物的滞留浓度与其进出器官的浓度梯度差（concentration gradient，ΔC）成正比。由于进出器官房室的血流速度是固定的，实际等于血流动脉浓度（C_a）与静脉端化合物的浓度（C_{VT}）之差与组织血流量（Q_t）的乘积。当血液和组织均不与药物发生结合或者其结合程度完全相时，组织中药物浓度（C_T）与 C_{VT} 相同。当药物在组织和血液中的分配存在差异时，C_{VT} 将被代替为组织中药物浓度（C_T）与组织 - 血液分配比系数（$P_{t:b}$）之商。如果该组织为消除器官，还需减掉器官对药物的清除量，该值等于组织器官的清除率与组织中化合物浓度的乘积。

3）代谢过程：PBPK 模型中，代谢是最重要的决定因素。与代谢首先相关的是药物的本体活性物质会因代谢发生质的改变。至少会出现以下情形：原型是活性本体或代谢物是活性本体、原型与代谢物均为活性本体。由于活性本体会发生改变，药物暴露的本质会发生质的改变，与之伴随的是，监测对象也需要随之发生改变。因此，在构建 PBPK 模型前，药物代谢研究目标的清晰与明确必须是前提。在上述质变问题清晰的基础上，量的变化是 PBPK 模型的主要目标。其中，代谢速率可用一级、二级方程和酶饱和反应（米氏）方程进行拟合。由于大部分代谢酶都是膜结合蛋白质，其反应除受底物影响外，膜系统的完整性、酶催化反应辅因子等当量数的限制会使反应很难遵从米氏变化，因此，体外获得的米氏动力学参数如 K_m、V_{max}、甚至抑制动力学所获得的 K_i 等，在实际模型构建中，应该做相应调整。在正常模型中，可使用或多适应米氏动力学参数及一级方程式模拟；在疾病模型中，更适合使用二级方程进行拟合及相关的参数模拟。

4）排泄过程：尿液、胆汁、粪便、肺部气体交换是化合物常见的排泄途径。经胆汁、粪便排泄时，需考虑胆汁流速、重吸收速率及化合物和代谢产物的分子量。肾脏滤过的化合物量等于肾小球滤过率（glomerular filtration rate，GFR）与化合物血液中的游离浓度的乘积。尿液中化合物及其代谢产物量等于尿的排泄量与尿液中化合物的浓度的乘积。

（三）PBPK 模型验证

确定了模型结构和模型参数之后，依据物料平衡（质量守恒）原理，求解药物稳态药动学变化，对每个房室列出物质守恒微分方程，即用流入该房室的动脉血中该物质的浓度和流出该房室的静脉血中的浓度之差乘以该室的血流量，加上该房室中该物质的生成项和消除项，等于该房室内该物质的瞬时变化量。因此，一个模型就简化为一个微分方程组，使用计算软件求解。对模型进行灵敏度、鲁棒性、适应性、稳定性等进行分析，检验模型结构是否需要进一步简化，将通过模型验证来做出决定。验证中，需要使用与建模所用数据资料是不同的，另外一套验证用数据来检验模型是否能够很好地预测不同实验条件下的药动学过程。如果不能通过验证，则需要进一步调整模型的结构或基础数据或算法等。

目前建立的 PBPK 模型大多数都是整体型的，其中组织模型包含在整体模型之中，成为整体模型的一部分。在已经建立 PBPK 模型的药物中，有无机物、小分子药物、大分子药物；应用目标不同，主要有针对特殊人群给药、毒性预测、DDI 预测等；有作用机制明确的，也有不明确的；有不同剂型或化合物形式或不同途径给药等；有单一化合物的，也有多药联用或中药多成分方剂的；还有药效与毒性同步预测的。

模拟数值与实验数据进行对比是验证和优化模型关键。在模型验证和优化过程中，所有PK决定因素及其权重都应被充分考虑。常见的模型评估和验证方法包括残方分析等差异统计测试，也可使用目测法比较模拟值与实验获得的药时曲线高、低峰值间的差异。代谢酶和转运蛋白的基因多态性、脏器功能、疾病状态等因素是导致PBPK模型预测失败的主要因素，但如果充分考虑到机体存在的上述问题、并有数据支持，可对模型做相应调整，则可用于预测特殊人群（如肝损伤或肝切除患者、老人或儿童等）的药物动态变化规律。因此，在建立模型时，应确保模型的关键房室具有足够的灵活性，确保模拟值具有合理的代表性和可信范围。在特定机体的PBPK模型构建过程中，以下5点需格外关注：①模型选取的生理参数应在公认、可信的范围内并尽可能选取平均值等可代表目标群体的数值；②组织容积的总和应低于或等于体重；③组织血流量的总和应等于心输出量；④质量平衡的原则（吸收的化合物=体内的+消除的）需始终贯穿整个模型的构建和应用；⑤模型选取的生理参数的数值应符合身体功能规律，如呼吸频率低的动物，其心脏输出值应相应降低。

二、PBPK模型的临床前及临床应用

根据不同药物的理化性质，不同解剖生理、生化状态下，人体内的药物代谢动力学行为具有显著差异，借助PBPK模型可预测评判药物暴露量的经时变化，进行种属之间的外推及DDI，从而对不同个体用药剂量进行有效调整和设计。以下从药物的理化性质、解剖生理和生化属性的不同举例说明。

（一）药物理化特征依赖型PBPK模型

药物分子的理化性质是药物发挥药效作用重要因素之一，机体对药物进行反作用的处置行为，其表现为药物的ADME属性，并关联至毒副作用。药物的理化性质，如药物分子大小、亲脂性、解离常数等都会决定药物在机体内的膜穿透能力、组织亲和力和代谢稳定性等。而药物的理化性质会受到分子自身结构与性质的影响。

以米托蒽醌的药动学研究为例，PBPK模型来描述了药物在小鼠体内的代谢过程。该研究构建了三种包含不同决定因素的PBPK模型，用来表征隐藏于其实验数据背后的机制。研究用包括K_p值、深度结合区、及米托蒽醌与DNA、蛋白质结合的区域来分别构建PBPK模型，最终，与DNA和蛋白质结合区域的基础所获得的模型与实验数据最吻合；经小鼠中获得的米托蒽醌的血浆和组织分布数据验证，该模型还可以进一步成功预测人体中的米托蒽醌的药动学行为。该模型成功获得米托蒽醌小鼠药动学数据的验证，并将PK模型从小鼠外推至人体，成为“小分子与大分子结合区域”这一分子水平基本性质引入PBPK模型的有力证据。

蛋白结合性质可以用于预测通用PBPK模型，有研究者来通过药物体外亲脂性、血浆蛋白结合与血浆游离分数来预估组织分布的动力学参数，并用“搅拌均匀”的肝脏模型预测清肝率，将预测值（药动学参数、血浆浓度-时间剖面）与观测数据进行比较，评价模型的准确性，结果表明用PBPK模型能较好地模拟药物的血浆AUC曲线。

（二）个体生理特征依赖型PBPK模型

不同年龄段的器官血流速度、体重及身高等生理参数是不同的。小儿处于生长发育阶段，在解剖、生理、病理方面有明显的特点，许多器官、神经系统发育尚不完全，对许多药物极为敏感，尤其在婴幼儿阶段。从历史上看，儿童剂量是根据成人剂量、根据标准化成人体重（70kg）、体表面积（$1.73m^2$）或使用异速生长标度进行调整后得出的。然而，在许多情况下，婴幼儿并没有表现出成年人的药动学特征，或者说，不是成人的简单缩小版。这在很大程度上是由于酶的表达、基本分子组成、生理结构的不同等导致药物暴露随儿童患者年龄的变化而不同的。例如，儿童经常以不同于成人的方式处理药物。因此，基于成人数据通常难以估计安全有效的儿科药物剂量。

有人开发了蒿甲醚的PBPK机制模型，该模型可以可靠地模拟成人、儿童和婴儿中观察到的PK行为。鉴于血流速率、血流量和酶的成熟度在儿童中的特征性及其对清除机制的影响，PBPK模型将这些生理生化因素与相应解剖结构结合，结果比简单的使用异速扩放运算方式能更好地预测儿童、婴儿的药动学模型，同时，因此获得的预测扩放因子更准确。

有人系统地描述了儿童通过肾脏排除药物的PBPK和PopPK方法的预测能力。通过考虑儿科的生理变化和肾功能成熟，将两种方法的药物暴露的预测与婴儿、儿童和青少年的临床观察进行比较。利用已发表的成人临床药动学数据，建立各药物的PBPK模型，并进行优化与验证。通过比较每种药物在不同年龄组儿童的模拟浓度-时间分布和观察到的临床PK结果，评估儿童用药的药动学准确性。利用在成年人中开发的结构模型、整合协变量，模拟与评估儿童PopPK模型，结果表明了PBPK能较PopPK模型更合理地、更准确。

（三）疾病特征依赖型PBPK模型

不同疾病状态对药物在人体内的药动学行为具有显著影响，借助PBPK模型预测评判药物在不同疾病状态、病人中暴露量的经时变化，可对病人用药剂量进行有效调整、设计更合理的用药方案。

有人构建了整体PBPK模型来预测肝硬化病人的药动学变化，通过将健康个体和疾病个体的生理差异，如血流量、血浆蛋白量、肝代谢酶活性（CYP3A4、CYP1A2等）等生理参数整合到模型中，并采用该模型对利多卡因、茶碱等药物的药动学参数和血浆浓度进行预测，验证了该模型的可行性。

有人使用PBPK模型预测药物暴露和体外测定的酶/转运抑制常数准确地预测了人类和大鼠用药后高胆红素血症是否发生的肝脏损伤情况。采用该模型对奈非那韦药动学变化进行预测，并预测该何种变化不会引发高胆红素血症，结果发现与临床观察的验证结果一致。作者进一步预测了另一种新的候选药物，可能引发血清胆红素升高、以及肝损伤的其它生化指标升高。模拟结果表明，胆红素升高主要是源于转运蛋白的抑制，而不是肝脏其它功能的障碍。借助PBPK模型，可以帮助阐明药物诱导的高胆红素血症的机制，从而甄别临床中出现血清胆红素升高的本质与危险性。

（四）清除类型及分辨型PBPK模型

药物消除类型主要分为代谢和排泄两种方式。药物代谢是在一种或多种代谢酶作用下，化学结构发生改变的过程。药物在体内主要通过肝脏代谢，其次可以通过肠道、肾脏等代谢。另外，药物主要通过肾脏排泄，其次可以通过胆汁、汗液、尿液等排泄。

吗啡主要通过肝脏代谢，约10%的原药在尿液中被排出，吗啡在其药物代谢动力学中表现出较大的个体差异，吗啡处置的多样性是药物遗传学和生理学共同决定的。有人开发了一种吗啡的PBPK模型，通过实施OCT1介导的肝摄取转运、UGT2B7代谢、以及肾脏排泄三个主要因素的组合，很好的评估多种因素对吗啡处置多样性的影响。该模型在成人和儿童中都很好地预测了吗啡的血浆浓度-时间曲线。该PBPK建模方法通过定量测定证明OCT1基因型、年龄相关生长参数、血流参数是吗啡药动学变异性的重要贡献因素。

（五）多特征、多类型及权重不确定型PBPK模型

PBPK模型的决定因素主要有药物理化性质、解剖生理和生化特征所决定，在构建PBPK模型时需要考虑不同因素对药动学行为改变的影响，这些因素不是单一的，往往是由一系列参数决定的。除此之外，根据不同DSP、BSSP参数以及两者相互作用参数的分析，对各项决定性参数的权重进行评价，从而构建更加准确的多特征、多因素及权重非固定型PBPK模型，用于指导药物的使用和研发。因此，现代PBPK研究在实际应用中，标准可依据实验体系的不同分为三个层次：①单因素优化标准；②少量复合物因素权重优化标准；③多因素逻辑优化标准。在这些因素中，生理解剖因素是基础。这些因素在老少、男女等正常生理差别较大的个体中是主要因素。而生理解剖因素接近的个体，生化因素则成为主导差异因素。另外，大分子药物与小分子药物之间药物代谢性质方面具有极大的差异，大分子更倾向于与血浆及组织结合，而小分子更容易受代谢和转运的影响。

有日本学者广泛调查了151种化合物在慢性肾病（CKD）条件下的临床药动学数据，发现在CKD患者中，细胞色素P450、UDP-葡萄糖醛酸转移酶等通过肝代谢消除药物后，肝内未结合清除率有相似程度的降低。作者进一步将从每个参数的相对变化的四分位数范围获得的扩放比例因子（*SF*）应用于充分搅拌的模型，以预测患者的清

除率，大约二分之一到三分之二的 CKD 患者的肝、肾清除率被成功的预测，显示 *SF* 的高效性质。将该 *SF* 引入 PBPK 模型，并预测消除途径不同的 12 种模型化合物在 CKD 患者的血浆浓度曲线。结果表明在 PBPK 模型中使用 *SF* 来调整各因素的不同权重，可使模型更准确、及更有预测性。

第五节 临床药物监测

一、临床药物监测概论

临床患者的血药浓度监测是药事服务中的重要内容，通过监测实时地调整给药方式，维持药物在有效浓度范围内，以达最佳药物治疗浓度，增加疗效，减少毒性。本节中，主要从临床药物监测的主要适应指征、监控药物对象、最佳采样时间、相关记录、及医生与患者须知来进行简单介绍。

药物监测首先必须包括收集患者的所有相关资料，包括患者解剖、生理、生化信息，如性别、年龄、体重、肝肾功能、生化检验、临床病理状况以及所测得的血中药物浓度，以此来评估每位患者的药物临床疗效。同步观测药效学指标，计算出合理的符合该患者的最佳的给药剂量、途径、频率和疗程，根据患者的 PK-PD 联动关系，选择药物和剂量调整方案，确保患者的用药安全性、有效性及适当性。

（一）药物监测

1. 监测目的　临床上想要确定药物疗效（包括患者超出均值的快 / 慢速代谢的情况、或是服药顺应性差的患者），如不进行血药浓度监测，无法保证施用药物是否合理与有效。血药浓度监测必需有明确的目标与监测指征，以减少对医疗资源的浪费。

2. 特殊人群　老弱幼残、因疾病造成的肝肾功能的不全的患者用药需进行监测。很多药物已被证明无法对其使用正常人通用剂量、或仅依据正常的药动学数据信息来给药。如患者病情变化无常，自身状态不稳定，药物清除因素已经发生改变等。当患者出现疑似药物中毒症状或当患者因疾病发生状态巨变时，例如肝、肾功能衰竭、药物吸收异常或体内清除异常等。

3. 药物对象　药物本身治疗窗过窄，药物自身与个体属性两方面决定了药动学属性，许多药物本身 ADME 属性不良，易造成个体间差异较大，无法采用一般通用用药经验与规律。其中，在多药合用时，许多药物已被证实极易发生药药相互作用（DDI），因此，需对 DDI 的风险进行预测和评估；

4. 依从性差　患者依从性差，不能配合医护人员，因此，是否服药或完成治疗需有一定的强制性。

5. 拟改变医疗方案或解除终止治疗　当怀疑药物严重超过有效浓度或剂量，但症状仍无法控制，拟改变治疗方案时；或者当用药浓度低于有效浓度范围，症状尚未控制且无副作用出现，想要增加药物剂量时；当怀疑副作用或早期毒性已经出现，但不确定是否与用药相关时；或拟终止或撤除治疗，但无法确认相关信息时，均需要经体内相关药动学信息加以确认。

6. 需要获取药物特性相关参数　除需要进行一般性血药浓度监控时，药物监测更主要的目的是获取监测对象的药动学相关参数，主要包括：生物利用度、分布体积、清除率、半衰期、蛋白结合率、稳态条件等。如患者有肾功能损伤，其血清肌酐以及肌酐清除率可用来预估药物清除情况；而清除半衰期取决于药物的分布体积与清除率，并且与药物达到稳定状态所需时间有关；患者伴随有低白蛋白血症或尿毒症时，都会影响血药浓度监测的结果。蛋白结合率决定了游离态药物浓度，所使用的药物是否为高蛋白结合率药物？疾病状态时，其结合蛋白含量改变是否发生明显改变等。

（二）药物的有效治疗浓度范围

有效治疗浓度范围是指在机体达到稳态浓度时，多数患者可获得最佳的疗效并且药物不良反应发生率较低。但是，药物的疗效会因个体生理疾病状态及药物药动学特征不同而无法预期。如对临床中的人体首次用药（first-in-human）、儿童的个性化用药等的剂量的摸索或预测。

（三）稳态浓度的监控标准

1. 个体药动学稳态状态的评价　为明确给药是否达到维持有效血药浓度的稳态、确认投药时间间隔、探究峰值时间与浓度（如抗生素）、药物在血浆与组织间是否到达平衡，临床治疗中是采用连续给药还是间隔给药等，都必须进行稳态浓度的监测与考察。在一级动力学药物中，开始恒速给药时药物吸收快于药物消除，体内是药物蓄积倾向。一般规律是计算约需 5 个 $t_{1/2}$ 达到血药稳态浓度（C_{ss}），此时给药速度（RA）与消除速度（RE）相等，如式 3-57：

$$C_{ss}=\frac{RE}{C1}=\frac{RA}{C1}=\frac{Dm/\tau}{C1}=\frac{Dm/\tau}{K_eVd} \quad \text{式 3-57}$$

（τ 为给药间隔时间）

可见 C_{ss} 随给药速度（RA = Dm/τ）快慢而升降，到达 C_{ss} 时间不因给药速度加快而提前，它取决于药物的 k_e 或 $t_{1/2}$。据此，可以用药物的 K_eV_d 或 Cl 计算给药速度以达到所需的有效药物浓度。静脉恒速滴注时，血药浓度可以平稳地到达 C_{ss}。分次给药虽然平均血药浓度上升与静脉滴注相同，但实际上血药浓度上下波动。分药间隔时间越长波动越大，其峰值浓度，如式 3-58：

$$C_{ss}-\max=\frac{A/Vd}{1-C^{k^e t}} \quad \text{式 3-58}$$

谷值浓度 $C_{ss\text{-}min}=C_{ss\text{-}max}{}^{e}$，如果实际 C_{ss} 过高或过低，可以按已达到的 C_{ss} 与需要达到的 Css 比值调整给药速度，即 C_{ss}（已达到的）/C_{ss}（需要的）= RA（现用的）/RA（将调整的）

约经 5 个半衰期血药浓度达到稳态。给药间隔越短，血药浓度波动越小。给药剂量越大，血药浓度越高。

2. 负荷剂量的选择标准　从调整剂量时开始，需再经过 5 个 $t_{1/2}$ 方能达到需要的 C_{ss}，在病情危重需要立即达到有效血药浓度时，可按以下方程式，于开始给药时采用负荷剂量（loading dose，D_l），如式 3-59：

$$A_{ss}=C_{ss}Vd\frac{RA}{k_e}=\frac{RA}{0.693/t_{\frac{1}{2}}}=1.44t_{\frac{1}{2}} \quad \text{式 3-59}$$

A_{ss} 就是负荷剂量。可将第一个 $t_{1/2}$ 内静脉滴注量的 1.44 倍在静脉滴注开始时推注入静脉即可立即达到并维持 C_{ss}。在分次恒速给药达到 C_{ss} 时，体内 A_{ss} 是维持剂量（maintenance dose，D_m）与体内上一剂量残留药物的和，即式 3-60：

$$A_{ss}=D_m-A_{ss}e^{-\text{ket}} \because D_l-A_{ss}=\frac{D_m}{1-e^{-ket}} \quad \text{式 3-60}$$

当给药间隔时间 $\tau=t_{1/2}$ 时，如式 3-61：

$$D_l=\frac{D_m}{1-e^{-0.693}}=\frac{D}{0.5}=2D_m \quad \text{式 3-61}$$

即每隔一个 $t_{1/2}$ 给药一次时，采用首剂加倍剂量的 D_l 可使血药浓度迅速达到 C_{ss}。理想的给药方案应该是使 $C_{SS\text{-}max}$ 略小于最小中毒血浆浓度（MTC），而 $C_{SS\text{-}min}$ 略大于最小有效血浆浓度（MEC），即血药浓度波动于 MTC 与 MEC 之间的治疗窗，这一 D_m 可按下列公式计算，如式 3-62：

$$D_m=(\text{MTC}-\text{MEC})V_d \quad \text{式 3-62}$$

负荷剂量计算法与上同，即 $D_l=A_{SS}=1.44t_{1/2}$，$RA=1.44t_{1/2}D_m/\tau$，τ 为给药间隔时间。τ 可按一级消除动力学公式推算得出，如式 3-63：

$$\tau=\left(\log\frac{\text{MTC}}{\text{MEC}}\right)\times\frac{2.303}{0.693/t_{1/2}}=3.323t_{1/2}\log\frac{\text{MTC}}{\text{MEC}} \quad \text{式 3-63}$$

因此，可以根据药物的 MTC 及 MEC 利用这些公式计算出 D_l，D_m 及 τ。注意此时 $\tau\neq t_{1/2}$，$D_l\neq 2D_m$。

在零级动力学药物中，体内药量超过机体最大消除能力。如果连续恒速给药，$RA>RE$，体内药量蓄积，血药浓度将无限增高。停药后消除时间也较长，超过 5 个 $t_{1/2}$。因为 $t_{1/2}=0.5C_0/K$，达到 C_0 越高 $t_{1/2}$ 越长。

在患者代谢功能正常的情况下，持续给予固定剂量、给药间隔，经过 4～5 个半衰期后即可达 97% 以上血中浓度稳定状态；除非患者的代谢功能改变，或改变了药物剂量和用法，一般来说药物血中浓度应该维持恒定。

二、基于机制的临床药物监测

利用药动学、群体药动学进行的治疗药物临床监测，因缺乏机制性引导因素，具有极大的经验及实测数据的依赖性，外推及预测性差。基于机制的临床药物监测利用因果关系的分析，针对具体的施用药物，明确其基本决定因素。在这些前提条件清晰的情形下，临床药物监测则非常有针对性与预测性。

与药动学仅提供的整体参数不同，基于机制的临床药物监测需要加入目标监控药物的理化性质信息、给药对象的病理生理解剖信息、给药对象的生化学特征（特别是药物代谢相关生化信息）等基本因素的信息，尽可能使用 PBPK 模型，对特殊人群或具体个体的变异特征、风险等进行评估，并注意收集其反应的任何特征。如药物有明显个体差异，不管在效应、浓度、还是毒性变化差异；浓度与效应已经建立对应关系，保证用药达到有效浓度；建立靶向浓度的范围；有合适的药物检测能力与实施方案。

（一）心血管药物

以心血管药物为例，见表3-12。

（二）精神药物

以精神药物为例，见表3-13。

（三）抗癌药

以抗癌药为例，见表3-14。

（四）抗生素类药物

以抗生素类药物为例，见表3-15。

（五）主要药物药动学参数信息

Obach 等发表在 *Drug Metabolism & Disposi-*

表3-12 常用心血管药物

药动学	生物利用度	蛋白质结合率	代谢	消除半衰期	排泄
阿司匹林	80%～100%	80%～90%	肝 CYP2C19 CYP3A	低剂量2～3h 大剂量15～30h	尿（80%～100%）、汗水、唾液、粪便
利伐沙班	80%～100%（口服）	92%～95%	CYP3A4 CYP3A5 CYP2J2 MAO	5～9h（成年人） 11～13h（老年人）	2/3尿 1/3粪便
美托洛尔	50%（单一剂量） 70%（重复用药）	12%	肝 CYP2D6 CYP3A4	3～7h	肾
卡维地洛	25%～35%	98%	肝 CYP2D6 CYP2C9	7～10h	尿（16%） 粪便（60%）
氯吡格雷	＞50%	94%～98%	肝 CYP2C19 CYP1A2 CYP2B6 CYP3A hCE1	7～8h	肾（50%） 胆（46%）

表3-13 常用精神药物比较

药动学	生物利用度	蛋白质结合率	代谢	消除半衰期	排泄
奥司他韦	＞80%	42%	肝脏 肠道 hCEs	1～3h	尿（＞90%） 粪便
沙芬酰胺	95%（口服）	88%～94%	CYP3A4 MAO-A ALDH	20～40h	肾脏（75%）
沃替西汀	75%（口服）	98%	CYP2D6	66h	尿（59%） 粪便（26%）
芬太尼	92%（经皮） 89%（鼻内） 50%（颊） 33%（摄入） 100%（肌内）	80%～85%	肝 CYP3A4	静脉注射6min（$t_{1/2\alpha}$） 1h（$t_{1/2\beta}$） 16h（$t_{1/2}$） 鼻内：6.5h 透皮：20～27h 舌下/颊下（单一剂量）：2.6～13.5h	尿

续表

药动学	生物利用度	蛋白质结合率	代谢	消除半衰期	排泄
咪达唑仑	40%(口服) >90%(肌内)	97%	肝 CYP3A3 CYP3A4 CYP3A5	1.5～2.5h	肾
安定	64%～97%(口服) 62%～98%(直肠)	—	肝 CYP2B6 CYP2C19 CYP3A4	20～100h	肾
阿普唑仑	80%～90%	80%	肝 CYP3A4	立即释放：4～6h 延长释放：11～16h	肾
唑吡酮	75%～80%	52%～59%	肝 CYP3A4 CYP2E1	3.5～6.5h ～7～9h(>65岁)	尿(80%)

表 3-14　常用抗癌药比较

药动学	生物利用度	蛋白质结合率	代谢	消除半衰期	排泄
伊立替康	—	—	肝 CYP3A4 hCEs UGTs	6～12h	胆 肾
卡培他滨	—	<60%	肝 hCEs	38～45min	肾脏(95.5%) 粪便(2.6%)

表 3-15　常用抗生素类药物比较

药动学	生物利用度	蛋白质结合率	代谢	消除半衰期	排泄
红霉素	30%～65%	90%	肝 CYP3A4	1.5h	胆汁
克拉霉素	50%	42%～70%	肝 CYP3A4	3～4h	胆汁

tion 的文章 Trend analysis of a database of intravenous pharmacokinetic parameters in humans for 670 drug compounds 中列举了 1 300 余种药物的药动学参数的信息。

第六节　系统药物代谢动力学

药物代谢动力学学科与应用需求同步发展，衍生出许多针对应用的学科亚分支。上世纪 70 年代以来，分析化学、分子生物学、生物化学、计算机科学等交叉学科的进步，改变了本学科赖以生存的科学技术基础。研究方法论及其理念的进步，药动学从整体论经过还原论逐渐走向了系统论的研究模式。

如图 3-24 所示，通过药物早期 ADME 体外筛选体系获得药物自身属性，即特定体系下药物的理化性质（如溶解度）、组织蛋白结合率、代谢稳定性等属性为药物专属性参数；对机体反作用于药物的各种因素的一一体外重组表达与深入研究，大量的药物代谢酶、转运蛋白、核受体等发现，药物与机体的相互作用、影响药物暴露或清除的原理与机制逐一被清晰阐明，药物自身属性

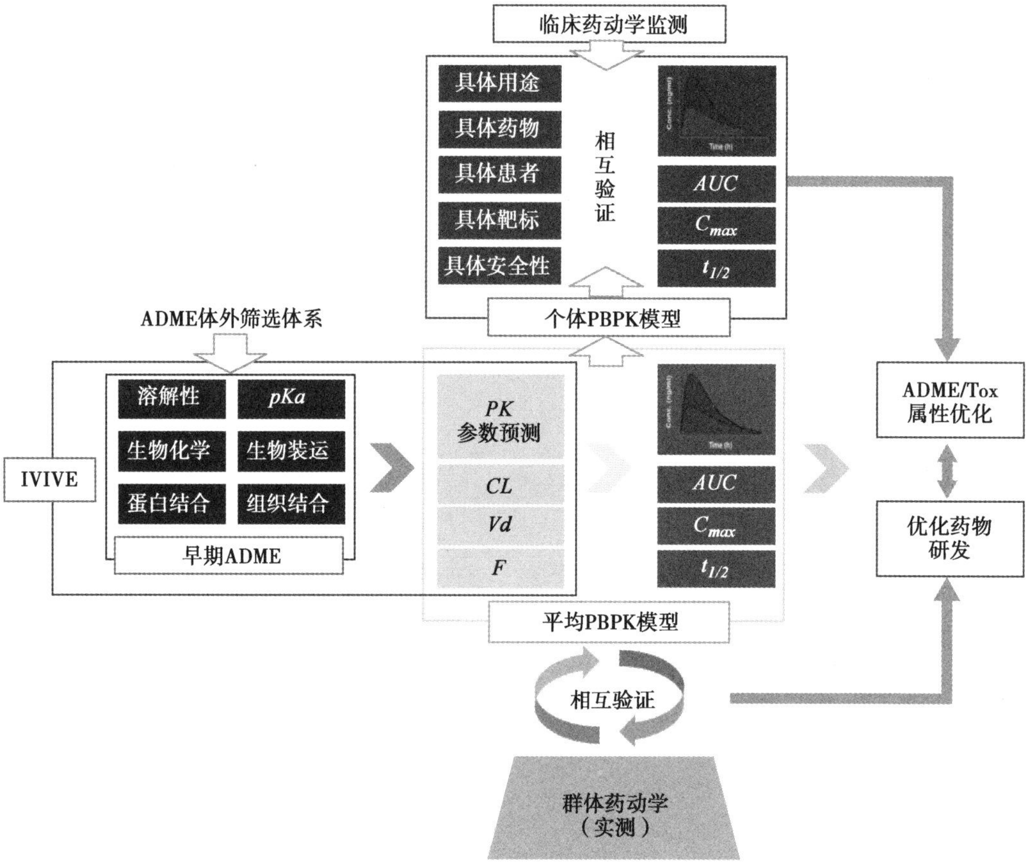

图 3-24　药物代谢动力学学科系统论框架

与生物体系属性共同决定了药物 ADME 过程及药动学水平的整体行为，原来看似相互独立的学科分支被完整地整合，形成现代的药物代谢动力学学科，学科的发展进入了系统药物代谢动力学的阶段。

（杨　凌）

参考文献

[1] 杨凌. 系统药物代谢动力学 [M]. 北京：科学出版社，2017.

[2] AN G，MORRIS M E. A physiologically based pharmacokinetic model of mitoxantrone in mice and scale-up to humans：a semi-mechanistic model incorporating DNA and protein binding[J]. The AAPS journal，2012，14，352-364.

[3] COOK D，FINNIGAN J，COOK K，et al. Cytochromes P450：history，classes，catalytic mechanism，and industrial application[J]. Advances in Protein Chemistry & Structural Biology，2016，105：105-126.

[4] EMOTO C，FUKUDA T，JOHNSON TN，et al. A characterization of contributing factors to variability in morphine clearance through PBPK modeling implemented with OCT1 transporter[J]. Cpt Pharmacometrics & Systems Pharmacology，2016，6（2）：110-119.

[5] FAN J，de LANNOY，Inés A M. Pharmacokinetics[J]. Biochemical Pharmacology，2014，87（1）：93-120.

[6] GRONEMEYER H. Principles for modulation of the nuclear receptor superfamily[J]. Nature Rev Drug Discov，2004，33（11）：950-964.

[7] JACOB S，NAIR A B. An Updated overview on therapeutic drug monitoring of recent antiepileptic drugs[J]. Drugs in R&D，2016，16，303-316.

[8] LIN W，HEIMBACH T，JAIN J P，et al. A Physiologically based pharmacokinetic model to describe artemether pharmacokinetics in adult and pediatric patients[J]. J Pharm Sci，2016，105（10）：3205-3213.

[9] MAHMOOD I. Misconceptions and issues regarding allometric scaling during the drug development process[J]. Expert Opin Drug Metab Toxicol，2018，14，843-854.

[10] PAXTON J. Topics on Drug Metabolism[M]. Rijeka：InTech，2012.

[11] PEARSON P G，WIENKERS L C. Drugs and the phamrmaceutical sciences [M]. Abingdon：Taylor & Francis Group，2019.

[12] ROWLAND M，PANG K S. Commentary on "The Universally Unrecognized Assumption in Predicting Drug Clearance and Organ Extraction Ratio"[J]. Clinical pharmacology and therapeutics，2018，103，386-388.

[13] YANG K，BATTISTA C，WOODHEAD J L，et al. Systems pharmacology modeling of drug-induced hyperbilirubinemia：differentiating hepatotoxicity and inhibition of enzymes/transporters[J]. Clinical pharmacology and therapeutics，2017，101（4），501-509.

[14] ZHOU W，JOHNSON T N，XU H，et al. Predictive performance of physiologically based pharmacokinetic and population pharmacokinetic modeling of renally cleared drugs in children[J]. Pharmacometrics and Systems Pharmacology，2016，5（9）：475-483.

第四章　药物相互作用与临床药学服务

药物相互作用(drug interaction)是指两种或两种以上药物同时或序贯应用时,药物之间或机体-药物之间相互影响和干扰,改变了合用药物原有的理化性质、体内过程(吸收、分布、生物转化和排泄)以及机体对药物的敏感性,从而使药物的药理效应或毒性效应发生变化。药理效应变化表现为协同/增强作用、相加作用、无关作用或拮抗作用。毒性效应变化表现为不良反应减轻或增强,甚至出现新的不良反应。

一个典型的药物相互作用对(interaction pair)由两个药物组成:药效发生变化的药物称为目标药(object drug 或 index drug),引起这种变化的药物称为相互作用药(interacting drug)。一个药物可以在某一相互作用对中是目标药(如苯妥英钠-西咪替丁),而在另一相互作用对中是相互作用药(如多西环素-苯妥英钠)。有时两个药物互相影响对方的药效(如氯霉素-苯巴比妥),因而互为目标药和相互作用药。在少数情况下,无法简单地将联用的药物进行这种区分。

药物相互作用属于临床药理学与治疗学的研究范畴,是基础医学与临床医学相联系的学科分支。随着新药不断问世,药物种类日益增多,研究、掌握药物的相互作用对于发挥药物的最大治疗效应、减少或避免药物的不良反应、实现个体化(精确)医疗具有重要的临床意义。

第一节　药物相互作用的机制

药物相互作用的机制是复杂多样的,但大多可归入药物理化性质、药物代谢动力学(吸收、分布、生物转化和排泄)和药物效应动力学三个方面。

一、药物理化性质方面的机制

药物相互作用一般发生在体内,少数情况下也可在体外发生。在研制单方或复方药物新剂型或临床多种药物联合应用治疗疾病时,由于药物理化性质的差异,可能发生药物之间以及药物与赋形剂、辅料、溶媒等之间的相互作用,从而影响药物进入体内,甚至改变药物作用的性质,这种药物物理化学方面的相互作用即通常所说的配伍禁忌(incompatibility)。理化配伍变化可表现为混浊、沉淀、变色或产气等外观变化,也可能发生肉眼观察不到的分解、取代或聚合现象,致使药物性质或作用发生改变。引起药物配伍变化的理化原因主要表现为以下几个方面。

(一)pH 值的改变

溶液酸碱度是影响药物作用的重要因素,某些药物在不适宜的 pH 值下,可能加速分解而失效或者发生沉淀。例如,pH 值升高,可使氯丙嗪等吩噻嗪类药物、去甲肾上腺素等儿茶酚胺类药物、毒毛旋花子苷 K 及胰岛素等的作用减弱或消失;pH 值降低,可使茶碱类及巴比妥类药物的作用减弱或消失;氯化铁溶液需要维持一定的酸度,否则易发生碱式氯化铁沉淀;5% 硫喷妥钠 10ml 加入 5% 葡萄糖注射液 500ml 中,则易产生沉淀。

(二)溶解度的改变

亲水与疏水、水溶性与脂溶性药物的混合或助溶剂加水稀释,都可以破坏药物的溶解状态,从而不利于药物吸收。将某些药物的酊剂、酯剂、流浸膏、内含有机溶剂的注射剂等加入水溶液中,因溶媒性质改变,药物可析出沉淀,如氯霉素注射液(含乙醇、甘油等)加入 5% 葡萄糖注射液或氯化钠注射液中,可析出氯霉素。

(三)解离度的改变

溶液的酸碱环境是决定药物解离程度的重要因素。酸性药物在碱性环境中,或碱性药物在酸性环境中,解离都会增加。离子型药物脂溶性差，难以通过胃肠吸收或进行跨膜转运。因此，酸碱性相差较大的药物一般不宜同时或间隔时间太短而序贯用药，以免增加药物的解离度，影响药物的吸收或分布，甚至可能发生酸碱中和反应，改变药物作用的性质。

（四）盐析作用

主要是指亲水胶体或蛋白质类药物自液体中被脱水或由于电解质的影响而凝集析出。如两性霉素 B 注射剂用氯化钠注射液稀释会发生沉淀；四环素类抗生素与含钙的注射液（复方氯化钠注射液等）在中性或碱性条件下，由于形成螯合物而沉淀，而与 5% 葡萄糖注射液配伍不会出现沉淀。

（五）氧化还原作用

具有明显氧化还原性质的药物与其他药物配伍时，有可能使其他药物发生氧化还原反应而被破坏。例如，亚硝酸盐或重金属离子可使维生素 C 及氯丙嗪等多种药物发生氧化反应；维生素 C 可使维生素 K_3 还原失效。

二、药物代谢动力学方面的机制

联合用药时，药物的体内过程可因其联用药物的影响而有所改变。药物相互作用的代谢动力学机制主要涉及吸收、分布、生物转化（代谢）、排泄四个方面。

（一）影响药物吸收

合并用药大多仅延长某药的吸收时间而不影响吸收的总量，除非在抢救危重急症时，一般这种影响并不重要，因为治疗效果取决于反复给药所达到的稳态血药浓度。如合并用药影响了药物吸收的总量，宜调整剂量，保证疗效。口服药物的胃肠道吸收是一个复杂过程，既受药物本身理化性质的影响，又受机体生理生化因素的影响。药物相互作用可通过下述机制影响吸收。

1. 影响胃肠道消化液的 pH 值　多数药物以简单扩散的方式透过胃肠黏膜吸收入血，其扩散能力取决于药物的脂溶性。脂溶性愈高，扩散能力愈强。解离型药物脂溶性低，不易吸收；非解离型药物脂溶性高，容易吸收。胃肠道 pH 值是影响药物解离的重要因素，因此药物与能改变胃肠道 pH 值的其他药物合用时，其吸收易受影响。

2. 影响胃的排空和肠蠕动　多数药物主要在小肠上部吸收，胃肠排空速度是药物到达吸收部位以及在吸收部位停留时间长短的限速步骤，因此，凡能改变胃肠道功能的药物，如阿托品类抗胆碱药、丙米嗪（imipramine）、苯海拉明（diphenhydramine）、氯丙嗪（chlorpromazine）、三环类抗抑郁药等胃肠抑制药以及甲氧氯普胺（metoclopramide）、多潘立酮（domperidone）等胃肠促动药均可影响合用药物及其自身在肠道内的通过时间与吸收量。

3. 影响肠吸收功能　一些药物如新霉素（neomycin）、对氨基水杨酸钠（sodium aminosalicylate）、环磷酰胺（cyclophosphamide）等能损害肠黏膜的吸收功能，减少合用药物的吸收。如对氨基水杨酸钠可使合用的利福平血药浓度下降一半。

4. 影响首关效应　药物在胃肠道吸收的途径主要是经过毛细血管，首先进入肝门静脉。某些药物在通过肠黏膜及肝脏而经受灭活代谢后，进入体循环的药量减少（首关效应），因此，能改变胃肠壁和 / 或肝脏功能、代谢及血流量的药物有可能对合用药物及其自身的吸收产生影响。例如，卡比多巴（carbidopa）或苄丝肼（benserazide）是较强的 *L*- 芳香氨基酸脱羧酶抑制药，不易通过血脑屏障，与左旋多巴（levodopa，*L*-dopa）合用时，能抑制胃肠壁和肝脏的脱羧反应，增加左旋多巴进入中枢神经系统的量。这样，既能提高左旋多巴的疗效，又能减轻其外周的不良反应，所以卡比多巴或苄丝肼是左旋多巴的重要辅助药。

5. 螯合作用　四环素类能与多价阳离子（Ca^{2+}、Fe^{2+}、Mg^{2+}、Al^{3+}、Bi^{3+}、Fe^{3+} 等）起螯合作用（chelation），形成难溶性的螯合物，因而含金属阳离子的药物和食物均可妨碍其吸收。铁剂和氢氧化铝可使四环素的吸收下降约 40%～90%，如需要两药合用，服药时间应至少间隔 3 小时。

6. 氧化还原作用　口服铁剂或食物中外源性铁都以亚铁形式在十二指肠和空肠上段吸收。胃酸、维生素 C、食物中的果糖、半胱氨酸都有助于铁的还原，可促进其吸收。

7. 吸附作用　药用炭（medicinal charcoal）和矽碳银（silicon carbon silver）均有较强的吸附作用，能吸附很多有机化合物，如抗生素、维生素、激素和生物碱等。白陶土（kaolin）也能吸附药物而减少药物吸收，如林可霉素（lincomycin）与白陶土同服，其血药浓度只有单独服用时的 10%。

8. 肠道菌群的改变 消化道的菌群主要位于大肠内，胃和小肠内数量极少。因此主要在小肠内吸收的药物较少受到肠道菌群的影响。口服地高辛（digoxin）后，约在10%的患者肠道中，地高辛能被肠道菌群大量代谢灭活，而能抑制这些肠道菌群的药物，如红霉素、四环素类和其他广谱抗菌药可使地高辛血浆浓度显著增加。抗菌药也能抑制细菌水解随胆汁分泌进入肠道的药物结合物，从而减少活性原药的重吸收，即抑制了这些药物的肠肝循环。例如，抗菌药可抑制口服避孕药中炔雌醇的肠肝循环，导致循环血中雌激素水平下降，但尚不能确定这是否与少数妇女避孕失败有关。口服广谱抗菌药抑制肠道菌群后，还使维生素K合成减少，可加强香豆素类抗凝药的作用，因此宜适当减少抗凝药的剂量。

9. 转运体的抑制或诱导 肠细胞膜上存在多种转运体，在药物吸收过程中起十分重要的作用。其活性可被抑制或诱导，从而介导药物相互作用。这些转运体按其对药物吸收的作用可分为两类：①介导药物吸收的转运体，包括有机阴离子转运体（organic anion transporters，OATs）、有机阴离子转运多肽（organic anion transporting polypeptides，OATPs）、有机阳离子转运体（organic cation transporters，OCTs）、寡肽转运体（oligopeptide transporters，PEPTs）、多药耐药相关蛋白1（multidrug resistance protein 1，MRP1）、钠依赖性继发性主动转运体（sodium dependent secondary active transporters）即钠葡萄糖转运体（sodium glucose transporters，SGLTs）、钠非依赖性易化扩散转运体（sodium independent facilitated diffusion transporters）即葡萄糖转运体（glucose transporters，GLUTs）以及一元羧酸转运体（monocarboxylate transporters，MCTs）；②介导药物排泌的转运体，包括P-糖蛋白（P-glycoprotein，P-gp）、乳腺癌耐药蛋白（breast cancer resistance protein，BCRP）、肺耐药蛋白（lung resistance protein）、多药耐药蛋白2（multidrug resistance protein 2，MRP2）以及胆酸盐外排泵（bile salt export pump，BSEP）。

在肠道中，OATP家族的亚型在上皮细胞的细胞膜顶端表达，其中OATP1A2和OATP2B1是肠道细胞膜上表达的两种摄取型转运体，两者可以将药物从肠道中摄取转运至血液中，对多种药物的吸收发挥着重要的作用，如甲氨蝶呤（methotrexate）、他汀类药物、非索非那定（fexofenadine）及非甾体抗炎药等。氯喹（chloroquine）和羟化氯喹（hydroxychloroquine）是OATP1A2的抑制剂，可减少OATP1A2底物药物的摄取。除了摄取型转运体，肠道上皮细胞基顶侧膜处也表达外排型转运体，如MRP2、BCRP和P-gp，外排转运体是药物进入体内的第一道屏障，可以将进入上皮细胞的药物或毒物重新泵出到肠腔，对机体起到重要的保护作用。

（二）影响药物分布

1. 影响药物与组织结合 药物向组织分布主要受三种因素影响，即组织血流量、组织重量和组织对药物的亲和力。某些药物浓集于一定组织中，从而可能防碍其他药物的分布。例如，抗疟药阿的平（atabrine）（该药已于1982年被淘汰）吸收后浓集于肝脏中，在应用阿的平14天后，肝中阿的平浓度比血浆中浓度高22 000倍。如这时再给予一般剂量的抗疟药氯喹，由于阿的平已浓集于肝脏，氯喹与组织结合减少，相对增加血药浓度，易引起氯喹中毒。又如，联合应用奎尼丁和地高辛时，由于组织结合位点的置换作用，可能导致地高辛血药浓度升高。

2. 竞争血浆蛋白同一结合位点 许多药物，特别是酸性药物，易与血浆蛋白呈可逆性结合，结合型药物分子变大不能通过毛细血管壁，暂时“贮存”于血液中，不能到达作用部位。所以，药物与血浆蛋白结合也是决定药物作用强度及作用维持时间的重要因素。如果两种药物可逆地与血浆蛋白的同一结合位点发生竞争性置换，是否发生相互作用，提高游离型药物血浆浓度，取决于以下两个条件：①蛋白结合率很高（>90%）；②被置换出的药物的表观分布容积小于0.15L/kg（药物主要分布于血液中）。这样，当该药从血浆蛋白结合位点置换出的药量较大时，可使之作用加强，甚至产生毒副反应。华法林（warfarin）在治疗浓度下，90%～99%与血浆蛋白结合，若和另一与血浆蛋白高度结合的药物合用，则与血浆蛋白结合的华法林有一部分被置换下来，血浆游离型华法林的浓度就增加，抗凝作用增强，如不调整其剂量，就有发生严重自发性出血的危险。当然对于大多数被置换的药物，其游离血药浓度增加和效应增强的倾向是暂时的，因为游离型药物的处置也同时代偿性增加。

3. 影响血脑屏障外排型转运体　血脑屏障中广泛分布 P-gp、MRP4、MRP5、BCRP 等外排型转运体，可以影响药物在脑组织中的分布。例如丹参酮ⅡA（tanshinone ⅡA）和丹参酮ⅡB 是外排型转运体的底物，与 P-gp、MRPs 抑制剂维拉帕米（verapamil）合用时，脑组织中丹参酮ⅡA 和丹参酮ⅡB 的分布显著增加。

（三）影响药物代谢

1. 肝脏微粒体细胞色素 P450 酶系统的影响　肝脏是药物体内代谢的主要器官。肝脏微粒体细胞色素 P450（cytochrome P450，CYP）酶系统是促进药物代谢的主要酶系统（肝药酶），此酶系统活性有限，在药物间容易发生竞争性抑制作用。该酶系统不稳定，存在遗传多态性，且易受药物或其他化合物等诱导或抑制。两药合用，其中一种药物影响肝药酶活性，就可能影响另一种药物的体内代谢和疗效。

（1）酶促作用：已知有数以百计的药物对药物代谢酶的活性有诱导作用（酶促作用），包括镇痛药、抗惊厥药、口服降糖药、镇静催眠药和抗焦虑药等。酶促作用发生并不迅速，最大效应通常出现在用药后 7～10 天；酶促作用消失也需 7～10 天或更长时间。酶促作用可加速药物灭活，缩短其血浆半衰期，使血药浓度降低，疗效减弱。例如，由于苯巴比妥的酶促作用，华法林代谢增强，抗凝作用减弱，需要增加其剂量。但酶促作用使药物代谢加速，并不一定导致药物作用减弱或作用维持时间缩短，因为某些药物如可待因与麻黄素的代谢产物与其原药的药理活性相同；也有些药物代谢产物的药理活性甚至大于原药，这种情况下，酶促作用反而加强药物的疗效。

（2）酶抑作用：与酶促作用相反，有些药物减弱肝药酶活性（酶抑作用），如两药合用可能产生药效增强的相互作用。与酶促作用不同，只要肝脏中肝药酶抑制药浓度足够高，酶抑作用一般产生比较快。例如，氯霉素与苯妥英钠或甲苯磺丁脲等合用可延缓后者代谢，使其血药浓度升高。虽然酶抑作用可导致相应目标药在机体内的清除减慢，体内药物浓度升高，但酶抑作用能否引起有临床意义的药物相互作用取决于如下多种因素：①目标药的毒性及治疗窗的大小：如酮康唑等 CYP3A4 抑制剂可使特非那定的血药浓度显著上升，导致 QT 间期延长和尖端扭转性（torsades de pointes）心律失常，而酮康唑抑制舍曲林的代谢则不会引起严重的心血管不良反应。②是否存在其他代谢途径：如果目标药可由多种 CYP 酶催化代谢，当其中一种酶受到抑制时，药物可代偿性地经由其他途径代谢消除，药物代谢整体所受影响不大。但对主要由某一种 CYP 酶代谢的药物，如果代谢酶受到抑制，则容易产生明显的药物浓度和效应的变化。例如，唑吡坦（zolpidem）可分别由 CYP3A4（61%）、CYP2C9（22%）、CYP1A2（14%）、CYP2D6（<3%）和 CYP2C19（<3%）代谢，而三唑仑（triazolam）几乎仅靠 CYP3A4 代谢。当合用 CYP3A4 抑制剂酮康唑时，唑吡坦的血药浓度 - 时间曲线下面积（*AUC*）增加 67%，而三唑仑的 *AUC* 增加可达 12 倍之多。另一方面，有些药物能抑制多种 CYP 酶，在临床上容易发生与其他药物的相互作用。例如 H_2 受体阻断药西咪替丁（cimetidine），其结构中的咪唑环可与 CYP 中的血红素部分紧密结合，因此能抑制多种 CYP 酶而影响许多药物在体内的代谢。目前已报道有 70 多种药物的肝清除率在与西咪替丁合用后出现不同程度的下降。临床上当药物与西咪替丁合用时，应注意调整剂量，必要时可用雷尼替丁代替西咪替丁。③目标药（底物）代谢产物的活性：如果药物的治疗作用有赖于其活性代谢产物，则相应酶的抑制可使活性代谢物生成减少，从而导致疗效减退。例如，可待因需由 CYP2D6 催化生成吗啡而发挥镇痛作用，抑制该酶有可能使可待因的镇痛作用减弱。另外，有些药物的代谢过程需连续经过几种酶的催化才能完成，其中间代谢产物虽无治疗作用，但可引起不良反应，若抑制其进一步转化，则可产生不利的后果。例如，奈法唑酮（nefazodone）是 CYP3A4 的底物，其一个中间代谢物间氯苯基哌嗪（meta-chlorophenylpiperazine）却是 CYP2D6 的底物，抑制 CYP2D6 将导致这种代谢物浓度增高，引起焦虑等副作用。还有些药物的代谢产物没有上述药理活性，但具有对 CYP 酶的抑制作用，同样可引起有临床意义的药物相互作用。如选择性 5-HT 再摄取抑制药帕罗西汀（paroxetine）是 CYP2D6 的强抑制剂，其葡萄糖醛

酸苷代谢物也对该酶具有抑制作用。④ CYP 酶的遗传多态性与患者所属表型：人群中某些 CYP 酶（如 CYP2C9、CYP2C19、CYP2D6）存在明显的遗传多态性，有强代谢型（extensive metabolizer）和弱代谢型（poor metabolizer）二种表型。如果患者是某一种 CYP 酶的弱代谢型个体，则加用这种酶的抑制剂将不会明显影响该酶底物的代谢，因为该酶在这些药物的代谢中所起的作用很小。例如，一个 CYP2D6 的弱代谢型患者服用抗抑郁药地昔帕明（CYP2D6 的底物）时，如果同时合用 CYP2D6 的抑制剂并不会出现预期的地昔帕明浓度升高。这是由于缺乏 CYP2D6 活性和其他 CYP 并不能完全代偿该酶的功能，在这类患者中地昔帕明的有效治疗剂量将低于通常的标准剂量。

虽然药酶抑制引起的药物相互作用常常导致药物作用的增强与不良反应的发生。但如能掌握其规律并合理地加以利用，也能产生有利的影响。例如，环孢素是一种价格较昂贵的免疫抑制药，将酮康唑与环孢素联用已成为降低环孢素剂量从而节省药费开支的一种有效方法。蛋白酶抑制药沙奎那韦（saquinavir）生物利用度很低，而同类药利托那韦（ritonavir）是 CYP3A4 抑制剂，两药合用可使沙奎那韦的生物利用度增加 20 倍，可在保持疗效的同时减少该药剂量，降低治疗成本。

2. 肝血流量的影响　肝脏不仅通过肝药酶的作用影响药物代谢，还可由血流直接提取药物从胆道排出。各种药物的肝脏提取率（hepatic extraction ratio）相差悬殊。药物经肝脏被提取率愈高，其肝廓清与肝血流量改变的关系愈大，在一定范围内两者呈正相关。例如，静脉滴注异丙肾上腺素提高肝血流量，增加利多卡因的肝内代谢，降低其血浓度。反之，去甲肾上腺素静脉滴注降低肝血流量，减少利多卡因的代谢，增高其血浓度。普萘洛尔减少肝血流量，也同样影响利多卡因的代谢。

3. 肠道 CYP 酶和 P-gp 的影响　在肠道上皮中 CYP 酶表达丰度高，参与药物吸收前的代谢。肠壁中 CYP 酶的含量约占肝 CYP 酶含量的 20%～50%，其中含量最丰富的是 CYP3A4。已知 CYP3A4 对药物的首关消除起重要作用，能抑制肠道 CYP3A4 的药物或食物可显著提高 CYP3A4 底物药物的生物利用度。

胃肠上皮中的 P-gp 通过将药物转运返回到肠腔限制药物进入和透过肠道上皮，从而降低药物的生物利用度。由于药物反复被 P-gp“泵”回肠腔，增加了与肠壁中 CYP3A4 的接触时间，因此肠壁的 CYP3A4 与 P-gp 在限制药物吸收上有共同作用。二者在底物与抑制剂上也有明显的重叠。例如，地尔硫䓬和红霉素是它们共同的底物，同时地尔硫䓬、红霉素、酮康唑、奎尼丁等药物对 CYP3A4 与 P-gp 都有抑制作用，只是对二者的选择性有所不同。此外，利福平、苯巴比妥等 CYP3A4 的强诱导剂也能有效地调控 P-gp 表达。由于上述 CYP3A4 与 P-gp 的这些相似性，在一些发生于胃肠道的药物相互作用中，有时很难区分哪种因素发挥主要作用。

4. Ⅱ相结合酶的影响　葡萄糖醛酸转移酶、硫酸转移酶、乙酰转移酶、甲基转移酶、谷胱甘肽 -S- 转移酶等Ⅱ相结合酶活性的诱导或抑制，也可介导代谢性质的药物相互作用。

（四）影响药物的排泄

肾脏是主要的排泄器官。游离型药物通过肾小球滤过进入肾小管，结合型不易滤过，因此药物血浆蛋白结合率的高低是影响药物排泄的重要因素。联合用药时，药物之间可由于竞争血浆蛋白置换出结合力低的药物，使之排泄加速。有些药物在近曲小管由载体主动转运入肾小管，排泄较快，在该处有两个主动分泌通道，一个是弱酸类通道，另一个是弱碱类通道，分别由两类载体转运，同类药物之间可能有竞争性抑制。例如，丙磺舒抑制青霉素 G 主动分泌，使后者排泄减慢，作用维持时间延长，药效增强。尿液的酸碱度能改变药物的离子化，从而影响药物经肾小管重吸收。例如，口服碳酸氢钠碱化尿液，可减少磺胺类药物析出结晶，提高尿中药物浓度，从而减轻肾损害，增强治疗尿路感染的抗菌效果。

转运体的抑制或诱导也能影响药物的排泄。胆管细胞及肾小管上皮细胞基顶侧分布着多种外排型转运体，如 P-gp、BCRP 和 MRPs 等；而肝细胞基底侧和肾小管上皮细胞基底侧分布着多种摄取型转运体，如 OATs、OCTs 和 OATPs 等。例如，槲皮素（quercetin）通过抑制胆管细胞 P-gp，减少抗癌药伊立替康（irinotecan）的胆汁排泄，导致其血药浓度升高；小檗碱（berberine）则通过抑制肾脏 OCT2，减少二甲双胍（metformin）的肾脏排泄，增加二甲双胍的降糖作用。

三、药物效应动力学方面的机制

药物的药效学相互作用包括药物在同一受体部位或相同的生理、生化系统上作用的相加、增强或拮抗。前者是基于机制的原因，称药理性相互作用（竞争性相互作用），后者可能在作用机制上毫不相干，只是效应（effect）的相互作用，称生理性相互作用（非竞争性作用）。

（一）影响药物对靶位的作用

1. 竞争受体　竞争受体的相互作用是受体激动药和受体拮抗药间的竞争性拮抗作用。例如，休克时去甲肾上腺素的应用仅是暂时措施，如长时间或大剂量应用反而加重微循环障碍。现也主张 α 受体阻断药酚妥拉明与去甲肾上腺素合用，目的是对抗去甲肾上腺素的 α 型作用，保留其 β 型作用，使血管收缩作用不致过分剧烈，而又保持其加强心肌收缩力和增大脉压的作用，从而改善休克时微循环血液灌注不足和有效血容量下降的症状。

2. 改变受体的敏感性　药物也能改变受体的敏感性。氟烷使 β 受体敏感性增强，因此手术时用氟烷静脉麻醉容易引起心律失常，如合并用 β 受体阻断药就可预防或治疗心律失常。甲状腺素使抗凝药与受体部位的亲和力增加，从而使抗凝作用增强，对长期使用抗凝药治疗动脉粥样硬化的患者，甲状腺素具有重要临床意义，但也要防止自发性出血的危险。

3. 改变作用部位的递质和/或酶的活性　某些药物能使神经末梢作用部位的递质量改变或使酶活性改变，直接影响药物的作用。例如，单胺氧化酶抑制药和三环类抗抑郁药可互相增强毒性作用，如两药同时使用，或应用单胺氧化酶抑制药后，短期内再用三环类抗抑郁药，可引起严重的血压升高、高热、惊厥。这是由于三环类抗抑郁药能抑制去甲肾上腺素再摄取，而单胺氧化酶抑制药使去甲肾上腺素失活减少，因而毒性增强。

（二）改变体液、电解质平衡

改变体液、电解质平衡的情况多见于作用于心肌、神经肌肉突触传递及肾脏的药物。有些药物如保泰松、吲哚美辛、糖皮质激素类药物有水钠潴留作用，如合用，此不良反应加重。有水钠潴留作用的药物可拮抗利尿药和抗高血压药的降压作用，甚至使血压升高至治疗前的水平，但利尿药可与抗高血压药米诺地尔或肼屈嗪合用，减轻其水钠潴留的不良反应，产生协同降压作用。长期或大剂量使用噻嗪类利尿药或高效利尿药（如呋塞米、依他尼酸）时会引起电解质紊乱，造成低血钾。因此，这两类利尿药与强心苷合用时，必须注意补钾，否则可能诱发或加重强心苷中毒，引起各种类型的心律失常。

（三）作用于同一生理或生化代谢系统

某些药物并不竞争相同的受体，但可能作用于同一生理或生化系统的同一环节或不同环节，从而产生相加（addition）、协同（synergism）或拮抗作用（antagonism）。氯丙嗪可增强麻醉药、镇静催眠药、镇痛药以及乙醇的作用，上述药物与氯丙嗪合用时，应适当减少剂量，以免加深对中枢神经系统的抑制。氨基糖苷类抗生素可进入内耳外淋巴液，产生耳毒性，因此除非必要，应避免与高效利尿药或其他耳毒性药物合用。磺胺药的抗菌作用机制是与对氨苯甲酸竞争二氢蝶酸合成酶，抑制二氢叶酸的合成；而甲氧苄啶的抗菌作用机制是抑制细菌二氢叶酸还原酶，使二氢叶酸不能还原成四氢叶酸，从而影响细菌核酸的合成，抑制其生长繁殖。因此，两者合用可使细菌的叶酸代谢遭到双重阻断，增强抑菌作用，甚至出现杀菌作用。

第二节　中药、中西药物相互作用

一、中药相互作用

中药的配伍应用是中医用药的主要形式，因此中医学历来重视药物的配伍（即药物的相互作用），遵守“君、臣、佐、使”的用药原则。在长期实践中，总结出“七情合和”的用药经验，根据药物的单行、相须、相使、相畏、相恶、相杀及相反，利用其有益的相互作用，避免或减少其不良反应。

单行是指依靠单味药发挥治疗作用，如独参汤，单用一味人参以大补元气。相须是指两种性能相似的药物合用，以互相助长疗效，发挥协同作用，如黄柏配知母，以增加滋阴降火作用。相使是指两种性能不同的药物合用，能相互促进疗效，如黄芪配茯苓增强补气利水的功效。相须、相使是中药配伍的主要形式。相畏是指两种药物合用，其中一种能抑制另一种药物的烈性或毒性，如生姜制半夏毒，半夏畏生姜。相杀是指一种药物能减轻或消除另一种药物的毒性或不良反应，如生姜杀南星毒，绿豆杀巴豆毒。相畏相杀是药物不同程度的拮抗作用。相恶是指两种药物合用，能相互牵制而降低或抵消其作用，如天花恶干姜。相反是指两种药物合用，可能产生不良反应或剧毒作用，如甘草反甘遂。

在“十八反”和“十九畏”歌诀中，总结了一些中药配伍的有益经验，于今仍值得学习与借鉴。中药配伍的基本原则是：重视协同关系（“相须”和“相使”），利用制约关系（“相畏”和“相杀”），避免恶反关系（“相恶”和“相反”）。

二、中西药物相互作用

中西药物联合用药是中西医结合的必然趋势，也是中西医结合的有效途径之一。中药（单味、复方制剂、中成药或汤剂）与西药合用或序贯使用时，也可能由于药物相互作用，从而导致有益的治疗作用，或者有害的不良反应。在临床上，中西药物联合应用最早见于张锡纯的石膏阿司匹林汤，此方由石膏和阿司匹林组成。随着中西医结合诊疗的发展和科研水平的提高，中西药物合用在临床上应用日益广泛。因此，研究中西药之间的相互作用，合理合用中西药物，最大限度地避免盲目合用所产生的不良后果，以保障患者的用药安全，无疑有着重要的临床意义。

由于对西药和大部分常用中药的化学成分、理化性质、药理作用与效应、毒副反应等已有所了解，因此可借鉴西药相互作用的知识理解一些中药与西药相互作用的机制，以指导临床合理地合用中西药物。

中西药物相互作用的机制复杂多样，亦大多可归入药物理化性质、药物代谢动力学和药物效应动力学三个方面的相互作用。

（一）中西药物的理化配伍禁忌

当中西药物混合于输液瓶中或同一注射器内时，中西药物之间或中西药物与液体之间可能发生理化配伍变化，表现为混浊、沉淀、变色、产气等，也可外观正常，但药物的活性发生了变化。例如，细胞色素 C 与中药丹参注射液稀释在同一溶液中静脉滴注，可产生螯合反应，生成丹参酚 - 铁螯合物，能使注射液色泽变深，甚至产生混浊。

（二）在胃肠道相互影响吸收

陈香露白露片含甘草、陈皮、大黄、川木香和石菖蒲，又含有氧化镁、碳酸镁和碳酸氢钠等弱碱性药物，可提高胃肠 pH 值，与弱酸性药物（如阿司匹林）同服，使后者解离增多，吸收减少。但有时溶解速度的改变比解离度的改变对药物吸收的影响更大。例如，弱酸性药物阿司匹林与中成药大黄苏打片（大黄、碳酸氢钠）合用，则吸收、起效更迅速，因碳酸氢钠可增加阿司匹林的溶解速度。华山参片具有抗胆碱作用，抑制肠蠕动，与地高辛合用时，可增加地高辛在肠内停留时间，促进其吸收。而与大黄、番泻叶、麻仁丸等泻药合用时，由于胃肠蠕动加快，地高辛吸收减少。四环素类抗生素与含多价金属阳离子的中药（石膏、海螵蛸、赤石脂、蛤壳等）、中成药（如牛黄解毒丸）及汤剂（如白虎汤、桂甘龙牡汤）等同服，易形成不溶解的螯合物，使吸收减少。四环素类、红霉素、利福平、灰黄霉素、制霉菌素、林可霉素类、铁剂、钙剂（氯化钙、乳酸钙、葡萄酸钙等）、生物碱（奎宁、士的宁等）、洋地黄类等，与含鞣质的中药（大黄、五倍子、石榴皮、地榆、枣树皮、四季青等）、中成药（四季青片等）及汤剂（大承气汤、侧柏汤、八正散等）同服，可结合生成鞣酸盐沉淀物，不易被吸收。含多价金属离子的西药（氢氧化铝凝胶、碳酸钙片、乳酸钙片、葡萄糖酸钙片、维丁钙片、硫酸亚铁、次碳酸铋、三矽酸镁等）与含槲皮素较多的中药（柴胡、桑叶、槐角、槐花、旋复花、山楂等）及其中成药（龙胆泻肝丸、补中益气丸、地榆槐花丸、消瘟解毒丸、桑菊感冒片、逍遥丸、首乌片、槐角丸、银柴冲剂、利胆片、桑麻丸等）合用，可形成槲皮素 - 金属离子螯合物，不易被吸收，降低疗效。

已有研究表明，许多中药及其活性单体是药物转运体的底物或抑制剂，或者可调控转运体的蛋白表达，从而在与西药合用时表现出有临床意义的药物相互作用。例如，西柚汁可抑制 OATP1A2 的功能，显著降低阿利吉仑（aliskiren）的口服生物利用度；黄酮类化合物中有许多单体成分可以通过调控 OATP1A2 和 OATP2B1 的蛋白表达，与临床常用药物发生有临床意义的相互作用。此外，许多中药及其活性单体通过调控外排型转运体（如 P-gp、BCRP 和 MRPs 等）影响合用西药的吸收。例如，五酯胶囊中五味子醇乙、五味子甲素和五味子酯甲等单体成分可显著抑制 P-gp 功能，从而大大提高免疫抑制药他克莫司（tacrolimus）的口服生物利用度，因此五酯胶囊作为“节约剂”与他克莫司合用降低器官移植患者的治疗费用；大豆、匙羹藤、黑升麻、西番莲、芦丁等提取物显著抑制 BCRP，从而促进甲氨蝶呤的吸收。

（三）影响分布

中药枳实能松弛胆总管括约肌，使胆道内压下降，与庆大霉素合用时，显著升高胆道内庆大霉素浓度，提高其抗菌效果。黄连解毒汤可抑制血脑屏障 P-gp 表达，显著增加脑内尼莫地平的组织分布。

（四）影响代谢

对肝药酶活性有影响的中西药物联合用药时，会影响药物的代谢。例如，生甘草是肝药酶诱导剂，当生甘草及其制剂与巴比妥类、苯妥英钠、安替比林、甲苯磺丁脲、胰岛素、口服抗凝药等合用时，可加速这些药物的代谢，降低其疗效。

（五）影响肾脏的排泄

酸性中药（如乌梅、山楂、女贞子、山茱萸、五味子等）、中成药（大山楂丸、保和丸、乌梅安胃丸等）及汤剂（九味散、生脉散等）可酸化尿液，增加阿司匹林、吲哚美辛、磺胺类、青霉素、头孢霉素类、苯巴比妥、苯妥英钠等酸性药物在肾小管的重吸收，提高血药浓度。中药硼砂、由硼砂组成的中成药（红灵散、痧气散、行军散、通窍散等）及其他碱性中成药（陈香露白露片等）等均可碱化尿液，可增加上述酸性西药的排泄，减少其重吸收，降低疗效。

已发现丹参、甘草、黄芩、大黄等中药可抑制摄取型转运体（如 OATs、OATPs 和 OCTs），影响合用药物的肾脏排泄。例如，大黄可抑制 OAT1 和 OAT3，使呋塞米肾脏排泄减慢。

（六）药效学相互作用

中成药洋金花片和华山参片的主要成分为东莨菪碱、莨菪碱及阿托品等，可拮抗 M 胆碱受体激动药的作用。鹿茸和参茸含糖皮质激素样物质，有升高血糖的作用，如与胰岛素和口服降血糖药合用，能产生拮抗作用。含钾中草药（泽泻、白茅根、夏枯草、金钱草、牛膝和丝瓜络等）与留钾利尿药合用，能导致高钾血症。竹茹石膏汤等富含钙的中成药制剂，不可与强心苷合用，因钙与强心苷对心脏有协同作用，能增强强心苷的作用和毒性。

第三节 药物相互作用的临床意义

联合用药是目前临床药物治疗的主要形式，其目的在于增强疗效和减少不良反应。药物相互作用，根据对治疗的影响，可分为有益的和有害的，但尚有一些药物间的相互作用是有争议的。

一、有益的药物相互作用

有些疾病，只用一种药物治疗难以奏效时，必然考虑联合用药。联合用药时，若得到治疗作用适度增强或不良反应减弱的效果，则此种作用是有益的。例如，阿托品和吗啡联合用于治疗内脏绞痛，可减轻后者引起的平滑肌痉挛而加强镇痛作用。

二、有害的药物相互作用

联合用药时，药物可产生竞争性拮抗作用或化学性拮抗作用，从而减弱药物的治疗作用，导致治疗失败。另外，联合用药时药物的协同作用并非都能产生有益效果，也可能导致毒副作用增强。有的协同作用虽然提高了药理作用，但药物的毒副反应也相应增强。如治疗慢性充血性心功能不全时，常联合应用强心苷类正性肌力药和噻嗪类利尿药，后者可导致钾离子丢失，从而增加心肌细胞对强心苷的敏感性，易致强心苷中毒，形成药源性心律失常。

三、有争议的药物相互作用

有一些药物相互作用在一定条件下是有益的，但在其他条件下也可能是有害的，常引起争议。如钙盐可增强强心苷类的作用，一般认为应禁止联用，在特殊情况下，却需要联用，但必须防止强心苷中毒。实际上，在大多数的药物相互作用中包含了不安全因素，可能引起不良反应和意外。因此，联合用药时，宜着重注意有害的药物相互作用和有争议的药物相互作用。

第四节 有害药物相互作用的预测与临床和社会对策

药物相互作用是引起药物不良反应的主要原因。临床上联合用药的种数与不良反应发生率呈正相关。但在许多临床情况下，联合用药又是必要的。因此，要求药物研究人员在新药研究阶段即对可能的药物相互作用进行筛查，以期尽早发现，降低临床用药风险。但即便如此，面对日益增加的药品数量，不可能对各种药物组合均进行详细的研究，因此，每年仍不断有新的临床药物相互作用被报道。需要指出的是，这些个案报道的质量差异很大，对所观察到的现象要能排除其他原因和解释，往往还需要有另外的对照研究来确定其临床意义。因此在很多情况下，临床工作者仍然只能依靠自己的判断和常识来对潜在的药物相互作用做出预测。

一、药物相互作用的预测

（一）体外筛查方法

药物相互作用的临床前研究以前多采用哺乳动物整体筛查的方法，但由于动物与人类在药物代谢途径、药酶表达和调节等方面的差异，降低了这些实验结果的临床价值。因此，近年来建立了许多体外试验方法，用以对 CYP 介导的药物相互作用进行筛查和评估。微粒体、肝细胞、肝组织薄片、纯化的 CYP 酶和重组人 CYP 酶，均已用于评估候选药物能否影响合用药物的代谢。通过体外评估方法预测药物在体内的药物相互作用情况，已成为决定候选药物开发前景的一种有效方法。例如，这种体外筛查方法已用于预测药物是否能与紫杉醇在体内发生相互作用。

但要正确运用这种实验的结论，还需要了解这种体外筛查系统的局限性。通常这些方法只能评价酶抑作用而不能评价酶促作用。对有多种代谢途径的药物，体外试验的结果与临床研究的相关性将会降低。例如，体外实验曾预测合用利托那韦可显著升高美沙酮的体内浓度，但在健康志愿者中的试验结果证明合用利托那韦时美沙酮的体内浓度其实是下降的，造成这种差异的原因之一就是有多种 CYP 酶参与了代谢过程。

（二）患者个体的药物相互作用预测

掌握基本的药物相互作用机制对确定和处理临床药物相互作用十分重要。由于影响代谢的药物相互作用在临床上最为重要，临床工作者只要熟悉影响 CYP 酶的主要药物类别，并全面了解患者的用药情况，就能有效避免严重相互作用的发生。有关 CYP 酶的一些常用底物药、诱导药和抑制药的详细情况如表 4-1 所示。

但是在一个具体患者身上，药物相互作用是否会发生以及严重程度如何，还取决于许多其他因素。预测时需注意以下问题。

1. 给药次序　如果患者已先期使用相互作用药（酶抑制剂或诱导剂），且治疗已稳定，然后才开始目标药的治疗，则不会发生相互作用，除非停用相互作用药。例如，患者已先服用西咪替丁，然后开始华法林治疗，则不会有相互作用。但如果在华法林治疗剂量稳定后停用西咪替丁，则需要增加抗凝药剂量。

2. 疗程　有些相互作用几乎立即发生，而另一些则需治疗数日或数周才逐渐明显。例如，合用锂盐和卡马西平引起的神经毒性反应需要数日后才会表现出来。对延迟发生的相互作用如果观察期太短可能不会被发现，但并不能就此判断合用安全。

3. 剂量　许多药物相互作用是剂量相关性的，需在一定剂量下才明显。例如，大剂量水杨酸类（如阿司匹林 > 每日 3g）可抑制丙磺舒的促尿酸排泄作用，低剂量时不一定有此作用。据此可通过调整剂量来避免一些相互作用的发生。

4. 患者的当前状态　患者当前目标药的血药浓度水平和患者对酶抑制剂与诱导剂的反应性是决定药物相互作用是否发生的两个重要因素。如果患者当前目标药的血药浓度接近治疗范围的上限，则在酶诱导剂作用下，血药浓度发生中等程度的降低后，仍然位于有效范围内；但在酶抑制剂作用下，血药浓度即使发生轻度的升高，也会达到中毒水平。患者反应性的个体差异会进一步增加最终结果的不确定性。比如，一项研究报道血药浓度平均升高 50%，则实际的变化范围可

表 4-1　主要 CYP 酶的常用底物药、诱导药和抑制药

药酶	诱导药	抑制药	底物药
CYP1A2	利福平、苯巴比妥、苯妥英钠、灰黄霉素、奥美拉唑	异烟肼、红霉素、西咪替丁、氟伏沙明、诺氟沙星、环丙沙星、伊诺沙星	丙米嗪、氯氮平、氟哌啶醇、阿米替丁、萘普生、美西律、利多卡因、普罗帕酮、维拉帕米、*R*- 华法林、茶碱、雌二醇、乙酰苯胺、他克林、他莫西芬、对乙酰氨基酚、培氟沙星
CYP2B6	苯巴比妥		环磷酰胺
CYP2C9	利福平、巴比妥	磺胺苯吡唑、去甲氟西汀、氟康唑	苯妥英钠、双氯芬酸、替尼酸、吡罗昔康、替诺昔康、*S*- 华法林、布洛芬、甲苯磺丁脲、格列吡嗪、环氟拉嗪、洛沙坦
CYP2C19	利福平	酮康唑、氟乙烯醚、去甲舍曲林、氟西汀、氟伏沙明	地西泮、普萘洛尔、*S*- 美芬妥因、苯妥英、丙米嗪、氟苯胍、兰索拉唑、奥美拉唑、环己巴比妥、雷尼替丁、华法林
CYP2D6	苯巴比妥、利福平、地塞米松	奎尼丁、育亨宾、苯海拉明、氟西汀、美沙酮、氯喹、普罗帕酮	奋乃静、可待因、右美沙芬、氟哌啶醇、美托洛尔、去甲替林、阿米替林、阿普林定、卡托普利、氟卡尼、丙米嗪、氯氮平、奋乃静、帕罗西汀、可待因、恩卡尼、美西律、普萘洛尔、比索洛尔、卡维地洛、昂丹司琼、米帕明、利托那韦
CYP2E1	乙醇、异烟肼、丙酮	二乙二硫氨基甲酸酯、双氢辣椒素	茶碱、四氯化碳、氯唑沙宗、对乙酰氨基酚、咖啡因、安氟醚、异氟醚、氨苯砜、对硝基酚、苯乙烯
CYP3A4	苯妥英钠、美替沙酮	酮康唑、咪康唑、特非那定、咪达唑仑、维拉帕米	硝苯地平、红霉素、地西泮、特非那定、咪达唑仑、皮质激素、环孢素、洛伐他汀、他克莫司、奎尼丁

能是 0%～300%，血药浓度升高 300% 的个体可能发生极严重的毒性反应。

5. 患者反应性的变异　大量研究证实，对同一种药物治疗方案的反应在不同患者有很大差异。造成这种个体差异的原因是多方面的，如遗传、环境因素、饮食（如饮酒）、吸烟、伴随疾病、重要脏器功能、年龄等，其中遗传因素有着重要的影响。目前已可以方便地测定患者的基因型（genotype），以确定患者是否属于某种药物的强代谢型或弱代谢型个体。另一种方法则是用各种 CYP 酶的特异性探针药（probe drug）来测定患者的表型（phenotype）。由于这些探针药在体内几乎只被相应的 CYP 酶代谢，在加入怀疑为酶抑制剂或诱导剂的药物后，测定它们对探针药代谢物生成的影响，即可直接评估它们对相应 CYP 酶的作用。表 4-2 列出常用的各种 CYP 酶的探针药。将这些探针药混合起来如“鸡尾酒”一样联合给药，可同时评估各代谢途径的酶活性情况。

表 4-2　常用的各种 CYP 酶的探针药

CYP	探针药
CYP1A2	咖啡因
CYP2C9	甲苯磺丁脲
CYP2C19	S- 美芬妥英
CYP2D6	异喹胍、司巴丁、右美沙芬
CYP2E1	氯唑沙宗
CYP3A4	红霉素、咪达唑仑

二、药物相互作用的临床和社会对策

（一）临床对策

对每一位门诊和住院患者均详细记录用药史，包括中药、非处方药、诊断用药。由于患者常从多位医生处寻求治疗，详细记录用药史可帮助医生在处方时掌握患者目前正在接受的药物治疗情况。

掌握重要的药物相互作用发生机制，有助于设计安全有效的多药治疗方案。多数药物相互作用通常只需对给药时间、剂量稍作调整即可解决；有时可进行血药浓度的监测，根据药代动力学原理调整给药方案。采用每日一次或二次给药的方案可减少食物 - 药物相互作用的机会。在保证疗效情况下，尽量减少合用药物数量，尽量选择药物相互作用可能性小的药物。如阿奇霉素不被 CYP 代谢，也不具有其他大环内酯类抗生素的

酶抑作用；氟康唑也较酮康唑或伊曲康唑的药物相互作用少。

密切观察药物相互作用的高风险人群。对使用治疗窗窄小药物的患者提高警惕。如口服抗凝药（华法林）、抗癌药（5-氟尿嘧啶）、免疫抑制药（环孢素）、抗心律失常药（奎尼丁）、强心苷（地高辛）、抗癫痫药（苯妥英）、口服降糖药（格列本脲）、氨基糖苷类（庆大霉素和万古霉素）、抗逆转录病毒药（齐多夫定）、抗真菌药（两性霉素B）、碳酸锂、氨茶碱等。

从给药前到服药后的整个过程中，可以多层面、多途径预防、减轻或是挽救药物相互作用的发生。处方医生的认知、电脑数据库的危险配伍筛查、药剂师的知识、患者对自身危险因素的意识都是防止药物相互作用发生的重要屏障。而与种族有关的遗传药理学特点、方式、给药剂量、患者受教育程度和上市后监管回馈则是造成后续药物相互作用预防失败的主要因素（图4-1）。

（二）社会对策

自我药物治疗已进入社会各个阶层，医护人员与患者、家庭和社会以不同方式交织在一起，形成了一个“社会用药体系”。大量化学产品不断问世，化妆品、食品、农药以及各种非治疗性的保健药品等，也从不同的角度，以不同的方式影响着人类的健康。这种社会性的药学，扩大了药物相互作用的内容和范围，所以关于药物相互作用的问题不应仅从临床角度考虑，更应考虑到社会因素带来的影响。例如，怎样控制患者的自我用药治疗，探讨不切实际的药品广告、农药污染、食品、化妆品、烟、酒等与药物治疗的关系等。

在我国，研究药物相互作用更有其独特的内容，中西医结合诊疗疾病和联合应用中西药，扩大了药物相互作用的机会，并且中草药制剂所含成分具有多样性、复杂性和易变性，其制剂本身就是一个化学不稳定体系，所以由此引起的药物相互作用的复杂性和严重性可想而知。

医生在药物治疗过程中起决定性作用。鉴于上述情况，医生在开处方时，不仅应考虑到处方中各种药物之间在理化性质、药理作用等方面的相互关系，也应了解药物与食物、保健品之间的关系以及病人的用药史和社会状况。药师、护士是药物治疗的执行者，对合理用药也肩负重任，须具备药物治疗、毒副反应、相互作用等方面的知识，只有从工作制度上医、药、护、患密切合作，联合用药时才能达到提高疗效、减少毒副反应的目的。另外，医务人员应注意发现、鉴别、分析药物的相互作用，同时也应教育患者及其家属在日常药物治疗过程中，注意用药反应，及时向医务人员报告用药过程中的“异常”情况，因为药物相互作用具有一定程度的不可预测性，不可能在临床前试验中发现所有的问题。

药物相互作用及其给患者带来的不良后果，从广义上看，是一个社会用药问题，应促使社会各阶层、团体、家庭及个人对此加以重视，建立药物治疗法规，使药物治疗规范化和制度化，以减少因滥用药物而引起的不良后果。

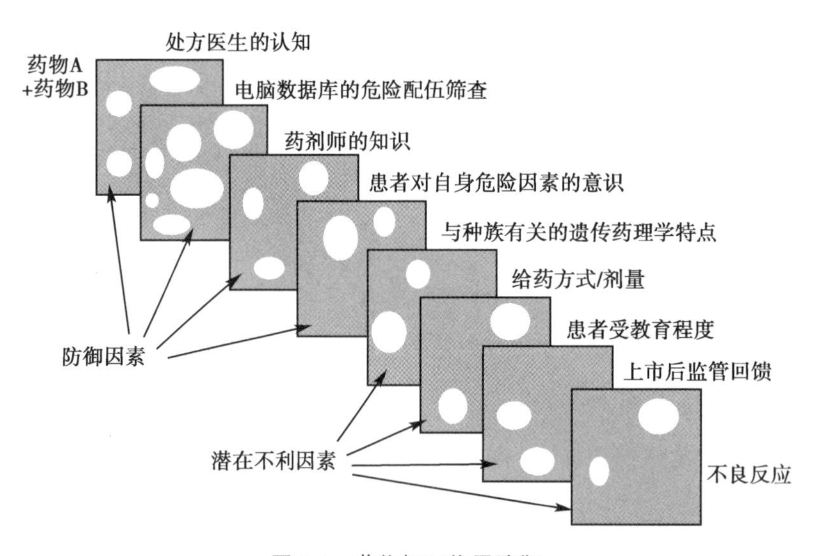

图4-1 药物相互作用防御

第五节 药物相互作用的发现、现状与展望

一、药物相互作用研究的重要历史事件

20 世纪 70 年代之前，临床上对药物代谢方面的认知很少、关注更少，一些药物代谢酶方面的研究结果也没有引起临床的足够重视。当时药物数量相对较少，具有临床意义的药物相互作用少见。临床用药时仅仅关注诸如华法林、茶碱这些治疗窗窄的药物。对于药物相互作用重要的临床意义的认识是在总结一些药物灾难性事件后才取得的。20 世纪 90 年代，非镇静抗组胺药物与某些药物合用，因严重的药物相互作用而导致致死性室性心律失常事件后，临床上才开始重视，并在药物治疗中主动考虑药物相互作用的潜在危害。西立伐他汀和米贝地尔等药物上市后出现严重的药物相互作用而被迫撤市，此后，药物研发机构和制药公司也接受惨痛教训，加强药物在研发阶段和临床前阶段有关药物相互作用内容的研究，以降低风险。2006 年美国 FDA 发布《新药研发阶段和临床前研究中关于药物相互作用研究的指导原则（草稿）》，成为药物相互作用临床与基础领域的标志性事件。临床用药时，如何规避联合用药的风险，获得收益 - 风险比最大化是目前研究的热点。由于伦理限制，目前临床药学工作者主要通过如前所述的各种体外筛查方法，利用体外数据定量预测体内药物相互作用风险。中国《药物相互作用研究指导原则》可从国家药品监督管理局药品审评中心网站（http://www.cde.org.cn/）下载。

（一）特非那定和阿司咪唑事件

特非那定（terfenadine）为第二代非镇静抗组胺药物，1972 年研制，1985 年获 FDA 批准上市，与同期上市的阿司咪唑（astemizole）一同迅速成为受临床欢迎的抗过敏药物。但在 1986—1996 年间，WHO 国际药物不良反应监测合作中心共收到 17 个国家 976 例抗组胺药的不良事件报告，几乎全部为第二代非镇静抗组胺药物所致。其中报告因严重心律失常致死者中，使用特非那定的为 98 例、阿司咪唑为 25 例、氯雷他定（loratadine）为 13 例、西替利嗪（cetirizine）为 2 例。1992 年初，英国药物安全委员会警告使用阿司咪唑不要超过推荐剂量，并且不要与红霉素和酮康唑合用。1992 年 1 月至 1996 年 9 月，英国药学工作者研究发现，无镇静作用的抗组胺药能关闭心肌钾离子通道并延长其动作电位，使 QTc 间期延长，患者最终可能发生尖端扭转型室性心动过速而致死。特非那定为前药，在体内由 CYP3A4 代谢为非索非那定发挥抗组胺作用。当合用 CYP3A4 抑制药物如大环内酯类抗生素和唑类抗真菌药物时，特非那定经 CYP3A4 的代谢受阻，血药浓度明显升高而影响心肌细胞钾通道和静息电位稳定性，患者因而可能发生室性心动过速而致死。1998 年 2 月 FDA 决定停用特非那定，并建议撤市。在阿伐斯汀（acrivastine）、阿司咪唑、氯雷他定、特非那定和西替利嗪 5 种无镇静作用的抗组胺药中，阿司咪唑诱发心律失常的相对危险率较高，主要是由于其代谢物对心脏仍有不良影响。1999 年美国某公司自愿在全球停止生产阿司咪唑。

（二）米贝地尔事件

米贝地尔（mibefradil）是 T- 型钙通道阻滞药，1992 年研制，经过 3 400 例临床观察和 FDA 近 15 个月审查，于 1997 年 8 月批准上市。该药主要用于治疗高血压和慢性稳定型心绞痛，因其疗效显著而迅速在 34 个国家广泛应用，在不到一年时间内处方患者多达 60 万人。但随后却因为严重药物相互作用于 1998 年 7 月被撤出市场，上市时间仅 11 个月。米贝地尔是一个强效 CYP 酶抑制药，主要抑制 CYP3A4 和 CYP2D6，导致许多心血管药物经此酶的代谢受阻而产生毒性作用。患者合用米贝地尔和美托洛尔，后者血药浓度升高 4～5 倍，导致严重的心动过缓。米贝地尔与 β 受体阻滞药（包括普萘洛尔、纳多洛尔和美托洛尔缓释片）合用导致严重心源性休克甚至死亡。此外，米贝地尔可使环孢素血药浓度升高 2～3 倍，使奎尼丁的药时曲线下面积增加 50%，也能明显抑制特非那定、阿司咪唑、西沙比利（cisapride）的代谢，增加这些药物的心脏毒性；也抑制辛伐他汀、洛伐他汀和阿托伐他汀的代谢，显著增加他汀药物的肌肉毒性。

（三）氟尿嘧啶和索立夫定事件

1993 年日本发生了 5- 氟尿嘧啶（5-fluorouracil，5-FU）和索立夫定（sorivudine）药物相互作用事件，导致15名合并带状疱疹感染的癌症患者死于中毒，其中3例死于5-FU的前体药物替加氟。后来研究证实，索立夫定在肠道菌群作用下代谢为溴乙烯基尿嘧啶[（*E*）-5-（2-bromovinyl）uracil，BVU]，BVU在体内被二氢嘧啶脱氢酶（dihydropyrimidine dehydrogenase，DPD）代谢为二氢-BVU，二氢-BVU能与DPD不可逆地结合而使DPD失活。DPD是尿嘧啶、胸腺嘧啶和5-FU分解代谢的限速酶，可将85%的5-FU不可逆地转换为无生物活性的代谢产物二氢氟尿嘧啶（5-FUH2），DPD的抑制失活导致5-FU蓄积中毒，表现为严重的骨髓抑制、肠黏膜萎缩、白细胞和血小板减少、带血腹泻等中毒症状。

（四）西立伐他汀（拜斯亭）与吉非贝齐事件

拜斯亭（baycol）即西立伐他汀（sirivastatin）是拜耳公司于1997年在德国和美国等国家推出的降低低密度脂蛋白胆固醇的新药，是一种脂溶性较强的HMG-CoA还原酶抑制药，但是药物本身能导致罕见的横纹肌溶解症，当与降甘油三酯的药物吉非贝齐（gemfibrozil）合用时，可以明显加重肌肉毒性。至2001年，在服用不同剂量西立伐他汀的患者中，共发现480例横纹肌溶解症，其中不治身亡者美国31例、其他国家21例（包括中国6例）。2001年8月8日，拜耳制药公司宣布从国际药品市场撤出西立伐他汀，FDA表示支持此决定；2001年8月9日，中国国家食品药品监督管理局随即发出紧急通知，禁止使用西立伐他汀。后来发现，CYP3A4抑制剂都能显著升高西立伐他汀（CYP3A4底物）的血药浓度，从而加剧其肌肉毒性。

二、基于生物信息学和人工智能的药物相互作用研究

药物警戒数据挖掘、药代动力学建模和文本挖掘是整合药物相互作用知识和生成药物相互作用假说的计算和信息工具。随着计算机技术的发展、实验数据的增加及相关数据库的建设与开放，基于数据库和软件系统的生物信息学、人工智能方法已成为研究和预测药物相互作用的重要途径。目前基于生物信息学和人工智能的药物相互作用研究可大致分为两大类：①以网络为基础的药物相互作用研究；②以构效关系为基础的药物相互作用研究。

（一）以网络为基础的药物相互作用研究

该方法主要的研究内容是分析受到不良反应相关药物影响的靶标与通路。随着网络医学的发展，已出现从分子层面对药物相互作用进行分析及预测的方法。2011年，Iskar M等人通过整合药物的分子结构信息及相关药理学数据实现对药物相互作用的预测。在该研究中，他们共收集了2010年10月份以前FDA批准的184个药物对，涉及到238个药物，针对这些药物收集了与其相关的分子和药理学信息，包括药物作用的靶蛋白和相应的下游通路、临床适应证区域以及药品的解剖学、治疗学及化学分类系统（anatomical therapeutic chemical，ATC）中描述的治疗效果和不良反应以达到对新组合的药物及老组合药物的相互作用及其机制预测，结果显示最高可达到69%的文献支持率。同年，Takarabe M等人应用基于网络的方法和基于本体的注释分析方法研究了涉及到1 352种药物的45 180对药物相互作用，根据药物涉及的靶点将其进行分类，成功地逐层将高分辨率网络降为低分辨率的全面性网络；基于该研究，作者在KEGG DRUG数据库中构建了一个药物-药物相互作用预测系统，不仅能够预测已知的药物相互作用对，还可以预测潜在的药物相互作用。2013年，Huang J等人构建了与1 249个FDA批准药物相关的蛋白-蛋白交互网络，包括与1 289个靶标相关的4 776个联系，通过贝叶斯方法描述该关系以预测药物间的药效学相互作用。该研究中，研究者将药物的动力学特征、临床特点收集整合，使得该模型的预测能力优于使用单一类型数据的预测模型。Guimera R等人也曾以大规模无监督鉴定的网络推理方法来推测药物相互作用。2017年，Takeda T等人基于药代动力学与药效动力学的网络研究了二维相似性对药物相互作用的影响。作者提出一个假设，如查询的药物与需要检查的药物相互作用网络中的分子具有相似的结构，那么该查询药物与检查的药物联用时可能会产生药物相互作用。最终，作者构建了一个Logit回归模型以有效地预测药物相互作用，研究发现将相似性与药代动力学及药效动力学结合能够有效地提升模型的预测能力，

尤其是加入靶点相关及酶相关的数据。2019年，Rohani N和Eslahchi C提出基于神经网络的药物相互作用预测方法（neural network-based method for drug-drug interaction prediction，NDD），使用不同的药物信息预测未知的药物相互作用。基于药物亚结构、靶点、副作用、标签外副作用、信号通路、转运体和适应证数据进行多种药物相似性的计算。首先，NDD采用启发式相似度选择过程，然后将选择的相似度与非线性相似度融合方法相结合，实现高层次的特征提取。然后，使用神经网络进行相互作用预测。在三个基准数据集上，作者比较了NDD、六种机器学习分类器和六种最新的基于图的方法。NDD在精度-召回率曲线下面积（area under the precision-recall curve，AUPR）从0.830到0.947，接收器工作特性曲线下面积（area under the receiver operating characteristic curve，AUC）从0.954到0.994，F-测定值（准确率与召回率的几何平均值）从0.772到0.902的交叉验证中发现其预测性能较好。此外，在大量药物对的案例研究中积累的证据进一步证实了NDD预测未知药物相互作用的能力。提示NDD是预测未知药物相互作用的有效方法（https://github.com/nrohani/ndd）。

（二）以构效关系为基础的药物相互作用研究

该方法的目的是建立药物副作用或相互作用的定量结构活性关系（quantitative structure-activity relationships，QSAR）模型。Matthews等建立了14个定量构效关系模型预测药物的心脏毒副反应，涉及到临床指征、治疗靶点、药理作用机制等信息。Vilar等使用MACCS和交互配置文件指纹（interaction profile fingerprints，IPF）建立以结构相似性为基础的模型以预测药物的相互作用，这两种方法使用相同的来自于DrugBank（https://www.drugbank.ca/）的928个药物和9 454个药物相互作用组成的数据集构建药物相互作用及药物副作用的模型，整体敏感性值为0.68，特异性值为0.96。Percha B和Tari L分别在2010年和2012年采用文本挖掘方法建立药物相互作用的预测模型，均达到了80%左右的预测准确性。2015年，Zhang P等基于从药品标签和美国FDA不良反应报告系统整合的临床副作用的信息建立药物相互作用的预测模型，对1 626个化合物分子进行药物相互作用预测，将得到的145 068种药物相互作用结果公布于众以帮助临床医生在开具处方时避免高危的药物联用情况。此外，随着近年来临床数据的急剧增加，电子健康档案（electronic health records，EHR）也被用来识别或区分药物不良反应事件。这是研究者从大量的临床资料中提取药物相互作用信息，对其进行注释分析后得到的能够评估不同患者在使用不同药物组合时可能出现的不良反应的方法。

近两年，药物相互作用预测取得了一些最新的进展。首先，Ryu JY及其同事使用深度学习方法将药物对的名称及其结构信息作为输入，精确地生成86种重要的药物相互作用类型并得到了名为DeepDDI的相互作用预测框架。DeepDDI采用深度神经网络优化模型预测性能，对DrugBank（https://www.drugbank.ca/）数据库中191 878对药物对产生的192 284个相互作用的预测结果显示，平均准确率为92.4%。进一步地，DeepDDI还被用于为已报道的9 284对药物不良反应发现潜在的因果机制，并为62 707对对健康有负面影响的药物对预测候选替代药物。这些结果表明DeepDDI可以提供关于药物处方的重要信息，同时也可以在药物开发过程中提供指导。其次，Zakharov AV及其同事从公共数据库中收集了1 485、2 628、4 371和27 966种可能的药物相互作用，这些药物相互作用分别由4种CYP亚型（CYP1A2、CYP2C9、CYP2D6和CYP3A4）介导，分别涉及到55、73、94和237种药物。针对每个数据集，作者使用不同的描述符及不同的方法构建并验证了相应的定量结构活性预测模型。最终，所得模型的外部验证的整体准确率为72%～79%。最近，研究发现以CYP酶引起的机制明确的代谢性相互作用为切入点，以随机森林方法为研究手段，通过数据挖掘（在公共数据库及已出版文献中收集数据）、分子表征、计算机建模、模型验证、实际应用等过程分别得到5种重要的CYP亚型（CYP1A2、CYP2C9、CYP2C19、CYP2D6、CYP3A4）的相互作用预测模型。建模过程中，使用重采样方法构建平衡模型、使用4种不同的分子表征方法（2D、CATS、ECFP4、MACCS）并根据内部验证结果选出最优模型。随后对模型进行多种验证，包括多层次验证及外部验证以确保其实用性及可靠性。研究结果显示，基于随机森林方法及二维描述符的相互作用预测模型内部验证精度在 0.7～0.8；多层次验证结果显示所得模型预测能力较好，其中第三层次的预测精度为 0.763；使用模型进行外部验证时，整体精度为 0.795。其研究成果可帮助临床医生在开具处方时避免高危药物联用情况，并为药物研发人员快速准确地评估潜在药物相互作用提供一种实用的工具。

三、药物相互作用研究展望

随着计算机技术及医药学相关交叉学科的快速发展，基于生物信息学和人工智能的药物相互作用研究的发展方向可能有以下几种：

（一）全面性

随着药物相互作用相关数据库的公开及大数据共享现象的普及，研究者所能接触的数据越来越多，对药物相互作用的研究面也会变得越来越广泛，随之带来的不同的研究角度及研究思想将使药物相互作用研究更加具有全面性。

（二）准确性

随着人工智能的快速发展，准确性与适应性更高的新技术与新方法也将应用于药物相互作用研究中，从而使得相关研究成果更加可靠实用。

（三）整体性

目前研究最多的药物相互作用还大多停留在由两个药物组成的药物对水平上，但是患者可能会同时服用多种药物，这就涉及到整体药物相互作用，涉及到多种药物组成的多重可能的药物相互作用研究，即药物相互作用的整体性研究。

（胡长平　曹东升）

参考文献

[1] ZHAO X M，ISKAR M，ZELLER G，et al. Prediction of drug combinations by integrating molecular and pharmacological data[J]. PLoS Comput Biol，2011，7（12）：e1002323.

[2] TAKARABE M，SHIGEMIZU D，KOTERA M. Network-based analysis and characterization of adverse drug-drug interactions[J]. J Chem Inf Model，2011，51（11）：2977-2985.

[3] HUANG J，NIU C，GREEN CD，et al. Systematic prediction of pharmacodynamic drug-drug interactions through protein-protein-interaction network[J]. PLoS Comput Biol，2013，9（3）：e1002998.

[4] GUIMERÀ R，SCALES-POARDO M. A network inference method for large-scale unsupervise identification of novel drug-drug interactions[J]. PLoS Comput Biol，2013，9（12）：e1003374.

[5] TAKEDA T，HAO M，CHENG T，et al. Predicting drug-drug interactions through drug structural similarities and interaction networks in corporating pharmacokinetics and pharmacodynamics knowledge[J]. J Cheminform，2017，9（1）：16.

[6] MATTHEWS E J，FRID A A. Prediction of drug-related cardiac adverse effects in humans-A：creation of a database of effects and identification of factors affecting their occurrence[J]. Regul Toxicol Pharmacol，2010，56（3）：247-275.

[7] PERCHA B，GARTEN Y，ALTMAN R B. Discovery and explanation of drug-drug interactions via text mining[J]. Pac Symp Biocomput，2012，410-421.

[8] TARI L，ANWAR S，LIANG S，et al. Discovering drug-drug interactions：a text-mining and reasoning approach based on properties of drug metabolism[J]. Bioinformatics，2010，26（18）：i547-i553.

[9] ZHANG P，WANG F，HU J，et al. Label propagation prediction of drug-drug interactions based on clinical side effects[J]. Sci Rep，2015，5：12339.

[10] BANDA J M，CALLAHAN A，WINNENBURG R，et al. Feasibility of prioritizing drug-drug-event associations found in electronic health records[J]. Drug Saf，2015，39：45-57.

[11] VILAR S，URIARTE E，SANTANA L，et al. Detection of drug-drug interactions by modeling interaction profile fingerprints[J]. PLoS One，2013，8（3）：e58321.

[12] RYU J Y，KIM H U，LEE S Y. Deep learning improves prediction of drug-drug and drug-food interactions[J]. Proc Natl Acad Sci USA，2018，115（18）：E4304-E4311.

[13] ZAKHAROV A V，VARLAMOVA E V，LAGUNIN A A，et al. QSAR modeling and prediction of drug-drug interactions[J]. Mol Pharm，2016，13（2）：545-556.

[14] ZHANG P，WU H Y，CHIANG C W，et al. Translational biomedical informatics and pharmacometrics approachesin the drug interactions research[J]. CPT Pharmacometrics

Syst Pharmacol，2018，7(2)：90-102.
[15] ROHANI N，ESLAHCHI C. Drug-drug interaction predicting by neural network using integrated similarity[J]. Sci Rep，2019，9(1)：13645.
[16] 杨宝峰. 基础与临床药理学 [M]. 2 版. 北京：人民卫生出版社，2014.
[17] 杨世磊，刘克辛. 药物转运体介导的中药及单体药物相互作用的研究进展 [J]. 药物评价研究，2019，42(1)：194-203.
[18] DMITRIEV A V，LAGUNIN A A，KARASEV D A，et al. Prediction of drug-drug interactions related to inhibition or induction of drug-metabolizing enzymes[J]. Curr Top Med Chem，2019，19(5)：319-336.
[19] GESSNER A，KÖNIG J，FROMM M F. Clinical aspects of transporter-mediated drug-drug interactions[J]. Clin Pharmacol Ther，2019，105(6)：1386-1394.
[20] 刘治军，韩红蕾. 药物相互作用基础与临床 [M]. 3 版. 北京：人民卫生出版社，2019.

第五章　药物不良反应监测和药源性疾病

第一节　药物不良反应

一、药物不良反应的基本概念

世界卫生组织对药物不良反应（adverse drug reaction，ADR）的定义是：为了预防、诊断、治疗疾病或改变人体的生理功能，质量合格的药物在正常用法、用量下使用后机体所出现的不期望的有害反应。它与药物质量事故和医疗事故有本质的区别。药物不良反应是药物本身所固有的特性与机体相互作用的结果。

二、药物不良反应的分类

药物不良反应的类型包括A型不良反应（量变型异常）和B型不良反应（质变型异常）两种。

（一）A型不良反应（量变型异常）

是药物的药理作用增强或与其他药物发生相互作用所产生的不良反应。A型不良反应的发生与药物的剂量有直接关系，并随剂量的增加而加重。其特点为发生率高，死亡率低，可以预测。例如，镇静催眠药对中枢神经系统的抑制作用就属于A型不良反应。A型不良反应可以通过调整给药剂量而得到控制。例如当肝、肾功能障碍患者使用经肝肾代谢的药物时，根据患者的肝、肾功能调整给药方案能够避免A型不良反应的发生。

（二）B型不良反应（质变型异常）

是与药物常规药理作用无关的异常反应。B型不良反应与药物剂量无关，分为药物异常性与患者异常性两种。药物异常性包括药物有效成分的降解产物中的杂质以及制剂中添加的脱色剂、增溶剂、稳定剂、赋形剂、防腐剂等所引起的异常作用；患者异常性包括高敏性体质与特异性遗传体质。B型不良反应的特点是发生率较低但死亡率较高，用一般的毒理学筛选难以发现和预测。

严格区分药物不良反应的类型具有重要意义，它是防治药物不良反应的基础。

三、药物不良反应的发生机制

（一）A型不良反应的发生机制

1. 药动学因素

（1）药物的吸收：多数药物口服后在小肠被吸收。非脂溶性药物在小肠吸收不完全，个体差异较大，如果用药不当可能引起A型不良反应。例如抗高血压药物胍乙啶剂量范围为10～50mg/d，而吸收率为3%～27%不等。影响药物吸收的因素较多，如药物的制剂、胃肠内容物及pH值、胃肠运动、药物相互作用及首关消除等。

（2）药物的分布：药物在体内的分布量与分布范围受局部组织的血流量和药物穿透力的直接影响。药物在进入血液后通过各种屏障向不同部位转运。例如利多卡因主要经肝脏代谢，受肝脏血流量的影响。当心衰、大量出血或静脉滴注去甲肾上腺素时，由于肝血流量减少，影响利多卡因经肝消除，可能引起A型不良反应。

多数药物吸收入血后与血浆蛋白结合。血浆蛋白结合率的多少对药物效应和不良反应有重要的影响。当机体缺乏血浆白蛋白或药物与血浆蛋白结合率减少时，游离药物浓度增高，药效增强，容易产生A型不良反应。

药物与机体各器官组织、细胞的亲和力是不均匀的，这可能引起药物的不良反应。如氯喹与黑色素的亲和力很强，会在含黑色素的眼组织中大量分布，导致视网膜变性。

（3）药物的排泄：许多药物主要经肾脏排泄。婴儿、老年人、低血容量休克和肾功能不全者，肾小球滤过率降低，药物的血浆半衰期延长，引起A型不良反应。特别是地高辛、氨基糖苷类抗生素和多黏菌素E等药物毒性较大，应当特别注意。

(4) 药物的生物转化：药物主要在肝脏组织中进行代谢。巴比妥类、苯妥英钠、保泰松、多西环素等酶诱导剂，能加快某些药物的代谢，使其疗效下降。一旦停用酶诱导剂，又可使其血药浓度增高，产生A型不良反应。例如长期服用苯巴比妥者，需用三倍常用量的双香豆素，才能维持抗凝效果。停用苯巴比妥时，双香豆素就应该减量，否则可引起自发性出血，严重时可致死；氯丙嗪能够抑制普萘洛尔的生物转化，增强了对心血管系统的抑制作用，引起严重低血压；磺胺能抑制苯妥英钠的生物转化，使苯妥英钠的血药浓度升高，导致中毒。

药物代谢受遗传因素的影响十分明显。由于遗传关系，药物不仅表现出代谢速率的个体差异，而且代谢产物类型也有差别。乙酰化是磺胺类、异烟肼、普鲁卡因胺和肼屈嗪等许多药物的主要代谢途径。乙酰化有快（强）代谢和慢（弱）代谢两种表型，主要受遗传基因控制。黄种人快代谢型较多，白种人慢代谢型较多。慢代谢型者如果长期服用异烟肼约有23%的人会发生多发性外周神经炎等A型不良反应，而异烟肼引起的的肝损害与其乙酰化代谢产物有关，因此80%以上的肝损害发生于快代谢型者。

2. 靶器官的敏感性　靶器官的敏感性增强，也会引起A型不良反应。受体的数目和敏感性有个体差异，且受药物的作用影响。例如乙诺酮本身无抗凝作用，但与华法林合用时，可增加华法林对肝受体部位的亲和力，使华法林的抗凝作用明显增强而引起A型不良反应。年龄也是影响靶器官敏感性的重要因素，新生儿、幼儿及老年人会因自身靶器官敏感性变化而对某些药物产生A型不良反应，应谨慎用药。

（二）B型不良反应的发生机制

1. 药物因素　药物有效成分的降解产物、药物添加剂、稳定剂、增溶剂、赋形剂、防腐剂以及药物中杂质等均可引起B型不良反应。糖、胶和动植物油脂等天然赋形剂是惰性物质，既无药理活性，也无毒性。但有些赋形剂是人工合成的化合物，有毒性，可引发不良反应，甚至导致患者死亡。1937年美国磺胺剂事件，就是由增溶剂二甘醇的毒性引起，造成358人中毒、107人死亡。某些着色剂也可以引起B型不良反应，如伊文蓝和刚果红可以导致过敏性休克。贮存过程中某些药物产生的降解产物可能引起B型不良反应。如四环素在温暖条件下贮存形成的棕色黏性物能引起范可尼综合征（急性肾小管酸中毒）。

2. 机体因素

(1) 遗传异常：葡萄糖-6-磷酸脱氢酶(G-6-PD)缺乏是人类普遍存在的遗传性缺陷。使用安替比林、磺胺类及伯氨喹等可引起溶血性贫血。还有遗传性高铁血红蛋白症，氯霉素引起的再生障碍性贫血、恶性高热、周期性麻痹等，均与特异性遗传因素有关。有些人肝细胞内缺乏乙酰化酶，服用异烟肼后易引起多发性神经炎和维生素B缺乏症，使用肼屈嗪后引起全身性红斑狼疮综合征。许多患者的遗传异常或遗传缺陷有时不易被觉察，只有接触某些药物后因发生一些不良反应才会暴露出来，应当引起注意。

(2) 免疫异常：大多数药物的变态反应为B型不良反应。包括Ⅰ型（速发型或过敏性休克）、Ⅱ型（溶细胞性或细胞毒性）、Ⅲ型（免疫复合型）及Ⅳ型（迟发型）。过敏反应为抗原抗体反应。有些药物或其代谢产物为半抗原，与体内的蛋白质、多糖或氨基酸结合后可成为全抗原，刺激机体产生相应的抗体。例如青霉素及其降解产物青霉烯酸与机体蛋白质结合后可成为全抗原，再使用青霉素时可引起过敏反应。药物的致畸、致癌及致突变作用也属于B型不良反应。

四、药物不良反应的表现

（一）副作用(side effect)

是药物本身固有的药理作用，指在治疗剂量下出现的与用药目的无关的作用，一般为可恢复的功能性变化。例如阿托品治疗胃肠道平滑肌痉挛引起的疼痛时，会出现口干与视力模糊等副作用。通常作用广泛的药物，即选择性低的药物副作用较多，因此在使用药物时应该尽量选用选择性较高的药物。

（二）毒性反应(toxic reaction)

是指超过治疗剂量或用药时间过长引起机体生理、生化方面的变化和脏器与器官功能或形态方面的损害。毒性反应可以是药理学毒性、病理学毒性和基因毒性。例如，巴比妥类药物过量引起的中枢神经系统过度抑制是药理学毒性引起的，对乙酰氨基酚引起的肝脏损害则是由病理学毒性导致的，而氮芥的细胞毒性作用引起的机体损伤是基因毒性所致。

多数药物均具有一定的毒性。毒性反应可以表现为急性毒性和慢性毒性。药物剂量过大引起的毒性反应称为急性毒性（acute toxicity）；长期应用药物引起的毒性反应称为慢性毒性（chronic toxicity）。急性毒性多发生在循环、呼吸和中枢神经系统；慢性毒性多发生在肝脏、肾脏、骨髓、血液和内分泌系统。毒性反应通常与用药剂量和用药时间有关，可以通过减少给药剂量、缩短给药间隔时间来防止毒性反应的发生。如果中毒部位的药物浓度不是很高，毒性反应通常是可逆的。随着药物的代谢与排泄，药物毒性通常也会逐渐消失，病理学毒性与基因毒性也可能得到修复。

（三）后遗效应（residual effect）

是指停药后血药浓度已降至最低有效治疗浓度以下时药物残存的效应。有些后遗效应是短暂的，如巴比妥类催眠药在次日早晨引起的宿醉现象；但有些后遗效应是持久的，如肾上腺皮质激素类药物停用后引起的肾上腺皮质功能减退。

（四）特异质反应（idiosyncratic reaction）

是指一种与药物剂量无关的、难以预测的不良反应。根据其发生机制可以分为基因缺陷引起的特殊反应和免疫反应异常引起的变态反应（allergic reaction）。例如 G-6-PD 缺陷者，当服用某些磺胺类药物、阿司匹林、非那西丁、伯氨喹后容易出现溶血反应；肝细胞内缺乏乙酰化酶者，服用异烟肼等药物后容易出现多发性神经炎，服用肼屈嗪后易出现全身性红斑狼疮样综合征；维生素环氧化物还原酶变异者对华法林的抗凝血作用出现耐受现象。上述现象都是由遗传决定的特异质反应。

（五）依赖性（dependence）

是指反复应用某种药物后，停药时出现一系列症状和不适，从而患者要求继续服药，这种现象称为依赖性。精神依赖性是指反复使用某种药物停药后患者强烈要求继续服药，以达到精神上的欣快感；身体依赖性是指反复使用的某种药物停药后引起生理功能的改变，从而产生戒断症状。作用于中枢神经系统的药物，例如镇静催眠药、中枢性镇痛药、中枢兴奋药和其他能产生精神作用的药物都可能引起依赖性。

（六）特殊毒性

致畸作用（teratogenesis）、致癌作用（carcinogenesis）和致突变作用（mutagenesis）是药物所致的三种特殊毒性作用，均为药物和遗传物质或遗传物质在细胞内表达发生的相互作用的结果。这些特殊作用早期不易被人们发现。孕妇使用某些药物后对胎儿产生影响，引起婴儿的先天畸形称为致畸作用。一般致畸作用主要在妊娠初期的三个月，即胚胎发育最活跃的器官形成期。但实际上，药物对胎儿的影响不仅限于这个时期，整个妊娠期用药都需要十分谨慎。某些药物长期使用后，引起机体某些器官组织细胞的过度增殖，形成肿瘤，称为致癌作用。致癌因子可分为遗传因子和环境因子，有人认为 90% 以上的致癌作用是由环境因子所致，如放射线、病毒感染和化学物质等。另外某些化学因素、物理因素和生物因子也可以使遗传因子 DNA 产生突变和染色体异常，突变与癌变关系密切。

第二节 药物不良反应监测与药物警戒

药物不良反应的监测研究因许多药源性灾难应运而生。在“反应停”事件沙立度胺的推动下，1962 年，世界卫生大会责成 WHO 卫生总干事研究防治药物灾难性事件的有效措施，并“确保将药物新的严重不良反应迅速通报到各国卫生行政机构”。遂在美国成立药物不良反应合作监测的国际组织，试运行一段时间后，于 1971 年在瑞士日内瓦建立全球药物不良反应数据库，1978 年搬迁到瑞典的乌普萨拉市至今。

一、常用药物不良反应监测方法

药物不良反应监测的目的是及时确定不良事件与药物间的因果关系，并据此采取相应的措施。药物不良反应的因果关系评定方法可分为微观评价和宏观评价。所谓微观评价是指具体的某一不良事件与药物之间的因果关系的判断，即个案因果关系评定；所谓宏观评价是指运用流行病学的研究手段和方法来验证或驳斥某一不良事件与药物之间的因果关系的假说。以下介绍一些常用的宏观评价方法。

（一）病例对照研究

病例对照研究是将患有某种疾病的病例组与未患有某疾病的对照组进行比较的研究，其目的是找出两组对先前的药物暴露的差异，即在人群中患有拟研究的疾病，患者组（病例组）同没有患那种疾病的人群（对照组）相比较，研究前者拥有假说因素的比例是否更高。在药物不良反应监测中，拟研究的疾病为怀疑药物引起的不良反应，假说因素则是可疑药物。可疑药物在病例组的暴露率与对照组比较，如果两者差异在统计学上有意义，说明它们相关。

（二）队列研究

队列研究是将样本分为两个组，一组为暴露于某药物的患者，另一组为不暴露于该药物的患者，进行观察，验证其结果的差异，即不良事件的发生率或疗效。一般分为前瞻性调查和回顾性调查，前瞻性调查在药物不良反应监测中较常用，是以现在为起点，对固定人群的观察。

（三）自发报告系统

自发呈报是指医务人员在医疗实践中，对某种药物所引起的药物不良反应通过药学文献进行报道，或直接呈报给药政机构、制药厂商等（即黄卡系统）。

自发呈报的基本作用是发现药物不良反应信号。尽管呈报的药物不良反应报告没有详尽的因果关系判断，但基于这样一种假设：如果某药物确实会产生某种药物不良反应，只要可以及时报告，在国家药品不良反应检测系统或全球药物不良反应中心必然会收到大量有关该药物的不良反应报告，当报告累计到一定程度，则强烈提示该药物可能会引起该不良反应，其一一对应的因果关系自然明了。

药品不良反应自发报告系统是目前世界上主要的 ADR 监测手段，也是目前发现 ADR 信号的主要来源。常用的 ADR 信号检测方法有“成比例报告比值”法和“贝叶斯增信神经网络法”等方法。

（四）处方事件监测系统

处方事件监测最初是在“反应停”事件后，由英国统计学家 David Finney 于 1965 年首先提出，强调对药物不良事件而非药物不良反应的报道。“处方事件监测”中的“事件”完全改变了最初的概念，即凡确认为不良反应的症状以及怀疑为不良反应的症状或因发现症状而到医院就诊等都包含在“事件”之列。例如医生在病历上记载的“发疹”“血压 170mmHg/110mmHg”“贫血倾向”“黄疸”等均属“事件”。这样，在“处方事件监测”中，“事件监测”都是按照医生的主观判断而作出的报告，然后在患者病例里抽出客观的“事件”，就可对其用药的相关性进行审查。

选定一个研究药物后，处方事件监测通过处方计价局可从用药人群中识别出开过此药的处方，由药物安全研究小组把这些处方资料存起来。如果在药物不良事件报告方面发现某种药物问题值得深入调查时，就向开过该药处方的医生发出调查表（即绿卡系统），询问暴露于该药后病人的结果。

处方事件监测是上市后药物监测的重大进展，是黄卡系统的有益补充，尤其是在 1988 年后，通过一系列改进，使新药首次处方的时间与收到绿卡的滞后时间大为缩短，从而可使新药潜在的严重药物不良反应损失大为减少。由于在临床中收集了大量的信息，据推测可发现发生率为 1/1 000～1/3 000 的药物不良反应，在今后相当长一段时间内，处方事件监测仍是对新药最行之有效的监测方法之一。

（五）医院集中监测系统

医院集中监测是指在一定的时间（数月或数年）、一定的范围内对某一医院或某一地区内所发生的药物不良反应及药物利用详细记录，以探讨药物不良反应的发生规律，既可以是病人源性或药物源性的集中监测，也可是专科性集中监测，从而计算相应的药物不良反应发生率并探讨其危险因素，资料详尽，数据准确可靠。集中监测由于是在一定的时间、一定的范围内进行，故得出的数据代表性较差、缺乏连续性，且费用较高，其应用受到一定限制，除非为某一特殊目的而进行。

我国在药物不良反应监测初期阶段曾进行多次集中监测，但规模偏小，资料难以共享。医院集中监测因具有较自发呈报明显的优点，一些学者建议每隔 10 年左右进行一次大规模的医院集中监测，以对药物不良反应的发生概况及药物利用进行全面的药物流行病学研究。

将处方事件监测与医院集中监测优点结合起来的综合性医院药物监测系统，即住院病人的药物不良反应事件监测，具有独到之处。研究结果表明，这种事件监测系统可定量分析住院病人的药物不良反应发生情况，随着病人资料的积累，可用于研究住院病人的用药安全性及其疗效。

（六）大型数据库和记录联接系统

随着药物不良反应研究的进一步深入，一些潜在的发生率极低的药物不良反应难以从小样本人群中观察到，故药物与药物不良反应的因果假设的检验常借助于大型的记录数据库。用于药物流行病学研究的数据库分三种：①通过记录联接方法建立的大型自动记录数据库；②收集潜在药源性疾病信息的数据库，如出生缺陷、恶性肿瘤、毒物中心的数据库；③记载用药史的数据库，如由药房储存的病人用药史数据库。

二、药物不良反应个例因果关系评价

药物不良反应个例因果关系评价是药物不良反应监测中关键和困难的问题，数十年来一直为学术界、制药界及药政机构所关注，并因此举行了多次国际协调会议。因果关系评定方法可以分为总体判断和标准化判断两大类。

（一）总体判断

是一种用于评价可疑性药物不良反应中药物因素可能性大小的方法，即凭经验做出判断。其过程可大致概括为：评估者试图考虑到所有引起药物不良反应的因素，在脑海中把这些因素排列起来，根据相对重要性大小进行权衡，最后得出有关药物引起事件可能性大小的结论。在药物不良反应监测的初期阶段，即20世纪60年代初至70年代，这是药物不良反应判断的唯一方法。

优点：过程简单。缺点：重现性差（观察者之间或观察者内部的）；判断过程无法解释；正确性依判断者的专业水平和经验而定；衡量标准不一致（同一件事，有人评为可能，有人评为不可能）。

（二）标准化评价

是利用影响药物与药物不良反应之间因素，设置相应的问题，根据问题的不同回答计以不同的分值，再根据所得总分向概率范畴的定量估计转换，评出药物不良效应与药物的相关程度：肯定、很可能、可能、可疑及无关等5个等级。20世纪70年代中期和80年代后期，标准化评价成为药物不良反应因果评价方法的主流，目前仍在继续使用。

这些问题通常包括五个方面：药物不良效应与用药的时间关系；有无引起药物不良效应的其他因素；有无类似反应的报道；撤药反应；激发反应。

优点：判断过程清晰可见；结论的重现性和正确性比总体判断有所提高。

缺点：对各问题的回答仍需临床经验和主观判断；不能用于不可逆转反应的评价；运用时相对不便（需特定的表格或问卷）。

根据WHO的建议，因果关系评价可以分为六种：①明确的因果关系；②很可能存在的因果关系；③大概可能的因果关系；④不可能的因果关系；⑤未能充分证实的因果关系；⑥无法判断的因果关系。

三、药物警戒及药物流行病学

现代药物治疗学的发展，不仅要治疗好疾病，还要防止可能或潜在的药物不良反应。要合理、安全、有效地用药，首先必须对某药所可能发生的药物不良反应谱有明确的认识。由于新药临床前研究受各种因素的制约，对其不良反应谱的认识非常局限，必须通过药物的上市后检测，即Ⅳ期临床试验，完成对一个新药的全面评价。

随着对上市后药物不良反应的监测研究，引入流行病学的研究方法，到20世纪80年代后期，逐渐形成了一门新的学科——药物流行病学。药物流行病学是研究广大人群的药物利用、药物效应分布及其决定因素以促进合理用药的学科，是临床药理学、临床流行病学与药事管理学交叉而产生的一门新兴学科。工作重点是使药物不良反应的监测在深度和广度上获得发展和提高。药物流行病学的研究对象是广大人群。研究的最终目标是给社会大众、药政部门、医疗单位及预防保健机构选择最佳用药方案提供科学调研的依据，对人群的合理用药提出有助于医疗、预防保健、药事管理与医疗保险行政决策的意见和建议。

药物流行病学的主要任务是研究和实施监测以及防止药物不良反应的方法，不仅是药物上市后的监测，还包括了药物在临床，甚至临床前的研制阶段中的监测。其具体任务包含五个方面：①药物上市前临床试验的设计和上市后药物有效性再评价；②监测上市后药物的不良反应或非预期作用；③国家基本药物遴选；④药物利用情况的调查研究；⑤药物经济学研究。它在药物不良反应中的应用主要是两个方面，一是可以回答药物对特定人群（某种疾病患者的群体）的效应与价值，一份优良的药物流行病学调查研究报告，能对药事管理部门、医疗部门以及药品生产、销售等部门的决策起关键作用，是合理用药的依据；二是可通过对药物利用情况的调查分析，了解药物在广大人群中的实际使用情况，查询药物使用指征是否正确、用法是否适宜、产生何种效应，以及查明药物使用不当的原因、形成纠正办法、防治药源性疾病的机制与建立防治上的宏观措施。

20 世纪 90 年代，人们又将对药品安全性的监测和研究，称为药物警戒（pharmacovigilance，PV）。药物警戒是发现、评估、理解和预防药物不良反应或者一些其他药物相关问题的科学和活动。药物警戒的具体目的是：①防范与用药相关的安全问题，提高患者在用药、治疗及辅助医疗方面的安全性；②提高用药相关的公众健康和安全；③致力于药物的效益、危害、有效性和风险的评价，鼓励安全、合理和更有效（包括费用 - 效益）的用药；④促进对药物警戒的认识、教育和临床训练，以及与公众有效的交流。

与药物警戒相比，药物不良反应监测的对象和范围都较为局限。从对象上看，药物不良反应监测基本是指合格药品的天然、固有属性，并不包括因药品疗效缺乏、质量不合格或使用问题等导致的人体反应，即药品不良事件。但监测过程中，监测人员并不能区分患者出现的反应是什么原因造成的，因此，本着“可疑即报”的原则，因药品质量、使用等问题导致的不良事件也都报告至国家药品不良反应监测中心。从范围上看，药物警戒也不再局限于药物上市后的不良反应，还包括上市前研发阶段的临床风险监测和评估，包含了从风险发现、识别、评估到控制的全过程，关注的问题更加广泛。实施药物警戒制度可以实现与现有不良反应报告和监测工作的完整衔接，为我国药品安全监管工作的长足发展提供更加得力的平台。

药物警戒和药物流行病学的发展需要制药工业界与学术界的共同努力。制药工业界已经在药物开发方面发展了很多先进技术来提高新药的安全性，参与药物警戒的医药工业方面的人员也在不断增加，近几年，通过地区和国际间的协调管理，工业界、学术界和管理机关之间的信息传达和交流得到持续改进，对安全用药有很大的促进作用。

四、药物不良反应的应对策略

药品是必须要用到的一种治疗手段，用药的规范直接关系到病人的生命健康。在快速发展的社会中，医疗临床用药所引起的不良反应越来越严重，给人民的健康造成了重大影响。为此，我国医疗机构以及相关部门要采取有效措施，保障药品的质量，加强用药管理，从而促进患者的健康。

（一）加强医院临床用药管理

临床用药关系到患者的生命健康，因此医院要加强临床用药的管理，首先要制定完善的管理制度，落实责任制度，明确临床用药引起不良反应的责任，规范临床用药全过程的质量管理，加强用药监督和指导，以确保用药的科学性和合理性。

（二）不良反应监测个体化

患者在年龄、性别等方面都具有一定差别，临床用药过程中，一定要注意区别对待，根据病人的实际情况用药，并注意联合用药。临床上有些中西药不能同服，如降压灵、降压片等不能与麻黄或含麻黄的中成药同服。

（三）政府及相关部门加强对市场药品的监督

我国政府及相关部门正在加强药品监管方面的法制建设，利用国家的宏观调控职能规范药品市场，加强市场药品的监督，从而有效地保障医院患者的健康。为做好药品不良反应监测，我国实行国家食品药品监督管理总局主管全国食品药品监督管理工作，省级以下实行食品药品监督管理局垂直管理的体系。目前已建成了国家、省、地市三级监测机构，共同承担药品不良反应监测和管理的职责。

（四）人工智能技术在应对不良反应中的作用

人工智能技术是利用计算机、软件及算法等工具，模拟、延伸和扩展人的智能的相关技术和系统，且在许多领域有很好的应用。而目前国内外也将人工智能技术应用于医院药品不良反应监测和上报等工作中，利用复杂算法学习大量医疗数据，并付诸临床实践，进而进行自我更正。其研究模式，主要为基于机器学习技术的数据挖掘。首先进行数据库的采集，如患者的表现型数据，临床治疗数据和单核苷酸序列等基因型数据。然后对数据进行清洗，将数据转化为机器语言，进行算法运行，得出结果，并进行验证。最后由药师对结果进行审核。但现阶段的人工智能新技术仍处于初级阶段，还需要更多的研究、更智能的算法和验证方法去支持，以期早日实现基于医疗记录与人工智能辅助的不良反应主动监测。

我国医疗临床用药过程中由于药物、人数等方面的原因，病人的不良反应已经多层次化发展，因此必须针对现代临床药物不良反应存在的原因，寻找积极的应对措施，具体问题具体对待，针对不同的病人以及病人的体格特征，把握用药的剂量，实现精准给药。同时政府以及相关部门要加强市场药品的监督管理，从而保障药品质量和用药安全，促进人民的健康。

第三节 药物不良反应监测的发展历程

20 世纪 50 年代开始，世界新药研制出现高潮，一些工业先进国家生产的药品高达数万种，合并用药和长程疗法不断增加，药物不良反应的发生率和严重性日益突出，出现了一些重大药物不良反应事件（图 5-1），见表 5-1。

在经历了一系列大规模药物不良反应事件后，人们逐渐意识到，要保证人民的用药安全，必须制订严格的法规，建立必要的管理机构，加强药品的审批工作，尤其重要的是加强药品的上市后监察，建立健全药物不良反应的监察报告制度，加强信息交流，才能避免同样药物的同样不良反应在不同时间、不同地方的重复发生，防止药物不良反应的流行。

20 世纪 50 年代，美国陆续发现氯霉素导致使用该药的患者的血液系统、造血器官出现异常，严重的造成再生障碍性贫血。这促使美国医学会于 1954 年建立了药物不良反应监测报告制度。1962 年，“反应停”事件导致的灾难逐步得到控制。因此，世界发达国家开始认真思考药物安全问题，深入开展药物不良反应检测方法学研究，并加强对制药公司的监管。同年，美国国会通过《食品、药品、化妆品法》修正案，规定必须向 FDA 报告所有的药物不良反应。次年，西德和荷兰建立了药物不良反应鉴别报告制度。英国、澳大利亚也分别建立黄卡、蓝卡制度以收集和分析药物不良反应病例报告。1965 年日本建立 ADR 报告制度。随后，法国、西班牙、比利时等国也陆续建立了 ADR 报告制度。1968 年，WHO 制定了国际药品监测合作计划，设立了监测合作中心并

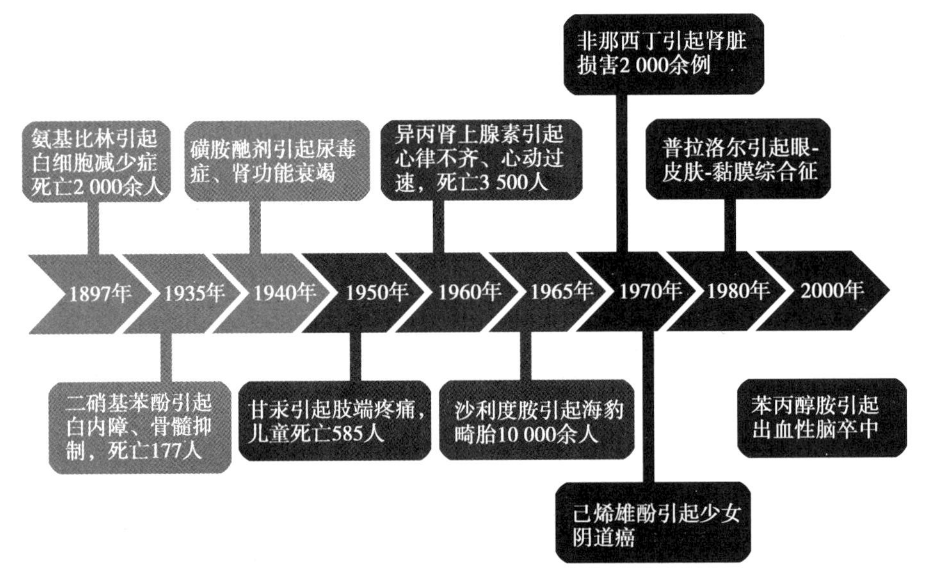

图 5-1 20 世纪国际历史上的重大药物不良反应事件

表 5-1　20 世纪重大药物不良反应事件及其对策

年份	重大 ADR	对策
1937	美国 Massengill 公司用二甘醇作溶剂的氨苯磺胺酏剂，引起 100 余人肾功能衰竭致死	次年美国通过了“食品、药品和化妆品法”，开始要求药物在临床应用前做毒理实验，并要求制药企业收集药物安全性方面的数据，在药物上市前报告给食品与药品管理局
1950s	氯霉素致再生障碍性贫血	1952 年第一部 ADR 教科书在荷兰出版。同年美国医学会的药学和化学顾问委员会建立了人类有史以来的第一个登记 ADR 的机构。1960 年美国 FDA 开始收集 ADR 报告，并主持了以医院为基地的药物监测计划。
1961	“反应停”导致上万个婴儿出生畸形	各国对药政法规做了重大调整。1962 年美国通过了 Kefauver-Harris 修正案，对 1938 年至 1962 年间上市的所有药物再逐一评价，淘汰不安全和无效的药物和制剂。英、德、瑞典等国作出了 ADR 自愿报告监察方式和建立国家药物安全监察中心或药物安全委员会等举措，并开始了一系列药物利用研究。世界卫生组织设立了专门部门收集和鉴定来自各国监察部门的资料。
1970s	氯碘喹啉引起严重的亚急性脊髓视神经病；孕妇使用己烯雌酚引起其雌性后代的子宫颈和阴道在 10～20 年后出现细胞腺癌及畸形；普拉洛尔引起眼 - 黏膜 - 皮肤综合征	70 年代早期，药物流行病学研究的项目在美国出现；1976 年美国成立由各科专家组成的处方药物应用联合委员会，负责评价药物流行病学的方法技术并为其发展提供咨询；1977 年电脑联网的药物分析和监察系统开始在美国发展，该系统应用用药账目数据进行药物流行病学的研究。
1980s	非甾体抗炎药替尼酸和苯噁洛芬引起致死性肝脏疾患；佐美酸钠和过敏性反应有相关性；保泰松和恶性血液疾病有联系；吲哚美辛的一种缓释剂可引起小肠穿孔；治疗妊娠期恶心呕吐的复方制剂 Bendectin 被诉可致畸；舒洛芬可引起畸形胁腹痛及可逆性的急性肾衰；异维 A 酸可引起出生缺陷；替马沙星可引起致死性的严重反应	1980 年英国成立了药物监察研究机构，建立了“处方事件检测”系统；1985 年国际药物流行病学年会开始举行；药物流行病学学科陆续开拓了药物良好效应研究、新上市药物不明效应筛选、药品经济评价等研究分支。

开始推行国际药品监测网络合作计划。1971 年，WHO 协商会议召开，提出了建立国家药物警戒中心的设想，以及开展国际间协作的行动指南，会议决定以在乌普萨拉建立的 WHO 国际药物监测合作中心为基础，联合英国、瑞典、美国、加拿大、澳大利亚、新西兰等 10 个国家，共同展开“国际药品监测计划”。

19 世纪末，欧洲地区成立了欧洲药物警戒学会（ESoP），带动了这一学科的学术研究和发展。例如英国建立了处方事件监测系统，美国开展了病例对照研究，对处方药物与不良事件的关联性进行分析研究。WHO 国际药物监测合作中心更名为 WHO 乌普萨拉监测中心（UMC）。UMC 的成立是 ADR 监测的又一重要阶段，它标志着药品 ADR 监测国际合作的开始。1998 年，FDA 成立了上市后风险评价办公室（OPDRA）专门承担药品的流行病学研究，开展风险识别，实施监测计划等。此后，全世界各国仍致力于发展及加强对药物不良反应的监控，各项新的药物警戒法规也在各国陆续颁布。

我国的对药物不良反应的记述可追溯到公元 1 世纪，我国第一部药物学专著《神农本草经》问世。其对药材的记载，主要按照药物毒性的大小进行分类和表述，可以说是现存最早可考的重视药品安全性问题的记载。迄今，虽然传统中医药理论所记载的对中药安全性、相互作用以及禁忌等的认识，不能完全被现代科技所证实，但历史记载表明传统中医药学十分重视药品安全性问题。

建国后不久，面对我国广大民众 100 余年来遭受的鸦片等毒品的危害以及大量假、劣药品充斥市场造成的恶劣医药环境，我国政府采取坚决措施着手治理，国家授权原卫生部负责药品监督管理工作。卫生部于 1950 年设立药品监督管理机构——药政处。

20世纪50年代，针对青霉素不良反应较严重的问题，我国卫生部着手建立青霉素不良反应报告系统，于1972年收集了全国20个省市报告的青霉素休克病例302例，其中死亡44例，制订了青霉素休克临床诊断指标和紧急抢救措施，建立了青霉素过敏性休克报告表，重视收集青霉素的严重不良反应。

改革开放后，国务院下发文件，要求“对疗效不确或因其他原因不宜使用的药品要予以淘汰”。同年，原卫生部派出考察组对英、美等国家进行长时间考察，建立ADR监察报告制度。1983年，卫生部起草了《药品毒副反应报告制度》，后改为《药物不良反应监察报告制度》；20世纪80年代末90年代初，卫生部药政局和医政司先后在北京、上海等地区共十四个医疗单位进行药物不良反应监测工作试点。1985年，我国颁布《中华人民共和国药品管理法》，载有关于药物不良反应监测条款，明确把开展ADR监察报告工作规定为各级医疗卫生单位的法定任务。其标志着我国政府对药品的监督管理走向法制化和系统化。药物不良反应监测工作及其制度建设也作为药品监管的重要内容被提到议事日程。1994年，卫生部药物不良反应监察中心确定并正式公布了我国第一批药物不良反应重点监察医院名单。次年，《药物不良反应监察工作通讯》创刊。1998年，国家药品监督管理局正式成立。该年3月，我国正式加入WHO国际药品监测合作计划组织，参与国际合作。1999年，卫生部药物不良反应监察中心并入国家食品药品监督管理局药品评价中心，改为国家药物不良反应监测中心。

21世纪初，国家药品监督管理局召开了全国药物不良反应监测工作会议，全面启动我国药物不良反应监测工作。2001年11月，国家药物不良反应信息通报制度和各地药物不良反应病例报告情况通报制度建立。12月1日新修订的《药品管理法》第七十一条明确提出“国家实行药物不良反应报告制度”，我国药物不良反应监测报告工作上升到一个新的高度。2003年国家药物不良反应监测中心正式面向社会公开发布《药物不良反应信息通报》，同年11月全国药物不良反应远程信息网络开通，基层用户开始通过网络直报方式上报药物不良反应。2004年3月《药物不良反应监测管理办法》（试行版）以国家食品药品监督管理局局长令和卫生部部长令的形式正式颁布实施。2010年12月13日，《药品不良反应报告和监测管理办法》修订版经卫生部部务会议审议通过，次年颁布实施。至今，我国仍积极加强药物不良反应监测，完善关于药物不良反应的法律法规，保障人民用药安全。

第四节　药源性疾病

一、药源性疾病概述

药源性疾病（drug-induced disease，DID），是指药物在预防、诊断、治疗疾病的过程中引起与治疗作用无关的，并在一定程度上造成人体功能异常或组织结构损害而出现各种临床症状的疾病，是在一定条件下由于药物的不良反应、药物相互作用或药物使用不当所产生的后果。目前，药源性疾病已成为主要的致死性疾病之一。在我国，随着新型药剂的出现，非处方药物的不规范使用等因素，药源性疾病的发生率正在逐年增多，严重威胁了人民的健康，从而引起全社会的关注。

（一）药源性疾病的分类

1. 按照病因分类　可分为量效关系密切型、量效关系不密切型、长期用药致病型。量效关系密切型（A型或甲型）指与用药剂量密切相关，药理作用增强导致的药源性疾病。量效关系不密切型（B型或乙型）指主要由于药物的变态反应，与患者的遗传因素密切相关的药源性疾病。长期用药致病型指长期使用某种药物治疗疾病，从而出现不良反应所引起的药源性疾病，与用药剂量和服药时间均有关。

2. 按照病理改变分类　分为功能性改变和器质性改变。器质性改变指机体的某一器官或组织系统产生疾病，并且造成永久性损害的病理变化。功能性改变一般由某器官相应的神经系统失调引起，组织结构不发生改变，一般不会导致严重后果的临床综合征。

3. 按照受损器官分类　可以按照药物引起的主要损伤器官进行分类：肝脏药源性疾病、肾脏系统药源性疾病、呼吸系统药源性疾病、药源性心血管系统疾病、药源性皮肤病等。

4. 按发病的快慢和病程分类 可分为急性药源性疾病和慢性药源性疾病。

（二）引起药源性疾病的因素

1. 药物因素 药物是引发药源性疾病的根本原因，很多药物的赋形剂、中草药及保健药也可能直接导致机体的损伤，给药方式、给药时间和频次的不注意都可能对治疗效果产生严重的影响，不合理用药是导致药源性疾病主要原因之一。

2. 个人体质因素 除了药物本身的原因之外，患者的年龄、性别、体质及遗传基因、饮食习惯、疾病状态等与药源性疾病的关系同样密不可分。如年龄是影响靶器官敏感性的重要因素，大部分新生儿、幼儿及老年人由于自身靶器官较敏感，易发生A型不良反应，应更加谨慎用药。

（三）药源性疾病的预防、诊断与治疗

1. 药源性疾病的预防

（1）合理用药：合理用药指根据疾病类型和患者情况选择最佳的药物制剂和治疗方案，以达到预期的治疗目标。临床医师在用药过程中应注意药物的副作用和不良反应，尽可能选择对病人不良反应最小的药物，并且严格掌握药物的适应证，防止滥用药物。联合用药也可能增加毒副作用，例如联合使用头孢噻肟钠与利巴韦林可能导致史-约综合征（SJS），文献发现两药存在潜在的配伍风险。对于肝肾功能不全者，用药量也应相应减少，临床用药不仅要考虑到药物的药理作用，也要注重个别病人的实际情况，做到因人施治。

（2）加强监管：药源性疾病给人类的健康问题带来了极大的困扰。我国高度重视药物的不良反应和药源性疾病，及时颁布和完善药品安全的法律法规体系，深化药品审批制度改革，进一步完善受理、审评、审批“三分离”制度，同时加强药品安全监管有关部门的队伍建设。根据《2018年药品跟踪检查计划》，国家药品监管部门针对国家药品检查、抽检、不良反应监测、投诉举报等方面发现的问题提出合理的解决措施，加强监管力度。

（3）加强研究和宣传：为尽量避免药源性疾病的发生，提倡运用非药物疗法、无创伤性治疗，更新药学及药理学知识，建立快速信息交流平台。发展临床药学和临床药理学工作，如血药浓度监测，药物不良反应监测，药物情报的收集和咨询等。临床工作者也要及时向患者或其家属解释所用药品的作用和用途、正确使用方法和注意事项，包括药物可能出现的不良反应。

2. 药源性疾病的诊断要点

（1）确定用药时间与剂量，询问过往用药史。

（2）观察临床症状、检测结果和反应特征。

（3）判断并排除其他因素，确定致病药物。

3. 药源性疾病的治疗

（1）及时停药：去除病因，尽早停止使用致病药物是药源性疾病最根本的治疗措施。急性中毒的患者可采取洗胃、导泻或血液透析、腹腔透析等方法快速去除体内的药物。

（2）利用药物：利用药物对症处理药物的相互拮抗作用，减轻药物不良反应。若患者出现过敏性休克的症状，必须及时抢救。肾上腺素具抗过敏、抗休克、抗炎等作用，是治疗过敏性休克的首选药物。

（3）缓解病症：减少损伤，对药物引起的各种系统损伤与其他病因引起的机体伤害。再进一步选择治疗药物的时候，应尽量采取简单治疗措施，避免同类药物的再次使用，造成二次伤害。

二、药源性肝病

（一）引起药源性肝病的发病机制与相关因素

1. 药物在肝脏的生物转化和代谢系统 肝脏是人体内的主要代谢器官。肝脏对各种药物具有生物转化作用，通过新陈代谢将其彻底分解或以排出体外，这种作用被称为“解毒功能”。部分药物通过生物转化成为无毒或毒性较小、易于排泄的物质；但也有一些物质则会增强毒性，降低溶解度。

药物通过Ⅰ相反应与Ⅱ相反应的代谢过程中产生反应性代谢产物，正常情况下，反应性代谢物的生成速率与清除速率处于动态平衡状态，若生成速率增加或清除速率降低，则可能会造成肝损伤。Ⅰ相反应包括氧化、还原、水解反应，通过在母体分子上引入极性基团，从而增加其极性或水溶性，为结合反应提供合适的底物。Ⅱ相反应为结合反应，经过Ⅰ相反应代谢后产生或暴露的极性基团，与内源性化合物或基团之间发生的生物合成反应。

2. 引起药物性肝损伤（drug-induced liver injury，DILI）的主要因素 某些药物及其中间产物如抗结核药物能够不可逆地诱导肝细胞中过量活性氧（ROS）的产生，可直接或间接地造成肝脏损害。某些药物则会通过诱导改变P450同工酶的活性变成有毒物质从而引起肝损伤。部分人群可能由于遗传性特异质体质或遗传因子的编译从而对个别药物特别敏感，原有慢性肝病或免疫功能紊乱等疾病的患者对许多药物的代谢作用降低，导致药物毒性堆积在肝脏内，产生严重肝损伤，引发药物性肝病。

（二）药源性肝病的临床分型与表现

药源性肝损伤在临床上常见的分型包括肝细胞损伤型、胆汁淤积型和混合型，其中肝细胞损伤型是药源性肝损伤最常见的临床类型。其判断标准为：①肝细胞损伤型：ALT≥3×ULN（upper limit of normal），且R≥5；②胆汁淤积型：ALP≥2×ULN，且R≤2；③混合型：ALT≥3×ULN，ALP≥2×ULN，且2<R<5。若ALT和ALP达不到上述标准，则称为“肝脏生化学检查异常”。其中R=（ALT实测值/ALTULN）/（ALP实测值/ALPULN）。在病程中的不同时段计算得到的R值，有助于更准确地判断药物性肝损伤的临床类型及其演变。而基于病程又可以分为急性药物性肝损伤和慢性药物性肝损伤。在临床上，急性药物性肝损伤占绝大多数，其中6%～20%可发展为慢性药物性肝损伤。

1. 肝细胞型损伤　肝细胞型损伤表现为肝内胆汁淤积为主的损害，一般属于急性药源性肝损伤。肝细胞坏死可分为点状坏死、局部性坏死和片状坏死三类。

2. 胆汁淤积型损伤　存在由睾酮的衍生物诱发的单纯胆汁淤积和由含卤素的环状化合物引发的淤胆伴炎症型。前者主要表现为肝内阻塞性黄疸，ALT、AST升高；后者先会出现嗜酸性粒细胞增高，恶心、畏寒等症状，继而出现黄疸、肝脏肿大触痛，小叶中央区的毛细胆管、形状细胞、肝细胞出现胆汁淤积。

3. 混合型肝损伤　混合型肝损伤兼具胆汁淤积和肝实质损害，临床可表现为肝细胞损伤和黄疸。

（三）药源性肝病的临床诊断与治疗

追溯发病前三个月内的用药史，了解患者是否有原发性肝病和过敏史，原发病是否会累及肝脏，若停药后肝功能异常和肝损伤出现明显好转，则需考虑药物引发肝损伤的可能性。

立刻诊断、及时停药是治疗急性药源性肝病的关键。根据病情选用适当的治疗药物，如黄疸深者可静脉滴注甘草酸类药物，糖皮质激素能促进汇管区和小胆管炎症水肿消退，改善肝细胞内亚微结构的功能，减轻药物及代谢产物对肝脏的损害，还需加强休息并酌情使用护肝药。经适当治疗后，一般可于数月内恢复正常，病情严重且发展较快者，必要时则可能需要肝移植。

三、药源性肾病

（一）药源性肾病的发生机制

引起药源性肾病的常见药物见表5-2，其主要发生机制有以下原因：

1. 由于肾脏血流丰富，当药物在肾小管内的浓度增高至一定程度时，可直接损伤肾小管上皮细胞的吸收分泌功能，产生直接肾毒性，其毒性作用大小与用药剂量和疗程呈正相关。

2. 肾脏毛细血管丰富，某些药物及其降解产物与宿主蛋白相互作用，使宿主蛋白成为半抗原或抗原，容易产生抗体从而形成抗原抗体复合物，沉积于肾小球毛细血管基底膜上。

3. 近端小管可对多种药物进行重吸收，肾小管在酸化过程中pH的改变可能会导致药物沉积，影响肾细胞代谢过程或造成尿路梗阻，使溶液浓度升高，导致肾小管上皮细胞变性坏死。许多细胞因子和多肽生长因子也可能参与药源性肾小管间质性损害的病理过程。

4. 肾脏血流量的减少会影响肾脏的过滤清除功能以及造成肾脏的缺血缺氧，导致肾脏进一步受到损害。

表5-2　引起药源性肾病的常见药物

类别	药物
抗菌及抗病毒药物	新霉素、阿米卡星、庆大霉素、妥布霉素、奈替米星、链霉素、阿昔洛韦
心血管药物	氯吡格雷、华法林、钙拮抗剂
非甾体抗炎药物	阿司匹林、布洛芬、保泰松、萘普生、吲哚美辛、吡罗昔康、塞来昔布
利尿剂	呋塞米
其他	华法林钠、卡托普利

5. 很多老年人对中草药的认识存在误区，认为中药无副作用从而长期盲目大量服用各种中药制剂，再加上老年人本身就存在器官功能减退的现象，故临床上常见各种原因导致的老年药源性肾损伤。

（二）药源性肾病的分类与临床特征

药源性肾病的主要临床类型有急性肾衰竭、急性过敏性间质性肾炎和肾乳头坏死、肾病综合征等。药源性肾功能衰竭以急性居多，慢性较少。

常见的肾炎综合征临床表现为血尿、蛋白尿、高血压等，急性过敏性间质性肾炎的尿白细胞中嗜酸性粒细胞明显升高，肾病综合征可表现为蛋白尿、水肿或低蛋白血症等。

（三）药源性肾病的治疗

药源性肾病治疗包括停用肾毒性药物、早期给予小剂量肾上腺皮质激素、对症治疗、血液透析等。为防止临床上出现药源性肾损伤，要求医药工作者严格掌握各种药物的禁忌证和适应证，避免联合使用多种肾毒性的药物，注意药物应用的剂量和疗程，并按时检测各项指标，及时调整用药。在药物使用过程中应严格监测不良反应，一旦出现肾损伤，应立即停药或更换药物，并针对不良反应和并发症采取相应治疗措施。使用具有潜在肾毒性的药物时，在用药前必须仔细询问患者药物过敏史，根据患者的个体情况确定合适的给药剂量和疗程，对于老年患者要特别注意减少联合用药种类。除此之外，患者还需要加强营养支持和预防感染。大多数早期发现有药源性肾损伤的患者在停用药物和及时治疗后肾脏损害可逆转，药源性肾损伤的早期诊断和治疗是成功治愈、改善预后的关键。

四、其他药源性疾病

除了常见的药源性肝肾病之外，若使用不当，药物还会通过各种途径对人体的其他器官造成重大损害。20 世纪 60 年代发现，用于治疗孕妇晨吐的沙利度胺（反应停）导致了 1 万余名“海豹肢畸形”婴儿的出生。1999 年上市的万络（VIOXX，罗非昔布）广泛用于治疗关节炎和急性疼痛，FDA 研究发现大剂量服用此药将导致心肌梗死和心脏猝死的危险率增加 3 倍。为此，WHO 详细分析并建立了大型药物不良反应的案例数据库，为我们提供了一个能够深入研究的平台。

（张雪梅　程能能）

参考文献

[1] 王怀良，陈凤荣．临床药理学 [M]．北京：人民卫生出版社，2007.

[2] World Health Organization. The importance of pharmacovigilance[R]. Geneva：WHO，2002.

[3] World Health Organization. WHO medicines strategy：framework for action in essential drugs and medicines policy[R]. Geneva：WHO，2003.

[4] COULTER D M. The New Zealand intensive medicines monitoring programme in pro-active safety surveillance[J]. Pharmacoepidemiology and Drug Safety，2000，9（4）：273-280.

[5] MOSS J，YUAN C S. Herbal medicines and perioperative Care[J]. Anesthesiology，2006，105（3）：441-442.

[6] World Health Organization. General guidelines for methodologies on research and evaluation of traditional medicine[R]. Geneva：WHO，2000.

[7] 孙定人，齐平，靳颖华．药物不良反应 [M]．北京：人民卫生出版社，2003.

[8] 何乐，刘媛，程能能，等．一种 ADR 信号检测的改进算法及其在上海市 ADR 自发呈报数据库上的应用 [J]．中国临床药学杂志，2008，17（6）：348-352.

[9] 王丹，彭丽丽，刘翠丽，等．药物警戒解析及与药品不良反应监测的区别 [J]．中国药物警戒，2017，14（3）：150-152，157.

[10] 谈志远，赵荣生．人工智能技术在药物不良反应监测与上报中应用的研究进展 [J]．临床药物治疗杂志，2019，17（2）：23-27.

[11] 周聊生，牟燕．药源性疾病与防治 [M]．北京：人民卫生出版社，2008.

[12] 刘坚．药源性疾病监测与防治 [M]．北京：人民军医出版社，2009.

[13] 于乐成，茅益民，陈成伟．药物性肝损伤诊治指南 [J]．中华肝脏病杂志，2015，23（11）：1752-1769.

[14] HE XM，ZHANG HP，TAO BL，et al. The A/A genotype of XPO1 rs4430924 is associated with higher risk of antituberculosis drug-induced hepatotoxicity in Chinese

patients[J]. The Journal of Clinical Pharmacology, 2019, 59(7): 1014-1021.

[15] ARNAUD L, MERTZ P, GAVAND P E, et al. Drug-induced systemic lupus: revisiting the ever-changing spectrum of the disease using the WHO pharmacovigilance database[J]. Systemic lupus erythematosus, 2019, 78(4): 1-5.

第六章　特殊人群用药

特殊人群主要包括妊娠期及哺乳期妇女、新生儿、婴幼儿、儿童、老年人和肝肾功能不全者。本章分析药物在特殊人群机体内药动学特点以及药效学特点，提出合理用药的原则以及安全用药的对策。

第一节　妊娠期和哺乳期用药

一、妊娠期用药

妊娠期指受孕后至分娩前的生理时期，其中前3个月称为早期妊娠，4～6个月称为中期妊娠，7个月至分娩称为晚期妊娠。药物在妊娠期妇女机体内药动学有显著变化，甚至对胎儿产生影响。

（一）妊娠期药动学特点

妊娠期母体、胎盘、胎儿是相互关联的生物学和药动学整体，因此妊娠期用药应考虑母体、胎盘和胎儿的药动学特点。

1. 母体药动学特点

（1）药物吸收：妊娠早期，有些孕妇早孕反应严重，出现频繁恶心、呕吐，减少口服药物的吸收，故不宜口服用药。随着妊娠进展，雌激素、孕激素水平增高，胃酸和胃蛋白酶分泌减少、胃排空延缓，使血药浓度达峰时间延迟；胃肠道平滑肌张力降低，肠蠕动减慢减弱，使药物在小肠的滞留时间延长；胃肠道粘液形成增加，肠腔内pH升高，促进弱碱性药物的吸收。但是，在肠壁易被代谢的药物，随小肠滞留时间延长反而代谢增多，吸收减少。

妊娠期外周血管扩张，组织血液灌流量增加，肌内或皮下注射的吸收量可能增加。但妊娠中、晚期，由于血流动力学改变，下肢静脉血流速度减慢，循环不良，影响肌内或皮下注射药物的吸收。妊娠期硬膜外腔有更多血管形成，孕妇硬膜外注射用药吸收增多。

妊娠期由于生理性肺通气过度，可使更多药物微粒进入肺泡，且心排血量和肺血流量的增加，可进一步增加吸入性药物的吸收。

妊娠期由于心排血量增加，皮肤及黏膜局部毛细血管开放，可促进经皮给药贴剂与搽剂、黏膜给药滴鼻剂、阴道给药栓剂等吸收。但是，如果妊娠期皮下脂肪增加过多，高脂溶性药物在皮下脂肪滞留时间延长，可能使经皮给药吸收减慢。

（2）药物分布：妊娠期血容量增加35%～50%，血浆增加比例高于红细胞，血液稀释，体液总量可达8L，由于体液占比增高，故妊娠期水溶性药物的分布容积明显增加，药物浓度下降，在靶器官往往达不到有效浓度，尤其是分布容积较小的药物变化更为显著。妊娠晚期脂肪增加显著，可达10kg之多，将使脂溶性药物分布容积显著增大。另外，妊娠血流动力学改变，子宫、肾和肺血流增加显著，药物在这些器官的分布随血流量增大而增加。

妊娠期血浆蛋白尤其是白蛋白含量降低，与此同时内源性配体甾体激素和肽类激素水平升高，占据血浆蛋白结合位点，使药物与血浆蛋白结合减少，尤其是主要与白蛋白结合的弱酸性药物结合型减少，游离型药物浓度增加，可使药效毒性增强。游离型药物浓度增高，通过胎盘屏障，胎儿患病风险增加。

（3）药物消除：妊娠期肝血流增加不明显，但因雌激素、孕激素水平明显升高，使肝微粒体酶（CYP3A4、CYP2D6、CYP2C9和CYP2A6等）活性增强，使其底物药物的代谢加快。但是，雌激素和孕激素本身也是肝微粒体酶的代谢底物，可与某些药物产生竞争性抑制作用，降低其清除率。妊娠期葡萄糖醛酸转移酶活性减弱，降低Ⅱ相代谢反应，使需要经Ⅱ相反应代谢的药物消除减慢。

妊娠期雌激素、孕激素水平高，胆囊排空能力降低，胆汁分泌减少，故经胆汁排泄的药物消除减慢，药物肝肠循环现象减弱。

妊娠期肾血流量和肾小球滤过率增加，以肾脏消除为主的药物清除率增高。但妊娠晚期，孕妇处于仰卧位的时间较长，肾血流量减少，使药物的肾排泄减慢减少，药物清除率反而降低。有妊娠高血压综合征伴肾功能不全的孕妇，药物消除能力减弱，容易在体内蓄积。

2. 胎盘药动学特点 胎盘屏障是由血管合体细胞、合体细胞基底膜、绒毛间质、毛细血管基膜及 5 层毛细血管内皮细胞构成的血管合体膜。胎盘是将母体血与胎儿血隔开的屏障。胎儿需要通过胎盘从母体汲取营养、进行气体交换、排出代谢产物，同时大部分药物也可透过胎盘屏障进入胎儿体内，影响胎儿。胎盘转运特点及其对药物代谢的影响值得关注。

（1）胎盘的药物转运：尽管称为“屏障”，但是对于药物跨膜转运，胎盘屏障具有一般生物膜特性。胎盘的药物转运方式和机体一般生物膜的药物转运方式相似，有被动转运（包括滤过和简单扩散）、载体转运（包括主动转运和易化扩散）和膜动转运（包括胞饮和胞吐）。被动转运是药物转运最常见、最重要的形式。当绒毛间血窦中药物浓度增高时，药物转运入胎儿体内的速度加快；当胎儿体内药物浓度增高时，由母体转运至胎儿体内的速度减慢。氨基酸、水溶性维生素、电解质 K^+、Na^+ 等以主动转运方式进入胎儿。胎盘屏障也存在从胎儿向母体方向的转运体，如多药耐药蛋白 MDR-1/P- 糖蛋白能够将抗肿瘤药如长春碱、多柔比星等泵入母体循环，减少进入胎儿体内的量。这一现象的意义，一方面实现了药物主要停留在母体发挥对母体的治疗作用并尽可能减轻对胎儿可能的危害，但另一方面也使某些药物无法从母体给药实现对胎儿的治疗。如 HIV 感染孕妇使用蛋白酶抑制剂洛匹那韦、利托那韦等药物是 P- 糖蛋白底物，难以在胎儿体内达到有效治疗浓度，因而使用这些药物并不能减少 HIV 垂直传播的风险；母体血浆大分子物质可被合体细胞吞裹入细胞内，直接进入胎儿血中；蛋白质、病毒及抗体等大分子物质以膜动转运方式进入胎儿体内。

胎盘药物转运受药物的性质和胎盘功能的影响。解离度小、脂溶性高、分子量小、血浆蛋白结合率低的药物容易通过胎盘。药物转运与胎盘合体膜厚度成负相关、与绒毛膜面积成正相关。随妊娠进展，胎盘合体膜厚度从早期妊娠时 25μm 到晚期妊娠 2μm，且绒毛膜面积增加，药物转运效率提高。当母体中毒、感染和缺氧时，胎盘屏障功能障碍，药物转运减慢。药物转运与胎盘血流成正相关，影响胎盘血流的因素，均影响药物转运，如母体罹患糖尿病、高血压等脉管系统疾病、母体体位、胎盘大小和子宫收缩情况。

（2）胎盘对药物的代谢：胎盘含有催化Ⅰ相氧化、还原、水解反应和Ⅱ相结合反应的药物代谢酶系统，具有一定的药物代谢能力，但可代谢的药物种类仅限于甾体类、多环碳氢化合物等几类药物。尽管胎盘代谢能力不如肝脏，但可在一定程度上改善胎儿肝功能低下状况。

有些药物不经代谢通过胎盘进入胎儿体内，既作用于母体，也作用于胎儿；有些药物经代谢后活性降低、极性增高，难以通过胎盘，药物主要停留在母体，对胎儿影响小；有些药物本身无毒或毒性低，经胎盘代谢后生成毒性增高的代谢产物进入胎儿，在胎儿体内产生毒性。因此，应根据药物胎盘代谢、转运情况和治疗目的，合理选择药物。如肾上腺皮质激素类药物中，皮质醇和泼尼松在胎盘代谢转化为 11- 酮衍生物，而地塞米松通过胎盘时可不经代谢直接进入胎儿体内，因此如果要治疗母体疾病宜选用泼尼松，治疗胎儿疾病宜选用地塞米松。

3. 胎儿药动学特点 胎盘屏障与一般生物膜的药物转运特性并无显著差别，导致大多数药物可通过胎盘进入胎儿体内，而胎儿各器官功能处于发育阶段，功能远未健全，导致药物在胎儿体内的药动学与成人有较大的差异。

（1）药物吸收：胎盘转运是胎儿药物吸收的主要方式。药物经胎盘屏障转运进入胎儿体内后，还可经羊膜转运进入羊水中，但羊水内蛋白含量仅为母体的 1/20～1/10，故药物多呈游离型，可被胎儿皮肤吸收或妊娠 12 周后胎儿吞咽入胃肠道，进而吸收进入胎儿血液循环。胎儿血液循环是由脐静脉血，经肝脏、肝血窦再经门静脉与下腔静脉进入右心房。由于胎儿静脉导管未闭合，一部分脐静脉血可通过静脉导管直接经下腔静脉进入右心房，减少胎儿药物首过消除，使药物在胎儿体内生物利用度提高，尤其在母体快速静注给药时，胎儿药物生物利用度增加更为显著。

（2）药物分布：早期妊娠胎儿体液含量较多而脂肪含量较小，故水溶性药物分布容积较大，而脂溶性药物分布容积较小。随妊娠进展至晚期时，胎儿体内细胞外液明显减少，脂肪含量增多，脂溶性药物分布容积增加。胎儿肝、脑等器官占比相对较大，血流量多，经胎盘进入脐静脉血有60%～80%进入肝脏，故肝脏药物分布较多。此外，胎儿的血脑屏障尚未发育完全，药物易于进入中枢神经系统。胎儿血浆蛋白含量低于母体，药物在胎儿体内游离型药物浓度较母体高，药物容易进入胎儿组织。

（3）药物消除：胎儿药物代谢主要在肝脏进行。妊娠早期，胎儿体内缺乏催化药物结合反应的酶，特别是葡萄糖醛酸转移酶，胎儿对需经此酶代谢的药物消除能力差，易产生相应的不良反应。妊娠3个月起，胎儿肝微粒体酶合成能力增强，肝脏代谢药物的能力逐渐形成，但与成人相比，肝脏代谢能力较低，仅为成人肝脏药物代谢酶水平的30%～50%，因此某些药物在胎儿血中浓度高于母体。如妊娠期应用乙醚、巴比妥、镁盐、维生素B和维生素C等，胎儿血药浓度是母体的两倍或数倍。

胎儿药物代谢还可在肾上腺进行。胎儿肾上腺占身体的比例大于成年人，且具有较高的细胞色素P450酶活性，对药物的代谢起着重要作用。

多数药物经代谢后活性下降，但有些药物如苯妥英钠，经Ⅰ相代谢生成对羟苯妥英钠，该产物可竞争核酸合成酶干扰叶酸代谢，有致畸作用，尤其当合用苯巴比妥等肝药酶诱导剂后，苯妥英钠代谢产物生成增多，致畸作用增强。

妊娠11周～14周开始，胎儿具有排泄功能，药物及其代谢产物随胎尿、胎粪排入羊水，又可被胎儿吞咽重吸收，形成“羊水肠道循环”。胎儿肾小球滤过率低，胆道排泄功能也较弱，药物及其代谢产物排泄缓慢。另外，因代谢产物极性和水溶性增高，较难通过胎盘屏障向母体转运，因此药物在胎儿体内停留时间较母体长，容易引起不良反应，如沙利度胺致畸性就是因其水溶性代谢产物在胎儿体内蓄积所致。

（二）妊娠期药物致畸敏感性与用药安全性

在卵子受精后2周，即受精卵着床前后，此期药物对胚囊是“全”或“无”的影响。“全”是指有害药物损伤整个胚囊或部分胚囊细胞，致胚囊细胞死亡，并被母体吸收或流产；“无”是指有害药物并未损害胚囊或虽然损害部分胚囊细胞，但由于此期未分化胚囊细胞在功能上具有潜在的多向性，可以补偿或修复少量被损伤的细胞，因而不出现异常，不发生形态方面畸形，继续妊娠，不留下远期后果。此期是细胞和组织分化前期，有害药物并不引起畸形发生，称为不易感期。

药物对胚胎不良影响关键在于受孕后3～12周，此期是细胞和组织分化期。3个胚层高度分化形成各器官原基，所有细胞和组织都以精准的规律进行增殖、分化、迁移。此期由于胚胎细胞已失去多向性，开始定向发育，因而不易通过细胞分化的补偿来修复，一旦受到有害药物的作用，极易发生形态异常，导致畸形发生，称为致畸高度易感期。

妊娠中、晚期，大多数器官分化已基本完成，药物一般不易导致畸形，但少数器官如中枢神经系统、生殖器官分化尚未完成，仍有可能出现形态异常。此期胎儿生长发育迅速，各主要器官功能进一步完善，尤其是中枢神经系统、内分泌系统和神经肌肉系统，此期受有害药物的影响，主要导致生理功能缺陷及发育迟缓、出生体重轻或出生后发育异常等，并且某些障碍直至青春期才会表现。例如，此阶段孕妇服用药物如咖啡因、地塞米松等，可引起胎儿宫内发育迟缓和神经内分泌功能紊乱，特别是下丘脑-垂体-肾上腺轴功能发育的改变。因此，此期用药也应慎重，要权衡利弊后再做出选择。

（三）妊娠期用药分类及原则

1979年，美国食品药品监督管理局（FDA）根据动物实验、临床用药经验及对胎儿的不良影响，将妊娠期常用药物分为A、B、C、D、X共5类。A类：经临床病例对照研究，药物在妊娠早期及中后期应用均未见对胎儿有损害，其危险性较低，如维生素B、维生素C、甲状腺素等。B类：动物生殖实验未显示对胎仔有危害，但尚缺乏临床对照研究资料，或在动物生殖毒性实验中观察到对胎仔有损害，但尚未在妊娠早期临床对照试验中得到证实，如青霉素类、头孢菌素类抗生素等。C类：

动物实验中观察到胎仔畸形或其他胚胎发育异常，但是缺乏临床对照试验资料；或者缺乏动物试验和临床对照试验资料，如万古霉素、亚胺培南、莫西沙星、利奈唑胺、磺胺类、氯霉素、异烟肼、利福平、吡嗪酰胺、异丙肾上腺素等。D类：临床资料显示药物对胎儿有损害，如氨基糖苷类、四环素类、伏立康唑、苯妥英钠、氯磺丙脲等。X类：动物实验和临床资料均证实对胎儿危险性大，其危害性超过治疗效益，如己烯雌酚、沙利度胺、利巴韦林、乙硫异烟胺、奎宁等。

根据FDA分类标准，在临床应用药物中属A类的药物非常少，不到1%；B类药物有19%；C类药物最多，高达66%；D类和X类药物分别占7%。应该指出，应用具有致畸性药物后，胎儿是否会发生畸形，还与药物暴露剂量、暴露时间、胎龄等有关，如丙戊酸钠为D类药，可致胎儿畸形，但应用的孕妇仍有95%机会分娩正常婴儿。

由于安全和伦理方面因素，临床试验中极少有孕妇参与，上市后的流行病学研究又较为困难，因此可供建立妊娠期用药-风险因果关系的资料极少，大部分只能参考临床前实验结果。美国FDA曾表示"这是一个需要最大确定性的医学领域，但它具有的资料却是最少的，也是最难确定的医学领域"。因此，妊娠期用药必须慎之又慎，尽量减少孕妇和胎儿与药物的接触，避免不必要的用药，对可用可不用的药物一律不用。确需用药，应注意以下几点：

1. 优选安全性高的药物　若必须用药时，药物应指征明确、疗效确切，且参考FDA妊娠期用药分级和相关文献数据，尽量选择分级相对安全、临床证据充分的药物。C类药物只在权衡了对母体的益处大于对胎儿的危害之后，方能使用。D类一般不用，但母体有生命危险或患有严重疾病，且他药无效，同时权衡其用药效益明显超过危害时，才可考虑应用。X类药物禁用于妊娠或准备妊娠的妇女，如必须使用，应给予真实、确切的说明，建议用药前终止妊娠。

2. 优选老药　在无临床对照资料的情况下，若老药有效，应避免应用新药。

3. 优化给药方案　优选胎盘屏障通过率低的药物，尽量单药、小剂量、短疗程用药，必要时进行血药浓度监测。

4. 避免"高敏感期"用药　妊娠3周～12周是胎儿器官形成阶段，胎儿对药物致畸性最敏感，用药应尽量避开这一时期。

5. 重视备孕期基础疾病治疗　妊娠前应进行基础急慢性疾病的治疗，尽量待病情控制稳定后妊娠，避免妊娠期用药。

二、哺乳期用药

世界卫生组织大力宣传推荐母乳喂养，但应注意哺乳期用药将不同程度地通过血乳屏障（blood-milk barrier）排泄至腺腔乳汁中，进而进入乳儿体内，可能影响乳儿。

（一）影响乳汁排泄的因素

血液与乳汁药物浓度梯度差为药物向乳汁排泄重要的决定因素。游离型药物方能通过血乳屏障，浓度梯度差越大，药物通过血乳屏障越多。药物血浆蛋白结合率低，则游离型药物浓度高，易于发生乳汁排泄。脂溶性药物易于通过血乳屏障转运到乳汁。多数药物为弱电解质，非解离型药物因其脂溶性高，易于通过血乳屏障。血浆pH为7.4，乳汁pH为7.1，弱碱性药物在血浆中非解离型药物比例高，因而易于通过血乳屏障，由血浆转运至乳汁。分子量小于200道尔顿的药物易通过简单扩散进入乳汁，分子量大于600道尔顿的药物则难进入乳汁。因此，药物的乳汁排泄受药物血浆蛋白结合率、药物解离度、脂溶性和药物分子量大小的影响。

（二）乳汁排泄药物对乳儿的影响

一般认为母乳中的药物浓度并不高，不至于对乳儿产生不良影响，但对于易被胃肠道吸收的药物，即使乳汁中药物浓度不高，也可能会使乳儿吸收大量的药物。因乳儿一般每天约能吸允0.8～1L乳汁，还与乳儿尤其是早产儿的血浆白蛋白含量少、与药物的结合率低有关，造成被乳儿吸收的药物，具有药理活性的游离型药物增多，可为成人或年长儿的1～2倍。再加上乳儿肝功能欠完善，葡萄糖转换酶活性也较低，从而影响对多种药物的代谢。此外，乳儿肾小球滤过率低，对药物及其代谢产物的清除率也较低，易导致药物在体内蓄积而对乳儿产生不良影响。

（三）哺乳期用药原则

1. 严格掌握用药适应证，合理选药　哺乳期用药应具有明确的治疗指征，不要轻易用药，必须用药，尽可能选择进入乳汁排泄少的药物，尽可能选择已明确对乳儿安全无影响的药物，在不能证实药物对乳儿的安全性时，可暂停哺乳，停药后再恢复哺乳。若哺乳妇女应用的药物亦适用于治疗乳儿的疾病，则通常用药不影响哺乳。

2. 注意用药时间点　用药时间点尽量选在哺乳刚结束后，并尽可能与下次哺乳时间间隔为4小时以上，使乳儿吸吮母乳时避开乳汁药物峰浓度，以减少药物随乳汁进入乳儿体内。

3. 如有必要，监测乳儿血药浓度　若哺乳期用药的剂量较大或疗程较长，有可能对乳儿产生不良影响时，最好能监测乳儿血药浓度，根据药物的半衰期调整用药与哺乳的最佳时间间隔。

4. 注意禁用药　乳汁排泄的药物进入乳儿后，可能会产生不同程度损害，有些药物危害较大，应禁止服用。哺乳期需要绝对禁止使用的药物，包括细胞毒性药物如顺铂、环磷酰胺、阿霉素等，放射性核素如锝、碘等放射性药物，母体滥用药物如可卡因、海洛因、大麻等。

第二节　儿童用药

儿童机体各组织器官处在不断发育、成熟过程中，药物在儿童机体内的药动学和药效学特点显著有别于成人，用药风险和安全隐患也远大于成人。

一、新生儿期用药

新生儿期指胎儿从出生到出生后28天。此期机体发育很不成熟，药动学和药效学有其特点，应特别注意新生儿期用药安全。

（一）新生儿药动学特点与用药安全

1. 药物吸收　新生儿胆汁分泌较少，脂溶性维生素吸收较差。新生儿胃排空时间长达6～8小时，使主要在胃内吸收的药物吸收更完全。新生儿肠蠕动较慢，肠道相对长度较成人长，相对吸收面积也大，有利于药物的吸收。刚出生的新生儿胃液pH＞6，24小时内胃液酸度显著增加，pH降为1，此时在酸性环境易失活的药物不宜口服使用。随后胃酸分泌逐渐减少，出生后10天时基本处于无酸状态，以后酸度又逐渐增加，到3岁时达成人水平。由于胃液pH值影响药物吸收，新生儿胃肠道吸收功能存在较大个体差异，以致新生儿口服药物吸收情况较难预测。

新生儿黏膜血供丰富，药物吸收迅速，可采用滴剂、口腔膜剂黏膜给药；采用喷雾剂呼吸道给药；采用栓剂、微型灌肠剂进行直肠给药。但要注意，直肠给药时，因药物在直肠的存留时间及直肠血流量存在个体差异，会造成药物的吸收个体差异大。

新生儿肌内注射、皮下注射用药的吸收一样受局部血流量的影响。新生儿皮下组织相对较厚，肌肉组织较少，早产儿或血管功能障碍的新生儿肌内注射用药时，由于局部血供不丰富，药物有可能吸收不全，滞留在肌肉，吸收不规则且难预测。但是一旦纠正局部循环障碍，药物吸收量会迅速增加，使血药浓度升高，甚至引起中毒，特别是在使用强心苷、氨基糖苷类药物和抗惊厥药时尤为危险。出生数日内的新生儿，必要时可通过脐带血管注射给药。静脉给药快而可靠，重症时宜选静脉给药，但应注意静注高渗药物有引起高渗血症的危险，从而引发颅内出血和坏死性肠炎，刺激性药物还可引起血栓性静脉炎。

新生儿皮肤角质层薄，某些药物可透皮吸收，使用贴剂给药方便。有些药物，如红霉素可浓集于乳汁中，母乳中红霉素浓度较母亲血浆中的浓度高4～5倍，必要时可通过哺乳给药。

2. 药物分布　新生儿尤其是早产儿血脑屏障发育不全，使多种药物如镇静催眠药、吗啡等镇痛药、全身麻醉药、四环素类抗生素等容易透过血脑屏障，在中枢神经系统的分布量增加，作用增强，毒性增大。

新生儿体液占比高，可达体重的80%，未成熟儿体液占比可高达85%，体脂占比低，使水溶性药物表观分布容积增大，峰浓度降低，消除减慢，作用时间延长；而脂溶性药物进入脂肪组织的量减少，表观分布容积减小，血药浓度升高，这是新生儿容易出现药物中毒的原因之一。

新生儿尤其早产儿一般有低蛋白血症，且血浆蛋白与药物亲和力低，使药物尤其是高血浆蛋白结合率的药物与血浆蛋白结合减少，游离型药物浓度增高，表观分布容积增加，此时安全范围窄的药物需要及时调整用药剂量，否则易产生不良反应。另外，高血浆蛋白结合率的药物有可能同血清胆红素竞争白蛋白，置换出胆红素，大量胆红素进入脑组织可引起胆红素脑病。

3. 药物消除　肝药酶活性是肝脏代谢能力的决定性因素。新生儿肝药酶CYP1A2活性很低，使其底物药物如茶碱在新生儿体内消除减慢，半衰期延长。新生儿肝药酶CYP2C活性有限，使其底物药物如地西泮、非甾体抗炎药、华法林、奥美拉唑、甲苯磺丁脲、普萘洛尔等消除减慢。新生儿葡萄糖醛酸转移酶结合能力较弱，使外源性和内源性物质排出延迟，易在体内蓄积。不过，新生儿体内药物与硫酸转移酶结合能力较强，成为对与葡萄糖醛酸转移酶结合能力弱的补偿。

新生儿肾小球直径为成人的一半，肾小管长度仅为成人的1/10，毛细血管小且分支少。新生儿肾有效血流量按体表面积换算只有成人的20%～40%，肾小球滤过率和肾小管分泌、重吸收功能降低，肾清除率远低于成人。肾消除为主的药物，新生儿消除慢，消除半衰期延长，血药浓度高，易产生不良反应。

（二）新生儿药效学特点与用药安全

新生儿中枢神经系统尚未发育健全，对作用于中枢神经系统的药物反应大多较成人敏感，药效显著，且易引起不良反应，如吗啡易引起新生儿呼吸抑制，应禁用。新生儿红细胞内6-磷酸葡萄糖脱氢酶和谷胱甘肽还原酶不足，细胞内高铁血红蛋白还原酶活性低，若服用具有氧化作用的药物，新生儿对高铁血红蛋白还原能力不足，可导致高铁血红蛋白血症。新生儿免疫系统尚未发育成熟，过敏反应发生率较低。变态反应是经过后天接触后获得的异常免疫反应，首次用药不会发生，因此新生儿注射青霉素前不需作过敏皮试。新生儿对地高辛比较耐受，单位体重的用量较成人心脏病患者大。由于对水、盐调节能力弱，过量水杨酸盐易致酸中毒；长时间应用糖皮质激素诱发胰腺炎的可能性远大于成人。此外，部分药物可引起新生儿特异质反应，如氯霉素中毒导致“灰婴综合征”，磺胺药过量引起核黄疸等。

二、婴幼儿期用药

婴幼儿期指从出生后满28天到3周岁前，此期儿童体格发育显著加快，各器官功能渐趋完善，但药动学和药效学特点与成人有所差异，须注意婴幼儿期用药安全。

（一）婴幼儿药动学特点与用药安全

婴幼儿胃液pH值低于成人，到3岁时才达成人水平，因而酸性环境易失活的药物吸收减少。婴儿6～8个月时，胃肠出现蠕动，胃排空时间较新生儿缩短，十二指肠的药物吸收速度快于新生儿。

婴幼儿体液占比虽低于新生儿，但高于成人。体脂占比随月龄增长而有所增高。水溶性药物表观分布容积小于新生儿，高于成人；而脂溶性药物表观分布容积高于新生儿，低于成人。婴幼儿血脑屏障功能仍较弱，某些药物可进入脑脊液，使药效、毒性增强。

婴幼儿期药物代谢的主要酶系肝微粒体酶、葡萄糖醛酸转移酶等活性已趋成熟的酶，特别是新生儿期活性较弱的葡萄糖醛酸转移酶，此期活性已达成人水平。婴幼儿期肝脏的相对重量增加，约为成人的2倍，婴幼儿药物的肝脏代谢速率高于新生儿和成人，使很多以肝脏消除为主的药物消除半衰期短于成人。

婴幼儿期肾功能发育迅速，肾小球滤过率和肾血流量迅速增加，6～12个月可超过成人值，肾小管分泌能力在7个月～1岁时已接近成人水平，肾脏指数较成人高，肾消除为主的药物清除率可高于成人。婴幼儿不同时期肾功能差异较大，血药浓度很难预测，对有些药物最好能进行治疗药物监测。

（二）婴幼儿药效学特点与用药安全

婴幼儿对吗啡、哌替啶等药物较为敏感，易引起呼吸抑制等中毒现象，应禁用。对氨茶碱敏感，可出现中枢兴奋作用，应慎用。婴幼儿对镇静药的耐受性较大，对抗惊厥药或强心苷等耐受性亦较大，但敏感性可随月龄增长而增强，故应用剂量应随患儿月龄而适当调整。

婴幼儿气道较狭窄，呼吸道发生炎症时黏膜肿胀，渗出物多。因尚不会咳痰，往往易发生气道阻塞性呼吸困难，治疗时应以消炎祛痰为主，不宜使用可待因等中枢性镇咳药，以防加重气道阻塞和呼吸困难。

（三）婴幼儿用药原则

有恶心等副作用的药物如抗胆碱药、苯丙胺

等，可影响食欲而减少营养的吸收，婴幼儿期一般不用。吗啡、哌替啶及中枢性镇咳药可待因等药物易于引起呼吸抑制，婴幼儿应禁用。婴幼儿对药物的毒性反应或过敏反应症状可以是不明显的，如在婴幼儿很难发现氨基糖苷类的早期中毒指征，一旦发现听力受损，多造成终身聋哑，使用这类药品，要严格掌握指征，必要时应进行血药浓度监测。婴幼儿时期还容易发生消化功能紊乱，腹泻时慎用止泻药，以免肠道毒素吸收增加而产生全身中毒症状；便秘时应从改善饮食着手，除必要时使用缓泻剂，绝不可使用峻泻剂。

三、儿童期用药

儿童期指 3～13 岁，此期儿童体格发育较平稳，各器官功能也随年龄增长逐渐发育成熟，但药动学和药效学特点仍与成人有所差异，须注意儿童期用药及监测。

（一）儿童期药动学特点与用药安全

儿童期消化系统发育逐渐成熟，胃肠道蠕动、消化、吸收功能与成人相近，口服药物吸收较好，常选用口服给药。儿童期体液总量占体重的 65%，高于成人。水溶性药物表观分布容积高于成人。儿童期血脑屏障发育逐渐完善，治疗中枢系统疾病应选择易通过血脑屏障的药物。儿童期肝脏Ⅰ、Ⅱ相代谢酶如 CYP、葡萄糖醛酸转移酶等功能已接近成人水平，但儿童期肝脏相对较大，故对药物的代谢速率较快。同时，儿童期肾脏的排泄速度较快，故对主要经肾排泄药物的消除速率甚至可高于成人。因此，多数药物在儿童期单位体重剂量高于成人。

（二）儿童期用药原则及监测

儿童期代谢速率快，代谢产物排泄快，对镇静药、磺胺类药、激素等耐受性较大，但对水、电解质调节能力差，易受外界或疾病影响而引起平衡失调，因此在使用酸碱类药物、利尿药时则易发生不良反应。如利尿剂可引起低钠、低钾，故应间歇给药，药量不宜过大。儿童期牙齿生长旺盛，而四环素类药物能与钙盐等形成络合物，引起釉质发育不良和牙齿着色变黄，应禁用。儿童期钙盐代谢和骨骼生长旺盛，易受药物影响，如皮质激素可影响钙吸收和骨钙的代谢，雄激素及同化激素可加速儿童骨骼融合，均能抑制儿童骨骼生长，影响生长高度。

根据国内儿科临床需求，《儿童治疗性药物监测专家共识》推荐对儿科临床使用的 7 类药物进行监测，包括抗癫痫药物、抗肿瘤药物、免疫抑制剂、抗精神病药、抗菌药物、平喘药以及心血管药物。

四、儿童用药常见问题及处理

（一）药物剂型及给药途径的选择

轻中度病症及年龄大的儿童尽量采用口服给药。口服药物剂型较多，如溶液剂、乳剂、糖浆剂、酯剂、颗粒剂、片剂、粉剂等，果味溶液更适合于儿童，如地高辛酯剂。糖浆剂口感好，易吸收，如氯雷他定糖浆、西替利嗪滴剂、地氯雷他定干混悬剂等。含糖颗粒剂适合儿童，糖衣片年长儿可吞服，以减少对胃黏膜的刺激。

新生儿及危重病患儿大多采用静注或静脉滴注，静脉给药作用迅速。但并不是所有的药物或所有的疾病都能够或需要静脉给药，如维生素 B_1、B_{12} 等不宜静脉注射。内眼疾患，因眼 - 血屏障作用，静脉给药也难以奏效，常常需要眼内注射给药。儿童肌肉血管丰富，肌内注射有利于药物吸收，但对组织有刺激性的药物或强酸强碱性的药物不宜肌内注射，如氯化钙、磺胺嘧啶钠等；青霉素钾因肌内注射疼痛应避免肌内注射。儿童用药中，皮下注射少用，但预防注射仍采用。糖尿病患儿的胰岛素治疗可在腹部和大腿内外侧有序地进行皮下注射给药。

哮喘治疗，可经呼吸道吸入给药。化脓性结膜炎、中耳炎、鼻炎可加用抗菌滴眼液、滴耳液和滴鼻液。口腔溃疡、咽炎可用消毒漱口液漱口或口含片。胸腔、心包腔、腹腔、关节腔等后壁化脓性积液，可在穿刺引流后局部加用抗菌药。儿童不宜使用栓剂直肠给药，因儿童直肠黏膜较敏感，排便次数多而药物不易保留在直肠内，导致吸收不规则。婴幼儿和新生儿皮肤角质层薄，局部经皮给药或使用外用制剂时，因大面积经皮吸收可能引发全身中毒，应慎用。

（二）药物给药时间及间隔的选择

给药时间的确定，应考虑药物的性质及作用，机体的消化吸收功能，还有生物钟等因素。通常的给药时间选择：药物作用具有时辰特点的肾上腺皮质激素，应在早晨8点钟服药，以减轻药源性肾上腺皮质功能减退；抗酸药、健胃药、胃黏膜保护药、收敛止泻药、利胆药与肠溶片、胶囊剂等，宜在进餐前30分钟服药；胃蛋白酶、酵母等消化药应于进餐前后片刻服用；水杨酸类、奎尼丁、铁剂等具胃肠道刺激性的药物，以及吸收缓慢的维生素类药物，宜在进餐后15～30分钟服用；驱肠虫药宜于清晨空腹服用；催眠药、抗肿瘤药、缓泻药及抗过敏药等一般于睡前用药。

给药时间间隔一般为一个消除半衰期，如磺胺多辛半衰期为150小时，故每周给药1次。但也有例外，如青霉素半衰期仅30分钟，但给药时间间隔并非30分钟，原因是青霉素为繁殖期时间依赖性杀菌药，一次给药杀灭正处生长繁殖期细菌后，有待静止期细菌进入繁殖时，再次给药可更好地发挥其作用，故其给药间隔为4～6小时。当然，确定给药时间间隔还应结合给药剂量、患儿身体状况及肝、肾功能等进行综合考虑。

（三）给药剂量的计算

儿童用药剂量一直是儿科治疗工作中既重要又复杂的问题。由于小儿的年龄、体重逐年增加，体质各不相同，用药的适宜剂量也就有较大的差别。同一年龄也可因治疗目的或用药途径的不同而致剂量相差较大，一定要谨慎计算。小儿药物剂量计算方法很多，包括按体重、体表面积或年龄等方法计算，目前多采用前两种。

1. 根据小儿体重计算　多数药物已计算出每千克体重、每日或每次的用量，按已知的体重计算比较方便。如已知成人剂量而不知每千克体重用量时，可将该剂量除以成人体重（按60kg计）即得每千克体重药量，这种计算法对年幼儿童偏低，年长儿偏高，应根据临床经验做适当调整。

2. 根据体表面积计算　近年来广为推荐的药物剂量是按小儿体表面积计算，该法科学性强，既适用于成人，又适用于各年龄的小儿。可按一个标准准确地给药，但计算方法较复杂，首先需要知道各年龄的体表面积，还要记住每平方米用药量。

体重在30kg以下者，可按下式计算体表面积：

$$体表面积(m^2)=0.035(m^2/kg)\times 体重(kg)+0.1(m^2)$$

体重在30～50kg者，应按体重每增加5kg，体表面积增加$0.1m^2$，如体重35kg体表面积为$1.2m^2$，如体重40kg体表面积为$1.3m^2$。

如果仅知成人剂量，可根据体表面积的比例计算出各年龄小儿的剂量。以下列公式计算：

$$小儿剂量=(成人剂量\times 小儿体表面积)/成人体表面积$$

成人体表面积按$1.73m^2$计算。

值得注意的是，某些药物的剂量按体表面积计算与按体重计算在婴幼儿时期有较大的差异，尤其是新生儿时期差异更甚。因此，按体表面积计算药量不适于新生儿及小婴儿。结合小儿生理特点及药物的特殊作用，对新生儿及婴儿用药量应相对小些；应用非剧毒药物或对肝肾无害的药物可稍加量；在婴儿期（不包括新生儿），抗生素及磺胺药用量可稍大些。

3. 根据药动学参数计算　根据药动学参数计算，其原理是根据血药浓度监测计算出药物的各种药动学参数，如生物利用度、表观分布容积、半衰期等，用药时再根据这些参数计算出达到有效血药浓度的剂量。如式6-1：

$$C=\frac{D\cdot F}{V_d\cdot K_e\cdot \tau} \qquad 式6\text{-}1$$

式中，C为血药浓度；D为剂量；F为生物利用度；τ为给药时间间隔；V_d为表观分布容积；K_e为消除速率常数

同一药物的这些参数在不同生理病理情况下数值不同。具备完整的小儿药动学参数的药物尚不多，且决定剂量的有效血药浓度多以成人数值为标准，目前我国血药浓度监测还不普遍，这种计算方法虽较合理，但在应用方面还受限制。

小儿用药剂量的计算是治疗中重要的一环。剂量过小达不到治疗目的，剂量过大又易产生毒性反应。由于小儿处于生长发育阶段，个体间差异很大，给药剂量必须个体化。即使同一药物在同一儿童的应用，有时也有差别。一般药物剂量常取安全有效范围的中间量或中间偏小量。取量的原则是：①病情重、起病急的应取较大量，病轻取偏小剂量；②用药时间短，要求很快达到目的者取大剂量，如苯巴比妥抗惊厥，首剂可用10mg/kg；③药物毒性小安全性高的可取较大剂量，如维生素类药物，用量可与成人相近；④个人体质好，体重超过标准者可取较大剂量；⑤慢性病、用药时间长者，宜用小剂量；⑥药物毒性大安全范围小，宜

用小剂量，如吗啡类、强心苷类、茶碱类药物；⑦个人体质差，营养不良或对药物敏感者取小剂量。

（四）依从性问题

依从性是患儿对治疗药物接受的程度。患儿往往因不能自觉克服用药中出现的异常口感或注射疼痛而拒绝治疗。保证疗效的前提下，减少给药次数和缩短疗程可提高依从性，选用一些半衰期相对较长的药物或具长效、缓释、控释制剂，可提高依从性。

第三节　老年人用药

老年人机体各组织器官的生理功能随衰老发生退行性改变，导致药物在老年人机体内的药动学和药效学发生相应的变化，要注意老年人的用药安全。

一、老年人药动学和药效学特点与用药安全

（一）老年人药动学特点与用药安全

1. 药物吸收　口服药物吸收的影响因素很多，老年人由于生理机能的改变，就更为复杂。老年人因胃肠血流量减少、消化道黏膜吸收面积减少，不利于药物吸收。老年人胃酸分泌减少，使弱酸性药物以及需要经酸性环境水解生效的前体药物吸收减少。老年人肝血流量减少，使首过消除明显的药物，如普萘洛尔、维拉帕米等，首过消除减弱，增加药物的生物利用度，须适当减少给药量，宜为青年人的 1/2 或 1/3。老年人胃排空减慢，使药物抵达小肠的时间延后，起效时间延迟。老年人肠蠕动减慢，使药物在小肠停留时间延长，增加药物的吸收。老年人唾液分泌减少，口腔黏膜吸收能力下降，药物舌下含服吸收较差。老年人局部血液循环较差，血流量减少，药物吸收减慢，因此急重症治疗时，不宜采用皮下和肌内注射，应采用静脉注射。

2. 药物分布　老年人机体成分发生显著改变，水分减少，体液占比降低；脂肪组织增加，体脂占比增加。因而，水溶性药物表观分布容积变小，峰浓度增高，须降低负荷剂量；而脂溶性药物更多地分布到脂肪组织，表观分布容积增大，药物易在体内蓄积，消除半衰期延长，效应持久，不良反应可能增加。老年人血浆蛋白减少，使高血浆蛋白结合率的药物和血浆蛋白结合减少，游离型药物浓度增高，表观分布容积增加，安全范围窄的药物需要及时调整用药剂量，否则易产生不良反应。老年人尤其在患急性病时，血浆 α_1- 酸性糖蛋白水平增高，使易于和血浆 α_1- 酸性糖蛋白结合的弱碱性药物与 α_1- 酸性糖蛋白结合增加，游离型药物浓度降低，此时需注意适当增加用药剂量；但急性期后，血浆 α_1- 酸性糖蛋白水平恢复，要恢复原先用药剂量，否则易产生不良反应。

3. 药物消除　老年人肝脏重量、肝血流量、肝摄取率和肝清除率均减少，不利于药物在肝脏中消除，使药物消除半衰期延长，少数须经肝脏转化才具活性的前体药物药效降低。老年人肾脏重量、肾血流量、肾小球滤过率和肾小管分泌、重吸收功能均降低，不利于药物在肾脏中消除，也使药物消除半衰期延长。

（二）老年人药效学特点与用药安全

1. 老年人中枢神经系统变化对药物药效学的影响　老年人中枢胆碱能神经功能退行性改变，学习和记忆力均减退，用药依从性差，常忘了按时用药，导致药效不理想。老年人对中枢抑制药的反应性增强，导致药物的中枢抑制作用增强，易引发不良反应，如吗啡的呼吸抑制对老年人较为明显，地西泮引起的宿醉现象更为显著等。

2. 老年人心血管及血液系统变化对药物药效学的影响　老年人心血管顺应性下降，外周阻力和脉压明显增高，压力感受器敏感性降低。当使用降压药或具有舒张外周血管作用的药物时，易引起直立性低血压而出现昏厥。当使用升压药时，应警惕老年人动脉硬化的潜在危险，有可能因血压骤升而颅内出血。老年人心脏 β 受体数目减少、亲和力降低，导致对药物的反应性降低，对 β 受体激动药和阻断药的反应性均减弱。老年人心脏传导系统功能下降，窦房结退行性变化明显，对抗心律失常药物的敏感性增加，容易引起窦性停搏，甚至阿 - 斯综合征。老年人肝脏合成凝血因子的功能减退、血管发生退行性病变，导致止血反应减弱，因此老年人对抗凝药非常敏感，一般治疗量即可引起持久性凝血障碍。

3. 老年人内分泌系统变化对药物药效学的影响　老年人糖皮质激素受体数目减少，糖皮质

激素对葡萄糖代谢的抑制作用老年人较青年人降低3～5倍，但对糖皮质激素促进蛋白异化作用的敏感性增高，容易骨质疏松出现自然骨折。老年人对胰岛素和葡萄糖的耐受能力下降，使用胰岛素时，容易出现低血糖反应，甚至昏迷。老年人性激素分泌和性激素受体减少，更年期后适当补充雌激素可缓解机体的不适症状并预防骨质疏松，但不宜长期大量使用，雌激素过量可引起子宫内膜和乳腺的癌变，雄激素过量可引起前列腺增生或癌变。

4. 老年人免疫系统变化对药物药效学的影响　老年人细胞免疫和体液免疫反应能力均下降，易罹患严重感染性疾病。当病情严重或全身状况不良时，常伴有机体防御机制的严重损害，甚至消失，导致抗菌药物治疗失败，因此主张抗菌药的剂量宜适当增加或疗程适当延长，防止感染复发。老年人容易产生自身免疫抗体，自身免疫性疾病和肿瘤发生率较高。此外，老年人对药物变态反应的发生率并不因为免疫功能减退而降低，骨髓抑制、过敏性肝炎、红斑狼疮及间质性肾炎的发生率与青年人无显著差别。

二、老年人常见的药物不良反应

老年人因生理机能、药动学、药效学特征的改变，导致老年人不良反应发生率高。

老年人常见疾病为心血管系统疾病、呼吸系统疾病、肿瘤，因此老年人常见药物不良反应主要发生在使用心血管系统药物、抗感染药物和抗肿瘤药物时。老年人常见药物不良反应主要为胃肠系统损害、皮肤及其附件损害、神经系统损害、血液系统损害和心血管系统损害，主要表现为恶心、皮疹、瘙痒、呕吐、头晕、寒战、发热、心悸、腹泻、头痛。严重不良反应有骨髓抑制、过敏性休克、血小板减少、白细胞减少。半数药物不良反应发生在用药后6小时内。若停药及时或对症治疗后，约95%的药物不良反应转归良好；仅少数不良反应留有后遗症或致患者死亡。

老年人常用药物不良反应发生率最高的给药途径是静脉滴注。为降低不良反应发生率，应依照“能口服不肌内注射、能肌内注射不静脉滴注”的原则，根据患者病情选择适宜的给药途径。

老年人用药，应严格遵循合理用药原则，提高老年患者依从性，降低不良反应发生率，保证用药安全。建立老年人群安全用药的风险评估模型，对于一些可能引起老年人不可逆损伤甚至死亡的严重不良反应，应开展老年患者用药风险的主动监测与风险评估，及时发现并减少不良反应危害。

三、老年人用药常见问题及处理

（一）个体差异问题

由于老年人生理机能的改变，老年人药动学复杂、个体差异性大，同龄老人的剂量可相差数倍，药效学个体差异也很明显，尤其是高龄人群。

老年人用药时，应采取小剂量、长给药时间间隔的原则。一般推荐用成人剂量的1/2或1/3量作为起始剂量，70岁以上者用成人剂量的1/3作为起始剂量。也有学者建议，65岁以上减少10%～20%，80岁以上减少30%。老年人肝、肾功能降低，中枢神经对药物敏感性增强，应根据服药后疗效和耐受性逐渐调整剂量，以“低起点、缓增量”策略进行剂量调整，以获得最大疗效和最小不良反应为准。

探索老年人个体化用药剂量，针对治疗指数低且毒性大的药物如地高辛、胺碘酮、茶碱等；具有混合消除动力学的药物如苯妥英钠、阿司匹林等；伴心肝肾疾病老年患者；多药联用老年患者；应开展治疗药物监测，及时调整剂量，防止和减少不良反应的发生。对于可造成心、肝、肾脏等损害的药物，应定期监测心、肝、肾功能。对长期应用抗菌药物的老年人，应注意耐药性的产生。

（二）多药联用问题

老年人因生理机能发生全面或部分衰退，常多病共患、多危共存，用药数量也随即增多，此时不良的药物相互作用风险明显增高。根据病情判断哪些药确实要用，抓住主要问题，尽可能减少药物合用的种类，优选具有双重治疗效果的药物，控制药物种类不超过5种。联用时，应充分了解药物的相互作用，尽可能通过联用，实现增效减毒的效果。

（三）服药困难问题

老年病常为慢性病，需要长期服药，但是有些老年人存在吞药困难。若吞咽困难，应避免使用片剂、胶囊剂，换用口服液体制剂、颗粒制剂、贴剂、栓剂或喷雾剂，必要时可采取注射给药，但不宜使用缓控释制剂，因老年人胃肠功能不稳定。

第四节 肝肾功能不全患者用药

一、肝功能不全患者用药

肝脏是药物代谢的重要器官，临床多数药物要经过肝脏代谢消除，当肝脏受到各种创伤导致肝功能不全时，以肝脏代谢为主的药物消除速度明显减慢，进而影响药效和毒性，应注意肝功能不全患者的用药安全。

（一）肝功能不全患者药动学特点与用药安全

1. 肝功能不全患者药物吸收 肝功能不全患者血浆蛋白含量减少，有可能出现低蛋白血症，此时药物与血浆蛋白结合减少，游离血药浓度升高，使药物在肠道透过肠黏膜被动转运入血的浓度差减小，药物吸收减少。肝功能不全的患者胆汁分泌量减少，造成脂肪乳化受阻，脂溶性高的药物吸收减少。肝功能不全的患者伴有门静脉高压时，常出现小肠黏膜水肿，降低肠吸收机能，减少药物经肠道的吸收。但是，当出现门 - 体侧支循环时，经肠道吸收的药物可不经肝脏而直接进入体循环，使药物的首过消除消失，导致药物的生物利用度增加，血药浓度升高，药效增强，易致不良反应，如喷他佐辛，严重肝功能不全患者应用时生物利用度约为肝功能正常者的 4 倍。

2. 肝功能不全患者的药物分布 肝功能不全患者血浆蛋白含量减少，游离型药物浓度增高，促进药物向组织分布，药物表观分布容积增大。

3. 肝功能不全患者药物消除 肝功能不全患者肝药酶含量减少、活性下降，导致药物肝清除率下降。药物肝清除率数值上等于肝血流量和肝摄取率的乘积，其中肝摄取率指药物经过肝脏时被肝脏消除的分数。因此，药物肝清除率的大小受肝血流量和肝消除能力的影响。根据影响药物肝清除率因素的不同，药物可分为肝血流限速药物（flow-limited drug）和肝消除能力限速药物（capacity-limited drug）。

肝血流限速药物有较高的摄取率（> 0.5），比如摄取率趋近于 1，即药物通过肝脏的瞬间就被清除，那么肝清除率数值上等于肝血流量，所以当机体对药物的肝清除能力强时，药物的清除率主要受肝血流量的影响。肝功能不全患者出现肝血流量下降时，将降低肝血流限速药物的清除率，导致血药浓度升高，半衰期延长。肝血流限速药物有可卡因、哌替啶、尼古丁、去氧肾上腺素、吗啡、拉贝洛尔、利多卡因、美托洛尔、硝酸甘油、普萘洛尔、喷他佐辛、维拉帕米、非那西丁、异丙肾上腺素、阿糖胞苷、氢化可的松等。

肝消除能力限速药物摄取率低（< 0.3），即机体对药物的清除能力低下，此时不论肝血流量是多是少，由于摄取率数值小，所以肝清除率计算出来的值就是很小，说明肝消除能力限速药物的清除主要受制于肝脏的清除能力，与肝血流量多少无关。这类药物有卡马西平、萘普生、硝西泮、普鲁卡因胺、氯丙嗪、地西泮、克林霉素、保泰松、洋地黄毒苷、呋塞米、茶碱、异烟肼、林可霉素、华法林、苯巴比妥、水杨酸、丙磺舒、灰黄霉素、硫喷妥、奎尼丁、泼尼松龙、甲苯磺丁脲、苯妥英钠、西咪替丁、对乙酰氨基酚、异戊巴比妥、氯霉素、奥沙西泮。肝功能不全患者肝脏清除能力降低，易致本类药物清除率降低，血药浓度升高，半衰期延长。

此外，肝功能不全患者胆汁排泄障碍，药物经胆汁排泄量大大减少。

（二）肝功能不全患者用药的选药和药物剂量调整策略

肝功能不全时，优选肾消除、肺消除等肝外消除为主的药物（表 6-1）。用药时，尤其使用肝消除药物时，应评估用药效益和风险，仅当效益大于风险时使用；一旦使用，需要根据患者机体情况和药物性质，调整用药剂量（表 6-2），必要时进行肝功能监测和血药浓度监测。

表 6-1 肝功能不全患者选药策略

药物	策略		
	优选	慎用	禁用
肝外消除为主的药物	√		
经肝脏代谢且不良反应多的药物		√	
肝损害药物		√	√
可诱发肝性脑病药物		√	√
经肝脏活化的前体药物		√	√

表 6-2 肝功能不全患者剂量调整策略

考虑因素	无需调整或微调整	剂量下调约 25%	剂量下调大于 25%
肝功能不全程度	轻度	中度	重度
患者低蛋白血症严重程度	轻度	中度	重度
药物消除途径	肝外消除为主（如肾、肺消除）	肝肾双向消除且肾功能正常	肝肾双向消除伴肾功能不全
肝消除药物的安全范围	大	较大	小
肝消除药物使用时长及其消除特点	短期使用，且药物代谢不受血流和酶的影响	药物代谢受血流和酶的影响，但短期口服给药	药物代谢受血流和酶的影响，且口服给药

二、肾功能不全患者用药

肾脏是药物排泄的重要器官，临床多数药物经过肾脏排泄消除，当肾脏功能障碍发生肾功能不全时，肾脏排泄为主的药物消除速度明显减慢，进而影响药效和毒性。

（一）肾功能不全患者药动学特点与用药安全

1. 肾功能不全患者药物吸收 肾功能不全患者常伴有恶心、呕吐、腹泻等胃肠道功能紊乱症状，影响口服药物的吸收。尿毒症引起肾功能不全患者，胃内尿素经脲酶转化导致氨的含量升高，使胃内 pH 升高，影响弱电解质药物吸收。

2. 肾功能不全患者药物分布 肾功能不全患者血浆蛋白含量减少，因弱酸性药物主要与血浆蛋白结合，大多数弱酸性药物的游离型药物浓度升高，表观分布容积增大，如巴比妥、磺胺类、氯贝丁酯、苯妥英、保泰松、呋塞米、华法林以及氨苄西林等。肾功能不全患者血浆 α_1- 酸性糖蛋白含量无显著变化，因而对与之结合的弱碱性药物的血浆蛋白结合无显著影响。

3. 肾功能不全患者药物消除 肾脏是多数药物及其代谢物的主要排泄器官，是仅次于肝脏的药物消除器官。当药物极性、水溶性足够高时，药物以原型经肾排泄；当药物极性、水溶性低时则须经代谢后变成极性、水溶性高的代谢产物，经肾脏排泄。此外，肾脏代谢能力约为肝脏的 15%，肾功能不全时，患者往往代谢酶活性低下，尤其是参与药物代谢最常见的 CYP3A4 和 CYP2C9，因而使用这些酶的底物药物时应注意减少剂量。

以肾排泄为主的药物，患者肾功能不全时药物消除明显受限。肾脏排泄与肾小球滤过、肾小管分泌和重吸收功能密切相关，当肾功能不全影响到其中任何一个环节时，都将影响药物的肾消除。

（1）肾功能不全患者肾小球滤过率的改变对药物药动学的影响：肾功能不全患者伴急性肾小球肾炎时，有功能活动的肾单位减少，肾小球滤过率显著降低，导致主要经肾小球滤过排泄的药物，如地高辛、某些抗高血压药、利尿药、抗菌药等，排泄减少，血药浓度升高。肾功能不全患者伴肾病综合征时，肾小球滤过膜完整性被破坏，无论结合型还是游离型药物均可滤过，使药物滤过率增加，血药浓度降低。肾功能不全患者伴严重缺血时，肾小球滤过率明显降低而减少药物的排泄，血药浓度升高。

（2）肾功能不全患者肾小管分泌功能的改变对药物药动学的影响：肾小管分泌药物属主动转运过程，需要载体参与。弱酸性药物需要酸性药物转运载体，弱碱性药物需要碱性药物转运载体。肾功能不全患者体内酸性代谢产物增加，与弱酸性药物竞争转运载体，使以肾小管分泌排泄为主的药物，如头孢菌素、噻嗪类利尿药、呋塞米、螺内酯、磺胺药、磺酰脲类、非甾体抗炎药、青霉素等，经肾小管分泌减少，血药浓度增高，药物半衰期延长。

（3）肾功能不全患者肾小管重吸收功能的改变对药物药动学的影响：肾小管重吸收药物属被动扩散过程，受尿液 pH 值的影响。肾功能不全时，患者体内酸性代谢产物增加，尿液 pH 值降低，弱酸性药物解离减少，非解离型药物浓度增高，重吸收增多，排泄减少，药物的消除半衰期延长；弱碱性药物解离增多，非解离型药物浓度降低，重吸收减少，排泄增多，药物的消除半衰期缩短。肾功能不全患者伴低钾性碱血症时，尿液 pH 值升高，则弱酸性药物易排泄，弱碱性药物难排泄。

应当注意，肾功能不全时，患者肾小球和肾小管功能并不是平行减退的，即便在肾小球滤过率降低程度相同的肾脏疾病患者中，可因肾小管功能状态的不同对药物排泄产生不同的影响。因而，在为肾功能不全患者制定药物治疗方案时，应同时考察肾小球和肾小管的功能受损情况，客观评估患者药物排泄能力，及时调整给药剂量或给药时间间隔。

（二）肾功能不全患者用药的选药和药物剂量调整策略

肾功能不全，经肾消除为主的药物消除减慢，药物易蓄积中毒。因此，肾功能不全时，优选肾外消除为主的药物（表6-3）。

若选用肾消除药物，用药前应评估患者肾代谢功能、肾小球和肾小管排泄功能受损情况，尽量选用治疗效果容易判断或不良反应容易察觉的药物，并尽量缩短疗程。用药时，需要根据患者机体情况和药物性质，调整用药剂量。若必须使用治疗窗窄、毒性大、易蓄积、肾损害的药物时，应进行肾功能监测和血药浓度检测，密切关注患者的临床症状和生化指标，判断药物治疗效应发挥程度和不良反应发生程度，及时调整用药剂量。

肾功能不全剂量调整原则：一般不调整负荷量，主要调整给药时间间隔和/或维持量。延长给药时间间隔，维持量不变，适用于安全范围较宽的药物和半衰期较短的药物；减少维持量，给药时间间隔不变，适用于治疗范围较窄的药物和半衰期较长的药物。

表6-3　肾功能不全患者选药策略

药物	策略		
	优选	慎用	禁用
肾外消除为主的药物	√		
肾消除药物		√	
肾损害药物		√	√
药物安全范围小或可蓄积成零级消除动力学的药物		√	√

三、透析患者用药

分子量小、低蛋白结合率的药物可通过透析膜排出体外。一般药物的分子质量超过500U、高蛋白结合率或体内分布广的药物通常不容易被透析清除。对于可经透析清除的药物，必须给予相应的补充剂量。

血液透析是间歇治疗，应在每次透析后补充被清除的药物。腹膜透析是持续治疗，应根据机体清除量和透析量之和调整药物剂量和用药间隔。若病人感染严重，需积极的抗感染治疗时，可在透析前给予一个维持量或一个负荷量治疗，透析后再给予一个补充量。

透析患者用药时，必须严密观察病情，实施血药浓度监测。

第五节　特殊人群用药的发展历程

特殊人群用药的发展历程如图6-1所示。1956年“反应停”事件，全世界30多个国家和地区共报告了“海豹肢畸形”12 000余例，成为20世纪最大的药物灾难性事件，在全球掀起轩然大波，是人类用药史上最惨痛的教训之一。“反应停”是第一个被明确为人类致畸的药物。“反应停”事件引起了全球对用药，尤其是特殊人群用药的高度关注。

随后，不少国家都制定了妊娠期用药参考标准及安全用药评价方法。妊娠期用药分级制度一般以动物实验数据和临床试验数据为依据。瑞典最早于1978年实行妊娠期用药分级制度，将妊娠用药分为七级：A，B，B1，B2，B3，C，D；美国于1979年实行妊娠期用药分级制度，将妊娠用药分为五级：A，B，C，D，X；澳大利亚、荷兰、瑞士、德国、丹麦等欧洲国家也先后引入了妊娠期用药分级制度。孕妇用药一般分为5级：A级为动物和临床数据未显示对胎儿有危害的药物；B～C类一般处于灰色区，无充分的临床数据来说明妊娠期是否适宜用这类药；D级为药物对胎儿有风险或怀疑药物对胎儿有害，利可能大于弊；X类为禁用于孕妇的药物。

2014年12月3日，美国FDA发布了处方药和生物制品的标签信息制定新规则，新规则要求在标签中以“妊娠”“哺乳”及“男女生殖可能性”为标题，对药物或生物制品的使用提供详细说明。每部分内容必须包含妊娠及哺乳期用药的风险摘要，支持该摘要的讨论及帮助卫生保健供应商做

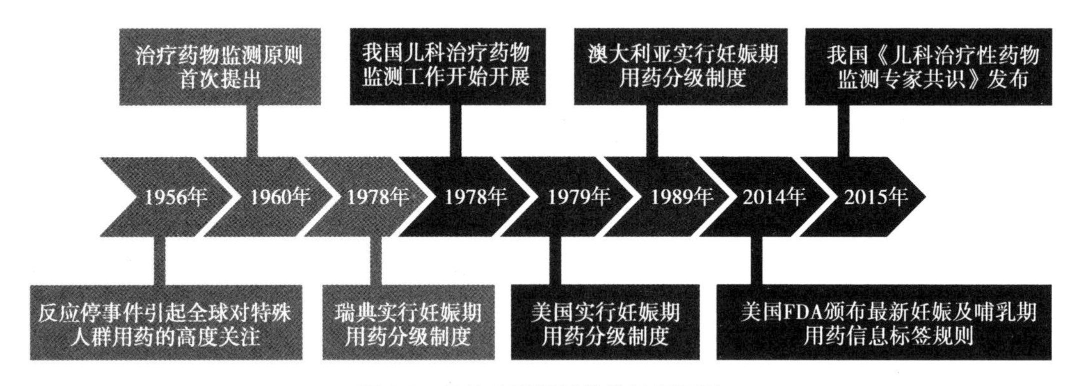

图 6-1 特殊人群用药的发展历程图

出处方及咨询决策的相关信息。新规则为母亲、胎儿、母乳喂养的儿童和处于生育期的女性和男性所面临的潜在的益处和风险提供了解释，这项规则对妊娠期和哺乳期妇女及其孩子的用药安全以及处于生育期的女性和男性具有重要的意义。

目前，我国没有制订妊娠期用药安全性分级制度，西药的临床使用参照美国 FDA 妊娠期用药安全性分级，中药临床应用的依据源于我国古代医学对妊娠期用药危险性的认识，有待建设符合我国特色的用药分级评价体系。

治疗药物监测指导原则于 1960 年首次提出。1978 年，我国小儿神经专业奠基人左启华教授率先开展了我国儿科治疗药物监测工作。在新药研发过程中，一般受试对象为健康成年人，很多药物在儿科患者中的应用尚缺乏经验，因此相对于成人，儿童是治疗药物监测的特殊人群，其治疗药物监测的价值更大。我国儿童的治疗药物监测开展已有 30 余年，2015 年 9 月由中华医学会儿科学分会临床药理学组发布了《儿童治疗性药物监测专家共识》，旨在为中国儿童治疗药物监测提供参考，促进儿童合理用药，保障儿童用药安全。

（俞昌喜　许　盈）

参考文献

[1] 黄民. 临床药理学 [M]. 广州：中山大学出版社，2017：84-122.

[2] 李俊. 临床药理学 [M]. 北京：人民卫生出版社，2018：101-146.

[3] 魏敏杰，杜智敏. 临床药理学 [M]. 北京：人民卫生出版社，2014：187-251.

[4] MIAN P，FLINT R B，TIBBOEL D，et al. Therapeutic drug monitoring in neonates：what makes them unique?[J]. Curr Pharm Des，2017，23（38）：5790-5800.

[5] VERSTEGEN R H J，ITO S. Drugs in lactation [J]. J Obstet Gynaecol Res，2019，45（3）：522-531.

[6] GRIMSRUD K N，SHERWIN C M，CONSTANCE J E，et al. Special population considerations and regulatory affairs for clinical research[J]. Clin Res Regul Aff，2015，32（2）：47-56.

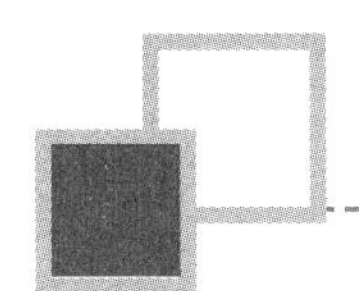

第七章　新药研制与开发

第一节　药物研制与开发概述

一、新药的定义和类型

我国《药品管理法实施条例》第八十三条对于新药重新给予定义，新药为“未曾在中国境内上市销售的药品”。我国《药品注册管理办法》根据药品的性质及我国临床用药实际种类，将药品分成中药、天然药物和化学药品及生物制品三大类别。不同分类的药品，所需进行的药学研究、药理与毒理学研究及临床试验各有不同要求。这些特点和不同的审批技术要求，在国家《药品注册管理办法》的相关附件中均有明确规定。

二、新药研制

（一）新药研制规范化的意义

新药研发为各类疾病带来了新的治疗方向，同时也为患者提供了更高质量的治疗选择。但是，安全性、有效性是新药研发的重中之重，也是临床研究成功与否的决定性因素。新药的研发过程中，初期难以确定是否能够研制成功，投入的成本非常巨大。因此，在明确药物的研发方向时，要能够根据理论依据与临床实践进行项目的确定。药物研发过程中，要能够进行深入的调研与规划，从而确保研发流程的科学性。

新药的研发有着非常重要的意义，而加强对新药研发的规范化管理则是保障新药安全与有效的基础。通过研发的规范化管理，能够有效地减少研发支出，降低研发的风险，从而保障新药的研发成功率，确保药企的可持续发展。规范化的研究与管理是保证技术革新的前提，借助于标准化的体系以及规范化的管控，能够强化新药的稳定性与安全性。目前，我国新药研究中还存在一定的不足，既体现在资金投入方面，也体现在规范化流程方面。因此，加强对新药研发的规范化管理有着非常重要的意义。

（二）新药研发的规范化操作

1. 研发的规范化

（1）物资供应的规范化：新药研发过程中，首先要确保物资供应的规范化。在开展研究前，必须要明确实验中每个环节所需的资源种类、数量、供应商，确保其规范性。物资的准确供应以及质量对实验的开展有着非常重要的影响意义，对实验的进行、结束等进度有着重要的影响。另外，仪器设备等耗材的采购与配送也要保证规范化，加强外部供应商的整合与内部资源的配给，保障实验的顺利进行。

（2）实验用资源的规范化：新药的研发过程中需要对药物的安全性、有效性、稳定性等特征进行检测，该过程涉及到多种试验用试剂、仪器以及动物等。首先，实验室中用药的质量要保证稳定性与同一性，从而保证药物实验的科学性与准确性，实现实验的规范化。实验开展前，确定实验药物的成分与构成，保证样品质量的稳定性与同一性。实验人员要能够充分掌握影响实验结果的因素，例如药物的纯度、活性、杂质等。其次，实验过程中所涉及的试剂与仪器等也要确保规范化。实验中的试剂要符合我国新药研发的标准，且尽量使用同一批次的药物，降低批次间的差异性。实验仪器同样要符合我国相应的实验标准，选择满足药物精度需求的仪器，同时要加强对仪器的养护，从而降低故障发生概率，提升仪器的精度与稳定性。最后，还要确保实验中动物和模型应用的规范化。新药的实验过程中，大多涉及到动物实验，因此要选择适合药物特性的动物，保证实验的可靠与安全。动物实验要根据我国《实验动物标准》等法规进行，确保实验的规范化。

（3）操作流程的规范化：新药实验操作流程工序确定之前，需要对新药的研发项目进行细致分解，并且基于此细分为各个研发小组。将项目细分成各个单位，由对应的研发组别进行研发，并且确定每个小组的任务、目标与工作内容。在新药研发的操作过程中，根据新药研发的逻辑顺序，确定细分操作的先后流程，在此基础上制定出实验操作的流程图。

2. 管理的规范化

（1）构建规范化的新药研发组织：新药的研发需要多个学科、多个部门的协调合作，各部门根据对应的职能，结合研发组织的原则，减少管理层次与协调职位，构建高效的研发组织。另外，除构建研发组织外，还需要组建专家委员会，由临床专家和医药咨询、市场营销、研发、生产、质管等部门的人员构成，从而为研发提供更加科学与客观的决策建议。

（2）提升沟通的真实性与有效性：新药研发过程中，需要提升沟通的真实性与有效性。因此，需要构建高效的沟通途径，提升沟通的质量。研发人员既要掌握小组的研发进展，还要充分了解新药项目的完整研发过程。管理人员还要随时了解项目中的各个外部影响，从而更好地掌握研发情况。

（3）营造以人为本的项目氛围：新药的研发过程中，要实行人性化管理，营造以人为本的项目氛围。在研发中，需要确定各个项目的运行规则与责任，从而促使研发人员更好地理解工作内容与岗位职责，实现高效的配合。另外，管理人员要能够信任研发人员，听取人员的建议。

（4）构建积极的考核与激励机制：新药研发中，为了激发各类人员的工作积极性，需要构建积极的考核与激励制度。考核过程中，需要对研发项目的进度进行考核，同时还需要对人员进行指标考核，确保项目与人员的双重考核。在研发过程中，应设立健全的激励制度，激发研发人员、管理人员等各类工作人员的积极性。通过物质与精神两个层面的激励，营造积极进取的工作氛围。

随着我国技术与医疗水平的不断发展，有自主知识产权的新药研发得到了国家的支持。我国先后颁布了多个政策，用于支持新药的研发。新药的研发对我国民生发展以及国民健康有着重要的作用，同时还能够降低我国医疗成本，促进我国经济发展。新药研发中的安全性、有效性、稳定性是重中之重，而规范化管理则是保证新药性能的前提条件。

三、新药研制的风险

新药研究属于高科技领域，体现一个国家基础研究和前沿学科发展水平。它涉及化学、生物学、医学、药理学、毒理学、药剂学、生物工程学、计算机等学科，以及超微量分离分析技术、细胞培养技术、基因重组技术、标准化等技术。新药研究又是一项系统工程，包括新药设计、工艺制备、药理筛选、安全评价、临床研究、质量控制、生产等系列步骤，具有难度高、周期长、成功率低、投资多、利润高的特点。

新药研发风险是指在新药的研究、开发、试制、商品化以及产业化的活动中，由于各种环境因素的不确定性、项目的难度以及研发主体综合创新能力的制约，导致新药研发项目失败而造成损失的可能性。这里的“失败”，可以理解为以下几种情况：①新药研发项目终止或撤销；②新药研发项目没有达到预期效果；③新药研发项目的经营活动失败。

新药研发作为技术创新具有高风险、低成功率的特点。从实验室研究到新药上市是一个漫长的历程，要经过合成提取、生物筛选、药理毒理等临床前试验、制剂处方及稳定性试验、生物利用度测试和放大试验等一系列过程，还需要经历人体临床试验、注册上市和售后监督等诸多复杂环节，如此复杂的过程会出现许多令人无法预料的情况，每一个阶段都有可能失败，一旦企业开发失败，就会使其巨额投入血本无归。现阶段新药研发呈现出研发时间越来越长，研发费用越来越高，新活性实体的发现也越来越难等特点，这些都导致了新药研发的高失败率。

四、新药研制与开发简史

人类为了维持生存，在与伤痛和疾病作斗争中，发现有些天然植物、动物、矿物有减轻伤痛或解除疾病的功效，便逐渐有意识地应用其治疗伤病，以后又运用一些原始的提炼方法制成服用方便的“药剂”。古时认为凡可以治病者，皆谓之药，并以草、木、虫、石、谷为五药。如人参属草类，具有大补元气的作用和回阳救逆的功效；黄柏属木类，可清湿热；蝎子属虫类，能镇惊熄风，攻毒散结；石膏属矿石类，具有清热泻火的作用；谷类如麦芽，具有养心益气的作用。目前市场售药中约有 25% 或更多来源于天然产物。18 世纪后半叶到 19 世纪初，人们开始运用化学方法从天然动植物中提取有效成分，并开始了以天然药物为先导化合物进行人工合成药物的研究。如从鸦片中分离得到吗啡；从金鸡纳树皮中分离得到奎宁和金鸡宁；从颠茄中分离得到阿托品等。1932 年德国化学家杜马克在研究偶氮染料时合成了百浪多息，动物实验证明其对链球菌和金黄色葡萄菌感染有特效，成为化学合成药物的标志性成就；1952 年人工合成吗啡获得成功。至此，人工化学合成药物获得飞速发展。目前临床应用的药物中，化学合成药物已占主导地位。1982 年世界上第一个生物技术药物重组人胰岛素上市，标志着生物技术制药产业的兴起。20 世纪 90 年代以来，生物技术药物开发研究获得迅猛发展，已成为世界各国医药研究开发的热点。

我国新药研制的历史，大约经历了三个阶段。第一阶段：改革开放初到 80 年代末，新药研制与国家审评制度从无到有，从不健全到完善，这时的新药研制处于较低的水平，多以三、四类药为主。第二阶段从 80 年代末到 90 年代初，这一时期新药研制的水平不断提高，出现了一些一、二类药，新药研制的水平上升到了一个新的高度。90 年代以来为新药研制的第三阶段，尤其是近几年来，一、二类药明显增多，国内一些大公司重视高科技的投入，国家基金的介入，重大基金的支持等使得新药的研制水平不断提高，基础研究不断的渗透，创新意识更为浓厚。1997 年党的十五大提出“科教兴国”的战略指导方针，“九五”期间实施的“新药研究与产业化开发”项目，使我国新药研究与开发能力得到了很大提高，基本形成了全国的新药筛选、安全评价和临床试验研究体系，按照国际规范的要求进行新药的研究。“十五”期间完善了新药研究开发体系，建立了新药开发的各个环节相应的技术平台，如筛选平台、临床前药效学和安全评价平台、药动学平台、临床试验平台、生物技术药物规模化制备平台、动物细胞表达产品大规模高效培养平台等。“十一五”期间是战略机遇与矛盾并存的关键时期，一是跨国医药企业进入中国市场，进口药品份额增大，中国医药企业面临更强大的竞争对手；另一个是仿制的路越来越窄，为我国新药由仿制向创制的战略转变带来新的发展机遇。所有这些都意味着新药研究已不再是一般意义上的开发，而是高技术、高智能的创新工作。

第二节　新药研制与开发过程

一、新药研制与开发的整体过程

新药研制与开发过程需要经过药物的设计与筛选、化学合成与改造、药剂学与药动学研究、工艺与制剂、质量检测与控制、安全性与临床评价、市场反馈等等许多步骤，面临问题复杂。按照工作内容的不同可以将新药研发分为四个阶段：发现和甄别、临床前研究、临床研究、新药申报和后续工作。

1. 发现和甄别　包括基础研究和应用研究（包括药品制备和初筛），发现和筛选药物来源。

2. 临床前研究　包括为了确定药物安全性和有效性所做的实验和动物试验及其准备工作，即药动学、药效、药理和毒理研究并进行临床申报。

3. 临床研究　包括Ⅰ期（初步临床药理及人体安全性评价），Ⅱ期（主要对新药的有效性、安全性进行初步评价，确定给药剂量），Ⅲ期（进一步验证和评价药物的有效性和安全性），Ⅳ期（扩大的临床试验、特殊临床试验、补充临床试验、不良反应观察）。

4. 新药申报及后续工作　包括新药申报，以及由于 NMPA（国家药品监督管理局）对新药申报进行复查所要求做的额外工作。

二、新药靶点的确立

总的来说新药的研发分为两个阶段：研制和开发。这两个阶段是相继发生又互相联系的。区分两个阶段的标志是候选药物的确定，即在确定候选药物之前为研制阶段，确定之后的工作为开发阶段。所谓候选药物是指拟进行系统的临床前试验并进入临床研究的活性化合物。研究阶段包括四个重要环节，即靶标的确定，模型的建立，先导化合物的发现，先导化合物的优化。

确定治疗的疾病目标和作用的环节和靶标，是创制新药的出发点，也是以后施行的各种操作的依据。药物靶标是指体内具有药效功能并能被药物作用的生物大分子，包括酶、受体、离子通道、核酸等，编码靶标蛋白的基因被称为靶标基因。目前，确认靶标的技术，一是利用基因重组技术建立转基因动物模型或进行基因敲除以验证与特定代谢途径相关或表型的靶标；二是利用反义寡核苷酸技术通过抑制特定的信使 RNA 对蛋白质的翻译来确认新的靶标。药物靶标的发现主要有以下几种方式：

1. 以基因组学、生物信息学为基础发现药物靶标　基因组学技术在药物靶标发现中的应用主要体现在以下两个方面：确认致病蛋白质的综合策略和致病蛋白质部分表征的靶标专一策略。前者注重于对致病相关基因序列、蛋白质序列等分子信息的分析，包括计算机同源校准（在宿主和病原基因组之间进行同源性比较分析，进而找出致病基因序列）、差别基因表达分析及整体蛋白组分析；后者侧重于对疾病相关基因（靶基因）功能的分析，包括基因敲除，反义 mRNA 和核酶抑制以及计算机模拟对基因产物结构和功能的预示。

基因组学技术在靶标的验证方面也有重要作用。人类遗传学（human genetics）、生物信息学（bioinformatics）、表达图谱（expression profiling）、代谢途径分析（pathway analysis）、基因敲除（gene knockout）、过量表达（over-expression）、基因筛选（gene-to-screen）等技术可以在基因组水平上高通量大规模筛选和确证靶基因及疾病相关遗传标记。

在生物信息学方面，应用 Inv Dock 软件搜寻药物靶标是一个很便捷的途径，此软件可同时寻找数个中草药有效成分的治疗靶标，并同已知实验结果进行比较。研究结果显示该软件具有实际应用潜力及在普及型计算机上进行运算的可行性。此方法除用于研究药物或先导化合物的未知靶标外，亦可用来研究中草药的作用机制。

2. 以蛋白质组学为基础发现药物靶标　研究表明，人体内可能存在的药物作用靶标约有 3 000～15 000 个，而统计结果显示，目前发现的药物靶标不到 500 个，这说明还有大量的药物作用靶标未被发现。大多数药物靶标都是在生命活动中扮演重要角色的蛋白质，如酶、受体、激素等。通过蛋白质组学的方法比较疾病状态和正常生理状态下蛋白质表达的差异，有可能找到有效的药物作用靶标，其中应用较多的是二维凝胶电泳（2-DE）和质谱分析技术（MS）。

二维凝胶电泳技术，根据蛋白质样品等电点和相对分子质量的不同进行分离，在得到的电泳图谱中，疾病状态和正常生理状态的蛋白质染色斑点的分布会出现差异，以此为线索，可以发现新的药物靶标。质谱分析技术具有高通量、敏感性强的特点，能根据相关序列识别蛋白质。其主要作用是识别不同样品中大量相关蛋白质的差异，根据这些差异来筛选可能的疾病相关蛋白，通过与临床实验比较，确定真正的靶标蛋白。

利用蛋白质组学技术发现药物靶标的一般流程是：样品制备→分离→质谱分析→蛋白质阵列→计算生物学→结构蛋白质组学→结合特征分析。

另外，酵母双杂交技术也是发现药物靶标的重要途径。该技术能够通过报告基因的表达产物敏感地检测到蛋白质之间相互作用的路径。对于能够引发疾病反应的蛋白相互作用，可以采取药物干扰的方法，阻止它们的相互作用以达到治疗疾病的目的。

3. 以中草药单分子化合物为探针发现药物靶标　近年来兴起的生物分子相互作用分析技术（biomolecular interaction analysis，BIA）可以将中草药单分子化合物作为探针，通过跟踪监测它与蛋白质分子之间的相互作用来发现药物靶标。BIA 基于表面等离子共振（surface plasmon resonance，SPR）技术来实时跟踪生物分子间的相互作用。操作时先将一种生物分子（如药物分子）作为探针固定在传感器芯片表面，将与之相互作用的分子（如配体蛋白质）溶于溶液流过芯片表面，应用检测器跟踪检测溶液中的分子与芯片表面的分子结合和解离的整个过程。这种方法也被称作“配体垂钓”，通过配体垂钓不仅可以发现药物作用的靶标分子，也可以将靶标分子作为固定相用来发现中草药中的活性成分。

三、新药筛选模型的建立

新药筛选模型（drug screening model）是用于

证明某种物质具有药理活性的实验方法，用于筛选和评价化合物的活性。这些实验方法是寻找和发现药物的重要条件之一。人们在长期寻找药物的实践过程中，建立了大量用于新药筛选的各类模型，在新药发现和研究中发挥了积极作用。随着生命科学的发展，新的药物筛选模型不断出现，这些筛选模型不仅促进了药物的发现，而且对药物筛选的方法、理论、技术都产生了巨大影响。应用于药物筛选的模型有多种，根据所选用的材料和药物作用的对象以及操作特点，可以将这些模型分为体外模型和体内模型两大类。

（一）体内模型的建立

1. 整体动物模型的建立　用整体动物进行新药筛选，是长期以来倍受重视的方法，其最大优点是可以从整体水平，直观地反映出药物的治疗作用、不良反应以及毒性作用。由整体动物模型获得的筛选结果，对预测被筛选样品的临床价值和应用前景具有十分重要的价值。

整体动物模型包括正常动物和病理动物模型。由于正常动物并不能充分反应药物在病理条件下的治疗作用，在药物筛选中应用更多的是整体动物病理模型。因此，研究和制备更多的整体病理动物模型，成为药物研究领域长期的重要课题。理想的整体动物模型应具备的基本条件是病理机制与人类疾病的相似性、病理表现的稳定性和药物作用的可观察性。

由于整体动物的特殊性，决定了药物筛选的过程主要依赖于手工操作，而且只能对有限的样品进行筛选，特别是人类目前在实验动物身上复制出的病理模型还十分有限，使用整体动物模型筛选新药具有显著的局限性、低效率和高成本等不足之处。近年来，在制备模拟人类疾病的动物模型方面，出现了一些新的动物模型，如遗传性病理动物、基因敲除和转基因动物模型以及用化学、物理或其他方法制备的动物模型。遗传性动物模型如高血压大鼠、糖尿病大鼠和小鼠、肥胖症小鼠、心肌病大鼠等。基因敲除和转基因动物模型的发展更是令人瞩目，采用这种方法，建立了多种动物模型，如衰老性动物、老年痴呆动物等。

2. 组织器官水平的筛选模型　随着现代医学和现代药理学的发展，采用动物的组织、器官制备的药物筛选模型越来越多，如离体血管实验，心脏灌流实验、组织培养实验等方法。通过观察药物对特定组织或器官的作用，可以分析药物作用原理和可能具有的药理作用。组织、器官水平的筛选模型可以反映生理条件下的药物作用，也可以制备成病理模型，观察药物对病理条件下组织器官的作用。应用组织器官模型筛选药物，不仅降低了筛选样品的用量，而且降低了劳动强度，扩大了筛选规模，提高了筛选效率，降低了筛选成本、减少了动物用量；并减少了影响药物作用的因素，易于评价药物作用。是药物筛选技术的一大进步，在一定程度上克服了整体动物模型的不足。组织器官水平的筛选模型进行药物筛选也存在明显的缺点，主要是规模小、效率低、反应药物作用有限、对样品的需求量仍然较大，不易实现一药多筛。此外，人工操作技术要求高等也是影响其在药物筛选中应用的主要原因之一。近年来通过与形态学、生物化学、电子学等多种方法相结合，使检测手段取得巨大的发展；在实验结果的记录和处理方面，通过与计算机技术相结合，实现了智能化和自动化。随着测定方法的改进和结果处理自动化，组织器官水平的筛选模型研究方面取得了很大的进步。

（二）体外模型的建立

1. 细胞水平药物筛选模型　细胞水平的筛选模型是观察被筛样品对细胞的作用。用于筛选的细胞模型包括各种正常细胞、病理细胞（如肿瘤细胞和经过不同手段模拟的病理细胞）。药物对细胞的作用有多种表现，但是由于检测方法和检测手段的限制，可供药物筛选的检测指标还很有限，在细胞模型的建立方面，扩大检测范围，是应用细胞模型的重要研究内容。由于细胞模型的材料来源比较容易，在药物筛选方面具有广阔的应用前景。细胞生物学的进展使更多的细胞可用于筛选，除正常细胞外，转基因细胞、病理细胞等被更多地用于药物筛选实验中。目前，多数生物性物质都可通过转基因的方法由细胞表达，为新药筛选创造了便利条件。

2. 分子水平药物筛选模型　分子水平筛选模型是高通量药物筛选中使用最多的模型，根据生物分子的类型，主要分为受体、酶和其他类型的模型。分子水平筛选模型的最大特点是药物作用靶点明确，应用这种方法筛选可以直接得到药物作用机制的信息。筛选作用于受体的药物，通常使用放射标记竞争结合分析法。这一方法具有灵敏度高、特异性强等特点，适合于大规模筛选。筛选作用于酶的药物，主要是观察药物对酶活性的影响，由于药物与酶的相互作用也是分子间的结合，也可以采用与靶点结合的方法进行检测。检测酶活性的方法很多，酶的反应底物、产物都可用作检测指标，并可由此确定酶反应速度。

由于近年来分子生物学技术和细胞生物学技术的快速发展，分子药理学研究也不断深入，新的药物作用靶点、功能蛋白质、基因表达的变化，生物活性成分等不断发现，为药物筛提供了大量新的靶点，这些新的靶点为新药筛选提供了新的信息和机会。

3. 基因芯片技术　基因是遗传信息的载体，药物通过不同的作用靶点作用于组织细胞，直接或间接地影响细胞内基因的表达。随着分子生物学的发展而建立起来的基因水平的药物筛选模型，可以从更深入的层次评价药物的作用，从而可以为许多疑难病症提供新的治疗途径和方法。基因工程技术与药物筛选相结合为人类发现了许多活性成分，是新药筛选方法上的革命。应用基于报告基因的功能性新药筛选方法进行中药及其复方有效成分的筛选，可以明显提高筛选的流通量并在筛选的过程中得到有关细胞内功能性反应的信息，具有广阔的应用前景。

基因芯片技术是分子生物学与微电子技术相结合的 DNA 分析检测技术，因其具有突出的并行性、高通量、微型化和自动化的特点，已成为后基因组时代基因功能分析的最重要技术之一。用于药物筛选的基因芯片主要是 DNA Microarray 表达谱基因芯片，通过对用药前后两组样品进行表达谱基因芯片检测，可反映出该药物作用后相应组织或细胞中基因表达谱的变化，从而揭示药物作用的靶基因。利用基因芯片进行药物筛选，可以省略大量的动物试验，大大缩短药物筛选的时间和成本。

四、先导化合物的发现

先导化合物（lead compound）是指新发现的对某种靶标和模型呈现明确药理活性的化合物，是一类虽然在治疗方面具有合乎要求的性质，但要么活性不是很高，要么具有某些毒副作用等不足之处，因而不能直接用于临床的化合物，以其作为新药设计的起始点，通过设计改造加强其有用的性质，剔除或减弱不适合的副作用可能得到的新的化合物。要发现先导化合物必须通过药理活性筛选，从众多的化合物中挑选出具有生物活性的先导物。评价化合物生物活性的实验模型称为筛选模型，准确地建立筛选模型是发现先导化合物的关键。一种筛选模型可以用于筛选多种化合物，一种化合物应该进行多种模型筛选。筛选模型主要包括：体外（*in vitro*）模型、体内（*in vivo*）模型。新的大容量的化合物库的建立是药物设计的基础和保障，包括人工合成和天然提取的新化学实体，以及相关的药理活性数据。

（一）已知生物活性物质的修饰和改良

通过对已知活性的化合物进行结构改造和化学修饰，可以发现活性、选择性和安全性更高的新型化合物，这也是先导物发现中最常用、最简单的一种方法。

1. 现有药物总结性研究中发现模型先导化合物　以老药作为先导物，主要有以下两方面的工作：一方面为了临床的需要对现有药物进行改造。如：改善药物吸收、延长作用时间、增加疗效、降低给药剂量、避免某些毒副作用等。另一方面在药理工作、临床治疗中发现的新作用（老药新用）如：阿司匹林新的作用和功能不断被发现。

2. 已知生理活性物质的改造　这是新药研究中最常用的一种方法，原药的类似物可分为两种类型：第一类为早期阶段的类似物，即在原药上市前发现的结构类似物；第二类为药物类似物，是在原药上市后对其类似物进行研究而发现的结构类似物或者叫模仿新药（Me-Too 药物）。

3. 中药现代化及海洋生物　中药现代化的深入研究是目前药物化学研究中的一个热点，中药复方作为多靶点作用和整体治疗药物，在某些重大疾病和疑难病治疗中将发挥化学药物不可替代的作用。现代天然产物和中药现代化研究更加注重技术手段的创新，一批新技术和新方法，在中药及其复方物质基础研究中发挥越来越大的作用。

海洋生物的种类约占全球生物的一半，海洋生物中已发现有多肽类、大环聚酯类、聚醚类等二千多种生物活性物质，从中发现了一批重要的抗癌、抗病毒活性物质，显示出海洋药物研究利用具有十分广阔的前景，是创新药物的又一丰富来源。

（二）利用特定的生物学评定方法对任意选定的化合物的筛选

1. 随机筛选（random screening）与偶然发现　随机筛选又称普筛，是利用特定的药理学模型评价大量化合物的方法，有时也称为广泛筛选；定向筛选是在普筛的基础上，再以特异性的生物活性为指标，针对先导化合物优化研究的衍生物，以期找到生物活性更优的先导物。随机筛选是定向筛选的基础，没有先导物的发现，定向筛选就没有根据。在筛选中常可能发现一些偶然现象，即在偶然中发现新的先导化合物。如青霉素的发现。

2. 彻底筛选（extensive screening）　彻底筛选是对于少数结构复杂的独特化合物进行彻底的药理学评价，通常是用于设计合成或者由天然物提取得到的全新化合物，通过广泛的药理学研究确定其是否具有令人感兴趣的活性。

一般来说，进行彻底筛选的化合物应该具备以下条件：化学方面研究得较少；容易得到；可以进行大量的结构变化；具备多个具有挑战性的化学问题；预见能够得到活性化合物。如紫杉醇等。

3. 高通量筛选（high-throughput screening，HTS）　随着机器人工程学的进步和体外试验的小型化、受体化，80 年代，人们将很多种生物学靶体同时用于对数千种化合物进行筛选，即高通量筛选。如胰岛素模拟物的发现。近二、三十年来，国际上生物化学、分子生物学、分子药理学和生物技术（包括基因工程技术）的研究进展，阐明了影响生命过程的许多环节，越来越多的药物作用的靶标已被分离纯化、鉴定、克隆和表达出来，并进入药物筛选系统。同时建立起许多灵敏度高、特异性强、微量快速的检测新技术，形成了高通量筛选系统。高通量筛选技术突破了传统的药物筛选模式，极大地提高了新药的研究效率。

4. 药物合成中间体作为先导化合物　对药物合成中间体进行筛选很有必要，中间体与最终设计产物具有很多相同的官能团，可能具有共同的生物活性。如降转氨酶药物联苯双酯的发现，就是开始于对木质素全合成的中间体的筛选得到的。

（三）利用生物学、医学领域的新发现以及偶然发现的各种生物信息

生物信息指的是从人、动植物和细菌中某些物质偶然的或自发引起的生理现象而得到的信息，包括有益的、有害的或者不太清楚其价值的生理活性。

1. 源于从人体观察到的现象

（1）基于临床观察到的药物副作用发现先导化合物

从磺胺药到利尿剂：磺胺药可产生利尿作用，作用很小，但通过大量的衍生物进行结构改造，最终抛弃磺胺骨架，得到系列利尿药，碳酸酐酶抑制剂如乙酰唑胺（第一代），氯噻嗪（第二代）。

磺基脲的降血糖作用：20 世纪 40 年代利用磺胺异噻唑治疗伤寒时发现该药导致急性或持久性血糖降低，后来从磺胺类衍生物开始合成万余种化合物，终于找到对糖尿病有效的格列吡嗪、格列波脲等。

米诺地尔的毛发生长促进作用：米诺地尔临床用于降血压，副作用是促进毛发生长，现将其作为毛发生长促进剂，局部用药治疗脱发症。

（2）基于生物转化发现先导化合物氧化反应代谢物：抗炎镇痛药保泰松在体内经氧化代谢主要生成苯环 4- 位羟基化和 w-1 位羟基化两种代谢产物，4- 位羟基化产物羟布宗抗炎活性强于保泰松，已经作为新药上市，w-1 位羟基化产物具有新的药理活性，可促进尿酸的排泄，具有治疗痛风的作用，以其为先导物开发出抗痛风药磺吡酮。

（3）追加适应证 - 老药新用：老药新用不能完全算是发现先导化合物，但可以认为是发现原药物的新的作用机制，利于发现先导物。

2. 天然产物中活性成分的分离　天然产物的来源主要有三种，即植物、微生物和动物，天然活性物质通常具有复杂、新颖的结构类型，往往具有独特的生理活性和新的作用机制。如青蒿素从黄花蒿中提取出来，是治疗疟疾的主要成分，但生物利用度低，复发率较高，以其为先导物得到蒿甲醚，活性增加。如长春花生物碱，紫杉醇等。洛伐他汀来源于真菌，以其为先导物设计合成了许多类似物，如美伐他汀，辛伐他汀等。作

为先导物的来源，动物研究的较少，像毒蛇毒蜂的毒液，毒素等。

（四）以与病理学异常有关的分子知识为基础，对新的生理活性物质进行合理设计

有的放矢地进行药物设计，最理想的是要清楚药物将要作用的受体靶点，一旦机体的一些生理、病理过程被阐明，就会随之给药物设计带来巨大的突破。生物化学和分子药理学、分子生物学的迅猛发展，特别是基因组学和蛋白质组学的发展，为系统地寻找和研究生物活性物质的功能提供了坚实的基础，而内源性活性物质、生物合成的级联反应、代谢中间体和终产物均可以作为药物分子设计的新靶点和先导物。

即使在酶和受体的三维结构还不清楚的情况下，也可以通过他们的性质对相关配基结构进行变换、改造或修饰，增强、减弱或拮抗原生理生化过程，纠正或者调节异常的或失衡的机体功能。

五、先导化合物的优化

先导化合物的优化，即为了一定目的，在构效关系研究的基础上，运用化学方法进行先导物的结构改造，从而发现作用更佳的化合物的过程。最常用的优化方法有：复杂化合物的结构简化、副作用选择优化法、立体异构化和外消旋化。

（一）复杂化合物的结构简化

结构简化是先导物优化的有效方法之一，尤其适用于结构复杂的天然产物的优化。通过移去不属于药效团的基团，在保持药效的基础上易于合成。从吗啡到芬太尼，结构大大简化，适合于大量生产。

（二）副作用选择优化法（SOSA）

副作用选择优化法，即利用副作用的作用机制，经过分子改造后用来治疗另一类疾病。所有用于治疗的药物除了能够与主靶点产生强的相互作用（主要作用）外，也可能与其他靶点产生弱的相互作用，由于这些作用与主要治疗作用无关而被认为是副作用，SOSA 方法就是要将其亲和性颠倒过来，把副作用变为主作用，同时将主作用变为副作用，并尽可能的减弱。

（三）立体异构化和外消旋化

立体异构药物中，非对映异构体和几何异构体一般化学性质差异较大。除少数药物在体内发生相互转化的特例外，大多数药物都是进行手性分离单独作为化学实体进行处理和开发的。1992年，美国 FDA 就要求如果开发的药物是外消旋体时，必须对两种异构体进行研究，并证明它们无任何有害的毒副作用。

药物对映体的生物活性一般包括：不同对映体的作用相同；一种对映体有活性，另一种活性较弱或无活性；两种对映体的作用相反，一种对映体具有药理活性，另一种对映体具有毒性、对映体作用有互补性。单一对映体药物的开发包括：外消旋体转换、手性药物合成和去掉不对称中心。

第三节 新药的临床前研究

新药的临床前安全性评价包括新药的一般药理学研究、新药的急性毒性研究、新药的长期毒性试验和新药的特殊毒性研究。一般药理学研究是对新药主要药效作用以外广泛药理作用研究。新药急性毒性试验是指机体一日内一次或多次接触新药产生毒性反应，甚至引起死亡。长期毒性研究是通过重复给药的动物试验表征受试物的毒性作用，预测其可能对人体产生的不良反应，降低临床试验受试者和药品上市后使用人群的用药风险。新药的特殊毒性研究包括：致突变作用研究、致癌作用研究、生殖毒性和发育毒性作用研究、药物依赖性作用研究。

一、毒理学研究

药物毒理学研究的目的就是：①发现受试药物的中毒剂量，初步了解反复给药时产生毒性反应的剂量，为临床安全用药提供科学依据；②确定药物毒性作用的靶组织或靶细胞，进而确定药物毒性作用机制；③确定毒性作用的剂量范围；④了解药物的毒性作用是否具有可变性；⑤研究药物中毒后的解毒及其解救措施；⑥阐明药物的毒性作用机制，为申报新药提供毒理学资料。

临床前药物毒理学研究的内容包括：①一般毒理学实验：包括急性毒性试验、长期毒性试验、毒代动力学试验和生物技术产品的安全性评价试验研究。②特殊毒性实验：包括遗传试验、生殖毒性试验和致癌性实验等。③其他毒性试验：包

括局部毒性试验、安全药理学试验、药物依赖性试验和免疫性试验等。

（一）急性毒性研究

急性毒性是指动物一次或24小时内多次接受一定剂量的受试物，在一定时间内出现的毒性反应。急性毒性实验处在药物毒理研究的早期阶段，对阐明药物的毒性作用和了解其毒性靶器官具有重要意义。其目的是为新药的研发提供参考信息。初筛试验是为正式试验做准备，大概摸清药物引起动物全部死亡和未引起死亡的剂量范围。正式试验在此剂量范围内设5～8组开展试验。

（二）长期毒性研究

长期毒性试验的目的是通过重复给药的动物试验表征受试物的毒性作用，预测其可能对人体产生的不良反应，降低临床试验受试者和药品上市后使用人群的用药风险。具体包括以下5个方面：①预测受试物可能引起的临床不良反应，包括不良反应的性质、程度、剂量-反应关系和时间-反应关系、可逆性等；②判断受试物反复给药的毒性靶器官或靶组织；③推测临床试验的起始剂量和重复用药的安全剂量范围；④提示临床试验中需要重点监测的指标；⑤还可以为临床试验中的解毒或解救措施提供参考。

（三）特殊毒性研究

药物的致突变性、致癌性、致畸性、依赖性和生殖系统毒性不易察觉，需要经过较长潜伏期或在特殊条件下才会暴露出来，虽发生率较低，但造成后果较严重而且难以弥补。这几种毒性试验常统称为特殊毒性实验，包括：①致突变实验：微生物回复突变试验、哺乳动物培养细胞染色体畸变试验和整体试验（常选用微核试验）。作用于生殖系统的药物，需进行动物显性致死试验。②致癌实验：短期致癌实验和长期致癌实验。③致畸胎试验：于孕鼠或孕兔胚胎的器官形成期给药，观察对子代的影响。

二、药效学研究

药效学即药物效应动力学，研究药物对机体的作用及作用机制。如新药对中枢神经系统产生兴奋还是抑制、对心肌收缩力或胃肠道运动是加强还是减弱、对血管或支气管是扩张还是收缩等。药物作用（drug action）是指药物对机体的初始作用，是动因。药理效应（pharmacological effect）是药物作用的结果，是机体反应的表现。由于二者意义接近，在习惯用法上并不严加区别。但当二者并用时，应体现先后顺序。

新药临床前药效学研究包括主要药效学研究和一般毒理学研究。评价一个新药一般主要是从它的主要药效学作用入手，即从它预期用于临床预防、诊断和治疗的目的的药理作用开始，通过对主要药效学的评价，可进一步弄清新药作用的强度和特点，如果可能还应阐明主要药理的作用部位和作用机制。一般药理学研究的目的在于了解新药主要药效以外的较广泛的药理作用。内容包括：①观测生理机能的改变，如新药对中枢神经系统产生兴奋还是抑制、对心肌收缩力或胃肠道运动是加强还是减弱、对血管或支气管是扩张还是收缩等；②测定生化指标的变化，如血糖、电解质，生理活性物质，如血管紧张素、前列腺素、环磷苷浓度的改变等；③观测组织形态学变化，如血细胞大小、甲状腺大小、肾上腺皮质萎缩等。

新药临床前药效学研究有助于了解新药的不良反应。凡与用药目的无关，并为患者带来不适或痛苦的反应统称为药物不良反应。多数不良反应是药物固有的效应，在一般情况下是可以预知的，但不一定是能够避免的。少数较严重的不良反应较难恢复，称为药源性疾病（drug-induced disease），例如庆大霉素引起的神经性耳聋。不良反应主要有以下几种类型：

1. 副反应（side reaction）　由于选择性低，药理效应涉及多个器官，当某一效应用作治疗目的时，其他效应就成为副反应（通常也称副作用）。如，阿托品用于解除胃肠道痉挛时，可引起口干、心悸、便秘等副反应。副反应是在治疗剂量下发生的，是药物本身固有的作用，多数较轻微并可以预料。

2. 毒性反应（toxic reaction）　是指在剂量过大或药物在体内积蓄过多时发生的危害性反应，一般比较严重。毒性反应一般可以预知，应该避免发生。急性毒性反应多损害循环、呼吸及神经系统功能，慢性毒性反应多损害肝、肾、骨髓、内分泌等功能。致癌、致畸胎和致突变反应也属于慢性毒性范畴。企图通过增加剂量或延长疗程以达到治疗目的，其有效性是有限度的，同时应考虑到过量用药的危险性。

3. 后遗效应（residual effect） 是指停药后血药浓度已降至阈浓度以下时残存的药理效应，如服用巴比妥类催眠药后，次晨出现的乏力、困倦等现象。

4. 变态反应（allergic reaction） 是一类免疫反应。非肽类药物作为半抗原与机体蛋白结合为抗原后，经过接触10天左右的敏感化过程而发生的反应，也称过敏反应（hypersensitive reaction）。

5. 停药反应（withdrawal reaction） 是指突然停药后原有疾病加剧，又称回跃反应（rebound reaction），如长期服用可乐定降血压，停药次日血压将明显回升。

6. 特异质反应（idiosyncratic reaction） 是由药物引起的一类遗传性异常反应，发生在有遗传性药物代谢和反应变异的个体。特异质反应属于药物不良反应的一类，是少数遗传缺陷者由于缺少特定的生化物质而造成的药物异常反应，不同于变态反应。

三、药动学研究

药物代谢动力学是定量研究药物在生物体内吸收、分布、代谢和排泄规律的一门学科。

随着细胞生物学和分子生物学的发展，在药物体内代谢物及代谢机制研究已经有了长足的发展。通过药物在体内代谢产物和代谢机制研究，可以发现生物活性更高、更安全的新药。近年来，国内外在创新研制过程中，药物代谢动力学研究在评价新药中与药效学、毒理学研究处于同等重要的地位。药物进入体内后，经过吸收入血液，并随血流透过生物膜进入靶组织与受体结合，从而产生药理作用，作用结束后，还须从体内消除。通过在实验的基础上，建立数学模型，求算出相应的药物代谢动力学参数后，可以对药物在体内过程进行预测。因此新药和新制剂均需要进行动物和人体试验，了解其药物代谢动力学过程。药物代谢动力学已成为临床医学的重要组成部分。药物进入机体后，出现两种不同的效应。一是药物对机体产生的生物效应，包括药物对机体产生的治疗作用和毒副作用，即所谓的药效学和毒理学。另一个是机体对药物的作用，包括药物的吸收、分布、代谢和排泄，即ADME。药物代谢动力学是定量研究药物（包括外来化学物质）在生物体内吸收、分布、代谢和排泄（简称体内过程）规律的一门学科。

第四节 新药的临床研究

一、新药临床研究分期与目的

新药临床研究包括Ⅰ、Ⅱ、Ⅲ和Ⅳ期临床研究。Ⅰ期临床研究是初步的临床药理学及人体安全性评价试验，观察人体对于新药的耐受程度和药物动力学，为制定给药方案提供依据。Ⅰ期临床试验的内容为药物耐受性试验与药物动力学研究。其目的是在健康志愿者中研究人体对药物的耐受程度，并通过药物动力学研究了解药物在人体内的吸收、分布、消除的规律，为新药Ⅱ期临床研究提供安全有效的合理试验方案。Ⅱ期临床试验是随机双盲对照临床试验，对新药有效性及安全性做出初步评价，确定适应证，推荐临床给药剂量、给药途径与方法、单日给药次数等，评价其不良反应，并提供防治方法。Ⅲ期临床研究是扩大的多中心临床试验，是治疗作用确证阶段。其目的是进一步验证药物对目标适应证患者的治疗作用和安全性，评价利益与风险关系，最终为药物注册申请获得批准提供充分的依据。Ⅲ期临床试验的设计原则及要求一般应与Ⅱ期临床试验一致，试验一般应为具有足够样本量的随机盲法对照试验。Ⅳ期临床试验即上市后临床试验，又称上市后监察（postmarketing surveillance），是新药临床试验的继续，其目的是考察在广泛使用条件下药物的疗效和不良反应（注意罕见不良反应），评价在普通或者特殊人群中使用的利益与风险关系；改进给药剂量等，并根据进一步了解的疗效、适应证与不良反应情况，指导临床合理用药。

二、临床药理实验设计

（一）临床药理实验设计基本原则和方法

1. 临床药理实验设计的基本原则 自从Fisher提出实验设计的重复（replication）、随机（randomization）、对照（control）3大原则以来，在半个世纪中，这3大原则的基本精神未变，越来越被人们认识到保证实验结果正确性的重要作用。随着时代的进步，这3大原则的内容也在发展和完善。

（1）重复原则：包括重现性、重复性。重复是实验设计的首要原则。精确可靠的试验结果，应能在相同的条件下重复出来。能够重复的实验，才能成为可靠的实验。

（2）随机原则：包括完全随机、均衡随机。随机就是使每个实验对象在接受处理时，都有相同的机会，随机而定。随机可以减少主观因素的影响，减少或避免偏性误差，是实验设计的重要原则之一。

（3）对照原则：对照是比较的基础，是实验设计的重要原则之一。没有对照就没有比较，没有鉴别。在药理实验中对照组的类别很多，有阴性对照、阳性对照、正常对照、模型对照等等类型。

（4）客观性原则：实验设计时要力戒主观偏性干扰，选择观察指标时，不用或尽量少用带主观成分的指标。

2. 临床药理实验设计方法

（1）单组比较设计：在同一个个体上观察实验处理前后某种观测指标的变化。

（2）配对设计：配对设计是将受试对象按配对条件配成对子，每对中的个体接受不同的处理。配对设计一般以主要的非实验因素作为配比条件，而不以实验因素作为配比条件。例如：实验前将性别、体重或其他相关因素加以配对，以基本相同的两个个体为一对，配成若干对，然后分别将每对个体随机分配于两组中。

（3）随机区组设计：为配对设计的扩大。

（4）完全随机设计：用随机数字表等方法完全随机化分组。

（5）交叉实验设计：同一个体在不同阶段接受不同疗法。

（6）正交实验设计（orthogonal experimental design）：正交实验设计简称正交设计，是研究多因素试验的一种设计方法，它利用正交表科学地安排与分析多因素实验的方法，是最常用的实验分析方法之一，适用于多因素、多水平、试验误差大、周期长的一类试验的设计。

（7）拉丁方设计（latin square design）：拉丁方以表格的形式被概念化，其中行和列代表两个外部变量中的区组，然后将自变量的级别分配到表中各单元中。简单来说就是某一变量在其所处的任意行或任意列中，只出现一次。

（二）临床药理实验设计统计学分析

临床实验数据是对某一药物疗效和安全性评价的第一手资料，它的质量及其统计分析方法的正确运用是临床研究获得正确结论的保证。在临床实验中，对每一名病人所获得的数据基本可以分为4类：①事实数据，如病人的年龄、性别、病情的轻重、病期的长短等；②测量数据，如血压、血细胞计数、各项生化指标检验数据及仪器检查的其他数据等；③临床医师评价数据，如治疗过程中的疗效等级的判断数据；④询问数据，如医师询问病人的药物反应时，由病人判断所得的结果。

1. 数据管理　全部临床实验数据必须经过记录、收集、核对和组织之后，才能进行统计分析。

2. 数据表格设计　临床数据表格是统计分析的基础，是第一手资料的初级加工。全部数据的准确和完善与表格设计有密切关系。

实验数据表格可分为4类：基础评价数据表格，主要疗效数据表格，副作用评价数据表格和病人监控数据表格。数据表格是为了供进行组间的统计分析之用，因此应尽可能使用统一完整的数据表格，按表格要求逐项填写清楚，统计时一目了然，真实可信。数据表格设计要求考虑以下具体问题：①保证每项有足够的空格，一格填写一个数字；②每项测量应有单位，而且要求使用国际标准计量单位；③有小数点的项目，小数点要求清楚无误。

3. 方案偏差及其处理　如何解决方案偏差，根据情况可以从三方面入手：把发生的偏差控制在最低限度、及时发现偏差、分析处理偏差。

4. 实验数据描述　临床实验数据是统计分析的基础数据。这些数据按性质一般可以分为3类数据：①病人的基础数据；②疗效数据；③副作用评价数据。它们又可以分为定性数据和定量数据两类。

定性数据：每一项受试病人的疗效，按预先规定的评价标准，进行疗效分级。最简单的分级是分为两级：成功和失败，有效和无效。有些也将疗效分作2级以上的疗效类别，如抗肿瘤化疗药物的疗效分成完全缓解、部分缓解、无变化和恶化4级，如抗风湿药物的抗关节炎疗效分为显效、有效、无效3类。

定量数据：定量疗效数据比定性疗效数据在临床实验中更为常用，它能反映更多的疗效信息，衡量每位受试者的疗效更加科学可靠。定量数据通常可以用3种方式表述：①实测法；②前后差值；③前后比值（变化率）。

5. 实验数据的误差　实验数据从来都不是整整齐齐的，各种数据呈现上下波动，这种波动称之为偏差（deviation），在统计学上通常用标准差和标准误差来表示。

第五节 新药管理

一、新药试验设计方案的设计

（一）实验设计的基本要求

1. 生物原料　生物原料有以下几种：整体动物、离体器官及组织、体外培养的细胞、细胞片段、细胞器、受体、离子通道和酶等。整体动物常用小鼠、大鼠、豚鼠、家兔、犬等。动物选择应与试验方法相匹配，同时还应注意品系、性别及年龄等因素。生物材料选择应注意敏感性、重现性和可行性，以及与人的相关性等因素。体内研究建议尽量采用清醒动物。如果使用麻醉动物，应注意麻醉药物的选择和麻醉深度的控制。

2. 受试物　外用药物和注射剂一般以制剂作为受试物。受试物尽量与药效学或毒理学研究一致，并附研制单位的自检报告。

3. 样本量　试验组的组数及每组动物数的设定，应能够科学合理地解释所获得的试验结果，恰当地反映有生物学意义的作用，并符合统计学要求。

4. 药效学　体内安全药理学试验要对所观察到的不良反应与剂量的关系进行研究。同时，如果可能，也应对时效关系进行研究。一般情况下，产生不良反应的剂量应与动物产生主要药效学的剂量或人拟用的有效剂量进行比较。

5. 对照　一般可以选用溶媒和/或辅料做对照。如为了说明受试物的特性与已知药物的异同，也可选用阳性对照药。

6. 给药途径　整体动物试验，首先应考虑与临床拟用途径一致。如果有多个临床拟用途径，分别采用相应的给药途径。对于在动物试验中难以实施的特殊的临床给药途径，可根据受试物的特点选择，并说明理由。

7. 给药次数　一般采用单次给药。但是若主要药效学研究表明，该受试物在给药一段时间后才能起效，或者重复给药的非临床研究和/或临床研究结果出现令人关注的安全性问题时，应根据具体情况合理设计给药次数。

8. 观察时间　结合受试物的药效学和药代动力学特征、受试动物、临床研究方案等因素选择观察时间点和观察时间。

（二）主要研究内容

核心组合试验：安全药理学的核心组合试验的目的是研究受试物对重要生命功能的影响。中枢神经系统、心血管系统、呼吸系统通常作为重要器官系统考虑，也就是核心组合试验要研究的内容。根据科学合理的原则，在某些情况下，可增加或减少部分试验内容，但应说明理由。

（1）中枢神经系统：定性和定量评价给药后动物的运动功能、行为改变、协调功能、感觉/运动反射和体温等的变化。

（2）心血管系统：测定给药前后血压（包括收缩压、舒张压和平均压）、心电图（包括QT间期、PR间期、ST段和QRS波等）和心率的变化。

（3）呼吸系统：测定给药前后动物的呼吸频率和呼吸深度等变化。

（三）追加和/或补充的安全药理试验

当核心组合试验、临床试验、流行病学、体内外实验以及文献报道提示药物存在潜在的安全性有关的不良反应时，应进行追加和/或补充的安全药理学研究。追加的安全药理实验是除了核心组合实验外，反应受试物对中枢神经系统、心血管系统和呼吸系统的深入研究。追加的安全药理实验，采用具体情况具体分析的方法。补充的安全药理实验是在核心组合试验或重复剂量毒性实验中未对泌尿系统、自主神经系统、胃肠系统功能进行相关研究，但出于对安全性的关注，需要进行的研究。

二、新药试验的流程管理及组织实施

新药临床试验申报与审批流程见图7-1。

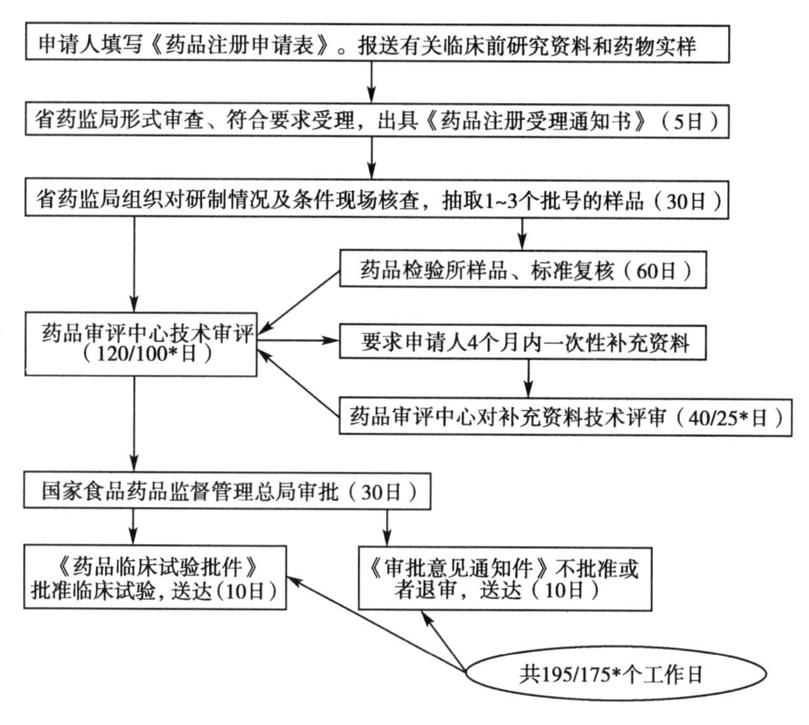

图 7-1 新药临床试验申报与审批流程

注：斜线前为一般审批时限，斜线后加“*”者为快速审批时限

三、新药试验的质量控制与质量保证

2003 年 8 月 6 日，国家药品监督管理局颁布了《药物临床试验质量管理规范》（局令第 3 号）于 2003 年 9 月 1 日起实施，同时废止了 1999 年 9 月 1 日起实施的《药品临床试验管理规范》。国家药品监督管理局、国家卫生健康委于 2020 年 4 月 26 日发布新版《药物临床试验质量管理规范》（2020 年第 57 号），并于 2020 年 7 月 1 日起执行。

《药物临床试验质量管理规范》（GCP）是临床试验全过程标准规定，包括方案设计、组织实施、监查、稽查、记录、分析、总结和报告。本规范适用于为申请药品注册而进行的药物临床试验。药物临床试验的相关活动应当遵守本规范。

（一）临床试验方案设计

临床试验方案由申办者提供，由研究者和临床试验机构审议，须伦理委员会同意后执行。应符合 GCP 要求。研究者和申办者均应在已制定的临床试验方案上签名并签署日期。

临床试验设计的基本原则：①代表性：受试者样本符合总体规律，且要注重保护受试者的权益和安全，以及数据和结果的科学、真实、可靠；②真实性：通过审查过程文件、数据溯源以及是否出现方案偏离等方法验证临床试验的真实性；③随机：采用对照与盲法，受试者随机分配入组，避免条件误差与主观因素。

试验方案的格式包括：①封页：包括题目、申办者和临床试验机构、合同研究组织、数据管理与统计分析单位、生物样品分析单位的名称与地址、拟订日期、版本号、版本日期、保密声明；②正文：包括基本信息、研究背景、试验目的、试验设计、实施方式（方法、内容、步骤）等内容；③封底：实验方案中单独列出，且富有各个组织机构的签字页，各参与的临床试验机构与主要研究者、申办者的名称与联系方式。

（二）病例报告表（CRF）设计规范

病例报告表（case report form，CRF）是按药物临床试验方案规定所设计的一种文件，是用以记录每例受试者在临床试验过程中主要临床资料的表格，是研究者记录试验数据的重要载体。每项药物临床试验开始前均应预先按药物临床试验方案设计 CRF。设计科学的 CRF 是保证正确、完整、及时、合法记录试验数据的关键。

CRF 符合“科学性”和“易操作性”，并便于使用（填写、监查、稽查）。设计时应考虑以下内容：①临床试验流程；②研究人员的填写；③数据录入和分析；④监查员的审核。

CRF应能收集试验方案要求的用于评价安全性和有效性资料的数据。不应收集与试验方案无关和/或研究无关的数据。凡发现有遗漏或多余的数据应注明理由。为保护受试者的隐私，设计病例报告表时应规定受试者姓名的填写方法，不应填写受试者全名，目前大部分电子CRF录入，用筛选后获得的随机号取代。应有每次随访结束后最后审核页上研究者签名和签署日期的位置。

1. CRF的格式与内容 病例报告表的格式与内容因药物临床试验类别和目标适应证的不同而异，但其基本要求相似。

(1) 封页：①标题、受试药通用名、研究类型、试验的分期；②页眉：临床研究单位、研究负责人（签名）、填表人、填表日期、研究起止日期、方案号、版本号、申办单位。

(2) 受试者一般资料（含受试者联系方式）。

(3) 受试者入选标准（是否符合纳入标准及不符合任一条排除标准）。

(4) 各次临床及实验室检查访视表。

(5) 不良事件观察表。

(6) 严重不良事件报告表。

(7) 疗效及不良反应判断总表。

(8) 附页：附加说明前述表格中未能记录的内容。

(9) 检查单及其他检查复印件或原件粘贴页。

(10) 封底。

2. CRF设计规范 CRF可由临床试验负责单位研究者、申办单位或委托CRO在临床试验开始前设计，并由临床试验各参研单位研究者共同讨论完善。CRF应完整、准确、简明、清晰，填写简便、省时，文字准确、无歧义，计量单位正确、清楚，专业术语规范，填写项目排序及流程图符合逻辑。

CRF应设计自带复印、一式三联（临床试验）或两联（耐受性试验、药代动力学或生物等效性研究）。若临床试验实施中发现CRF有错误、遗漏之处，应及时制定修改页，说明修改补充原因，且签署研究者姓名和日期，并通知各中心研究者进行修正、补充。

（三）知情同意书设计规范

知情同意（informed consent）指受试者被告知可影响其做出参加临床试验决定的各方面情况后，确认同意自愿参加临床试验的过程。该过程应当以书面的、签署姓名和日期的知情同意书作为文件证明。知情同意书主要内容包括：①研究项目简介；②研究药物简介；③给药方法和观察内容；④受益与风险；⑤权利与义务。

知情同意书设计要求：①书面文字应通俗易懂，不使用过于技术性的语言；②疗效描述时不宜使用过分乐观的表述；③不能采用使受试者或者其监护人放弃其合法权益的内容，也不能含有为研究者和临床试验机构、申办者及其代理机构免除其应当负责任的内容；④明确给受试者补偿的信息，包括补偿方式、数额和计划；⑤对于风险的表述尽量客观，对不良反应的叙述应尽量完整、详细；⑥试验的内容和步骤应有较完整的描述。

研究项目简介主要介绍该试验项目的名称、研究目的、参与研究的单位、国家食品药品监督管理局的批件。研究药物简介主要介绍名称、参比制剂名称、临床药理作用、主要适应证、药品生产厂家名称。用药方法和观察内容主要包括：该研究的临床试验设计方法、受试者的随机分组；受试制剂和参比制剂的给药方法、持续时间、检查项目、采集数据内容和采集方法。受益与风险包括：参加该临床试验的受试者所患疾病的治疗益处，免费提供治疗药物；试验药品可能的不良反应对受试者造成的伤害的处理与经济赔偿。权利与义务包括：参与试验完全自愿、随时可退出试验无需理由、不影响受试者的继续治疗、个人资料和观察记录保密；配合医生的治疗工作。知情同意书最后要签名、签署日期：受试者签名并签署日期；研究者签名并签署日期；受试者地址及联系方式。

（四）临床试验总结报告的撰写

临床试验总结报告是对药物临床研究过程和结果的总结，其内容是评估拟上市药物有效性和安全性的重要依据，是药品注册所需的重要文件。药物临床试验总结报告应符合《药物临床试验质量管理规范》《临床研究报告的结构和内容指导原则》和药品注册的要求。临床试验总结报告的主要内容应与试验方案要求一致。临床试验总结报告应保存五年。

下面介绍临床研究总结报告的结构和内容：

1. 首篇

（1）标题：含受试药通用名、研究类型。

（2）首页：包括研究编号、研究单位（盖章）、研究负责人（签名）、主要研究人员（主要研究者、主要疗效指标观察者）、统计分析负责人、临床研究报告撰写人、研究起止日期、报告日期、原始资料保存地、申请单位（盖章）、及其联系人和联系方式等。

（3）摘要：对临床研究摘要介绍，包括文字叙述，重要数据及 P 值，CV 值，样本量计算过程及结果等。

（4）缩略语：临床研究报告中所用缩略语全称。

（5）伦理学：申明已完成的临床研究严格遵守《赫尔辛基宣言》人体医学研究的伦理准则。研究方案及其修订申请均经伦理委员会审核批准，并于附件中提供对受试者介绍的研究信息及知情同意书样本。

2. 报告正文

（1）引言：介绍受试药品研发背景及依据，所针对的目标适应证人群、目前治疗方法及效果，本研究实施的合法依据及申办者与临床研究单位

（2）试验目的

（3）试验设计

1）总体描述：包括受试对象及样本量，设盲方法，程度与理由，对照类型及依据与合法性，随机化分组方法，试验时间及顺序等。

2）研究对象选择：确定合理可行的入选标准、排除标准和剔除标准、中止标准。

3）试验药物的详细信息：列出试验用药名称、剂型、规格、来源、批号、有效期和保存条件；试验用药的用法用量（包括剂量确定依据、给药途径、方式、给药间隔时间等）；对照药选择理由与依据；其他药品使用、禁用及记录要求。

4）随机与盲法：随机化分组方法、随机号码和分组表；盲法操作方式（如何标注瓶签、破盲标签、破盲信封、双模拟技术等），盲底保存，紧急破盲前提条件（如严重不良事件、泄密）和程序，不设盲的合理理由等。

5）观察指标：一般为首要终点指标和次要终点指标。一般的临床和实验室检查项目及检查时间；特异的有效性和安全性指标和实验室检查项目和检查时间；若采用非常规、非标准的特殊指标，应对其准确性、可靠性和相关性进行必要的说明；测定药物浓度时，说明生物样本采样时间点，研究药物和食物、吸烟、饮酒及其他药物同时使用的关系，样本处理和检测方法的方法学确证等。

6）疗效判断标准：应清晰描述疗效判断标准。

7）安全性评价：说明不良事件数据的获得方法，不良事件与所试药物关系的判断标准。

8）数据质量保证：说明保证观察指标检测结果准确可靠的质量控制手段，必要时提供质量控制的有关文件式证明。对各中心采取的质控措施，如培训、中心实验室集中测定，研究者会议、数据核实、监查、稽查等。

9）数据管理与统计分析：数据管理的目的在于把试验数据迅速、完整、无误地纳入报告，所有涉及数据管理的各种步骤均需记录在案，以便对数据质量及试验实施进行检查，用适当的程序保证数据库的保密性，应具有计算机数据库的维护和支持程序。临床试验资料的统计分析过程及其结果的表达必须采用规范的统计学方法。临床试验各阶段均需有生物统计学专业人员参与，并由其拟订统计分析计划。对治疗作用的评价应将可信区间与假设检验的结果一并考虑。所选用统计数据集需加以说明，对于遗漏、未用或多余的资料须加以说明，临床试验的统计报告必须与临床试验总结报告相符。

（4）试验方案修改：试验进行中对方案的任何修改均需说明，并描述更改时间、理由、过程及有无备案，并讨论其对整个研究结果评价的影响。一般修改应在破盲前进行。

（5）研究结果用文字及图表方式描述：随机进入各组的实际病例数，脱落和剔除的病例及其理由；不同组间的基线特征比较，以确定可比性；对所有疗效评价指标（包括主要和次要终点指标）进行统计分析和临床意义分析，并比较处理组间差异。如有可能，应说明效应产生的时间过程；统计结果的解释应着重考虑其临床意义和有效性。分析数据集包括全分析集（FAS）、安全性分析集（SS），根据临床试验类型还有药时浓度分析集（PKCS）和生物等效性分析集（BES）等。

尽可能采用统计表，统计图表示疗效评价结果，统计检验结果应包括有统计意义的检验水准、统计量值和精确的 P 值，并应注明所使用的

统计软件；多中心研究评价疗效时，应考虑中心间存在的差异及其影响；安全性评价应有临床不良事件和实验室指标合理的统计分析，对严重不良事件应详细描述和评价；只要使用过至少一次试验用药者均应列入安全性分析集；对试验用药的所有不良事件均应进行分析，并以图表方式表示；还应分析不良事件与试验用药的关系，并应比较组间差异。

（6）讨论和结论：通过研究报告正文的图表说明、论证和分析，对临床研究的有效性和安全性结果进行总结。讨论中不简单重复结果，也不引出新的问题。讨论应清晰明确，对其意义和可能的问题应加以评述，阐明对个体患者或针对人群治疗时所获得的利益和需注意的问题以及今后进一步研究的意义。

3. 主要参考文献

4. 附件

（1）伦理委员会批准件

（2）对受试者介绍的研究信息及知情同意书样本

（3）主要研究人员的姓名、单位、在研究中的职位及其简历

（4）临床试验研究方案及方案的修改

（5）病例报告表（CRF）样本

（6）总随机表

（7）试验用药检验报告书及参比制剂药说明书

（8）试验药物包括多个批号时，每个受试者使用的药物批号登记表

（9）生物利用度及药代动力学研究则需附各种生物样本实测数据，受试者个体的药 - 时曲线

（10）严重不良事件的病例报告

（11）统计分析报告

（12）主要参考文献复印件

第六节 新药专利与转让

一、新药专利的申请

（一）新药专利的概念及分类

药物专利属于化学领域，一般而言，药物专利的保护对象主要包括产品、制备方法和制药用途专利。其中，化合物产品专利是核心专利，制备方法和制药用途等其他专利都是从属于化合物专利的衍生专利。

1. 产品专利

（1）新化合物专利：新化合物指具有确定化学结构式和 / 或物理化学性质的单一物质，包括新合成的化合物和从动、植物内提取的化合物。

常见新化合物专利的类型：①可以用化学分子式或者结构式定义的具有一定分子量及物理化学常数的低分子化合物，没有确定的分子量和固定的物理化学常数的高分子化合物；②不能用化学分子式或者结构式定义，但可以用物理化学性质和制备方法定义的物质，如木质素、生物碱、抗生素、纤维素等；③除了作为生产其他化学物质（最终产物）的原料使用之外，没有其他有价值的直接用途的化学中间产物。

（2）新组合物专利：新组合物指两种或两种以上物质或化合物按一定比例组成具有一定性质和用途的混合物。

常见的药物组合物发明的类型：①含单一活性组分并以所含活性组分为特征的药物组合物，根据所含活性成分是否为新物质，可进一步分为包含新物质活性组分的药物组合物和包含已知物质活性组分的药物组合物；②含多种活性组分的药物组合物，如一种协同抗菌组合物；③以药物辅料为特征的药物组合物，如一种新型材料制备的缓释制剂；④以药物剂型为特征的药物组合物，如丸剂、片剂、膏剂、栓剂等；⑤以制备方法为特征的药物组合物，如某冷冻干燥条件下制备的冻干粉针。

（3）新生物制品专利：生物包括动物、植物和微生物。微生物包括细菌、放线菌、真菌、病毒、原生动物、藻类等。生物制品指用微生物制成的供预防、诊断或治疗用的药物，如疫苗、抗毒血清、类毒素、抗生素等。对上述内容作出的发明创造即为生物及生物制品专利。

2. 方法专利　药品相关的方法专利包括药品的制备、制造方法专利发明和一般性处理方法专利。

（1）药品的制备、制造方法专利：药品的制备、制造方法专利是指对原料或原材料进行一系列加工，从而使其内部结构或组成、性质或用途甚至

外部形状发生改变，得到一种与原料不同的新产品或已知产品的发明。

药品的制备方法包括：①合成法，即无机化合物或有机化合物的化学合成方法；②聚合法，即高分子化合物的聚合方法，例如加聚法和缩聚法；③提取法，即从天然或合成的混合物中提取物质的方法，例如从植物中提取皂苷的方法；④培养方法，例如微生物的培养方法：耐药菌株的培养方法；⑤染色法，例如聚酯纤维的染色方法；⑥其他方法，例如均匀混合物的制备方法。

（2）一般性处理方法发明：一般性处理方法是指对原材料施加某种作用，但原材料本身不发生改变的方法。这种方法的"最终产品"不是上述任何一种化学产品，而是一种参数或效果。例如：催化裂解反应温度的控制方法、空气中 NO_2 含量的连续自动分析法等。

3. 用途发明　用途发明是指发现了某种产品或方法的新的性质或功能，从而将其用于新的、非显而易见的技术领域的发明。

虽然所述产品的实际用途或其最终目的是用于诊断或治疗疾病，但由于《中华人民共和国专利法》（以下简称《专利法》）第二十五条明确规定，对"疾病的诊断和治疗方法"不授予专利权，所以这类用途权利要求不能写成"用于诊断疾病"或"用于治病"等形式，否则就不能被批准。然而，该产品直接的医药用途是用来制备治病的药品，而药品及其制备方法，例如药品的配料、计量、成型、包糖衣及成品包装等过程，均是可以在工厂实现的行为，因而具有工业实用性，可以依法获得专利保护。因此，产品的医药用途权利要求应当写成"产品 X 用于制备治某病的药品""产品 X 在制备治某病的药品中的应用"或"产品 X 作为治某病的药品中活性成分的应用"等形式。无论采取哪一种形式，其保护的法律效力都应解释为只涉及在制药厂的工业应用，而不包括医生用药和在药房按医生处方配药的行为。

（二）新药可授予专利权的具体要求

根据《专利法》第二十二条的规定，授予专利权的发明和实用新型，应当具备新颖性、创造性和实用性。

1. 新颖性　新颖性是指该发明或者实用新型不属于现有技术，也没有任何单位或者个人就同样的发明或者实用新型在申请日以前向国务院专利行政部门提出过申请，并记载在申请日以后公布的专利申请文件或者公告的专利文件中。因此，新颖性的判断主要有两点：一是不属于现有技术，二是不存在抵触申请。

（1）现有技术：《专利法》明确规定，"本法所称现有技术，是指申请日以前在国内外为公众所知的技术"。无论是出版物公开，还是使用公开或其他方式公开，新颖性的判断均要求在全世界范围内不属于现有技术。同时，现有技术的时间界限是申请日，有优先权的，则指优先权日。即申请日或优先权日前公开的技术属于现有技术，但申请日或优先权日当天公开的技术则不属于现有技术。

（2）抵触申请：抵触申请是指同样的发明或实用新型已在任何单位或个人在先向国务院专利行政部门提出申请、在后公布的专利申请文件或者公告的专利文件中作了记载。因此，构成抵触申请的专利文件或专利申请文件需符合以下三个条件：①向国务院专利行政部门，即国家知识产权局提出；②在申请日前提出申请、且在申请日后（含申请日）公开的；③披露了同样的发明或实用新型；

只有全部满足上述三个条件的专利申请文件或专利文件才构成抵触申请，否则，将不构成抵触申请，不能作为影响新颖性的对比文件。

（3）不丧失新颖性的公开：按照《专利法》第 24 条的规定，一项申请专利的发明创造在申请日以前 6 个月内出现下列情形之一的，不丧失新颖性：①在中国政府主办或者承认的国际展览会上首次展出的；②在规定的学术会议或者技术会议上首次发表的；③他人未经申请人同意而泄露其内容的。

2. 创造性　创造性是指与现有技术相比，该发明具有突出的实质性特点和显著的进步，该实用新型具有实质性特点和进步。发明的创造性必须是同申请日以前已有技术相比具有"突出的实质性特点和显著的进步"，其中"突出的实质性特点"是指发明相对于现有技术，对所属技术领域的技术人员来说，是非显而易见的，"显著的进步"是指发明与现有技术相比能够产生有益的技术效果。实用新型的创造性则是同申请日以前已有技术相比有“实质性特点和进步”，显然低于发明的创造性要求。创造性的判断应参照申请日以前已有的技术，判断主体应是发明创造所属技术领域的技术人员。“所属技术领域的技术人员”是一个虚拟的“人”，假定他知晓请申日或者优先权日之前发明所属技术领域所有的普通技术知识，能够获知该领域中所有的现有技术，并且具有应用该日期之前常规实验手段的能力，但他不具有创造能力，他既不是该领域的专家，也不是非技术人员。

3. 实用性 实用性是指该发明或者实用新型能够在产业上制造或者使用，并且能够产生积极效果。一般而言，实用性的判断可从以下两个方面来考虑：①能够在产业中制造或使用：实用性强调的是发明创造必须具备客观上的可实践性，能够为所属技术领域的技术人员所实现；②能够产生积极的效果：申请专利的发明或实用新型与现有技术相比，有更高的经济或社会效益，如产品质量的改善、资源的节约等。

（三）不授予专利权的客体

发明创造智力成果是专利法保护的对象，但并非所有的发明创造成果都可以被授予专利权，受到专利法的保护。我国《专利法》分别在第五条和第二十五条中对不授予专利权的对象作出了明确规定。

1. 属于《专利法》第五条规定的不授予专利权的客体 ①违反法律的发明创造；②违反社会公德的发明创造；③妨害公共利益的发明创造；④依赖违反法律，行政法规的规定获取或者利用的遗传资源所完成的发明创造。

2. 属于《专利法》第二十五条规定的不授予专利权的客体 ①科学发现；②智力活动的规则和方法；③疾病的诊断和治疗方法；④动物和植物品种；⑤用原子核变换方法获得的物质；⑥对平面印刷品的图案、色彩或者二者的结合作出的主要起标识作用的设计。

（四）新药专利申请的流程

专利的申请程序包括专利申请与受理、专利初步审查、发明专利实质审查和专利授权四个程序，见图 7-2。特殊情况下还包括复审程序。

1. 申请与受理 专利申请与受理程序是发明、实用新型或外观设计专利申请审批的启动程序，该程序由申请人向国家知识产权局专利局提出请求而启动。根据《专利法》和《专利法实施细则》规定，发明或实用新型专利申请的申请人应当以书面形式或电子形式提交申请书、说明书及其摘要和权利要求书等文件；外观设计申请人应当以书面或电子形式提交请求书、该外观设计的图片或照片以及对该外观设计的简要说明等文件。申请人可以提出优先权申请，优先权申请应当在申请的时候提出书面声明，并且在三个月内提交第一次提出的专利申请文件的副本。

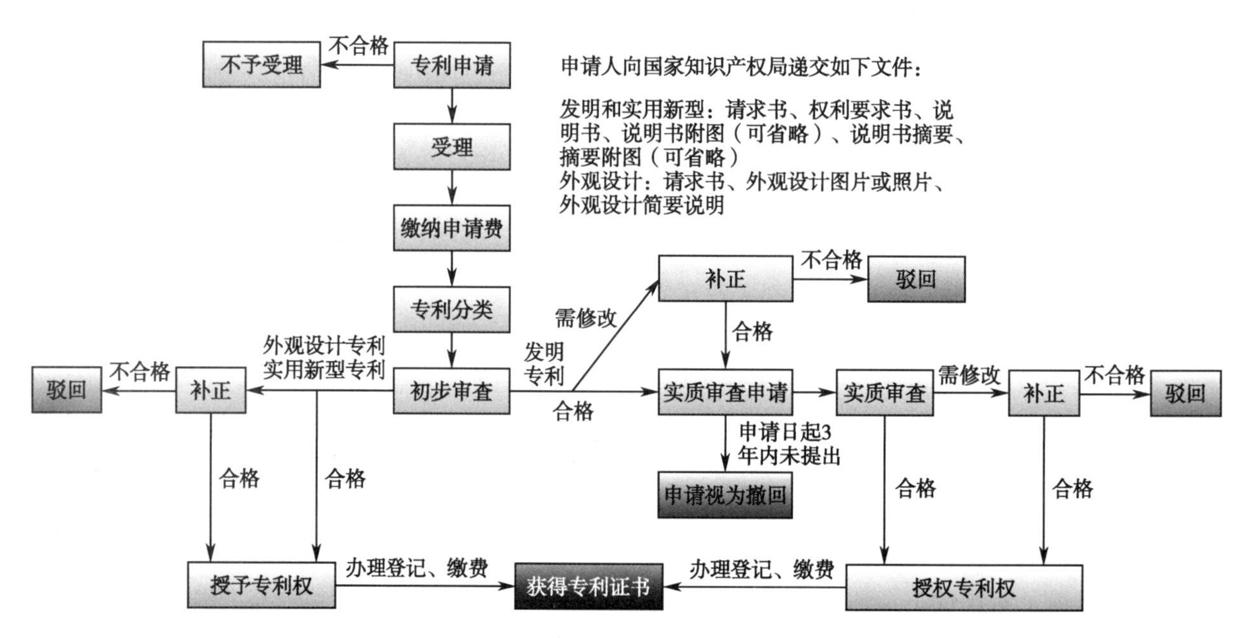

图 7-2 专利申请的程序流程图

2. 专利初步审查　专利初步审查程序是国家知识产权局专利局自行决定而启动的专利程序，当专利申请满足受理条件且交纳应缴纳的费用之后，就自动转入初步审查程序。我国对实用新型和外观设计采用初步审查制，初审合格的由国家知识产权局专利局发出授权通知书，初审不合格的由国家知识产权局专利局作出驳回决定；而发明专利申请采用早期公开延期审查制，在初审部门经初步审查后认为该发明专利合格的，该专利申请处于等待实质审查程序启动的状态，对于初步审查不合格的，由国家知识产权局专利局作出驳回决定。如果实用新型、外观设计或发明专利的申请需要修改的，在补正后审查合格的，可发出授权通知书或等待实质审查程序启动；补正后仍然不合格的，由国家知识产权局专利局作出驳回决定。

3. 专利实质审查　发明专利中申请实质审查程序的启动需要满足三个条件：①申请人以书面方式提出实质审查请求；②该请求在自该专利申请的申请日起三年内提出；③在上述期限内缴纳实质审查费。在实质审查期间，如果专利申请文件符合《专利法》及其实施细则的规定，由国家知识产权局专利局发出授予专利权的通知，如果发现专利申请不符合专利法及其实施细则的规定，则以审查意见通知书，会听电话讨论等方式与申请人交换意见，要求申请人陈述意见或修改专利申请文件，若该申请仍然不符合专利法及其实施细则的有关规定，国家知识产权局专利局可作出驳回决定。

4. 专利授权　专利授权程序是指在实用新型和外观设计专利申请初步审查合格或者在发明专利申请实质审查合格后，国家知识产权局专利局向申请人发出授予专利权通知书和办理登记手续通知书，申请人在收到上述通知书之日起两个月内办理登记手续，并缴纳专利登记费、公告印刷费和投予专利权当年的年费。申请人按期办理手续并缴纳有关费用的，由国家知识产权局专利局授予该专利申请人专利权，颁发专利证书，并予以公告，此时授权程序结束，该专利申请程序也随之结束。

5. 专利复审程序　专利申请人对国家知识产权局专利局驳回申请的决定不服的，可以自收到通知之日起3个月内，向专利复审委员会请求复审，专利复审委员会复审后，作出决定，并通知专利申请人。专利申请人对专利复审委员会复审决定不服的，可以自收到通知之日起3个月向人民法院起诉。

向专利复审委员会请求复审的，应当提交复审请求书，说明理由，必要时还应当附具有关证据。复审请求审查合格后，专利复审委员会应当将受理的复审请求书转交国家知识产权局专利局原审部门进行审查。原审查部门根据复审请求人的请求，同意撤销原决定的，专利复审委员会应当据此作出复审决定，并通知复审请求人；认为复审请求不符合专利法及其实施细则有关规定的，应当通知复审请求人，要求其在指定期限内陈述意见。期限满未答复的，该复审请求视为撤回；经陈述意见或者进行修改后，专利复审委员会认为仍不符合《专利法》及其实施细则相关规定的，维持原驳回决定；认为原驳回决定不符合《专利法》及其实施细则规定的，或者认为经修改消除了原驳回决定指出的缺陷的，应当撤销原驳回决定，由原审查部门继续进行审查程序。

二、新药专利维持与转让

1. 药品专利权的范围

（1）自己实施其专利的权利：即自己享有制造、使用、销售、许诺销售和进口其专利产品或者使用其专利方法的权利，以及享有使用、销售、许诺销售和进口依照该专利方法直接获得的专利产品的权利。

（2）许可他人实施其专利的权利：被许可方取得相应的专利实施权并向专利权人支付专利使用费。按照被许可人取得实施权的范围和权限，可以将专利实施许可分为如下几种类型：①独占实施许可，简称独占许可，即指在一定的时间和有效地域范围内，被许可人享有独占的实施权，专利权人不得向其他人许可实施该专利而且专利权人本人也不得实施该专利；②排他实施许可，简称排他许可或独家许可，即指在一定的时间和有效地域范围内，专利权人仅许可被许可人实施该专利权，不得许可其他人实施该专利，但专利权人本人可以实施该专利；③普通实施许可，亦称普通许可，即指在一定的时间和有效地域范围内，专利权人在许可被许可人实施该专利权的同时，还可以许可其他人实施该专利，专利权人本人也可以实施该专利；④交叉实施许可，简称交叉许可或互换实施许可，即指两个专利权人之间相互许可对方实施自己的专利；⑤分实施许可，简称分售许可，即专利权人许可被许可人实施其专利，同时授权被许可人有权许可第三人部分或全部实施该专利。

（3）禁止他人实施其专利的权利：发明或者实用新型专利权被授予后，未经专利权人许可，任何单位或者个人，都不得实施其专利，即不得为生产经营目的制造、使用、许诺销售、销售、进口其专利产品，或者使用其专利方法以及使用、许诺销售、销售、进口依照该专利方法直接获得的产品。外观设计专利权被授予后，任何单位或者个人未经专利权人许可，都不得实施其专利，即不得为生产经营目的制造、许诺销售、销售、进口其外观设计专利产品。

（4）请求保护的权利：对未经专利权人许可，实施对其专利的侵权行为，由当事人协商解决，不愿协商或者协商不成的，专利权人或者利害关系人可以请求管理专利工作的部门处理也可以直接向人民法院起诉。

（5）转让专利权的权利：专利申请权和专利权可以转让，中国单位或者个人向外国人、外国企业或者外国其他组织转让专利申请权或者专利权的，应当依照有关法律、行政法规的规定办理手续。转让专利申请权或者专利权的，当事人应当订立书面合同，并向国务院专利行政部门登记，由国务院专利行政部予以公告，专利申请权或者专利权的转让自登记之日起生效。

（6）在产品上标明专利权的权利：专利权人有权在其专利产品或该产品的包装上标明专利标识。

2. 药品专利权的维持　专利权人应当自被授予专利权的当年开始缴纳年费，逾期不缴纳年费的，专利权即告终止。但《专利法实施细则》第六条规定，当事人因不可抗拒的事由而延误专利法或者细则规定的期限或者国务院专利行政部门指定的期限，导致其权利丧失的，自障碍消除之日起2个月内，最迟自期限届满之日起2年内，可以向国务院专利行政部门请求恢复权利。除前条款规定的情形外，当事人因其他正当理由而延误专利法或者细则规定的期限或者国务院专利行政部门指定的期限，导致其权利丧失的，可以自收到国务院专利行政部门的通知之日起2个月内向国务院专利行政部门请求恢复权利。当事人请求延长国务院专利行政部门指定的期限的，应当在期限届满前，向国务院专利行政部门说明理由并办理有关手续。

3. 药品专利权的许可、转让及质押

（1）专利许可程序：根据我国《专利法》第十二条的规定，任何单位或者个人实施他人专利的，应当与专利权人订立实施许可合同，向专利权人支付专利使用费。被许可人无权允许合同规定以外的任何单位或者个人实施该专利，同时，《专利法实施细则》第十四条规定，专利权人与他人订立的专利实施许可合同，应当自合同生效之日起3个月内向国务院专利行政部门备案。因此，进行专利许可时，需要签订书面专利实施许可合同，并应当在规定时间内办理备案手续。专利实施许可合同是指专利权人作为许可方，将其专利许可给被许可方在一定范围和一定的时间内使用，而被许可方向其支付使用费所订立的合同。

国家知识产权局或地方备案部门自收到备案申请之日起7个工作日内进行审查并决定是否予以备案。备案申请经审查合格的，国家知识产权局或地方备案部门应当向当事人出具专利实施许可合同备案证明。专利实施许可合同备案的有关内容由国家知识产权局在专利登记簿上登记，并在专利公报上公告以下内容：合同案号、让与人、受让人、主分类号、专利号、专利申请日、授权公告日、合同性质和履行期限、备案日期、合同变更等。

（2）专利转让程序：专利转让包括专利权的转让和专利申请权的转让。专利权转让是指专利权人作为转让方，将其专利的所有权转让给受让方，而由受让方向其支付转让费的行为；专利申请权转让是指转让方将其发明创造申请专利的权利转让给受让方，而由受让方向其支付转让费的行为。根据我国《专利法》第十条的规定，转让专利申请权或者专利权的，当事人应当订立书面合同，并在国务院专利行政部门登记，由国务院专利行政部门予以公告。专利申请权或者专利权的转让自登记之日起生效，因此，专利转让时，转让人与受让人需要共同签署书面的专利权转让合同，并向国家知识产权局专利局办理登记手续，专利转让自登记之日起生效。

专利转让合同的内容应当包括合同名称、合同当事人的姓名或者名称、地址，签订合同的目的，转让的内容，转让方向受让方交付的材料，交付资料的时间、地点及方式，专利（或专利申请）的实施和实施许可的情况及处置办法，转让费及支付方式，优先权的处理办法，专利权被宣告无效（或专利申请被回）的处理，过渡期条款，违约金或损失赔偿的计算方法，专利权无效的处理办法，侵权责任，争议的解决办法，合同的生效，合同的变更和终止等内容。根据《专利审查指南》的相关规定，专利转让手续可以由当事人自己办理，也可以委托专利代理机构办理。如果专利权人在专利申请阶段委托了代理机构且委托权限包含专利转让事宜时，若转让时希望自行办理专利权转让手续的，应当首先办理解除委托的手续，否则应当由其委托的专利代理公司去办理。办理专利权转让的程序时应向国家知识产权局提交转让合同和著录项目变更申报书。该合同是由单位订立的，应当加盖单位公章或者合同专用章；由公民订立合同的，由本人签字或者盖章。有多个申请人（或者专利权人）的，应当提交全体权利人同意转让的证明材料。除了提交相关文件之外，还应缴纳著录事项变更费。

（3）专利权质押程序：专利权质押是指债务人或者拥有专利权的第三方将其专利权移交债权人占有，以此作为债务的担保，当债务人不能如期履行债务时，债权人有权依法以该专利权折价或者以拍卖、变卖该专利的价款优先受偿。专利权质押同样应当签订书面的专利质押合同，合同内容应当包括合同名称、合同当事人的姓名或者名称、地址，签订合同的目的，被担保的主债权种类债务人履行债务的期限，专利权数以及每项专利权的名称、专利号、申请日、颁布日质押担保的范围，质押的金额与支付方式，对质押期间进行专利权转让或实施许可的约定，出现专利权纠纷时出质人的责任，质押期间专利权被宣告无效时的处理质押期满债务的清偿方式，合同的变更和终止等。同时，根据《专利法实施细则》第十四条的相关规定，专利质押应当由出质人和质权人共同向国家知识产权局专利局办理出质登记，质押权自登记之日起生效。

三、新药专利常见法律纠纷及对策

（一）常见法律纠纷类型

1. 无效宣告　无效宣告是指自国家知识产权局公告授予专利权之日起，任何单位或个人认为该专利权的授予不符合专利法规定的，可以请求专利复审委员会宣告该专利权无效的制度。我国专利权无效宣告制度的设置，是为了纠正国家知识产权局对不符合专利法规定条件的发明创造授予专利权的错误决定，维护专利权授予的公正性。

（1）请求理由：《专利法实施细则》详细规定了请求宣告专利权无效的理由。

1）发明创造不符合授予专利权的实质性条件：能够授予专利权的发明创造，必须具备授予专利权的实质性要件，即新颖性、创造性和实用性。

2）发明创造不符合法律规定：违反《专利法》第五条规定，“对违反国家法律、社会公德或妨害社会公共利益的发明创造，不授予专利权”的。

3）发明创造属于专利法规定的不授予专利权的领域：即授予专利权的发明创造，是属于《专利法》第二十五条规定的科学发现、智力活动的规则和方法、疾病的诊断和治疗方法、动植物品种及用原子核变换方法获得的物质的领域。

4）专利文件的撰写不合法定要求：专利文件不合法定要求主要有两种情况：一种是申请专利的发明或者实用新型的说明书没有对发明或者实用新型作出清楚完整的说明，致使所属技术领域的普通技术人员不能实现；另一种是取得专利的发明或实用新型专利申请文件的修改或者分案申请超出了原说明书和权利要求书的范围；外观设计专利申请文件的修改超出了原图片或者照片表示的范围。

5）专利权的主体不合法：即违反《专利法》第九条规定的先申请原则，后申请人就同一发明创造取得了专利权的。

（2）提出无效宣告的程序

1）形式审查：专利复审委员会收到请求书后，首先进行形式审查，包括无效宣告请求针对的专利，是否已经授权专利；无效宣告请求书是否符合格式要求；无效宣告请求的理由，是否属法定理由等。

2）合议审查：在无效宣告程序中，合议组通常仅针对当事人提出的无效宣告请求的范围、理由和提交的证据进行审查。

发明、实用新型专利文件的修改仅限于权利要求书，不得扩大专利保护范围，不得超出原始公开的范围。

专利权人针对请求人提出的无效宣告请求，可主动缩小专利权保护范围。发明或者实用新型专利的专利权人不得修改专利说明书和附图，外观设计专利的专利权人不得修改图片、照片和简要说明。当事人可以选择和解。

3）口头审理：当事人可以依据下述理由，请求合议组口头审理（开庭审理）：当事人一方要求同对方当面质证和辩论；需要当面向合议组说明事实；需要实物演示；需要请出具过证言的证人作证。

（3）无效宣告请求审查决定：无效宣告请求审查决定分为三种类型：宣告专利权全部无效；宣告专利权部分无效；维持专利权有效。专利复审委员会作出的宣告专利权无效的决定生效后，由国家知识产权局登记和公告。

对专利复审委员会宣告专利权无效或维持专利权的决定不服的，可以在收到通知之日起3个月内向中级人民法院起诉。人民法院应当通知无效宣告请求程序的对方当事人作为第三人参加诉讼。

2. 专利侵权诉讼　专利侵权诉讼是指当专利权人或者利害关系人的专利权利被他人侵犯时，在掌握一定证据后向有管辖权的法院提起诉讼，维护自身权益的一种途径。

（1）请求理由：发明和实用新型专利被授予后，除法律另有规定的以外，任何单位或者个人未经专利权人许可，都不得实施其专利，即不得为生产经营目的制造、使用、许诺销售、销售、进口其专利产品，或者使用其专利方法以及使用、许诺销售、销售、进口依照该专利方法直接获得的产品。如有以上情况可依法提出诉讼。

（2）诉讼程序

1）受理：人民法院首先对原告的起诉进行审查，经过审查，认为符合起诉条件的，应当在7天内立案，并通知当事人；认为不符合起诉条件的，应当在7天内裁定不予受理；原告不服裁定的可以提出上诉。人民法院应当在立案之日起5日内将起诉状副本发送被告，并告知被告在收到之日起15天内提出答辩状。

2）审理：人民法院在收到被告的答辩状以后，依法组成合议庭，开始进行该专利侵权纠纷案件的审理工作。合议庭的组成人员经轮流审阅诉讼材料，查明双方当事人争议的焦点，明确需要进一步收集的证据和查证的内容后，通过开庭审理，对证据和案件事实进行全面审查、核实。

3）判决：在查明事实、分清是非、明确责任的基础上，法庭进行调节，如调节不成，即作出判决。

3. 专利权属诉讼　专利权属诉讼是指涉及专利权或者专利申请权归属主体的诉讼，专利权属诉讼根据纠纷发生的阶段的不同，可以分为专利申请权归属诉讼和专利权归属诉讼。

（1）请求理由

1）专利申请权归属诉讼：专利申请权纠纷是指公民、法人或者其他组织依照法律规定或合同约定所享有的向国家知识产权局提出专利申请、请求依法保护其独占实施该发明创造的专利而引发的纠纷的权力，根据《最高人民法院关于审理专利申请权纠纷案件若干问题的通知》的规定，专利申请权纠纷可分为：

①涉及职务发明与非职务发明的专利申请权纠纷：专利法第六条规定：执行本单位的任务或者主要是利用本单位的物质技术条件所完成的发明创造为职务发明创造。职务发明创造申请专利的权利属于该单位；申请被批准后，该单位为专利权人。非职务发明创造，申请专利的权利属于发明人或者设计人；申请被批准后，该发明人或者设计人为专利权人，利用本单位的物质技术条件所完成的发明创造，单位与发明人或者设计人订有合同，对申请专利的权利和专利权的归属做出约定的，从其约定。同时《专利法实施细则》第十二条细化了专利法第六条的规定：专利法第六条所称执行本单位的任务所完成的职务发明创造，是指：a. 在本职工作中做出的发明创造；b. 履行本单位交付的本职工作之外的任务所做出的发

明创造；c. 退休、调离原单位后或者劳动人事关系终止后1年内做出的，与其在原单位承担的本职工作或者原单位分配的任务有关的发明创造，专利法第六条所称本单位，包括临时工作单位。专利法第六条所称本单位的物质技术条件，是指本单位的资金、设备、零部件、原材料或者不对外公开的技术资料等。②涉及发明人或者设计人的专利申请权归属纠纷：专利法实施细则第十三条规定专利法所称发明人或者设计人，是指对发明创造的实质性特点做出创造性贡献的人。在完成发明创造过程中，只负责组织工作的人为物质技术条件的利用提供方便的人或者从事其他辅助工作的人，不是发明人或者设计人。③合作发明和委托发明的专利申请权归属纠纷：对于合作发明和委托发明，专利法第八条规定：两个以上单位或者个人合作完成的发明创造、一个单位或者个人接受其他单位或者个人委托所完成的发明创造，除另有协议的以外，申请专利的权利属于完成或者共同完成的单位或者个人；申请被批准后，申请的单位或者个人为专利权人

2）专利权归属诉讼：专利权归属诉讼，是指公民、法人或者其他组织就发明创造的专利权归属发生争议而向法院提起的诉讼。专利权归属诉讼的种类主要包括：①基于职务发明和非职务发明的权属诉讼；②基于发明人或设计人的权属诉讼；③基于合作发明或者委托发明的诉讼。专利权归属诉讼与专利申请权归属诉讼主要适用的法律规定相同。

（2）诉讼程序：专利权属纠纷诉讼程序与专利侵权诉讼程序一样属于由当事人请求而启动的专利程序。该程序的启动只需要满足请求和费用两个条件。

法律未另行规定的，向人民法院请求保护民事权利的诉讼时效期间为两年。请求人就专利权属纠纷向人民法院提出起诉的，应当在提出起诉时，最晚在收到缴费通知书7日内缴纳诉讼费，否则该专利权属纠纷程序不能启动。人民法院就专利权属纠纷做出判决的，当事人未在收到判决之日起15日（对涉外当事人可宽限到30日）内向上一级人民法院提起上诉的，则该专利权属纠纷诉讼程序终止。否则，直到上一级人民法院的判决生效后，该程序才终止。

4. 专利合同诉讼　专利合同纠纷主要是指在专利申请权转让或者专利权转让合同、专利技术实施许可合同、专利技术中介服务合同中各方当事人就权利义务的履行和合同条款的解释等方面发生的争议。专利合同诉讼的法律依据与其他种类专利诉讼的法律依据有几个不同的地方，其他专利诉讼主要适用专利法体系内相关规定，而专利合同诉讼除了适用《中华人民共和国专利法》、《中华人民共和国专利法实施细则》的某些规定外，在合同的一般原则上适用《中华人民共和国合同法》（以下简称合同法）的相关规定。

（1）请求理由

1）专利申请权转让或者专利权转让合同纠纷：这类专利合同纠纷是在专利申请权转让或者专利权转让过程中发生的。引起这类纠纷的主要原因有以下几个方面：①在专利申请权或者专利权存在争议的情况下，与他人签订的有关权利转让的合同可能无效，从而给受让人造成损失，引起纠纷；②没有取得共同申请人或者共同专利权人的同意，单独将权利转让引起的纠纷；③专利权已经失效（自动放弃或被撤销或被宣告无效），原专利权人没有及时通知受让人，从而引起纠纷；④由于双方没有履行合同义务而引起的纠纷。

专利申请权或者专利权转让合同，属技术转让合同的一种，对纠纷的解决可直接按照合同法中关于技术转让合同的规定处理。

2）专利实施许可合同纠纷：指在专利实施许可合同中因对权利、义务约定不明确产生的纠纷。专利实施许可合同也属于技术转让合同，对有关纠纷的处理也应按照合同法的规定处理。

3）专利技术中介合同纠纷：专利技术中介合同属于技术服务合同的一种，它是专利代理机构、信息咨询机构、技术市场及个人为传递技术情报信息，组织工业化、商品化生产，促使专利权人和实施单位订立的一种合同。这种合同可以是专利供应方和专利需求方与中介方共同签订，或由供、需双方分别与中介方单独签订。合同建立在供、需双方对中介方绝对信任的基础上，自愿通过中介机构实施。中介服务合同纠纷是供、需双方与中介方发生的纠纷，应按技术服务合同来规范各自的权利义务及违约责任。

（2）诉讼程序：专利合同纠纷诉讼程序与专

利侵权诉讼程序一样属于由当事人请求而启动的专利程序。诉讼程序参照权属诉讼。

5. 专利行政诉讼 专利行政诉讼是公民法人或者其他组织对国家知识产权局、专利复审委员会或者地方管理专利工作部门作出的具体行政行为不服，以上述机关为被告，依法向法院提起的诉讼。

请求理由有以下3类：

1）以国家知识产权局为被告的专利行政诉讼：根据《中华人民共和国行政诉讼法》的相关规定，以国家知识产权局为被告的专利行政诉讼又可以分为不服国家知识产权局的具体行政行为直接向法院提起的行政诉讼和不服国家知识产权局的行政复议决定而向法院提起的行政诉讼。无论是哪一种情形，以国家知识产权局为被告的专利行政诉讼均由北京市第一中级人民法院作为一审法院，北京市高级人民法院为二审法院。

2）以专利复审委员会为被告的专利行政诉讼：以专利复审委员会为被告的专利行政诉讼也包括两类：一类是不服专利复审委员会维持驳回申请复审决定的诉讼，一类是不服专利复审委员会专利无效宣告决定的诉讼，对于前者，由北京市第一中级人民法院行政审判庭审理，属于典型的行政诉讼案件；对于后者，则要区分有无民事争议发生在前而由民事审判庭或行政审判庭审理。

3）以地方管理专利工作部门为被告的专利行政诉讼：管理专利工作的部门可以应当事人请求，对专利侵权行为进行查处，认定侵权成立的，可以责令停止侵权，对于假冒专利的，还可以没收违法所得、进行罚款等。当事人若对于管理专利工作部门的这些行政行为不服，可以自收到处理通知书之日起15日内向人民法院起诉。这类案件由被告所在地的省、自治区、直辖市人民政府所在地的中级人民法院管辖，但如果被告所在地的中级人民法院已经是最高人民法院特别指定的中级人民法院，则由这些中级人民法院管辖。

（二）常见法律纠纷的解决

1. 专利纠纷解决程序有哪些 专利纠纷解决的方式有协商、行政救济和司法救济三种途径。协商是指专利纠纷由当事人通过谈判等方式自行协商解决。行政救济是指专利权人或利害关系人请求管理专利工作的部门处理，要求责令停止专利侵权行为，或者就专利侵权赔偿额请求管理专利工作的部门调解。司法救济是指专利权人或利害关系人因专利纠纷向人民法院提起诉讼，包括专利权属诉讼、专利侵权诉讼、专利合同诉讼、专利行政诉讼等。例如：根据专利法规定，未经专利权人许可，实施其专利，即侵犯其专利权，引起纠纷的，由当事人协商解决；不愿协商或者协商不成的，专利权人或者利害关系人可以向人民法院起诉，也可以请求管理专利工作的部门处理在上述部门处理时，认定侵权行为成立的，责令侵权人立即停止侵权行为，当事人不服的，可以自收到处理通知之日起15日内向人民法院提起行政诉讼。

2. 如何选择专利纠纷解决程序 专利纠纷属于民事权利纠纷，当事人有权在自愿和不违反法律、公共利益的前提下自行协商解决。协商解决的优点在于成本低、履行率高、不伤和气，因此在出现专利纠纷时，当事人应当首先选择协商的方式解决纠纷。但是这种方式一般只有在当事人双方都具有较强专利意识与和解诚意的情况下才能奏效，当事人可以在律师或专利代理人等专业人员的帮助下达成和解协议。如果协商不成，权利人可以选择行政保护和司法保护的途径维权。在侵权事实比较明显、证据充分的情况下，权利人可以选择行政救济的方式保护其合法权益，此种救济途径可以尽快地制止侵权行为，使侵权人受到有效的制裁；在侵权行为比较复杂，案件争议较大，且涉及较多的专业问题的情况下，权利人最好直接向人民法院提起诉讼，此种救济可以避免过多的维权成本，节约程序，提高纠纷解决的效率。

第七节 仿制药物的生物等效性评价

一、生物等效性试验的流程管理

生物利用度（bioavailability，F）是指药物经血管外途径给药后吸收进入全身血液循环的相对量。计算公式是F=(A/D)×100%（A为体内药物总量，D为用药剂量）。生物等效性（bioequivalency，BE）是指在同样试验条件下试验制剂和对照标准制剂在药物的吸收程度和速度的统计学差异。当吸收速度的差别没有临床意义时，某些药物制剂吸收程度相同而速度不同也可以认为生物等效。

生物等效性试验是指用生物利用度研究的方法，以药代动力学参数为指标，比较同一种药物的相同或者不同剂型的制剂，在相同的试验条件下，其活性成分吸收程度和速度有无统计学差异的人体试验，试验对象为健康志愿者，一般要求有18～24例。

生物等效性试验在药物研究开发的不同阶段，其作用可能稍有差别，但究其根本，生物等效性试验的目的都是通过测定血药浓度的方法，来比较不同的制剂对药物吸收的影响，以及药物不同制剂之间的差异，以此来推测其临床治疗效果差异的可接受性，即不同制剂之间的可替换性。

生物等效性试验备案的流程：

1. 注册申请人向具有资质的药物临床试验机构提出申请，获得该机构伦理委员会的批准，并签署BE试验研究合同。

2. 注册申请人开展生物等效性试验前30天，应当在国家食品药品监督管理总局指定的化学药BE试验备案信息平台进行化学药BE试验备案，按要求提交备案资料。

3. 备案资料主要包括注册申请人信息、产品基本信息、处方工艺、质量研究和质量标准、参比制剂基本信息、稳定性研究、原料药、试验方案设计、伦理委员会批准证明文件等。

4. 注册申请人BE试验的参比制剂及各参与方的基本信息等向社会公开。

5. 注册申请人在获得备案号后，应在第1例受试者入组前在国家食品药品监督管理总局药物临床试验登记与信息公示平台完成开展试验前的所有信息登记，并由国家食品药品监督管理总局向社会公示；1年内未提交受试者入组试验信息的，注册申请人须说明情况；2年内未提交受试者入组试验信息的，所获得备案号自行失效。

6. 注册申请人应严格执行《药物临床试验质量管理规范》(GCP)，按照试验方案开展BE试验。BE试验过程中，参比制剂、原料药、制剂处方、工艺等发生变更，注册申请人应停止试验，通过备案平台提交试验中止的申请，国家食品药品监督管理总局将公示其中止试验。注册申请人根据变更情况，向国家食品药品监督管理总局提交备案变更资料，生成新的备案号后重新开展BE试验。

7. 注册申请人应当在BE试验完成或因故终止一年内，在备案平台提交BE试验的总结报告或情况说明。

8. 注册申请人完成BE试验后，应将试验数据申报资料、备案信息及变更情况提交国家食品药品监督管理总局，在此基础上提出相应药品注册申请。注册申请人要承诺其注册申请资料及数据的真实、完整、规范。

9. 未按本公告规定备案而开展的BE试验，国家食品药品监督管理总局不受理其注册申请。

二、生物等效性试验的病房管理

临床试验病房是进行生物等效性试验的重要场所，必须严格执行《药物临床试验质量管理规范》及Ⅰ期临床试验的有关规定，并贯穿于试验的全过程。为对整个临床体系在人员、场地、设施设备、管理要求与体系文件等方面达成共识、制定规范。

（一）场地规划

1. 试验病房应位于符合国家药品监督管理局（NMPA）药物临床试验机构资质的医疗机构内，相对独立，具备原地抢救和迅速转诊的能力。与医院急诊科或ICU建立绿色通道，院内转运受试者少于10分钟。

2. 试验病房区需实行封闭式管理，建议设有门禁，工作人员凭门禁卡出入。门禁应设有紧急开启装置，保证可在紧急情况下开启门禁。

3. 区域内需设置有相对的洁净区、半污染区和污染区。试验病房配置受试者病房管理系统、监控系统、紧急呼叫系统、防火设备；配备移动平车、轮椅等转移受试者的运送工具。

4. 功能分区

（1）观察区：观察区具有满足试验要求的床位和配套设施，一般要求至少开展24张病床，设男、女病区，在紧急情况下可床旁抢救或转移。需配有床头设备带、足够的电源插头、配备输液泵、注射泵、重力/压力输液的支架等设施。床位间有拉帘，保证受试者隐私，同时便于研究人员实时观察。配备可满足床边采血的治疗车。病区内应具有相应的消毒措施。

护士站设置在观察区内，配备视频监控系统，值班护士可实时观察病房内受试者的全部活动。设置回呼系统（或广播系统）能够与受试者进行及时沟通。护士站配置相应采血的设备，满足采血要求。设置样本采集系统，保证样本及时的接收以及追踪样本情况。

（2）抢救室：试验病房要设有专门的抢救室，至少有 1 张抢救病床，且根据开展病床数适当增加。室内配置专门的抢救设备：呼吸机、氧气、负压吸引器、心电图机、除颤仪、心电血压检测仪、抢救车等。急救药品、器材及配套设备要齐全，以应付可能发生的不良事件。

（3）受试者专用厕所 / 排泄物留样区：试验病房设有能满足受试者需要的专用厕所 / 排泄物留样区，需男女独立，设防滑设施和紧急报警设备，厕所 / 留样间门的设计应便于紧急救护。

（4）受试者淋浴间：淋浴间男女独立，相对宽敞，设通风设施、防滑设施和紧急报警设备。

（5）受试者更衣 / 寄物区：男女独立，配备可满足受试者使用的私人物品寄放柜。

（6）受试者活动室：设有能满足受试者活动的活动室。

（7）受试者配餐室：设有能满足受试者用餐的配餐室，研究者可观察受试者的用餐情况。餐饮由医院营养科指导下统一配送。

（8）受试者接待 / 筛选区：相对私密，可供研究者对受试者进行知情同意谈话、体检和筛查等。配备身高体重仪、心电图机、血压计等体检设备。

（9）生物样本采集室：采集室具备满足至少 4 名研究护士同时采集样品的空间与功能，配置消毒设备，定期对室内消毒。

（10）样品分离处理室：室内配备生物安全柜、通风橱、离心机、低温离心机等样品处理设备。

（11）样品储存室：样品储存室内配备冰箱、低温冰柜等，并进行实时湿温度监控。

（12）试验用药品储存室：药品储存室内配备可满足存放要求的常温药柜和 2～8℃医疗专用冰箱，并进行实时温湿度监控。

（13）试验用药品准备室：准备室应同时满足至少 2 名操作者进行试验药物配备。建议配备生物安全柜。

（14）医 / 护人员办公室：办公室内配备必要的办公设施，包括办公桌椅、档案柜、网络、电脑、打印机等。安装监控系统，医护人员可实时观察病区的情况。

（15）医 / 护人员值班室：试验病房应配有可满足医护人员休息的基本场所。

（16）监察 / 督查办公室：试验病房应配有项目监察 / 督查的场所。

（二）人员配备

试验病房应配备病房负责人、医生、护士、临床药理研究人员及其他工作人员。所有人员应具备与承担工作相适应的专业特长、资格和能力，并经过临床药理学专业知识和技能、《药物临床试验质量管理规范》的培训。

1. 病房负责人应具备职业医师资格，具有医学本科或以上学历、高级技术职称、五年以上临床试验实践和管理经验，组织或参与过药物Ⅰ期 / BE 临床试验。

2. 医生应具备职业医师资格，具有医学本科或以上学历、三年以上的临床工作经验，接受过急诊和急救方面的培训。至少配备 1～2 名。

3. 护士应具备执业护士资格，具有大专或以上学历、一年以上临床工作经验，接受过急诊和急救方面的培训；至少 2 名专职护士应具有重症护理或急救护理经历。

4. 临床药理研究人员要求具备医学或药学本科或以上学历，一年以上临床药理学方面的经验，熟悉 BE 试验方案设计、实施与管理、样品处理、药物管理、数据管理与统计分析等。至少配备 1～3 名。

5. 其他工作人员可包括研究助理、保洁人员、安保人员等，至少配备各 1 名。

（三）试验病房管理

（1）制度与 SOP：为确保受试者安全，同时为保证试验的顺利进行和试验结果的科学准确，应制定可有效实施的管理制度和标准操作规程（SOP），应包括但不限于：临床运行管理制度、试验用药品的管理制度、受试者管理制度、研究人员职责与工作制度、受试者招募 SOP、受试者知情同意 SOP、受试者筛选与入选 SOP、受试者观察与安全评价 SOP、生物样品采集 / 处理的 SOP、原始资料及病历报告表记录 SOP、不良事件及严重不良事件处理的 SOP 等。

（2）标识与指引：试验病房中的各个功能区域应有清晰的、统一的、规范的标识，在路面及墙面设置到达相应区域的指引，设置紧急疏散的指引。试验病房内设置门禁开启权限，使受试者准入的区域刷卡进出，不能开启禁止入内的区域。

（3）受试者管理：研究人员应向受试者介绍周围环境、作息制度、整个试验过程的时间安排、配合方法等。

为配合临床试验工作，受试者在住院期间的饮食，一律在医院营养科指导下统一供应，不能服用规定以外（自带）的食品、饮品。不能私自服用试验药物以外的的任何药物。

为避免交叉感染，受试者可在自己的试验病房、本区域活动室活动，不能互串病房，不得随意进入医院的其他病房、治疗室、办公室、资料室，受试期间不能离开试验病区，严禁未经批准外出病房。遵守公共卫生和讲究个人卫生，保持病室清洁、整齐、安静，不能在病室吸烟、大声喧哗，受试期间避免过度活动。

试验病房应为受试者建立身份鉴定的管理档案，并逐步实现区域乃至全国的受试者信息共享。

（4）抢救室管理：抢救室应纳入医院医疗急救管理体系，定期检查和保养抢救仪器；检查抢救药物是否齐全、有无过期；各种抢救用物是否齐全等；确保抢救室随时处于应急状态。各种抢救仪器设专人负责、专人保管、定点放置，每类仪器均应配有标准操作规程，参与药物试验的医护人员应能熟练使用。

三、生物等效性试验的受试者管理

申报资料的总结报告中筛选、入选和完成临床试验的例数与分中心小结表及实际临床试验例数一致。

方案执行的入选、排除标准符合技术规范。

受试者代码鉴认表或筛选、体检等原始记录涵盖受试者身份鉴别信息。

对受试者的相关医学判断和处理必须由本机构具有职业资格的医护人员执行并记录。

受试者在方案规定的时间内不得重复参加临床试验。

研究人员应向受试者介绍周围环境、作息制度、整个试验过程的时间安排、配合方案等。

为配合临床试验工作，受试者在住院期间的饮食，一律在医院营养科指导下统一供应，不能服用规定以外（自带）食品、饮品。不能私自服用试验以外的任何药物。

为避免交差感染，受试者可在自己的试验病房、本区域活动室活动，不能互串病房，不得随意进入医院的其他病房、治疗室、办公室、资料室，受试期间不能离开试验病区，严禁未经批准外出病房。遵守公共卫生和个人卫生，保持病室清洁、整齐、安静，不能在病室吸烟、大声喧哗，受试期间避免过度活动。

试验病房应为受试者建立身份鉴定的管理档案，并逐步实现区域乃至全国的受试者信息共享。

四、生物等效性试验的药品管理

试验用药品管理是药物临床试验质量管理中非常重要一个环节，是整个临床试验质量的关键。由于试验用药品的特殊性，其质量问题将对受试者的安全和健康带来严重影响。因此管理好试验用药品具有重要的意义。BE试验病房的药品管理与其他各期临床试验的药品管理类似，但具体管理上有差异，这与BE试验的特点有关。由于观察试验药物安全性、耐受性或生物等效性等试验目的不同，具体管理的模式也有不同。根据机构项目承担的情况和机构自身的特点，目前大多数机构都采用机构中心药房＋Ⅰ期试验病房药物管理相结合的管理模式。

（一）药品管理人员

试验用药品管理人员包括机构药品管理人员。机构中心药房的管理人员应具备药物管理相关资格，参加过GCP培训和试验用药品相关培训，其职责主要是负责与申办方交接试验用药品及相关药品使用器具，包括接收、保管、退回或销毁BE用试验用药品。BE试验病房药品管理员多由PI指派并授权，可由符合资格的药师担任，需要有GCP培训证书，并接受BE试验用药品配制、使用方法等培训，了解药品相关性质和特点，了解药品配制、使用过程各项记录表格，并认真记录药品使用过程中的全部内容。相关人员应定期检查储存情况，做好相关记录，并接受各级相关检查或稽查。

（二）药品储存空间和设施条件

BE 试验用药品储存空间必须符合相关要求，中心药房有足够空间和面积存贮药品，符合申办方的相关要求。

（三）药品管理过程

1. 药物准备　按照药物类型、随机号、周期号、给药序号、药物名称（剂量）。

2. 药物发放　GCP 药房药物管理员根据试验方案要求，将准备好的试验用药送至Ⅰ期临床试验研究室，由接收人进行核对接收，双方在《药物交接记录表》上签字，确认完成药物发放交接过程。

3. 药物回收

（1）用药结束后，给药人员对剩余试验用药物的数量、包装清点完成后，通知 GCP 药房药物管理员进行剩余试验用药物的回收。

（2）GCP 药房药物管理员对药物进行回收，核对无误后，双方签名确认完成药物回收交接过程。

（3）核对试验方案名称、方案编号、项目编号、药物名称、规格、生产厂家、批号、效期等，核对无误后按照药物编码信息进行药物分装。

4. 根据不同药物剂型采取相应的分装方法。

（1）铝塑包装药物分装时，直接将相应剂量药物挤入药杯中；

（2）瓶装药物分装时，应一手拿药瓶，瓶签朝向自己，另一手用药匙取出所需要药量，放入相应的药杯中；

（3）粉剂药物分装时，应将相应剂量的药量倒入杯中，然后根据试验方案要求加入所需的水量；

（4）液体药物分装时，应先摇匀药液，然后一手持量杯，拇指置于所需刻度，并使其刻度与视线平行；另一手持药瓶（瓶签朝向手心），缓慢倒入药液至所需刻度处；

（5）药物分装完毕后，由另一名研究人员根据给药记录再次核对一遍，确认无误后准备发药；

（6）操作过程中，如有异常情况，如实记录。

5. 口服给药操作前准备

（1）环境准备：备药环境整洁、安静、光线适宜。

（2）操作者准备：着装整齐，洗手、戴口罩，熟悉试验方案，了解受试者的给药剂量、用法、时间。

（3）用物准备：试验药物、药杯、发药车、水壶、量杯、签字笔等。

（4）按照试验方案要求准备好饮用水，在水杯上编好受试者相对应的试验号。

6. 急救药品管理　急救车放置定位，不得随意挪用或外借。安放抢救车的室内配有温湿度检测仪并有监测记录。根据医院规定统一配置急救药品、物品的种类和数量，见“抢救车药品、物品配置图”，并定层、定位放置，高危药品按区放置并标注高危标识，抢救车使用一次性密码锁上锁管理，正常情况下不允许打开，仅限抢救和每月定期检查打开，一旦打开，重新更换密码锁，并在“抢救车配置检查记录表”上注明打开时间、理由、开启者和重新更换的密码锁号，两人核对后再进行上锁。

（1）急救车检查，见“抢救车配置检查记录表”。

（2）检查急救车前先看急救车密码锁是否完好，有无破损，是否与记录的保持一致。

（3）每月开锁自查药品是否有变质或过期，近效期 6 个月内的物品、药品应有警示标识，近效期 3 个月以内的药品、物品应及时更换，如发现过期不得使用。

（4）物品、药品数目应与“抢救车药品、物品配置图”相符，准备齐全。

（5）无菌物品定期消毒，无过期。

（6）物品性能良好，处于良好备用状态。

（7）抢救车内的急救药品、物品在抢救结束后 30 分钟内补充完善，两人核对后签名上锁，保证随时处于应急状态。

（8）病房工作人员应熟悉各类药品作用及存放位置，保证抢救时能及时和正确使用。

急救车台面：喉镜

急救车一层：急救药品

急救车二层：呼吸道用物、静脉输液用物、注射器及其他用物

急救车三层：各种制剂

急救车四层：听诊器、血压计、手电筒、记录本

急救车五层：简易呼吸器、吸氧装置、吸引装置

（9）有关工作人员均须熟练掌握各种急救操作，随时做好准备，以便更好地完成抢救任务。

五、生物等效性试验的临床协调员工作管理

临床协调员（clinical research coordinator，CRC）是指经主要研究者授权在临床试验中协助研究者进行非医学判断的相关事务性工作，是临床试验的参与者、协调者。

工作主要内容为根据药物临床试验质量管理规范（GCP）和研究方案要求，协助项目负责医生完成各项工作；协助受试者筛选、入组及随访工作；协助完成研究资料的收集、归档和管理工作。

岗位职责主要是：

1. 伦理委员会的联络　与伦理委员会联络，管理相关文件。

2. 知情同意　向患者说明试验内容，协助研究者获取知情同意。

3. 患者及其家属的教育、联络、咨询与商谈　知情同意签署前、试验过程中与试验结束后，作为与患者及其家属的联络人，负责疾病管理的教育、发生不良事件时的咨询等，涉及医疗与非医疗问题（如费用、赔偿等）。

4. 申办者（包括CRO）的联络与接待　与申办者进行各项事务的联络、协商；方案、CRF、知情同意等版本升级时的联络、协调与管理；应对监查（包括原始资料核查）、稽查；为申办者（包括CRO）准备、提供所要求的各种文件：如实验室正常值范围表、伦理委员会批件、研究者任务授权表等。

5. 临床试验的实施

（1）受试者的筛选与入组：根据方案安排筛选检查，与研究者共同探讨、判断入组试验的适合性。符合入组条件的病人按照讨论方案规定的程序入组，取得试验编码和随机编码（盲法试验）。

（2）试验进程的管理：按照方案规定的就诊时间窗协调受试者与研究医生的日程，安排就诊。

（3）病历等原始资料的管理。

（4）CRF填写（与临床判断无关的，从原始资料的转录），远程数据录入或EDC的数据录入（如适用）。

（5）CRF与原始资料的核对，发现问题与研究医生商讨。

（6）临床检查：临床实验室检查标本的管理，特别是对于送往中心实验室的标本，进行离心等预处理，并确保标本运送前按规定保存；实施某些物理检查：如体温、血压、心电图检查等；临床检查结果管理：发现异常结果或异常变动，及时报告研究者；申办者提供的检查设备的保管、管理。

（7）不良事件：①通过与受试者更多的接触，发现、报告（申办者、IRB及有关方面）、调查、追踪与记录不良事件；②有医学、药学背景的CRC协助研究者判断不良事件的程度、因果关系；③根据研究者的指示，处理不良事件。

（8）试验药与试验中所用药物的管理：①服药指导、剩余药物的确认、回收，服药依从性的计算等；②合并用药的记录、管理。

（9）试验终止、中断、病例脱落时的应对。

6. 文件管理　将试验实施机构应保存的文件归档。

六、生物等效性试验的质量管理

质量管理贯穿整个项目过程，分为质量保证（QA）和质量控制（QC）两部分。通常质量保证是针对系统和体系而言，质量控制是针对执行过程而言。质量管理有一个著名理论，即PDCA循环，PDCA这4个英文字母分别代表计划（plan）、执行（do）、检查（check）和措施（action）。PDCA循环是个闭环，在项目运行过程中要求不断地循环进行PDCA这4个动作，即先制定计划，按照计划执行，再检查执行情况并发现问题，最后采取措施，返回修订计划，再次循环执行。如此循环可最大化地保证项目质量。

BE试验也适用“质量保证＋质量控制”管理模式，即独立于项目外的专人负责质量保证工作，在试验开始、执行、结束期间负责进行稽查；项目负责人在整个试验期间负责进行质量控制。在管理过程中按照PDCA循环，及时发现问题并制定预防措施。

七、生物等效性试验的生物样品分析流程管理

为加强生物等效性试验（以下简称BE试验）生物样品分析实验室的管理，确保生物样品分析数据的可靠性和准确性，生物样品的分析过程应按规范进行。

生物样本有接收、入库、存放的原始记录，且记录完整（含样本标识、数量、来源、转运方式和条件、到达日期和到达时样本状态等信息）。

储存的生物样本有领取、存入的原始记录。

在规定期限内，该项目保存的生物样本留样及其原始记录；核查留存生物样本的实际数量及记录的原始性。

八、生物等效性试验的生物分析实验室及样品分析要求

（一）分析实验室

人员样品分析实验室应建立完善的组织管理体系，任命实验室负责人、项目负责人和质量保证负责人，并配备相应的实验人员。独立的实验室应建立质量保证部门。

1. 实验室负责人　实验室负责人应具备相关专业本科以上学历，熟悉业务，能有效组织、指导和开展实验室业务工作，职责包括：①全面负责实验室的建设，确保实验室具有满足工作要求的各项条件；②组织制定和修改管理制度、技术规范和标准操作规程，定期审阅所有管理制度、技术规范和标准操作规程文件，确保所有文件适时更新；③制定主计划表，掌握各项分析工作的进展；④确保质量，保证工作的开展；⑤建立有效的沟通交流机制，以保证与申办者、药物临床试验机构及研究者之间可以及时、有效地沟通；⑥建立完善的教育培训和考核制度；⑦在每项实验开始前，指定项目负责人，试验过程中确需更换项目负责人时，应记录更换的原因和时间，并保留相关记录；⑧审查、批准实验方案、标准操作规程、结果或报告；⑨指定专人负责档案资料与生物样品的管理。

2. 质量保证负责人　质量保证部门应配备与其开展的工作相适应的人员。质量保证人员应独立于其所监督的工作。质量保证部门负责人的主要职责为：①负责质量保证部门的工作安排和运行；②审核分析实验方案、实验记录、结果或报告；③根据每项工作的内容和持续时间制订监督计划并实施监督，详细记录监督的内容、发现的问题、采取的措施等，并向实验室负责人和项目负责人报告；④检查实验室环境、设施、仪器设备和档案管理等；⑤参与标准操作规程的制订和审核，并保存标准操作规程的副本。

3. 项目负责人　项目负责人具体负责临床试验生物样品的分析工作，具备相应专业本科或以上学历，两年以上生物样品相关分析工作经验，能够独立进行生物样品分析方法的建立和验证，并对所承担项目的分析方法、分析结果和分析报告负直接责任。项目负责人的主要职责包括：①组织制订该项目的实验方案；②全面负责该项目的运行管理、组织实施；③组织建立并验证分析方法，撰写验证分析报告；④确保所有参与该项目的实验人员明确各自所承担的工作，并掌握和执行相关的标准操作规程；⑤掌握工作进展，确保实验记录及时、完整、准确和清晰；⑥确保实验中偏离方案的情况及采取的措施均有详细记录；⑦整理、分析实验数据和结果，撰写分析报告；⑧及时处理质量保证部门的报告。

4. 实验室工作人员　应符合以下要求：①具备严谨的科学作风和良好的职业道德以及相应的学历，经过专业培训与考核，并保存个人的培训与考核记录，具备相应的经验和能力并取得上岗资格；②熟悉本规范要求，掌握并严格执行相关的标准操作规程；③对所承担的检测技术工作和检测数据负责，及时、完整、准确和清晰地进行实验记录，对实验中发生的可能影响实验结果的任何情况应及时报告给项目负责人；④对涉及保密的技术资料、受试者信息等履行其保密责任；⑤根据工作岗位的需要着装，保持工作环境正常有序，遵守健康检查制度，确保实验样品不受污染。

（二）设备

1. 实验室应配有与分析工作相适应的仪器设备，仪器的量程、精度、分辨率等应符合相应技术指标的要求，放置地点合理。

2. 仪器设备应有明显的状态标识，标注仪器正常、使用中、维修、停用、报废等状态。

3. 仪器设备应有专人管理，由专业技术人员按照相关要求定期进行校正、维护。仪器具有安装验证、操作验证以及性能验证报告；对不合格、待修、待检和报废的仪器，应及时联系相关技术人员进行处理，并确保维修。

（三）材料

1. 标准物质　标准物质应可追溯来源，并能证明其符合标准物质的要求。标准物质应能提供

相应的分析证书或说明书，以确定标准物质的纯度储存条件、失效日期、批号。标准物质接收时应先进行验收，验收合格后再使用，并记录标准物质的储存、分发、使用情况。

对于内标物，只要能证明其适用性即可，例如显示该物质本身或其相关的任何杂质不产生干扰。当在生物分析方法中使用质谱检测时，推荐尽可能使用稳定同位素标记的内标物。内标物必须具有足够高的同位素纯度，并且不发生同位素交换反应，以避免结果的偏差。

2. **试剂** 应有专人负责试剂、标准物质等的管理，有采购、验收、储存、分发、使用、处理的记录；试剂验收合格后方可使用。应记录试剂、标准物质的称量、溶液配制；配制的溶液应贴有标签，标明品名、浓度、贮存条件、配制日期、有效期及配制人员名字等必要的信息；应按照相关规定处理医疗废物和过期的化学试剂、含化学试剂的废物。

3. **空白生物基质** 分析方法验证应采用与试验样品相同的基质（包括抗凝剂等）。当难以获得相同的基质时，可以采用适当基质替代，但要说明理由。空白生物基质可按照国家相关规定采购或通过伦理委员会批准后采集。空白全血的采血方式应与临床试验相同，并使用相同的抗凝剂。空白生物基质也应按照生物样品的管理要求进行管理，记录其来源、采集或采购数量、保存、使用和废弃情况等。

可使用配制或采购的溶血血浆进行特殊基质的考察，一般采用 2% 或一系列比例的溶血血浆。使用注射器反复抽拉挤压或者冻融后使血细胞破碎造成溶血，将溶血的全血与正常空白血浆混合得到一定比例的溶血血浆。应注意溶血对生物样品稳定性和基质效应的影响。

高脂血浆基质可采用正常空白血浆配制，也可采购市售品，但均需说明来源和组成或配制过程。一般以不低于国内高脂血症临床诊断标准为依据配制高脂血浆，使用脂肪乳注射液和正常空白血浆混合配制。应注意高脂对生物样品稳定性和基质效应的影响。

4. **试验样品管理** 实验室试验样品的管理应符合临床试验方案和相关 SOP 要求，并有专人负责管理生物样品。样本容器的标识应有足够的信息量，易于识别和具有唯一性（如编号），标识应清晰，不易损坏或脱落。生物样品管理轨迹应可溯源，有完整的样品生命周期记录。

（1）接收生物样品时，应核对样品的基本信息（如项目名称、基质类型等），需记录样品的接收时间、转运方式和条件、数量、装量、外观状态（如是否有破损、溢漏或颜色变化等）和标识情况等，确认样品是否符合检测要求。

（2）实验室应保证其完整性和活性不受影响，应监控试验样品的保存环境，确保其符合样品保存要求，做好记录。建议待测样品和备份样品应分别保存在不同冰箱。

（3）生物样品保存以样本长期冻存稳定时间为限；超过保存期后，在取得申办者书面同意后，按相关规定进行销毁处理。

（4）所有接触样品的人员都应对样品在实验室期间的安全、保密、完整性负责。

（四）设施

1. 实验场所应符合国家相关规定，布局合理，实验室面积应与其开展的分析工作相适应，根据实验需要合理划分功能区域。

2. **具备保存生物样品的设施** 具有监测生物样品保存条件的设施；应具有安全保障设施并能有效隔离避免相互干扰和交叉污染，洁净区与污染区分离。具备不同实验用品的储存设施，确保实验材料、试剂、标准物质等的储存符合相关要求；危险化学品、归属于麻醉药品和精神药品的物质、放射性物质的保管设施应符合《危险化学品安全管理条例》、《麻醉药品和精神药品管理条例》、《放射性药品管理办法》的相关规定。实验室环境应符合实验要求并有监控设施。

3. **应具备保管实验资料的场所和设施** 应具有适宜的温度和湿度及相应记录；应配备防盗、防火、防水、防虫害等必要设施。

（五）质量管理

1. 应建立完善的质量管理体系，对分析工作的全过程进行质量控制，以确保数据和结果的可溯源性、可靠性和真实性。

2. 实验室应制订与实验工作相适应的标准操作规程（SOP）。标准操作规程的副本放置应方便使用。根据需要对标准操作规程进行定期和不定期修订与废止，将相关信息记录在案并及时更新版本和版本序列号。记录标准操作规程的制订、修改、分发、学习培训、归档情况等。需要撤销的标准操作规程需归档保管并有作废标记，保证现行所用的标准操作规程为最新版本。

3. 质量保证部门应制订计划，对实验人员、实验室设施、仪器设备、计算机系统、实验材料和试剂、实验方案、分析方法、实验记录、分析报告，以及质量控制程序等进行监督。在分析方法验证和样品分析前，质量负责人负责制定项目的质量控制计划，并按照计划实施，质控过程应有相应记录，并生成质控报告。若偏离方案或违背实验室规定的应采取适当措施及时纠正，若存在隐患的应采取预防措施。质量负责人应确保问题的及时纠正和预防措施的实施。建议实验室参与外部验证方案（如实验室间质量评价），以证明其检测能力。

4. 质量保证人员应及时将监督内容和意见形成监督报告，项目负责人或实验室负责人应及时对监督报告做出反馈。实验室应积极配合申办方质量保证部门的监督、第三方的监督。

九、生物等效性试验的数据管理

应该重视实验数据的管理，建立相应的管理体系。包括数据管理规范和数据格式的规范。

（一）纸质记录

应使用专用的记录本或记录纸及时、规范地记录实验过程及数据，确保实验记录的完整、准确、清晰。操作人应签名，并注明日期。记录需要修改时，应保持原记录清晰可辨，注明修改理由，修改者签名，并注明日期。

（二）电子记录

用于生物样品分析数据管理和统计分析的计算机系统应经过验证，并具有系统自动生成的稽查踪迹（audit trail）功能。源计算机（采集原始数据的计算机）和工作站的稽查功能需开启。直接或间接参与数据接收、采集、处理、报告和存储的计算机系统均应进行访问授权控制，有严格的权限控制（access control）密码管理制度，对数据管理系统中不同人员或角色授予不同的权限，只有经过授权的人员才允许操作（记录、修改等），并应采取适当的方法来监控和防止未获得授权的人的操作。数据采集软件应有电子签名功能。

实验室应建立有效的备份措施防止硬件或软件故障导致数据丢失，定期备份并妥善保存系统的源数据文件。应记录系统备份期间检测到的错误以及所采用的纠正措施，并报告实验室责任人。计算机系统升级时应及时保存原有数据，防止数据丢失或更改。

十、生物等效性试验的数据统计分析

（一）分析方法的建立

1. **药物分析方法的摸索** 通过检索国内外已报道的相关药物在生物基质中的分析方法、定量浓度范围等相关信息，结合本实验室硬件设备，确定分析仪器和分析方法。

2. **样品处理方法的摸索** 根据药物理化性质探索生物样品的处理方法，如液 - 液萃取或蛋白沉淀法等，选择的处理方法应稳定，尽可能减小基质效应并能满足分析需要的定量下限。

（二）分析方法验证方案的制定

分析验证方案应明确实验人员的分工和操作安排，并对其进行版本控制。在验证方案实施前，应对相应实验操作人员进行培训。验证方案修订时应确保实验人员充分了解修订内容。分析验证方案应至少包括项目基本信息、实验人员、标准物质信息、仪器和试剂、分析方法、验证项目、接受标准和结果计算方法等，其中应对特殊情况的处理有明确说明和定义，例如内标响应异常是指同位素标记内标响应值在标准曲线样的内标响应均值的 50%～150% 范围外。

（三）分析方法的完整验证

分析方法验证包括专属性、定量下限、线性范围、准确度、精密度、基质效应、提取回收率、生物基质和储备液中分析物和内标的稳定性、稀释因子、系统耐用性等。首次开发和实施的生物分析方法，新的化学实体分析方法，已验证方法追加分析多个分析物（不同药物、母体药物及其代谢产物、药物及其对映体或异构体）。生物分析方法的完整验证（full validation）包括以上所有考察项目。

1. **专属性** 该分析方法应该能够区分目标分析物、内标、基质（如全血、血浆、尿液）的内源性组分或样品中其他组分（如制剂辅料）。

应该使用至少 6 个不同来源的适宜的空白正

常基质来证明选择性，当干扰组分的响应低于分析物定量下限（LLOQ）响应的 20%，并低于内标响应的 5% 时，即可以接受。

应考察药物代谢物、经预处理生成的分解产物及同用药物的干扰程度。考察同用药物的干扰程度，是向至少 6 个不同来源的空白基质中添加同用药物至临床可能的最高浓度水平（如 C_{max}），接受标准同专属性考察的接受标准。在适当情况下，也应该评价代谢物在分析过程中转化为母体分析物的可能性。在新化学实体的早期研究中，代谢产物未被发现，因此很难对该指标进行评价。可在后期的深入试验中获得易发生转化的代谢产物（如易酯化的酸性代谢物、氮氧化物、葡萄糖醛酸化代谢物和内酯环代谢物等），补充部分验证。若代谢物难以获得，可应用已测样品再分析（incurred sample reproducibility）评价代谢产物的回复转化。若无法避免该转化，必须详细报告转化情况和产生的影响。

2. 携带效应（carry-over） 应该在方法建立中考察残留并使之最小。应根据药物特性在方法验证方案中设计残留效应考察方法，一般在定量上限（ULOQ）后，进空白样品进行考察。残留的峰面积低于待测物 LLOQ 响应的 20%，并低于内标响应的 5%，即可以接受。残留可能不影响准确度和精密度。如果残留看起来不可避免，则应考虑特殊措施，如改变洗针液成分和比例，或在可能的高浓度样品后注射空白样品，然后分析下一个试验样品。

3. 定量下限 定量下限（LLOQ）是能够被可靠定量的样品中分析物标准曲线的最低浓度，具有可接受的准确度和精密度，至少 5 个测定样品分析来确定准确度。LLOQ 通常为标准曲线的最低点，应适用于预期的浓度水平和试验要求。

4. 标准曲线 应该获得仪器对分析物的响应水平，并且应该在适当的浓度范围内进行标准曲线评价。通过加入已知浓度的分析物（和内标）到空白基质中，获得各浓度的标准曲线样进行预处理，其基质应该与目标试验样品基质相同。方法验证中每种分析物和每一分析批，都应该有一条校正曲线。

用于配制标准曲线和质控样品储备液的标准物质应分别称量，二者的准确度应接近。评价标准曲线和质控样品储备液浓度接近程度的参考方法：将标准曲线和质控样品的储备液分别稀释至相当于中浓度质控样品浓度的溶液，加入内标后，连续进样。评价标准为：二者连续进样，各自与内标比值的变异应小于 5%；二者的偏差小于 5%。若整个试验样品测定过程中多次称量和配制储备液，应分别提供每次称量的上述比较结果。

校正曲线范围应该覆盖预期浓度范围，即 LLOQ（标准曲线样的最低浓度）至 ULOQ（定量上限，标准曲线样的最高浓度）的范围。该范围应足够描述分析物的药动学特征。一般建议 LLOQ 不高于预期血药浓度峰值 C_{max} 的 10%，ULOQ 应当至少为预期血药浓度峰值 C_{max} 的两倍。应当使用至少 6 个校正浓度水平，标准曲线应有空白样品（不含分析物和内标的处理过的基质样品）和零浓度样品（含内标的处理过的基质），空白样品和零浓度样品不参与标准曲线的拟合计算。

建议每个分析批采用双标准曲线拟合方式，即标准曲线样平行处理 2 份。若无特殊原因，每条标准曲线应从低浓度至高浓度依次进样。标准曲线样的计算浓度偏差，LLOQ 应在 ±20% 以内，其余应在标示值的 ±15% 以内。应该使用简单且足够描述仪器对分析物浓度响应的方程式，最少 6 个标准曲线样参与标准曲线的拟合，至少 75% 的标准曲线样应满足上述标准，如果某个标准曲线样结果不符合这些标准，应该拒绝这一标样，不含这一标样的标准曲线应被重新进行回归分析和评价；两份标准曲线样应同时拟合得到一条标准曲线用于该分析批的定量。一般以待测物峰面积 AS 和内标峰面积 AIS 的比值 f（$f=AS/AIS$）为 y，待测物浓度为 x，取适当的权重（如 $1/x^2$）采用加权最小二乘法进行线性回归，拟合标准曲线方程（校正方程），相关系数 r 的平方（r^2）建议不小于 0.990 0。

在方法验证中，至少应该评价 3 条标准曲线。最好使用新鲜配制的标准曲线样建立标准曲线，但如果有稳定性数据支持，也可以使用预先配制并储存的标准曲线样。每个标准曲线样可以被多次处理和分析。应该提交标准曲线参数（包括权重、斜率、截距、相关系数 r 或 r^2），测定标准曲线样后计算得出的浓度及相应偏差应一并提交。

5. 准确度 分析方法的准确度是描述该方

法测得值与分析物真实浓度的接近程度。应采用加入已知量分析物的样品（即QC样品）来评估准确度，并应该根据标准曲线分析QC样品，将计算值与标示值对比，表示为即标示值的百分比，表示为（测得值－真实值）/真实值×100%，即计算值与标示值的偏差表示。

在方法验证时，应通过至少4个浓度水平，包括LLOQ、LQC、低浓度QC（LQC）、中间浓度QC（MQC）和高浓度QC（HQC），每个浓度至少5个测定样品分析来确定准确度。浓度水平应在校正曲线范围内：在LLOQ浓度3倍之内的低浓度QC（LQC），标准曲线的中间浓度QC（MQC），以及校正曲线范围上限约75%处的高浓度QC（HQC）。应通过单一分析批（批内准确度）和不同分析批（批间准确度）获得质控样品值来评价准确度。

批内准确度：为了验证批内准确度，应取一个分析批的LLOQ、低、中、高浓度QC水平，每个浓度至少用5个样品，每个浓度水平所有样品偏差的均值在±15%之内，LLOQ应在±20%以内。若有质控样品响应异常，应在统计计算中剔除，剔除后该浓度水平的QC样仍应满足至少5个测定值的要求。

批间准确度：通过至少两个不同天的3个分析批，每批在LLOQ、低、中、高浓度QC样品的每个浓度至少5个测定值来评价。计算所有有效分析批的QC样品标示值的偏差应在±15%范围内，LLOQ应在标示值的±20%范围内。

为评价一个分析批中不同时间的任何趋势，应在方法验证阶段确定分析批大小（batch size），建议以不少于一个分析批预期样品数的QC样品数进行批内准确度考察。原则上，未知样品的分析批不应大于方法验证分析批。

6. 精密度　分析方法的精密度是描述分析物重复测定的接近程度。精密度用相对标准偏差（变异系数，*CV*或*RSD*）表示。应使用与证明准确度相同分析批样品的结果，获得在同一批内和不同批间LLOQ以及低、中、高浓度QC样的精密度，每个浓度至少5个样品，批内变异系数值不得超过15%，LLOQ不得超过20%。对于验证批间精密度，至少需要两个不同天的3个分析批。

报告的准确度和精密度的验证数据应该包括所有获得的测定结果，但是已经记录明显失误的情况除外。

7. 基质效应　当使用质谱方法时，应该考察基质效应。使用至少6批来自不同个体的空白基质，不应使用合并的基质，分别在低、中、高浓度下进行。如果基质难以获得，则使用少于6批基质，但应该说明理由。

对于每批基质，应该通过计算基质存在下的峰面积*Amx*（由空白基质提取后加入分析物和内标测得），与不含基质的相应峰面积的平均值*Asol, mean*（分析物和内标的纯溶液）的比值，分别计算每一分析物和内标的基质因子（Matrix factor, *MF*）：*MF*（%）=*Amx*/*Asol, mean*×100%

内标纯溶液的峰面积均值是指所有纯溶液的内标峰面积均值。若低、中、高浓度的变异系数值≤15%，则认为基质效应可以接受。

待测物的基质因子除以内标的基质因子，计算经内标归一化的基质因子：*MFIS-n*（%）=*MFdrug*/*MFIS*×100%

若*MFIS-n*的变异系数应≤15%，则认为基质效应可以接受。如果不能适用上述方式，例如采用在线样品预处理的情况，则应该通过分析至少6批基质，分别加入高、中、低浓度待测物来获得批间响应的变异。其验证报告应包括分析物和内标的峰面积，以及每一样品的计算浓度。这些浓度计算值的总体变异系数不得大于15%。

必要时考察待测物在特殊基质中的基质效应，如溶血血浆、高脂血浆等，基质效应考察方法和接受标准与正常基质相同。

8. 稳定性　稳定性评价是为了确保样品采集、分离、预处理、运输和检测的每一步骤，以及使用的储存条件，都不影响分析物的精密度和准确度。稳定性评价包括待测物和内标在溶剂、生物基质及预处理等过程中的稳定性考察。文献报道的数据不可以用于证明稳定性，但可以作为稳定性实验设计的参考依据。

（1）溶剂稳定性：待测物和内标在溶剂中的稳定性，指储备液和工作液在储存和使用条件下的稳定性（长期和短期稳定性），以待测物和内标的峰面积比值作为评价指标。如有必要，不同材质的盛装容器（如玻璃瓶或聚丙烯离心管）对待测物和内标稳定性的影响也应进行考察。待测物或内标储备液和工作液稳定性考察，采用新鲜配制或稳定期内的待测物或内标溶液作为参比，储备液一般要稀释至 ULOQ 和 LLOQ 浓度，得到参比溶液的待测物与内标峰面积比值记为 f_0（AS/AIS）；保存储备液或工作液也参照参比样进行稀释并用新鲜或稳定期内的内标工作液进行预处理，得到的比值记为 f_x，通常认为 f_x 与 f_0 的偏差在 ±10% 以内时可认为待测物储备液或工作液在该条件下稳定。内标溶剂稳定性的评价则以 f'_0（$f'=1/f_0$，AIS/AS）为指标，方法与待测物溶剂稳定性考察方法相同，但是选用新鲜或稳定期内的待测物溶液作为参比，得到 f'_x，通常认为 f'_x 与 f'_0 的偏差在 ±10% 以内可认为内标储备液或工作液在该条件下稳定。可以在方法验证方案中根据待测物或内标的特性制定接受标准。

（2）全血稳定性：应考察待测物在全血中的稳定性，以支持临床全血样本采集、运输和储存条件，应根据实验室的相关 SOP 或分析验证方案中规定的方法进行考察，建议至少考察全血在室温条件下的稳定性。例如，采用新鲜的空白全血配制成低、中、高质控浓度的全血质控样品。取新鲜空白全血，加入药物工作液配制成低、高浓度的全血质控样品，轻轻反复颠倒混匀，然后置于 37℃水浴中孵育，根据药物性质考察孵育时间。检测时将全血质控样品离心后取上层血浆进行预处理和分析，以 0 时刻（T_0）检测浓度值或峰面积比值作为对照，根据方案中规定的偏差范围（如 ±20%）判断全血在该条件下的稳定性。若使用检测浓度作为评价指标，应至少有两个浓度水平的全血样品检测浓度值在线性范围内，若不足两个浓度水平，则应重新选择全血稳定性考察浓度以满足上述要求。

（3）检测基质稳定性：待测物在检测基质中的稳定性考察，应至少考察以下几种条件：

- 从冷库储存条件到室温，基质中分析物反复冻融的稳定性：QC 样品解冻后的样品在同样条件下重新冷冻。在每一循环，样品都应被冷冻 12 小时以上，然后解冻。反复冻融稳定性的循环次数一般不少于 3 次，应等于或超过试验样品的冷冻 / 融化循环次数；
- 基质中分析物在室温实验台上的稳定性；
- 基质中分析物储存的长期稳定性；
- 处理过的样品（如干燥提取物或沉淀上清液）在室温下或试验过程中的稳定性；
- 处理过的样品在自动进样器中的稳定性。

稳定性检查应考察不同储存条件，时间范围应不小于试验样品储存的时间。在多个分析物试验中，应该关注每个分析物在所有分析物基质中的稳定性。

用于稳定性考察的 QC 样品（简称稳定性样品）应视为未知样品进行检测，即需要随行新鲜或稳定期内的标准曲线和 QC 样品。根据校正曲线计算稳定性样品的浓度，若计算浓度与标示浓度的偏差在 ±15% 以内则认为稳定性样品稳定。

9. 稀释可靠性　若血浆样品浓度高于定量上限时，应采用空白血浆稀释后重新测定，并考察稀释数倍的稀释可靠性。每个稀释浓度至少 5 个测定值。准确度和精密度应在 ±15% 以内。稀释可靠性所选的稀释倍数应该覆盖试验样品所用的稀释倍数。可通过部分方法验证来评价稀释可靠性。需考察稀释样品的批内准确度和精密度。

10. 提取回收率　配制低、中、高浓度的对照样品和生物基质 QC 样品进行回收率考察。对照样品采用基质效应样，QC 样品进行预处理，每个浓度平行处理至少 5 份，进样分析并记录色谱图，对照样品中分析物的峰面积记为 S，QC 样品中药物的峰面积记为 C，最后，将上述 C 和 S 代入下式即可分别求得分析物的提取回收率（$R\%$）。内标的提取回收率计算方法与药物相同。

$$R(\%)=C/S\times 100\%$$

低、中、高质控样品的提取回收率应尽量均一、精确和可重现。

11. 系统耐用性　建议考察系统条件的变化对待测物和内标的影响，例如色谱柱、流动相、柱温、人员变动等，建议考察不同因素变化时精密度与准确度值，接受标准同精密度与准确度验证标准。

12. 方法部分验证　部分验证（partial validation）适用于以下情况（不局限于此）：分析方法转移至另一实验室、改变仪器设备、校正浓度范围、样品体积、其他基质、改变抗凝剂、样品处理步骤和储存条件。实验人员应报告所有的改变，并对重新验证或部分验证的范围说明理由。

13. 方法交叉验证　交叉验证（cross valida-

tion）适用于应用同一方法从不同试验地点获得数据，或者应用不同方法从一项或多项试验获得数据。如果可能，应在试验样品被分析之前进行交叉验证，同一系列质控样品或试验样品应被所在所有试验地点、应用的所有分析方法测定比较。对于质控样品，不同方法获得的平均准确度应在±15%范围内。如果放宽，应该说明理由。对于试验样品，至少67%样品测得的两组数值差异应在两者均值的±20%范围内。当需要测定多个分析物时（如两种不同的药物，或者一个母体药物及其代谢物，或一个药物的对映体或异构体等），生物分析方法验证和未知样品分析的原则适用于所有涉及的分析物。

（四）测量不确定度

根据检测的具体需要参照实验室相关文件（如SOP）对方法测量不确定度（uncertainty of measurement）进行评估。

（五）试验生物样品分析

1. 样品分析方案的制定 需要在试验样品分析开始前制定生物样品分析方案，确保样品分析过程中相关人员充分理解方案并具有相应操作能力。如果试验样品分析开始前，已知或预期试验样品中分析物浓度范围窄，则推荐缩小标准曲线范围，调整QC浓度，或者适当加入QC样品新的浓度，以充分反映试验样品的浓度。如果看起来很多样品分析物浓度高于定量上限，在可能的情况下，应该延伸标准曲线范围，加入额外浓度的QC样品或改变其浓度。如果标准曲线范围被改变，则生物分析方法应被重新验证（部分验证），以确认相应函数并保证准确度和精密度。当对样品分析方案进行修订发生变更时，应做好版本控制并及时培训相关人员，确定其知悉变更内容。

分析方案中要明确说明是否采用盲法、生物样品预处理过程、分析批组成、标准曲线和QC的分布方法及进样顺序、分析批接受标准、ISR、低于定量下限的检测结果的表述；说明样品分析过程中发生的任何与方法验证所采用条件不同的情况的处理原则；说明是否进行部分方法验证。尤其要详细说明检测异常点、离群值、复测点等的判定原则。规定复测方法和复测结果的接受标准，即重分析的条件和报告数据的原则等。说明样品分析过程及数据的质量保证措施。

2. 样品分析批

（1）标准曲线和质控样品：一个分析批包括空白样品、零值质控样品、至少6个浓度水平的标准曲线样，至少3个水平的QC样品[低、中、高浓度，若该分析批含有稀释的待测样本，应添加稀释质控样（dilutionQC，DQC），双重样品或至少试验样品总数的5%，两者中取数目更多者]以及被分析的试验样品。所有样品（标准曲线样、QC和试验样品）应在同一样品批中被处理和提取。质控样品应该分散到整个批中，以保证整个分析批的准确度和精密度。分析批中应有考察残留的样品。至少两个质控浓度应该落在试验样品浓度范围内。

（2）试验样品：建议一名受试者的全部样品在同一分析批中分析，以减少结果的变异。

（3）分析批接受标准：应在样品分析方案或标准操作规程中，规定接受或拒绝一个分析批的标准。一个分析批若同时满足以下标准方可认为结果有效：①除LLOQ外，标准曲线样计算浓度应在标示值的±15%范围内，LLOQ应在±20%范围内。如果标准曲线样中有一个不符合这一标准，则应该拒绝这个标样，重新计算不含该标样的校正曲线，并应再进行回归分析。至少75%标准曲线样和至少6个有效浓度满足上述标准。如果使用多重标准曲线样（例如“双标曲”），其中仅一个定量下限或定量上限标样不合格，则校正范围不变。线性标准曲线相关系数的r^2不小于0.990 0。②QC样品的准确度应在标示值的±15%范围内。至少67%质控样品且每个浓度水平至少50%样品符合上述标准，例如6个QC样品中至少4个满足要求。

在不满足上述标准的情况下，应该拒绝该分析批，相应的试验样品应该重新分析。在同时测定几个分析物的情况下，对每个分析物都要有一条标准曲线。如果一个分析批对于一个分析物可以接受而对于另一个分析物不能接受，则接受的分析物数据可以被使用，但应该重新提取和分析样品，测定被拒绝的分析物。

所有接受的分析批，每个浓度质控样品的平均准确度和精密度应该列表，并在分析报告中给出。如果总平均准确度和精密度超过15%，则需要进行额外的考察，说明该偏差的理由。对于生物等效性试验，这可能导致数据被拒绝。

3. 试验样品重新分析 应该在试验样品分析计划或标准操作规程中预先确定重新分析试验样品的理由、重分析方法（例如采用双样）以及选择报告值的标准。应该提供重新分析样品的编号、初始值、重新分析的理由、重新分析获得值、最终接受值以及接受理由。对于生物等效性试验，通常不能接受由于药动学理由重新分析试验样品。重新分析试验样品可能基于以下原因：

（1）由于标准曲线样或质控样品的准确度或精密度不符合接受标准，导致一个分析批被拒绝。

（2）内标的响应与标准曲线样和质控样品的内标响应差异显著，根据分析方案或标准操作规程中相关规定对响应异常进行判断。

（3）进样不当或仪器功能异常。在仪器故障的情况下，如果已经在方法验证时证明了自动进样器内稳定性，则可以将已经处理的样品重新进样。但对于拒绝的分析批，则需要重新处理样品。

（4）测得的浓度高于定量上限，或低于该分析批的定量下限，且该批的最低浓度标样从标准曲线中被拒绝，导致比其他分析批的定量下限高。

（5）在给药前样品或安慰剂样品中测得可定量的分析物。

（6）色谱不佳。

（六）用于评价方法重现性的试验样品再分析（ISR）

1. ISR 定义 在方法验证中使用标准曲线样和质控样品可能无法模拟实际试验样品。样品处理和储存过程中无法避免的诸多差异均可能影响方法的准确度和精密度，例如蛋白结合、已知或未知代谢物的回复转化、样品均一性和同服药物等差异。因此，推荐通过在已测分析批检测数天后，在另外一个分析批中重新分析试验样品，来评价实际样品测定的准确度，称为评价方法重现性的试验样品再分析（incurred sample reanalysis，ISR）。生物等效性临床实验样品应进行 ISR 验证。

2. ISR 抽样 ISR 样品比例的确定应基于对分析方法和分析物的深入理解。建议选取每例受试者每一个周期的 C_{max} 附近和消除相各取至少 1 个样品进行重分析，ISR 样品量不得少于试验样品总数的 10%。

3. ISR 接受标准 对于至少 67% 的重复测试，原始分析测得的浓度和重新分析测得浓度之间的差异应在两者均值的 ±20% 以内。已测样品再分析差异显著时，首先应对分析方法中可能存在的问题进行分析，采取足够的步骤优化分析方法。

（七）色谱积分

建立自动积分方法，至少在同一个分析批内采用相同的积分方法，应尽可能始终使用同一个积分方法进行积分。尽量不采用手动积分，当自动积分不适用而必需手动积分时，必须在原始记录中写明积分原因、自动积分和手动积分两种结果，并由项目负责人、实验室负责人签字同意。

（李 俊）

参考文献

[1] SURADE S，BLUNDELL T. Structural biology and drug discovery of difficult targets：the limits of ligandability[J]. Chen Biol，2012，19（1）：42-50.

[2] TEXIDO G. Genetically enginerred animal models for in vivo target identification and validation in oncology[J]. Methods Mol Biol，2013，986：281-305.

[3] YI F，LIU G H，BELMONTE J C I. Human induced pluripotent stem cells derived hepatocytes：rising promise for disease modeling，drug development and cell therapy[J]. Protein & Cell，2012，003（004）：246-250.

[4] XIANG M，CAO Y，FAN W，et al. Computer-Aided Drug Design：Lead Discovery and Optimization[J]. Comb Chem High Throughput Screen，2012，15（4）：328-337.

[5] SEELY K A，LAPOINT J，MORAN J H，et al. Spice drugs are more than harmless herbal blends：a review of the pharmacology and toxicology of synthetic cannabinoids[J]. Prog Neuropsychopharmacol Bio Psychiatry，2012，39（2）：234-234.

[6] 李俊. 临床药理学[M]. 北京：人民卫生出版社，2013.

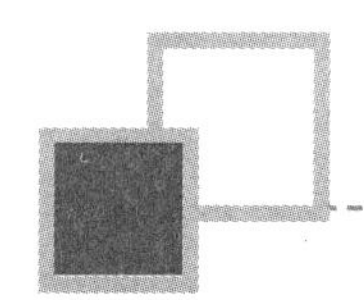

第八章　多维组学与新药靶标发现

第一节　前　　言

新药研发是一个艰辛漫长的过程，而新药靶标发现则是第一步。随着测序技术的不断进步，人们逐渐发现不同族群、不同国家间的人类个体在基因组、转录组、表观遗传组、宏基因组、代谢组与蛋白组等多种组学层面存在明显差异，这导致同一种药物全球有10%～40%的患者无法获得满意疗效，甚至出现药物不良反应。而我国每年有大约250万人因药物不良反应住院，20万人会因个体差异引起的药物不良反应而死亡。因此，发现具有中国人群病理生理特点的新药靶标，以此开发符合中国人群临床特点的新型药物具有重大的临床与社会意义。

近十年来，测序技术日新月异，测序成本不断降低，大规模的临床样本测序已被越来越多的科研工作者所接受。随着在组学层面对人类疾病研究的不断深入，研究方法也逐渐从早期的单一组学技术，如通过全基因组测序技术进行药物基因组分析，逐渐提升到了多维组学阶段。例如转录组学作为疾病机制研究的基础组学，多与基因组、表观遗传组、代谢组、蛋白质组进行联合分析，对于人类肠道菌群的研究多在宏基因组测序的基础上进行代谢组学的关联分析等。而在多维组学的研究思路上，则主要通过临床公共大数据对拟研究疾病进行专题挖掘性整合，以发现重要临床问题。继而通过大规模临床样本测序获得多维组学数据，与疾病表型数据进行关联性整合，并对来自于不同层次的多维组学数据进行纵向整合，从而发现疾病的全新机制以及新药靶标。最后通过不同国家人群的组学数据库进行多维组学数据与先验知识的横向整合，从而有效拓展研究边界，对疾病发生机制或新药靶标的应用范围进行确证。本章内容从第二节的多维组学的定义、优势与目标起始，对多维组学进行系统性概述。在第三节的多维组学的研究方法与研究应用中，对多维组学的研究思路和目前常用的多维组学人工智能算法进行了介绍与归纳，并对多维组学技术的融合模式，以及实际应用进行了案例分析。最后在第四节的多维组学的衍生、发展和未来中，对多维组学与新药靶标发现的关系进行了系统性的总结与展望。

第二节　多维组学的定义、优势与目标

一、多维组学的定义

组学一词来自于英文词缀“omics”，是对一组分子的功能或相互作用进行全局性分析评估的一门学科，通常包括基因组学（genomics）、表观基因组学（epigenomics）、转录组学（transcriptomics）、蛋白质组学（proteinomics）、代谢组学（metabolomics）、微生物组学（microbiomics）以及影像组学（radiomics）等。这些组学分别从不同水平或维度探讨特定分子水平内分子之间的相互关系。如基因组学是通过高通量测序识别与疾病相关的遗传变异。表观基因组学则展示了DNA或DNA相关蛋白可逆性修饰的全基因组表征。转录组学可定性获取某特定器官或组织在某一状态下的全部转录本，鉴定修饰编辑位点，同时定量检测每种转录本的动态表达变化。蛋白质组学基于质谱技术（mass spectrometry，MS），用于量化样本中所有表达蛋白的丰度、修饰和相互作用，是基因表达调控机制研究的重要工具。代谢组学可同时研究样本内多种小分子代谢产物，如氨基酸、脂肪酸、碳水化合物或细胞代谢功能相关的其他产

物，通过分析代谢物水平和相对比率，反映机体的病理生理状态。微生物组学则全面研究了给定群落的所有微生物，可定量分析与疾病或特定表型相关的微生物种属、组成及分布。

虽然高通量组学技术为系统生物学的研究提供了大数据支持，但是单一层次的生物分子表型变化难以反映疾病发生发展原因及过程的复杂性。人们由此提出了多维组学（multi-omics）概念：通常指对来自不同组学的数据源进行归一化处理、比较分析，建立不同组间数据的关系，综合多组学数据对生物过程从基因、转录、蛋白和代谢水平进行全面深入的阐释，从而对生物系统进行全面了解。通过对基因组、转录组、蛋白组或代谢组数据进行多层次的综合性分析，可以研究在特定条件下，机体或系统中基因、RNA、蛋白或代谢产物的动态变化、相互关联或相互作用的过程及规律，从而对生物系统和疾病发生发展的病理过程机制进行全面解读。

二、多维组学的优势

基因表达调控、转录翻译以及表观修饰的多重模式造成了生物学现象的复杂多变。人们通过整合基因组学与队列研究，已经确立了数千种常见或罕见的可致病性遗传变异。然而，目前已鉴定的基因组变化仅能解释某些疾病的可遗传部分，占病因的一小部分。另外，与等位基因突变导致的单基因遗传病（又称孟德尔病）不同，一般疾病通常是由基因表达调控的变化而引起的。在不同环境因素和遗传背景的影响下，即使是相同的遗传变异也通常会导致不同的疾病进展。随着人类基因组计划的进行和高通量测序技术的发展，复杂疾病相关的基因变异陆续被发现，单一使用基因组学分析陷入瓶颈。此外，疾病相关差异分子列表是各种组学的数据分析基础，这些差异分子既可以作为疾病过程的生物标志物（biomarker），也可以用于了解疾病和对照组之间生物过程的显著差异。然而，针对其中一种数据类型的分析，仅仅能够反映生物分子与疾病的相关性和反应过程，而不能阐明该分子与疾病发生的因果关系。日益提高的研究需求促使不同层面组学数据类型进行融合，从而更好地阐明疾病发生发展的机制及相关信号通路，从单一组学向多组学联合分析的发展已是大势所趋。

多维组学以生物机体的底层（基因组和转录组）和表层（蛋白质组）机制为基础，对分子性状和结果层面的整体变化（代谢组）进行综合分析，能够动态、全面、系统地阐明疾病相关的病理、生理学变化。不同组学数据的整合不仅可以阐明疾病的危险因素、发生发展的分子机制，同时也为疾病预测、诊断、预后、治疗靶点的发现提供充分的理论依据。

目前而言多维组学的优势主要体现在以下4点：

（一）深层次挖掘候选致病因子

整合基因组学和转录组学数据，分析疾病发生的多个连续事件，包括基因突变引起表达水平的变化，以及在转录调控、翻译、翻译后调控的各种形式的异构体和反馈调控情况。根据候选因子在不同层面的变化，锁定致病靶点。

（二）构建基因调控网络

生物体中的基因、mRNA、调控因子、蛋白之间的相互作用构成了网状关系，为了阐明各个分子之间的调控及因果关系，需要构建基因调控网络将其互相联系起来，从而更深入地认识遗传病中复杂性状的分子机制和遗传基础。

（三）提供疾病研究的新思路

随着科学技术的发展，单一组学已经不能够满足科研需求，多组学作为科学研究热点受到广泛关注，疾病研究也呈现出多组学联合应用的发展趋势。

（四）多组学联合分析

DNA 层面筛选的候选基因在转录水平的展示、RNA 层面显著差异表达基因在基因组突变的情况分析、以及关键基因在通路的富集分析等联合分析内容，将基因组和转录组紧密联系起来。

三、多维组学研究的目标

多维组学旨在整合不同的生物学分子，以了解他们之间的关联、相互作用以及其在生物学系统中的功能。这种在基因、转录调控、蛋白等不同分子水平的信息整合有利于剖析疾病的不同表型和生物学特点，增加对疾病机制的认知。多维组学不仅能够用于发现早期疾病诊断和预后的新的生物标志物，提高现有疾病诊断方法的敏感度和特异性，还有助于治疗靶点的发现和治疗方法的拓展。多维组学从实验科学向临床医学的转化可以为精准医学的发展提供数据支持，同时也是预防医学和个性化治疗等的关键技术。多层面的大数据整合使得针对不同患者建立不同的病因 - 疾病 - 治疗模型成为可能。通过整合患者的基因组、表观遗传基因组、转录组、蛋白组、代谢组、微生物组和环境组等数据，创建个性化的分子标记图谱，用于选择合适的治疗方法和药物，从而提高诊治效率并减少可能的副作用，如图 8-1 所示。

第三节　多维组学的研究方法与研究应用

一、多维组学的研究方法

多维组学研究涉及到多学科的深度交叉，包括公共卫生学、临床医学、基础医学、生物医学工程、药学以及生物信息学等众多学科，因此多维组学的研究思路具有维度转换大而广的特点。根据不同研究思路的特点制定适宜的方案，对研究的成败起到至关重要的影响。另外近些年，人工智能技术已逐渐进入到社会的各个领域，而在多维组学研究中人工智能同样扮演着极为关键的角色。

（一）多维组学研究思路

通过多维组学获得的数据可有效提高生物信号“信噪比”，更为全面真实地模拟疾病发生发展的自然机制，从而对疾病的发生机制进行深度探索，为转化医学及个体精准诊疗的发展打下基石。目前多维组学研究主要基于以下 4 种研究思路。见表 8-1。

表 8-1　多维组学研究思路

多维组学研究思路	研究特点
基于临床公共大数据进行拟研究疾病的专题挖掘性整合	1. 通过大规模临床研究队列、医保数据、药物不良反应数据结合组学数据库对拟研究疾病进行专题挖掘性整合 2. 发现重要临床问题，为后续深入研究提供方向性指导
多维组学数据与疾病表型数据间的关联性整合	1. 针对拟研究疾病收集患者外周血、粪便、尿液或组织样本，通过高通量测序技术获得多维组学数据 2. 与临床诊断资料（门诊信息、影像资料、生化指标、病理指标）或疗效评估资料（预后随访信息、药理指标、药效指标）进行关联性整合，形成组学与疾病发生发展及诊断治疗间的立体关联
来自于不同层次多维组学数据间的纵向整合	1. 在全基因组、转录组、表观遗传、代谢组或蛋白质组等层面，对多维组学数据进行纵向整合 2. 形成多维组学调控网络，从而完成疾病或药物治疗机制的深度探索，寻找新药靶标
多维组学数据与先验知识的横向整合	1. 利用拟研究疾病的既有文献与公共组学数据库，结合自有数据进行横向整合 2. 有效拓展拟研究疾病的人群种类或组学范围

（二）基于人工智能的多维组学研究方法

人工智能（artificial intelligence，AI）最早的权威解释可以追溯到 1956 年，美国达特矛斯会议上提出：人工智能要让机器的行为看起来与人类所表现的智能行为一致。而韦氏大词典对人工智能的定义为：计算机科学的一个分支，研究计算

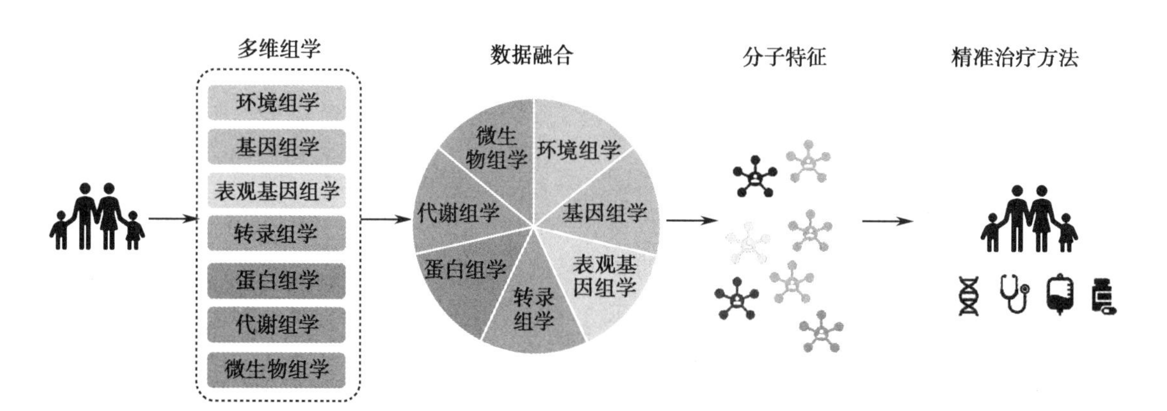

图 8-1　从多维组学到精准医学

机中智能行为的模拟或者机器模仿人类智能行为的能力。

作为计算机科学的分支，人工智能的目标是开发具有高级分析或预测能力的计算系统。这类系统通常是为解决复杂的数据密集型问题而专门设计的，以预测或推理其潜在现象。机器学习（machine learning）作为人工智能的重要分支，主要用于识别数据中的模式，并使用它们进行预测，生成新数据，发表科学见解或启用概率决策。机器学习模型也属于概率模型，分为识别型模型和生成型模型。机器学习一般分成有监督学习，无监督学习和强化学习。其中有监督学习指的是给定输入信息，算法通过对训练数据集中输入与输出的信息来学习预测出相应的输出，是在实践中使用的最常见的机器学习形式。无监督学习是从没有数据标注的数据信息（例如仅有输出信息）中发现知识的过程。通常来说，其主要目的是揭示用于模式识别的数据的无条件概率分布。其典型例子是各类聚类分析和主成分分析。强化学习则介于有监督和无监督学习之间。在强化学习进行的过程中，起到监督作用的标签被系统的反馈机制所取代。

机器学习与传统的统计学具有一些共性的目标，例如二者均追求预测性能的泛化能力。大量的研究工作涉及到用各种方法和规则来约束复杂模型以增强其泛化能力，例如最常见的应用惩罚函数和脱落等方法。评估训练后的机器模型的泛化能力的常见方法是根据训练中未使用的数据来评估模型，或者针对完整数据集的不同保留部分进行评估，后者被称为交叉验证。这些都是构建泛化能力强的机器学习模型必不可少的过程。

机器学习在生物医学研究领域有着较久的应用历史，在多维组学研究中也发挥了巨大的促进作用，尤其在临床前和临床肿瘤学的数据深度挖掘和多维组学数据关联分析等方面。由于疾病发生发展的过程十分复杂，将机器学习与多维组学进行有机结合将有助于阐明疾病的机制、寻找疾病诊断标志物以及构建疾病诊断预测模型。目前医学多维组学研究中常用的机器学习算法主要包括：回归分析、最近邻、决策树、人工神经网络、支持向量机、*K* 均值等算法。由于每种机器学习算法都具有自己最适宜的应用场景，因此在实际应用中需要根据研究数据特点选择不同的算法。见表 8-2。

随着组学技术的快速发展，目前医药研究中已涌现出大量的多维组学数据，如基因组、转录组、表观组、宏基因组、代谢组和蛋白组等。对于研究人员来说，手工分析解释来自于多维组学中的大量数据几乎是不可能完成的任务。而机器学习在多维组学的数据分析中具有极大优势，其对于从海量多维组学数据中快速获取研究所需数据并生成模型，然后利用大量数据改善模型本身性能，以达到对疾病进行有效诊断、预测疾病预后并发现新药靶标的目的具有极其重要的作用。目前利用机器学习等人工智能算法对复杂多维的疾病数据进行分析已成为常规研究思路。而机器学习的广泛应用也极大促进了多维组学的发展。在医药研究领域，机器学习被广泛应用于分析多维组学数据，识别与疾病状态与亚型相关的分子模式，解释测量值之间的高级交互作用，并获得组学特征来预测疾病表型。例如，用随机森林预测致癌基因和肿瘤抑制因子，基于无监督学习模式对观察到的跨点突变、拷贝数、甲基化与 RNA 表达数据集进行癌症分型。在肿瘤诊断标志物研究中，结合表观基因组学和转录组学，用监督学习模式发现 5- 羟甲基胞嘧啶修饰对癌症诊断具有

表 8-2　常用机器学习算法比较

机器学习算法	优点	缺点
回归分析	简单高效、主要针对连续型数值数据	模型选择主要依赖于建模者的经验
最近邻	简单有效、训练时间短	分类阶段很慢，需要大量内存、缺失数据额外处理
决策树	通用分类器、训练集数据可以相对较少	容易出现过拟合或者拟合不足的问题
人工神经网络	适用于分类和数值预测两种问题，准确度较好	容易出现过拟合或者拟合不足的问题，黑箱模型
支持向量机	准确度高、用于分类和预测、受噪音数据影响较少	训练时间长，测试不同的函数和参数，黑箱模型
K 均值	具有较高灵活性、运行高效	使用随机元素，不能保证找到最佳的类

高灵敏度与高特异性。结合DNA甲基化分析及影像学资料预测胶质母细胞瘤进展等。

二、多维组学的研究应用

随着组学技术的快速发展，不同组学间的融合方式也在不断变化。研究手段也从早期的两种组学融合，向真正的多组学融合迈进。多维组学数据融合可对来自于机体不同分子水平的海量信息进行整合，为疾病机制研究、诊断预后或疗效评估生物标志物的发现以及药物研制提供重要的数据支撑。而融合模式的变化也为上述研究提供了多维海量的数据，极大地促进了多维组学研究发展。

（一）多维组学技术的融合模式

各个维度下的组学信息可以通过不同模式进行融合，这与具体的研究内容密切相关，一般可以分为成对组合与多维组合两种。其中，成对组合又可进一步被分为遗传相关和非遗传相关。

1. 成对组合　遗传相关的成对组合模式以基因突变体（如单核苷酸多态性的等位基因分布）为研究起始，通过数量性状位点（quantitative trait loci，QTL）的比对，考察下游组学数据（down-stream omics data）中的相应变化，例如转录组的改变，蛋白、代谢产物或甲基化水平改变，或者微生物菌群的质变和量变。非遗传相关的成对组合模式则用于探索不同下游组学数据之间的相关性，例如CpG甲基化水平与转录表达的相关性，或其与肠道菌群和代谢组的相关性等，但是在这种模式下很难进一步推断不同因素之间的因果关系。

2. 多维组合　多维组学已在肿瘤研究中被广泛应用，以多维度网络为基础的研究技术可以联合基因组、转录组与疾病相关组织或细胞的其他组学数据，构建疾病发生发展的调控网络，选择其中的关键分子作为候选药物靶标，从而获得更好的治疗效果。Laurila等通过整合来自三个高通量数据来源的结果，结合QTL与经典信号通路分析的方法，研究了低水平高密度脂蛋白胆固醇（high-density lipoprotein cholesterol，HDL-C）相关的生物途径和个体基因。研究涉及到三个高通量数据集合，包括高HDL-C或低HDL-C水平的密集标记基因型、皮下脂肪组织转录组学和HDL脂质组学数据。转录组与脂质组学相结合的分析结果显示在低水平HDL-C个体中炎症水平升高，血管保护作用降低。在此过程中，HDL颗粒质量发生的变化主要表现在其抗氧化能力的降低。结合单核苷酸多态性（single-nucleotide polymorphisms，SNP）数据，研究发现在HLA区域内，存在两种与低HDL水平和免疫炎症通路显著相关的剂量依赖型顺式-表达相关数量性状位点（cis-eQTL）——TAP2内含子中的rs241437，以及位于HLA-DRB1和HLA-DQA1之间的rs9272143，后者也与调节HDL颗粒中的抗氧化途径相关。

（二）微生物组学与代谢组学在肠道菌群研究中的联合应用

代谢产物不仅是人体内酶促反应的终产物，同时也是构成细胞微环境的重要组成部分。代谢物及其中间产物在细胞水平丰度的变化可以引起基因信号转导的变化，因此，对于代谢物的分析可以在一定程度上反映机体的健康水平或疾病进展状态。许多研究表明，特定代谢产物与癌症、动脉粥样硬化和糖尿病等疾病密切相关。血浆中的代谢物主要来源于饮食，但肠道内微生物的组成和稳态对其影响巨大。微生物组与代谢组的联合应用是肠道菌群研究中的核心技术。微生物组学技术主要包括16S扩增子和宏基因组分析，能够筛选出菌群结构差异和丰度差异，预测或注释其功能差异。代谢组学技术则专注于菌群之间或菌群与宿主之间的相互作用，直接反映菌群调控的作用功能。二者相辅相成，缺一不可。

来自斯坦福大学医学院的研究人员以小鼠为模型，阐述了肠道菌群可产生多种次级代谢产物并在血液中积累，同时综合宏基因组学和代谢组学技术详细解析了肠道共生微生物——生孢梭菌以芳香族氨基酸为底物的关键代谢通路，从而证实了肠道细菌对宿主机体产生的系统性影响。研究结果表明，经过基因工程改造的生孢梭菌能够通过氨基酸代谢，调控无菌小鼠血液中代谢产物的含量（特别是吲哚丙酸浓度的改变），从而对肠道的通透性和系统免疫反应产生影响。

宏基因组学技术在研究中揭示了肠道微生物的多样性，通过与其他高通量分析技术相结合，成为复杂微生物群落相关研究的主流工具。随着研究的深入，宏基因组学测序的局限性逐渐呈现。虽然该技术仅通过单一的测序模式就能对多种微生物群落图谱进行鉴定，但这也使得其缺乏与微生物的生态学联系，在一定程度上得到错误结果。另外，由于公共数据库中缺少已注释完整的参考基因组数据，至少有 7%～60% 的宏基因组序列无法被准确地分类。在这种情况下，用于未知肠道微生物培养与鉴定的培养组学（culturomics）应运而生。目前，多种条件培养和细菌组成快速鉴定技术已经培养了数百种与人类相关的新型微生物，提高了人们对细菌多样性的理解，为研究宿主 - 细菌 - 疾病之间的相互关联提供了崭新的视角。在未来的菌群研究中，除了简化复杂的多组学数据集，还需要结合以微生物纯培养技术为核心的培养组学，才能更好地理解微生物群落的动态变化，以及其对人体和疾病的影响和功能作用。

除了微生物分离和纯培养技术的提高外，结合 GWAS 基因组学与微生物组学技术对现有菌群数据库进行丰富和扩大工作亦是大势所趋。MiBioGen 联盟计划通过收集全球范围内 18 个队列、约 19 000 人的肠道菌群和基因组数据进行多队列交叉分析，以建立全面完整的信息整合及分析流程。从全基因组层面，将遗传因素及环境因素纳入研究范围，揭示肠道菌群在疾病发生发展中的作用，减少了不同人群间的统计误差。

（三）细胞功能的多维组学研究演变

随着高通量测序技术的发展，人们对免疫细胞的认知越发深入。过去的研究主要以流式细胞分析与基因表达分析为基础，解决以细胞为核心的许多生物学基本问题。而组学技术的发展系统阐明了免疫细胞的发育、功能、可塑性、多样性、免疫反应的关联分子和作用机制，并深入探索其与病毒感染、肿瘤发生和自身免疫病之间的关系。多维组学信息的融合进一步回答了免疫细胞研究中的关键问题，从不同分子维度理解免疫细胞的特性、起源、发展、转化和应用。研究人员应用基因芯片（gene microarray）、RNA 测序（RNA-seq）和质谱流式（mass cytometry，CyTOF）等技术研究了不同类型免疫细胞在转录水平和蛋白水平的特性。二代测序（next generation sequencing，NGS）的应用使得人们更加全面地获得种属特异的细胞分型，发现与细胞功能相关的特定基因簇。转录组、蛋白组、代谢组等数据的多维度整合，为阐明疾病相关的免疫反应提供了更好的数据支持。

针对细胞功能的多维度研究主要以一种细胞为主，日趋成熟的单细胞 RNA 测序（single-cell RNA sequencing，scRNA-seq）技术则着重分析单个细胞中的遗传、表观遗传、空间、蛋白质组和谱系信息，发现跨细胞模式的相互关联，研究细胞状态的整体现象，为多维度的信息转化方法提供新的方向。单细胞测序考察的是多维度的细胞参数，包括研究细胞当前状态、确定细胞谱系以及沿着拟定时间轨迹对细胞进行排序的计算方法。这些研究进展伴随着各种互补的单细胞基因组、表观基因组和蛋白质组学分析技术，包括单细胞基因组序列的测定、染色质开放性、DNA 甲基化、细胞表面蛋白质、微小 RNA、非编码 RNA，组蛋白修饰和染色体构象等等。

（四）人工智能在药物研发中的应用

人工智能在药物研发中的应用越发普及，包括了新药靶标发现、成药性预测、药物从头设计与药物评价等方面。海量的数据，先进的算法，加上充足的算力，构成了应用人工智能赋能药物研发场景的三要素。

目前人工智能在药物研发领域的应用主要聚焦在以下 4 个方面：

1. 新药靶标发现 人工智能对新药靶标发现研究具有较大助力，该领域具有如下 3 个特点：

第一，药物发现的过程是结果导向，是高度的技术依赖性行业，有利于新技术的广泛尝试和发展。

第二，该领域数据量庞大，拥有大量企业、学校、研究机构与政府资金参与，并配有大量公共数据库、科研文献与企业级数据。上述数据可以支持复杂的人工智能算法充分展开。

第三，新药靶标发现工作往往通过多轮筛选完成，某一轮筛选中错过少量潜在有效化合物，或暂时留下少量不合适的化合物均是可以接受的。换言之，该领域对人工智能应用的容错性较高。

另一方面，新药靶标发现的主要目标是增加候选药物分子成功通过临床试验上市治疗患者的可能性。相较于传统成熟的计算机辅助药物设计，最常应用的虚拟筛选已经从相似性搜索转变为应用机器学习模型，基于数据驱动来预测化合物的理化特性，药理活性以及其成药性等性质。这些性质包括许多方面，例如毒性预测、候选结构与药物靶点相互作用的可能性、生物利用度、脱靶效应、肝脏代谢产物和药物靶点的三维结构等。另外，机器学习结合化学信息学和生物信息学的学科知识，产生出能预测小分子物理化学性质的模型，而不是像基于经验方法的分子动力学或者量子力学一样去试图模拟分子的物理和原子行为。近年来，已经有越来越多的案例将机器学习，包括大量的深度学习方法直接应用帮助候选药物分子的发现。比较早期的例子包括 Merck 的定量构效关系竞赛，其中一个应用多任务深度前馈神经网络比经典的定量构效关系模型表现出了明显的优势。

2. 成药性预测　此类应用是目前人工智能在药物研发领域应用最多也是研究最密集的地方。即应用机器学习模型进行药物成药相关性质的预测，类似于传统计算机辅助药物设计，机器学习对于药物药理活性和对于药物靶点作用的预测应用中也可分为基于配体和基于结构的方法。在化合物分子与相应靶点的相互作用未知的情况下，药物发现工作主要应用基于配体的方法，包括定量构效关系模型的应用和基于配体的虚拟筛选。在化合物分子与相应靶点的相互作用已知的情况下，药物发现工作主要应用基于结构的方法，包括了基于结构的虚拟筛选与大小分子相互作用预测，以下举一虚拟筛选方面的案例：

2019 年 Pu 等人开发了 DeepDrug3D 用深度学习方法描述蛋白质中的附囊特征并将其分类。目前可以以 95% 的准确率检测并归类核苷酸结合和血红素结合部位。为了将分子特征转换成深度神经网络可以处理的格式，需要将配体结合口袋体素化。如图 8-2 所示，首先创建以配体为中心点（A）、并用 3D 网格填充的球体，之后移除所有和蛋白质重叠、离蛋白质太远和预设 3D 网格外的点（B-D 中深色标出的点），剩下的点分别计算配体蛋白质的潜在相互作用（F），将这些点映射到笛卡尔坐标（G），这样处理之后，配位结合口袋的体素表达将会作为深度学习模型的输入，维度为 32 × 32 × 32 × 14，32 × 32 × 32 对应的是以配位为中心的正方体体素，14 维分别对应 14 种配位原子种类和蛋白相互作用的能量。

得到输入的体征之后，输入的 32 × 32 × 32 × 14 体素首先会经过两层卷积层，生成 26 × 26 × 26 × 64 的特征图谱，之后会经过三个池化层来减少特征维度，然后经过全连接层后再进行脱落分析，最后经过 softmax 处理后输出不同的配体种类。Deep Drug 3D 卷积神经网络结构，如图 8-3 所示。

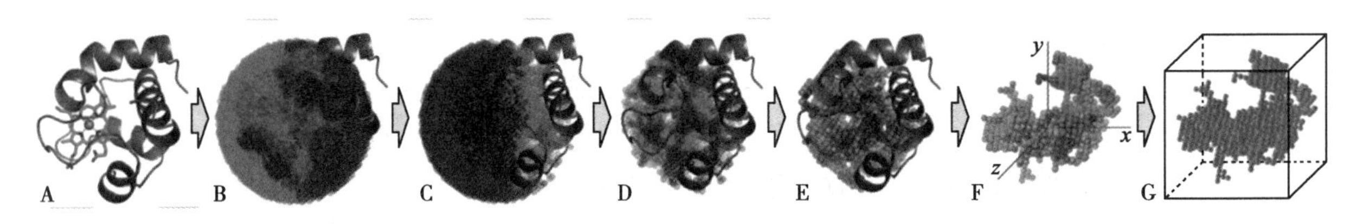

图 8-2　配体结合口袋的体素化

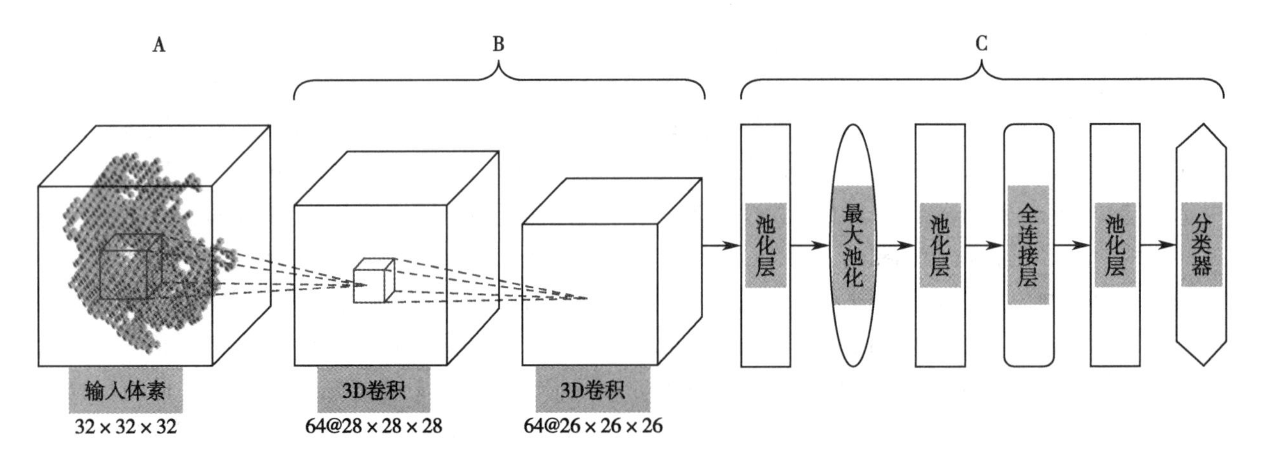

图 8-3　Deep Drug 3D 卷积神经网络结构

3. 药物从头设计　机器学习在药物发现的另一个重要领域是应用于药物的从头设计。在不同种类的深度学习新算法的帮助下，从头设计被作为一种有效手段来减少过于庞大的化学空间，帮助药物研发者在更可控的范围内寻找可优化为候选药物的结构起始点。早期的从头设计方法均具有局限性，近年随着生成型深度学习的发展，通过例如序列，分子构建模块或者图的不同类别等方法，该领域报道了大量的成功应用案例，以下是一个从头设计小分子化合物的案例：

Polykovskiy 等人提出了类药性高的 MOSES 数据集，并且给出了五种用于从头设计的生成模型。基于生成模型生成的药物新分子都将通过论文中给出的多样性等属性进行效果评估。在 ZINC Clean Leads 数据集的基础上，论文中经过一系列预处理去除带电荷的分子、含有重金属原子的分子、含有 8 元环或 8 元以上的分子、包含毒性基团的分子以及超活性分子。经过预处理后，剩余分子作为本文提出的 MOSES 数据集，因此 MOSES 数据集中的分子具有更高类药性，更易于药物新分子的生成。文章中给出了五种用于从头设计的生成模型，其中基于自动编码器的模型，如图 8-4 所示。

小分子的 SMILES 序列将通过编码器被重新编码成隐藏层的一个 128 维编码。而解码器通过对该 128 维编码进行解码，重新复原成小分子，若在解码之前对 128 维编码加入一个随机的噪声，则可以得到新的药物小分子。论文为后续的从头设计提供了可以通用的数据集，也为后续药物分子生成模型提供了用于对比的基础模型，使其优化后的效果更有可信度。基于自动编码器的模型（VAE 和 AAE 经过编码后在隐藏层形成某种特殊的分布来表示小分子），如图 8-5 所示。

4. 药物评价　在药物发现过程中，能够尽早识别对吸收，分布，代谢，排泄以及毒性具有不良影响的物理或化学性质特征的分子可显著降低药物发现和开发失败的风险，因此在这个研究方向上，也出现了基于机器学习的多种方法的尝试与报道。在药物吸收评价研究中，生物利用度作为最重要的反应药物吸收的参数，被用来预测并指导药物化学家优化药物的吸收。药物分布是指药物吸收后与血液一起循环到间质液和细胞内液的过程，在这个阶段，机器学习主要被应用于预测稳态分布常数（VDss）这个用以表征药物分布过程最重要的参数。在药物代谢过程的研究中，机器学习通过收集大量与药物代谢相关的数据进行代谢位点的预测，并以此指导结构优化以确保分子的代谢稳定性。至今，已经有多种机器学习方

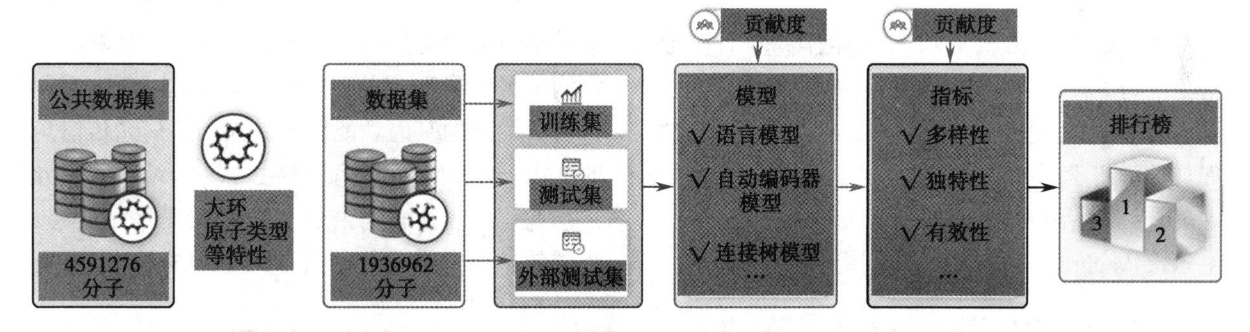

图 8-4　Molecular Sets（MOSES）的流程图

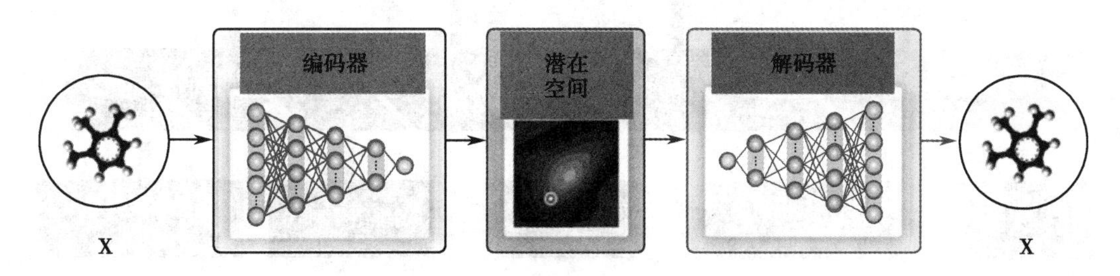

图 8-5　基于自动编码器的模型

法来预测分子被不同代谢酶代谢的位点，包括细胞色素P450（CYP450s），醛氧化酶和UDP-葡糖醛酸基转移酶（转移酶）。在药物排泄特性的预测方面，也有报道使用主成分分析法（一种典型的无监督学习）预测药物清除的主要机制，模型对不同清除机制之间的区分结果表现良好。

除了上述几个研究和应用最密集的领域，机器学习在以下几个药物发现的场景中，也在近年来产生了大量成功案例。包括化学逆合成与药物可合成性预测，药物再利用，基于多组学的药物发现研究以及多重药理学的探索等。虽然相较于传统的统计学，药物化学和计算机辅助药物设计科学，科研界对于人工智能的态度仍然有所保留，这其中主要包括对大数据可靠程度以及对机器学习特别是深度学习的“黑匣子”模式低可解释性的质疑。然而不可否认的是，大数据与机器学习为药物发现领域带来的大量成功案例和体现出的潜力是显而易见的。假以时日，通过见证越来越多的成功案例以及技术的不断成熟发展，定会有更多药物研发领域从业者和研究者接受人工智能在本领域的应用并且从中获益，这也将为患者带来更多福音。

第四节 多维组学的衍生、发展和未来

组学是一门系统、有机、自动化且基于计算数据驱动的学科。从广义哲学角度来看，组学概念起源可能与人类历史一样悠久。它是化学、生物、物理与数学等学科知识的有机融合。在现代生物学中，生命体的基础核心是基因组（genome），genome由gene与chromosome两个单词组合而成，最初由德国汉堡大学植物学教授Hans Winkler于1920年提出。在此基础上，Tom Roderick于1986年提出了历史上第一个组学概念，基因组学（genomics）。基因组学主要用于探索生命体的整体基因组情况，而非探究个体变异或单个基因突变的“遗传学”。基因组学的诞生与发展为研究孟德尔病及复杂疾病特定遗传变异提供了极大帮助。纵观多维组学发展历程，从“基因”概念的提出，到多种组学技术的百花齐放，这期间伴随着人工智能的长足发展，以及各种人类组学计划的逐渐完成。技术的爆炸式发展，以及海量组学数据的不断累积，近5年来人类已正式迈入多维组学时代，如图8-6所示。

高通量分子技术的进步是推动组学领域不断发展的核心因素，例如，通过cDNA与寡核苷酸捕获探针阵列杂交的“表达阵列”的成功开发，实现了对控制基因表达图谱的绘制，这一功能被称为表达定量性状位点，在解释全基因组关联研究和生物网络建模方面具有极其重要的作用。在高通量测序时代，多种组学技术的开发应用呈现出百花齐放的状态，这其中包括基因组学、表观组学、转录组学、蛋白组学、代谢组学、微生物组学等。

随着高通量基因分型技术的应用成熟，以及人类基因组参考图谱的越发完善，在过去十多年间，人们通过建立大规模临床患者队列并利用基因组学技术获取海量疾病数据，已成功绘制了数千种罕见或常见致病基因变异图谱。但是随着对疾病遗传变异研究的不断深入，人们逐渐认识到目前所确定的基因功能仅仅是人类疾病遗传信息的冰山一角。孟德尔病通常由于基因编码区域异常引起，而常见病则由于基因调控变化而引起。相同的基因变异往往也会导致不同的结果，这更

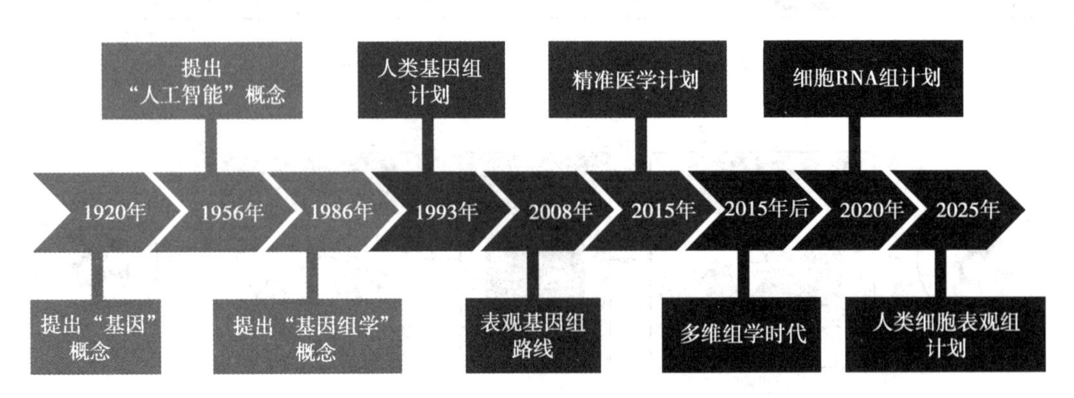

图8-6 多维组学发展年代图

多取决于外部环境及遗传背景对生命体所造成的影响。由于每一种分析方法所能提供的数据都是有限的，对生命体的深入研究要求汇集所有的知识与全方位的数据，因此在研究复杂疾病时，单一技术带来的信息往往是片面的。站在组学的角度，就是要尽可能利用多维组学方法，通过组学信息间的交叉互补，更为系统地在分子层面阐明复杂的科学问题。每一种组学数据都单独提供了与疾病相关的关联信息，这些数据既可以作为疾病过程的标记，也可以用来观察病人与对健康者之间生物学途径或过程的不同。通过整合多维组学数据可以让研究人员更好地理解信息的流动方向，从疾病的起因（遗传、环境或发育）到蛋白功能异常，形成完整的疾病多维组学图谱，以此发现导致疾病发生的潜在病因变化，在进一步的分子或动物研究中加以验证。

近几年来，利用多维组学来解析生物系统的分子机制、寻找疾病诊断预后生物标志物已成为一种常规方法，被广泛应用于医药领域。例如，Gjoneska 等人使用转录组学结合表观基因组学方法发现基因组与环境因素的相互作用会通过不同细胞类型对阿尔茨海默病（Alzheimer's disease，AD）发挥作用，并据此提出 AD 的遗传易感性主要通过免疫功能失调发挥作用，而神经元细胞的表观遗传变化主要是由环境驱动所致。又如，在人类肠道菌群研究领域，通过整合多维组学数据，如宏基因组学、宏转录组学以及代谢组学，可以确定微生物生态系统中的分子通路，识别有益微生物群的遗传与代谢途径，或将细菌群落结构与细菌防御功能相关联，以此识别出与病原体抑制相关的物种。Pedersen 等人则结合微生物组学和血清代谢组学，发现肠道菌群可影响糖尿病患者的血清代谢组，其中普氏菌 *P. copri* 可诱导胰岛素抵抗，加重葡萄糖耐受不良以及升高血清短链脂肪酸水平。以此推测，通过微生物靶点治疗或能降低胰岛素抵抗并降低心血管疾病的发生率。此外有研究者通过多维组学方法对入组人群 14 个月内的基因组学、转录组学、蛋白质组学、代谢组学与自身抗体概况进行前瞻性跟踪分析，成功发现疾病发生前的疾病指征，提出了综合个人组学方案的概念（integrative personal omics profile，iPOP）。通过 iPOP 分析，全面揭示入组者的各种医疗风险，阐明了健康和疾病状态下不同分子成分与生物学通路的广泛动态变化，并发现了健康与疾病状态下广泛的异等位基因变化和一种全新的 RNA 编辑机制。

随着测序技术的日新月异，组学检测成本的不断降低，以及人工智能组学分析的深度应用，多维组学已经从科研领域逐渐走入了公众医疗领域。然而组学技术的普及尚缺乏标准化应用规则，随着测序数据的可变性及复杂性不断增加，不同组学技术间的集成会变得越发困难，不同版本的协议、数据 ID 号变化、缺乏标准命名法等技术难题均会对研究造成巨大挑战。例如在 RNA-Seq 研究中，所有数据集均应使用相同的基因组版本、转录本注释以及量化工具才能够有效的进行数据比对。因此标准化就显得越发重要，制定分析流程的黄金标准将有助于缩短从数据产出到文章发表以及临床应用转化的周期。

总体而言，未来的医学研究强调个性化治疗，前瞻性跟踪个人健康指标，以及关注融入我们生活方式的预防措施。概念验证研究表明，用多种组学方法对健康进行前瞻性跟踪可以在疾病发展之前突出疾病的指标，并且生活方式的有益变化可能有助于预防疾病。此外，组学技术在临床环境中的应用可以在基因组序列的指导下用于个性化医学，随着组学成本的持续降低，更多类型的高通量数据可以指导个体化治疗方案。在新药研发领域，多维组学及人工智能技术已逐渐渗透到药物开发的各个方面，并实现了良好的应用结合。但与专注于单一生物层的传统研究相比，多维组学是一门维度更高、复杂性更强的新兴学科。成功的多维组学研究需要各个学科的深度交叉，要求研究人员能够将临床医学、生物信息学、分子生物学与药理学融会贯通，以求在实际研究中熟练应用多维组学技术，解决临床问题、阐明疾病机制以及发现新药靶标。

（朱海波）

参考文献

[1] HASIN Y，SELDIN M，LUSISA. Multi-omics approaches to disease[J]. Genome Biol，2017，18（1）：83.

[2] BOYLE E A，LI YI，PRITCHARD J K. An Expanded View of Complex Traits：From Polygenic to Omnigenic[J]. Cell，2017，169（7）：1177-1186.

[3] DODD D，SPITZER M H，VAN TREUREN W，et al. A gut bacterial pathway metabolizes aromatic amino acids into nine circulating metabolites[J]. Nature，2017，551（7682）：648-652.

[4] LAGIER J C，DUBOURG G，MILLION M，et al. Culturing the human microbiota and culturomics[J]. Nat Rev Microbiol，2018，16：540-50.

[5] WANG J，KURILSHIKOV A，RADJABZADEH D，et al. Meta-analysis of human genome-microbiome association studies：the MiBioGen consortium initiative[J]. Microbiome，2018，6（1）：101.

[6] STUART T，SATIJA R. Integrative single-cell analysis[J]. Nat Rev Genet，2019，20（5）：257-272.

[7] JORDAN M I，MITCHELL T M. Machine learning：trends，perspectives，and prospects[J]. Science，2015，349（6245）：255-260.

第九章　多靶点药物与网络药理学

第一节　多靶点药物概述

20 世纪 90 年代，科学家发现单一分子化合物在体内有多个作用靶点，即“多靶效应”，由此展开了多靶点药物开发与多重药理学的研究，突破了传统单靶点药物的研发模式。在临床用药治疗中，多靶点药物（multi-target drug）主要分为三种类型：药物联合应用（multidrug combination），多组分药物治疗（multicomponent drug），一药多靶。药物联合应用是通过几种单一靶点药物的组合共同发挥作用，达到治疗效果，而多组分治疗则是将两种或多种活性成分，有效组合后制成药物应用于临床。以上两种多靶点治疗方法都是基于将两种或两种以上药物或者活性物质组合后，在体内共同调节与疾病相关的靶点起到治疗作用。而多靶点药物治疗则与其不同，一药多靶是单一分子在体内通过直接或者间接同时调控疾病网络中的多个靶标共同发挥药效，是真正意义上的多靶点药物。

在过去的二十年中，单一靶点药物对感染性疾病已经取得了较好的临床疗效，但是随着重大疾病在疾病谱中占比增多，如：肿瘤、心脑血管疾病、代谢性疾病和神经精神疾病，单一靶点药物已经难以满足临床需求。与“单一靶点，单一药物”相比，多靶点药物在复杂疾病治疗中具有明显优势，其能与多个靶点低亲和力相互作用，产生更好的协同作用，从而使总效应大于单一效应之和。多靶点药物由于成分单一，体内药物代谢动力学方面要优于联合用药与多组分用药，同时也克服了各组分药物相互作用产生的不良反应。目前他汀类药物、二甲双胍、阿司匹林等多靶点药物已经逐渐被认识。例如，已经得到广泛应用的二甲双胍用于治疗 2 型糖尿病治疗，不仅能激活能量感受器（AMPK），增加机体对葡萄糖摄取与代谢，而且能抑制 TNF-α 依赖的 NF-κB 炎症通路，抗氧自由基，改善高血糖所致并发症，从多个靶点治疗缓解 2 型糖尿病症状。二甲双胍还可以增加 TET 2 蛋白酶稳定性，减少肿瘤的发生率。由此可见，药物多靶点效应的发现与研究在复杂疾病的治疗中具有重要的意义。

多靶点药物的研发也面临着巨大挑战。如何发现与设计多靶点药物，明确多靶点药物的作用机制，抑制有害或无益的靶点结合，降低多靶点药物的毒副作用，将成为多靶点药药物研发需要解决的问题。

本章将重点介绍多靶点药物概念，以及目前临床常用多靶点药物如阿司匹林、二甲双胍、他汀类等的多靶效应及其机制，同时对多靶点药物的化学设计，以及与多靶点药物效应密切相关的网络药理学在现代医学当中的应用进行论述。

第二节　多靶点药物分子设计

多靶点药物治疗可以同时调节疾病网络中多个环节，对各个靶点的作用可以产生协同效应，提高疗效的同时降低了抗药性的产生。

现阶段多靶点药物治疗主要有三种方式，一是多种药物联合使用，二是多组分药物，三是可以同时选择性作用于多个特定靶标的单一组分药物。多种药物联合应用和多组分药物容易存在代谢缺陷和各组分间相互作用的不良反应。单一组分药物虽然在优化多个靶点的选择性上存在一定的困难，但其单一分子形式使其具有可预测的药效学和药代动力学相互作用。

一、靶标组合的筛选技术

合理的靶标组合需要对靶标 - 疾病关联、通路-靶标-药物-疾病关系和不良反应谱的深入了解。对于靶标组合的依据应基于所选择的靶标是否具有协同或者累加效应。如果两个靶点属于同一条通路中，则药物作用具有累加性，若选择的靶点位于功能互补的通路中，则可以实现协同的药物作用。

根据配体化学结构、临床用药经验、表型筛选、计算机虚拟筛选等的知识和技术可以提供多靶标配体设计的靶点组合。

系统生物学网络针对某一特定疾病提供合适的靶点组合。化学结构为核心映射靶标相似性，这种方法可用于药理学上不相干的多个靶点之间相似性的预测。化学结构相似的分子通常也具有相似的生物活性，键合同一家族的蛋白分子。因此通过比较配体的化学相似性而不是其生物学靶标，其关联图谱可用来筛选合适的靶标组合。

临床上联合用药和多组分药物的成功为靶点的筛选提供了指导，对某一种疾病联合用药使疗效得到提升，使用这种方法初步验证这些靶标组合的可行性和安全性，虽然可能存在某些缺陷，但可以为靶点的选择提供参考依据。

利用计算机技术筛选合适的靶点组合。计算机辅助药物设计使用计算化学的方法研究化合物及其生物学活性。通过对接研究和预测候选药物同蛋白或核酸靶标受体的在分子水平的相互作用，将一系列化合物同某一特定疾病的多个靶标进行对接，利用得到的数据构建分子作用网络。通过设定等级和中心参数，对网络中的节点重要性打分，根据其打分筛选合适的靶标组合。

二、多靶点药物分子设计方法

早期多靶点药物大多是偶然发现的，然而如今多靶点化合物可以通过合理设计得到，最主要的手段是将两个不同的药效团组合到一个分子实体中。药效团组合法可以根据分子结构是否存在相似的支架结构，分为连接和整合两种方式。

（一）连接法

若配体分子结构没有相似性，则使用连接的方法利用不同长度或类型的间隔基团将具有不同效应的片段拼接起来，新得到的分子基本保留了原来分子药效结构。但是这种方式产生的先导化合物往往相对分子质量很大，成药性不强。阿尔兹海默症是一种多因子障碍引发的疾病，Ismaili等利用多组分反应设计合成了多奈哌齐-色酮-褪黑激素杂合物分子，同时具有抑制胆碱酯酶和强抗氧化作用，有望作为治疗AD的潜在药物（图9-1）。

（二）整合法

整合的方法基于配体分子中存在相同或相似的结构，可以叠加原有药效结构的相同部分，也可以修饰其中一个药效结构，得到融合了另一药效团的新分子。阻滞血管紧张素Ⅱ1型受体（AT_1）和脑啡肽酶（NEP）具有很好的抗高血压作用而无传统药物奥帕曲拉的血管性水肿风险。因此，Klein团队将氯沙坦和塞奥芬的药效团结构整合，发现了TD-0212等一系列结构新颖口服有效、同时具有AT_1拮抗和NEP抑制的抗高血压候选药物（图9-2）。

（三）多组分药物

根据临床用药的指导，将多种可能产生协同作用的有效组分组装，创造出的多组分药物，可以使疗效得到提升。沙库比曲缬沙坦片（entresto）（图9-3）是一款由某公司开发的、主要用来降低心血管死亡风险和患者住院率的慢性心衰患者用药。本品为血管紧张素和脑啡肽酶双重抑制剂，

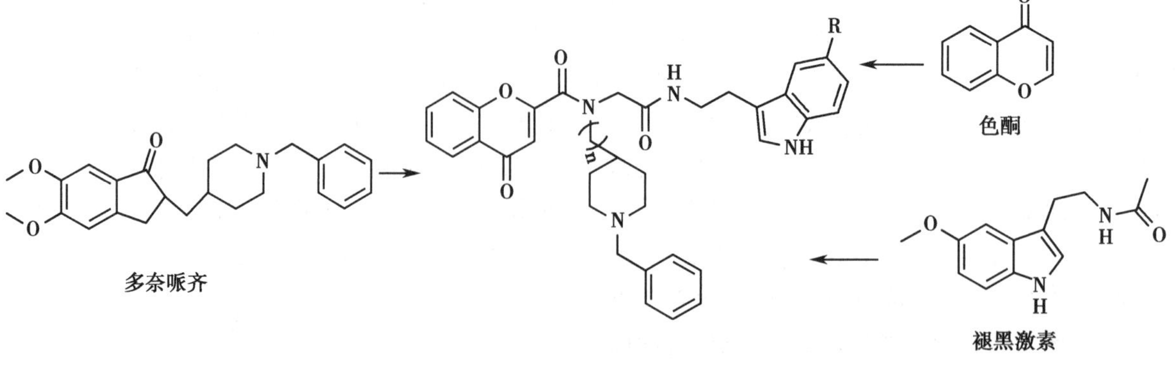

多奈哌齐　色酮　褪黑激素

图9-1　多奈哌齐-色酮-褪黑激素杂合物分子设计

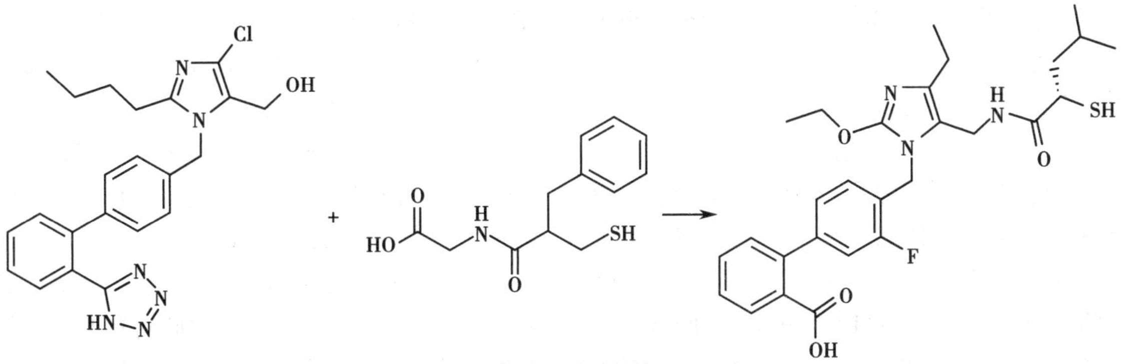

氯沙坦（AT_1受体拮抗剂）　塞奥芬（NEP抑制剂）　TD-0212

图 9-2　化合物 TD-0212 分子设计

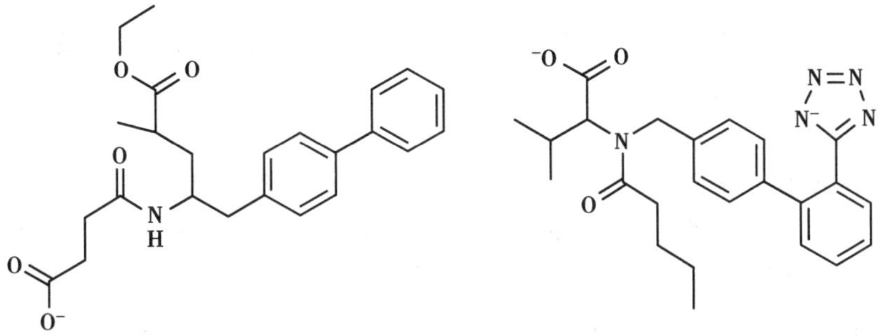

3Na　$2.5H_2O$

图 9-3　Entresto 分子结构式

缬沙坦治疗心力衰竭实验（Val-HeFT）和缬沙坦治疗急性心肌梗死（VALIANT）等多个临床实验均证实血管紧张素受体阻滞剂（ARB）缬沙坦可以显著降低慢性心衰的发病率和患者死亡率，脑啡肽酶可以使包括缓激肽和利钠肽在内的多种肽激素失活，抑制脑啡肽酶的活性可以增加缓激肽水平，增强其对慢性心衰患者的血管舒张作用。缬沙坦和沙库比曲的联合应用创造出一类被称为血管紧张素受体脑啡肽酶抑制剂（ARNi）的药物，有望替代依那普利成为慢性心衰患者标准治疗方案。

此外，还可以基于片段设计多靶点药物，即从片段数据库筛选得到的小分子化合物，在结构生物学和分子模拟技术的帮助下，将得到对两个或多个靶标低亲和力的功能性片段连接或增长，得到针对多个靶点的先导化合物。

多靶点药物对不同靶点之间的亲和力可能存在差别，协调发挥效用的有效剂量和各组分间的配比关系需要不断尝试，这需要不断对先导化合物的结构进行修饰和优化。

三、多靶点药物分子设计挑战

多靶点药物的合理设计并不是一份简单的任务，其设计的难点在于对每一个单一靶点实现相同程度调控的同时剔除脱靶效应，实现选择性的同时兼顾合适的药代动力学性质。多靶点药物的优势在于多靶点的协同作用，因此对于用于组合的药物靶点的选择是成功设计多靶点药物的基础，对于临床用药数据的合理有效利用有助于该过程。

第三节　典型多靶点药物的多靶效应论述

一、二甲双胍

二甲双胍（metformin）是一种天然产物的衍生物。自 1957 年上市以来，已成为治疗二型糖尿病的基石药物，其多种独立于降糖以外的药理学作用也不断被发现，并在临床上获得广泛应用，近年来由于二甲双胍的多靶点药理作用机制被不断揭示，在心脑血管保护、防治肿瘤和多囊卵巢综合症等方面的作用也逐渐被世人所知（图 9-4）。

（一）多靶效应的降糖作用

AMP 活化的蛋白激酶（AMPK）是糖脂代谢网络途径中的关键因素之一。本世纪初，基础研究发现，二甲双胍通过抑制线粒体内膜呼吸链中的复合物 1，调控 AMP/ATP 比值，间接促使 AMPK 磷酸化，参与多个体内能量调节途径，如：抑制肝脏糖异生，减少肝糖输出，降低甘油三酯向葡萄糖的转化率。AMPK 被激活后，促使脂肪酸代谢限速酶乙酰辅酶 A 羧化酶（Acetyl-CoA carboxylase）磷酸化，促进脂肪酸氧化，抑制胆固醇合成，提高胰岛素敏感性（insulin sensitivity）。另外，AMPK 磷酸化能够增强 GLUT-4 启动子在转录中作用，增加其 mRNA 表达，同时促进葡萄糖转运蛋白 -4（GLUT-4）向细胞膜转位，增加糖摄取和氧化利用度。最新研究发现，二甲双胍通过抑制脆弱拟杆菌产生的胆汁酸水解酶（BSH）活性，使甘氨熊脱氧胆酸水平增加，后者是人法尼醇 X 受体（FXR）的内源性拮抗剂，具有潜在的治疗 2 型糖尿病作用（图 9-5）。

糖尿病性肾病是糖尿病患者最主要的微血管并发症，临床上患者虽然服用抗糖尿病的药物，但是最终罹患糖尿病肾病的患者仍然高达 20%～40%。据报道在糖尿病模型大鼠上证实二甲双胍灌胃给药 250mg/（kg•d），9 周～39 周可改善高血糖引起的肾小管损伤，但是胰岛素对此无保护作用，此结果说明了二甲双胍对肾脏的保护效果可能存在独立机制。进一步研究发现，在肾脏组织中，二甲双胍保护糖尿病肾病作用机制，与其降低缺氧诱导因子（HIF-1）的表达，降低肾脏的耗氧量有关。由此可见，二甲双胍是以多靶标的作用方式对 2 型糖尿病及其并发症发挥保护作用的。

（二）多靶效应的心脏保护作用

临床研究发现，在 2 型糖尿病患者中心衰发生率和死亡率较高。流行病学数据表明，二甲双胍不仅对 2 型糖尿病患者能起到良好的治疗作用，而且能明显降低患者中心衰的发病率及死亡率。虽然此现象的机制尚不完全清楚，但是随着研究不断深入，二甲双胍对心脏保护功能逐渐清晰。

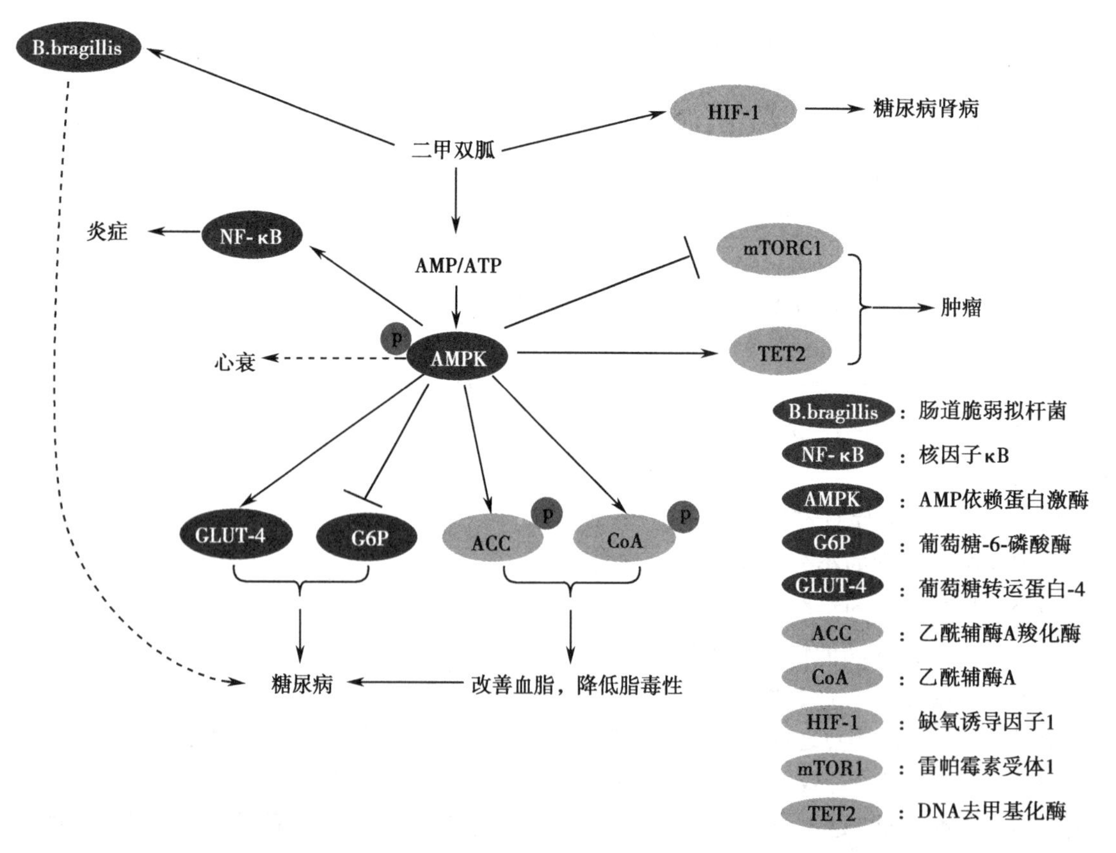

图 9-4　二甲双胍多靶效应

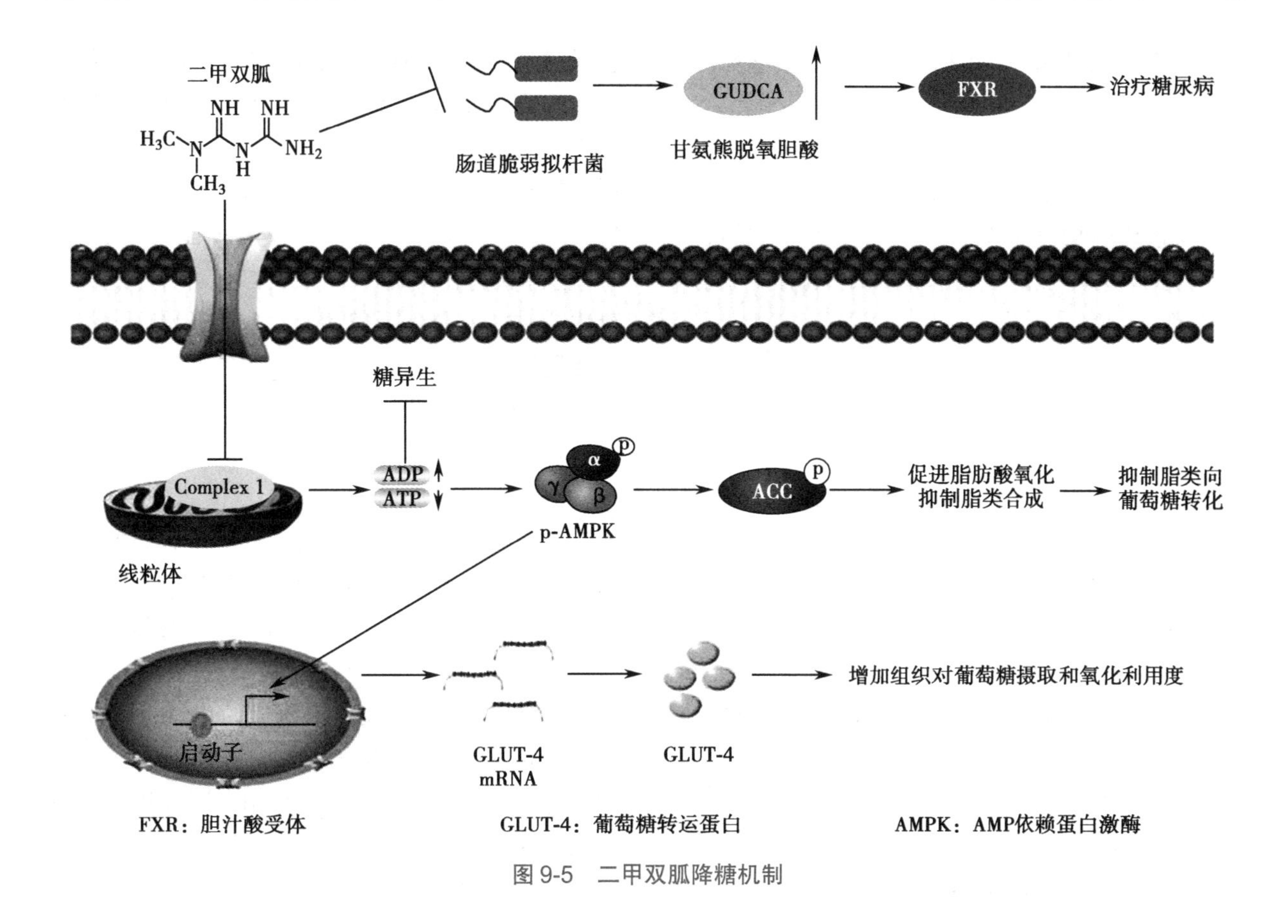

图 9-5 二甲双胍降糖机制

动物实验发现，二甲双胍可以降低 Sprague-Dawley 大鼠心脏缺血再灌注引起的心肌损伤，明显改善心梗后心脏功能，减小心肌梗死面积，提高左心室射血分数。同时发现心肌 AMPK 丙氨酸 172 位点磷酸化增强，由此推测二甲双胍可能通过激活 AMPK，增加脂肪酸氧化，促进心肌细胞葡萄糖摄取从而改善心梗再灌所致的心肌损伤。

研究发现，二甲双胍能诱导开启心肌缺血预适应机制，从而减少心肌损伤，但是其作用机制还有待进一步研究。

（三）多靶效应的改善多囊卵巢综合症作用

多囊卵巢综合征是一种常见的内分泌疾病，是育龄妇女不孕不育的主要原因之一，其发生与胰岛素抵抗、肥胖及血脂异常密切相关。临床试验表明，二甲双胍可改善胰岛素抵抗、增加排卵、改善月经周期、降低血清雄激素水平从而明显改善多囊卵巢综合征患者的临床症状。其机制主要为：其一，二甲双胍可以降低微粒体酶 CYP17 活性，提高胰岛素敏感性，使卵巢卵泡膜细胞中细胞色素 P_{450} 酶活性减弱，从而减少雄性激素生成。其二，二甲双胍还可以通过提高胰岛素样生长因子结合蛋白 1（IGFP-1）活性，降低血浆中游离的 IGFP-1 水平，减弱卵泡刺激素 FSH 作用，从而降低卵巢颗粒细胞中芳香化酶的活性，减少雌性激素向雄性激素的转化。

（四）多靶效应的抗肿瘤作用

体内外研究均发现，二甲双胍具有直接抗肿瘤作用，可以抑制肿瘤细胞增殖、诱导肿瘤细胞凋亡、自噬和细胞周期阻滞。目前公认的二甲双胍抗肿瘤途径主要是激活 AMPK 信号通路，抑制 mTORC1 信号通路，从而抑制蛋白合成和细胞增殖。数据显示 AMPK 可以促使结节性硬化 2 蛋白（TSC2）Ser 位点磷酸化，在多个水平上抑制 mTORC1，导致 Rheb-GDP 积累，破坏其与 mTOR 的关联，从而阻止 mTORC1 多个位点的活化，抑制 mTOR 通路，进而直接抑制肿瘤细胞增殖。同时，最近研究发现二甲双胍增加 TET2 酶稳定性，减少 DNA 甲基化，降低糖尿病患者的肿瘤发生几率。

此外，也有部分研究表明二甲双胍具有独立于 AMPK 通路的抗肿瘤途径。如：在乳腺癌细胞中二甲双胍可以直接抑制 S6 蛋白激酶 1（p70S6K1）活性从而降低人乳腺癌细胞中癌蛋白 HER-2（erbB-2）表达。

目前，二甲双胍抗肿瘤临床试验正在开展。如果大规模临床试验能够证实二甲双胍的抗肿瘤作用，使该药物可能成为癌症辅助治疗的替代药物，这将会为癌症的预防和治疗提供新的药物研发思路。

二、他汀类药物

他汀类药物（statins）是内源性胆固醇合成限制酶三羟基三甲基戊二酰辅酶 A（HMG-COA）还原酶抑制剂，是防治心脑血管疾病的一线药物。近年来，随着人们对他汀类药物的深入研究，发现其除影响脂类代谢水平以外，还具有改善内皮细胞功能、抗炎、抗氧化、抗血小板聚集、稳定斑块的作用（表 9-1），现对他汀类药物在多种临床疾病中的应用和其涉及的分子机制进行简要回顾，探讨其临床应用的多靶效应。

（一）降脂作用

他汀类药物通过抑制肝脏 HMG-COA 还原酶的活性，减少肝脏内源性胆固醇的合成，反馈性激活细胞表面低密度脂蛋白（LDL）的受体活性，使血中大量 LDL 被清除；同时减少极低密度脂蛋白（VLDL）的合成，使血浆中总胆固醇（TC）和甘油三酯（TG）下降，以此发挥降脂功效。

（二）改善血管内皮功能

内皮功能受损是导致动脉粥样硬化的重要原因之一。内皮细胞衍生舒张因子和收缩因子失衡是内皮细胞功能失调的重要特征，因此削弱依赖内皮舒张的血管扩张，并伴有血管炎症、痉挛、增殖，以及凝血、血栓从而加速动脉粥样硬化的发生和发展。

他汀类药物改善内皮功能的机制主要有：①降低血浆中胆固醇、低密度脂蛋白水平从而增加内皮祖细胞的数量，促进其增殖、迁移、粘附。血管内皮祖细胞主要由骨髓的造血干细胞分化而来，其进入血循环，可修复内皮与新生毛细血管。治疗剂量的他汀能促进内皮细胞的增殖、迁移和生存，诱导骨髓内皮祖细胞的动员与分化。目前认为他汀类药物增加内皮祖细胞数目和功能与激活 PI3K-Akt-eNOS 信号通路有关。②抑制反应性氧化产物（ROS），增强内皮依赖性舒张作用。③通过调节血管内皮生长因子（VEGF）从而促进血管内皮生长因子前体细胞的转化，进一步增加血液中内皮祖母细胞数量。④增加内皮型一氧化氮合酶（eNOS）基因表达，促进 NO 合成，减少内皮素生成改善内皮功能。另外，Sawada 等研究显示，他汀类药物抑制 RhoA/ROCK 通路可能会改善内皮功能并降低血管炎症，进而延缓动脉粥样硬化进程。

（三）抗炎作用

炎症可以诱发急性冠脉综合征（acute coronary syndrome，ACS），是心梗患者发生的危险信号。他汀类药物抗炎机制主要与其抑制细胞间粘附分子 -1（ICAM-1），肿瘤坏死因子（TNF-α）及降低高敏 C 反应蛋白（hs-CRP）水平有关。辛伐他汀能够通过增强巨噬细胞中 PPARγ 转录活性，从而抑制 NF-κB 活性，并降低脂多糖诱导的 TNF-α 和单核细胞趋化蛋白 1（MCP-1）转录表达水平，最终起到稳定动脉粥样硬化斑块的作用。阿托伐他汀可以激活内皮细胞丝裂原活化蛋白激酶（MAPK）家族细胞外信号调节激酶 5（Erk5）信号转导通路，抑制蛋白 Rac-1 活性，抑制 VCAM-1 和 ICAM-1 的表达，从而减轻血管炎症反应。

临床研究亦证实，服用瑞舒伐他汀 3 周，可以使健康人群外周血 TNF-α、IL-1、IL-6、IL-8 等炎症因子的浓度下降，同时外周血单核细胞表面 Toll 样受体（TLR）-4 的表达减少。瑞舒伐他汀治疗 12 周，可以有效减低慢性阻塞性肺疾病患者外周血 IL-6 和 hs-CRP 水平。辛伐他汀治疗 4 周可以明显降低慢性阻塞性肺病患者气道 IL-6、IL-17A、IL-22 等炎症因子水平，升高炎症抑制因子 IL-10 水平，同时使气道痰液巨噬细胞数目减少，表明辛伐他汀可以改善慢性阻塞性肺病患者的气道慢性炎症，上述结果表明他汀类药物具有改善多种炎症诱发的病理损伤。

（四）抗氧化作用

他汀类药物可通过抗氧化作用改善急性心梗所致的心肌损伤，在此病理过程中超氧化物歧化酶（SOD）起着重要的作用，SOD 活力反映了机体清除氧自由基的能力，可通过直接和间接方式介导细胞凋亡。缺血再灌注脊髓损伤的研究发现，阿托伐他汀可以减少缺血损伤的脊髓局部 SOD 和谷胱甘肽过氧化酶（GSH-Px）的耗竭，抑制黄

表 9-1　他汀类药物多靶效应

	（直接或间接）作用靶点	作用机制
降脂作用	HMG-CoA	减少肝脏内胆固醇合成，激活 LDL 受体，降低外周血中总胆固醇（TC）和甘油三酯（TG）
改善血管内皮功能	ROS、VEGF、eNOS、ET-1、RhoA/ROCK	增加内皮祖母细胞数量、迁移、粘附修复，促进 NO 生成，减少内皮素，降低血管内皮炎症反应
抗炎	PPAR、ErK5	通过增强 PPAR 表达，减少 TNF-α 调节 Erk5 细胞信号通路，减少 ICAM-1 减轻内皮炎症
抗氧化	SOD	增加超氧化物歧化酶（SOD）活性，清除氧自由基
稳定动脉粥样硬化斑块	NF-kB、RAGE、Bcl-2、Bcl-xl	缩小斑块内富含脂质的坏死内核，增加巨噬细胞和平滑肌细胞数量，降低局部炎症
抗血小板聚集	PPAR	抑制血小板活性，减少血栓素 A_2 的生成和血小板膜的胆固醇含量，改变膜的流体性

嘌呤氧化酶（XO）和髓过氧化物酶（MPO）活性而发挥抗氧化、清除自由基的作用。

（五）稳定动脉粥样硬化性斑块

动脉粥样硬化斑块破裂及继发血栓形成是临床急性冠状动脉综合征的主要原因。动脉粥样硬化斑块的破裂促使血栓形成。动物试验表明，辛伐他汀治疗可以显著缩小斑块内富含脂质的坏死内核，增加斑块内巨噬细胞和平滑肌细胞数量，在斑块局部减少糖基化终产物受体（RAGE）的形成，抑制 NF-κB 激活，使 ICAM-1、VCAM-1 分泌减少。同时辛伐他汀还可以上调抗凋亡基因 Bcl-2、Bcl-xl 表达，下调促凋亡基因 P53 表达，通过改变斑块成分，调节细胞凋亡等途径稳定斑块，减少斑块破裂。此外，他汀类药物可以通过降低胆固醇浓度、缩小动脉粥样硬化斑块脂核、直接溶解胆固醇结晶，使动脉斑块缩小，减少斑块破裂。他汀类药物还可以抑制斑块内的髓过氧化物（MPO）、COX-2、MMP-2 和 MMP-9 等蛋白活性，减轻局部炎症，促使斑块稳定。阿托伐他汀能显著降低 CRP 诱导的基质金属蛋白酶 MMP-9 基因表达，并可通过上调 PPARγ 活性，稳定动脉粥样硬化斑块。

（六）抑制血小板聚集

他汀类药物可通过抑制血小板活性，减少血栓素 A_2 的生成和血小板膜胆固醇含量，改变膜流体性，从而抑制血小板聚集。在冠心病患者的治疗中，阿托伐他汀类和喹那普利均可抑制组织因子介导的血液凝固，应用喹那普利 28 天后加用阿托伐他汀类药物还可抑制外源性凝血途径。辛伐他汀剂量依赖性诱导 PPARα 和 PPARγ 活化，二者能够抑制胶原诱导的血小板聚集。同时，辛伐他汀诱导的 CD62、双特异性磷酸酶 2 表达量增加能够进一步促进机体抗血小板功能。辛伐他汀和普伐他汀可以通过直接或间接作用于 CD36 信号分子，发挥抑制血小板活化和聚集的作用，同时还可增强阿司匹林的抑制血小板活性作用，明显减少血栓素的生成。此外，阿托伐他汀抑制内皮细胞分泌纤溶酶原激活物抑制物 -1（PAI-1）和凝血酶敏感蛋白 1（TSP-1），促进细胞分泌组织型纤溶酶原激活物（tPA），发挥抑制血栓形成的功能。

三、阿司匹林

在古代，人们就知道柳树皮有解热退烧的功效。直到 1828 年，柳树皮的活性成分才被德国药理学家 Johann Buchner 提炼出来，是一种淡黄色结晶，命名为水杨苷。1838 年，意大利化学家 Raffaele Piria 将水杨苷晶体水解并氧化得到了药效更强化合物，即水杨酸。之后，水杨酸被广泛用于解热镇痛，然而由于其胃肠道副作用大且性质不稳定，后续研究并无进展。1852 年，法国化学家 Charles Gerhart 对水杨酸进行结构修饰，用乙酰基取代羟基修饰水杨酸，首次合成乙酰化水杨酸（图 9-6）。1897 年，Felix Hoffmann 重新合成乙酰水杨酸并进行纯化，进行动物和人体实验，发现其解热镇痛的效果极好，还具有抗炎抗风湿的作用，副作用远小于水杨酸，申请了专利保护。直至第一次世界大战结束，德国因战败放弃专利权，阿司匹林（aspirin）开始逐渐风靡世界，目前已广泛应用在临床中，其多靶效应也逐渐被发现（图 9-7）。

（一）解热、镇痛、抗炎

阿司匹林和其他非甾体抗炎药物主要靶向环氧合酶（COX），防止花生四烯酸（AA）到达 COX 催化位点，以阻断前列腺素（PGE 2）生成。阿司匹林的独特之处在于，它通过在环氧合酶催化位点内乙酰化共价修饰，使 COX-1 乙酰化并使其活性完全丧失。COX-2 的乙酰化则会促进单氧化产物 15（R）- 羟基二十碳四烯酸（15R-HETE）的产生，15R-HETE 进一步代谢为 15-epil- 氧脂素 A4，发挥抗炎作用。

（二）预防血栓性疾病

阿司匹林目前广泛用于预防心脑血管疾病。血小板在止血中起着重要的作用，但同时也促进动脉血栓形成，低剂量阿司匹林（75～150mg/d）通过乙酰化 COX-1 中的 529 位丝氨酸和 COX-2 中的 516 位丝氨酸不可逆地阻断 COX 酶的活性防止花生四烯酸（AA）到达 COX 催化位点，导致前列腺素生物合成的上游阻断，并最终抑制 TXA 2 生成和前列环素（PGI 2）的产生，从而减少血小板聚集，预防血栓性疾病。

（三）改善动脉粥样硬化

阿司匹林（30mg/kg）可显著降低高脂喂养的 LDL 受体缺陷大鼠血浆中 sICAM-1、MCP-1、TNF-α、IL-12、p40 等炎症因子水平以及主动脉内粥样斑块面积百分比，还可减少粥样斑块中巨噬细胞，增加平滑肌细胞和胶原蛋白。有实验证明，阿司匹林作为 AMPKβ 激动剂，可以调节肝脏的脂质代谢，间接改善动脉粥样硬化。阿司匹林可通过多种途径改善内皮功能：其一，阿司匹林可通过乙酰化内皮细胞和血小板的内皮型一氧化氮合酶（eNOS）609 位赖氨酸，使酶活性增强进而促进 NO 产生，从而促进血管扩张并抑制下游血管壁中血小板介导的炎症反应。此外，阿司匹林可促进血红素氧化酶（HO-1）并抑制非对称性二甲基精氨酸（ADMA）水平。已知 HO-1 与 NO 含量成正比，而 ADMA 是 eNOS 的抑制剂，可见阿司匹林具有促进 NO 生成的能力。其二，阿司匹林可诱导脂氧素（aspirin-triggered lipoxins，ATL）产生，有效地抑制血管内活性氧的产生，阻断血

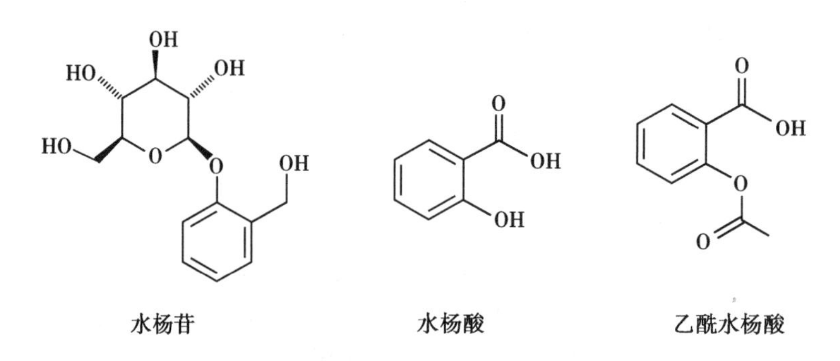

图 9-6 乙酰水杨酸

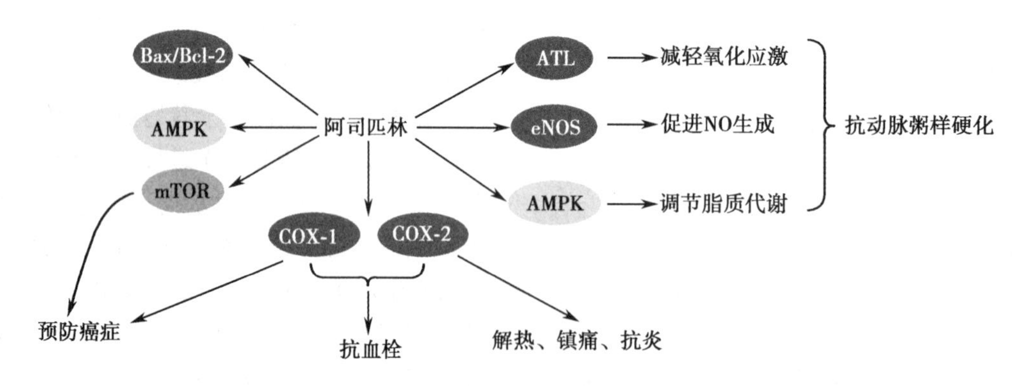

图 9-7 阿司匹林多靶效应

Bax/Bcl-2：B- 淋巴细胞瘤 2；mTOR：雷帕霉素受体；ATL：脱氧素；eNOS：一氧化氮合酶；COX-2：环氧合酶 2；COX-1：环氧合酶 1；AMPK：AMP 依赖蛋白激酶

小板源性生长因子介导的血管平滑肌细胞增殖和迁移，减少白细胞对于内皮细胞的黏附和炎症反应，减轻血管壁损伤。

（四）预防肿瘤

越来越多的证据表明阿司匹林具有预防肿瘤作用。研究发现，阿司匹林的抗肿瘤作用主要依赖于 COX 和非 COX 两个信号通路。在 COX 依赖通路中，阿司匹林通过有效抑制 COX-2 从而减少 PGE2 合成，抑制 PGE2、MAPK、PI3K、ERK 等多种信号通路。另一方面，阿司匹林可通过抑制 COX-1 引起的血小板功能障碍，间接抑制血小板聚集导致的肿瘤转移，并使血清 VEGF 整体水平下降，从而抑制肿瘤血管生成。在非 COX 通路依赖通路中，阿司匹林改变 Bax/Bcl-2 比值促进肿瘤细胞凋亡。阿司匹林还可以通过激活人乳腺癌细胞系和异种移植肿瘤中死亡受体 DR5 的表达诱导肿瘤细胞凋亡；可以使 AMPK 磷酸化，调节下游 mTOR 信号通路，诱导胰腺癌细胞自噬，从而发挥抗肿瘤作用。

第四节　药物多靶效应与网络药理学

一、网络药理学的研究现状

自 2007 年英国药理学家 Hopkins 提出“网络药理学”概念以来，这个基于系统生物学和多向药理学，融合网络生物学和化学基因组学理论的新药发现策略不断得到延伸和扩展，现已成为一门囊括多向药理学、系统生物学、多维组学和计算科学等理论的交叉学科。如今，通过运用高内涵或高通量筛选技术、组学技术（基因组学、蛋白组学、代谢组学、糖组学等）、生物信息学技术、网络分析及网络可视化等技术，网络药理学已成为揭开药物、基因、靶标、疾病之间复杂生物网络关系的利刃，为药物作用机制研究，药物效果和不良反应预测，先导化合物设计和优化提供了有力的支持。

应用网络药理学理论发现药物的思路主要有两种：一种是基于现有公共数据和已发表数据建立疾病及其防治药物干预药理网络模型，锁定对疾病网络平衡产生影响的节点或节点群，预测候选化合物的作用靶点或指导先导化合物的合成和优化，构建候选化合物 / 先导化合物 - 靶标 - 疾病网络，解析候选化合物 / 先导化合物的作用机制，预测其药效和不良反应，最后通过相应的实验进行验证；另一种思路是通过应用多维组学技术和高通量筛选或检测技术，观察疾病本身和药物干预后机体的变化，采用生物信息学和人工智能技术构建药物 - 靶标 - 疾病网络，进而对候选化合物 / 先导化合物的药效和毒副作用进行预测。

网络药理学的发展离不开组学技术、高内涵和高通量技术、生物信息学、计算方法、人工智能、分子交互验证技术和基因工程技术等的发展。

现代组学，包括基因组学，转录组学，蛋白组学，代谢组学，脂类组学，糖组学等，从不同维度和视角阐释了生命的细节。随着高密度基因芯片和高通量测序技术出现，目标基因组、外显子组和全基因组测序得以实现，人类对疾病发生的遗传学基础认知水平达到新的高度。

近年来，随着激光捕获显微切割技术、双向凝胶电泳、液相色谱、毛细管电泳等蛋白分离技术的发展和革新，生物体内的蛋白质分离已不再是限制蛋白质组学发展的瓶颈。随着质谱技术、多维蛋白质鉴定技术和蛋白质功能研究技术的成熟，生物体内越来越多的蛋白质得到鉴定和表征，基本实现了细胞亚结构、细胞和组织等不同生命结构层次中蛋白质的分离、鉴定和功能定位。

为了满足日益增多的全新化合物生物功能活性筛选需要，建立高效快捷、价格低廉和微量化的高通量药物筛选方法势在必行。通过采用分子和细胞水平研究手段，以微孔板（96 孔、384 孔，1 536 孔）作为实验载体，运用自动化的操作系统，可实现大量样品的测定。高通量筛选主要基于分子和细胞水平，往往一次测试获得的数据是针对某一种靶点 / 细胞的单一结果，为了弥补高通量筛选的局限性，产生了高内涵筛选。高内涵筛选是在保持细胞结构和功能完整的前提下，在一次实验内检测受试品对细胞生长、增殖、分化、迁移、凋亡、代谢途径和信号转导各环节的影响，同步获取受试品对整体细胞、基因、蛋白和其他细胞成分的影响，确定其生物学活性和潜在的毒副作用。目前高内涵筛选主要应用在细胞毒性、细胞周期、细胞凋亡、转录因子活化及核迁移、细胞内信号转导和细胞因子及活性物质释放等研究领域，为绘制受试药物对细胞作用机制的图谱提供了坚实的技术支持。

生物信息学是在生命科学、计算机科学和数学的基础之上发展起来的一门新兴交叉学科，通过运用数学与计算机科学的手段对生物信息进行收集、加工、存储与解析，进而理解各种数据的生物学意义。随着DNA第三代测序技术的发展、单细胞测序的成功、蛋白质测序的实现和高通量/高内涵技术的应用，科学研究所获取的数据数量之大前所未有。随着计算机技术和算法不断升级和优化，生物信息学不但能高效地对基因组和蛋白质组数据进行分析，还能对已知的或者全新的基因产物进行全面解析和预测，对复杂生物组织和器官的认识提高到单细胞水平，对整体生物的基因表达和功能研究深入到更准确的剪接异构体水平。

分子交互验证技术和生物工程技术等也是网络药理学中的重要工具，用于揭示关键节点的生物学作用和验证药物作用网络及预测模型的准确性。分子交互验证技术有等离子共振核磁炮和差异谱等技术，用于研究核酸-蛋白、蛋白-蛋白以及小分子药物与大分子之间的相互作用，构建识别、结合和解离等动力学过程模型，可动态获取分子相互作用信息，验证药物与靶点间的作用关系。生物技术也被称为生物工程，从问世到现在还不到五十年，却发展迅猛，成为人们日常生活和科学研究中不可缺少的重要工具。基因工程、细胞工程、蛋白/酶工程都是其细化分支。基因工程通过对基因进行剪切、改造或者拼接，直接改变生物体的表型和体内生化过程；细胞工程则是根据细胞生物学和遗传学原理大量繁殖或诱导生物体增殖；蛋白/酶工程则是通过运用载体表达手段获得具有特殊活性天然蛋白或者改造蛋白。通过生物工程的应用，可以对网络药理学中的节点进行分体研究，排除其他因素干扰，寻求单一变量下生物网络的变化，为生物网络功能解析和模型验证提供技术支持。

随着构建网络药理学学科理论和技术的不断发展，网络药理学这门新兴学科被越来越来的人关注，也为越来越多的领域发展提供了新的思路，包括药物靶点寻找、天然活性产物筛选、先导化合物设计、药物作用机制解析、中药及复方研究、药物重定位和毒理学研究。

随着相关学科和技术的不断发展，疾病机制研究和药物相互作用数据的不断积累，计算机技术和分析软件的不断完善，尤其是人工智能技术领域日新月异的发展，让我们相信网络药理学将被越来越多地应用于生命科学研究领域中。

二、多靶点药物在网络药理学研究中的应用

传统学术思想认为药物和靶点的关系就是钥匙和锁的关系，一把钥匙开一把锁。基于这种药物-靶点作用模式，在20世纪，新药的发现主要集中在锁定疾病中某一特定环节或者某个蛋白靶点，进而开发相应的高选择性和高亲和力激动剂或抑制剂。基于这种思想，人们发现了一些新药，但是近二十年以来，采用这种模式通过FDA批准的药物数量却逐年下降。Yıldırım等人在2007年发表的文章中对该理论提出了质疑，他们认为：多把钥匙可以开一把锁，一把锁也可能被多把钥匙打开。很多结构不同的药物可以作用于同一个靶点，对同一种疾病产生治疗作用；而同一个药物也可能通过多个靶点治疗一种疾病，或者是对多种疾病具有治疗作用。

随着多向药理学、功能基因组学、蛋白组学和系统生物学的发展和网络药理学的出现，人们越来越多地意识到生物体并非一个简单的三维结构，而是一个复杂的交互网络，系统的表型依赖于多个节点的密切连接，其中任一节点的缺失并不会影响整个系统功能的维持；同理，要改变系统的表型需对多个节点进行干预和调整，生物网络对外界干扰具有很强的抗性。因此，药物与作用靶点之间并非是孤立的对应关系，他们之间往往倾向于形成富集的网络。网络药理学的出现让我们能够在分子水平（基因、蛋白、小分子代谢物等）层面上更好地理解细胞和器官的行为，使得我们有可能更系统地解析生命过程，更准确地预测和解释药物的作用机制，优化多靶点药物的设计，最为重要的是它为药物的发现提供了一种全新的思路-多靶点药物。

广义上的多靶点药物可分为三类：第一类是多药多靶点，指同时使用几种单靶点药物，通过协同作用达到最佳治疗效果，已成为治疗肿瘤、

获得性免疫缺陷综合征、结核病、高血压和代谢性疾病的常用手段；第二类多靶点药物是将多个单靶点药物整合在一个给药单位中，形成固定比例的复方制剂，这种策略在高血压、艾滋病等疾病的治疗中较为常见；第三类是单药多靶点，即真正意义上的多靶点药物，一个单一成分可同时作用于多个靶点，对与疾病相关的多个靶点产生协同效应，达到药效最大化而副作用最小化。

临床重大疾病如恶性肿瘤、代谢性疾病、神经系统疾病和心脑血管疾病等都具有病因复杂多样、机制错综复杂、遗传非遗传因素掺杂和预后差异性大等特点。多靶点药物由于同时作用于多个环节，产生协同作用，治疗效果大于单纯干预单个环节。在毒副作用方面，多靶点药物能更好地平衡疾病中的多个病理因素，能在相对低的剂量下发挥治疗作用。

2005 年 12 月 20 日，由两家公司联合开发的治疗晚期肾细胞癌新药索拉非尼被美国 FDA 批准上市，成为首个多靶点抗癌药物。一方面，它通过抑制 Raf/MEK/ERK 信号传导通路直接控制肿瘤生长；另一方面，通过阻断血管内皮细胞生长因子受体（VEGFR）和血小板衍生生长因子（PDGFR）抑制血管新生，间接遏制肿瘤的生长。后续上市的达沙替尼、拉帕替尼、波舒替尼和凡德他尼也沿袭了这种多靶点酪氨酸激酶抑制剂的特点，通过切断肿瘤和周围组织的生长因子交互网络，最终起到遏制肿瘤生长的作用（表 9-2）。

抑郁症已成为现代社会的一种常见精神疾病，具有发病率高、复发率高、自杀率高等特点，给个人和社会带来了沉重的负担。采用网络药理学解析发现：抑郁症的发生与脑内单胺递质 5- 羟色胺（5-HT）、去甲肾上腺素（NE）和多巴胺（DA）功能不足有关，故改善单胺代谢网络的多靶点抗抑郁药物比单靶点药物更具优势。第一代 5-HT/NE 双重再摄取抑制剂 - 三环类抗抑郁药（TCAs）和单胺氧化酶抑制药（MAOIs）作为临床一线抗抑郁药物已有几十年的使用历史，至今仍有部分患者服用该类药物；第二代 5-HT/NE 双重重摄取抑制剂和 5-HT/NE/DA 三重重摄取抑制剂可同时提高多种神经传递，能更快起效。此外，单胺类重摄取抑制药和单胺受体拮抗药联用，以及与 5-HT 受体拮抗药合用也能快速提升单胺递质水平，发挥抗抑郁作用（表 9-3）。

在Ⅱ型糖尿病（T2DM）治疗用药早期，常规药物都能表现出良好的降糖效果，减轻和延缓并发症的出现。但是，由于胰岛 β 细胞进展性功能障碍未得到逆转，这些药物在长期使用后往往容易出现耐受，部分患者出现血糖水平失控并出现高血糖综合征。随着分子药理学的发展，人们发现与糖代谢紊乱相关的药物作用靶点不仅仅只有 β 细胞磺酰脲受体，除此之外还有过氧化物酶体增殖物激活受体（PPARα 和 PPARβ）、AMP 激活的蛋白激酶（AMPK）、二肽基肽酶 -4（DPP-4）、钠 - 葡萄糖共转运体 2（SGLT2）、胰高血糖素样肽 -1（GLP1）、胰高血糖素受体（GCGR）、糖依赖性胰岛素释放肽（GIP）受体和胰岛 β 细胞膜钾离子通道等。研究发现通过对多个靶点进行调节可保持血糖长时间的平稳，能更有效地降低并发症的发生概率。到目前为止，国内外已上市的复方降糖制剂已多达 20 多种，如西格列汀二甲双胍缓释片（janumet XR）、盐酸沙格列汀（kombiglyze）、盐酸二甲双胍（jentadueto）、二甲双胍固定剂量复方药物（invokamet）等；已批准上市的单分子多靶点降糖药物有洛贝格列酮（lobeglitazone），以及处于研发阶段的 KBP-042、LY3298176、MEDI0382 和 CKD-396 等（表 9-4）。

表 9-2　抗肿瘤多靶点药物

名称	英文名称	批准日期	作用靶点	临床适应证	类别
索拉非尼	sorafenib	2005 年 12 月	RAF/MEK/ERK、VEGFR、PDGFR	肾细胞癌晚期、肝癌、甲状腺癌	单分子多靶点
达沙替尼	dasatinib	2006 年 6 月	BCR-ABL、SRC	慢性粒细胞白血病	单分子多靶点
拉帕替尼	lapatinib	2007 年 3 月	EGFR、HER-2	晚期乳腺癌、Her2 阳性晚期或转移性乳腺癌	单分子多靶点
波舒替尼	bosutinib	2010 年 9 月	BCR-ABL、SRC	慢性髓性白血病	单分子多靶点
凡德他尼	vandetanib	2011 年 4 月	EGFR、VEGFR、RET	甲状腺髓样癌	单分子多靶点

表 9-3 抗抑郁多靶点药物

名称 / 代号	英文名称	批准年份	作用靶点	类别
盐酸米帕明	clomipramine hydrochloride	1966	5-HT/NE 双重再摄取抑制剂	单分子多靶点
万拉法新	venlafaxime	1991	5-HT/NE 双重再摄取抑制剂	单分子多靶点
米氮平	mirtazapine	1994	5-HT/NE 双重再摄取抑制剂	单分子多靶点
苯哌啶醋酸甲酯	methylphenidateritalin	1955	NE/DA 双重再摄取抑制剂	单分子多靶点
安非他酮	bupropion	2004	NE/DA 双重再摄取抑制剂	单分子多靶点
DOV21-947		Ⅱ期临床	5-HT/NE/DA 三重再摄取抑制剂	单分子多靶点
PNB-01		Ⅲ期临床	5-HT 再摄取抑制剂 / 多巴胺 D_2 受体拮抗剂	单分子多靶点
EB-1010，DOV-21947	amitifadine hydrochloride	Ⅱ/Ⅲ期临床	5-HT/NE/DA 转运体抑制剂	单分子多靶点
BCI-952	buspirone hydrochloride/ melatonin	Ⅱ期临床	5-HT1A 受体部分激动剂，抗氧化剂，凋亡诱导剂，自由基清除剂，NOS2 表达抑制剂，TH 表达增强子	单分子多靶点
RX-10100；BRL-14151K	clavulanate potassium	Ⅱ期临床	5-HT 转运的药物，β- 内酰胺酶抑制剂	单分子多靶点
BCI-224	sabcomeline hydrochloride	Ⅱ期临床	毒蕈碱 M1 受体激动剂，神经营养剂	单分子多靶点
AGY-94806	cutamesine hydrochloride	Ⅱ期临床	乙酰胆碱释放增强剂；Sigma1 受体激动剂	单分子多靶点

表 9-4 降血糖多靶点药物

名称	批准年份	作用靶点	临床适应证	类别
janumet XR	2007	PPAR-α、AMPK、DPP-4	T2DM	二甲双胍和西格列汀复方制剂，多组分多靶点
kombiglyze	2011	PPAR-α、AMPK、DPP-4	T2DM	二甲双胍和沙格列汀复方制剂，多组分多靶点
jentadueto	2012	PPAR-α、AMPK、DPP-4	T2DM	二甲双胍片和利格列汀 / 利格列汀复方制剂，多组分多靶点
invokamet	2014	PPAR-α、AMPK、SGLT2	T2DM	二甲双胍和卡格列净复方制剂，多组分多靶点
glyxambi	2015	SGLT2、DPP-4	T2DM	恩格列净和利格列汀复方制剂，多组分多靶点
CKD-396	Ⅲ期临床	PPAR-γ、DDP-4	T2DM	洛贝格列酮和西他列汀复方制剂，多组分多靶点
KBP-042	Ⅱ期临床	胰淀素和降钙素双激动剂	T2DM、糖尿病骨质疏松	单分子多靶点
MEDI0382	Ⅱ期临床	GLP-1 和 GCGR 双激动剂	T2DM 和肥胖症	单分子多靶点
LY3298176	Ⅱ期临床	GLP-1/GIP 受体双激动剂	T2DM	单分子多靶点

多组分联合用药也常用于抗感染治疗，如抗丙型肝炎和抗艾滋病的治疗，抗艾滋病治疗更是经历了单靶点药物和多组分多靶点联合用药的过程，由于受到病毒高度变异性和药物毒副作用限制，开发高效低毒的单组份多靶点抗 HIV 药物已成为迫切的社会需求。在高血压发生发展过程中，肾素 - 血管紧张素 - 醛固酮系统扮演了重要角色，作用于血管紧张素转化酶（ACE）和中性肽链内切酶（NEP）的双抑制剂、作用于内皮素转化酶（ECE）和 NEP 以及作用于血管紧张素受体 1（AT_1）和内皮素受体（ETA）的双抑制剂已成为药物研发的新方向（表 9-5）。

表 9-5 抗感染和心血管系统多靶点药物

名称	批准年份	作用靶点	临床适应证	类别
抗感染多靶点药物				
rebetron	1999	免疫系统、RNA 合成	丙型肝炎	重组 α-2b 干扰素注射剂和利巴韦林复合制剂，多成分多靶点
epzicom	2004	逆转录酶	HIV	lamivudine，Ziagen 复合制剂，多成分多靶点
truvada	2006	逆转录酶	HIV	Emtriva，Viread 复合制剂，多成分多靶点
conbivir	2000	逆转录酶	HIV	lamivudine，zidovudine 复合制剂，多成分多靶点
心血管系统多靶点药物				
omapatrilat	2002 Ⅲ期临床	ACE/NEP	高血压	单分子多靶点
daglutril	2003 Ⅱ期临床	ECE/NEP	高血压	单分子多靶点
PS433540	2013 Ⅱ期临床	AT_1/ETA	高血压	单分子多靶点

网络药理学与中医药理论的哲学思想具有异曲同工之处。中药复方的药效是基于其中多种有效成分（也可称为效成分群）对疾病网络不同节点调节的综合效果，组方中包括主要有效成分、次要有效成分、协同成分以及解毒成分，多种不同效用的成分相互作用，形成组方有效成分群 - 节点网络 - 疾病的有机整体，使得病理条件下机体的失衡状态回归到正常或新的水平，最终达到疾病治愈或平稳的目的。

疾病的发生和发展并不是机体内单一节点的病变过程，尤其是在一些重大疾病和复杂疾病中，单一的药物干预并不能扭转这些疾病的恶化。网络药理学的发展为疾病的治疗和药物设计提供了新的视角。在明确与疾病相关的不同节点及其相互关系的基础之上，网络药理学可构建出疾病的多靶点干预模型，指导和完成新药的设计和评价，为疾病的治疗和新药的研发提供全新的思维模式和研究思路。

（朱海波）

参 考 文 献

[1] WU D，HU D，CHEN H，et al. Glucose-regulated phosphory lation of TET2 By AMPK reveals a pathway liking diabetes to cancer[J]. Nature，2018，559：637-641.

[2] SUN L，XIE C，WANG G，et al. Gut microbiota and intestinal FXR mediate the clinical benefits of metformin[J]. Nature Medicine，2018，24：1919-1929.

[3] NAZLIY，COLAK N，ALPAY M F，et al. Neuroprotective effect of atorvastatin in spinal cord ischemia-reperfusion injury[J]. Clinics，2015，70（1）：52-60.

[4] HE Z，PENG Y，DUAN W，et al. Aspirin regulates hepatocellular lipid metabolism by activating AMPK signaling pathway[J]. Journal of Toxicological Sciences，2015，40（1）：127-136.

[5] BOLOGNES M L，CAVALLI A. Multitarget drug discovery and pholypharmacology. Chem.Med[J]. Chem. 2016，11（12）：1190-1192.

[6] TUN T，KANG Y S. Effects of simvastatin on CAT-1-mediated arginine transport and NO level under high glucose conditions in conditionally immortalized rat inner blood-retinal barrier cell lines（TR-iBRB）[J]. Microvasc Res，2017，111：60-66.

[7] MAIDA A，LAMONT BJ，CAO X，et al. Metformin regulates the incretin receptor axis via a pathway dependent on peroxisome proliferator-activated[J]. Diabetologia，2011，54（2）：339-349.

[8] STEGLE O，TEICHMANN SA，MARIONI J C. Computational and analytical challenges in single-cell transcriptomics[J]. Nature Reviews Genetics，2015，16（3）：133.

第十章 传出神经系统药物

第一节 传出神经系统的组成及药物研发史

一、传出神经系统的组成

传出神经系统包括自主神经系统和运动神经系统。自主神经系统（autonomic nervous system）主要支配心肌、平滑肌和腺体等效应器，运动神经系统则支配骨骼肌。

自主神经系统分为交感神经系统和副交感神经系统。自主神经从中枢发出，在神经节交换神经元后，到达所支配的效应器。自主神经分为节前纤维和节后纤维。交感神经的神经节位于交感神经链，其节前纤维自中枢发出后在神经节换元，然后发出节后纤维支配相应的效应器，因此交感神经的节前纤维较短，而节后纤维较长；副交感神经的神经节多靠近效应器，因此其节前纤维较长，而节后纤维较短。运动神经自中枢发出后，中途不交换神经元，直接到达骨骼肌，因此无节前和节后纤维之分。当神经冲动到达神经末梢时，末梢释放化学物质，即神经递质（neurotransmitter）。神经递质通过突触间隙（synaptic cleft）作用于次级神经元或效应器突触后膜或突触前膜的受体（receptor），产生相应的生物效应。作用于传出神经系统的药物主要是在突触部位影响递质或受体而发挥作用。

二、传出神经系统药物研发史

（一）乙酰胆碱作为化学突触递质的发现简史

1867年，乙酰胆碱首次合成成功，但人们并不清楚生物体内天然含有该物质。1904年，来自伦敦的亨利•哈雷•戴尔接受了一个为制药厂商工作的机会。也正是这次机会，戴尔及其实验室的科研人员充分地接触和认识了麦角碱（存在于大麦及其他谷类穗中的麦角菌菌核所含多种生物碱的总称），并先后分离出了麦角毒碱（早期的肾上腺素受体阻滞剂）、组胺、酪胺和乙酰胆碱等物质。乙酰胆碱的分离非常幸运，因为它是在分离麦角碱时作为一种罕见的污染物被发现的。随后，研究人员集中探究了乙酰胆碱的生物学效应。经过深入研究发现，这一物质具有两种相反的生物学效应：一种称为“毒蕈碱”样效应，也就是该物质在外周能够模拟兴奋副交感神经的生物学效应；另一种即“烟碱”样效应，也就是类似于烟碱作用肌肉及植物性神经节引起的肌肉兴奋性效应。

1909年，在德接受医学教育的犹太人奥托•勒维，被奥地利格拉茨大学聘为药理学教授，主要利用青蛙离体心脏进行心脏药理学领域的研究。奥托•勒维早年在英国留学期间受到一些前辈关于神经传递物质观点的启发，一直渴望能用试验证明神经传递是通过化学物质实现的这个想法。1921年复活节前夜，奥托•勒维反复做一个梦，醒来他按照梦中提示开展实验，结果就有了重大的发现。这个实验就是完成了著名的生理学经典的双蛙心灌流实验。他取出两只青蛙的心脏，一个连着迷走神经，另一个切断迷走神经。用导管将动脉与静脉连接起来，充“任氏液”进行灌流，形成体外循环。当刺激迷走神经时，与之相连的心脏跳动受到抑制；同时将流经该心脏的“任氏液”灌流切断迷走神经的另一只青蛙心脏时，其跳动也受到明显抑制。很明显，切断迷走神经的青蛙心脏受到的抑制效应，应该是来自溶于灌流溶液中的某种化学物质。奥托•勒维推测这种化学物质可能是迷走神经末梢释放的。这个实验进一步支持迷走神经不是通过“电传递”影响心脏，而是通过“化学传递”影响心脏功能的观点，他的这个结论奠定了神经兴奋化学传递学说的实验基础。

然而，这种化学物质到底是什么却并不清楚，奥托•勒维称之为迷走神经素。为探究迷走神经素，奥托•勒维和他的同事做了大量的研究工作。他们发现非常低浓度的乙酰胆碱可极大地抑制心跳；向心脏内加入可抑制酯酶活性的毒扁豆碱，可明显加强外源乙酰胆碱对心脏的抑制效应。这一结果提示心脏可能拥有内源性的水解乙酰胆碱的酯酶，后来他们称之为胆碱酯酶。于是他们推测：迷走神经素应该是一种胆碱，能被酯酶快速水解，但并不能确认是乙酰胆碱，因为当时还不知道动物体内含有天然的乙酰胆碱。

当时，戴尔也一直在孜孜不倦探究从动物体内分离天然的乙酰胆碱，但一直苦于没有找到有效的办法。经过多年的摸索，他认为，乙酰胆碱之所以不能被分离，可能就是因为其“短命”，一旦分泌很快就被酯酶分解。1929 年，这项工作终于有了突破，戴尔和化学家 Dudley 发现在马和牛的脾脏内有着很高浓度的乙酰胆碱，说明它是动物体内天然的组成成分。

1930 年，戴尔实验室的 Mathes 证明血液中的乙酰胆碱是被酯酶分解的，但这种酶的作用可以被毒扁豆碱抑制。1934 年，戴尔与 Fedberg 一起首次对用毒扁豆碱处理的水蛭肌肉标本进行实验，刺激支配胃的迷走神经，在静脉血中检测到乙酰胆碱。同样，刺激内脏神经，乙酰胆碱也出现在肾上腺髓质。后来，他们刺激猫的坐骨神经，在其支配的腓肠肌静脉血管中也收集到了乙酰胆碱；直接刺激肌肉可获得同样的结果，剪断神经支配则不行，但注射乙酰胆碱可模拟刺激效应。这说明乙酰胆碱是由神经末梢释放并传递给肌肉。实验期间，戴尔及其同事还陆续证明乙酰胆碱是自主神经节神经元与神经元之间的信号传递分子，并引进“胆碱能”和“肾上腺素能”等概念，为后来多种多样的神经递质的发现奠定了理论基础。

1936 年，奥托•勒维和戴尔因证明乙酰胆碱是神经冲动的化学递质而获得诺贝尔生理学或医学奖。

1937 年，布朗发现给去神经支配的肌肉动脉注射乙酰胆碱，可引起肌肉快速收缩，并可在肌肉上记录到动作电位的发放。20 世纪 50 年代以后，随着乙酰胆碱受体的发现与克隆以及有关离子学说得到科学实验的验证，化学突触传递的分子机制得到了完美的解释。随着研究的深入，揭示了乙酰胆碱越来越多的生理功能。除了作为重要的神经递质，乙酰胆碱对植物的生长、发育和代谢都有着重要的调控作用。在人体，乙酰胆碱更是广泛参与了骨骼肌运动、内脏活动、腺体分泌、感觉、学习、记忆与思维等活动的控制和调节。人体内乙酰胆碱分泌不足或作用受阻，将引起多种疾病。阿尔兹海默病大脑基底前脑胆碱能神经元退化损伤，导致乙酰胆碱分泌不足，是引起相应病症的重要原因。目前治疗该疾病的临床药物多是乙酰胆碱酯酶的抑制剂或前膜摄取乙酰胆碱转运蛋白的抑制剂，目的是延长乙酰胆碱的作用时效，以缓解疾病的临床表现。

（二）阿托品的研究历史

阿托品（atropine）是从植物颠茄、洋金花或莨菪等提取的生物碱，也可人工合成。天然存在于植物中的左旋莨菪碱很不稳定，在提取过程中经化学处理得到稳定的消旋莨菪碱，即阿托品，其硫酸盐为无色结晶或白色结晶性粉末，易溶于水。

颠茄属茄科植物。颠茄根的煎煮物具有散瞳作用。古代西班牙姑娘爱用颠茄滴眼引起瞳孔放大而显得漂亮，因此而得名 belladonna，意大利文“bella”是美丽的意思，“donna”是女郎的俗称。同属于茄科植物的莨菪和曼陀罗等均具有对抗乙酰胆碱的作用。1831 年，德国一名药剂师从颠茄根中提取分离得到阿托品，但其化学结构并不清楚。阿托品用于麻醉时抑制唾液及其他分泌液的释放，或配成眼药水作散瞳检查用。随后科学家将阿托品化学分解为莨菪碱和莨菪酸，阐明了阿托品的化学结构。1880 年，Landenburg 把这两种成分置于盐酸中合成了阿托品。后来，又将莨菪碱的基团与各种芳香酸酯化，成为一系列具有药理活性的化合物，称为托品类衍生物。

1933 年，霍夫曼 - 洛克公司的研究人员合成了安普托品（amputropine），它和阿托品的作用相似，但是几乎没有抑制腺体分泌的作用，使其成为具有选择性的胆碱受体阻断剂。近几十年来，科学家们相继合成了作用与安普托品类似的许多解痉药，如溴丙胺太林（propantheline bromide）、格隆溴铵（glycopyrronium bromide）、贝那替秦

(benactyzine)、双环维林(dicyclomine)等，临床上用于胃肠道痉挛、消化性溃疡等疾病的治疗。由于阿托品作用强，对瞳孔扩张的作用维持时间很长，不适合一般的眼科检查，科学家们又合成了一系列扩张瞳孔、作用维持时间较短的阿托品代用品，如后马托品(homatropine)、托吡卡胺(tropicamide)、环喷托酯(cyclopentolate)和尤卡托品(eucatropine)等，至今仍然广泛用于眼科检查。因阿托品及阿托品类衍生物对胆碱受体的选择性低，因而在临床使用时不良反应较多，而选择性M受体亚型阻断药，如哌仑西平(pirenzepine)、替仑西平(telenzepine)对M_1受体的选择性较高，抑制胃酸及胃蛋白酶分泌的作用较强，临床常用于消化性溃疡的治疗，较少出现口干、视力模糊等不良反应。

(三)抗胆碱酯酶药毒扁豆碱的发现

毒扁豆碱(physostigmine)又名依色林(eserine)，是从热带西部非洲尼日利亚生长的一种叫毒扁豆(俗称裁判豆)的木本攀援植物的成熟干燥种子加拉巴豆(或称裁判豆)中提取的一种生物碱。

1840年，英国军医W.F.Daniell向爱丁堡民族协会报告，他发现西非民间团体在执行犯人审判和定罪的时候，强迫犯人喝毒扁豆的水提取液，如果出现中毒症状就宣布受试者有罪，并假托说这是神道的审判。据说无罪的人不怕神的裁判，因此吞食很快，刺激胃引起呕吐，起了保护作用，就不会中毒；有罪的人因害怕审判而服食得慢，不引起呕吐而吸收中毒。Daniell的这份报告引起了爱丁堡的生药学教授M.Christioson的兴趣。他请求一名传教士在当地采集来一颗毒扁豆，将它在爱丁堡培育，然后采集了足够的豆子，提取后进行动物试验。结果表明，这种豆的提取物能使实验动物的心脏停止跳动而引起死亡。他自己又服食了一定量的提取物，亲身经历了身体感觉极度虚弱的中毒症状，但侥幸活了下来。

Christioson于1855年发表了这项实验结果。1863年，他的学生T.R. Fraser从毒扁豆中分离得到一种无定形粉末，称为“依色林”。1864年，化学家J. Jobst和O. Hesse制备得到结晶的纯品，并将此产品命名为毒扁豆碱(eserine)。Fraser在与一位眼科医生的合作中发现毒扁豆碱能拮抗阿托品对瞳孔的作用。1877年，毒扁豆碱在临床上开始用于青光眼的治疗，这也是目前毒扁豆碱的少数临床用途之一。1925年，药物化学家E. Stedman和J. Barger阐明了毒扁豆碱的化学结构。1931年，J.A. Aoschlimann根据毒扁豆碱的母核结构合成了一种新的生物碱，命名为新斯的明(neostigmine)，其缩瞳作用优于毒扁豆碱。

随后，药物化学家们又陆续合成了许多与新斯的明作用相似的药物，如溴吡斯的明(pyridostigmine bromide)、安贝氯铵(ambenonium chloride)、加兰他敏(galanthamine)等。这些药物如今仍然在临床上用于治疗青光眼、重症肌无力、术后腹气胀和尿潴留等。

(四)β受体阻断药普萘洛尔的发现

β受体阻断剂的引入被认为是人类在克服疾病的过程中最具革命性的事件之一，而得到此类理想药物的方法也使得药物的设计开发发生了革命性的变化。

肾上腺素是由肾上腺分泌的，去甲肾上腺素主要由肾上腺素能神经末梢释放，也可由肾上腺分泌。这些激素与相应的受体结合而产生生物反应。由于惊吓或应急而刺激交感神经系统，会引起神经系统的抵御准备：增加肾上腺素的分泌会导致支气管扩张、瞳孔扩大、外周血管紧缩等。儿茶酚胺的心脏毒性作用在20世纪40年代末和50年代初得到确认，因此认为，过量的肾上腺素分泌将会导致心脏病和高血压。

肾上腺素和去甲肾上腺素都会刺激肾上腺素受体。早在1948年，美国佐治亚州医学院的R.P. Ahlquist就推测，机体内存在着两种肾上腺素能受体，他将它们分别命名为α肾上腺素能受体和β肾上腺素能受体。β受体后来又被进一步划分为β_1肾上腺素能受体和β_2肾上腺素能受体。β肾上腺素能受体属于G蛋白偶联受体。G蛋白是与鸟嘌呤核苷酸相结合的调节蛋白，是细胞内的一种第二信使，调节着细胞内复杂的信号转导。

当时，由于Ahlquist的理论太过新颖，人们很难接受这一理论。Ahlquist的设想在最初的十年里一直没有能够引起人们的注意。1958年，C.E. Powell和I.H. Slater正在寻找一种长效且专一的支气管扩张剂来与异丙肾上腺素竞争拮抗，他们制备了异丙肾上腺素的二氯类似物DCI，并且根据异丙肾上腺素及其强心作用阐明了DCI

阻断异丙肾上腺素引起的支气管平滑肌舒张和拮抗异丙肾上腺素的强心作用，使 DCI 成为第一个 β 肾上腺素受体阻断剂，也称为 β 受体阻断剂。DCI 可以选择性地阻断 β 受体，这一发现是人类药物治疗的一次巨大进步。

J.W. Black 于 1924 年出生于苏格兰，虽然他没有药理学专业学习的经历，但英国 ICI 集团在 1958 年仍聘用他为位于格拉斯哥药理部门的高级药理学家。Black 开始寻找一种可以减少心脏交感神经刺激从而减少心肌耗氧量的抗心绞痛药物。他花了 10 年的时间理清细胞之间怎样进行化学上的信息传递。Black 和他的同事们研究了这些递质、激素和受体如何相互作用，从而产生所需要的生物效应。Black 深入研究了 DCI 的药理学特性，DCI 不仅具有 β 受体的阻断作用，还对心脏具有显著的激动效应，这种特性被称为 β 受体阻断剂的 ISA 活性。这一发现促进了 β 受体阻断剂的发展，β 受体阻断剂的作用相当于伪信使，它竞争性阻断肾上腺素与 β 受体相结合，由此产生机体所需要的药理学效应。

1962 年，Black 和他的同事们成功地制得了可以使心脏避免产生激动效应的 β 受体阻断剂丙萘洛尔（pronethalol）。然而不幸的是，在实验中丙萘洛尔可以引起小鼠胸腺肿瘤，这使 Black 和他的同事们被迫放弃了对它的继续研究。经过艰苦努力，合成了药物普萘洛尔（propranolol），商标名为心得安（inderal）。普萘洛尔具有较好的药效和安全性，不仅比丙萘洛尔有效，而且还可以避免小鼠的致癌现象，现已在临床上被广泛地用于控制和治疗心绞痛、高血压、心律失常以及偏头痛。该集团随后发现并上市了其他两种 β 受体阻断药：阿替洛尔（atenolol），商标名为天诺敏（tenormin）和普拉洛尔（practolol），商标名为心得宁（dalzic）。

β 受体阻断药不仅仅是一类新药，它们的发现也是药物研究历史上的一次方法革命。Black 将药物发现方法从搜索药物变为设计药物，即利用合理的药物设计来发现自然界中根本没有的新化合物。1963—1972 年间，Black 发现了药物西咪替丁（cimetidine），此药可以减少胃酸分泌，从而治疗胃溃疡。西咪替丁是制药史上的传奇，它每年的销售额超过了 10 亿美元。

1972 年，Black 担任伦敦国王学院医学院药理学教授一职。1988 年，Black、G. Elion 和 G. Hitchings 因关于药物治疗重要原理的发现而共同获得了诺贝尔生理学或医学奖。

β 受体阻断药上市后，在心血管疾病治疗方面有着极为重要的影响。世界上许多著名的制药公司都在生产 β 受体阻断药。β 受体阻断剂大约有两千多项专利，上市的主要药物约有 20 多种。仅上文提到的集团就有三种主打的 β 受体阻断药：普萘洛尔、阿替洛尔、普拉洛尔。此外，还有阿普洛尔、美托洛尔、吲哚洛尔、氧烯洛尔、醋丁洛尔和比索洛尔等。

除了治疗高血压和心肌损伤这些最基本的用途之外，β 受体阻断药还可用于麻醉来控制心动过速和心律不齐。一些 β 受体阻断药甚至对中枢神经系统具有一些非常有趣的效应。比如普萘洛尔可以唤起大脑对充满感情色彩的事件的记忆，而一般情况下，这些记忆会被人脑所抑制。普萘洛尔还具有抹去痛苦记忆的作用，是一种神奇的药物。不知何种原因，普萘洛尔还可以使人们以一种冷静的方式来回忆过去压抑的事情。

β 受体阻断药还经常被表演艺术家和运动员用于缓解焦虑。因为焦虑的产生与交感神经系统活动的增加和儿茶酚胺水平的增加有关。1986 年，美国大学运动员协会（NCAA）将 β 受体阻断药列为可以帮助运动员提高成绩的禁药。在奥林匹克竞技运动中，β 受体阻断药也被禁用于射击、射箭、跳台滑雪、自由滑雪、帆船、花样游泳、跳水和五项全能这些竞技项目。国际奥林匹克委员会（International Olympic Committee，IOC）将服用包括 α 受体和 β 受体阻断药在内的抗肾上腺素药的行为视为一种严重的违规，触犯的运动员一般将不会得到原谅。

（五）沙丁胺醇的发现

沙丁胺醇（salbutamol）是基于肾上腺素结构设计的抗哮喘类药物。本品应用广泛，是目前国内外临床最常用的平喘药之一，是安全有效的平喘药，可作为哮喘急性发作首选药物之一。本品 1968 年首次上市，1988 年在我国注册。国内于 1975 年生产。

传出神经系统药物的发展简史如图 10-1 所示。

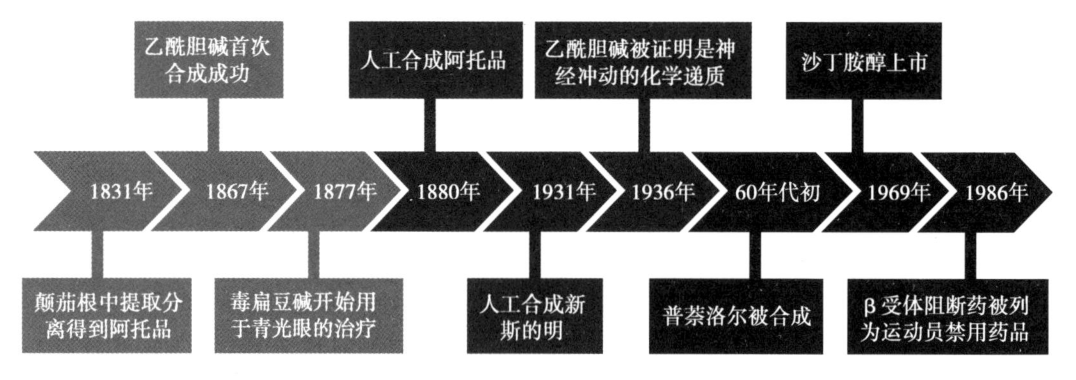

图 10-1 传出神经系统药物研发简史图

第二节 传出神经系统的药物

一、作用于胆碱受体的药物

目前根据各种药物的作用及作用机制不同可将作用于胆碱受体药物分为2大类。见表10-1。

（一）胆碱受体激动药

胆碱受体激动药（cholinoceptor agonists）根据作用方式可分为三类：M、N受体激动药，M受体激动药和N受体激动药。

抗胆碱酯酶药（anticholinesterase drugs）与ACh一样，也能与乙酰胆碱酯酶（acetylcholinesterase，AChE）结合，但结合较牢固、水解较慢，抑制AChE活性，从而使胆碱能神经末梢释放的ACh堆积，激动M受体及N受体，产生拟胆碱作用。

1. M、N胆碱受体激动药

乙酰胆碱

乙酰胆碱（acetylcholine，ACh）可直接激动M受体和N受体，兼有M样作用和N样作用：①M样作用，又称毒蕈碱样作用。小剂量ACh静脉注射可激动外周全部M受体，产生与胆碱能节后神经纤维兴奋时相似的效应，即M样作用。如：瞳孔缩小；腺体（泪腺、汗腺、支气管腺体、消化腺等）分泌增加；平滑肌（支气管平滑肌、胃肠平滑肌等）兴奋收缩；心血管系统功能抑制，心率减慢、心肌收缩力减弱、血管舒张、血压下降等；②N样作用，又称烟碱样作用。静脉注射剂量稍大时，ACh除激动M受体外，还可激动神经节上的Nn受体、肾上腺髓质嗜铬细胞的Nn受体和运动终板上的Nm受体，产生与兴奋全部自主神经

表 10-1 作用于胆碱受体药物的分类

药物分类		代表药
胆碱受体激动药	M、N胆碱受体激动药	乙酰胆碱、醋甲胆碱、卡巴胆碱、贝胆碱
	M胆碱受体激动剂	毛果芸香碱、毒蕈碱
	N胆碱受体激动剂	烟碱
抗胆碱酯酶（AChE）药	易逆性抗胆碱酯酶药	新斯的明、吡斯地明、毒扁豆碱
	可逆性中枢乙酰胆碱酯酶抑制剂	多奈哌齐、卡巴拉汀、加兰他敏、石杉碱甲
	难逆性抗胆碱酯酶药	有机磷酸酯类（主要为农业毒性药品）
胆碱受体阻断药	M型胆碱受体阻断药	阿托品、山莨菪碱、东莨菪碱、托吡卡胺、溴丙胺太林、曲美布汀、双环维林、奥昔布宁、托特罗定、索利那新、异丙托溴铵、噻托溴铵等
	N型胆碱受体阻断药	美加明、樟磺咪芬、琥珀胆碱、筒箭毒碱、罗库溴铵、瑞（雷）帕库溴铵、顺阿曲库铵、多库氯铵、维库溴铵、泮库溴铵等

节和运动神经相似的N样作用。

传出神经的效应器是由胆碱能神经和肾上腺素能神经双重支配，常以其中一类神经支配占优势，故全部自主神经节兴奋的表现较为复杂。其中，胃肠、膀胱平滑肌和腺体为胆碱能神经占优势，而心肌和小血管则以去甲肾上腺素能神经占优势。当稍大剂量的ACh激动自主神经节的Nn受体时，不仅表现有胃肠和膀胱平滑肌收缩、腺体分泌增加等作用，而且还表现为心脏兴奋、血管收缩、血压升高。肾上腺髓质也受胆碱能神经支配，故Nn受体激动还可引起肾上腺髓质释放肾上腺素（adrenaline，Ad）。此外，ACh还能激动骨骼肌运动终板上的Nm受体而使骨骼肌收缩。

2. M胆碱受体激动药

毛果芸香碱

【药理作用和临床应用】

药理作用：毛果芸香碱（pilocarpine）可选择性激动M受体，产生M样作用，对眼和腺体作用最为明显。

眼：毛果芸香碱溶液滴眼，可引起：①缩瞳；②降低眼内压；③调节痉挛。

腺体：毛果芸香碱通过激动M受体，使腺体分泌增加，以汗腺和唾液腺分泌增加最为明显，泪腺、胃腺、胰腺等分泌也可增加。

临床应用：①青光眼，降低眼内压，缓解症状；②与扩瞳药（如阿托品）交替使用，防止虹膜炎造成的虹膜与晶状体的粘连；③缩瞳：术后或验光检查眼底后，用毛果芸香碱滴眼以拮抗扩瞳药的作用；④口腔黏膜干燥症：长期应用具有M受体阻断作用的药物，如阿托品类、抗精神病药、抗肿瘤药、抗抑郁药或进行鼻咽部、喉部肿瘤的放射治疗，可以引起口腔黏膜干燥症，用毛果芸香碱可以缓解症状。

【体内代谢及影响因素】　本药水溶性和脂溶性均较好，故其滴眼液的通透性良好。1%滴眼液滴眼后10～30分钟出现缩瞳作用，持续时间达4～8小时；降眼压作用的达峰时间约为75分钟，持续4～14小时（持续时间与浓度有关）。毛果芸香碱可能在神经元突触处失活，也很可能在血浆中失活。毛果芸香碱及其失活代谢物随尿排出。

【药物相互作用和不良反应及处理】

药物相互作用及处理：

（1）与β肾上腺素受体阻滞药、碳酸酐酶抑制药、α肾上腺受体激动药、β肾上腺受体激动药、高渗脱水剂合用有协同作用。

（2）与其他拟胆碱药或抗胆碱酯酶药（如新斯的明）合用可增加本药作用，合用需调整本药剂量。

（3）与地匹福林合用可导致近视程度暂时增加。

（4）与阿托品、环戊醇胺酯合用可干扰本药的抗青光眼作用，而这些药物的散瞳作用也会被抵消。

（5）与拉坦前列素合用，因降低葡萄膜巩膜途径房水流出量，可减低拉坦前列素的降眼压作用。

（6）与局部抗胆碱药合用将干扰本药的降眼压作用，与全身抗胆碱药合用，因全身用药到达眼部的浓度很低，通常不影响本药的降眼压作用。

（7）与磺胺醋酰钠滴眼液（pH 8～9.5）合用可使结膜液的pH值一过性升高达7.4，并可导致本药沉淀。

不良反应及处理：可有眼刺痛，烧灼感，结膜充血引起睫状体痉挛，浅表角膜炎，颞侧或眼周头痛，诱发近视。此眼部不良反应通常发生在治疗初期，并在治疗过程中消失。老年人和晶状体混浊的病人在照明不足的情况下会有视力减退。有使用缩瞳剂后视网膜脱离的罕见报告。长期使用本品可出现晶状体混浊。局部用药后出现全身不良反应的情况罕见，但偶见特别敏感的患者，局部常规用药后出现流涎、出汗、胃肠道反应和支气管痉挛。过量中毒可出现M受体过度兴奋的症状，可用足量阿托品解救，并采用对症治疗和支持治疗，如维持血压和人工呼吸等措施。

【临床应用现状分析与展望】　人们对于新型选择性胆碱能M受体激动剂的筛选仍然积极，研究的热点主要在中枢神经系统相关疾病。有许多研究表明胆碱能M受体激动剂不仅具有抗精神病作用，还可以改善认知障碍和运动功能障碍。然而，由于所有毒蕈碱受体广泛分布，筛选有临床意义的药物仍然存在挑战。人们进而根据各亚型胆碱能M受体在人体内的分布，研究各亚型相关受体及配体，并试图找到具有潜在治疗意义的中枢神经系统疾病治疗药物。

近年来也有研究发现胆碱能 M 受体广泛分布于中枢和外周神经系统中。通过激动该受体引起与吗啡镇痛作用相当的结果。并认为该类受体配体有潜在的镇痛治疗意义。有研究认为靶向激动 M 胆碱能受体可以通过抑制丝状生长和生物膜形成来抑制白色念珠菌的毒力，并适当地调节宿主免疫应答以诱导快速清除，同时较轻地影响到重要组织。重新研究针对胆碱能受体的相关药物可能为预防或治疗真菌感染提供新的治疗方案。

相信将来会有新的高选择性的有临床价值的胆碱能 M 受体激动剂进入临床，这将会为一些疑难病症的治疗开辟一些新的思路和方案。

3. N 胆碱受体激动药　N 胆碱受体有 Nn 和 Nm 两种亚型。Nn 受体分布于交感神经节、副交感神经节和肾上腺髓质，Nm 受体分布于骨骼肌。N 胆碱受体激动药有烟碱、洛贝林、合成化合物四甲铵和二甲基苯哌嗪等。烟碱和洛贝林为天然生物碱。洛贝林由山梗菜中提取，作用弱于烟碱，曾用作反射性呼吸中枢兴奋药。

烟碱

烟碱（nicotine）由烟草中提取，是一种少见的本身为液体的生物碱。作用广泛而复杂，可激动 Nm 和 Nn 受体，能作用于多种神经效应器和化学感受器，最终的效应是烟碱的兴奋作用与抑制作用的总和。给药后首先对所有神经节产生短暂的兴奋作用，随后是持续的抑制作用。

小剂量烟碱可对 N 胆碱受体产生激动作用，大剂量则在激动之后迅速产生阻断作用。例如烟碱可激动交感神经节或阻断副交感神经支配心脏的神经节而加速心率，也可阻断这两者而减慢心率，还可通过作用于颈动脉体和主动脉体以及中枢神经而影响心率。此外，尚可激动肾上腺髓质的 Nn 受体而引起肾上腺素的释放，从而加速心率，升高血压。烟碱对骨骼肌 Nm 受体的阻断作用可迅速掩盖其激动作用而产生肌肉麻痹。由于烟碱作用广泛、复杂，故无临床实用价值，仅具有毒理学意义。

洛贝林

【药理作用和临床应用】

药理作用：洛贝林（lobeline）由山梗菜中提取，作用弱于烟碱，曾用作反射性呼吸中枢兴奋药。可刺激颈动脉体和主动脉体化学感受器（均为 N1 受体），反射性地兴奋呼吸中枢而使呼吸加快，但对呼吸中枢并无直接兴奋作用。对迷走神经中枢和血管运动中枢也同时有反射性的兴奋作用，对植物神经节先兴奋而后阻断。

临床应用：主要用于各种原因引起的中枢性呼吸抑制。临床上常用于新生儿窒息，一氧化碳、阿片中毒等。

【体内代谢及影响因素】　静脉注射后，其作用持续时间短，一般为 20 分钟。

【药物相互作用和不良反应及处理】

药物相互作用及处理：目前尚未见与洛贝林发生相互作用的药物的报道。

不良反应及处理：用药后吸烟可致恶心、出汗及心悸，故山梗菜碱盐酸或硫酸盐曾用作“戒烟药”。

【临床应用现状分析与展望】　虽然该类药物临床应用十分有限，但由于其具有广泛的药理作用，一直是人们研究新的治疗药物的不可或缺的领域。

近 30 年来烟碱乙酰胆碱受体（nAChRs）的配体具有作为治疗剂的研究一直比较热门。越来越多的研究表明 α_7nAChRs 是多种疾病的相关治疗靶标，包括神经变性，认知障碍和炎症。但很少有 nAChR 配体被批准用于任何临床病症。而最近 nAChR 配体在阿尔茨海默病和精神分裂症临床试验中的失败降低了对这种治疗策略的热情，许多制药公司现在已经放弃了这一研究领域。现在亟需解决的问题集中在所使用的动物模型与它们要模拟的人类临床状况之间的潜在转化差距。更具体的 nAChR 领域是关于亚型选择性，剂量选择，激动剂，拮抗剂或变构调节剂策略是否最佳等问题。

而除了精神系统疾病外，人们认为 nAChR 在抗炎过程中起着重要作用，研究发现激动该类受体可引起减轻炎症和相关的心血管异常情况以及放射性肺损伤的炎性情况。也有研究认为局部施用 nAChR 激动剂可通过抑制 TLR2 介导的炎症和抗微生物肽反应来改善糖尿病伤口的伤口愈合和感染结果。随着各类研究的深入和拓展，今后将有可能在精神系统和抗炎治疗的领域中出现有临床意义的激动该类受体的药物。

4. 抗胆碱酯酶（AChE）药　AChE 主要存在于胆碱能神经末梢突触间隙。AChE 可在胆碱能神经末梢、效应器接头或突触间隙等部位终止 Ach 的作用。

（1）易逆性抗 AChE 药

新斯的明

【药理作用和临床应用】

药理作用：新斯的明（neostigmine）与 ACh 竞争结合 AChE，使 AChE 暂时失去活性，使突触间隙 ACh 浓度增高，激动胆碱受体，表现为 M 样作用和 N 样作用。

新斯的明对骨骼肌的兴奋作用最强；对胃肠和膀胱平滑肌有较强的兴奋作用；对心血管、腺体、眼和支气管平滑肌作用较弱。对骨骼肌选择性作用的机制是：①抑制胆碱酯酶而发挥作用；②直接激动骨骼肌运动终板上的 Nm 受体；③促进运动神经末梢释放 ACh。

临床应用：①重症肌无力；②术后腹气胀和尿潴留；③阵发性室上性心动过速；④肌松药中毒解救；⑤阿托品中毒解救。

【体内代谢及影响因素】　口服吸收差，口服剂量比皮下注射大 10 倍以上。本药肌内注射后起效时间为 10～30 分钟，达峰时间为 0.5 小时，作用持续时间为 2～4 小时；静脉注射后起效时间为 4～8 分钟，达峰时间为 6 分钟，作用持续时间为 2～4 小时。血浆蛋白结合率为 15%～25%，但具有季铵基团，不通过血脑屏障，无中枢作用；不透过角膜，对眼睛无明显作用。可被血浆中胆碱酯酶水解，亦可经肝脏代谢。注射后消除迅速，80% 的给药量于 24 小时内随尿液排泄，其中药物占给药量 50%，15% 的给药量以代谢物（3- 羟基苯 -3- 甲基铵）形式排出。肌内注射给药的平均半衰期为 0.89～1.2 小时。儿童的消除半衰期明显较成人短，但其作用持续时间未必明显缩短。肾衰竭患者半衰期明显延长。

【药物相互作用和不良反应及处理】

药物相互作用及处理：新斯的明与 β 受体阻断药合用可使病人心率减慢及血压下降。本药不宜与去极化肌松药合用，如与具有非除极化型阻滞作用的氨基糖苷类抗生素合用时，后者可拮抗前者作用。此外，某些能干扰神经肌肉传递的药物如奎尼丁亦能使新斯的明作用减弱，故不宜合用。

不良反应及处理：治疗量时不良反应较少。大剂量时可引起恶心、呕吐、腹泻、流泪、流涎等，严重时可出现共济失调、惊厥、昏迷、语言不清、焦虑不安、恐惧甚至心脏停搏。中毒量可致胆碱能危象，表现为大汗淋漓、大小便失禁、心动过速及其他心律失常，还可见肌痉挛。由于肌细胞膜过度除极化，可阻断神经肌肉传导，加重肌无力症状。过量中毒时，可给予阿托品对抗。

【临床应用现状分析与展望】　该药在临床应用较多，需注意本药不宜与去极化肌松药合用，该药可导致过敏，应配备治疗过敏的药物，如阿托品，同时在具体临床使用过程中，注意用量应个体化。若神经肌肉阻滞程度较低应减低本药剂量，否则可导致神经肌肉功能不全。

毒扁豆碱

【药理作用和临床应用】

药理作用：毒扁豆碱（physostigmine，依色林，eserine）是最早应用于临床的可逆性抗胆碱酯酶药，吸收后在外周能产生完全拟胆碱作用，也可透过血 - 脑脊液屏障，产生中枢神经系统作用。经眼给药时，易透过角膜，使瞳孔缩小，作用强而持久。

临床应用：主要用于眼科治疗青光眼，作用较毛果芸香碱快、强而持久。与毛果芸香碱相比，毒扁豆碱刺激性较强，长期给药时患者不易耐受，可先用毒扁豆碱滴眼数次，后改用毛果芸香碱维持疗效。

【体内代谢及影响因素】　本药易从胃肠道、皮下组织及黏膜吸收，吸收后易透过血 - 脑脊液屏障。局部滴眼，易透过角膜。在体内大部分药物经血浆脂酶水解而失活。少随尿排出。滴眼后约 10 分钟可见到缩瞳作用，可维持眼压下降 1～2 天。因选择性较差，很少全身使用。

【药物相互作用和不良反应及处理】

药物相互作用及处理：目前尚未见与毒扁豆碱发生相互作用的药物的报道。

不良反应及处理：①大致类似新斯的明，可见恶心、呕吐、瞳孔缩小、流涎、癫痫发作、尿失禁、呼吸困难、心动过缓和腹泻。②长时间使用毒扁豆碱眼膏可使黑色皮肤患者的眼睑边缘脱色。③局部用于眼部较难耐受，并可致结膜产生结膜滤泡。反应与毛果芸香碱相似但更强烈。吸收后在外周可出现拟胆碱作用，中毒时可引起呼吸麻痹。局部点眼可引起眼睑痉挛、眼调节肌痉挛、眼痛、睫状体充血、头痛等。④注射给药过量时可引起“胆碱能危象”。本药眼膏应用过量时可有全身中毒的危险，并加重眼刺激、眼痛、头痛等症状。

过量中毒时，可给予阿托品对抗。

【临床应用现状分析与展望】 该类药的注射制剂，其不良反应的发生率和严重性比本类药中其他品种高且严重，遇有胆碱能神经过度兴奋的症状时应立即停药并用阿托品对抗。由于本药注射液不良反应严重，目前已不用于治疗青光眼，主要采用滴眼液制剂。

吡斯的明

【药理作用和临床应用】

药理作用：吡斯的明（pyridostigmini）作用与溴新斯的明相似，特点为起效慢、维持时间长。能可逆性地抑制胆碱酯酶的活性，减慢乙酰胆碱的灭活，使乙酰胆碱效应增强和延长；还可直接兴奋横纹肌的N胆碱受体，对横纹肌有较明显的选择性兴奋作用。

临床应用：用于重症肌无力和手术后功能性肠胀气、尿潴留。此外，本药还可使生长激素释放激素引起的生长激素水平显著增加，与生长激素释放激素合用可诊断和治疗儿童短身材。

【体内代谢及影响因素】 本药不易从胃肠道吸收，口服30～60分钟起效，达峰时间1～2小时，作用持续时间6～12小时，口服生物利用度为11.5%～18.9%。本药极少进入中枢，但可通过胎盘。药物在体内经肝脏可先水解成氨基酸和吡啶衍生物。药物或代谢产物经肾排泄，少量可进入乳汁中。静脉注射后的半衰期为1.9小时。

【药物相互作用和不良反应及处理】

药物相互作用及处理：与β肾上腺素受体阻断药，如醋丁洛尔、普萘洛尔，合用可导致心脏不良反应相加，增加发生心动过缓和低血压的风险。β肾上腺素受体阻断药还可能导致重症肌无力症状恶化。

处理：合用时应谨慎，监测是否出现心脏不良反应（如低血压、心动过缓）、重症肌无力恶化。

不良反应及处理：①肌肉骨骼系统：常见肌肉痛性痉挛；②神经系统：本药单独使用时可出现轻度的抗胆碱酯酶的毒性反应，如腹痛、腹泻、胃肠道蠕动增加、胃痉挛、恶心、呕吐、唾液增多、支气管内黏液分泌增多、多汗、缩瞳、乏力、血压下降、心动过缓。严重的有胆碱能危象。

【临床应用现状分析与展望】 吡斯的明是治疗重症肌无力最常用的胆碱酯酶抑制剂，但不宜单独长期使用胆碱酯酶抑制剂，其剂量应个体化，一般应配合其他免疫抑制药物联合治疗。吸收、代谢、排泄存在明显的个体差异，其药量和用药时间应根据服药后效应调整。常见不良反应为肌肉痛性痉挛。

安贝氯铵（ambenonium chloride）主要用于肠胀气和重症肌无力等。可用于对溴离子过敏、不能耐受溴新斯的明或溴吡斯的明的病人。

（2）可逆性中枢乙酰胆碱酯酶（AChE）抑制剂：胆碱酯酶抑制剂是现今治疗轻中度阿尔茨海默病的一线药物，主要包括多奈哌齐、卡巴拉汀、加兰他敏和石杉碱甲。它们在治疗轻中度AD患者时，在改善认知功能、总体印象和日常生活能力方面疗效确切。

多奈哌齐

【药理作用和临床应用】

药理作用：多奈哌齐（donepezil）为可逆性乙酰胆碱酯酶（AChE）抑制药，对AChE具有较强选择性，对脑内AChE的抑制作用较对中枢神经系统外的丁酰胆碱酯酶的抑制作用强1 000倍。本药通过抑制AChE，使直接参与神经传导的突触间隙中的乙酰胆碱含量增加，从而发挥疗效。

临床应用：治疗轻、中度阿尔茨海默病。

【体内代谢及影响因素】 口服本药后3～4小时达血药峰浓度，血浆浓度和曲线下面积与剂量成正比。按一日1次给药，一般治疗开始后3周内达稳态。血浆蛋白结合率约为95%。部分本药经CYP代谢为多种代谢产物，6-氧-去甲基多奈哌齐为唯一与本药活性相似的代谢物。单剂口服^{14}C标记的本药5mg后10日内，57%的放射标记物随尿液排泄（17%为药物），14.5%的放射标记物随粪便排泄，28%的放射标记物未被回收，表明本药和/或其代谢物可在体内存在10日以上。半衰期约为70小时。

【药物相互作用和不良反应及处理】

药物相互作用及处理：①细胞色素P450（CYP）3A4抑制药（如酮康唑、伊曲康唑、红霉素）、CYP 2D6抑制药（如奎尼丁、氟西汀）通过抑制CYP 3A4或CYP 2D6介导的本药的代谢；②CYP 3A4或CYP 2D6诱导药（如利福平、苯妥英、卡马西平、地塞米松、苯巴比妥）合用，可诱导CYP 3A4或CYP 2D6介导的本药的代谢，可能降低本药的血药浓度，增加本药的清除率；③与胆碱受体激动药、β肾上腺素受体阻断药、神经肌肉阻断药（如琥珀胆碱）有协同作用；④本药可干扰抗胆碱药的疗效；⑤酒精可能降低本药的血药浓度。

不良反应及处理：①常见的不良反应有腹泻、肌肉痉挛、乏力、恶心、呕吐、失眠、头痛、普通感冒、厌食、呕吐、皮疹、瘙痒、幻觉、易激惹、攻击行为、昏厥、眩晕、失眠、胃肠功能紊乱、肌肉痉挛、尿失禁、乏力、疼痛；②在检查患者的昏厥或癫痫时，应考虑心脏传导阻滞或长窦性间歇发生的可能性；③已报告横纹肌溶解独立于神经阻滞剂恶性综合征发生，并且与多奈哌齐起始治疗或剂量增加具有密切的顺势关系。

处理：①如出现不明原因的肝功能障碍，应考虑停药；②如出现精神紊乱症状（如幻觉、易激动、攻击行为），可减量或停药；③用药过量可引起胆碱能危象。此外，还可能出现进行性肌无力（如累及呼吸肌可致死）。采取一般支持疗法，可给予叔胺型抗胆碱药（如阿托品）作解毒药。

【临床应用现状分析与展望】 在临床应用过程中，体重较低（<55kg）的患者比体重较高（≥55kg）的患者更易出现恶心、呕吐及体重减少。痴呆及本药均影响驾驶及操作机械，用药期间应对患者驾驶或操作复杂机械的能力进行评估。

卡巴拉汀

【药理作用和临床应用】

药理作用：卡巴拉汀（rivastigmine）为一种氨基甲酸类脑选择性乙酰胆碱酯酶抑制药，通过延缓乙酰胆碱的降解，促进胆碱能神经传导。本药对中枢胆碱酯酶的抑制作用明显强于外周，对中枢胆碱酯酶的亲和力为外周的10倍。动物试验结果表明，本药能选择性增强脑皮质和海马等部位乙酰胆碱的效应，可改善胆碱能神经介导的认知功能障碍，并可减慢淀粉样蛋白β-淀粉样前体蛋白（APP）片段的形成（淀粉样斑块是阿尔茨海默病的主要病理特征之一）。本药作用强度中等，比毒扁豆碱作用弱。与心脏、骨髓肌相比，对脑中乙酰胆碱酯酶特异性更强。

临床应用：用于治疗轻、中度阿尔茨海默型痴呆的症状。

【体内代谢及影响因素】 本药口服给药后吸收迅速而完全，达峰时间约为1小时。本药易透过血-脑脊液屏障，血浆蛋白结合率约为40%。主要经胆碱酯酶介导的水解作用而迅速、广泛地代谢，细胞色素P450（CYP）极少参与本药的代谢。代谢产物主要经肾脏排泄，尿液中未见药物。24小时内90%以上的药物经肾脏排泄，少于1%的药物随粪便排出。半衰期约为1小时。

【药物相互作用和不良反应及处理】

药物相互作用及处理：①合用可能出现协同效应：如拟胆碱药、神经肌肉阻断药（如琥珀胆碱），使用琥珀胆碱型神经肌肉阻断药前应停用本药，以使两药有适当的给药间隔；②可干扰抗胆碱药的疗效；③与甲氧氯普胺合用可增加发生锥体外系反应的风险；④与β肾上腺素受体阻断药［尤其是具心脏选择性的β肾上腺素受体阻断药（如阿替洛尔）］合用对减慢心率有协同作用，可能导致晕厥；⑤尼古丁可使本药的口服清除率升高23%。

不良反应及处理：常见的药物不良反应为胃肠道反应，包括恶心（38%）和呕吐（23%），特别是在加量期；还有头晕、腹泻、食欲降低。常见激越、意识模糊、焦虑、头痛、嗜睡、震颤、多汗、疲劳衰弱、不适。在临床试验中发现，女性患者更易于出现胃肠道反应和体重下降。

处理：①本药可引起眩晕、疲乏，尤其开始治疗或增加剂量时，用药时应评估患者继续驾驶或操作机械的能力。②若经皮给药时给药部位反应扩散至贴片区域外，或出现更为强烈的局部反应（如红斑、水肿、丘疹或囊泡增加）且去除贴片后的48小时内症状无明显改善，应怀疑为过敏性接触性皮炎，并停药。③如使用本药贴片时出现过敏性接触性皮炎，但仍需本药继续治疗，仅在过敏反应试验结果为阴性和密切监测下方可改用口服制剂。④用药过量可能导致恶心、呕吐、腹泻、高血压、幻觉、心动过缓、晕厥，但多数患者过量时并不表现临床症状或体征。a. 无症状的用药过量患者在随后的24小时内不应继续使用本药。b. 若出现严重恶心、呕吐，应考虑使用止吐药。必要时，可对其他不良反应给予对症治疗。c. 对严重用药过量者，可静脉注射硫酸阿托品，推荐初始剂量为0.03mg/kg，随后可根据其临床疗效调整剂量。不推荐使用东莨菪碱。⑤如果病人在增加剂量后出现严重不良反应而不能耐受，可以停药数天后，再从最小剂量给起，逐渐增加剂量到患者能够耐受的最佳剂量。

【临床应用现状分析与展望】 本药可引起眩晕、疲乏，尤其开始治疗或增加剂量时，用药时应评估患者继续驾驶或操作机械的能力。如使用本药贴片时出现过敏性接触性皮炎，但仍需本药继续治疗，仅在过敏反应试验结果为阴性和密切监测下方可改用口服制剂。

加兰他敏

【药理作用和临床应用】

药理作用：加兰他敏（galantamine）为一种具有选择性、竞争性及可逆性的乙酰胆碱酯酶抑制药，能增强阿尔茨海默病患者胆碱能系统的活性，改善患者的认知功能。

临床应用：①用于重症肌无力、脊髓灰质炎后遗症、神经系统疾病或外伤引起的感觉和运动障碍、多发性神经炎、脊神经炎；②用于拮抗氯筒箭毒碱及其类似药物的非去极化肌松作用；③用于治疗轻至中度阿尔茨海默病。

【体内代谢及影响因素】 口服本药普通口服制剂8mg，达峰时间（t_{max}）约为1小时，血药峰浓度（C_{max}）为（56.81±10.40）ng/ml。单次口服本药缓释片8mg，t_{max}为（4.35±1.5）小时，C_{max}为（27.54±2.87）ng/ml，曲线下面积（AUC_{0-t}）为（496.3±59.91）ng/（ml·h），AUC_{0-t}与相同剂量普通口服制剂具生物等效性。本药缓释片按一次16mg，一日1次给药，连用多剂后，$C_{max,ss}$为（58.77±9.4）ng/ml，$C_{min,ss}$为（16.25±4.04）ng/ml，稳态时的平均血药浓度（$C_{av,ss}$）为（39.03±3.86）ng/ml，相对于相同剂量普通口服制剂的生物利用度为（106.39±13.29%）。本药可透过血-脑脊液屏障，脑内药物浓度可达血药浓度的3倍，组织分布浓度由高到低依次为肾、肝、脑。本药主要经肾脏消除，终末半衰期约为（8.22±1.62）小时。

【药物相互作用和不良反应及处理】

药物相互作用及处理：①与酮康唑、西咪替丁合用可升高本药的生物利用度；②与细胞色素P450（CYP）2D6抑制药（如阿米替林、氟西汀、帕罗西汀、奎尼丁）合用可降低本药的清除率；③与胆碱能药［如神经肌肉阻断药（如琥珀胆碱）］、其他胆碱酯酶抑制药合用具协同作用；④与地高辛合用可导致房室传导阻滞；⑤与红霉素合用可减弱本药的疗效；⑥与抗胆碱药合用可减弱抗胆碱药的疗效。

不良反应及处理：①本药可引起头晕、嗜睡，用药期间应避免驾驶或操作机械；②用药期间应确保摄入足够液体；③若中断治疗达数日或更长时间，应以最低剂量重新用药，随后逐渐增至合适治疗剂量；④使用非甾体抗炎药（NSAID）者慎用本药。

【临床应用现状分析与展望】 本药可引起头晕、嗜睡，用药期间应避免驾驶或操作机械。在使用该药时，应确保摄入足够液体。若中断治疗达数日或更长时间，应以最低剂量重新用药，随后逐渐增至合适治疗剂量。

石杉碱甲

【药理作用和临床应用】

药理作用：石杉碱甲（huperzine）为可逆性ChE抑制剂。

临床应用：适用于良性记忆障碍，提高患者指向记忆、联想学习、图像回忆、无意义图形再认及人像回忆等能力。对痴呆患者和脑器质性病变引起的记忆障碍亦有改善作用。另外本品亦用于重症肌无力的治疗。

【体内代谢及影响因素】 由于本品用量极小，目前尚无人体药代动力学研究的药物检测方法。动物实验表明，本品口服吸收迅速而完全，分布亦快，分布相半衰期（$t_{1/2\alpha}$）为9.8分钟，生物利用度高，排泄缓慢，消除相半衰期（$t_{1/2\beta}$）为247.5分钟，主要通过尿液以原型及代谢产物形式排出体外。

【药物相互作用和不良反应及处理】

药物相互作用及处理：目前尚未见与石杉碱

甲发生相互作用的药物的报道。

不良反应及处理：剂量过大时可引起头晕、恶心、胃肠道不适、乏力等反应，一般可自行消失，反应明显时减量或停药后缓解、消失。癫痫、肾功能不全、机械性肠梗阻、心绞痛等患者禁用。

【临床应用现状分析与展望】 在临床应用过程中，心动过缓、支气管哮喘者慎用。本药用量有个体差异，一般应从小剂量开始，逐渐增量。

（3）难逆性抗 AChE 药：有机磷酸酯类（organophosphates）属难逆性抗胆碱酯酶药，进入机体后，与胆碱酯酶生成难以水解的磷酰化胆碱酯酶，使 AChE 失去水解 ACh 的能力，致 ACh 在体内蓄积，产生严重的 M 样作用和 N 样作用，引起一系列中毒症状。如果中毒时间较长，或未及时应用胆碱酯酶复活药，可生成更加稳定的单烷氧基磷酰化胆碱酯酶，这种现象称为“老化”，此时即使应用胆碱酯酶复活药，也不能使酶的活性恢复。须待新生的 AChE 形成，才能逐渐恢复水解 ACh 的活性。

5. 胆碱酯酶复活药　能使已被有机磷酸酯类抑制的 AChE 恢复活性的药物。

氯解磷定

氯解磷定（pralidoxime chloride）水溶性高，水溶液稳定，可静脉注射或肌内注射给药。

【药理作用和临床应用】

药理作用：复活胆碱酯酶的机制：①氯解磷定与磷酰化胆碱酯酶结合，形成氯解磷定 - 磷酰化胆碱酯酶复合物，然后复合物裂解形成磷酰化氯解磷定和游离的胆碱酯酶，酶活性恢复，无毒的磷酰化氯解磷定经尿液排出；②氯解磷定与体内游离的有机磷酸酯类结合，形成磷酰化氯解磷定，从而阻止游离的有机磷酸酯类进一步与胆碱酯酶结合；③氯解磷定还可直接与胆碱酯酶结合，从而减少有机磷酸酯类与胆碱酯酶的结合。

临床应用：中度和重度有机磷酸酯类中毒的解救，对体内堆积的 ACh 无直接对抗作用，故应与阿托品联合应用，及时控制症状。对已“老化”的磷酰化胆碱酯酶无效或疗效差，因此，应及早使用。

【体内代谢及影响因素】 肌内注射或静脉注射本品，血中浓度很快增高，高峰维持 2～3 小时，以后逐渐下降。肌内注射本品 7.5mg/kg 或 10mg/kg，可达血浆有效治疗浓度 4μg/ml，半衰期（$t_{1/2}$）为 77 分钟，很快以和其代谢产物由尿液排出。

【药物相互作用和不良反应及处理】

药物相互作用及处理：本品可间接减少乙酰胆碱的积蓄，对骨骼肌神经肌肉接头处作用明显。而阿托品有直接拮抗积聚乙酰胆碱的作用，对植物神经的作用较强，二药联合应用临床效果显著。本品可增强阿托品的生物效应，故在二药同时应用时要减少阿托品剂量。阿托品首次剂量一般中毒为 2～4mg，每 10 分钟一次，严重中毒为 4～6mg，每 5～10 分钟，肌内注射或静脉注射，直到出现阿托品化。阿托品化要维持 48 小时，以后逐渐减少阿托品剂量或延长注射时间。本品在碱性溶液中易分解，禁止与碱性药物配伍。

不良反应及处理：注射速度过快可出现眩晕、视力模糊、动作不协调等。剂量过大也可抑制 AChE，引起神经肌肉接头阻滞，甚至导致呼吸抑制。

【临床应用现状分析与展望】 氯解磷定是临床上广泛使用的一线胆碱酯酶复活药。碘解磷定（pralidoxime iodide）为最早用于临床的胆碱酯酶复活药。其水溶性较低，水溶液不稳定，仅能静脉给药，不良反应较多，故目前已较少应用。

（二）胆碱受体阻断药

1. M 胆碱受体阻断药

（1）阿托品和阿托品类生物碱

阿托品

【药理作用和临床应用】

药理作用：阿托品（atropine）与 M 胆碱受体结合，阻断了 ACh 或胆碱受体激动药与该受体结合，因而可竞争性拮抗 ACh 或其他 M 胆碱受体激动药对 M 胆碱受体的激动作用。阿托品对 M 胆碱受体的亚型（M_1、M_2、M_3）选择性较低，故作用广泛，但不同效应器上的 M 胆碱受体对阿托品的敏感性不同，故对各效应器的作用不同。

具体作用如下：①阻断 M 胆碱受体：a. 抑制腺体分泌：腺体对阿托品作用敏感，其敏感性依次为唾液腺、汗腺、泪腺、支气管腺体等；扩瞳、升高眼内压和调节麻痹：b. 阿托品对眼的作用与毛果芸香碱相反；c. 解除内脏平滑肌痉挛：阿托品松弛内脏平滑肌，其作用强度取决于平滑肌的功能状态和不同内脏平滑肌对阿托品的敏感性，治疗量时，对正常活动的平滑肌影响较小，但对过度活动或痉挛的平滑肌较为显著；d. 解除迷走神经对心脏的抑制：较大剂量阿托品（1～2mg）可阻断心脏 M 胆碱受体（窦房结 M_2 受体），解除迷走神经对心脏的抑制作用，使心率加快。②扩张血管：阿托品在治疗剂量时，对血管和血压无明显影响，大剂量阿托品具有明显的解痉作用，可改善微循环，增加重要脏器的血液灌流，迅速缓解组织缺氧状态。其机制未明，可能与其对血管的直接舒张作用有关。③兴奋中枢神经系统：阿托品能通过血脑屏障，兴奋中枢，随着剂量的增加，中枢兴奋作用增强。

临床应用：①缓解内脏绞痛，其作用特点如下：a. 抑制胃肠平滑肌痉挛的作用最好，可降低平滑肌蠕动的幅度和频率，缓解胃肠绞痛。b. 缓解尿道和膀胱逼尿肌的痉挛，改善膀胱刺激症状（如尿频、尿急）；阿托品还具有松弛膀胱逼尿肌、增大膀胱容积及增加膀胱括约肌张力等作用，故也用于治疗遗尿症。c. 对胆囊和胆管、输尿管的解痉作用较弱，故对胆绞痛、肾绞痛效果较差，常需与镇痛药吗啡或哌替啶合用以增强疗效；对支气管解痉作用也较弱，因其抑制呼吸道腺体分泌，使痰液变稠，不易排出，故不能用作平喘药。d. 对子宫平滑肌的影响较小，因子宫平滑肌还受性激素分泌的影响。②抑制腺体分泌：用于全身麻醉前给药，可减少全麻药特别是吸入性全麻药刺激引起的唾液腺和支气管腺体分泌，防止分泌物阻塞呼吸道及发生吸入性肺炎，并防止手术过程中迷走神经对心脏、胃、呼吸系统的反射性影响，防止恶心、呕吐及呼吸抑制。③眼科应用：用于检查眼底、儿童验光、治疗虹膜睫状体炎或与缩瞳药交替使用以预防虹膜炎引起的粘连。④抗缓慢型心律失常：用于治疗迷走神经过度兴奋所致的窦性心动过缓、房室传导阻滞等缓慢型心律失常。但在心肌梗死时，因阿托品加速心率，可加重心肌缺血、缺氧，故应慎用。⑤抗休克：用于暴发性流行性脑脊髓膜炎、中毒性菌痢、中毒性肺炎等所致的感染中毒性休克的治疗。目前多用山莨菪碱取代之。⑥其他：阿托品还用于解救有机磷酸酯类中毒以及 M 受体激动药中毒。

【体内代谢及影响因素】 阿托品口服吸收迅速，生物利用度为 50%。易经胃肠道及其他黏膜吸收，亦可经眼吸收，少量可经皮肤吸收。口服 1～2 小时、肌内注射 15～20 分钟达血药峰浓度，作用一般持续 4～6 小时，扩瞳时效更长。本药经眼给药引起的瞳孔散大和睫状肌麻痹作用的起效时间为 30 分钟，可持续 12～14 日。血浆蛋白结合率为 14%～22%，分布容积为 1.7L/kg，可迅速分布于全身组织，能通过血 - 脑脊液屏障，亦能通过胎盘。主要通过肝细胞酶水解代谢，约 13%～50% 在 12 小时内以随尿排出。半衰期为 3.7～4.3 小时。

【药物相互作用和不良反应及处理】

药物相互作用及处理：①与尿碱化药（包括含镁或钙的制酸药）、碳酸酐酶抑制药、碳酸氢钠、枸橼酸盐合用可使本药排泄延迟，作用时间和 / 或毒性增加；②与其他抗胆碱药、三环类抗抑郁药、吩噻嗪类药、扑米酮、普鲁卡因胺、金刚烷胺、H_1 受体阻断药合用可加重阿托品的不良反应；③与单胺氧化酶抑制药（包括呋喃唑酮、丙卡巴肼）合用可加重抗 M 胆碱作用的不良反应；④与甲氧氯普胺合用可拮抗甲氧氯普胺的促肠胃运动作用；⑤与美西律合用，可降低美西律的吸收率而不改变其口服相对生物利用度，麻醉前联用本药和静脉注射甲氧氯普胺可反转美西律的吸收延迟。

不良反应及处理：其不良反应与剂量相关。治疗量（0.5～1mg）有口鼻咽喉干燥、出汗减少、皮肤干燥潮红；2mg 时，有视近物模糊、心悸、排尿困难、便秘等；5～10mg 时，除上述症状加重外，还可出现中枢不同程度的兴奋症状，如多语、焦躁不安、谵妄等。中毒剂量（> 10mg）时，常产生幻觉、运动失调、定向障碍和惊厥等，严重者可由中枢兴奋转入抑制，出现昏迷和呼吸麻痹等，甚至呼吸衰竭。禁用于青光眼或有眼压升高倾向及前列腺肥大患者，后者可能加重排尿困难。如出现过敏反应，应立即停药。

【临床应用现状分析与展望】 在临床应用过程中，对其他颠茄生物碱不耐受者，对本药亦不耐受。用药后可出现视物模糊（尤其是看近物体时），应避免驾驶、操作机械和进行其他有危险的活动；出现瞳孔散大畏光时，在阳光和强烈灯光下可戴太阳眼镜。如出现过敏反应，应立即停药。

山莨菪碱

【药理作用和临床应用】

药理作用：山莨菪碱（anisodamine）能阻断 M 胆碱受体，其对抗 ACh 所致平滑肌痉挛及心血管系统抑制作用与阿托品相似而稍弱，大剂量可用于解除小血管痉挛，增加组织血流灌注量，改善微循环。抑制腺体分泌、扩瞳作用较弱，仅为阿托品的 1/20～1/10。因不易透过血 - 脑脊液屏障，故极少引起中枢兴奋症状。山莨菪碱解除平滑肌痉挛作用和改善微循环作用明显，不良反应也较阿托品少。

临床应用：作为阿托品的替代品，主要用于胃肠痉挛和感染中毒性休克的治疗。

【体内代谢及影响因素】 大鼠静脉注射后 15 分钟，肾中浓度最高，30 分钟胰中浓度高，肾、心、肺、脾、肝次之，脑、血浆中浓度低。静脉注射后 1～2 分钟起效，很快自肾排出，$t_{1/2}$ 约 40 分钟。

【药物相互作用和不良反应及处理】

药物相互作用及处理：①与金刚烷胺、吩噻嗪类药、三环类抗抑郁药、扑米酮、普鲁卡因胺及其他抗胆碱药合同，可使不良反应增加；②与单胺氧化酶制剂（包括呋喃唑酮和甲基苄肼）配伍使用，可加强抗毒蕈碱作用的副作用；③能减弱胃肠无能无力和延迟胃排空，对一些药物产生影响，如红霉素在胃内停留过久降低疗效，对乙酰氨基酚吸收延迟，地高辛、呋喃妥因等药物的吸收增加。

不良反应及处理：不良反应与阿托品相似。禁用于脑出血急性期及青光眼患者。

【临床应用现状分析与展望】 急腹症诊断未明确时，不宜轻易使用该药。夏季用药时，因其闭汗作用，可使体温升高。如静脉滴注过程中若出现排尿困难，对于成人可肌内注射新斯的明 0.5～1.0mg 或氢溴酸加兰他敏 2.5～5mg，对于小儿可肌内注射新期的明 0.01～0.02mg/kg，以解除症状。

东莨菪碱

【药理作用和临床应用】

药理作用：东莨菪碱（scopolamine）的外周抗胆碱作用与阿托品相似，但作用选择性强。其抑制腺体分泌、扩瞳及调节麻痹作用均较阿托品强，对胃肠平滑肌及心血管系统作用较阿托品弱，中枢抑制作用较强，一般治疗量即有明显的镇静作用，较大剂量可产生催眠作用，剂量更大甚至可引起意识消失，进入浅麻醉状态。东莨菪碱对呼吸中枢具有兴奋作用。

临床应用：①麻醉前给药，疗效优于阿托品；②防治晕动病；③抗震颤麻痹（帕金森病），能改善患者的流涎、震颤和肌强直等症状，可能与其中枢抗胆碱作用有关。

【体内代谢及影响因素】 本药口服、经皮给药后均较易吸收。口服后 1 小时达血药峰浓度，作用持续 4～6 小时。注射给药后迅速起效，肌内注射后对唾液腺的抑制作用在 1.5 小时最强，作用可持续 3～6 小时。本药贴片用于耳后皮肤时，血药浓度平均达峰时间为 4 小时，游离药物的血药浓度为 87pg/ml，总药物的血药浓度为 354pg/ml。可与血浆蛋白可逆性结合，亦可透过胎盘屏障和血 - 脑脊液屏障。主要经肝脏代谢，小于 10% 的药物以（< 5%）或代谢物的形式随尿液排泄。全身给药的 $t_{1/2}$ 为（2.9 ± 1.2）小时，经皮给药的 $t_{1/2}$ 为 9.5 小时。

【药物相互作用和不良反应及处理】

药物相互作用及处理：①与氯化钾（口服固体制剂）合用可增加胃肠道损伤的风险，本药可阻碍或延迟氯化钾固体制剂通过胃肠道。处理：禁止两者合用。②与颠茄、其他颠茄生物碱合用可产生过度的抗胆碱能作用，出现严重口干、便秘、少尿、过度镇静、视物模糊，因两者合用具有相加的抗胆碱能作用。处理：出现过度的抗胆碱能作用时应停用以上药物。

不良反应及处理：不良反应与阿托品相似，禁用于青光眼。

【临床应用现状分析与展望】 在临床应用中，本药不可与抗抑郁药、抗精神病药和抗帕金森病药合用；本药与抗组胺药（包括美克洛嗪）、三环类抗抑郁药、肌松药、其他具有中枢神经系统效应的药物（如镇静药、催眠药、酒精）合用时应谨慎；本药可能引起嗜睡、定向障碍，驾驶或操作机械时应谨慎。

（2）合成扩瞳药：均为短效 M 受体阻断药，主要的药理作用为阻滞由乙酰胆碱引起的瞳孔括约肌及睫状肌的兴奋作用，使瞳孔括约肌和睫状肌松弛，出现散瞳和调节麻痹。主要有托吡卡胺、后马托品、环喷托酯。阿托品及合成扩瞳药作用比较见表10-2。

表 10-2 阿托品及合成扩瞳药扩瞳和调节麻痹作用比较

药物	扩瞳作用	调节麻痹作用
阿托品	30～40分钟达高峰，持续12～14日	30～40分钟达高峰，持续12～14日
后马托品	40～60分钟达高峰，持续1～3日	30～60分钟达高峰，持续1～3日
托吡卡胺	20～30分钟达高峰，持续2～6小时	20～30分钟达高峰，持续7小时

阿托品药物作用持续时间太长，临床已较少用于扩瞳做眼底检查。后马托品对儿童的作用较明显，但不如阿托品作用完全，只适用于一般眼底检查。托吡卡胺常用于眼底检查和诊断时散瞳，滴眼液的散瞳作用比阿托品和后马托品迅速、短暂，可能原因是由于本药绝大部分是具有脂溶性的未解离型分子，解离常数较低，因而眼内通透性良好，组织扩散力强，临床使用较多。环喷托酯可能导致中枢神经系统障碍，通常发生于儿童，尤其在使用高浓度溶液时。目前临床已较少使用。

（3）合成解痉药

1）胃肠道解痉药：对胃肠道平滑肌的选择性比较高，能够抑制胃肠道平滑肌和腺体的兴奋性。主要合成胃肠道解痉药的主要作用和应用比较见表10-3。

目前国内临床常用药为曲美布汀、溴丙胺太林、莨菪碱。双环维林用于治疗肠易激综合征（FDA批准适应证）。

2）泌尿道解痉药：目前国内已上市抗毒蕈碱药物如奥昔布宁、托特罗定、索利那新、曲司氯胺，是治疗急迫性尿失禁的主要药物。这些药物能通过影响传入信号以及阻断逼尿肌细胞壁的毒蕈碱胆碱能受体而减少膀胱不自主收缩。这类药物的不良反应包括：口干（抑制唾液分泌）、便秘（抑制肠道动力）、视物模糊、心动过速、嗜睡及认知功能损害。

国外已上市的药物有：达非那新、弗斯特罗定用于治疗包括急迫性尿失禁、尿急和尿频症状的膀胱过动症。（FDA批准适应证）

3）支气管扩张M胆碱受体阻断药

噻托溴铵

【药理作用和临床应用】

药理作用：噻托溴铵（tiotropium bromide）为一类长效抗胆碱能类支气管扩张药，对M_3受体有高度选择性，是新型、强力和长效的选择性M_1、M_3胆碱能受体拮抗药，其药物疗效明显优于非选择性抗胆碱能药物。在临床上应用主要为吸入剂型。

噻托溴铵和异丙托溴铵同M_1、M_2和M_3受体的亲和力大致相等，但是噻托溴铵同M_1和M_3受体的解离时间明显大于异丙托溴铵，同M_2受体的解离时间二者大致相等，对M_1、M_3的选择性优于M_2受体。

噻托溴铵能有效拮抗支气管收缩，且作用时间长，能产生更为持久的支气管舒张作用。此外，对胆碱能受体拮抗效应的延长，可改善夜间支气管收缩症状。

临床应用：噻托溴铵是慢性阻塞性肺疾病

表 10-3 合成胃肠道解痉药的主要作用和应用比较

分类	代表药物	作用特点	临床应用
季铵类	溴丙胺太林	解痉作用较强	用于治疗胃肠痉挛性疼痛
	贝那替秦	能缓解平滑肌痉挛，抑制胃液的分泌，目前临床已少用	用于治疗胃及十二指肠溃疡、胃炎、胃痉挛、胆石症等
叔胺类	双环维林（双环胺）	在治疗剂量时减少胃肠道、胆道、输尿管和子宫的平滑肌痉挛，对腺体、眼和心血管系统影响轻微	用于治疗肠易激综合征
	曲美布汀	具有对胃肠道平滑肌双向调节作用	用于胃肠道运动功能紊乱引起的食欲不振、恶心、呕吐、嗳气、腹胀、腹鸣、腹痛、腹泻、便秘等症状的改善。用于治疗肠道易激惹综合征

(chronic obstructive pulmonary disease，COPD)一线维持治疗的药物之一，其疗效已经通过广泛的临床研究而得到证实。在临床能显著改善COPD临床症状，提高COPD患者的运动耐力，提高生活质量，显著减少COPD急性加重，持续显著改善肺功能。不容易被胃肠道吸收，全身副作用小。

【体内代谢及影响因素】 在治疗范围内，吸入本药后的药代动力学呈线性。吸入给药后大部分药物沉积在胃肠道，少量药物到达靶器官肺(吸入喷雾剂后，约40%的药物达肺)。本药在胃肠道的吸收差，仅吸收10%～15%。

年轻健康受试者吸入本药粉雾剂后5分钟达血药峰浓度，绝对生物利用度为19.5%。COPD患者吸入本药粉雾剂一日1次，2～3周后药动学达稳态，其后无药物蓄积，稳态血药峰浓度为17～19pg/ml，其后以多室模型的方式迅速下降；稳态血药谷浓度为3～4pg/ml。

本药血浆蛋白结合率为72%，分布容积为32L/kg。吸入本药粉雾剂后，14%的药物随尿液排泄，其余主要为肠道内未被吸收的药物且随粪便排泄，终末半衰期为5～6日。COPD患者吸入本药喷雾剂达稳态后，18.6%的药物随尿液排泄，其余肠道内未被吸收的药物随粪便排泄。健康志愿者吸入本药喷雾剂后，20.1%～29.4%的药物随尿液排泄，其余肠道内未被吸收的药物随粪便排泄。健康志愿者和COPD患者吸入本药喷雾剂后的有效半衰期为27～45小时。

【药物相互作用和不良反应及处理】

药物相互作用及处理：与其他抗胆碱能药合用可能增加抗胆碱能不良反应，应避免合用。

不良反应及处理：本药可引起头晕、视物模糊，可能影响驾驶或操作机械的能力。如出现窄角型青光眼的征象，应停用本药。如出现过敏反应，应立即停用本药并考虑替代治疗。如出现支气管痉挛，应立即给予吸入型短效β_2肾上腺素受体激动药(如沙丁胺醇)，并停用本药，考虑其他治疗。

【临床应用现状分析与展望】 在临床应用中，本药不适用于缓解急性支气管痉挛。本药可引起头晕、视物模糊，可能影响驾驶或操作机械的能力。本药粉雾剂含甘氨酸，注意对甘氨酸过敏者禁用。

异丙托溴铵

异丙托溴铵(ipratropium bromide)药理作用同噻托溴铵。临床上主要使用吸入剂型，主要用于预防和治疗与慢性阻塞性气道疾病相关的呼吸困难：慢性阻塞性支气管炎伴或不伴有肺气肿、轻到中度支气管哮喘。作用时间较噻托溴铵短。

(4) 其他选择性M胆碱受体阻断药：选择性M胆碱受体亚型阻断药对受体的特异性较高，因而副作用较少。

哌仑西平

【药理作用和临床应用】

药理作用：哌仑西平(pirenzepine)的结构与丙米嗪相似，属三环类药物。哌仑西平为选择性M_1胆碱受体阻断药，但其对M_4胆碱受体也有亲和力，因此并非为完全的M_1胆碱受体选择性药物。

对胃壁细胞的M_1胆碱受体有高度亲和力，而对平滑肌、心肌和唾液腺等的毒蕈碱受体的亲和力低，故应用一般治疗剂量时，仅能抑制胃酸分泌，而很少有其他抗胆碱药物对瞳孔、胃肠平滑肌，心脏、唾液腺和膀胱肌等的副作用。剂量增加则可抑制唾液分泌，只有大剂量才能抑制胃肠平滑肌和引起心动过速。

临床应用：各种酸相关性疾患，如：十二指肠溃疡、胃溃疡、胃-食管反流症、高酸性胃炎、应激性溃疡、急性胃黏膜出血、胃泌素瘤等。

【体内代谢及影响因素】 口服吸收不完全，T_{max}为2～3小时，绝对生物利用度约为26%(±4%～6%)，对食物吸收有影响。除了脑及胚胎组织外，本品在其他脏器和骨骼肌均有分布，其中以肝、肾浓度为最高，脾、肺次之，心脏、皮肤、肌肉中和血浓度较低。血浆蛋白结合率约为10%，在体内很少被代谢，多以化合物形式通过肾脏和胆道排泄。血浆$t_{1/2}$为10～12小时。口服后24小时内约90%以化合物形式通过肾脏(12%～50%)和胆道(40%～48%)排泄。虽给药后3～4日，才能全部排泄，但未见有蓄积性。

本品不能透过血脑屏障，故不影响中枢神经系统。口服、肌内注射或静脉滴注本品后，无论是基础胃酸分泌，还是由外源性五肽胃泌素、胰岛素引起的胃酸分泌均受到抑制。本品对胃液的

pH 影响不大，主要是使胃液（包括胃蛋白酶原和胃蛋白酶）分泌量减少，从而使胃的最大酸分泌和最高酸分泌下降。

【药物相互作用和不良反应及处理】

药物相互作用及处理：乙醇和咖啡等可减弱本品的作用，H_2 受体拮抗剂可增强本品的作用。

不良反应及处理：与剂量有关，常见不良反应有：轻度口干、眼睛干燥及视力调节障碍等轻微副作用，停药后症状即消失。偶有便秘、腹泻、头痛、精神错乱，一般较轻，有 2% 需停药。对超剂量而引起中毒者，做对症处理，无特殊解毒药。

【临床应用现状分析与展望】 在哌仑西平的基础上，延伸出替仑西平（telenzepine），为哌仑西平的同类物，但对 M_1 胆碱受体的选择性阻断作用更强。主要用于胃和十二指肠溃疡、急性胃黏膜出血及胃泌素瘤的治疗。

戊乙奎醚

【药理作用和临床应用】

药理作用：戊乙奎醚（penehyclidine）是新型选择性抗胆碱药，能与 M、N 胆碱受体结合，抑制节后胆碱能神经支配的平滑肌与腺体生理功能，对抗乙酰胆碱和其他拟胆碱药物的毒蕈碱样及烟碱样作用，能透过血脑屏障，故同时具有较强、较全面的中枢和外周抗胆碱作用。

对 M 受体具有明显选择性，即主要选择作用于 M_1、M_3 受体，而对 M_2 受体的作用较弱或不明显，不阻断突触前膜 M_2 受体调控神经末梢释放 Ach 的功能，稳定心率。同时，本品对 N_1、N_2 受体也有一定作用。能较好地对抗乙酰胆碱的作用，解除因体内大量释放乙酰胆碱，引起迷走神经高度兴奋所致的平滑肌痉挛，解除肺、脑微血管的持续痉挛引起的急性微循环功能障碍。同时，能较好地拮抗有机磷毒物（农药）中毒引起的中枢中毒症状，如惊厥、中枢呼吸循环衰竭和烦躁不安等；在外周也能较强地拮抗有机磷毒物（农药）中毒引起的毒蕈碱样中毒症状，如支气管平滑肌痉挛和分泌物增多、出汗、流涎、缩瞳和胃肠道平滑肌痉挛和收缩等。它还能增加呼吸频率和呼吸流量。

临床应用：①麻醉前给药以抑制唾液腺和气道腺体分泌；②用于有机磷毒物（农药）中毒急救治疗和中毒后期或胆碱酯酶（ChE）老化后维持阿托品化。

【体内代谢及影响因素】 健康成人肌内注射 1mg 盐酸戊乙奎醚后，2 分钟可在血中检测出盐酸戊乙奎醚，约 0.56 小时血药浓度达峰值，峰浓度约为 13.20μg/L，消除半衰期约为 10.35 小时。

【药物相互作用和不良反应及处理】

药物相互作用及处理：当本品与其他抗胆碱药（阿托品、东莨菪碱和山莨菪碱等）配伍应用时有协同作用，应酌情减量。

不良反应及处理：用量适当时常常伴有口干、面红和皮肤干燥等。如用量过大，可出现头晕、尿潴留、谵妄和体温升高等。一般不须特殊处理，停药后可自行缓解。青光眼患者禁用。

治疗有机磷毒物（农药）中毒时，不能以心跳加快来判断是否“阿托品化”，而应以口干和出汗消失或皮肤干燥等症状判断“阿托品化”；因该药抑制呼吸道腺体分泌，故对于严重的呼吸道感染伴痰少、黏稠者，慎用。

【临床应用现状分析与展望】 M 受体亚型分类的研究进展，开拓了选择性 M 受体激动剂和拮抗剂的研究，而后者研究工作的进展，又为深入研究 M 受体亚型分类提供了有价值的工具；两者相互促进、共同发展，为研究副作用较少、亚型选择性更高的新型药物奠定了坚实的基础。到目前为止，M 受体拮抗剂较易区分 M_3 和 M_2 受体亚型，很少能区分 M_3 和 M_1 受体亚型。然而，要完全阐明 M 受体各亚型的功能，尚有待努力。

目前，研究深入与细致，着重研究针对各亚型的相关药物，以此加强预期的临床药理作用，减少其他的副作用。

比如叔胺类抗胆碱能药物（包括达非那新和索利那新）是选择性 M_3 受体拮抗剂，可以减少外周副作用。曲司氯铵是季铵类，是具有一定抗胆碱能作用的平滑肌松弛药。它不易通过血脑屏障，对中枢神经系统的影响较小。

因为研究发现：M_1 受体存在于支气管周围神经节细胞，节前神经于此处将信号传输至节后神经，M_2 受体存在于节后神经，M_3 受体存在于平滑肌。M_1 和 M_3 受体介导迷走神经的副交感神经性支气管收缩效应。ACh 及其类似物对 M_1 和 M_3 受体的激活会刺激气管支气管腺体的分泌，并导致支气管收缩。另一方面，M_2 受体的激活会限制 ACh 的进一步产生，并抑制副交感神经介导的支气管收缩。因此，一种理想的抗胆碱能药物将仅抑制 M_1 和 M_3 受体，而不抑制 M_2 受体。

开发这种长效的选择性 M 受体拮抗剂用于 COPD（包括慢性支气管炎、肺气肿）患者气道阻塞的长期维持治疗成为当下的一个热点。现已上市的药物有：芜地溴铵（umeclidinium bromide）、阿地溴铵（aclidinium bromide）。它们主要选择性抑制 M_3 毒蕈碱受体，从而产生支气管扩张作用。格隆溴铵（glycopyrrolate）能选择性抑制支气管平滑肌的毒蕈碱受体，并且对 M_1 和 M_3 受体的亲和力大于 M_2 受体。

一些其他可能对 COPD 患者具有潜在治疗作用的季铵类抗胆碱能药物也在研究中，氧托溴铵和替喹溴铵能抑制呼吸道所有 3 种毒蕈碱受体，但能有效扩张支气管。替仑西平是一种选择性 M_1 毒蕈碱受体拮抗剂，主要用于胃十二指肠溃疡，但发现其能改善夜间哮喘患者的肺功能。

除了研究具有针对各亚型毒蕈碱受体的拮抗剂。一些新的联合用药也在持续的开发中。近年来，长效的 M 型抗胆碱药联合 β_2 受体激动剂治疗中重度 COPD 患者成了新的一种快速有效的治疗选择。尽管不同于传统主流治疗方案（LABA 联合糖皮质激素制剂），而是两个组分同为支气管扩张剂，但治疗效果优于沙美特罗氟替卡松，相对风险减少 11%，这为 COPD 治疗提供了新的思路。GOLD（Global Initiative for Chronic Obstructive Lung Disease）发布的最新慢性阻塞性肺疾病指南 2019，建议使用双重支气管扩张剂用于治疗大多数有症状 COPD 患者。

目前已有并上市的双重支气管扩张剂有：噻托溴铵 / 奥达特罗吸入喷雾剂、乌美溴铵 / 维兰特罗吸入粉雾剂、茚达特罗 / 格隆溴铵吸入粉雾剂、将来或将上市的芜地溴铵 / 维兰特罗、格隆溴铵 / 福莫特罗、阿地溴铵 / 福莫特罗等。它们均为由一种长效抗胆碱能药物联合一种长效 β2 受体激动剂制成的复方吸入制剂。有越来越多研究表明，它们在治疗 COPD 患者中显示出优异的疗效。

另外 GOLD 2019 还指出：ICS+LABA+LAMA 三联吸入治疗较 ICS+LABA、LABA+LAMA 及 LAMA 单药治疗能够更好地改善患者的肺功能、临床症状及健康相关生活质量，并进一步降低急性加重风险（A 类证据）。从诊疗途径方面而言，任何有急性加重风险的患者均有可能转为三联治疗方案。由于胆碱受体分布的广泛性，筛选有价值的临床用药，十分困难，而通过一些大胆的尝试，研究一些新的联合用药，新的给药途径可进一步降低一些用药风险，从而取得更好的疗效，还可能挖掘一些潜在的有临床意义的用药适应证，为今后的研究带来更好的方向和临床收益。

2. N 胆碱受体阻断药

（1）神经节阻滞药（Nn 胆碱受体阻断药）：竞争性阻断 ACh 与其受体结合，从而阻断神经冲动在神经节中的传递。这类药物对交感神经节和副交感神经节都有阻滞作用，因而不良反应较多，现已少用。较常用的药物有美加明（mecamylamine）和樟磺咪芬（trimetaphan camsylate，阿方那特），用于麻醉时控制血压，以减少手术区出血。

（2）神经肌肉阻滞药（Nm 胆碱受体阻断药）：Nm 胆碱受体阻断药（Nm-cholinoceptor blocking drugs）又称骨骼肌松弛药（skeletal muscular relaxants，肌松药），是一类作用于神经肌肉接头的突触后膜（运动终板）上的 Nm 胆碱受体，阻滞神经冲动的正常传导，导致骨骼肌松弛。可分为除极化型肌松药和非除极化型肌松药两类。

1）除极化型肌松药（depolarizing muscular relaxants）：能激动骨骼肌运动终板上的 Nm 胆碱受体，使终板膜及其邻近肌细胞膜产生与 ACh 相似但较持久的除极化作用，导致运动终板的 Nm 胆碱受体对 ACh 反应性降低，因而产生肌松作用。

琥珀胆碱

【药理作用和临床应用】

药理作用：琥珀胆碱（suxamethonium，succinylcholine）又称司可林（scoline）为去极化型肌松药（骨骼肌松弛药）。作用快，持续时间短，其肌松效能为筒箭毒碱的 1.8 倍。可与运动终板膜上的 Nm 胆碱受体结合，导致该部位细胞膜较持久的除极化，复极过程受阻，继而出现神经肌肉传递功能障碍，使 Nm 胆碱受体对 ACh 不敏感，即出现脱敏阻断（desensitization block）现象，从而导致肌肉松弛。本药去神经节阻断作用，常用剂量不引起组胺释放，但大剂量仍可能使组胺明显释放，而出现支气管痉挛、血压下降或过敏性休克。也可致心率减慢及心律失常。

临床应用：静脉注射适用于短时间操作的一些检查，如气管插管、气管镜、食道镜、胃镜检查等；静脉滴注适用于较长时间手术的肌松需要。琥珀胆碱用量个体差异大，因此给药剂量及静脉滴注速度均需个体化，以肌松效应为准进行调整。

【体内代谢及影响因素】 本药静注后首先引起短暂的肌束震颤，一分钟内即出现肌松作用，通常从颈部肌肉开始，逐渐波及肩胛，腹部和四肢。2 分钟时作用达高峰，通常于 5 分钟内作用消失。如需长时间的肌松作用可以采用持续静脉滴注达到。经血液和肝脏中的丁酰胆碱酯酶（假性胆碱酯酶）水解，先水解为琥珀酰单胆碱，进而再缓慢水解为无肌松作用的代谢物琥珀酸和胆碱。由于代谢迅速，实际只有给药量的 10%～15% 到达作用部位，不易透过血 - 脑脊液屏障和胎盘屏障。约 2% 的本药以随尿排出，其余均以代谢物的形式随尿排出。$t_{1/2}$ 为 2～4 分钟。

【药物相互作用和不良反应及处理】

药物相互作用及处理：药物相互作用种类较多，用药时需注意。美国安全用药规范研究所（ISMP）将本药定为高警讯药物，使用不当将给患者带来严重危害。

不良反应及处理：

部分患者可出现肩胛部、胸腹部肌肉疼痛，一般 3～5 天可以恢复。骨骼肌持久除极化可引起 K^+ 从细胞内释放，导致血钾升高，故血钾较高的患者如烧伤、广泛软组织损伤、偏瘫、脑血管意外和肾功能障碍等疾病合并高血钾的患者禁用，以免引起心律失常或心搏骤停。因可引起强烈的窒息感，故对清醒患者禁用。严重肝功能障碍患者禁用。

出现长时间呼吸停止时，必须进行人工呼吸，亦可输血、注射干血浆或其他拟胆碱酯酶药，但不可用新斯的明。

本药诱发恶性高热的风险，在小儿中远比在成人中高。丹曲林可用于恶性高热症，如果给药及时并辅以其他手段可大大降低死亡率。其推荐剂量为 1～2mg/kg（静脉注射），如需要可隔 5～10 分钟重复给药，4 小时内最大总剂量为 10mg/kg。因可能复发，故给药后需观察 48 小时。

处理：①给药前可先用小剂量的非去极化肌松药，既可消除本药的肌肉成束收缩，又可使小儿的肌球蛋白血症和 / 或肌球蛋白尿的发生率降低；②麻醉前用药时，适量的阿托品或东莨菪碱可避免发生本药导致的唾液分泌过多。静脉注射阿托品可有效防止心律失常。小儿反复给药后可通过迷走神经作用引起暂时的窦性停搏（P 波消失），给药前应给予阿托品预防。

【临床应用现状分析与展望】 接触有机农药的患者，当已证明无血浆胆碱酯酶减少或抑制时，才能使用本药至足量。本药为去极化肌松药，血浆胆碱酯酶能使之迅速水解失效，无特殊的拮抗药。反复给药，如总量超过 500～600mg，可发生快速耐药。维持肌松时合用普鲁卡因可使本药增效。调节滴速，可保持满意的肌松效应，即使长时间的大手术，本药的总用量也可小于 400～500mg，亦可避免快速耐药发生。

2）非除极化型肌松药（nondepolarizing muscular relaxants）：

【药理作用和临床应用】

药理作用：非除极化型肌松药又称竞争性肌松药（competitive muscular relaxants），能阻断 ACh 与 Nm 胆碱受体结合，使骨骼肌松弛。抗胆碱酯酶药可拮抗其作用。代表药物有筒箭毒碱（tubocurarine）、罗库溴铵（rocuronium bromide，ROC）、瑞（雷）帕库溴铵（rapacuronium bromide）、顺阿曲库铵（cisatracurium）、多库氯铵（doxacurium chloride）与舒更葡糖（sugammadex）。

临床应用：筒箭毒碱主要作为麻醉辅助药，与全麻药合用，用于胸腹部手术和气管插管等，以获得满意的肌松作用，便于手术。

罗库溴铵是一种较新的类固醇肌松药，是目前非除极化肌松药中起效最快的一种，接近琥珀胆碱。

多库氯铵主要用于：①心血管手术患者的麻醉：适用于心血管手术或伴有心血管疾病的复杂手术；②伴有心脏疾病的复杂手术的麻醉：对患者的心血管刺激减少到最低限度，能平稳地度过手术；③特殊患者手术的麻醉：适用于某些特殊患者，如嗜铬细胞瘤和颅脑外科患者的手术麻醉。

瑞（雷）帕库溴铵主要用于快速诱导插管及短小手术，取代除极化肌松药，用于全麻快速诱导气管插管，也提高了肌松药使用的可控性。

【体内代谢及影响因素】 罗库溴铵效能较低、中等时效，但起效快，给药后60～90秒内即可达到满意的插管要求，临床应用剂量时心率血压无明显变化，不释放组胺。主要通过肝脏消除，其药代动力学与维库溴铵相似，是目前诱导插管较好的非除极化肌松药，尤其适用于琥珀胆碱禁忌患者的气管插管。

瑞（雷）帕库溴铵起效快，时效短，恢复快，易拮抗。其代谢产物也具有活性，可使术后肌张力恢复延迟。

【药物相互作用和不良反应及处理】

药物相互作用及处理：因神经肌肉阻滞的相加或协同作用，与氨基糖苷类抗生素（如地贝卡星、庆大霉素、异帕米星）合用，此类药物可增强和/或延长本药作用，导致呼吸抑制及呼吸麻痹。皮质类固醇（如倍他米松、氢化可的松、甲泼尼龙）可减弱本类药物疗效。长期合用可增加发生肌病的风险和/或严重程度。

不良反应及处理：筒箭毒碱是临床上应用最早的非除极化型肌松药，因其作用时间较长，用药后作用不易逆转，副作用较多，目前临床已少用。

顺阿曲库铵是一种新型中时效非除极化肌松药，具有起效快、作用强、恢复快、无蓄积作用、不释放组胺、对心血管影响小、代谢不依赖肝肾功能、代谢产物无肌松作用等优点，是目前较理想的肌松药，极有发展前途。

多库氯铵属苯甲异喹啉类，是含有一个酯键的双季铵复合物。临床应用表明，它是安全有效的强效非除极化肌松药，作用时间与泮库溴铵（paneuronium bromide）相似，但肌松强度为后者的两倍。无蓄积作用，无自主神经阻滞和组胺释放作用；血流动力学稳定；其肌松作用可被新斯的明或依酚氯铵（edrophonium chloride）快速拮抗。

【临床应用现状分析与展望】 瑞（雷）帕库溴铵是第一种同时兼有快速起效和中/短持续作用时间的药物，属于氨基类固醇类，是维库溴铵的16-N-丙酰基、17-β-丙酸盐类似物。其作用强度仅为罗库溴铵的1/3～2/5，维库溴铵的1/20。瑞（雷）帕库溴铵是近年发现的一种颇具前景、有取代琥珀胆碱希望的快速中短效非除极化肌松药。

在目前所有非除极化肌松药中，多库氯铵强度最强。常用药物从强到弱的顺序依次为：多库氯铵＞维库溴铵＞泮库溴铵＞筒箭毒碱＞阿曲库铵（atracurium）＞戈拉碘铵。在相似麻醉状态下，多库氯铵的肌松强度相当于泮库溴铵的2倍、美多寇林（metocurine）的9倍、筒箭毒碱的16倍。但由于该药起效慢，故不适于做快速诱导和气管插管。多库氯铵作用时较长，优点突出，不良反应少见。

舒更葡糖是一种新型神经肌肉阻滞药拮抗剂。1942年，肌松药在加拿大的蒙特利尔首次应用于临床，使浅麻醉深肌松成为现实，为麻醉开辟了更广阔的应用领域。但肌松药残余所引起的副作用也越来越引起人们的重视。肌松药的残留可以造成患者缺氧、苏醒延迟、呼吸抑制、呼吸道梗阻、肺部并发症、二氧化碳潴留、呼吸心跳停止、缺氧性通气反应等一系列后果，所以术后必须对残留的肌松药进行有效拮抗。舒更葡糖可迅速拮抗罗库溴铵的阻滞作用，比依酚氯铵快3倍多，比新斯的明快将近10倍，且无需同时注射阿托品或格隆溴铵（glycopyrronium bromide）。临床研究表明，在肾衰竭的患者中，舒更葡糖也能有效地逆转维库溴铵的神经肌肉阻滞作用。舒更葡糖对琥珀胆碱和苄异喹啉类神经肌肉阻滞剂如阿曲库铵和顺式阿曲库铵无效，因为它不能与这些药物螯合。因此，如果给予舒更葡糖后要再次建立神经肌肉阻滞，应选择琥珀胆碱或苄异喹啉类神经肌肉阻滞剂。罗库溴铵诱导后用舒更葡糖可完全逆转，给予顺式阿曲库铵起效更快、作用更强。

二、作用于肾上腺素受体的药物

常用的作用于肾上腺素受体的药物按其作用性质及对不同受体的选择性分类，见表10-4。

（一）肾上腺素受体激动药

肾上腺素受体激动药（adrenoceptor agonists）是一类化学结构及药理作用和肾上腺素、去甲肾上腺素相似的药物，与肾上腺素受体结合并激动受体，产生肾上腺素样作用，又称拟肾上腺素药。

按其对不同肾上腺素受体亚型的选择性分为三大类：① α、β肾上腺素受体激动药；② α肾上腺素受体激动药；③ β肾上腺素受体激动药。

表 10-4 常用的作用于肾上腺素受体的药物

	受体分类	代表药物
肾上腺素受体激动药	α、β 受体激动药	肾上腺素
	$α_1$、$α_2$ 受体激动药	去甲肾上腺素
	$α_1$ 受体激动药	去氧肾上腺素
	$α_2$ 受体激动药	可乐定
	$β_1$、$β_2$ 受体激动药	异丙肾上腺素
	$β_1$ 受体激动药	多巴酚丁胺
	$β_2$ 受体激动药	沙丁胺醇
肾上腺素受体阻断药	$α_1$、$α_2$ 受体阻断药	酚妥拉明
	$α_1$ 受体阻断药	哌唑嗪
	$α_2$ 受体阻断药	育亨宾
	$β_1$、$β_2$ 受体阻断药	普萘洛尔
	$β_1$ 受体阻断药	阿替洛尔
	$β_2$ 受体阻断药	布他沙明
	$α_1$、$α_2$、$β_1$、$β_2$ 受体阻断药	拉贝洛尔

1. α、β 肾上腺素受体激动剂

肾上腺素

肾上腺素（adrenaline，Ad）对 α 和 $β_1$、$β_2$ 受体均有强大的激动作用，主要表现为兴奋心血管、抑制支气管平滑肌和促进分解代谢等。

【药理作用和临床应用】

药理作用：

血管：肾上腺素主要收缩小动脉和毛细血管前括约肌，其次收缩静脉和大动脉。皮肤、黏膜血管 α 受体占优势，$β_2$ 受体相对较少，肾上腺素对其呈显著的收缩反应；骨骼肌血管以 $β_2$ 受体为主，呈舒张反应；肾脏血管 α 受体占优势，可增加肾血管阻力，减少肾血流量达 40%。

心脏：$β_1$、$β_2$ 和 α 受体在心脏共存，其中以 $β_1$ 受体为主。兴奋心脏作用主要由于激动心肌、窦房结和传导系统的 $β_1$ 受体，从而增强心肌收缩力、加速心率和加快传导，提高心肌的兴奋性，心排出量增加。

血压：对血管总外周阻力的影响与其剂量密切相关，小剂量和治疗量肾上腺素使心肌收缩力增强，心率和心排出量增加，皮肤黏膜血管收缩，使收缩压和舒张压升高。同时舒张骨骼肌血管，抵消或超过对皮肤黏膜血管的收缩作用，使收缩压不变或下降，脉压增大，有利于血液对各组织器官的灌注。

平滑肌：肾上腺素对平滑肌的作用主要取决于器官组织的肾上腺素受体类型和分布密度。如激动支气管平滑肌的 $β_2$ 受体，舒张支气管平滑肌；激动胃肠道平滑肌 α 和 β 受体，使胃松弛，肠张力下降，蠕动频率及振幅减低；松弛膀胱逼尿肌，减缓排尿感，使尿潴留；可减少房水的产生及促进其回流，使眼压降低；可促进 Ca^{2+} 内流，增加运动神经元递质释放，促使神经肌肉传递易化。

代谢：治疗量能明显增强机体的新陈代谢。可通过激动肝脏的 $β_2$ 和 α 受体，促进肝糖原分解和糖原异生，升高血糖和乳酸，但极少出现尿糖；可促进脂肪分解，使血中游离脂肪酸增加。

中枢神经系统（central nervous system，CNS）：不易透过血脑屏障，在大剂量时才出现中枢兴奋症状，如激动、呕吐、肌强直，甚至惊厥等。

临床应用：①过敏性休克：肾上腺素是治疗过敏性休克的首选药物，对其他速发型超敏反应性疾病如荨麻疹、血管神经性水肿也有效果；②心脏骤停：用于各种心脏骤停的急救；③支气管哮喘：是急性支气管哮喘发作的首选药物，皮下注射几分钟后，潮气量可有很大程度的增加，可重复用药。因为选择性 $β_2$ 受体激动药的发展，目前较少用于支气管哮喘的治疗；④与局麻药配伍及局部止血：对肢体的末端进行局部麻醉不能使用，以防止收缩血管作用引起缺血坏死。局部止血用于鼻黏膜或齿龈出血，可将浸有 0.1% 肾上腺素的纱布或棉花球填塞出血处使黏膜血管收缩而止血；⑤青光眼：2% 肾上腺素溶液在眼局部应用可收缩睫状体血管从而减少房水生成，可用于治疗开角型青光眼以降低眼内压。

【体内代谢及影响因素】 肾上腺素口服后有明显的首过效应，在血中被肾上腺素神经末梢摄取，另一部分迅速在肠黏膜及肝中被儿茶酚 - 氧位 - 甲基转移酶和单胺氧化酶灭活，转化为无效代谢物，不能达到有效血浓度。皮下注射由于局部血管收缩使之吸收缓慢，肌内注射吸收较皮下注射为快。皮下注射约 6～15 分钟起效，作用维持 1～2 小时，肌内注射作用维持 80 分钟左右。仅少量药物由尿排出。本药可通过胎盘，不易透过血 - 脑脊液屏障。

【药物相互作用和不良反应及处理】

药物相互作用及处理：① α 受体阻滞剂以及各种血管扩张药可对抗本品的加压作用；②与全麻药合用，易产生心律失常，甚至室颤；③与洋地黄、三环类抗抑郁药合用，可致心律失常；④与麦角制剂合用，可致严重高血压和组织缺血；⑤与利血平、胍乙啶合用，可致高血压和心动过速；⑥与 β 受体阻滞剂合用，两者的 β 受体效应互相抵消，可出现血压异常升高、心动过缓和支气管收缩；⑦与其他拟交感胺类药物合用，心血管作用加剧，易出现副作用；⑧与硝酸酯类合用，肾上腺素的升压作用被抵消，硝酸酯类的抗心绞痛作用减弱。

不良反应及处理：①中枢神经系统紊乱：可以引起 CNS 的不良反应，如焦虑、恐惧、不安、头痛及颤抖等；②出血：剂量过大时 α 受体兴奋作用强大，可急剧升高动脉血压，有引起脑血管破裂导致脑卒中的危险；③心律失常：当 β_1 受体兴奋作用过强时，能引起心肌缺血和心律失常，甚至心室纤颤；④肺水肿：过量使用可以引起肺水肿。

禁用于高血压、脑动脉硬化、器质性心脏病、甲状腺功能亢进、糖尿病等患者。

【临床应用现状分析与展望】 肾上腺素可有效改善患者血流动力学状况，用于心搏骤停抢救能提高冠状动脉和脑血管灌注压，促进自主循环恢复，成为心肺复苏抢救时的首选药。《国际心肺复苏指南 2018》推荐肾上腺素常规给药方法为静脉推注 1mg，每 3～5 分钟重复 1 次。肾上腺素与沙丁胺醇雾化液雾化吸入治疗婴幼儿喘息安全有效，且肾上腺素起效快，早期在改善毛细支气管炎患者的症状上更具优势。目前注射治疗上消化道非曲张静脉出血的研究报道，尚无令人信服的证据能说明任何一种药物（无水酒精、硬化剂、组织胶）或物理治疗方法比单独应用肾上腺素更有效。它不失为一种安全、方便、经济、有效的首选治疗方案。过敏性休克应用肾上腺素治疗，需正确掌握过敏性休克指征。

肾上腺素为急危重症用药，在挽救患者生命中发挥重要作用。作为临床医生，应该严格掌握其适应证、用法及用量，做到在急症面前应对自如。

多巴胺

多巴胺（dopamine，DA）是去甲肾上腺素生物合成的前体，也是一种递质。

【药理作用和临床应用】

药理作用：多巴胺主要激动 α、β 和外周多巴胺受体，并促进神经末梢释放 NA。

心血管：多巴胺对心血管的作用与用药浓度有关，低浓度时主要与位于肾脏、肠系膜的多巴胺受体结合，通过激活腺苷酸环化酶，使细胞内 cAMP 水平提高而导致血管舒张。高浓度的多巴胺可作用于心脏 β_1 受体，使心肌收缩力增强，心排出量增加。

血压：多巴胺在高剂量可增加收缩压，但对舒张压无明显影响或使舒张压轻微增加，脉压增大。

肾脏：多巴胺在低浓度时作用于 D_1 受体舒张肾血管，使肾血流量增加，肾小球的滤过率也增加。大剂量时兴奋肾血管的受体，可使肾血管明显收缩。

临床应用：主要用于治疗各种休克，如心源性休克、感染中毒性休克和出血性休克等。对于伴有心肌收缩力减弱及尿量减少者较为适宜，最好同时补充血容量，纠正酸中毒。本药可与利尿药合用治疗急性肾衰竭。对急性心功能不全，具有改善血流动力学的作用。

【体内代谢及影响因素】 口服后易在肠和肝中被破坏而失效。静脉滴入后在体内分布广泛，不易通过血 - 脑脊液屏障。在体内很快通过单胺氧化酶及儿茶酚 - 氧位 - 甲基转移酶的作用，在肝、肾及血浆中降解成无活性的化合物。$t_{1/2}$ 约为 2 分钟左右。经肾排泄，约 80% 在 24 小时内排出，尿液内以代谢物为主，极小部分为原型药。

【药物相互作用和不良反应及处理】

药物相互作用及处理：①与硝普钠、异丙肾上腺素、多巴酚丁胺合用，注意心排血量的改变，与单用本品时反应有差异；②大剂量多巴胺与 α 受体阻滞剂如酚苄明、酚妥拉明、妥拉唑林（tolazoline）等同用，后者的扩血管效应可被本品的外周血管的收缩作用拮抗；③与 β 受体阻滞剂同用，可拮抗多巴胺对心脏的 β_1 受体作用；④与硝酸酯类同用，可减弱硝酸酯的抗心绞痛及多巴胺的升压效应；⑤与利尿药同用，一方面由于本品作用于多巴胺受体扩张肾血管，使肾血流量增加，可增加利尿作用；另一方面本品自身还有直接的利尿作用。

不良反应及处理：常见的有胸痛、呼吸困难、心律失常（尤其用大剂量）、心搏快而有力、全身软弱无力感；心跳缓慢、头痛、恶心呕吐者少见。长期应用大剂量，或小剂量用于外周血管病患者出现的反应有手足疼痛或手足发冷，这是由于外周血管长时期收缩，严重情况下可能导致局部坏死或坏疽。嗜铬细胞瘤患者不宜使用。

多巴胺可用于急性肾衰竭，但并不能提高急性肾衰竭患者的生存率或降低肾功能衰竭的发生，另外考虑到多巴胺对危重患者胃肠道、内分泌、免疫和呼吸系统的负面影响，该药在危重病治疗领域的重要地位有所下降。

【临床应用现状分析与展望】 ISMP 将本药定为高警讯药物，使用不当将给患者带来严重危害。在静脉滴注时，血压若继续下降或剂量调整后仍无改善，应停用本药，并改用更强的血管收缩药。突然停药可产生严重低血压，故停药时应逐渐递减。在临床使用时，应监测患者血压、心电图、心排血量、尿量。

麻黄碱

麻黄碱（ephedrine）是从中药麻黄中提取的生物碱，其拟肾上腺素作用与肾上腺素相似，但弱而持久。能直接激动 α 和 β 受体。此外，还能通过促进去甲肾上腺素能神经释放 NA 而间接激动 α 和 β 受体而产生作用。

【药理作用和临床应用】

药理作用：①心血管，激动心脏 β_1 受体，使心肌收缩力加强，心输出量增加。但在整体情况下，由于血压升高，反射性兴奋迷走神经使心率减慢，可抵消它直接加速心率的作用，故心率变化不大。麻黄碱使皮肤和内脏血管收缩，而骨骼肌、冠状血管和脑血管舒张，故收缩压升高比舒张压明显，脉压增大。麻黄碱的升压作用缓慢，作用可维持 3～6 小时。②支气管，舒张支气管平滑肌，效应比肾上腺素或异丙肾上腺素作用弱，起效缓慢而作用持久。③ CNS，具有较显著的 CNS 兴奋作用，较大剂量可兴奋大脑和皮层下中枢，引起神经兴奋、不安和失眠等。

临床应用：①支气管哮喘，麻黄碱预防性给药可用于治疗慢性哮喘，阻止其发作，但对于急性发作和严重哮喘效果较差；②鼻黏膜充血，用 0.5%～1% 麻黄碱溶液滴鼻可明显改善黏膜肿胀，消除鼻黏膜充血引起的鼻塞；③升高血压，可用于防治硬脑膜外和蛛网膜下隙麻醉等引起的低血压；④用于缓解荨麻疹和血管神经性水肿的皮肤黏膜症状。

【体内代谢及影响因素】 短时间内连续应用麻黄碱可产生快速耐受性，停药数小时即可恢复。如每日用药不超过 3 次，快速耐受性一般不明显。口服易吸收，可通过血脑屏障进入脑脊液。肌内注射 10～20 分钟起效，持续作用肌内注射或皮下注射 25～50mg/h。当尿 pH 为 5 时 $t_{1/2}$ 约为 3 小时，尿 pH 值为 6.3 时 $t_{1/2}$ 约为 6 小时。吸收后仅有少量经脱胺氧化，大部分以原型自尿液排出。

【药物相互作用和不良反应及处理】

药物相互作用及处理：①本药可增强米多君的升压作用；②全麻药（如氯仿、氟烷、异氟烷等）与本药合用时，可使心肌对拟交感胺类药反应更敏感，有发生室性心律失常的危险，如必须合用时，本药用量应减小；③与三环类抗抑郁药（如马普替林）合用时本药的加压作用降低，故两类药物不可合用；④本药可增加肾上腺皮质激素的代谢清除率，合用时需调整皮质激素剂量。

不良反应及处理：①对前列腺肥大者可引起排尿困难；②大剂量或长期使用可引起精神兴奋、震颤、焦虑、失眠、心痛、心悸、心动过速等。

【临床应用现状分析与展望】 使用本药注射剂时，应在静脉或肌内注射治疗前纠正血容量不足。短期内反复用药，作用可逐渐减弱（快速耐受现象），停药数小时后可恢复。若每日用药不超过 3 次，则耐受现象不明显。如出现严重不良反应，应立即就诊。

2. α 肾上腺素受体激动药

去甲肾上腺素

甲肾上腺素（noradrenaline，NA；norepinephrine，NE）是去甲肾上腺素能神经末梢释放的主要递质，在肾上腺髓质有少量分泌。

【药理作用和临床应用】

药理作用：主要激动 α 受体，对心脏 β_1 受体也有较弱激动作用，对 β_2 受体几乎无作用。

血管：激动 α_1 受体，使血管收缩，主要表现为小动脉和小静脉收缩，以皮肤黏膜的血管收缩最明显，其次是对肾血管的收缩，肝、肠系膜甚至骨骼肌的血管也呈现收缩反应，结果使外周阻力明显增加，内脏器官血流量减少。但冠状血管舒张和血流量增加，原因是心肌的代谢产物（如腺苷）增加和冠状血管的灌注压力使冠脉扩张。另外，NA 也可激动血管壁的去甲肾上腺素能神经突触前 α_2 受体，抑制神经递质的释放。

心脏：激动心脏的 β_1 受体，作用较肾上腺素为弱，此作用可使心率加快，传导加速，心肌收缩性增强，心输出量增加。但在整体情况下，由于血压急剧升高引起减压反射，迷走神经兴奋而使心率减慢。另外，由于血管强烈收缩，总外周阻力增加，使心输出量不变或反而下降。剂量过大时，强烈兴奋心脏使自律性增加而引起心律失常，但比肾上腺素少见。

血压：静脉滴注小剂量的 NA 时，由于心脏兴奋，收缩压升高，此时血管收缩尚不明显，故舒张压升高不多而脉压加大。较大剂量时，因血管强烈收缩，外周阻力增加，致使收缩压和舒张压均明显升高，脉压变小，组织的灌流量也减少。

其他：对其他平滑肌的作用较弱，但可使孕妇子宫收缩频率增加。对机体代谢的影响也较弱。只有在大剂量时，才出现血糖升高，这主要是 NA 只能激动 α 受体使肝糖原分解增加所致。对 CNS 的作用也较肾上腺素弱。

临床应用：①休克：NA 可用于各种休克，尤其是在休克早期血压骤降前提升血压，使收缩压维持在 90mmHg 左右，以保证心、脑等重要器官的血液供应。NA 用于各种休克仅仅是暂时的应急措施，如长时间或大量应用，α 受体兴奋引起血管处于强烈或持续收缩状态，反而会加重微循环障碍，对休克的治疗极为不利。②上消化道出血：食管静脉扩张破裂出血及胃出血，可用 NA1～3mg 适当稀释后口服，在食管或胃内因局部作用收缩黏膜血管而达到止血的目的。③药物中毒性低血压：CNS 抑制药中毒可引起低血压，静脉滴注 NA 可使血压回升，维持于正常水平。特别是有 α 受体阻断作用的药物氯丙嗪中毒时应选用 NA，而不宜用 Ad 提升血压。

【体内代谢及影响因素】 皮下注射后吸收差，且易发生局部组织坏死。临床上一般采用静脉滴注，静脉给药后起效迅速，停止滴注后作用时效维持 1～2 分钟，主要在肝内代谢成无活性的代谢产物。经肾排泄，仅微量以原形排泄。

【药物相互作用和不良反应及处理】

药物相互作用及处理：①与全麻药如氯仿、环丙烷、氟烷等同用，可使心肌对拟交感胺类药反应更敏感，容易发生室性心律失常，不宜同用，必须同用时应减量给药；②与 β 受体阻滞剂同用，各自的疗效降低，β 受体阻滞后 α 受体作用突出，可发生高血压，心动过缓；③与降压药同用可抵消或减弱降压药的作用，与甲基多巴同用还使本品加压作用增强；④与洋地黄类同用，易致心律失常，需严密注意心电监测；⑤与其他拟交感胺类同用，心血管作用增强。

不良反应及处理：①局部组织缺血坏死：静脉滴注 NA 浓度过大、时间过长或药液漏出血管外，可使局部血管强烈收缩，引起局部缺血坏死；②急性肾衰竭：用药时间过久或剂量过大均可使肾血管强烈收缩，肾血流减少，产生少尿、无尿和肾实质损伤。③应重视的反应包括静脉输注时沿静脉径路皮肤发白，注射局部皮肤破溃，皮肤紫绀，发红，严重眩晕，上述反应虽属少见，但后果严重。

伴有高血压、动脉硬化症、器质性心脏病、少尿、无尿、严重微循环障碍的患者及孕妇禁用。

【临床应用现状分析与展望】 去甲肾上腺素是强效血管收缩药，目前的研究显示，该药具有良好的血流动力学效应，对于感染性休克的患者，其收缩血管的作用可以改善肾灌注，提高乳酸清除率，对组织灌注、恢复血压都有利，效果优于多巴胺。因此，目前在脓毒性休克治疗中，已将该药提升到一线用药的位置，且早期使用是安全的，有利于保护器官功能。

间羟胺

间羟胺（metaraminol）又名阿拉明（aramine），为人工合成品，化学性质较稳定，为非儿茶酚胺类，与 NA 作用相似但作用较弱而持久。

【药理作用和临床应用】

药理作用：主要激动 α 受体，对 β_1 受体作用较弱。另外，它还有促进NA释放的间接作用。因此，也可产生与麻黄碱类似的快速耐受性，此时适当加用小剂量NA可恢复或增强其升压作用。

作用特点：收缩血管，升压作用比NA弱而持久；收缩肾血管的作用较弱，很少引起尿少、尿闭等肾衰竭症状，但剂量大时仍可明显减少肾血流量；能增强心脏收缩力，使休克患者的心输出量增加；对心率影响小，在血压升高时可反射性引起心率减慢，很少引起心律失常；比NA较少引起心悸和少尿等不良反应。间羟胺可静脉滴注也可肌内注射，目前临床上作为NA的代用品，用于低血压和休克早期、手术后或脊椎麻醉后的休克。

临床应用：①防治椎管内阻滞麻醉时发生的急性低血压；②由于出血、药物过敏，手术并发症及脑外伤或脑肿瘤合并休克而发生的低血压，本品可用于辅助性对症治疗；③可用于心源性休克或败血症所致的低血压。

【体内代谢及影响因素】 该药的人体药代动力学参数尚缺乏研究。主要在肝内代谢，代谢物多经胆汁和尿排出。

【药物相互作用和不良反应及处理】

药物相互作用及处理：①与环丙烷、氟烷或其他卤化羟类麻醉药合用，易致心律失常；②与单胺氧化酶抑制剂并用，使升压作用增强，引起严重高血压；③与洋地黄或其他拟肾上腺素药并用，可致异位心律；④不宜与碱性药物共同滴注，因可引起本品分解。

不良反应及处理：①心律失常，发生率随用量及病人的敏感性而异；②升压反应过快过猛可致急性肺水肿、心律失常、心跳停顿；过量的表现为抽搐、严重高血压、严重心律失常，此时应立即停药观察，血压过高者可用5～10mg酚妥拉明静脉注射，必要时可重复；③静脉注射时药液外溢，可引起局部血管严重收缩，导致组织坏死糜烂或红肿硬结形成脓肿；④长期使用骤然停药时可能发生低血压。

【临床应用现状分析与展望】 在临床应用中，血容量不足者应先纠正后再用本品。本品有蓄积作用，如用药后血压上升不明显，须观察10分钟以上再决定是否增加剂量，以免贸然增量致使血压上升过高。给药时应选用较粗大的静脉注射，并避免药液外溢。短期内连续使用，出现快速耐受性，作用会逐渐减弱。

去氧肾上腺素

【药理作用和临床应用】

药理作用：去氧肾上腺素（phenylephrine）为去甲肾上腺素的类似药，但作用较弱而持久。去氧肾上腺素激动α_1受体收缩血管，可升高收缩压和舒张压。它对心脏本身没有效应，但在注射给药时可激动α、β受体而升高血压，激发迷走神经的减压反射，此作用可用于终止室上性心动过速。

临床应用：主要用于治疗阵发性室上性心动过速、治疗鼻黏膜充血或扩瞳检查眼底。用药的注意事项与NA类同，在大剂量时可引起高血压性头痛和心律不齐。

【体内代谢及影响因素】 本药在胃肠道和肝脏内可被单胺氧化酶降解，因此不宜口服。皮下注射后，升压作用10～15分钟起效，持续50～60分钟；肌内注射10～15分钟起效，持续30～120分钟；静脉注射立即起效，持续15～20分钟。

【药物相互作用和不良反应及处理】

药物相互作用及处理：①与三环类抗抑郁药合用可增强本药的升压作用；②与单胺氧化酶抑制药（MAOI）合用可发生高血压、蛛网膜下腔出血及室性心律失常，在使用MAOI后14日内禁用本药；③与硝酸盐类药合用可使本药的升压作用与硝酸盐类药的抗心绞痛作用均减弱；④与降压药合用可使降压药作用减弱。

不良反应及处理：①心血管系统：少见胸部不适或疼痛；②呼吸系统：少见呼吸困难，用本药滴鼻治疗鼻充血时，可引起局部刺激症状；③神经系统：本药在治疗剂量内较少引起中枢神经系统兴奋，少见眩晕、震颤、虚弱；④精神：少见易激动；⑤眼：本药滴眼液滴眼时可产生局部刺激症状，如烧灼感、刺痛感等。另外，还可引起过敏性结膜炎，通常在用药3～4小时后出现，持续12小时，72小时内逐渐消退。

【临床应用现状分析与展望】 ISMP将本药（全身用药）定为高警讯药物，使用不当将给患者带来严重危害。在使用本药治疗休克或低血压时，不能忽视对血容量的补充，须及早、足量补充血容量。皮下注射可引起组织坏死或溃烂。静脉注射时应防止药液外渗引起组织缺血性坏死。如出现外渗，可将酚妥拉明 5～10mg 用氯化钠注射液 10～15ml 稀释后作局部浸润注射。

3. α_2 肾上腺素能受体激动剂

【药理作用和临床应用】

药理作用：α_2 肾上腺素能受体在体内分布广泛，有三种亚型，分别为 α_{2a}、α_{2b} 和 α_{2c}。α_2 肾上腺素能受体激动剂结合每种不同的亚型产生独特的效应。α_{2a} 受体能产生麻醉、镇痛及抗交感作用（低血压和心动过缓），α_{2b} 受体有间接升高血压的作用（血管收缩），α_{2c} 受体与感觉运动门控欠缺有关，如精神分裂症、注意力缺乏及过动症、创伤后功能障碍和停药反应（调节多巴胺的活性）。在中枢神经系统，α_2 受体亚型有不均匀的分布，三种受体中 α_{2a} 受体存在最普遍，α_{2b} 受体仅存在于少数部位。所有的 α_2 肾上腺素能受体激动剂都是不同程度地作用于各受体亚型，所有的受体亚型都是通过结合 G 蛋白而产生细胞效应。代表药物：右美托咪啶（dexmedetomidine）和替扎尼定（tizanidine）。右美托咪啶是美托咪定的活性右旋异构体，是一种相对选择性 α_2- 肾上腺素受体激动剂，具有镇静和催眠作用。替扎尼定是中枢性 α_2 肾上腺素受体激动剂，可能是通过增强运动神经元的突触前抑制作用而降低强直性痉挛状态。

临床应用：右美托咪啶临床用于全身麻醉的手术患者气管插管和机械通气时的镇静。替扎尼定临床上常用于颈、肩及腰部疼痛等局部疼痛综合征疼痛性肌痉挛的改善，脑血管意外、手术后遗症（脊髓损伤、大脑损伤）脊髓小脑变性、多发性硬化症、肌萎缩等疾病性侧索硬化症等中枢性肌强直的缓解。

【体内代谢及影响因素】 右旋美托咪啶静脉滴注本药 0.2～0.7μg/(kg·h)，滴注时间最长达 24 小时，药代动力学呈线性特征。静脉滴注本药后，快速分布相的分布 $t_{1/2}$ 约为 6 分钟，稳态分布容积（Vss）约为 118L。平均蛋白结合率为 94%（血药浓度、性别对蛋白结合率无影响，但肝功能损害可使蛋白结合率显著降低）。本药在体内几乎完全代谢。

替扎尼定经口服给药后的生物利用度是 40%，在肝脏中有相当显著的首关效应。血浆峰浓度出现在 1～5 小时之内，这依赖于不同的给药剂量。消除 $t_{1/2}$ 大约为 2 小时，95% 的药物是在肝脏内进行代谢，只有少量是以原形经过肾排泄。替扎尼定的代谢物是经过肾排泄，肾功能损害的患者替扎尼定的清除可能要减少 50% 或以上，因此这些患者使用替扎尼定时要减量。由于它主要在肝脏代谢，肝病患者应少用。

【药物相互作用和不良反应及处理】

药物相互作用及处理：与麻醉药（如七氟烷、异氟烷、丙泊酚）、其他镇静药、催眠药（如咪达唑仑）、阿片类药（阿芬太尼）合用，可提高各自疗效，合用时可能需减少本药或以上药物的剂量。

不良反应及处理：

右美托咪啶：①心血管系统不良反应有低血压、高血压（包括一过性高血压）、窦性停搏、心动过缓、心动过速（窦性、室性）、心房颤动。上市后还有血压波动、心律失常（包括室性心律失常）、房室传导阻滞、心搏骤停、心脏病、期外收缩、心肌梗死、室上性心动过速、T 波倒置、QT 间期延长的报道。②代谢 / 内分泌系统有高血糖、低血钙、酸中毒、低镁血症、低血糖、低钾血症。上市后还有高碳酸血症、高钾血症、高钠血症的报道。③呼吸系统有肺不张、胸膜渗漏、缺氧、肺水肿、喘鸣、呼吸缓慢、呼吸衰竭、急性呼吸窘迫综合征。上市后还有呼吸暂停、支气管痉挛、呼吸困难、通气不足、肺循环淤血的报道。④泌尿生殖系统有尿量减少、急性肾衰竭。上市后还有血尿素升高、多尿的报道。⑤神经系统，上市后有惊厥、头晕、头痛、神经痛、神经炎、言语障碍的报道。⑥精神上有激越、坐立不安、焦虑。上市后还有幻觉、错觉、谵妄、意识模糊的报道。⑦肝脏，上市后有丙氨酸氨基转移酶升高、天门冬氨酸氨基转移酶升高、碱性磷酸酶升高、γ- 谷氨酰转移酶升高、高胆红素血症的报道。⑧胃肠道有呕吐、口渴、便秘、恶心、口干。上市后还有腹痛、腹泻的报道。

替扎尼定：①心血管系统不良反应有血压降低（包括低血压、直立性低血压）、血管扩张、晕厥、心律失常、心绞痛、冠状动脉疾病、心力衰竭、心肌梗死、静脉炎；②代谢 / 内分泌系统有糖尿、高血糖症、高脂血症、高胆固醇血症、高钾血症、低钠血症、低蛋白血症、甲状腺功能减退、体重减轻、肾上腺皮质功能不全；③呼吸系统有肺栓塞、肺炎、呼吸性酸中毒、鼻窦炎、支气管炎、哮喘、咽炎、鼻炎；④肌肉骨骼系统有肌痉挛加重、肌张力增加、肌无力、病理性骨折、关节痛、关节炎、滑囊炎、颈痛、背痛，上市后还有肌痉挛的报道；⑤泌尿生殖系统有尿频、蛋白尿、血尿、尿急、膀胱炎、尿潴留、肾盂肾炎、肾结石、子宫纤维化扩大、子宫出血、月经过多、阴道炎；⑥免疫系统有过敏反应（包括呼吸功能损害、喉部和舌部血管神经性水肿）；⑦神经系统有嗜睡、头晕、镇静、偏头痛、震颤、惊厥、麻痹、思维异常、眩晕、感觉异常、感觉丧失、自主神经功能失调、痴呆、神经痛、神经病、言语障碍、运动障碍。

【临床应用现状分析与展望】 替扎尼定若单次剂量大于 2mg，应监测血压。通过调整剂量或于剂量增加前监测低血压的症状和体征，可使显著低血压的发生风险降低。本药有镇静作用，用药期间应谨慎驾驶或操作机械。

右旋美托咪啶可减少麻醉药的用量，具有显著的镇痛及交感阻滞作用，它能减少术后 50% 或以上的吗啡用量，它甚至还可单独作为镇痛药物使用。有研究表明，使用 0.5μg/kg 的右旋美托咪啶能提高利多卡因的局部麻醉作用并能提高术中的镇痛效果。同时，右美托咪啶在器官保护中也在发挥重要作用，这对于重症患者有重要的临床意义。该药在器官保护中也发挥了重要作用，应用前景广泛。

4. β 肾上腺素受体激动药

异丙肾上腺素

异丙肾上腺素（isoprenaline，Isop）为非选择性 β 受体激动药，对 β_1 和 β_2 受体有很强的直接激动作用，对 α 受体几乎无效应。

【药理作用和临床应用】

药理作用：

兴奋心脏，异丙肾上腺素对心脏 β_1 受体具有强大的激动效应，有正性肌力和正性频率作用。这些效应比肾上腺素强大，使心脏收缩迅速而有力，加快心率和传导，可缩短收缩期和舒张期。异丙肾上腺素兴奋窦房结，也能兴奋其他异位起搏点而引起心律失常，但较少引起心室纤颤。

舒张血管和影响血压：激动血管的 β_2 受体，使骨骼肌血管舒张，对冠状血管也有舒张作用，对肾血管和肠系膜的舒张作用较弱。小剂量时，由于心脏兴奋和外周血管舒张，会引起收缩压升高而舒张压略微下降，脉压增大，冠脉流量增大。较大剂量时，舒张压和收缩压均降低，主要是静脉和微循环血管明显扩张，有效血容量下降，回心血量减少，导致血压下降，此时冠脉灌注压降低，冠脉有效血流量不增加。

舒张支气管：异丙肾上腺素激动支气管平滑肌 β_2 受体，使平滑肌舒张，缓解支气管痉挛，此效应比肾上腺素强。异丙肾上腺素可抑制组胺等过敏介质的释放，但对支气管黏膜血管无收缩作用，故消除黏膜水肿作用比肾上腺素差。

其他：通过激动 β 受体，可以促进脂肪分解，升高血糖，也能增加组织的耗氧量。

临床应用：①支气管哮喘，舌下或气雾剂吸入给药均能迅速控制支气管哮喘急性发作，疗效快而强；②房室传导阻滞，可用于治疗Ⅱ、Ⅲ度房室传导阻滞；③心脏骤停，适用于心室自身节律缓慢、高度房室传导阻滞或窦房结功能衰竭并发的心脏骤停；④休克，一般适用于血容量已补足而心输出量较低、外周阻力较高的休克患者，以增加心输出量和扩张外周血管。

【体内代谢及影响因素】 口服易在肠黏膜与硫酸基结合而失效；气雾剂吸入给药，吸收较快；舌下含药因能舒张局部血管，少量可从黏膜下的舌下静脉丛迅速吸收。吸收后主要在肝及其他组织中被 COMT 所代谢。异丙肾上腺素较少被 MAO 代谢，也较少被去甲肾上腺素能神经所摄取，因此其作用维持时间较肾上腺素略长。

【药物相互作用和不良反应及处理】

药物相互作用及处理：①与其他拟肾上腺素药物合用可增效，但不良反应也增多；②并用普萘洛尔时本品的作用受到拮抗。

不良反应及处理：可以引起心悸、低血压伴有头晕等不良反应。在用药过程中应控制心率。对于支气管哮喘患者，已具缺氧状态者，如剂量过大，可加重心肌耗氧量，易引起心律失常，出现心动过速甚至心室纤颤而死亡。

异丙肾上腺素禁用于冠心病、心肌炎和甲状腺功能亢进及嗜铬细胞瘤患者。

因该药对心脏的副作用较大，且易产生耐药性，长期过多使用本药会因耐药而使疗效下降，患者自行增加吸入剂量或吸入频率可导致心脏严重损害而死亡，目前临床上已较少应用该药。

【临床应用现状分析与展望】 异丙肾上腺素是一种临床应用比较广泛的受体激动剂药物，该药物可以治疗心脏房室传导阻滞以及支气管哮喘等疾病。该药物在应对相关疾病的时候可以作用于患者的支气管平滑肌受体，从而达到松弛支气管平滑肌的效果；异丙肾上腺素在进入到患者体内之后还可以在患者的心脏部位发挥作用，有效增强心脏的收缩能力，从而达到增加心肌耗氧量以及心输出量的效果；另外该药物还可以在血管平滑肌部位发挥作用，因此，可以有效舒张患者的骨骼肌血管；最后该药物还具备促进脂肪以及汤药分解的功效。

异丙肾上腺素在应对支气管哮喘的时候一般都是通过气雾吸入的方式来给药，异丙肾上腺素在应对支气管哮喘的时候具有作用快而且强效的特征。另外电击、溺水、药物中毒以及手术意外等原因所引起的心搏骤停也可以使用异丙肾上腺素来进行治疗。临床研究证明，异丙肾上腺素还具备抗休克的作用，因此治疗感染性休克以及心源性休克都可以使用异丙肾上腺素。

异丙肾上腺素不能通过口服的方式给药，其主要给药方式为舌下给药以及气雾吸入，应对不同的病症需要采用不同的给药方式，这样才能使得异丙肾上腺素比较迅速地吸收，从而发挥功效，起到良好的治疗效果。

多巴酚丁胺

多巴酚丁胺（dobutamine）为人工合成品，其化学结构和体内代谢与多巴胺相似，口服无效，仅能静脉注射给药。

【药理作用和临床应用】

药理作用：主要激动 β_1 受体，对 α 受体仅有微弱的激动效应，对 DA 受体无作用。激动心脏 β_1 受体，产生正性肌力和正性频率作用，与异丙肾上腺素比较，其正性肌力作用比正性频率作用显著。

临床应用：主要用于治疗心肌梗死并发心力衰竭，多巴酚丁胺可增加心肌收缩力，增加心输出量和降低肺毛细血管楔压，并使左室充盈压明显降低，使心功能改善，继发地促进排钠、排水增加尿量，有利于消除水肿。

【体内代谢及影响因素】 口服无效，静脉推注 1～2 分钟内起效，如缓慢滴注可延长到 10 分钟，一般静注后 10 分钟作用达高峰，持续数分钟。表现分布容积为 0.2L/kg，清除率为 244L/h，$t_{1/2}$ 约为 2 分钟，在肝脏代谢成无活性的化合物。代谢物主要经肾脏排出。

【药物相互作用和不良反应及处理】

药物相互作用及处理：①与全麻药尤其环丙烷、氟烷等同用，室性心律失常发生的可能性增加；②与 β 受体阻滞剂同用，可拮抗本品对 β_1 受体的作用，导致 α 受体作用占优势，外周血管的总阻力加大；③与硝普钠同用，可导致心排血量微增，肺楔嵌压略降；④本品不得与碳酸氢钠等碱性药物混合使用。

重要配伍禁忌：呋塞米不易溶于水，针剂为呋塞米与氢氧化钠、氯化钠制成的灭菌水溶液，pH 值为 8.5～9.5。盐酸多巴酚丁胺注射液 pH 值 2.5～5.0。两种药物混合后由于 pH 值改变而析出呋塞米。因此难溶性碱或难溶性酸制成的可溶性盐，由于溶液 pH 值改变而析出沉淀，在输液配伍时应予以注意。一般而言，二者 pH 值差距离越大，发生配伍禁忌的可能性越大，须预防这两种药物发生配伍禁忌。如果心衰患者需同时应用上述两种药物，可以在不影响液体总量的情况下，把呋塞米注射液加入莫菲氏滴壶内而进入患者体内。按医嘱输入盐酸多巴酚丁胺注射液，避免用 0.9% 氯化钠注射液冲净输液管，防止发生配伍变化。由于抗生素、激素、抗肿瘤药物和心血管药物的发展，治疗和抢救工作的需要，药物联用的机会也越来越多，品种也越来越广，情况较为复杂。多种注射剂配伍应用时既要保持各种药物的有效和稳定，又要防止因配伍发生理化和药理配伍禁忌，给患者带来的痛苦和危害。

不良反应及处理：用药期间可引起血压升高、心悸、头痛、气短等不良反应。偶致室性心律失常。梗阻型肥厚性心肌病患者禁用，因其可促进房室传导。心房纤颤、心肌梗死和高血压患者慎用。交叉过敏反应，对其他拟交感药过敏，可能对本品也敏感。对妊娠的影响，在人体应用未发生问题。本品是否排入乳汁没有定论，但应用未发生问题。梗阻性肥厚型心肌病不宜使用，以免加重梗阻。

下列情况应慎用：心房颤动，多巴酚丁胺能加快房室传导，心室率加速，如须用本品，应先给予洋地黄类药；高血压可能加重；严重的机械梗阻，如重度主动脉瓣狭窄，多巴酚丁胺可能无效；低血容量时应用本品可加重，故用前须先加以纠正；室性心律失常可能加重；心肌梗死后，使用大量本品可能使心肌耗氧量增加而加重缺血。用药期间应定时或连续监测心电、血压、心排血量，必要或可能时监测肺动脉楔压。

多巴酚丁胺对孕妇及哺乳期妇女的作用尚不明确，对小儿应用缺乏研究。在老年人中研究尚未进行，但应用预期不受限制。

【临床应用现状分析与展望】 多巴酚丁胺为一种拟交感胺类强心药物，具有正性肌力作用，主要机制是兴奋心脏的 β 肾上腺素能受体，激活腺苷化酶（adenylcyclase，AC），使三磷酸腺苷（ATP）转化为环磷酸腺苷（cAMP），促进钙进入心肌细胞内，选择性地增加心肌收缩力，增加心输出量和降低肺毛细血管楔压，改善心功能。使心肌收缩力增加，冠状动脉扩张，心排血量增加，并具有相对较弱的正性频率作用，以及相对较小的增加心肌耗氧量的优异特性。它能舒张外周血管，降低外周阻力和肺动脉楔嵌压，增加组织氧供及氧摄取量，改善组织氧合功能，发挥着抗休克作用。对实验性感染性休克，急性心功能不全以及临床感染性休克，心源性休克有较好的疗效，目前已广泛应用于心衰的治疗，同时其新的用途也不断被发现。

（1）治疗心衰：目前，难治性心力衰竭的治疗在国内外仍无特殊疗法，一般针对难治性心力衰竭的病因，给予调整治疗。难治性心力衰竭常见病因主要是大面积心肌损伤坏死、心脏极度扩大、严重的瓣膜病变或伴有严重感染、电解质紊乱、严重心律失常、药物因素等。临床上常用多巴酚丁胺为治疗药物，采用硝普钠与多巴酚丁胺联合用药方案治疗难治性心力衰竭获得显著疗效。多巴酚丁胺主要兴奋心脏的 β_1 受体，因而它能增加衰竭心脏的收缩力，增加心脏的排血量，改善心力衰竭的症状。可间接降低肺毛细血管楔压，减轻心脏负荷，减少心肌耗氧量。它的变力效应明显强于变时效应，对心率和血压的影响较小。但它不能降低左室舒张末压，与硝普钠合用取其正性肌力作用迅速疗效满意。

（2）治疗心源性休克：心源性休克是一种常见的临床危重症，是由于心脏排血功能低下所致。心输出量减少，周围血管代偿性收缩，这一代偿加重心脏负担而导致恶性循环。临床研究结果表明，联合应用多巴胺、多巴酚丁胺目的是针对心源性休克的原因及病理生理特征，阻断其恶性循环，以改善血流动力学，降低心肌氧耗，增强心肌收缩力，增加心输出量，纠正休克。多巴酚丁胺能舒张外周血管，降低外周阻力和肺动脉楔压，增加组织氧供及氧摄取量，从而改善组织氧合功能，发挥抗休克作用。它对感染性休克、急性心功能不全以及心源性休克有较好的疗效。

（3）抗肝硬化作用：酒精中毒和其他慢性中毒患者的肝细胞会在毒素的作用下逐渐死亡，结缔组织会在死亡肝细胞处增生。研究发现，负责在动物细胞间传递信息的神经介质——酚胺，能够降低结缔组织细胞对结缔组织生长因子蛋白的敏感性，激发健康肝细胞的分裂增生。应用多巴酚丁胺进行的动物实验结果显示，多巴酚丁胺能够抑制老鼠肝部结缔组织的增生，促使其健康肝细胞分裂以替代死亡的肝细胞。这种现象在被切除了部分肝脏的老鼠身上更加明显，它们的肝脏康复迅速。此外，在多巴酚丁胺的作用下，另外一项实验中的老鼠始终没有罹患肝硬化。

其他 β_1 受体激动药有普瑞特罗（prenalterol）扎莫特罗（xamoterol）等，主要用于慢性充血性心力衰竭的治疗。

5. β_2 受体激动药

【药理作用和临床应用】

药理作用：该类药选择性激动 β_2 受体发挥支气管舒张作用，根据作用时间长短，选择性 β_2 受体激动药可分为短效、中效、长效三大类。

（1）短效类：沙丁胺醇（salbutamol）、奥西那林（orciprenaline）、克仑特罗（clenbuterol）、氯丙那林（clorprenaline）、瑞普特罗（reproterol）、比托特罗（bitolterol）、利米特罗（rimiterol）。

（2）中效类：特布他林（terbutaline）、非诺特罗（fenoterol）、妥洛特罗（tulobuterol）、溴沙特罗（broxaterol）、比奴特罗（pynoterol）、吡布特罗（pirbuterol）、环仑特罗（cycloclenbuterol）、马布特罗（mabuterol）。

（3）长效类：沙美特罗（salmeterol）、福莫特罗（formoterol）、班布特罗（bambuterol）、丙卡特罗（procaterol）。

临床应用：该类药因扩张支气管主要用于治疗支气管哮喘、喘息型支气管炎、支气管痉挛等症。

沙丁胺醇尚有血管扩张及抑制子宫平滑肌收缩的作用，还适用于充血性心力衰竭、急性心肌梗死、降低 COPD 患者的肺动脉高压、家族性高血钾性周期性麻痹、早产等疾病。

研究表明，沙美特罗可以双向抑制变应原诱发的速发相哮喘反应和迟发相哮喘反应，进一步提示该药具有抗炎作用。沙美特罗也可抑制组胺、白三烯 C_4、白三烯 D_4 及前列腺素 D_4 等炎症介质释放，并抑制血小板活化因子（PAF）及抗原所致的嗜酸性粒细胞浸润。沙美特罗适用于哮喘（包括夜间哮喘和运动性哮喘）的长期维持治疗，以及 12 岁以上儿童伴有可逆性气道阻塞的支气管痉挛的预防治疗。

班布特罗是特布他林的前体药物，长效类的代表，选择性更强，作用持续时间较长，可以较有效地预防支气管哮喘的发作，特别是夜间哮喘的发作。

【体内代谢及影响因素】 沙丁胺醇是短效类的代表。本药口腔吸入给药后 30～60 分钟达最大效应，持续时间为 4～6 小时。口腔吸入给药后有 10%～25% 药物可到达肺部，其余部分残留于给药系统或沉积在口咽部。达到肺部的药物被肺组织吸收进入肺循环，但不在肺部代谢。

福莫特罗给药方式不同则产生不同的效果，吸入福莫特罗使支气管扩张作用持续长效，而口服则作用时间与短效的肾上腺素 β_2 受体激动剂沙丁胺醇相似。口服福莫特罗 80μg，4 小时后，扩张作用最强，其效应与口服沙丁胺醇 4mg 相当，且作用持久。

【药物相互作用和不良反应及处理】

药物相互作用及处理：β_2 受体激动药与 β 肾上腺素受体阻滞药合用可抑制 β_2 受体激动药的肺部作用，并可使哮喘患者产生严重的支气管痉挛。哮喘患者通常不应使用 β 肾上腺素受体阻滞药，必须使用时（如心肌梗死后作为预防用药），应考虑使用心脏选择性 β 肾上腺素受体阻滞药，且用药时应谨慎。

不良反应及处理：

沙丁胺醇的不良反应主要有：①骨骼肌震颤：四肢和面部、颈部为好发部位；②心脏反应：一般治疗量时少见，但超过治疗量数倍至几十倍时可见窦性心动过速；③代谢紊乱：可引起血乳糖和丙酮酸升高，并出现酮体。糖尿病患者应用时要尤其注意。

沙美特罗的不良反应主要有：①心血管系统：可见心动过速、心悸，有 QT 间期延长及心律失常的报道；②代谢 / 内分泌系统：可见血钾过低；③呼吸系统：可见异常的支气管痉挛（此时应改用其他治疗方法），极少见咽喉痉挛、刺激或肿胀，表现为喘鸣和窒息等，有呼吸停止的报道；④骨骼肌肉系统：可见肌痉挛、颤抖；⑤神经系统：极少见震颤反应，常是暂时性的，和剂量有关，经定期使用后即可减弱。

【临床应用现状分析与展望】 β_2 受体激动药用于临床治疗哮喘病已有近百年的历史。20 世纪 60 年代以来，选择性较强、疗效好、副作用少的短效 β_2 受体激动药逐渐进入临床，此后先后发现了 30 余种 β_2 受体激动药。进入 80 年代后期，随着长效 β_2 受体激动药的出现，尤其是配合吸入方式给药，在缓解哮喘症状方面取得了良好疗效。同时由于这些长效 β_2 受体激动药对 β_2 受体具有较强的选择性，大大减少了药物副作用的发生。近年来，选择性更强、疗效更好的 β_2 受体激动药新剂型不断问世，使 β_2 受体激动药成为目前缓解哮喘急性症状的首选药物。

沙丁胺醇是短效类的代表。常以气雾吸入给药，仅用于病情紧急需要即刻缓解气道痉挛者，可迅速缓解哮喘急性症状，其扩张支气管的作用强度约为异丙肾上腺素的 10～20 倍，而对心血管的副作用仅为异丙肾上腺素的 1/10，作用持续时间为异丙肾上腺素的 3～4 倍。

特布他林是中效类的代表。因其起效较短效 β_2 受体激动剂慢，而药效持续时间又较长效 β_2 受体激动剂短，其使用率在近期相对下降。临床上主要用于支气管哮喘、喘息型支气管炎、COPD 及其他肺部疾病所致的支气管痉挛等症。

沙美特罗是长效 β_2 受体激动剂。是近 20 年来在哮喘治疗方面的首次重大突破，是第一个具有明显抗炎活性的支气管扩张药。近年研究表明，沙美特罗的药用机制与短效 β_2 受体激动剂并不相同，其药理作用可以被 β_2 受体拮抗剂迅速而完全地扭转。沙美特罗具有一定的气道抗炎作用，其抗炎作用强度是沙丁胺醇的10～20倍。

福莫特罗的长效作用与其侧链结构较长和亲脂性较强而与 β_2 受体结合牢固有关，吸入后数分钟即可减少特殊气道阻力，在2小时内达到支气管扩张作用，维持12小时。其支气管扩张作用明显比同剂量的沙丁胺醇和特布他林强。口服比吸入起效慢，但作用时间长。

临床研究表明，福莫特罗既可降低由乙酰胆碱诱发的气道高反应性，又可抑制变应原引起的迟发相哮喘反应，提示本品还具有抑制炎症介质释放而发挥抗炎作用，这与其能抑制人嗜碱性细胞和肺肥大细胞释放组胺有关，其作用是沙丁胺醇的400倍，与酮替芬（ketotifen）相当。福莫特罗还可抑制血管通透性增加和炎症细胞的聚集。

丙卡特罗对支气管的 β_2 受体具有较高的选择性，扩张支气管作用强而久。本药还有抗过敏作用，经豚鼠和大白鼠的气道激发实验，证明该药不但可以抑制速发型的气道阻力增加，也可抑制迟发型的气道反应性增加。研究表明，本药有促进纤毛运动、增强呼吸道防御能力的作用。其气道抗炎作用也明显强于其他 β_2 受体激动剂。

6. 特异性 β_3 受体激动剂　β_3 受体曾被称为“非典型”β肾上腺素能受体。自1989年以来，不同种属的 β_3 受体先后被克隆成功，与经典的 β_1 受体和 β_2 受体相比，β_3 受体主要分布于脂肪组织，参与脂肪组织产热、分解和提高机体代谢率等生理效应，在机体脂肪恒定调节中起重要作用。

β_3 受体激动剂的研究已有二十多年，由于它能显著减轻啮齿动物体重，在白色脂肪组织（white adipose tissue，WAT）中分解脂肪，加强棕色脂肪组织（brown adipose tissue，BAT）的非战栗产热，降低血糖，亦不影响食物摄入，因此，它被认为是抗肥胖症和抗糖尿病的较理想的药物。随着深入研究发现，在胃肠道、心脏、血管和泌尿道等组织亦存在 β_3 受体，β_3 受体激动剂在这些组织中亦起到解痉、减慢心率等作用。

β_3 受体激动剂在动物模型中表现出较好的抗肥胖和抗糖尿病作用，且不影响食物摄入，不良反应较小，因而具有广阔的发展前景。随着不断开发出新的特异性高、效果好的 β_3 受体激动剂，肥胖症和糖尿病的治疗必将获得重大突破。

（二）肾上腺素受体阻断药

肾上腺素受体阻断药（adrenoceptor blocling drugs）又称肾上腺素受体拮抗剂（adrenoceptor antagonists），能阻断肾上腺素受体从而拮抗去甲肾上腺素能神经递质或肾上腺素受体激动药的作用。这类药物按对α和β肾上腺素受体选择性的不同，分为α肾上腺素受体阻断药、β肾上腺素受体阻断药及α、β肾上腺素受体阻断药三大类。

1. α肾上腺素受体阻断药（α-blockers）　α肾上腺素受体阻断药是一类通过可逆或不可逆与肾上腺素α受体结合来阻断α型效应的药物。用于临床的主要有非选择性的 α_1 和 α_2 受体阻断药：短效类的酚妥拉明、妥拉唑林和长效类的酚苄明。

酚妥拉明

酚妥拉明（phentolamine）是竞争性的 α_1 和 α_2 受体阻断药，能竞争性阻断α受体，对抗肾上腺素的α型作用，其作用较弱而短暂，治疗剂量时远不能充分地对抗肾上腺素及拟肾上腺素药兴奋α受体的作用。

【药理作用和临床应用】

药理作用：

血管舒张作用：静脉注射能使血管舒张，血压下降，肺动脉和外周血管阻力降低。主要扩张小动脉，原理主要是阻断α受体和直接作用于血管平滑肌。

心脏兴奋作用：使心收缩力增强和心率加快，心输出量增加。这种兴奋作用部分由血管舒张，血压下降，反射性地兴奋交感神经引起心率增加；部分是阻断突触前膜的 α_2 受体，促进肾上腺素能神经末梢释放去甲肾上腺素，兴奋心脏 β_1 受体。有时可致心律失常。

其他作用：有拟胆碱作用，使胃肠平滑肌兴奋，张力增加；有组胺样作用，能使胃酸的分泌增加，皮肤潮红。

临床应用：①血管痉挛性疾病：如肢端动脉痉挛性疾病，也用于血栓闭塞性脉管炎的治疗。在NA静脉滴注发生外漏时，可用本品作皮下浸润注射以对抗 α_1 受体收缩血管的作用，防止局部组织坏死；②肾上腺嗜铬细胞瘤的诊断和术前治疗：能使嗜铬细胞瘤所致的高血压下降；③抗休克：能增加心输出量，舒张血管，降低外周阻力，使休克时的内脏血流灌注改善，解除微循环障碍，并能降低肺循环阻力，防止肺水肿的发生，有人主张酚妥拉明与 NA 合用抗休克；④治疗充血性心力衰竭：可扩张血管，外周阻力下降，左室舒张末期压与肺动脉压下降，使心脏前、后负荷明显降低，心输出量增加，心力衰竭改善，肺水肿减轻，主要用于治疗肺充血或肺水肿所致的急性心力衰竭；⑤治疗男性勃起功能障碍。

【体内代谢及影响因素】 酚妥拉明生物利用度低，口服效果仅为注射给药的 20%。口服后 30 分钟血药浓度达峰值，作用维持 3～6 小时；肌内注射作用维持 30～45 分钟。大多以无活性的代谢物从尿中排泄。

【药物相互作用和不良反应及处理】

药物相互作用及处理：①与拟交感胺类药同用，使后者的周围血管收缩作用抵消或减弱；②与胍乙啶同用，体位性低血压或心动过缓的发生率增高；③与二氮嗪同用，使二氮嗪抑制胰岛素释放的作用受抑制；④苯巴比妥类、苯乙哌啶酮等可加强本品降压作用；⑤忌与铁剂配伍。

不良反应及处理：常见为低血压，尤其是患者用药后起立等体位变化时常发生体位性低血压。有时可致心律失常。拟胆碱作用和组胺样作用可致腹泻、腹痛、恶心、呕吐，并能诱发消化性溃疡。胃炎和胃、十二指肠溃疡及冠心病患者慎用。低血压、严重动脉硬化、心脏器质性损害、肾功能减退者禁用。

【临床应用现状分析与展望】 酚妥拉明是临床重要的治疗药物，临床研究非常活跃，不断有临床新用途发现，并且取得了很好的临床疗效。

酚妥拉明有血管扩张的作用。临床上常用于血管痉挛性疾病，如手足发绀、雷诺病、感染中毒性休克、室性早搏。亦可用于嗜铬细胞瘤的诊断试验等。近年的研究表明，酚妥拉明治疗以下疾病也有很好的疗效。

（1）治疗心力衰竭：心力衰竭患者给酚妥拉明，同时行右心导管检查，结果肺毛细血管楔压、平均肺动脉压、右房压、外周血管阻力和肺血管阻力均下降，心指数、心输出量明显增加。

有报告用酚妥拉明等血管扩张药治疗其他药物无效的急性心肌梗死及充血性心脏病所致的心力衰竭，在心力衰竭时，因心输出量不足，交感神经张力增加，外周阻力增高，肺充血和肺动脉压力升高，易产生肺水肿。应用酚妥拉明扩张血管，降低外周阻力，使心脏后负荷明显降低，左室舒张末期压与肺动脉压下降，心输出量增加，心力衰竭得以减轻。

（2）治疗高血压危象：酚妥拉明静脉注射，其作用直接舒张血管平滑肌，减少回心血量，使心输出量下降，并降低外周血管阻力，从而使血压下降。

（3）治疗大咯血：酚妥拉明连续使用 3～5 天可止血。其原理主要是酚妥拉明扩张血管，减少回心血量，降低肺动脉压，减轻肺瘀血。也有用酚妥拉明与垂体后叶素联合使用治疗大咯血，咯血停止后每日减量 1/3，继续应用 2～3 天。

（4）治疗支气管哮喘持续状态：有人用酚妥拉明治疗支气管哮喘持续状态患者，疗效显著，用药后 30 分钟，症状好转，总有效率达 91%～100%。必要时 1 小时后重复应用 1 次。其作用与扩张血管、改善肺微循环和舒张支气管平滑肌有关。有人认为酚妥拉明在呼吸系统疾病中的应用日趋广泛，尤其在急诊应用中日益受到重视。

（5）治疗肺心病：对哮喘等呼吸衰竭者用酚妥拉明可缓解肺动脉高压，减轻心脏前、后负荷。同时，酚妥拉明具有抗 5- 羟色胺的作用，解除支气管痉挛，改善肺通气功能、脑循环，并使呼吸中枢兴奋性增强。

（6）治疗呼吸衰竭：酚妥拉明可缓解肺动脉高压，减轻心脏负荷，改善肺瘀血及肺水肿，同时可解除支气管痉挛，改善肺通气及换气功能，且因脑循环改善，使呼吸中枢兴奋性增高。

（7）治疗难治性肝硬化腹水：肝硬化时，血中儿茶酚胺类物质增多。酚妥拉明可能通过拮抗去甲肾上腺素、降低门静脉压力，从而改善肝、肾血液流动学，增进肾小球灌注。

（8）治疗新生儿呼吸困难：有人用酚妥拉明治疗新生儿呼吸困难患儿，收到显著疗效。呼吸困难在 3～72 小时（多为 6～48 小时）内缓解，治愈率达 90%。其作用与阻滞 α 受体、兴奋 β 受体，从而改善呼吸功能有关。

（9）治疗新生儿胎粪吸入综合征：酚妥拉明

0.5mg/kg 加入葡萄糖注射液 20～30ml 中，静脉滴注，1 小时左右滴完，每隔 6～8 小时 1 次，连用 2～4 天。

治疗小儿休克。有人用酚妥拉明治疗小儿休克，效果显著，病情改善快，其作用是酚妥拉明通过扩张小动脉、静脉，降低外周阻力，改善微循环，增强心肌收缩力等而获得。

（10）治疗小儿呼吸衰竭：用酚妥拉明治疗小儿呼吸衰竭，可使呼吸衰竭症状改善。酚妥拉明可缓解肺动脉高压，减轻心脏负担，改善肺瘀血与水肿，并可解除支气管痉挛，改善通气功能及大脑循环，兴奋呼吸中枢。

（11）治疗小儿喘息型支气管炎：用酚妥拉明治疗小儿喘息型支气管炎，收到明显的效果。治疗 12 天内症状完全缓解，总有效率为 68%，优于常规治疗的对照组。

（12）治疗胆绞痛：方法：酚妥拉明 0.5mg/min+10% 葡萄糖注射液或 5% 葡萄糖盐水注射液，静脉滴注，24 小时总剂量 100～120mg，必要时可达 200mg。

（13）治疗前列腺增生尿潴留：有人用酚妥拉明治疗前列腺增生尿潴留患者，可解除症状。研究认为，前列腺增生者，其组织中 α 受体突然兴奋，致前列腺包膜中平滑肌组织张力剧增，尿道受阻而出现尿潴留。酚妥拉明通过阻滞 α 受体而起治疗作用。

（14）治疗手术后尿潴留：酚妥拉明通过阻滞 α 受体、解除尿道括约肌痉挛，降低尿流阻力，促进逼尿肌收缩，从而恢复正常排尿。

（15）治疗胆道蛔虫病：胆道蛔虫病是内科常见的急腹症之一。传统方法使用抗胆碱药解痉止痛，但不能收到理想的止痛效果。有临床研究应用酚妥拉明治疗 40 例胆绞痛患者，其中胆道蛔虫病 27 例，均于用药后 15～30 分钟绞痛开始减轻，1～3 小时绞痛中止。40 例中半数曾反复使用山莨菪碱和维生素 K_3，2 例使用哌替啶，均 >24 小时无效，但用药后迅速消除了绞痛。本品调节消化道平滑肌和括约肌舒缩异常，因而可迅速缓解胆绞痛。

（16）治疗阳痿：酚妥拉明为 α 受体阻断药，主要用于治疗心血管疾病。据报道，有研究用酚妥拉明治疗顽固性阳痿患者 98 例，经用药 3～10 次，其中治愈者 70 例，显效者 10 例，有效者 13 例，无效者 5 例。总有效率为 95%。在应用酚妥拉明治疗阳痿中，亦未见不良反应发生。

（17）治疗小儿肺炎：有人采用酚妥拉明辅助治疗起病急、进展快、喘憋明显的重症肺炎，具有显著疗效。

酚苄明

酚苄明（phenoxybenzamine）是非竞争性 α_1 和 α_2 受体阻断药。作用类似酚妥拉明，但充分产生非竞争性阻断作用需几小时，因此起效缓慢而效应持久，用药 1 次可持续 24 小时以上。

【药理作用和临床应用】

药理作用

心血管作用：非竞争性阻断 α_1 受体，阻止内源性儿茶酚胺激动 α_1 受体收缩外周血管的作用，引起外周阻力下降，可导致反射性心率加快。阻断心肌细胞突触前 α_2 受体可以促进 NA 释放，有利于增加心输出量。

对肾上腺素升压作用的翻转：在应用酚苄明阻断 α 受体作用下，肾上腺素升高血压的作用改变为降压效应。

临床应用：临床主要用于治疗嗜铬细胞瘤，可用于嗜铬细胞瘤的急性发作处理，尤其是在因儿茶酚胺分泌，细胞扩散而不宜手术时。酚苄明和酚妥拉明有时对治疗雷诺病有效。对于卒中引起截瘫者的自发性反射亢进，也可用酚苄明治疗。

【体内代谢及影响因素】 口服后约 30% 的盐酸酚苄明在胃肠道吸收，$t_{1/2}$ 约 24 小时，作用可持续 3～4 天。本品在肝内代谢，多数药物 24 小时内从尿液及胆汁排出，少量在体内保留数天。

【药物相互作用和不良反应及处理】

药物相互作用及处理：①与拟交感胺类合用，升压效应减弱或消失；②与胍乙啶合用，易发生体位性低血压；③与二氮嗪合用时拮抗后者抑制胰岛素释放的作用；④本品可阻断左旋去甲肾上腺素引起的体温过高，亦可阻断利血平引起的体温过低。

不良反应及处理：①动物实验证明，长期口服可引起胃肠道癌；②脑供血不足时使用本品需注意血压下降，可能加重脑缺血；③代偿性心力衰竭者可引起反射性心跳加快，致心功能失代偿；④冠心病患者可因反射性心跳加速而致心绞痛；⑤肾功能不全时可因血压下降和肾缺血导致肾功能进一步损害；⑥上呼吸道感染时可因鼻塞加重症状；⑦用药期间需定时测血压；⑧开始治疗嗜铬细胞瘤时，建议定时测定尿儿茶酚胺及其代谢物，以决定用药量；⑨反射性心率加快可加用β受体阻断药，与食物或牛奶同服以减少胃肠道刺激；⑩酚苄明过量时，不能使用肾上腺素，否则会进一步加剧低血压。这称为肾上腺素的反转效应。

处理：常见的不良反应有体位性低血压、心悸、鼻塞、恶心和呕吐等。可抑制射精。肾功能不全、冠状动脉功能不全及脑血管病患者慎用或禁用。

【临床应用现状分析与展望】 酚苄明是作用时间长的α受体阻断药（α_1、α_2）。作用于节后α肾上腺素受体，防止或逆转内源性或外源性儿茶酚胺作用，使周围血管扩张，血流量增加。卧位时血压稍下降，直立时可显著下降。血压下降可反射性引起心率增快。酚苄明的“三致”（致癌、致突变和生殖毒性）表明：小鼠淋巴瘤体外艾姆斯（Ames，检查致癌物质）实验表明，酚苄明有致突变活性，小鼠微核实验（micronucleus test）则没有显示本品有致突变活性。大鼠或小鼠腹腔内连续注射盐酸酚苄明。能引起腹膜肉瘤。大鼠长期口服给药能引起胃肠道恶性肿瘤，绝大多数是胃非腺性恶性肿瘤。在慢性口服实验中，大鼠溃疡性或糜烂性胃炎发生率高，与药物作用有关。未见酚苄明影响生殖的研究结果。

2. α_1 肾上腺素受体阻断药

代表药物：哌唑嗪（prazosin）、特拉唑嗪（terazosin）、多沙唑嗪（doxazosin）和坦洛新（tamsulosin）。

【药理作用和临床应用】

药理作用：哌唑嗪、特拉唑嗪和多沙唑嗪均为选择性 α_1 受体竞争性阻断药。本类药物竞争性阻断 α_1 受体，因动脉和静脉平滑肌舒张使动脉血压下降，可降低外周血管阻力。

坦洛新的结构与其他 α_1 受体阻断药不同，生物利用度高，对 α_{1A} 受体的阻断作用远强于对 α_{1B} 受体的阻断作用。

临床应用：哌唑嗪、特拉唑嗪和多沙唑嗪临床上多用于治疗原发性高血压和良性前列腺增生，也可用于肾上腺嗜铬细胞瘤和休克的治疗。坦洛新对 α_{1A} 受体的阻断作用强，对良性前列腺肥大的疗效高，说明 α_{1A} 受体亚型可能是控制前列腺平滑肌最重要的α受体亚型。

【体内代谢及影响因素】 哌唑嗪口服吸收良好，口服后2小时起效，1～3小时达血药峰浓度，作用可持续10小时，降压作用与血药浓度不平行。生物利用度50%～85%，蛋白结合率高达97%。主要在肝内代谢，随胆汁与粪便排泄，尿中仅占6%～10%，5%～11%以原型排出，其余以代谢产物排出。心力衰竭时清除率比正常慢。半衰期为2～3小时，心力衰竭时可长达6～8小时。本药不能被透析清除。

坦洛新口服吸收良好。成人单次口服缓释胶囊0.2mg，经（5.50±1.10）小时达 C_{max}[（5.99±1.61）ng/ml]。连续给药，血药浓度可在第4日达稳定状态。血浆蛋白结合率约为99%（主要与 α_1 酸性糖蛋白结合），分布容积约为0.2L/kg。经肝脏代谢，首过效应可忽略，原形药物及其代谢物随胆汁、粪便及尿液排泄，消除半衰期为（8.12±3.84）小时。本药无蓄积性。

【药物相互作用和不良反应及处理】

药物相互作用及处理：首次与β肾上腺素受体阻断药合用时，常增加发生低血压的风险。合用时，本药的初始剂量应较常规剂量小，且最好于就寝时使用，同时须密切监测是否出现低血压。

不良反应及处理：

哌唑嗪：①心血管系统可见心悸、心动过速。在服首剂后0.5～2小时容易出现直立性低血压，增加剂量时也可发生，表现为从卧位或坐位起立时发生眩晕、头晕、甚至晕厥，运动可使反应加重。血容量小或限钠过度者、老年人更易发生；②代谢/内分泌系统常见下肢水肿、体重增加；③呼吸系统常见鼻充血，可见鼻塞、鼻出血；④泌尿生殖系统可见尿频、阳痿、阴茎异常勃起；⑤神经系统可见感觉异常、头痛、嗜睡、大小便失禁、失眠、疲劳、多梦、定向力障碍，少见手足麻木。

坦洛新包括：①心血管系统可见心动过速、直立性低血压、血压下降、心率加快。上市后还有心悸、心房颤动、心律失常的报道；②呼吸系统可见鼻塞、鼻炎、咳嗽增加、咽炎、鼻窦炎。上市后还有呼吸困难、鼻出血的报道；③肌肉骨骼系统可见背痛、关节痛、关节炎、肌痛；④泌尿生殖系统可见性欲降低、射精异常（如逆行性射精、射精量减少或无精）。上市后还有阴茎异常勃起的报道；⑤免疫系统可见上市后有过敏反应（如皮疹、荨麻疹、瘙痒、血管神经性水肿）的报道。

【临床应用现状分析与展望】 哌唑嗪、特拉唑嗪和多沙唑嗪作用维持时间：哌唑嗪 < 特拉唑嗪 < 多沙唑嗪。本类药物与酚苄明和酚妥拉明不同，对心输出量、肾血流量和肾小球滤过率稍有改变。首次服用本类药时，严重的低血压会导致患者晕厥或昏迷，称为首剂效应。良性的前列腺肥大者可用这类药阻断前列腺及腺包膜和膀胱颈平滑肌的 α_1 肾上腺素受体，使其平滑肌松弛，尿道和膀胱阻力减低，从而减轻前列腺增生引起的尿道阻塞症状。可见较严重的体位性低血压（首剂效应）、鼻充血、头晕、头痛和瞌睡等不良反应。严重肝、肾功能不全患者禁用。儿童、孕妇、哺乳期妇女禁用。

研究表明，α_{1A} 受体主要存在于前列腺，而 α_{1B} 受体主要存在于血管。所以尽管非选择性 α 受体阻断药酚苄明、选择性 α_1 受体阻断药哌唑嗪和 α_{1A} 受体阻断药均可用于治疗良性前列腺肥大，改善排尿，但对于心血管的影响明显不同，酚苄明可降低血压并引起心悸，哌唑嗪可降低血压，而坦洛新则对心率和血压没有明显影响。对良性前列腺肥大的疗效高。盐酸坦洛新缓释片结合行为疗法，可明显延长阴道内射精潜伏期，提高男女双方性生活满意度，疗效确切，明显优于单纯疗法，且不良反应小，患者容易接受，是治疗早泄的有效方法之一。

3. β 肾上腺素受体阻断药 β 肾上腺素受体阻断药可分为选择性的和非选择性的两类，目前临床应用的药物均为竞争性 β 肾上腺素受体阻断药。在该类药物中部分药物具有内在拟交感活性，因此本类药物又可以分为有内在交感活性和无内在交感活性两类，具有内在交感活性的药物有抑制心肌收缩力、减慢心率和收缩支气管的作用，一般较无内在交感活性的药物为弱。非选择性 β 肾上腺素受体阻断药代表药物有：普萘洛尔（propranolol）、噻吗洛尔（timolol）、纳多洛尔（nadolol）和吲哚洛尔（pindolol）。选择性 β_1 受体阻断药对心脏 β_1 受体具有选择性阻断作用，而对支气管平滑肌或外周血管平滑肌作用弱，代表药物有：阿替洛尔（atenolol）、美托洛尔（metoprolol）、艾司洛尔（esmolol）、醋丁洛尔（acebutolol）均为选择性 β_1 受体阻断药，对 β_2 受体作用弱。

【药理作用和临床应用】

药理作用：β 受体阻断药的大部分药理作用与阻断 β 受体有关，但有些药物具有部分激动 β 受体的内在交感活性、膜稳定作用和抑制血小板聚集等作用。

（1）β 受体阻断作用：为其主要作用，能竞争性阻断多种脏器和组织的 β 受体，影响神经递质、激素或药物对 β 受体的激动作用。①抑制心脏：β 受体阻断药能抑制心脏功能。阻断心脏 β_1 受体，可使心率减慢，心收缩力减弱，心输出量减少，心肌耗氧量下降，血压稍降低。β 受体阻断药还能减慢窦性节律，延缓心房和房室结的传导，延长 P-R 间期。②降压作用：所有的 β 受体阻断药均有良好的降压作用。其降压作用机制有：阻断心脏 β_1 受体；抑制肾素分泌；降低外周交感神经活性和中枢降压作用等。对高血压患者具有明显的降压作用，常用于高血压的治疗。③收缩支气管平滑肌：阻断 β_2 受体，使支气管收缩而增加呼吸道阻力。这种作用对正常人较弱，但对支气管哮喘患者，可诱发或加重哮喘的急性发作，甚至危及生命。④影响代谢：脂肪的分解主要与 β_3 受体有关，而肝糖原的分解与 α_1 和 β_2 受体有关。β 受体阻断药可抑制交感神经兴奋，拮抗儿茶酚胺类药所引起的脂肪和糖原分解作用，影响机体释放能量物质的代谢。⑤减少肾素分泌：β 受体阻断药阻断肾小球球旁细胞的 β_1 受体，减少肾素的释放。肾素分泌的减少，使肾素 - 血管紧张素 - 醛固酮系统对机体的水、盐电解质平衡和血压的调节作用减弱而降低血压。

（2）膜稳定作用：某些 β 受体阻断药具有奎尼丁样和局部麻醉药样的膜稳定作用。β 受体阻断药的膜稳定作用与其抗心律失常和抑制心肌作用有关，但其发挥膜稳定作用的浓度较治疗时体内所能达到的浓度高，也远较其阻断心肌 β 受体的浓度高。

（3）内在拟交感活性：有些 β 受体阻断药如吲哚洛尔、阿普洛尔等具有内在拟交感活性。内在拟交感活性较强的药物在临床应用时，其抑制心肌收缩力、减慢心率和收缩支气管的作用一般较不具有内在拟交感活性的药物弱。

（4）其他：普萘洛尔有抗血小板聚集作用。β 受体阻断药尚有降低眼内压作用，这可能与减少房水的作用有关。

（5）选择性 β_1 受体阻断药：阿替洛尔、美托洛尔和醋丁洛尔对 β_1 和 β_2 受体的阻断剂量比为 50∶100。小剂量时，对心脏的选择性较明显，大剂量时则无此选择性。对支气管的收缩作用和对外周血管的舒张作用也弱。阿替洛尔、美托洛尔和艾司洛尔为无内在拟交感活性的 β_1 受体阻断药，醋丁洛尔为有内在拟交感活性的 β_1 受体阻断药。

临床应用：①快速型心律失常：对多种原因引起的室上性和室性心律失常均有效，特别是对运动或情绪紧张、激动所致心律失常或因心肌缺血、强心苷中毒引起的心律失常效果较好；②高血压：β 受体阻断药是治疗高血压的基础药物，可单独使用，也可与利尿药、钙通道阻滞药等联合应用；③冠心病：β 受体阻断药对冠心病、心绞痛有较好的疗效，使心绞痛发作减少，程度减轻，运动耐量改善；④慢性心功能不全：应用美托洛尔等 β 受体阻断药对扩张型心肌病所致的心力衰竭有明显的治疗作用；⑤其他：β 受体阻断药如噻吗洛尔等可以减少房水的形成，降低眼内压，可用于治疗原发性开角型青光眼，此外，普萘洛尔还可用于治疗甲状腺功能亢进和偏头痛等；⑥噻吗洛尔和纳多洛尔均为无内在拟交感活性作用的 β_1 和 β_2 受体阻断药，但二者的效能均比普萘洛尔大。纳多洛尔的作用时间较长，噻吗洛尔可减少房水的产生，用于治疗典型的慢性开角型青光眼，有时也用于治疗高血压；⑦吲哚洛尔是具有内在拟交感活性的 β 受体阻断药，阻断 β_1 和 β_2 受体的同时，还有较弱的部分 β 受体激动作用，对伴有中度心动过缓的高血压疗效较好。吲哚洛尔对碳水化合物代谢产物的影响比普萘洛尔少，对于糖尿病患者副作用较少。

【体内代谢及影响因素】 β 受体阻断药的体内代谢特点与各类药的脂溶性有关。β 受体阻断药口服后自小肠吸收，但由于受脂溶性及首关消除的影响，其利用度个体差异较大。如普萘洛尔、美托洛尔等口服易吸收，而生物利用度低；吲哚洛尔、阿替洛尔生物利用度相对较高。进入血液循环的 β 受体阻断药一般能分布到全身组织，高脂溶性和低血浆蛋白结合率的 β 受体阻断药分布容积较大。脂溶性高的药物主要在肝脏代谢，少量以原形随尿排出。本类药物的 $t_{1/2}$ 多数在 3～6 小时，纳多洛尔的 $t_{1/2}$ 可达 10～20 小时，属于长效 β 受体阻断药。脂溶性小的药物，如阿替洛尔、纳多洛尔主要以原形经肾脏排泄。由于本类药物主要由肝代谢、肾排泄，对肝、肾功能不良者应调整剂量或慎用。

【药物相互作用和不良反应及处理】

药物相互作用及处理：地尔硫䓬可增强 β 肾上腺素受体阻断药的作用，对心功能正常的患者有利。但合用后也有引起低血压、左室衰竭和房室传导阻滞的报道，合用时应密切监测心功能，尤其是老年人、左心室衰竭、主动脉狭窄及两种药物的用量都较大时。β 肾上腺素受体阻断药与 α 肾上腺素受体阻断药合用可加重 α 肾上腺素受体阻断药的首剂反应，但除哌唑嗪外其他 α 肾上腺素受体阻断药较少出现，因此合用时应谨慎。

不良反应及处理：常见不良反应有恶心、呕吐、轻度腹泻等消化道症状，偶见过敏性皮疹和血小板减少等。如果应用不当，则可引起下列较严重的不良反应：①诱发或加重支气管哮喘；②抑制心脏功能：易发生心脏功能抑制，甚至可能引起重度心功能不全、肺水肿、完全性房室传导阻滞或停搏等严重后果；③外周血管收缩和痉挛；④反跳现象：长期应用 β 受体阻断药的患者，如果突然停药，可使原来的病症突然加重，如血压上升、严重心律失常或心绞痛发作次数增加，甚至产生急性心肌梗死或猝死，因此，在病情控制后应逐渐减量，不能突然停药；⑤其他：β 受体阻断药还可引起疲乏、失眠和精神忧郁等症状，故一般情况下精神抑郁患者应忌用普萘洛尔。糖尿病患者应用胰岛素同时应用 β 受体阻断药可加强降血糖作用，并可掩盖低血糖时出汗和心率加快的症状，造成低血糖昏迷等严重后果，此时应慎用具有 β_1 受体选择性的药物。某些 β 受体阻断药长期应用后还可以产生自身免疫反应，如产生眼 - 皮肤黏膜综合征等。

禁用于严重左室心功能不全、窦性心动过缓、重度房室传导阻滞和支气管哮喘的患者。心肌梗死患者及肝功能不全者慎用。

【临床应用现状分析与展望】 β受体拮抗剂是心血管疾病治疗领域中最常用和循证医学证据最充分的药物之一，是治疗高血压、冠心病、心力衰竭和心律失常等主要心血管疾病的基石或一线药物。β受体拮抗剂不仅有助于改善症状，而且能够显著减少心血管病事件和降低总死亡率。但各种β受体拮抗剂不尽相同，在临床实践中应根据适应证选择适当的药物。

选择性β_1受体拮抗剂主要用于高血压或心绞痛的治疗，临床上可用于降低血压或增加心绞痛患者的运动耐受量，也可用于伴有肺功能受损的高血压患者。用于治疗伴有糖尿病的高血压患者时，若需同时注射胰岛素或口服降血糖药，则应格外注意监测患者的血糖。

近年来，β受体拮抗剂在临床的应用越来越广泛，尤其在原发性高血压、慢性充血性心力衰竭、冠心病、心律失常、心肌病或以上两种疾病并存等的治疗中作用明显。β受体拮抗剂的临床应用很多，包括：

（1）心律失常：β受体拮抗剂的抗心律失常机制主要是通过阻断儿茶酚胺对心脏β受体介导的肾上腺素能作用，从而延长房室结不应期；其次是阻断细胞钙离子内流。具有膜稳定作用的β受体拮抗剂比具有ISA者更有优越性，因为后者对β受体的内在轻度兴奋作用不利于室性心律失常的控制。现已证明，β受体拮抗剂对运动引起的室性早搏具有显著抑制作用，还可用于治疗窦性心动过速、快速性室上性心动过速。

（2）心绞痛：β受体拮抗剂抗心绞痛作用是通过减慢心率、降低血压及抑制心肌收缩力，从而降低心肌需氧量。理论上，β受体拮抗剂对变异型心绞痛不利，因为它使α受体的生物活性不受拮抗，导致血管收缩。

（3）心肌梗死：β受体拮抗剂通过降低心率、心肌收缩力和血压，从而减少心肌耗氧量；通过降低缺血心脏儿茶酚胺水平，促使冠脉血流发生有利的再分布。可降低室颤的危险性，缩小梗死面积，长期使用可明显减少猝死，降低死亡率。

（4）高血压：β受体拮抗剂对高肾素型高血压，特别是β受体功能较强的年轻高肾素型高血压患者，疗效最佳，可降低高血压患者心血管病事件发生率。β受体拮抗剂降压机制为：①降低心输出量，减低末梢血管阻力，使血压下降；②抑制肾素分泌，使血管紧张素Ⅱ及醛固酮分泌减少，去甲肾上腺素分泌受抑制，使血压下降；③通过血脑屏障，刺激中枢α肾上腺素能受体，局部释放去甲肾上腺素，使交感神经张力降低，血压下降；④拮抗突触前膜β受体，使去甲肾上腺素释放受抑制。

（5）慢性心力衰竭：β受体阻滞剂治疗心力衰竭的作用机制为：①上调心肌细胞膜的β受体数目，增加对儿茶酚胺的敏感性；②降低肾素、血管紧张素Ⅱ和儿茶酚胺的水平；③增加心肌修复中的能量，防止心肌细胞内Ca^{2+}超负荷；④改善心肌舒张期弛张、充盈和顺应性；⑤抗缺血和抗心律失常作用。还可能通过部分交感神经作用调节免疫功能。β受体拮抗剂可减轻肥厚心肌的收缩，改善左心室功能，减轻流出道梗阻程度，减慢心率，从而增加心搏出量，改善呼吸困难、心悸、心绞痛症状。目前已有试验证明，β受体拮抗剂治疗慢性充血性心力衰竭，可降低病死率，延长患者寿命，改善患者生活质量，减少住院率。β受体拮抗剂适用于缺血性和非缺血性心力衰竭患者，但NYHAⅣ级的严重心力衰竭患者应待心功能达Ⅱ、Ⅲ级后再使用。用量应从小剂量开始，逐渐加量，发挥最好疗效约需3个月，故短期内无效者不宜停药。现主张慢性心力衰竭患者应坚持长期甚至终生服用β受体拮抗剂。

关于β肾上腺素能受体拮抗剂能否用于严重心力衰竭、超高龄、无症状性左室功能不全以及合并糖尿病和/或肾功能损害的心力衰竭患者，尚无成熟经验。至今仍缺乏循证医学证据来证明哪一种β肾上腺素能受体拮抗剂治疗心力衰竭最有效。但近来的研究表明，长期应用β肾上腺素能受体阻断药治疗心力衰竭，能显著降低轻、中度心脏病患者的病残率和死亡率。因此，只要无应用β肾上腺素能受体拮抗剂的禁忌证，且已接受标准抗心力衰竭药物（血管紧张素转化酶抑制药、利尿药和洋地黄）治疗的心力衰竭患者，都应该加用β肾上腺素能受体拮抗剂，这已经成为心力衰竭现代治疗的新策略。联合应用β肾上腺素能受体拮抗剂与ACRI将是21世纪治疗心力衰竭的新模式。

普萘洛尔(propranolol)

普萘洛尔具有较强的β受体拮抗作用，对β_1和β_2受体选择性很低，无内在拟交感活性。

【药理作用和临床应用】

药理作用：对心脏有抑制心肌作用，无内在拟交感活性作用，可减少心输出量，使心功能下降、心肌耗氧量减少，直接延缓窦房结和房室结的传导；虽然阻断β受体以后，β_2受体介导的舒张血管作用亦被阻断，但由于减少心输出量，其综合效应还是使血压下降；可以阻断β_2受体使支气管平滑肌收缩。

临床应用：①心肌梗死：β受体阻断药都对心脏有保护作用，作为二级预防，降低心肌梗死死亡率；②高血压：单独或与其他抗高血压药合用降低血压；③控制室上性快速心律失常、室性心律失常，特别是与儿茶酚胺有关或洋地黄引起心律失常。可用于洋地黄疗效不佳的房扑、房颤心室率的控制，也可用于顽固性期前收缩，改善患者的症状；④减低肥厚型心肌病流出道压差，减轻心绞痛、心悸与昏厥等症状；⑤配合α受体阻断药用于嗜铬细胞瘤病人控制心动过速；⑥用于控制甲状腺功能亢进症的心动过速，也可用于治疗甲状腺危象。

【体内代谢及影响因素】 口服吸收约90%以上，广泛地在肝内代谢，生物利用度约为30%。首关消除率为60%～70%，$t_{1/2}$为2～3小时，血浆蛋白结合率为90%～95%。其代谢产物90%以上经肾脏排泄。个体血药浓度存在明显差异，可能由于肝消除功能不同所致，因此临床用药需从小剂量开始，逐渐增加到适当剂量。

【药物相互作用和不良反应及处理】

药物相互作用及处理：①与抗高血压药物相互作用：普萘洛尔片与利血平合用，可导致体位性低血压、心动过缓、头晕、晕厥。与单胺氧化酶抑制剂合用，可致极度低血压；②与洋地黄合用，可发生房室传导阻滞而使心率减慢，需严密观察；③与钙拮抗剂合用，特别是静脉注射维拉帕米，要十分警惕盐酸普萘洛尔片对心肌和传导系统的抑制；④与肾上腺素、盐酸去氧肾上腺素或拟交感胺类合用，可引起显著高血压、心动过缓，也可出现房室传导阻滞；⑤与异丙肾上腺素或黄嘌呤合用，可使后者疗效减弱；⑥与氟哌啶醇合用，可导致低血压及心脏停搏；⑦与氢氧化铝凝胶合用可降低普萘洛尔的肠吸收；⑧酒精可减缓盐酸普萘洛尔片吸收速率；⑨与苯妥英、苯巴比妥和利福平合用可加速盐酸普萘洛尔片清除；⑩与氯丙嗪合用可增加两者的血药浓度；⑪与安替比林、茶碱类和利多卡因合用可降低盐酸普萘洛尔片清除率；⑫与甲状腺素合用导致T3浓度的降低；⑬与西咪替丁合用可降低盐酸普萘洛尔片肝代谢，延缓消除，增加普萘洛尔血药浓度；⑭可影响血糖水平，故与降糖药同用时，需调整后者的剂量。

处理：①本品口服可空腹或与食物共进，后者可延缓肝内代谢，提高生物利用度；②β受体阻断药耐受量个体差异大，用量必须个体化。首次用本品时需从小剂量开始，逐渐增加剂量并密切观察反应以免发生意外；③注意本品血药浓度不能完全预示药理效应，故还应根据心率及血压等临床征象指导临床用药；④冠心病患者使用本品不宜骤停，否则可出现心绞痛、心肌梗死或室性心动过速；⑤甲状腺功能亢进病人用本品也不可骤停，否则使甲状腺功能亢进症状加重；⑥长期用本品者撤药须逐渐减少剂量，至少经过3天，一般为2周；⑦长期应用本品可在少数病人出现心力衰竭，倘若出现，可用洋地黄苷类和/或利尿剂纠正，并逐渐减少剂量，最后停用；⑧本品可引起糖尿病患者血糖降低，但对非糖尿病患者无降糖作用。故糖尿病患者应定期检查血糖；⑨服用本品期间应定期检查血常规、血压、心功能、肝肾功能等；⑩对诊断的干扰：服用本品时，测定血尿素氮、脂蛋白、肌酐、钾、甘油三酯、尿酸等都有可能提高，而血糖降低。但糖尿病患者的血糖有时会增高。对肾功能不全者，本品的代谢产物可蓄积于血中，干扰测定血清胆红质的重氮反应，出现假阳性；⑪下列情况慎用本品：有过敏史、充血性心力衰竭、糖尿病、肺气肿或非过敏性支气管哮喘、肝功能不全、甲状腺功能低下、雷诺综合症或其他周围血管疾病、肾功能衰退等。

本品可通过胎盘进入胎儿体内，有报道妊娠高血压者用后可导致宫内胎儿发育迟缓，分娩时无力造成难产，新生儿可产生低血压、低血糖、呼吸抑制及心率减慢，尽管有报道称对母亲及胎儿均无影响，但必须慎用，不宜作为孕妇一线治疗用药。本品可少量从乳汁中分泌，故哺乳期妇女慎用。

儿童用药尚未确定，一般按体重每日0.5～1.0mg/kg，分次口服。根据体重计算儿童用量，本品血药浓度治疗范围与成人相似。但是按体表面积计算的儿童剂量，本品血药浓度治疗范围高于成人。有报道认为，先天愚型患者服用本品时，血药浓度升高，从而提高生物利用度。

因老年患者对药物代谢与排泄能力低，使用本品时应适当调节剂量。

不良反应及处理：①支气管收缩：因为收缩支气管增加肺呼吸阻力，对哮喘患者有致命性的严重不良反应，因此禁用于阻塞性通气障碍患者；②心律失常：由于有停药反应，应用本类药物一周以上者应逐渐停药，必要时应采取监控措施，避免因突然停药使原有病情加重或引发心律失常；③性功能障碍：部分男性患者可出现性功能障碍，可能与阻断β受体影响交感神经功能有关；④代谢紊乱：β受体阻断药可减少糖原分解，减少胰高血糖素的分泌，有些患者可出现快速型低血糖症状。

普萘洛尔对减轻甲状腺功能亢进患者交感肾上腺素的兴奋有明显作用。甲状腺功能亢进患者采用甲巯咪唑联合普萘洛尔进行治疗，可有效提高临床疗效，控制症状，且安全性高，值得临床推广应用。

【临床应用现状分析与展望】 本药用量必须个体化，不同个体、不同疾病用量不尽相同。首次用药时需从小剂量开始，逐渐增加剂量并密切观察反应以免发生意外。

本药血药浓度不能完全预示药理效应，故应根据心率及血压等临床征象指导临床用药，心动过缓（通常小于50～55次/min）时，剂量不能再增加。冠心病患者不宜骤停本药，否则可出现心绞痛、心肌梗死或室性心动过速；甲状腺功能亢进患者也不可骤停本药，否则使症状加重。因此，长期用药者撤药须逐渐减量，至少经过3日，通常为2周。

4. α、β肾上腺素受体阻断药 代表药物包括拉贝洛尔（labetalol）、卡维地洛（carvedilol）和新型抗高血压药物TJ0711。

【药理作用和临床应用】

药理作用：本类药物对α、β受体的阻断作用选择性不强，对两者均有阻断作用。

临床应用：该类药物在临床主要用于高血压的治疗。

拉贝洛尔临床用于治疗因外周血管阻力增加所致的中度或重度高血压。对于妊娠高血压，除了选用肼屈嗪外，可用拉贝洛尔治疗。不良反应有体位性低血压和眩晕等。

卡维地洛1995年被美国FDA批准用于治疗充血性心力衰竭，是此类药物中第一个被正式批准用于治疗心力衰竭的β受体阻断药。

【体内代谢及影响因素】 拉贝洛尔口服吸收完全，生物利用度约为70%。服药后1～2小时达血药峰浓度。静脉注射后5分钟内出现最大作用，作用维持约6小时。吸收后可广泛分布于各组织中，以心肌、肝、肺和肾脏中浓度较高，可通过血-脑脊液屏障和胎盘屏障，血浆蛋白结合率为50%。本药约有95%在肝脏代谢，主要代谢产物为葡萄糖醛酸结合物。55%～60%的原形药物和代谢产物随尿排出，半衰期为6～8小时，不易通过血液透析和腹膜透析清除。

卡维地洛口服易吸收，约1小时达血药峰浓度，有明显的首过效应，绝对生物利用度为25%～35%。本药血浆蛋白结合率大于98%，稳态分布容积为115L，分布半衰期约2小时，血浆清除率为500～700ml/min。本药代谢完全，代谢物主要经胆汁随粪便排出，约16%经肾脏排泄。消除半衰期为7～10小时。

【药物相互作用和不良反应及处理】

药物相互作用及处理：

拉贝洛尔：与西咪替丁合用可增加本药的生物利用度；甲氧氯普胺可增强本药的降压作用；与三环类抗抑郁药合用时可产生震颤；本药可减弱硝酸甘油的反射性心动过速，但具有协同降压作用；本药可增强氟烷对血压的作用。

卡维地洛：本药亦为CYP2D6底物，与其他CYP2D6底物（如氯氮平）合用可能升高两者的血药浓度，合用应谨慎，并监测不良反应，可能需降低两者的剂量；与钙通道阻滞药（如地尔硫䓬、维拉帕米）合用可增强降压作用，个别患者合用本药与地尔硫䓬可出现心脏传导障碍，合用应密切监测患者的心电图和血压情况，并严禁经静脉合用。与胺碘酮合用可出现低血压、心动过缓或心脏停搏，合用具有相加的心脏作用，如需合用，应谨慎，并密切监测心功能及心动过缓、心脏传导阻滞的症状和体征。

不良反应及处理：

拉贝洛尔：①心血管系统：个别患者可出现直立性低血压。还可见室性心律失常。部分患者可出现反弹性或停药性心绞痛或高血压（可能是儿茶酚胺过敏所致）。有引起水肿、雷诺现象、心功能不全的报道。尚有房室传导延迟的个案报道。②代谢/内分泌系统：1型糖尿病患者（胰岛素依赖型）可有低血糖反应。③呼吸系统：偶见哮喘加重。还可见鼻塞、呼吸困难、支气管痉挛。④肌肉骨骼系统：有出现中毒性肌病、肌痉挛、肌疼痛的个案报道。⑤泌尿生殖系统：静脉注射后可见血尿素氮和血浆肌酸酐暂时升高、排尿困难、尿潴留、尿痛、夜尿、尿频、阳痿、射精障碍。⑥神经系统：偶见头晕、疲乏、感觉异常。还可见眩晕。较少见多梦、头痛、震颤。有长期用药导致腕管综合征的个案报道。

卡维地洛：①心血管系统：低血压（直立性低血压）、心动过缓、心动过速、房室传导阻滞（如Ⅲ度房室传导阻滞）、束支传导阻滞、心肌缺血、脑血管障碍、高血容量、低血容量、心绞痛恶化或新发心绞痛、心力衰竭加重、心悸、休克；②代谢/内分泌系统：高脂血症、糖尿病、呼吸性碱中毒、高密度脂蛋白降低、体重增加、痛风、低血糖、尿糖、低钠血症、低钾血症、高钾血症、高三酰甘油血症、高胆固醇血症；③呼吸系统：鼻塞、鼻炎、咽炎、鼻窦炎、气管炎、呼吸困难、哮喘、气管痉挛、肺水肿、上呼吸道感染、支气管痉挛、咳嗽、啰音，上市后有间质性肺炎的报道；④肌肉骨骼系统：背痛、关节痛、肌痛、运动功能减退、四肢疼痛；⑤泌尿生殖系统：排尿障碍、肾衰竭、泌尿道感染、胆红素尿、血尿、高尿酸尿、尿频、尿素氮升高、黑便、白蛋白尿、男性性欲下降、勃起功能障碍、阳痿，有佩罗尼病（Peyronie's 病）的个案报道，上市后有尿失禁的报道；⑥免疫系统：过敏反应、光敏反应；⑦神经系统：眩晕、晕厥、失眠、嗜睡、睡眠紊乱、注意力不集中、惊厥、头痛（如偏头痛）、神经痛、健忘症、感觉减退、头晕、感觉异常，有肌阵挛的个案报道。

处理：①如出现肝功能障碍的首发症状（如瘙痒、尿色加深、持续食欲缺乏、黄疸、右上腹部压痛、无法解释的流感样症状）时，须进行实验室检查，如确诊为肝损害或黄疸，须立即停药，且不可再次用药；②如出现低血压，须减少本药剂量或停药；③如出现心动过缓（心率 <55 次/min），须降低本药剂量。

【临床应用现状分析与展望】拉贝洛尔有β和α_1受体阻断作用，可降低血压。由于拉贝洛尔兼有α_1受体阻断和舒张血管作用，因此对因外周血管阻力增加所致的高血压效果较好，一般不影响血脂和血糖。

卡维地洛是一个新型同时具有α_1、β_1和β_2受体阻断活性的药物，还具有抗氧化作用。卡维地洛作为新一代的肾上腺素能受体阻断药，与美托洛尔等相比，更能全面地拮抗肾上腺素能作用，因为卡维地洛能阻断β_1、β_2和α_1受体，能非选择性地全面阻断交感神经兴奋作用。卡维地洛对α_1受体的阻断有扩血管作用，从而降低周围血管阻力，减少心脏的后负荷，能阻断并逆转交感过度刺激导致的心脏重构，从而改善心力衰竭患者的心功能。患者对卡维地洛的耐受性相对较好，用于治疗充血性心力衰竭，可以明显改善症状，提高生活质量，降低病死率。治疗轻、中度高血压的疗效与其他β受体阻断药如硝苯地平（nifedipine）等相似。

新型抗高血压药物 TJ0711 是一种起效快、降压作用强、持续时间较短的α、β受体阻断药，长期给药有降压作用，可能有保护血管内皮作用和较弱的抑制左室肥厚的作用。

第三节　传出神经系统药物筛选的受体模型

传出神经系统的受体及受体模型的研究对于药物筛选、药物效应、疾病的诊断和治疗都有重要的意义，也一直都是生命科学研究的重点。下面列举几个例子加以说明。

1. 毒蕈碱M_1受体激动剂的高通量筛选模型　将M_1受体基因质粒（M1/pCDNA31）与报告基因质粒（3×CRE/3×MRE/SRE LUC）按1∶5的

比例共转染 HEK293，建立一个稳定的 M_1 受体激动剂报告基因筛选细胞株。配体与细胞表面 M_1 受体结合后，激活相应的信号通路，调节报告基因的表达，通过测定荧光素酶报告基因表达水平的变化，评估配体激活 M_1 受体的生物活性。通过对筛选条件，如细胞数目、荧光素酶表达时间、底物浓度的优化，建立了毒蕈碱样胆碱 M_1 受体激动剂的高通量筛选模型，此模型可以进行 M_1 受体激动剂的筛选。

2. 神经元烟碱型乙酰胆碱亚型受体细胞模型　此模型是一种在生物技术领域建立的神经元烟碱型乙酰胆碱亚型受体细胞模型。首先通过双酶切后产物的定向连接将 APP695 基因克隆进 pcDNA3.1(−) 质粒；然后将 pcDNA3.1(−)-APP695 用脂质体方法转染 SH-EP1-α_7 细胞并用筛选抗生素进行加压筛选；再用反转录聚合酶链反应(reverse transcription polymerase chain reaction，RT-PCR) 方法检测 APP695 的 mRNA 表达；最后用 Western Blot 检测细胞 APP695 蛋白的表达；用 ELISA 检测细胞外液中 Aβ 的表达。此研究建立了神经元烟碱型乙酰胆碱 α_7 亚型受体和 Aβ 共表达的细胞模型，可用于研究 α_7 烟碱受体亚型的激动对于 Aβ 水平及 APP 加工修饰的影响，为烟碱受体亚型在 AD 发病过程中作用的研究提供了有力的工具。

3. 乙酰胆碱受体 α 亚基 97 ~ 116 肽段制作实验性重症肌无力模型　重症肌无力(myasthenia gravis，MG) 是乙酰胆碱受体抗体(AChR-Ab) 介导的、细胞免疫依赖和补体参与的一种自身免疫性疾病，病变主要累及神经肌肉接头处突触后膜乙酰胆碱受体，导致神经肌肉接头处传递功能障碍。用从电鳗电器官中提取的乙酰胆碱受体作为免疫原主动免疫易感鼠来建立实验性自身免疫性重症肌无力(experimental autoimmune myasthenia gravis，EAMG) 模型，这是经典的造模方法。电鳗的电器官中含有丰富的乙酰胆碱受体，但不足之处是电鳗难以捕获，提纯过程复杂，代价昂贵，限制了大规模应用。该研究采用鼠源性乙酰胆碱受体 α 亚基 97～116 肽段作为免疫原接种 Lewis 大鼠，制作 EAMG 模型，观察大鼠肌无力的变化，为研究重症肌无力的发病机制和治疗提供了一种较好的实验动物模型。

4. 乙酰胆碱受体 δ、r 亚基上 Loop F 结构模型　从单斑眼镜蛇毒液中分离纯化出一个新的短链神经毒(cobrotoxin C，CBT C)，并确定了一个新的功能氨基酸 Arg56。根据研究人员测定的 NMR 液相三级结构和近年来神经毒素与受体结合机制研究的进展，推断 Arg56 及公认的功能残基 Lys27、Lys47 一起与 α_1 型乙酰胆碱受体 δ/r 亚基上的 Loop F 相互作用。在此基础上，研究人员以 MODEILER 6V2 软件构建了这种蛇毒的包括 CBT C 在内的五个短链神经毒与 Loop F 结合的模型。五个模型中的 Loop F 结构具有高度的一致性，RMSD 值在 0.22nm 左右，从而推断此模型具有较高的可靠性。构建出的 Loop F 的结构模型将对构建高可靠性 α_1 型乙酰胆碱受体结构模型、研究离子通道开闭机制等具有非常重要的意义。

5. 乙酰胆碱受体的同源模建与分子动力学模型　N 胆碱受体在神经系统中起着调节化学信号快速转导的作用，因此常被作为重要的药物作用靶点。本研究采用同源模建和分子动力学模拟的方法对人的 α_7-N- 乙酰胆碱受体和老鼠肌肉型 N- 乙酰胆碱受体进行了研究。对人的 α_7-N- 乙酰胆碱受体模型的研究结果表明：采用 2QC1 作为模板构建的 α_7-N- 乙酰胆碱受体模型适用于激动剂的筛选，但却不适用于神经毒素的筛选，并且采用 2QC1 及具有关闭状态 C-loop 的乙酰胆碱结合蛋白为多模板所建得的 α_7-N- 乙酰胆碱受体模型比用单模板 2QC1 所建得的模型对激动剂筛选的效率要高。另外，采用具有开启状态 C-loop 的乙酰胆碱蛋白作为模板进行同源模建所获得的 α_7-N- 乙酰胆碱受体模型适合于神经毒素的筛选，但不适合于激动剂的筛选。

6. β_2 肾上腺素受体色谱模型　中药活性成分筛选技术的研究一直是药学领域的热点问题之一。该研究针对已有筛选模型的优缺点，提出将体内受体与药物的特异性作用和色谱技术的高分离能力相结合，建立了一种受体生物色谱模型，并成功用于药物活性成分筛选。模型的建立：通过组织提取获得 β_2 肾上腺素受体，用亲和色谱对其进行纯化；然后采用温和的化学耦联方法，将受体以共价键的形式均匀地固载于大孔硅胶表面，建立了 β_2 受体生物色谱模型。利用沙丁胺醇、普萘洛尔、酚妥拉明等工具药对 β_2 受体生物色谱模型的保留特性研究结果表明，该色谱模型能有效保持受体的生物活性，具有稳定性好和特异性强的特点，能用于受体与药物相互作用研究和中药等复杂体系中药物活性成分的筛选。应用 β_2 生物色谱分别对当归、黄芩和葶苈子进行筛选，发现了阿魏酸、木犀草素苷、黄芩苷、野黄芩苷、芥子碱硫氰酸盐等 9 个作用于 β_2 受体的活性成分。研究结果表明，采用 β_2 生物色谱筛选中药有效成分具有快速、特异性强的特点，该生物色谱法为中药有效成分的筛选提供了一种新的技术与方法。

7. β_2 受体下调细胞模型　取正常 BALB/c 小鼠气道平滑肌细胞（airway smoth muscle cells，ASMC）进行原代培养（组织贴块法），第 2～5 代细胞经形态学及间接免疫荧光法进行鉴定，将第 3～4 代纯度在 95% 以上的 ASMC 随机分为两组：正常 ASMC 对照组和沙丁胺醇刺激组。采用 RT-PCR 和 Western Blot 分别检测对照组和沙丁胺醇刺激组 β_2 受体 mRNA 及蛋白水平的表达。成功构建的小鼠气道平滑肌 β_2 受体下调的细胞模型为进一步研究哮喘患者 β_2 减敏的机制奠定了良好的基础。

8. 基于报告基因检测的 β_3 肾上腺素受体激动剂筛选模型　该模型是基于双荧光素酶报告基因检测的 β_3 肾上腺素受体激动剂筛选模型，并用于 β_3 激动剂的筛选。首先，应用免疫细胞化学法鉴定 β_3 在 β_3-CHO 细胞上的稳定表达，并将 pCRE-luc 质粒与 pRL-TK 质粒共同瞬时转染 β_3-CHO 细胞，建立一种基于双荧光素酶报告基因检测的 β_3 受体激动剂筛选模型。通过检测报告基因萤火虫荧光素酶与海肾荧光素酶活性的比值，来间接反映配体对 β_3 受体的激动活性；并以 β 受体激动剂 Isop 刺激对模型的有效性进行验证。在此基础上，以此模型对 20 种新化合物的 β_3 受体激动活性进行了筛选，结果表明：β_3-CHO 细胞经免疫细胞化学法鉴定有特异性受体蛋白表达。通过将两个报告基因质粒转染该细胞后，与加入溶剂对照相比，加入 ISOP 可显著促进荧光素酶报告基因的表达，表明该模型有效、可靠。以此模型从 20 个化合物中初筛出 8 个活性较强的 β_3 受体激动剂。本研究成功建立了基于双荧光素酶报告基因检测的 β_3 激动剂筛选模型，并以此模型来筛选 β_3 受体激动剂。

9. 拮抗状态下 α_{1A}、α_{1B} 和 α_{1D} 肾上腺素能受体的分子模型　采用同源建模法对 α_{1A}，α_{1B} 和 α_{1D} 肾上腺素受体的三维结构进行了模拟，并采用分子力学、分子动力学方法对所得同源模型进行优化，然后分别采用训练集拮抗剂对接的方法得到拮抗状态下的 α_{1A}，α_{1B} 和 α_{1D}-AR 三维结构模型，得到的模型再采用 FRED 对接软件对测试集中的 18 个化合物进行对接并打分，再将所得打分结果与其活性进行线性回归，其回归结果具有良好的拟合效果，由此回归方程预测的活性与化合物实验值较吻合，表明建立的拮抗状态下的 α_{1A}，α_{1B} 和 α_{1D}-AR 的三维同源模型具有一定的合理性，可作为化合物虚拟筛选模型，对新化合物进行对接虚拟筛选。

10. 人类尼古丁型乙酰胆碱受体 α_7 亚型激动剂的药效团模型构建及验证　人类尼古丁型乙酰胆碱受体 α_7 亚型是精神分裂认知障碍的治疗靶点，开发具有选择性的激动剂对于该疾病的临床治疗具有重要意义。由于 α_7 受体的三维结构尚未解析，该研究基于配体的药物设计策略，用 HypoGen 方法构建了该受体激动剂的药效团模型，并通过费用函数（cost function）进行质量评价，以测试集活性预测和基于 Fisher 随机化方法的交互检验进行药效团验证。通过富集因子（EF）和 ROC 曲线下面积（AU-ROC）等统计学参数挑选得到的最终药效团模型具有 1 个氢键受体（HBA），2 个疏水中心和 1 个正电离子化基团，并且该药效团模型和 α_7 受体同源模建蛋白的配体对接结果的吻合度较好。本研究所建立的药效团模型，可用于后续 α_7 受体选择性激动剂的筛选和优化，对抗精神分裂疾病药物的开发具有一定的理论指导和应用价值。

11. M_1 毒蕈碱乙酰胆碱受体同源建模模板的选取及验证　以牛视紫红素受体、人源 β_2- 肾上腺素受体、M_2 胆碱受体和 M_3 胆碱受体为模板，分别对 M_1 胆碱受体进行同源建模；采用分子对接获得各 M_1 胆碱受体同源模板与配体的互作模式，并与已报道的 M 胆碱受体晶体结构进行静态比对，得到最佳 M_1 胆碱受体同源模板；采用分子动力学模拟分析配体与关键残基距离的变化，

对 M_1 胆碱受体同源模板进行动态验证。研究结果表明：以 Inactive M_2 受体结构为模板构建的 M_1 胆碱受体模型最为合理，更接近 M_1 胆碱受体的晶体结构。该研究为 M_1 胆碱受体药物开发提供重要工具，为其他 GPCRs 受体同源建模提供创新范式。

12. α_3(S147T)~* 乙酰胆碱受体突变型功能模型的建立　利用聚合酶链反应（PCR）介导的定点突变技术，设计引物并以大鼠 nAChRsα3 亚基的基因作为模板，获得 α_3 亚基基因的点突变体，通过体外转录获得 α_3 亚基突变体的 cRNA。利用非洲爪蟾卵母细胞表达系统和双电极电压钳技术，对含有 α_3 亚基点突变的 2 种受体亚型的表达情况进行检测。同时利用 ACh 对受体突变型的门控特性进行检测。研究结果表明：将 α_3 亚基第 147 位 Ser 突变成苏氨酸（threonine，Thr）后，成功建立了 2 个具有功能型的突变体。α_3 亚基点突变受体模型的成功建立，可为研究药物与 α_3*nAChR 相互作用的分子机制提供功能模型和研究基础，也可为更多受体突变型的建立提供方法借鉴。

（董　志　杨佳丹）

参考文献

[1] TAKAI K，ENOMOTO T. Discovery and development of muscarinic acetylcholine M4 activators as promising therapeutic agents for CNS diseases[J]. Chem Pharm Bull，2018，66（1）：37-44.

[2] DE ANGELIS F，TATA AM. Analgesic effects mediated by muscarinic receptors：mechanisms and pharmacological approaches[J]. Cent Nerv Syst Agents Med Chem，2016，16（3）：218-226.

[3] NILE C，FALLENI M，CIRASOLA D，et al. Repurposing pilocarpine hydrochloride for treatment of candida albicans infections[J].mSphere，2019，4（1）：e00689-18.

[4] Bertrand D，Terry AV. The wonderland of neuronal nicotinic acetylcholine receptors[J]. Biochem Pharmacol，2018，151：214-225.

[5] SALLAM MY，EL-GOWILLY SM，EL-GOWELLI HM，et al. Additive counteraction by α_7 and $\alpha_4\beta_2$-nAChRs of the hypotension and cardiac sympathovagal imbalance evoked by endotoxemia in male rats[J]. Eur J Pharmacol，2018，834：36-44.

[6] MEI Z，TIAN X，CHEN J，et al. α_7nAchR agonist GTS21 reduces radiationinduced lung injury[J]. Oncol Rep，2018，40：2287-2297.

[7] KISHIBE M，GRIFFIN TM，GOSLAWSKI M，et al. Topical nicotinic receptor activation improves wound bacterial infection outcomes and TLR2-mediated inflammation in diabetic mouse wounds[J]. Wound Repair Regen，2018，26：403-412.

[8] WEDZICHA JA，BANERJI D，CHAPMAN KR，et al. Indacaterol-glycopyrronium versus salmeterol-fluticasone for COPD[J]. N Engl J Med，2016，374：2222-2234.

[9] PODKOWA K，PILC A，PODKOWA A，et al. The potential antidepressant action and adverse effects profile of scopolamine co-administered with the mGlu7 receptor allosteric agonist AMN082 in mice[J]. Neuropharmacology，2018，141：214-222.

[10] KORSTEN MA，LYONS BL，RADULOVIC M，et al. Delivery of neostigmine and glycopyrrolate by iontophoresis：a nonrandomized study in individuals with spinal cord injury[J]. Spinal Cord，2018，56：212-217.

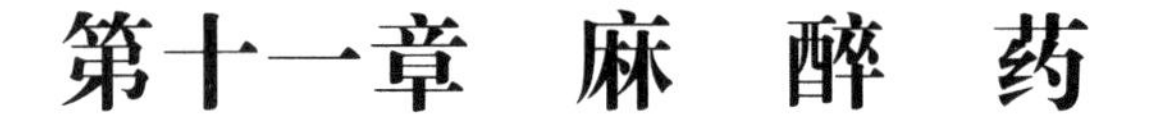

第十一章 麻 醉 药

第一节 麻醉药分类及其作用的分子机制

麻醉是通过药物或其他方法产生的一种中枢神经系统或周围神经系统的可逆性功能抑制，达到使痛觉丧失的目的。使用麻醉药需要通过详细的麻醉前病情评估，在确保麻醉效果，保障患者安全且满足手术要求的前提下，正确选择对患者最有效的方法和药物。麻醉药的选择是确保麻醉成功实施的中心环节，通过使整个机体或局部暂时可逆性失去知觉及痛觉，从而解决手术创伤所致的疼痛。根据麻醉药作用范围可分为全身麻醉药及局部麻醉药。

一、全身麻醉药

全身麻醉药（general anesthetics）简称全麻药，是一类引起全身痛觉丧失、反射抑制和具有一定肌肉松弛作用的药物，甚至同时伴有暂时性的记忆丧失。全麻药作用的分子机制涉及多个靶点，但比较重要的理论为配体门控离子通道学说和脂质学说。“Meyer-Overton”法认为麻醉药的靶点是脂质，由于全麻药脂溶性高，容易溶入神经细胞膜脂质层内，于是细胞膜成为了麻醉药统一的靶点。然而，这一法则有局限性，因为一些同分异构体具有相同的脂溶性却具有不同的麻醉功效。而且，脂质通常情况下无生物学活性，而是通过它们包绕的蛋白质靶点来影响蛋白的生物活性。配体门控离子通道学说研究表明，全麻药可通过抑制兴奋性神经递质和增强抑制性神经递质两种途径发挥作用，其中 γ- 氨基丁酸（GABA）和 N- 甲基 -D- 天冬氨酸（NMDA）两个作用靶点已被发现并进行了深入研究。研究表明，全麻药可通过 $GABA_A$ 受体使抑制性传导增强，通过 NMDA 谷氨酸受体使兴奋性传导受抑制。大部分麻醉药与其中一种受体发生相互作用。全麻药本身只产生微弱的麻醉效应，但能够显著增强 GABA 介导的电流。除了氯胺酮、氙气和 N_2O，其他所有麻醉药都通过这条途径抑制中枢传导。不同的全麻药作用于 $GABA_A$ 受体上的不同位点。该受体不仅是全麻药的作用位点，也是其他具有中枢抑制效应药物的靶点，例如苯二氮䓬类药物。与 $GABA_A$ 受体相似，NMDA 受体也是配体门控离子通道，氯胺酮、氙气和 N_2O 通过很复杂的方式阻断 NMDA 受体，例如，氯胺酮的结合位点与谷氨酸的结合位点不同，因此氯胺酮的阻断方式是非竞争性的。阻断 NMDA 受体能降低中枢兴奋性，从而产生麻醉效应。NMDA 受体亦参与疼痛传导的终止，因此有些麻醉药有镇痛效应，但确切的机制尚未阐明。目前临床上应用的全麻药主要分为吸入麻醉药和静脉麻醉药两类。

（一）吸入麻醉药

吸入麻醉药是一种气体或挥发性液体，通过吸入发挥麻醉作用。实施吸入麻醉需要必要的麻醉装置和方法，并需要对麻醉深度和影响进行观察和管理。具备理化性质稳定，气道无刺激性、血及组织中溶解度低、麻醉作用强、诱导苏醒迅速平稳、良好的镇痛肌松作用、代谢物无毒、安全范围大、设备简单等条件成为理想吸入麻醉药的必备条件。目前临床上应用的吸入麻醉药主要有七氟烷、异氟烷和地氟烷等。

【药理作用和临床应用】

药理作用：吸入麻醉药的药理作用机制目前尚不清楚。研究发现吸入麻醉药具有较高的脂溶性，而且脂溶性的大小与其麻醉效能密切相关，麻醉药与神经组织中脂质发生物理化学结合，细胞各组分的关系发生改变而产生麻醉。蛋白质作用学说则更重视吸入麻醉药的作用位点，通过直接与神经元细胞膜上的蛋白质结合，引起蛋白质构象的轻度改变，从而影响以离子通道蛋白为主的膜蛋白活性。同时该学说亦认为药物可能作用在多个部位，并有多种机制参与其中，但是目前仍没有公认的药理作用机制，尚需进一步探索。

临床应用：七氟烷（sevoflurane）麻醉效能高，强度与恩氟烷相似。它能够增加脑血流及颅内压，具有一定的肌松作用，能延长非去极化肌松药的作用，故合用时应减少肌松药的剂量和给药次数，七氟烷能够剂量依赖性地降低血压及左室收缩功能，但对呼吸道无刺激性，不增加呼吸道分泌物，较少引起咳嗽。目前适用于各种年龄，各种部位的大小手术，尤其适用于小儿和门诊手术麻醉。

恩氟烷（enflurane）属于高效能吸入麻醉药，对中枢神经系统的抑制程度与剂量有关。麻醉时灌注压保持不变，则脑血管扩张，脑血流量增加，颅内压升高，但脑耗氧量减少。恩氟烷有中等镇痛作用，对循环系统有抑制作用，但很少出现心律失常，血压下降与麻醉深度呈平行关系，可作为麻醉深浅的标志。可降低眼压，故适用于眼科手术。用于各类全麻手术，无绝对禁忌证。

异氟烷（isoflurane）为恩氟烷的异构体，麻醉诱导和复苏均较快。麻醉时无交感神经系统兴奋现象，异氟烷不减慢浦肯野纤维的传导，不会诱发心律失常；能够使收缩的支气管扩张，有利于 COPD 和支气管哮喘的处理；异氟烷可降低成人眼内压，浅麻醉时对子宫平滑肌影响不大，深麻醉时具有明显的抑制作用；具有一定的镇痛作用，可明显增强非去极化肌松药的肌松作用；异氟烷不升高血糖，可用于糖尿病患者。因其有刺激性气味且对呼吸道有刺激性，主要用于麻醉的维持，适用于各年龄和各部位的手术，以及如癫痫、颅内压增高、重症肌无力、糖尿病、支气管哮喘等不宜使用其他麻醉药的患者。

地氟烷（desflurane）为 1992 年上市的含氟吸入麻醉药，为异氟烷的氟代氯化合物，其血气分配系数为 0.42，低于其他含氟吸入麻醉药，故麻醉的诱导及苏醒均快于其他含氟吸入麻醉药，易于调节麻醉深度。其最低肺泡有效浓度为 5.6%～6%，故麻醉效力亦较其他药低。它对循环系统的影响比其他吸入麻醉药小，对肝肾功能无损害。因对气道有刺激性，临床上很少单独应用，加氧用于麻醉诱导，一般静脉麻醉诱导后，单独吸入地氟烷或加用 60% 氧化亚氮进行麻醉。适用于心脏手术及严重肝肾功能障碍患者，以及门诊手术和一些特殊类型的要求术后快速苏醒的手术。对婴儿和儿童只可作维持麻醉，不可作为诱导麻醉。

【体内代谢及影响因素】 吸入麻醉药进入脑组织前先进入肺泡，通过肺泡膜弥散入血，再进入脑组织。在这个过程中，药物需要穿透若干生物膜，药物经膜扩散的速度除了分压差的因素，亦与药物在组织或血液中的溶解度，扩散面积和距离，温度及分子量等因素的有关。吸入麻醉药体内代谢各有不同，氟烷、恩氟烷、异氟烷以及地氟烷均以氧化还原的方式代谢，其氧化代谢产物能够造成肝脏损伤，引起肝毒性；七氟烷主要以水解方式代谢，产生无毒产物，被认为是肝损伤最小的吸入麻醉药之一。吸入麻醉药除一部分被机体代谢，大部分以原型从肺排出，其中氧化亚氮经皮肤排出体外较多。增加通气量可以加快吸入麻醉药从肺的排出，当麻醉过深时通过立即停药并增加通气量能够促使麻醉药加速排泄。

最低肺泡有效浓度是吸入麻醉药量效关系的统一评价标准，最低肺泡有效浓度越大，吸入麻醉药的效能越低。随着年龄的增加，中枢神经系统对吸入麻醉药敏感性增加，因此最低肺泡有效浓度随着年龄的增加而降低。同时，体温的降低、妊娠、中枢神经系统低渗、急性大量饮酒均引起最低肺泡有效浓度降低，而慢性嗜酒能够增加最低肺泡有效浓度。

【药物相互作用和不良反应及处理】

药物相互作用及处理：阿片类药物，静脉麻醉药，α_2 受体激动剂，局麻药及使中枢儿茶酚胺减少的药物均能使吸入麻醉药最低肺泡有效浓度降低，增加吸入麻醉药的效能。兴奋中枢神经系统的药物如右旋苯丙胺及可卡因能够使吸入麻醉药最低肺泡有效浓度升高，降低吸入麻醉药的效能。

七氟烷可明显加强非去极化肌松剂的肌松作用，合用时需调整此类药物的剂量。七氟烷可能导致心肌敏感而引起外因性心律失常，此时需加用肾上腺素；与静脉麻醉药如丙泊酚合用时可降低其使用浓度；异烟肼、酒精等 CYP2E1 诱导剂会增加七氟烷的代谢，使用时需调整剂量。

恩氟烷与链霉素、庆大霉素、卡那霉素及林可霉素等抗生素同时使用时，肌松作用增强；与双香豆素、茚满二酮类、枸橼酸钠等抗凝药同时使用，抗凝作用增加，全麻作用消失后可恢复；与中枢神经系统抑制药可彼此协同或效应叠加，故在吸入全麻前和全麻进行中，后者用量宜酌情减少；与氯胺酮同用时，氯胺酮消除半衰期延长，苏醒延迟；本药可协同增加非去极化肌松药的神经肌头阻滞效应，导致呼吸抑制或呼吸暂停。故与非去极化肌松药同用时，非去极化肌松药的剂量须减半或减 1/3；与异烟肼及其他肼类药合用，可使游离氟离子浓度增加，易致肾毒性；与黄嘌呤类药合用，易导致心律失常；可增强抗高血压药的降压作用；与拉贝洛尔合用可因叠加效应致低血压或心搏出量减少；与维拉帕米、地尔硫䓬合用可因叠加效应而使心肌收缩力受到过度抑制；与阿米替林、甲泛葡胺合用时可能因降低癫痫发作阈值而增加发生癫痫的危险性。

异氟烷可显著加强非去极化肌松剂的肌松作用，新斯的明虽可拮抗非去极化肌松剂的肌松作用，但无法纠正异氟烷引起的肌松作用。异氟烷与干燥的二氧化碳吸收物作用后可产生一氧化碳，导致血中一氧化碳合血红蛋白增加，因此应避免使用过于干燥的二氧化碳吸收物。地氟烷与肌肉松弛剂、静脉和局部麻醉药等常用的麻醉前药物或麻醉药物合用无明显的不良相互作用。

药物不良反应及处理：七氟烷主要不良反应为血压下降、心律失常、恶心及呕吐等，发生率约为 13%。对呼吸、循环的抑制与麻醉深度相关。对肝、肾功能的影响类似于恩氟烷。可产生重症恶性高热，与其损伤体温调节中枢有关。因此，对于已知有恶性高热或怀疑对恶性高热易感的患者应禁用。

恩氟烷对呼吸道无明显刺激，不增加气道分泌，可扩张支气管，较少引起咳嗽、痉挛。对呼吸有明显抑制作用，能降低肺的顺应性。对子宫平滑肌有一定抑制作用，深麻醉时可增加分娩和剖宫产的出血。可降低眼压，故适用于眼科手术。用于全麻药的各类手术，无绝对禁忌证，但癫痫和颅内压增高者一般不宜使用。不良反应为抑制呼吸循环、兴奋中枢及肝肾损害。

异氟烷对肝脏毒性小，偶有心律失常，白细胞数增加；诱导时出现咳嗽，可刺激喉痉挛，可发生呼吸抑制及低血压，复苏期可出现寒战、恶心以及呕吐。对本品或其他卤化麻醉药过敏者，使用本品后发生恶性高碳血症者以及孕妇（剖宫产除外）禁用。

地氟烷对呼吸道有刺激作用，增强交感神经活性，高浓度及突然吸入能增加交感神经活性，出现血压升高、心率加快以及心律失常等。术后出现恶心呕吐的发生率与异氟烷类似，谵妄发生率低于异氟烷。

【临床应用现状分析与展望】 吸入麻醉是全身麻醉的主要方法，在临床上经常使用吸入麻醉装置对患者实施麻醉，通过辅助或控制呼吸，保证吸入性麻醉药的使用过程安全有效。吸入性麻醉药亦用于全身麻醉诱导，用于不宜用静脉麻醉剂或不宜保持静脉开放的小儿等。在应用吸入麻醉过程中，基础和临床研究均证实了吸入麻醉药的脏器保护功能，特别是对器官的缺血再灌注损伤的保护作用。离体及在体动物实验发现卤族类吸入麻醉药均具有心肌保护作用，能够缩小心肌梗死面积，改善心肌功能，抑制冠状动脉收缩保护心肌细胞。目前吸入麻醉药对脑组织的保护作用研究尚停留在动物实验水平。研究表明卤族类吸入麻醉药能够减轻缺血引起的脑组织损伤，具有减少细胞死亡和降低动物死亡率的作用。而吸入麻醉药对肺脏缺血损伤的保护作用尚在探索阶段。虽然吸入麻醉药对全身多个器官具有保护作用，但各器官之间的保护机制上存在不同，因此其在临床实践中的作用及价值尚有待进一步研究。

（二）静脉麻醉药

静脉麻醉药即经静脉途径给予的全身麻醉药。静脉麻醉药与吸入性麻醉药相比具有使用方便、不需要特殊设备、不刺激呼吸道、无燃烧爆炸风险、不污染空气、起效快等优点。但与吸入性麻醉药相比，静脉麻醉药亦具有无肌松作用、消除不依赖于肺脏、全身麻醉深度不宜控制、分期不明显等缺点。目前临床上应用的静脉麻醉药虽不能达到理想静脉麻醉药的标准，但各有其优缺点。静脉麻醉药根据化学结构分为巴比妥类和非巴比妥类两大类，非巴比妥类主要包括丙泊酚和氯胺酮等，巴比妥类主要以硫喷妥钠为代表，其中非巴比妥类是目前应用的主要静脉麻醉药。

【药理作用和临床应用】

药理作用：丙泊酚（propofol）属于非巴比妥类静脉麻醉药，是目前最常用的静脉麻醉药，起效迅速，诱导平稳，无肌肉不自主运动、咳嗽、呃逆等副作用。丙泊酚作用机制尚不清楚，主要认为是通过γ-氨基丁酸A型受体的β亚基结合，增加氯电流，从而产生镇静催眠作用。丙泊酚有抗惊厥作用，且呈剂量依赖性；可降低脑血流量、脑氧代谢率和颅内压，对颅内压较高的患者，尽管颅内压有所降低，但因伴有脑血流量减少，故对患者不利。对急性脑缺血患者，因降低脑氧代谢率而具有脑保护作用。本药在人工流产、内镜检查等短小手术应用时，必须备有氧源及人工呼吸用具。丙泊酚对心血管系统具有明显的抑制作用，在麻醉诱导期间可使心排出量、心脏指数、每搏指数和总外周阻力降低，从而导致动脉压显著下降。此作用与患者年龄、一次性给药剂量和给药速度密切相关，缓慢注射时降压不明显，但麻醉效果减弱，此变化来源于外周血管扩张与直接心脏抑制的双重作用，且呈剂量依赖性。丙泊酚作为一种新型的快速、短效静脉麻醉药，苏醒迅速而完全，持续输注后不易蓄积，为其他静脉麻醉药无法比拟。

氯胺酮（ketamine）主要作用于N-甲基-D-天冬氨酸（NMDA）受体，是该受体的非竞争性阻断剂，氯胺酮对该受体的阻断作用是产生全身麻醉作用的主要机制。它能够激动阿片受体，产生镇痛作用，是唯一具有确切镇痛作用的静脉麻醉药。氯胺酮能增加脑血流量和脑耗氧量，颅内压随脑血流量增加而升高，亦可使眼压轻度增高。氯胺酮可兴奋交感神经中枢，兴奋血管系统，主要表现为心率加快、血压升高、心排出量增加等。麻醉剂量氯胺酮对呼吸频率及潮气量有轻微的抑制作用，且具有支气管平滑肌松弛作用，但同时可能引起唾液和支气管分泌物增加。

硫喷妥钠（thiopental sodium）属于巴比妥类静脉麻醉药，主要产生中枢神经系统抑制作用，小剂量镇静，中剂量催眠，大剂量抗惊厥或引起麻醉，过量则呈呼吸循环抑制状态。临床上巴比妥类药主要以硫喷妥钠为主，美索比妥和硫戊比妥已很少应用或不应用。硫喷妥钠无镇痛作用，不产生肌松作用。但能使脑血流量减少，从而使颅内压下降，对颅脑手术有利。可降低眼内压，对内眼手术有利。此外，硫喷妥钠能降低脑氧代谢率和脑耗氧量，对脑有一定的保护作用。硫喷妥钠对循环系统有明显的抑制作用，通过抑制延髓血管活动中枢和降低中枢性交感神经活性，使血管扩张，回心血量减少，从而导致血压下降。硫喷妥钠抑制延髓和脑桥呼吸中枢，对呼吸有明显的抑制作用。

临床应用：丙泊酚目前普遍用于麻醉诱导、麻醉维持及镇静。老年人、危重患者或与其他麻醉药合用时应减量。此药适用于门诊胃、肠镜诊断性检查、人工流产等短小手术的麻醉。也常用于ICU病房患者的镇静。丙泊酚属于难溶于水的乳剂，其水溶性前药磷丙泊酚已在美国注册上市。

氯胺酮单独应用主要适用于小儿麻醉、静脉复合麻醉以及血流动力学不稳定患者的麻醉诱导。亦可用于先天性心脏病患者的麻醉诱导。

硫喷妥钠目前主要用于全身麻醉诱导、抗惊厥，也用于颅内手术时降低颅内压保护大脑，目前已不单独用于麻醉。

【体内代谢及影响因素】 丙泊酚静脉注射后达峰时间约90～100秒，经一次臂-脑循环时间便可发挥作用，血药浓度在0.1～20μl/ml，持续约5～10分钟，苏醒快而无宿醉感，无兴奋现象。在肝脏经羟化反应和葡萄糖醛酸结合反应降解后经肾脏排出，代谢产物没有药理活性，适合连续静脉输注维持麻醉。

氯胺酮的脂溶性是硫喷妥钠的5～10倍，静脉注射1分钟或肌内注射5分钟，血药浓度即达到峰值。易于透过血脑屏障，由于脑血流丰富，其脑内浓度迅速增加，峰浓度可达血药浓度的4～5倍，然后迅速从脑再分布到其他组织，从而苏醒迅速，完全苏醒需0.5～1小时。氯胺酮主要经肝脏微粒体酶转化为甲基氯胺酮，麻醉效价约为氯胺酮的1/3～1/5，消除半衰期更长。因此，氯胺酮麻醉苏醒后仍有一定的镇痛作用。甲基氯胺酮进一步转化成羟基代谢物，与葡萄糖醛酸结合成为无活性水溶性代谢物经肾排出。

硫喷妥钠是超短（速）效静脉麻醉药，但由于该药迅速从脑内再分布到其他组织，单次注药后患者苏醒迅速。硫喷妥钠静脉注射后15～30秒内使患者意识消失，约1分钟可达其最大效应，15～20分钟苏醒。硫喷妥钠血浆蛋白结合率为72%～86%，尿毒症、肝硬化等低蛋白血症患者由于血浆蛋白结合率降低，因此药效增强，对该药异常敏感。硫喷妥钠主要在肝脏降解代谢，形成更易溶于水的无活性代谢物从肾脏排出。硫喷妥钠易透过胎盘，静脉注射后约1分钟脐带静脉血中药物浓度即达到峰值。

【药物相互作用和不良反应及处理】

药物相互作用及处理：丙泊酚与吸入麻醉药、肌松药配伍使用时相互间无相关作用；与地西泮、咪达唑仑合用可延长睡眠时间，阿片类药物增加其呼吸抑制作用。氯胺酮与苯二氮䓬类及阿片类药物并用时，可延长作用时间并减少不良反应的发生，可酌情降低剂量；与氟烷等卤族全麻药合用时，氯胺酮的作用时间延长，苏醒迟延；与抗高血压药或中枢神经抑制药合用时，可能导致血压剧降和/或呼吸抑制；氯胺酮能引起服用甲状腺素的病人血压升高和心动过速，需慎用。硫喷妥钠与巴比妥药物间存在交叉过敏；与酸性药物配伍会出现沉淀；与吗啡等中枢神经抑制药合用时抑制呼吸作用加强，应适当减量；与降压药合用（包括利尿剂、中枢性降压药、肾上腺素能神经末梢药如利血平等、交感神经节阻滞药如曲咪芬以及钙通道阻滞药）易引起血压剧降、心血管虚脱或休克，应适当减少用量并减慢注射速度；与大剂量的氯胺酮并用，易出现呼吸浅慢，两药均应减量。

药物不良反应及处理：丙泊酚诱导时最明显的副作用是呼吸与循环抑制。此外，也会抑制肾上腺皮质功能，可引起注射部位疼痛和局部静脉炎。有报道指出，丙泊酚可引起类变态反应，有药物过敏史及大豆、鸡蛋清过敏者应慎用。丙泊酚在5mg/(kg·h)速度输注持续48小时以上可能发生丙泊酚输注综合征，表现为心肌病，急性心力衰竭，代谢性酸中毒，高钾血症等，虽然不常见但是有危及生命的风险。

氯胺酮苏醒较慢，苏醒期会出现精神激动和梦幻现象，有谵妄、肢体乱动等表现。一般会引起患者血压升高及心率加快，但是对心功能不全患者则会引起血压剧降、心动过缓甚至心脏停搏，目前应用较少。严重高血压、肺源性心脏病、肺动脉高压、颅内压升高、心功能不全、甲状腺功能亢进、精神病等患者禁用。

硫喷妥钠的主要不良反应包括血压骤降、呼吸抑制以及喉痉挛等，个别患者可出现变态反应或者类变态反应。硫喷妥钠导致心率加快可使心肌耗氧量增加，因此冠心病及心动过速患者不宜应用。硫喷妥钠误入动脉能够引起动脉剧烈收缩、皮肤苍白、动脉搏动消失等，处理不及时可能造成肢体坏死。禁用于呼吸道梗阻或难以保证呼吸道通畅的患者、支气管哮喘、卟啉症、严重失代偿性心血管疾病和其他心血管功能不稳定患者。

【临床应用现状分析与展望】 临床上除吸入麻醉药和静脉麻醉药的单独应用，目前也使用静吸复合麻醉，静吸复合麻醉是指将静脉麻醉药和吸入麻醉药合用，以产生并维持全身麻醉的方法。由于静脉麻醉药具有起效快和对呼吸道无刺激等特点，故常用于诱导麻醉；而吸入麻醉药具有较易控制麻醉深度和术后易恢复等特点，故常用于全身麻醉的维持。在全身麻醉的维持中，为了增强麻醉效果，减少每种麻醉药的用量，可同时使用静脉麻醉药和吸入麻醉药，多用丙泊酚和七氟烷，也可辅以阿片类镇痛药如芬太尼、镇静催眠药和肌松药如琥珀酰胆碱。

二、局部麻醉药

局部麻醉药（local anesthetics）简称局麻药，是一类能够可逆地阻断神经冲动的发生和传导，使神经支配部位出现暂时性可逆性感觉丧失的药物。局麻药的分子机制与其抑制Na^+内流阻断神经冲动的传导密切相关。局麻药对处于激活和失活状态的钠通道有较高的亲和力，而对处于休眠状态的钠通道亲和力较低。因此，频繁产生神经冲动的神经纤维对局麻药有较高的敏感性。而且，细的神经纤维对局麻药更敏感，因为细神经纤维的钠通道数量少，局麻药很容易就能阻断钠通道，从而完全阻断神经冲动。由于自主神经纤维较细，且频繁产生神经冲动，所以对局麻药最敏感，其次是感觉神经纤维，最后是躯体运动纤维。相反，躯体运动纤维首先恢复功能，其次是感觉神经纤维，最后是自主神经纤维。根据化学结构不同，局麻药可分为酯类（普鲁卡因、氯普鲁卡因和丁卡因等）和酰胺类（利多卡因、甲哌卡因、丁哌卡因和罗哌卡因等）。局部麻醉的方法主要包括表面麻醉、局部浸润麻醉、区域阻滞、周围神经阻滞以及静脉局部麻醉。

【药理作用和临床应用】

药理作用：局麻药对所有神经冲动的发生和传导都有阻滞作用，局麻药必须要与神经组织直接接触才能发挥作用。当局麻药达到足够浓度、作用时间充分、并与足够的神经长轴接触后，即可获得满意的麻醉效果。局麻药也有不同程度的抗心律失常作用。

临床应用：

1. **普鲁卡因（procaine）** 又名奴佛卡因（novocaine），属短效脂类局麻药，亲脂性低，对黏膜的穿透力弱。一般不用于表面麻醉，常局部注射，用于浸润麻醉、传导麻醉、蛛网膜下隙麻醉和硬膜外麻醉。在进行局部浸润或神经阻滞时可加入1∶300 000～1∶200 000的肾上腺素。有时可引起过敏反应，故用药前应做皮肤过敏试验，但皮试阴性者仍可能发生过敏反应。对本药过敏者可用氯普鲁卡因和利多卡因代替。氯普鲁卡因（chloroprocaine）是普鲁卡因的氯化同类物，作用与利多卡因相似。氯普鲁卡因的全身毒性低于其他局麻药。

2. **丁卡因（tetracaine）** 又名地卡因（dicaine），为长效局麻药。麻醉效价为普鲁卡因的10倍，毒性为普鲁卡因的10～12倍。可用于耳鼻喉腔黏膜和气管表面麻醉及眼科角膜表面麻醉，因毒性反应大而较少应用。苯佐卡因（benzocaine）几乎不溶于水，不易被吸收。麻醉作用弱而持久，主要用于皮肤和黏膜的表面麻醉，不能用于浸润麻醉。是在缓解晒伤、瘙痒和轻度烧伤止痛时应用最广泛的药物之一。制剂为5%～10%的软膏或撒布剂，用于创伤或溃疡面；也可制成栓剂用于痔疮止痛。

3. **利多卡因（lidocaine）** 为中效局麻药，具有起效快、穿透性强、弥散广、无明显扩张血管作用的特点。可用于局部浸润麻醉，也可用于蛛网膜下隙阻滞，由于阻滞的范围不易调节，在临床上并不常用。

4. **罗哌卡因（ropivacaine）** 化学结构与布比卡因、甲哌卡因相似，只是其氮己环的侧链被丙基所取代。临床上1.0%罗哌卡因与0.75%布比卡因在起效时间和运动时间阻滞的时效上无显著差异。起效时间为5～15分钟，感觉时间阻滞可大于4～6小时。加用肾上腺素不能延长运动神经阻滞时效。罗哌卡因与左旋布比卡因一起，成为目前临床使用最广泛的两种新型长效酰胺类局麻药。可用于急性疼痛术后镇痛，罗哌卡因也可用于蛛网膜下腔阻滞。

5. **布比卡因（bupivacaine）** 又名丁吡卡因（marcaine）。布比卡因的麻醉作用时间比利多卡因长2～3倍，比丁卡因长25%。布比卡因适用于神经阻滞、硬膜外阻滞和脊椎麻醉。0.5%等渗溶液可用于硬膜外阻滞，起效时间约15分钟，时效可达5～6小时。0.75%溶液用于硬膜外阻滞，其起效时间可缩短，且运动神经阻滞更趋完善，适用于外科大手术。0.125%溶液适用于分娩时镇痛或术后镇痛，对运动的阻滞较轻。心脏毒性较大，易引起心律失常。

6. **左旋布比卡因（levobupivacaine）** 与右旋布比卡因是同分异构体。布比卡因为消旋体，即为左旋（S−）与右旋（R+）两种镜像体的等量混合型，其中枢神经系统毒性和心脏毒性主要来源于右旋体。对消旋体布比卡因的对映体进行研发而生产出左旋布比卡因，其麻醉作用与布比卡因相仿，但去掉了右旋体，所以神经和心脏毒性均明显降低，使用更安全，有取代布比卡因的趋势。适用于分娩或术后镇痛。通过蛛网膜下腔阻滞也适用于下肢、盆腔与下腹部手术。

7. **辛可卡因（cinchocaine）** 又名地布卡因（dibucaine），为长效局麻药，起效约15～20分钟，麻醉时效约3～4小时。麻醉作用和毒性均为普鲁卡因的12～15倍。主要用于表面麻醉、脊麻等。

8. **依替卡因（etidocaine）** 为长效局麻药。起效快，起效时间5～15分钟，时效可达147～170分钟。麻醉作用为利多卡因的2～3倍。适用于浸润麻醉、神经阻滞和硬膜外阻滞。对感觉神经和运动神经阻滞都较好，因此主要用于需要肌松的手术麻醉，而在分娩镇痛或术后镇痛方面应用有限。可引起局部刺激且全身毒性较大。

【体内代谢及影响因素】 局麻药剂量大小、注射部位以及是否加用血管收缩药均可影响其血药浓度。同一部位注射药物时，局麻药的吸收速度与该部位血流是否丰富有直接关系。为提高局麻或阻滞的时效并减少全身性的不良反应，局麻药液中可加入适量肾上腺素，肾上腺素的用量以1∶20（5μg/ml）为宜。剂量的大小可影响局麻药的显效快慢、阻滞深度和持续时间。临床常采用增加浓度的方法以达到适当的阻滞浓度。食管和胃黏膜对局麻药的吸收作用不明显，正常尿道黏膜对局麻药的吸收较慢。局麻药吸收后，随着血液循环迅速分布到全身。酯类局麻药通过假性胆碱酯酶水解，酰胺类局麻药主要通过肝微粒体酶和酰胺酶分解，代谢产物主要经肾排出，利多卡因有小部分通过胆汁排泄。

【药物相互作用和不良反应及处理】

药物相互作用及处理：普鲁卡因可加强肌松药的作用，与肌松药合用时，能够使肌松药作用时间延长，合用时宜减少肌松药的用量；可削减磺胺类药物的药效，不宜同时应用；可增强洋地黄类药物的作用，合用可导致洋地黄毒性反应；与新斯的明等抗胆碱酯酶药物合用，干扰普鲁卡因代谢，使普鲁卡因毒性增强，禁联合应用。

丁卡因与酸性药液合用时，由于pH不同，可影响丁卡因的离解值，导致麻醉效果降低或起效时间延迟；对氨苯甲酸能减弱磺胺类药物的抑菌效力，故含有对氨苯甲酰基的局部麻醉药如普鲁卡因、丁卡因等，不宜与磺胺类药物合用。

利多卡因与β-受体阻滞剂合用后，由于β-受体阻断剂降低心排出量和肝脏血流量，使利多卡因经肝代谢减弱，半衰期延长，血药浓度升高，因此两药合用时应适当减少利多卡因的剂量，已有传导阻滞者则不宜合用；与苯妥英钠合用后利多卡因代谢加速，血药浓度降低；与异丙肾上腺素合用后，由于异丙肾上腺素扩张内脏血管，增加肝血流量，可使利多卡因的肝内代谢加速，清除加速，血药浓度降低；与去甲肾上腺素合用，由于去甲肾上腺素降低肝血量，可使利多卡的肝肾代谢减慢，清除率下降，半衰期延长，血药浓度升高；西咪替丁可使利多卡因的清除率减少，半衰期延长，毒性增强。故两药合用应适当减少利多卡因的剂量，以防中毒。

罗哌卡因与CYP1A2强效性抑制剂如氟伏沙明或依诺沙星同用，可致血浆中罗哌卡因的代谢升高，应避免长期使用罗哌卡因。罗哌卡因在pH 6.0以上难溶，所以在碱性环境中会导致沉淀。

布比卡因增加顺式阿曲库铵及拉帕溴胺的神经-肌肉阻滞效应；与普萘洛尔合用时，布比卡因清除率降低，利多卡因可被布比卡因从蛋白结合处置换出来，因此增加高铁血红蛋白血症的危险；与抗心律失常药合用时，心脏抑制危险性增加；与卡托普利等血管紧张素转换酶抑制药合用时，可加重心动过缓，降低血压，甚至引起意识丧失。

药物不良反应及处理：局麻药吸收入血后可产生全身作用，主要表现为对中枢神经系统和心血管系统的影响。局麻药对中枢神经系统的作用是抑制作用，中毒后多数表现为先兴奋后抑制，主要由于中枢抑制性神经元对局麻药比兴奋性神经元更敏感，所以表现为先抑制，脱抑制后则表现为兴奋作用。局麻药对心血管的作用亦为抑制作用，通过阻碍心肌动作电位快速相，使心肌兴奋性降低，复极减慢，不应期延长，随着药物浓度的增加对心脏各部位的传导均有延缓作用，极高浓度时甚至能够抑制窦房结起搏活动，引起心动过缓乃至窦性停搏。同中枢神经系统对局麻药的反应相比，心血管系统具有更大的耐受性，因此临床所见的局麻药毒性反应以中枢神经系统症状较为常见，也较早出现。中毒后常见呼吸停止，故应采用人工呼吸抢救。然而，剂量的增加往往可导致毒性反应的发生，应避免片面追求麻醉效果而忽略药物过量引起的不良反应。局麻药全身不良反应除了毒性反应还包括变态反应、高敏反应以及特异质反应等。局麻药还表现有接触性不良反应如神经毒性、组织毒性和细胞毒性等。虽然局麻药引起的神经毒性机制尚不清楚，但临床上也多有局麻药椎管内阻滞后发生神经根和脊髓功能损伤的报道，因此，局麻药的潜在神经毒性应引起足够的重视。预防局麻药毒性反应的关键主要是防止或尽量减少局麻药吸收入血和提高机体耐受力，并做到早发现早治疗，治疗主要包括立刻停止用药，出现惊恐及肌肉抽搐时给予静脉注射地西泮或咪达唑仑，同时辅助吸氧。临床上可遇到酸中毒患者局麻药作用较差的现象，尤其是作用较弱的局麻药。及时追加局麻药、混合使用局麻药可有效延缓快速耐药性的发生。

【临床应用现状分析与展望】 局麻药的应用简单易行，可单独使用或联合全身麻醉使用。局麻药作用效果与精确的神经定位密切相关，周围神经刺激和超声直视定位技术的开展为神经阻滞麻醉带来巨大的变化，提高神经阻滞作用，并减少神经损伤及并发症的发生。现有局麻药剂型的主要不足是局部麻醉时间相对短，大部分需要有创注射，常需要置管或重复给药达到延长作用时间的目的。因此，开发局麻药新制剂成为近年来研究的重点。随着医学和药学制剂工艺的迅速发展，极大地推动了局部麻醉药新剂型的研制，通过利用微球、脂质体、乳化剂、水凝胶以及微型胶囊技术，延长了局部麻醉时间，改善了局部麻醉效果。目前局麻药的剂型逐渐增多，并越来越接近理想剂型，但仍有一定差距。局麻药所引发的不良反应仍然是临床应用中备受关注的关键问题。

第二节 麻醉药物的发展史和研究进展

一、麻醉药的发展史

麻醉药的发展是伴随着麻醉学发展进行的，至今可分为三个阶段，即古代麻醉学、近代麻醉学和现代麻醉学。古代麻醉学是麻醉的发现与萌芽阶段，这一阶段人们采用草药、针灸及冰冻等方法进行麻醉，中国有关麻醉的最早记载在春秋战国时期，《列子》中描述的扁鹊的毒酒即为最初的麻醉剂，名医华佗在公元200年左右施行手术使用的麻沸散亦属于麻醉剂，但其具体处方已经失传。近代麻醉学是临床麻醉学的形成阶段，开始于18世纪中叶，当时环境卫生差，人群疾病频发。为了改善人们的身体健康状况，针对“纯净空气”的研究应运而生，气体吸入成为欧洲上流社会的时尚养生疗法。1772年，Prisdey发现了氧化亚氮N_2O（笑气），后期有人发现笑气能够缓解疼痛；1800年，英国化学家Humphry Davy发表论文，提出吸入N_2O可以缓解疼痛，并建议将其用于手术，但并未引起人们的关注。1884年，在一洋之隔的美国，牙医H.Wells（1815—1848）观察到一位业余化学家演示笑气后，用笑气辅助拔除了自己的一颗坏牙。令他惊讶的是，只感到了一点点疼痛，于是他向哈佛大学申请公开演示笑气，但是由于实验对象不配合，使演示效果大打折扣，William T.G. Morton（1819—1868）见证了整个过程并受到启发，Morton在化学教授Jackson的建议下尝试使用乙醚麻醉（1818年Fafaday发现乙醚），并于1846年用乙醚麻醉的方法成功地切除了一名患者的颈部血管瘤，乙醚麻醉获得成功，从此科学战胜了疼痛，这可视为近代麻醉学的开端。1847年，James Simpson第一次将氯仿应用于分娩镇痛获得成功，以后相继有氯仿等许多吸入麻醉药出现。乙醚、笑气和氯仿相继投入使用，共持续了100年，这期间绝大部分麻醉都是用这三种药物完成的。20世纪50年代化学家合成了氟烷，并对其展开药理学研究。与乙醚等相比，氟烷麻醉具有作用更强、诱导迅速平稳、苏醒迅速、不易爆炸等优点，但因其可引起重型肝炎或肾脏毒性被停止使用。20世纪60年代后，更多研究人员致力于寻找理想的麻醉药，恩氟烷、异氟烷、七氟烷，地氟烷等现代氟化麻醉药相继问世并成为吸入麻醉药的主流。与此同时，人们从未放弃对更好的麻醉药的开发和研究。1655年，静脉注射鸦片引发了静脉麻醉的探索，1872年，水合氯醛被用于全身麻醉，1903年，合成了具有镇静催眠作用的巴比妥类衍生物，1932年，开始使用环乙巴比妥钠静脉注射麻醉，其中硫喷妥钠于1934年被应用于临床，1957年，美索比妥用于临床，随后以地西泮为代表的苯二氮䓬类先后在临床上使用，1977年，丙泊酚开始应用于临床，具有快速消除作用的特点，在临床使用至今，成为现代全身静脉麻醉的主要药物。而肌肉松弛药的出现和应用进一步改善了全身麻醉的效果。1935年，King从箭毒中分离出右旋筒箭毒碱，并于1942年将筒箭毒碱应用于外科手术。针对麻醉过程中的问题，也从单纯的镇痛处理发展到麻醉期间及麻醉前后比较的处理。与此同时，局部麻醉的发展亦从未停歇，1860年发现可卡因以后，1884年证实可卡因滴入眼内可产生麻醉作用，次年用于下颌神经阻滞，成为神经阻滞的开端。1904年，普鲁卡因被合成，用于替代可卡因，从此新型的局部麻醉药不断涌现。目前常用局麻药主要为利多卡因（1932）、丁哌卡因（1963）、左布比卡因（1963）和罗哌卡因（1996）等。综上，麻醉药物的发展从20世纪30年代到40年代积累了丰富的临床经验，逐步形成了临床麻醉学。进入20世纪50年代，麻醉学得以进一步发展，范围也进一步扩大，麻醉学的基础理论和专业知识不断提高，技术也不断改进完善，至此，麻醉学迈入了第三个阶段——现代麻醉学。此阶段的特点表现为大量安全高效的麻醉药被应用于临床，出现了大量从事麻醉专业的人员，而且分出了许多亚学科，新理论、新知识、新技术的运用也有力地促进了麻醉学的新发展。麻醉药的发展史见图11-1。

二、麻醉药的研究进展

麻醉药作为麻醉学科的基石，在提高药物临床效应、降低不良反应、满足临床安全舒适需求等方面不断推陈出新。尤其是近十多年来，各种新型麻醉药已应用于临床或正处于临床前的验证阶段，动物实验获得了令人欣喜的成果。

丙泊酚为目前使用最为广泛的静脉麻醉药，目前使用的剂型均是以脂肪乳剂作为溶剂。而脂肪乳剂可滋生细菌，药物易被污染，存在术后感染的风险。因此，目前针对丙泊酚的药物创新集中在以下三个方面：脂肪乳剂的比例和结构、水溶性异丙酚的研发及异丙酚前体药。改变脂肪乳剂的浓度和中、长链脂肪酸比例，发现它们在药动学、药效学方面差异不显著。水溶性异丙酚的种类很多，注射痛发生率较高，也有报道称其可腐蚀给药的三通阀芯，造成药物泄漏。采用新型包裹技术研发的具有纳米性质的剂型药物也许更有临床价值。异丙酚前体药进入人体后，被碱性磷酸酶转化为异丙酚，其起效时间和消除时间都较长，对循环和呼吸系统的影响较小，且不会发生注射痛，已被美国FDA批准用于检查和治疗的镇静催眠药。

挥发性吸入麻醉药静脉化的研究已有40多年的历史。由于有研究发现这些静脉注射的吸入麻醉药同丙泊酚一样具有起效快、消退快的特点，同时对循环系统影响小，安全性相似，且具有明显的组织脏器保护功能。静脉注射吸入麻醉药较传统的挥发性吸入麻醉药在发挥麻醉维持和脏器保护作用时的剂量要明显减少，同时也避免了后者污染环境的缺陷。此外，吸入麻醉依靠患者肺功能发挥作用，且需专用挥发罐和浓度监测等复杂装置。虽然有关吸入麻醉药乳化方面的进展还只停留在动物实验阶段，但是基础研究结果已经提示了它们今后可能存在的临床价值。应指出的是，随着更多的新型短效麻醉药尤其是镇静催眠类药的使用，临床麻醉更应该强调麻醉监测的重要性，这也是今后开展机器人辅助麻醉的必然趋势。

三、麻醉药的非麻醉功能

麻醉药的非麻醉功能，熟知的为利多卡因的室性抗心律失常作用。新近研究表明，临床常用麻醉药，如氯胺酮、丙泊酚等静脉麻醉药，异氟烷、氧化亚氮(N_2O)等吸入麻醉药均具有不同程度的抗抑郁作用。例如氯胺酮是NMDA受体拮抗剂，而NMDA受体主要有八个亚型，即NR_1、NR_{2A}～NR_{2D}、NR_{3A}～NR_{3B}及NR_4。有研究发现，啮齿类动物在腹腔注射NR_{2B}受体拮抗剂Ro25-6981后出现抗抑郁表现，因此推测氯胺酮抗抑郁可能是由于阻断了NR_{2B}亚型受体。在小鼠腹腔注射α-氨基-3-羟基-5-甲基-4-异唑丙酸(α-amino-3-

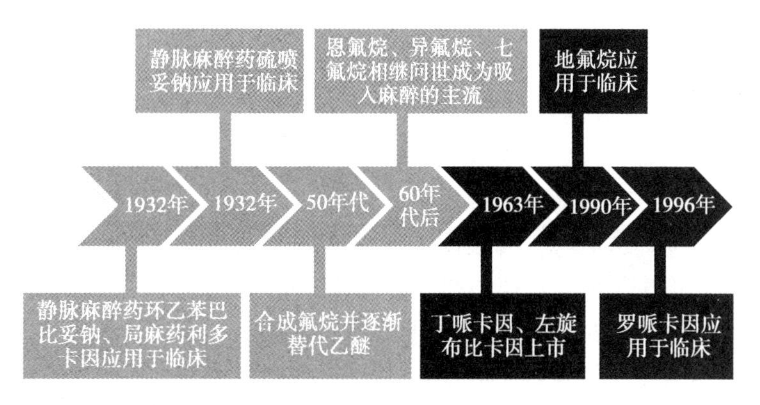

图11-1 麻醉药发展史示意图

hydroxy-5-methy-4-isoxazole-propionic acid，AMPA）受体激动剂LY392098后，产生显著的抗抑郁作用，表面AMPA受体可能参与谷氨酸的早期应答和突触的快速激活。在成熟的突触体中，AMPA和NMDA通常共同表达，参与包括学习、记忆及神经保护在内的突触可塑性的形成。Maeng Je Cho等推测氯胺酮可能是通过增加重要脑回路中AMPA-NMDA谷氨酸受体的表达发挥抗抑郁作用的，因此，氯胺酮发挥抗抑郁作用可能与阻断NR_{2B}亚型受体及调节谷氨酸受体的表达有关。一些临床常用的麻醉药具有不同程度的抗抑郁作用，但常用的麻醉药除了氯胺酮的抗抑郁作用已有临床试验证实，其他麻醉药尚处于临床研究前阶段。麻醉药物的抗抑郁作用可为明确抑郁症具体发病机制及研发新型抗抑郁药提供新思路。另外，麻醉药的抗急性炎症、免疫和抗感染的功效以及心脏、脑保护作用亦日益受到关注。

第三节　麻醉药的研究方法

一、全身麻醉药的研究方法

全麻药的初筛常用小白鼠或大鼠进行，复试观察则多用猫、犬或猴等大动物。在初筛试验中，供试的如属挥发性物质，可用含药空气给小鼠吸入；若是非挥发性药物，则按不同剂量给予小鼠。如松手后小鼠能保持仰卧状态即为翻正反射消失，但由于麻醉药以外的其他多种中枢抑制药、肌松药或药物中毒也能使翻正反射消失，因此麻醉应以翻正反射与痛觉反射同时消失作为判定指标。观察痛觉反射时，可用大头针刺小鼠后足，视其有无退缩反应。停药后在短时间内各种功能恢复情况可以作为复苏的指标。亦可以从麻醉浓度与致死浓度或麻醉剂量与致死剂量的差距，初步估计药物的麻醉效果和安全性。进一步展开大动物复试观察，尤其是吸入麻醉药，常可以根据给药后各种反射（如呼吸形式、肌肉松弛度、疼痛反射、角膜反射等）的消失过程及其他表现来了解供试药物的麻醉诱导快慢、作用强度、维持时间长短以及对呼吸、循环的影响。全麻药的作用与其药代动力学密切相关，可以利用高效液相色谱仪、气相色谱、放射性核素等分析技术，研究全麻药的吸收、分布、代谢和排泄等功能，同时可采用分子生物学手段研究全麻药的作用机制。

二、局部麻醉药的研究方法

在体和离体的动物模型及方法可用于测试药物局麻作用的特性，主要包括以下几种方法：

兔角膜法：表面麻醉是指将穿透性强的局麻药根据需要涂于黏膜表面，使黏膜下神经末梢麻醉的方法。因角膜中有无髓鞘的细小神经纤维，而无其他感觉细胞和充液管道，可对麻醉药产生恒定持久的反应。一般选用家兔，剪去上、下睫毛，下拉下眼睑，使结膜囊成杯状，滴入受试药物，使药物与角膜接触0.5～1分钟，然后用生理盐水冲洗，另一只眼滴入生理盐水作为对照或滴入阳性对照药，最后测试角膜反应。本模型为局麻药表面麻醉的常规评价方法，用以观察药物对表层组织的穿透能力。

豚鼠皮内丘疹法：针刺豚鼠背部局部皮肤，痛觉反射可引起刺激处肌肉收缩或嘶叫反应。将局麻药注入局部皮内后，针刺皮丘部，可使疼痛反应减轻或消失。通常每分钟测试一次，每次针刺6下，两次时距为3～5秒，历时30分钟，以无痛反应的百分率作为评价指标。本法是评价局麻药浸润麻醉作用的常规方法，用以比较浸润麻醉的作用强度和持续时间。

蛙离体坐骨神经法：此法适用于研究麻醉的传导。动作电位是神经兴奋的客观标志，制作坐骨神经标本后，确定刺激阈，将含有局麻药的林格液与神经接触数分钟后移去，测定动作电位的振幅变化。本法根据描记的恢复过程来测定麻醉强度。

兔椎管内麻醉法：将局麻药注入兔椎管内，可麻醉该部位的脊神经根，使下腹部及下肢感觉与运动消失。采用尿道灌注法观察尿道反射是否消失，此法适用于测试椎管内麻醉作用。

局麻药除了阻断钠通道外，还可通过影响钙离子和钾离子以及受体而发挥作用。通过对坐骨神经和脊髓背角神经元钠 / 钾离子流的测定，综合采用分子生物学技术等先进研究方法，在局部麻醉药作用机制的研究中发挥了重要的作用。

（陈　立　张　明）

参考文献

[1] 喻田，王国林. 麻醉药理学 [M]. 4 版. 北京：人民卫生出版社，2016.

[2] 郭曲练，姚尚龙. 临床麻醉学 [M]. 4 版. 北京：人民卫生出版社，2016.

[3] WU L，ZHAO H，WENG H，et al. Lasting effects of general anesthetics on the brain in the young and elderly："mixed picture" of neurotoxicity，neuroprotection and cognitive impairment[J]. J Anesth，2019，33（2）：321-335.

[4] KENDALL M C，PISANO D V，COHEN A D，et al. Selected highlights from clinical anesthesia and pain management[J]. J ClinAnesth，2018，51：108-117.

[5] KENDALL M C，ROBBINS Z M，COHEN A，et al. Selected highlights in clinical anesthesia research[J]. J ClinAnesth，2017，43：90-97.

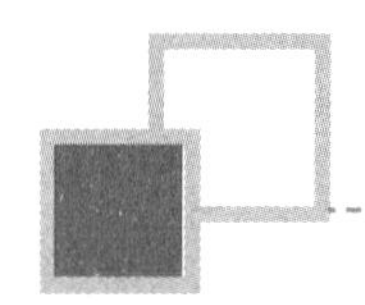

第十二章　镇静催眠药

镇静催眠药（sedative-hypnotics）是一类能够引起镇静和促进睡眠的药物。主要用于治疗精神活动的轻度病态兴奋状态和一般失眠等，其中以治疗失眠较为常见。镇静药对中枢神经系统有轻度的抑制作用，能使兴奋不安或焦虑的病人安静。催眠药能使中枢神经进一步抑制而进入睡眠状态。此类催眠药对失眠病人和正常人都有催眠作用，但其产生的睡眠状态有别于生理性睡眠。镇静药和催眠药之间没有明显界限，只有量的差别，同一种药物小剂量时表现为镇静作用，较大剂量可产生催眠作用。该类药物按照化学结构不同可分为苯二氮䓬类、巴比妥类和其他镇静催眠药。

第一节　失眠的病理生理和发病机制

失眠又称入睡和维持睡眠障碍。通常指患者对睡眠时间或质量不满足，导致影响白天正常生理功能障碍的一种主观体验。临床失眠形式可分为：①睡眠潜伏期延长：入睡时间超过 30 分钟；②睡眠维持障碍：夜间觉醒次数≥2 次或凌晨早醒；③睡眠质量下降：睡眠浅、多梦；④总睡眠时间缩短：通常少于 6 小时；⑤日间残留效应：次晨感到头昏、精神不振、嗜睡、乏力等。根据病程则可分为：①急性失眠：病程小于 4 周；②亚急性失眠：病程大于 4 周，小于 6 个月；③慢性失眠：病程大于 6 个月。

引起失眠的病理生理机制主要有：

1. 精神及疾病因素　负面的情绪如不安、忧虑、烦恼和痛苦等常引发失眠，多为一过性、状态性、短期失眠。抑郁症、躁狂症等精神疾病常导致慢性失眠，而失眠又会促进精神疾病的复发。此外，患有其他疾病也可能导致睡眠障碍而引发失眠，如心血管疾病、COPD、慢性肾功能障碍、消化系统疾病等。

2. 药物影响　由于长期使用具有机体依赖性的药物，一旦停药，精神则会极度不安，导致失眠。此外，有些药物如抗癌药、抗癫痫药、口服避孕药、糖皮质激素类等也可影响睡眠。

3. 环境因素　节律性失眠与工作习惯、生活习惯都有关系，比如时差、昼夜工作时间交替、长时间工作、特殊工作和生活环境如高原、寒冷等因素。

4. 相关神经递质　①中缝核 5-HT 能神经元参与非快速眼动期睡眠（non-rapid eye movement sleep，NREM sleep）和快速眼动期睡眠（rapid eye movement sleep，REM sleep）的触发机制；②蓝斑核去甲肾上腺素和多巴胺两种神经递质参与维持觉醒状态；③ γ- 氨基丁酸（GABA）在睡眠 - 觉醒节律调节机制中发挥重要作用；④谷氨酸在脑干、下丘脑含量的增多，可能是失眠的原因之一。上述神经递质功能的紊乱，是引发失眠的重要病理生理机制。

第二节　常用镇静催眠药

一、巴比妥类

【药理作用和临床应用】

药理作用：巴比妥类（barbiturates）药物对中枢神经系统呈普遍性抑制作用，随着剂量增加，其中枢作用也由弱变强。大剂量对心血管系统有明显抑制作用，过量可致呼吸中枢麻痹而死亡。

1. 镇静、催眠　小剂量巴比妥类药物可引起安静，并可缓解焦虑、烦躁等不安状态；中等剂量可催眠，即缩短入睡时间，减少觉醒次数和延长睡眠时间。巴比妥类药物可缩短 REM 睡眠。久用停药 REM 可反跳性地显著延长，导致多梦，易产生依赖性，已不作镇静催眠药常规使用。

2. 抗惊厥 临床应用于小儿高热、破伤风、子痫、脑膜炎、脑炎及中枢兴奋药引起的惊厥。苯巴比妥有较强的抗惊厥及抗癫痫作用，临床用于癫痫大发作和癫痫持续状态的治疗。

3. 麻醉及麻醉前给药 一些短效及超短效巴比妥类药物，如美索巴比妥、己烯巴比妥和硫喷妥钠等，静脉注射可产生短暂的麻醉作用，可用于小手术或内镜检查时的麻醉。

4. 增强中枢抑制药作用 镇静剂量的巴比妥类与解热镇痛药合用，能加强后者的镇痛作用。此外也能增强其他药物的中枢抑制作用。

临床应用：与苯二氮䓬类药物相似，各种巴比妥类药物的临床适应证主要取决于药物的药代动力学参数，见表 12-1。

【体内代谢及影响因素】 用于镇静催眠时，巴比妥类药物通常口服给药，吸收迅速而完全，起效时间一般在 10～60 分钟之间。除脂溶性较低的阿普比妥和苯巴比妥外，巴比妥类药物几乎完全在肝内代谢或结合，然后经肾脏排出。所有的巴比妥类药物反复给药时都会蓄积，除非适时调整剂量。

【药物相互作用和不良反应及处理】

药物相互作用及处理：巴比妥类药物可诱导肝药酶促使其本身迅速破坏，同时也使其他药物加速代谢，如香豆素类、氯丙嗪、氯霉素、多西环素、雄激素、雌激素及甲硝唑等，从而影响这些药物的疗效。巴比妥类使噻替哌的抑制作用加强，与酒精合用则相互加强作用。

不良反应及处理：

1. 催眠剂量的巴比妥类可致眩晕和困倦，精细运动不协调和后遗效应，也称“宿醉”，偶可致剥脱性皮炎等严重过敏反应；中等量即可轻度抑制呼吸中枢，严重肺功能不全和颅脑损伤致呼吸抑制者禁用；其肝药酶诱导作用可加速其他药物的代谢，影响药效。

2. 巴比妥类连续久服可引起依赖性，突然停药易发生“反跳”现象。

3. 罕见视力减弱、色觉改变、结膜炎、眼睑下垂及复视。

【临床应用现状分析与展望】 巴比妥类药物是应用最早的镇静催眠药，能明显缩短睡眠潜伏期，减少觉醒次数，增加总睡眠时间，主要有苯巴比妥、异戊巴比妥和司可巴比妥等。但由于此类药物治疗安全范围小，长期使用有明显的成瘾性、呼吸抑制和过量致死等副作用，临床现已不用于治疗失眠症。

二、苯二氮䓬类

【药理作用和临床应用】

药理作用：苯二氮䓬类（benzodiazepines，BZDs）的药理作用被分为完全性激动作用和部分激动作用。这类药物的药理作用最显著的特征是镇静、催眠、抗焦虑、肌肉松弛、顺行性遗忘以及抗惊厥。其他来自外周的药理作用包括：静脉给予治疗剂量的某些苯二氮䓬类药物可引起冠脉扩张，在极高剂量下可引起神经肌肉的阻断作用等。

临床应用：大部分苯二氮䓬类药物可相互替换使用。治疗癫痫时，用于抗惊厥的苯二氮䓬类药物应有较长的半衰期，并能快速进入脑内。消除半衰期较短的药物适用于催眠，尽管可能带来

表 12-1 部分巴比妥类药物的药代动力学参数和临床应用

药名	显效时间 /h	给药途径	半衰期 /h	治疗用途	消除方式
苯巴比妥（phenobarbital）	1/2～1	口服、肌注、静注	80～120	惊厥性疾患，癫痫持续状态，日间镇静	部分肾排泄，部分肝代谢
戊巴比妥（pentobarbital）	1/4～1/2	口服、肌注、静注、灌肠	15～50	失眠，术前镇静，惊厥急症处理	肝代谢
异戊巴比妥（amobarbital）	1/4～1/2	肌注、静注	10～40	失眠，术前镇静，惊厥急症处理	肝代谢
司可巴比妥（secobarbital）	1/4	口服	15～40	失眠，术前镇静	肝代谢
硫喷妥钠（thiopental sodium）	静脉注射 30 秒起效	静注	8～10*	麻醉诱导和维持，术前镇静，惊厥急症处理	肝代谢

静注：静脉注射；肌注：肌内注射

* 此值为肝脏代谢的终极半衰期；静脉给药后再分布，作用时间仅数分钟

药物滥用倾向增强和停药后戒断症状加重等后果。作为抗焦虑药应用时，应选择半衰期较长的药物，尽管药物蓄积可能导致神经病理学损害。临床常用 BZDs 药物包括：地西泮（diazepam）、奥沙西泮（oxazepam）、艾司唑仑（estazolam）、劳拉西泮（lorazepam）、咪达唑仑（midazolam）、阿普唑仑（alprazolam）和氯硝西泮（clonazepam）等。

地西泮（diazepam）属于长效、中等强度药，具有镇静、催眠、抗焦虑、抗惊厥和肌肉松弛作用。口服吸收迅速完全，达峰时间 0.5～1.5 小时。主要在肝脏代谢，半衰期较长。卟啉病、肝肾损害者慎用。

奥沙西泮（oxazepam）口服吸收好，但吸收速度较慢，达峰时间约 2 小时，是一种短、中半衰期 BZDs。通过肾脏排出，用于肝损害患者相对安全。奥沙西泮相对安全性较高。

艾司唑仑（estazolam）属于中等半衰期 BZDs，口服后吸收良好，平均 2 小时血药浓度达到峰值。一般特性与地西泮相似，通常当做短期的失眠处方，是快速吸收和半衰期中等的苯二氮䓬类催眠药物，也较少出现反跳性失眠。

劳拉西泮（lorazepam）为苯二氮䓬类抗焦虑药，抗焦虑作用在 BZDs 中最强，是地西泮的 2～5 倍，抗惊厥效果好，临床中也经常用来辅助抗精神病药物、治疗急性兴奋激越。

咪达唑仑（midazolam）为短效 BZDs，一般药理特性和地西泮相似，但引起遗忘的作用更强，静脉注射咪达唑仑应注意呼吸抑制作用。

阿普唑仑（alprazolam）是高效价、中效（中等半衰期）BZDs，常用于焦虑障碍，停用时常会引起焦虑症状反跳，具有致卟啉原的作用，卟啉病患者及肝肾损害者慎用。

氯硝西泮（clonazepam）被国内外药典收录在抗惊厥药中，一般药理作用类似于地西泮，抗惊厥作用比硝西泮强 5 倍。可用于各种类型癫痫发作、肌阵挛相关的异常运动及惊恐障碍的治疗。

【体内代谢及影响因素】 苯二氮䓬类药物及其代谢产物与血浆蛋白的结合程度与其脂溶性相关，结合程度大约在 70%（阿普唑仑）至 99%（地西泮）之间。苯二氮䓬类药物的分布容积较大，许多情况下老年患者分布容积可进一步增大。这些药物可通过胎盘屏障，也可通过乳汁分泌。

苯二氮䓬类药物主要通过肝药酶（CYPs）进行代谢，特别是 CYP3A4 和 CYP2C19。一些苯二氮䓬类药物（如奥沙西泮）可直接与葡萄糖醛酸相结合。红霉素、克拉霉素、利托那韦、伊曲康唑、酮康唑、奈法唑酮，以及柚子汁可抑制 CYP3A4 活性，从而影响苯二氮䓬类药物的代谢。部分苯二氮䓬类药物代谢产物的生物转化速度比母药更慢，因而这些药物的作用时间与其给药后血浆消除半衰期关系不大（如地西泮）。相反，若药物经初始反应即失活，这时的生物转化速率则是决定药物作用时间的重要因素。这些药物包括奥沙西泮、劳拉西泮、替马西泮、三唑仑和咪达唑仑。苯二氮䓬类药物的代谢主要发生在三个阶段。总的来说，二氮杂环上 1 位（或 2 位）的取代基团被迅速移除或转化，生成的代谢产物大多具有生物活性；3 位基团羟基化较慢，产生的代谢产物通常也具有活性；最后，与葡萄糖醛酸作用生成 3-OH 复合物而灭活。

苯二氮䓬类药物不会显著诱导肝药酶的合成，因而长期使用这类药物一般不会导致苯二氮䓬类药物代谢加快。

一种理想的催眠药物应能临睡前用药并迅速起效，整晚保持充分的睡眠状态，次晨无残留效应。理论上来看，三唑仑是最合适的药物。因代谢产物去羟氟西泮的消除半衰期较长，氟西泮或夸西泮并不适用于催眠。实际应用中，消除速率较快的药物存在一些不足，包括某些患者次晨出现失眠，以及更可能出现的停药反跳性失眠。尽管氟西泮和其他苯二氮䓬类药物的消除比三唑仑慢，但严格控制其给药剂量，也能有效用于临床。

【药物相互作用和不良反应及处理】

药物相互作用及处理：除与其他镇静催眠药的复合使用外，苯二氮䓬类药物与其他药物的相互作用在临床上较少见。乙醇既能增加苯二氮䓬类药物的吸收，也能加重其 CNS 抑制。丙戊酸钠和苯二氮䓬类药物合用可能引起精神错乱。

不良反应及处理：长期使用苯二氮䓬类药物存在药物依赖和滥用的风险。戒断综合征可能包括原始治疗的短暂加重（如失眠或焦虑），因而这类药物停药时应谨慎逐渐减量。除非合用其他药物，极大剂量的苯二氮䓬类药物一般也不会致死。COPD 或阻塞性呼吸暂停综合征（OSA）患者使用此类药物时需减量。

催眠剂量的苯二氮䓬类药物达血浆峰值浓度时，可能引起不同程度的眩晕、倦怠、反应迟钝、共济失调、精神运动功能障碍、精神错乱和顺行性遗忘。运动方面的改变大于认知方面的变化。特别是在饮酒的情况下，这些药物作用可严重影响到驾驶安全和技巧动作。这些与计量相关的残留效应可能表现较为隐匿，因而大多数患者会低估药物的影响。残存的日间嗜睡也经常出现。随着年龄的增长，药物的 CNS 毒性的发生率和强度也升高。其他相关的并发症还包括无力、头痛、视物模糊、头晕、恶心呕吐、胃肠不适和腹泻等。苯二氮䓬类药物用于抗惊厥时，有时会加重癫痫患者的抽搐频率。

【临床应用现状分析与展望】 苯二氮䓬类药物具有抗焦虑、镇静催眠、抗惊厥、肌肉松弛等作用，临床地位暂时难以取代，但不良反应确实存在，因此，如何合理使用这类药物，减少不良反应是临床医师面临的重要挑战。此外，长期服用选择性 5-HT 再摄取抑制剂（SSRIs）也能产生与苯二氮䓬类相当的抗焦虑作用，且不存在运动功能损伤、遗忘效应和药物依赖等副作用。但起效慢，急性给药时甚至产生焦虑症状加重的缺点，影响了这类药物的使用。研究表明，前期联合应用苯二氮䓬类药物，SSRIs 能快速产生抗焦虑作用。近年来，这样的应用有增加的趋势，但苯二氮䓬类药物减弱急性 SSRI 给药致焦虑作用的机制尚不清楚。

三、非苯二氮䓬类

催眠药物唑吡坦（zolpidem）、佐匹克隆（zopicone）、右佐匹克隆（eszopicone）、扎来普隆（zaleplon）和茚地普隆（indiplon）在结构上与苯二氮䓬类药物并不相似，但推测这些药物的药理作用还是通过激动 $GABA_A$ 受体的苯二氮䓬结合位点产生的，是新一代非苯二氮䓬类镇静催眠药。

唑吡坦

【药理作用和临床应用】

药理作用：唑吡坦通过选择性地与中枢神经系统的 ω1 受体亚型结合，增加 GABA 对 $GABA_A$ 结合位点的亲和性，从而导致 Cl^- 通道开放，使 Cl^- 流入神经细胞内，引起细胞膜超极化而抑制神经元激动，发挥镇静催眠作用，在正常治疗周期内，极少产生耐受性和成瘾性。

临床应用：本品使患者入睡快、夜间醒来次数少、总睡眠时间长，能改善睡眠质量，故适用于短暂性或偶发性失眠症或慢性失眠的短期治疗。

【体内代谢及影响因素】 口服吸收好，生物利用度约为 70%，0.5～3 小时后血药浓度达到峰值，血浆蛋白结合率约为 92%，血浆消除半衰期约为 2.4 小时。在肝脏代谢，经尿液和粪便排泄，无肝药酶诱导作用。

【药物相互作用和不良反应及处理】

药物相互作用及处理：与其他催眠药、抗焦虑药、麻醉性镇痛药、抗癫痫药和有镇静作用的抗组胺药合用，能增强中枢抑制作用；利福平可使本药的代谢增加，降低血药浓度和药效；与抗抑郁药合用可增加出现幻觉的危险性；与酒精同时使用可能增强镇静作用，影响驾驶或机械操作的能力。

不良反应及处理：不良反应发生率较低，常见中枢神经系统和胃肠反应，尤其是老年病人最容易发生，很可能会引起嗜睡、头晕、头痛以及恶心、腹泻等。还可能出现记忆障碍、夜间烦躁、抑郁、意识障碍或复视和颤抖等。一般减少药物剂量不良反应可减轻，如减量不能缓解，可换用其他药治疗。

【临床应用现状分析与展望】 唑吡坦作为新型非苯二氮䓬类药物，具有半衰期短、不产生活性代谢产物等特点，起效快，镇静催眠效应强，治疗剂量无体内蓄积及残余作用，产生药物依赖的风险低，临床应用较为广泛。尽管唑吡坦的不良反应发生率低，但不应忽视。临床医师和药师在遵循治疗原则的同时还需兼顾个体化原则，综合考虑患者的病情、当前用药情况、药物相互作用、药物不良反应，同时必须积极针对引起失眠的病因进行治疗，提高药物治疗的依从性，减少不良反应，以确保用药安全。

右佐匹克隆

【药理作用和临床应用】

药理作用：右佐匹克隆可选择性地作用于 GABA 苯二氮䓬受体，能缩短入睡潜伏期，增加睡眠时间，减少觉醒次数，提高睡眠效率，通常不产生肌松作用，认知与精神运动损害较轻，较少产生耐药性及躯体依赖等。

临床应用：与佐匹克隆相比，右佐匹克隆具有药效更强，不良反应和毒性更小等优点。其可改善睡眠连续性，不抑制慢波睡眠和快速眼动睡眠，延长总睡眠时间，减少夜间觉醒次数，同时对日间功能影响较小。主要适用于入睡困难、睡眠维持困难和/或早醒的患者。

【体内代谢及影响因素】 口服吸收迅速，单次给药3mg后一般需1.0～1.6小时达峰，血浆蛋白结合率约50%，半衰期短（平均6小时），在人体内主要由肝脏经去甲基化和去二甲基化代谢，生成水溶性代谢物随尿排出。

【药物相互作用和不良反应及处理】

药物相互作用及处理：与0.70g/kg乙醇合用可对神经运动功能产生相加作用，可持续4小时；CYP3A4是右佐匹克隆消除的主要代谢通道，与400mg酮康唑（一种CYP3A4的强抑制剂）合用5天可使右佐匹克隆 AUC 增加2.2倍，C_{max} 和半衰期分别增加1.4倍和1.3倍，其他CYP3A4的强抑制剂可能产生相似的作用（如：伊曲康唑、克拉霉素、奈法唑酮、竹桃霉素、利托那韦、奈非那韦）。

不良反应及处理：不良反应有口苦、头晕、嗜睡、乏力、恶心、呕吐等轻度消化系统症状和失眠等中枢神经系统症状，持续时间短，症状较轻，一般不会影响患者的生活能力，可自行缓解，停药后短时间内症状可消失。

【临床应用现状分析与展望】 右佐匹克隆作为首个被美国FDA批准的不作短期使用限制的镇静催眠药，临床上主要用于治疗入睡困难、睡眠维持困难和早醒。许多临床随机对照研究已证明右佐匹克隆在治疗成年人慢性原发性失眠和失眠并发其他精神疾病方面的疗效肯定且耐受性良好。最长达12个月临床观察没有发现耐受不良和停药后明显的症状反弹及严重的撤药反应。此外，一项来自美国的为期6个月的安慰剂对照研究指出，右佐匹克隆每晚3mg的推荐剂量是治疗慢性原发性失眠成本效益最好的药物选择。同时还有研究表明，对于阻塞性睡眠呼吸暂停低通气综合征进行PSG监测诊断时加用右佐匹克隆可提高诊断质量和治疗效果。目前，右佐匹克隆在临床上已被普遍用于治疗失眠障碍，但关于右佐匹克隆治疗失眠障碍的临床研究资料还不是十分全面，比如特殊人群（孕妇、儿童、老人）的用药、联合用药可能发生的药物相互作用、潜在的药物滥用风险等。因此还有必要进行更深入的研究。

扎来普隆

【药理作用和临床应用】

药理作用：扎来普隆可选择性地作用于$GABA_A$受体复合物中的苯二氮䓬受体亚型BZ1/ω1，并作用于$GABA_A$受体亚型复合物，产生中枢抑制作用，而达到催眠的效果。其药理作用与唑吡坦相似，具有镇静、催眠、抗焦虑作用。本品对$GABA_A$受体复合物的苯二氮䓬结合位点的亲和性低，所以起效快、催眠作用强，能快速诱导入睡，而清醒后无宿醉效应和其他不良反应。

临床应用：本品适用于入睡困难的失眠症的短期治疗，而对经常夜间觉醒或慢性入睡障碍、通眠障碍及催眠药依赖性患者的疗效一般。

【体内代谢及影响因素】 口服迅速吸收，达峰时间约为1小时，能迅速透过中枢神经系统，消除半衰期约为1小时。小于1%的扎来普隆以原型从尿液排泄，大部分在体内先被CYP3A4代谢为去乙基扎来普隆，然后迅速被醛氧化酶代谢为5-氧-扎来普隆，继而转化为葡萄糖醛酸结合物从尿中排泄，所有这些代谢物均无生理活性，长期给药在体内无蓄积作用，无残余效应，绝对生物利用度为30%，有明显的首过效应。

【药物相互作用和不良反应及处理】

药物相互作用及处理：与丙咪嗪或硫利达嗪合用时，清醒程度降低，运动精神行动能力出现损伤，相互作用是药效学，而对药代动力学没有影响；与酶诱导剂如利福平合用，会使本品的 C_{max} 和 AUC 降低4倍；与苯海拉明合用无药代动力学相互影响，但由于两者都有镇静作用，合用需特别注意。

不良反应及处理：常见不良反应为头痛、眩晕、嗜睡等，且与药物剂量有关，大剂量单次用药可致语言能力下降、记忆力减退等严重不良反应。但发生率较低。

【临床应用现状分析与展望】 扎来普隆的主要新颖之处在于其药动学特点，即血药浓度达峰快、半衰期短、消除快。在维持正常睡眠的同时对快动眼相睡眠影响甚微，并具有诱导睡眠快、宿醉作用少、停药后戒断反应和反弹性失眠均较少等特点，临床应用前景广阔，尤其适用于入睡困难但需早醒的全日制工作患者。

四、褪黑素受体激动剂类

褪黑素（melatonin）是由 5-HT 转化而来，是松果体合成分泌的一种吲哚类神经内分泌激素。近年来的研究已经证实，褪黑素对机体有广泛的影响，包括对生物节律、神经内分泌和应激反应的调节，抑制肾上腺、性腺及甲状腺的分泌，有抗炎、镇痛、镇静、催眠作用，不良反应少，主要用于成年和老年失眠者。新近的研究还表明，褪黑素具有抗氧化、清除自由基的作用，因此提出外源性给予褪黑素可用于抗衰老和治疗老年相关性疾病。褪黑素作为一种节律信号，能矫正人体生物钟，治疗睡眠节律障碍，改善睡眠，包括睡眠位相滞后障碍、时差反常、倒班作业引起的睡眠障碍、盲人及脑损伤者的睡眠障碍，从而调整生物节律、改善睡眠。一些研究提示褪黑素主要通过激活视交叉核上的褪黑素受体而发挥对生物节律的调节作用。另外，褪黑素的催眠作用也可能与其增强 GABA 的中枢作用有关。这类药物包括雷美替胺（ramelteon）、阿戈美拉汀（agomelatine）和他司美琼（tasimelteon）等，均为高选择性 MT_1/MT_2 受体激动剂，其吸收迅速、不受年龄段限制、不易产生依赖性和耐药性、未发现反跳性失眠等不良反应发生，目前在国内上市的为阿戈美拉汀。

阿戈美拉汀

【药理作用和临床应用】

药理作用：阿戈美拉汀（agomelatine）既是 MT_1 和 MT_2 受体激动剂，又是 5-HT1 受体拮抗剂，因此具有抗抑郁和催眠双重作用。可显著改善重度抑郁患者的睡眠效率、延长入睡到觉醒的时间、增加慢波睡眠，并且不影响快速眼动的数量和密度。

临床应用：可缩短睡眠潜伏期，增加睡眠连续性，能显著改善睡眠，尤其是伴发抑郁的睡眠障碍。

【体内代谢及影响因素】　口服后吸收快速，绝对生物利用度低，且个体间差异较大（女性的生物利用度较男性高）。口服避孕药会增加阿戈美拉汀生物利用度，而吸烟会使其降低。服药后1～2 小时达峰。

【药物相互作用和不良反应及处理】

药物相互作用及处理：本品主要经 CYP1A2（90%）和 CYP2C9/19（10%）代谢，与这些酶有相互作用的药物可能会降低或提高阿戈美拉汀的生物利用度。氟伏沙明是强效 CYP1A2 和中度 CYP2C9 抑制剂，可明显抑制阿戈美拉汀的代谢；与中度 CYP1A2 抑制剂雌激素合用时，阿戈美拉汀的暴露量会增高数倍。

不良反应及处理：不良反应较少，常见的有头痛、恶心和乏力等。阿戈美拉汀会有效抑制 CYP1A2，因此有肝功能损伤的患者禁止服用。

【临床应用现状分析与展望】　失眠是抑郁症中最普遍的症状，而阿戈美拉汀可同时解决抑郁和睡眠问题，并且具有良好的耐受性和安全性，有望成为新型催眠药，尤其是抑郁性失眠的首选药物之一。此外，吡罗美拉汀（piromelatine）是高效非选择性 MT 受体激动剂，对 5- 羟色胺受体也有作用。用于治疗原发性、继发性失眠及疼痛。动物实验结果表明，本品具有维持睡眠、调节痛觉、改善肠道蠕动、控制体重、提高胰岛素的敏感性、治疗焦虑和抑郁症等作用。

五、抗抑郁药和抗组胺药

失眠和抑郁往往存在着联系，传统的三环类抗抑郁药对抑郁引发的失眠具有疗效，但副作用也较大。选择性 5-HT 再摄取抑制剂能通过治疗抑郁和焦虑改善睡眠，安全性较好。常用药物有氟西汀（fluoxetine）、曲唑酮（trazodone）、舍曲林（sertraline）等。抗组胺药物大多数具有镇静催眠作用，如苯海拉明（diphenhydramine）、氯苯那敏（chlorpheniramine）、异丙嗪（promethazine）等，特别适用于过敏性疾病引起的睡眠障碍。

六、其他类

选择性 $5\text{-}HT_2$ 受体反向激动剂

APD125 是一种有效的选择性 $5\text{-}HT_2$ 受体反向激动剂，属于治疗失眠的新型药物。反向激动剂不同于中性拮抗剂，它只影响配体依赖型受体的活性，而不影响受体的信号传导。它在原配体存在或缺失的情况下都可阻断受体活性。APD-125（10、40mg）连续使用7天可提高睡眠的持续度，减少觉醒、微觉醒及睡眠时相转换的次数，增加慢波睡眠，并具有剂量依赖性。

第三节 药物的研发史及展望

镇静催眠药种类繁多，历史古老，药理作用相近，但化学结构各异。人们在生活实践中早就发现乙醇和鸦片具有镇静和催眠作用。但理想的催眠药应该只作用于大脑的精神中枢，产生非常接近于自然的睡眠状态，而呼吸、循环系统及其他腺体功能不受影响，因此乙醇和鸦片不能作为治疗药物用于临床。

最早的镇静催眠药是1853年出现的溴化物，但因其在一般催眠剂量时易产生毒副作用，不久便被水合氯醛、副醛所取代。水合氯醛催眠作用较好，至今临床仍有应用。1903年，巴比妥问世，1912年，苯巴比妥被合成，它们的催眠作用很快为人们所认识。巴比妥类药物的发展相当迅速，短短20余年数百种药物上市，如异戊巴比妥（1923年）、戊巴比妥（1930年）、速可巴比妥（1930年）、硫喷妥钠（1935年）和环己巴比妥（1936年）等。巴比妥类自1903年问世后，在临床上从镇静、催眠、抗惊厥到麻醉，广泛应用达60年之久。这种以巴比妥类药物为主的分类一直持续到20世纪70年代。

1960年出现了第一个苯二氮䓬类药物，即众所周知的氯氮䓬，投放市场后很受欢迎。与巴比妥相比，氯氮䓬具有安全性高、不良反应少的特点。它的出现被认为是镇静催眠药发展史上具有划时代意义的事件。随后地西泮、奥沙西泮相继问世，不到10年间苯二氮䓬类已在临床广泛应用，并有取代巴比妥类和其他类镇静催眠药的趋势。20世纪70年代由于苯二氮䓬类的出现，镇静催眠药被重新划分为巴比妥类、苯二氮䓬类和其他类三大类。70年代后，苯二氮䓬类药物用量远远超过巴比妥类药物，上升为主要的镇静催眠药。与此同时，一些新型的镇静催眠药，如安眠酮、导眠能和眠尔通等相继问世，但它们都没能像苯二氮䓬类和巴比妥类那样被广泛应用。镇静催眠药的出现，极大地解除了失眠患者的痛苦，但是，其中大多数在发挥治疗作用的同时，也表现出种种不良反应，特别是连续应用，可产生依赖性。例如巴比妥和甲喹酮几乎在投放市场不久就有了关于它们的依赖性和急性中毒的报告，这些临床报告引起了医学界的重视，极大的限制了它们在临床的广泛应用。苯二氮䓬类刚问世时，人们普遍把它当成安全无依赖性的药物，但近年来，它的依赖性和其他不良反应也逐渐暴露出来。目前苯二氮䓬类依赖和滥用已在许多国家成为严重的社会问题。寻找安全有效的镇静催眠药物仍然是医药学工作者面临的艰巨任务。自20世纪80年代末期以来，非苯二氮䓬类镇静催眠药的发展十分迅速，已用于临床的有扎来普隆、佐匹克隆、唑吡坦等。

雷美替胺是第一个褪黑素受体激动剂类镇静催眠药物，于2005年在美国首先上市。这些药物具有起效快、时间短、作用明显、宿醉作用小、不良反应少、无耐药性及成瘾性较低等特点，正逐渐成为临床上治疗失眠的主要药物。此外，抗抑郁药作为镇静催眠药在失眠患者中的应用也逐渐上升。2010年，美国FDA已经批准使用小剂量（3～6mg）盐酸多塞平用于治疗成人失眠症。多塞平能够有效地改善成年失眠患者的主客观睡眠质量，且头痛和嗜睡等不良反应发生率较低。另外，曲唑酮也能延长3期睡眠时间，减少睡眠觉醒次数和觉醒时间，并且对快速眼球运动睡眠期和睡眠起始无明显影响，宿醉反应也较少。近年来，食欲肽（orexin）受体及其拮抗剂的研究越来越受到重视，尤其是双重食欲肽受体拮抗剂用于治疗失眠成为研究的热点，现已有1个上市药品及处于Ⅱ、Ⅲ期临床试验的药物，发展前景广阔。依利色林（eplivanserin）是目前正在研发的一种新型镇静催眠药，为5-HT_{2A}受体拮抗剂，主要被设计开发用于改善睡眠的维持而不是速效。现在天然药物也是研究的热点之一，近几年，对白芍总苷、钩藤碱、酸枣树根、枣仁、合欢树叶等的镇静催眠作用进行了一系列的临床和实验研究，发现均有较好的镇静催眠作用（图12-1）。

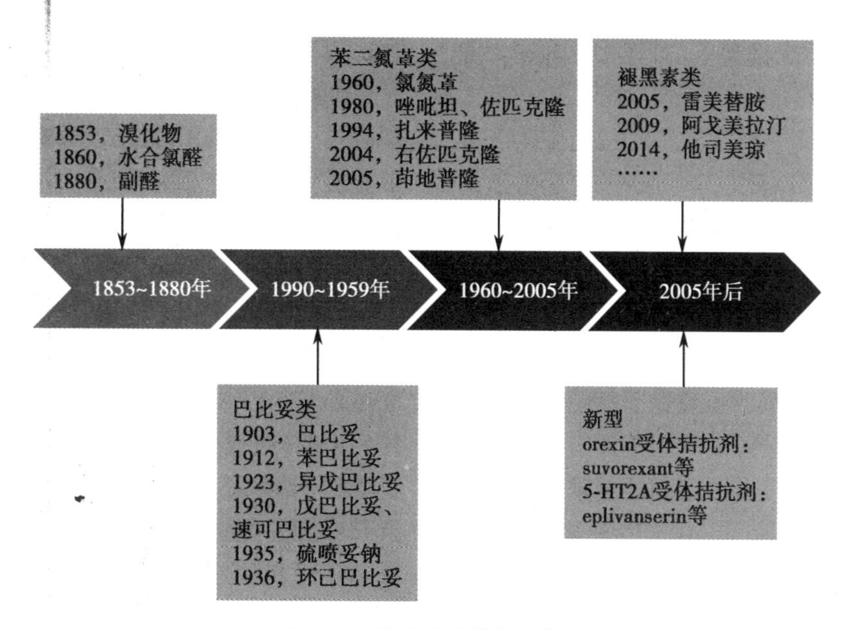

图 12-1　镇静催眠药物研发史

第四节　失眠的药物模型和研究方法

由于生物的睡眠结构存在差异，大脑体积与睡眠周期中各阶段的长度呈正相关，所以各种实验动物的睡眠时相及睡眠周期均与人类有差异，不能完全模拟临床病人失眠症状。啮齿类动物和人类存在相似的睡眠稳态和神经生化调节机制，并且容易繁殖和饲养，手术操作也相对简单，因而较适用于失眠模型的建立。也有研究者使用果蝇等动物建立睡眠剥夺模型。此类模型主要是通过各种方法使动物应激或影响睡眠相关物质及脑区，最终使动物总睡眠时间减少、入睡困难，从而模拟临床失眠病人的症状。

一、物理因素所致失眠模型

（一）平台法

平台法中最多见的是小平台水环境法，其原理是利用大鼠进入快速动眼睡眠时，全身肌紧张性下降，使得面部沾到或浸到水面而突然惊醒，此行为可反复发生，以选择性破坏快速动眼睡眠。其装置是由水槽和高于水平面 1cm 的平台组成，直径 10cm 的平台用于快速动眼睡眠的剥夺。实验设立直径 15cm 平台作为对照。但此方法除了剥夺睡眠外，还使动物受到孤立、制动、浸水等一系列刺激，会使机体产生应激反应而干扰实验结果。

（二）强迫运动法

是通过动力装置迫使大鼠不停地运动，使其无法入睡，从而达到睡眠剥夺的目的，此方法可在脑电监控下用于全部睡眠剥夺或选择性睡眠剥夺。较有代表意义的是水平转盘睡眠剥夺法。跑台速度为 10cm/s，并且定时开关（完全性睡眠剥夺时 3 秒开 /12 秒关；部分性睡眠剥夺时 15 分钟开 /60 分钟关），跑台运动方向 15 分钟转换 1 次。其优点在于睡眠剥夺效果明显，剥夺的时间及强度也易于掌握，重复性好，无须实验人员随时观察，使得工作强度大为减轻。但是长时间运动引起机体的一系列应激反应也可能会干扰实验结果。

（三）刺激法

在观察到大鼠即将进入睡眠状态时，利用触觉、声音或光线等物理刺激使动物无法进入睡眠，通过拍打大鼠笼子或利用声音刺激促使大鼠保持清醒，必要时还可用铅笔或用手直接触摸大鼠，以建立慢性不完全性睡眠剥夺模型。虽然此类方法的刺激强度相对其他方法较小，操作也较简单易行，但由于个体对物理刺激感应程度存在差异，且在无脑电图监测条件下，实验过程需实验人员一直观察大鼠行为，易对实验人员产生睡眠剥夺效应，进而影响实验结果，因此不适合长时间造模。此外，将小鼠束缚在特制的离心管内 8 小时（过夜），连续 7 天可制成慢性束缚应激失眠模型，此法能明显缩短戊巴比妥钠协同睡眠时间，导致动物失眠，操作简单，且较接近临床上应激所致失眠的发病原因。

二、化学因素所致失眠模型

使用化学制剂制作的睡眠剥夺动物模型，均通过抑制中枢的促睡眠物质或毁损睡眠中枢相关的神经末梢来造模，造模原因确定，有助于对催眠药物作用机制的深入研究，但对给药部位及剂量均有较高要求。此外，为保证模型制作成功率，严格上应在实验结束后利用免疫组织化学等方法鉴定给药部位的变化是否符合要求。

（一）PCPA

5-HT 是引发非快动眼睡眠的重要递质，其神经元胞体主要集中于背缝神经核。背缝神经核到基底外侧杏仁核的 5-HT 能纤维投射可部分介导睡眠 - 觉醒的调节。据此，给大鼠背缝神经核（前囟后 7.8mm、旁开 0.0mm、深度 6.5mm）微量注射色胺酸羟化酶抑制剂对氯苯丙氨酸 PCPA（50μg/kg），每天 1 次，连续 2 天，可制作失眠鼠模型。注射后 3 天，睡眠觉醒百分比开始改变，6 天达到最高峰，几乎可造成完全失眠。

（二）5-HT$_7$ 受体拮抗剂 SB-269970

利用 SB-269970 造模的原理也是利用了 5-HT 的睡眠促进作用。将 SB-269970（0.25～1.0mmol/L，0.125μL/min，共持续 2 分钟）微量注射到大鼠背缝神经核（前囟后 7.8mm、旁开 0.0mm、深度 5.8mm），REM 持续时间和发生次数可明显减少，同时使 REM 前的等待时间增长。提前给予 γ- 氨基丁酸 -A（GABA$_A$）受体激动剂蝇蕈醇（1.0～2.0mmol/L），SB-269970 剥夺睡眠的作用可被抑制。

（三）硒化物

前列腺素 D$_2$（PGD$_2$）可从整体水平调节大脑睡眠，在野生型小鼠脑室外侧注入 PGD$_2$ 可增加 NREMS，且通过 PGD 受体起作用。免疫荧光显示 PGD 受体主要分布于基底前脑软脑膜，在此区域蛛网膜下腔注入 PGD$_2$ 可引起细胞外腺苷水平升高，而腺苷是目前公认的促进睡眠物质之一。据此，连续 11～17 小时给大鼠腹腔注射 PGD 合成酶抑制剂 - 硒化物（Na_2SeO_3 或 $SeCl_4$），减少慢波睡眠、异相睡眠和脑脊液中 PGD$_2$ 含量，从而制成失眠动物模型。

（四）咖啡因

咖啡因可引起自发活动过多、焦虑以及睡眠断裂等。咖啡因（12.5mg/kg）连续灌胃 7 天后，大鼠慢波睡眠和异相睡眠的总时间和发生次数减少，各睡眠时相的持续时间没有变化。

（五）N- 甲基 -D- 天冬氨酸（NMDA）

目前下丘脑内侧视前区被认为是睡眠调节中枢的所在。据此，利用微量注射泵缓慢恒速注射 NMDA（25g/L）以毁损大鼠下丘脑内侧视前区神经元，制作失眠模型。造模后大鼠表现为兴奋、活动增加、易激惹、体重减轻和睡眠时间明显减少。

（六）6- 羟基多巴胺

6- 羟基多巴胺可毁损下丘脑内侧视前区的儿茶酚胺能终末纤维，从而引起动物的失眠。给大鼠两侧视前区（前囟后 7.8mm、旁开 0.6mm、深度 1.5mm）以 0.1ml/min 的速度注射 6- 羟基多巴胺（40g/L，含 1g/L 的抗坏血酸）后，可逐渐减少睡眠。毁损后 8 天，整体睡眠时间明显减少，12 天时，日间睡眠时间明显减少，但日间 - 夜间睡眠率并未受影响。

（七）印防己毒素

蓝斑的中、后部及其邻近网状结构为 REM 的执行区域。印防己毒素是 GABA$_A$ 受体拮抗阻断剂，将其（250nL，10g/L）同时注入大鼠双侧蓝斑（前囟后 9.8mm、旁开 1.0mm、深度 7.0mm）可使 REM 减少，制成 REM 剥夺动物模型。

（八）下丘脑分泌素 2- 皂草素

下丘脑分泌素是新近发现与觉醒相关的物质，其缺失会导致昏睡病。利用神经毒素下丘脑分泌素 2- 皂草素毁损下丘脑分泌素受体承载神经元。黑质和腹侧被盖区均为睡眠调节相关脑区，在此两区注射下丘脑分泌素 2- 皂草素均可导致动物失眠。

对于以上睡眠剥夺方法来说，相应睡眠时间或睡眠质量的变化是检测模型是否制作成功的金指标，因此需要在实验过程中利用脑电图、眼动电图以及肌电图对睡眠情况进行描述分析。此外，阈上和阈下剂量的戊巴比妥钠协同睡眠实验也是经典的且较为简单的失眠模型评价指标。通过对睡眠潜伏时间、睡眠时间以及睡眠率等参数的统计分析来判断模型动物是否失眠。实验前最好先进行预实验，以确定戊巴比妥钠的阈上剂量及阈下剂量。通常阈上剂量为30～45mg/kg，阈下剂量常选用28mg/kg。实验中以动物翻正反射消失达1分钟为入睡指标，以30秒内翻转达3次为睡眠结束指标。

以上简要介绍了一些失眠动物模型的制作方法，各种模型各有其长处和不足，需根据具体研究目的来分析应用。但失眠症是多因素综合作用的结果，其发生机制涉及到社会环境、个人体质乃至器官、细胞、分子等多个层次。要使催眠药物研究的结果更具有说服力，就不能再满足于单因素的模型制作。未来睡眠剥夺模型的发展，必将把重点集中在困扰特定人群的睡眠障碍病因，建立一个有层次的、系统性的、综合多方面因素的动物模型，尽可能地减少模型建立过程中实验动物的无关应激反应，在建立符合某一类睡眠障碍特点而非单纯的睡眠时间减少的睡眠剥夺模型的基础上开展科学研究。

（招明高　罗　礼）

参考文献

[1] NUTT D J. Overview of diagnosis and drug treatments of anxiety disorders[J]. CNS Spectr，2005，10(1)：49-56.

[2] SIM S C，NORDIN L，ANDERSSON T M，et al. Association between CYP2C19 polymorphism and depressive symptoms[J]. Am J Med Genet B Neuropsychiatr Genet，2010，153(6)：1160-1166.

[3] MCMILLAN J M，AITKEN E，HOLROYD-LEDUC J M. Management of insomnia and long-term use of sedative-hypnotic drugs in older patients[J]. CMAJ，2013，185(17)：1499-1505.

[4] ZLOTOS D P. Recent progress in the development of agonists and antagonists for melatonin receptors[J]. Curr Med Chem，2012，19(21)：3532-3549.

[5] SNEYD J R. Novel etomidate derivatives. Curr Pharm Des，2012，18(38)：6253-6256.

[6] MONTI J M. Serotonin control of sleep-wake behavior[J]. Sleep Medicine Reviews，2011，15(4)：269-281.

[7] PATEL K V，ASPESI A V，EVOY K E. Suvorexant：a dual orexin receptor antagonist for the treatment of sleep onset and sleep maintenance insomnia[J]. Annals of Pharmacotherapy，2015，49(4)：477-483.

[8] 魏砚君，卞宏生，叶晓楠，等. 睡眠剥夺动物模型及其在中医药改善睡眠研究中的应用[J]. 中国实验方剂学杂志，2018，24(10)：227-234.

第十三章　治疗精神分裂症药物

精神分裂症（schizophrenia）是以思维、情感、行为之间不协调，精神活动与现实脱离为主要特征的一类最常见的精神病，好发于青春期晚期和成年早期，总发病率约为 1%。1980 年，Crow 把精神分裂分为Ⅰ和Ⅱ型，Ⅰ型精神分裂症患者脑内多巴胺（dopamine，DA）D_2 受体亢进，以阳性症状为主。Ⅱ型精神分裂症则以阴性症状为主，伴有脑室扩大，白质减少。阳性症状包括异常知觉（幻听）和固定的错误的非理性的信念（妄想）。阴性症状主要指通常的精神活动的缺失如思维贫乏和动机缺乏。此外，认知功能障碍也是精神分裂症的常见症状之一，包括注意力、记忆力和精力集中等。MRI 研究表明精神分裂症患者存在大脑结构和功能的异常，主要是前额叶和颞叶，且这些异常大多数在青少年期或成年早期起病时就已经存在。

第一节　精神分裂症的病理生理和发病机制

精神分裂症的确切病因及病理机制至今未明，研究表明其与遗传因素、单胺类神经递质紊乱、脑结构改变及神经发育障碍等因素密切相关。

一、遗传因素

家系调查、双生子和寄养子的研究均提示遗传因素在精神分裂症的发生中起着重要作用。近代的分子遗传学研究也证实了这种联系。精神分裂症患者亲属中精神病的患病率比普通人群高 6.2 倍，而且血缘关系越近，患病率越高。单卵双生的患病率比二卵双生的患病率高 3～6 倍，是一般人群的 35～60 倍。目前已发现第 1、6、8、10、13、22 号染色体和 X 染色体上存在与精神分裂症相关联的基因位点，但未发现特异性的基因突变。

分子遗传学的研究一直致力于寻找精神分裂症与某些特异基因间的关联。近年来发现的主要的候选基因包括：儿茶酚 -*O*- 甲基转移酶基因、DA 转运体基因、DA 受体基因、5-HT 基因及其他有关基因，如神经营养素 -3 基因、载脂蛋白 E 基因、超氧化物歧化酶基因、缩胆囊素受体基因等。但是，科学家们对精神分裂症的遗传方式目前仍无定论，其中主要有三种假说：即单基因遗传、多基因遗传及异质性遗传，主要的遗传机制包括神经生化异常和大脑发育异常。

二、神经生化和神经生理改变

治疗精神分裂症药物氯丙嗪的发现促进了人们对精神分裂症的神经化学改变的认识。人们发现，氯丙嗪和其他一些治疗精神分裂症的药物可通过阻断特定的受体（主要是 D_2 多巴胺受体）发挥抗精神病作用，同时发现几乎所有降低 DA 活性的药物都可以减轻精神分裂症的阳性症状，这为精神分裂症 DA 假说提供了直接证据。支持 DA 假说的间接证据是：拟精神病药物苯丙胺能使正常人产生与急性精神分裂症妄想型相似的症状。苯丙胺的药理作用是在中枢突触部位抑制 DA 的再摄取，使受体部位 DA 的含量增高。进一步的研究证实治疗精神分裂症药物的效价与 D_2 受体的亲和力强弱有关，但氯氮平是例外。在一般临床治疗剂量下，氯氮平与 D_2 受体亲和力弱而与 D_4 受体的亲和力较强。但是，治疗精神分裂症药物对精神分裂症的疗效并无特异性，对躁狂症同样有效。此外，精神分裂症患者的突触后 DA 受体存在增敏现象，这一现象已得到最近 PET 研究的证实。但这个理论还不能够很好地解释精神分裂症阴性症状的出现，对此人们还提出了 5-HT 假说、去甲肾上腺素神经通路障碍、兴奋性氨基酸假说及神经肽假说等多种神经生化假说。研究也证实，精神分裂症患者听觉和视觉事件相关电位的潜伏期延长，这从一定程度上反映了患者的认知功能障碍。精神分裂症患者还存在平稳眼追踪运动的异常，说明其存在大脑皮质，尤其是额叶功能的改变。

随着神经病理和神经解剖学研究技术的进步，人们已经可以直接对患者使用非典型治疗精神分裂症药物前后进行物理影像学、脑发育和遗传控制等方面的研究，这将帮助我们更好地理解精神分裂症的神经改变。

三、脑结构和神经发育异常

CT和MRI研究发现，30%～40%的精神分裂症患者有脑室扩大或其他脑结构异常，而且脑结构异常的部位、程度与阴性症状、认知功能障碍有关。新近的PET研究还发现了精神分裂症患者脑组织的细胞结构异常，如慢性患者的D_2受体增多。

大量研究表明，精神分裂症患者存在轻微的多局灶或弥漫性的解剖变异，这种变异发生在发病以前，且较为恒定。另外，皮质细胞结构方面的研究显示，精神分裂症患者存在前额叶、边缘叶皮质以及两者之间的联络结构的遗传性缺陷，到成年早期表现为无法在环境性应激时恰当地调节皮质下DA的活性。上述研究均提示，精神分裂症患者的神经发育有缺损，此外，还存在神经通路的遗传性缺陷及皮质的神经细胞排列异常。这些发现均提示精神分裂症与神经发育异常有关。引起神经发育异常的主要原因包括产科并发症、胚胎期的病毒感染等。

四、社会心理因素

环境因素可以促成精神分裂症的易感素质，可以触发该病，引起复发。流行病学调查显示，精神分裂症多发生在经济水平低或社会阶层低的人群，而这种联系也可以互为因果。幼年的家庭环境，尤其是长期与精神分裂症家属的接触，与该病的发生有关。此外，不良的病前个人生活及生活事件均与精神分裂症有关。

第二节 精神分裂症的药物治疗

治疗精神分裂症药物可以分为两类。一类被称作典型治疗精神分裂症药物，为1990年前在美国上市的药物，如氯丙嗪(chlorpromazine)、氟奋乃静(fluphenazine)、氟哌啶醇(haloperidol)和硫利达嗪(thioridazine)等。它们主要的药理作用为阻断中枢DA受体，特别是D_2受体亚型，因此也被称为神经阻滞剂和第一代治疗精神分裂症药物。这一类药物可根据化学结构(吩噻嗪类和非吩噻嗪类)以及常见不良反应(锥体外系症状、镇静、抗胆碱能作用以及对心血管的影响)进行分类。另一类被称为非典型治疗精神分裂症药物，通常指新出现的、非典型的、5-HT-DA受体阻断剂或第二、三代治疗精神分裂症药物，如氯氮平(clozapine)、利培酮(risperidone)、奥氮平(olanzapine)、阿立哌唑(Aripiprazole)和鲁拉西酮(lurasidone)等。非典型治疗精神分裂症药物的特点为不会或很少会引起锥体外系症状和迟发型运动障碍的发生，对难治性精神分裂症的治疗效果更好以及对阴性症状更有效。

一、典型治疗精神分裂症药物

治疗精神分裂症药物(antipsychotics drugs, APDs)也称作神经安定药(neuroleptic drug)。典型治疗精神分裂症药物大多对Ⅰ型精神分裂症治疗效果好，对Ⅱ型精神分裂症则效果较差甚至无效。这类药物大多是强效DA受体拮抗剂，会同时阻断四条DA通路(中脑边缘通路、中脑皮层通路、黑质纹状体通路和结节漏斗通路)的DA受体，在有效缓解精神分裂症的阳性症状的同时，也都可能导致锥体外系症状(extra pyramidal symptoms, EPS)和迟发性运动障碍(tardive dyskinesia, TD)的发生。根据化学结构，将治疗精神分裂症药物分为四类：吩噻嗪类(Phenothiazines)、硫杂蒽类(thioxanthenes)、丁酰苯类(butyrophenones)和其他类。这些治疗精神分裂症药物大多具有相似的药理作用及其作用机制。

(一) 吩噻嗪类

吩噻嗪类药物均为吩噻嗪的衍生物，具有硫氮杂蒽母核，按其侧链结构不同，又可分为三类：脂肪族(如氯丙嗪)、哌啶类(如硫利达嗪)、哌嗪类(如奋乃静、氟奋乃静和三氟拉嗪)。其中，氯丙嗪又名冬眠灵(wintermine)，是吩噻嗪类药物的典型代表，也是应用最广泛的治疗精神分裂症药物，故下面主要以氯丙嗪为代表介绍该类药物。

氯丙嗪(chlorpromazine)

【药理作用和临床应用】

药理作用:

1. 对中枢神经系统的作用

(1) 抗精神病作用:目前认为精神分裂症(尤其是Ⅰ型)是由于中脑 - 边缘通路和中脑 - 皮层通路的 D_2 样受体功能亢进所致。氯丙嗪等吩噻嗪类药物主要是通过阻断中脑 - 边缘系统和中脑 - 皮层系统的 D_2 样受体而发挥疗效的。但是,由于这一类药物对这两个通路和黑质 - 纹状体通路的 D_2 样受体的亲和力几无差异,因此,在长期应用氯丙嗪的患者中,锥体外系反应的发生率较高。

(2) 镇吐作用:氯丙嗪有较强的镇吐作用,对多种药物(如洋地黄、吗啡四环素等)和疾病(如尿毒症和恶性肿瘤)引起的呕吐具有显著的镇吐作用。这是其阻断了延髓第四脑室底部的催吐化学感受区的 D_2 受体的结果。大剂量的氯丙嗪直接抑制呕吐中枢。氯丙嗪也可治疗顽固性呃逆,其机制是氯丙嗪抑制了位于延髓与催吐化学感受区旁的呃逆中枢调节部位。

(3) 对体温调节的作用:氯丙嗪对下丘脑体温调节中枢有很强的抑制作用,不但降低发热机体的体温,也能降低正常体温。

(4) 增强中枢抑制作用:氯丙嗪具有催眠、麻醉、镇静药的作用。奋乃静作用较氯丙嗪缓和,其镇静作用、控制精神运动兴奋作用均次于氯丙嗪。氟奋乃静和三氟拉嗪的中枢镇静作用较弱,且具有兴奋和激活作用。硫利达嗪有显著的镇静作用。

2. 对植物神经系统的作用　氯丙嗪能阻断肾上腺素 α 受体和 M 胆碱受体。阻断 α 受体可致血管扩张、血压下降,但由于连续用药可产生耐受性,且有较多副作用,故不适合于高血压的治疗;阻断 M 胆碱受体作用较弱,常引起口干、便秘、视力模糊。

奋乃静对心血管系统、肝脏及造血系统的副作用较氯丙嗪轻。

3. 对内分泌系统的影响　结节 - 漏斗系统中的 D_2 亚型受体可促使下丘脑分泌多种激素,如催乳素释放抑制因子、卵泡刺激素释放因子、黄体生成素释放因子和 ACTH 等。氯丙嗪阻断结节 - 漏斗系统中的 D_2 亚型受体,从而增加催乳素的分泌,抑制促性腺激素和糖皮质激素的分泌。氯丙嗪也可抑制垂体生长激素的分泌。

临床应用:

1. 治疗精神病　氯丙嗪主要用于以精神运动性兴奋和幻觉妄想为主的Ⅰ型精神分裂症的治疗,对忧郁症状及木僵症状的疗效较差,对Ⅱ型精神分裂症患者无效,甚至可加重病情。奋乃静对慢性精神分裂症的疗效则高于氯丙嗪。氟奋乃静和三氟拉嗪对行为退缩、情感淡漠等症状有较好疗效,适用于精神分裂症偏执型和慢性精神分裂症。硫利达嗪的锥体外系副作用小,作用缓和,老年人易耐受。

2. 镇吐　氯丙嗪几乎对各种原因如尿毒症、胃肠炎、癌症、妊娠及药物引起的呕吐均有效。氯丙嗪也可治疗顽固性呃逆,但对晕动病呕吐无效。

3. 低温麻醉及人工冬眠　氯丙嗪与其他中枢抑制药(哌替啶、异丙嗪)合用用于低温麻醉与人工冬眠,在创伤性休克、中毒性休克、烧伤、高烧及甲状腺危象中起辅助治疗作用。

4. 镇痛　氯丙嗪与镇痛药合用,治疗癌症晚期患者的剧痛。

5. 治疗心力衰竭。

6. 试用于治疗巨人症。

【体内代谢及影响因素】 氯丙嗪口服易吸收,但吸收的个体差异大、且不规则。口服时存在首过效应,1～3 小时血药浓度达高峰。在血浆中,氯丙嗪 90% 以药物 - 血浆蛋白结合形式存在。氯丙嗪易透过血脑屏障,脑中浓度可比血浓度高 4～5 倍;可通过胎盘屏障,进入胎儿体内。氯丙嗪在肝脏代谢,主要以代谢物形式从尿和粪便中排出,半衰期为 12～36 小时。有报道称,氯丙嗪与抗胆碱药(如苯海索)同服时,可影响其吸收或降低其疗效。

【药物相互作用和不良反应及处理】

药物相互作用及处理:氯丙嗪与单胺氧化酶抑制剂、三环类抗抑郁药、阿托品类药物合用时,可增强抗胆碱作用,导致不良反应加重;与碳酸锂剂合用,因血锂浓度增高导致运动障碍、加重锥体外系反应等;与乙醇或其他中枢神经抑制药合用时,可加强中枢抑制作用;与抗高血压药物合用易致体位性低血压；与舒托必利合用有发生室性心律失常的危险。抗酸药及苯海索可降低本品的吸收。肝药酶诱导剂苯巴比妥可加快氯丙嗪排泄，减弱其抗精神病作用。

不良反应及处理：

氯丙嗪的不良反应较多：

1. **锥体外系症状**　长期大量服用氯丙嗪可出现三种反应：帕金森综合征（parkinsonism）、静坐不能（akathisia）和急性肌张力障碍（acute dystonia）。以上三种反应是由于氯丙嗪阻断了黑质 - 纹状体通路的 D_2 样受体，使纹状体中的 DA 功能减弱，乙酰胆碱功能增强而引起的，可以通过减少药量、停药来减轻或消除，也可用抗胆碱药以缓解。此外，长期服用氯丙嗪后，部分患者还可引起一种特殊而持久的运动障碍，称为 TD，其机制可能是因 DA 受体长期被阻断，受体敏感性增加或反馈性促进突触前膜 DA 释放增加。此反应难以治疗，用抗胆碱药反使症状加重，抗 DA 药使此反应减轻。

2. **药源性精神异常**。

3. **惊厥与癫痫**。

4. **心血管和内分泌系统反应**。

5. **内分泌系统紊乱**。

6. **急性中毒反应等**　氯丙嗪能降低惊厥阈，可诱发癫痫，故有癫痫及惊厥史者禁用；氯丙嗪能升高眼压，青光眼患者禁用；乳腺增生症和乳腺癌患者禁用；对冠心病患者易致猝死，应慎用。

【临床应用现状分析与展望】　以氯丙嗪为代表的典型治疗精神分裂症药物可改善精神分裂症患者的幻觉、妄想、兴奋等阳性症状，但对阴性症状及伴发抑郁症状疗效不佳。另外，由于药物在阻断中脑 - 大脑皮质和中脑 - 边缘系统的多巴胺 D_2 受体发挥治疗效果的同时，也影响到黑质 - 纹状体和结节 - 漏斗系统的 DA 功能，不可避免地造成 EPS 和 TD 的发生。同时，此类药物也可影响心血管系统、自主神经系统，导致诸多不良反应的产生。这些反应在接受长期维持治疗的患者中尤为明显，显著降低患者的生活质量，影响服药依从性，结果导致复发率上升。因此，该类药物在临床上已被非典型治疗精神分裂症药物（尤其是氯氮平）所取代。但也有 meta 分析和临床比较研究认为，典型治疗精神分裂症药物比非典型（第二代和第三代）治疗精神分裂症药物并没有作用机制的优劣，不存在显著的临床疗效差异。此外，从药物经济学的角度考虑，由于这些药物价格低廉，对经济状况不佳、耐受不良反应的患者仍是一种合适的选择。

（二）硫杂蒽类

硫杂蒽类，也称为噻吨类，是把氯丙嗪 10 位氮原子换成碳原子，并通过双键与侧链相连而得到一类抗精神病的药物，包括替沃噻吨（thiothixene）、氯普噻吨（chlorprothixene）、氟哌噻吨（fluprnthixol）和珠氯噻醇（zuclopenthixol）等。

【药理作用和临床应用】

药理作用：此类药物的基本药理作用与吩噻嗪类极为相似，治疗精神分裂症药物的作用机制也与阻断 D_2 受体有关，但与吩噻嗪类相比，镇静作用较弱，但有一定的抗焦虑和抗抑郁作用。如氯普噻吨，其结构与三环类抗抑郁药相似，故有较弱的抗抑郁作用。其调整情绪、控制焦虑抑郁的作用较氯丙嗪强，但抗幻觉妄想作用不如氯丙嗪。而氟哌噻吨有特殊的激动效应。

临床应用：此类药物一般适用于伴有焦虑或焦虑性抑郁的精神分裂症、焦虑性神经官能症、更年期抑郁症等。

【体内代谢及影响因素】　此类药物口服易吸收，氯普噻吨达峰时间为 1～3 小时，氟哌噻吨为 4～5 小时；主要经肝脏代谢，肾脏排泄，氯普噻吨半衰期约为 30 小时，氟哌噻吨约为 35 小时。

【药物相互作用和不良反应及处理】

药物相互作用及处理：硫杂蒽类能增加酒精、巴比妥类及其他中枢抑制药的作用；能阻断胍乙啶、左旋多巴和肾上腺素类药物的作用；与甲氧氯普胺和枸橼酸哌哔嗪合用可增加 EPS 的发生。

不良反应及处理：氯普噻吨抗肾上腺素与抗胆碱作用较弱，故不良反应较轻，锥体外系症状也较少。氟哌噻吨有激动效应，禁用于躁狂症患者。此外，氟哌噻吨镇静作用弱，但 EPS 常见。偶有猝死报道。

【临床应用现状分析与展望】　该类药物与吩噻嗪类药物相似，对阴性症状及伴发抑郁症状疗效不佳，不可避免地造成 EPS 和 TD 的发生，不良反应较多，因此，已被非典型治疗精神分裂症药物所取代。

（三）丁酰苯类

丁酰苯类是在中枢镇痛药哌替啶的哌啶环上的N-甲基为某一类特定基团取代之后意外发现的。该类药物能产生较强的抗精神分裂作用，而镇痛作用下降，药理作用和临床应用与吩噻嗪类相似，包括氟哌啶醇（haloperidol）、氟哌利多（droperidol）、匹莫齐特（pimozide）等。氟哌啶醇是这类药物的典型代表。

【药理作用和临床应用】

药理作用：此类药物化学结构虽然和氯丙嗪完全不同，但同样能选择性阻断D_2样受体，有很强的抗精神病作用。此类药物对外周自主神经系统无明显作用，无抗组胺作用，抗肾上腺作用较弱，有良好的抗兴奋躁动、敌对情绪和攻击行为作用，有较强的安定作用及镇吐作用，起效迅速，EPS较多见，临床常用的为氟哌利多和氟哌啶醇。

临床应用：氟哌啶醇不仅可显著控制各种精神运动兴奋，同时对慢性症状有较好疗效；其锥体外系副作用发生率高、程度严重，但因其对心血管系统的副作用较轻、对肝功能影响小而保留其临床应用价值。

氟哌利多主要用于增强镇痛药的作用，如与芬太尼配合使用，产生一种被称为神经阻滞镇痛术（neuroleptanalgesia）的特殊的麻醉状态。因此，作为一种外科麻醉，氟哌利多可以用于小的手术如烧伤清创、窥镜检查、造影等，其特点是集镇痛、安定、镇吐、抗休克作用于一体。氟哌利多也用于麻醉前给药、镇吐、控制精神患者的攻击行为。

匹莫齐特为氟哌利多的双氟苯衍生物，临床上用于治疗精神分裂症、躁狂症和秽语综合征。此药有较好的抗幻觉、妄想作用，并使慢性退缩被动的患者活跃起来。

【体内代谢及影响因素】 氟哌啶醇口服吸收快，血浆浓度达峰时间为3～6小时；在肝内代谢，肾脏排泄，少量可通过胆汁排出，半衰期为13～35小时。氟哌利多在体内代谢快，半衰期仅为2.2小时，其双氟苯衍生物匹莫齐特的半衰期明显延长，可达到55小时以上，但有首过消除现象。

【药物相互作用和不良反应及处理】

药物相互作用及处理：此类药物与麻醉药、镇静催眠药合用时，可相互增加中枢抑制作用，合并使用时应减量；与氟西汀合用时，可加重锥体外系反应；与甲基多巴合用时，能加重精神症状，应注意避免；与抗高血压药合用时，易致体位性低血压；与苯妥英钠及苯巴比妥合用能降低本药的血药浓度。

不良反应及处理：氟哌啶醇多见锥体外系反应，降低剂量可减轻或消失，长期应用可引起迟发性运动障碍，可引起失眠、头痛、口干及消化道症状；大剂量长期使用可引起心律失常、心肌损伤。氟哌利多还可引起血浆中泌乳素浓度增加，引起少数患者的抑郁反应，同时，可引起注射局部红肿、疼痛、硬结。匹莫齐特的锥体外系反应也较强，但其镇静、降压、抗胆碱等副作用较弱，易引起室性心律失常和心电图异常，因此，对伴有心脏病的患者禁用。

【临床应用现状分析与展望】 该类药物与吩噻嗪类药物相似，对阴性症状及伴发抑郁症状疗效不佳，EPS和TD的发生也无法避免，不良反应较多，已被非典型治疗精神分裂症药物所取代。

二、非典型治疗精神分裂症药物

非典型APDs临床有效且EPS发生率低。5-HT受体在非典型治疗精神分裂症药物作用机制中扮演了重要角色。与第一代APDs相比，5-HT受体作用机制能使非典型治疗精神分裂症药物在保持相同疗效时更少导致EPS。目前认为有效的5-HT_{2A}受体拮抗作用和较弱的D_2受体拮抗作用是区别氯氮平和其他非典型治疗精神分裂症药物与第一代治疗精神分裂症药物的主要药理特征。其中5-HT-DA受体拮抗剂或第二代治疗精神分裂症药物，包括氯氮平、利培酮、奥氮平和奎硫平（quetiapine）等。而在拮抗5-HT_{2A}和D_2受体的同时，部分激动某些5-HT受体的第三代治疗精神分裂症药物包括阿立哌唑、齐拉西酮（ziprasidone）和鲁拉西酮。非典型治疗精神分裂症药物的常见特点包括不会或很少会引起EPS和TD的发生，对难治性精神分裂症的治疗效果更好且对阴性症状更有效。然而，目前还没有被广泛认可的“非典型”治疗精神分裂症药物的定义。一般认为，氯氮平是唯一一个符合所有上述标准的非典型药物，故主要以氯氮平为代表介绍该类药物。

氯氮平(clozapine)

【药理作用和临床应用】

药理作用：氯氮平属于苯二氮䓬类新型治疗精神分裂症药物，能特异性阻断中脑边缘系统和中脑皮层系统的 D_4 亚型受体，对黑质 - 纹状体系统的 D_2 和 D_3 亚型受体几乎无亲和力。研究已经证实，氯氮平抗精神病的治疗机制涉及阻断 $5\text{-}HT_{2A}$ 和 DA 受体，协调 5-HT 与 DA 系统的相互作用和平衡。因此，氯氮平也被称为 5-HT-DA 受体阻断剂(serotonin-dopamine antagonists，SDA)，并由此提出了精神分裂症的 DA 与 5-HT 平衡障碍的病因学说。此外氯氮平还有抗胆碱、抗组胺和抗 α 肾上腺素受体作用。

有研究发现，氯氮平和奎硫平能够从 D_2 受体上快速释放并被内源性 DA 所取代，显示出非典型治疗精神分裂症药物的低 D_2 受体占有率。这提示药物发挥抗精神病作用与 D_2 受体的快速解离是息息相关的，而且还不易引起 EPS 和高催乳素血症的发生。

临床应用：20 世纪 70 年代初氯氮平在北欧用于临床，取得治疗精神分裂症的良好效果；目前在我国不少地区将其作为治疗精神分裂症的首选药。氯氮平为广谱神经安定剂，对精神分裂症的疗效与氯丙嗪接近，多在一周内见效，抗精神病作用强。氯氮平对其他治疗精神分裂症药物无效的精神分裂症的阴性和阳性症状都有治疗作用，其特别的优点是 EPS 轻微而且是一过性的。

【体内代谢及影响因素】 氯氮平口服易吸收，吸收后迅速广泛分布到各组织，有首过效应；服药后 1～4 小时达血浆峰浓度，可通过血脑屏障，可从乳汁中分泌；主要经肝脏代谢，80% 以代谢物的形式出现在尿和粪中，半衰期为 3.6～14.3 小时。吸烟可加速本品的代谢，本品的肾清除率及代谢在老年人中明显降低。

【药物相互作用和不良反应及处理】

药物相互作用及处理：此类药物与乙醇或其他中枢神经系统抑制药合用可增加中枢抑制作用；与抗高血压药合用，会引起体位性低血压；与抗胆碱药合用，可增加抗胆碱作用；与地高辛、苯妥英钠和华法林合用，可加重骨髓抑制作用；与锂盐合用，有增加惊厥、恶性综合征、精神错乱与肌张力障碍的危险的作用；与大环内酯类抗生素合用可使血浆氯氮平浓度显著升高，诱发癫痫。

不良反应及处理：氯氮平可引起粒细胞减少，严重者可致粒细胞缺乏(女性多于男性)，这可能是由免疫反应引起的，因此，用药前及用药期间需作白细胞计数检查。此外，亦有氯氮平引起染色体畸变的报导。

【临床应用现状分析与展望】 个体化用药是治疗精神分裂症药物选择的重要原则，如考虑到患者既往用药史、共患病、达到治疗剂量的难易、可购买的剂型、治疗依从性、长期治疗计划和开销等。其中可供参考的因素之一就是患者既往对某种治疗精神分裂症药物治疗的实际反应。而且，如果患者对某种治疗精神分裂症药物的不良反应耐受较差的话，应避免使用能够引起相同不良反应的药物。

所有治疗精神分裂症药物都能够治疗精神分裂症，但是优先选择非典型治疗精神分裂症药物而不是典型治疗精神分裂症药物的治疗策略目前还未得到充分证明。目前，非典型治疗精神分裂症药物是治疗精神分裂症的首选药物，这主要是由于非典型药物引起 EPS 和 TD 发生的风险较低并且主观耐受性更好。

非典型治疗精神分裂症药物的疗效是否优于典型治疗精神分裂症药物，或者某种非典型治疗精神分裂症药物是否优于另一种，尚无定论。通过 Meta 分析和临床比较研究，就非典型治疗精神分裂症药物与典型治疗精神分裂症药物相比是否具有基于作用机制的优势，并未能取得一致的结论。最新的治疗精神分裂症药物治疗的成本效用研究(cost utility of the latest antipsychotic drugs in schizophrenia study，CutLASS)比较了典型治疗精神分裂症药物和非典型治疗精神分裂症药物(不包括氯氮平)的疗效发现，在为期 1 年的随访期间，在生活质量、症状和相关医疗花费方面没有明显差异。

氯氮平是个例外，它的抗精神病疗效优于其他治疗精神分裂症药物，包括第一代和其他第二代治疗精神分裂症药物。但氯氮平能够引起潜在致命的粒细胞缺乏症，并诱发癫痫、心肌炎和其他心血管系统和呼吸系统不良反应，还会导致患有痴呆相关精神障碍的老年患者的死亡率升高。

因此，一般在确认其他治疗精神分裂症药物治疗失败时，才会考虑使用氯氮平。

最后，临床上正在尝试一种同时使用两种治疗精神分裂症药物的治疗策略。联合使用抗精神药的临床依据是避免浪费治疗时间、进行药物交叉、拓宽作用受体的范围、增强治疗以及通过降低单个药物的剂量来降低不良反应率等。但最新的治疗指南并不推荐治疗精神分裂症药物的联合使用。

第三节 治疗精神分裂症药物的研发史和研究进展

自 20 世纪 50 年代发现氯丙嗪以来，科学家们已经研究制出大量的典型的、传统的治疗精神分裂症药物（如图 13-1）。这类药物多为单纯的多巴胺 D_2 受体阻断剂，广泛应用于精神分裂症阳性症状及相关精神病的治疗，也用于预防复发。但是，25%～60% 的患者经治疗仍然不能有效控制症状，阴性症状和认识功能改善甚微或者无效，且存在 EPS 和 TD 等严重不良反应。

目前，治疗精神分裂症药物研发的焦点集中于非典型治疗精神分裂症药物。非典型治疗精神分裂症药物与典型治疗精神分裂症药物不同，有效治疗剂量下更少导致 EPS 和 TD。非典型治疗精神分裂症药物在作用机制上与典型治疗精神分裂症药物不同，各种非典型治疗精神分裂症药物的作用机制也不尽相同。多数非典型治疗精神分裂症药物均能够改善认知功能，就疗效来说，这可能是其最重要的优势。氯氮平是非典型治疗精神分裂症药物的典型代表，它可以改善其他抗精神药物治疗无效的妄想和幻觉，并能降低自杀风险。研究显示，非典型治疗精神分裂症药物能够增加皮质 DA 和乙酰胆碱的释放，对谷氨酸能神经传导也具调节作用，这是典型治疗精神分裂症药物所不具备的。另外，非典型治疗精神分裂症药物对神经元的存活及可塑性也具调节作用，是其临床效果优于典型治疗精神分裂症药物的原因之一。

非典型治疗精神分裂症药物不仅阻断多巴胺 D_2 受体，还对多巴胺 D_1、D_3、D_4 受体、5-HT 受体以及谷氨酸受体等都有作用。正是由于这种多受体作用特征，使非典型治疗精神分裂症药物的 EPS 发生率明显降低，对阴性症状及认知功能缺陷的改善作用也明显增强。生物学与遗传学的发展，尤其是人类基因组计划的完成和蛋白质组学的开展，将使人们对精神分裂症发病机制的认识更加深入，治疗精神分裂症药物的治疗靶点也将会从经典的 DA 受体和 5-HT 受体系统进一步拓展，从而促进新的治疗精神分裂症药物的研究和开发。

一、非典型治疗精神分裂症药物作用的靶点

精神分裂症的阳性症状、阴性症状和神经认知功能缺陷与特异性受体的关系至今仍不十分清

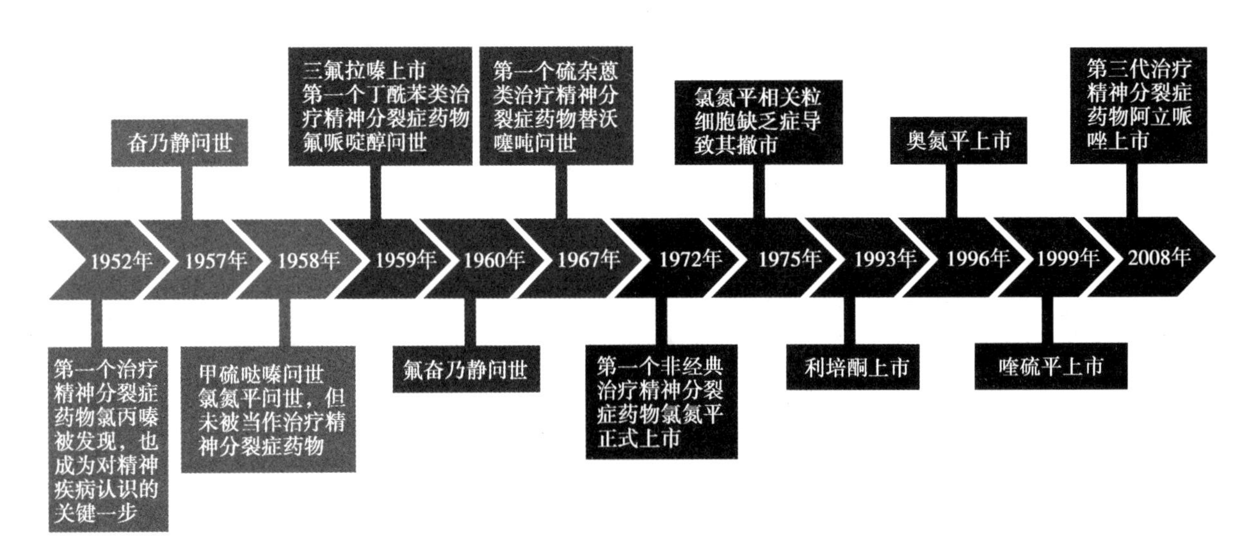

图 13-1 治疗精神分裂症药物研发史

楚。基础与临床研究者致力于寻找新的靶点以发展治疗精神分裂症药物，包括作用于新的DA受体亚型的药物及超越DA受体系统的药物。目前研制的治疗精神分裂症药物除了作用于D_2受体外，还对以下受体具有不同程度的作用，这些受体均可能成为开发新型治疗精神分裂症药物的靶点。

（一）D_3受体

D_3受体与D_2受体有相似的药理活性，可能是治疗精神分裂症药物的一个重要的作用靶点，因为：① D_3受体选择性分布于边缘叶；②某些精神分裂症患者的D_3受体基因变异的频率明显高于对照人群，并且这些变异与患者对药物治疗的反应密切相关；③ D_3受体也是一种DA神经末梢的突触前受体，阻断D_3受体可促进DA的释放。目前已有D_3受体拮抗剂处于早期开发阶段，但都尚未进入临床研究。如氨磺必利（amisulpride）可优先阻断边缘叶的D_3受体，从而促进DA神经递质的释放，对改善精神分裂症患者的阴性症状特别有效。

（二）D_4受体

D_4受体是另一种与D_2受体有相似药理特性的DA受体亚型。早先是由于发现氯氮平可与之呈高亲和力结合而受到研究者关注。但是，遗传药理学研究结果却表明，D_4受体及其mRNA在人脑中的水平很低，药物对D_4受体的作用与对患者的临床疗效并无相关性。D_4受体拮抗剂L-745870的临床试验也表明，其对治疗精神分裂症无效。因此，D_4受体究竟是否是治疗精神分裂症药物的作用靶点，尚待进一步研究证实。

（三）D_1受体

影像学研究表明，精神分裂症患者前额皮质的D_1受体密度降低。D_1受体的短期兴奋作用可逆转治疗精神分裂症药物诱导的猴子的操作记忆功能缺失（working memory deficits）。近期也发现，未用药物治疗的精神分裂症患者的D_1受体利用率增加，而且在D_1受体的利用率增加的患者中，其操作记忆成绩也往往很差，表明D_1受体活性与精神分裂症密切相关。千金藤定碱是从中药千金藤属植物中提取的有效成分，具有D_1受体激动和D_2受体拮抗双重活性，行为学和电生理学研究已表明，该药具有良好的抗精神病活性。

（四）5-HT_{2A}受体

最初由于发现氯氮平可阻断5-HT_{2A}受体，才使人们开始认识到5-HT_{2A}受体拮抗剂在精神性疾病治疗中的地位。已有文献报道，精神分裂症患者5-HT_{2A}受体基因异常，这种基因变异与患者对药物治疗的反应密切相关。因此，5-HT_{2A}受体是新型治疗精神分裂症药物重要的靶点之一。5-HT_{2A}和5-HT_{1A}受体分布于皮质和海马的谷氨酸能锥体神经元细胞，5-HT_{2A}受体分布在腹侧被盖核和基底核DA能神经元细胞体、以及皮质和海马GABA能中间神经元，5-HT_{1A}受体还分布于脊核，这些脑区可能是非典型治疗精神分裂症药物的重要作用部位。大量证据提示，5-HT_{2C}和5-HT_6受体也参与了部分治疗精神分裂症药物疗效的重要调节作用。

（五）谷氨酸受体

谷氨酸受体是中枢神经系统主要的兴奋性受体，精神分裂症患者此受体系统功能异常。最受关注的是NMDA受体亚型与治疗精神分裂症药物的关系，因为作用于此受体亚型的药物如苯环利定和氯胺酮等都具有精神模拟作用。研究表明，精神分裂症患者几个脑区的谷氨酸能神经元的突触前和突触后标记物都有改变。用甘氨酸或d-cycloserine（NMDA受体的甘氨酸位点变构调节剂）治疗精神分裂症患者，结果显示其对阴性症状有轻微疗效。但由于作用于NMDA受体的药物都有潜在的致惊厥作用，因此开发作用于此受体的治疗精神分裂症药物尚需进一步评估。

（六）δ受体

δ受体也可能是治疗精神分裂症药物的一个作用靶点。它是NMDA受体复合物的一部分，但在脑内也可作为一独立受体存在。许多作用于δ受体的药物正处于早期开发阶段，包括rimcozole、BMY-14802和SL-820715等。这类阻断δ受体的药物可能对治疗精神分裂症患者的阴性症状具有特殊疗效。

二、非典型治疗精神分裂症药物

目前，临床应用的非典型APDs有两类，第一类非典型APDs，以氯氮平作为代表，其对于5-HT_{2A}的拮抗作用较D_2受体更强，是5-HT_{2A}/D_2受体拮抗剂。5-HT_{2A}受体拮抗的一个重要结果是5-HT_{1A}

激动。因此，以 5-HT_{1A} 激动替代 5-HT_{2A} 拮抗，同时具有较弱的 D_2 拮抗也是非典型治疗精神分裂症药物的特征。最近研发的非典型治疗精神分裂症药物阿立哌唑是 D_2 受体部分激动剂，使其具有非典型特征的则是其较弱的 D_2 受体拮抗作用、5-HT_{2A} 拮抗作用和 5-HT_{1A} 激动作用。临床上应用的药物还有阿塞那平、布南色林、伊潘立酮、鲁拉西酮、美哌隆、帕潘立酮、喹硫平、利培酮、齐拉西酮和佐替平等。

第二类非典型 APDs 的作用机制是拮抗 D_2/D_3 受体，但是这些药物大多数都有 5-HT 受体调节效应，因此也被认为是非典型 APDs。此类药物包括 5-HT_7 拮抗剂氨磺必利和卡拉利嗪，后者是 5-HT_{2B} 拮抗剂和 5-HT_{1A} 部分激动剂。一些尚处于临床前研究阶段的 D_2/D_3 拮抗剂同样具有非典型性，存在 5-HT_{2A} 拮抗效应和 5-HT_{1A} 部分激动效应。因此，这两类非典型 APDs 的作用机制的差别并非绝对。

在美国和许多其他国家，氯氮平、喹硫平、奥氮平、利培酮和齐拉西酮等药物是治疗精神分裂症最常用的药物。目前，APDs 的研究已从过去寻找单一受体作用机制的药物转变成寻找复杂或复合作用机制的药物。这些药物最大的区别在于与 D_2、胆碱能、组胺能、5-HT_{2A} 和 5-HT_{2C} 受体拮抗的亲和力不同。这些药理学作用的不同有重要的临床意义，无论就个体的临床疗效来说还是就不良反应来说都是如此。例如，奥氮平和喹硫平与氯氮平的结构最为相似，其抗组胺作用和镇静作用就也较其他药物强；利培酮是非典型治疗精神分裂症药物中最强有力的 D_2 受体阻断剂，与氟哌啶醇相似，因此，当利培酮用量较大时就较其他非典型治疗精神分裂症药物更易出现 EPS、高催乳素血症和泌乳反应。

第四节　精神分裂症研究中的常用动物模型和研究方法

精神分裂症的发病是遗传、环境因素和社会因素复杂交互作用的结果，动物模型在揭示精神分裂症的病理生理机制等方面发挥了非常重要的作用。药理动物模型的研究是目前研究精神分裂症的一个非常重要的领域。这类模型突出的特点是影响了大脑内神经递质的功能，不同程度地模拟了精神分裂症信息处理能力等缺陷，可以用于研究和开发新的治疗精神分裂症药物及发展一些经典药物的新用途，从而更好地控制和治疗精神分裂症。神经发育学假说的研究为精神分裂症的发病机制提供了大量的相关证据，相应的各种模型均表现了精神分裂症某些方面的特点，因此，应用该模型对精神分裂症发病机制的深入研究，使预防、控制精神分裂症的发生成为可能。转基因模型及基因 - 环境交互作用模型的研究为精神分裂症发病机制的研究提供了更全面的证据，这些模型是高效的研究精神分裂症的病理模型，继续深入开展这些模型的研究可以从分子水平预测发生精神分裂症的风险，并有可能在基因水平上有效治疗疾病。

一、药理模型

对精神分裂症的病理生理学和药理学的研究发现，许多药物与精神分裂症存在联系。因此，根据药物作用的机制发展了一系列药理模型。

（一）DA 能系统模型

DA 动物模型是最早用于精神疾病研究的模型，该模型的建立源于药理学的发现。早期的 DA 能模型主要集中在 DA 受体激动剂和拮抗剂引起的行为改变，是仅限于典型治疗精神分裂症药物反应的研究。随着人们对前脑 DA 系统的解剖结构和功能的进一步认识，DA 能模型得到了进一步发展。目前，最新的 DA 假说从神经化学影像、基因及基因与环境相互作用方面来解释精神分裂症的发病机制。随着各种新方法技术的发展与应用，DA 能模型在精神分裂症中的研究有着越来越大的意义。应用这种药理模型系统的研究有助于阐明基因、基因 - 环境相互作用影响 DA 通路的机制，并对研发直接影响突触前膜 DA 功能的药物有重要意义。

（二）谷氨酸能模型

由于 DA 功能异常不能完全解释精神分裂症的神经病理改变，因此，科学家们逐渐发展了谷氨酸能动物模型，并发现这种模型与经典的 DA 能模型有不同的作用机制。目前这类模型包括急性、慢性 NMDA 受体模型，其中，急性阻断 NMDA 使得神经递质系统去抑制，而慢性拮抗 NMDA 则引起大脑活性降低。

急性给予 NMDA 受体拮抗剂可引起大鼠和猴子前额区胞外谷氨酸、DA、5-HT 与乙酰胆碱水平上升。这种急性 NMDA 受体的拮抗引起神经递质系统的显著改变，导致动物异常行为的发生，包括工作记忆能力的损害、惊跳反射刺激前脉冲抑制（prepulse inhibition，PPI）减弱、社会相互交往能力受损、活动增多、刻板行为等，与精神分裂症患者的表现很类似。慢性给予 NMDA 受体拮抗剂引起前额皮质谷氨酸盐水平下降，与急性给药的结果相反。该种动物模型的研究损害了认知与信息处理过程。苯环己哌啶（PCP）可以增强应激与苯丙胺诱发活动增多的敏感性、社会行为损害和刻板行为。慢性间歇性给予 PCP 可引起前额皮质、丘脑及听觉系统糖利用减少。

谷氨酸能模型可用于预测治疗精神分裂症药物的潜在抗精神病特性，其中的认知障碍与注意缺陷可用于抗精神病新药的研究及揭示目前治疗精神分裂症药物作用的新机制。因此，这类模型在精神分裂症的研究及新药的研发中有非常重要的意义。

（三）5-HT 能模型

社会隔离饲养的大鼠给予 5-HT 受体拮抗剂表现出很强的不可逆性行为和神经化学改变，这些改变与精神分裂症患者的表现很相似。亚慢性给予 5-HT 受体拮抗剂 SB-399885-T 可在较低的应激条件下诱导动物行为的异常。氨磺必利有抗精神病及抗抑郁的双重作用并与 5-HT 受体有很强的结合力，用氨磺必利可以改善 Wistar 鼠的某些异常行为，并能对抗 PCP 诱导的 PPI 异常，但不影响苯丙胺诱导的 PPI 改变，表明 5-HT 受体在精神分裂症中与谷氨酸能相互作用，可能影响谷氨酸能受体功能。

二、神经发育模型

（一）对新生动物的脑部损伤

这类模型主要是用一系列方法损毁新生动物的某些在大脑认知、情感中起重要作用的特殊脑区，如前额皮质、海马、杏仁核，对这些区域的破坏在某种程度上模拟了精神分裂症的表现。早期研究最多的是新生大鼠腹侧海马损伤模型，破坏了海马参与的广泛皮质和皮质下的神经环路而出现精神分裂症样表现。当前发展较快的为新生大鼠基底外侧杏仁核兴奋性毒性损伤模型，这种模型大鼠的运动增多、听觉惊刺激的反应增加、PPI 缺陷及持续的潜伏抑制异常，空间学习能力和记忆等认知能力下降，表明在神经发育阶段杏仁核的损伤会导致精神分裂症的发生。该模型的变化集中在杏仁核 - 前额皮质 - 伏隔核环路、且与 DA 能系统密切相关，对精神分裂症的研究有重要的意义。

（二）隔离饲养与母婴分养模型

隔离饲养是一种早期社会隔离手段，隔离饲养的鼠成年后出现 PPI 障碍，并有种系差异特异性。有研究显示，治疗精神分裂症药物雷氯必利可逆转 PPI 缺陷。母婴分离模型是精神分裂症神经发育理论最新发展的模型。母婴隔离引起子代对 DA 兴奋剂的敏感性增强而对 DA 拮抗剂的敏感性减弱，成年后出现一系列的类似于精神病的症状，如 PPI 混乱和潜伏抑制损害。

（三）产科风险因素

近来，越来越多的学者认为产科因素与精神分裂症发病有密切关系，提出母体免疫反应异常是精神分裂症发病的一个重要诱发因素。早期用于制作这种模型的病原包括人流感病毒、风疹、鼠弓形虫等。近来发展了一批新的模型，其中有代表性的包括细菌内毒素脂多糖（lipopolysaccharides，LPS）和聚肌苷酸胞嘧啶核苷酸（Polyinosinicacid：polycytidylic acid，Poly I：C）等诱发的模型。LPS 诱发的动物模型在青春期出现 PPI 异常并持续到成年，且引起年龄相关的 DA 能神经元功能活性及脑内突触素在前额表达的异常，这种具有年龄特征性的模型很好地模拟了精神分裂症在青春期发病的表现。Poly I：C 模型与 LPS 有相似的特性，成年小鼠双脑室增大，惊反应与惊适应、PPI 等感觉运动门控异常，而晚期感染未见相同改变。这些变化表明母孕期感染是影响后代神经发育的潜在环境危险因素，增加精神发育障碍的风险，但仍需进一步的研究来明确母孕期感染影响子代大脑发育的机制。

（四）神经元发育异常

对精神分裂症患者的尸检研究发现，皮质神经元结构的异常可能源于发育的异常。这些发现引导了人们对神经元发育异常动物模型的研究。

目前研究主要认为是神经元在发育过程中正常的神经迁移、定位、突触形成、神经元之间的相互连接及神经发生时间点的异常。常用的诱导模型方法包括：在动物不同的妊娠期间接受 X 线照射；子宫内暴露于各种病毒、毒素来干扰神经元正常的生长与分化；全身给予一氧化氮合酶抑制剂干扰神经元发生和正常突触连接的形成；宫内胚胎脑内直接注射危害胚胎生长的药物等。最近有许多研究者将神经发育方面的研究集中在对嗅上皮神经元的研究上，调查发现有 80% 的精神分裂症患者有气味辨别缺陷，且这种表现不受性别影响，可以作为精神分裂症的一个内表型研究。临床上也发现精神分裂症患者有嗅上皮和嗅觉受体神经元的异常，电生理与脑影像的发现认为颞叶、前额叶和嗅球可能参与这个过程。因此，这种动物模型在精神分裂症的研究中具有潜在的意义。

（五）其他神经发育模型

根据流行病学的报道，发育阶段的其他因素如营养不良、维生素 D 缺乏、亲代高育龄等与精神分裂症的发病相关。用剥夺孕鼠孕期蛋白质的动物模型发现其子代对苯丙胺的敏感性增强而不影响对氟哌啶醇及 MK-801 的敏感性，同时发现这种现象有性别差异，这些表现仅出现在雌性后代中，青春期后有认知功能低下、运动增多及刻板行为等异常。这种动物模型模拟了精神分裂症的某些特征，可以进行一些精神分裂症的神经发育病理及药物敏感性方面的研究。流行病学调查显示，维生素 D 缺乏与精神分裂症的发生有一定的关系。孕鼠维生素 D 缺乏其子代出现大脑体积大小、形态及一些其他内部结构的改变，包括脑室扩大及新皮层变薄等。此外，亲代高育龄其子代发生精神分裂症的风险比亲代正常育龄高。

三、转基因模型

精神分裂症是一类遗传相关的精神疾病，基因敲除和转基因技术为建立新型的精神分裂症动物模型奠定了基础。早期的精神分裂症转基因动物模型主要集中在对不同神经递质的功能研究，应用基因技术选择性抑制或全面抑制神经递质受体的表达。这些模型通过抑制特定脑区的递质传递而表现出工作记忆损害、活动增多、刻板行为等与精神分裂症患者相似的表现。近年来，出现了各种研究精神分裂症机制的基因模型，如儿茶酚邻位甲基转移酶基因（catechol-O-methyltransferase，*COMT*）、神经调节蛋白基因 1（neuregulin 1，*NRG1*）和精神分裂症断裂基因 1（disrupted in scherophernia-1，*DISC1*）的基因敲除鼠模型。*COMT* 基因产物是一种酶，在调节前额皮质胞外 DA 水平中起关键作用。*COMT* 杂合子基因缺失可引起对新异环境中的探索功能与社会能力障碍，而敲除 *COMT* 基因可以增加空间学习与工作记忆能力。*NRG1* 调节活化原癌基因 ErbB4 受体的酪氨酸激酶及非酪氨酸激酶 Fyn 和 PyK2F 而影响 NMDA 受体 NR2B 亚单位磷酸化。这种 *NRG1* 基因敲除鼠表现出与精神分裂症患者类似的行为及认知表现，治疗精神分裂症药物可以逆转这种异常。应用 *DISC1* 基因敲除的动物模型研究发现，该基因能活化磷酸二酯酶 4B（Phosphodiesterase 4B，PDE4B），提示 PDE 可能是精神分裂症治疗的一个重要的药物作用靶点。应用这些转基因模型的研究，还可能发现新的候选基因，有助于对环境影响因素的理解，为基因治疗打下基础。

四、基因 - 环境交互作用模型

基因、遗传因素与精神分裂症的发生发展密切相关，然而并不是所有的基因变异在人群中均会导致精神分裂症，而环境因素引起的病理、生理改变均会增加精神分裂症的风险。因此，近年来，越来越多的项目开始研究基因与环境交互作用的精神分裂症动物模型，如慢性社会隔离及 *DISC1* 基因变异的小鼠模型、慢性社会应激及 *NRG1* 基因缺陷的小鼠模型等。这些基因与环境交互作用的模型在更大的程度上模拟了精神分裂症发生发展的病理生理状态。因此，此种模型是今后研究精神分裂症的非常有前景的动物模型。

（胡　刚　范　益）

参考文献

[1] CAROLINE S Z, MICHAEL G C. Applied therapeutics: the clinical use of drugs [M]. 11th ed. Philadelphia, PA: Lippincott Williams & Wilkins, 2018.

[2] LI X, MA S. Recent developments in the discovery of novel antipsychotic agents modualating dopamine and serotonin receptors[J]. Curr Drug Targets, 2013, 14(8): 899-918.

[3] GEDDES J R, MIKLOWITZ D J. Treatment of bipolar disorder [J]. Lancet, 2013, 381(9878): 1672-82.

[4] MELTZER H Y. Update on typical and atypical antipsychotic drugs[J]. Annu Rev Med, 2013, 64(1): 393-406.

[5] MESTRE T A, ZUROWSKI M, FOX S H. 5-Hydroxytryptamine 2A receptor antagonists as potential treatment for psychiatric disorders[J]. Expert Opin Investig Drugs, 2013, 22(4): 411-421.

[6] MIYAKE N, MIYAMOTO S, JARSKOG L F. New serotonin/dopamine antagonists for the treatment of schizophrenia: are we making real progress?[J]. Clin Schizophr Relat Psychoses, 2012, 6(3): 122-33.

[7] BOUWMEESTER H, GERRITS M A, ROOZEMOND J G, et al. Neonatal basolateral amygdala lesions affect monoamine and cannabinoid brain systems in adult rats[J]. Int Neuropsychopharmacologicum, 2007, 10(6): 727-739.

[8] DE LA FUENTE M, LLORENTE R, BAEZA I, et al. Early maternal deprivation in rats: a proposed animal model for the study of developmental neuroimmunoendocrine interactions[J]. Ann NY Acad Sci, 2009, 1153(1): 176-183.

[9] ROMERO E, GUAZA C, CASTELLANO B, et al. Ontogeny of sensorimotor gating and immune impairment induced by prenatal immune challenge in rats: implications for the etiopathology of schizophrenia[J]. Mol Psychiatry, 2010, 15(4): 372-383.

[10] SCHMITT M, FENDT M, ZINK U, et al. Altered NMDA receptor expression and behavior following postnatal hypoxia: potential relevance to schizophrenia[J]. J Neural Transm, 2007, 114(2): 239-248.

[11] SMITH R G, KEMBER R L, MILL J, et al. Advancing paternal age is associated with deficits in social and exploratory behaviors in the offspring: a mouse mode[J]. PLOS One, 2009, 4(12): e8456.

[12] BEHRENS M M, ALI S S, DAO D N, et al. Ketamine-induced loss of phenotype of fast-spiking interneurons is mediated by NADPH-oxidase[J]. Science, 2007, 318(5856): 1645-1647.

[13] SEMENOVA S, GEYER M A, SUTCLIFFE J G, et al. Inactivation of the 5-HT7 receptor partially blocks PCP induced disruption of prepulse inhibition[J]. Biol Psychiatry, 2008, 63(1): 98-105.

[14] HALENE T B, SIEGEL S J. PDE inhibitors in psychiatry-future options for dementia, depression and schizophrenia[J]. Drug Discov Today, 2007, 12(19): 870-878.

[15] HAQUE F N, LIPINA T V, RODER J C, et al. Social-defeat interacts with DISC1 mutations in the mouse to affect behavior[J]. Behav Brain Res, 2012, 233(2): 337-344.

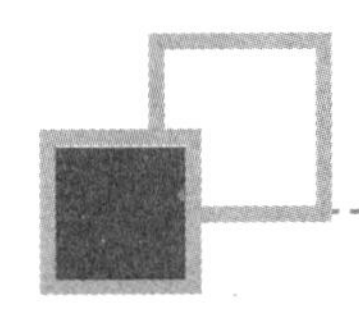

第十四章　治疗抑郁症药物

抑郁症（depression）是一种以心境低落为主要特征的情感性精神障碍综合征，是由持续的环境应激与多种易感基因相互作用引起的以抑郁为主要症状的情感障碍性疾病，其主要临床表现为情绪低落、精力不足、思维迟钝、意志行为减退、主观能动性降低甚至丧失，患者常有自杀倾向。抑郁症患者是自杀的高危人群，在患者发病后直到康复期间，始终存在自杀的危险。抑郁症已经成为最常见的一类精神疾病，人群发病率为2%～3%，在青少年人群中发病率更高。世界卫生组织预计，到 2020 年，抑郁症将成为危害人类健康的第二大类疾病。尽管抑郁症严重影响人类的健康水平，但通过合理的药物治疗，可使 80% 左右的抑郁患者病情显著改善，维持治疗可使反复发作的抑郁患者减少复发。因此，阐明抑郁症的发病机制，研发其有效的治疗策略已成为神经科学领域的研究热点。

第一节　抑郁症的病理生理和发病机制

一、单胺类神经递质学说

迄今为止，单胺类神经递质学说仍然是被广泛公认的抑郁症发病机制。该学说认为，当多种原因导致脑内单胺类递质如去甲肾上腺素（noradrenaline，NA；norepinephrine，NE）、5- 羟色胺（serotonin，5-HT）或 DA 的功能相对或绝对不足时，容易诱发抑郁症等单相或双相情感障碍的发生。研究表明，当脑内 5-HT 功能低下时，若 NA 水平也低下则表现为抑郁相；而 NA 水平较高则表现为躁狂相。目前临床治疗抑郁症的有效药物主要是基于单胺类神经递质学说而研发的。

二、下丘脑 - 垂体 - 肾上腺轴亢进学说

现代医学模式将抑郁症视为一类身心疾病，社会心理应激无疑是促使抑郁症发生的原因之一。应激可以激活下丘脑 - 垂体 - 肾上腺轴（hypothalamus-pituitary-adrenal axis，HPA），而由此诱发的 HPA 亢进，很可能参与了抑郁症的发生发展过程。研究发现，抑郁症患者下丘脑中 NE 神经元抑制下丘脑分泌促肾上腺皮质激素释放因子（corticotropin releasing factor，CRF），从而控制和调节血浆中皮质醇水平使之增高，同时尿皮质醇及其代谢产物 17- 羟皮质类固醇的排出也增多；另一方面，CRF 高表达的转基因小鼠或者直接注射 CRF 至脑内均可诱发严重的抑郁样行为。在临床研究和动物实验中，长期应用高糖皮质激素可损伤神经元可塑性，诱导抑郁样行为。

三、免疫功能异常学说

抑郁症的发生与免疫系统的激活相关。近年发现，免疫激活剂的应用能使人体肿瘤坏死因子 -α（TNF-α）及白介素 -6（IL-6）等细胞因子分泌增加，产生抑郁症状，免疫治疗如 γ- 干扰素（IFN-γ）等对恶性肿瘤的治疗能诱发抑郁症发生。谷氨酸系统和 5-HT 系统在抑郁症的病理生理过程中至关重要，免疫系统激活能导致谷氨酸系统和 5-HT 系统紊乱，从而导致抑郁症状的产生。免疫系统被激活而产生的多种细胞因子在抑郁症病理过程中的调节作用备受重视，也成为新型抗抑郁药的潜在靶点。

四、神经营养缺陷学说

脑源性神经营养因子（brain-derived neurotrophic factor，BDNF）是脑内最主要的神经营养因子，在中枢神经系统发育过程中，BDNF 对神经元

的存活、分化及生长发育起重要作用。近来越来越多的研究证实，BDNF 缺乏导致的神经元可塑性改变、神经再生障碍在抑郁症的病理生理过程中发挥着重要作用。临床研究也表明，抑郁症患者的血清 BDNF 水平显著下降，而抗抑郁治疗能够提高血清 BDNF 水平。据此，“神经营养因子的功能异常”已成为阐释抑郁症发生的重要假说。

第二节 治疗抑郁症的药物

目前临床使用的治疗抑郁症药物（antidepressant drugs）主要包括 5-HT 再摄取抑制剂、三环类抗抑郁药、NA 再摄取抑制剂及其他抗抑郁药。其中，三环类抗抑郁药（tricyclic antidepressants，TCAs）和单胺氧化酶抑制剂类（MAO inhibitors，MAOIs）属于第一代抗抑郁药；选择性 5-HT 再摄取抑制剂（selective 5-HT reuptake inhibitors，SSRIs）为第二代抗抑郁药，SSRI 以其良好的安全性能已取代 TCAs 而成为目前临床最常用的治疗抑郁症药物。5-HT 和去甲肾上腺素共同再摄取抑制药（SNRIs）目前在临床的应用也逐渐增多。

一、三环类抗抑郁症药

由于这些药物结构中都有两个苯环和一个杂环，故统称为三环类抗抑郁药，在结构上与吩噻嗪类有一定的相关性。常用的三环类药物抑郁药有丙米嗪（imipramine，米帕明）、阿米替林（amitriptyline）、多塞平（多虑平，doxepin）等。

三环类抗抑郁药属于非选择性单胺摄取抑制剂，主要阻断 NA 和 5-HT 的再摄取，从而增加突触间隙这两种递质的浓度。被再摄取进入神经元末梢是 NA、5-HT 和 DA 灭活的重要机制。TCAs 以及文拉法辛（venlafaxine）具有阻断上述神经递质再摄取的作用，使突触间隙的 5-HT 和 NA 增加而发挥抗抑郁作用。大多数 TCAs 具有抗胆碱作用，引起口干、便秘、排尿困难等副作用。此外，TCAs 还具有 α_1 肾上腺素受体和 H_1 受体的阻断作用而导致过度镇静。

丙米嗪

【药理作用和临床应用】

药理作用：正常人服用丙米嗪后出现安静、嗜睡、血压稍降、头晕、目眩，并常出现不愉快的抗胆碱能反应（口干、视力模糊），连用数天后这些症状可能加重，甚至出现注意力不集中和思维能力下降。但抑郁症患者连续服药后，出现精神振奋现象，连续 2～3 周后疗效才显著，使情绪高涨，症状减轻。丙米嗪抗抑郁的作用机制尚不明确。目前认为，该药主要阻断 NA、5-HT 在神经末梢的再摄取，从而使突触间隙的递质浓度增高，增强突触传递功能发挥治疗作用。

临床应用：丙米嗪可用于各种原因引起的抑郁，对内源性抑郁症、更年期抑郁症效果较好，对反应性抑郁症次之，对精神病的抑郁成分效果较差，对伴有焦虑的抑郁症患者疗效明显。此外，丙米嗪还可用于强迫症、恐怖症的治疗。丙米嗪也可用于儿童遗尿的治疗。

【体内代谢及影响因素】 本药口服吸收良好，生物利用度为 29%～77%，蛋白结合率为 76%～95%，分布容积为 15～30L/kg。本药主要经肝脏代谢，活性代谢产物为去甲丙米嗪；经肾排泄，亦可随乳汁排泄，半衰期为 9～24 小时。

【药物相互作用和不良反应及处理】

不良反应及处理：治疗量丙米嗪可降低血压，致心律失常，其中心动过速较常见；也可引起高血压、心悸、心肌梗死、心电图改变、充血性心力衰竭、脑卒中。这些不良反应可能与该药阻断单胺类再摄取从而引起心肌中 NA 浓度增高有关。另外，丙米嗪对心肌有奎尼丁样直接抑制效应，故心血管病患者须慎用。此外，三环类抗抑郁药可引起体重增加或减轻，血糖升高或降低，抗利尿激素分泌失调综合征，男子乳腺发育，女性乳房增大、乳溢。大剂量用药可引起焦虑，甚至引起意识模糊、幻觉、躁动、失眠、轻躁狂、精神病恶化。偶有皮疹、荨麻疹、瘙痒、光敏反应等过敏症状。

用药期间若出现病理性中性粒细胞减少，应停药。若出现转向躁狂倾向、轻躁狂、躁狂发作，应立即停药，待症状缓解后，可以较低剂量重新用药。若精神分裂症患者用药期间病情激化，可能需减低本药剂量并合用吩噻嗪。

对三环类抗抑郁药过敏者、严重心脏病、甲状腺功能亢进、支气管哮喘、癫痫、谵妄患者禁用。

药物相互作用及处理：丙米嗪与华法林、双

香豆素、茴茚二酮等合用时，抗凝药的代谢减少、吸收增加，增加出血风险，应密切监测凝血酶原时间；与单胺氧化酶抑制药合用可引起 5-HT 综合征（高血压、高热、肌阵挛、意识障碍等）；与抗组胺药或抗胆碱药合用，抗胆碱作用增强；与乙醇或其他中枢神经系统抑制药合用可增强中枢抑制作用，用药期间应避免饮酒。

【临床应用现状分析与展望】 丙米嗪适用于多种抑郁症，因具有振奋作用，适用于迟钝型抑郁，不宜用于激越型抑郁或焦虑性抑郁；也适用于小儿遗尿症。此外，丙米嗪还可用于治疗惊恐障碍、尿失禁、注意缺陷多动障碍（attention deficit hyperactivity disorder，ADHD）、创伤后应激障碍（post-traumatic stress disorder，PTSD），以及部分慢性疼痛和神经性疼痛（包括糖尿病性神经病）的镇痛。

阿米替林

【药理作用和临床应用】 阿米替林又名依拉维，是临床上常用的三环类抗抑郁药，其药理学特性及临床应用与丙米嗪极为相似。与后者相比，阿米替林对 5-HT 再摄取的抑制作用显著强于对 NA 再摄取的抑制作用，镇静作用和抗胆碱作用也较明显。

【体内代谢及影响因素】 本药口服吸收完全，8～12 小时达血药峰浓度，吸收后分布于全身，可透过胎盘屏障；血浆蛋白结合率为 82%～96%。药物经肝脏代谢，主要代谢产物为去甲替林，也有阿米替林的 N- 氧化物和 10- 羟衍生物以及去甲替林的 10- 羟衍生物，均有活性。本药主要经肾脏排泄，排泄较慢（停药 3 周仍可在尿中检出），也可随乳汁排泄；血浆半衰期为 31～46 小时。

【药物相互作用和不良反应及处理】

不良反应及处理：阿米替林的不良反应与丙米嗪相似，但比丙米嗪严重。偶有阿米替林加重糖尿病症状的报道，常见排尿困难，还可出现尿潴留，用量较大时对敏感者可引起谵妄。老年人也可能出现谵妄。儿童可出现癫狂、躁狂以及行为紊乱。还可见自杀意念、自杀，偶见骨髓抑制。禁忌证与丙米嗪相同。

本药可导致精神分裂症患者的精神症状加重、偏执狂患者的症状恶化、抑郁（尤其是双相障碍）患者出现躁狂和轻躁狂。如出现上述情况，应减少本药剂量或同时服用心境稳定剂（如碳酸锂）、镇静药（如奋乃静或氯丙嗪等）。患者有转向躁狂倾向时应立即停药。

药物相互作用及处理：西咪替丁、哌甲酯、抗精神病药、钙通道阻滞药等 CYP 抑制药可降低本品代谢，导致血药浓度增高，易引起或加重不良反应，甚至产生中毒症状。巴比妥类、苯妥英、卡马西平、利福平等 CYP 诱导药可加速本品的代谢，降低血药浓度，减弱抗抑郁作用。与单胺氧化酶抑制药合用或接着用药，可引起 5-HT 综合征。如两药需换用时，间隔应超过 2 周。

【临床应用现状分析与展望】 本药口服制剂用于治疗各种抑郁症。因镇静作用较强，本药主要用于治疗焦虑性或激动性抑郁症。注射剂适用于各种重症抑郁症、严重的抑郁状态、抑郁症的治疗初期或者口服药物有困难者。此外，本药也可用于治疗小儿遗尿症、儿童抑郁症、PTSD 和预防偏头痛。

氯米帕明

【药理作用和临床应用】 氯米帕明又名氯丙米嗪，药理作用和应用类似于丙米嗪，但对 5-HT 再摄取有较强的抑制作用，而其活性代谢物去甲氯米帕明则对 NA 再摄取有相对强的抑制作用。临床上用于抑郁症、强迫症、恐怖症和发作性睡眠引起的肌肉松弛。

【体内代谢及影响因素】 本药口服吸收迅速而完全，生物利用度为 30%～40%，进食对吸收无影响。药物可广泛分布于全身，也可分布于脑脊液中，能透过胎盘屏障；蛋白结合率高达 96%～97%。本药在肝脏有首过代谢，活性代谢产物为去甲氯米帕明。本药约 70% 随尿排出，30% 随粪便排出，也可随乳汁排泄，半衰期为 21～31 小时。

【药物相互作用和不良反应及处理】

不良反应及处理：本药不良反应与丙米嗪相似，常见窦性心动过速、心悸、直立性低血压、具有正常心脏功能的患者出现无明确临床意义的心电图（ECG）改变；多发生体重增加、排尿障碍、性欲和性功能失调；常见溢乳、乳房增大，极罕见抗利尿激素分泌不当综合征。

对本药及其他三环类药物过敏者，严重心脏

病、新近发生的心肌梗死、先天性QT间期延长综合征、循环障碍、传导阻滞、低血压患者、排尿困难者和白细胞数过低者禁用。

药物相互作用及处理：CYP抑制药可抑制本品的代谢，使血药浓度增加，引起不良反应。CYP诱导药可增强本品的代谢，使血药浓度降低，可影响药物疗效。本药与抗组胺药或抗胆碱药合用，抗胆碱作用增强；与甲状腺制剂合用，可导致心律失常。本品可降低抗凝药（例如双香豆素、华法林）的代谢，增加出血的危险。本品可抑制苯妥英钠的代谢，使后者的血药浓度升高，从而增加苯妥英钠的不良反应（共济失调、反射亢进、眼球震颤等）。

【临床应用现状分析与展望】 本药用于多种抑郁状态、强迫症、恐怖症、惊恐发作、伴有发作性睡病的猝倒症、慢性疼痛状态、夜间遗尿，也可用于神经性厌食、孤独症、经前期综合征、性功能异常（早泄）和口吃。

多塞平

【药理作用和临床应用】 多塞平又名多虑平，作用与丙米嗪类似，抗抑郁作用比后者弱，抗焦虑作用强，镇静作用和对血压影响也比丙米嗪大，但对心脏影响较小。本药对伴有焦虑症状的抑郁症疗效最佳，焦虑、紧张、情绪低落、行动迟缓等症状数日后即可缓解，显效需达2～3周。多塞平也可用于治疗消化性溃疡。

【体内代谢及影响因素】 本药口服易吸收，2～4小时达血药峰浓度；局部外用后，也可在血中检测到药物。本药在体内分布较广，可透过血-脑脊液屏障和胎盘屏障。本药在肝脏代谢，生成活性代谢物去甲基多塞平。多塞平和去甲基多塞平的代谢途径包括羟基化反应、N-氧化反应和与葡萄糖醛酸的结合反应，代谢物主要以游离和结合的方式随尿液排出。药物还可随乳汁排泄，半衰期为8～25小时。

【药物相互作用和不良反应及处理】

不良反应及处理：本药常见不良反应有视物模糊、便秘、腹泻、头晕、嗜睡、呕吐、口干、疲劳、消化不良、失眠、食欲下降、口腔异味、烦躁、多汗、乏力、体重增加等，严重的不良反应有心悸；可见直立性低血压，还可引起心电图改变、心脏传导阻滞、室性心动过速、室性期前收缩、心肌病、低血压、恶性高血压等。对本品过敏、急性心肌梗死、支气管哮喘、甲状腺功能亢进、前列腺肥大、尿潴留等患者禁用。

突然停药可出现头痛、恶心等反应，停药宜在1～2个月内逐渐减少用量。患者有转向躁狂倾向时应立即停药。

药物相互作用：苯妥英钠、保泰松、阿司匹林、东莨菪碱和吩噻嗪与本品竞争结合血浆蛋白，使血中游离型药物浓度增加，与上述药物合用应适当调整剂量。肝药酶抑制剂或诱导剂可改变本品血药浓度，影响药物效应，或者诱发不良反应。与单胺氧化酶抑制剂合用或先后用药，可引起严重不良反应，主要为5-HT综合征。与抗惊厥药物合用，可降低惊厥阈值，减弱抗惊厥药物作用。可降低双香豆素等抗凝血药的代谢，增加出血风险。

【临床应用现状分析与展望】 本药适用于治疗抑郁症和焦虑性神经症。本药乳膏剂用于治疗慢性单纯性苔癣、湿疹、特异性皮炎和过敏性接触性皮炎等引起的轻度瘙痒。本药也可用于慢性疼痛和神经性疼痛的镇痛。FDA批准本药用于失眠症的治疗。

曲米帕明

【药理作用和临床应用】 曲米帕明又名三甲丙米嗪，药理作用和临床应用与丙米嗪类似，主要用于治疗抑郁症、消化性溃疡。

【体内代谢及影响因素】 本品口服后迅速被吸收，2小时可达血药峰值，半衰期为9～11小时。肝脏代谢除脱甲基外，还有羟基化，N-氧化及与葡萄糖醛酸结合；主要以代谢物随尿排出。

【药物相互作用和不良反应及处理】

不良反应及处理：本品不良反应和注意事项类似于丙米嗪，但镇静作用和抗胆碱作用比丙米嗪更强，所以口干、便秘、视力模糊、嗜睡、眩晕等不良反应更为多见。

若出现病理性中性粒细胞抑制，应停药。若出现抑郁持续恶化、自杀或抑郁持续恶化、自杀的先兆体征，应考虑更改治疗方案，且可能需停药。若出现躁狂、轻躁狂发作（尤其伴循环性精神病的患者），则须停药，症状缓解后可以较低剂量重新用药。若精神分裂症患者出现精神病激化，可能需减低本药剂量或加用强效镇静药。

药物相互作用：抗精神病药、钙通道阻滞药和西咪替丁等肝药酶抑制药可抑制本品的代谢，易引起或加重不良反应，甚至产生中毒现象。巴比妥类等肝药酶诱导药可增强本品的代谢，降低血药浓度，减弱药物作用。与单胺氧化酶抑制剂合用，NA 浓度增加，可引起血压增高、高热和惊厥等严重不良反应。与抗惊厥药合用，也降低惊厥药物作用。本品与氟西泮或奥沙西泮等药物合用时，可使双方的作用均加强，应调整药物合用剂量。

【临床应用现状分析与展望】 曲米帕明抗抑郁作用是肯定的，与阿米替林、马普替林相似，其抗焦虑作用优于多塞平、与马普替林相当，适用于伴有严重焦虑症状的抑郁症患者。

二、选择性 5-HT 再摄取抑制药

虽然三环类抗抑郁药疗效确切，但仍对 20%～30% 的患者无效，且毒副作用较多，患者对药物的耐受性差，过量易引起中毒甚至死亡。从 20 世纪 70 年代起开始研制的选择性 5-HT 再摄取抑制剂（SSRIs）与 TCAs 的结构迥然不同，但对 5-HT 再摄取的抑制作用选择性更强，对其他递质和受体作用甚微，既保留了 TCAs 相似的疗效，也克服了 TCAs 的诸多不良反应。此类药物发展较快，已开发了 30 多个系列品种，适用于各类抑郁症的治疗，是当前抗抑郁药中最重要的一类，其中氟西汀、帕罗西汀、西酞普兰、氟伏沙明、舍曲林五种药在欧美被称为“五朵金花”。该类药物很少引起镇静作用，也不损害精神运动功能，对心血管和自主神经系统功能影响很小。此类药物还具有抗抑郁和抗焦虑双重作用，其抗抑郁效果需要 2～3 周才显现出来。

这类药物多用于脑内 5-HT 减少所致的抑郁症，也可用于病因不清但其他药物疗效不佳或不能耐受其他药物的抑郁症患者。

氟西汀

【药理作用和临床应用】

药理作用：氟西汀又名百忧解，是一种强效选择性 5-HT 再摄取抑制剂，比抑制 NA 摄取作用强 200 倍。氟西汀通过选择性抑制 5-HT 的再摄取，增加突触间隙 5-HT 浓度，从而增强中枢 5-HT 能神经功能，发挥抗抑郁作用。长期使用，使 5-HT_2 受体功能下调。本品与胆碱受体、组胺受体、肾上腺素受体几乎无亲和力。

临床应用：本药对抑郁症的疗效与 TCAs 相当，耐受性与安全性优于 TCAs。此外，该药对强迫症、神经性贪食症亦有效。

【体内代谢及影响因素】 本药口服吸收良好，有首关代谢，生物利用度可达 70%。食物不影响本药的生物利用度，达峰时间为 6～8 小时。蛋白结合率可高达 95%，体内分布广泛，可透过血-脑脊液屏障，可进入乳汁。在肝脏经 CYP2D6 代谢，主要生成具有活性的去甲氟西汀。半衰期为 1～3 日，长期给药后半衰期为 4～6 日；去甲氟西汀的半衰期为 4～16 日。药物主要从尿中排出，少量随粪便排出。用药后 1～2 周起效。治疗抑郁症时，4 周可达最大效应；而治疗强迫症时，需 5 周或更长时间才能达最大效应。

【药物相互作用和不良反应及处理】

不良反应及处理：本品常见不良反应包括畏食、焦虑、腹泻、倦怠、头痛、失眠、恶心等，少见不良反应有 Q-T 间期延长、咳嗽、胸痛、味觉改变、呕吐、胃痉挛、食欲缺乏或体重下降、便秘、视力改变、多梦、注意力涣散、头晕、口干、心率加快、乏力、震颤、尿频、痛经、性功能障碍及皮肤潮红等。本药诱发躁狂和癫痫发作、皮肤过敏反应、低血糖等罕见。对氟西汀过敏者，哺乳期妇女及同时服用单胺氧化酶抑制药或匹莫齐特的患者禁用。

出现过敏反应、抽搐发作或抽搐发作频率增加、躁狂时，应停药。出现 5-羟色胺综合征、神经阻滞剂恶性综合征时，应停药并进行对症和支持治疗。

药物相互作用及处理：氟西汀与单胺氧化酶抑制药合用可引起 5-HT 综合征（表现为不安、肌阵挛、腱反射亢进、多汗、震颤、腹泻、高热、抽搐和精神错乱），严重者可致死。氟西汀是 CYP2D6 和 CYP2C19 的抑制药，故可升高经此酶代谢的药物（如三环类、利培酮、氟哌啶醇和吩噻嗪类等）的血药浓度。与 CYP2D6 抑制药合用可增加本品的血药浓度。与 CYP2D6 诱导药合用可降低本品的血药浓度。与乙醇或其他中枢抑制药合

用可使中枢抑制作用增强。

服用本药的患者避免饮酒，不得随意使用任何中枢抑制药，出现皮疹时必须停药并就诊。驾驶车辆、高空作业、操作机械人员应慎用。

【临床应用现状分析与展望】 适用于治疗多种抑郁性精神障碍，包括轻型或重型抑郁症、双相情感障碍的抑郁症、心因性抑郁症及抑郁性神经症。也用于治疗强迫症和神经性贪食症，作为心理治疗的辅助用药，以减少贪食和导泻行为。其他临床应用包括惊恐障碍、经前紧张症、选择性缄默症、创伤后应激障碍和社交恐惧症的治疗。

西酞普兰

【药理作用和临床应用】 西酞普兰是一种高选择性 5-HT 再摄取抑制药，作用和机制类似于氟西汀。艾司西酞普兰对去甲肾上腺素、DA 的再摄取影响较小。本药对 α 受体、β 受体、M 受体和 H 受体几乎无亲和力，主要用于治疗抑郁症以及惊恐障碍。

【体内代谢及影响因素】 本药口服吸收完全，单次给药 4 小时达到血浆峰浓度，生物利用度约为 80%。重复给药后，约 1 周达到稳态浓度，血浆蛋白结合率低于 80%。经肝脏代谢，主要代谢产物为活性较弱的去甲西酞普兰。消除半衰期约为 30～35 小时。约 20% 经肾脏排泄，用量的 5% 分泌到母乳中。该药是消旋体，主要作用是由左旋体艾司西酞普兰产生的。

【药物相互作用和不良反应及处理】

不良反应及处理：常见不良反应有恶心、口干、食欲缺乏、多汗、头痛、失眠和性功能障碍等。少数患者出现癫痫发作、低钠血症等。对本药过敏者、躁狂症、嗜铬细胞瘤患者以及意识障碍者禁用。抑郁症患者病情有转向躁狂的倾向时应立即停药。

药物相互作用及处理：本品与其他可增强 5-HT 能神经功能的药物（如氯米帕明、阿米替林、丙米嗪、苯丙胺、芬氟拉明、5- 羟色氨酸等）合用时，可能导致 5-HT 综合征。苯巴比妥、利福平等肝药酶诱导药能加速本品的代谢，使疗效降低。禁与匹莫齐特（pimozide）合用，有导致 Q-Tc 间期延长的可能。

【临床应用现状分析与展望】 主要用于治疗抑郁症以及惊恐障碍。三环类抗抑郁药治疗无效的患者可试用本药。

帕罗西汀

【药理作用和临床应用】 帕罗西汀又名赛乐特，为强效 5-HT 再摄取抑制剂，通过增高突触间隙递质浓度而发挥治疗抑郁症的作用。该药已在我国临床应用，抗抑郁疗效与 TCAs 相当，而抗胆碱、体重增加、对心脏影响及镇静等副作用较 TCAs 轻。

【体内代谢及影响因素】 口服吸收完全，有首关代谢，达峰时间约 5 小时。血浆蛋白结合率可高达 95%。体内分布广，可进入乳汁。在肝脏经去甲基、氧化和结合反应，生成无活性的代谢产物。64% 经尿排出；36% 随粪便排出。半衰期为 24 小时。

【药物相互作用和不良反应及处理】

不良反应及处理：常见不良反应有乏力、便秘、腹泻、头晕、口干、头痛、多汗、失眠、性功能减退、震颤、尿频、呕吐等。少见不良反应包括焦虑、食欲改变、心悸、感觉异常、味觉改变、体重变化、肌痛、肌无力、直立性低血压等。罕见不良反应有锥体外系反应、瞳孔散大、诱发躁狂等。对本品过敏及正在服用单胺氧化酶抑制药或匹莫齐特的患者禁用。

若出现抑郁症持续恶化、自杀意念或行为或是这些症状的前兆体征或新症状，应考虑改变治疗方案，可能需停药。若出现低钠血症，需考虑停药，并进行适当治疗。若出现癫痫发作，应停药。

药物相互作用及处理：与单胺氧化酶抑制药或增强 5-HT 能神经功能的药物合用可引起 5-HT 综合征。能增强口服抗凝药（如华法林）和强心苷（如地高辛）的药效。

停药时应逐渐减量，防止撤药综合征。停药后，帕罗西汀的作用还可持续 5 周，故停药后仍需继续观察所有临床作用。避免饮酒，不得随意使用任何中枢抑制药。出现皮疹时必须停药。与食物同服可避免胃部刺激。停药 2 周后，才可换用单胺氧化酶抑制药，反之亦然。

【临床应用现状分析与展望】 本药适用于治疗多种类型的抑郁症，包括伴有焦虑的抑郁症和反应性抑郁症，也可用于强迫性神经症、伴或不伴广场恐怖的惊恐障碍、社交恐怖症和社交焦虑症的治疗。

舍曲林

【药理作用和临床应用】 舍曲林又名郁洛复，是一种选择性抑制 5-HT 再摄取的抗抑郁药，可用于各类抑郁症的治疗，并对强迫症有效。

【体内代谢及影响因素】 本药口服易吸收，6～8 小时血药浓度达峰值；在体内分布广泛，血浆蛋白结合率约为 98%。药物通过肝脏代谢，形成活性较弱的代谢产物 N- 去甲基舍曲林。本药和去甲基舍曲林在体内代谢完全，最终代谢产物随粪便和尿液等量排泄，只有少量原型药随尿液排出。本药的平均半衰期为 22～36 小时，每日服药 1 次，1 周后达稳态浓度。

【药物相互作用和不良反应及处理】

不良反应及处理：常见不良反应有恶心、腹泻、便秘、畏食、消化不良、心悸、震颤、头晕、失眠、嗜睡、多汗、口干和性功能障碍等。少见不良反应如血清氨基转移酶升高、低钠血症、高血压、低血压、心动过速、心电图异常、体重改变、静坐不能、痛经和闭经等。偶见凝血障碍、水肿、轻度躁狂、精神运动性兴奋、癫痫发作、溢乳、男性乳房增大、呼吸困难、阴茎异常勃起、皮疹、脱发、光过敏反应、自杀意念等。对本品过敏、严重肝肾功能不全和使用单胺氧化酶抑制药的患者禁用。

药物相互作用及处理：本品与单胺氧化酶抑制药或其他能增强 5-HT 能神经功能的药物合用可出现 5-HT 综合征。停用单胺氧化酶抑制药 14 天后才可用本品，同样，停用本品 14 天以上才可用单胺氧化酶抑制药。与锂盐合用时可能产生药效学的相互作用，出现震颤，应谨慎。能抑制苯妥英钠的代谢而增加后者的毒性。与乙醇合用，可增加精神和运动技能损害的危险性。与华法林合用时可延长凝血酶原时间，需注意。

【临床应用现状分析与展望】 主要用于治疗抑郁症，或预防其发作，也用于治疗强迫症。其他临床应用包括 FDA 批准的惊恐障碍、创伤后应激障碍、经前情绪障碍、社交恐惧症的治疗。

三、NA 再摄取抑制药

该类药物选择性抑制 NA 的再摄取，用于以脑内 NA 缺乏为主的抑郁症，尤其适用于尿检 3- 甲氧 -4 羟苯乙二醇（3-methoxy-4-hydroxyphenyl glycol，MHPG，NA 的代谢物）显著减少的患者。这类药物的特点是奏效快，而镇静作用、抗胆碱作用和降压作用均比 TCAs 弱。

地昔帕明

【药理作用和临床应用】 地昔帕明又名去甲丙米嗪，在去甲肾上腺素能神经末梢是一种强 NA 摄取抑制剂，其效率为抑制 5-HT 摄取的 100 倍以上；对 DA 的摄取亦有一定的抑制作用；对 H_1 受体有强拮抗作用；对 α 受体和 M 受体拮抗作用较弱。本药对轻、中度的抑郁症疗效好，有轻度镇静作用，缩短快速动眼睡眠时间（rapid eye movement，REM），但延长了非快速动眼睡眠。

【体内代谢及影响因素】 抑郁症和伴妄想的抑郁症患者口服本药后，起效时间分别为口服后 3 周和 7 周。抑郁症的治疗药物浓度为 75～150ng/ml，有研究表明血清浓度与所测得的反应之间不具相关性。此药分布容积为 33～42L/kg，经肝脏代谢并有明显的首过效应，代谢产物为有活性的 2- 羟基地昔帕明。肾排泄率约为 70%，母体化合物及活性代谢产物 2- 羟基地昔帕明的消除半衰期分别为 17.1 小时（14.3～24.7 小时）和 21.8 小时，老年患者的消除半衰期延长为 30 小时。

【药物相互作用和不良反应及处理】

不良反应及处理：血压和心率轻度增加，有时会出现体位性低血压，可能是本药抑制 NA 再摄取、阻断 α 受体作用的结果。过量则导致血压降低、心律失常、震颤、惊厥、口干和便秘等。对本药有过敏史者以及急性心肌梗死恢复期患者禁用。

药物相互作用及处理：本药与其他精神药物（如镇静催眠药）合用有相加的镇静作用。与 MAOIs 合用可增加发生 5- 羟色胺综合征的风险。同时饮用乙醇可能引起行为改变，进一步损害精神运动能力，且过度饮酒可能增加自杀企图和药物过量的风险。

【临床应用现状分析与展望】 临床可用于治疗抑郁症（FDA 批准适应证），也用于注意缺陷多动障碍的治疗、周围神经病（包括糖尿病性神经病）以及慢性疼痛的辅助镇痛。

马普替林

【药理作用和临床应用】 马普替林为选择性NA再摄取抑制剂，对5-HT的摄取几乎无影响，其治疗抑郁症及抗胆碱作用与丙米嗪类似，远比阿米替林弱。其镇静作用和对血压的影响与丙米嗪类似。像其他三环类抗抑郁药一样，用药2～3周后才充分显示疗效。本药对睡眠的影响与丙米嗪不同，它延长REM睡眠时间；对心脏的影响也与三环类抗抑郁药一样，延长QT间期，增快心率。

【体内代谢及影响因素】 本药口服后吸收完全，血药浓度达峰时间为12小时，起效时间通常为2～3周，少数可在7日内起效。口服片剂的生物利用度为65%。本药可广泛分布于全身，在肺、肾上腺、甲状腺中浓度较高，在脑、脊髓和神经组织中浓度较低，蛋白结合率达88%，分布容积为22.6L/kg。马普替林在肝脏代谢，代谢产物有去甲基马普替林和马普替林-N-氧化物，均有药理活性。本药约65%与葡萄糖醛酸结合随尿排出，约30%随粪便排出，也可通过乳汁排泄。母体药物半衰期为27～58小时（平均为43小时），活性代谢物的半衰期为60～90小时。老年人的消除半衰期为66.1小时。

【药物相互作用和不良反应及处理】

不良反应及处理：常见口干、便秘、眩晕、视物模糊、排尿困难、心动过速，可见心电图异常改变。偶见直立性低血压、房室传导阻滞。对本药过敏、近期有心肌梗死发作史、束支传导阻滞、青光眼、癫痫患者或有惊厥史者禁用。

出现严重不良反应时应停药，出现精神症状时可给予抗精神病药物。

药物相互作用及处理：与抗组胺药合用可加强本药的抗胆碱作用。与有明显生物转化作用的β受体阻断药（如普萘洛尔）合用可使本药的血浆浓度升高。

【临床应用现状分析与展望】 主要用于治疗各型抑郁症及精神分裂症后抑郁。FDA批准用于双相情感障碍抑郁发作以及混合性焦虑和抑郁障碍的治疗。

去甲替林

【药理作用和临床应用】 去甲替林的药理作用与阿米替林相似，但抑制NA再摄取远强于对5-HT的再摄取的抑制。与母药阿米替林相比，其镇静、抗胆碱、降低血压作用及对心脏的影响和诱发惊厥作用均较弱。此药有助于抑郁症患者入睡，但缩短REM睡眠时间。引起体位性低血压是由于其阻断α_1受体，引起心率加快是抗胆碱作用所致。去甲替林治疗内源性抑郁症效果优于反应性抑郁症，比其他三环类抗抑郁药治疗显效快，对双相抑郁症患者可引起躁狂症发作，应予注意。

【体内代谢及影响因素】 本药口服后1小时达血药峰浓度，生物利用度约为60%。用于治疗抑郁症时，通常2周内起效，最初的改善可能发生在2～7日内，老年患者的起效时间可能需要6周。蛋白结合率为86%～95%，在唾液中的浓度为血药浓度的14%～28%，分布容积为15～27L/kg。主要在肝脏代谢，有广泛的首过效应。有活性的代谢产物包括10-羟基去甲替林、E-10-羟基去甲替林、Z-10-羟基去甲替林。血浆清除率为0.65～0.77L/(kg·h)，肾排泄率为2%（0.7%～3.6%），亦可随胆汁排泄，消除半衰期为15～39小时。

【药物相互作用和不良反应及处理】

不良反应及处理：常见口干、便秘、眩晕、视物模糊、排尿困难、心动过速，可见心电图异常改变。偶见直立性低血压、房室传导阻滞。对本药过敏、近期有心肌梗死发作史、束支传导阻滞、青光眼、癫痫患者或有惊厥史者禁用。

出现严重不良反应时应停药，出现精神症状时可给予抗精神病药物。

药物相互作用及处理：与MAOI或5-HT能药物合用可增加发生5-羟色胺综合征的风险。有正使用氯磺丙脲的2型糖尿病患者合用本药后出现严重低血糖症的个案报道。

【临床应用现状分析与展望】 临床可用于抑郁症（FDA批准适应证），也用于遗尿症和戒烟的辅助治疗。

四、其他抗抑郁药

曲唑酮

【药理作用和临床应用】 曲唑酮（trazodone）的抗抑郁作用机制可能与抑制5-HT的再摄取有

关，但目前还不完全清楚。其具有 α_2 受体阻断剂的特点，可翻转可乐定的中枢性心血管效应；具有一些抗精神失常药物的特点，但又与之不完全相同。曲唑酮不增强左旋多巴（levodopa，*L*-dopa）的行为效应，不具有抑制 MAO 的活性和抗胆碱效应，也不增强 5-HT 前体物质 5- 羟色氨酸（5-hydroxytryptophan，5-HTP）的行为效应，但在不影响非条件反应的剂量时就减少了小鼠的条件性回避反应，保护小鼠，减轻苯丙胺基团毒性等。曲唑酮具有镇静作用，但抑制 REM 睡眠。

曲唑酮用于治疗抑郁症，具有镇静作用，适于夜间给药；无 M 受体阻断作用，也不影响 NA 的再摄取，所以对心血管系统无明显影响，口干、便秘等不良反应也少见，是一个比较安全的抗抑郁药。

【体内代谢及影响因素】 口服易吸收，食物可影响吸收，空腹时达峰时间为 1 小时（进食后为 2 小时）。蛋白结合率 89%～95%，少量可进入乳汁。在肝脏经 CYP3A4 代谢，代谢途径为羟基化和 *N*- 氧化，生成具有活性的 m- 氯苯哌嗪。几乎全部以代谢物的形式从尿（主要）和粪便排出体外。消除呈双相，终末消除半衰期为 5～9 小时（活性代谢产物为 4～14 小时）。

【药物相互作用和不良反应及处理】

不良反应及处理：常见不良反应有嗜睡、疲乏、眩晕、头痛、失眠、紧张、震颤、激动、视物模糊、口干、便秘等。少见不良反应有直立性低血压、心动过速、恶心、呕吐、腹部不适等。肌肉疼痛、多梦、血清氨基转移酶升高、皮疹等罕见。对本品过敏及严重的心脏病患者禁用。

对治疗期间出现发热、咽喉疼痛或其他感染症状的患者，建议检查白细胞计数及白细胞分类计数。若白细胞计数低于正常值，应停药观察。

药物相互作用及处理：与酮康唑、伊曲康唑等 CYP3A4 抑制药合用，曲唑酮血药浓度升高；与卡马西平等 CYP3A4 诱导药合用，曲唑酮血药浓度降低。与吩噻嗪类抗精神病药合用，降压作用叠加。

【临床应用现状分析与展望】 适用于治疗多种抑郁症、伴有抑郁症状的焦虑症、药物依赖者戒断后的情绪障碍，也可用于催眠。

文拉法辛

【药理作用和临床应用】 文拉法辛（venlafaxine）是强效 5- 羟色胺和去甲肾上腺素共同再摄取抑制药（SNRI），同时亦是弱效 DA 抑制药，通过抑制 5-HT 及去甲肾上腺素的再摄取，增强中枢 5-HT 能及去甲肾上腺素能神经功能而发挥抗抑郁作用。体外试验显示本药对 M 胆碱受体、H_1 组胺受体、α_1- 肾上腺素受体也有明显的亲和力，但对单胺氧化酶（MAO）无抑制活性。临床用于治疗抑郁症和广泛性焦虑症，也可用于社交焦虑、惊恐障碍的治疗。

【体内代谢及影响因素】 本药口服吸收良好，有首关代谢，达峰时间为 2 小时［活性代谢产物 *O*- 去甲基文拉法辛（ODV）为 4 小时］，生物利用度为 45%。血浆蛋白结合率为 27%（ODV 为 30%）。在肝内经 CYP2D6 和 CYP3A4 代谢，主要生成具有活性的 ODV。绝大部分以代谢产物经尿排出；2% 经粪便排出。文拉法辛和 ODV 的半衰期分别为 5 小时和 11 小时。肝肾功能受损者，本品及其代谢产物的半衰期延长。服用缓释胶囊 150mg 后，文拉法辛和 ODV 的达峰时间分别为 5.5 小时和 9 小时，血药峰浓度分别为 150ng/ml 和 260ng/ml。

【药物相互作用和不良反应及处理】

不良反应及处理：常见不良反应有恶心、呕吐、口干、畏食、腹泻、便秘、消化不良等胃肠道症状，嗜睡、失眠、头痛、头晕、紧张、焦虑等中枢神经系统症状。少数患者出现震颤、心悸、高血压、诱发躁狂、惊厥、体重下降、血清氨基转移酶升高、视物模糊等。偶见粒细胞缺乏、紫癜、抗利尿激素分泌异常、皮疹和瘙痒等。

若出现血压持续升高，癫痫发作，症状性低钠血症，或抑郁恶化、自杀的前驱症状突然发生时，应停药并考虑改变治疗方案。

药物相互作用及处理：本品与三环类抗抑郁药、氟哌啶醇、氟西汀等合用，两者的毒性均增加；与氯氮平、氟哌啶醇等药物合用，可增加药物不良反应；与作用于 5-HT 能神经的药物合用，可导致中枢神经系统毒性或 5-HT 综合征；与乙醇合用可加强中枢抑制作用；与华法林合用可使凝血酶原时间延长。

【临床应用现状分析与展望】 适用于治疗多种类型抑郁症（包括伴有焦虑的抑郁症），以及广泛性焦虑障碍。其他临床应用包括社交焦虑障碍（又名社交恐惧症）、伴或不伴广场恐惧症的惊恐障碍、注意缺陷与多动障碍、强迫症、创伤后应激障碍的治疗。

度洛西汀

【药理作用和临床应用】 度洛西汀（duloxetine）是5-HT和去甲肾上腺素再摄取抑制药，抗抑郁和中枢镇痛作用与其增强中枢神经系统5-HT能和去甲肾上腺素能神经功能有关。该药对DA再摄取的抑制作用较弱，对DA受体、肾上腺素受体、胆碱受体、组胺受体、谷氨酸受体和GABA受体无明显亲和力。临床用于治疗抑郁症和广泛性焦虑障碍。

【体内代谢及影响因素】 本药口服2小时后开始吸收，6小时达C_{max}。食物不影响C_{max}，但可使达峰时间延至10小时，吸收率降低约10%。本药蛋白结合率高于90%，主要与白蛋白和α_1-酸性糖蛋白结合，平均表观分布容积为1 640L。本药在肝脏经CYP1A2和CYP2D6代谢，生成失活代谢产物。本药大部分（约70%）以代谢产物形式由尿排出，约20%由粪便排出，半衰期约为12小时（8～17小时）。

【药物相互作用和不良反应及处理】

不良反应及处理：常见不良反应有口干、恶心、呕吐、疲劳、头晕、失眠和性功能障碍等。少见不良反应如肝功能损害、皮疹、抗利尿激素分泌过多综合征、5-HT综合征、神经阻滞药恶性综合征、低钠血症、高血糖（尤其是糖尿病患者）等。常见的停药症状包括头晕、恶心、呕吐、腹泻、头痛、感觉异常、失眠和多汗等。未控制的窄角型青光眼患者禁用（本药可增加瞳孔散大的风险）。

若出现直立性低血压、跌倒和/或晕厥、低钠血症、黄疸或其他临床相关的肝功能障碍，应停药。

药物相互作用及处理：度洛西汀与具有高血浆蛋白结合的药物合用时，可能会增加这些药物的游离血药浓度。合并使用氟西汀、帕罗西汀等CYP2D6抑制药会增加度洛西汀的血药浓度。本药与吗氯贝胺、司来吉兰等单胺氧化酶抑制药合用，可引起中枢神经系统毒性和5-HT综合征，属禁忌。在单胺氧化酶抑制药停用14天后，才可用本品。

【临床应用现状分析与展望】 本品适用于治疗抑郁症和广泛性焦虑障碍。其他临床应用包括FDA批准的7～17岁儿童广泛性焦虑障碍、糖尿病性周围神经病相关的疼痛、纤维肌痛、慢性肌肉骨骼痛，以及尿失禁的治疗。

米塔扎平

【药理作用和临床应用】 米塔扎平（mirtazapine）通过阻断突触前α_2肾上腺素受体而增加NA的释放，间接提高5-HT的更新率而发挥抗抑郁作用，抗抑郁效果与阿米替林相当，其抗胆碱样不良反应及5-HT样不良反应（恶心、头痛、性功能障碍等）较轻。

【体内代谢及影响因素】 本药口服吸收快速而完全，口服后约2小时内达血药峰浓度，绝对生物利用度约为50%。剂量范围为15～80mg时，本药的血浆浓度呈线性。给药5日内可达稳态血药浓度。浓度范围为0.01～10μg/ml时，血浆蛋白结合率约为85%。

【药物相互作用和不良反应及处理】

不良反应及处理：主要不良反应为食欲增加及嗜睡。对本药过敏者禁用。

若出现抑郁持续恶化、自杀，或抑郁恶化、自杀的前驱症状，尤其是这些症状程度严重或发生突然时，应考虑改变治疗方案，可能包括停药。若出现伴低白细胞计数的咽喉痛、发热、口炎或其他感染体征，应停药并密切监测。

药物相互作用及处理：与MAOIs或5-HT能药物合用可增加发生5-羟色胺综合征的风险。

【临床应用现状分析与展望】 用于治疗各种抑郁症，对症状如快感缺乏、精神运动性抑郁、睡眠欠佳（早醒）以及体重减轻均有疗效；也可用于其他症状如对事物丧失兴趣、自杀观念以及情绪波动（早上好，晚上差）的治疗。

反苯环丙胺

【药理作用和临床应用】 反苯环丙胺（tranylcypromine）可非选择性抑制MAO活性，其抗抑郁作用是由于其增加了突触处单胺浓度，这主要归因于对MAO-A的抑制。由于它也引起DA释放和抑制DA再摄取，所以具有苯丙胺样作用，如增加运动性、增加对外界刺激的反应性。本药也用于焦虑症和强迫症的治疗。

【体内代谢及影响因素】 本药起效时间为48小时至3周，达峰时间约2小时，MAO抑制作用可持续至停药后10日。本药随尿液排泄，消除半衰期为90～190分钟。

【药物相互作用和不良反应及处理】

不良反应及处理：常见不良反应如头痛、乏力、心悸、不安、失眠、恶心、口干、视力模糊、排尿困难、射精困难等，可以引起焦虑，有该药加重躁狂症状的报道。疑似或确诊的脑血管缺陷患者、心血管疾病（包括高血压）患者、嗜铬细胞瘤患者以及有严重肝脏疾病史或肝功能异常者禁用。

若出现高血压危象，应立即停药，并立即采用降压措施。推荐静脉注射5mg酚妥拉明，注射时应缓慢以免降压过度。发热时应进行外部降温。

药物相互作用及处理：与其他MAOIs（如呋喃唑酮、异卡波肼）、三环类抗抑郁药（如盐酸阿米替林、盐酸氯米帕明）合用可导致高血压危象、严重癫痫发作。停用以上药物至少1周后方可使用本药，且开始使用本药的初始剂量应减半。停用本药至少1周后方可使用以上药物。

【临床应用现状分析与展望】 FDA批准用于治疗无忧郁症的重度抑郁发作，仅用于三环类抗抑郁药无效的病例。

吗氯贝胺

【药理作用和临床应用】 吗氯贝胺（moclobemide）于20世纪90年代初用于临床，是选择性MAO-A抑制剂，影响5-HT和NA代谢。该药治疗抑郁症的疗效与丙米嗪相当，但其耐受性明显优于三环类药物。

【体内代谢及影响因素】 本药口服吸收迅速完全。健康成人单次口服300mg，1～2小时后达血药峰浓度（约2 458ng/ml）。生物利用度与用药剂量和重复用药成正相关。血浆蛋白结合率约为50%，体内分布较广。本药主要经肝脏代谢，半衰期为1～3小时，肝硬化患者半衰期延长。服药后24小时，其代谢产物及1%的原型药经肾脏排出体外，用量的0.06%以原型经乳汁分泌。

【药物相互作用和不良反应及处理】

不良反应及处理：常见不良反应有头晕、头痛、恶心、多汗、口干、失眠、嗜睡、心悸等。少见不良反应如震颤、可逆性意识模糊、血清ALT升高等。对本品过敏者、意识障碍患者、嗜铬细胞瘤患者、儿童患者以及正在服用某些药物（如选择性5-HT再摄取抑制药、三环类抗抑郁药等可影响体内单胺类浓度的药物）的患者禁用。

抑郁症患者病情有转向躁狂倾向时应立即停药。

药物相互作用及处理：本药与能加强单胺类神经功能药物（如选择性5-HT再摄取抑制药、三环类抗抑郁药、肾上腺素受体激动药、舒马曲坦、哌甲酯等）合用，可出现高血压危象或5-HT综合征等严重不良反应；与哌替啶、芬太尼等麻醉性镇痛药合用也可产生严重不良反应；与西咪替丁合用可减慢其代谢，增高血药浓度，产生不良反应；与乙醇合用能使精神和运动技能损害的危险性增加。

【临床应用现状分析与展望】 特别适用于老年忧郁症，对精神运动和识别功能无影响。对注意缺陷障碍、社会恐惧症有效。对睡眠障碍也有一定效果。

第三节 抑郁症治疗药物的研发史和研究进展

一、治疗抑郁症药物发展史

单胺学说是得到普遍认可的抑郁症的发病机制假说，该学说认为中枢神经系统NA能或5-HT能活性传导功能低下导致抑郁症的发生。目前临床使用的治疗抑郁症的药物大多是在以此学说作为抑郁症发病机制的基础上建立动物模型筛选获得的，所以，在药理作用、临床应用和不良反应等方面具有许多相似之处。研究表明，给予调节单胺能神经递质的药物能够产生抗抑郁效应，包括第一代抗抑郁药单胺氧化酶抑制剂（MAOIs）如苯乙肼（phenelzine）、异卡波肼（isocarboxazid）和三环类/四环类抗抑郁药（tricyclic/tetracyclic antidepressants，TCAs）如丙米嗪、阿米替林等；以SSRI为代表的第二代抗抑郁药，以及后来陆续研发的NE再摄取抑制剂（NE reuptake inhibitor，NRI）、5-HT和NE双重再摄取抑制剂（5-HT and NE dual-reuptake inhibitors，SNRI），如氟西汀、帕罗西汀、舍曲林、文拉法辛、度洛西汀和一些非典型抗抑郁药如米氮平、曲唑酮、安非他酮（amfebutamone）等。目前，针对单胺能神经递质新靶点进行的药物研发，主要包括三重再摄取抑制剂、5-HT受体调节药、DA受体激动剂以及常规抗抑郁药与非典型抗精神病药物的联合应用。

针对非单胺能神经递质的研究表明，离子型谷氨酸受体拮抗剂能够减轻应激造成的海马神经元损伤，促进神经元再生，具有抗抑郁效应。在大鼠强迫游泳实验中，N-甲基-D-天冬氨酸（NMDA）受体拮抗剂美金刚（memantine）或金刚烷胺（amantadine）能够剂量依赖性地减少大鼠不动的时间，与抗抑郁药合用还能增强抗抑郁药的疗效，但这种有效性仅停留于临床前研究。而非竞争性NMDA受体拮抗剂氯胺酮（ketamine）的临床有效性已经被越来越多的临床试验所证实。与NMDA受体不同，α-氨基-3-羟基-5-甲基-4-异唑丙酸（AMPA）受体增强剂（AMPA receptor potentiator，ARP）具有抗抑郁作用，还能增强原代海马和皮质神经元BDNF的表达水平。这些研究表明，通过调节突触间隙中谷氨酸递质的含量可以发挥抗抑郁作用，为抗抑郁药的研究提供了新的思路。本节主要描述抗抑郁症药物研发史（图14-1）。

单胺氧化酶抑制剂是20世纪50年代初期发现的抗抑郁药，通过抑制单胺氧化酶的活性而减缓神经递质（5-HT、NE、DA）的降解，增加突触间隙单胺递质的浓度，使其能够继续发挥神经信号传导作用。50年代初人们用异烟肼治疗肺结核，发现患者出现失眠、话多、精力旺盛、欣快等和结核病情不相适应的中枢兴奋反应。于是，人们开始对其进行更深层次的研究并将其成功用于抑郁患者，使其夺得第1个抗抑郁药的桂冠。20世纪60年代又开发了苯乙肼、异卡波肼等同类药物，也就是单胺氧化酶抑制剂，但这类药物容易和一些食物药物产生反应，导致急性黄色肝萎缩、高血压危象等。

1957年，瑞士科学家合成了一种与氯丙嗪化学结构相近的药物丙咪嗪，具有良好的抗抑郁效果且有镇静作用，这就是三环类药物（TCAs）。三环类药物的研发成功在抗抑郁药发展史上具有里程碑式的意义。接着，同类药物如甲丙咪嗪、阿米替林和多虑平等相继问世。三环类抗抑郁的药理作用机制是抑制突触前膜对单胺递质（主要是5-HT和NE）的再摄取过程。这一类药物疗效确切，价格低廉，是历史上应用最广泛、效果最好的抗抑郁药，但它的缺点同样突出：副作用明显，超剂量容易中毒，甚至致死。

从20世纪80年代末以来，陆续上市了在抑郁症中应用范围较广、应用率较高的选择性5-HT再摄取抑制剂（SSRIs）。1986年百忧解（氟西汀）上市，随后帕罗西汀（1991年）、舍曲林（1994年）、西酞普兰（1998年）及艾司西酞普兰（2001年）等相继问世。该类药物选择性强，疗效与TCAs相当，而毒副作用明显低于TCAs类，是临床常用药物。其优点为：不良反应轻而少，易耐受，安全性

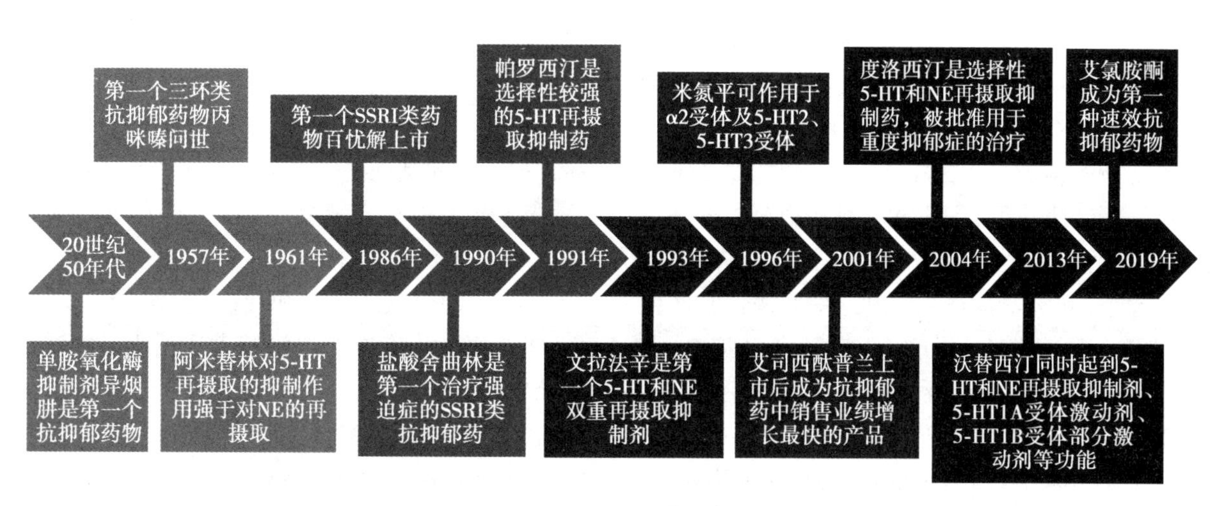

图14-1 治疗抑郁症药物研发史

高，即使过量亦无生命危险，服用方便。但SSRIs仍存在一定的缺陷，如延迟起效——人体通常在2～3周之后才能产生抗抑郁疗效。另外，SSRIs还存在激动、焦虑、静坐不能和性功能障碍等不良反应。

5-HT及NE双重再摄取抑制药物SNRIs可通过抑制5-HT及NE的重复摄取作用，提高二者在突触间隙内的浓度，进而对抑郁症进行治疗。文拉法辛于1993年上市，是第一个选择性双重再摄取抑制剂。该药起效较迅速，给药1周后即见效，同时具有抗焦虑作用。文拉法辛和胆碱能、组胺能和肾上腺素能等受体几乎没有亲和力，因而没有这些受体的相关副作用。随后度洛西汀于2004年上市，对5-HT_1、5-HT_2、α_1、α_2、β受体均无作用，这类药物抗抑郁效果比SSRIs更佳。

氯胺酮于2000年被意外发现具有快速抗抑郁作用，由此成为研发热点，其所作用的靶标——谷氨酸系统也开始成为研究重点。2019年，FDA批准了艾氯胺酮用于那些对其他抗抑郁药没有反应的患者。艾氯胺酮与传统抗抑郁药存在不同之处。艾氯胺酮可以阻断谷氨酸受体，导致大脑发生变化。为了防止出现滥用的情况，FDA要求这种药物只能在经批准和认证的医生办公室或者医疗中心使用，禁止带回家使用。所有的患者都需要每周在医疗机构进行一到两次的治疗，在监督下吸入药物。

二、治疗抑郁症药物发展展望

（一）多重再摄取抑制剂类药物

单胺假说的诞生极大地推进了对抑郁症发病及治疗学的认识，提高了治疗抑郁症的能力。与现有双重再摄取抑制药物相比，加入DA摄取抑制的5-HT、NE、DA三重再摄取抑制剂（SNDRIs）能够有效改善现有药物起效慢、认知功能低下和性功能障碍等问题。抑制DA再摄取可以使其在突触间隙的水平增加，快速提高神经元兴奋性，加快起效；可升高皮质和海马区的脑源性神经生长因子水平，提高认知能力；激活多巴胺D_2受体，通过下丘脑-垂体-性腺轴，增加睾酮水平，改善性功能障碍。盐酸安舒法辛（LY03005）是国内研发的第一个SNDRIs类药物，属于化药1.1类新药，已获中国国家药品监督管理局（NMPA）颁发的Ⅱ、Ⅲ期临床试验批件。Ⅱ期试验在抑郁症治疗方面展现正面结果，显示该药具有快速、良好的抗抑郁效果。该产品是目前国内首个获得临床研究批件的化药1类抗抑郁症药物。

（二）快速抗抑郁类药物

麻醉药氯胺酮于2000年被意外发现具有快速（2小时起效）抗抑郁作用，由此，快速起效抗抑郁药成为研发热点，其所作用的靶标——谷氨酸系统也开始成为研究重点。NMDA受体的过度激活会导致细胞Ca^{2+}内流，使Ca^{2+}依赖性酶过激活，产生大量氧自由基，从而引起神经毒性，诱发抑郁症状。氯胺酮是一种非选择性NMDA受体拮抗剂，其快速抗抑郁的机制可能在于阻断位于GABA能中间神经元的NMDA受体，使抑制性神经元的活性降低，导致谷氨酸释放的增加，继而激活AMPA受体，使神经元去极化，通过激活Ca^{2+}通道，促进脑源性神经营养因子BDNF释放，激活mTOR信号通路，通过提高突触可塑性和促神经生长而起到快速、强效的抗抑郁作用。但是，氯胺酮的致幻等不良反应严重影响其临床应用。艾氯胺酮（esketamine）是氯胺酮的异构体，与氯胺酮相比，该药的精神不良反应较少，且鼻腔内给药的方式将产生更加快速的抗抑郁效果。该药用于难治性抑郁症患者时，患者情绪在几天之内即显著改善，且疗效持续时间长。目前，FDA已经批准艾氯胺酮用于那些对其他抗抑郁药物无反应的患者。FDA的批准明确指出，该药物只能在经过认证的医疗机构获得，医生可以在院内监测患者，这一举措旨在降低滥用风险。

（三）GABA受体靶向药物

γ-氨基丁酸（γ-aminobutyric acid，GABA）是中枢神经系统中最重要的抑制性神经递质，在维持大脑的兴奋-抑制平衡中起到重要作用。越来越多的临床和基础研究显示抑郁症与各种GABA能神经元活动不足相关，抗抑郁药物可以缓解或恢复上述变化。GABA主要激活两种受体发挥效应：离子型$GABA_A$和代谢型$GABA_B$受体。$GABA_A$受体上存在苯二氮䓬类和巴比妥盐酸盐类药物的结合位点，可以快速诱发抑制性突触后电位，主要发挥镇静与抗焦虑功能。别孕烯醇酮（Brexanolone，SAGE-547）注射剂是一种创新$GABA_A$受体的别构调节剂，能够调节位于神经突

触内和突触外的 $GABA_A$ 受体的功能，恢复大脑抑制性受体和兴奋性受体之间的平衡，在Ⅲ期临床试验中能显著改善患者的抑郁症状。目前，这款即将上市的药物为静脉输液给药，而口服制剂 SAGE-217 正处于早期临床试验阶段。

（四）调节神经免疫内分泌系统

抑郁症患者存在 HPA 轴负反馈功能障碍已经得到广泛认可，因此能够促进 HPA 轴功能恢复的药物有望成为潜在的抗抑郁药。目前研究较多的药物主要包括促肾上腺皮质激素释放因子 1（corticotropin releasing factor 1，CRF1）受体拮抗剂、肾上腺糖皮质激素合成抑制剂和糖皮质激素受体拮抗剂。

（五）调节神经突触可塑性

近年来提出的“神经营养学说”认为，抑郁症的发生与神经突触可塑性的损伤有关。研究证实，抑郁症存在神经再生抑制，而氟西汀等药物能够增强成年动物脑内海马区的神经再生，且与抗抑郁疗效相平行。目前正在以神经可塑性和海马神经再生为靶点研究的药物包括：磷酸二酯酶 4（phosphodiesterase 4，PDE-4）抑制剂、抗凋亡蛋白 Bcl-2 调节剂、刺激 BDNF 产生的药物、神经胶质细胞调节剂等。抗凋亡蛋白 Bcl-2 除了与神经保护有关外，还具有一定的神经营养作用，不仅能促进神经突的萌发和生长，还能促进轴突再生。实际上，抗抑郁药锂制剂和普拉克索也都能通过上调 Bcl-2 的表达而发挥抗抑郁作用。

（六）局部脑区电磁刺激

局部脑区刺激（focal brain stimulation）疗法是一种与目前公认的电惊厥疗法（electroconvulsive therapy，ECT）的疗效相近且安全性、耐受性和长期有效性更佳的方法。这一疗法是近二十年来开展起来的一种新的神经电生理技术，成为临床治疗抑郁症的重要方法。目前，局部脑区刺激疗法主要包括迷走神经刺激疗法（vagus nerve stimulation，VNS）、经颅磁刺激疗法（transcranial magnetic stimulation，TMS）、磁惊厥疗法（magnetic seizure therapy，MST）、经颅直流电刺激疗法（transcranial directcurrent stimulation，tDCS）和深部脑刺激疗法（deep brain stimulation，DBS）等，其他可能成为抑郁症治疗的靶向脑区还包括前侧内囊前肢、腹侧纹状体、伏隔核和丘脑等。

第四节 抑郁症研究中的常用动物模型和研究方法

一、抑郁症动物模型

（一）慢性不可预知性应激模型

慢性不可预见性应激（chronic unpredictable stress）模型的制备主要包括昼夜节律颠倒、饲养环境改变（有 / 无潮湿垫料、噪音）、食物和饮水调整（禁水 / 禁食）、应激（电击足底、强迫游泳、恐惧气味）等，多种不同的应激因素在实验全过程中随机应用，动物便不能预知刺激的发生。该模型主要模拟了人类抑郁的核心症状——快感缺乏，同时模拟了抑郁症的其他症状，如运动、社交、性能力下降、探索和攻击能力缺陷。其有效性高，维持时间长（数月），是目前最为公认的经典模型之一，广泛应用于内源性抑郁障碍的机制研究和抗抑郁药物筛选。此模型主要缺点是模型建立耗时费力，至少需要 7～9 周才能完全诱导抑郁样症状，且动物对实验条件变化的反应敏感，各个实验室的造模条件难以统一，因而在成模周期和抑郁样程度上存在着差异。

（二）行为绝望模型

1. 获得性无助模型 获得性无助（learned helplessness，LH）是一种当大鼠接受无法控制或预知的厌恶性刺激（如电击）后，将其放在穿梭箱内，动物缺乏逃避行为，并伴有食欲减退、体重减轻、学习能力下降等其他改变的动物模型。获得性无助的发生与下丘脑 5-HT 受体密度降低有关，此模型对抗抑郁药高度敏感，可用于研究抗抑郁药的神经生物学机制。该模型缺点是其产生的改变是短暂的，仅维持 2～3 天，可被急性抗抑郁药逆转。

2. 强迫游泳实验（forced swimming test，FST） 当大、小鼠被迫在一局限的空间游泳，起初会拼命地泳动试图逃跑，随后处于一种漂浮的不动状态，仅露出鼻孔维持呼吸，四肢偶尔划动以保持身体不至于沉下去，实际是动物放弃逃脱的希望，反映动物的“行为绝望（behavioral despair）”。此模型实验操作简单，对抗抑郁药敏感，是目前筛选新化合物抗抑郁活性实验中应用最广泛的模型。缺点是仅对急性治疗的药物敏感，对 5-HT 重摄取抑制剂类的药有效性不确定，有导致动物低体温的风险。

3. 悬尾实验(tail suspension test，TST) 悬尾小鼠为克服不正常体位而挣扎活动，但活动一定时间后，出现间断性不动，显示“绝望”状态。抗抑郁药、中枢兴奋药、胆碱能受体阻断药可显著缩短小鼠悬尾状态的不动时间。小鼠悬尾实验能够反映应激性低体温而强迫游泳实验不能，且仅适用于小鼠应激，不适用于大鼠，目前也多用于抗抑郁药的初筛。

4. 慢性束缚应激模型(chronic retraint stress) 束缚应激模型使实验动物处于躯体无法翻转及四肢无法运动的状态即可，需保证束缚环境的透气性，按照束缚的强度和时间可分为短期和长期束缚模型，短期束缚模型无抑郁样症状，长期束缚应激后在强迫游泳、悬尾、糖水偏好、社交、新奇摄食实验中均表现出抑郁样或焦虑样行为，抑郁样行为可稳定 14 天左右。该模型的特点是操作方便简单，造模时间短，且对动物的损伤较小，抑郁样行为明显；缺点是无法完全模拟现实情况下抑郁的发生，因刺激单一，易形成耐受，影响造模成功率。目前该模型多应用于研究应激状况下机体代谢情况的改变，或作为抑郁症研究中辅助验证结果的造模方法。

（三）社会应激模型

1. 孤养模型 孤养后，这些动物模型也表现出抑郁样症状，如自主活动减少等。此模型可以作为抗抑郁药的初筛，造模应用较多的是孤养模型与慢性轻度应激联合。

2. 早期应激模型 在动物出生后的早期阶段给予应激刺激，到动物成年以后测定出动物与抑郁相关的行为和生理反应的改变。在如今社会上日益高发的青少年抑郁症中，对于此类模型的研究更应该引起重视。

3. 社会挫败模型 慢性社会击败应激模型(chronic social defeated stress，CSDS)，即用具攻击性的 CD1 小鼠攻击 C57 小鼠，每天 10 分钟的物理接触，24 小时非物理接触同笼饲养，连续 10 天每天更换新的攻击对象，最后根据社交回避时间与社交时间的比值分选出易感表型和不易感表型。该模型中受击败动物产生社会隶属感，模拟精神应激，更接近于人类社会的压力应激，但该模型仅可在雄性动物中进行。造模后，易感表型的动物约占 2/3，会出现长久社会回避(至少 6 个月)、快感缺乏、代谢紊乱；适应性表型占 1/3，会出现皮质醇含量升高及焦虑样行为。慢性抗抑郁治疗可逆转 CSDS 诱导的抑郁样行为，如丙咪嗪。

（四）药物诱导模型

1. 利血平诱导体温下降模型 利血平(reserpine)是一种囊泡再摄取抑制剂，可耗竭脑内单胺类神经递质，诱导小鼠上眼睑下垂、体温下降及强直症。抗抑郁药可对抗利血平诱导的体温下降。该模型可用于研究不同抗抑郁药的作用机制，例如：NE 或 5-HT 激动剂、DA 激动剂和 β 受体激动剂，可分别对抗小鼠上眼睑下垂、强直症和体温下降。

2. 氯丙咪嗪诱导模型 氯丙咪嗪为三环类抗抑郁药，可阻滞 5-HT 的重吸收，通过改变新生鼠 5-HT 系统功能而致其成年后行为改变。研究证实此模型脑内 5-HT 能系统和去甲肾上腺素能系统传导异常，可用于关于抑郁症单胺递质假说的研究。

3. 糖皮质激素模型 根据应激理论，外源性的应激会促使体内糖皮质激素释放，长期应激引起的高糖皮质激素水平会损伤特定脑区而出现抑郁样行为。该模型模拟抑郁症后生物学变化，大大缩短了造模的生物环节，缩短造模周期。

（五）嗅球切除模型

嗅球与边缘系统功能有关，影响机体行为、情绪和内分泌功能。双侧嗅球切除的大鼠会出现边缘 - 下丘脑轴调节功能异常、对应激的敏感性增加、免疫系统和睡眠模式异常、激越、体重降低以及享乐行为减少等多种行为改变，与临床内源性抑郁患者的特征相似，而长期应用抗抑郁药可纠正上述症状。这种通过神经变性建立的抑郁模型广泛用于探讨抑郁症的病理生理学机制。此模型缺点是较耗时，对实验中手术技术的要求高，存在一定的死亡率，且在动物模型与临床之间仍然有潜在的差异性。

（六）转基因小鼠抑郁症模型

基于对抑郁症发病机制的研究，近年来已经制备出多种转基因小鼠模拟抑郁症的病理生理学特征，主要包括 5-HT_{1A} 受体敲除小鼠、去甲肾上腺素转运体敲除小鼠、CRF 过表达小鼠和 BDNF 敲除小鼠等。这些小鼠模拟抑郁症的某一种发病机制，诱导抑郁样表型的发生。

二、治疗抑郁症药物的研究方法

（一）行为学评价

1. **一般状态评分** 观察小鼠神态、活动情况、皮毛色泽及有无脱落，饮食状况、体重及粪便物理性状变化。

2. **糖水偏好** 糖水偏爱实验（sucrose preference test，SPT）用于检测抑郁症动物的兴趣缺失的症状。小鼠适应实验环境后，进行糖水预适应，给予小鼠两瓶 1% 的蔗糖水适应 12 小时。SPT 前小鼠禁水 12 小时，再给予小鼠已知重量的自来水和 1% 的蔗糖水，让小鼠自由饮水，检测 12 小时内小鼠消耗的自来水量和蔗糖水重量。为了防止出现位置偏好，试验期间交换一次水瓶的位置。小鼠的糖水偏爱率（%）= 糖水消耗量 /（自来水消耗量 + 糖水消耗量）。实验期间每周检测一次小鼠糖水偏爱率。

3. **悬尾实验** 悬尾实验用于反应抑郁症动物的行为绝望。在距离小鼠尾末端 1cm 处的地方用胶布固定并悬挂于悬尾箱顶端，使其距离底面约 40cm。实验时使小鼠悬挂 6 分钟，软件记录 6 分钟内小鼠运动行为，前 2 分钟为适应时间，以后 4 分钟内小鼠的不动时间（immobility time）作为统计指标。

4. **强迫游泳** 强迫游泳实验用于反映抑郁症动物的行为绝望的症状。小鼠被放于装有 1 600ml 左右的自来水的玻璃烧杯中（直径 13cm，高 25cm），控制水温在 23±2℃。用 Forced SwimSca™ 记录并分析小鼠 6 分钟内的活动，统计小鼠后 4 分钟里的累计不动时间。将强迫游泳结束后的小鼠立即用毛巾擦干。

5. **旷场实验** 旷场实验（open field test，OFT）可以客观定量地反映动物活动量及自主活动功能。实验时将动物从饲养笼中转移到旷场（60×60×25cm），中间的 20×20cm 区域定义为中央区，待小鼠适应 2 分钟，录像记录其在随后 5 分钟内的活动总路程、运动轨迹及中央区时间来衡量其活动的强弱。

6. **新奇摄食实验** 新奇摄食实验（novelty-suppressed feeding test，NSF）用于测量动物到新环境后的进食潜伏期及食量，以评估抑郁症动物的焦虑状态。试验前小鼠禁食 24 小时，在旷场（60×60×25cm）的中央放置相等粒数的高脂饲料，将小鼠背对着饲料，从相同的角落放下，记录小鼠 10 分钟内首次进食的摄食潜伏期。

7. **社交趋避实验** 在抑郁症等精神疾病中，会出现社交障碍等症状，而社交趋避实验（social approach-avoidance test）可以反映小鼠社交行为的能力正常与否。实验小鼠首先被放置于敞箱中（40×27×20cm）适应 5 分钟，再在敞箱的一侧放置一个空笼子（对照笼，12×8×8cm），另一侧放置一个装有刺激鼠的笼子（刺激笼），记录 10 分钟内试验小鼠接触空鼠笼和刺激鼠笼的时间、频次及第一次接触鼠笼的潜伏期。

8. **高架十字迷宫** 高架十字迷宫（elevated plus-maze，EPM）实验是基于动物对新环境的探究和对高悬开放臂的恐惧而形成的矛盾冲突状态，从而反映出动物的焦虑情绪的一种实验。高架十字迷宫既可以建立非条件反射焦虑动物模型，也可以作为测量动物焦虑反应的方法。将实验小鼠置于安静、黑暗的敞箱中自由活动 5 分钟，随后将其从中央区面向开放臂放入，连续观察 5 分钟，记录进入开放臂时间、次数及进入闭合臂时间、次数等资料。

9. **zero 迷宫（O 迷宫）** 高架 zero 迷宫（zero maze）即高架 O 迷宫，是高架十字迷宫的改进，在分析焦虑反应的过程中融入了传统的和现代的行为学测量方法。该设计包括一个圆形平台，两个相对封闭的和两个开放的象限，省去了在传统的“plus”设计中用来连接中央圈所花费的时间，并允许不间断的探测。

10. **条件性恐惧实验** 条件性恐惧实验（fear-conditioned learning test）是一种比较敏感的用于研究小型啮齿类动物（大鼠、小鼠）条件恐惧学习记忆的实验。在条件性恐惧训练后，对实验动物进行环境联系性（context-related）记忆测试和声音联系性（tone-related）记忆测试，分别反映海马依赖的和非海马依赖的学习记忆。

（二）抑郁症生化学研究

1. **神经递质检测（HPLC 电化学技术）** 高效液相色谱（high performance liquid chromatography，

HPLC）是色谱法的一个重要分支，采用高压输液系统，将具有不同极性的单一溶剂或不同比例的混合溶剂等流动相泵入装有固定相的色谱柱被分离后，进入检测器进行检测，从而实现对试样的分析。HPLC 主要用于检测抑郁症相关单胺类神经递质（5-HT、NE、DA 等）及其代谢物（5-HTAA、HVA 等）水平。

2. 多因子检测技术　该技术采用独特的微球染色技术，通过 2～3 种荧光染料比例对微米级的微球进行"染色"，可获得 1～500 种不同微球组成的液相微球悬浮芯片系统。检测时，不同颜色的微珠上偶联针对不同待测分析物的特异性"捕获"抗体，通过最终荧光标记的"检测"抗体双抗夹心原理，通过 Luminex® 平台，轻松实现对单个样本中的多种待测分析物的精确检测。

（三）病理学研究（神经可塑性）

1. 高尔基染色　高尔基染色法（Golgi-Cox staining）是一种经典的神经元标记法，可以用于观察各个脑区不同类型的神经元的细微结构。通过 Image J 和 Neuron J 插件绘制海马区神经元的树突二维分布图，分析统计各组神经元树突长度和树突棘密度。

2. 在体成像（双光子成像）　双光子成像（two-photon fluorescence imaging）广泛地用于突触可塑性的研究。借助双光子显微镜，在完整的神经组织中，可获得高分辨率和高灵敏度的荧光成像，主要用于活体细胞水平和亚细胞水平对神经元结构和神经元活动可视化研究。

3. 电生理　电生理技术（electrophysiological techniques）是指以多种形式的能量（电、声等）刺激生物体，测量、记录和分析生物体发生的电现象（生物电）和生物体的电特性的技术。其中长时程增强（long-term potentiation，LTP）是短时间快速重复的高频刺激传入神经元，使突触传递效率长时程增强，存在于海马等区域，被广泛认为是学习和记忆的神经基础。LTP 与行为学关系密切，是评价学习和记忆及其突触可塑性的常用电生理指标。

（四）抑郁症神经环路研究

1. 光遗传学　光遗传学（optogenetics）技术是近年来快速发展的一项生物工程技术，可以实现对神经元的精确控制，并直接演示神经元激活表现出的行为结果，整合了遗传学、行为学、药理学和电生理学等多学科方法。光遗传学技术可明确与抑郁症相关的神经元类型、揭示抑郁症相关神经通路，并提高精确定位确定抑郁症发病机制的可能，为抑郁症治疗提供了新思路。

2. 化学遗传学　化学遗传学（chemogenetic）是设计生物大分子（如：核酸杂交体、激酶、多种代谢酶和 GPCR 等）与以前未被认识的小分子生物化合物相互作用的一种方法，来描述观察到的突变对酶底物特异性的影响。该技术可选择性操纵抑郁症高度相关的中脑中缝背核区血清素能神经元（5-HT 神经元），将抑郁样行为变化与全脑代谢活动的改变联系起来。

3. 膜片钳　膜片钳技术（patch clamp recording technique）是一种以记录通过离子通道的离子电流来反映细胞膜单一的或多个的离子通道分子活动的技术。膜片钳技术与离体脑片技术的结合，可以定位研究神经元离子通道，并进行神经元突触之间联系的分析与研究，还可用于检测、鉴定脑片中神经元和胶质细胞的异质性。

（胡　刚　鲁　明）

参考文献

[1] 冯殿伟. 抑郁症治疗靶标及其药物研发进展 [J]. 中国医院药学杂志，2010，38（4）：443-449.

[2] 徐航，陈焕新，王玮文. GABA 能系统在应激诱发的抑郁症中的作用 [J]. 心理科学进展，2017，25（12）：2075-2081.

[3] MURROUGH J W，ABDALLAH C G，MATHEW S J. Targeting glutamate signalling in depression: progress and prospects[J]. Nat Rev Drug Discov，2017，16（7）：472-486.

[4] MURROUGH J W. Ketamine for depression: An update[J]. Biol Psychiatry，2016，80（6）：416-418.

[5] SINGH J B，FEDGCHIN M，DALY E，et al. Intravenous Esketamine in adult treatment-resistant depression: A double-blind，double-randomization，placebo-control-

led study[J]. Biol Psychiatry，2016，80(6)：424-431.

[6] KANES S，COLQUHOUN H，GUNDUZ-BRUCE H，et al. Brexanolone(SAGE-547 injection) in post-partum depression：a randomised controlled trial[J]. The Lancet，2017，390(10093)：480-489.

[7] LAPLANT Q，CHAKRAVARTY S，VIALOU V，et al. Role of nuclear factor kappaB in ovarian hormone-mediated stress hypersensitivity in female mice[J]. Biol Psychiatry，2009，65：874-880.

[8] KRISHNAN V，NESTLER E J. Animal models of depression：molecular perspectives[J]. Current topics in behavioral neurosciences，2011，7：121-147.

[9] MALKESMAN O，MAAYAN R，WEIZMAN A，et al. Aggressive behavior and HPA axis hormones after social isolation in adult rats of two different genetic animal models for depression[J]. Behav Brain Res，2006，175(2)：408-414.

[10] PRYCE C R，RÜEDI-BETTSCHEN D，DETTLING A C，et al. Long-term effects of early-life environmental manipulations inrodents and primates：potential animal models in depression research[J]. Neurosci Biobehav Rev，2005，29(4-5)：649-674.

[11] GOLDEN S A，COVINGTON HE 3rd，BERTON O，et al. A standardized protocol for repeated social defeat stress in mice. Nat Protoc，2011，6：1183-1191.

[12] CHAOULOFF F. Social stress models in depression research：what do they tell us?[J]. Cell Tissue Res，2013，354：179-190.

[13] MENARD C，PFAU M L，HODES G E，et al. Social stress induces neurovascular pathology promoting depression[J]. Nat Neurosci，2017，20(12)：1752-1760.

[14] MC ARTHUR R，BORSINI F. Animal models of depression in drug discovery：a historical perspective[J]. Pharmacol Biochem Behav，2006，84(3)：436-452.

[15] GREGUS A，WINTINK A J，DAVIS A C，et al. Effect of repeated corticosterone injections and restraint stress on anxiety and depression-like behavior in male rats[J]. Behav Brain Res，2005，156(1)：105-114.

[16] BONDI M，CARETTA A. Animal models of depression：olfactory lesions affect amygdala，subventricular zone，and aggression[J]. Neurobiol Dis，2004，16(2)：386-395.

[17] EINAT H，EZER I，KARA N Z，et al. Individual responses of rodents in modelling of affective disorders and in their treatment：prospective review[J]. Acta neuropsychiatrica，2018，30(6)：323-333.

[18] REKHI H，RANI S，SHARMA N，et al. A review on recent applications of high-performance liquid chromatography in metal determination and speciation analysis[J]. Critical reviews in analytical chemistry，2017，47(6)：524-537.

[19] DOOSTMOHAMMADI A，SHENDRUK T N，THIJSSEN K，et al. Onset of meso-scale turbulence in active nematics[J]. Nat Commun，2017，8：15326.

[20] GROVES T R，WANG J，BOERMA M，et al. Assessment of hippocampal dendritic complexity in aged mice using the Golgi-cox method[J]. J Vis Exp，2017(124)：55696.

[21] OKABE S. Fluorescence imaging of synapse dynamics in normal circuit maturation and in developmental disorders[J]. Proc Jpn Acad Ser B Phys Biol Sci，2017，93(7)：483-497.

[22] CAPLAN B，BOGNER J，BRENNER L，et al. The clinical diagnostic utility of electrophysiological techniques in assessment of patients with disorders of consciousness following acquired brain injury：a systematic review[J]. J Head Trauma Rehabil，2017，32(3)：185-196.

[23] CAMPOREZE B，MANICA B A，BONAFÉ G A，et al. Optogenetics：the new molecular approach to control functions of neural cells in epilepsy，depression and tumors of the central nervous system[J]. Am J Cancer Res，2018，8(10)：1900-1918.

[24] MUIR J，LOPEZ J，BAGOT R C. Wiring the depressed brain：optogenetic and chemogenetic circuit interrogation in animal models of depression[J]. Neuropsychopharmacology，2018，1(4)：1013-1026.

[25] ABBOTT J，YE T，HAM D，et al.Optimizing nanoelectrode arrays for scalable intracellular electrophysiology[J]. Acc Chem Res，2018，51(3)：600-608.

第十五章　治疗癫痫和惊厥药

癫痫(epilepsy)俗称“羊角风”或“羊癫风”,是一种由间歇性和无预兆发作为特征的全部或部分脑神经元兴奋性过高引起的阵发性异常高频放电,并向周围扩散而出现的脑功能暂时失调的综合征。2005国际抗癫痫联盟(ILAE)对癫痫的定义做了修订,其推荐的定义为:癫痫是一种脑部疾患,其特点是持续存在能产生癫痫发作的脑部持久性改变,并出现相应的神经生物学、认知、心理学以及社会学等方面的后果。诊断癫痫至少需要一次癫痫发作。癫痫分为局限性发作和全身性发作,局限性发作是局部大脑皮层神经元首先被激活,病灶位于单侧脑皮质,可由抑制性突触活动减少或兴奋性突触活动增强引起。全身性发作为双侧大脑半球同时受累所致,其发作的形式有:失神性发作、肌阵挛性发作和强直-阵挛性发作等。

根据癫痫发作是否有明确的病因,临床上又将癫痫分为特发性(原发性)癫痫综合征、症状性(继发性)癫痫综合征以及隐源性癫痫综合征。2001年,国际抗癫痫联盟提出的新方案还对一些关键术语进行了定义或规范,包括反射性癫痫综合征、良性癫痫综合征和癫痫性脑病。

1. 特发性癫痫综合征　也称为原发性癫痫,是指目前诊断技术尚找不到明确病因的癫痫。是一种有癫痫症状,但不伴有大脑结构性损伤和其他神经系统症状与体征的综合征,多在青春期前起病,预后良好。

2. 症状性癫痫(继发性癫痫)综合征　是指有明确病因和脑器质性病变的癫痫。这类癫痫,根据病史或检查,癫痫发作有明确的病因可寻,有局限性或弥散性中枢神经系统病变,相当一部分病人有神经影像学方面的异常所见或有相应的神经系统阳性体征,部分病人还有智力智能的障碍。随着医学的进步和检查手段的不断发展和丰富,能够寻找到病因的癫痫病例越来越多。

3. 反射性癫痫综合征　指几乎所有的发作均由特定的感觉或者复杂认知活动诱发的癫痫,如阅读性癫痫、惊吓性癫痫、视觉反射性癫痫、热浴性癫痫、纸牌性癫痫等。去除诱发因素,发作也消失。

4. 良性癫痫综合征　指易于治疗或不需要治疗也能完全缓解,不留后遗症的癫痫综合征。

5. 癫痫性脑病　指癫痫本身造成的进行性脑功能障碍。其原因主要或者全部是由于癫痫发作或者发作间歇期频繁的癫痫放电引起。大多在新生儿、婴幼儿以及儿童期发病。脑电图明显异常,药物治疗效果差。包括婴儿痉挛症、Lennox-Gastaut综合征(LGS)、Landau-Kleffner综合征(LKS)以及大田原综合征和婴儿严重肌阵挛癫痫等。

第一节　癫痫的病理生理和发病机制

一、癫痫的病理生理

引起癫痫的病因有很多,几乎涵盖了全部神经系统疾病,也有可能与遗传有关。脑部疾病引起的先天性脑发育异常有:大脑灰质异位症、脑穿通畸形、结节性硬化、脑面血管瘤病等颅脑肿瘤;原发性或转移性肿瘤颅内感染:各种脑炎、脑膜炎、脑脓肿、脑囊虫并脑弓形虫病等颅脑外伤;产伤、颅内血肿、脑挫裂伤及各种颅脑复合伤等脑血管病;脑出血、蛛网膜下腔出血、脑梗死和脑动脉瘤、脑动静脉畸形等变性疾病;阿尔茨海默病并多发性硬化、皮克病等。遗传因素是导致癫痫尤其是特发性癫痫的重要原因。

二、癫痫的发病机制

癫痫的发病机制非常复杂。中枢神经系统兴奋与抑制间的不平衡是导致癫痫发作的根本原因，主要与离子通道结构、神经递质及神经胶质细胞的改变有关。

1. 离子通道功能异常　离子通道是体内可兴奋组织兴奋性调节的基础，其编码基因突变可影响离子通道功能，从而导致某些遗传性疾病。通过对单个神经元局灶性发作时的电生理分析证实，此时神经元以较高频率发生去极化并触发动作电位。这种神经元放电在正常神经元活动中是没有的，并被认为是癫痫发作的指征。目前认为很多人类特发性癫痫综合征是一种离子通道病，即由有缺陷的基因编码了有缺陷的离子通道蛋白而发病，其中钠离子、钾离子、钙离子通道与癫痫相关性的研究较为明确。因此，通过选择性抑制相关的离子通道来抑制放电可减少癫痫发作且药物副作用较轻。

2. 神经递质异常　癫痫性放电与神经递质关系极为密切，正常情况下兴奋性与抑制性神经递质保持平衡状态，神经元膜稳定。当兴奋性神经递质过多或抑制性递质过少时，都能使兴奋与抑制间失衡，使膜不稳定并产生癫痫性放电。哺乳动物脑内介导大量突触传递的神经递质是氨基酸。经典的抑制性和兴奋性氨基酸分别为γ-氨基丁酸和谷氨酸。研究发现，$GABA_A$ 受体拮抗药或不同谷氨酸受体亚型（如 NMDA，AMPA 或红藻氨酸）激动药均可引起实验动物的癫痫发作。相反，增强 GABA 介导的有突触抑制作用的药物，或谷氨酸受体拮抗药均可抑制癫痫发作。

3. 神经胶质细胞异常　神经元微环境的电解质平衡是维持神经元正常兴奋性的基础。神经胶质细胞对维持神经元的生存环境起着重要的作用。当星形胶质细胞对谷氨酸或γ-氨基丁酸的摄取能力发生改变时可导致癫痫发作。

第二节　治疗癫痫和惊厥的药物

一、癫痫的药物治疗

苯妥英钠

【药理作用和临床应用】

药理作用：苯妥英钠（phenytoin sodium）又名大仑丁，为乙丙酰脲类药物。其抗癫痫机制目前尚不完全清楚，主要作用是阻滞钠通道和抑制动作电位的发生，具有膜稳定作用，能降低细胞膜对 Na^+ 和 Ca^{2+} 的通透性，抑制 Na^+ 和 Ca^{2+} 的内流，提高兴奋阈，减少病灶高频放电的扩散。苯妥英钠在治疗浓度对钠通道有选择性，不影响自发活动且对钠离子透入的 GABA 或谷氨酸无反应；对钙通道中的 L- 型和 N- 型起选择性阻断作用，但不阻断哺乳动物脑内的 T- 型钙通道。但高于此浓度 5～10 倍以上时，苯妥英钠的其他作用也较明显，包括减少自发活动，增强对 GABA 的反应性。苯妥英钠能显著抑制钙调素激酶的活性，影响突触传递功能，减少突触前膜谷氨酸等兴奋性递质的释放，减轻突触后膜递质 - 受体结合后引起的去极化反应。加之对 Ca^{2+} 通道的阻滞作用，产生稳定细胞膜的作用。

临床应用：本品为抗癫痫药、抗心律失常药。治疗剂量不引起镇静催眠作用，可用于治疗除失神性发作外的各种局灶性发作和全面性强直 - 阵挛发作（generalized tonic clonic seizure，GTCS）。

（1）抗癫痫：是治疗癫痫大发作和局限发作的首选药，对失神性发作无效，起效慢。故常先用苯巴比妥等作用较快的药物控制发作，在改用本品前逐渐停用苯巴比妥，不宜长期合用。

（2）治疗神经痛：如三叉神经、舌咽神经和坐骨神经等神经疼痛。这种作用可能与其稳定神经细胞膜有关，但卡马西平效果更好。

（3）抗心律失常：可作为治疗强心苷过量中毒所致的室性心律失常的首选药物。

【体内代谢及影响因素】　苯妥英钠呈碱性，有刺激性，不宜肌内注射，口服吸收不规则。本药在血中约有 85%～90% 与血浆蛋白结合，主要（95%）由肝药酶代谢为羟基苯妥英钠，再和葡萄糖醛酸结合经肾排出。其消除速度与血药浓度有关，血药浓度低于 10μg/ml 时，消除方式属一级动力学，$t_{1/2}$ 约 20 小时，血药浓度增高时，则按零级动力学消除，$t_{1/2}$ 随之延长。该药的治疗窗窄，个体差异大，有效治疗浓度范围为 10～20μg/m。该药血药浓度的个体差异较大，故应注意用药剂量个体化。

【药物相互作用和不良反应及处理】

药物相互作用及处理：苯妥英钠为肝药酶诱导剂，与卡马西平、肾上腺皮质激素、洋地黄毒苷等合用，使这些药物的疗效降低；与香豆素类（特别是双香豆素）、氯霉素、异烟肼、保泰松、磺胺类药物合用，苯妥英钠的代谢降低，血药浓度升高；长期应用对乙酰氨基酚的患者使用本品可增加肝脏中毒的危险，并且疗效降低。

不良反应及处理：该药的毒副反应常呈剂量相关性，常见的不良反应有以下几个方面。

（1）局部刺激：苯妥英钠碱性强，对胃肠道有刺激性，口服易引起食欲减退、恶心、呕吐、腹痛等症状，宜饭后服用。静脉注射可引起静脉炎。长期应用引起齿龈增生，一般停药3～6个月以上可自行消退。

（2）神经系统反应：药量过大引起急性中毒，导致小脑-前庭功能失调，表现为眼球震颤、眩晕、头痛、震颤、构音障碍、复视和共济失调等。严重者可出现语言障碍、精神错乱，甚至昏睡和昏迷等。

（3）造血系统反应：长期应用导致叶酸缺乏，少数有巨幼红细胞贫血再生障碍性贫血、白细胞减少和粒细胞缺乏等。可用甲酰四氢叶酸治疗。

（4）过敏反应：少数患者有皮疹、粒细胞缺乏、血小板减少、再生障碍性贫血、肝坏死、红斑狼疮、紫癜等。用药者应定期检查血常规和肝功能。

（5）骨骼系统：本药诱导肝药酶，加速维生素D代谢。因此易引起微生素D缺乏症、低血钙症、佝偻病、骨软化等。

（6）其他：偶见男性乳房增大、女性多毛症、淋巴结肿大、齿龈增生、肝损害和致畸反应。

【临床应用现状分析与展望】 虽然苯妥英钠疗效高、价格低廉，但其治疗窗窄，又是非线性药物和肝药酶诱导剂，给患者的治疗带来严重的不良反应，现已退出抗癫痫的一线治疗。

苯巴比妥

【药理作用和临床应用】

药理作用：苯巴比妥（phenobarbital）又称鲁米那，除镇静、催眠外，还有抗癫痫作用。苯巴比妥既能降低病灶内部细胞的兴奋性，还能提高病灶周围组织的阈值，限制异常放电扩散，从而抑制病灶的异常放电。苯巴比妥可通过增强突触后膜$GABA_A$受体介导的Cl^-电流，延长通道的开放时间而非频率，导致膜超极化，降低其兴奋性；降低前膜Ca^{2+}通透性，抑制Ca^{2+}依赖的神经递质的释放。

临床应用：本品适应证包括各种类型的癫痫，常作为儿童癫痫的首选药，特别是在2岁以下婴幼儿患者中的应用率较高，对全面强直-阵挛性发作疗效较好，也可用于单纯或复杂部分发作，对少数失神发作或肌阵挛发作有效，也可预防发热惊厥。

【体内代谢及影响因素】 无论是口服还是注射均易被吸收，起效快，$t_{1/2}$为37～99小时，服用3周可达到稳态血药浓度，有效血药浓度为15～40μg/ml。部分经肝脏代谢，部分经肾代谢，在肾排泄时部分可被肾小管重吸收，故作用时间长。

【药物相互作用和不良反应及处理】

药物相互作用及处理：此药为肝药酶诱导剂，与其他药物合用应注意调整剂量。苯巴比妥与其他镇静药物合用时易出现呼吸抑制，所以严重肝肾功能不全、对苯巴比妥过敏者应禁用。

不良反应及处理：镇静是苯巴比妥常见的副作用。所有患者在用药初期均有不同程度的镇静作用。大剂量苯巴比妥引起嗜睡、精神萎靡等副作用，用药初期明显，长期使用产生耐受性。过量用药产生眼球震颤、共济失调。偶见巨幼红细胞性贫血、白细胞减少和血小板减少。大剂量用药后突然停药可出现戒断症状，如焦虑、失眠、震颤、意识模糊和痫性发作等。

【临床应用现状分析与展望】 苯巴比妥的临床应用历史已逾百年，目前仍在全世界大多数国家应用。虽然长期服用可能导致严重不良反应，但也具有广谱、有效、费用低廉等特点，加之该药在体内代谢半衰期较长，患者每日服用一次即可维持有效的血药浓度，从而避免药物漏服或多服的弊端，因此与其他抗癫痫药物相比，仍然是发展中国家治疗GTCS的一线药物。

扑米酮

【药理作用和临床应用】

药理作用：扑米酮（primidone）抗癫痫的作用与苯巴比妥相似，在治疗浓度时可降低谷氨酸的兴奋作用，加强GABA的抑制作用，抑制中枢神经系统单突触和多突触传递，导致整个神经细胞兴奋性降低，提高运动皮质电刺激阈，使发作阈值提高，还可以抑制致痫灶放电的传播。

临床应用：本品用于癫痫强直 - 阵挛性发作（大发作），单纯部分性发作和复杂部分性发作的单药或联合用药治疗，也用于特发性震颤和老年性震颤的治疗。

【体内代谢及影响因素】 口服后吸收迅速、完全，血浆蛋白结合率为 20%。血药浓度 3 小时达高峰，$t_{1/2}$ 为 7～14 小时。在体内转化为苯巴比妥和苯乙基丙二酰胺，仍有抗癫痫作用。消除较慢，长期服用在体内蓄积。

【药物相互作用和不良反应及处理】

药物相互作用及处理：由于其在体内转变为苯巴比妥，所以药物相互作用同苯巴比妥，同为肝药酶诱导剂，与其他药物合用应注意调整剂量。不宜与苯巴比妥合用。与苯妥英钠和卡马西平有协同作用。

不良反应及处理：扑米酮可引起镇静、嗜睡、眩晕、共济失调、复视、眼震颤，偶见粒细胞减少、巨幼红细胞性贫血、血小板减少。因此，用药期间应定期检查血象。严重肝、肾功能不全者禁用。

【临床应用现状分析与展望】 扑米酮对大发作及局限性发作疗效较好，可作为精神运动性发作的辅助药。对部分性发作和大发作的疗效优于苯巴比妥，但对复杂部分发作的疗效不及卡马西平和苯妥英钠。由于价格较贵，只用于使用其他药物不能控制的患者。

卡马西平

【药理作用和临床应用】

药理作用：卡马西平（carbamazepine）结构类似三环类抗抑郁药，但无抗抑郁活性。抗癫痫机制主要通过降低神经细胞膜对 Na^+ 和 Ca^{2+} 的通透性，限制持久去极化诱发的动作电位重复放电，降低神经元的兴奋性和延长不应期、增强 GABA 神经元的突触后作用。

临床应用：本品是治疗局灶性癫痫和癫痫大发作的主要药物，也用于治疗三叉神经痛，在临床上是单纯及复杂部分性发作的首选药。虽然卡马西平与苯妥英钠相似，但两种药物仍有重要的不同点，如卡马西平对双相情感障碍患者有治疗作用，包括对碳酸锂治疗无效的患者。

【体内代谢及影响因素】 口服易吸收，服用后 3～4 日可达稳态血药浓度，其有效血浆药物浓度为 4～12μg/ml。血浆蛋白结合率约 80%。经肝代谢为有活性的环氧化物，经肾排泄。用药初期 $t_{1/2}$ 平均为 18～30 小时，连续用药 3～4 周后，由于其诱导肝药酶，加速自身代谢，故半衰期可缩短 50%。

【药物相互作用和不良反应及处理】

药物相互作用及处理：本品亦诱导肝代谢酶，使其他抗癫痫药和香豆素类、雌激素、环孢素、洋地黄类、左甲状腺素、奎尼丁等代谢加快，血浓度降低，半衰期缩短，药物作用减弱。红霉素、西咪替丁以及异烟肼可抑制卡马西平的代谢，引起后者血药浓度的升高。与锂盐、抗精神病药合用，易引起中枢神经系统中毒症状。

不良反应及处理：急性中毒可引起昏迷，对刺激反应过敏、惊厥和呼吸抑制。长期用药最常见的副作用包括困倦、眩晕、共济失调、复视及视力模糊，超大剂量可引起癫痫发作频率增加。其他副作用还包括恶心、呕吐、严重的血液毒性反应和超敏反应。

【临床应用现状分析与展望】 卡马西平对复杂部分性发作的疗效优于其他抗癫痫药，对 GTCS 及其他类型的发作也有效，但对典型或不典型的失神发作、肌阵挛和失张力发作无效，甚至会诱发或加重失神发作和肌阵挛发作。卡马西平在治疗伴中央 - 颞区棘波的良性儿童癫痫时可引起不典型失神、肌阵挛和负性肌阵挛等新的发作类型及脑电图恶化，故国际上已经提出肌阵挛和失神发作时禁用卡马西平。

伊来西胺

【药理作用和临床应用】 伊来西胺（ilepcimide）为胡椒碱（piperine）的衍生物之一，其化学结构属于桂皮酰胺类，完全不同于其他常用抗癫痫药物。非临床药理实验证明，能有效地对抗大鼠和小鼠的电休克、戊四氮、印防己毒素引起的惊厥发作。药理作用机制与升高动物脑内 5-HT 含量有关。

【体内代谢及影响因素】 口服本品吸收比较迅速，生物利用度高，血浆中消除较快，并分布于其他组织，经肝内代谢。

【药物相互作用和不良反应及处理】 药物相

互作用尚不明确。本品无明显精神和神经不良反应发生。少数患者可有轻度的或一过性的不良反应，如疲倦等，尚未见严重的过敏性反应。

【临床应用现状分析与展望】 用于各种类型的癫痫。伊来西胺片适用于单药治疗或添加辅助治疗儿童和成年患者的各种癫痫发作类型。对于使用其他抗癫痫药物耐受不良或伴有其他系统疾病的患者，尤为适用。

乙琥胺

【药理作用和临床应用】

药理作用：乙琥胺（ethosuximide）为琥珀酰亚胺类药物，可降低丘脑神经元低阈值的 T- 型钙电流，但不改变稳态失活的电压依赖性或从失活状态恢复的时间。治疗浓度乙琥胺不能抑制持久的重复放电或增强 GABA 的反应。

临床应用：本品是癫痫失神发作的首选药。此外，它对肌阵挛性发作也有较好疗效，但对大发作无效。

【体内代谢及影响因素】 乙琥胺经胃肠道吸收迅速而完全，生物利用度接近 100%，几乎不与血浆蛋白结合，长期用药脑脊液浓度与血浆浓度相同。约 25% 以从尿排出，主要代谢产物羟乙基衍生物占用药量的 40%，无活性，直接或以葡糖苷酸形式从尿排出。乙琥胺 $t_{1/2}$ 成人约为 40～50 小时，儿童约 30 小时。服药后 6～14 日达到稳态浓度，其有效血药浓度范围为 40～100μg/ml（另一说法为 40～150μg/ml）。

【药物相互作用和不良反应及处理】

药物相互作用及处理：本品与其他药物相互作用相对较少。乙琥胺可能导致苯妥英钠血药浓度升高。有报道称丙戊酸盐会升高乙琥胺的血药浓度，但也有报道其可降低乙琥胺的血药浓度。

不良反应及处理：不良反应较小，常见的是恶心、呕吐、上腹部不适，食欲减退；其次是眩晕、头痛、嗜睡、欣快、幻觉及呃逆；偶见粒细胞减少、白细胞总数减少、再生障碍性贫血；有时可引起肝、肾损害，故用药时需注意检查血象及肝肾功能。也有报道帕金森样畏光。个别病人可出现荨麻疹、红斑狼疮等过敏反应，应立即停药。对本药过敏者禁用。孕妇及哺乳期妇女应慎用。

【临床应用现状分析与展望】 乙琥胺仍是治疗典型失神癫痫的有效药物，单药治疗有效率达 70%。推荐用于儿童失神发作的单药治疗和伴有难治性失神发作的特发性全面性癫痫的辅助治疗。乙琥胺作为辅助治疗药物，对负性肌阵挛、跌倒发作和某些类型的阵挛发作有效。

丙戊酸

【药理作用和临床应用】

药理作用：丙戊酸（valproic acid）通过延长电压激活钠通道的恢复时间而实现抑制小鼠皮层或脊髓神经元的去极化诱发的持续反复放电，不影响神经元对 GABA 的反应。其主要作用机制为抑制 GABA 转氨酶和谷氨酸脱羧酶，从而抑制 GABA 的转化，使脑内 GABA 浓度增高，增强 GABA 突触后抑制效应，此外还可抑制电压门控钠通道，阻止神经元持久重复放电，并减少 T 型钙电流。

临床应用：本品是一种对多种发作类型均有效的一线广谱抗癫痫药，可用于各种类型的癫痫发作，尤其是失神发作和大发作，还可用于部分性发作。此外，丙戊酸很少影响患者的认知功能，并极少引起癫痫的发作加重。

【体内代谢及影响因素】 丙戊酸主要经胃肠道吸收，口服吸收迅速而完全，血浆蛋白结合率高，约为 90% 左右。该药 $t_{1/2}$ 为 15 小时左右，与相关的肝药酶诱导剂联合应用时可缩短为 8～9 小时，服药后 1～4 日达稳态血药浓度，有效血药浓度为 50～100μg/ml。

【药物相互作用和不良反应及处理】

药物相互作用及处理：丙戊酸是抗癫痫药中最重要的肝药酶抑制剂，可抑制 CYP2C9、CYP2C19 和 CYP3A4，因此与其他抗癫痫药如苯妥英钠和苯巴比妥，合用时有复杂的药物相互作用。并可通过抑制 UDP- 葡萄糖醛酸转移酶（UGT）抑制拉莫三嗪和劳拉西泮（lorazepam）的代谢。丙戊酸盐和氯硝西泮（clonazepam）合用可引起失神性发作，不宜合用。

不良反应及处理：丙戊酸的不良反应轻，最常见的副作用是暂时性胃肠道症状，包括厌食、恶心、呕吐；神经系统症状，包括镇静、共济失调和震颤；偶见皮疹、脱发和食欲亢进。罕见的并发症是致死性肝功能衰竭，尤其是在既往有肝脏疾病的癫痫患者及2岁以下的儿童中更容易发生。

【临床应用现状分析与展望】 丙戊酸是临床应用广、疗效高、安全性好的广谱药物，是GTCS合并典型失神发作的首选药，也可用于单纯及复杂部分性发作、部分性发作继发GTCS，对失神发作最有效，对肌阵挛及GTCS疗效较好，对其他混合型癫痫和部分难治性癫痫也有较好的临床疗效。

苯二氮䓬类

【药理作用和临床应用】

药理作用：苯二氮䓬类作为镇静-抗焦虑药，也具有广泛的抗癫痫作用。苯二氮䓬类主要增强GABA介导的突触抑制，作用于$GABA_A$受体，增加GABA激活的Cl^-通道开放频率，但不影响开放时间。

临床应用：氯硝西泮（clonazepam）和氯氮卓（clorazepate）也用于长期治疗某些类型的癫痫。地西泮（diazepam）和劳拉西泮（lorazepam）对癫痫持续状态有肯定的疗效。

【体内代谢及影响因素】 本类药物口服吸收快而完全，主要经肝药酶代谢，多数药物可转化成去甲地西泮，最后转为奥沙西泮，药物$t_{1/2}$延长。代谢产物最终与葡萄糖醛酸结合为无活性产物，由肾排出。

【药物相互作用和不良反应及处理】

药物相互作用及处理：本类药物经肝脏代谢后易与其他药物发生相互作用，尤其要注意的药物有奈法唑酮、氟西汀、氟伏沙明、舍曲林、西咪替丁以及其他可以降低CYP450 3A4活性的药物，合用时需要根据情况调整剂量。

不良反应及处理：常见的不良反应包括嗜睡、头晕、全身乏力、口苦及明显的宿醉反应等，其他不良反应包括共济失调、行为障碍（激动、兴奋或攻击行为），偶见复视、消化不良、食欲减退、白细胞减少、血小板减少、皮疹、脱发等。氟马西尼可用于苯二氮䓬类过量的诊断和治疗。

【临床应用现状分析与展望】 地西泮是治疗癫痫持续状态的首选药，起效快，且较其他药物安全。

硝西泮主要用于失神性发作，特别是肌阵挛性发作及婴儿痉挛等。

氯硝西泮是苯二氮䓬类药物中抗癫痫谱比较广的药物。对失神性发作的疗效较地西泮强，静脉注射也可治疗癫痫持续状态。对肌阵挛性发作、婴儿痉挛也有效。

新型抗癫痫药

【药理作用和临床应用】

现在通过美国食品与药品管理局批准，并在我国注册应用的新型抗癫痫药物主要有：托吡酯、拉莫三嗪、奥卡西平、左乙拉西坦和加巴喷丁。

托吡酯（TPM）：适应证为癫痫单纯及复杂部分性发作、原发/继发性GTCS，对肌阵挛和婴儿痉挛症也有效；可作为Lennox-Gastaut综合征、婴儿痉挛症及癫痫全面性发作的添加治疗。

拉莫三嗪（LTG）：为一种广谱抗癫痫药，对部分性发作、原发/继发性GTCS发作、失神发作、强直性发作以及Lennox-Gastaut综合征等均有效。还可用于2～12岁难治性癫痫的添加治疗。

奥卡西平（OXC）：适应证与卡马西平相似。用于单独治疗或辅助治疗原发性GTCS和部分性发作，伴有或不伴有继发性全面性发作。对卡马西平有变态反应的患者中2/3能耐受奥卡西平。

左乙拉西坦：常用作成人及4岁以上儿童部分性发作的添加治疗，也可用于单药治疗全面或部分性发作。

加巴喷丁：对难治性复杂部分性及继发全身发作特别有效。接受加巴喷丁治疗后，13%～29%患者发作减少50%。该药对失神及原发性全身强直阵挛发作效果肯定。

【体内代谢及影响因素】 新型抗癫痫药均有线性药代动力学特征，血药浓度与剂量呈正比，口服吸收良好，血药浓度达峰时间较短，生物利用度高，不在体内代谢而无活性代谢产物，不和血浆蛋白结合，食物对药物吸收多无影响。

【药物相互作用和不良反应及处理】 无肝药酶诱导或抑制作用，与其他药物相互作用小、半衰期长，由肾排泄，长期应用无慢性不良反应，无致畸变作用等。

【临床应用现状分析与展望】 研究表明新型抗癫痫药物与传统抗癫痫药物在癫痫发作控制的疗效上无显著性差异，但药物相互作用和不良反应少，耐受性和安全性好，这也是新型抗癫痫药物的优势。但目前应用于临床的时间还比较短，经验不足，而且新型抗癫痫药物价格一般比传统药物高，所以选择抗癫痫药物时，需要综合考虑疗效、副作用和花费等因素。

二、惊厥的药物治疗

惊厥是中枢神经系统过度兴奋引起的全身骨骼肌强烈的不随意收缩，呈强直性或阵挛性抽搐，表现为阵发性四肢和面部肌肉抽动，多伴有两侧眼球上翻、凝视或斜视，神志不清。有时伴有口吐白沫或嘴角牵动，呼吸暂停，面色青紫，发作时间多在3～5分钟之内，有时反复发作，甚至呈持续状态。惊厥是小儿常见的急症，尤以婴幼儿多见，年龄愈小发生率愈高。惊厥的频繁发作或持续状态可危及患儿生命或使患儿遗留严重的后遗症，影响小儿的智力发育和健康。常用巴比妥类、地西泮或水合氯醛治疗，也可注射硫酸镁抗惊厥。

【惊厥的病理生理和发病机制】

病理生理：惊厥发生的病理生理基础可以是痫性发作，也可以是非痫性发作。前者为各种原因所致的脑细胞功能紊乱，神经元兴奋性过高，突然大量异常超同步放电，通过神经下传引起骨骼肌的运动性发作。后者可以是脑干、脊髓、神经肌肉接头和肌肉本身的兴奋性增高所致，如体内电解质改变（如钾、钠升高或钙、镁等降低）；也可以是情绪改变所致的癔症。

发病机制：惊厥的发病被认为与离子通道、脑脊液、免疫和神经递质失调有关。而婴幼儿由于大脑髓鞘还未完全形成，导致兴奋冲动易于泛化，而且血脑屏障功能差，更易受到感染。其他特殊原因如产伤、脑发育缺陷和先天性代谢异常等，也是造成婴幼儿期惊厥发生率高的原因。

【药理作用和临床应用】

抗惊厥药是指能抑制中枢神经系统，解除骨骼肌非自主强烈收缩的药物。主要用于脑炎、破伤风和农药中毒时的全身性强直性痉挛和间歇性痉挛的对症治疗。

镁离子作用于神经肌肉接头处，拮抗钙离子的释放，减少乙酰胆碱的释放，阻断神经和肌肉间的传导，降低或解除肌肉收缩作用；同时镁离子降低中枢神经细胞兴奋性，降低脑细胞耗氧量，从而有利于改善脑代谢；另外对血管平滑肌有舒张作用，使痉挛的外周血管扩张，降低血压。硫酸镁注射液常用于妊娠高血压综合征，降低血压，治疗先兆子痫和子痫，也可用于治疗早产。

【体内代谢及影响因素】 肌内注射后20分钟起效，静脉注射几乎立即起效，作用时间持续30分钟，治疗先兆子痫和子痫有效血镁浓度为2～3.5mmol/L，治疗早产的有效血镁浓度为2.1～2.9mmol/L，个体差异比较大。肌内注射和静脉注射，药物均由肾脏排出，排出的速度与血镁浓度和肾小球滤过率有关。

【药物相互作用和不良反应及处理】 同时静注钙剂时，可减弱本品的中枢抑制和骨骼肌松弛作用。本品可加强氯丙嗪等药物的中枢抑制作用，与其他具有神经肌肉阻断作用的药物合用时，可致严重的神经肌肉传导阻滞。

过量注射可引起呼吸抑制、腱反射消失、心脏抑制、血压骤降甚至死亡。静脉缓慢注射氯化钙可立即消除镁离子的作用。

【临床应用现状分析与展望】 硫酸镁是产科妊娠高血压综合征治疗的一个有效药物，静脉滴注联合肌内注射硫酸镁可有效治疗妊娠高血压综合征患者，可以显著提高患者生活质量，不仅可以改善孕妇的健康，而且对胎儿的健康也有很好的保障作用，在治疗中具有很高的应用价值，可以从根本上解决发生妊娠高血压综合征时孕妇出现的相关症状。

第三节 癫痫药物治疗原则及合理用药

癫痫是神经内科常见的反复发作性慢性脑病，药物治疗是目前治疗癫痫最常用和最重要的手段。正规有序的药物治疗，可使大部分患者的发作得到有效控制。然而，临床上许多患者未能得到正确的治疗，引起癫痫频繁反复发作导致继发性脑损伤。因此，合理应用抗癫痫药物是治疗的关键。抗癫痫药需要长期，规律服用才能提高疗效和减少不良反应。治疗原则有如下几点：

1. **按照癫痫类型选药** 根据发作症状，准确判断发作类型，选用相应有效的抗癫痫药物。

2. **尽量单一用药** 单一用药可减少抗癫痫药

物的毒副作用，防止药物间的相互干扰。单一用药确实疗效不好的，可加用第二种抗癫痫药物。应合理联合用药，防止药物间的相互干扰，尽量选择作用原理、代谢途径及副作用不同的药物。

3. **服药剂量适当**　根据公斤体重计算剂量，坚持从小剂量开始服用，按照个体差异及年龄特点，及时调整剂量，直至发作得到有效控制，必要时监测血药浓度。

4. **定时定量服药**　服药间隔时间一般不超过药物的一个半衰期，以保持 24 小时稳定的有效浓度，对固定时间发作（月经期，睡眠期等）的患者应在这一时期适当增加剂量以提高血药浓度。不得擅自减、停、漏服药物，更不能时停时服。

5. **坚持连续服药**　癫痫是慢性病，须坚持连续服药，缓慢停药。服药期间，从最后一次发作算起，要至少连续一年不发作，复查脑电图正常，才能考虑逐渐减停药物。一般认为巩固治疗时间越长，今后复发的机会越小。

6. **观察不良反应**　抗癫痫药物都有一定的毒副作用，用药期间注意密切观察，定期检测血药浓度和血象，肝肾功能，如出现过敏，中毒症状应及时停药并对症处理。

7. **慎用其他药物**　当癫痫患者患上其他疾病，需合用其他药物时，要注意对这些药物的吸收和代谢影响。如与某些抗生素合用时，会加速其他代谢而影响疗效；含钙、镁、铝的抗酸药可降低肠道对苯妥英钠的吸收；异烟肼、氯丙嗪、普萘洛尔可抑制苯妥英钠的代谢等。

8. **合理使用新抗癫痫药物**　由于传统抗癫痫药物的局限性，临床上需要耐受性强、疗效更好、副作用小的新药，于是新抗癫痫药出现了。1978 年美国 FDA 首次批准的新药非氯酯和加巴喷丁，开创了抗癫痫新药的新纪元。以后上市的拉莫三嗪、氨己烯酸等新药，对新诊断的癫痫或难治性癫痫具有相对满意的疗效。这些新抗癫痫药有它独特的作用谱及副作用，必须合理使用。

第四节　癫痫药物的研发史和研究进展

癫痫的现代药物治疗起始于 1857 年，即溴化钾。该药虽然有一定疗效，但不良反应明显，尤其不宜久用。抗癫痫药物（antiepilepsy drugs，AEDs）的发展历史大致上可分为以下 4 个阶段。

从 1857 年应用溴化物开始到 1937 年：主要是 1912 年发现巴比妥类药（如苯巴比妥）。该类药疗效较溴剂好而不良反应相对较少，逐渐取代了溴剂。但因巴比妥类药有显著的镇静作用，且对部分患者的认知功能有影响，以后也多被其他 AEDs 替代。然而由于该类药物价格较低，在贫困地区仍然是有应用价值的药物，仅用这一种药物对较多患者可能取得较好的疗效。此时期的抗癫痫治疗，主要为经验性用药。

1937—1973 年：1937 年，苯妥英钠用于戊四氮（癫痫）动物模型取得成功，1938 年开始用于临床。该药的钠盐无明显镇静作用，是第一个根据动物模型研制的 AEDs，可以说是抗癫痫药物的里程碑。以后又陆续开发出扑米酮（1952 年）、乙琥胺（1960 年）、卡马西平（1963 年）等药物，AEDs 得到很大的发展，但疗效还不够高，一般应用单药治疗，癫痫控制率为 40%～50%，采用联合用药时不良反应发生率亦较高。如苯妥英钠可引起牙龈增生、共济失调和慢性中毒性脑病等。

1974—1986 年：广谱 AEDs 丙戊酸应用于临床（1974 年）开创了 AEDs 的新纪元。由于该药具有广谱抗癫痫作用、疗效较其他 AEDs 高，而且又是第一种以作用机制为基础的 AEDs，不良反应比以前的几种 AEDs 相对轻一些。这一阶段开展了 AEDs 药物血浆浓度监测并研究了各种 AEDs 在患者体内的药动学，实现了药物治疗剂量的个体化，使疗效有所提高。

1987 年以后：此前，尽管抗癫痫药物治疗逐渐完善，但仍有约 20% 的癫痫患者不能达到理想的控制。1987 年以后，国外有关学者充分运用临床药理学技术，研制出一些疗效较好而不良反应相对较少的新型 AEDs，这些药物陆续上市并被应用于临床，如氨己烯酸（1989 年）、唑尼沙胺（1989 年）、拉莫三嗪（1991 年）、加巴喷丁（1993 年）、非氨酯（1993 年）、司替戊醇（1994 年）、托吡酯（1995 年）、噻加宾（1997 年）、奥卡西平（1999 年）、左乙拉西坦（2000 年）等，使临床医师有了更多的选择（图 15-1）。

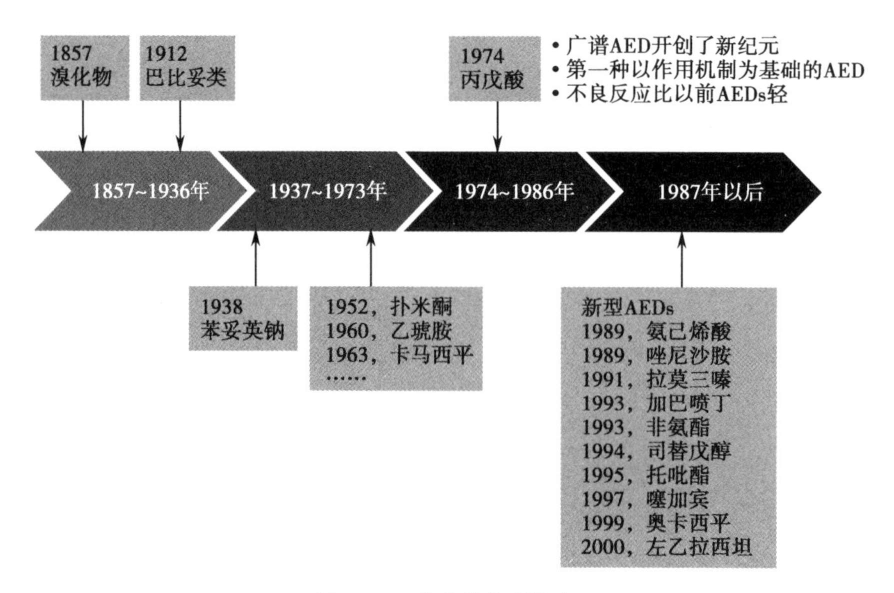

图 15-1　癫痫药物研发史

第五节　常用的疾病模型和研究方法

一、癫痫动物模型

（一）急性癫痫模型

急性癫痫模型又称为痫性发作模型，常为单次处理即可诱发癫痫的一次急性发作模型。包括最大电休克模型（maximal electroshock model，MES model）和戊四氮癫痫模型（Pentylenetetrazol model，PTZ model）。MES 模型是使用最多的模型之一，常用于模拟人类的强直 - 阵挛癫痫大发作，经典的抗癫痫药物苯妥英钠就是通过 MES 模型被发现的。皮下注射的 PTZ 模型能够模拟人类的肌阵挛癫痫全身发作。MES 和 PTZ 癫痫模型制备方法简单，筛选抗癫痫化合物的效率较高，是初次筛选抗癫痫药物的金标准。

（二）慢性癫痫模型

慢性癫痫模型根据给予刺激的强度和引起的病情严重程度的不同，又可分为点燃模型、持续性癫痫模型、自发性癫痫模型。点燃模型是通过反复的电和化学刺激丘脑、海马等区域，从而在脑电图上表现为进行性癫痫样活动，在行为学上表现为癫痫样发作的模型。点燃模型模拟的是人类的癫痫复杂性部分发作及其继发的全身性发作的癫痫动物模型，而且它能较好地模拟癫痫进行性发展和长期反复的自限性发作的特点。点燃模型又可细分为两类：电点燃模型和化学点燃模型。前者是在杏仁核、海马区埋植入电极，并反复给予一定强度的阈下刺激从而达到点燃的效果；后者则是通过系统或者脑室内反复注射具有兴奋性毒性的谷氨酸类似物红藻氨酸（kainic acid，KA）或者亚惊厥剂量的戊四氮（pentylenetetrazol，PTZ）。在点燃模型的基础上进行改进，如持续地给予动物丘脑、海马高强度电刺激，或者腹腔内反复注射致痫剂量的胆碱能受体激动剂毛果芸香碱（pilocarpine）、KA 可引起癫痫持续状态的发生，由此得到诱发癫痫持续状态的癫痫动物模型。

（三）遗传性癫痫模型

Tremor 大鼠（TRM）为一种遗传性癫痫大鼠，它是自发性癫痫大鼠（SER：zi/z，i，tm/tm）亲代之一，是由 Wistar 大鼠敲除 tm 基因而获得，出生 8 周后出现癫痫小发作，在大鼠脑皮质和海马均可记录到阵发性的 5～7Hz 的棘 - 慢复合波，它的发作无需外加物理化学因素刺激，是研究遗传性癫痫的理想动物模型。WAG/RIJ 大鼠是用于研究遗传性癫痫失神发作的大鼠，其行为学改变、脑电图表现（表现为棘 - 慢复合波）以及遗传特性等方面与人类癫痫失神发作极为相似，已被广泛用于研究人类癫痫失神发作。

二、惊厥动物模型

（一）热性惊厥模型

为模拟儿童发生的热性惊厥，建立热性惊厥

模型时动物脑发育阶段应与之相对应。比较人类与鼠类海马的发育过程，可知大鼠出生后5～7天海马发育与人类新生儿海马发育大致相对应，7～14天大鼠海马接近于几个月到1岁幼儿，而28～30天大鼠海马接近于2岁儿童。国外大多数文献中采用气浴方法建立热性惊厥模型：实验时加热的气体由上方吹入，气体温度保持在41～48℃，使动物的中心温度迅速升高；高热阶段大约从2.5分钟后即可开始（动物中心温度约达39.5℃），高热可持续30分钟；高热期间实时检测中心温度（通常应每隔2～2.5分钟测1次动物中心温度），并相应地调节气体温度使中心温度控制在41.5～42℃；观察动物行为改变，记录惊厥开始时间及持续时间。另一种为热水浴方法诱导高热惊厥，水浴温度一般采用44.5～45℃，水深以大鼠站立时仅露出头部为准；水加热至指定温度后将实验动物放入热水中加热，水浴时间多为4～5分钟；由于动物个体差异，实验室可在预实验室中设置不同的水浴温度（如44℃、44.5℃、45℃等），根据预实验效果来选择水浴温度、水浴时间、水浴次数及2次水浴之间的间隔时间等。

（二）电惊厥

电惊厥实验操作较为简单，是进行抗惊厥药物筛选，尤其是离子通道阻断剂药物筛选的理想惊厥模型。大鼠和小鼠均可用于电惊厥实验，仅诱发惊厥所用电流强度不同；常用电极为耳夹电极，刺激参数：35～50mA（小鼠），50～150mA（大鼠），50Hz，脉冲0.2s，刺激波宽0.5ms；电刺激后立即解除刺激动物的装置，观察其行为学变化，一般以后肢前肢强直痉挛为惊厥发作标准。

（招明高　杨　奇）

参考文献

[1] SCHMIDT D，SILLANPÄÄ M. Evidence-based review on the natural history of the epilepsies. Curr Opin Neurol，2012，25（2）：159-163.

[2] GROVER S，GOURIE-DEVI M，BAGHEL R，et al. Genetic profile of patients with epilepsy on first-line antiepileptic drugs and potential directions for personalized treatment. Pharmacogenomics，2010，11（7）：927-941.

[3] BIRBECK G L，FRENCH J A，PERUCCA E，et al. Antiepileptic drug selection for people with HIV/AIDS：evidence-based guidelines from the ILAE and AAN. Epilepsia，2012，53（1）：207-214.

[4] BROPHY G B，BELL R，ALLDREDGE A，et al. Guidelines for the evaluation and management of status epilepticus. Neurocrit Care，2012，17：3-23.

[5] RIVIELLO JJ JR，CLAASSEN J，LAROCHE S M，et al. Treatment of status epilepticus：an international survey of experts. Neurocrit Care，2013，18（2）：193-200.

[6] 李世绰，吴立文，林庆，等. 中国癫痫诊疗指南[M]. 北京：人民卫生出版社，2015.

[7] 李六水，刘宪军. 临床常用传统抗癫痫药物及其药理作用特点[J]. 北京联合大学学报，2017，31（3）：65-70.

[8] 李皓，辛世萌. 新型抗癫痫药物临床应用进展[J]. 临床荟萃，2013，28（10）：1191-1193.

第十六章 中枢镇痛药物

广义的镇痛药(analgesics)包括麻醉性镇痛药和非麻醉性镇痛药。本章介绍的中枢镇痛药是指作用于中枢神经系统,对听觉、触觉和视觉等感觉无明显影响,可选择性地消除或缓解痛觉的药物。该类镇痛药的镇痛作用绝大多数与激动阿片受体有关,又称之为阿片类镇痛药(opioid analgesics)。因其易产生药物依赖性或成瘾性,易导致药物滥用(drug abuse)及停药戒断综合征(withdrawal syndrome),又将此类药物归为麻醉性镇痛药(narcotic analgesics)或成瘾性镇痛药(addictive analgesics)。本类药中的绝大多数归入管制药品之列,其生产、运输、销售和使用必须严格遵守“国际禁毒公约”和我国的有关法规,如《中华人民共和国药品管理法》(2015)和《麻醉药品和精神药品管理条例》(2005)等。

第一节 疼痛的病理生理和发病机制

一、疼痛的产生和特征

疼痛是一种因实际的或潜在的组织损伤而产生的痛苦感觉,常伴有不愉快的情绪、心血管和呼吸方面的变化。它是机体的一种保护性反应,提醒机体避开或处理伤害,是临床许多疾病的常见症状。剧烈疼痛不仅给患者带来痛苦和紧张不安等情绪反应,还可引起机体生理功能紊乱,甚至诱发休克。控制疼痛是临床药物治疗的主要目的之一,但由于疼痛是很多疾病的常见临床表现,其特点可作为疾病诊断的重要依据,故在诊断未明确之前,应慎用镇痛药,以免掩盖病情,贻误诊断和治疗。

疼痛主要由体内外的致痛物质引起。当组织损伤或发生炎症时,机体释放出的内源性致痛物质主要有:①化学物质,如 K^+、H^+、5-HT、组胺等;②炎症介质,如缓激肽、前列腺素、降钙素基因相关肽等;③细胞因子,如神经生长因子、肿瘤坏死因子等;④神经递质或调质,如谷氨酸、P 物质、一氧化氮等。这些物质参与激活和调节伤害性感受器,并通过痛觉传导通路引起痛觉。

根据痛觉冲动的发生部位,疼痛可分为躯体痛、内脏痛和神经性痛三种类型。躯体痛是身体表面和深层组织的痛觉感受器受到各类伤害性刺激所致,又可分为急性痛(亦称锐痛)和慢性痛(亦称钝痛)两种。前者为尖锐而定位清楚的刺痛,伤害性刺激达到阈值后立即发生,刺激撤除后很快消失;后者为强烈而定位模糊的“烧灼痛”,发生较慢,持续时间较长。内脏痛是由于内脏器官、体腔壁浆膜及盆腔器官组织的痛觉感受器受到炎症、压力、摩擦或牵拉等刺激所致。神经性痛是由于神经系统损伤或受到肿瘤压迫或浸润所致。

二、疼痛的调控

疼痛的调控是一个非常复杂的过程。一般认为,谷氨酸和神经肽类是伤害性感觉传入神经末梢释放的主要递质,两者同时释放,对突触后神经元产生不同的生理作用。谷氨酸被释放后仅局限于该突触间隙内,作用于突触后膜的 NMDA 受体和 AMPA 受体而将痛觉信号传递给下一级神经元。因其作用发生和消除均很快,故称快递质。P 物质(SP)等神经肽被释放后则扩散到一定范围且同时持续影响多个神经元的兴奋性而使疼痛信号扩散。因其作用缓慢而持久,故称为慢递质。谷氨酸和神经肽类可协同调节突触后神经元传递兴奋的能力,这可能与神经肽类增加和延长谷氨酸的作用有关。目前有关疼痛调控机制的主导学说是 Wall 和 Melzack 于 1965 年提出的“闸门学说”。该学说认为,脊髓胶质区感觉神经元同时接受外周感觉神经末梢的感觉信号和中枢下行抑制系统的调节信号，形成痛觉控制的“闸门”，当感觉信号强度超过闸门阈值，即产生痛觉。近年亦有研究提出痛觉过敏（hyperalgesia）和痛觉超敏（allodynia）的发生机制与外周伤害性感受器增敏和中枢突触传递长时程增强（long-term potentiation）现象有关，后者是一种突触传递效能的可塑性改变现象，即突触传递在某种因素的作用下，同样强度的突触前刺激可以引起更大的突触后信号，且可长时间维持。

机体存在一些内源性止痛机制，内阿片肽系统是其中最重要的下行止痛系统，主要由内源性阿片肽和阿片受体共同组成。

1. 阿片受体　20 世纪 50 年代早期，人们根据吗啡的镇痛作用推测体内存在特定的吗啡结合受体，并于 60 年代开始研究阿片受体；1962 年，我国学者邹刚、张昌绍等人首次证明吗啡的镇痛作用部位是中枢第三脑室周围灰质；1973 年，通过放射配体法，Snyder，Simon 以及 Terenius 三个实验室几乎同时证明中枢神经系统存在立体特异性阿片结合位点（受体）；1976 年，Martin 及其同事通过对吗啡和烯丙吗啡类似物的研究，证明阿片受体有不同亚型，并将其中两种命名为 μ 受体和 κ 受体，1977 年 δ 受体被发现，至此确定阿片受体有三种经典亚型，均对阿片受体阻断药纳洛酮敏感；1992 年，Kieffer 和 Evans 两个实验小组采用几乎相同的方法首先克隆出小鼠 δ 受体基因，紧接着 μ 受体和 κ 受体基因也被陆续克隆出来。药理学研究提示，上述受体存在不同的亚型，如：μ 受体可分为 μ_1、μ_2、μ_3 亚型，δ 受体分为 δ_1、δ_2 亚型，κ 受体分为 κ_1、κ_2、κ_3 亚型，但分子克隆技术尚未得到证实。

1994 年，Bunzow 和 Mollereau 两个实验室又克隆出一种新的阿片受体，该受体与经典的 μ、δ、κ 受体有 50% 同源性，但分布却有很大区别，与当时已知的阿片受体激动药的亲和力极低，对纳洛酮不敏感，故称为阿片受体样受体（opioid receptor-like receptor，ORL-R），又因该受体当时还未找到相应的配体，故又称孤儿阿片受体（orphan opioid receptor）。1995 年，Meunier 和 Reinscheid 实验室分别从大鼠和猪的下丘脑分离出相应的内源性配体，其化学结构与强啡肽高度相似，能选择性激活孤儿受体，但对行为和疼痛的调节作用与三种经典阿片肽截然不同，分别被命名为痛敏肽（nociceptin）和孤啡肽（orphanin FQ），即 N/OFQ，从此 ORL-R 改名为痛敏肽 / 孤啡肽受体（nociceptin/orphanin FQ receptor，N/OFQ-R）。根据国际基础与临床药理学受体命名联盟委员会（NC-IUPHAR）的命名标准，以上四类阿片受体现统一命名为：mu 阿片受体（MOP），delta 阿片受体（DOP）、kappa 阿片受体（KOP）和痛敏肽 / 孤啡肽受体（NOP）。

阿片受体广泛分布于中枢神经系统、重要器官和周围组织，包括大脑、脊髓、心脏、免疫系统、膝关节、输精管和胃肠道等，在中枢神经系统主要存在于下丘脑、中脑导水管周围灰质、蓝斑核和脊髓背角区。人们对三种经典的阿片受体 μ、δ 和 κ 已进行了广泛的研究。氨基酸序列分析表明，μ、δ 和 κ 受体均有 7 个跨膜区，分别由 372、380 和 400 个氨基酸残基组成，3 种阿片受体氨基酸序列同源性高达 60%，属于 G 蛋白偶联受体。阿片受体 C 末端至半胱氨酸残基区域高度保守，通过与百日咳毒素敏感型 G 蛋白偶联而抑制腺苷酸环化酶活性，激活受体门控性 K^+ 通道和抑制电压门控性 Ca^{2+} 通道，从而减少神经递质释放和阻断痛觉传递。阿片受体在中枢和外周均发挥镇痛作用，但每种受体都有其特定的作用。目前的研究表明，机体内阿片类药物的药理效应主要由 μ、δ、κ 三类阿片受体介导，而临床应用的阿片类药物多数对 μ 受体选择性高（表 16-1），如吗啡的主要药理效应为镇痛、镇静、呼吸抑制、缩瞳、欣快及依赖性等。除镇痛外，μ 受体还能产生呼吸抑制、欣快、镇静、胃肠动力下降、便秘和身体依赖等效应，其亚型 μ_1 受体与镇痛和欣快作用有关，而 μ_2 受体与呼吸抑制、瘙痒、泌乳素释放、依赖、厌食和镇静作用有关。δ 受体激动药对于动物是强镇痛药，某些对人体也有效，还有抗焦虑作用，但可引起抽搐和便秘。κ 受体激动药主要在脊髓产生镇痛作用，且不引起欣快感，但可引起烦躁和精神病样作用，还偶见呼吸抑制甚至呼吸衰竭等效应。在介导奖赏和镇痛作用的神经网络中，μ 和 κ 受体激动药具有拮抗效应。NOP 参与痛觉的感受和调控过程，但其效应似乎与机体疼痛的状态有关，如内源性镇痛环路可以被痛敏肽 / 孤啡肽阻断，而痛觉过敏也可被痛敏肽 / 孤啡

表 16-1 克隆阿片受体的特性

受体亚型	选择性配体		非选择性配体		公认的内源性配体
	激动药	拮抗药	激动药	拮抗药	
μ	DAMGO 吗啡 美沙酮 芬太尼 皮啡肽	CTOP	左啡诺 埃托啡	纳洛酮 纳曲酮 β- 富纳曲胺	脑啡肽 内啡肽
κ	螺朵林 U50，488 强啡肽 A	Nor-BNI	左啡诺 埃托啡 EKC	纳洛酮 纳曲酮	强啡肽 A
δ	DPDPE 新皮啡肽 DSLET	纳曲吲哚 NTB BNTX	左啡诺 埃托啡	纳洛酮 纳曲酮	脑啡肽

肽阻断。此外，孤啡肽受体参与阿片类药物耐受和药物依赖性的形成，也与机体应激反应、摄食行为和学习记忆过程有关。

2. 内源性阿片肽 阿片肽（opioid peptide）是一种神经活性物质，有激素和神经递质的功能，参与神经系统、内分泌及免疫功能的调节，分为内源性阿片肽和外源性阿片肽。内源性阿片肽是体内合成的阿片受体的天然配体，其发现晚于阿片受体。阿片肽在体内分布广泛，除中枢神经系统外，也分布于神经节、肾上腺、消化道等组织和器官。在脑内，阿片肽的分布与阿片受体分布相似，广泛分布于纹状体、杏仁核、下丘脑、中脑导水管周围灰质、低位脑干、脊髓胶质区等许多核区。阿片肽与阿片受体特异性结合产生吗啡样作用，其效应可被阿片受体拮抗药纳洛酮所阻断。

1975 年，Hughes 和 Kosterlitz 成功地从脑内分离出两种五肽，即甲啡肽和亮啡肽，二者均属于脑啡肽（enkephalins），并证明它们能与吗啡类药物竞争受体且具有吗啡样药理作用，这项工作对阿片类镇痛药的研究具有划时代的意义。后又陆续分离出内啡肽（endorphins）和强啡肽（dynorphins）。这三种早期发现的内源性阿片肽具有共同的氨基酸末端序列，被称为阿片样基序（opioid motif），即酪氨酸 - 甘氨酸 - 甘氨酸 - 苯丙氨酸 -（甲硫氨酸或亮氨酸），其后紧接不同的 C- 端延伸序列，产生大小在 5～31 个残基的肽类。1995 年，N/OFQ-R 内源性配体孤啡肽被发现，两年后 Zadina 等发现了 μ 受体的强效内源性配体内吗啡肽（endomorphins，EM）。至此，内源性阿片肽共有 12 种，可分为五大家族，即：脑啡肽、内啡肽、强啡肽、孤啡肽和内吗啡肽。

内源性阿片肽分别源自不同基因编码的前体蛋白。脑啡肽的前体是前脑啡肽，被认为是 δ 受体的内源性配体，主要分布于纹状体、下丘脑和杏仁核等区域，可能调节与神经网络相关的情绪反应。内啡肽的母体是前阿黑皮素（proopiomelanocortin，POMC），对 μ 和 δ 受体均有较强的亲和力，主要分布于脑和垂体，具有较强的吗啡样活性与镇痛作用，参与免疫和内分泌功能的调节。前强啡肽原是强啡肽的前体，含有三种不同长度的肽类，强啡肽 A、强啡肽 B 和新内啡肽。强啡肽对 κ 受体的选择性较强，主要分布于下丘脑、垂体和脑室组织周围。孤啡肽主要分布于脑内杏仁核、下丘脑和皮层等区域，是一种 17 肽，在下丘脑有对抗阿片肽的效应，能翻转吗啡的镇痛作用，对 μ、δ 和 κ 三种受体特异性激动剂均有功能性的拮抗作用，而孤啡肽在脊髓中则可以增强吗啡的镇痛作用。内吗啡肽对 μ 阿片受体具有高选择性，其性能类似吗啡，广泛分布于中枢神经系统，在人额顶层中含量丰富，分为 EM-1 和 EM-2，其中 EM-1 是迄今为止对 μ 受体亲和力和选择性最高的生物活性肽。由于 EM 在体内含量极微，其具体的生理功能尚不清楚。

第二节 阿片类镇痛药物

在中枢性镇痛药中，阿片类镇痛药如吗啡等目前仍是临床治疗重度疼痛的一线用药。根据药理作用机制，阿片类镇痛药可分为三类：①阿片受体激动药；②阿片受体部分激动药和激动-拮抗药；③其他镇痛药。

一、常用的阿片类镇痛药物

（一）阿片受体激动药

临床上常见的阿片受体激动药有阿片生物碱类镇痛药如吗啡、可待因，人工合成镇痛药如哌替啶、美沙酮、芬太尼等。该类药物通过激动阿片受体产生作用，其效应的差别取决于对不同阿片受体的敏感性和相对刺激强度。

吗啡

【药理作用和临床应用】

药理作用：

1. 对中枢神经系统的作用

（1）镇痛作用：吗啡（morphine）具有强大的镇痛作用，皮下注射 5～10mg 能明显减轻或消除疼痛。对绝大多数急性痛和慢性痛的镇痛效果良好，对持续性慢性钝痛作用大于间断性锐痛，对神经性疼痛的效果较差。其缓解疼痛的作用具有相对选择性，不影响意识和其他感觉。吗啡的镇痛作用是通过激动脊髓胶质区、丘脑内侧、脑室及导水管周围灰质等部位的阿片受体，主要是 μ 受体，模拟内源性阿片肽对痛觉的调节功能而产生镇痛作用。一次给药，镇痛作用可持续 4～6 小时。

（2）情绪变化和犒赏效应：吗啡能改善由疼痛所引起的焦虑、紧张、恐惧等情绪反应，产生镇静作用，提高对疼痛的耐受力，有些患者可出现欣快感。这是吗啡镇痛效果良好的重要因素，同时也是造成强迫用药的重要原因。

（3）抑制呼吸：治疗剂量的吗啡抑制人体呼吸运动的各个方面，包括使呼吸频率减慢、潮气量降低、每分通气量减少，也可引起不规则的周期性呼吸。其中呼吸频率减慢尤为突出，呼吸抑制是吗啡急性中毒致死的主要原因。

（4）镇咳：直接抑制延髓咳嗽中枢，使咳嗽反射减轻或消失，产生镇咳作用。呼吸抑制和镇咳作用之间并无必然联系。

（5）其他：吗啡可兴奋支配瞳孔的副交感神经，引起瞳孔括约肌收缩，使瞳孔缩小。针尖样瞳孔为其中毒特征。阿片类药物可改变下丘脑体温调节作用，导致体温轻微下降，但长期大剂量应用时则可升高体温。吗啡作用于下丘脑时，可抑制垂体促激素的释放。高剂量的吗啡可致惊厥。吗啡样药物可直接刺激位于延髓最后区的催吐化学感受区，引起恶心和呕吐。

2. 对平滑肌的作用　吗啡减慢胃蠕动，使胃排空延迟，提高胃窦部及十二指肠上部的张力，易致食物反流，减少其他药物吸收；提高小肠及大肠平滑肌张力，减弱推进性蠕动，延缓肠内容物通过，促使水分吸收增加，并抑制消化腺的分泌；提高回盲瓣及肛门括约肌张力，加之对中枢的抑制作用，使便意和排便反射减弱，因而易引起便秘。吗啡治疗量引起胆道奥迪括约肌（oddi sphincter）痉挛性收缩，使总胆管压 15 分钟内升高 10 倍，并持续 2 小时以上。胆囊内压亦明显提高，可致上腹不适甚至胆绞痛，阿托品可部分缓解。吗啡降低子宫张力、收缩频率和收缩幅度，延长产妇分娩时程；提高膀胱外括约肌张力和膀胱容积，引起尿潴留；治疗量对支气管平滑肌兴奋作用不明显，但大剂量可引起支气管收缩，诱发或加重哮喘，可能与其促进柱状细胞释放组胺有关。

3. 对心血管系统的作用　治疗剂量的吗啡对心率及节律均无明显影响，但能扩张血管、降低外周阻力，当患者由仰卧位转为直立时可发生直立性低血压和晕厥。吗啡应用于肺心病患者时应特别谨慎。吗啡对脑循环影响很小，但因抑制呼吸使体内 CO_2 蓄积，引起脑血管扩张和阻力降低，导致脑血流增加和颅内压增高。吗啡对正常人的心肌无明显作用。对于伴有冠状动脉疾病但非急症的患者，静脉给予 8～15mg 的吗啡可降低氧耗量、左室舒张末压和心脏做功，对心脏指数的影响通常较小。吗啡可缓解心肌缺血，故对心绞痛和急性心肌梗死有治疗作用。

4. 其他　吗啡对免疫系统有抑制作用，也可抑制人类免疫缺陷病毒蛋白诱导的免疫反应，这可能是吗啡吸服者易感染 HIV 病毒的主要原因。治疗剂量的吗啡可引起皮肤血管扩张，面部、颈部和胸部上方的皮肤经常发红，注射部位常出现荨麻疹，这些作用可能由组胺释放引起，并非由阿片受体所介导，纳洛酮对此无拮抗作用。

作用机制：阿片类药物的镇痛作用是通过直

接抑制源自脊髓背角的痛觉上行传入通路和激活源自中脑的痛觉下行控制环路来实现的。痛觉传入神经末梢通过释放谷氨酸、SP 等将痛觉冲动传向中枢，内源性阿片肽由特定的神经元释放后可激动脊髓感觉神经突触前、后膜上的阿片受体，通过百日咳毒素敏感的 G 蛋白偶联机制，抑制腺苷酸环化酶（AC）、促进 K^+ 外流、减少 Ca^{2+} 内流，使突触前膜递质释放减少、突触后膜超极化，最终减弱或阻滞痛觉信号的传递、产生镇痛作用。同时，内源性阿片肽还可通过增加中枢下行抑制系统对脊髓背角感觉神经元的抑制作用而产生镇痛作用（图 16-1）。

临床应用：

（1）疼痛：吗啡对多种原因引起的疼痛均有效，可缓解或消除严重创伤、烧伤、手术等引起的剧痛和晚期癌症疼痛；对内脏平滑肌痉挛引起的绞痛，如胆绞痛和肾绞痛，加用 M 胆碱受体阻断药如阿托品可有效缓解；对心肌梗死引起的剧烈疼痛，除能缓解疼痛和焦虑外，其扩血管作用可减轻患者心脏负担；但对神经压迫性疼痛疗效较差。吗啡久用易成瘾，除重度癌性疼痛外，一般仅短期应用于其他镇痛药无效时的镇痛。

（2）心源性哮喘：静脉注射吗啡对肺水肿合并左心衰竭的心源性哮喘有明显的缓解作用，其机制包括迅速缓解患者气促和窒息感，促进肺水肿液的吸收，减少静脉张力和外周阻力使心脏前、后负荷下降。对治疗伴有肺水肿的心肌缺血性疼痛效果好，但易引起呼吸抑制，故利尿药呋塞米仍是治疗肺水肿的首选药物。

（3）腹泻：适用于减轻急、慢性消耗性腹泻症状，可选用阿片酊或复方樟脑酊。如伴有细菌感染，应联用抗生素。

【体内代谢及影响因素】吗啡口服后易从胃肠道吸收，其首关效应强，生物利用度约为 25%。常注射给药，皮下注射 30 分钟后吸收 60%，硬膜外或椎管内注射可快速渗入脊髓发挥作用。本品吸收后约 1/3 与血浆蛋白结合，游离型吗啡迅速分布于全身各组织器官，尤以肺、肝、肾和脾等血流丰富的组织中浓度最高。本品脂溶性较低，仅有少量可通过血脑屏障，但足以发挥中枢性药理作用。吗啡在肝内与葡萄糖醛酸结合，主要生成吗啡 -3- 葡萄糖醛酸（M3G），约 10% 的吗啡被转化为吗啡 -6- 葡萄糖醛酸（M6G），后者具有药理活性，且活性比吗啡强。吗啡主要以 M6G 的形式经肾排泄，肾功能减退者和老年患者排泄缓慢，易致蓄积效应，少量经乳腺排泄，也可通过胎盘进入胎儿体内。吗啡血浆 $t_{1/2}$ 为 2～3 小时，而 M6G 血浆 $t_{1/2}$ 稍长于吗啡。

【药物相互作用和不良反应及处理】

药物相互作用及处理：吗啡与其他药物的相互作用少见。抑制 UGT2B7 通路的药物可能会改变 M3G 和 M6G 的浓度，这一途径最有效的抑制剂包括他莫西芬、双氯芬酸、纳洛酮、卡马西平、三环和杂环类抗抑郁药、苯二氮䓬类等。此

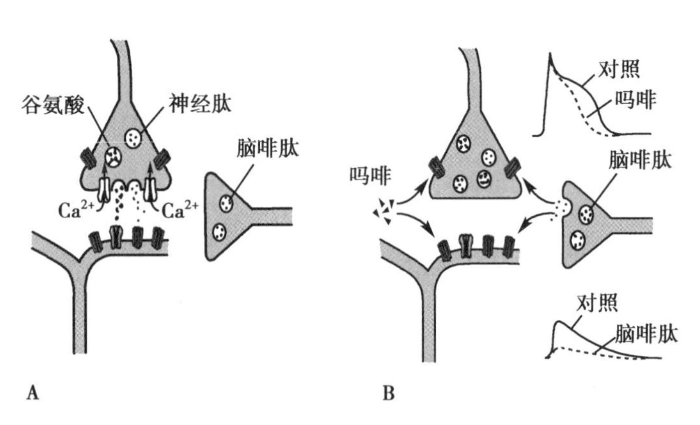

图 16-1　阿片类镇痛药作用机制示意图

A. 脊髓背角痛觉传入。谷氨酸和神经肽是伤害性感觉传入末梢释放的主要神经递质，突触前、后膜均接受含脑啡肽的中间神经元调控，后者受中枢下行抑制通路控制。B. 内源性脑啡肽或外源性吗啡作用于突触前、后膜的阿片受体，导致 Ca^{2+} 内流减少，K^+ 外流增加，使突触前膜神经递质释放减少、突触后膜超极化，从而抑制痛觉传入。右上角插图：阿片类缩短突触前末稍动作电位时程（APD）；右下角插图：阿片类导致突触后膜超极化和减弱兴奋性突触后电位（EPSP）

外，利福平和雷尼替丁可能改变吗啡的代谢。

不良反应及处理：

（1）一般不良反应：正常人使用治疗量吗啡时会感到不适，常出现恶心、呕吐、便秘和尿潴留，可有困倦感、精神不振、情绪淡漠以及体力减弱等症状，一般不会引起言语不清、情绪不稳或明显的动作失调。

（2）急性中毒：阿片类药物的急性中毒多因临床用药过量、成瘾者意外用药过量或企图自杀引起。现阶段尚未确定阿片类药物引起人体中毒或致命的确切剂量，但正常成人口服吗啡的量低于 120mg 一般不会致死，胃肠外给药量少于 30mg 也不会发生严重毒性。阿片类药物中毒主要表现为昏迷、针尖样瞳孔和呼吸抑制三联征，如果缺氧严重，瞳孔则放大，常伴有血压下降、体温降低、皮肤湿冷以及尿潴留。呼吸麻痹是致死的主要原因。抢救措施包括人工呼吸、适量给氧以及静脉注射阿片受体阻断药纳洛酮。首先是建立开放性气道，维持患者通气。其次是首选阿片受体拮抗药纳洛酮对抗严重的呼吸抑制，最安全的用法是将标准剂量的纳洛酮（0.4mg）稀释后缓慢静脉给药，并监测患者的觉醒和呼吸功能。哌替啶和丙氧酚的中毒症状中偶见强直 - 阵挛性惊厥，也可选择纳洛酮缓解症状。

（3）耐受性：长期反复应用阿片类药物使机体对药物的反应性降低，易产生耐受性。吗啡按常规剂量连用 2～3 周即可产生耐受性，剂量越大、给药间隔越短，耐受性产生越快。吗啡耐受的患者对其他阿片类受体激动药的镇痛反应也会降低，尤其是主要激动 μ 受体的药物，可出现交叉耐受性。这一现象也促使在治疗癌痛时采用“阿片类药物轮换”（opioid rotation），即当一种阿片类镇痛药的疗效下降，患者将“轮换”使用另一种阿片类镇痛药（如：吗啡轮换为氢化吗啡酮，氢化吗啡酮轮换为美沙酮），并在总体等效剂量减少的情况下，使患者的镇痛效果明显改善。也可以通过使用非阿片类辅助药物来“恢复”（recouple）阿片类受体的功能，现认为 NMDA 受体阻断药（如：氯胺酮）有希望预防或逆转对阿片类药物的耐受。

（4）依赖性：反复用药后患者可产生耐受性和依赖性，包括生理依赖性（身体依赖性）和精神依赖性（心理依赖性）。精神依赖性是药物对中枢神经系统作用而产生的一种精神活动，患者对药物产生异常的心理渴求，使其必须连续使用这种药物才能得到精神上的快感。生理依赖性是长期反复用药后机体对药物产生适应性改变，在某种特定药物的兴奋或抑制作用下，这些系统将达到新的平衡稳态，处于身体依赖状态的用药者需继续使用药物以维持正常功能。对阿片类药物产生了身体依赖性的患者突然停药时将出现戒断症状和体征，包括流涕、流泪、出汗、过度换气、体温过高、瞳孔扩大、肌肉疼痛、呕吐、腹泻和焦虑等，此时给予阿片类药物可以迅速控制戒断症状。戒断症状的持续时间和发作强度与药物的半衰期和清除率有关，吗啡的戒断症状通常在最后一次注射后 6～10 小时内开始，36～48 小时达高峰，5 日后大部分症状可消失，但有些可能会持续数个月。对药物的生理依赖性和精神依赖性俗称药物成瘾，成瘾者因有剧烈的用药渴求而会不择手段地获取药品，造成“强迫性觅药行为”，导致药物滥用，给社会造成极大危害。故阿片类镇痛药应严格按照国家颁布的《麻醉药品和精神药品管理条例》限制使用。

【临床应用现状分析与展望】 吗啡目前主要用于其他镇痛药无效的急性剧痛；也用于心肌梗死而血压正常患者的镇静，减轻心脏负担；用于麻醉和手术前给药，使患者安静并进入嗜睡状态。禁用于分娩止痛和哺乳期妇女止痛；禁用于支气管哮喘及肺心病患者；颅脑损伤所致颅内压增高的患者、肝功能严重减退患者及新生儿和婴儿禁用。

除吗啡外，阿片受体激动药还有可待因、哌替啶、美沙酮、芬太尼等，这些药物主要激动 μ 受体，其药理特性和临床应用的比较见表 16-2。

（二）阿片受体部分激动药和激动 - 拮抗药

阿片受体部分激动药在小剂量或单独使用时可激动某型阿片受体，呈现镇痛等作用，当剂量加大或与激动药合用时又可拮抗该受体，如丁丙诺啡。阿片受体激动 - 拮抗药主要是对 μ 受体具有拮抗作用而对 κ 受体具有激动作用，如：喷他佐辛、纳布啡、布托啡诺等。该类药物主要用于镇痛，但其镇痛作用具有“天花板”效应，当剂量超过一定水平后只会使此类药物的不良反应增

表 16-2 常用阿片受体激动药

药物	药理作用	临床应用	不良反应
可待因（codeine）	镇痛作用为吗啡的 1/10～1/12，镇咳作用为吗啡的 1/4，呼吸抑制和镇静作用较轻	中等程度疼痛和剧烈干咳	无明显便秘、尿潴留及直立性低血压等副作用，欣快及成瘾性低于吗啡，但仍属限制性应用的精神药品
哌替啶（pethidine）	镇痛作用为吗啡的 1/7～1/10，镇静、致欣快和呼吸抑制作用与吗啡相当	镇痛、心源性哮喘、麻醉前给药和人工冬眠	治疗量时不良反应与吗啡相似，剂量过大可明显抑制呼吸，久用产生耐受性和依赖性
美沙酮（methadone）	镇痛作用强度与吗啡相当，但持续时间较长，其他作用较吗啡弱	口服美沙酮可使吗啡等的成瘾性减弱，用于治疗吗啡和海洛因成瘾	一般不良反应为恶心、呕吐、便秘、头晕、口干和抑郁等，长期用药易致多汗、淋巴细胞数增多、血浆白蛋白和糖蛋白以及催乳素含量升高
芬太尼（fentanyl）	属短效镇痛药，镇痛效力为吗啡的 100 倍，起效快	主要用于辅助麻醉和静脉复合麻醉，亦可通过硬膜外或蛛网膜下腔给药治疗急性术后痛和慢性性痛	眩晕、恶心、呕吐及胆道括约肌痉挛，大剂量可产生明显肌肉僵直，静脉注射过快可致呼吸抑制

加。当初研发受体混合型激动 - 拮抗药时，是期望这些药物产生相对吗啡及其相关药物较小的成瘾性和较轻的呼吸抑制作用。实际上，药物镇痛程度相当时，同等强度的副作用也会发生。某些受体激动 - 拮抗药，如喷他佐辛（pentazocine）和烯丙吗啡（nalorphine），会引起严重的精神病样作用，且用纳洛酮无法对抗。这些药物也可促使对阿片类药物耐受的患者发生戒断症状，其临床应用进一步受限。

常用阿片受体部分激动药的药理学特性和临床应用见表 16-3。

（三）其他镇痛药

曲马多

【药理作用和临床应用】 曲马多（tramadol）是一种非典型阿片类药物，是人工合成的可待因 4- 苯基哌啶类似物，具有部分 μ 受体激动效应，与 μ 受体的亲和力为吗啡的 1/6 000。此外还具有中枢 γ- 氨基丁酸（GABA）、儿茶酚胺、5- 羟色胺能活性。主要用于镇痛，镇痛效力与喷他佐辛相当，适用于中、重度急、慢性疼痛，如手术、创伤、分娩及晚期癌症疼痛等。镇咳效力为可待因的

表 16-3 常用阿片受体部分激动药

药物	药理作用	作用机制	临床应用	不良反应
喷他佐辛（pentazocine）	镇痛作用为吗啡的 1/3，呼吸抑制作用为吗啡的 1/2，心血管系统的作用与吗啡不同，大剂量加快心率、升高血压	激动 κ 受体，拮抗 μ 受体	成瘾性小，在药政管理上已列入非麻醉品，适用于各种慢性疼痛	镇静、嗜睡、眩晕、出汗、轻微头痛，大剂量可诱发吗啡、海洛因依赖者的戒断症状
布托啡诺（butorphanol）	镇痛效力和呼吸抑制作用为吗啡的 3.5～7 倍	激动 κ 受体，轻微拮抗 μ 受体	缓解中、重度疼痛，如术后、外伤和癌症疼痛以及肾或胆绞痛等，对急性疼痛的止痛效果好于慢性疼痛，也可作麻醉前用药	镇静、乏力、出汗，个别出现嗜睡、头痛、眩晕、飘浮感、精神错乱等，久用产生依赖性
丁丙诺啡（buprenorphine）	等效镇痛作用的剂量为吗啡的 1/25	主要激动 μ 受体，拮抗 κ 受体	用于中度至重度疼痛的止痛，已被美国 FDA 批准用于治疗阿片类药物成瘾，也可做麻醉辅助用药	常见不良反应与吗啡相似，呼吸抑制作用比吗啡弱
纳布啡（nalbuphine）	镇痛作用稍弱于吗啡	部分激动 κ 受体，拮抗 μ 受体	心肌梗死和心绞痛的止痛	成瘾性小，戒断症状轻

1/2，呼吸抑制作用弱，对胃肠道无影响，也无明显的心血管作用。

【体内代谢及影响因素】 口服生物利用度为68%，主要经肝代谢和肾排泄。血浆 $t_{1/2}$ 为6小时，代谢物半衰期为7.5小时。口服后1小时起效，2～3小时血药浓度达峰值，作用维持6小时，推荐的最大剂量为400mg。

【药物相互作用和不良反应及处理】 不良反应有多汗、头晕、恶心、呕吐、口干、疲劳等，可引起癫痫，静脉注射过快可有颜面潮红、一过性心动过速。长期应用也可成瘾。抗癫痫药卡马西平可降低曲马多血药浓度，减弱其镇痛作用。中枢抑制药可增强其镇痛作用，合用时应调整剂量。不能与单胺氧化酶抑制药合用。

【临床应用现状分析与展望】 曲马多主要经肝脏代谢并从肾脏排泄，通常需要一天内多次服用，因此容易增加不良反应发生率，特别是肝肾功能不全的患者。因此，除传统的胶囊和片剂以外，曲马多的剂型还有缓释剂和控释剂，以及以脂质或微粒为载体的给药系统等，其目的是改善治疗效果、减少不良反应、增加患者的依从性。

二、阿片类药物滥用与成瘾

（一）药物滥用现状分析和药品管理

1. 药物滥用现状分析　药物滥用是一个世界性难题，药物成瘾（drug addiction）是药物滥用的后果，是以强迫性、失去控制的用药为特征的慢性复发性疾病，包括精神依赖和生理依赖两种。有些药物如反复长期应用，某些抗癫痫药、抗高血压药、β受体阻断药、糖皮质激素等，也会产生生理依赖性特征，突然停药可引起停药综合征，但此类不包含在药物成瘾的范围。可引起成瘾和滥用的药物主要分8类：尼古丁、乙醇、大麻、镇静药、精神刺激剂（包括可卡因和苯丙胺类）、海洛因及其他阿片类药物、致幻剂和挥发性溶媒（或称吸入剂）。阿片类药物主要用于疼痛治疗，但在镇痛的同时可产生愉悦或欣快感，因此，阿片类药物也出于非医疗目的而被使用以获取情绪方面的效应。

成瘾性毒品在中国的广泛使用与18世纪60年代印度向中国非法贩运鸦片有关。大量鸦片的流入使毒品在全国范围内普遍使用，不仅威胁人类的健康，也造成犯罪率上升和劳动力流失等社会问题。中华人民共和国成立后，于1952年开始集中解决贩毒问题，并在全国范围内禁止阿片的种植、吸食、运输和销售，将与阿片相关的罂粟碱、阿片酊剂、可待因、哌替啶、吗啡等归为麻醉品严格管理，毒品的贩运和滥用得到很好的控制。但从20世纪80年代开始，随着与西方国家联系的日益密切，非法毒品贩运在中国又卷土重来，主要是从金三角地区经广州、香港贩运到其他地区，这也使非法药物滥用特别是海洛因滥用在中国迅速蔓延。目前毒品滥用的主要趋势：一是越来越多的人转向静脉注射海洛因；二是越来越多的人滥用新型药物，包括亚甲二氧甲基苯丙胺（MDMA，摇头丸）和甲基苯丙胺。

药物滥用带来很多社会问题。首先是健康问题，特别是HIV感染和艾滋病的流行，我国艾滋病的流行可以追溯到20世纪90年代初，吸毒者通过注射海洛因的共用针头传播。另一个是与毒品相关的犯罪，主要是为寻求毒品而实施的盗窃、团伙暴力犯罪和卖淫。为遏制艾滋病蔓延，减少毒品犯罪，中国政府采取了一系列措施预防和控制毒品滥用，提高人们对药物滥用的认识，并加强对麻醉类和精神类药品的管制。

2. 药品管理　我国对麻醉药品和精神药品（简称麻精药品）的管制可以追溯到晚清时期的禁烟运动，但监管法规体系的建立开始于1950年11月，卫生部制定并下发了《管理麻醉药品暂行条例》及实施细则，将阿片类、古柯类、大麻类等有毒且能成瘾的化学制品纳入管制范围。1984年9月，第六届全国人民代表大会常务委员会第七次会议通过并颁布了中国第一部药品管制法律——《中华人民共和国药品管理法》（简称《药品管理法》），标志着我国药品监督管理工作进入法制化新阶段。《药品管理法》将麻醉药品、精神药品、毒性药品和放射性药品列为特殊管理药品，并将精神药品的范围进一步完善，使麻精药品在名称和概念上与国际接轨。《药品管理法》的颁布为系统建立麻精药品管制相关法律、法规奠定了基础，此后立法体系逐渐规范和完善，现行的《药品管理法》为2019年十三届全国人民代表大会常务委员会第十二次会议修订版。

2005年，国务院发布了《麻醉药品和精神药品管理条例》和 2005 版麻醉药品和精神药品目录，规定麻精药品是指“列入麻醉药品目录、精神药品目录的药品和其他物质”，使监管范围更加全面。根据监管和临床使用需要，麻精药品目录不断更新，现行目录为 2013 版，详见表 16-4。麻醉药品的品种有 121 种，第一类精神药品为 68 种，第二类精神药品为 81 种，其中麻醉药品和第一类精神药品实行严格的管制措施，第二类精神药品管制程度相对较低。

（二）药物成瘾机制和治疗

1. 阿片类药物的成瘾机制 阿片类药物成瘾是不同脑区对阿片适应后产生的综合效应，中脑 - 边缘多巴胺（dopamine，DA）系统被认为是药物成瘾产生的最主要神经解剖基础。目前对脑区的研究主要集中在中脑腹侧被盖区（ventral tegmental area，VTA）、伏隔核（nucleus accumbens，NAc）、前额皮质、杏仁核、蓝斑核（locus coeruleus，LC）、嗅结节和海马等，涉及的机制主要有阿片受体、神经递质系统以及基因和突触可塑性的改变。

（1）阿片受体：不同脑区神经元有不同阿片受体亚型，目前认为阿片成瘾主要与 μ 受体有关，而 κ 受体则具有对抗毒瘾形成的作用。VTA 的 GABA 神经元抑制 DA 神经元释放 DA，GABA 神经元上有 μ 受体，阿片类药物激动 μ 受体可抑制 GABA 释放，减弱其对 DA 神经元的抑制作用，进而间接促进 DA 释放，是阿片类正性强化作用的基础。LC 的去甲肾上腺素（NE）神经元有 μ 受体，同时这些神经元投射的神经末梢上有 μ、κ 和 δ 受体，阿片类药物激动这些受体均可抑制 NE 释放，这是产生阿片耐受性和戒断综合征的主要原因。

（2）神经递质系统：不同的神经递质参与了药物成瘾的形成，主要涉及 DA、GABA、NE、5-HT、组胺、谷氨酸、乙酰胆碱等神经递质及其受体。特别是 VTA 的 DA 神经元和 NAc 区的 GABA 神经元形成的神经环路在阿片成瘾中扮演着重要的角色。

（3）分子机制：药物成瘾过程中的耐受性、依赖性和行为敏化是不同脑区的不同神经元在用药的不同时期发生的时间、空间依赖的神经元适应性的表现，涉及一系列分子和细胞的综合变化，包括受体、离子通道、细胞内信号蛋白、基因表达的调节，最后造成神经可塑性变化。目前认为有两种转录因子与成瘾关系最为密切，分别是 cAMP 反应元件结合蛋白（Cyclic-AMP response-element-binding protein，CREB）和 ΔFosB。CREB 的调节及随后基因表达的变化可能是阿片类药物引起细胞内长期适应性变化的基础，CREB 的活化加重成瘾药物诱导的戒断反应。ΔFosB 是即早基因 *Fos* 家族成员，该基因表达在应用成瘾药物后轻度缓慢增高，且仅对成瘾药物有反应，选择性表达在 NAc 及背侧纹状体的一类含强啡肽和 P 物质的中间棘突神经元，反复用药后达到较高表达水平。持续增高的 ΔFosB 可调节多种功能蛋白的转录，如可诱导 NAc 兴奋性氨基酸 AMPA 受体表达，参与可卡因增强 AMPA 受体功能的作用。因此，ΔFosB 诱导相关神经元功能蛋白表达，形成突触可塑性变化，可能是成瘾现象持续存在的基础。

2. 阿片类药物成瘾的脱毒治疗 治疗阿片类药物成瘾的方案目前主要有两种：一种是阿片类递减法，即采用成瘾潜力较小的阿片受体激动剂或部分激动剂脱毒，代表性药物有美沙酮和丁丙诺啡等。以美沙酮为例，初始口服剂量为 10～20mg，然后根据患者的反应调整，首日服用美沙酮的总量不得超过 40mg，之后逐渐递减，先递减 50%，至 5mg 时再每日递减 1mg，也有推荐每日递减 10%～20%。第二种脱毒疗法是口服非阿片受体激动剂类药物，如 α_2 受体激动剂、谷氨酰胺受体拮抗剂、胆囊收缩素（CCK）受体拮抗剂、脑啡肽降解酶抑制剂等，它们的主要作用是对戒断症状进行对症处理。可乐定是一种 α_2 肾上腺素受体激动药，在戒断反应时减弱蓝斑核肾上腺素

表 16-4 2013 版麻醉药品和精神药品目录

类别	品种数	具体药物	管制程度
麻醉药品	121	可卡因、美沙酮、芬太尼、可待因、阿法罗定等	高
第一类精神药品	68	去氧麻黄碱、丁丙诺啡、二乙基色胺等	高
第二类精神药品	81	异戊巴比妥、地西泮、咖啡因、去甲伪麻黄碱等	低

能神经传递，减轻大多数阿片戒断症状，但对全身疼痛和药物渴求则无明显作用。应用可乐定治疗戒断症状时，应根据戒断症状的发展阶段和严重程度调整其剂量，初始口服剂量为0.2mg，治疗过程中常见体位性低血压。

第三节 非阿片类中枢镇痛药物

阿片类中枢镇痛药因成瘾性和不良反应严重而限制了其长期应用。在中枢还有一类药物，它们的镇痛作用与阿片受体无关，副作用少且轻微，具有良好的耐受性，无药物依赖性，称之为非阿片类中枢镇痛药。

罗通定

罗通定（rotundine）是延胡索乙素（tetrahydro-palmatine）的左旋体，后者是我国学者从中药延胡索中提取的生物碱，即消旋四氢巴马汀。

该药有镇静、安定、镇痛和中枢性肌肉松弛作用。镇痛作用较哌替啶弱，但较解热镇痛药作用强，无明显的成瘾性。其机制与阻断脑内DA受体，增加与痛觉有关的特定脑区脑啡肽原和内啡肽原的mRNA表达，促进脑啡肽和内啡肽释放有关。对慢性持续性钝痛效果较好，对创伤或手术后疼痛或晚期癌症的止痛效果较差。可用于治疗胃肠及肝胆系统疾病等引起的钝痛、一般性头痛以及脑震荡后头痛，也可用于痛经及分娩止痛。口服吸收后10～30分钟起效，作用维持2～5小时。对产程及胎儿均无不良影响，过量可致帕金森病。

氟吡汀

氟吡汀（flupirtine，商品名科达得龙，katadolon）是一种三氨基吡啶化合物，为非阿片类中枢性镇痛药物。

【药理作用和临床应用】

药理作用：氟吡汀具有镇痛、肌肉松弛、抗惊厥、神经保护等作用。

（1）镇痛作用：氟吡汀的镇痛作用广泛，对多种疼痛均有良好的镇痛效果。能有效缓解肌紧张引起的急性和慢性疼痛，缓解骨骼肌疼痛和骨质疏松引起的疼痛。术后镇痛效果与喷他佐辛相似，对癌痛的镇痛效果明显强于喷他佐辛，而且副作用少，耐受性好。当氟吡汀与吗啡联合使用时，吗啡的镇痛活性可提高4倍。氟吡汀的药效不及吗啡、丁丙诺啡和美沙酮，与喷他佐辛相似，强于哌替啶、可待因、非那西丁和对乙酰氨基酚。口服氟吡汀后30～60分钟可出现剂量依赖性的疼痛减轻，并在服药后1.5～2小时达到高峰。

氟吡汀是一种选择性神经元钾通道开放剂，其镇痛作用与直接激活钾离子通道，间接拮抗NDMA受体有关。氟吡汀通过神经元Kv7钾通道的开放促进M电流的产生，这些通道的开放抑制了神经元动作电位的产生，并控制神经元兴奋性。同时，氟吡汀也可通过激活下行单胺能通路来改变痛觉传导。

（2）肌肉松弛作用：氟吡汀的肌肉松弛作用与产生镇痛作用的剂量相似，其药效与GABA激动剂巴氯芬、苯二氮䓬类药物地西泮相似。目前认为氟吡汀的肌肉松弛作用机制为激活神经细胞钾离子通道，促进钾离子外流；间接拮抗NMDA受体介导的钙离子内流，抑制神经传递和中间神经元的作用；激动α_2-肾上腺素能受体等。

（3）抗惊厥和神经保护作用。

临床应用：适用于各种类型的轻、中度急性疼痛，包括外科手术和牙科手术后的疼痛、创伤性损伤、腹部痉挛引起的疼痛，神经痛以及偏头痛等，尤其对肌肉骨骼源性的疼痛效果良好。氟吡汀对慢性疼痛的疗效不确定，但对恶性肿瘤引起的剧烈疼痛，治疗1周内疗效通常优于喷他佐辛。

【体内代谢及影响因素】 氟吡汀的口服和直肠生物利用度分别为90%和70%。口服后迅速吸收，2小时血浆浓度达峰值，直肠给药后5～7小时达峰值，稳态血药浓度在2天内达到。氟吡汀在肝脏内代谢生成两种产物：M_1和M_2。M_1的镇痛活性是母体化合物的20%～30%，M_2没有生物活性。氟吡汀口服给药的血浆半衰期平均为6.5～9.6小时，直肠给药后半衰期平均为10.7小时。大部分进入体内的药物通过肾脏排出体外，很少一部分药物通过胆汁和粪便排泄。

【药物相互作用和不良反应及处理】

药物相互作用及处理：氟吡汀可致肝功能损伤，与其他可引起肝脏不良反应的药物合用，以及与COX-2抑制剂或非甾体抗炎药联合使用，均可显著增加肝胆反应的严重程度。因此，在服用氟吡汀时应禁止使用其他可导致药物性肝损伤的药物。

不良反应及处理：氟吡汀不良反应少而轻微，与剂量有关，多数情况下停药后会自行消失。最常见的副作用是困倦、头晕、口干和各种胃肠道不适，因此在氟吡汀治疗期间应避免驾驶机动车或进行机械操作；偶见精神错乱、视力障碍、过敏反应，过敏反应仅见于体温升高的患者，表现为皮疹、荨麻疹和瘙痒。该药在使用过程中发现可致严重的肝损害，有增加肝毒性的风险，因此在使用过程中应密切监测肝功能，一旦出现肝病体征，应及时停用。有肝脏疾病病史的患者应禁用。

与阿片类药物相比，氟吡汀较少产生中枢神经系统效应，无明显呼吸或心血管抑制。初步研究表明，长期服用氟吡汀通常不会产生耐受性或身体依赖性，因此引起药物滥用的可能性较低。老年患者和中度肾功能损害患者对氟吡汀的耐受性与年轻患者和肾功能正常患者相当。

【临床应用现状分析与展望】 氟吡汀主要用于急性轻、中度疼痛，包括运动性肌痉挛所致疼痛等。因发现该药使用两周后有增加肝毒性的风险，限制了其应用，该药主要用于不能使用其他镇痛药物治疗的急性疼痛患者，使用时间不得超过 2 周，在治疗期间应每周检查 1 次肝功能。

奈福泮

奈福泮（nefopam）属于苯并唑嗪衍生物，具有独特的杂环结构，是抗组胺药苯海拉明的环化类似物，其化学结构与邻甲苯海拉明接近。

【药理作用和临床应用】 奈福泮最早是作为一种抗抑郁药物研发，也用作肌肉松弛剂治疗痉挛，后发现其有镇痛作用，是一种非阿片类中枢镇痛药物。有中度镇痛和减轻痛觉过敏的能力，主要用于轻、中度术后急性疼痛，作为多模式镇痛药物之一，可与阿片类和 NSAIDs 药物合用，用于肌肉骨骼疼痛患者，也可用于慢性神经性疼痛的治疗，对心脏有轻微的正性变时作用和正性肌力作用。

奈福泮不与阿片受体结合，在镇痛剂量下不引起呼吸抑制，产生依赖性和滥用的可能性低。其镇痛作用的机制尚不清楚，主要与抑制 5-HT、去甲肾上腺素和 DA 的再摄取，以及通过调节钙、钠通道对谷氨酸能通路的影响，导致突触后谷氨酸能受体，如 N- 甲基 -D- 天冬氨酸（NMDA）受体的激活减少有关，而这些受体参与痛觉过敏的发生。

【体内代谢及影响因素】 奈福泮静脉注射后 15～20 分钟，口服后 2 小时、肌内注射后约 1.5 小时达血药浓度峰值，血浆半衰期为 3～5 小时。由于首关消除效应，奈福泮的口服生物利用度仅为 40%。该药大部分在肝内生物转化为去甲基奈福泮（有生物活性）和 N- 氧化 - 奈福泮，蛋白质结合率为 75%，主要排泄途径为肾脏（87%），少部分（8%）通过粪便排出，以原型药从尿液中排泄的不足 5%。

【药物相互作用和不良反应及处理】

药物相互作用及处理：已有研究表明，奈福泮与其他镇痛药物之间有协同作用。如鞘内注射奈福泮可增加吗啡的镇痛作用，因此可降低阿片类药物的耐药性和依赖性。奈福泮与新斯的明合用可产生协同镇痛作用，并减少后者的不良反应。

不良反应及处理：奈福泮的耐受性相对较好，最常见的副作用是恶心和出汗（约 10%～30%），肠外给药似乎也不能减少恶心的发生率。约 20%～30% 的患者会产生镇静、注射部位疼痛等。潜在的严重不良反应有意识模糊和心动过速。

【临床应用现状分析与展望】 奈福泮作为一种非阿片类镇痛药，主要用于手术损伤所致的神经性疼痛，并用作以阿片类药物为主的多模态镇痛方案。目前还需要对该药进行进一步的研究，以确定其产生镇痛效应的剂量关系，确定最有效方案和不良反应发生情况。

第四节　镇痛药物的研发史和研究进展

一、阿片类镇痛药物的研发史

阿片（opium）为罂粟科植物罂粟未成熟蒴果浆汁的干燥物，最早用于医疗见于公元前 1500 年，古埃及医书中记载，阿片可用于“治疗小儿持续哭闹”，但真正对阿片的生产和分离方法有文字记载的可追溯到公元前 3 世纪，见于古希腊和罗马的书籍中。到公元 8 世纪，阿拉伯商人将阿片带到印度和中国，公元 10 世纪至 13 世纪，阿片已由亚洲传遍整个欧洲。但直到公元 16 世纪，人们才陆续认识到阿片滥用带来的严重后果，并开始明令禁止吸食阿片烟草。中国是遭受阿片毒害最重的国家，阿片的滥用也给近代中国带来了灾难性的后果。1952 年，中国全面禁止阿片的种植、吸食、贩卖和销售，并将与阿片相关的罂粟碱（papaverine）、阿片酊剂、可待因、哌替啶、吗啡等归为麻醉药品严格管理。

阿片类药物（opiates）是源自阿片的天然药物及其半合成衍生物的总称，因绝大多数镇痛药均通过激动阿片受体而发挥作用，故又称阿片类镇痛药。阿片的药理功效早有文献记载，公元 16 世纪已被广泛地用于镇痛、止咳、止泻、镇静催眠。1806 年，Sertürner 首次从阿片中分离出一种活性成分，并命名为吗啡，由此开始了阿片类药物在临床的应用。吗啡虽然镇痛作用强，但容易成瘾，安全性差，此后又陆续研发出更安全有效、成瘾性更小的阿片类药物。1898 年，海洛因问世，但遗憾的是，虽然该产品比吗啡更有效，但在相同的镇痛效能下却显示出更高的成瘾性。1939 年，在寻找阿托品的合成替代品时意外发现哌替啶，紧接着在 1946 年又合成了与吗啡结构不同但药理作用相似的美沙酮。之后越来越多的阿片类镇痛药应用于临床，除阿片受体激动药外，还研发出阿片受体部分激动药、激动 - 拮抗药等，如丁丙诺啡在 20 世纪 60 年代被发现后，于 1981 年 12 月在美国获批使用（图 16-2）。

二、阿片类药物在疼痛治疗中的进展

阿片类药物可用于急性疼痛、外伤性疼痛、癌性疼痛、非癌性慢性疼痛以及儿童疼痛的治疗，其用药的指导因素包括药物的效价强度、药动学特征及有效的给药途径和作用持续时间。需应用高剂量阿片类药物时可选择更强效的化合物以减少用药量。当需降低成瘾危险性或出现患者不能耐受其他药物的情况时，部分激动药或混合激动 - 拮抗药可能是一种合理的选择。

（一）给药途径和用法

传统的给药途径主要包括口服和胃肠外给药两种方式。其中，吗啡有标准型和缓释型制剂可供口服用药，由于存在首关效应，吗啡的口服效价强度要比胃肠外给药的低 2～6 倍。首关效应在不同个体间有很大的差异性，因此，吗啡的剂量应根据患者的需要进行调整，在体重低于 50kg 的儿童，可每 3～4 小时经胃肠外给予吗啡 0.1mg/kg，或口服 0.3mg/kg。可待因的口服与胃肠外给药的效价强度较高，故得以广泛应用。口服 30mg 的可待因产生的镇痛效力约与 600mg 的阿司匹林相当。可待因与阿司匹林或对乙酰氨基酚联合应用可产生更强作用，镇痛效果可超过 60mg 的可待因。此外，羟考酮也具有较高的口服与胃肠外给药效价比，主要与阿司匹林或对乙酰氨基酚联合应用，也可制成缓释制剂用于慢性疼痛的治疗，但由于滥用这种制剂可导致严重后果（包括致死），美国 FDA 已加强对该药的预警。使用其他药物也有助于增强阿片类的镇痛效果，例如，将阿片类药物与小剂量苯丙胺联用可增强镇痛作用而降低镇静的副作用；某些抗抑郁药如阿米替林（amitriptyline）和地昔帕明（desipramine）也可增强阿片类药物的镇痛效果，且对一些神经性疼痛也有镇痛作用。其他有效的辅助药包括抗组胺药、抗惊厥药和糖皮质激素。

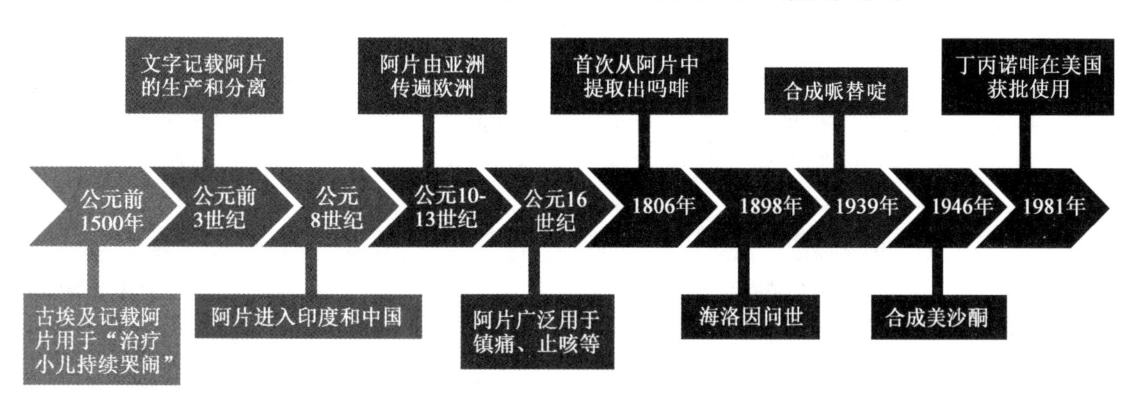

图 16-2　阿片类镇痛药物研发史

安全、无创性给药是阿片类药物的首选给药途径，因此口服给药是理想的给药途径，但一些患者可出现恶心、呕吐、胃肠功能紊乱等不适。因此在传统的口服和胃肠外给药方式外，还研发了其他给药方式来提高阿片类药物的疗效并尽量减少其副作用。

1. 患者自控镇痛（Patient-Controlled Analgesia，PCA） 即患者通过一种可精确调控参数的输注泵来控制阿片类药物的用量。PCA 可用于静脉或硬膜外输注。这种技术避免了应用中的延迟效应，与其他方法相比在用量上有更大的灵活性，可更好地调节对疼痛和阿片类药物反应的个体差异。

2. 椎管内输注 将阿片类药物输注于硬膜外或鞘内间隙可更直接作用于脊髓后角的初级疼痛处理突触。这种方式所用的药物剂量明显小于口服或胃肠外给药剂量，全身副作用也减少，但硬膜外应用阿片类药物也有其自身的剂量依赖性副作用，如瘙痒、恶心、呕吐、呼吸抑制和尿潴留等。与联合应用阿片类药物和 NSAIDs 药物整体给药相似，椎管内输注阿片类药物常与局部麻醉药联用，这样可使两种药物的用量减少，并减少局部麻醉药所致的运动障碍以及阿片类药物引起的并发症。硬膜外给予阿片类药物广泛应用于术后疼痛治疗和分娩过程中的镇痛，因此时全身药物浓度较低，可减少药物经胎盘转移，降低新生儿发生呼吸抑制的可能性。单次鞘内注射阿片类药物（鞘内麻醉）普遍用于急性疼痛的治疗，长期鞘内输注阿片类药物一般用于治疗慢性疼痛患者。

3. 直肠给药 一般给药后 10 分钟内起效，适用于有吞咽困难或其他口腔疾病以及希望采用比胃肠外给药创伤性更小的给药途径的患者。大多数儿童不能耐受这种方式。

4. 透皮给药系统（transdermal therapeutic systems，TTS） 是一种无创的给药途径，既能使血药浓度稳定而更好的控制疼痛，又避免重复的药物注射。其中芬太尼具备高效、低分子量、高脂溶性和对皮肤无刺激等优势，使其能透过皮肤发挥作用，是经皮给药最成功的阿片类药物，用于治疗持续性疼痛。芬太尼透皮贴剂作用时间为 72h，具有减少便秘的优点。

5. 其他 鼻内途径可避免药物重复注射和口服药物的首关效应，布托啡诺是目前在美国唯一可用的阿片类药物鼻腔制剂。另一种替代肠外给药的方法是颊黏膜透膜给药（buccal transmucosal route），如枸橼酸芬太尼片或应用“棒棒糖”原理将芬太尼固定在一根小棒上。

阿片类镇痛药只可缓解疼痛症状，并不能排除潜在的疾病，临床医生必须权衡疼痛治疗的利弊。对于急性病例，阿片类药物可降低疼痛的强度，但其体征（如腹肌僵直）一般还会存在，此类疼痛的缓解有利于医师采集病史、进行体检以及提高患者对诊断过程的耐受性。对于慢性病例，每日反复用药最终会引起耐受性和某种程度的身体依赖性，因此需重复应用某种阿片类药物以控制疼痛症状时必须慎重。如果疼痛源自慢性非癌性疾病，主要采用非阿片类药物方式，包括非甾体抗炎药、局部神经阻滞、抗抑郁药、电刺激、针灸、催眠或行为矫正，少数患者可在其病程中适当地维持应用阿片类药物。

（二）癌性疼痛的治疗

早在 1982 年，WHO 就将缓解癌症疼痛列为癌症综合治疗的四项重点之一，在全球范围内推广“三阶梯止痛方案”。癌症三阶梯止痛法是一种根据患者的疼痛程度不同而分别使用不同等级止痛药物为治疗原则的止痛方法，已被广泛应用于治疗各类慢性疼痛，具体用药方案是：

第一阶梯：对于初期的轻度癌痛患者，可以使用非阿片类止痛药（如非甾体抗炎药对乙酰氨基酚、水杨酸盐），同时根据病情使用或不用辅助类药物。第二阶梯：对于从轻度疼痛发展到中度疼痛的癌症患者，药物治疗可以逐渐过渡到弱阿片类止痛药（如氨酚待因、可待因），同时根据病情需要决定是否同时使用非甾体类药物和辅助类药物。第三阶梯：对于具有中度到重度疼痛的晚期癌症患者，最后可选用强阿片类止痛药（如吗啡即释片、控释片或芬太尼贴剂等），同时也要根据病情需要决定是否合并使用非甾体类和辅助类药物，还应按照 Twycross 等提出的“口服给药、按时给药、按三阶梯”原则给药。

2018 年，WHO 关于成人和青少年癌症疼痛药物和放射治疗管理指南对癌痛的治疗建议分为三个方面：

①癌症疼痛的镇痛治疗：涉及开始止痛时镇

痛药物的选择和维持镇痛效果时阿片类药物的选择，包括优化抢救药物、给药途径、阿片类药物的轮换和停止使用；②癌症疼痛的辅助治疗：包括使用类固醇、抗抑郁药和抗惊厥药作为辅助药物；③骨转移相关疼痛的处理：包括联合应用双磷酸盐和放疗来处理骨转移。

对于上文提到的第一点“癌症疼痛的镇痛治疗：又分为以下三个阶段：

①缓解疼痛的初始方案：对成人（包括老年人）和青少年发生的癌症疼痛，在疼痛初始阶段应该使用非甾体抗炎药、对乙酰氨基酚和阿片类药物，根据临床评估和疼痛严重程度可以单用或合用，以达到快速、有效和安全镇痛。②用阿片类药物维持镇痛疗效：对成人（包括老年人）和青少年发生的癌症疼痛，可以用阿片类药物（单独或联合使用 NSAIDS 和 / 或对乙酰氨基酚）维持镇痛疗效。药物的选择取决于临床评估和疼痛严重程度，以实现持续、有效和安全镇痛，此外，只要有可能就应口服使用常规剂量的吗啡，包括即释剂（标准型）和缓释剂，吗啡的即释剂应作为抢救药物。③阿片类药物的终止使用：如果患者在镇痛治疗过程中对阿片类药物产生了生理依赖，应逐渐减少阿片类药物的剂量，以免产生戒断症状。

1. 药物种类的选择　目前对于癌痛的治疗首选阿片受体激动剂，在多数情况下，吗啡仍是首选的阿片类药物，是中度、重度癌症疼痛治疗的代表用药。除吗啡之外还有很多选择，例如：芬太尼、氢化吗啡酮、羟氢可待酮、美沙酮和丁丙诺啡。对于吗啡不耐受的患者可以选择其他阿片类药物替代，如羟氢可待酮和芬太尼（无活性代谢产物），可替代吗啡达到理想镇痛作用。但即使轮换使用阿片类药物，其结果也很难预料。一项前瞻性的调查显示，20% 的患者需要两次甚至更多次的轮换才能找到合适的阿片类药物。羟氢可待酮和吗啡一样，也有标准型和缓释剂两种类型，药效和副作用与吗啡相同，但生物利用率高于吗啡，是吗啡的一种有效替代药。美沙酮也是一种有效的阿片类镇痛药，在药效和副作用方面和吗啡几乎相同，但由于其复杂的药代动力学特点，导致个体间差异很大，因其半衰期较长易引起药物蓄积，因此要在有经验的医师指导下使用。

阿片类镇痛药的有效量存在较大个体差异，且阿片受体激动药无“天花板效应”，因此需要调整给药剂量达到理想止痛效果。当用一种强效阿片类药物镇痛效果不理想时，可以通过换用另一种强效阿片类药物而获得镇痛疗效。阿片受体激动 - 拮抗药和阿片受体部分激动药具有“天花板效应”，因此镇痛作用有限，并且使用这两类药物可能使正在使用阿片类药物的患者出现戒断症状或疼痛加重，因此不推荐在癌症疼痛中使用。

2. 剂量的选择　吗啡的口服生物利用度为 15%～60%，因此患者的有效治疗量存在很大差异。通常，由第二阶梯进入第三阶梯的患者，吗啡的起始剂量为每 4 小时肌内注射 5～10mg，年老及肾功损害者减量。若选择口服吗啡，可按口服与肌内注射的效价比为 2∶1～3∶1 换算剂量。对于持续性疼痛，多数情况下应日夜给药或在给予有效的较小剂量后再日夜给药。慢性癌痛患者在持续疼痛的同时还可能发生突发性疼痛（又称爆发性疼痛），持续时间约 1 小时。突发性疼痛的个体差异较大，难以预知，所以需要给予阿片即释剂以备突发性疼痛的发生，一般原则是在特定期间所给的救援性镇痛剂量的总量应与该期间应用的常规剂量相同。当吗啡是按照 4 小时的间隔给药时，如遇爆发痛，应给予一次“救援”量，未控制时，则应增加单次给予的 30%～50%，例如：每 4 小时给予 5mg、7.5mg、10mg、15mg、20mg 和 30mg。此外，口服吗啡还有控释片，控释片与即释片的区别在于药物在体内维持的止痛时间不同，因此服药的间隔时间也不同，但两种剂型的止痛强度和效能无明显差异。由于控（缓）释片可以间隔 12 小时服药，而且服药后的血药浓度相对保持平衡，无明显的血药峰值和浓度的波动，既减少了服药次数，又维持了较长时间的止痛效果，有利于患者的日常生活起居和饮食睡眠，并减少发生吗啡耐药的机会，所以更符合患者对镇痛的要求。

第五节　研究镇痛药物的模型和方法

疼痛机制复杂，治疗药物多样，因此应用于临床疼痛症状相似的动物模型来研发疗效可靠、副作用小、无成瘾性的新型镇痛药也成为研究热点。目前国内外应用比较普遍的实验动物疼痛模型主要有化学刺激致痛模型、物理刺激致痛模型和神经源性损伤致痛模型。

一、化学刺激致痛模型

（一）扭体法

该模型是用某种化学刺激性物质（如醋酸、酒石酸锑钾等）注入小鼠腹腔内，引起深部大面积持久的炎性疼痛，致使小鼠出现扭体反应，表现为腹部内凹、躯干与后肢伸张、臀部高抬等。该模型适用于中枢和外周镇痛药的研究，是常规镇痛药的筛选方法。一般在给予化学刺激物后观察10～20分钟内动物扭体反应的次数或出现扭体反应的动物数来评价镇痛药的效果。

（二）福尔马林致痛模型

此模型是目前国际公认的一种较好的研究药物镇痛作用的模型，主要实验对象为大鼠。福尔马林的致痛时间久，是一种慢性疼痛模型，其疼痛反应为两个时相，第一时相（0～分钟）为甲醛直接刺激神经末梢所致，第二时相（20～30分钟）为炎症介质产生并释放所致。阿片类镇痛药对第一和第二时相均有抑制作用，而解热镇痛抗炎药只对第二时相有抑制作用，因此该模型可用于区分中枢和外周镇痛药。

二、物理刺激致痛模型

（一）热辐射甩尾模型

其原理是采用小型聚光灯产生的一定强度的光束照射于大（小）鼠尾部距身体1/3处或兔鼻部，因热刺激致痛，大（小）鼠出现甩尾，家兔出现甩头反应，故而以大（小）鼠甩尾或家兔甩头潜伏期为评价痛阈的指标。该模型的优点是装置简单、操作方便、反应恒定、能评价药物的镇痛活性，但由于甩尾反应是脊髓反射调节的现象，因此骨骼肌松弛药也可能出现假阳性结果。

（二）热板法

本方法是利用小鼠和大鼠的爪趾对热刺激非常敏感，将其放在55℃热板上，一段时间后会出现跳跃、踢后腿和舔后足的反应，将放置到热板到出现反应的这段时间定义为痛阈。镇痛药可延长痛阈，因此这一模型可用来评价药物的镇痛效果。优点是对组织损伤小且简便易行。本模型应选用雌性鼠，避免雄性鼠因阴囊受热松弛与热板接触而致反应过敏。

三、神经源性损伤致痛模型

上述化学刺激和物理刺激致痛模型都很难有效评价神经源性疼痛的治疗药物，神经源性损伤致痛模型的原理是人为地在动物感觉传导通路上制造损伤，损伤的部位包括外周神经干、脊神经、背根神经节及脊髓。这类模型可分为中枢神经损伤和外周神经损伤两大类。

（一）中枢神经损伤模型

脑卒中、脊髓损伤和多发性硬化等中枢神经损伤或疾病引起的疼痛称为中枢痛，大部分中枢疼痛模型来源于脊髓损伤。

1. 光化学损伤模型　采用静脉注射藻红B等光敏染料，被离子射线激发后照射到动物脊髓特定区城，导致脊髓局部缺血。该模型主要用于模拟缺血性脊髓损伤导致的中枢性疼痛。

2. 兴奋性毒性脊髓损伤模型　目前研究最多的是使君子酸脊髓内注射模型，可模拟人类脊髓损伤后产生的神经化学递质导致的异常疼痛。此外，谷氨酸或P物质鞘内注射也能模拟此类疼痛。

（二）外周神经损伤模型性

主要作用于坐骨神经或脊神经来模拟人的外周神经痛，目前采用的模型有坐骨神经慢性压迫性损伤模型、坐骨神经部分结扎模型、坐骨神经部分切断模型、坐骨神经冷冻破坏模型、脊神经结扎模型、尾神经切除模型等。其中，坐骨神经慢性压迫性损伤模型在感觉异常的产生时程和行为表现上都与临床神经源性疼痛非常相似，是目前研究神经源性疼痛的常用模型，但其缺点是结扎力度难以一致，重复性差。

虽然目前已建立了大量疼痛模型用于机制和药物研究，但由于人类表现出的疼痛症状越来越多，所以还需要建立新的动物疼痛模型，并加强与临床的合作，以期使这些模型更好地为临床服务。

（陈建国　胡壮丽）

参考文献

[1] 陈建国. 药理学[M]. 4版. 北京：科学出版社，2016.

[2] 丁健. 高级药理学[M]. 北京：科学出版社，2013.

[3] 卫生部合理用药专家委员会. 中国医师/药师临床用药指南[M]. 2版. 重庆：重庆出版社，2014.

[4] 国务院. 麻醉药品和精神药品管理条例[S]. 2005-08-03.

[5] WHO guidelines for the pharmacological and radiotherapeutic management of cancer pain in adults and adolescents[J]. Geneva：World Health Organization，2018.

[6] LU L，FANG Y，WANG X. Drug abuse in China：past，present and future[J]. Cell Mol Neurobiol，2008，28：479-490.

[7] SZELENYI I. Flupirtine，a re-discovered drug，revisited[J]. Inflamm Res，2013，62(3)：251-258.

[8] KIM K H，ABDI S. Rediscovery of nefopam for the treatment of neuropathic pain[J]. Korean J Pain，2014，27(2)：103-111.

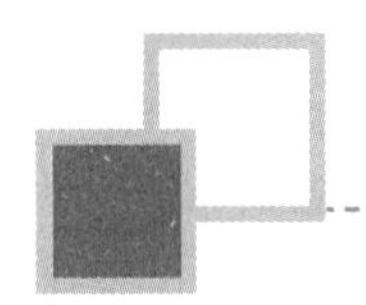

第十七章 治疗神经退行性疾病药

第一节 神经退行性疾病的病理生理和发病机制

神经退行性疾病主要包括阿尔茨海默病、帕金森病、亨廷顿病（Huntington's disease，HD）和肌萎缩侧索硬化（amyotrophic lateral sclerosis，ALS），这类疾病的特征是大脑特定区域的神经元出现进行性、不可逆性缺失。目前治疗这些神经退行性疾病的药物大多只能对症，并不能改变其基础疾病的病程。

一、阿尔茨海默病的病理生理和发病机制

痴呆是一种临床综合征，主要表现为记忆、认知、语言和行为障碍及人格改变等。老年期发生的痴呆为老年期痴呆。老年期痴呆症可分为原发性痴呆症、血管性痴呆症（vascular dementia，VD）和两者的混合型，前者又称阿尔茨海默病（Alzheimer's disease，AD）。AD是一种与年龄高度相关、以进行性认知障碍和记忆力损害为主的中枢神经系统退行性疾病，表现为记忆力、判断力、抽象思维等一般智力的丧失，但视力、运动能力等则不受影响。对AD的报道最早要追溯到1906年11月3日，在德国图宾根举行的第37届德国西南精神病学家学会的年会上，德国神经病理学家A. Alzheimer首次描述了对1例51岁女性痴呆患者D. Auguste进行观察和研究的结果。该患者表现为记忆力减退，时空定向障碍，并最终进展为卧床不起，4年半后死亡。病理检查发现脑组织中存在脑萎缩、神经原纤维缠结和老年斑。1910年，德国精神病学家Emil Kraepelin在其编撰的教科书中，建议将Alzheimer报道的上述病症冠以其本人的名字，称为阿尔茨海默病。

随着我国老龄化社会的到来，阿尔茨海默病的发病率正日益增加。根据2005年我国首次流行病学调查结果估计，65岁以上老年人的痴呆患病率为7.8%，其中AD占老年期痴呆患者的比例最高，达70%左右，患病率为4.8%，且随着年龄增长而增加，85岁以上人群的患病率可达20%。随着人类寿命的延长和社会老龄化问题的日益突出，到21世纪中叶，我国老年人口将增加到4亿，AD患者将接近2 000万。该病总病程为3～20年，确诊后平均存活时间为10年左右，给患者本人、家庭和社会带来了相当沉重的负担。

（一）阿尔茨海默病的病因

多数AD患者呈散在性分布，衰老是其中一个重要因素，其他因素包括环境、性别、受教育程度、饮食习惯和营养因素等。少数AD患者有家族史，如：早发型阿尔茨海默病是一常染色体显性疾病，约占AD总数的5%～10%。家族性AD与编码β-淀粉样前体蛋白（amyloid β-protein precursor，APP）、衰老蛋白-1（presenilin）、衰老蛋白-2、2-巨球蛋白及载脂蛋白E（apolipoprotein E，apoE）等基因的突变有关。衰老蛋白-1参与生理状态下APP的加工，如果发生基因突变可导致APP的加工受影响，β-淀粉样蛋白（amyloid β-protein，Aβ）生成增加；也可使衰老蛋白-1与糖原合成酶激酶-3β（glycogen synthase kinase-3β，GSK3β）的相互作用发生改变，导致tau蛋白过度磷酸化。ApoE是AD的遗传危险因子之一，有四种不同的异构体，由3个等位基因（*ApoE-2*，*ApoE-3*及*ApoE-4*）编码，参与胆固醇的贮存、转运和代谢。虽然每种异构体均能同等地发挥功能，但ApoE-4等位基因与高胆固醇血症的发生密切相关，也能增加AD发生的概率，提示AD的发生与血中胆固醇水平增加有关。

（二）阿尔茨海默病的发病机制

AD 的特点为大脑皮质明显萎缩以及皮质和皮质下神经元缺失，其发病机制尚未完全明了，但患者典型的病理学特征是脑内存在老年斑（senile plaque）以及大量神经纤维缠结（neurofibrillary tangles，NFT）。受影响的区域主要有大脑皮层、海马、杏仁核、基底前脑胆碱能系统及脑干单胺类神经核团。

老年斑的核心成分是 Aβ，AD 患者脑内 Aβ 含量比正常对照明显增加。Aβ 由细胞分泌，在细胞基质沉淀聚积后具很强的神经毒性作用，是 AD 患者脑内老年斑周边神经元变性和死亡的主要原因。Aβ 是 APP 的酶解产物，分子量约为 4kDa。APP 是一组具有受体样结构的跨膜糖蛋白，由位于第 21 号染色体上的 *APP* 基因编码，*APP* 基因转录后可因剪接不同而生成不同的 APP 亚型。正常生理条件下，APP 在 α- 分泌酶（α-secretase）作用下生成含部分 Aβ 序列的分泌性 APP（secretory APP，αAPPs），αAPPs 跨膜分泌后可能发挥神经保护作用。因 α- 分泌酶代谢途径破坏了 Aβ 完整结构，这一过程被称为非 Aβ 生成途径。少数 APP 在 β- 分泌酶（β-secretase）作用下水解生成 βAPPs 和含有 Aβ 完整结构的羧基端片段，该片段在 γ- 分泌酶（γ-secretase）作用下生成 Aβ 并释放至细胞外，敲除 β- 分泌酶的编码基因 *BACE1*（β-site APP cleaving enzyme 1）可使 Aβ 缺失，APP 的这一代谢过程被称为 Aβ 生成途径。家族性 AD 患者中，由于 *APP* 基因位点突变引起 APP 分子在以上酶切位点及附近氨基酸残基发生改变，有利于 β- 分泌酶和 γ- 分泌酶发挥作用，使 Aβ 生成增加。γ- 分泌酶在 APP 分子上有两个酶切位点，分别生成长度为 40 或 42 氨基酸残基的 Aβ，其中 $Aβ_{1-40}$ 是可溶性的，占 90%，$Aβ_{1-42}$ 仅占 10%，但 Aβ 易沉积并产生神经毒性作用。Aβ 沉积为何导致神经元退行性病变尚不清楚，有证据提示是通过凋亡、氧化应激或炎症机制实现的。

神经纤维缠结是 AD 的又一病理特征，它由成对螺旋丝（paired helical filaments，PHF）在神经元内积累而成，组成成对螺旋丝的主要亚单位是过度磷酸化的微管相关蛋白（microtubule-associated protein，MAP）—tau 蛋白。神经纤维缠结的含量与 AD 患者的痴呆严重程度密切相关。tau 蛋白是微管蛋白聚合微管的启动子。正常情况下，人体内 tau 蛋白的磷酸化 / 去磷酸化水平维持一定平衡状态，促进微管蛋白聚集成微管并增强其稳定性，维持细胞的生长发育。在 AD 患者脑中，tau 蛋白磷酸化 / 去磷酸化失去平衡，过度磷酸化的 tau 蛋白形成双螺旋丝及 NFT 而沉积于脑中导致神经元变性，引起神经元细胞的凋亡。参与 tau 蛋白磷酸化的关键酶主要有两个：GSK3β 和细胞周期素依赖性蛋白激酶（cyclin- dependent protein kinase，Cdk5）。衰老蛋白 -1 基因突变可使其与 GSK3β 相互作用发生改变，导致 tau 蛋白过度磷酸化。Cdk5 在脑发育和神经元再生过程中起重要作用，该激酶活性发生改变也可导致 tau 蛋白过度磷酸化。此外，AD 脑组织中的 tau 蛋白还可被糖化和糖基化。当 tau 蛋白过度磷酸化或糖化 / 糖基化后就失去微管蛋白结合能力，使微管的形成和稳定性发生障碍，严重影响神经元功能。

此外，AD 患者大脑内神经递质减少。导致递质减少的机制复杂，不仅有皮质下胆碱能神经元尤其是提供整个大脑皮质胆碱能神经支配的基底前脑神经元的萎缩和变性，还包括接受胆碱能投射的皮质及海马区的损伤。相反，AchE 活性显著升高，通过抑制 AchE 的活性，可对 AD 症状的缓解起到一定的积极作用。

二、帕金森病的病理生理和发病机制

帕金森病（Parkinson’s disease，PD）又称震颤麻痹（paralysis agitans），是老年人常见的中枢神经系统退行性疾病，主要表现为进行性锥体外系功能障碍。其典型症状为静止震颤（resting tremor）、肌肉强直（muscular rigidity）、运动迟缓（bradykinesia）和共济失调。PD 的平均发病年龄在 55 岁，发病率随年龄的增长而增加，在 65 岁以上人群中，PD 发病率已高达 1%，成为继阿尔茨海默病之后影响老年人身心健康的第二大神经退行性疾病。

关于 PD 的记载最早始于 1817 年，英国医生 J. Parkinson 在 *An Essay on the Shaking Palsy* 一文中详细记载了患者的临床特点，大多是“不能控制的震颤动作，肌力减退，患病部位即使给予支撑仍不能运动，躯干前倾，走路呈奔跑步态，但感觉及智力正常”。其后，法国著名神经病学奠基人

J.M. Charcot 对上述症状进行了补充，并将这种疾病正式命名为帕金森病。但直到近一个世纪后的1913年，F.W. Lewy 才发现，PD 的发病机制是因为脑内有特异性内含物存在，即后来命名的路易小体（Lewy body）。而真正使 PD 研究加速的是1958年瑞典科学家 A. Carlsson 发现哺乳动物大脑中多巴胺（dopamine，DA）的存在，他也由此获得2000年的诺贝尔医学或生理学奖。

现在，临床上按病因将 PD 分为原发性、动脉硬化性、脑炎后遗症和化学药物中毒（如 Mn^{2+}、CO 和抗精神病药物中毒）等四类，均出现相同的主要临床症状，总称为帕金森综合征（Parkinsonism）。

（一）帕金森病的病因

影响 PD 发病的因素有很多，总结起来主要有以下几方面。

1. 年龄因素　年龄是比较公认的 PD 危险因素之一。随着年龄的增长，PD 的患病率呈上升趋势，然而，在老年人群中患病者仅是少数。因此，推测衰老可能只是 PD 发病的促发因素之一。

2. 性别　研究发现，雌激素可通过作用于 DA 合成酶和 DA 摄取位点而促进 DA 的合成与释放，并可抑制 DA 的重摄取，从而有效地增加突触后膜的 DA 利用。说明性别对 PD 存在一定的影响，但临床流行病学调查结果各家报道不一。2004年美国弗吉尼亚医科大学神经内科 Currie 等人对弗吉尼亚140例对象（68个病例及72个对照）进行前瞻性病例对照研究，发现绝经后妇女经过雌激素替代疗法后，PD 发病率明显降低，说明雌激素对 PD 具有保护作用。然而张振馨等自1996年起，在137个城乡居民区进行了入户调查和定期随访，样本人群接近3万人。研究发现，在我国 PD 患病率不存在性别间差异。相反地，Pals 等对比利时423例患者和205例配偶对照进行分析，发现未生产妇女、男性前列腺手术后 PD 发病率较高，这对雌激素保护 PD 的作用提出了质疑。

3. 遗传因素　研究发现约10%的 PD 患者有家族史，呈不同外显率的常染色体遗传。迄今已经发现有16个基因与 PD 的发生密切相关，其中对 *α-synuclein*、*parkin*、*DJ-1*、*UCH-L1*、*PINK* 和 *LRRK2* 的研究比较深入。这些基因在 PD 发病中的可能功能见表17-1。

表 17-1　PD 相关基因及可能功能

基因座	基因名	遗传性	可能功能
PARK1 & PARK4	*α-synuclein*	显性	突触前蛋白，路易小体，脂质和囊泡动态
PARK2	*parkin*	隐性	泛素 E3 连接酶，线粒体自噬
PARK3	未知	显性	未知
PARK5	*UCH-L1*	显性	泛素 C 端水解酶
PARK6	*PINK1*	隐性	线粒体激酶
PARK7	*DJ-1*	隐性	氧化应激
PARK8	*LRRK2*	显性	激酶信号通路，细胞骨架动态，蛋白转运
PARK9	*ATP13A2*	隐性	未知
PARK10	未知	显性	未知
PARK11	*GIGYF2*	显性	IGF-1 信号通路
PARK12	未知	X- 连锁	未知
PARK13	*Omi/HtrA2*	未知	线粒体丝氨酸蛋白酶
PARK14	*PLA2G6*	隐性	磷酸酯酶
PARK15	*FBXO7*	隐性	泛素 E3 连接酶
PARK16	未知	未知	未知

4. 环境因素　研究发现1-甲基-4-苯基-1,2,3,6-四氢吡啶（MPTP）在脑内通过抑制线粒体膜的呼吸链复合体Ⅰ活性而导致 DA 能神经元变性。因部分杀虫剂（如百草枯）、除草剂含有与 MPTP 分子类似结构，故认为暴露于农业环境或接触环境中的农业毒素可能是 PD 病因之一。此外，“工业三废”的产生也危害着人类的身心健康。如铁通过促进氧自由基生成和加速神经元的变性坏死而具有神经毒性作用，锰也可能通过增加体内自由基的产生对神经产生毒性。还有其他工业环境，如木材防腐剂、有机溶剂、废气和一氧化碳等都可能是 PD 的危险因素。

5. 个人生活习惯

（1）吸烟：在 PD 动物模型和患者脑内均发现有烟碱受体的丢失，因此认为吸烟可能是一种保护因素。烟碱或烟碱受体激动剂可能既可以改善 PD 的症状，又具有长期的神经保护作用，其机制可能为尼古丁减轻儿茶酚胺类神经元特异性神经毒素6-羟基多巴胺对黑质 DA 能神经元的损伤，对 PD 起到一定的保护作用。另有研究表明，香烟的烟雾中含有一种萘醌的衍生物，是人体内单胺氧化酶的抑制剂，与预防 PD 有关系。

（2）饮茶：研究发现绿茶或其主要成分儿茶素没食酸盐（EGCG）中含的茶多酚具有抗氧化、清除自由基、抑制 1- 甲基 -4- 苯基吡啶离子（MPP^+）等作用，对 PD 起到保护作用。

（二）帕金森病的发病机制

1. 分子机制 PD 的发病原因及机制尚不清楚，其病理特征是黑质致密部（substantia nigra pars compacta，SNpc）DA 能神经元的缺失，该区的 DA 神经主要支配纹状体（尾状核和壳核）。1960 年，奥地利医生 Hornykiewicz 首先发现原发性 PD 患者的黑质和纹状体内 DA 含量极度减少，后来又发现 PD 患者黑质 DA 能神经元几乎完全脱失，其分布于纹状体的神经末梢发生退行性变性，以此为基础提出的发病机制假说即“DA 学说”。该学说认为，PD 是因纹状体内 DA 减少或缺乏所致，其原发性因素是黑质内 DA 能神经元退行性病变。一方面，黑质中 DA 能神经元发出上行纤维到达纹状体，其末梢与尾 - 壳核神经元形成突触，以 DA 为递质，对脊髓前角运动神经元起抑制作用；另一方面，尾核中的胆碱能神经元与尾 - 壳核神经元形成突触，以乙酰胆碱（acetylcholine，ACh）为递质，对脊髓前角运动神经元发挥兴奋作用。正常情况下，这两条通路功能处于平衡状态，共同调节运动功能。PD 患者因黑质病变，DA 合成减少，使纹状体 DA 含量减少，造成黑质 - 纹状体通路 DA 能神经功能减弱，胆碱能神经功能相对占优势，因而出现肌张力增高症状。该学说得到许多事实支持，如：死于 PD 的患者纹状体中 DA 含量仅为正常人的 5%～10%；提高脑内 DA 含量或应用 DA 受体激动药可显著缓解震颤麻痹等症状；耗竭黑质 - 纹状体内 DA、用神经毒素 MPTP 选择性地破坏黑质 DA 能神经元或长期使用 DA 受体拮抗药可导致震颤麻痹；胆碱受体药阻断药可缓解帕金森病的某些症状。

除中脑黑质外，PD 的病变还累及中缝核、蓝斑背侧运动核、大脑皮层等脑区。丢失的神经元除 DA 神经元外，也包括 5- 羟色胺能和胆碱能神经元。在上述核团的残存神经元内可以发现 PD 的特异性病理改变，即路易小体。这是一种球形嗜酸性颗粒，主要成分为 α-synuclein、神经纤维蛋白、泛素蛋白和蛋白酶体，表明 PD 的发生有多种机制参与。除上述“DA 学说”外，“氧化应激 - 自由基学说”也逐渐得到认可。该学说认为氧化代谢是 DA 的主要代谢途径。一方面在单胺氧化酶（MAO）的作用下，DA 降解过程中产生的过氧化氢生成大量羟自由基，另一方面 DA 自身氧化形成的神经黑色素中含大量 Fe^{2+}，后者与过氧化氢反应生成羟自由基，进而导致黑质脂质过氧化，黑质神经元死亡。线粒体功能障碍可能是产生氧化应激反应的原因。鱼藤酮和 MPTP 等用于制作 PD 模型的药物也都是通过损伤线粒体呼吸链复合体Ⅰ的活性，进而产生自由基而促使细胞发生凋亡。

2. 神经通路 从神经通路上来讲，基底神经节的功能模式可用以解释 DA 能神经元缺失所引起的 PD 症状（见图 17-1）。主要有三条通路：直接通路、间接通路和多巴胺能投射通路。直接通路在纹状体区激活的效应是增强从丘脑到皮质的兴奋性传递，间接通路在纹状体区激活的效应则是减少从丘脑到皮质的兴奋性传递。关键点就在于 DA 在直接和间接通路中不同的作用。直接通路中的纹状体神经元主要表达兴奋性 D_1 受体蛋白，间接通路中的纹状体神经元则主要表达抑制性 D_2 受体蛋白。因此，纹状体中 DA 的释放趋向于增强直接通路的活性而抑制间接通路的活性。PD 发生时 DA 能神经功能减弱，其净效应是显著增强从黑质网状部（substantia nigra pars reticulata，SNpr）和内苍白球（globus pallidus interna，GPi）到丘脑的抑制性传递，降低运动皮质的兴奋性。虽然基底神经节的这种功能模式有局限性，但有助于合理设计和应用 PD 治疗药物。首先，它提示通过激活 DA 受体而恢复系统的平衡，必须考虑 D_1 和 D_2 这两种受体作用的互补效应以及由 D_3、D_4 和 D_5 受体介导的副作用的可能性。第二，它解释了为什么补充 DA 不是治疗 PD 的唯一方法，因为该类神经元一般接受来自纹状体胆碱能中间神经元的胆碱能输入，抑制胆碱能受体的药物也可奏效。

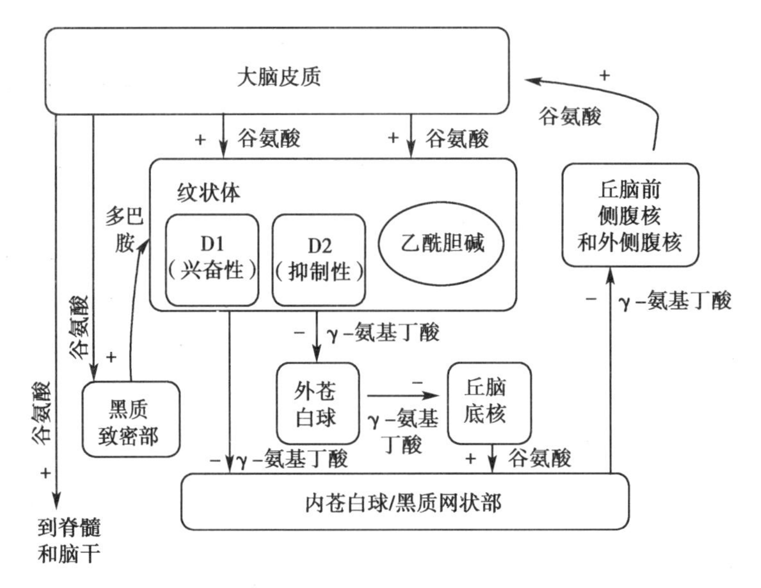

图 17-1　基底神经节线路示意图

注：纹状体是基底神经节的主要输入结构，接受来自大脑皮质多个区域的兴奋性谷氨酸能传入信号。纹状体含有发射神经元（主要表达 D_1 或 D_2 受体）和中间神经元（以乙酰胆碱为神经递质）。纹状体经两条途径输出信号，一条是直接通路，从纹状体到黑质网状部（SNpr）和内苍白球（GPi），递质为抑制性神经递质 γ- 氨基丁酸（GABA）；另一条是间接通路，从纹状体经外苍白球（GPe）和丘脑底核（STN）到 SNpr 和 GPi，包括两种抑制性（GABA 能）连接和一种兴奋性（谷氨酸能）投射。黑质致密部（SNpc）提供 DA 能神经支配纹状体，对直接通路和间接通路均有促进作用，并调节这两条通路的相对活性。SNpr 和 GPi 是基底神经节的输出结构，将信号经丘脑前侧腹核和丘脑外侧腹核（VA/VL）反馈给大脑皮质

第二节　治疗神经退行性疾病的药物

一、治疗阿尔茨海默病的药物

AD 主要表现为认知和记忆障碍，而认知和记忆障碍的主要解剖基础为海马组织结构的萎缩，功能基础主要为胆碱能神经兴奋传递障碍和中枢神经系统内乙酰胆碱受体变性、神经元数目减少等。目前采用的比较特异性的治疗策略就是增加中枢胆碱能神经功能，其中胆碱酯酶抑制药效果相对肯定，是目前唯一被美国 FDA 批准上市的一类 AD 治疗药物。M 受体激动药正在临床试验中。其他如 β- 分泌酶抑制剂、AD 疫苗、非甾体抗炎药、氧自由基清除剂、雌激素、神经生长因子及其增强剂也正在研究开发中。

（一）乙酰胆碱酯酶抑制药

乙酰胆碱酯酶抑制药是目前最主要的治疗 AD 药物，该类药物通过抑制乙酰胆碱酯酶（acetylcholinesterase，AChE），使 ACh 水平增加，改善 AD 症状。其不良反应也主要与其 AChE 抑制作用有关。目前有四种 AChE 抑制药获得美国 FDA 批准用于 AD 的治疗，即他克林，多奈哌齐，利凡斯的明和加兰他敏（见表 17-2）。

【临床应用现状分析与展望】 1993 年他克林成为第一个用于 AD 治疗的可逆性胆碱酯酶抑制药，但很快发现，他克林在治疗时可对 40% 的患者产生肝脏毒性，故几年后即撤市。其他几种仍在临床使用的胆碱酯酶抑制药，包括多奈哌齐、利凡斯的明和加兰他敏，尽管不能延缓痴呆发生的进程，但均能暂时改善患者的认知功能。由我国学者自主研发的石杉碱甲与其他同类药物相比，具有化学结构独特、易透过血脑屏障、口服生物利用度好、对脑内乙酰胆碱酯酶的选择性高且作用持续时间更长、对外周胆碱能副作用更弱等特点。石杉碱甲在 AD 一线治疗药物中具备了一定竞争力。

（二）谷氨酸受体拮抗药

美金刚（memantine，美金刚胺）是具有使用依赖性的 NMDA 受体非竞争性拮抗药，可与 NMDA 受体上的环苯己哌啶结合位点结合。当谷氨酸以病理量释放时，美金刚可减少谷氨酸的神经毒性作用。当谷氨酸释放过少时，美金刚可改善记忆过程所需谷氨酸的传递。临床研究表明，该药能

表 17-2　乙酰胆碱酯酶抑制药的比较

药物	药理特点	临床应用	不良反应
他克林（tacrine，THA）	第一个被美国 FDA 批准上市的 AD 治疗药，第一代 AChE 抑制药。抑制血浆和组织中的 AChE，直接激动 M 型受体和 N 型受体，间接增加 NMDA、5-HT 等递质的浓度	改善轻度 AD 患者的临床症状，多与卵磷脂合用治疗 AD，可延缓病程 6～12 个月，提高患者的认知能力和自理能力	肝毒性最常见，是患者中止治疗的主要原因
多奈哌齐（donepezil，aricept）	第二代可逆性中枢 AChE 抑制药，对丁酰胆碱酯酶无作用。与第一代相比，中枢 AChE 选择性更高，半衰期较长	用于轻度至中度 AD 患者，改善患者的认知功能，延缓病情发展。具有剂量小、毒性低和价格相对较低等优点	不良反应少。肝毒性及外周抗胆碱副作用较他克林轻
利凡斯的明（rivastigmine，卡巴拉汀）	第二代 AChE 抑制药，选择性抑制大鼠大脑皮层和海马 AChE 活性，对纹状体、脑桥以及心脏的 AChE 活性抑制力很小。减慢 APP 的形成	改善 AD 患者胆碱能神经介导的认知功能障碍，提高认知能力，如记忆力、注意力和方位感，对轻、中度 AD 患者有效。具有安全、耐受性好、不良反应轻等优点，无外周活性，尤其适用于伴心脏、肝脏以及肾脏等疾病的 AD 患者，是极有前途的 AD 治疗药	
加兰他敏（galantamine）	第二代 AChE 抑制药，对神经元中的 AChE 有高度选择性，在胆碱能高度不足的区域（如突触后区域）活性最大	治疗轻、中度 AD，临床有效率为 50%～60%，用药后 6～8 周开始治疗效果明显。本品可能成为 AD 治疗的首选药	治疗早期（2～3 周）可有恶心、呕吐及腹泻等胃肠道反应，稍后即消失
石杉碱甲（huperzine A，哈伯因）	由我国自行研制，为强效、可逆性胆碱酯酶抑制药，有很强的拟胆碱活性，能易化神经肌肉接头递质传递	可使 AD 患者的记忆力获得改善，在改善认知功能方面，与高压氧治疗效果相比效果显著	恶心、头晕、多汗、腹痛、视物模糊等，一般可自行消失
美曲磷酯（metrifonate，敌百虫）	杀虫剂，20 世纪 80 年代开始试用于治疗 AD，唯一以无活性前药形式存在的 AChE 抑制药，服用数小时后转化为活性的代谢产物而发挥持久的疗效	同时改善 AD 患者的行为和认知功能，可使患者的幻觉、抑郁 / 焦虑、情感淡漠症状明显改善。主要用于轻、中度 AD	不良反应少而轻，偶有腹泻、腿痉挛、鼻炎等症状，继续使用会自行消失

显著改善轻度至中度血管性痴呆症患者的认知能力，而且对较严重的患者效果更好；对中度至重度的老年痴呆症患者，还可显著改善其动作能力、认知障碍和社会行为。美金刚是第一个用于治疗晚期 AD 的 NMDA 受体非竞争性拮抗药，将美金刚与 AChE 抑制药同时使用效果更好。不良反应主要有轻微眩晕、不安、头重、口干等，饮酒可能加重不良反应。肾功能不良患者减量，肝功能不良、意识紊乱患者以及孕妇、哺乳期妇女禁用。

【临床应用现状分析与展望】 美金刚是截止到 2003 年，美国 FDA 批准的最后一个治疗 AD 的药物。该药也不能减少神经元的丢失、延缓痴呆的恶化或改变 AD 的病程。美金刚从未获得批准作为 AD 的早期治疗药物，其对于轻度痴呆患者的疗效也一直存有争议。

（三）神经保护药

随着年龄的增加，脑内单胺氧化酶 B（MAO-B）的活性逐渐升高，AD 患者脑内的 MAO-B 活性比同龄健康人脑内的活性高。脑内 MAO-B 活性增高可促进脑内单胺类神经递质降解，并产生大量自由基，引起神经元损伤，导致神经退行性疾病如 PD 和 AD 等。司来吉兰（selegiline）是一个选择性 MAO-B 抑制剂，该药可能具有抗氧化和神经保护作用，从而延缓 AD 的进展，以用于 PD 的治疗。

【临床应用现状分析与展望】 司来吉兰可改善 AD 患者的认知能力，但不能减少 AD 患者脑内的老年斑和神经纤维缠结。主要不良反应为体位性低血压。

（四）M 胆碱受体激动药

胆碱酯酶抑制药的作用依赖于脑内胆碱能神经元释放的乙酰胆碱。随着 AD 病情的发展，胆碱能神经元不断减少，胆碱酯酶抑制药的疗效也就逐渐降低。有人发现，AD 整个病程中突触后 M

受体数目变化不大，选择性 M_1 受体激动药可以影响 APP 的形成过程，减慢神经元的变性，提示 M 受体激动药可用于 AD 的治疗。目前 M 受体激动剂奈拉西坦（nebracetam）、占诺美林（xanomeline）、SR-46559A 及 AF102B 等正在研发中。此外，有研究发现 AD 患者 N 胆碱受体的作用也很重要，因此，N 型受体激动药如烟碱和 ABT-418 等也在研究之中。

占诺美林是目前发现的选择性最高的 M_1 受体选择性激动药，对 M_2、M_3、M_4 受体作用很弱。口服易吸收，易通过血脑屏障，大脑皮层和纹状体摄取率较高。临床试验表明，本品高剂量口服可明显改善 AD 患者的认知功能和行为能力。但因其易引起胃肠道和心血管方面的不良反应，拟改为皮肤给药。本品将成为第一个能有效治疗 AD 的 M 胆碱受体激动药。

沙可美林（sabcomedine）为相对选择性 M_1 受体激动药，常用其盐酸盐，对 M_1 受体的选择性比 M_2 受体高 100 倍。动物实验表明，本品能逆转 DA 诱导产生的认知缺陷，提高认知能力；临床试验亦显示，AD 患者服用本品的第 4 周起效，认知能力得到显著提高，具有安全、耐受性好等优点。口服后 1～2 小时血药浓度达峰值，$t_{1/2}$ 为 6～10 小时。血药浓度超过 0.3μg/L 易发生不良反应，常见不良反应有轻微流汗等。

【临床应用现状分析与展望】 M 受体激动药有改善轻度及重度认知功能损伤的作用，但可导致胃肠道不良反应。脑血管意外、脑动脉硬化等也能造成脑组织供血不足和神经元退行性变性，中枢神经系统中某些部位的缺血性损伤也可导致血管性痴呆。因此，对阿尔茨海默病也应配合使用促脑功能恢复药如胞磷胆碱和吡拉西坦等，改善脑循环药如双氢麦角碱和尼莫地平等的协同作用，进一步改善阿尔茨海默病患者的学习和记忆能力。

二、治疗帕金森病的药物

经典的抗帕金森病药主要包括拟 DA 类药和抗胆碱药两类。前者通过直接补充 DA 前体物或抑制 DA 降解而产生作用；后者通过拮抗相对过高的胆碱能神经功能而缓解症状。两药合用可增加疗效，其总体目标是恢复 DA 能和胆碱能神经系统功能的平衡状态。氧化应激学说为 PD 的治疗带来新的思路，即从治疗症候群方向转向预防 DA 神经元自身中毒的问题。如现已证明司来吉兰除具有选择性地抑制 MAO-B 外，更重要的作用是一种有效的自由基清除剂（free radical scavenger）。此外，DA 受体及其亚型选择性激动药也已成为 PD 治疗的亮点。其他新的治疗手段如胚胎干细胞移植、基因干预治疗等正在探索之中。

（一）拟多巴胺药

左旋多巴

【药理作用和临床应用】

药理作用：左旋多巴（*L*-dopa）是由酪氨酸形成儿茶酚胺的中间产物，即 DA 的前体，是治疗 PD 单用最有效的药物，现已人工合成。

PD 患者的黑质 DA 能神经元退行性变，酪氨酸羟化酶（tyrosine hydroxylase，TH）同步减少，使脑内酪氨酸转化为 *L*-dopa 极度减少，但将 *L*-dopa 转化为 DA 的能力仍存在。*L*-dopa 是 DA 的前体，通过血脑屏障后，补充纹状体中 DA 的不足而发挥治疗作用。但 *L*-dopa 究竟是被残存神经元利用而增加 DA 的合成和释放，还是在细胞外被转化成 DA 后直接“溢流”（flooding）到突触间隙而激活突触后膜受体，这一点尚不清楚。动物实验显示，即使没有 DA 能神经末梢存在，*L*-dopa 仍有作用；但另一方面，临床上 *L*-dopa 的疗效随病情发展而降低，提示其作用可能依赖于残存的神经元。DA 因不易通过血脑屏障，不能用于治疗 PD。

临床应用：治疗各种类型的 PD 患者，不论年龄和性别差异和病程长短均适用，但对吩噻嗪类等抗精神病药所引起的帕金森综合征无效。其作用特点为：①疗效与黑质纹状体病损程度相关，轻症或较年轻患者疗效好，重症或年老体弱者疗效较差；②对肌肉僵直和运动困难的疗效好，对肌肉震颤的疗效差；③起效慢，用药 2～3 周出现体征改善，用药 1～6 个月后疗效最强。

用药早期，*L*-dopa 可使 80% 的 PD 患者症状明显改善，其中 20% 的患者可恢复到正常运动状态。服用后先改善肌肉强直和运动迟缓，后改善肌肉震颤；其他运动功能如姿态、步态联合动作、面部表情、言语、书写、吞咽、呼吸均可改善，也可使情绪好转，对周围事物反应增加，但对痴呆症状效果不明显。随着用药时间的延长，本品的疗效逐渐下降，3～5年后疗效已不显著。其原因可能与病程的进展、受体下调以及其他补偿机制有关。此阶段，有些患者对 *L*-dopa 的缓冲能力（buffering capacity）丧失，疗效出现波动，最后发展为药效消失（wearing-off）。据统计，服用 *L*-dopa 的 PD 患者的寿命与未服者相比明显延长，生活质量明显提高。

【体内代谢及影响因素】 口服后经小肠芳香族氨基酸转运体迅速吸收，0.5～2 小时达峰值。血浆 $t_{1/2}$ 较短，约 1～3 小时。食物中的其他氨基酸可与 *L*-dopa 竞争同一转运载体，从而减少药物的吸收。胃排空延缓、胃酸 pH 偏低或高蛋白饮食等，均可降低其生物利用度。口服后极大部分在肠黏膜、肝和其他外周组织被 *L*- 芳香族氨基酸脱羧酶（*L*-amino acid decarboxylase，ADCC）脱羧成为 DA，仅 1% 左右的 *L*-dopa 能进入中枢神经系统发挥疗效。*L*-dopa 在外周脱羧形成 DA 后，易引起不良反应，主要有恶心、呕吐。若同时合用 AADC 抑制药，可减少外周 DA 生成，使 *L*-dopa 更多地进入脑内，增加血和脑内 *L*-dopa 达 3～4 倍，进而转化为 DA 而生效，并可减少不良反应。*L*-dopa 生成的 DA 一部分通过突触前的摄取机制返回 DA 能神经末梢，另一部分被单胺氧化酶（MAO）或儿茶酚胺 -O- 甲基转移酶（COMT）代谢，经肾排泄。

【药物相互作用和不良反应及处理】

药物相互作用及处理：

1）维生素 B_6 是 DA 脱羧酶的辅酶，能加速左旋多巴在外周组织转化成 DA，可增强左旋多巴的外周副作用，降低疗效。

2）利血平可耗竭黑质纹状体中的 DA，故能降低左旋多巴的疗效。

3）抗精神病药物阻断中枢 DA 受体，除降低左旋多巴的疗效外，还可引起帕金森综合征。

4）抗抑郁药能引起直立性低血压，加强左旋多巴的副作用。

不良反应及处理：不良反应分为早期和长期两大类。

1）早期反应：*L*-dopa 在外周和中枢脱羧成 DA，分别直接刺激胃肠道和兴奋延脑催吐化学感受区 D_2 受体，故早期约 80% 患者出现厌食、恶心、呕吐，应用 AADC 抑制药后可明显减少。D_2 受体阻断药多潘立酮（domperidone，吗丁啉）是消除恶心、呕吐的有效药。30% 患者出现直立性低血压，可能与 DA 作用于交感神经末梢和血管壁的 DA 受体有关。还有些患者出现心律不齐，可用 β 受体阻断药加以治疗。

2）长期反应：①多动症（hyperkinesia）是异常动作舞蹈症的总称，也称为运动障碍，是由于服用大量 *L*-dopa 后，DA 受体过度兴奋，出现手足、躯体和舌的不自主运动，服用 2 年以上者发生率达 90%。DA 受体拮抗药左旋千金藤啶碱[（−）-stepholidine]可减轻不自主运动。②症状波动：服药 3～5 年后，有 40%～80% 患者出现症状快速波动，重则出现“开 - 关反应”（on-off response）。“开”时活动正常或几近正常，而“关”时突然出现严重的 PD 症状。症状波动的发生与 PD 的发展导致 DA 的储存能力下降有关，此时患者更依赖于 *L*-dopa 转运入脑的速率以满足 DA 的生成。为减轻症状波动，可使用 *L*-dopa/AADC 抑制药缓释剂或用 DA 受体激动药，或加用 MAO 抑制药如司来吉兰等；也可调整用药方法，即改用静脉滴注、增加服药次数而不增加或减少药物剂量等。③精神症状：出现精神错乱的病例约占 10%～15%，可出现梦幻、幻想、幻视等。也有抑郁症等精神病症状，可能与 DA 作用于皮质下边缘系统有关，只能用非经典抗精神病药如氯氮平（clozapine）治疗。

【临床应用现状分析与展望】 左旋多巴是治疗 PD 最有效的药物，几乎所有患者最终都需要服用。近 40 年的临床应用证明，患者症状改善率可达 70%～100%，其疗效可持续 5 年甚至 10 年以上。

左旋多巴的增效药

主要增加 *L*-dopa 的作用，减少其不良反应。常用药物见表 17-3。

【临床应用现状分析与展望】 各种 *L*-dopa 增效剂可有效的减轻长期使用 *L*-dopa 所致的症状波动，例如，*L*-dopa 通过加用 AADC 抑制剂卡比多巴，或 MAO-B 抑制药司来吉兰均可达到这一目的。

表 17-3 各种左旋多巴增效药的作用及应用

药物	作用机制	药理作用	临床应用	不良反应
卡比多巴(carbidopa)	氨基酸脱羧酶(AADC)抑制药	使 *L*-dopa 在外周的脱羧作用被抑制，进入中枢神经系统的量增加，减少 *L*-dopa 的不良反应	与 *L*-dopa 组成的复方制剂信尼麦(sinemet)，治疗各种类型的 PD	
司来吉兰(selegiline)	MAO-B 抑制药	降低脑内 DA 降解，使 DA 浓度增加；亦可作为神经保护剂，延迟神经元变性和 PD 发展	早期或轻症 PD 患者。与 *L*-dopa 合用，增加疗效，减少外周副反应	苯丙胺类代谢产物有神经毒性，大剂量引起血压干酪反应”
硝替卡朋(nitecapone)	COMT 抑制药	抑制外周的 COMT，增加纹状体中的 *L*-dopa 和 DA		
托卡朋(tocapone)和恩他卡朋(entacapone)	新型 COMT 抑制药	托卡朋可同时抑制外周和中枢 COMT，恩他卡朋仅抑制外周 COMT	明显改善病情稳定的 PD 患者日常生活能力和运动功能，尤其适用于伴有症状波动的患者	托卡朋的主要不良反应为肝损害，甚至出现暴发性肝功能衰竭

DA 受体激动药

现已知，脑内 DA 受体可分为 D_1～D_5 五个亚型，均为 G- 蛋白偶联受体，分子结构由 7 个跨膜结构域组成。其中 D_1、D_5 胞内 C 端片段较长，被称为 D_1 类受体，总体上发挥兴奋性作用；D_2、D_3、D_4 第三个胞内片段较长，被称为 D_2 类受体，总体上发挥抑制性作用(表 17-4)。D_1 和 D_2 蛋白在纹状体含量丰富，是与 PD 病因和治疗关系最密切的受体亚型。

表 17-4 中枢神经系统多巴胺受体分类及特性

	亚型	分布	效应
D_1 类受体	D_1	纹状体、新皮质	cAMP↑ PIP_2 水解↑ $[Ca^{2+}]_i$↑ PKC 激活
	D_5	海马、下丘脑	cAMP↓
D_2 类受体	D_2	纹状体、黑质致密部、垂体	钾电流↑ 钙电流↓
	D_3	嗅结节、伏隔核、下丘脑	
	D_4	额皮质、髓质、中脑	

纹状体 DA 受体的直接激动药可能具有的优点：①发挥作用不需酶的转化，因此不依赖于黑质纹状体神经元的功能状态；②大多数 DA 受体激动药作用持续时间明显长于左旋多巴，对剂量相关性症状波动也有效；③减少内源性 DA 的释放，抑制氧自由基生成，降低神经元死亡而改善病程。目前主要有四种口服的 DA 受体激动药用于 PD 的治疗，即第一代的溴隐亭和培高利特，新型更具选择性的罗匹尼罗和普拉克索。具体见表 17-5。

【临床应用现状分析与展望】 此类药物可显著改善 *L*-dopa 所致的严重的“开 - 关现象”。但由于 DA 受体在心血管等其他部位分布广泛，常导致相应的不良反应。以溴隐亭为例，其治疗震颤麻痹时，对震颤作用明显，而对少动、强直症状远不及 *L*-dopa，常与 *L*-dopa 合用。早期震颤麻痹以小剂量的溴隐亭与 *L*-dopa 合用可取得满意的疗效。晚期患者也可提高疗效，并能减少 *L*-dopa 的用量及不良反应。该药具有保护神经元作用，应用时很少产生运动波动现象。治疗帕金森病疗效优于金刚烷胺及苯海索，对僵直、少动效果好，对重症患者亦有效。常用于 *L*-dopa 疗效不好或不能耐受的患者。其特点是显效快、持续时间长。对于一般情况较好的老年帕金森病患者可作为一线药。但由于其不良反应明显，也逐渐被其他药代替。

（二）中枢抗胆碱药

M 受体阻断药对早期 PD 患者有较好的治疗效果，对晚期严重 PD 患者的疗效差，可与 *L*-dopa 合用。阿托品、东莨菪碱是最早用于治疗 PD 的 M 胆碱受体阻断药，但因外周抗胆碱作用引起的副作用大，因此目前主要使用合成的中枢性 M 胆碱受体阻断药，包括苯海索(trihexyphenidyl，安坦)、甲磺酰苯扎托品和盐酸苯海拉明。

本类药物通过拮抗中枢胆碱受体而减弱黑质 - 纹状体通路中 ACh 的作用，抗震颤效果好，也能改善运动障碍和肌肉强直，但对动作迟缓无

表 17-5 各种多巴胺受体激动药的特点比较

药物	作用机制	作用特点	临床应用	不良反应
溴隐亭（bromocriptine）	D_2类受体（D_2、D_3、D_4）强激动剂，部分拮抗D_1类受体（D_1、D_5）	小剂量激动结节 - 漏斗通路D_2受体，大剂量激动黑质 - 纹状体多巴胺通路的D_2受体	与*L*-dopa 合用疗效好，能减少症状波动	较多。消化系统症状常见，直立性低血压、无痛性手指血管痉挛、运动功能障碍、精神系统症状等
培高利特（pergolide）	激动D_1和D_2类受体	适用于长期应用*L*-dopa 出现疗效减退的患者，可延长“开”的时间	同溴隐亭	同溴隐亭，大剂量可能引发心脏瓣膜疾病
罗匹尼罗（ropinirole）和普拉克索（pramipexole）	非麦角生物碱类新型DA受体激动药，选择性激动D_2类受体（特别是D_2、D_3受体），对D_1类受体几乎没有作用	患者耐受性好，一周以内即可达治疗浓度	PD 的早期治疗药物，而不是仅仅作为*L*-dopa 的辅助药物。普拉克索被欧盟批准作为治疗PD的一线药物	拟多巴胺类药共有的不良反应。服药期间禁止从事驾驶和高警觉性工作
阿扑吗啡（apomorphine）	与D_4受体有高亲和力，与D_2、D_3、D_5受体和α_{1D}、α_{2B}、α_{2C}受体有中等亲和力，与D_1受体的亲和力较低	多巴胺能药物治疗出现症状波动反应的患者发生“关”现象时，可作为“援救疗法”急性间断性治疗	仅用于其他药物，如多巴胺激动药或 COMT 抑制药对“开 - 关反应”无效时	长期用药会引起 QT 间期延长，肾功能损害和精神症状

效。临床上主要用于早期轻症患者、不能耐受左旋多巴或禁用左旋多巴的患者、抗精神病药所致的帕金森综合征。

【临床应用现状分析与展望】 对 PD 疗效有限，副作用较多，现已少用。此外，有报道认为本类药物可能加重帕金森病患者伴有的痴呆症状。因此，伴有明显痴呆症状的帕金森病患者应慎用本类药物。

第三节 治疗神经退行性疾病药物研发史

一、治疗阿尔茨海默病的药物研究进展

尽管目前对于阿尔茨海默病的发病机制尚未完全明了，胆碱能系统的缺陷在 AD 中却早有记载，且皮质和脑脊液中胆碱能标记物的减少与学习记忆损伤的严重程度密切相关。神经递质乙酰胆碱水平的缺乏也将严重影响其神经调节功能。由此，人们开始关注胆碱酯酶抑制药（ChEIs）在 AD 中的治疗作用，并在 20 世纪 80 年代初试用于临床。当时 Davis（1982 年）和 Thal 等人（1983 年）分别采用口服和静脉给予毒扁豆碱的方式治疗 AD 患者，得到了令人鼓舞的结果。即这种药理手段可以减少患者认知功能的损伤，但遗憾的是毒扁豆碱作用时间短，而且胆碱能系统的副作用严重。对于 ChEIs 来讲，具有划时代意义的时刻是在 1986 年，Summers 等人在 *New England Journal of Medicine* 上发表了一篇名为“长期口服他克林治疗 Alzheimer 型阿尔茨海默病”的文章，报道了一种新的 ChEIs 他克林在 17 名 AD 患者身上应用 12.6 个月后，可以减轻患者的临床症状。由此，他克林开始用于 AD 患者的治疗，并在 1993 年获得美国 FDA 批准，是第一个被批准用于治疗轻、中度 AD 的药物。

他克林是第一代 ChEIs，也是目前最有效的 AD 治疗药物，但其最主要的缺点是具有肝毒性，因而限制了该药的应用。此后又开发出第二代 ChEIs，包括多奈哌齐、加兰他敏、利凡斯的明等都已被美国 FDA 批准用于治疗 AD。到目前为止，ChEIs 仍然是治疗轻中度 AD 患者疗效最好、最有前景的药物。另一方面，近二十年来，随着分子生物学，神经生物学及动物模型等各学科知识和研究手段的迅猛发展，对 AD 病变机制的研究也取得了很大进展，为 AD 治疗带来了新的希望。人们不但可以应用药物来缓解 AD 的症状，而且有希望找到药物来减慢或阻止 AD 的发展（见图 17-2）。

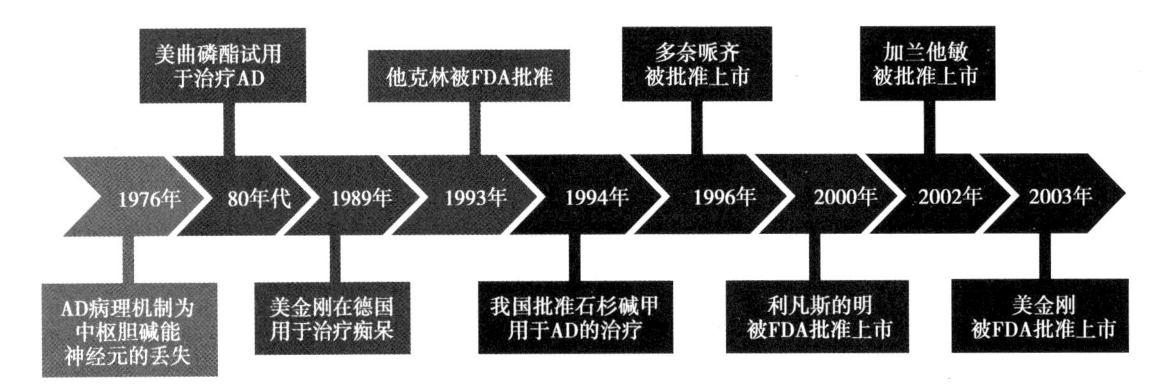

图 17-2　治疗阿尔茨海默病的药物研究史

1. 非甾体抗炎药　AD 的特征性病变为局部老年斑，并可能诱发炎症反应，非甾体抗炎药（NSAIDs）可以影响脑内 β- 淀粉样斑块形成或通过抑制环加氧酶（cyclooxygenase，COX）来抑制炎症反应，从而延缓 AD 症状的发展。流行病学研究发现类风湿关节炎患者中患 AD 的相对较少，可能与这些患者长期服用 NSAIDs 有关。临床试验也发现吲哚美辛（indomethacin）可以改善轻到中度 AD 患者的认知能力损害。NSAIDs 的作用主要通过抑制 COX 来完成，COX 有两种亚型，即 COX-1 和 COX-2。COX-1 在机体内固有表达，参与机体的多种生理功能如胃黏膜保护作用等，COX-2 主要在炎症状态下诱导表达。研究发现，AD 患者脑内海马锥体细胞层有大量老年斑沉积，并伴有 COX-2 表达明显增加。在转基因动物中也发现，COX-2 可促进淀粉样蛋白的形成，提示 COX-2 选择性抑制剂有可能用于 AD 的治疗。但是，另有研究也发现，选择性或非选择性 COX-2 抑制剂对 AD 的治疗并无明显效果。如布洛芬、吲哚美辛和舒林酸（sulindac）等可在细胞水平减少 $A\beta_{42}$ 的生成，但结构与布洛芬类似的奈普生（naproxen）以及阿司匹林和美洛昔康（meloxicam）等 COX 抑制剂并无上述作用，提示布洛芬、吲哚美辛和舒林酸等对 $A\beta_{42}$ 生成的抑制作用可能与其抑制 COX 的作用无关。因此，非甾体抗炎药的抗 AD 作用尚无明确结论。

2. 抗氧化剂　大量证据表明，氧化应激（oxidative stress）在 AD 病变过程中起重要作用。氧化应激是指组织内活性氧（reactive oxygen species，ROS）及活性氮（reactive nitrogen species，RNS）生成与清除之间平衡失调。ROS 主要包括超氧阴离子（superoxide anion）、过氧化氢（hydrogen peroxide）和羟自由基（hydroxy radical）等。RNS 主要包括一氧化氮（nitric oxide，NO）和过氧亚硝酸盐（$ONOO^-$）等。诱导产生氧化应激反应的原因很多，线粒体功能障碍可能是一个主要原因。线粒体在脑细胞的能量代谢中发挥着十分重要的作用，脑细胞能量代谢异常可导致大量自由基产生。研究也发现线粒体损伤是导致 AD 的重要因素。除此以外，体外试验发现 Aβ 可诱导培养神经细胞生成过氧化氢等自由基，从而导致神经元损伤；AD 患者脑内老年斑周围的星形胶质细胞和小胶质细胞中白介素 1β（interleukin-1β，IL-1β）和肿瘤坏死因子 -α（tumor necrosis factor-α，TNF- α）等炎性细胞因子的表达明显增加。与此同时，诱导型一氧化氮合酶（iNOS）的表达也明显增加，从而引起 NO 增加。由于氧化应激在 AD 中起重要作用，抗氧化剂可能被用于 AD 的防治。近年有研究发现，维生素 E 可延缓 AD 的病变进程，长期服用维生素 C 对 AD 也具有预防作用，α- 硫辛酸可改善小鼠记忆，肌肽有调节自由基、上调突触后 NMDA 受体表达的作用。但这些研究都有待进一步证实。

3. 雌激素　一项回顾性研究发现，使用雌激素的患者发生 AD 与其他痴呆的危险度低于不使用者，提示雌激素对 AD 的发病具有保护作用。美国流行病学研究表明，雌激素替代治疗有助于预防痴呆的发生，显著延缓 AD 的发病。雌激素延缓 AD 的发生和减少该病相对危险的作用机制尚不清楚，可能与其清除自由基、抗氧化功能、神经元保护、修复、促生长功能，以及减少 Aβ 沉积和损伤有关，其确切疗效也有待进一步证实。

4. 防止 tau 蛋白过度磷酸化的药物　因为神经纤维缠结的含量与 AD 患者的痴呆严重程度

密切相关，而 tau 蛋白异常磷酸化是神经纤维缠结产生的主要原因，所以药物如果能够防止 tau 蛋白异常磷酸化，应该可以减轻 AD 的症状。研究发现，AD 患者脑内激酶与磷酸酶之间的平衡失调与 tau 蛋白异常磷酸化密切相关。激酶 Cdk5 从 35kD 向 25kD 的转变与 tau 蛋白的磷酸化呈正相关，抑制 Cdk5 可对抗 Aβ 对神经细胞的毒性作用，提示 Cdk5 抑制剂可能有抑制 tau 蛋白过度磷酸化，防止 AD 进一步恶化的作用。此外，有研究发现其他一些激酶如促分裂原活化蛋白激酶（MAPK），和一些磷酸酶如蛋白磷酸酶 2A（PP2A）等也与神经纤维缠结的形成有关。具有调节这些激酶或磷酸酶的药物也可能通过减少 tau 蛋白过度磷酸化而用于 AD 的治疗。离体实验发现，组织蛋白酶抑制剂、锂盐、MAPK 激酶抑制剂 PD98059 和 PP2A 均可对抗 tau 蛋白的过度磷酸化，但这些化合物是否可在临床上有效治疗 AD 还有待研究。

5. 分泌酶抑制剂 APP 是在许多细胞内都有表达的Ⅰ型膜蛋白分泌酶，是一种细胞质膜蛋白酶，在 α- 分泌酶作用下裂解生成一种可溶性多肽 αAPP。在病理状态下，APP 在 β- 分泌酶作用下生成 βAPPs 和含有 Aβ 完整结构的羧基端片段，该片段进一步在 γ- 分泌酶作用下生成 Aβ，形成老年斑，并对神经细胞产生毒性作用。因此，α- 分泌酶激动剂和 β、γ- 分泌酶抑制剂的研究已成为药物研究的热点。实验也证明，敲除 β 酶基因的小鼠无 AD 症状，Aβ 沉积减少；γ- 分泌酶抑制剂可减少 Aβ 产生。

6. AD 防治疫苗 目前研究最热的是抗 Aβ 疫苗的研制，其作用机制是通过主动和被动免疫，用小分子与 Aβ 单体结合来阻止其形成有神经毒性的聚合物。研究发现，当一种具有 AD 特征的 APP 小鼠用 Aβ 免疫后可产生免疫反应，防止 Aβ 斑块的形成。美国研制的 AN-1729 可减少转基因小鼠老年斑的产生和细胞的萎缩，但在进行Ⅱ期临床试验时，由于发现受试者中枢神经系统发生炎症反应而终止。目前针对一些应用疫苗治疗的患者观察结果提示，此类疫苗可明显减慢 AD 患者认知功能下降，但 Aβ 抗体的临床疗效有待进一步验证。

基于 AD 发病机制的各种假说，目前 AD 治疗的策略主要包括如下五种：增加乙酰胆碱能神经的活性、抑制谷氨酸的兴奋毒性、促进 Aβ 的清除、减少 tau 蛋白过度磷酸化和神经炎症反应。总之，AD 是多因素的复杂疾病，国内外研究都处于探索积累阶段。迄今为止，FDA 批准的抗 AD 药物只有 ChEIs 和美金刚，其中 ChEIs 抑制剂仍是目前临床上应用最广泛、研究最多的一类药物。

但是，开发治疗 AD 新药物的成功率非常低。尽管自 2003 年以来，进入Ⅱ期临床试验的化合物多达 200 多个，但是这些化合物中还没有任何一个获得批准成为新药用于 AD 的治疗。多数通过了Ⅱ期临床试验的化合物都因为在Ⅲ期临床试验中缺乏疗效或出现严重的不良反应而被终止。让人们重新审视围绕这一疾病的现有药物干预靶点是否准确，并致力于寻找 AD 的客观诊断指标和生物标记物。尽管药物发现非常具有挑战性，现阶段全球正在开展的 AD 治疗药物的临床试验仍多达 2 000 余个，希望能在新药的发现上有所突破。由于 AD 病理和生理机制的复杂性，单纯依靠某一类药物只能在一定时间和范围内取得一定效果。要有效控制疾病症状和病程的发展，必须采用多靶位点的综合治疗法，这也是目前治疗 AD 的发展趋势。除药物的开发外，现有的研究还发现多种营养品和植物都有望改善 AD 的症状。

二、治疗帕金森病的研究进展

19 世纪，Jean-Martin Charcot 和 William Gowers 两位著名的神经科学家为 PD 的治疗做出了重要贡献，这两位科学家的研究重点都是放在莨菪碱等抗胆碱药物上，同时辅以其他药物，如麦角、铁、吗啡或大麻等。但抗胆碱药发挥疗效的同时也导致很多不良反应，所以人们开始寻找其他替代药物。*L*-dopa 在 1961 年首次用于治疗 PD，静脉注射后发现其能够改善 PD 患者的运动功能。1968 年，《临床神经病学手册》在“帕金森综合症的药物治疗及评估”一章中指出，除了抗胆碱药以外，应该对其他推荐使用的药物进行适当调整，并强调了 *L*-dopa 的作用。1969 年进一步对 *L*-dopa 的口服制剂进行验证，证实其可以改善 PD 的症状和体征，由此开始了以 *L*-dopa 为主的 PD 治疗方案。

对于 PD 的治疗目前仍以 *L*-dopa 为主，但长期使用该药能导致运动障碍，所以需要寻找更好的替代药物。由于对帕金森病的发病机制尚未完全阐明，而与 DA 的关系比较明确，所以治疗进展大多集中于拟 DA 类药物。在前一节中提及的 DA 受体激动剂，通过激动突触后 DA 受体，减慢 DA 更新和合成，减少自由基生成，发挥保护黑质 DA 神经元的作用，是目前开发最多的一类，且非选择性作用于 D_1 和 D_2 受体是此类药物开发的必然趋势。此外，已经上市的 MAO-B 抑制剂司来吉兰，主要是抑制纹状体和黑质的 MAO-B，减少 DA 的降解，后来发现其也具有神经保护作用，更增加了对这类药物的开发，比如第二代药物雷沙吉兰（rasagiline）与司来吉兰相比，体内活性高 3 倍，疗效明显优于司来吉兰，可使帕金森病的症状缓解 6 年以上（见图 17-3）。

其他的一些治疗进展包括：

1. 促多巴胺释放药 以金刚烷胺（amantadine）为代表。该药除了增加 DA 释放外，可能通过多种方式加强 DA 的功能，如促进 *L*-dopa 进入脑循环，增加 DA 合成，减少 DA 重摄取以及减弱抗胆碱作用，表现出 DA 受体激动药的作用。近年来认为其作用机制还与拮抗 NMDA 受体有关。金刚烷胺具有中等强度的抗 PD 活性，可用于轻症 PD 的起始治疗。对于应用 *L*-dopa 出现剂量相关性波动症状和异动症的患者，金刚烷胺也可用作辅助用药。其抗 PD 的作用特点为：用药后显效快、持续时间短、应用数天即可获得最大疗效，但连用 6～8 周后疗效逐渐减弱，对 PD 的肌肉强直、震颤和运动障碍的缓解作用较强，优于抗胆碱药物，但不及 *L*-dopa。长期用药时常见下肢皮肤出现网状青斑，可能与儿茶酚胺释放引起外周血管收缩有关。此外，可引起精神不安、失眠和运动失调等。偶致惊厥，癫痫患者禁用。

2. 神经保护药 该类药物对神经元的损伤有保护和修复作用，治疗前景广阔。脑源性神经营养因子（BDNF）和胶质源性神经营养因子（GDNF）对 DA 神经元都具有特异性保护作用。动物实验表明，GDNF 可改善 PD 的旋转行为、抑制黑质 DA 能神经元的破坏和纹状体区 DA 的消耗，恢复神经元的功能。神经保护药最重要的是早期应用，因此早期诊断 PD 将为拟 DA 类以外的药物治疗提供良好的平台。

3. 作用于其他受体的药物 PD 的发病除与 DA 受体有关外，还与 ACh、5-HT、GABA、NE 等受体有关，相关药物正在进一步研究中，包括腺苷 A2a 受体拮抗剂 KW26002、中枢 α_2- 肾上腺素能受体拮抗剂 fipamezole、以及作用于多种受体（包括酪氨酸受体、去甲肾上腺素受体、5- 羟色胺受体及胆碱受体）的药物布地品（budipine）等都被证明能减轻 PD 患者的运动障碍。

4. 神经干细胞治疗 胚胎干细胞移植、基因干预治疗是目前治疗 PD 等中枢退行性疾病的研究热点。目前已经能够从发育中甚至成年的中枢神经系统中分离出具有多种潜能的祖细胞或干细胞特性的细胞，并可将其在体外培养成永生化的神经干细胞系。导入外源性癌蛋白基因是促使神经干细胞永生化最常用的手段，包括使用 *myc*、*neu*、*p53*、腺病毒 ElA 和 SV40 的大 T 抗原等基

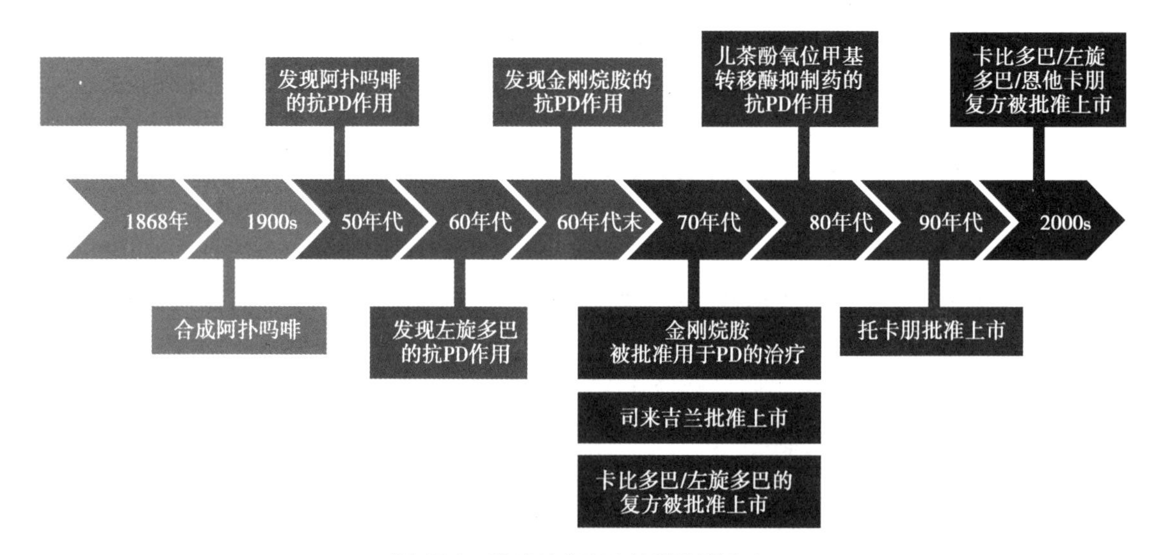

图 17-3 治疗帕金森病的药物研究史

因，其中最常用的是 *myc* 和大 T 抗原基因。永生化神经干细胞系的最主要生物学特点是：能够自我复制并在体外增殖大量的细胞；在移植入体内后仍可具有多分化潜能；可以被转染并稳定地表达外源性基因。尽管如此，神经干细胞治疗 PD 等中枢退行性疾病还只是处于临床试验阶段，还需要进一步深入研究。

第四节　研究神经退行性疾病的动物模型和实验方法

一、阿尔茨海默病的动物模型和实验方法

AD 动物模型是在实验动物上模拟 AD 患者脑组织的病理变化和行为异常，根据不同实验目的设计，大多只能模拟 AD 的某些病变或症状。主要有以下几种：

（一）衰老动物模型

衰老在 AD 发病过程中起重要作用，该模型是通过各种方法促进动物衰老来达到制作 AD 动物模型的目的。分为三种：①自然衰老动物模型，包括大鼠、家兔、狗、猴等，但这种模型耗时长，价格昂贵，限制了其应用；②快速老化小鼠（SAM）模型，其中 SAMP/8 和 SAMP/10 亚系寿命短、老化快、特征显著，是较理想的 AD 模型；③ *D*- 半乳糖颈部皮下注射诱发小鼠 AD 模型。虽然 AD 是在衰老的基础上发生的病理改变，但并不完全等同于正常的生理衰老过程，所以衰老模型并不能真正代替 AD 模型。

（二）损毁模型

1. Aβ 注射模型　Aβ 是老年斑的核心蛋白，通过脑立体定位仪和微量注射器，向大鼠海马注射 $A\beta_{1\text{-}40}$ 和 $A\beta_{25\text{-}35}$，损毁海马和基底核等胆碱能神经元集中的部位，可制作 AD 模型。

2. 胆碱能系统损伤模型　该模型是建立在“AD 认知障碍的胆碱能假说”的基础上，主要模拟 AD 的认知缺失和前脑胆碱能系统损害。根据损害方式的不同可分为三种方式：

（1）电损毁和外科手术损毁模型：电损毁 Meynert 基底核，使大脑皮质乙酰胆碱含量明显减少，或者手术切断穹窿 - 海马伞部，造成隔 - 海马环路损伤，使动物学习记忆功能下降。用损毁方法建立的动物模型，作为学习记忆功能低下模型应用比较普遍。但不足之处在于没有 AD 最典型的组织病理学特征，而且手术的损毁范围较大，目前已基本不用。

（2）兴奋性神经毒素注射法：将鹅膏蕈氨酸（ibotenic acid，IBO）、红藻氨酸、喹啉酸等进行脑室或核团内注射，引起胆碱能系统损害。其中 IBO 引起的胆碱能损伤最稳定，多用于研究 AD 的胆碱神经元选择性损伤以及考察拟胆碱药的疗效。但这种胆碱能损伤模型也只能部分模拟 AD 患者的大脑皮质功能缺陷，有一定局限性。

（3）免疫毒素（immunotoxin）损毁基底前脑胆碱能细胞模型：免疫毒素 192-IgG-Saporin（192-IgG-SAP）脑室注射后，192-IgG 能够被胆碱能神经元选择性摄取，SAP 则通过破坏蛋白合成酶系统选择性地破坏基底前脑的胆碱能细胞。该模型有助于研究自身应答与 AD 的关系，但不能很好地反映 AD 病理学改变。

（三）转基因动物模型

该模型是以遗传学说为基础，用实验的方法将外源性基因导入，使其在染色体基因组中稳定整合、表达，并遗传给后代。目前已筛选出的 AD 相关基因包括 APP 基因、衰老蛋白 -1 基因（*PS-1*）、衰老蛋白 -2 基因（*PS-2*）、载脂蛋白 E 基因（*ApoE*）、Tau 蛋白基因。常见的转基因 AD 动物模型主要有：① APP 转基因模型；② PS1 转基因模型；③ ApoE 转基因模型；④双重转基因模型。这些模型有其特有的优势及广阔的发展空间，主要用于研究 AD 的病理改变及分子机制，也可以用来试验新的治疗药物。其优点是模拟了 AD 的多种神经病理改变且目前研究进展迅速，但由于制作复杂，成本较高，在实际应用上也受到一定的限制。

总之，目前建立 AD 模型的方法很多，在选择时应根据不同目的来选择不同的动物模型，做到全面、系统、合理、科学地评价药物疗效和作用机制，加速阿尔茨海默病的研究进程。

二、帕金森病的动物模型和实验方法

PD 在动物中没有自发的倾向，进行 PD 病理机制研究必须建立适当的动物模型。主要有以下几种：

（一）神经毒素模型

用于诱导 PD 模型的神经毒素主要有 1- 甲基 -4- 苯基 -1,2,3,6- 四氢吡啶（MPTP）、6- 羟 DA（6-hydroxydopamine，6-OHDA），鱼藤酮、除草剂、脂多糖（lipopolysaccharide，LPS）等。

1. MPTP 模型　MPTP 具有高度脂溶性，易透过血脑屏障。在脑内胶质细胞单胺氧化酶 B（MAO-B）作用下转化为甲基 - 苯基吡啶离子（MPP^+），后者聚集在 DA 能神经元线粒体内，抑制线粒体复合物 I 活性，导致 DA 能神经元变性、死亡。由于 MPTP 的毒性作用存在种属差异，人和灵长类动物最为敏感，小鼠次之，故利用 MPTP 诱导的灵长类 PD 模型是目前最合适的实验动物 PD 模型之一。灵长类 PD 模型可稳定 7～9 个月，但由于模型制作周期较长、价格昂贵，因而部分限制了其应用。相反，小鼠模型因为经济方便而常被采用。

2. 6-OHDA 模型　6-OHDA 是第一种用于制备 PD 动物模型的神经毒素，通过介导细胞氧化应激反应导致黑质细胞死亡，最终引发黑质 - 纹状体通路功能减退并产生类 PD 症状。由于 6-OHDA 不能通过血脑屏障，需要脑区注射定向到黑质或纹状体部位。这种 PD 大鼠模型由于具有经济方便的优点而被广泛采用，是目前使用最多的 PD 模型之一。但此模型黑质内并无路易小体形成，需要通过阿扑吗啡或苯丙胺诱发旋转运动来定量评估运动损伤的情况。

3. 鱼藤酮模型　鱼藤酮是一种天然有机杀虫剂，可选择性抑制细胞内线粒体复合物 I，造成线粒体功能障碍，产生大量氧自由基，导致黑质 - 纹状体 DA 系统变性损伤。此模型可产生类似路易小体的 α-synuclein 阳性包涵体，成为研究 PD 中路易小体形成机制的有效工具。

（二）基因动物模型

PD 的基因动物模型包括过表达基因模型、转基因模型、基因敲除以及基因突变模型。目前已经明确与 PD 发病相关的基因主要有 α-synuclein、泛肽羧基末端水解酶 -L1（*UCH-L1*）、*LRRK2*、*Parkin*、PTEN-induced kinase-1（*PINK1*）、*Nurr1*、*DJ-1*、*HtrA2/Omi* 等。现已研究出 *α-synuclein* 基因过表达小鼠，这种小鼠的黑质 DA 能神经元胞浆及胞核内有 *α-synuclein* 和泛素免疫阳性的内涵体聚集，纹状体内 TH 活性降低并伴随运动功能失调。另一种常见模型是建立在果蝇上的 *α-synuclein* 转基因模型，此模型具备 PD 很多重要特征，包括出现与年龄相关的 DA 能神经元缺失，神经细胞内含类路易小体的包涵体出现，以及与年龄相关的运动功能障碍等。此外还有多种基因敲除和突变模型。这些基因动物模型可以用于研究致病基因的机制、遗传与环境因素的相互作用等。

（三）体外模型

MPP^+、6-OHDA 等神经毒素不能通过血脑屏障，不适合全身给药，故可用于培养的神经元，建立 PD 体外模型。该模型可用于评价药物对 DA 神经元的保护作用。

（陈建国　龙利红）

参 考 文 献

[1] EGAN M F，KOST J，TARIOT P N，et al. Randomized trial of verubecestat for mild-to-moderate Alzheimer's disease. N Engl J Med，2018，378：1691-1703.

[2] HONIG L S，VELLA B，WOODWARD M，et al. Trial of Solanezumab for mild dementia due to Alzheimer's disease. N Engl J Med，2018，378：321-330.

[3] IN T' VELD BA，RUITENBERG A，HOFMAN A，et al. Nonsteroidal antiinflammatory drugs and the risk of Alzheimer's disease. N Engl J Med，2001，345（21）：1515-1521.

[4] SANO M，ERNESTO C，THOMAS R G，et al. A controlled trial of selegiline，alpha-tocopherol，or both as treatment for Alzheimer's disease.The Alzheimer's Disease Cooperative Study. N Engl J Med，336（17）：1216-1222.

[5] WOLFE M S. Therapeutic strategies for Alzheimer's disease. Nat Rev. Drug Discov，2002，1（11）：859-866.

[6] FERNANDEZ H H，CHEN J J. Monamine oxidase inhibitors：current and emerging agents for Parkinson disease. Clin Neuropharmacol，2007，30（3）：150-168.

[7] DAUE W，PRZEDBORSKI S. Parkinson's Disease：Mechanisms and Models. Neuron，2003，39：889-909.

[8] GOETZ C G. The History of Parkinson's Disease：Early Clinical Descriptions and Neurological Therapies. Cold Spring Harb Perspect Med，2011，1-15.

第十八章 利 尿 药

利尿药是指作用于肾脏，增加尿液的排出而减少细胞外液的药物。临床上主要用于治疗各种原因引起的水肿，如心力衰竭、肾衰竭、肾病综合征以及肝硬化等；也可用于某些非水肿性疾病，如高血压、肾结石、高血钙症等的治疗。脱水药又称渗透性利尿药，常用于脑水肿、青光眼及预防急性肾衰竭。

第一节 利尿药和脱水药的作用机制和分类

一、利尿药的作用机制

利尿药的作用机制基于肾脏的尿浓缩功能。肾脏通过肾小球、肾小管和集合管发挥尿浓缩作用，其对保持机体水、电解质、酸碱平衡及排除机体代谢产物和毒物具有非常重要的生理学意义。利尿药通过作用于肾脏的不同部位，降低尿浓缩能力，增加电解质和水的排出而产生利尿作用（图 18-1）。

血液中的成分除蛋白质和血细胞外，均可经肾小球滤过而形成原尿。正常人每日原尿量可达 180L，但排出的终尿仅为 1～2L，说明约 99% 的原尿在肾被重吸收。有些药物如强心苷、氨茶碱、多巴胺等，通过加强心肌收缩力、扩张肾血管、增加肾血流量和肾小球滤过率，使原尿量增加，但由于肾脏存在球 - 管平衡的调节机制，终尿量并不明显增多，利尿作用很弱。目前常用的利尿药不作用于肾小球，而是直接作用于肾小管，通过减少对 NaCl、$NaHCO_3$ 和水的重吸收而发挥利尿作用。

近曲小管重吸收 $NaHCO_3$ 是由近曲小管顶膜（管腔面）的 Na^+-H^+ 交换体（Na^+-H^+ exchanger，NHE）所触发的（图 18-1）。该转运系统促进管腔的 Na^+ 进入细胞，以 1∶1 的比例交换细胞内的 H^+。基侧质膜的 Na^+-K^+-ATP 酶（Na^+-K^+-ATPase）将吸收进入细胞内的 Na^+ 泵出细胞，进入间质，使细胞内的 Na^+ 保持在一个较低的水平。H^+ 分泌进入管腔与 HCO_3^- 形成 H_2CO_3。H_2CO_3 与 HCO_3^- 都不会被近曲肾小管直接转运，而是进一步脱水成为 CO_2 和 H_2O，然后迅速跨越细胞膜（CO_2 通过简单扩散的形式，H_2O 通过水通道 AQP1），在细胞内再水化成为 H_2CO_3。H_2CO_3 分解后，H^+ 用于 Na^+-H^+ 交换，CO_2 通过基侧质膜进入血。近曲小管上皮细胞顶膜和基底膜表达水通道蛋白（aquaporin，AQP），其对水有高度通透性，水在 $NaHCO_3$ 回吸收所产生的跨细胞膜渗透压差的作用下通过 AQP 被回吸收。H_2CO_3 在管腔内的脱水反应和 CO_2 在细胞内的再水化反应均由碳酸酐酶（carbonic anhydrase，CA）催化（图 18-1）。CA 的活性可以被利尿药 CA 抑制剂乙酰唑胺抑制。在目前应用的利尿药中，只有 CA 抑制剂在近曲小管中发挥作用。

原尿中约 35% 的 Na^+ 在髓袢升支粗段被重吸收。该段对 NaCl 的重吸收依赖于管腔膜上的 Na^+-K^+-$2Cl^-$ 共转运体（Na^+-K^+-$2Cl^-$ cotransporter，NKCC），袢利尿药选择性地阻断该转运体。NKCC 转运一个 Na^+ 的同时，转运一个 K^+ 和两个 Cl^-。上皮细胞管周膜 Na^+-K^+-ATP 酶是 NKCC 同向转运的驱动力，该酶首先把肾小管上皮细胞中的 Na^+ 泵出到肾小管外侧间隙，降低细胞内 Na^+ 浓度，使上皮细胞与肾小管管腔液间形成 Na^+ 的浓度差，通过 NKCC 将 Na^+ 转运进入上皮细胞。进入细胞内的 Na^+ 由基侧质膜上的 Na^+-K^+-ATP 酶主动转运至细胞间质，在细胞内蓄积的 K^+ 扩散返回管腔形成 K^+ 的再循环，造成管腔内正电位，驱动 Mg^{2+} 和 Ca^{2+} 的重吸收。因此，抑制髓袢升支粗段 NKCC 的利尿药，不仅增加 NaCl 的排出，

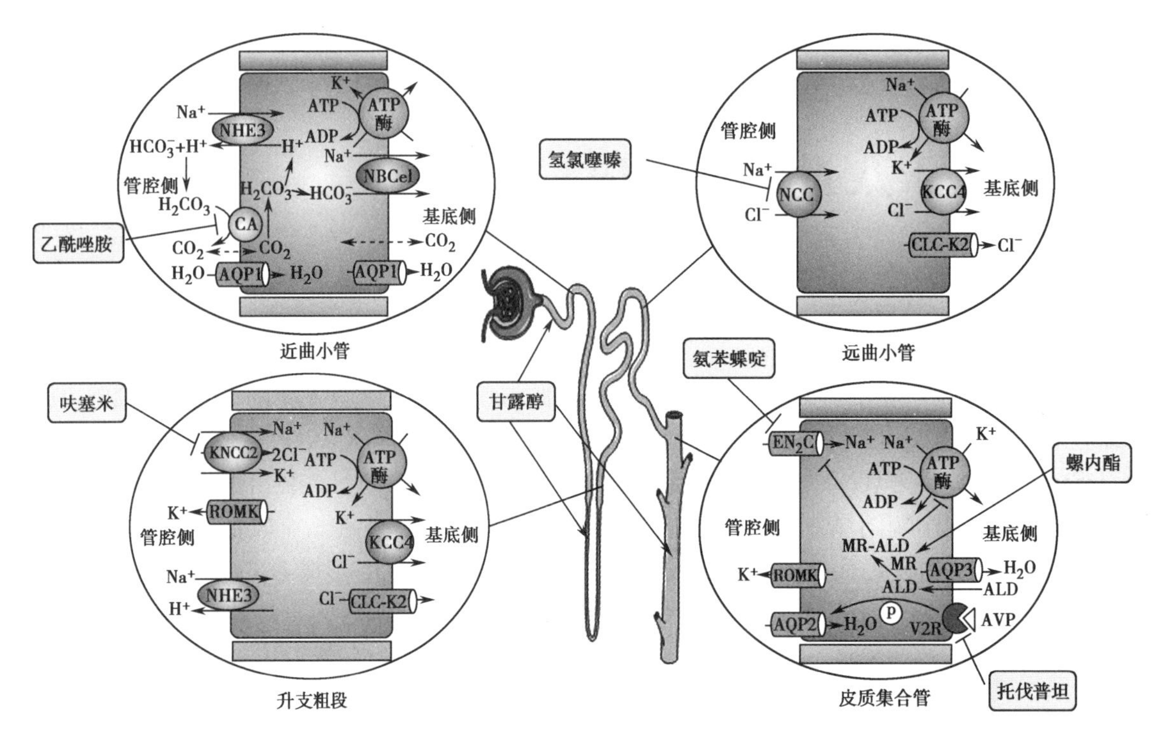

图 18-1 利尿药的作用部位和分子机制

注：①溶质跨肾单位特定节段上皮细胞转运需要腔面膜和基底膜上的膜整合蛋白的介导；②利尿药的作用靶点主要是溶质转运体或通道；③特定类型利尿药的作用位置和机制取决于其特异抑制的转运体或通道蛋白。Aldo，醛固酮；AQP，水通道；BCT，碳酸氢根氯离子；CA，碳酸酐酶；ClC-K2，肾特异性氯离子通道2；ENaC，上皮钠离子通道；KCC4，钾氯共转运体4；MR，盐皮质激素受体；NHE3，钠/质子交换蛋白3；NBCe1，生电碳酸氢钠协同转运蛋白1；NCC，钠氯共转运体，NHE3，钠氢交换体3；NKCC2，钠钾二氯共转运体2；ROMK，肾外髓钾离子

也增加 Ca^{2+}、Mg^{2+} 的排出。在上皮细胞中的 Cl^- 浓度增高时，Cl^- 经管周膜 Cl^- 通道进入周围间隙。该段上皮细胞缺乏水通道，对水的通透性非常低。由于管腔尿液中的 Na^+ 和 Cl^- 被重吸收到间质，水未被重吸收，造成管腔内尿液稀释成低渗状态。肾髓质液则因 Na^+、Cl^- 等物质的重吸收而呈高渗状态，这是集合管浓缩尿液的基础。

滤液中约10%的NaCl在远曲小管被重吸收，主要通过 Na^+-Cl^- 共转运体（Na^+-Cl^- cotransporter，NCC）。与升支粗段一样，远曲小管相对不通透水，NaCl的重吸收进一步稀释了小管液。噻嗪类利尿药通过阻断NCC而发挥作用（图18-1）。另外，Ca^{2+} 通过顶膜上的 Ca^{2+} 通道和基侧质膜上的 Na^+-Ca^{2+} 交换体（Na^+-Ca^{2+} exchanger，NCX）而被重吸收。

集合管重吸收原尿中2%～5%的NaCl，重吸收的机制与其他节段不同，主细胞顶膜通过不同的通道吸收 Na^+ 和排出 K^+，进入主细胞内的 Na^+ 通过基侧质膜的 Na^+-K^+-ATP酶转运进入血液循环。由于 Na^+ 进入细胞的驱动力超过 K^+ 的分泌，因而 Na^+ 的重吸收要超过 K^+ 的分泌，可产生显著的管腔负电位。该负电位驱动 Cl^- 通过旁细胞途径吸收入血。

由于集合管管腔 Na^+ 的浓度与 K^+ 的分泌有密切的联系，作用于集合管上游的利尿药如果增加 Na^+ 的排出，则将促进集合管 K^+ 的分泌。而且如果 Na^+ 的排出是与离子结合，如与 HCO_3^- 结合，Cl^- 则不容易在集合管被重吸收，导致管腔的负电位增加，进一步促进 K^+ 的分泌。醛固酮（aldosterone，ALD）通过对基因转录的影响，增加顶膜 Na^+ 和 K^+ 通道的活性以及 Na^+-K^+-ATP酶的活性，促进 Na^+ 的重吸收以及 K^+ 的分泌。ALD拮抗药螺内酯以及氨苯蝶啶等药作用于此部位，它们又称为留钾利尿药。

二、利尿药和脱水药的分类

利尿药按它们的作用部位和效能分为六类（表18-1），包括：①袢利尿药（loop diuretics），也称为高效能利尿药（high efficacy diuretics）；②噻嗪类利尿药（thiazide diuretics），也称为中效能利尿药(moderate efficacy diuretics);③留钾利尿药(potassium-retaining diuretics),也称为低效能利尿药(low efficacy diuretics);④碳酸酐酶抑制药(carbonic anhydrase inhibitors);⑤加压素受体拮抗药(vasopressin receptor antagonists);⑥脱水药(dehydrants),也称为渗透性利尿药(osmotic diuretics)。

表 18-1 利尿药的分类

	药物分类	代表药
利尿药	袢利尿药	呋塞米、布美他尼、阿佐塞米、吡咯他尼、依他尼酸
	噻嗪类利尿药	氢氯噻嗪、氯噻嗪、吲哒帕胺、氯噻酮、美托拉宗、喹乙宗
	留钾利尿药	螺内酯、氨苯蝶啶、阿米洛利
	碳酸酐酶抑制药	乙酰唑胺
	加压素受体拮抗药	托伐普坦、考尼伐坦、莫扎伐普坦
脱水药	渗透性利尿药	甘露醇、山梨醇、高渗葡萄糖

第二节 常用利尿药物

一、袢利尿药

袢利尿药包括呋塞米(furosemide)、托拉塞米(torasemide)、阿佐塞米(azosemide)、布美他尼(bumetanide)、吡咯他尼(piretanide)、依他尼酸(etacrynic acid)、替尼酸(tienilic acid)和依托唑啉(etozolin)。

【药理作用和临床应用】

药理作用:本类药物利尿作用的分子机制是特异性地抑制分布在髓袢升支粗段上皮细胞顶膜的 NKCC,因而抑制 NaCl 的重吸收,降低肾的稀释与浓缩功能,排出大量接近于等渗的尿液。利尿作用快速而强大,且不易导致酸中毒,是目前最有效的利尿药。与其他利尿药的显著差别是它们具有梯级剂量反应曲线,即药物剂量与利尿作用呈线性关系,即使患者已有肾功能不全或水、电解质平衡失调的情况,应用袢利尿药仍可产生利尿作用。这使它们可以用于肾功能减退的患者,但也容易造成有害的血流动力学后果。

临床应用:袢利尿药主要用于治疗急性左心衰竭、肺水肿、脑水肿、高血压、急性高血钙、慢性肾功能不全及上部尿道结石的排除等。

【体内代谢及影响因素】 不同的袢利尿药其体内代谢差异较大。呋塞米和布美他尼起效迅速但半衰期较短,静脉注射数分钟内即可起效,口服后 30～90 分钟内达到药效峰值,两种给药方式药效持续时间仅 6～8 小时,临床使用时常需要每日多次给药。托拉塞米的半衰期和药效持续时间相对较长。各袢利尿药的生物利用度也不尽相同,布美他尼和托拉塞米口服后,≥80% 的药物可在胃肠道吸收,而呋塞米口服生物利用度只有 50%。约 50% 呋塞米以原型药随尿液排出,50% 的布美他尼和 80% 托拉塞米更多地经由肝脏代谢消除。因此,当患者肾功能不全时,呋塞米的血浆半衰期和作用时长会因尿液排泄能力下降等原因延长,布美他尼和托拉塞米则不受影响。而当患者有肝脏疾病时,布美他尼和托拉塞米的血浆半衰期延长。肾脏功能下降引起的内源性有机酸累积可以拮抗袢利尿药向管腔内分泌的有机酸途径,此时应适当增大药物剂量确保药效稳定。

【药物相互作用和不良反应及处理】

药物相互作用及处理:丙磺舒与袢利尿药竞争结合近曲小管有机酸分泌途径,药物共用时会影响袢利尿药的排泄和作用。袢利尿药引起的低钾血症可增加洋地黄毒性。袢利尿药与酒精、阿片类药物、巴比妥类药物、三环类抗抑郁药、精神抑制药及巴氯芬合用时,可增加其他抗高血压药物的作用,增加体位性低血压风险。与 ARB 或 ACEI 类药物合用时,可因体液容量降低、低钠血症而增加低血压、肾功能损伤等风险。非甾体抗炎药(如吲哚美辛等)通过阻断舒张肾血管的前列腺素合成、促进 Na^+ 潴留、改变血尿素氮(BUN)、血清肌酐及 K^+ 水平等减弱袢利尿药排 Na^+ 及舒张血管的功能。此外,糖皮质激素、含雌激素类口服避孕药、硫糖铝、胆汁酸螯合剂都可以抑制袢利尿药的利尿和降压作用,在使用时应与袢利尿药间隔两小时以上。风湿病患者使用大剂量阿司匹林和袢利尿药时,由于二者竞争肾脏的排泄位点,因此可能导致水杨酸中毒。袢利尿药对血中地高辛水平无影响，但其引起的低钾血症可在与延长 QT 间期药物（如ⅠA 和Ⅲ类抗心律失常药、吩噻嗪类抗精神病药物、大环内酯类药物和抗组胺类药物等）合用时增加产生心律失常和多形性室性心动过速的风险。袢利尿药与 β 受体激动剂、促肾上腺皮质激素、皮质酮类、黄嘌呤类、乙酰唑胺、茶碱、两性霉素 B 合用时增加低钾血症风险，与卡马西平、两性霉素合用时增加低钠血症风险。袢利尿药可置换与血浆蛋白结合的华法林，因此两药物合用时应适当降低华法林用量。袢利尿药增加肾毒性药物（如非甾体抗炎药、氨基糖苷类抗生素、两性霉素 B、某些头孢菌素等）对肾脏的损伤作用。与铂类化合物合用时，可增加耳毒性。苯妥英可减少呋塞米的吸收、降低药物血浆最大浓度和抗高血压作用。环孢素与袢利尿药合用时增加产生痛风性关节炎风险。袢利尿药可拮抗筒箭毒碱的肌松作用，增加琥珀胆碱作用。与含 Li^+ 药物合用时，袢利尿药降低 Li^+ 肾脏清除量，增加 Li^+ 中毒风险。

不良反应及处理：

（1）低钾血症：低钾血症会导致心律失常等一系列继发的不良反应，因此在使用袢利尿药时应严密监控患者血 K^+ 浓度变化。

（2）低钠血症：在使用袢利尿药时，应监控血 Na^+ 浓度变化。发生低钠血症，应减少或停止使用袢利尿药、补充 Na^+、限制饮水等均可纠正低钠血症。

（3）低镁血症：短期或长期应用袢利尿药均可导致 Mg^{2+} 的丢失甚至引起低镁血症。

（4）代谢性碱中毒：临床上可采用给予 KCl 或 NaCl 纠正碱血症状态。

（5）耳毒性：袢利尿药引起的耳毒性呈剂量依赖性，表现为眩晕、耳鸣、听力减退或暂时性耳聋。依他尼酸最易引起，且可发生永久性耳聋。布美他尼的耳毒性最小，为呋塞米的 1/6。对听力有缺陷及急性肾衰者宜选用布美他尼。

【临床应用现状分析与展望】

袢利尿药除用于治疗急性左心衰竭、肺水肿、脑水肿、高血压、急性高血钙、慢性肾功能不全等疾病及用于上部尿道结石的排出外，研究发现依他尼酸可以有效逆转多种肿瘤化疗的耐药及增加对放疗的敏感性。但由于其本身的利尿作用和副作用，限制了其在肿瘤治疗的临床应用，尚需进一步研究。

近期多项报道发现袢利尿药呋塞米和布美他尼具有多种神经精神疾病的潜在治疗效果。基于动物模型研究发现，袢利尿药呋塞米和布美他尼可以通过拮抗大脑中神经元和神经胶质细胞 NKCC1 进而降低神经元 Cl^- 的浓度，产生对 $GABA_A$ 的调控效果。利用大鼠条件性焦虑模型研究发现，单次呋塞米 100mg/kg 静脉注射或布美他尼 70mg/kg 静脉注射均可产生显著的抗焦虑效果。

自闭症的发生与 GABA 密切相关。Cl^- 浓度的升高会导致 GABA 由抑制型状态变为兴奋型状态。在自闭症状态下，神经元 Cl^- 浓度升高，导致 GABA 信号通路功能紊乱。袢利尿药布美他尼是 NKCC1 的特异性抑制剂，可以阻断 Cl^- 向神经元内的转运进而逆转 GABA 为抑制型状态。在一项临床研究中发现，给予小儿自闭症患者每日 1mg，连续三个月布美他尼治疗后，自闭症状显著缓解，可能与其阻断 Cl^- 转运，恢复 GABA 抑制性功能有关。

二、噻嗪类利尿药

噻嗪类利尿药是临床广泛应用的一类口服利尿药和降压药。该类药是由杂环苯并噻二嗪与一个磺酰胺基组成。本类药物作用相似，仅所用剂量不同，但均能达到同样效果。氢氯噻嗪（hydrochlorothiazide）是本类药物的常用药物，其他有氯噻嗪（chlorothiazide）、吲哒帕胺（indapamide）、氯噻酮（chlortalidone，氯酞酮）、美托拉宗（metolazone）和喹乙宗（quinethazone），虽无噻嗪环但有磺胺结构，其利尿作用与噻嗪类相似。

【药理作用和临床应用】

药理作用：噻嗪类利尿药增强 NaCl 和水的排出，产生温和持久的利尿作用。其作用机制是抑制远曲小管近端 NCC，减少 NaCl 的重吸收。由于转运至远曲小管 Na^+ 增加，促进了 K^+-Na^+ 交换，尿中除排出 Na^+、Cl^- 外，K^+ 的排泄也增多，长期服用可引起低血钾。本类药对 CA 有一定的抑制作用，故略增加 HCO_3^- 的排泄。与袢利尿药一样，噻嗪类利尿药的作用依赖于前列腺素的产生，而且也能被非甾体抗炎药所抑制。此外，与袢利尿药相反，本类药物还促进基侧质膜的 Na^+-Ca^{2+}

交换，减少尿 Ca^{2+} 含量。

临床应用：噻嗪类利尿药是常用的降压药，用药早期通过利尿、血容量减少而降压，长期用药则通过扩张外周血管而产生降压作用。噻嗪类利尿药可用于各种原因引起的水肿。对轻、中度心源性水肿疗效较好，是慢性心功能不全的主要治疗措施之一。对肾性水肿的疗效与肾功能损害程度有关，受损较轻者效果较好。肝性水肿在应用时，要注意防止低血钾诱发肝性脑病。噻嗪类利尿药还具有抗利尿作用，明显减少尿崩症患者的尿量及口渴症状。

【体内代谢及影响因素】 各噻嗪类利尿药的药代动力学有所不同。各药物的脂溶性与其体内过程密切相关，脂溶性较高的药物，胃肠道吸收快、吸收率高。氢氯噻嗪、美托拉宗、苄氟噻嗪和吲达帕胺都能在胃肠道迅速吸收，生物利用率约65%（氢氯噻嗪、美托拉宗）至 93%（吲达帕胺），甚至 100%（苄氟噻嗪）。进食时服用氢氯噻嗪，生物利用率可以到 75%。氯噻嗪片剂吸收不良且多变异，生物利用率不高。

大多数噻嗪类药物主要分布在肾脏和肝脏，其他组织中也有分布。在给药 1 小时后发挥其利尿效果，2 小时左右达到峰值。其均被近端小管主动分泌至管腔内，作用持续时间和活性取决于其自身性质、蛋白结合度和肾小管回收情况。氢氯噻嗪和其他噻嗪利尿药只能持续药效 5～15 小时，而氯噻酮可以经由红细胞摄入与碳酸酐酶结合，因此其半数有效期可达 30～72 小时。氢氯噻嗪和氯噻嗪主要以原型从尿中排出。苄氟噻嗪和吲达胺代谢后排出，仅 7% 的吲达胺以原型排出。

【药物相互作用和不良反应及处理】

药物相互作用及处理：噻嗪类利尿药的药物相互作用大多类似，仅有些许不同。肾上腺皮质激素、促肾上腺皮质激素、雌激素和两性霉素 B（静脉用药）可以增加该类药物的利尿作用，但也可以增加电解质紊乱的概率。非甾体抗炎药可以降低噻嗪类药利尿作用。吲哚美辛可以抑制前列腺素合成，噻嗪类药物与其合用时，可能导致急性肾衰竭。若与阿司匹林合用，则会引起或者加重痛风。激动 α 受体的拟肾上腺类药物可以降低此类药物的利尿作用。考来烯胺可以减少胃肠道对噻嗪类利尿药的吸收，因此应在服用考来烯胺前 1h 或服用后 4h 服用此类药物。噻嗪类利尿药与治疗量的 DA 合用可以增强其利尿作用；与降压药合用，利尿作用和降压作用均增强；与抗凝药合用时使其抗凝效果减弱。此类药可升高血糖，因此与降糖药合用时应当注意调整降糖药的用量。此类药与强心苷类、胺碘酮等合用可引起严重的低钾血症，低钾血症反过来也可以增加强心苷、胺碘酮的毒性。此药可减少肾脏对锂的清除，因此同时使用锂盐，可增加锂的肾毒性；同时使用乌洛托品可使其转化为甲醛，疗效下降。此药可增强非去极化型肌松药的肌肉松弛作用，和降血钾效果有关；合用碳酸氢钠，可能会发生低氯性碱中毒；同时给予静脉麻醉药羟丁酸钠可引起严重的低钾血症；与维生素 D 合用可能会引起高钙血症；与巴比妥类药合用可引起直立性低血压；与 β 受体拮抗剂合用有促进升血脂、血尿酸和血糖的作用；可以影响肾小管排泄尿酸，可能会引起痛风，因此合用抗痛风药时应当增加剂量；与金刚烷胺合用有肾毒性。此类药可诱发低钾血症和低镁血症，因此与三氧化二砷、氟哌利多、索他洛尔等药物合用时，会诱发室性心律失常或者 QT 间期延长；与吩噻嗪类药物合用时会出现严重的低血压或者休克；同时使用二氮嗪会增强其升高血糖的作用。

不良反应及处理：噻嗪类利尿药的主要不良反应是电解质平衡失调，如低血钾、低血钠、低血镁和低氯性碱血症等。原因是噻嗪类利尿药可增加电解质的排泄。所以应实时监测血电解质水平。也有证据证明，心衰或肝硬化伴发高醛固酮症患者较容易出现低血钾。对于有严重心脏病患者，中等程度的低血钾可能就会引起心律失常。少数患者对噻嗪类利尿药治疗不敏感，可能是血钾过低的原因，补钾后敏感性会增加。噻嗪类利尿药可以引起低血镁，抑制肾小管对钙离子的分泌，使血钙中度升高，对治疗无影响。也可促进锌的排泄，长期使用可能会影响性功能。噻嗪类利尿药还可引起高尿酸血症、高血糖和高血脂。

【临床应用现状分析与展望】 在早期心衰时，噻嗪类利尿药可以有效减少远曲小管对 Na^+ 和 Cl^- 的吸收，单独使用效果就很好。随着充血症状加重，大多数患者需要同时服用袢利尿药以增加 Na^+ 的排泄，其主要通过抑制髓袢升支粗段的 NKCC

发挥作用。随着袢利尿药的使用，可能发生远端肾单位肥大，重吸收 Na^+ 能力增强，产生药物抵抗，此时增加噻嗪类利尿药可以增强 Na^+ 的排泄，更好地控制症状。

慢性肾病（chronic kidney disease，CKD）常和高血压并发，通常临床上 4 期 CKD 不建议使用噻嗪类药物。但有调查结果显示，美托拉宗对 CKD 患者可以显著降血压，氢氯噻嗪可以使动脉血压降低 15mmHg 左右，对 CKD 患者使用氯噻酮并进行实时血压监测，发现降血压作用也非常明显。因此，噻嗪类药物可能也可以用于 CKD 晚期患者高血压的治疗，但要注意血电解质的变化。

噻嗪类利尿药常用于高血压患者的治疗，低镁血症是常见的不良反应。有研究显示，噻嗪类药物治疗高血压女性患者时口服补钾剂，可以提升内皮功能，改善亚临床状态的动脉粥样硬化。

对于老年患者来说，噻嗪类利尿药常常是引起低钠血症的主要原因，常发生在服用大剂量的噻嗪类药物、伴有其他疾病（如心力衰竭、肝病、肿瘤）或者同时服用其他药物（如非甾体抗炎药、选择性 5- 羟色胺重吸收抑制剂和三环类抗抑郁药）的情况下。老龄（60 岁及以上）是低钠血症（血钠 $<$ 136mEq/L）的危险因素之一。急性低钠血症（48 小时内发生发展）的症状主要是恶心、呕吐、头痛、癫痫等。慢性低钠血症的症状主要是疲劳、认知能力下降和步态异常。噻嗪类药物诱发的低钠血症常发生于体重较轻、低钠饮食的老年患者。

三、留钾利尿药

留钾利尿药也称潴钾利尿药或保钾利尿药，主要分为醛固酮受体拮抗药（如螺内酯、依普利酮）和上皮细胞钠离子通道抑制药（如阿米洛利、氨苯蝶啶）。

【药理作用和临床应用】

药理作用：螺内酯（spironolactone）又称安体舒通（antisterone），是人工合成的甾体化合物，是 ALD 的竞争性拮抗剂，表现出排 Na^+ 留 K^+ 的作用。螺内酯的利尿作用弱，起效缓慢而持久。临床用于治疗与 ALD 升高相关的顽固性水肿，对肝硬化和充血性心力衰竭引起的水肿患者较为有效。螺内酯可作为原发性或继发性高血压的辅助利尿药；与噻嗪类利尿药合用，增强利尿效果并预防低钾血症。螺内酯久用可引起高血钾，肾功能不良的患者尤易发生，常表现为嗜睡、极度疲乏、心率减慢及心律失常等，因此用药期间应注意监测血钾水平，如出现高钾血症，应立即停药。

氨苯蝶啶（triamterene）和阿米洛利（amiloride）均作用于远曲小管末端和集合管，通过阻滞管腔 Na^+ 通道而减少 Na^+ 的重吸收，具有排 Na^+、利尿、留 K^+ 的作用。阿米洛利在高浓度时，阻滞 Na^+-H^+ 和 Na^+-Ca^{2+} 反向转运体（Na^+-H^+ antiporters，NHA；Na^+-Ca^{2+} antiporters，NCA），抑制 H^+ 和 Ca^{2+} 的排泄。临床用氨苯蝶啶和阿米洛利治疗各类水肿，如心力衰竭、肝硬化及慢性肾炎引起的水肿或腹水，以及糖皮质激素治疗过程中发生的水钠潴留；常与排钾利尿药合用；亦用于对氢氯噻嗪或螺内酯无效的病例。氨苯蝶啶长期服用可致高钾血症。

临床应用：留钾利尿药对高醛固酮症、顽固性高血压、充血性心衰竭和肝硬化等疾病都有一定的治疗效果，与其他药物联合用药，对于多种疾病的治疗具有广泛的临床意义。

【体内代谢及影响因素】 不同的留钾利尿药的药代动力学差异较大。生物利用率较高的是螺内酯和依普利酮。螺内酯可被胃肠道良好地吸收，随后与血浆蛋白结合，在肝内迅速大量代谢。长期用药时，约 70% 活力来自代谢物坎利酮。食物能使此活性代谢物的生物利用率提高。坎利酮和其他代谢物都由尿、便排出，坎利酮的清除较慢，这使得停药几天后药物的留钾作用还存在。与螺内酯相似，依普利酮也可被胃肠良好地吸收，被肝脏快速代谢。此药通过细胞色素代谢成无活性的代谢产物而被清除。

氨苯蝶啶和阿米洛利具有相对较低的生物利用率。氨苯蝶啶吸收和排出迅速，主要代谢物硫酸羟基氨苯蝶啶，有药物活性。肾功能不良和肝硬化患者，该药及其活性代谢物的排出都减少，因其可结合的位点有限。而阿米洛利不通过肝脏代谢，直接通过尿液排出体外。慢性肾病可延长其半衰期，肝功能不全不影响其药代动力学。进食时给药，生物利用率降低。阿米洛利不同于螺内酯和氨苯蝶啶，以其原型由肾排出。

【药物相互作用和不良反应及处理】

药物相互作用及处理：留钾利尿药与降压药、血管舒张药、三环类抗抑郁药或神经松弛剂联用时可产生累加效应，而与糖皮质激素和非甾体抗炎药联用时降压效果减弱。留钾利尿药与增加血钾水平药（如血管紧张素转化酶抑制剂、血管紧张素受体抑制剂、β受体阻断药、肝素、甲氧苄氨嘧啶、NSAIDs、戊双脒、屈螺酮、托伐普坦、环孢菌素、青霉素G钾）和补钾药同时服用会突发严重高钾血症，尤其是老年或CKD患者。螺内酯表现出有限的药物相互作用。它可减少地高辛的排泄和增加血浆地高辛水平和洋地黄毒性。它与强有效的克拉霉素、伊曲康唑、酮康唑、奈法唑酮、奈非那韦、利托那韦、沙奎那韦和醋竹桃霉素以及温和的细胞色素P450抑制剂（红霉素、氟康唑、维拉帕米）联用，血浆依普利酮水平升高。螺内酯和依普利酮可增加血浆 Li^{+} 水平，所以应检测二者的水平以防止中毒。消炎痛和氨苯蝶啶联用可引发急性肾衰竭。

不良反应及处理：留钾利尿药最严重也是最危险的不良反应是高钾血症，也可引起代谢性酸中毒。通过与其他类型利尿药合用及检测电解质变化可以预防和及时治疗。留钾利尿药能够导致高钾血症、肾功能减退、代谢酸中毒、低血压、头晕、头痛、恶心、肠胃胀气、类皮疹和流感综合征（发烧、发冷、倦怠等）等症状，故应用时有诸多禁忌。患者在无尿、肾损伤、高钾血症、使用钾补充剂和药物时慎用留钾利尿药。

【临床应用现状分析与展望】 近年来，新型留钾利尿药依普利酮（醛固酮受体拮抗药）在心血管疾病中的作用机制备受关注。虽然依普利酮具有拮抗醛固酮的作用，但在降血压方面的作用并不优于螺内酯。目前已发现的留钾利尿药中，螺内酯的降压效果最优（螺内酯 > 阿米洛利 > 依普利酮）。

最新研究发现螺内酯（100mg/kg）可增强氧可酮（oxycodone）和吗啡的镇痛效果，可能是通过增加神经系统中二者的浓度起作用，而同剂量的依普利酮没有此种效应。氨苯蝶啶也可能通过作用于 K_{ATP} 通道发挥抗惊厥作用。

四、碳酸酐酶抑制药

碳酸酐酶抑制药（carbonic anhydrase inhibitors，CAIs）的代表药是乙酰唑胺（acetazolamide）又称醋唑磺胺（diamox）。

【药理作用和临床应用】

药理作用：乙酰唑胺为磺胺的衍生物，通过抑制碳酸酐酶的活性而抑制 HCO_3^- 的重吸收，近曲小管 Na^+ 重吸收随之减少，水的排出相应增加。乙酰唑胺还抑制肾脏以外部位碳酸酐酶依赖的 HCO_3^- 的转运，如眼睫状体向房水中分泌 HCO_3^-，脉络丛向脑脊液分泌 HCO_3^-，这些过程都可以被乙酰唑胺所抑制，改变液体的生成量和pH值。

临床应用：乙酰唑胺主要适应证有水肿、青光眼、癫痫、高山病。由于新利尿药的出现，加之乙酰唑胺利尿作用较弱、并作用于脑组织等有碳酸酐酶的部位，产生全身性的影响，故现乙酰唑胺很少作为利尿药使用。

【体内代谢及影响因素】 乙酰唑胺服用30分钟后就可以影响尿液，血浆蛋白结合率为90%，1～1.5小时开始降低眼压，3～6小时作用达到高峰，作用可持续8～12小时，药物大部分以原型经肾排出。

【药物相互作用和不良反应及处理】

药物相互作用及处理：乙酰唑胺与促肾上腺皮质激素、糖皮质激素、盐皮质激素一同使用时，会引起严重的低血钾。同时使用碳酸氢钠可减轻患者感觉异常、胃肠道症状，能缓解电解质失调，减轻酸中毒和低钾血症。乙酰唑胺可抑制糖异生，故与降血糖药物联合使用时需要注意调整剂量。

不良反应及处理：乙酰唑胺可引起代谢性酸中毒、过敏反应、中枢神经系统症状、肾结石等不良反应，限制了这类利尿药的使用。碳酸氢盐丢失可造成代谢性酸中毒，而碱性尿可能会增加肾结石的风险。可能会发生近视、胃肠道反应、输尿管绞痛、恶心、厌食、体重减轻、剥脱性皮炎、粒细胞缺乏等不良反应。

【临床应用现状分析与展望】 碳酸酐酶广泛分布于各组织、器官中，并发挥重要的生理功能。所以碳酸酐酶抑制药可能在许多疾病的预防和治疗过程中发挥重要作用。尽管碳酸酐酶抑制药作为利尿药的使用越来越少，但其新的用途正不断被开发。研究表明，碳酸酐酶在肿瘤细胞中发挥重要作用，在许多类型的肿瘤中高表达，如神经胶质瘤、间皮瘤、乳头状癌、食管癌、脑瘤等。碳酸酐酶作为肿瘤诊断的指标和治疗的潜在靶点具有重要的研发价值。碳酸酐酶抑制药吲哚莎兰(indisulam)可以减少细胞周期蛋白E的表达和周期蛋白依赖性激酶2的磷酸化,使细胞周期停滞在G_1期,诱导细胞凋亡并抑制癌细胞的增殖和生长,从而发挥抗癌作用。对肺癌、肾癌、结肠癌、恶性黑色素瘤等有治疗作用。碳酸酐酶抑制药乙酰唑胺与萝卜硫素合用是一个潜在的治疗支气管类癌的新策略。

进来研究发现,使用碳酸酐酶抑制药能改善伴X染色体的视网膜劈裂症患者的视力水平,同时能减少患者囊性黄斑病变的程度。其可能的机制为碳酸酐酶作为局部血管舒张剂,改善血流量,清除代谢废物。碳酸酐酶抑制药已经成功被应用于治疗消化性溃疡,虽然碳酸酐酶不能在体外抑制幽门螺杆菌的生长,但研究表明碳酸酐酶抑制药能降低幽门螺杆菌在胃中酸性环境下的生存能力,可能机制是碳酸酐酶抑制药减少了胃酸分泌,对幽门螺杆菌发挥作用,胃选择性的碳酸酐酶抑制药在治疗胃/十二指肠功能紊乱与胃酸分泌失衡中发挥重要作用。

五、加压素受体拮抗药

加压素受体(vasopressin receptor 2,V_2R)拮抗药包括托伐普坦(tolvaptan)、考尼伐坦(conivaptan)、莫扎伐普坦(mozavaptan)等。

【药理作用和临床应用】

药理作用:血管加压素(arginine vasopressin,AVP)在下丘脑的室上核和室旁核合成,储存在神经垂体,其受体V_2R分布于肾集合管基底侧膜,调控肾脏对水的重吸收。V_2R拮抗药能特异性拮抗AVP与受体的结合,从而拮抗AVP的升压和抗利尿等作用。V_2R拮抗药通过减少肾集合管对水的重吸收发挥作用,导致尿量增加,尿渗透压降低。

临床应用:V_2R拮抗药主要适应证为等容性低钠血症,但根据AVP的作用推测此类药物潜在的临床治疗价值包括:抗利尿激素分泌异常征(SIADH)、充血性心衰、肝硬化、多囊肾、肾性尿崩症等。

【体内代谢及影响因素】 V_2R拮抗药在体内与血浆蛋白广泛结合,血浆蛋白结合率高达99%。均通过细胞色素P450同工酶CYP3A4代谢,代谢物通过粪便和尿液排出。

【药物相互作用和不良反应及处理】

药物相互作用及处理:V_2R拮抗药与强CYP3A抑制剂(如酮康唑、伊曲康唑、克拉霉素、利托那韦和茚地那韦)同时服用会增加V_2R拮抗药的作用时间。

不良反应及处理:V_2R拮抗药有口渴、多尿、夜尿、尿频、血清丙氨酸转氨酶(ALT)或天冬氨酸转氨酶(AST)升高及肝毒性等不良反应,过快纠正血清钠浓度会导致严重的神经系统反应,有发生渗透性脱髓鞘综合征的风险。

【临床应用现状分析与展望】 V_2R拮抗药可用于治疗正常容量和高容量性低钠血症。研究表明,对于继发于心力衰竭或肝硬化的低钠血症,除了原发病外,低钠血症本身也是导致死亡率增高的原因,V_2R拮抗药为低钠血症的治疗提供了希望。此外,V_2R拮抗药在治疗多囊肾患者的肾功能衰竭、先天性尿崩症及预防肝硬化腹水形成等方面的研究也在进行中。初步的研究表明加压素受体拮抗药可能在青光眼、梅尼埃病、蛛网膜下腔出血的脑血管痉挛、库欣综合征和肺小细胞癌中也发挥作用。

六、脱水药

脱水药又称渗透性利尿药,是一类非电解质类物质,包括甘露醇(mannitol)、山梨醇(sorbitolum)、高渗葡萄糖(hypertonic glucose)和尿素(urea)等。

【药理作用和临床应用】

药理作用:渗透性利尿药作用机制是静脉给药后经肾小球滤过,不易被肾小管重吸收,在肾小管腔内形成高渗透压,减少肾小管对Na^+、水的重吸收,也抑制集合管对水的再吸收而利尿,另外,还因扩充血容量,增加有效滤过压、提高肾血流量和肾小球滤过率而利尿。渗透性利尿药在体内不被代谢或代谢较慢,但能迅速提高血浆渗透压,无药理活性。由于上述特性,临床上可以使用足够大的剂量,以显著增加血浆渗透压、肾小球滤过率和肾小管内液量,产生利尿脱水作用。这些药物在相同浓度时,分子量愈小,所产生的渗透压愈高,脱水能力也愈强。渗透性利尿药也可以增加血浆渗透压,通过血脑屏障可以控制脑脊液的压力和容量,达到消除脑水肿、减低颅内压的目的。

临床应用：渗透性利尿药常用于治疗不同病因引起的脑水肿，也可用作治疗颅内肿瘤或青光眼术前降眼压。

【体内代谢及影响因素】 渗透性利尿药不易从血管渗入组织，能迅速提高血浆渗透压，使组织间液中的水分转移至血浆，从而发挥利尿作用。不同渗透性利尿药的药代动力学不尽相同，一般给药后15～30分钟内起效，药效可以持续6～8小时。静脉滴注高渗甘露醇后，一般在10分钟左右起效，能迅速增加尿量及排出 Na^+、K^+。经2～3小时，利尿作用达高峰，药效可持续8小时。异山梨醇在口服后，98%的药物由胃肠道吸收，97%的药物在尿中以排出，不产生代谢作用，无热值产生。$t_{1/2}$ 为8小时。尿素经肾小球滤过后，约50%从肾小管中再吸收。该药脱水作用迅速，15～30分钟起作用，可维持3～6小时。

【药物相互作用和不良反应及处理】

药物相互作用及处理：甘露醇、山梨醇和异山梨酯等渗透性利尿药与洋地黄类强心苷合用时，可以增加强心苷药物的不良反应，与低钾血症有关。渗透性利尿药与其他利尿药或碳酸酐酶抑制剂合用时，可增加其他利尿药或碳酸酐酶抑制药的利尿和降低眼内压的作用，因此渗透性利尿药与上述药物合用时应调整剂量。甘露醇与三氧化二砷、氟哌利多、左醋美沙多或索他洛尔合用时，可引起低血钾或低血镁，诱发QT间期延长的风险增加。与顺铂同时缓慢静脉滴注时，可减轻肾和胃肠道反应。甘露醇与亚硝脲类抗癌药或丝裂霉素合用时，可减轻亚硝脲及丝裂霉素的毒性反应，但不影响其疗效。甘露醇与两性霉素B合用时可降低两性霉素B的肾毒性。甘露醇与秋水仙碱合用时，可降低秋水仙碱的不良反应。

不良反应及处理：

（1）急、慢性肾功能衰竭时，快速大量静脉滴注高渗甘露醇可引起血容量迅速增多，可导致心功能不全患者发生心力衰竭、稀释性低钠血症，偶可致高钾血症。过度利尿可导致血容量减少，加重少尿。大量细胞内液转移至细胞外可引起组织脱水，并可引起中枢神经系统症状。

（2）静脉给药过快，可加重心脏负荷，慢性心功能不全者禁用。颅内有活动性出血者禁用，以免因颅内压下降而加重出血。静脉给药过快，有时也会引起渗透性肾病，出现尿量减少，甚至急性肾功能衰竭。渗透性肾病常见于老年肾血流量减少及低钠、脱水患者。

（3）甘露醇还可引起组织水肿、皮肤坏死、血栓静脉炎等不良反应。

【临床应用现状分析与展望】 渗透性利尿药主要用于治疗急性脑水肿，降低眼内高压与颅内高压，也发现其有清除自由基、抑制神经细胞膜氧化、延缓神经元的不可逆损害等作用，此类药物还可以清除脑水肿后产生的大量自由基以减轻脑水肿对神经元的损害，降低血液黏稠度。但对于中小量高血压性脑出血患者，发病24小时内不宜盲目使用常规剂量甘露醇脱水治疗，以免使血肿扩大，加重病情。而应根据脑压情况，在综合治疗的基础上，合理应用甘露醇。

甘露醇与山梨醇在口服剂量大于20g时，可用作泻药，甘露醇及山梨醇通过将水吸入大肠，刺激肠运动从而发挥作用。已经证实老年人可以安全服用山梨醇，但建议服用前咨询临床医生。临床有时将此类药物作为儿童的泻药。

第三节 利尿药的研发史和研究进展

一、利尿药的研发史

利尿药一词来源于希腊语diouretikos，意思是一种利于排尿的药物。虽然输液和增加水摄入可以产生多尿，但利尿药是指作用于肾脏增加尿液的排出而减少细胞外液的药物。茶、咖啡以及酒精都是“家常利尿药”。本节主要描述小分子利尿药研发史（图18-2）。

1553年，德国著名药学家H. Paracelsus第一次发现有机汞能治疗水肿。1919年10月7日，维也纳的一名三年级医学生A. Vogl负责一名先天性梅毒患者的治疗。当时Vogl对药物学所知甚少，给患者开出的处方是10%的水杨酸汞水溶液皮下注射。令他尴尬的是，药房告诉他水杨酸汞不能溶于水。那时恰好通过一名退休的外科医生获知有一种新型的抗梅毒汞剂梅巴酚，Vogl就将其用于患者。令Vogl惊讶的是，24小时之内患者的排尿量达到了1 200ml，而她以前的平均日排尿量只有200～500ml。同样的现象也出现

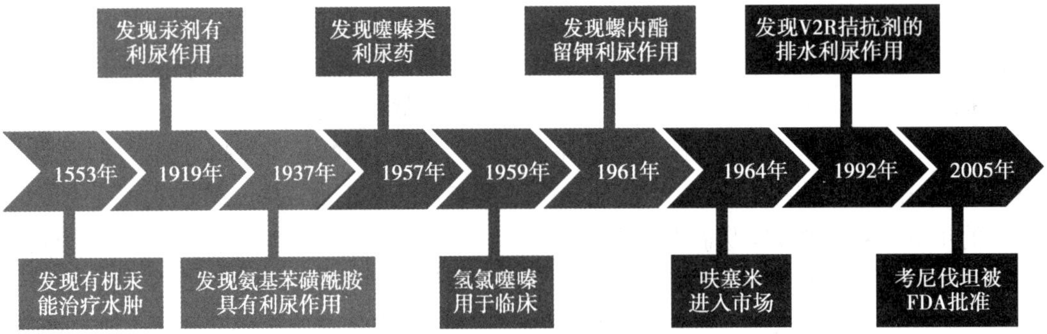

图 18-2 利尿药研发史

在了患梅毒和充血性心力衰竭的其他患者身上。汞作为利尿药的发现彻底改变了充血性心力衰竭引起严重水肿的治疗方法，有机汞作为利尿药一直用到20世纪60年代。

1937年，一位医生发现磺胺类抗菌药氨基苯磺酰胺（aminobenzene sulfonamide）能引起代谢性酸中毒及碱性尿液，经研究证实是由于磺胺类药物抑制了肾脏碳酸酐酶活性所致。后来，R.F. Pitts发现磺胺能减少狗肾脏碳酸氢钠的重吸收。美国肾病学家W.B. Schwartz发现磺胺对有机汞抵抗的充血性心力衰竭患者有利尿作用。这些研究结果促使科学家对磺胺类药物及其衍生物的利尿作用进行深入研究，终于在1953年证实乙酰唑胺可通过抑制碳酸酐酶活性产生利尿作用，开创了现代利尿药的新纪元。乙酰唑胺抑制碳酸酐酶的能力是磺胺药物的1 000倍，但其利尿作用是短效的，这就促使人们寻找更长效的药物。

1957年，美国化学家F.C. Novello在寻找更强效的碳酸酐酶抑制药时，想合成一些和已有的磺胺类药物二氯苯二磺酰胺相似的药物。不幸的是，合成反应得到的产物是双环状化合物而不是链状的衍生物，该双环化合物是苯并噻二嗪的衍生物。虽然没有得到想要的化合物有些失望，但Novello还是将新化合物送交药效试验。结果发现此化合物是一种十分有效的利尿药，其增加了NaCl的排泄而不排$NaHCO_3$。氯噻嗪的发现是利尿药发展的一个里程碑，开创了临床治疗水肿之路。

现在最常用的利尿药是氢氯噻嗪，它是瑞士以G.D. Stevens为首的科学家们所发现的。1957年，Stevens大体了解了Novello关于二取代磺胺类药物的合成情况，尤其是氯噻嗪的合成路线。Stevens开始时将氯噻嗪上的六元环进行改造生成了五元环的糖精衍生物，后者并没有活性。但是将氯噻嗪上的双键变成单键后得到的氢氯噻嗪比原来化合物的利尿作用提高了10多倍。1959年，氢氯噻嗪正式成为临床用药，并在短期内成为治疗高血压的可选用药。

虽然氯噻嗪类利尿药已经问世，但是寻找新利尿药的工作仍在继续。基于氯噻嗪的化学结构，依他尼酸和呋塞米分别在美国和德国被研发出来。这些药的利尿效果和安全性使他们成为治疗严重水肿的一线药物。之后，人们又在确定ALD结构和特性的基础上发现了ALD甾体衍生物螺内酯具有拮抗ALD的作用，螺内酯在1961年上市。原来作为叶酸拮抗剂的氨苯蝶啶被发现具有保钾利尿作用，之后又发现甘露醇、高渗葡萄糖可作为渗透性利尿药。

这些利尿药安全、有效、价格相对低廉，广泛用于治疗水肿、高血压等疾病。20世纪90年代，利尿药被用来鉴定和克隆其作用靶点，NCC、NHE、NKCC被相继克隆和确定为利尿药作用的靶点。

二、利尿药研发新进展

（一）尿素通道蛋白作为利尿药新靶点

尿素是哺乳类动物体内蛋白质代谢的终末产物，大部分在肝脏合成、肾脏排泄。尿素是尿液中含量最丰富的溶质，占尿中总溶质的40%～50%，尿中尿素浓度可高达血浆尿素浓度的100倍以上。尿素是参与尿浓缩机制的主要溶质，尿素通过逆流倍增和逆流交换过程中的肾内尿素循环机制，其浓度由外髓向内髓组织逐渐升高，和氯化钠一起形成肾皮质与肾髓质之间的渗透压梯度，从而使肾脏能够有效地浓缩尿液并防止体液丢失。尿素主要通过两种方式跨膜转运：简单扩散和通过特殊的膜蛋白——尿素通道蛋白（urea transporter，UT）的易化扩散，后者的转运速率是前者的10～100倍。

UT是一组特异性通透尿素和尿素类似物的膜通道蛋白。至今为止，经分子克隆鉴定的UT家族已有7个成员。其中UT-A_1、UT-A_3和UT-A_4表达于肾集合管末端的上皮细胞，UT-A_2表达于肾髓袢降支细段上皮细胞（图18-3）。UT-B的分布广泛，表达于肾脏直小血管降支内皮细胞、红细胞及多个组织器官。这些UT介导肾内各特定部位的尿素通透性，在肾内尿素循环过程中发挥重要作用，参与尿浓缩机制。

肾内尿素循环机制包括（图18-3）：①肾皮质和外髓集合管对水的重吸收和对尿素的非通透性，导致尿素在集合管高度浓缩；②内髓集合管末端依赖加压素调控的UT-A_1和UT-A_3对尿素通透性增加，使浓缩的尿素扩散到内髓组织，加之近曲小管末端主动分泌尿素和髓袢降支细段UT-A_2介导的尿素外流，形成尿素在内髓的蓄积；③由直小血管升支从内髓带走的尿素，通过直小血管降支表达的UT-B被血液带回肾髓质，从而维持从肾皮质到髓质的尿素浓度梯度和渗透压梯度，此过程在尿浓缩机制中具有非常重要的意义。除内髓的直小血管升支内皮细胞以微孔方式通透尿素外，上述各部分对尿素的通透均由UT介导。

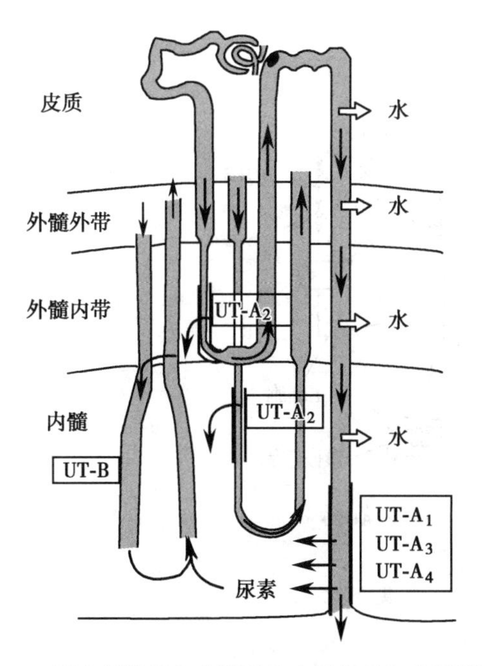

图18-3 尿素通道蛋白在肾脏的表达部位和介导的尿素肾内循环

利用尿素通道蛋白基因敲除小鼠模型进行肾脏生理学研究表明，UT-B基因敲除小鼠尿浓缩能力发生了明显改变：摄水量及排尿量增加约50%、尿渗透压降低约1/3、尿尿素和血尿素浓度比值增高2倍，尿浓缩能力降低50%，表现出“尿素选择性”利尿。UT-A_1/UT-A_3基因双敲除小鼠表现出更为严重的尿浓缩障碍，尿浓缩能力下降65%，其尿量比野生型小鼠高3倍，尿素在肾脏内髓的积聚也显著减少（为正常水平的1/3），并且小鼠尿量的增加不引起机体电解质平衡紊乱。而UT全部敲除小鼠尿量约为野生型小鼠的3.5倍。UT全部敲除小鼠内髓处尿素浓度远远低于野生型小鼠。提示功能性敲除UT-B或UT-A均可阻断肾内尿素循环通路，降低尿浓缩能力，在不影响肾小球滤过率和电解质平衡的情况下，产生尿素选择性利尿作用。UT可作为利尿作用的新靶点。尿素通道蛋白抑制剂（urea transporters inhibitors，UTI）可作为新型利尿药产生尿素选择性利尿作用。与传统利尿药相比，UTI显著的优势在于不引起机体水、电解质紊乱，适用于慢性水潴留疾病患者的长期用药。

目前发现噻吩并喹啉类化合物（图18-4A）能特异、高效地抑制UT-B和UT-A转运尿素，且无明显细胞毒性。噻吩并喹啉可阻断整个肾内尿素循环，其利尿作用强于单纯UT-B和UT-A敲除所引起的利尿作用。体内动物实验表明噻吩并喹啉引起大鼠剂量依赖性的多尿（图18-4B）、尿渗透压（图18-4C）和尿素浓度降低。噻吩并喹啉处理后总渗透性分子、尿素及非尿素溶质的排泄量均无显著变化，其通过影响肾髓质渗透压梯度产生明显的利尿作用，对电解质平衡无影响，且不引起机体代谢异常，也不引起肝、肾组织损伤。因此，噻吩并喹啉类化合物有望开发成为不引起电解质失衡和代谢紊乱的新型利尿药。

（二）水通道蛋白作为利尿药的新靶点

水通道蛋白（aquaporin，AQP）是一组特异性通透水和某些小分子的膜通道蛋白，已经发现的AQP有13个成员，现至少已确定6个成员在肾脏表达（图18-5）。肾脏近端小管上皮细胞管腔

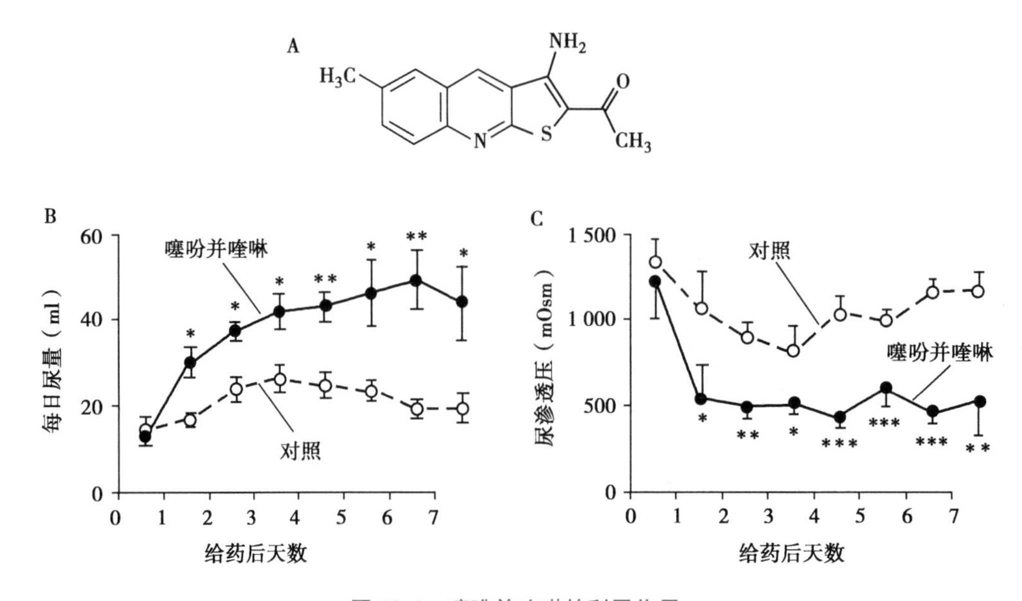

图 18-4 噻吩并喹啉的利尿作用

A. 噻吩并喹啉的化学结构；B. 噻吩并喹啉增加大鼠尿量；C. 噻吩并喹啉降低大鼠尿渗透压

膜和管周膜表达大量的 AQP1。在近曲小管周围等渗环境中，水跨上皮细胞的重吸收依赖质子泵主动转运产生的微小渗透压梯度。AQP1 系持续活化型水通道，不受 ADH 的调节，其高跨膜水通透性使水通透速率达 1 200μm/s 以上。髓袢降支细段主要表达 AQP1，其通过逆流倍增交换机制实现水的重吸收。集合管主细胞至少表达三种 AQP。AQP2 见于集合管主细胞管腔膜及胞质囊泡中，受 ADH 的调节。基础状态下集合管主细胞管腔膜存在较少的 AQP2，对水的通透性较低，当 ADH 释放入血后与主细胞表面加压素受体（vasopressin receptor，VR，ADH 受体）V_2R 结合，通过其偶联的三磷酸鸟苷结合蛋白激活腺苷酸环化酶（adenylate cyclase，AC），进而激活 cAMP 依赖的蛋白激酶 A（protein kinase A，PKA）。PKA 促使含有 AQP2 的胞质囊泡向管腔膜转移并嵌入管腔膜，使单位表面积管腔膜上的 AQP2 数目增加，水的跨细胞重吸收增加，此过程迅速而可逆。

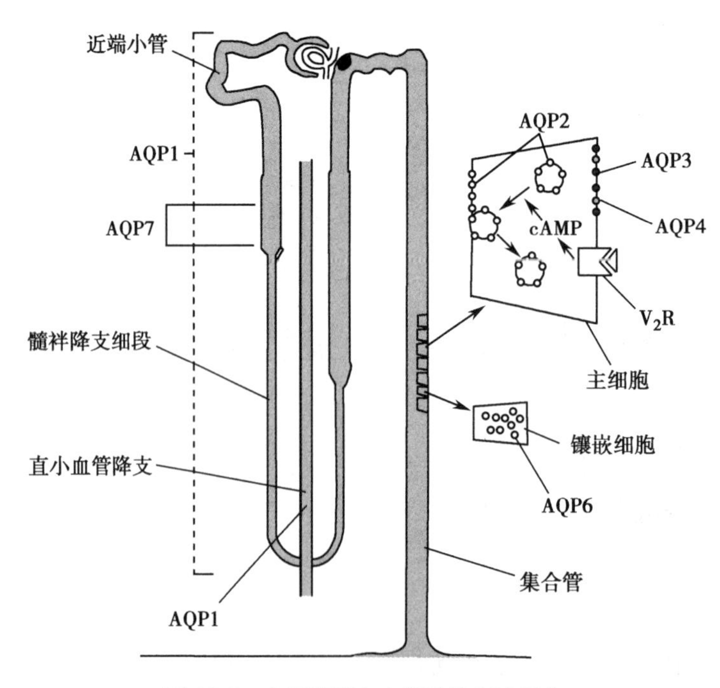

图 18-5 水通道蛋白在肾脏的表达部位

AQP3 和 AQP4 定位于集合管主细胞侧底膜，系持续性活化，不受 ADH 的调节。因此，AQP2 是影响集合管水通透性的关键因素，亦是影响尿液浓缩水平的关键步骤。

在 AQP1、AQP2、AQP3 或 AQP4 基因敲除小鼠，以及 AQP1 或 AQP2 基因突变人体中可见明显的尿浓缩功能障碍。AQP1 功能缺陷使跨膜水通透性降低、近曲小管尿液的等渗重吸收减少，同时降低了髓袢降支细段和直小血管的水通透性，损害肾皮质至内髓间渗透梯度的形成。AQP2、AQP3 或 AQP4 功能障碍使得集合管水通透性降低，阻碍了集合管腔内尿液浓缩过程，特别是 AQP2 的异常可导致遗传性肾性尿崩症，其特点为多尿和低渗尿。水通道介导的水转运对肾脏尿浓缩功能至关重要，其相应的特异性抑制剂有可能开发成为新型利尿药。

E. Migliati 等在研究布美他尼对脑水肿的作用时获得了一种布美他尼衍生物 AqB013，其已被证明具有抑制人 AQP1 和大鼠 AQP4 的功能（$IC_{50}=20\mu mol/L$），这一化合物也于 2010 年在美国获得了 AQP 调节剂这一领域的第一个专利，为这类药物将来可能应用于治疗脑水肿、青光眼等体液紊乱疾病打下基础。

（三）离子通道蛋白作为利尿药的新靶点

肾外髓钾离子通道（renal outer medullary K^+ channel，ROMK，或称 Kir1.1）是内向型整流钾离子通道家族的成员之一。三个 ROMK 异构体分别表达在肾单位的不同节段上，包括髓袢升支粗段、远曲小管和集合管。在髓袢升支粗段中，ROMK 作为 K^+ 分泌通道，功能上与 NKCC 偶联，参与 NaCl 跨膜重吸收。约 30% 总滤过的 NaCl 在髓袢升支粗段重吸收，导致髓质间质高渗透压，促进了水的重吸收和尿浓缩过程。Bartter 综合征的患者和 ROMK 基因敲除小鼠的研究均确认 ROMK 可作为利尿药的新靶点，抑制其功能可降低血容量和血压，却不会影响血电解质水平。通过抑制 Na^+ 重吸收、阻断 K^+ 的分泌，ROMK 抑制剂可能发挥排钠保钾作用。由于 ROMK 参与多个肾小管节段的 NaCl 重吸收过程，其抑制剂可能发挥比传统袢利尿药、噻嗪类利尿药和留钾利尿药更有效的利尿效果。

Kir4.1/5.1 通道表达在远曲小管的基底膜，它们使 K^+ 通过基底膜重吸收以保持 Na^+-K^+-ATP 酶活性。Kir4.1/5.1 通过超极化基底膜和顶膜电位，分别促进电压控制的 Cl^- 排出细胞和 Na^+ 进入细胞。Kir4.1/5.1 拮抗剂可能通过直接抑制远曲小管上 Na^+-Cl^- 协同转运体介导的 NaCl 重吸收，发挥类似噻嗪类利尿药的作用。袢利尿药和噻嗪类利尿药在到达其作用靶点之前首先需要通过上皮细胞有机酸转运体和多药耐药蛋白被分泌到肾小管管腔液中，而 Kir4.1/5.1 抑制剂可以直接靶向基底膜侧的通道蛋白，避免了利尿药分泌受限。Kir4.1 广泛分布于外周（肾和胃）和中枢神经系统（脑、脊髓、视网膜、耳蜗）。在肾脏中，Kir4.1 主要与 Kir5.1 形成异源四聚体。不能通过血脑屏障的 Kir4.1/5.1 小分子抑制剂可能成为具有潜力的利尿药。

氯通道（chloride channel，ClC）是一组阴离子选择性通道。在这一家族中，两个特异性表达于肾脏的成员 ClC-Ka 和 ClC-Kb 在 Cl^- 重吸收过程中发挥重要作用，因此它们可能成为新的利尿药作用靶点。ClC-Kb 位于髓袢升支粗段、远曲小管和集合管的基底膜面。ClC-Kb 的突变导致Ⅲ型 Bartter 综合征，症状是低钾性碱中毒、盐分流失和低血压。ClC-Ka 表达在髓袢升支细段的顶膜和底膜，其介导 Cl^- 转运，维持肾髓质溶质浓度梯度，促进水的重吸收。ClC-Kq（与人 ClC-Ka 同源）基因敲除小鼠表现为肾内髓的溶质浓度梯度减小，尿量增加，但尿 NaCl 排泄量和细胞外液体积未见明显变化。提示 ClC-Ka 抑制剂可用于治疗低钠血症及排水减少的疾病，包括心力衰竭失代偿期、肝硬化失代偿期、肾衰竭和抗利尿激素分泌异常综合征。

Pendrin 是非 Na^+ 依赖的 Cl^--HCO_3^- 交换体。Pendrin 通过调控 HCO_3^- 浓度和集合管液 pH，调控上皮细胞钠通道（epithelial sodium channel，ENaC）活性和尿 Na^+ 排泄。最近的研究发现，pendrin 和 NCC 的双重抑制引起保钾利尿作用，出现显著的尿钠排出、细胞外液体积减少和肾衰竭。此外，小鼠出现了代谢性碱中毒和肾性尿崩症，但未出现低钾血症。Pendrin 和 NCC 的双重抑制减少了 NaCl 的重吸收却不会刺激 K^+ 的分泌。因此，pendrin 抑制剂具有潜在优势，其与噻嗪类利尿药合用可以起到更强的利尿作用却不引起低钾血症。

其他参与肾脏尿浓缩机制的离子通道蛋白还包括表达于近端小管的NHE3、连接小管和皮质集合管表达的ENaC和髓袢升支细段表达的NKCC2，其基因敲除可引起尿浓缩能力降低，产生利尿作用。但这些离子通道功能抑制引起的利尿作用可能影响机体电解质和酸碱平衡，安全性有待研究。

（四）孤啡肽受体激动剂

可以影响AVP信号通路的另一种物质是孤啡肽（nociception/orphanin FQ，NOP），内源性的NOP可以与孤啡肽受体（NOP receptor/opioid receptor-like 1，NOPR/ORL1）结合，在中枢参与痛觉调节、学习和抗焦虑等过程。重要的是NOP不论脑室注射还是静脉注射都可以下调AVP水平，可能是由于其作用于下丘脑的视上核，抑制了神经元合成和分泌AVP所致，AVP水平的下调会促进水排泄而不影响其他溶质排泄。N. Hadrup等合成了一种NOPR激动剂ZP120。研究发现，ZP120静脉注射不会通过血脑屏障，但却可以降低AQP2的表达，产生显著的利尿作用。

（五）心房钠尿肽

心房钠尿肽（atrial natriuretic peptide，ANP）是一种由心房合成、储存和分泌的活性多肽，又称心钠素或心房利钠因子（atrial natriuretic factor，ANF）。具有强大的利钠、利尿、舒张血管、降低血压、对抗肾素-血管紧张素-醛固酮系统（renin-angiotensin-aldosterone system，RAAS）和ADH的作用。冻干重组人脑利钠肽属国家一类新药，商品名新活素。2001年进行临床研究，2005年4月取得新药证书和生产批件。目前用于左心功能不全的治疗。

第四节 利尿药评价模型和研究方法

一、利尿药药效学评价模型

（一）代谢笼实验法

代谢笼实验法是评价药物利尿作用的经典方法，尤其适用于评价药效作用较久的待试药物。用代谢笼定时收集小动物尿液数小时或数天，检测尿量、尿渗透压、钠、钾、氯及pH的变化值，计算单位时间动物对水和各溶质的排泄量，分析利尿作用机制。代谢笼实验法适用于大鼠及小鼠。为了减少尿液蒸发和粪便污染，应使用带特殊集尿装置的代谢笼。如短时间收集小鼠尿液，也可用烧杯、铝网及铝丝架自制简易代谢笼。实验过程中应控制环境气温及湿度，室温调控在20℃左右为好。该实验方法在大鼠较为常用，对人有利尿作用的药物在大鼠实验中一般均可获得较好的利尿效果。小白鼠尿量较少，且尿浓缩能力过高，对某些低效利尿药不敏感。

（二）输尿管集尿法

评价待试药物作用较短者宜选用直接从输尿管收集尿液。此方法可检测单位时间尿量、尿渗透压、Na^+、K^+、Cl^-及pH的变化值，分析利尿作用的药效和机制。该实验适用于较大的动物，例如猫、犬或兔等，可在较短的时间内完成，受外界的影响也较少。然而实验是在麻醉下进行的，麻醉药可能对尿液形成有一定影响。如要避免麻醉药的影响或需长时间观察，可预先通过手术将动物的输尿管移植并开口于腹壁，两周后切口愈合，再将实验动物固定于特制的站架上，在动物清醒的状况下进行尿液收集。但是这种实验相对较复杂，筛选实验较少采用。该实验模型常选用犬或猫。家兔为素食动物，实验结果常不满意。

二、利尿药作用机制研究模型

（一）肾小管微穿刺技术

肾小管微穿刺技术于1941年开始应用于哺乳动物肾生理研究。近年来发展的微量注射、微量灌流等技术，可对离子及其他物质在肾小管不同节段中的转运过程进行精确研究，也常用于利尿药的作用部位和机制研究。实验动物常选择大鼠、小鼠或犬。小鼠实验成本低，随着转基因小鼠模型应用日渐增多，选择小鼠作肾小管微穿刺的越来越多。肾小管微穿刺法通常用于测定肾小管不同节段某物质的浓度，如肾近曲小管、远曲小管、髓袢升支或降支和集合管等。在用药前及用药后，穿刺肾小管的相应部位，收集标本，分析药物作用机制。

（二）截流分析实验法

截流技术是一种分析肾小管各段转运功能的方法，利用这种方法可对利尿药作用部位进行初步分析。当给动物灌注高渗利尿药如甘露醇时，由于甘露醇不能被肾小管重吸收，在管腔内就形成一定的渗透压，从而阻碍水分的吸收，使尿量增加、尿流加速。此时，如将一侧输尿管以动脉夹夹住，阻断截流，则阻断部位以上的肾小管腔内压即增加。当腔内压与肾小球滤过压相等时，肾小球滤过几乎停止，管腔内尿液处于相对静止状态。因此，在截流期间，任何一种能被肾小管重吸收的物质将继续被吸收；同样，任何一种能被肾小管分泌的物质也将继续被分泌到肾小管相应部位尿液中，肾小管各段尿液中溶质的浓度将随该段小管运转功能的特性而有不同。如髓袢升支管壁对水的通透性极低，而 NaCl 可不断被重吸收，水分则仍保留在管腔液中，因此，该段 Na^+ 浓度最低；而肌酐既不由肾小管分泌，也不被肾小管重吸收，它在尿中浓度的变化可反映肾小管对水的重吸收情况。截流分析实验法较微穿刺技术简便易行，能初步对药物作用进行定位分析。但是这种定位不够精细，不能完全代替显微穿刺术的直接定位。

（杨宝学）

参考文献

[1] YANG B，BANKIR L. Urea and urine concentrating ability：New insights from studies in mice[J]. Am J Physiol Renal Physiol，2005，288（5）：F881-F896.

[2] HADRUP N，PETERSEN J S，WINDFELD S. Differential down-regulation of aquaporin-2 in rat kidney zones by peripheral nociceptin/orphanin FQ receptor agonism and vasopressin type-2 receptor antagonism[J]. J Pharmacol Exp Ther，2007，323（3）：516-524.

[3] MANCIA G，LAURENT S，AGABITI-ROSEI E. Reappraisal of European guidelines on hypertension management：a European Society of Hypertension Task Force document[J]. J Hypertens，2009，27（11）：2121-2158.

[4] ISHIBASHI K，HARA S，Kondo S. Aquaporin water channels in mammals[J]. Clin Exp Nephro，2009，13（2）：107-117.

[5] BANKIR L，YANG B. New insights into urea and glucose handling by the kidney，and the urine concentrating mechanism[J]. Kidney Int，2012，81（12）：1179-1198.

[6] LI X，CHEN G，YANG B. Urea transporter physiology studied in knockout mice [J]. Front Physiol，2012，3：217.

[7] WILE D. Diuretics：a review[J]. Ann Clin Biochem，2012，49（5）：419-431.

[8] LI F，LEI T，ZHU J，et al. A novel small-molecule thienoquinolin urea transporter inhibitor acts as a potential diuretic[J]. Kidney Int，2013，83（6）：1076-1086.

[9] DENTON J S，PAO A C，MADUKE M. Novel diuretic targets[J]. Am J Physiol Renal Physiol，2013，305（7）：F931-942.

[10] YANG B，SANDS J M. Urea Transporters[M]. New York：Springer，2014.

[11] JIANG T，LI Y，LAYTON A T，et al. Generation and phenotypic analysis of mice lacking all urea transporters[J]. Kidney Int，2017，91（2）：338-351.

[12] YANG B. Aquaporins[M]. Netherlands：Springer，2017.

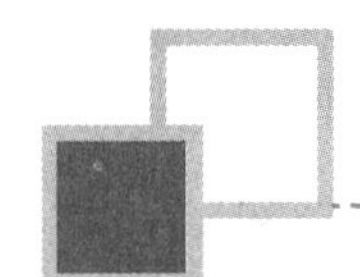

第十九章　治疗高血压药

高血压（hypertension）是一种以体循环动脉压升高为主要特点，由多种遗传、环境以及多种危险因素相互作用导致的全身性疾病。目前我国高血压的诊断标准，仍然按照1999年世界卫生组织/国际高血压联盟（WHO/ISH）发布的高血压治疗指南，将高血压定义为：未服抗高血压药情况下，收缩压（SBP）≥140mmHg和/或舒张压（DBP）≥90mmHg。SBP≥140mmHg和DBP<90mmHg单列为单纯性收缩期高血压。患者SBP与DBP属不同级别时，应按两者中较高的级别分类。高血压定义和分类在不同国家有所区别，例如，最新美国高血压临床指南将高血压定义为SBP≥130mmHg或DBP≥80mmHg，分为1期高血压（SBP 130～139mmHg或DBP 80～89mmHg）和2期高血压（SBP≥140mmHg或DBP≥90mmHg）。全世界高血压患病率>30%；中国高血压调查最新数据显示，2012—2015年我国18岁及以上居民高血压粗患病率为27.9%。高血压的重要并发症有脑卒中、心力衰竭以及肾功能衰竭等，且这些并发症大多可致死或致残，严重危害人民健康。高血压人群如不经合理应用抗高血压药（antihypertensive drug）治疗，平均寿命较正常人群缩短15～20年。

第一节　高血压的病理生理和发病机制

绝大部分高血压病因不明，称为原发性高血压或高血压病，少数高血压（5%～10%）可以确定其发病原因，称为继发性高血压或症状性高血压。继发性高血压的病因包括：肝脏和肾脏疾病、肾上腺激素分泌过多、妊娠、睡眠失常、皮质类固醇类药物、非甾体抗炎药、酒精、尼古丁和咖啡因等。

一、正常血压调节

血压调节的生理机制非常复杂，由心血管、肾、神经、内分泌多个系统共同参与。基础血压为血液通过血管系统提供动力，维持这种功能对生命而言是非常重要的。所有的哺乳动物基本上都具有相同的循环系统，不同种类间的血压调节系统是高度进化保守的。其中，动脉压力反射介导的交感神经系统以及肾素-血管紧张素-醛固酮系统（renin-angiotensin-aldosterone system，RAAS）是参与血压调节最主要的两个系统。

1. 交感神经系统　交感神经系统可以对血压进行短暂或持久性的调节。动脉血压的反馈和行为控制在延髓头端腹外侧核（rostral ventrolateral medulla，RVLM），也称为血管舒缩调控中枢。RVLM传入信号来自延髓孤束核（nucleus of solitary tract，NTS），而NTS则对RVLM起抑制作用。NTS一方面接受来自颈动脉窦和主动脉弓（颈-主动脉压力反射）以及心房和心室（心肺的压力反射）的传入抑制信号；另一方面接受来自肾和骨骼肌化学感受器的传入刺激信号。同时，NTS还整合来自脑干、基底核和最后区的兴奋性或抑制性中枢信号。其中，最后区对血管紧张素Ⅱ（angiotensin Ⅱ，AngⅡ）反应敏感，可减弱NTS的抑制效应，进而增加RVLM依赖的交感神经冲动发放。最终，RVLM通过脊髓和交感神经节传递信号来调节心率、心搏出量和体循环血管阻力，共同决定血压水平。

2. RAAS　肾脏通过血容量调节发挥对血压的长期调控作用。肾脏中的压力感受器对于动脉血压的下降（以及交感神经刺激β肾上腺素受体）作出反应而释放肾素，肾素可以将肾素底物血管紧张素原（angiotensinogen）转化为十肽的血管紧张素Ⅰ（angiotensin Ⅰ，AngⅠ），AngⅠ在血管紧张素转化酶(angiotensin converting enzyme，ACE)作用下裂解生成八肽的 AngⅡ。AngⅡ是血管收缩活性肽，可以升高血压。此外，AngⅡ还可以刺激醛固酮(aldosterone，ALD)的分泌，导致肾脏对钠的重吸收增多及血容量的增大，进一步升高血压。此外，AngⅠ也可经糜蛋白酶(chymase)等作用转化为 AngⅡ。AngⅡ与效应器细胞膜上的特异性受体结合产生生物学效应。主要受体有血管紧张素受体(angiotensin receptor)和 Mas 受体。受体亚型有血管紧张素 1 型受体(angiotensin type 1 receptor，AT_1)、2 型受体(AT_2)、4 型受体(AT_4)等。AngⅡ的绝大多数作用是由 AT_1 受体介导的。血管紧张素还可以经过其他通路，如氨基肽酶(aminopeptidase，AP)、ACE2 等途径，生成 AngⅢ(2-8)、Ang(1-7)等，分别通过 AT_2、Mas 等参与血压调节。AT_2 可对抗 AT_1 的诸多效应，AT_4 介导了 AngⅣ的效应。Mas 受体介导了 Ang(1-7)的效应，包括血管舒张和抗增殖作用。另外，ACE 也是激肽酶Ⅱ，可使缓激肽失活，在血压调节、心脏功能方面发挥作用(图 19-1)。

二、高血压的发病机制

(一) 我国人群高血压发病重要危险因素

我国人群高血压发病重要危险因素包括高钠、低钾膳食、超重和肥胖、过量饮酒、长期精神紧张等。除了以上高血压发病危险因素外，其他危险因素还包括高血压家族史、年龄、缺乏体力活动、糖尿病以及血脂异常等。近年来大气污染也备受关注。研究显示，暴露于 $PM_{2.5}$、PM_{10}、SO_2 和 O_3 等污染物中均伴随高血压发生的风险和心血管疾病死亡率的增加。

1. **遗传决定性**　高血压有明显的遗传倾向，据统计人群中至少 20%～40% 的血压变异是由遗传决定的。流行病学研究提示，高血压发病有明显的家族聚集性。双亲无高血压、一方有高血压和双亲均有高血压者，其子女高血压发生率分别为 3%、28% 和 46%。单卵双生同胞的血压一致性相较双卵双生同胞更为明显。高血压患者有跨膜电解质转运紊乱的表现，其血清中有一种激素样物质，可抑制 Na^+-K^+-ATP 酶活性，以致其功能降低，导致细胞内 Na^+、Ca^{2+} 浓度增加，动脉壁平滑肌细胞收缩加强，肾上腺素能受体密度增加，血管反应性加强而使动脉血压升高。因此，有人认为膜对 Na^+、Ca^{2+} 运转的障碍是遗传因素决定的膜功能异常的表现，而高血压可能是一种细胞膜病。

2. 环境因素

(1) 高钠摄入：高钠、低钾膳食是我国人群重要的高血压发病危险因素。INTERSALT 研究发现，研究人群 24 小时尿钠排泄量中位数增加 2.3g(100mmol/d)，SBP/DBP 中位数平均升高 5～7mmHg

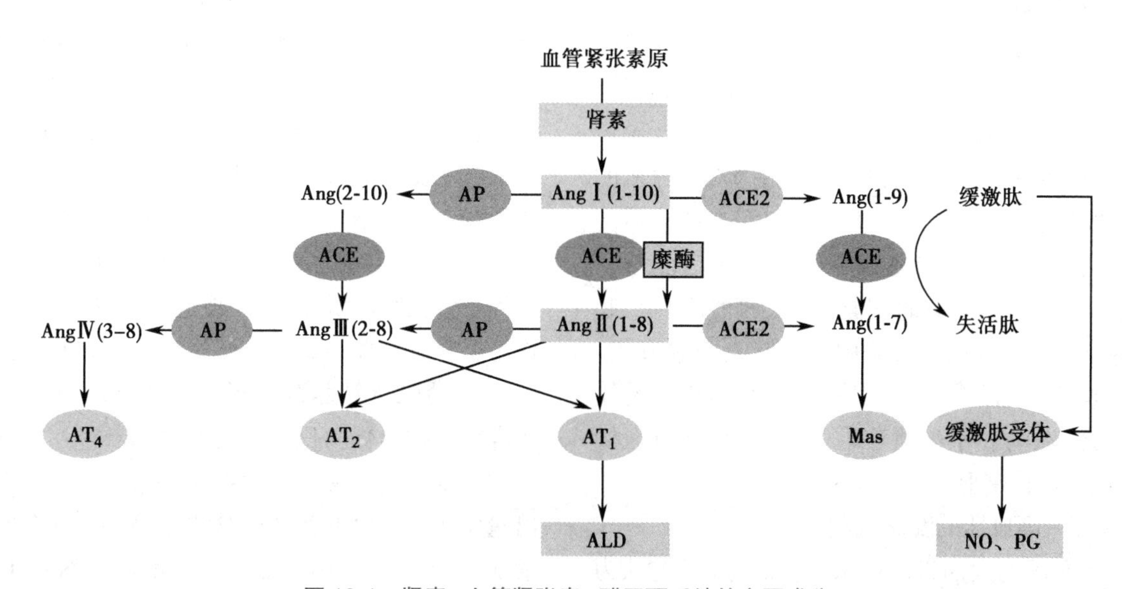

图 19-1　肾素 - 血管紧张素 - 醛固酮系统的主要成分

流程图中线显示经典途径。Ang：angiotensin，血管紧张素；ACE：angiotensin converting enzyme，血管紧张素转化酶；ALD：aldosterone，醛固酮；AP：aminopeptidase，氨基肽酶；AT_1：angiotensin type 1 receptor，血管紧张素 1 型受体；AT_2：angiotensin type 2 receptor，血管紧张素 2 型受体；NO：nitric oxide，一氧化氮；PG：prostaglandin，前列腺素。

和 2～4mmHg。现况调查发现 2012 年我国 18 岁及以上居民的平均烹调盐摄入量为 10.5g，较推荐的盐摄入量水平依旧高 75%，且中国人群普遍对钠敏感。

（2）精神因素：人在长期精神紧张、压力、焦虑或长期环境噪声、视觉刺激下也可引起高血压。这可能是外界刺激使肾上腺素释放增加、大脑皮层兴奋、抑制平衡失调，引起皮层下血管舒缩中枢功能紊乱、交感兴奋和外周血管持续性收缩，导致血压升高。有研究显示，精神紧张者发生高血压的风险是正常人群的 1.18 倍。

（3）吸烟：吸烟是心血管病和癌症的主要致病因素之一。被动吸烟显著增加高血压等风险。戒烟虽不能降低血压，但戒烟可降低心血管疾病风险。

（4）饮酒：大量数据表明，饮酒量的多少与血压水平呈正性线性相关。另外，酗酒能够增加人群中高血压发病的危险性。但是，目前没有研究证明饮酒与高血压之间有因果关系。

（5）超重和肥胖：超重和肥胖显著增加全球人群全因死亡的风险，同时也是高血压患病的重要危险因素。近年来，我国人群中超重和肥胖的比例明显增加，35～64 岁中年人的超重率为 38.8%，肥胖率为 20.2%，其中女性高于男性，城市人群高于农村，北方居民高于南方。中国成年人超重和肥胖与高血压发病关系的随访研究，结果发现，随着体质指数（BMI）的增加，超重组和肥胖组的高血压发病风险是体重正常组的 1.16～1.28 倍。超重和肥胖与高血压患病率关联最显著。

（6）性格：有研究表明，A 型行为对高血压的发生发展有一定的影响，并可能对患者的预后产生不利作用。这可能是由于 A 型行为者竞争意识强、好胜心强和有时间紧迫感（匆忙症），引起体内交感神经兴奋，血浆中去甲肾上腺素升高，血管收缩，血压升高。此外，A 型行为患者易发生恼火、激动和不耐烦等不良情绪，可促进血管壁的损伤，使高血压进一步恶化。

（二）高血压的发病机制

高血压的发病机制尚未完全清楚，目前认为涉及的因素包括神经机制紊乱、外周自身调节机制减弱、激素或局部活性物质异常以及电解质失衡等。

1. 交感神经活性亢进 交感神经广泛分布于心血管系统中，在高血压的形成和维持过程中，交感神经活性亢进起了极其重要的作用。长期处于应激状态，如驾驶员、飞行员、医生等，高血压患病率明显增高。高血压患者经 1～2 周休息，血压大多可以降低。原发性高血压患者中约 40%，循环中儿茶酚胺水平升高。交感神经活性增强，可导致心率增快、心肌收缩力加强和心输出量增加；作用于血管 α 受体可使小动脉收缩、外周血管阻力增加和血压升高；直接或间接激活 RAAS，进而收缩血管并通过 AngⅡ促进 ALD 分泌，增加血容量；作为交感神经递质的去甲肾上腺素具有强烈的缩血管和升压作用。

2. RAAS 功能过强 体内存在两种 RAAS，即循环 RAAS 和局部 RAAS。在许多组织如心脏、血管、脑、肾等组织中均存在局部 RAAS。局部组织的 RAAS 对组织生理功能及其结构起重要的调节作用。心血管组织中的 RAAS 在高血压、心血管重构、动脉粥样硬化等的发生和发展过程中起重要作用。AngⅡ经 AT_1 受体介导，对心肌有明显的正性肌力作用和正性频率作用，并在心肌肥厚与重构中起关键作用。AngⅡ能增加外周血管阻力，升高血压。其作用机制包括直接收缩血管平滑肌、易化外周交感神经冲动的传递、促进肾上腺髓质释放儿茶酚胺。

AngⅡ对肾脏入球小动脉及出球小动脉均有直接收缩作用，从而增加肾小球毛细血管压力。AngⅡ还作用于肾小球系膜细胞 AT_1 受体，促进转化生长因子 β1（transforming growth factor beta 1，TGF-β1）表达增加，肾小球系膜外基质生成增加，并使肾小球毛细血管压力增加。RAAS 在糖尿病肾病等肾脏疾病的发病学中占重要地位。AngⅡ作用于肾上腺皮质球状带，促进 ALD 释放。ALD 作用于肾脏远曲小管和集合管，增加水钠潴留。

3. 肾性水钠潴留 肾脏是调节水、电解质、血容量和排泄体内代谢产物的主要器官。肾功能异常可导致水钠潴留，使细胞外液增加，致心排出量增加，引起小动脉壁含水量增多，外周阻力增加，血压升高；由于血管壁平滑肌内 Na^+、Ca^{2+} 浓度增高，使动脉壁平滑肌收缩性增强，引起血压升高。

4. 胰岛素抵抗 高血压患者中约半数存在

胰岛素抵抗现象。胰岛素抵抗指的是机体组织的靶细胞对胰岛素作用的敏感性和/或反应性降低的一种病理生理反应。其结果是胰岛素在促进葡萄糖摄取和利用方面的作用明显受损。一定量的胰岛素产生的生物学效应低于预计水平，导致代偿性胰岛素分泌增加，发生继发性高胰岛素血症，可使电解质代谢发生障碍，通过 Na^+-K^+ 交换和 Na^+-K^+-ATP 酶激活，胞内 Na^+ 浓度增加，并可使 AngⅡ刺激 ALD 的产生和其作用加强，导致钠潴留；还使血管对体内升压物质反应增强，血中儿茶酚胺水平增加，血管张力增高。高胰岛素血症可影响跨膜阳离子转运，使胞内 Ca^{2+} 浓度升高，加强缩血管作用，并增加内皮素释放，减少扩血管的前列腺素合成，从而影响血管舒张功能。上述这些改变均能促使血压升高，并诱发动脉粥样硬化病变。

第二节 高血压的分类和诊断标准

我国的高血压定义为：在未使用降压药物的情况下，诊室非同日 3 次测量血压，SBP≥140mmHg 和/或 DBP≥90mmHg。SBP≥140mmHg 和 DBP<90mmHg 为单纯收缩期高血压。患者既往有高血压史，目前正在使用降压药物，血压虽然低于 140/90mmHg，仍应诊断为高血压。根据血压水平，进一步将高血压分为 1 级、2 级和 3 级（表 19-1）。动态血压监测（ABPM）的高血压诊断标准为：平均 SBP/DBP 24 小时≥130/80mmHg，白天≥135/85mmHg，夜间≥120/70mmHg。家庭血压监测（HBPM）的高血压诊断标准为≥135/85mmHg，与诊室血压的 140/90mmHg 相对应。

表 19-1 血压水平分类和定义

分类	SBP/mmHg	DBP/mmHg
正常血压	<120 和	<80
正常高值	120～139 和/或	80～89
高血压	≥140 和/或	≥90
1 级高血压（轻度）	140～159 和/或	90～99
2 级高血压（中度）	160～179 和/或	100～109
3 级高血压（重度）	≥180 和/或	≥110
单纯收缩期高血压	≥140 和	<90

注：当 SBP 和 DBP 分属于不同级别时，以较高的分级为准。

根据血压水平、心血管危险因素、靶器官损害、临床并发症和糖尿病进行心血管风险分层，2005 与 2010 年中国高血压指南，将高血压患者按心血管风险水平，分为低危、中危、高危和很高危 4 个层次（表 19-2）。

目前，依据流行病学研究资料，我国采用 SBP<120mmHg 和 DBP<80mmHg 定义为正常血压，将血压水平 SBP 120～139 和/或 DBP 80～89mmHg 定为正常高值血压（表 19-1）。正常高值血压人群，10 年后心血管患病风险比血压水平在 110/75mmHg 的人群增加 1 倍以上；而且，血压 SBP 120～129 和/或 DBP 80～84mmHg 和 SBP 130～139 和/或 DBP 85～89mmHg 的中年人群，10 年后分别有 45% 和 64% 的几率成为高血压患者。上述数据显示了控制血压对防治心脑血管疾病的重要性。

表 19-2 血压升高患者心血管风险水平分层

其他心血管危险因素和疾病史	血压/mmHg			
	SBP 130～139 和/或 DBP 85～89	SBP 140～159 和/或 DBP 90～99	SBP 160～179 和/或 DBP 100～109	SBP≥180 和/或 DBP≥110
无		低危	中危	高危
1～2 个其他危险因素	低危	中危	中/高危	很高危
≥3 个其他危险因素，靶器官损害，或 CKD3 期，无并发症的糖尿病	中/高危	高危	高危	很高危
临床并发症，或 CKD≥4 期，有并发症的糖尿病	高/很高危	很高危	很高危	很高危

注：CKD，慢性肾脏疾病。

第三节 治疗高血压的药物

高血压的非药物治疗是治疗所有高血压患者的重要措施。一些早期高血压，可结合减轻体重（过度肥胖者）、限制钠摄取、增加体育锻炼、节制饮酒、戒烟、减轻精神压力等方法，就能使血压降低到理想程度。多项数据证实，生活方式干预可以降低血压、预防或延迟高血压的发生、降低心血管病风险。同时，也可以增强单靠改变生活方式不足以控制血压患者的药物治疗效果。

高血压患者实施药物治疗将降低心血管疾病的发病率和病死率。有效的抗高血压药物治疗，显著降低由高血压引起的脑卒中、心力衰竭和肾功能不全等风险。

动脉血压是由心输出量和外周血管阻力形成。前者受心脏功能、回心血量和血容量的影响，后者主要受小动脉紧张度的影响。在众多的神经体液调节机制中，交感神经系统、RAAS、血管内皮L-精氨酸-NO途径及血管平滑肌细胞内 Ca^{2+} 浓度等起着重要作用，并使血压维持在一定的范围内。大多数抗高血压药物都是通过影响这些环节而发挥降压效应。根据各种药物的作用和作用部位可将抗高血压药物分为以下几类（表19-3）。目前，国内外应用广泛或称为第一线抗高血压药物是利尿药（diuretic）、钙通道阻滞药（calcium channel blocker，CCB）、β受体阻断药、血管紧张素转化酶抑制药（ACE inhibitor，ACEI）和血管紧张素Ⅱ受体拮抗剂（angiotensin receptor blocker，ARB），这五大类也统称为常用抗高血压药。其他抗高血压药物如中枢性降压药和血管扩张药等较少单独应用。

一、利尿药

利尿药治疗原发性高血压已有超过半个世纪的历史，从20世纪70年代世界卫生组织（WHO）提倡的阶梯治疗方案到现在不断更新的各种高血压指南中，均将利尿药作为一线降压药。中国以及美国的高血压治疗新指南均提出，利尿药在高血压治疗中应作为首选治疗药物之一。近来发布的《ESC/ESH欧洲高血压指南》再次强调了利尿药作为高血压治疗一线药物的地位。

利尿药主要分为三类：噻嗪类利尿药、袢利尿药、留钾利尿药。在肾小管的作用部位、作用时

表19-3 抗高血压药物分类

药物分类		代表药
利尿药	噻嗪类利尿药	氢氯噻嗪、氯噻酮
	袢利尿药	呋塞米、依他尼酸
	留钾利尿药	螺内酯、氨苯蝶啶
钙通道阻滞药	二氢吡啶类	硝苯地平、尼群地平、尼卡地平、拉西地平、氨氯地平等
	非二氢吡啶类	维拉帕米、地尔硫䓬
交感神经抑制药	中枢性降压药	甲基多巴、可乐定
	神经节阻断药	樟磺咪芬
	去甲肾上腺素能神经末梢阻滞药	利血平、胍乙啶
	肾上腺素受体阻断药	
	β受体阻断药	普萘洛尔、倍他洛尔、美托洛尔、比索洛尔、阿替洛尔等
	α受体阻断药	哌唑嗪、特拉唑嗪、多沙唑嗪
	α及β受体阻断药	拉贝洛尔、卡维地洛
RAAS抑制药	ACEI	卡托普利、依那普利、福辛普利等
	ARB	氯沙坦、替米沙坦、缬沙坦、坎地沙坦、阿利沙坦等
	肾素抑制药	阿利吉仑
血管扩张药	直接舒张血管平滑肌药物	肼屈嗪、硝普钠等
	钾通道开放药	米诺地尔、二氮嗪等

ACEI：血管紧张素转化酶抑制剂；ARB：血管紧张素Ⅰ型受体阻断药（拮抗药）

间长短、起始有效剂量以及肾功能减退时的不同效应，使其在临床应用时既有差别，又可互补。三类药物的主要药物、各自作用特点具体见表 19-4。

【药理作用和临床应用】

药理作用：噻嗪类利尿药降压作用温和、持久，对立位和卧位均有降压作用，长期用药无明显耐受性，大多数患者一般用药 2～4 周就可以达到最大疗效。

利尿药降低血压的确切机制尚不十分明确。用药初期及短期应用时，利尿药可减少细胞外液容量及心输出量。长期给药后心输出量逐渐恢复至给药前水平而降压作用仍能维持，此时细胞外液容量仍有一定程度的减少。若维持有效的降压作用，血浆容量通常比治疗前减少约 5%，伴有血浆肾素水平持续升高，说明体内 Na^+ 持续减少。利尿药长期使用可降低血管阻力，但该作用并非直接作用，因为利尿药在体外对血管平滑肌无作用，肾切除的患者及动物使用利尿药也不能发挥降压作用。利尿药降低血管阻力最可能的机制是持续地降低体内 Na^+ 浓度及降低细胞外液容量。平滑肌细胞内 Na^+ 浓度降低可能导致细胞内 Ca^{2+} 浓度降低，从而使血管平滑肌对缩血管物质（如去甲肾上腺素）的反应性减弱。Na^+ 减少还可诱导动脉壁产生扩血管物质，如激肽、前列腺素等。过量摄入 NaCl 能使利尿药减效，限制 NaCl 的摄入则能使其增效，这亦证明排 Na^+ 是利尿药降压的主要机制。

临床应用：利尿药是治疗高血压的基础药物，安全、有效、价廉。噻嗪类利尿药可单独或与其他抗高血压药联合应用治疗各类高血压，单用适用于轻、中度高血压。

【体内代谢及影响因素】

高效利尿药：呋塞米，口服容易吸收，生物利用度为 50%～70%，血浆蛋白结合率为 95%～99%。药物大部分以原型经近曲小管分泌，并随尿排出。正常人的血浆消除 $t_{1/2}$ 约为 1 小时，肾功能不全时可延长到 10 小时。呋塞米和布美他尼由于作用时间短，故高血压治疗需每天 2～3 次给药。托拉塞米作用时间长，可每天给药 1 次。依他尼酸由于耳毒性较大，故不用于高血压治疗。

中效利尿药：噻嗪类利尿药脂溶性较高，故口服吸收迅速，主要以原型从肾小管分泌排出。氢氯噻嗪口服吸收迅速但不完全，口服约 70% 被吸收，进食能增加吸收量。口服后 1～2 小时起效，4～6 小时达峰血浓度，$t_{1/2}$ 为 15 小时，主要以原型由尿排泄。氯噻酮口服吸收不完全，$t_{1/2}$ 可长达 40～60 小时，血浆蛋白结合率 75%，以经尿排出。吲达帕胺口服 2 小时达峰血浓度，$t_{1/2}$ 为 14 小时，体内代谢广泛，主要经尿排泄。苄氟噻嗪口服吸收完全，血浆蛋白结合率高达 94%，$t_{1/2}$ 为 3～4 小时，绝大部分由肾脏排泄，少量由胆汁排泄。

低效利尿药：螺内酯，口服容易吸收，生物利用度大于 90%，血浆蛋白结合率大于 90%，进入体内后 80% 由肝脏代谢为活性产物。因为原

表 19-4　利尿药分类、主要药物及其药理作用特点

分类	主要药物	药理作用特点
噻嗪类	氢氯噻嗪（hydrochlorothiazide） 氯噻酮（chlortalidone） 吲达帕胺（indapamide） 苄氟噻嗪（bendroflumethiazide）	抑制远曲小管近端对 Na^+ 的再吸收，减少血容量、细胞外液容积和心排出量，6～8 周后此作用减弱，但周围阻力降低。用小剂量治疗，需数周才能达到充分疗效。
袢利尿药	呋塞米（furosemide） 布美他尼（bumetanide） 托拉塞米（torasemide） 依他尼酸（etacrynic acid）	特异性地与 Cl^- 竞争髓袢升支管腔 Na^+-K^+-$2Cl^-$ 共转运体蛋白的 Cl^- 结合部位，抑制 NaCl 重吸收，使尿中 Na^+、K^+、Cl^- 浓度增高，输送到远曲小管和集合管的 Na^+ 增加，促使 Na^+-K^+ 交换增加，强大的利尿作用使体液减少。对血管床有直接作用，呋塞米能降低肾血管阻力，增加肾血流量，改变肾皮质内血流分布。
留钾利尿药	氨苯蝶啶（triamterene） 阿米洛利（amiloride） 螺内酯（spironolactone）	该类药物主要作用于远曲小管远端和集合管，能够减少 K^+ 排出。螺内酯是醛固酮（盐皮质激素）受体的竞争性拮抗药，通过拮抗醛固酮发挥作用； 氨苯蝶啶和阿米洛利阻滞管腔钠通道而减少 Na^+ 重吸收，进而抑制 K^+ 分泌，发挥排 Na^+、利尿和保 K^+ 作用。

型药物无明显药理活性，需要经过肝脏代谢为活性的坎利酮后才能发挥作用，所以起效缓慢，口服后 1 天左右起效，2～3 天出现最大利尿效应。因为坎利酮 $t_{1/2}$ 约 18 小时，所以作用时间长，停药后作用可以持续 2～3 天。氨苯蝶啶口服后 30%～70% 迅速吸收，血浆蛋白结合率 40%～70%，口服后 2～4 小时起效，6 小时达峰作用，作用持续 7～9 小时。阿米洛利口服后 2 小时内起效，达峰 3～4 小时，$t_{1/2}$ 为 6～9 小时，作用时间 6～10 小时，50% 经尿排泄，40% 经大便排泄，长期服用无药物蓄积作用。

【药物相互作用和不良反应及处理】

药物相互作用及处理：高效袢利尿药促进前列腺素的合成。因此非甾体抗炎药如吲哚美辛，通过抑制环氧化酶而减少肾脏前列腺素的合成，干扰利尿药的作用，特别是对于肾脏综合征和肝硬化的患者，这种干扰作用更为明显。袢利尿药可抑制 Ca^{2+} 重吸收，影响钙制剂的治疗效果。另外本类药物结合输液，可使尿量增加，可促进经肾脏排泄的药物排出，如长效巴比妥类、水杨酸类、溴剂、氟化物、碘化物等。

中效噻嗪类利尿药与扩血管药以及某些交感神经抑制药合用，产生协同或相加作用，并可对抗这些药物所致的水、钠潴留。高效利尿药（如呋塞米）的排钠利尿作用显著，激活 RAAS 的作用也较强，因此，该类药物虽能显著减少血容量和心排出量，但长期用药降压作用并不明显。利尿药与某些类型抗高血压药合用，可增强疗效、减少副作用、发挥取长补短的作用，用于临床药物联用或复方研发。

低效利尿药长期用药可升高血钾，因此谨慎与其他升钾药物合用。另外有报道氨苯蝶啶和吲哚美辛合用可引起急性肾脏衰竭。

不良反应及处理：利尿药的不良反应与剂量密切相关，故通常应采用小剂量。噻嗪类利尿剂可引起低血钾，长期应用者应定期监测血钾，并适量补钾，痛风者禁用。对高尿酸血症以及明显肾功能不全者慎用，后者如需使用利尿剂，应使用高效袢利尿剂，如呋塞米等。低效的留钾利尿剂如阿米洛利、螺内酯等也可用于控制难治性高血压。在利钠排尿的同时不增加钾的排出，与排钾的噻嗪类降压利尿药同用，加强治疗作用而避免失钾。但与其他具有留钾作用的降压药如 ACEI 或 ARB 合用时，需注意发生高钾血症的危险。另外螺内酯长期应用可引起高血钾，对肾功能不良的患者尤易发生。同时有可能导致男性乳腺发育，女性多毛、月经不调等不良反应。

【临床应用现状分析与展望】 利尿药与其他四类常用降压药一样，可作为高血压起始、维持或联合治疗的选择之一。利尿药在过去、现在及将来均为高血压治疗的主要选择之一。根据循证医学及患者具体情况，可个体化选择利尿药治疗高血压，如高血压合并肥胖、心功能不全、盐敏感性高血压、老年高血压、单纯收缩期高血压，需定期监测血钾、血糖、血脂及血尿酸。综上所述，利尿药是一种经济有效的药物，单独和联合应用利尿药可预防心脑血管并发症，适合广大高血压患者长期应用。

在我国，常用的噻嗪类利尿剂主要是氢氯噻嗪和吲哒帕胺。PATS 研究证实吲哒帕胺治疗可明显减少脑卒中再发风险。小剂量噻嗪类利尿剂（如氢氯噻嗪 6.25～25mg）对代谢影响很小，与其他降压药（尤其 ACEI 或 ARB）合用可显著增加后者的降压作用。此类药物尤其适用于老年高血压、单纯收缩期高血压或伴心力衰竭患者，也是难治性高血压的基础药物之一。

袢利尿药排钠作用较强，且不降低肾血流量，但其副作用大，仅短期用于高血压危象及伴有慢性肾功能不良的高血压患者。该类药物治疗高血压必须产生足够的利尿作用，降低血容量，短时间作用利尿后，钠很快被重新调整，一天 1 次不足以控制全天血压。同时因为迅速而强大的排 Na^+ 作用，对高血压治疗存在潜在危险。留钾利尿药本身促尿 Na^+ 排泄和抗高血压活性较弱，与噻嗪类或袢利尿药合用有协同作用。

二、钙通道阻滞药

20 世纪 60 年代，Fleckenstein 和 Godfraind 等人研究发现，药物通过阻滞 Ca^{2+} 进入肌细胞而改变心肌和平滑肌的收缩。1971 年，药理学家 Fieckensfein 发现血管扩张药普尼拉明和维拉帕米的冠状动脉舒张作用和对心脏的负性肌力作用，并证实其作用机制是抑制 Ca^{2+} 经电压门控 Ca^{2+} 通道内流，故将这类药物命名为钙通道阻滞药

（calcium channel blocker，CCB），又称钙拮抗药。

Ca^{2+} 通道是细胞膜上的离子通道，当膜电位接近 −40mV 时，Ca^{2+} 通道开放。Ca^{2+} 通道根据激活方式的不同分为两类：受体调控 Ca^{2+} 通道及电压依赖 Ca^{2+} 通道，后者根据其电导值及动力学特性的不同又分若干亚型。在心血管系统以 L 及 T 型钙通道为主。L 型钙通道的开放时间较久，是细胞兴奋时外 Ca^{2+} 内流的主要途径，广泛分布于心肌、血管平滑肌等组织。血管平滑肌细胞内的 Ca^{2+} 主要来自胞外 Ca^{2+} 经 L 型钙通道的内流，细胞内 Ca^{2+} 量增多时，Ca^{2+} 与钙调蛋白形成复合物，通过复合物激活肌球蛋白轻链激酶，后者催化肌球蛋白轻链磷酸化，继而促发肌动蛋白、肌球蛋白相互作用而引起收缩。CCB 通过阻滞钙通道，使进入细胞内的 Ca^{2+} 总量减少，导致小动脉平滑肌松弛；外周阻力降低，血压随之下降。CCB 对静脉血管影响较小。临床常用的 CCB 主要作用于 L 型钙通道。

根据药物的化学结构，一般将 CCB 分为二氢吡啶类和非二氢吡啶类。两类的常用药物、用药特点以及组织选择性特点，具体见表 19-5。

【药理作用和临床应用】

药理作用：二氢吡啶类药物主要作用于血管平滑肌细胞膜 L 型钙通道（对平滑肌的作用大于心肌）。通过抑制 Ca^{2+} 从细胞外进入细胞内而使细胞内 Ca^{2+} 浓度降低，导致小动脉扩张，总外周血管阻力下降而降低血压。短效药物如硝苯地平，由于周围血管扩张，可引起交感神经活性反射性增强而引起心率加快。中长效药物，如氨氯地平等，降压作用强而持久，较硝苯地平平缓，不易引起反射性心动过速和心搏出量增加。该类药物对糖、脂质代谢多无不良影响，拉西地平等还具有抗动脉粥样硬化等作用。

非二氢吡啶类：维拉帕米主要通过调节心肌传导细胞、心肌收缩细胞以及动脉血管平滑肌细胞的 Ca^{2+} 内流发挥其药理学作用，但不改变血清 Ca^{2+} 浓度。可降低体循环的血管阻力，降低血压，不引起体位性低血压或反射性心动过速。该药可减轻后负荷，抑制心肌收缩，改善左室舒张功能。地尔硫䓬与维拉帕米类似，对心脏和血管均有作用。在心肌与血管平滑肌除极时抑制 Ca^{2+} 内流，使血管平滑肌松弛，周围血管阻力下降，血压降低。其降压的幅度与高血压的程度有关。

临床应用：二氢吡啶类，硝苯地平对轻、中、重度高血压均有降压作用，亦适用于合并有心绞痛或肾脏疾病、糖尿病、哮喘、高脂血症及恶性高血压患者。目前多推荐使用缓释片剂，以减轻迅速降压造成的反射性交感活性增加。慎用硝苯地平速效胶囊。尼群地平血管选择性较强，能引起冠状动脉、肾小动脉等全身血管的扩张，降压作用温和而持久，适用于各型高血压。拉西地平降压作用强而持久，不易引起反射性心动过速和心搏出量增加，用于轻、中度高血压。氨氯地平降压作用较硝苯地平平缓，持续时间较硝苯地平显著延长。高血压患者每日口服 1 次，可以 24 小时降低血压，降压效果平稳。长期使用不引起心率或血浆儿茶酚胺显著改变。非二氢吡啶类，优先考虑长效制剂，如维拉帕米缓释片、地尔硫䓬缓释片，均每日一次给药。

【体内代谢及影响因素】

硝苯地平：口服吸收迅速完全，10 分钟后即可测出血药浓度，约 30 分钟后达峰浓度，作用持续 4～8 小时，$t_{1/2}$ 为 2 小时，而控缓释片的消除 $t_{1/2}$ 可延长至 7 小时。血浆蛋白结合率为 90%，在肝脏内转换为无活性的代谢产物，大部分经肾排泄。

尼群地平：每日口服 1～2 次，吸收良好，但

表 19-5　常用钙通道阻滞药

分类	主要药物	每天剂量 /mg	分服次数	心肌和血管选择性
二氢吡啶类	硝苯地平（nifedipine）	10～30	2～3	对血管平滑肌具有选择性，对心脏影响弱
	尼群地平（nitrendipine）	20～60	2	
	拉西地平（lacidipine）	4～8	1	
	氨氯地平（amlodipine）	2.5～10	1	
非二氢吡啶类	维拉帕米（verapamil）	120～240	2～3	心脏、血管都有作用
	地尔硫䓬（diltiazem）	120～240	2～3	

有明显的首关效应。口服30分钟后SBP开始下降，60分钟后DBP开始下降，降压作用在1～2小时最大，持续6～8小时。本药在肝内广泛代谢，代谢产物70%经肾排泄，肝病患者血药浓度和消除半衰期增加，因此肝功能不良者须慎用或减量。

拉西地平：高度脂溶性，透入血管细胞膜，沉积于两个脂质层之间，然后缓慢释放，因而具有长药效作用，可每日口服1次。该药口服吸收迅速，由于肝脏首关代谢明显，生物利用度2%～9%，肝功能不全者生物利用度可能增加，需减量或慎用。

氨氯地平：口服后吸收完全但缓慢，6～12小时达峰浓度，生物利用度64%～90%，不受饮食影响。血浆蛋白结合率95%，用药7～8天达到稳态血药浓度，终末$t_{1/2}$约为50小时。大部分经尿排出，少部分从胆汁或粪便排出。本药为左旋氨氯地平，其中左旋型具有药理活性，右旋型无活性。

维拉帕米：口服吸收达90%，首关效应明显，生物利用度20%～30%，1～2小时达峰浓度，而口服缓释片可使达峰浓度时间延长至5～7小时。在肝内广泛代谢，去甲维拉帕米为主要代谢产物，具有原药20%的活性，平均消除$t_{1/2}$为2.8～7.4小时。肝功能不全时本药代谢延迟，清除$t_{1/2}$延长至14～16小时，表观分布容积增加。

地尔硫䓬：本药口服后吸收达80%，首关效应明显，生物利用度为40%，在体内代谢完全。单次口服给药后，2～3小时达峰浓度，最小有效血药浓度50～200ng/ml。

【药物相互作用和不良反应及处理】

药物相互作用及处理：硝苯地平和维拉帕米与地高辛合用能降低地高辛的清除率，使地高辛血药浓度升高约70%，增加地高辛中毒发生率，合用时，地高辛应减半，或根据血药浓度调整剂量。尼群地平、地尔硫䓬也可以增加地高辛血药浓度，合用时也应减少地高辛剂量。

西咪替丁可以降低CCB的代谢，增加硝苯地平、维拉帕米、地尔硫䓬等血药浓度。合用西咪替丁时，以上CCB应减量50%左右。

不良反应及处理：CCB普遍性不良反应多与血管扩张有关，如头痛眩晕、颜面潮红、踝部水肿（毛细血管扩张引起）、反射性交感神经激活导致心跳加快等，发生率一般在10%以下，需要停药的只占少数。硝苯地平的不良反应较明显且可引起反射性心率加快，应从小剂量开始逐渐加大剂量，或者使用缓释剂可减轻或减少不良反应。二氢吡啶类CCB没有绝对禁忌证，但心动过速与心力衰竭患者应慎用，如必须使用，则应慎重选择特定制剂，如氨氯地平等长效药物。

非二氢吡啶类CCB，常见不良反应包括抑制心脏收缩功能和传导功能，二度至三度房室阻滞；有严重左心室功能不全，中、重度心力衰竭者禁用。有时也会出现牙龈增生。因此，在使用非二氢吡啶类CCB前应详细询问病史，进行心电图检查，并在用药2～6周内复查。维拉帕米和地尔硫䓬均有负性肌力作用，在同时使用β受体阻断药时，会加重负性肌力作用。因此，二者与β受体阻断药合用可能存在问题。另外地尔硫䓬患者偶尔出现急性肝损伤，停药可恢复。肝肾功能受损者应慎用。

【临床应用现状分析与展望】 我国以往完成的较大样本的降压治疗临床试验多以二氢吡啶类CCB为研究用药，并证实以二氢吡啶类CCB为基础的降压治疗方案可显著降低高血压患者脑卒中风险。该类药物均能有效地降低血压，可用于轻、中、重度高血压及高血压危象的治疗，尤其适用于老年高血压、单纯收缩期高血压、伴稳定型心绞痛、冠状动脉或颈动脉粥样硬化及周围血管病的患者。

最常用于治疗高血压的CCB是选择性作用于血管平滑肌的二氢吡啶类，其次是同时作用于心肌和血管平滑肌的非二氢吡啶类。国际高血压联盟和WHO推荐CCB为五大类一线降压药物之一。依据中国高血压联盟统计，目前我国接受高血压药物治疗患者中50%左右在使用CCB。其中二氢吡啶类药物在化学结构上有较大的改造余地，作用研究进展突出，引进品种众多，市场前景广阔。

三、β受体阻断药

自从1940年证明切除双侧胸交感神经链能降低血压以来，开始深入寻找有效的化学交感神经抑制药物。早期的许多交感神经抑制药难以被患者接受并存在不良反应。β受体阻断药能与去甲肾上腺素能神经递质或肾上腺素受体激动药竞争β受体而拮抗其β型拟肾上腺素作用。早期适应证主要是心绞痛，并没有预测到有抗高血压作用。随后在伴有心绞痛的高血压患者，发现一个从未上市的β受体阻断药丙萘洛尔能够降低血压。后来又证明，普萘洛尔和所有β受体阻断药均有抗高血压作用。β受体阻断药是心血管系统药物的重要类别，作用和应用广泛，这里仅仅讨论在抗高血压方面的特征。

β受体阻断药可根据受体选择性分为非选择性（β_1、β_2受体阻断药，如普萘洛尔、吲哚洛尔等）和选择性（β_1受体阻断药，如美托洛尔、阿替洛尔等）两类。另外还有一类药物，在阻断β受体的同时也阻断α受体，对两类受体选择性不强，称为α、β受体阻断药。代表药物有拉贝洛尔、卡维地洛等，在这里一起进行讨论。相关药物及其特点见表19-6。

【药理作用和临床应用】

药理作用：β受体阻断药的降压机制尚未完全阐明，可能与阻断β受体有关。包括以下几点：①抑制过度激活的交感神经活性（中枢和外周等不同水平）；②抑制心脏，减少心输出量；③阻滞肾小球旁器上的β受体，抑制肾素释放；④增加前列环素；⑤改变压力感受器的敏感性。

不同的β受体阻断药在许多方面如脂溶性、对β_1受体的选择性、内在拟交感活性、膜稳定性以及舒张血管作用等方面有所不同，但均为同样有效的降压药，广泛用于各种程度的高血压。长期应用一般不引起水钠潴留，亦无明显的耐受性。然而，这种差异影响药物的代谢动力学和不良反应谱。无内在拟交感活性的药物，用药初期降低心输出量和反射性升高外周血管阻力，通常对血压影响不大。后期降低血压的原因是持久的心输出量降低和可能的血管阻力下降。有内在拟交感活性的药物，对静息时的心率和心输出量影响较小，同时兴奋血管上的β_2受体，舒张血管，进而降低血压。另外，不具内在拟交感活性的β受体阻断药可增加血浆甘油三酯浓度，降低高密度脂蛋白胆固醇（high density lipoprotein cholesterol，HDL-C），而有内在拟交感活性者对血脂影响很小或无影响。

α、β受体阻断药，阻断β受体具有明确的降压作用，同时阻断α受体，舒张血管，进一步增强降压效果。以拉贝洛尔为代表，它有4种立体异构体。一个异构体是α_1受体阻断药（如哌唑嗪），对α_2无作用，长期使用可持久舒张血管。另一个是有内在拟交感活性的非选择性β受体阻断药（如吲哚洛尔），另外两个是没有活性的异构体。卡维地洛是左旋体和右旋体的混合物，前者同时阻断α_1、β受体，后者只阻断α_1受体。整体α_1、β受体阻断作用比率为1∶10。

临床应用：β受体阻断药尤其适用于伴快速性心律失常、冠心病、慢性心力衰竭、交感神经活性增高以及高动力状态的高血压患者。拉贝洛尔适用于各种程度的高血压及高血压急症、妊娠高血压、嗜铬细胞瘤、麻醉或手术时高血压。合用利尿药可增强其降压效果。静脉注射或静脉滴注用于高血压急症，如妊娠高血压综合征。卡维地洛不影响血脂代谢，可用于治疗轻度及中度高血压或伴有肾功能不全、糖尿病的高血压患者。

【体内代谢及影响因素】 普萘洛尔为高度亲脂性化合物，口服吸收>90%，肝脏首关消除显著，生物利用度约为25%，且个体差异较大。实际$t_{1/2}$约为4小时，老年人肝肾功能减退，$t_{1/2}$可延长。其代谢产物4-羟基普萘洛尔仍具有β受体阻断作用。所以降压作用持续时间较长，可1～2次/天。阿替洛尔$t_{1/2}$和作用维持时间均较普萘洛尔长，每日

表19-6 常用β受体阻断药分类以及特点

分类	主要药物	内在拟交感活性	膜稳定性	半衰期/h
非选择性β受体阻断药	普萘洛尔（propranolol）	−	++	3～5
	吲哚洛尔（pindolol）	++	+	3～4
选择性β受体阻断药	美托洛尔（metoprolol）	−	+/−	3～4
	阿替洛尔（atenolol）	−	−	5～8
α、β受体阻断药	拉贝洛尔（labetalol）	+/−	+/−	4～6
	卡维地洛（carvedilol）	−	+	7～10

口服 1 次即可。卡维地洛口服首关消除显著，生物利用度 22%，药效维持可达 24 小时。

【药物相互作用和不良反应及处理】

药物相互作用及处理：糖尿病人应用胰岛素同时应用 β 受体阻断药可加强降血糖作用，并可掩盖低血糖时出汗和心悸的症状，出现严重后果，应警惕。本类药物有增加洋地黄毒性的作用，对已洋地黄化而心脏高度扩大、心率又较不平稳的患者忌用。本类药物由于心脏抑制作用，减慢心率，与其他心脏抑制药物，如乙醚等合用会加重心脏抑制，因此不宜合用。也不宜与单胺氧化酶抑制剂如帕吉林等合用。

不良反应及处理：常见的不良反应有恶心、呕吐、轻度腹泻等消化道症状，偶见过敏性皮疹和血小板减少等。应用不当，可引起以下较严重的不良反应：诱发或加重支气管哮喘、全面抑制心脏功能、外周血管收缩痉挛和停药反跳现象等。另外也可以引起疲乏、失眠、抑郁等精神方面症状，还可能影响糖代谢、脂代谢。因此严重左心功能不全、二度或三度房室传导阻滞和哮喘患者禁用。慢性阻塞性肺疾病、运动员、周围血管病或糖耐量异常者慎用。糖脂代谢异常时一般不首选 β 受体阻断药，必要时也可慎重选用高选择性 β 受体阻断药。

长期应用者突然停药可发生反跳现象，即原有的症状加重或出现新的表现，较常见有血压反跳性升高，伴头痛、焦虑等。因此，在病情控制后应逐渐减量停药。

【临床应用现状分析与展望】 β 受体阻断药为不同程度的高血压患者提供了有效的治疗。尽管药物的药动学特性不同，但每日 1 次或者 2 次足以维持抗高血压作用。高选择性 β_1 受体阻断药对 β_1 受体有较高选择性。阻断 β_2 受体而产生的不良反应较少，既可降低血压，也可保护靶器官、降低心血管事件风险。国际高血压联盟和 WHO 将 β 受体阻断药推荐为五大类一线降压药物之一，中国高血压防治指南（2018 版）也将其列为高血压初始和维持用药的五大降压药物之一。

四、血管紧张素转化酶抑制药

AngⅡ是心血管功能的重要调节物质，口服有效的 ACEI 类药物能降低 AngⅡ水平，成为治疗高血压的重要进展。1981 年，卡托普利（captopri）作为首个 ACEI 类药物获批治疗高血压。随后使用的此类药物有依那普利（enalapril）、赖诺普利（lisinopril）、喹那普利（quinapril）、雷米普利（ramipril）、贝那普利（benazepril）、莫昔普利（moexipril）、培哚普利（perindopril）、咪达普利（imidapril）和福辛普利（fosinopril）等。这类药物治疗高血压效果肯定，并且具有明确的器官保护作用，对高血压患者的并发症以及一些伴发疾病具有良好治疗效果。另外不良反应少，患者容易接受。

ACE 活性部位有两个结合的位点，其中含 Zn^{2+} 的结合位点是 ACEI 有效基团的必需结合位点。目前，与 Zn^{2+} 的结合位点结合的基团主要有三类（表 19-7），ACEI 的作用强度和持续时间与该基团有密切关系。各类的不同药物以及给药特点见表 19-7。

许多 ACEI 为前药（prodrug），如依那普利含有 $—COOC_2H_5$，它必须在体内转化为羧基（—COOH），成为依那普利酸，才能与 Zn^{2+} 结合起作用。因此利用 ACEI 进行体外实验必须使用活性型。

表 19-7 常用 ACEI 分类以及用药特点

	主要药物	是否前药	每天剂量 /mg	每天服药次数
含巯基（—SH）类	卡托普利（captopril）	否	25～300	2～3
含羧基（$—COO^-$）类	依那普利（enalapril）	是	2.5～40	2
	贝那普利（benazepril）	是	5～40	1～2
	雷米普利（ramipril）	是	1.25～20	1
	赖诺普利（lisinopril）	否	2.5～40	1
	培哚普利（perindopril）	是	4～8	1
	咪达普利（imidapril）	是	2.5～10	1
含次磷酸基（—POO）类	福辛普利（fosinopril）	是	10～40	1

【药理作用和临床应用】

药理作用有如下几点：

（1）抑制循环和局部组织中的ACE：由于抑制循环中ACE，减少AngⅠ转变为AngⅡ，血浆AngⅡ减少，因而产生血管舒张作用；同时减少ALD分泌，以利于排钠，降低血容量。特异性肾血管扩张也利于排钠。这些是用药初期外周阻力降低、血压下降的主要原因。ACEI对局部组织（血管壁、脑、肾等）中的ACE也有抑制作用，且与局部组织中的ACE结合较持久，对酶的抑制作用时间也较长，这与ACEI的长期降压作用有关。

（2）减少缓激肽的降解：ACEI抑制激肽酶Ⅱ（与ACE为同一酶），使缓激肽降解减少，局部血管缓激肽浓度增高，激动血管内皮细胞的β_2受体，产生NO，并使前列腺素PGI_2的合成增加。NO与PGI_2均有扩张血管与抑制血小板聚集的作用。

（3）抑制交感神经递质的释放：ACEI能减弱AngⅡ对交感神经末梢突触前膜AT_1受体等的作用，从而减少去甲肾上腺能神经递质的释放。

（4）自由基清除作用：AngⅡ激活NADH/NADPH氧化酶，从而使氧自由基产生增加。ACEI减少AngⅡ的生成，有清除氧自由基的作用。NO的$t_{1/2}$可被氧自由基缩短。ACEI通过减少AngⅡ减慢NO降解。ACEI对自由基清除作用，也减轻了后者对心脏的损伤作用，进而发挥心脏保护作用。卡托普利等含有的巯基（—SH）基团，也具有自由基清除作用。

临床应用：ACEI治疗高血压疗效好。轻、中度高血压患者单用ACEI常可控制血压。加用利尿药增效，比加大ACEI的剂量更有效。肾血管性高血压因其肾素水平高，ACEI对其特别有效，对心、肾、脑等器官有保护作用。ACEI能减轻心肌肥厚，阻止或逆转心血管病理性重构，延缓慢性肾病进一步恶化，延缓糖尿病性肾小球病变的发生发展。对伴有心力衰竭或糖尿病、肾病的高血压患者，ACEI为首选药。

【体内代谢及影响因素】 不同作用强度的ACEI因其药物结构等原因，药代动力学方面存在差异，在降压作用出现的快慢、作用维持的时间上可呈现不同。多数ACEI的作用维持时间较长，一般只需每日服药1次。另外，很多ACEI为前药，需要在体内经过代谢生成活性成分，发挥降压作用。一个满意的降压药谷/峰比值应该在50%以上，可保持药物持续平稳降压，以减少血压波动。谷/峰比值>50%的ACEI有福辛普利、咪达普利、雷米普利、群多普利等。

卡托普利：含有—SH基团的ACEI，有直接抑制ACE的作用。起效快，口服后30分钟开始降压，1小时达高峰。降压效果与患者的RAAS活动状态有关。肾素水平高或低盐饮食或服用利尿药者，降压持续时间约8～12小时。口服吸收快，生物利用度为75%，食物能影响其吸收，因此宜在进餐前1小时服用。在体内分布较广，但分布至中枢神经系统及哺乳妇女乳汁中的浓度较低，$t_{1/2}$为2小时，在体内消除较快，其—SH在体内易被氧化而成为二硫化合物。约40%～50%的药物自肾排出，其余部分则以其代谢物形式从肾脏排泄。

依那普利：含有羧基（—COOH）的ACEI，为前药，口服后在肝脂酶作用下，生成二羧酸活性代谢物依那普利酸，后者对ACE的抑制作用比卡托普利强约10倍。依那普利作用出现较缓慢，口服后4～6小时作用达高峰，但作用维持时间较长，可达24小时以上，因此可每日给药1次。降压时外周血管阻力降低，心率和心输出量则无明显改变，肾血管阻力也降低，肾血流量增加，对肾小球滤过率无明显影响。长期应用时，能逆转左室肥厚并改善大动脉的顺应性。依那普利对血糖和脂质代谢影响很小，体内分布较广，其血浆$t_{1/2}$约为11小时，主要经肾排泄。

贝那普利：为前药，在肝脏中水解为贝那普利酸起效。贝那普利作用强，药效持续时间长，每日服用1次即可。口服吸收快，1小时起效，约4小时作用达高峰。血浆消除呈双相：初期消除$t_{1/2}$为3小时，末期消除$t_{1/2}$为24小时。药物大部分代谢失活，经肾脏排泄的活性成分不到1%，部分贝那普利经肝脏排泄，轻至中度肾功能减退或肝硬化对其血药浓度影响不大。

福辛普利：含有次膦酸基（POO—）的ACEI，是前药。70%～80%在肝脏与肠黏膜水解为福辛普利酸起效。血药浓度峰值与降血压作用均在3～6小时达到高峰。药物谷/峰比大于50%（64%）。亲脂性强，与血浆蛋白结合达95%以上，血浆$t_{1/2}$约为12小时。对心、脑ACE抑制作用强而持久，对肾脏 ACE 抑制作用弱而短暂，这表明它分布在心、脑较多，分布在肾脏较少。药代动力学特点是由肝、肾双通道排泄，故肝或肾功能减退患者，一般不需要减量，较少引起蓄积中毒。福辛普利在乳汁中有分泌，哺乳期妇女忌用。

【药物相互作用和不良反应及处理】

药物相互作用及处理：抑制 AngⅡ生物合成的内分泌作用，在高血压的治疗中具有多方面的重要意义。由于 ACEI 减少 ALD，促进排 Na^+，因此，ACEI 增加利尿药的疗效。同时说明很小剂量的利尿药就能增加 ACEI 的抗高血压作用。而大剂量利尿药与 ACEI 合用，对某些患者可能引起血压极度下降和极度血钠丢失。ACEI 与其他抗高血压药或包括可降低血压的乙醇等试剂合用时，可能出现过度性低血压。

ACEI 升高血钾，因此与留钾利尿药、钾补充剂（包括含钾的盐替代品）或其他可导致高钾血症的药（如环孢素或吲哚美辛）合用时，可能会进一步升高血钾，因此应监测血清钾浓度。心衰患者使用 ACEI 前一般应停止使用留钾利尿药和钾补充剂。但是，使用排钾利尿药的患者进行 ACEI 治疗时，可能需要钾补充剂，并应监测血钾浓度。另外非甾体抗炎药可能会增加 ACEI 对肾脏的不良反应，合用时需谨慎。

不良反应及处理：ACEI 的不良反应轻微，患者一般耐受良好。除偶有恶心、腹泻等消化道反应或头昏、头痛、疲倦等中枢神经系统反应外，主要的不良反应如下：

（1）首剂低血压：口服吸收快、生物利用度高的 ACEI，首剂低血压副作用多见。如卡托普利，约 3.3% 的患者首次服用 5mg 后平均动脉压降低 30% 以上。而口服吸收慢、生物利用度低的 ACEI，如赖诺普利此反应较少见。

（2）咳嗽：无痰干咳是 ACEI 较常见的不良反应。西方报道发生率为 6%～12%。东方女性不吸烟者与老年人更高，是被迫停药的主要原因。偶尔有支气管痉挛性呼吸困难，可不伴有咳嗽，吸入色甘酸钠可以缓解。咳嗽与支气管痉挛的原因可能是 ACEI 使缓激肽和 / 或前列腺素、P 物质在肺内蓄积的结果。不同 ACEI 引起咳嗽有交叉性，但发生率稍有不同。依那普利与赖诺普利咳嗽的发生率比卡托普利高，而福辛普利、咪达普利则较低。咪达普利咳嗽发生率有报道低于 1%。

（3）高血钾：由于 ACEI 能减少 AngⅡ生成，使依赖 AngⅡ的 ALD 减少，导致血钾升高，在肾功能障碍的患者与同时服用留钾利尿药的患者更多见。

（4）低血糖：由于 ACEI（特别是卡托普利）能增强对胰岛素的敏感性，因此常伴有降低血糖的作用。对 1 型与 2 型糖尿病患者均可有此作用。

（5）肾功能损伤：在肾动脉阻塞或肾动脉硬化造成的双侧肾血管病患者，ACEI 能加重肾功能损伤，升高血浆肌酐浓度，甚至产生氮质血症。这是因为 AngⅡ可通过收缩出球小动脉维持肾灌注压，ACEI 舒张出球小动脉，降低肾灌注压，导致肾滤过率与肾功能降低，停药后常可恢复。偶有不可逆性肾功能减退发展为持续性肾衰竭者，应予注意。卡托普利等 ACEI 禁用于双侧肾动脉狭窄患者。

（6）妊娠与哺乳：ACEI 用于妊娠的Ⅱ期与Ⅲ期时，可引起胎儿畸形、胎儿发育不良甚至死胎。亲脂性强的 ACEI 如雷米普利与福辛普利可从乳汁中分泌，故哺乳期妇女忌服。

（7）血管神经性水肿：可发生于嘴唇、舌头、口腔、鼻部与面部其他部位，偶可发生于喉头，威胁生命。血管神经性水肿发生的机制与缓激肽或其代谢产物有关。多发于用药的第 1 个月，一旦发生应停药。

（8）含—SH 化学结构的 ACEI 的不良反应：含有—SH 基团的卡托普利可产生味觉障碍、皮疹与白细胞缺乏等与其他含—SH 药物（如青霉胺）相似的反应。皮疹多为瘙痒性丘疹，常发生于用药几周内，继续服药常可自行消退。服用卡托普利的皮疹发生率比其他 ACEI 要高，且不交叉发生。白细胞缺乏症多见于肾功能障碍患者，特别是有免疫障碍或使用免疫抑制药的患者，另外用药时间较长、剂量较大者也可发生，应定期检查血象。

【临床应用现状分析与展望】 国际高血压联盟和 WHO 将 ACEI 或 ARB 推荐为高血压治疗策略的 5 大类一线基础药物之一；欧洲心脏病学会年会（ESC2018）《2018 ESC/ESH 高血压指南》建议对于大多数高血压患者，首选 ACEI 或 ARB 与 CCB 或利尿药合用。《中国高血压防治指南》（2018 版）也将其列为高血压初始和维持用药的五大降压药物之一。24 小时动态血压检测资料表明，多数 ACEI 能平稳降压，降压谷 / 峰比值大于 50%。

五、AT_1 受体阻断药

ARB 在受体水平阻断 RAAS，与 ACEI 比较具有作用专一的特点。早期 ARB 为肽类，需静脉给药，难以推广应用。1995 年以来批准应用的非肽类 ARB 有高度选择性，亲和力强，作用持久。批准应用的有氯沙坦（losartan）、坎地沙坦（candesartan）、奥美沙坦（olmesartan）、替米沙坦（telmisartan）、依普沙坦（eprosartan）、厄贝沙坦（irbesartan）、缬沙坦（valsartan）、阿奇沙坦（azilsartan）、阿利沙坦（allisartan）等。有些药物是无活性前药，需要经过体内代谢转化为活性产物才能发挥作用。与 ACEI 比较，ARB 可阻断几乎所有 AngⅡ的有害作用，对 AT_2 受体的器官保护作用具有增强作用，不影响缓激肽等物质的合成代谢，几乎不出现干咳、血管性水肿等不良反应。

【药理作用和临床应用】

药理作用：本类药物对于 AT_1 受体均具有极高的选择性阻断作用。氯沙坦对 AT_1 受体的亲和力比其对 AT_2 受体的亲和力高约 20 000～30 000 倍。其代谢产物 5- 羧酸代谢物 EXP3174 为活性产物，其阻断 AT_1 受体作用比氯沙坦强 10～40 倍。缬沙坦对 AT_1 受体的亲和力比 AT_2 受体强 24 000 倍。坎地沙坦对 AT_1 受体的亲和力比氯沙坦高 50～80 倍。厄贝沙坦对 AT_1 受体的选择性比 AT_2 受体高 8 500～10 000 倍，对 AT_1 受体的亲和力比氯沙坦强约 10 倍。我国原创沙坦类新药阿利沙坦酯是个前药，经胃肠道酯酶代谢生成 EXP3174 活性产物（阿利沙坦）发挥抗高血压作用，阻断 AT_1 受体作用比氯沙坦强 30 倍。

心血管保护作用：AT_1 受体被阻断后，AngⅡ收缩血管与刺激肾上腺释放 ALD 的作用受到抑制，导致血压降低。由于有效降低心脏后负荷，有益于心力衰竭的治疗。同时有效地抑制 AngⅡ所介导的心肌和血管细胞增殖、肥大，有效防治心血管的重构。药物阻断 AT_1 受体，反馈性地增加血浆肾素 2～3 倍，导致血浆 AngⅡ浓度升高，但由于 AT_1 受体已被阻断，这些反馈性作用难以表现。但是血浆中升高的 AngⅡ通过激活 AT_2 受体，对 AT_2 受体的器官保护作用具有增强作用。可激活缓激肽 -NO 途径，产生舒张血管、降低血压、抑制心血管重构等作用，有益于高血压与心力衰竭的治疗。AT_1 受体被阻断后 ALD 产生减少，水钠潴留随之减轻，但对血钾影响甚微。

肾脏保护作用：氯沙坦等对肾脏血流动力学的影响与 ACEI 相似，能拮抗 AngⅡ对肾脏入球小动脉与出球小动脉的收缩作用，对肾功能不全有保护作用。另外，在肾脏还有促进尿酸排泄作用。厄贝沙坦可通过减少蛋白尿、增加肌酐清除率等减轻肾脏损害。

临床应用：用于各型高血压的治疗，ARB 用量适当时应与 ACEI 同样有效。长期用药可抑制左室心肌肥厚和血管壁增厚，对肾脏也有很好的保护作用。

【体内代谢及影响因素】

氯沙坦：口服易吸收，吸收率为 33%，口服后有 14% 的氯沙坦在人体肝脏内代谢为 5- 羧酸代谢物 EXP3174。EXP3174 的 $t_{1/2}$ 为 6～9 小时。氯沙坦与 EXP3174 均不易透过血脑屏障，大部分药物在体内被肝细胞色素 P450 系统代谢，仅少量氯沙坦与 EXP3174 以原型随尿排泄。

厄贝沙坦：原发性高血压患者一次口服 150mg 后，3～4 小时降压作用达峰值，持效 24 小时以上。口服易吸收，生物利用度为 60%～80%，其吸收不受食物的影响。血浆蛋白结合率为 90%，消除 $t_{1/2}$ 较长，可达 11～15 小时。在体内主要经肝脏代谢，部分药物随尿及粪便排出体外。

坎地沙坦：是坎地沙坦酯的活性代谢物，口服生物利用度为 42%，食物不影响其吸收，血浆蛋白结合率为 99.5%。坎地沙坦酯口服后在体内迅速水解为坎地沙坦，后者的血浆 $t_{1/2}$ 为 3～11 小时。坎地沙坦经肾及胆汁排出体外。

【药物相互作用和不良反应及处理】

药物相互作用及处理：与利尿剂合用可增强降压作用；与留钾利尿药、盐皮质激素受体阻断药、补钾剂等同用可引起血钾增高，尤其是在肾功能损害时。

不良反应及处理：与 ACEI 比较，该类药物不影响缓激肽等物质的合成代谢，几乎不出现干咳、血管性水肿等不良反应。其他不良反应少见，偶有腹泻，少数患者出现头痛、头晕、疲乏等。禁用于孕妇、哺乳期妇女及双侧肾动脉狭窄者。

低血压及严重肾功能不全、肝病患者慎用。长期应用可升高血钾，应注意监测血钾及肌酐水平变化，避免或谨慎与留钾利尿药合用。

【临床应用现状分析与展望】 临床应用现状同 ACEI。也是推荐的高血压治疗策略的五大类一线基础药物之一。欧洲心脏病学会推荐，对于大多数高血压患者需要联合治疗时，ARB 或 ACEI 都可以作为首选药物。在欧美国家进行了大量较大规模的临床试验研究，结果显示，ARB 可降低有心血管病史（冠心病、脑卒中、外周动脉病）的患者心血管并发症的发生率和高血压患者心血管事件风险，降低糖尿病或肾病患者的蛋白尿及微量白蛋白尿。ARB 尤其适用于伴左心室肥厚、心力衰竭、糖尿病肾病、冠心病、代谢综合征、微量白蛋白尿或蛋白尿患者以及不能耐受 ACEI 的患者，并可预防心房颤动。

六、中枢降压药

中枢性降压药包括可乐定（clonidine）、甲基多巴（methyldopa）、胍法辛（guanfacine）、胍那苄（guanabenz）、莫索尼定（moxonidine）和利美尼定（rilmenidine）等。

【药理作用和临床应用】

药理作用：可乐定的降压作用通过作用于孤束核 α_2 受体，以及延髓嘴端腹外侧区的咪唑啉受体 I_1（imidazoline-I_1）共同发挥作用。药物通过兴奋以上两个核团的两个受体，抑制交感神经中枢的传出冲动，使交感神经张力下降，外周血管扩张，血压下降。这两个核团的两种受体之间有协同作用，可乐定的降压作用是以上两种受体共同作用的结果。莫索尼定等主要作用于咪唑啉受体 I_1，甲基多巴、胍法辛、胍那苄等则主要作用于孤束核 α_2 受体（图 19-2）。过大剂量的可乐定也可兴奋外周血管平滑肌上的 α_2 受体，引起血管收缩，使降压作用减弱。

莫索尼定为第二代中枢性降压药物，作用与可乐定相似但对咪唑啉受体 I_1 选择性比可乐定高。降压效能略低于可乐定，这与药物对 α_2 受体作用较弱有关。

甲基多巴为芳香胺酸脱羧酶抑制剂。该药的左旋异构体有降压活性，其活性代谢产物 α- 甲基去甲肾上腺素刺激中枢的抑制性 α 受体和假性神

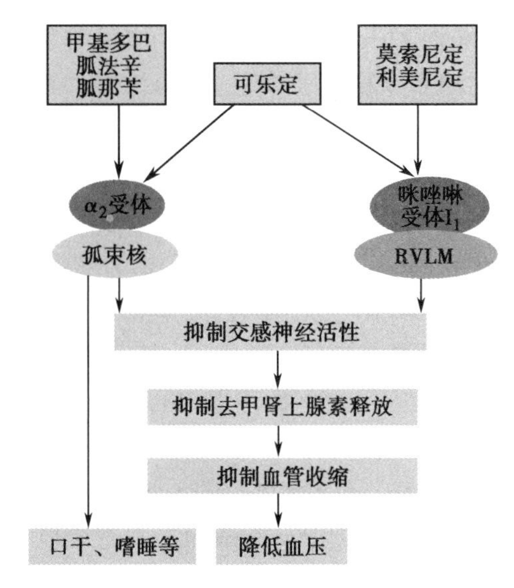

图 19-2 中枢性降压药作用机制示意图

经递质，减少血浆肾素活性，从而降低动脉血压。该药可以降低组织中 5-HT、DA、去甲肾上腺素和甲基肾上腺素的浓度，对心脏功能无影响，也不减少肾小球滤过率、肾血流量和滤过分数。

临床应用：用于高血压治疗，常用于其他药物无效时。可乐定适于治疗中度高血压，降压作用中等偏强，不影响肾血流量和肾小球滤过率，可用于高血压的长期治疗。与利尿药合用有协同作用，可用于重度高血压。莫索尼定选择性较高，长期用药也有良好的降压效果，并能逆转高血压患者的心肌肥厚，适用于治疗轻、中度高血压。已有经验反映甲基多巴在妊娠期应用相对较安全。

【体内代谢及影响因素】 可乐定口服易吸收，服后 1.5～3 小时血药浓度达峰值，$t_{1/2}$ 为 5.2～13 小时，生物利用度为 71%～82%。蛋白结合率为 20%，约 50% 以原型从尿中排出，能透过血脑屏障。甲基多巴口服后吸收约 50%，4～6 小时降压作用达高峰，持续 12～24 小时。血浆蛋白结合率不到 20%，主要在肝脏代谢，70% 以原型和少量代谢产物的形式经尿排泄。莫索尼定口服吸收较快，生物利用度达 88%，0.3～1 小时达峰浓度，无首关效应，58%～60% 的原药经肾排泄，小于 15% 的药物在体内代谢，食物的摄入不影响其药动学特点。

【药物相互作用和不良反应及处理】

药物相互作用及处理：可乐定能够加强其他中枢神经系统抑制药的作用，合用时应慎重。抗抑郁药丙咪嗪等与可乐定发生竞争性拮抗，取消

后者的降压作用，二者不宜合用。

不良反应及处理：可乐定常见的不良反应是口干和便秘，其他有嗜睡、抑郁、眩晕、血管性水肿、腮腺肿痛、恶心、心动过缓、食欲减退等。口干、嗜睡、停药反跳等不良反应主要由 α_2 受体介导。可乐定不宜用于高空作业或驾驶机动车辆的人员，以免因精力不集中、嗜睡而导致事故发生。莫索尼定的不良反应少，无显著的镇静作用，亦无停药反跳现象。甲基多巴产生很短暂的镇静作用，在某些患者中可能有持久的精神活动降低，偶尔出现抑郁症。另外可引起口干以及内分泌方面异常，也可促发严重心动过缓和窦性停搏。因此，甲基多巴重大的不良反应，限制了其大剂量用于治疗已经有安全问题的妊娠期高血压。

【临床应用现状分析与展望】 中枢性降压药多数在降低高血压并发症危险的有效性方面，缺乏足够证据，因此限制了该类药物的临床使用。部分药物如可乐定等，多以小剂量用于复方制剂。甲基多巴常规剂量在妊娠期应用相对较安全，具有一定的应用价值。

第四节　抗高血压药的合理应用

一、中国和欧洲血压分类定义分析

2018 年 8 月，欧洲心脏病学会年会（ESC2018）正式公布了《2018 ESC/ESH 高血压指南》（简称欧洲指南）。欧洲指南高血压定义与中国一致，诊断切点仍为诊室血压≥140/90mmHg，并将血压分为理想血压（＜120/80mmHg）、正常血压（收缩压 120～129mmHg，舒张压 80～84mmHg）、正常高值（收缩压 130～139mmHg，舒张压 85～89mmHg）和 1～3 级高血压（与表 19-1 相同）。此外，欧洲指南还根据诊室外血压水平来定义高血压，白天血压≥135/85mmHg、夜间血压≥120/70mmHg、24 小时动态血压≥130/80mmHg 和家庭血压≥135/85mmHg 均可定义为高血压。

风险水平分层，欧洲指南标准加入高血压分期（高血压 1 期、2 期和 3 期）的因素，更加细化，但相对复杂（表 19-8），而中国指南的风险分层相对简易清晰（表 19-2）。

二、抗高血压药的合理应用原则和联合用药评价

（一）有效治疗、终生治疗

有效治疗：确实有效的降压治疗可以大幅度地减少并发症的发生率。高血压治疗的根本目标是降低高血压的心、脑、肾与血管并发症发生和死亡危险。高血压是一种心血管综合征，往往合并有其他心血管危险因素、靶器官损害等，应根据高血压患者的血压水平和总体风险水平，决定给予改善生活方式和降压药物的时机与强度；同时干预检出的其他危险因素、靶器官损害和并存的临床疾病。我国高血压患者仍然以脑卒中并发症为主，因此在条件允许的情况下，应采取强化降压的治疗策略，以取得最大的心血管获益。

根据现有证据，一般患者血压目标需控制到 140/90mmHg 以下，在可耐受和可持续的条件下，其中部分有糖尿病、蛋白尿等的高危患者的血压可控制在＜130/80mmHg 以下。治疗方案的选择和应用的强度应权衡长期获益和患者耐受性，避免或减少由于患者耐受不良所导致的停药。对高

表 19-8　欧洲指南高血压患者心血管风险水平分层

高血压分期	其他危险因素、靶器官损伤或疾病	血压水平 /mmHg			
		正常高值	1 级高血压	2 级高血压	3 级高血压
1 期高血压（无并发症）	无其他危险因素	低危	低危	中危	高危
	1～2 个危险因素	低危	中危	中 - 高危	高危
	≥3 个危险因素	低 - 中危	中 - 高危	高危	高危
2 期高血压	HMOD、CKD3 期、无器官损害的糖尿病	中 - 高危	高危	高危	高危 - 很高危
3 期高血压	有症状的 CVD、CKD≥4 期或糖尿病伴器官损害	很高危	很高危	很高危	很高危

HMOD：高血压介导的器官损伤；CKD：慢性肾脏疾病；CVD：心血管疾病

危和很高危患者采取强化干预措施；对无严重合并症的亚临床靶器官损害的患者，采取积极干预措施，有利于预防和逆转靶器官损害。

与一般高血压患者比较，老年高血压患者的目标血压较高。但近期的一些研究也显示较低的目标血压（SBP＜130mmHg）对老年人群有益。所以年龄增高并不是设定较高目标血压的充分条件，医生应根据老年患者合并症的严重程度，对治疗耐受性及坚持治疗的可能因素进行评估，再制定降压目标。老年患者如SBP＜130mmHg且耐受良好，可继续治疗而不必回调血压水平。

终身治疗：加强高血压防治宣传工作，纠正“尽量不用药”的错误倾向，抛弃那些无效的“治疗”。所有的非药物治疗只能作为药物治疗的辅助。高血压多数病因不明，大多无法根治，需要终身治疗。有些患者经一段时间的治疗后血压接近正常，于是就自动停药，停药后血压可重新升高。另外，血压升高只是高血压的临床表现之一，患者的靶器官损伤是否继续进展也需考虑。因此，在高血压的治疗中要强调终身治疗。

（二）常规开始、平稳降压

一般患者开始治疗时多采用常规剂量；老年人及高龄老年人初始治疗时通常应采用较小的有效治疗剂量。根据需要，可考虑逐渐增加至足剂量。

有研究证明，血压不稳定可导致器官损伤。血压在24小时内存在自发性波动，这种自发性波动被称为血压波动性（blood pressure variability，BPV）。在血压水平相同的高血压患者中，BPV高者，靶器官损伤严重。该研究利用动物实验证实，将大鼠的动脉压力感受器的传入神经去除，造成动物的血压极不稳定（此时24小时平均血压水平与正常动物相当），这些动物后期均发生严重的器官损伤。因此，应注意尽可能减少人为因素造成的血压不稳定。使用短效的降压药使血压波动增大，而真正24小时有效的长效制剂比较好。目前常用“谷峰比值”来衡量抗高血压药物的平稳降压作用，要求药物的“谷峰比值”在50%以上。

（三）保护靶器官

高血压的靶器官损伤包括心肌肥厚、肾脏损伤和动脉重构等。在抗高血压治疗的同时，应考虑逆转或阻止靶器官损伤。通常，降低血压即能减轻靶器官损伤，但并非所有降压药物都如此。如肼屈嗪虽能降压，但对靶器官损伤没有保护作用。目前认为，ACEI、ARB以及长效CCB等具有较好的靶器官保护作用。

（四）联合用药

抗高血压药物的联合应用常常是有益的。临床上单用一种抗高血压药治疗高血压，其有效率仅为40%～60%。70%的高血压患者需联合应用2种抗高血压药才能有效控制血压。因此为了达到控制血压的目的需要联合用药。研究表明，初始联合治疗对心血管中、高危的中老年高血压患者，有良好的降压作用，明显提高血压控制率。

1. 联合用药适应证 血压≥160/100mmHg或高于目标血压20/10mmHg的高危人群，往往初始治疗即需要应用2种降压药物。如血压超过140/90mmHg，也可考虑初始小剂量联合降压药物治疗。如仍不能达到目标血压，可在原药基础上加量，或可能需要3种甚至4种以上降压药物。

2. 联合用药原则 应将作用机制不同的降压药物联合应用，这样可互相弥补缺点和不足，减少不良反应，增加降压效果，增加对靶器官的保护。例如，在应用ACEI或ARB基础上，加用小剂量噻嗪类利尿药，降压效果可以达到甚至超过将原有的ACEI或ARB剂量倍增的降压作用。

3. 联合用药方案 常用的联合用药方案，一般都是第一线的抗高血压药物，即RAAS抑制药（ACEI或ARB，简称为A）、β受体阻断药（简称为B）、CCB（简称为C）、利尿药（简称为D），不同类别两药组合，或三药组合（图19-3）。我国临床主要推荐应用的优化联合治疗方案是：ACEI或ARB＋CCB（A＋C）；ACEI或ARB＋利尿剂（A＋D）；β受体阻断剂＋CCB（B＋C）；CCB＋利尿剂（C＋D）。

（1）ACEI或ARB＋CCB：CCB具有直接扩张动脉的作用，ACEI或ARB既扩张动脉、又扩张静脉，故两药合用有协同降压作用。CCB常见的不良反应为踝部水肿，可被ACEI或ARB减轻或抵消。CHIEF研究表明，小剂量长效二氢吡啶类CCB+ARB用于初始治疗高血压患者，可明显提高血压控制率。此外，ACEI或ARB也可部分阻断CCB所致反射性交感神经张力增加和心率加快的不良反应。

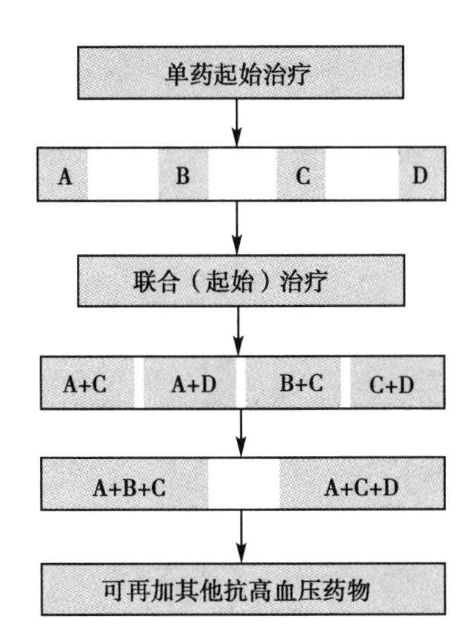

图 19-3　选择单药或联合治疗方案流程图

注：根据英文首字母，将 RAAS 抑制药简称为 A（ACEI 和 ARB 英文首字母均为 A），β 受体阻断药简称为 B，CCB（主要是二氢吡啶类）简称为 C，利尿药（主要是噻嗪类）简称为 D

（2）ACEI 或 ARB + 利尿药：ACEI 和 ARB 可使血钾水平略有上升，能拮抗噻嗪类利尿药长期应用所致的低血钾等不良反应。ACEI 或 ARB 与噻嗪类利尿药合用有协同作用，有利于改善降压效果。

（3）β 受体阻断药 + CCB：CCB 具有扩张血管和轻度增加心率的作用，恰好抵消 β 受体阻断药的缩血管及减慢心率的作用，两药联合可使不良反应减轻。合用具有协同降压作用。

（4）CCB + 利尿药：国内学者研究证实，二氢吡啶类 CCB + 噻嗪类利尿药治疗可降低脑卒中发生的风险。

（5）可以考虑使用的其他联合治疗方案：β 受体阻断药 + 利尿药；α 受体阻断药 +β 受体阻断药；二氢吡啶类 CCB + 留钾利尿药；噻嗪类利尿药 + 留钾利尿药。

（6）必要时慎用但不常规推荐的联合治疗方案：ACEI 或 ARB + β 受体阻断药、ACEI + ARB、中枢作用药 + β 受体阻断药，由于作用机制重叠，不做常规推荐。

（7）多种药物的合用：① 3 种药联合方案，即在上述各种两药联合方式中加上另一种降压药物便构成三药联合方案，其中 ACEI 或 ARB + CCB + 噻嗪类利尿剂组成的联合方案最为常用；② 4 种药联合的方案，主要适用于难治性高血压患者，可以在上述联合基础上加用第 4 种药物如 β 受体阻断药、醛固酮受体拮抗药、氨苯蝶啶、可乐定等。

（五）个体化治疗

根据患者合并症的不同和药物疗效及耐受，以及患者个人意愿或长期承受能力，选择适合患者个体的降压药物。由于患者的年龄、性别、种族、疾病程度和是否伴有并发症等存在很多差异，使高血压的发病具有不同类型和个体特征。并且由于药物代谢酶和作用靶点（受体或酶）受遗传因素影响存在多态性，使得个人对药物的反应千差万别。因此，应该深刻揭示不同人群的分子和表型特征，依据不同个体的病程和药物反应进行个体化治疗。这就需要依赖疾病基因组和药物基因组分析。在当前，应该依据临床表现和生物标记进行分型，制订不同类型高血压人群的个体化治疗方案。此外，还应依据不同人的高血压昼夜波动周期，选择服药时间和剂量。另外，高血压是终生治疗，需要考虑成本。根据患者的合并症选用药物，见表 19-9。

表 19-9　特殊高血压患者首选药物

合并症	首选药物
左心室肥厚	ACEI，ARB，CCB
无症状性动脉粥样硬化	CCB
微量白蛋白尿	ACEI，ARB
肾功能异常	ACEI，ARB
已发脑卒中	ACEI，ARB，利尿药
已发心肌梗死	ACEI，ARB，β 受体阻断药
冠心病	ACEI，ARB，β 受体阻断药
心绞痛	CCB，β 受体阻断药
心衰	ACEI，ARB，β 受体阻断药，利尿药，盐皮质激素受体拮抗剂
主动脉瘤	β 受体阻断药
房颤，预防	ACEI，ARB，β 受体阻断药
房颤，心率控制	β 受体阻断药，CCB（非二氢吡啶类）
终末期肾病，蛋白尿	ACEI
外周动脉血管病	ACEI，CCB
单纯收缩期高血压	ACEI，ARB，CCB，利尿药
代谢综合征	ACEI，ARB，CCB
糖尿病合并蛋白尿	ACEI，ARB
高醛固酮血症	盐皮质激素受体拮抗剂
妊娠	β 受体阻断药，CCB，甲基多巴
黑色人种	CCB，利尿药

第五节 抗高血压药的发展史和研究进展

一、抗高血压药的发展史

高血压的治疗在过去很长时期内被忽视，20世纪50年代之前，几乎没有抗高血压药，临床上治疗高血压主要采用镇静药、亚硝酸类和硫氰酸类等，降压作用短暂而不稳定。直到20世纪50年代，高血压的治疗引起重视，抗高血压药物研发得到持续发展（图19-4）。

1947—1950年，神经节阻断剂问世。六甲溴铵是第一个有效的降压药，但因同时阻断副交感神经功能，因此副作用较多。后来继续发现有显著降压作用的神经节阻断剂如美加明、五甲哌啶、樟磺咪芬等，但有较多不良反应。神经节阻断剂现已不用，仅有樟磺咪芬用于高血压危象及外科手术时产生控制性低血压。

20世纪50年代中期，印度萝芙木中提出的生物碱利血平用于治疗高血压，其降压作用温和。国内学者用中国萝芙木总碱制成降压灵，对轻度高血压疗效较好，副作用较小。利血平的应用在当时开启了有效药物治疗高血压的新时代，目前随着更好的抗高血压药出现，利血平单药已不用，主要以低剂量组分在复方中应用。同期出现的药物还有血管舒张药肼屈嗪等药物。胍乙啶是与利血平作用机制相似的人工合成药，属于交感神经末梢抑制药，降压作用较强，因不良反应较多且严重，目前已少用。1958年噻嗪类利尿药和1959年螺内酯利尿药也被用作降压药物，目前还是常用一线抗高血压药物，尤其是噻嗪类利尿药。

20世纪60年代后期，甲基多巴和可乐定作为中枢性抗高血压药出现，两药均适用于中度高血压。

20世纪70年代，β受体阻断药普萘洛尔用于临床，其降压疗效良好，不良反应少，使抗高血压药进入一新阶段。以后出现了大量同类药物，广泛用于高血压及冠心病等心血管疾病的治疗。随着受体学说的不断发展，药物对受体的影响在调节血压方面的作用也很受重视，α_1受体阻断药哌唑嗪选择性作用于α_1受体，降压效果好，其他作用于α_1受体，以及同时作用于α与β受体的药物也纷纷出现。

20世纪70年代后期至80年代初期，钙通道阻滞药硝苯地平、维拉帕米、地尔硫䓬，以及ACEI卡托普利的研制成功，使抗高血压药获得更重要的进展。20世纪80年代后新的钙通道阻滞药和ACEI上市，极大地丰富了抗高血压药。1967年应用于临床的血管舒张药二氮嗪以及米诺地尔等，经研究证明是一类钾通道开放剂，通过激活ATP敏感性钾通道，松弛血管平滑肌，发挥降压作用。这进一步丰富了抗高血压药的类别。

20世纪90年代，血管紧张素受体阻断药氯沙坦等药物及第二代中枢性降压药莫索尼定具有良好降压作用，而不良反应比同系统药物相应降低。迄今研发成功多种AT_1受体阻断药供临床选用，在高血压药物治疗中具有重要地位。

2007年首个肾素抑制药阿利吉仑获批临床应用，也是抗高血压药发展史上一个重要事件。肾素抑制药是继盐皮质激素受体拮抗药（也属利

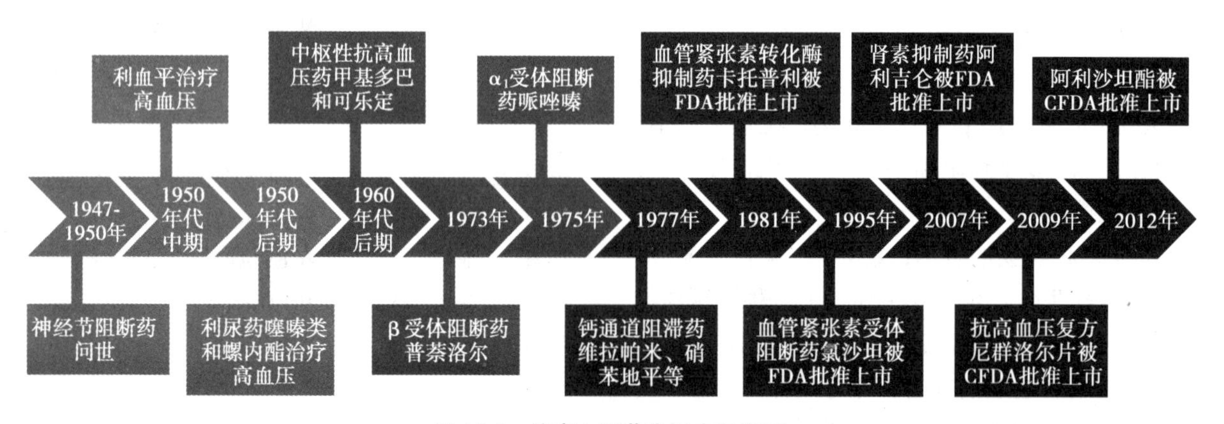

图19-4 抗高血压药发展史年鉴图

尿药，1950 年代）、ACEI（1980 年代）、AT_1 受体阻断药（1990 年代）之后的第四类临床应用 RAAS 抑制药。

伴随近年来抗高血压药的发展，研究者注意到药物对高血压患者心肌肥厚及血管壁重构的预防和逆转作用。钙通道阻滞药、RAAS 抑制药在这些方面显示有良好的发展及应用前景。因此，这些类型的新型系列药物不断研发上市。而且，在国内仿制药方面，五大类常用一线抗高血压药包括利尿药、β 受体阻断药、钙通道阻滞药、ACEI 和 AT_1 受体阻断药，均有一些品种的仿制药被生产应用。

我国 1984 年实施药品管理法以及 2008 年实施国家“重大新药创制”科技重大专项以来，加快了自主研发的步伐。大多数高血压患者控制血压需要联合用药，目的是增强疗效、降低副作用，从而提升血压控制率和服药顺应性。考虑到抗高血压药终生服药和低收入患者希望抗高血压药价廉的情况，苏定冯、缪朝玉教授团队与企业合作研发了抗高血压新药尼群洛尔片，该药于 2009 年被国家食品药品监督管理局批准获新药证书并生产应用，该药是我国 1984 年实施药品管理法以来第一个具有自主知识产权的复方抗高血压药。随后，研究团队又与企业合作研发我国原创沙坦药阿利沙坦酯片，该药于 2012 年被 CFDA 批准获新药证书，2013 年生产应用，从此国际上首次出现中国原创沙坦药。

二、抗高血压药研究展望

（一）新靶标药

内皮素受体阻断药波生坦（bosentan）于 2001 年获准为抗肺动脉高压药，同类药尚有 sitaxsentan、ambrisentan，理论上这类药可用于高血压治疗，因为内皮素受体是新型抗高血压靶标。当前这类药尚未获准为抗高血压药，可能原因为市场上抗高血压种类很多，企业没有这方面的研发兴趣。但是，这类药物作为特殊人群的抗高血压药还是值得研究的。

中性内肽酶 neprilysin（NEP）可降解利钠肽，因此抑制 NEP 可提高利钠肽水平，增强内源性降压机制，理论上 NEP 抑制剂是潜在的抗高血压药，但研究证明 NEP 抑制剂单用对高血压几乎无效。现已清楚，NEP 不但可降解利钠肽等血管舒张肽，而且还可降解内皮素等血管收缩肽，因此 NEP 抑制剂的降压效能有限。奥马曲拉（omapatrilat）等血管肽酶抑制剂是 NEP 和 ACE 的双重抑制剂，虽然降压效能强大，但安全性不够，可明显增加血管性水肿发生率，因此已停止研发。2015 年美国 FDA 批准上市的血管紧张素受体阻断 /NEP 抑制双靶标新药（angiotensin receptor neprilysin inhibitor，ARNI）——缬沙坦 / 沙库必曲（valsartan/sacubitril），获准用于心衰治疗，有望成为抗高血压新药（图 19-5）。该药于 2017 年获准进入中国市场，通用药名为沙库巴曲缬沙坦钠片，用于心衰治疗，也在我国开展了高血压治疗临床试验研究。

（二）双靶标和多靶标新药

之所以需要发展双靶药、多靶药，主要因为高血压是多因素疾病，多数高血压患者需要联合用药才能控制血压。联合用药是实现双靶、多靶作用的较简单方法，但是用药不方便，而且剂量难控制，往往造成剂量过大，存在诸多缺陷。改进的双靶、多靶作用是研发复方，如尼群洛尔片（含尼群地平和阿替洛尔，为两药复方），以及我国早期复方利血平氨苯蝶啶片（主要含利血平、氢氯噻嗪、氨苯蝶啶、肼苯达嗪，每个药均为低剂量，为多药复方），在临床发挥积极的治疗作用，但是复方研究如何寻找合理配比难度较大。进一步的研发，发明具有双靶、多靶作用的单分子药物，上文提到的沙库巴曲缬沙坦钠片就是双靶标药的例子（图 19-5）。

（三）新疗法

疫苗、基因治疗等生物药为高血压的防治开辟了一个新的研究领域，除了器官保护作用，这些生物药具有目前抗高血压药无可比拟的长效特性，可实现以“周、月、年”为给药间隔时间，甚至终生只需用药一次，尚处于研究阶段。如果未来真的实现，将会给高血压治疗带来极大的便利。目前基因治疗安全性问题有待解决，疫苗治疗恐怕只对高血压前期（prehypertension）进展为高血压有预防作用。

（四）针对 RAAS 的新药研究动态

ACE 抑制药、AT_1 受体阻断药和盐皮质激素受体拮抗药治疗高血压等心脑血管疾病的成功，

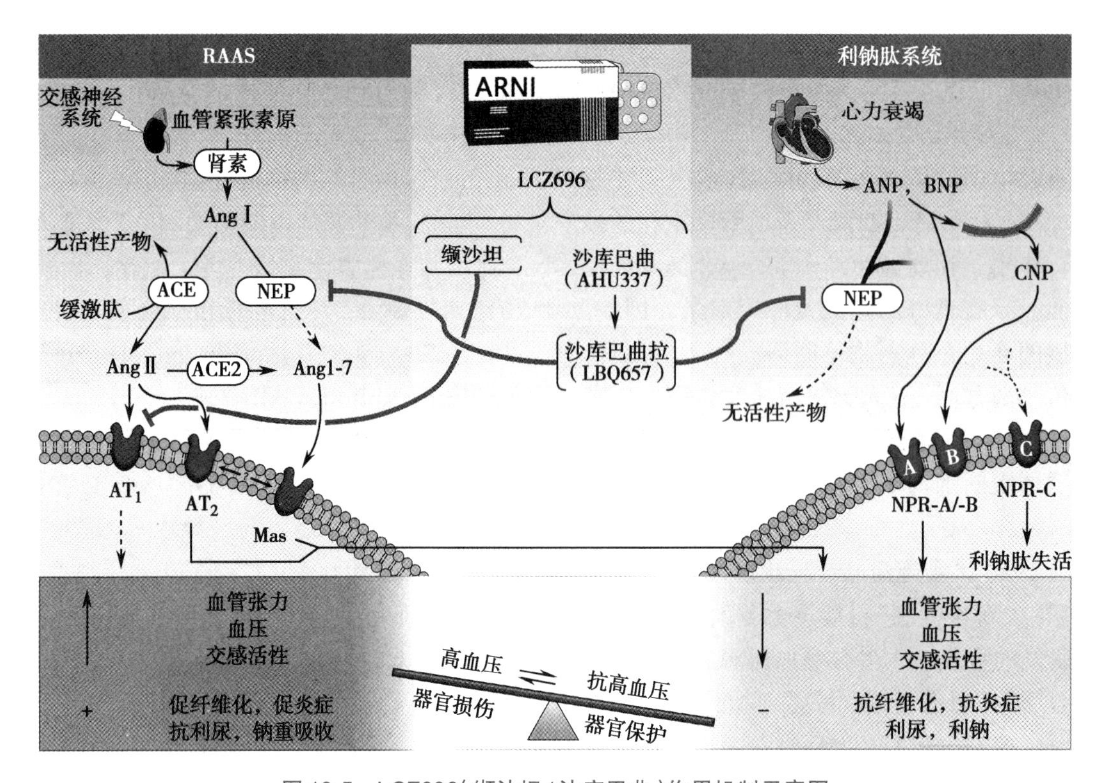

图 19-5　LCZ696（缬沙坦 / 沙库巴曲）作用机制示意图

ANP：心房利钠肽；BNP：脑利钠肽；CNP：C 型利钠肽；NEP：中性内肽酶 neprilysin；NPR：利钠肽受体，有 A、B、C 三型

不仅是近代心血管药物治疗学的重大进步，在理论上也证实了 RAAS 在心血管和肾脏疾病的病理过程中的关键作用。而且，RAAS 新组分、新功能、新调节的不断发现，为心血管治疗学的精细化发展提供了机遇和挑战。因此，从各个侧面研制 RAAS 调节剂，成为当前与今后一段时间研究心血管药的主攻方向之一。关于 RAAS 及其调节剂的研究动态与展望，可归纳为以下几个方面。

1. 肾素抑制剂　肾素于 1898 年发现，在 RAAS 中占有枢纽性位置，肾素抑制药经过艰辛和漫长的研究历程，终于在 2007 年首个肾素抑制药阿利吉仑上市。阿利吉仑应用十余年以来，已成为抗高血压药的有效选择，特别是对难治性高血压人群的治疗意义值得继续研究。更新一代肾素抑制药 SPP635 等 4 个已进入临床研究，有望克服阿利吉仑生物利用度低的缺陷。但是，由于目前阿利吉仑与 AT_1 受体阻断药或 ACE 抑制药合用试验发现可增加不良反应而未能疗效获益，需要找到合理的解释后才能决定下一步研发计划。需要注意的是，临床应用中，肾素 - 血管紧张素系统任何类别药物之间不主张合用。

2. AT_1 受体新的调节机制　AT_1 受体具有 AngⅡ依赖性和非依赖性激活，后者也称结构性激活。因此，具有“反向激动活性（inverse agonism）”的 AT_1 受体阻断药，如奥美沙坦、EXP-3174（氯沙坦的代谢产物）、缬沙坦和坎地沙坦，推测具有更好的治疗作用。β-arrestin 2 可通过 G 蛋白非依赖性途径，促使 AT_1 受体内吞、脱敏，并引发抗凋亡、促再生等有益信号转导，从而对抗 AT_1 受体的 G 蛋白依赖性的有害信号转导（升压、肥厚、纤维化、凋亡）。因此，发展具有“偏向激动活性（biased agonism）”的新型 AT_1 受体阻断药，将在阻断 AT_1 受体 G 蛋白依赖性有害信号途径同时，激活 AT_1 受体 G 蛋白非依赖性 β-arrestin 2 有益信号途径，推测对高血压器官保护可能有更好的治疗作用。目前研究发现，第 1、4、8 位氨基酸分别被替代为 Sar、Ile、Ile 的 AngⅡ，即[SII]AngⅡ，具有上述偏向激动活性。但是，[SII]AngⅡ尚可通过激动 β-arrestin 1 促进肾上腺分泌醛固酮，这是有害的。AT_1 受体新型偏向激动剂 TRV120027 虽然取得临床前疗效，但是在急性心衰患者临床试验中未获预期效果。因此，需要寻找更合适的

AT_1 受体偏向激动剂。先兆子痫缺乏有效治疗方法，新近发现，其病理机制与机体产生自身抗体有关，这种 AT_1 受体激动抗体的结合部位在 AT_1 受体的第二个细胞外环 7 个氨基酸，因此，可根据 7 个氨基酸 AFHYESQ 结合位点，设计特异性表位阻断抗体以发展潜在的治疗药物。

3. ACE2/Ang1-7/Mas 轴　与 ACE/AngⅡ/AT_1 轴的有害作用相抗衡，新发现的 ACE2/Ang1-7/Mas 轴被证明具有有益作用（图 19-1）。以“ACE2/Ang1-7/Mas 轴”作为防治新靶标，已探索多种潜在的治疗学意义。ACE2 抗体 / 疫苗、ACE2 抑制剂可能有抗 SARS 病毒作用，可能有利于防治低血压；ACE2 激动剂、ACE2 重组蛋白可能有利于防治高血压、肺动脉高压等心血管疾病。ACE2 的存在形式与 ACE 类似，也有膜结合型（细胞型）和分泌型（可溶型）。最近发现，ADAM 蛋白酶家族的 ADAM17 可通过蛋白水解作用促进分泌型 ACE2 形成，进入体液。还发现，血浆中存在内源性 ACE2 抑制剂，可与分泌型 ACE2 结合抑制其活性。因此，通过干预 ADAM17 和内源性 ACE2 抑制剂，也可能有利于防治有关疾病。Ang1-7 是肽类，其半衰期短、成药性差。正在研发的 Ang1-7 类似物，如 AVE0991、HPβCD/Ang1-7、CGEM856、CGEM857 等，可口服、较稳定，它们可作为 Mas 激动剂，具有心血管保护、抗高血压作用，而且，最近又发现多种功能，被期盼可用于多种疾病的治疗，但是，迄今均未获得临床试验证实。因此，对 Ang1-7/Mas 激动剂的研发需要瞄准个别合适疾病开展深入的研究。另外，2013 年又发现 Ang1-7 有新的候选受体 MrgD（图 19-6），口服有效的 alamandine（Ala^1-Ang1-7）β- 环糊精复合物（alamandine/HPβCD）可通过激动 MrgD 受体发挥抗高血压、抗心脏纤维化作用，具有潜在治疗学价值。

4. AT_2 受体、AngⅢ、氨肽酶　动物实验和临床研究证明，AT_1 受体阻断药可通过 AT_2 受体激活而发挥有益作用，由此提示，发展特异性 AT_2 受体激动药可能具有治疗价值。非肽类、口服有效、特异性 AT_2 受体激活剂化合物 C21 正在研发中，可能与 AT_1 受体阻断联合成为双重作用药物。AT_2 受体介导的利尿作用，主要由肾脏 AngⅢ引起，氨肽酶 N 抑制可阻止 AngⅢ降解，使得外源性 AngⅢ的利尿作用明显增强，由此提示，氨肽酶 N 抑制剂可能具有治疗作用。已确认氨肽酶 A 是高血压治疗的潜在靶点，脑氨肽酶 A 抑制剂可抑制中枢 AngⅢ生成及 AT_1 受体介导的升压作用，可作为新类型的中枢性抗高血压药，目前正在研发（图 19-7）。

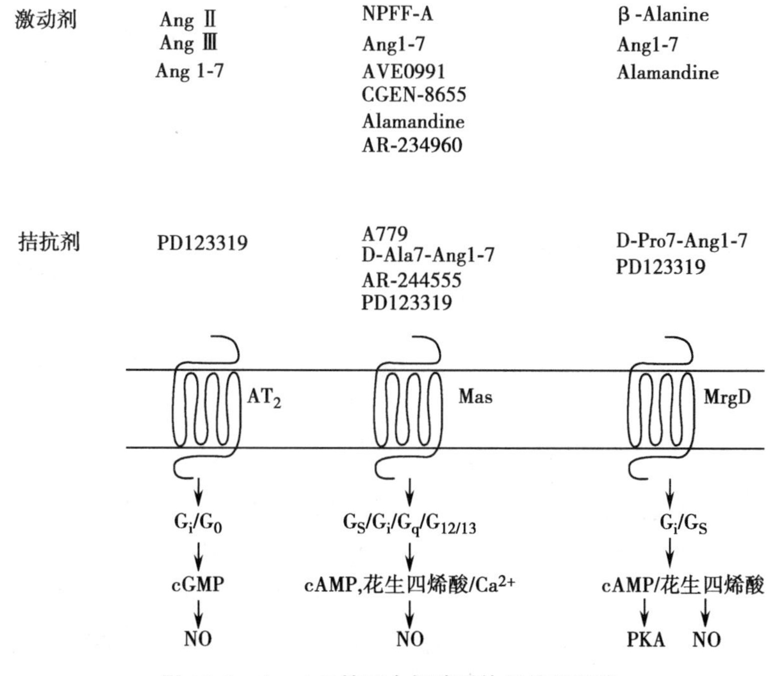

图 19-6　Ang1-7 的三个候选受体及信号通路

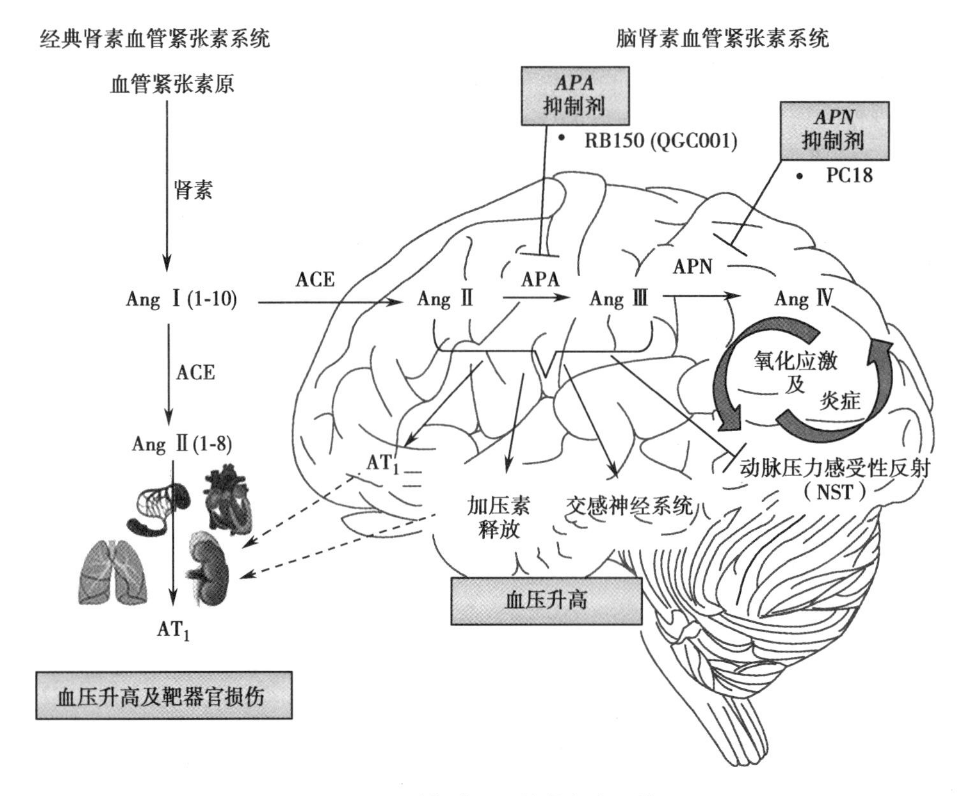

图 19-7 脑肾素 - 血管紧张素系统

5. 新型盐皮质激素受体(MR)拮抗药　甾体类MR受体拮抗药从非选择性MR受体拮抗药(螺内酯)到选择性MR拮抗药(依普利酮),已有进步。但这些甾体类MR受体拮抗药尚有缺陷,正在发展新型非甾体类MR受体拮抗药,进入Ⅱ、Ⅲ期临床试验的有Finerenone(BAY 94-8662)等多个药物,有望克服现有药物的某些不足。

6. 局部组织RAAS、细胞内RAAS　局部组织RAAS与相应的疾病以及药物治疗有关,特别是脑组织RAAS、肾组织RAAS、脂肪组织RAAS值得多加关注。细胞内RAAS概念和理论已逐步建立,应与细胞内信号转导概念相区别。兼有细胞内外RAAS抑制作用的药物将可能具有更好的治疗作用。

7. 疫苗疗法　针对肾素 - 血管紧张素系统的抗高血压疫苗研发已有近60年历史,已进入临床研究。候选疫苗有针对AT_1受体的ATRQβ-001、ATR12181等疫苗,有针对AngⅡ的pHAV-4 Ang IIs、CYT006-AngQβ、AngI-R等疫苗,其中CYT006-AngQβ已进入Ⅱ期临床研究。抗高血压疫苗具有长效的优点,一年用2次即可,这对于不能坚持每天用药者是福音,但是降压作用非常有限,比不上现有任何种类的血管紧张素系统抑制药,因此看来,这一疗法对于预防前期高血压发展成为高血压,将是一种具有吸引力的选择。

8. 基因疗法　针对肾素 - 血管紧张素系统各种蛋白组分的基因治疗,已开展了广泛的动物实验研究,基因治疗具有普通药物所没有的优越性,超长效,但是,在病毒载体安全性等问题尚未解决之前,这些仅仅是研究而已,到达临床应用的转化药理学路途还很远。

第六节　高血压动物模型及抗高血压药研究方法

一、高血压动物模型

1934年,Goldblatt等人成功地建立了第一个高血压动物模型,即2肾1夹型高血压犬,从而开创了高血压实验研究的新阶段。高血压动物模型可以不同程度地模拟人类高血压,成为研究高血压发病机制和防治措施的重要工具。根据制备方法的不同,高血压动物模型可分为两大类:实验性高血压动物模型和遗传性高血压动物模型,前者采用手术、药物手段来制备，后者采用遗传学方法来制备。目前以2肾1夹型高血压大鼠和犬、醋酸去氧皮质酮盐性高血压大鼠和自发性高血压大鼠模型最为常用。这几种动物模型的病理生理特点与人类高血压相似性高，高血压稳定，且对降压药物的反应与高血压患者比较相符，适用于抗高血压药物疗效评价。

1. 实验性高血压动物模型　包括：①肾血管性高血压模型，也称肾动脉狭窄性高血压模型，可分为2肾1夹型（2K1C，两侧肾完整，一侧肾动脉狭窄）、1肾1夹型（1K1C，一侧肾切除，另一侧肾动脉狭窄）和2肾2夹型（2K2C，两侧肾完整，两侧肾动脉狭窄）。常用动物是大鼠和犬。高血压是脑卒中的重要危险因素，研究证明2K2C大鼠也可作为脑卒中易感模型（表19-10）。②肾性高血压模型，也称肾外包扎性高血压模型、肾外压迫性高血压模型。可分为2肾1扎型（两侧肾完整，一侧肾包扎）、1肾1扎型（一侧肾切除，另一侧肾包扎）和2肾2扎型（两侧肾完整，两侧肾包扎）。常用动物为大鼠。③醋酸去氧皮质酮（desoxycorticosterone acetate，DOCA）盐性高血压模型，常用动物为大鼠。④其他，如外源性给予血管紧张素Ⅱ、NO合酶抑制剂、脑垂体激素、甲状腺激素等也可造成动物高血压。

表19-10　不同类型肾动脉狭窄性大鼠的高血压、脑卒中发生率

动物模型	高血压发生率	脑卒中发生率（肾动脉狭窄40周时）
2肾2夹型	100%（55/55）	62%（34/55）
1肾1夹型	77%（23/30）	23%（7/30）
2肾1夹型	70%（21/30）	17%（5/30）

2. 遗传性高血压动物模型　包括：①选择性近亲交配培育的高血压模型，也称自发性高血压模型，在20世纪50年代至60年代培育成功。如自发性高血压大鼠（spontaneously hypertensive rat，SHR）及易卒中型自发性高血压大鼠（SHR-SP）、Dahl盐敏感种高血压大鼠（DS）、米兰种高血压大鼠（MHS）、新西兰种遗传性高血压大鼠（GH）、以色列种高血压大鼠（SBH）和里昂种高血压大鼠（LH）。②高血压基因工程动物模型，20世纪80年代哺乳类动物基因工程技术的发展为病理模型的制备开辟了崭新的途径。在高血压方面，自从1990年报道第一个转基因高血压大鼠以来，至今已有许多种转基因和基因敲除高血压大鼠和小鼠。这些基因工程动物模型不但为血压调控基因研究提供有力工具，也为新药研发做出贡献。例如，通过在大鼠身上建立人类肾素-血管紧张素系统（图19-8），即携带人肾素基因和人血管紧张素原基因的双转基因大鼠，为肾素抑制剂研发克服了动物模型种属特异性的瓶颈问题。

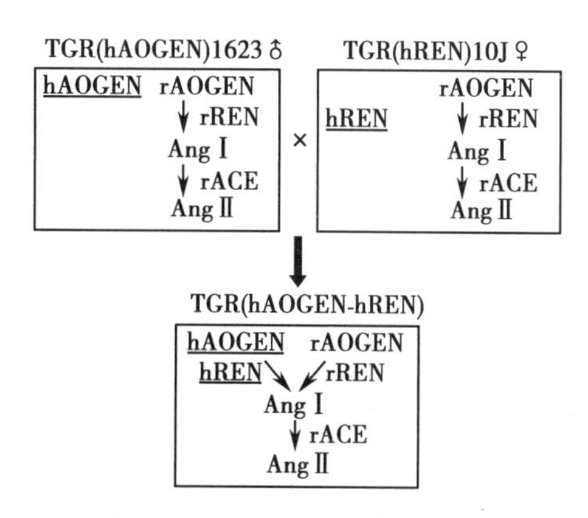

图19-8　人肾素-血管紧张素系统过表达双转基因高血压大鼠模型

注：人血管紧张素原转基因大鼠TGR（hAOGEN）与人肾素转基因大鼠TGR（hREN）交配繁殖获得双转基因大鼠TGR（hAOGEN-hREN），即人肾素-血管紧张素系统过表达双转基因高血压大鼠模型。TGR：转基因大鼠；h：人；r：大鼠；AOGEN：血管紧张素原；REN：肾素；AngⅠ：血管紧张素Ⅰ；AngⅡ：血管紧张素Ⅱ；ACE：血管紧张素转化酶

二、动物血压测量

实验动物动脉血压测定法大体分为间接血管外测压法和直接血管内测压法两种，每种又可细分为几种。间接测压法包括：大鼠尾容积测压法、大鼠足容积测压法、大鼠尾动脉脉搏测压法（简称尾套法）和犬颈动脉脉搏测压法（简称颈套法）等。直接测压法包括：麻醉动物直接测压法、清醒自由活动大鼠直接测压法（图19-9）和遥控测压法（图19-10）。应根据研究目的，选择合适的测压方法。由于麻醉可影响血压，所以在药效学研究中提倡选用合适的清醒动物测压方法（表19-11）。

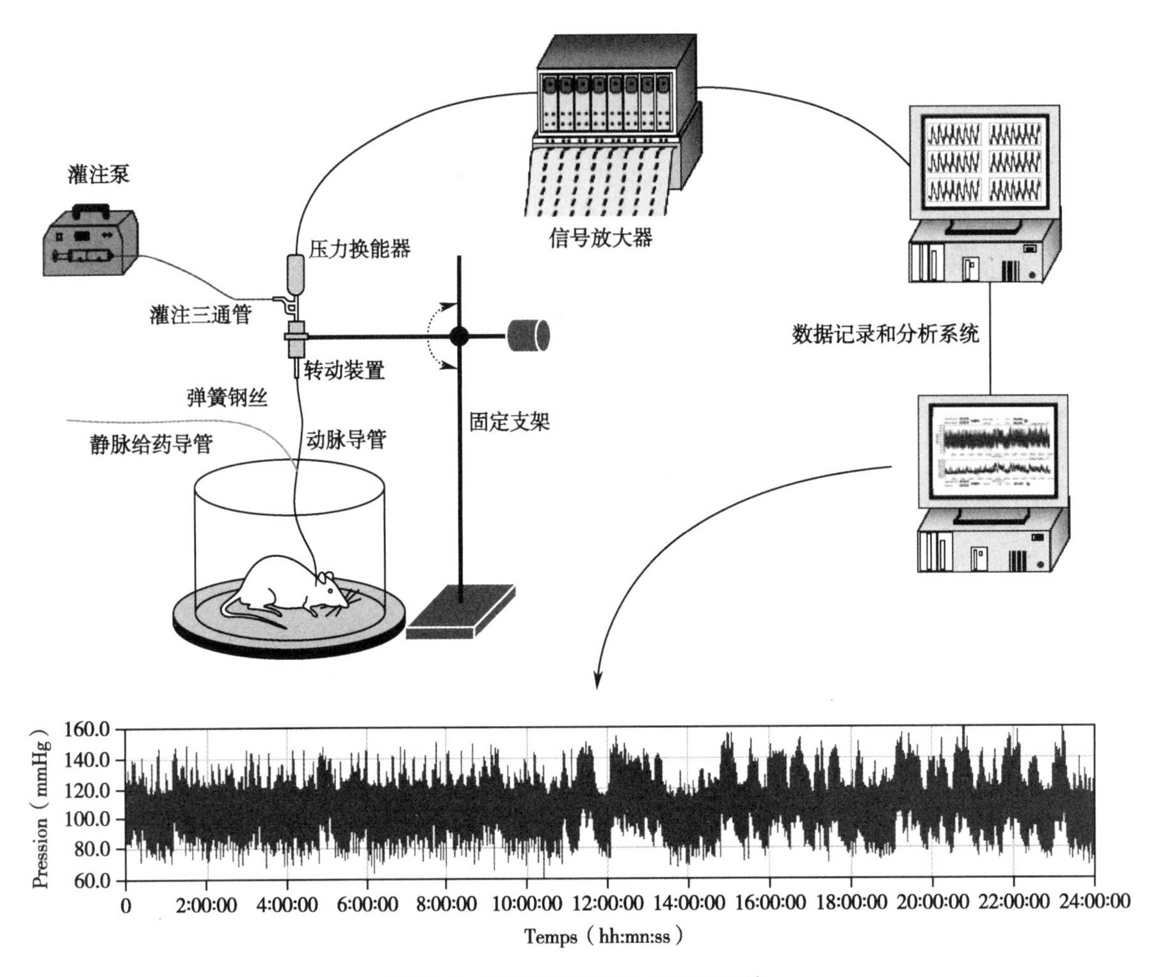

图 19-9 清醒自由活动大鼠测压系统

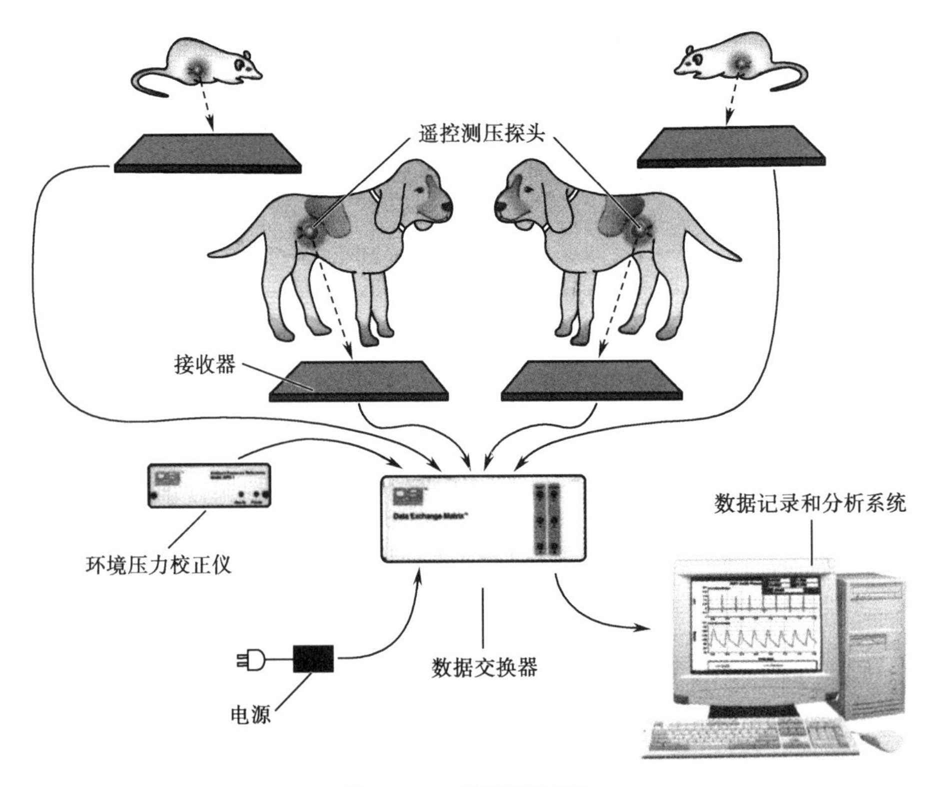

图 19-10 遥控测压系统

表 19-11 清醒动物测压方法的选用

测压方法	适用于	不适用于
清醒动物脉搏间接测压法	无创检测或筛选： 症状明显的收缩性高血压 大幅度收缩压变化 大样本收缩压变化 （如：高通量遗传筛选）	血压与器官损伤等变量的相关性 干预措施或变量的非血压作用 间歇或轻度高血压或血压小变化 血压波动性、舒张压或脉压 无应激、无制动测压
清醒自由活动大鼠直接测压法（含遥控测压法）	高血压或血压变化幅度 血压与器官损伤等变量的相关性 干预措施或变量的血压和非血压作用 间歇或轻度高血压或血压的小变化 连续测压、血压波动性 完全无制动测压（遥控测压）	症状明显的高血压或血压作用明显的大样本筛选

三、抗高血压新药临床前药效学研究

（一）新结构药物药效学研究及实例

观察一个药物是否具有抗高血压作用，能否成为抗高血压药物，从药效学研究和评价角度，总体原则应考虑以下几点：①至少采用两种高血压动物模型；②至少设计 5 个组：模型对照组，阳性药物对照组，试验药物高、中、低剂量组；③根据临床用药途径设计胃内给药或静脉给药；④观察药物的急性、亚急性和慢性作用；⑤观察指标主要是血压和心率，其他血流动力学指标也需考虑，最好还能观察长期给药对高血压靶器官的作用；⑥必要的作用机制研究。

以阿利沙坦酯抗高血压药效学研究为例介绍。阿利沙坦酯是我国原创沙坦药，于 2012 年获新药证书，2013 年生产上市，治疗高血压患者。该新药主要药效学研究包括：

（1）R 基团进行各种结构改造，筛选降压有效化合物，研究构效关系：如图 19-11，主要采用 SHR 模型，胃壁插管单次给药，清醒自由活动的大鼠直接测压，计算机化连续记录给药前 1 小时和给药后 6 小时的血压和心率，考察疗效，筛选获得新药阿利沙坦酯。

（2）阿利沙坦酯单次给药的急性降压试验：考察了阿利沙坦酯高中低三个剂量，以及氯沙坦阳性对照、溶剂阴性对照，对四种高血压模型（SHR 大鼠、2K1C 高血压大鼠、2K1C 高血压犬和血管紧张素Ⅱ引起的高血压犬）的作用，观察到阿利沙坦酯胃内单次给药具有明显降压作用；与氯沙坦比较，该药较小剂量（1/4～1/2 剂量）可产生同等疗效；对 2K1C 高血压大鼠的降压作用明显大于对 SHR 大鼠的降压作用，与 AT_1 受体拮抗药降压机制相符合。

（3）阿利沙坦酯长期给药降压和器官保护试验：在 SHR 大鼠上 4 个月长期治疗显示，阿利沙坦酯不仅降压作用明确，还具有显著的心血管和肾脏保护作用；与氯沙坦比较，该药在降低左心室肥厚、减轻肾脏损害方面较好。

（4）阿利沙坦酯急性毒性试验：该药急性毒性显著小于氯沙坦，氯沙坦 6g/kg 灌胃可导致实验小鼠全部死亡，而使用阿利沙坦酯 10g/kg 未导致任何实验小鼠死亡。所以，动物研究证明阿利沙坦酯对高血压的降压和器官保护显著有效，不良反应明显降低，有利于高血压的长期终生治疗，已获得临床应用证实。这与阿利沙坦酯代谢产物较单一，而氯沙坦代谢产物复杂多样有关（图 19-11）。阿利沙坦酯经胃肠道酯酶代谢直接生成降压活性产物，氯沙坦经肝脏 CYP450 酶多步代谢可产生多种代谢产物，除活性产物外，多种代谢产物与不良反应有关。目前尚在开展的进一步动物研究包括：遥控测压考察单次给药时效曲线，揭示降压谷峰比、昼夜节律等特征；考察该药终身给药对脑卒中的预防作用；考察该药对脑卒中发生后的治疗作用；考察该药临床治疗发现的降尿酸作用等。

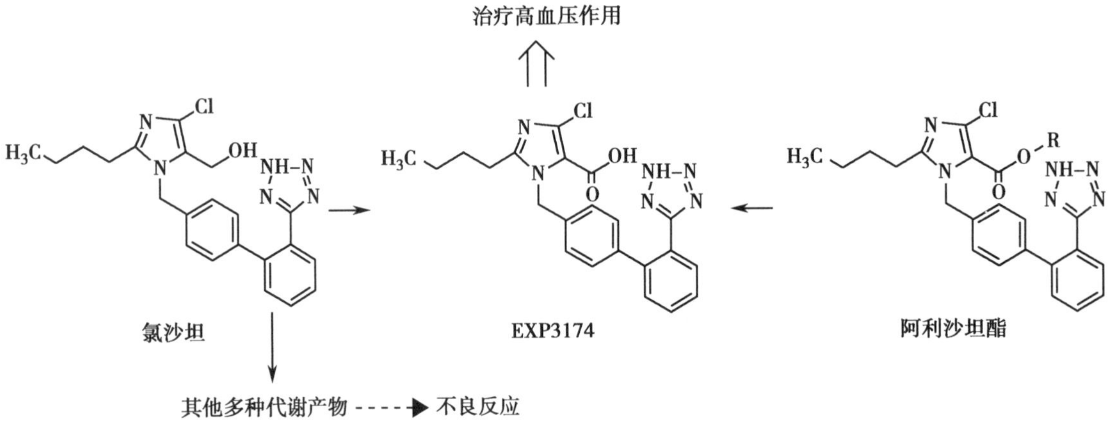

治疗高血压作用

氯沙坦

EXP3174

阿利沙坦酯

其他多种代谢产物 ----▶ 不良反应

图 19-11　新药阿利沙坦酯

注：阿利沙坦酯经胃肠道酯酶代谢直接生成降压活性产物 EXP3174，氯沙坦经肝脏 CYP450 酶多步代谢可产生多种代谢产物，除活性产物外，多种代谢产物与不良反应有关。阿利沙坦酯的 R 基团为［（异丙氧基）羰氧基］甲酯

（二）降压机制研究

对于新结构药物，除了抗高血压主要药效学研究，还需开展必要的降压机制研究。

研究药物的降压机制，首先要确定药物的降压作用是属于中枢性降压还是外周性降压，然后才做进一步分析。区分中枢性降压与外周性降压的实验方法有：损毁脊髓动物实验、外周给药和中枢给药降压有效量比较实验等。若属于中枢降压机制，则可采用分层去脑法、脑微注射、微透析、受体结合试验等方法，进一步明确药物是在中枢哪个水平、哪个核团和哪个靶分子发挥作用。若属于外周降压机制，则可采用神经节阻断实验、对传出神经递质影响实验、α- 受体拮抗实验、β- 受体拮抗实验、对在体血管阻力影响实验、对离体血管张力影响实验、血管紧张素转化酶抑制实验、血管紧张素Ⅱ受体拮抗实验、肾素抑制实验、利尿排钠实验等一系列整体、器官、细胞、分子水平实验方法，以进一步明确药物降压作用的靶器官（血管、肾脏、心脏等）、靶细胞、靶分子，甚至信号转导通路机制。

（三）新复方药物药效学研究及实例

复方药物的研究重点是阐明其组方依据。而抗高血压药物的复方重点是研究其在降低血压方面的协同作用，其他研究内容按上述总体原则开展。若复方中单药作用机制已知，则复方药可不做作用机制研究。在此，主要介绍如何研究复方协同降压作用。

1. 确定实验动物　研究协同作用，一般选一种高血压动物模型即可，但能选用多种不同模型反复证明则更好。通常用 SHR，如无 SHR，可以用 2K1C 肾血管性高血压大鼠等模型。

2. 确定主要评价指标　通常选用 SBP。

3. 选择血压测定方法　由于麻醉药对药物的作用影响很大，首先排除麻醉下测压。拟采用大鼠清醒状态下测压。

4. 给药方法　使用清醒自由活动大鼠血压监测系统，特别适合观察经静脉给药的药物的效应。而抗高血压药物多数为口服给药。在动脉插管的同时经腹部插一根胃瘘管（也称胃壁插管），经皮下由颈部引出。这样，可以看到给药后即刻和任何一个时间点的药物的效应。

5. 概率和法判定协同作用　两个药物合用是否有协同作用？哪种比例的协同作用最强？这是很难回答的问题。目前复方抗高血压药物的临床研究采用析因分析。但是，析因分析有其局限性，只能看出协同作用的趋势。在临床前研究中，除了采用析因分析外，主要采用概率和法。

概率和法又称 q 值法，是我国著名药理学家兼统计学家金正均教授所作。其公式为：$q=P_{(A+B)}/(P_A+P_B-P_A\times P_B)$。这里 P 指有效率，A 和 B 分别指 A 药和 B 药，P_A 指 A 药单用时的有效率，P_B 指 B 药单用时的有效率。公式中的分子 $P_{(A+B)}$ 表示两药合用实际发生的有效率，分母表示理论上的有效率。当 $q\geq 1.15$ 时表示有协同作用，$q\leq 0.85$ 时表示拮抗，q 值在 0.85 与 1.15 之间表示相加作用。概率和法适用于效应为定性指标（质反应）

的药物，将这一方法创造性地运用于效应为定量指标（量反应）的药物，也就是将定量指标转化为定性指标后使用概率和法。

抗高血压药引起的血压变化是一个定量的指标，而概率和法中的有效率是定性指标。因此，要事先定出一个标准，即降低几个 mmHg 的血压为有效。如果以给药后的最大效应（每个点）为准，则以降低 20mmHg 的 SBP 为有效；如果以给药后一段时间的均数为准，则以降低 15mmHg 的 SBP 为有效。如果要研究其他指标，初步建议以变化 20% 为有效，如反射功能、左心室重量等。用概率和法研究抗高血压两药复方或合用的协同作用，筛选出尼群地平与阿替洛尔 1∶2 为最佳配比，协同降压作用 $q = 1.32$，而且，该复方配比的靶器官保护作用也有协同作用。据此研制了抗高血压复方新药尼群洛尔片，于 2009 年获新药证书并生产上市，用于治疗高血压患者。

（缪朝玉　刘爱军）

参 考 文 献

[1] 缪朝玉. 心脑血管药理学. 3 版 [M]. 北京：科学出版社，2019.

[2] 杨宝峰，陈建国. 药理学. 9 版 [M]. 北京：人民卫生出版社，2018.

[3] 《中国高血压防治指南》修订委员会. 中国高血压防治指南 2018 年修订版 [J]. 中国心血管杂志. 2019，24（1）：24-56

[4] WHELTON P K，CAREY R M，ARONOW W S，et al. 2017 ACC/AHA/AAPA/ABC/ACPM/AGS/AphA/ASH/ASPC/NMA/PCNA guideline for the prevention，detection，evaluation，and management of high blood pressure in adults. Hypertension[J]，2018，71（6）：13-115.

[5] WILLIAMS B，MANCIA G，SPIERING W，et al. 2018 ESC/ESH Guidelines for the management of arterial hypertension[J]. J Hypertens，2018，36（10）：1953-2041.

[6] BRUNTON L L. Goodman & Gilman's The pharmacological basis of therapeutics[M]. 13th ed. New York：McGraw Hill，2018.

[7] KOTCHEN T A. Historical trends and milestones in hypertension research：a model of the process of translational research[J]. Hypertension，2011，58（4）：522-538.

[8] NIELSEN P M，GRIMM D，WEHLAND M，et al. The combination of valsartan and sacubitril in the treatment of hypertension and heart failure-an update[J]. Basic Clin Pharmacol Toxicol，2018，122（1）：9-18.

[9] TAMARGO M，TAMARGO J. Future drug discovery in renin-angiotensin-aldosterone system intervention[J]. Expert Opin Drug Discov，2017，12（8）：827-848.

[10] OPARIL S，SCHMIEDER R E. New approaches in the treatment of hypertension[J]. Circ Res，2015，116（6）：1074-1095.

[11] KARNIK S S，SINGH K D，TIRUPULA K，et al. Significance of angiotensin 1-7 coupling with MAS1 receptor and other GPCRs to the renin-angiotensin system：IUPHAR Review 22[J]. Br J Pharmacol，2017，174（9）：737-753.

[12] MIAO CY，LI ZY. The role of perivascular adipose tissue in vascular smooth muscle cell growth[J]. Br J Pharmacol，2012，165（3）：643-658.

[13] BAIRWA M，PILANIA M，GUPTA V，et al. Hypertension vaccine may be a boon to millions in developing world[J]. Hum Vaccin Immunother，2014，10（3）：708-713.

[14] JAISSER F，FARMAN N. Emerging roles of the mineralocorticoid receptor in pathology：toward new paradigms in clinical pharmacology[J]. Pharmacol Rev，2016，68（1）：49-75.

[15] GOLDBLATT H，LYNCH J，HANZAL RF，et al. Studies on experimental hypertension：I. the production of persistent elevation of systolic blood pressure by means of renal ischemia[J]. J Exp Med，1934，59（3）：347-379.

[16] MIAO CY，ZHU QY，YANG YC，et al. Antihypertensive effects of atenolol and nitrendipine alone or in combination on three hypertensive models of rats[J]. Acta Pharmacol Sin，1992，13（5）：448-451.

[17] XIE HH，MIAO CY，JIANG YY，et al. Synergism of atenolol and nitrendipine on hemodynamic amelioration and organ protection in hypertensive rats[J]. J Hypertens，2005，23（1）：193-201.

[18] SU DF，MIAO CY. Reduction of blood pressure variability：a new strategy for the treatment of hypertension[J]. Trends Pharmacol Sci，2005，26（8）：388-390.

[19] WU MY，MA XJ，YANG C，et al. Effects of allisartan，a new AT_1 receptor blocker，on blood pressure and end-

organ damage in hypertensive animals[J]. Acta Pharmacol Sin，2009，30(3)：307-313.

[20] LI ZY，XU TY，ZHANG SL，et al. Telemetric ambulatory arterial stiffness index，a predictor of cardio-cerebro-vascular mortality，is associated with aortic stiffness-determining factors[J]. CNS Neurosci Ther，2013，19(9)：667-674.

第二十章　治疗慢性心功能不全药

第一节　慢性充血性心力衰竭的病理生理和发病机制

心力衰竭（heart failure，HF）简称心衰，是心功能不全（cardiac insufficiency）的一种慢性障碍性疾病，是各种原因造成的心脏结构和功能的异常改变，使心室收缩射血和 / 或舒张功能发生障碍，从而引起的一组复杂临床综合征。一般表现为心脏心肌收缩功能降低或障碍，导致心脏心输出量（cardiac output）降低和机体组织供氧和代谢的血液供应减少而引起心脏功能的衰竭。其主要临床表现为运动耐量下降（呼吸困难、乏力）和液体潴留（肺淤血、体循环淤血及外周水肿）（图 20-1）。心力衰竭患者存在较宽的左心室功能异常范围，左心室大小和左心室射血分数（left ventricular ejection fractions，LVEF）从正常到重度心室扩张和 / 或 LVEF 显著性降低。心力衰竭的患者约 50% 为心肌收缩力（contractility）降低从而引起不能正常搏出的血液沉积充盈在左心室，最终导致心室肥大（hypertrophy）和心功能衰竭，故在医学上常命名为充血性心力衰竭（congestive heart failure）。

心力衰竭（以下简称为心衰）为各种心脏疾病的严重和终末阶段，发病率高，是当今最重要的心血管疾病之一。充血性心力衰竭可由多种心源性疾病引起，如心肌病、心肌炎、缺血性心脏

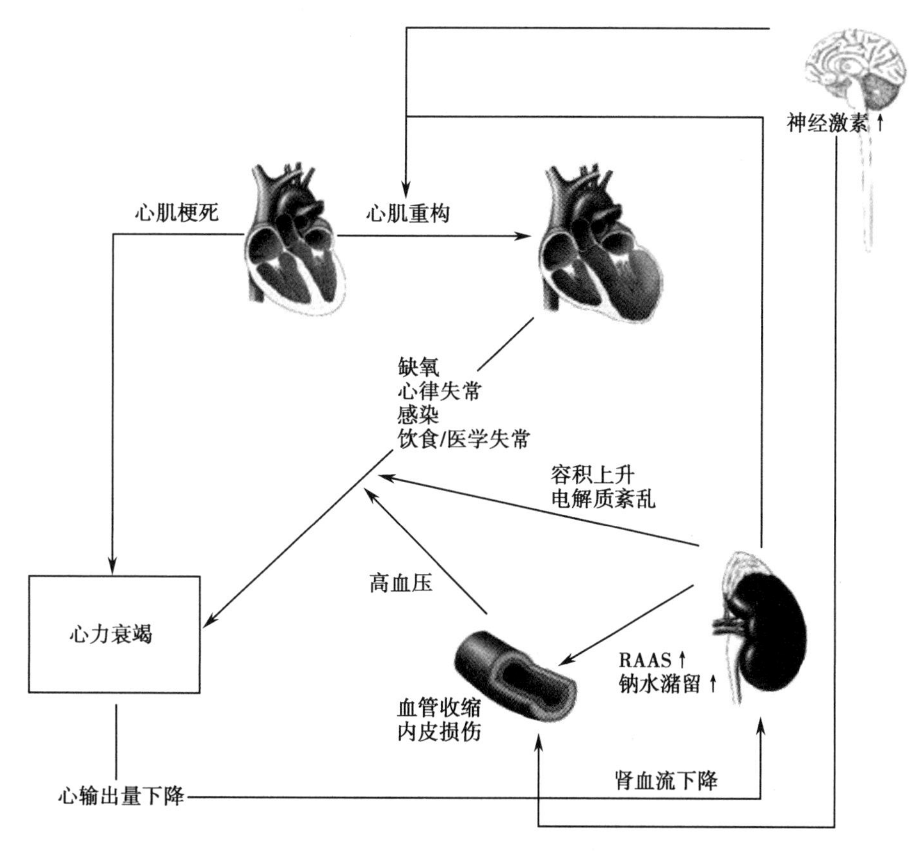

图 20-1　心力衰竭的发病机制

病、心肌梗死，甚至心肌代谢障碍也是诱因之一。其他疾病如妊娠、静脉大量补液、过多摄入钠盐等也可增加心脏负荷而诱发心力衰竭。急性心肌梗死（acute myocardial infarction）是充血性心力衰竭最常见的诱因，充血性心力衰竭如没得到及时和正确的医治，会导致机体严重受损甚至死亡。5 年的平均生存率约 50%。严重心衰患者 1 年的死亡率为 50%，5 年死亡率为 90%。据我国部分地区 42 家医院，对 10 714 例心衰住院病例回顾性调查研究发现，其病因以冠心病为首，其次是高血压；各年龄段心衰病死率均高于同期其他心血管病，其主要死亡原因依次为左心功能衰竭（59%）、心律失常（13%）和猝死（13%）。

根据充血性心力衰竭的不同临床表现，可分为 4 级（表 20-1）。目前比较公认的是纽约心脏病学会（NYHA）根据症状轻重的心衰分级：Ⅰ级（日常活动量 - 无症状）、Ⅱ级（日常活动量 - 有症状）、Ⅲ级（低于日常活动量 - 有症状）和Ⅳ级（安静状态下 - 有症状）。

表 20-1　充血性心力衰竭的分级

分级	症状
Ⅰ	活动不受限。日常体力活动不引起明显的气促、疲乏或心悸
Ⅱ	活动轻度受限。休息时无症状，日常活动可引起明显的气促、疲乏或心悸
Ⅲ	活动明显受限。休息时可无症状，轻于日常活动即引起显著气促、疲乏或心悸
Ⅳ	休息时也有症状，稍有体力活动症状即会加重。任何体力活动均会引起不适。如无需静脉给药，可在室内或床边活动者为 IVa 级，不能下床并需静脉给药支持者为 IVb 级

心衰的主要发病机制之一为心肌病理性重构。导致心衰进展的两个关键过程，一是心肌死亡（坏死、凋亡、自噬等）的发生，如急性心肌梗死（AMI）、重症心肌炎等，二是神经内分泌系统的过度激活所导致的系统反应，其中 RAAS 和交感神经系统过度兴奋起着至关重要的作用。切断这两个关键过程是心衰有效预防和治疗的基础。

慢性心功能不全主要的病理生理基础是心排血量不足。而心排血量不足除心脏收缩性降低外，亦可由心脏负荷加重所引起。

心脏收缩性主要由兴奋 - 收缩偶联的关键物质 Ca^{2+} 所决定。心肌细胞内 Ca^{2+} 增多，则收缩性加强；反之，Ca^{2+} 减少，则收缩性减弱。不同原因引起的心肌病变，如心肌炎（风湿性、病毒性）、心肌病（克山病）、心肌缺血或梗死（冠心病）、心肌代谢障碍（维生素 B_1 缺乏症）及心肌肥厚等均可使心肌收缩性降低。心肌收缩性降低可表现为收缩时心肌张力的减弱和 / 或肌纤维收缩速率的减慢，终致心功能不全。心脏负荷加重分为：①后负荷（收缩期负荷）加重，即心室收缩时所需克服的排血阻抗增加，可见于主动脉瓣、肺动脉瓣狭窄，高血压病，肺动脉高压等；②前负荷（舒张期负荷）加重，即心室舒张时所承受的容量负荷增加，可见于主动脉瓣或二尖瓣关闭不全所致的血液返流及全身性血容量增多（如甲状腺功能亢进、严重贫血、动静脉瘘等），使回心血量增加。

心脏具有丰富的储备力，能及时调整功能强度以适应机体需求的变化。当心脏负荷增加时，机体可通过心脏的代偿性扩张、心率加快和心肌肥大等使心排出量恢复正常或接近正常，以维持组织代谢的需要，此即心功能的代偿期（compensatory stage）。但心脏的代偿能力有限，长期的负荷过重，可使心脏的收缩功能进一步降低。当心排出量的减少超过代偿的限度时，即为失代偿期（incompensatory stage）。如发生感染、过度劳累、心律失常、输血输液过多过快、冠状动脉供血不足等，都可突然加重心脏负荷或病变，导致代偿不全，表现出一系列临床症状。

慢性心功能不全的临床症状可因其发病原因不同而有差异：①高血压、二尖瓣关闭不全可致左心室负荷过重，首先出现左心衰竭，左心室输出量减少，左心瘀血。左心衰竭的临床表现主要为肺循环瘀血的症状和体征，如呼吸困难、咳嗽、肺水肿等。②肺动脉高压可使右心室负荷过重，导致右心衰竭。右心衰竭临床表现主要为体循环瘀血的症状和体征，如下肢水肿、内脏瘀血肿大、腹腔积液、颈静脉怒张和严重紫绀等，最终导致全心衰竭而出现一系列的临床症状综合征。

早在 1988 年，Packer 就提出慢性心衰时神经内分泌的作用。2005 年美国心脏病学会（ACC）、美国心脏病协会（AHA）和欧洲心脏病学会（ESC）发表了慢性心力衰竭的循证医学诊断与治疗指南，认为有确实的证据证实内源性神经内分泌系统的激活在心脏重构以至心衰的进展过程中起到了很大的作用。神经内分泌细胞因子系统的激活，是机体的代偿机制，又是导致心室重构和心衰恶化的重要原因。主要变化有：

1. 交感神经肾上腺系统（sympathoadrenal system，SAS）　心衰患者的心肌收缩力减弱、心输出量降低，反射性兴奋交感神经系统。在心衰早期，交感神经活性增加，可使心排出量升高、组织器官灌注增加，起到一定代偿作用。长期作用增加心脏后负荷和耗氧量，促进心肌肥厚及重构，导致心肌细胞凋亡、坏死，诱发心律失常及猝死。此外，长期作用可使循环中的儿茶酚胺反应性升高，通过下调β肾上腺素能受体密度，使心肌细胞对儿茶酚胺的敏感性下降，进而引发心肌细胞肥大。局部和循环中高浓度的去甲肾上腺素可直接导致心肌细胞凋亡、坏死，加速心衰病情恶化。

2. 肾素-血管紧张素-醛固酮系统（renin-angiotensin-aldosterone system，RAAS）　心衰的低心输出量使得组织器官灌注不足，肾血流量减少，RAAS被激活，血管紧张素Ⅱ和醛固酮水平增高。在心衰早期起到一定代偿作用。长期RAAS激活，导致水钠潴留、低钾，增加心脏负荷。同时，RAAS激活促进生长因子生成、促生长、促原癌基因表达及增加细胞外基质合成等作用，使心脏结构和功能发生改变，促进心肌纤维化。

3. 钠利尿钛类心房利钠肽（atrial natriuretic peptide，ANP）　主要由心房分泌，脑利钠肽（brain natriuretic peptide，BNP）主要由心室分泌。心衰早期，ANP可引起小动脉、小静脉扩张，排水排钠，抑制肾素、醛固酮或血管升压素分泌，减少交感神经的血管收缩，起到代偿改善心功能的作用。但严重心衰时，血管活性物质的强大血管收缩及钠潴留作用占主导地位。

4. 精氨酸加压素（arginine vasopressin，AVP）　心衰时AVP增多，增加血管平滑肌细胞Ca^{2+}，导致血管收缩，心脏负荷增加。

5. 内皮素（endothelin，ET）　ET缩血管作用很强，同时激活SAS和RAAS，全身血管阻力增高导致每搏输出量降低；组织器官血流减少，肝肾功能减退；刺激醛固酮分泌，水钠潴留，血容量增加。ET还具有正性肌力作用和明显的促生长作用，从而引发心室重构。

6. 肿瘤坏死因子（tumor necrosis factor，TNF）　TNF-α是单核巨噬细胞及心肌自分泌产生的促进免疫和炎症反应的细胞因子。心衰时TNF-α表达增加。TNF-α使得宿主体温升高、出现恶病质，导致细胞凋亡，加重心衰。

7. 白介素（Interleukin，IL）　心衰时，体内IL表达增多，其中有IL-1，IL-6等。心肌过度表达IL，使得心肌基质金属蛋白酶活性增加，参与心肌炎症反应，加重心衰病情。

8. 血管内皮舒张因子（endothelium derived relaxing factor，EDRF）　这里主要提到一氧化氮（nitric oxide，NO），由一氧化氮合酶催化L-精氨酸产生。具有舒张血管、抗细胞生长、负性肌力、抗血管平滑肌增生、抗血小板聚集、逆转心室重构等作用。心衰时，NO产生减少。

9. 肾上腺髓质肽（adrenomedullin，AM）　AM可舒张血管，抑制血管平滑肌增生，排水排钠，抑制醛固酮、血管紧张素、内皮素等的产生。

随着人口老龄化加重和心脑血管疾病发病率的不断增高，慢性心功能不全所致的病死率亦在逐渐增多。目前药物治疗仍是主要手段。使用的药物除传统的强心苷类外，也包括非强心苷类正性肌力药及某些降低心脏负荷的药物。

第二节　治疗慢性心功能不全药物

一、作用于β受体的药物

20世纪80年代中期，β受体阻断药开始用于慢性心功能不全的治疗。β受体阻断药曾被列为慢性心功能不全的禁忌药物。这是由于：①认为交感神经兴奋是心力衰竭后机体的重要代偿机制之一，不应加以干预；②β受体阻断药对心肌具有负性肌力作用，应用后可能使心力衰竭恶化。但自20世纪70年代末血管紧张素转化酶抑制剂（angiotensin-converting enzyme inhibitor，ACEI）用于治疗心力衰竭以来，认识到心力衰竭时肾素-血管紧张素-醛固酮系统（renin-angiotensin-aldosterone system，RAAS）激活作为代偿机制具有两面性，长期的RAAS过度激活对于心力衰竭是不利的，应予以干预。因受到ACEI治疗的启示，而且认识到持久的交感神经兴奋性过度增强对心血管的危害。近来对 CHF 的治疗学观念发生了变化，已逐渐从“心肾模式”到“循环模式”，再转移到至今的“神经内分泌模式”。β 受体阻断药目前已被医学界确认为治疗慢性心衰的基本药物之一。

研究表明，长期应用（>3 个月时）β 受体阻断药可改善心功能，提高 LVEF；治疗 4～12 个月，还能降低心室肌重量和容量、改善心室形状，提示心肌重构延缓或逆转。这是由于 β 受体阻断药发挥了改善内源性心肌功能的“生物学效应”。这种有益的生物学效应与此类药的急性药理作用截然不同。3 个经典的、针对慢性收缩性心衰的大型临床试验（CIBIS-Ⅱ、MERIT-HF 和 COPERNICUS）分别应用选择性 $β_1$ 受体阻断药比索洛尔、琥珀酸美托洛尔和非选择性 $β_1/β_2$、$α_1$ 受体阻断药卡维地洛，病死率相对危险分别降低 34%、34% 和 35%，同时降低心衰患者再住院率 28%～36%。β 受体阻断药治疗心衰的独特之处就是能显著降低猝死率 41%～44%。

β 受体阻断药按对受体的选择性分为五类：①Ⅰ类，$β_1$、$β_2$ 受体阻断药，即非选择性 β 受体阻断药。其中，$Ⅰ_A$ 类无内在拟交感活性，有普萘洛尔、噻吗洛尔等；$Ⅰ_B$ 类具内在拟交感活性，有吲哚洛尔、索他洛尔。②Ⅱ类，选择性 $β_1$ 受体阻断药。其中，$Ⅱ_A$ 类无内在拟交感活性，有美托洛尔、比索洛尔等；$Ⅱ_B$ 类具内在拟交感活性，有醋丁洛尔、普拉洛尔；③Ⅲ类，α、β 受体阻断药，有拉贝洛尔、卡维地洛。

【药理作用和临床应用】

药理作用：随着临床治疗学的进展，发现 β 受体阻断药对某些心力衰竭患者显示了治疗作用。β 受体阻断药治疗心力衰竭的作用基础可能与下列因素有关：

1. 对神经 - 内分泌系统的作用 心衰患者的交感神经系统活性增高，过多释放儿茶酚胺使心肌 β 受体下调，心脏对正性肌力药反应性减弱。β 受体阻断药可阻断心脏 β 受体、拮抗交感神经作用；抑制血管紧张素Ⅱ对心肌细胞增生作用，与 ACEI 有协同作用；防止过多释放的儿茶酚胺导致的 Ca^{2+} 内流，降低心肌耗氧量，减少乳酸生成，抑制细胞坏死；上调 β 受体，增加心肌对激动剂的敏感性。

2. 对血液动力学的作用 β 受体阻断药通过抑制肾素 - 血管紧张素系统活性使血管扩张，减轻水钠潴留，减少心肌作功，减轻心脏前后负荷。

3. 对心功能及预后的改善 β 受体阻断作用可通过改善心室功能，纠正由于交感神经支配不均造成的室壁局部异常运动。减慢心率，降低心肌耗氧量，延长舒张期充盈，延长冠状动脉舒张期灌注时间，从而增加心肌有效血流量，改善心室收缩及舒张功能等。改善心肌缺血，对降低心律失常引起的病死率和猝死很有意义。

应用 β 受体阻断药的目的是抑制交感活性，因此具有内在拟交感活性的 β 受体阻断药显然不适合用于慢性心功能不全的治疗。理论上讲，抑制外周 $β_2$ 受体使血管收缩不利于心力衰竭，心肌中也含有 $β_2$ 受体，$β_1$ 及 $β_2$ 受体同时受到阻断，将使心肌收缩力在短期内下降更明显。第Ⅲ类 α、β 受体阻断药，因有较强的 α 受体阻断作用，即血管舒张作用，这样在完全阻断去甲肾上腺素对心肌细胞的毒性作用的同时，扩张外周血管，既减轻心脏负荷，有效改善重构，又抵消选择性 $β_1$ 受体阻断药对心脏的抑制作用。该类药还具有抗氧化清除自由基等特性，增加了抑制心肌细胞凋亡的作用。目前，临床用于慢性心功能不全的经过循证医学证实有效的药物有第二代美托洛尔、比索洛尔及第三代卡维地洛。第一代普萘洛尔等因明显抑制心肌收缩力，增加心脏后负荷，不宜使用。

临床应用：β 受体阻断药作为治疗心力衰竭的基石性药物，要在应用中严格掌握治疗原则。在达到目标剂量或最大耐受剂量后，可降低心肌耗氧量，从而发挥最大的生物学效应，最大限度地抑制过度激活的交感神经。剂量越大获益越大。如不能耐受高剂量，以低剂量维持使用，仍可达到改善心功能的目的。心功能改善与治疗时间成正比，奏效时间为用药后 2～4 个月。长期使用对预后有明显改善。临床主要用于治疗：

（1）扩张型心肌病引起的心力衰竭。

（2）各种缺血性心力衰竭，可改善心功能、降低猝死和心律失常的发生率。

（3）与强心苷合用，消除强心苷药物的负性肌力作用。

（4）心力衰竭相关的心律失常等，通过使用 β

受体阻断药能有效控制，并能有效预防心源性死亡。同时，可促使心房颤动转复为窦性心律和维持窦性心律。

（5）与ACE抑制药合用能进一步增加疗效。

（6）心力衰竭患者需要植入型心率转复除颤器或起搏器置入后，预防电风暴和减少放电，应常规应用β受体阻断药。

【体内代谢及影响因素】β受体阻断药的体内过程与药物的脂溶性密切相关，其生物利用度个体差异较大。如普萘洛尔、美托洛尔等口服易吸收，但是生物利用度低；而吲哚洛尔、阿替洛尔生物利用度相对较高。脂溶性高的药物主要在肝脏代谢，少量以原型随尿排出体外。脂溶性小的药物主要以原形经肾脏代谢，故应用时对肝肾功能不良者应调整剂量或慎用。

此外，使用强心苷、利尿剂、ACEI等药治疗后，心功能相对稳定后加用β受体阻断药，待心功能好转后再逐渐减少或停用原有治疗用药。

【药物相互作用和不良反应及处理】

药物相互作用及处理：使用β受体阻断药后，不可骤然停药。该类药持续长期使用，使β受体数目增加，敏感性增加，骤然停药，会出现“反跳现象”，即病情恶化或心血管事件。特殊情况下，应缓慢逐渐减药至停药。对于严重心动过缓、严重左室功能减退、明显房室传导阻滞、低血压及支气管哮喘者慎用或禁用。

不良反应及处理：支气管痉挛、间歇性跛行、雷诺综合征可掩盖β受体阻断药引起的低血糖反应。

【临床应用现状分析与展望】大量临床研究结果表明，重症患者使用β受体阻断药的受益与轻、中度心衰患者一样的显而易见，有明显改善预后、降低死亡率的效应。依然符合“越早使用受益越大”的原则。值得注意的是，目前，对重度心衰患者的β受体阻断药临床试验中，纳入的重度患者一般应该都指病情相对稳定或先经常规治疗能使得病情相对稳定的患者，这类患者为Ⅲa或Ⅳa级，对典型的Ⅳb、不稳定重度心衰患者是否及早使用，尚待研究。

另外β_1受体激动剂，如多巴酚丁胺（dobutamine）又名杜丁胺，主要激动心脏的β_1受体，增强心肌收缩力和心脏指数，增加心输出量，但对心率影响不明显。该药对血管的β_2受体也有一定激动作用，能降低外周阻力，减轻心脏后负荷。可用于对强心苷反应不佳的心功能不全患者。用药后，心、肾功能明显改善。静脉滴注，剂量为2.5～10μg/（kg•min）。剂量过大时可引起血压升高，心率加快，有可能因增加心肌耗氧量而诱发心绞痛和心律失常。

β_1受体部分激动剂扎莫特罗（xamoterol）对心脏有正性肌力和正性变时作用；而在交感张力升高时则有负性作用。它引起的心率增加仅为异丙肾上腺素的43%，对血管平滑肌无直接作用。主要用于轻度慢性心功能不全患者。口服吸收率低，仅为9%。不良反应为胃肠道反应、头痛、胸痛、心悸、低血压、肌痛和支气管痉挛等。

卡维地洛

【药理作用和临床应用】

药理作用：卡维地洛（Carvedilol）兼有α_1和非选择性β受体阻滞作用，无内在拟交感活性，具有膜稳定性和抗氧化特性。本品阻滞突触后膜α_1受体，从而扩张血管、降低外周血管阻力；阻滞β受体，抑制肾脏分泌肾素，阻断肾素-血管紧张素-醛固酮系统，减轻心脏负荷。

临床应用：卡维地洛给药剂量应从小剂量开始，逐渐增加。接受肾素-血管紧张素系统抑制药（ACEI和ARB）、强心苷和利尿药治疗的患者需要等药物治疗稳定后再使用卡维地洛。推荐起始剂量：前两周3.125mg/次，每日2次，若耐受好，可依次增至6.25～12.5mg/次，再到25mg/次，每日2次，每次增加剂量至少间隔2周。剂量必须增加到患者能耐受的最高限度。体重小于85公斤，最大推荐剂量为25mg/次，每日2次；体重大于85公斤，最大推荐剂量为50mg/次，每日2次。评估有无心力衰竭加重或血管扩张的症状后，再增加剂量。一过性心力衰竭加重或水钠潴留须用增加利尿药剂量处理，有时需减少卡维地洛剂量或暂时中止卡维地洛治疗。卡维地洛停药超过两周者，再次用药应从3.125mg/次每日2次开始，然后逐渐增加剂量。血管扩张的症状，开始可通过降低利尿药剂量处理。若症状持续，先降低ACEI（如使用）剂量，再降低卡维地洛剂量。以上情况下，卡维地洛不能增加剂量，直至心力衰竭加重或血管扩张的症状稳定。

【体内代谢及影响因素】 卡维地洛口服可吸收，1小时可达最大血清浓度，口服首关效应为60%～75%。大约98%～99%的卡维地洛与血浆蛋白结合。卡维地洛是一种亲脂的复合物；分布容积大约为2L/kg，肝硬化患者分布容积增加。人体绝对生物活性约为25%，食物虽不会影响生物利用度但会延长达到血浆峰值浓度的时间。消除半衰期约为6～10小时，主要通过胆道，少部分通过肾脏排除。其苯环上的羟化和甲基化可产生具有β受体阻滞活性的3种代谢物。临床前期研究表明，4′-羟基酚代谢物的β受体阻滞作用约比卡维地洛强13倍。与卡维地洛相比，这三种活性代谢物仅有很微弱的扩血管作用。在人体内它们的浓度比母体低10倍。另外，卡维地洛的两种羟咔唑代谢物是极强的抗氧化物，其强度为卡维地洛的30～80倍。

【药物相互作用和不良反应及处理】

药物相互作用及处理：目前无卡维地洛与CYP2D6抑制剂（如奎尼丁、氟西汀、帕罗西汀）相互作用的研究，但预计该类药物将提高卡维地洛右旋体的浓度。回顾性分析表明，CYP2D6代谢不良者在加量期眩晕的发生率高，推测可能是由于浓度增高的具有α受体阻断活性的右旋体产生血管扩张作用。卡维地洛与可耗竭儿茶酚胺药物（如利血平、单氨氧化酶抑制剂）同时服用，必须密切观察患者的低血压和/或严重心动过缓症状。卡维地洛和地高辛同时服用，可使血地高辛浓度增加15%。

可乐定与卡维地洛同时服用，可能会增强降低血压和减慢心率的作用。在停用可乐定前几天应先停用卡维地洛，然后可乐定逐渐减量至停药。卡维地洛会增加环孢素的血药浓度，环孢素需要减量以维持在治疗浓度之内。建议开始卡维地洛的治疗后密切监测环孢素浓度，适当调整环孢素剂量。肝代谢诱导剂和抑制剂雷米封能减少70%的卡维地洛血浆浓度。西咪替丁使卡维地洛的 AUC 增加30%，但 C_{max} 无变化。有报道卡维地洛与地尔硫䓬合用发生传导障碍。建议与其他β受体阻断药一样，与维拉帕米或地尔硫䓬类钙拮抗剂合用时，需监测心电图和血压。胰岛素或口服降糖药与β受体阻断药合用，可延缓用胰岛素后血糖水平的恢复。

不良反应及处理：不良反应包括多汗、乏力、胸痛、水肿、发热、下肢水肿、心动过缓、低血压等。

【临床应用现状分析与展望】 卡维地洛对于心力衰竭疾病具有比较优良的的疗效，且副作用小，具有高度的安全性。可将此类药物广泛应用于临床治疗之中。

二、减负荷药

（一）血管紧张素Ⅰ（AngⅠ）转化酶抑制药（ACEI）

【药理作用和临床应用】

药理作用：慢性心力衰竭的发病机制目前认为是心室重塑及神经内分泌系统的激活。RAAS的过度激活是加重心肌损伤、心肌重塑、促进心衰进展的重要因素，该系统的激活程度影响预后和死亡。阻断RAAS的过度激活，是缓解心衰症状、逆转心室重塑、改善心衰预后和降低心衰患者病死率的重要措施。

抑制血管紧张素转化酶活性，减少血管紧张素Ⅱ的生成和缓激肽的降解，使血管扩张、降低心脏负荷，同时可阻止和逆转心肌肥厚及纤维化的发生。用于治疗慢性心功能不全优于其他扩血管药物。

临床应用：血管紧张素Ⅰ（AngⅠ）转化酶抑制药（ACEI）是被证实能降低心衰患者病死率的第一类药物，也是循证医学证据积累最多的药物，是公认的治疗心衰的基石和首选药物。

临床应用在慢性心功能不全的每个阶段，如无禁忌证或不耐受，需要无限期终身应用，但剂量和时限应视患者病情而定，应从低剂量开始，逐渐加量。

【体内代谢及影响因素】 ACEI这组药物尽管作用机制相同，但与酶结合的方式、强度、前体状态、作用时间及消除或排泄方式各异。其中卡托普利作用时间最短，需每日给药2～3次。其他ACEI可每日一次。

【药物相互作用和不良反应及处理】

药物相互作用及处理：

（1）非甾体抗炎药可减少ACEI的血管扩张效应。

（2）钾盐或含高钾的低盐替代品、留钾利尿剂可加重ACEI引起的高钾血症，故应避免联合应用。

（3）与人促红细胞生成素联合应用时，可能影响后者的促红细胞生成作用。

不良反应及处理：药物的不良反应包括低血压、高血钾、血管神经性水肿，刺激性干咳、声嘶、呃逆等，血管神经性水肿要及时停药，刺激性干咳常见，随着用药时间延长可减轻消失。

【临床应用现状分析与展望】 慢性心功能不全发生时，心肌收缩力减弱，交感神经张力反射性增加，心脏负荷增加。心肌对持续超负荷的反应是心肌肥厚、纤维化，即心脏重构，终致心肌细胞死亡。研究发现AngⅡ具有致心肌肥厚、促生长和相关原癌基因表达的作用。ACEI减少AngⅡ的生成，同时减少缓激肽的降解，其结果是降低外周阻力和心脏负荷，同时可阻止和逆转心肌肥厚及纤维化的发生。多项大规模临床研究已证明ACEI对慢性心功能不全的疗效明显，并已广泛应用。ACEI是心衰治疗历史中第一类能降低死亡率、改善患者预后的药物。当前一些重要的心衰治疗的指南将ACEI的适应证确定为：凡有左心室收缩功能不全（LVEF＜0.35～0.40），不论有无症状，无论是否为心肌梗死后均应使用ACEI，除非存在禁忌证或不能耐受。临床常与强心苷、利尿药合用，作为治疗慢性心功能不全的基础用药。常用的药物有卡托普利（captopril）、依那普利（enalapril）等。

（二）血管紧张素Ⅱ受体拮抗药

【药理作用和临床应用】

药理作用：AngⅡ受体拮抗药（ARB）通过拮抗血管紧张素Ⅱ与AT_1受体结合，松弛血管平滑肌、对抗醛固酮分泌、减少水钠潴留、阻止成纤维细胞的增殖和内皮细胞凋亡。

（1）降压作用：ARB通过拮抗血管紧张素受体，阻断循环和局部组织中AngⅡ所致的动脉血管收缩、交感神经兴奋和压力感受器敏感性增加等；同时通过改善血流动力学能增加一氧化氮和前列环素（PGI）合成，维持正常的血管张力。

（2）使左室心肌肥厚作用减轻：心肌细胞增生得到抑制，延迟或逆转心肌肥厚。

（3）肾保护作用：具有改善肾血流动力学作用，减轻肾血管阻力，选择性扩张出球小动脉，降低肾小球内压力，减少蛋白尿，增加肾血流量和肾小球滤过率，保护肾脏从而延缓慢性肾功能不全的过程。

（4）脑血管保护作用：ARB能持续地抑制AngⅡ导致的血管纤维样坏死和动脉壁增厚，在降低动脉压的情况下仍可使脑血流量增加，使缺血性脑血管疾病发生的概率降低。

临床应用：AngⅡ在CHF中的作用是通过结合于AT1受体实现的。AngⅡ受体拮抗药对ACE途经及非ACE途经产生的AngⅡ均有阻断作用，从而抑制AngⅡ导致的缩血管、心肌肥厚、促生长和相关原癌基因表达的作用。如AngⅡ受体拮抗剂氯沙坦（losartan）、厄贝沙坦（irbesartan）对AngⅡ受体有高度选择性，能拮抗AngⅡ的心血管作用，抑制心肌肥厚和心肌纤维化。此外，ARB还作用于交感神经突触前膜的AT_1受体，使去甲肾上腺素释放减少，交感神经兴奋性降低，恢复颈动脉窦的敏感性，减轻过高的交感张力，降低心率。由于ARB不抑制缓激肽的降解，无咳嗽副作用，耐受性好，因此ARB在心衰治疗中的作用受到广泛关注。临床试用于RAS活性增高的CHF。2005年ACC、AHA和ESC的慢性心衰治疗指南均推荐ARB用于当前或既往有症状的心衰和LVEF减低又不能耐受ACE（为Ⅰ类推荐）的患者。对于轻、中度心衰和LVEF减低的患者，选择ARB替代ACEI作为一线治疗药物是合理的，并指出对于那些因其他适应证已接受ARB治疗的患者更是如此（Ⅱa类建议）。临床上与ACEI合用，可增强疗效。

【体内代谢及影响因素】

（1）静脉注射或口服氯沙坦后，约14%会转化为活性代谢产物。经静脉注射或口服14C标记的氯沙坦钾，循环血浆中的放射活性主要来自于氯沙坦及其活性代谢产物。试验中，约1%的个体仅有很少量的氯沙坦转化为活性代谢产物。除活性代谢产物外，也有非活性代谢产物产生，包括丁基侧链羟化产生的两种主要代谢产物和少量的N-2葡萄糖苷酸四唑。

（2）大部分缬沙坦不会发生生物转化，只有约20%的缬沙坦会转化为代谢物。血浆中存在羟基代谢物，但浓度很低（低于缬沙坦*AUC*的10%）。该代谢物没有药理学活性。

（3）厄贝沙坦在肝脏与葡萄糖醛酸结合氧化

而被代谢。主要的循环代谢物为葡萄糖醛酸结合型厄贝沙坦（大约为6%）。体外实验显示厄贝沙坦主要由细胞色素P450酶CYP2C9氧化代谢，同工酶CYP3A4几乎没有效应。厄贝沙坦及代谢物经胆道和肾脏排泄。厄贝沙坦的血浆蛋白结合率为90%。据国内资料报道，健康受试者口服厄贝沙坦片300mg后，约1.9小时血药浓度达峰值，峰浓度约为4 058μg/L，消除相半衰期（$t_{1/2}\beta$）约为10.2小时。

【药物相互作用和不良反应及处理】

药物相互作用及处理：

（1）与利尿药合用降压作用增强。

（2）伪麻黄碱和麻黄碱均可降低高血压药的疗效。使用本品治疗的高血压患者应避免使用麻黄碱。

（3）非甾体抗炎药可以减弱ARB的作用且可以使肾功能降低。

（4）ARB可以增加胺碘酮、氟西汀和华法林的作用。

不良反应及处理：常见心动过速、心悸、水肿、妊娠毒性、类流感样综合征及血肌酐、尿素氮及蛋白尿高。少见背痛、肌肉痉挛、关节痛、关节炎、肌痛、肌无力、横纹肌溶解症。

【临床应用现状分析与展望】

（1）对肾功能不全、肾功能依赖于肾素-血管紧张素-醛固酮系统活性的患者（严重的充血性心力衰竭患者）以及双侧肾动脉狭窄或只有单侧肾脏而肾动脉狭窄的患者应慎用，因ARB作用于肾素-血管紧张素-醛固酮系统。

（2）对正在服用利尿药或低盐饮食或脱水的患者，开始使用ARB可能存在风险。

（3）ARB与ACEI类似，长期使用均可使血钾水平升高，尤其是使用留钾利尿药的患者在用药期间应监测血肌酐水平和血钾水平。

（三）利尿药

【药理作用和临床应用】

药理作用：噻嗪类利尿药用药早期通过利尿、减少血容量而达到降压效果，长期用药则通过扩张外周血管而产生降压作用。

临床应用：心功能不全与体内水钠潴留之间可形成恶性循环。当心脏前负荷过高而使心室舒张末期容量和压力过高时，可加重心功能不全。若此时应用利尿药促进体内潴留的水、钠排出，减少血容量和回心血量，减轻心脏前负荷，则有利于改善心脏功能，增加心输出量。

在心功能不全时血管壁Na^{+}含量增高，通过Na^{+}/Ca^{2+}交换升高血管平滑肌细胞内Ca^{2+}水平，从而增加血管壁张力和对升压物质的反应性，即增加心脏后负荷。利尿药可增加Na^{+}的排出，降低血管壁中的Na^{+}含量，减少Na^{+}/Ca^{2+}交换，降低血管张力和收缩性，因而减轻心脏后负荷，改善心脏泵血功能。

利尿药是治疗慢性心功能不全的常规辅助用药，主要用于轻度或中度心功能不全的患者，尤其适用于前负荷升高且易发生强心苷中毒的病例。在利尿药开始治疗后数天内就可降低颈静脉压，减轻肺淤血、腹水、外周水肿和体重，并改善心功能和运动耐量。心衰干预试验均同时应用利尿药作为基础治疗。试图用ACEI替代利尿药的试验均导致肺和外周淤血。这些观察表明，对于有液体潴留的心衰患者，利尿药是唯一能充分控制和有效消除液体潴留的药物，是心衰标准治疗中必不可少的组成部分，但单用利尿药治疗并不能维持长期的临床稳定。

轻度心功能不全，可单独使用噻嗪类利尿药；中度心功能不全患者，可口服袢利尿药或与噻嗪类和留钾利尿药合用；重度心功能不全、慢性心衰急性发作、急性肺水肿或全身浮肿者，噻嗪类利尿药一般无效，应静脉注射呋塞米。

目前推荐的利尿药使用方法为小剂量给药，同时合用强心苷、ACEI、ARB及β受体阻断药。因为长期大剂量的使用可减少有效循环血容量，降低心输出量，加重心衰。同时，反射性兴奋交感神经，降低肾血流量，减少组织器官灌注，加重肝肾功能障碍，恶化心力衰竭。长期大剂量应用利尿药还可导致心律失常、糖代谢紊乱、高脂血症。临床上使用应密切关注电解质指标，必要时纠正电解质平衡紊乱。

【体内代谢及影响因素】

（1）在胃肠道的吸收、作用持续时间及效价强度与其油水分布系数有关。

（2）氯噻嗪为水溶性药物，但其他噻嗪类药物都有较高的脂溶性，口服可被迅速而完全地吸收，口服后1～2小时起效，4～6小时血浆药物浓度达高峰。作用时间差别很大，与血浆蛋白结合率高的维持时间较长。

（3）噻嗪类药很少经肝脏代谢，主要以原型药物从肾小管排泄。

（4）丙磺舒、青霉素、吲哚美辛等有机酸类药均可延长噻嗪类药物的作用时间，因为被血浆蛋白结合的药物不易经肾小球滤过，药物需经近曲小管的有机酸分泌系统主动分泌进入小管腔后才能达到其作用部位。

【药物相互作用和不良反应及处理】

药物相互作用及处理：

（1）噻嗪类利尿药与肾素抑制剂、ACEI 或 ARB 联合，首先可通过减少水钠潴留、松弛外周血管、抑制 RAAS 等多重机制增强降压效果；其次，RAAS 抑制剂还可使由噻嗪类利尿药所致的 RAAS 激活和低血钾等不良反应得到减少。

（2）噻嗪类利尿药与钙通道阻滞剂联合时更适用于老年高血压患者等低肾素型高血压，因钙通道阻滞剂能够促进肾脏钠离子排泄，且与噻嗪类利尿药降压作用机制部分相同，均能导致交感神经系统和 RAAS 激活。

（3）噻嗪类利尿药剂量相关不良反应包括低钾血症，严重时可发生恶性心律失常甚至心源性猝死。

（4）β 受体阻断药通过抑制交感神经活性、减少肾素分泌和降低心输出量发挥降压作用，能够抑制噻嗪类利尿剂所致的 RAAS 和交感神经系统激活。

（5）糖皮质激素可以引起水钠潴留，拮抗噻嗪类利尿药的作用。

（6）非甾体抗炎药可以减弱噻嗪类利尿药的作用。

（7）若可引起低血钾的利尿药与 I_a 类或Ⅲ类抗心律失常药（延长 QT 间期）合用，可引起尖端扭转型室性心动过速。

（8）丙磺舒和锂剂通过干扰噻嗪类利尿药进入尿液，可以阻断噻嗪类利尿药的作用。

不良反应及处理：大剂量噻嗪型及噻嗪类似物有可能引起高血糖症、胰岛素抵抗，减弱口服降糖药物的效能及加重糖尿病，引起血钾降低，血钙升高，肌酐、血尿素氮及尿酸升高。

【临床应用现状分析与展望】

1. 关注噻嗪类利尿药所致的电解质和代谢紊乱　噻嗪类利尿药能干扰尿酸排出，使血尿酸水平升高，但通常不会导致尿酸蓄积。应定期监测血压、血脂、血糖、电解质、血尿酸、BUN 和肌酐清除率。

2. 关注用药的安全性

（1）为避免夜尿过多，应于白天给药。

（2）由于具有与磺胺类相似的结构，噻嗪类和噻嗪样利尿药如吲达帕胺、氢氯噻嗪，以及袢利尿药如布美他尼、呋塞米，都可能与其他磺胺类药发生交叉过敏反应。

（3）该类药可以引起光敏反应，注意防护日光照晒，或使用防晒指数 >15 的防晒霜。

（4）服药期间，从卧位或坐位起身时候动作要徐缓，以防直立性低血压发生。

不同利尿药的特点及选择见利尿药一章。

（四）血管舒张药

【药理作用和临床应用】

药理作用：硝酸酯类扩张冠状动脉和侧支循环血管，增加缺血区域尤其是心内膜下的血液供应。硝普钠、肼屈嗪作用于血管平滑肌，使阻力血管松弛而降低周围血管阻力或兼扩张容量血管而降压。α_1 受体阻断剂哌唑嗪等选择性阻滞血管平滑肌突触后膜 α_1 受体，使小动脉和小静脉舒张，降低外周血管阻力，使血压降低。

临床应用：硝酸甘油舌下含服是治疗心绞痛急性发作的首选。疼痛约在 1～2 分钟消失。缓解期选用缓释或长效硝酸酯类制剂，如单硝酸异山梨酯。硝普钠、肼屈嗪两者同属于血管舒张药，但因作用部位不同，对血管的作用也存在差异。硝普钠对小动脉、小静脉和微静脉均有扩张作用，但对静脉的舒张作用比动脉强；而肼屈嗪仅可扩张小动脉，硝普钠用于高血压危象。哌唑嗪可使外周血管阻力降低，对心输出量影响不大，且起效快、作用强、能改善胰岛素抵抗，并能降低 TC、TG 与 LDL-ch，升高 HDL-ch，有利于高血脂血症患者，还可减轻前列腺增生，对老年高血压患者并有前列腺增生者尤为适用。与 β 受体阻断药或利尿药联合，可有效治疗重度顽固性高血压。

【体内代谢及影响因素】　硝酸甘油舌下黏膜

吸收比消化道吸收快。舌下给药 2～3 分钟即可见效，5 分钟达到最大效应，并可持续 10～30 分钟，半衰期约 1～4 分钟。血浆蛋白结合率约为 60%。主要在肝脏代谢，中间产物为二硝酸盐和单硝酸盐，终产物为丙三醇。两种主要活性代谢产物 1，2- 和 1，3- 二硝酸甘油与母体药物相比，作用较弱，半衰期更长。单硝酸异山梨酯口服吸收迅速，无肝脏首过效应，有效血药浓度稳定，持续时间长，血浆蛋白结合率为 13%。硝普钠静脉滴注后立即达血药浓度峰值，其水平随剂量而定。由红细胞代谢为氰化物，在肝脏内氰化物代谢为硫氰酸盐，代谢物无扩血管活性；氰化物也可参与维生素 B_{12} 的代谢。哌唑嗪口服吸收完全，生物利用度 50%～85%，血浆蛋白结合率高达 97%。口服后 2 小时起降压作用，血药浓度达峰时间为 1～3 小时，半衰期为 2～3 小时，心力衰竭时半衰期延长达 6～8 小时，持续作用 10 小时。

【药物相互作用和不良反应及处理】

硝酸异山梨酯类药物相互作用如下：

1. 与抗高血压药或扩张血管药合用，可使本类药的体位性降压作用增强。

2. 本品可增强三环类抗抑郁药的低血压和抗胆碱效应。

3. 与 5 型磷酸二酯酶抑制剂（伐他那非、西地那非、他达拉非）合用，可引起严重的低血压。在用药期间禁止联合应用西地那非等 5 型磷酸二酯酶抑制剂。

4. 与拟交感神经药（去甲肾上腺素、去氧肾上腺素、麻黄碱或肾上腺素）合用，能降低本类药的抗心绞痛效应。

不良反应及处理：硝酸酯类药物不良反应主要是继发于其舒张血管作用，舒张血管可引起面部潮红或有烧灼感、搏动性头痛、血压下降、血硝酸盐水平升高、反射性心率加快、晕厥等。硝普钠的不良反应包括药物急性过量反应和药物代谢产物的毒性反应，其中毒性反应为硝普钠代谢产物引起，发生高铁血红蛋白血症；哌唑嗪的不良反应主要有首剂低血压反应、直立性低血压、眩晕、头痛和心悸等。

【临床应用现状分析与展望】

慢性心功能不全与前、后负荷有密切关系，适当降低前、后负荷将有助于改善心功能。某些血管舒张药不仅能改善心衰症状，而且可以降低病死率，提高患者的生命质量。

对肺静脉压明显升高，肺淤血症状显著的患者，宜选择扩张静脉为主的硝酸酯类，可减少静脉回心血量，降低肺楔压和左心室舒张末压（LVEDP）等，从而降低心脏前负荷。硝酸酯类对小动脉也有较弱的舒张作用，故也能轻度降低后负荷。

对外周阻力升高，心输出量明显减少的患者，宜选用扩张小动脉为主的肼屈嗪等。本类药物能明显降低外周阻力，减轻后负荷，增加心输出量，增加动脉供血，缓解组织缺血症状，弥补或抵消因小动脉扩张而可能发生的血压下降和冠状动脉供血不足等负面影响。

对肺静脉压和外周阻力均升高，心输出量明显降低者，宜选用对动、静脉均衡扩张的哌唑嗪、卡托普利等，或合用硝酸酯类与肼屈嗪。

舒血管药是治疗心功能不全的辅助药物，主要用于对正性肌力药和利尿药治疗无效的难治病例。

不同舒血管药的特点详见抗高血压药一章及抗心绞痛药一章。

三、强心苷

强心苷（cardiac glycosides）是一类选择性作用于心脏，增强心肌收缩力的药物，主要用于治疗慢性心功能不全和某些心律失常。

来源与化学结构：强心苷多来源于植物，最常用的含有强心苷的植物有紫花洋地黄和毛花洋地黄，故强心苷类又称为洋地黄类药物（digitalis）。其他植物还有康吡毒毛旋花、羊角拗、夹竹桃、铃兰、冰凉花等。动物药蟾酥中也含有强心苷。强心苷有一级苷、二级苷之分，天然存在于植物中的是一级苷，提取过程中经水解失去乙酰基和糖成为二级苷。常用的一级苷有毛花苷丙（lanatoside C），二级苷有地高辛（digoxin）、洋地黄毒苷（digitoxin）。

强心苷由苷元（配基）和糖结合而成。其苷元由甾核和一个不饱和内酯环所构成，其糖的部分由洋地黄毒糖、葡萄糖等组成。

强心苷的药理活性主要来源于苷元。苷元的结构特征对其活性的影响至关重要。C_3 位上的 β- 羟基是甾核与糖的结合部位，脱糖后 C_3 位羟

基转为 α 型而失去活性；C_{14} 位需有一个 β 构型的羟基，否则失活；C_{17} 位联接 β 构型的不饱和内酯环，打开内酯环、饱和其双键或内酯环由 β 位转为 α 位则作用明显减弱甚至失活。强心苷作用的长、短、快、慢与甾核上的羟基数目有关，羟基多者发挥作用快，持续时间短。

糖的部分对苷元的活性有重要作用，如糖能增加苷元的水溶性，增强对心肌的亲和力，延长苷元的强心作用等。

【药理作用和临床应用】

药理作用：各种强心苷的药理作用基本相同，只是作用的强弱、起效的快慢、持续的时间有所差异。

1. 正性肌力作用（positive inotropic effect） 在治疗剂量下，强心苷能选择性地作用于心脏，加强心肌收缩性，表现为加快心肌收缩速度的作用。这是对心肌的直接作用，因强心苷对没有神经支配的离体乳头肌和体外培养的心肌细胞均有加强收缩性作用。心肌收缩力增强，使每搏输出量增加；心肌缩短速率提高，使心动周期的收缩期缩短，舒张期相对延长，有利于静脉回流和增加每搏输出量。

强心苷在心功能不全患者和正常人心脏都具正性肌力作用，但只增加前者的心输出量，而不增加后者的心输出量。心功能不全患者，因心肌收缩力减弱，心输出量降低，可致交感神经张力增强，外周阻力增高。当使用强心苷后增强心肌收缩力，能反射性降低交感神经张力，使外周阻力下降，加上舒张期延长，回心血量增多，最终使心输出量增加。但对于正常人，强心苷有收缩血管提高外周阻力的作用，限制心输出量的增加，且没有更多的回心血液来增加其心输出量。

作用机制：强心苷增强心肌收缩性的机制与增加心肌细胞内 Ca^{2+} 含量有关。心肌收缩过程主要涉及 4 种蛋白：肌动蛋白（actin）、肌球蛋白（myosin）、肌钙蛋白（troponin）和原肌球蛋白（tropomyosin），前两者起收缩作用，后两者起调节作用。

当心肌兴奋时膜去极化，Na^+、Ca^{2+} 流入细胞内，胞内的 Ca^{2+} 进一步诱发肌质网池贮存的 Ca^{2+} 释放。Ca^{2+} 与肌钙蛋白结合，导致原肌球蛋白构型改变，使肌球蛋白通过横桥与肌动蛋白结合，激活 ATP 酶，分解 ATP 释放能量，使肌球蛋白头部做弯曲运动，牵引肌动蛋白向肌节中央滑行，使肌节缩短，从而产生心肌收缩（图 20-2）。

治疗量强心苷确能增加心肌兴奋时细胞内的 Ca^{2+} 含量。至于细胞内 Ca^{2+} 增多的原因，一般认为，强心苷可与心肌细胞膜 Na^+，K^+-ATP 酶结合。结合后，酶活性降低，使细胞内 Na^+ 增多，通过 Na^+-Ca^{2+} 交换增加，使得细胞内 Ca^{2+} 增加，从而增强心肌收缩性。

2. 减慢心率作用（负性频率作用，negative chronotropic effect） 强心苷减慢心率作用主要表现在心功能不全而心率加快的患者中。心功能不全时，心收缩性减弱，心搏出量减少，通过压力感受器反射性提高交感神经张力，引起心率加快。这是一种代偿性反应，以适应机体对血氧的需求。但心率加快超过一定限度时，则舒张期过短，回心血量减少，反而限制心输出量的增加。强心苷加强心肌收缩力，增加心输出量，压力感受器的反射减弱或消失，而迷走神经张力增强，从而使心率减慢。此外，强心苷还能直接增敏窦弓压力感受器和心内压力感受器，以及增强窦房结对乙酰胆碱的敏感性等也有利于减慢心率。强心苷减慢心率是其治疗心功能不全的又一药效基础。因心率减慢可延长舒张期，增加静脉回流，有利于提高心输出量，也使得心脏更加充分休息并获得更多的冠脉供血。

3. 对心肌电生理特性的影响 强心苷对心肌电生理的影响随用药剂量、心肌部位、心肌状态等情况的不同而有所差异。

在治疗量下，强心苷增强心肌收缩力，可反射性兴奋迷走神经，促进 K^+ 外流，抑制 Ca^{2+} 内流，使膜最大舒张电位负值加大，远离阈电位，从而降低窦房结自律性、减慢传导。中毒量强心苷能直接抑制浦肯野纤维细胞膜 Na^+，K^+-ATP 酶，使细胞内失 K^+，减少最大舒张电位负值，接近阈电位，致自律性升高。此外，最大舒张电位负值的减少易使快钠通道失活而慢钙通道激活，Ca^{2+} 内流增多触发迟后除极，亦致自律性增高。

迷走神经兴奋亦能抑制慢反应细胞 Ca^{2+} 内流，使膜反应性降低，0 相上升速率减慢，房室结传导减慢，此作用能被阿托品所取消。中毒量强心苷能明显抑制 Na^+，K^+-ATP 酶，使细胞失钾，减

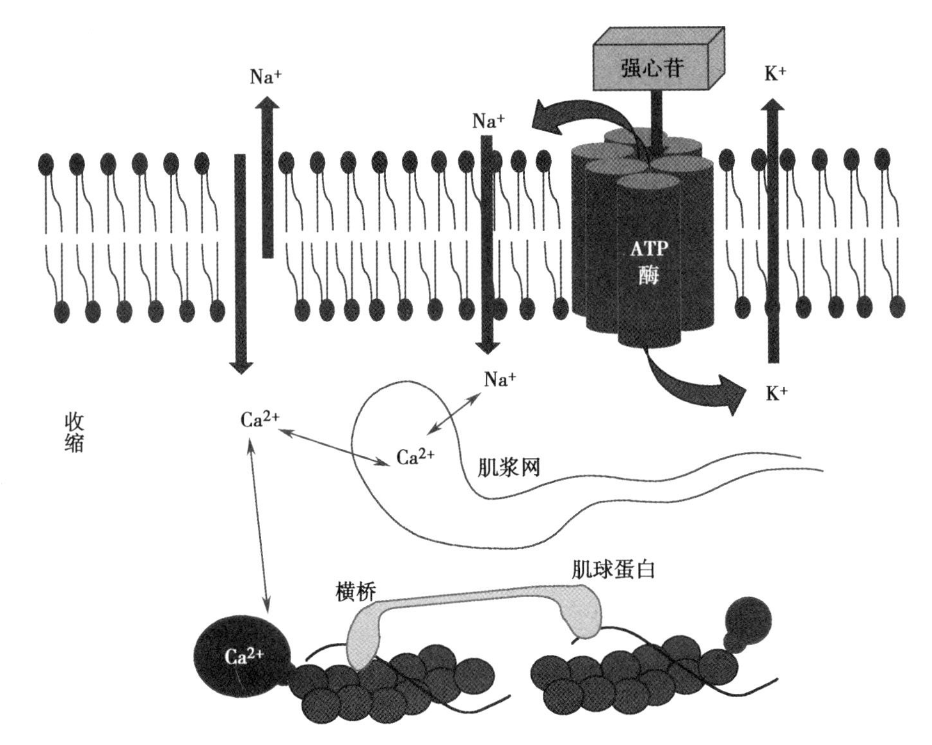

图 20-2　心肌收缩和舒张时 Ca^{2+} 转运及强心苷作用示意图

少最大舒张电位负值，而减慢房室结传导，此作用不被阿托品所取消。

强心苷通过兴奋迷走神经促进心房肌细胞 K^+ 外流，使复极加速，ERP 缩短。

4. 对心电图的影响　治疗量强心苷对心肌电生理的影响反映在心电图上，表现为 T 波幅度变小、甚至倒置，ST 段降低呈鱼钩状，这与动作电位 2 相缩短相一致，可作为临床判断患者是否使用强心苷类药物的一个指标。随后出现 PR 间期延长，反映房室传导的减慢；QT 间期缩短，反映浦肯野纤维和心室肌的 ERP 和 APD 缩短；PP 间期延长则反映窦性心率减慢。中毒量强心苷会引起各类心律失常，在心电图上也会有相应的改变。

5. 其他　心力衰竭患者，交感神经张力增加，循环中 NA 水平提高，使 β 受体下调。强心苷的正性肌力作用可通过兴奋迷走神经间接降低交感神经张力，还能直接抑制交感神经活性，降低 NA 水平。中毒量强心苷则通过中枢和外周作用升高交感神经活性，并引起中枢兴奋。

强心苷能降低血浆肾素活性，减少血管紧张素Ⅱ的分泌，进而降低外周血管阻力和醛固酮分泌，其有利于降低心脏负荷。

强心苷能引起血管平滑肌收缩，使外周阻力升高。该作用不依赖交感神经及其递质。但在心力衰竭患者，强心苷对交感神经的抑制超过其对血管的直接作用，外周阻力不变或稍降。

对心力衰竭患者，强心苷具有明显利尿作用。该作用主要是因强心苷的正性肌力作用使心功能改善，增加心输出量，继而使肾血流量和肾小球滤过率增多。此外，本药还可抑制肾小管细胞膜 Na^+，K^+-ATP 酶，减少肾小管对 Na^+ 的重吸收，而产生排钠利尿作用。

临床应用：目前强心苷类中使用最广的有 6 种：

1. 地高辛　是一种中效强心苷。

2. 甲地高辛　是由地高辛最后一个洋地黄毒糖 C_4 位羟基被甲基化而成。与地高辛的作用相似，但效应较强，且安全性高。

3. 洋地黄毒苷　主要经肝脏代谢，受肾功能影响小，可用于肾功能不全患者。

4. 毛花苷丙（西地兰 C）　是一种速效强心苷，作用比毒毛花苷 K 稍慢，但较洋地黄、地高辛快。

5. 去乙酰毛花苷（西地兰 D）　作用较洋地黄、地高辛快，但比毒毛花苷 K 稍慢，为速效强心苷。

6. 毒毛花苷K　地高辛作为心力衰竭治疗的辅助药，在目前的治疗上，更适用于心力衰竭伴有快速心室率的心房颤动患者。一般情况下，除非伴有快速心室率的心房颤动，否则急性心力衰竭不为地高辛的应用指征。

【体内代谢及影响因素】 各种强心苷的药理作用相似，仅在作用的快慢、长短有所差异，这是因各药体内过程不同所致。而体内过程的不同来源于各药甾核上极性基团羟基的多少。甾核羟基少者极性低，脂溶性高，口服吸收好，血浆蛋白结合率和肝脏代谢率都高，如洋地黄毒苷。而羟基多者，如毒毛花苷K，极性高而脂溶性低则口服吸收差。一些常用强心苷药动学特征总结见表20-2。

1. 吸收　各种强心苷口服吸收率个体差异很大。其中，地高辛的生物利用度变动在20%～80%之间。去乙酰毛花苷和毒毛花苷K很少由胃肠吸收，故不宜口服。强心苷口服吸收后，部分经胆道排泄入肠被再次吸收，形成肝肠循环。洋地黄毒苷约有26%，地高辛约有7%进入肝肠循环。

2. 分布　不同强心苷在血液中与血浆蛋白的结合程度不同。强心苷在心、肝、肾和骨骼肌中分布较多。此外，地高辛易通过胎盘屏障，胎儿的血药浓度几乎与母体相同。强心苷在乳汁中也有分布。

3. 代谢　洋地黄毒苷在肝中代谢率较高，主要有三种代谢方式：①经细胞色素P-450氧化脱糖成苷元，并进一步转化为洋地黄毒苷元而失效；②第12位C被羟化成仍具活性的地高辛，此方式约占总代谢量的8%；③代谢物被结合成水溶性物质经肾排出。肝药酶诱导剂能促进洋地黄毒苷的代谢，合用时宜酌情增加洋地黄毒苷的剂量。地高辛在体内代谢转化较少，主要与葡萄糖醛酸结合而失效。毛花一级苷丙和毒毛花苷K在体内代谢最少，可能是因为脂溶性差，不易进入肝细胞。

4. 排泄　洋地黄毒苷主要以代谢产物的形式经肾排除。一小部分经胆汁排出，约有26%进入肝肠循环。少量经粪便排出。地高辛约60%～90%以原型经肾排出。老年人及肾功能不全者血药浓度升高，易致中毒。毛花一级苷丙和毒毛花苷K因极性大，水溶性高，几乎全部以原型经肾排出。

【药物相互作用和不良反应及处理】

药物相互作用及处理：由于强心苷类药具有治疗指数窄的特点，容易中毒。因此即使血浆药物浓度发生轻微变化，也会导致严重结果。

1. 地高辛与胺碘酮合用血清地高辛浓度增加70%～100%。

2. 由于噻嗪类和袢利尿药可引起低钾血症和低镁血症，使洋地黄中毒的危险增加，故应注意监测并及时纠正电解质紊乱。

3. 普罗帕酮可致地高辛的肾脏以及肾脏外清除率减少，从而导致血清地高辛浓度增加30%～40%。所以，合用时需减少地高辛用量。

4. 维拉帕米可抑制地高辛的转运蛋白，导致地高辛的肾和非肾脏清除率降低，血清地高辛浓度增加70%～100%。合用时需监测本品血药浓度，并按需要酌情调整，剂量减半或选用其他钙通道阻滞剂。

表20-2　常用强心苷的药动学

分类	强心苷	消化道吸收率/%	起效时间/min	达峰时间/h	血浆蛋白结合率/%	肝肠循环/%	半衰期/h	作用持续时间/d	消除途径
长效	洋地黄毒苷	90～100	iv15～30 po＞120	6～12	90～97	25	140	20	肝，少量肾
中效	地高辛	50～90	iv15～30 po　60	2～5	25	5	40	6	肾，少量肝
短效	毛花苷丙	40～60	iv10～30 po 60	1～2	—	—	18	3～6	肾
	去乙酰毛花苷丙C	不良	iv10～30	1～2	—	—	33	3～6	肾
	毒毛花苷K	不良	iv5～10	0.5～2	—	—	21	1	肾

5. 洋地黄化时静脉应用硫酸镁可发生心脏传导阻滞，尤其是同时静脉注射钙盐时。

6. 环孢素可使地高辛的血药浓度增加而致中毒。

不良反应及处理：强心苷的安全范围小，一般治疗量已接近中毒量的60%。且对强心苷的敏感性个体差异大，影响因素多，低血钾、高血钙、低血镁、心肌缺血、缺氧、肾功能不全、酸血症及合并用药不当等都可诱发或加重强心苷中毒。中毒症状与心功能不全的症状易混淆，给中毒的鉴别增加了困难。为保证用药安全，应监测血药浓度和病理状态，做到剂量个体化，地高辛血浓度超过3ng/ml，洋地黄毒苷超过45ng/ml，可确认为中毒。

1. 毒性反应

（1）胃肠道反应：为较常见的早期反应，可表现为厌食、恶心、呕吐、腹泻。这是强心苷兴奋延髓催吐化学感受区的结果，应注意与用药量不足、疾病未得到控制所致的反应相区别。剧烈呕吐可因失钾而加重中毒反应。

（2）中枢神经系统反应：可有眩晕、头痛、疲倦、失眠、谵妄等；还有视觉障碍，如黄视、绿视、视物模糊等，这可能与强心苷在视网膜分布较多有关。视觉障碍为中毒的先兆表现。

（3）心脏反应：是强心苷最严重的毒性反应，临床所见的各种心律失常都有可能出现，常有以下类型：

1）快速型心律失常：可有室性早搏、二联律、三联律以及由异位节律点自律性增高所致的房性、房室结性或室性心动过速，甚至发展为室颤。其中室性早搏出现最早、最多，约占心脏毒性反应的1/3。室性心动过速最为严重，应立即停药并抢救，以免发展为致死性的室颤。

2）房室传导阻滞：引起不同程度的传导阻滞，严重者可出现完全阻滞。

3）窦性心动过缓：可降低窦房结自律性，引起窦性心动过缓，但窦性停搏少见。心率降至60次/min以下，应作为停药指征之一。

强心苷引起的心脏毒性主要与Na^+，K^+-ATP酶的高度抑制和随之引起的细胞严重失钾有关。

2. 中毒的防治　首先应注意诱发或加重中毒的因素，预防中毒的发生。还要警惕中毒先兆，当出现一定次数的室性早搏、窦性心动过缓（<60次/min）及视觉异常等，都应及时减量或停用强心苷和排钾利尿药。如能监测血药浓度则更有利于预防中毒的发生。

快速型心律失常，应及时补钾。K^+能与强心苷竞争心肌细胞膜的Na^+，K^+-ATP酶，减少强心苷与酶的结合，从而减轻或阻止中毒的发展。轻度中毒可口服氯化钾，3～6g/d，分3～4次服用；重度中毒可用1.5～3g氯化钾溶于5%葡萄糖500ml中，缓慢静脉滴注。肾功能不全、高钾血症及严重房室传导阻滞者不宜用钾盐。

对强心苷中毒引起的重症快速型心律失常，常用苯妥英钠救治。该药能使强心苷从Na^+，K^+-ATP酶复合物中解离，恢复酶的活性。它对频发的室性早搏、室性心动过速等有明显疗效，并且不减慢房室传导。

利多卡因可用来治疗强心苷引起的严重室性心动过速和心室纤颤。

对强心苷引起的房室传导阻滞、窦性心动过缓、窦性停搏等，可采用阿托品静脉注射治疗。

用法：强心苷的传统用法是分两个步骤进行的，即先给全效量，使其获得全效，再用维持量。为获足够效应常于短期内给予足够剂量，即全效量，使血中达最大有效浓度，即“洋地黄化”。达到全效后，逐日补充体内消除的药量，即维持量，以维持疗效。可根据患者情况，把全效量分为速给法或缓给法给予。

（1）速给法：适用于病情紧急且两周内未用过强心苷类药物的患者，在24小时内给足全效量。可选用去乙酰毛花苷丙，首剂0.4～0.8mg，用葡萄糖液稀释后缓慢静注，以后根据情况每2～4小时注射半量。也可用毒毛花苷K，首剂0.125～0.25mg，以葡萄糖液稀释后缓慢静注，必要时2～4小时后再静注一次，以达全效量。

（2）缓给法：可口服地高辛，首剂0.25～0.5mg，以后每6～8小时服0.25mg；也可口服洋地黄毒苷，每次0.1mg，每日3次，于3～4日达全效量。

对于病情不急的患者，为达到既能治疗心功能不全又减少毒性反应的目的，可不必先给全效量，而是逐日给予维持量，经4～5个$t_{1/2}$也可达到稳态有效血药浓度。如地高辛的$t_{1/2}$为33～36小时，每日给药0.25～0.375mg，经6～7日就可达稳态有效血药浓度。

达全效量后，每日应给维持量以维持药效，可给洋地黄毒苷 0.05～0.1mg/d，或地高辛 0.25～0.5mg/d。用维持量的期限依病情而定。

【临床应用现状分析与展望】

1. 慢性心功能不全　强心苷由于增强心肌收缩性，使心输出量增加，从而改善动脉系统缺血的状况；由于心排空完全，舒张期延长，使回心血量增多，静脉压下降，从而解除静脉系统淤血症状。强心苷对不同原因引起的心功能不全有不同程度疗效。

（1）对心瓣膜病、先天性心脏病、动脉硬化及高血压引起的心力衰竭效果良好，对伴有心房颤动或心室率过快者疗效最好。

（2）对继发于甲状腺功能亢进、重症贫血及维生素 B_1 缺乏等疾病的心功能不全，疗效较差，因心肌能量代谢障碍。

（3）对肺源性心脏病、严重心肌损伤或活动性心肌炎（如风湿活动期）等，疗效不佳。因此时心肌缺氧，能量产生障碍，且缺氧又使血中儿茶酚胺增多和细胞进一步缺钾，这些因素都易引起强心苷中毒。

（4）对伴有机械性阻塞的心功能不全，如缩窄性心包炎、严重二尖瓣狭窄等疗效不佳或无效，因心室舒张和充盈受阻，药物难以使之改善。

2. 某些心律失常

（1）心房纤颤：即心房肌发生细弱而不规则纤维性颤动，每分钟可达 400～600 次。其主要危险在于心房过多的冲动传到心室，引起心室率过快，妨碍心室泵血功能，导致严重循环障碍。强心苷减慢房室传导的作用，阻止过多冲动传到心室，从而减慢心室率，改善心室泵血功能，但对多数患者并不能消除房颤。

（2）心房扑动：系快速而规则的心房异位节律，每分钟 250～300 次。频率虽比房颤少，但较易传入心室，引起难以控制的心室率加快。强心苷能缩短心房不应期，使扑动变为颤动。强心苷在心房颤动者较易控制心室率。部分患者在转为心房纤颤后停用强心苷可恢复窦性节律，因为停用了强心苷，相当于取消了缩短不应期的作用，即延长了不应期，从而终止折返，使房颤停止。

（3）阵发性室上性心动过速：强心苷通过增强迷走神经兴奋性，降低心房自律细胞的自律性而终止室上性心动过速。强心苷本身引起的室上性心动过速当禁用。

（4）对室性心动过速不宜用强心苷，因可引起心室纤颤。

四、非强心苷类正性肌力药

【药理作用和临床应用】

药理作用：非强心苷类的正性肌力药物常用有两类：磷酸二酯酶（PDE）Ⅲ抑制剂，如氨力农、米力农等；以及 β 受体激动剂如多巴酚丁胺、DA 等；磷酸二酯酶Ⅲ抑制剂和 β 受体激动剂都是通过提高心肌细胞内环磷腺苷（cAMP）水平而使心肌收缩力增强，并扩张外周血管，短期应用能使血流动力学效应得到改善。

临床应用：

（1）磷酸二酯酶Ⅲ抑制剂主要用于心力衰竭时作短时间的支持治疗，尤其是对强心苷、利尿药及血管扩张药反应不佳的患者。

（2）DA 主要用于急性心衰，以及各种原因引起的休克，对 DA 无效或不能耐受不良反应的可以使用多巴酚丁胺。

【体内代谢及影响因素】　氨力农静脉注射 2 分钟内起效，10 分钟作用达高峰，持续 60～90 分钟。血浆氨力农浓度平均为 3.5ug/ml，与心脏指数变化百分率成线性相关。血浆分布半衰期约 4.6 分钟，清除 $t_{1/2}$ 为 2～5 小时。米力农静脉给药 5～15 分钟起生效，清除 $t_{1/2}$ 为 2～3 小时。蛋白结合率 70%。DA 口服无效，静脉滴注后在体内分布广泛，不易通过血脑屏障。静脉滴注 5 分钟内起效，持续 5～10 分钟，作用时间的长短与用量不相关。在体内很快通过单胺氧化酶及儿茶酚 - 氧位 - 甲基转移酶的作用，在肝、肾及血浆中降解成无活性的化合物。一次用量的 25% 左右在肾上腺神经末梢代谢成去甲肾上腺素。$t_{1/2}$ 约为 2 分钟左右。多巴酚丁胺口服无效，静脉注入 1～2 分钟内起效，如缓慢滴注可延长到 10 分钟，一般静注后 10 分钟作用达高峰，持续数分钟，$t_{1/2}$ 约为 2 分钟，在肝脏代谢成无活性的化合物。

【药物相互作用和不良反应及处理】

药物相互作用及处理：

（1）磷酸二酯酶Ⅲ抑制剂氨力农、米力农与丙吡胺合用可导致血压过低；与常用强心、利尿、扩血管药合用，尚未见不良相互作用；与硝酸酯类合用有相加效应；加强洋地黄的正性肌力作用，故应用期间不必停用洋地黄；与速尿混合立即产生沉淀。

（2）β 受体激动剂 DA 与硝普钠、异丙肾上腺素、多巴酚丁胺合用，注意心排血量的改变，与单用时反应不同。大剂量 DA 与 α 受体阻断药如酚苄明、酚妥拉明、妥拉唑林等同用，后者的扩血管效应可被本品的外周血管的收缩作用拮抗。与全麻药（尤其是环丙烷或卤代碳氢化合物）合用由于后者可使心肌对 DA 异常敏感，引起室性心律失常。与 β 受体阻断药同用，可拮抗 DA 对心脏的 $β_1$ 受体作用。与硝酸酯类同用，可减弱硝酸酯的抗心绞痛及 DA 的升压效应。与利尿药同用，一方面由于本品作用于 DA 受体扩张肾血管，使肾血流量增加，可增加利尿作用；另一方面本品自身还有直接的利尿作用。与胍乙啶同用时，可加强 DA 的加压效应，使胍乙啶的降压作用减弱，导致高血压及心律失常。与三环类抗抑郁药同时应用，可能增加 DA 的心血管作用，引起心律失常、心动过速、高血压。与单胺氧化酶抑制剂同用，可延长及加强 DA 的效应；已知本品是通过单胺氧化酶代谢，在给 DA 前 2～3 周曾接受单胺氧化酶抑制剂的患者，初量至少减到常用剂量的 1/10。与苯妥英钠同时静注可产生低血压与心动过缓。在用 DA 时，如必须用苯妥英纳抗惊厥治疗时，则须考虑两药交替使用。

多巴酚丁胺与全麻药尤其环丙烷、氟烷等同用，室性心律失常发生的可能性增加。与 β 受体阻断药同用，可拮抗本品对 $β_1$ 受体的作用，导致 α 受体作用占优势，外周血管的总阻力加大。与硝普钠同用，可导致心排血量微增，肺楔嵌压略降。不得与碳酸氢钠等碱性药物混合使用。

不良反应及处理：

（1）β 受体激动剂常见不良反应症状有胸痛、呼吸困难、心悸、心律失常、心搏快而有力，偶有心动过缓、头痛、恶心、呕吐等。

（2）磷酸二酯酶Ⅲ抑制剂氨力农会出现血小板计数减少等不良反应，晚期心力衰竭时使用可能出现低敏感性，失代偿心力衰竭不再使用该药物。米力农的不良反应与氨力农相比较少，主要可致多种心律失常，还包括低血压、心绞痛或胸痛等其他不良反应。

【临床应用现状分析与展望】 同类药物还有米力农（milrinone，甲腈吡酮、米利酮），其作用强于氨力农，为氨力农的 10～30 倍，且不良反应较少，如无减少血小板等。

左西孟旦（levosimendan）为新型正性肌力药和血管扩张药，其作用机制是：①抑制心肌磷酸二酯酶，产生较弱的正性肌力作用；②与肌钙蛋白结合而增强心肌的钙敏感性，其作用与细胞内 Ca^{2+} 浓度有关；③可激动血管平滑肌的钾通道，扩张冠脉和外周血管。用药后，心输出量增加，外周血管阻力降低，且不伴心率和心肌耗氧量的增加。左西孟旦口服易吸收，生物利用度约为 85%。

第三节 慢性心功能不全治疗药物的研发史和研究进展

一、治疗慢性心功能不全药物的发展史

人类对慢性心功能不全基本观念的理解和认识是伴随着医学和科学技术的进步而逐渐深入的，心力衰竭药物治疗已有两百多年历史，走过了一个漫长的历程（图 20-3）。近来对慢性心衰的治疗学观念发生了变化，从 20 世纪 40 至 60 年代的“心肾模式”到 70 至 80 年代的“循环模式”，再转移到 80 年代末至今的“神经内分泌模式”。β 受体阻断药目前已被医学界确认为治疗慢性心衰的基本药物之一；ACE 抑制剂虽然面市仅二三十年，但已成为治疗和预防慢性心衰的基石药物；正性肌力药虽已有 130 多年的应用历史，但至今还被公认为心衰治疗的一线药物；利尿药是心衰的基本治疗药物。

洋地黄类药物是第一个用于心力衰竭治疗的药物。最早应用的强心苷类药物至今仍未退出临床。早在 1785 年，英国医师 W.Withering 从植物指顶花（digitalispurpurea）中提取了洋地黄糖苷，首次报道洋地黄可用于水肿的治疗，20 世纪 20 年代强心苷发展为治疗慢性心功能不全的主要药物。经过 200 多年的临床评价，证实了洋地黄类药物的确有助于改善心力衰竭的症状，但对大多

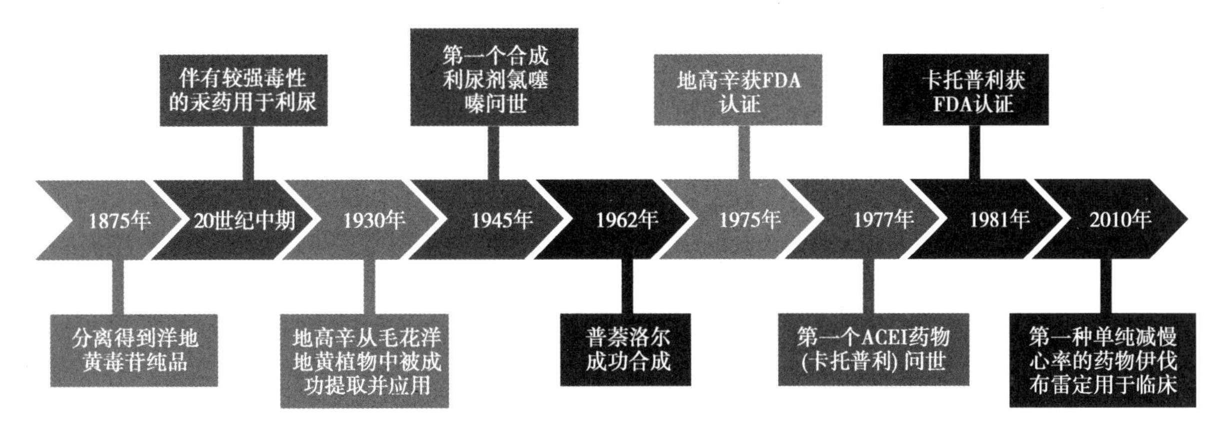

图 20-3　心衰药物的治疗发展史

数心力衰竭患者的生存状态并无太大改善，也不能改善慢性心功能不全患者的预后。

利尿药是第一种可以改善心力衰竭症状的药物，直至 20 世纪中期才开始应用，早期应用的汞药虽然有良好的利尿作用，但是伴有较强的毒性。50 年代噻嗪类利尿药问世，并与强心苷合用，这是慢性心功能不全治疗史上的一次重大进展。1945 年第一个人工合成的利尿药氰噻嗪问世。虽然没有证据表明利尿药对心力衰竭患者的预后具有改善作用，但依然是有症状患者的首要选择，其消除体液潴留和缓解症状的作用是其他药物无法比拟的。

β 受体阻断药应用的最初二十几年间，医学界认为此类药物可显著抑制心肌收缩力，诱发心功能不全和心力衰竭或加重病情。因此，β 受体阻断药被禁用于心衰治疗。20 世纪 80 年代，医学界对 β 受体阻断药的认知开始转变，逐渐认识到交感神经系统过度兴奋是心力衰竭发展的重要病理生理机制。β 受体阻断药可有效阻断交感神经系统作用，并抑制交感神经过度激活导致的不良影响。

1962 年非选择性 β 受体阻断药普萘洛尔成功合成，进而发现对糖脂代谢和肺功能的不良影响，该类药物在临床已较少应用。目前，国内外专家推荐应用美托洛尔、比索洛尔和卡维地洛。已有充分的循证医学证据表明上述药物对慢性心衰患者有益。随后，70 年代初开始合用血管扩张药治疗慢性心功能不全，用以减轻心脏前、后负荷，改善血流动力学的变化。70 年代后期，受体激动药、多巴酚丁胺及磷酸二酯酶抑制药（phosphodiesterase inhibitor，PDEI）因具有正性肌力作用及一定程度的血管扩张作用被用于急性心肌梗死后的慢性心功能不全，取得较好的治疗效果，但目前已少用或仅短期用于慢性心功能不全的治疗。

1977 年第一个合成的卡托普利口服制剂作为治疗高血压的一项“重磅”医药发明，现在已被广泛应用于高血压和某些心脏疾病的治疗。自 20 世纪 80 年代以来，ACE 抑制药成功地用于治疗慢性心功能不全，改变了慢性心功能不全的发生与发展难以预防、预后不佳的观念，是慢性心功能不全治疗史上的又一重要进展。同时，将原视为禁忌的受体阻断药转变为治疗慢性心功能不全的标准用药。

伊伐布雷定（ivabradine）是首个特异性窦房结 If 通道抑制剂，在心衰标准治疗方案基础上联用可进一步改善心衰症状和远期预后。2015 年 4 月 15 日，美国 FDA 宣布批准伊伐布雷定用于慢性心衰的治疗，以减少心衰恶化而住院的风险。此前，该药已获批在欧洲上市。该药获批的适应证为：稳定性心衰患者，使用最大耐受剂量 β 受体阻断药的情况下心率≥70 次 /min。因此，这是心力衰竭历史上又一个里程碑，证实单纯降低心率也能够使患者获益。故减慢心率对其他心血管疾病是否也会有同样的益处，成了值得研究的问题。

慢性心衰的治疗自 20 世纪 90 年代以来已有重大的转变：从旨在改善短期血液动力学状态转变为长期的修复性策略，以改变衰竭心脏的生物学性质；从采用强心、利尿、扩血管药物转变为神经内分泌抑制剂，并积极采用非药物的器械治疗。心衰的治疗目标不仅是改善症状、提高生活质量，更重要的是针对心肌重构的机制，防止和延缓心肌重构的发展，从而降低心衰的病死率和住院率。

心衰患者的治疗一般可有多种治疗选择（表20-3）。其中强心苷类为首选药或基础用药；利尿药为常规辅助用药；ACEI 及 AT1 阻断药为基础用药；非苷类正性肌力药仅偶尔用于危重病例，可改善症状，但有可能增加病死率；扩血管药可根据患者血流动力学特点选用，但也可能增加病死率；β 受体阻断药可在常规基础治疗的基础上加用，或在心衰得到基本控制后再用。

表 20-3　心衰患者的合理选药

心功能级别	Ⅱ	Ⅲ	Ⅳ
治疗措施	限制活动 强心苷 适当限钠 中效利尿药 β 受体阻断药 ACEI	低钠饮食 高效利尿药 扩血管药	联合 非苷类正性肌力药

近年来，AVP 受体拮抗药、ET 受体拮抗药、TNF-α 拮抗药和血管肽酶抑制药等正在进行动物实验或临床试验，是治疗慢性心功能不全药物发展的新方向。此外，随着分子生物学及基因工程学理论和实验技术在心血管疾病中的应用，慢性心功能不全的发生与心肌基因表达异常的关系将有望得到阐明，基因治疗和细胞移植将有望用于治疗慢性心功能不全。

二、治疗慢性心功能不全药物发展展望

随着对心力衰竭病理和病理生理机制的深入认识，射血分数降低心力衰竭的药物治疗取得了长足的进步，治疗重点由改善血液动力学异常，转变为纠正神经体液机制的异常激活，延缓和逆转心室重构的策略。然而，针对射血分数正常的心力衰竭目前尚未获得有效治疗药物的充分证据。近几年，一些临床研究取得了良好的结果。以下就心力衰竭指南和治疗心力衰竭相关药物的进展做述评。

托伐普坦

托伐普坦（tolvaptan）为口服新药血管加压素 V_2 受体拮抗剂，通过拮抗抑制血管加压素，抑制肾脏集合管对水的重吸收。特点是主要排除体内自由水，而不增加钠的排出。与之相关的临床试验显示出在治疗心衰中具有比较好的安全性和有效性。

双效血管紧张素受体 - 脑啡肽酶抑制剂

此抑制剂是目前治疗心衰最具前景的药物。该药在体内作为前药分解为缬沙坦和脑啡肽酶抑制剂替卡格雷，缬沙坦作用于肾素 - 血管紧张素 - 醛固酮系统，降低心肌纤维化和重构；同时，替卡格雷降解为具有活性的 LBQ657，通过抑制脑啡肽酶，减少脑啡肽等血管活性物质降解，达到扩张血管、排钠利尿的作用。

伊伐布雷定

伊伐布雷定选择性抑制心脏窦房结起搏（I_f）电流，降低窦房结发放冲动的频率，从而降低心率。临床研究显示，严重心衰患者使用伊伐布雷定降低心率是安全的而且有效的，可显著改善患者的临床结局，同时降低心衰患者心率成为研究的热点领域。

非甾体盐皮质激素受体拮抗剂

Fincerenone（BAY 94-8862）是新一代口服、非甾体盐皮质激素受体拮抗剂，能够选择进行阻断其受体过度激活，此受体主要分布在肾脏和心脏。临床研究证明其与螺内酯相比，除了都能降低 N 末端 B 型利钠肽原（NT-proBNP）水平，而且导致高钾血症和肾功能恶化的风险更低。

重组人纽兰格林 -1（rhNRG-1）

纽兰格林（又称神经调节蛋白，neuregulin）是由细胞产生，通过 ErbB2 受体发挥心脏保护作用，是现今潜在的心衰治疗靶点之一，在临床试验中 rhNRG-1 连续治疗 10 天后可提高心衰患者（Ⅱ～Ⅲ级）的 LVEF，并降低左心室内径，显示 rhNRG-1 具有减缓或者逆转心肌重构的作用。

肾素抑制剂

阿利吉仑可直接阻断肾素的活性，避免了传统 RAAS 阻滞剂可能诱导产生的肾素活性增高。

在临床研究中发现，在标准治疗基础上长期加用阿利吉仑，并没有减少心血管病死率及出院6个月或12个月后的心衰再住院率，还有可能增加肾功能衰竭、高血钾等不良事件的风险，伴糖尿病的心衰患者使用之后还可能会导致出院后临床预后恶化。后续可能探讨阿利吉仑单药或与依那普利联用是否可以减少心血管死亡或改善心衰住院终点。

中药来源的化合物

心力衰竭，中医当中归于“胸痹心痛”范畴，中医相关典籍当中所描述的“痰饮病”“水气凌心证”的临床表现与心力衰竭的症状比较吻合。常用的中成药物如：通心络胶囊，侧重于益气活血；生脉饮口服液、益心舒胶囊，偏重于益气养阴；芪苈强心胶囊则温和益气，活血利水，兼顾标本；血府逐瘀软胶囊，以活血见长。

目前许多中药来源的化合物成为药理学界研究的另一个亮点。如益母草碱能够减小大鼠心肌梗死面积，增大左心室最大变化速率，改善收缩性能，舒张冠脉，使左室舒张末压降低，提高心衰大鼠心功能；其提高缺氧心肌细胞生存率的机制为降低乳酸脱氢酶（LDH）的滤出率，提高抗氧化酶活性，降低脂质过氧化反应，降低细胞内钙离子超载，抑制L-型钙通道电流，影响细胞膜钙通道的失活和蛋白表达，同时抑制心肌细胞凋亡。能够减少急性心肌梗死面积与抗氧化作用也有关系，除抗氧化之外，益母草碱还可以降低肌钙蛋白T及内皮素的含量，平衡血管舒缩功能，对急性心肌缺血引起的心肌损伤起到保护作用，与此同时，其还可以减少血清A型脑钠肽、血管紧张素Ⅱ含量，抑制乃至逆转大鼠慢性心力衰竭的心肌重构。

除去心肌保护作用之外，益母草碱可以显著降低db/db小鼠空腹血糖水平，增加血浆胰岛素浓度，同时能显著降低血浆甘油三酯水平，升高高密度脂蛋白胆固醇水平，降低促炎性介质如TNF-α、IL-6，IL-1β水平以及抑制NF-κB途径，改善糖尿病症状，从而与缓解糖尿病下心脏负荷相关，如图20-4。

该科研成果已经完成转化应用，同时也为用于心血管保护的1.1类新药开发带来美好的前景。

总之，心衰的治疗是在循证医学证据指导的基础上强调个体化治疗的策略。

还有一些新药仍然在研究的进程上，如鸟苷酸环化酶激动剂、中药、心肌代谢药物等。未来，会同时开展更多的设计严密的随机对照临床试验，以便为新的药物提供更多的临床治疗依据。

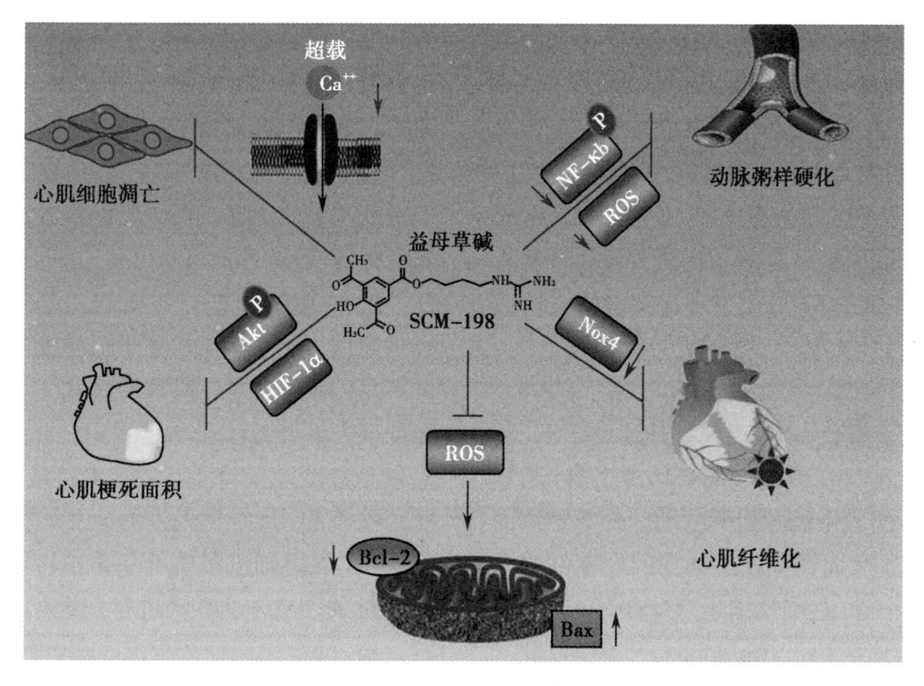

图20-4 中药益母草碱抑制慢性心功能不全的分子机制

第四节 慢性心功能不全的疾病模型和研究方法

心力衰竭(heart failure)简称心衰，是指由于心脏的收缩功能和/或舒张功能发生障碍，不能将静脉回心血量充分排出心脏，导致静脉系统血液淤积，动脉系统血液灌注不足，从而引起心脏循环障碍症候群，此种障碍症候群集中表现为肺淤血、腔静脉淤血。心肌梗死、心肌病、血流动力学负荷过重、炎症等，能引起心肌损伤的一般心血管疾病最终都会导致心肌结构和功能异常，导致心室泵血和/或充盈功能低下的心力衰竭。心力衰竭是致死性疾病，世界上至少有2 600万人受心衰影响。射血分数指每搏输出量占心室舒张末期容积量的百分比，正常值为50%～70%，可通过心脏彩超进行检查，是判断心力衰竭类型的重要指征之一。根据射血分数是否降低，心衰可分为心脏射血分数降低心力衰竭(HFREF)和射血分数正常心力衰竭(HFPEF)。心脏射血分数降低型收缩功能障碍，特征是心肌不能收缩和排出足够血液。射血分数正常心力衰竭主要表现为舒张功能不全，但收缩功能正常或接近正常，所以能保留射血分数。射血分数正常心力衰竭不表现出心脏扩张，但具有高充盈压和肺淤血，呼吸困难和不能耐受体力活动。

常用的小型动物心衰模型按造模原理可分为压力负荷型、心脏缺血型和心脏抑制型等，造模方法主要包括主动脉缩窄法、肺动脉高压法、盐负荷法、冠状动脉结扎法、阿霉素法、异丙肾上腺素法、戊巴比妥钠法和普罗帕酮法等。各种造模方法复制的心衰模型具有其各自的发病原理和特点，因此在选择心衰动物模型进行实验研究时应综合考虑实验目的、基础设备、实验经费等。

1. 压力负荷型

(1) 主动脉缩窄法：该类模型是通过手术，将不同规格的注射针头或自制缩窄环类工具，与肾动脉分支上方的腹主动脉或升主动脉一起捆绑而使主动脉缩窄，从而造成模型动物的左室舒张末压(LVEDP)升高、左室收缩压(LVSP)和左心室压力变化最大速率(±LVdp/dtmax)下降，以此制作慢性心力衰竭模型。本模型造模时间较长，是模拟临床上因动脉粥样硬化等主动脉狭窄所致的慢性心力衰竭，动脉管的缩窄程度关系到心力衰竭的损伤程度。

目前，此类方法也被研究者们运用到小鼠并进行药效学研究。该方法模拟左心室肥厚患者的病理生理过程，改进了升主动脉缩窄动物易发急性左心衰竭、死亡率高及腹主动脉缩窄动物左室肥厚建模时间长的缺点。此类模型稳定可靠，重复性好，并用于进行大量药效学实验。

(2) 肺动脉高压法：肺动脉高压法有两类造模方法，一类是通过手术，缩窄实验动物的肺动脉导致肺动脉高压；另一类是通过毒性化合物，使肺血管损伤导致肺动脉高压。

右心室发生排血障碍，加重右心室的后负荷，右心室肥厚，最终导致右心衰(RVF)。然而在该啮齿类动物模型上尽管压力后负荷明显升高，但线粒体的基因表达和代谢功能都被保留。且在严重的肺动脉结扎模型中，成年啮齿动物的围手术期的死亡率高达40%。因此，采用此类方法制备右心衰竭模型具有一定的局限性。

野百合碱(MCT)是一种从豆科植物野百合中提取得到的具有细胞毒性的生物碱，随着血液循环可沉积于肺小动脉壁及肺毛细血管，导致肺血管损伤而产生心衰。该模型操作简单，复制成功率高，但是对于MCT给药剂量与造模时间需进行预实验确定。

(3) 盐负荷法：本方法是通过给实验动物喂食去氧皮质酮(DOCA)配合盐水、使其出现水钠潴留，增加心脏前后负荷来完成，必要时还可以配合切除实验动物单侧的肾脏。该方法的优点在于操作简单、价廉，可以观察到慢性心衰的早期病理生理变化。

2. 心脏缺血型 心肌缺血是临床最常见的心衰原因之一，临床多见于冠脉狭窄引起心肌供血不足，故也依据此原理在动物上复制心力衰竭病理模型。此方法是通过手术结扎实验动物的左冠状动脉或左前降支、左旋支造成心肌缺血，诱发心室重构，最终诱发左心衰竭。采用模型进行研究时，除用彩色多普勒超声检查观察心脏功能和形态外，应常对心肌进行病理学检查，观察心肌重构、纤维化或梗死程度。

3. 心脏抑制型 此类模型是通过给予动物

以心脏损伤或对引起心肌功能异常的化合物，造成心脏损伤或抑制心肌收缩功能，从而导致心力衰竭。多为急性心衰模型用的造模药物有阿霉素（ADR）、异丙肾上腺素（ISO）、戊巴比妥钠、普罗帕酮。

（1）ADR：阿霉素是一种广谱抗肿瘤的化疗药物，会引起实验动物心肌组织氧自由基的损伤和生物膜脂质的过氧化反应。阿霉素诱导心衰主要是由于累积作用而非药物浓度的高低，故而实验中最好采用低浓度、多次给药的方案。因此，本方法所制备模型多反映慢性心力衰竭特点。此外，ADR 还被运用到斑马鱼这一新型模式生物上建立心脏损伤模型。

（2）ISO：为 β 受体激动剂，可加快心率，增强心肌收缩力，长期使用可诱导心肌细胞纤维化和坏死，并导致心室重构，最终引发左心衰竭。此类模型造模操作简单，容易上手，然而不同批次动物、不同批号药物、不同给药途径均会影响本模型的制备。实验前必须预试，以确定最终的实验方案。

（3）戊巴比妥钠：具有负性肌力作用，可严重抑制心肌收缩功能而致心衰。由于戊巴比妥钠大剂量快速注射可致动物麻醉甚至死亡，故一般采用微量输液泵静脉注射 1.5% 戊巴比妥钠，注射速度为 12ml/h，观察到 $+LVdp/dt_{max}$ 降低 20% 以上，即认为急性心衰模型制备成功。此法操作简单，结果稳定，可用来评价化合物强心作用，但该模型不能反映临床病理的变化。

（4）普罗帕酮：是高效、广谱抗心律失常药，能抑制心肌细胞的钠通道，降低动作电位的最大上升速率和幅度，降低心肌的自律性和兴奋性。本模型也是常用的急性心力衰竭动物模型。

近年来研究人员在基础实验研究中主要选用大鼠和小鼠，其中又以制备压力负荷型动物心衰模型中的主动脉缩窄所致心衰模型较为常用。主动脉缩窄法、心脏缺血型等所致慢性心力衰竭模型适用于对神经体液、心室重构及心肌纤维化等的药效及病理学研究，戊巴比妥钠、普罗帕酮等急性心衰模型更适用于评价化合物的强心作用，研究者们在从事抗心衰药物研究与开发时应根据实验要求选择合适的造模方法。此外，近年来，斑马鱼这一模式动物被广泛的应用于中药活性成分筛选。斑马鱼具有胚胎发育快、实验周期短、实验成本低的特点，更为重要的是斑马鱼胚胎体外发育，第 1 周可以不依赖血液循环，使得心血管系统缺陷的胚胎能够继续存活，具有支持完成药物对心脏毒性模型的保护研究的潜力。目前，已经建立了一些斑马鱼心脏损伤模型的方法，但没有被很好地应用到心衰这一领域。斑马鱼未来发展的前景应该更为广阔，基于此开发更简便、快捷、高通量的心衰模型，能使得更多具有潜在的、有效的心脏保护作用的药物被发现，从而推动该疾病被人类“征服”的进程。

Nature 杂志发表了一篇研究论文，作者 Schiattarella 等使用小鼠模型确定了一条过去不了解的心衰信号通路。X- 盒结合蛋白 1（X-box binding protein 1，XBP1）是内质网应激反应中的主要调控因子，选择了肥胖和高血压这两种重要且常见的致病因素作为制备模型的手段，成功建立了射血分数正常心力衰竭小鼠模型。这一研究证明了肥胖和高血压两种因素在射血分数正常心力衰竭发生中的重要性，这种小鼠模型对研究该疾病病理生理学基础和开发新的治疗方法有重要意义。虽然大型动物模型对研究复杂生理过程有其重要性，但小鼠更容易开展基因操作，且因寿命比较短有其优势。

总之，心力衰竭是一个复杂的临床综合征，治疗上应因人而异。近年来，心衰的神经内分泌、炎性因子、细胞因子、凋亡等机制正不断发展和完善，如能与临床紧密结合，发展出新型准确的模型进行研究，慢性心功能不全的预防和治疗将有更广阔的发展前景。

（朱依谆　郭　薇）

参考文献

[1] ZHU Y Z，WU W，ZHU Q，et al. Discovery of Leonuri and therapeutical applications：From bench to bedside[J]. Pharmacology & Therapeutics，2018，188：26-35.

[2] PAN L L，LIU X H，ZHU Y Z. Role ofhydrogen sulfide

on inflammatory immune disorders in cardiovascular diseases[J]. Progress in Physiological ences，2017，48（1）：30-36.

[3] PAN L L，QIN M，LIU X H，et al. The role of hydrogen sulfide on cardiovascular homeostasis：an overview with update on immunomodulation[J]. Frontiers in pharmacology，2017，8：686.

[4] HADYANTO LIM，ZHU Y Z. Role of transforming growth factor-beta in the progression of heart failure[J]. Cell Mol Life Sci，2006，63（22）：2584-2596.

[5] MCMURRAY J J V，ADAMOPOULOS S，ANKER S D，et al. ESC Guidelines for the diagnosis and treatment of acute and chronic heart failure 2012[J]. European journal of heart failure，2012，14（8）：803-869.

[6] JESSUP M，ABRAHAM W T，CASEY D E，et al. 2009 focused update：ACCF/AHA guidelines for the diagnosis and management of heart failure in adults：a report of the American College of Cardiology Foundation/American Heart Association Task Force on Practice Guidelines developed in collaboration with the International Society for Heart and Lung Transplantation[J]. Journal of the American College of Cardiology，2009，53（15）：1343-1382.

[7] HOWLETT J G，MCKELVIE R S，ARNOLD J M O，et al. Canadian cardiovascular society consensus conference guidelines on heart failure，update 2009：diagnosis and management of right-sided heart failure，myocarditis，device therapy and recent important clinical trials[J]. Canadian Journal of Cardiology，2009，25（2）：85-105.

第二十一章　治疗心律失常药

第一节　心律失常的病理生理和发病机制

心律失常（arrhythmias）是心血管系统最常见的病症之一，是心源性猝死的主要诱因。心律失常指心脏冲动的频率、节律、起源部位、传导速度或激动次序发生异常，按发生原因可分为冲动起源异常和冲动传导异常，常见心律失常分类见图 21-1。

心脏各部位心肌细胞动作电位（action potential，AP）活动的整体协调和平衡，是心脏正常舒缩活动及其泵血功能的基础。心肌细胞膜电位的变化是内向电流和外向电流共同作用的结果。根据心肌细胞 AP 除极化速度及其产生机制的不同，可将其分为快反应细胞和慢反应细胞。快反应细胞包括心房肌细胞、心室肌细胞和浦肯野细胞，其 AP 通常分为 0、1、2、3、4 期五个时相。0 相除极化主要由 Na^+ 内流介导。复极化过程包括 1、2、3 期，瞬时外向 K^+ 电流（transient outward potassium current，Ito）、L- 型 Ca^{2+} 电流（L type calcium current，$I_{Ca,L}$）、延迟整流钾电流（delayed rectifier potassium current，I_K）和内向整流 K^+ 电流（inward rectification potassium current，I_{K1}）均参与该细胞膜复极过程。4 期为静息期，细胞膜上的钠泵、Na^+-K^+-ATPase、钙泵和 Na^+-Ca^{2+} 交换体（Na^+-Ca^{2+} exchanger，NCX）等参与 Na^+、Ca^{2+} 以及 K^+ 的重新平衡和梯度构建。通常将心肌细胞从 0 期除极化开始到 3 期复极化完毕的这段时间称为动作电位时程（action potential duration，APD）。从 0 期除极化开始至 3 期膜电位恢复到 −60mV 的这段时间内，心肌细胞不能产生新的动作电位，因此将这段时间称为有效不应期（effective refractory period，ERP）。以浦肯野细胞为例，其动作电位时程的参与电流和编码基因如图 21-2。

慢反应细胞包括窦房结和房室结细胞。0 相除极化过程主要由 L- 型 Ca^{2+} 电流介导。复极化过程主要由 I_{K1} 介导的 K^+ 外流参与。4 期为自动除极化过程，由多种电流介导产生，包括 I_K 介导 K^+ 外流、起搏电流（I_f）、T- 型 Ca^{2+} 电流（$I_{Ca,T}$）以及生电性 NCX 等。

心律失常诱因较多，如持续性交感神经过度兴奋、迷走神经活性降低、RAS 活性增强和心脏离子通道平衡紊乱等。临床上导致心律失常发生的常见疾病包括：①各种功能性或器质性心血管疾病，如心肌缺血、心肌炎、心肌病、高血压、风湿性心脏病、心力衰竭等；②电解质紊乱，如低血钾、高血钾、低血镁等；③内分泌疾病，如甲状腺

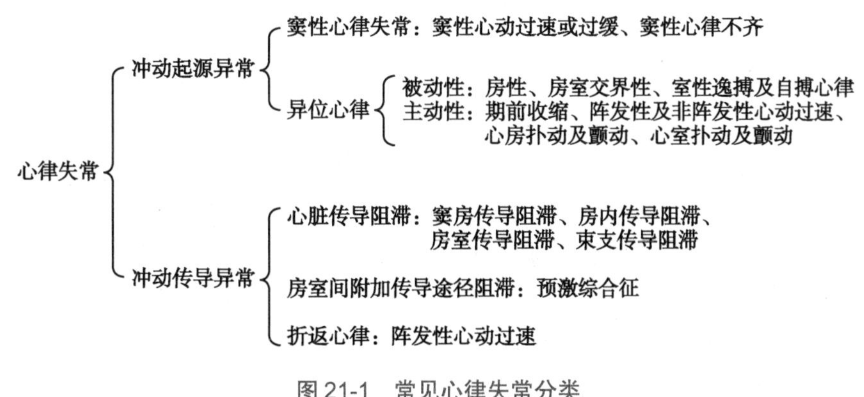

图 21-1　常见心律失常分类

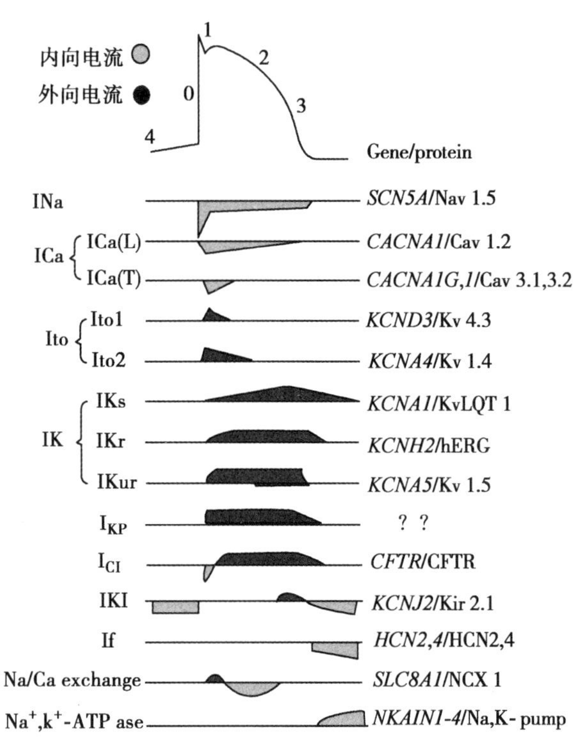

图 21-2 浦肯野细胞动作电位时程中的主要参与电流

功能亢进或减退等。冲动形成异常和/或冲动传导异常均可导致心律失常发生。心律失常发生的主要机制包括折返（reentry）、自律性升高、后除极、基因缺陷以及离子通道靶点假说、相关蛋白表达及功能异常、基因突变、转录调节异常、小分子化合物诱导、免疫调节异常以及其他因素等。

一、冲动起源异常型心律失常的发生机制

（一）窦性心律失常发生机制

凡是由于窦房结自律性改变而引起的心律失常都称为窦性心律失常，是冲动起源异常型心律失常的主要类型之一，主要包括窦性心动过速、窦性心动过缓、窦性心律不齐、窦性停搏及病态窦房结综合征。影响窦房结自律性改变的有神经因素和体液因素及窦房结自身的因素，但主要的因素是神经因素和体液因素两种，只有少数情况下窦房结自律性的改变是由于窦房结本身的器质性损害引起的。在神经因素中，主要是受迷走神经的影响，其次是受交感神经的影响。因此，在情绪激动、体力活动、餐后及发热时均可引起心动过速。同样，一些体液因素也能影响窦房结的自律性而引起窦性心律失常。在电生理方面，窦房结及房室结中 I_f、$I_{Ca,L}$、$I_{Ca,T}$、I_{Na}、I_{NCX}，肌质网内钙释放在调控自律性方面起重要作用。例如：I_{K1} 影响心肌静息膜电位及舒张期自动除极速率，增加最大舒张电位，影响心肌细胞自律性；I_{Ca}、I_{NCX}、I_f 影响动作电位 4 相除极速率从而影响心肌细胞自律性，诱发心律失常；I_{Na} 对自律性的影响主要是通过加快舒张晚期除极，使动作电位阈值接近电压依赖性钙通道的动作电位，增加细胞自律性。L- 型钙通道（$I_{Ca,L}$）介导的 Ca^{2+} 内流是构成心肌细胞 AP 平台期的基础，并介导慢反应细胞 AP 的 0 期除极化。细胞膜 $I_{Ca,L}$ 激活后，少量 Ca^{2+} 进入胞质并激活肌质网上的雷诺定受体 2（ryanodine receptor 2，RyR_2）通道，诱导肌质网释放大量 Ca^{2+}，触发兴奋 - 收缩偶联机制而引发细胞收缩。抑制 $I_{Ca,L}$ 可以降低窦房结自律性，减慢房室结传导性，而 $I_{Ca,L}$ 开放时间延长可导致 Ca^{2+} 内流增多，窦房结自律性和房室结传导性增强，具有潜在的致心律失常作用。

（二）异位心律

异位心律型心律失常是冲动起源异常型心律失常的另一个重要“组成成员”，异位心律的形成是由于心脏有了新的起搏点，干扰了原来窦房结的起搏功能，比如心房的其他部位的细胞、心室的细胞等自行发出的电冲动引起的心跳，如室性早搏、室颤、房性早搏、房室交界性早搏等。某些情况下，心肌细胞在一个动作电位后产生一个提前的去极化，称为后除极，后除极的扩布可诱发心律失常。后除极有两种类型：早后除极（early afterdepolarization，EAD）是一种发生在完全复极之前的后除极，常发生在 2、3 相复极中，动作电位时程过度延长时易于发生。延长动作电位时程的因素如药物、胞外低钾等都存在诱发早后除极的危险。早后除极所触发的心律失常以尖端扭转型室性心动过速（torsades de pointes）常见。迟后除极（delayed afterdepolarization，DAD）是细胞内钙超载时发生在动作电位完全或接近完全复极时的一种短暂的振荡性除极。细胞内钙超载时，激活 Na^+-Ca^{2+} 交换体，泵出 1 个 Ca^{2+}，泵入 3 个 Na^+，表现为内向电流。此内向电流引起膜去极化，当达到钠通道激活电位时，产生可扩布的动作电位。

二、冲动传导异常型心律失常的发生机制

（一）折返

折返是指一次冲动下传后，又可顺着另一环形通路折回再次兴奋原已兴奋过的心肌，是引发快速型心律失常的重要机制之一。折返可诱发心房颤动，心室颤动。折返环路不仅可以发生在心房或心室中，在心房、房室结和心室间也能够形成折返，如预激综合征（preexcitation syndrome）。

（二）缝隙连接蛋白（Connexin，Cx）

Cx 是构成心肌细胞间缝隙连接通道的基本蛋白质，其家族成员 Cx43 对维持心脏功能发挥重要作用。小鼠 Cx43 基因敲除后，心脏结构和收缩功能未受影响，然而在 2 个月龄时均出现自发性室性心律失常并导致心源性猝死。扩张型心肌病患者 Cx43 异常减少可导致恶性室性心律失常的发生。心肌缺血时，由于 Cx43 的表达下调而 M_3 受体表达上调，致使其偶联关系被破坏，可引起严重的心律失常。

三、离子通道最佳靶点学说

离子通道最佳靶点学说认为：心脏中存在许多离子通道靶点，如 I_{Na}、I_{Ca}、I_{Kr}、I_{Ks}、I_{Kur}、I_{K1}、I_{to}、I_{KATP}、I_{KM3} 等。正常情况下，这些离子通道保持动态平衡，维持心肌细胞正常自律性、传导性、兴奋性及有效不应期。在病理情况下，心肌组织发生结构重构及电重构，该平衡失调，离子通道蛋白结构及表达异常，导致钠、钾、钙、氯电流异常，因而产生心律失常。

如编码 I_{Na}、I_{Kr}、I_{Ks} 通道的基因发生突变，引起 Na^+ 内流增加或 K^+ 外流减少，使心肌复极减慢，产生 QT 间期延长综合征，诱发心律失常；I_{Na}、I_{Ca} 影响动作电位 4 相除极速率从而影响心肌细胞自律性，因此抑制快反应细胞 4 相钠内流或抑制慢反应细胞 4 相 Ca^{2+} 内流的药物会降低心肌细胞自律性，改善心律失常；药物可以通过抑制后除极的产生或抑制内向电流 I_{Na}、I_{Ca}，阻断迟后除极和后除极所致的心律失常。如对 I_{Na} 抑制过强，将出现传导阻滞，易诱发折返激动而致心律失常。I_{K1} 影响心肌静息膜电位及舒张期自动除极速率，药物可通过促进 K^+ 外流而增加最大舒张电位，降低 4 相除极速率，降低自律性；通过影响 I_{Na}、I_{Ca}、I_{Kr}、I_{Ks}、I_{K1} 过度延长或缩短动作电位时程的药物经常诱发心律失常。

因此，理想的抗心律失常药物应对心脏多个离子通道靶点有作用，从而维持心肌细胞离子通道平衡。在调控心律失常发生发展中起主要作用的靶点为最佳靶点，I_{Na}、I_{Ca}、I_{to1}、I_{Kr}/HERG、I_{Ks}、I_{Kur}、I_{K1} 等与心律失常发生、发展过程关系密切，影响心脏的自律性、传导性、兴奋性以及有效不应期，是抗心律失常药物作用的最佳靶点。一个理想的抗心律失常药物应对最佳靶点有作用，对 I_{Ca}、I_{Na}、I_K 的抑制作用不宜过强，对 APD 的延长或缩短不宜为过，从而维持离子通道平衡状态。

四、细胞膜受体蛋白

心律失常的发生与心肌细胞膜受体密切相关。膜受体通过影响细胞内第二信使和心律失常相关蛋白的表达介导心律失常的发生和发展。主要包括：①肾上腺素能受体，增加心肌细胞膜上有效钙通道数量及 Ca^{2+} 内流，使细胞自律性升高而诱发心律失常。②胆碱能受体可通过抑制 AC 的激活，促进 K^+ 外流及减少 Ca^{2+} 内流。其中心脏 M_3 受体的发现及其功能研究是近年来心血管药理学研究的一大进展。M_3 受体存在于鼠类心脏起搏点和心肌，介导负性胆碱能作用，减慢窦性节律，缩短 APD。M_3 受体具有抗心律失常、抗心肌肥厚及保护心肌缺血损伤的作用。③血管紧张素受体直接激活 AT_1 受体可导致心肌细胞增生和电传导性改变。④雷诺定受体在儿茶酚胺能多形性室性心动过速小鼠中，RyR_2 介导 Ca^{2+} 渗漏诱导心房颤动的发生。心力衰竭及诱导性心脏骤停会导致 RyR_2 长期过磷酸化，引发心肌收缩功能障碍和 DAD 等恶性心律失常的发生。

五、基因突变

包括长 QT 间期综合征，短 QT 间期综合征，Timothy 综合征，Brugada 综合征以及家族性心房颤动。最早被克隆的家族性心房颤动相关基因为 KCNQ1（KvLQT1）基因，其 S140G 突变可上调 I_{Ks}，加快复极，缩短 ERP 并导致持续性心房颤动。此后的研究相继发现多个家族性心房颤动相关基因，其中 KCNE2 的 R27C 突变通过上调 I_{Ks} 导致

心房颤动的发生，而 KCNJ2 的 V93I 突变可能通过激活 I_{K1} 参与心房颤动的发生和维持过程。

六、microRNAs

MiRNAs 是一类广泛存在于真核生物中，长度约为 21～25 个核苷酸、高度保守的内源性单链非编码 RNA，它可以通过与特定 mRNA 的 3′ 非翻译区相结合，干预 mRNA 编码蛋白质的翻译而发挥转录后调控作用。MiRNAs 在维持正常生理状态和疾病的发生发展过程中均起到重要作用。近年来研究发现 miRNAs 通过调控多种心脏电活动相关蛋白的表达参与心脏病理生理过程。其失衡引起的离子通道功能失调是心肌肥厚、心力衰竭和心肌缺血相关恶性心律失常的发病基础。心律失常相关 miRNAs 的作用见表 21-1。这些研究充分证明，miRNAs 也可以作为植物药或化学药物的靶点，成为治疗心源性猝死新的药物靶标。杨宝峰院士团队发现了 miR-1/133 参与了心脏电生理重构及心肌细胞传导，miR-1 诱发室性心律失常，miR-328 参与房颤的发生发展，miR-101 表达上调加重心律失常的发生，多项研究证实 miRNAs 参与心律失常的发生发展。

七、长链非编码

长链非编码 RNA（long non-coding RNA，lncRNA）是长度在 200 核苷酸到 100K 核苷酸之

表 21-1 心律失常相关 miRNAs 的作用

miRNAs	作用	靶点
miR-423-5p	过表达时，促进窦性心动过缓的发生	I_f（Hyperpolarization Activated Cyclic Nucleotide Gated Potassium Channel 4，HCN4）
miR-1/133	参与心肌肥厚后电生理重构	I_f（HCN2，HCN4）
miR-192-5p	miR-192-5p 下调，促进心律失常的发生	Nav1.5（SCN5A）
miR-1	miR-1 表达增加，改变 APD 复极化过程	Cav1.2（CACNA1C）
miR-155	miR-155 加速房颤的发展进程	Cav1.2（CACNA1C）
miR-223	miR-223 促进房颤的发生	Cav1.2（CACNA1C）
miR-29	房颤后，miR-29 表达增加促进房颤进程	Cav1.2（CACNA1C）
miR-328	miR-328，增加心房颤动易感性，缩短 APD	$I_{Ca,L}$（CACNA1C、CACNB1）
miR-208b	miR-208b 表达增加，进而发生钙处理障碍	$I_{Ca,L}$（CACNA1C、CACNB1）
miR-21	房颤发生后 miR-21 表达增加，进一步使 APD 缩短	Cavβ2（CACNB2）及 Cav1.2（CACNA1C）
miR-233	miR-233 促进心律失常的发生	Kv4.2（KCND2）
miR-301a	miR-301a 促进糖尿病小鼠心律失常发生概率	Kv4.2（KCND2）
miR-1	miR-1 诱发室性心律失常	Kir2.1（KCNJ2），Cx43（GJA1），Ito（IRx5）
miR-26	敲除后使小鼠心房颤动加重	Kir2.1（KCNJ2）
miR-151	miR-151 表达降低后，促进心律失常的进展	Kir2.1（KCNJ2）
miR-16	miR-16 促进心律失常	Kir2.1（KCNJ2）
miR-133a	糖尿病鼠过表达 miR-133a 抑制 QT 间期延长	hEGR
miR-1/133	miR-1/133 抑制剂能够改善三氧化二砷所致的 QT 间期延长	hEGR Kir2.1（KCNJ2）
miR-499	参与房颤的发生发展	钙依赖性钾通道
miR-214	miR-214 减少心律失常的发生	钠钙交换体
miR-1	过表达促进心房电生理重构，促进心律失常	钠钙交换体
miR-130a	miR-130 过表达易出现心律不齐	connexin43（GJA1）
miR-19b/1	两种 miRNAs 促进心肌炎中心律失常的发生	connexin43（GJA1）
miR-101	miR-101 表达上调加重心律失常的发生	connexin43（GJA1）
miR-208a	过度表达 miR-208a 促进现房室传导阻滞	connexin40（GJA5）GATA4

间的转录本，无编码蛋白质功能，可参与多种心脏疾病的病理发生过程。lncRNA 在心律失常中也发挥重要作用。心力衰竭电传导障碍的标志之一是由于 Cx43 的减少导致的电偶联失常。2014 年，杨宝峰院士团队采用微阵列芯片技术在心衰小鼠心脏中检测了 lncRNA 的表达谱，其中 AK045950 在心衰小鼠中表达降低约 50%，并且在后续的研究中发现其与心脏的传导功能有密切关系，因此命名为 CCRR（Cardiac Conduction Regulatory RNA）。该团队研究发现 lncRNA-CCRR 在心衰小鼠及心衰患者心肌组织中的表达显著下降。lncRNA-CCRR 可逆转心衰后心律失常的发生及润盘开裂的病理表现。研究发现 lncRNA-CCRR 可通过直接与靶蛋白 CIP85 作用，增强 Cx43 向胞膜的转运，扭转 Cx43 蛋白的异常分布，进而调控心律失常的发生。lncRNA Kcnq1ot1 下调是三氧化二砷诱导的 QT 间期延长的原因，主要是通过抑制 Kcnq1 表达延长 QT 间期，lncRNA Kcnq1ot1 在心脏中具有重要的病理生理功能，可能成为一种新的抗心律失常靶点。AK055347 可能通过调节 CYP450，ATP 合成酶和 MSS51 来调节线粒体能量产生，从而促进房颤的发病机制。TCONS_00075467 通过海绵体 miR-328 调节 CACNA1C 进而调控心房电重构。房颤时 lncRNA TCONS_00202959 表达下降，抑制心脏自主神经功能，诱发房颤发生。

八、其他影响因素

一些小分子化合物，如一氧化氮、一氧化碳、硫化氢等多种小分子化合物可产生致心律失常作用。临床上用于治疗急性早幼粒细胞白血病的三氧化二砷（arsenic trioxide，As_2O_3），俗称砒霜。体外实验表明，As_2O_3 使促凋亡基因 Bcl-2 表达下调，调节融合蛋白 PML-RAR alpha/PML，抑制其对细胞凋亡和分化的阻遏作用而促使急性早幼粒细胞白血病 NB4 细胞凋亡。但在治疗过程中，As_2O_3 产生心脏毒性，延长 QT 间期，诱导出现室性心动过速，也可导致多水平的心脏传导阻滞。心脏疾病患者体内一些特殊的自身抗体常参与心律失常乃至猝死的发生。最近在扩张型心肌病患者体内发现了另外一种自身抗体——抗 I_{CaL} 自身抗体，该抗体可使心室肌和心房肌细胞的 I_{CaL} 增加，导致心肌细胞 AP 平台期的延长及 EAD 的发生，引起扩张型心肌病患者心律失常及猝死。大气中的颗粒污染物及性别因素也可能影响心律失常的发生。大气中的颗粒污染物可以增加心血管疾病的发病率和致死率，但具体机制仍不明确。最近研究发现性别是影响 LQTS 相关心律失常的因素之一。

综上所述，心律失常是一种发病机制极为复杂的疾病，众多因素参与并介导心律失常的产生。传统心律失常的治疗主要以口服药物为主，急性时辅以注射，严重时应用人工起搏器或植入心脏自动复律除颤器。但这些手段都未能突破心律失常治疗时致心脏和非心脏毒副反应的瓶颈。然而，心律失常发病新机制的发现及抗心律失常靶点的提出，使心律失常的治疗现状得到了一定的改善，促进了新型抗心律失常药物的开发和应用。

第二节　治疗心律失常的药物

一、常用抗心律失常药物

随着人们对心律失常发生机制理解的不断深入，新的治疗靶点的发现，临床用于治疗心律失常的药物发生了明显改变。2018 年是 Vaughan Williams 诞辰 100 周年，牛津大学华人学者雷鸣在 *Circulation* 杂志上发表文章，在 Vaughan Williams 旧的抗心律失常的分类方法基础上，提出了一个更加详细、准确、更系统的抗心律失常药物分类，包括 8 大类 32 种药物。新的抗心律失常药物分类方法保留但修改了 Vaughan Williams 的Ⅰ类，增加了一个 Id 类，包括最近所报告的晚期 Na^+ 电流（I_{NaL}）部分。Ⅱ类保留了 β 肾上腺素能抑制剂，同时关注自主神经（通常是 G 蛋白介导的）信号传导进展。Ⅲ类已囊括大量随后发现的能够决定 APD 和不应期的 K^+ 通道种类。Ⅳ类现在包括最近已被证明的与 Ca^{2+} 稳态相关的分子靶点和细胞生理学机制。根据其他目标引入新类，包括 HCN 通道，机械敏感的离子通道，控制细胞耦合的连接蛋白，以及影响结构重塑的长期信号传导过程的分子为靶标的药物。如表 21-2 所示。

表 21-2 新旧抗心律失常药物分类方法对比

新的抗心律失常药物分类方法			旧的抗心律失常药物分类方法		
类别	子类	代表性药物	类别	子类	代表性药物
0 类：HCN 通道阻滞剂		伊伐布雷定			
Ⅰ类：电压门控型 Na^+ 通道阻滞剂	Ⅰa 类	奎尼丁、丙吡胺	Ⅰ类：Na^+ 通道阻滞剂	Ⅰa 类	奎尼丁、丙吡胺
	Ⅰb 类	利多卡因、美西律		Ⅰb 类	利多卡因、美西律
	Ⅰc 类	普罗帕酮、氟卡尼		Ⅰc 类	普罗帕酮、氟卡尼
	Ⅰd 类	雷诺嗪			
Ⅱ类：自主神经抑制剂和激活剂	Ⅱa 类	非选择性 β 抑制剂：普萘洛尔 选择性 β1- 受体抑制剂：美托洛尔	Ⅱ类：β 受体阻断药		卡维地洛 普萘洛尔 美托洛尔
	Ⅱb 类	异丙肾上腺素			
	Ⅱc 类	阿托品			
	Ⅱd 类	卡巴胆碱、毛果芸香碱、地高辛			
	Ⅱe 类	腺苷，ATP；氨茶碱			
Ⅲ类：K^+ 通道阻滞剂和开放剂	Ⅲa 类电压依赖性 K^+ 通道阻滞剂	非选择性 K^+ 通道阻滞药：胺碘酮、决奈达隆	Ⅲ类：延长动作电位时程药		胺碘酮、索他洛尔、决奈达隆、多非利特
		Kv11.1 通道介导的快速 K^+ 电流阻断剂：多非利特、伊布利特、索他洛尔			
		Kv7.1 通道介导的慢速 K^+ 电流阻滞药			
		Kv1.5 通道介导，超快速 K^+ 电流阻滞剂：维那卡兰			
		Kv1.4 和 Kv4.2 通道介导的瞬时外向 K^+ 电流阻断剂：替地沙米			
	Ⅲb 类	尼可地尔、吡那地尔			
	Ⅲc 类	正在接受监管审查的治疗心房颤动的阻滞剂：BMS 914392			
Ⅳ类：Ca^{2+} 处理调节剂	Ⅳa 类	膜表面 Ca^{2+} 通道阻滞药（非特异性）：苄普地尔	Ⅳ类：钙拮抗药		维拉帕米、地尔硫䓬
		Cav1.2 和 Cav1.3 通道介导的 L 型 Ca^{2+} 电流阻断剂：维拉帕米、地尔硫䓬			
		Cav3.1 通道介导的 T 型 Ca^{2+} 电流阻断剂			
	Ⅳb 类	SR RyR_2-Ca^{2+} 通道阻滞药 氟卡尼、普罗帕酮			
		IP_3R-Ca^{2+} 通道阻滞药			
	Ⅳc 类	内质网 Ca^{2+} 泵激活剂			
	Ⅳd 类	Na^+-Ca^{2+} 交换减少			
	Ⅳe 类	提高或降低细胞内钙离子结合蛋白的磷酸化水平			
Ⅴ类：机械力门控离子通道拮抗剂		正在研究的阻断剂：N-（对戊基肉桂酰）邻氨基苯甲酸			
Ⅵ类：间隙连接通道阻滞剂		正在研究的阻滞剂：甘珀酸钠			
Ⅶ类：上游靶点调节剂		血管紧张素转化酶抑制剂 卡托普利、依那普利等			
		血管紧张素受体阻滞药：氯沙坦、缬沙坦等			
		脂肪酸 ω-3：二十碳五烯酸，二十二碳六烯酸，二十二碳五烯酸			
		他汀类药物：阿伐他汀等			

（一）0类　HCN通道阻断剂

伊伐布雷定

【药理作用和临床应用】

药理作用：伊伐布雷定（ivabradine），超极化激活的环核苷酸门控钾通道HCN（Hyperpolarization Activated Cyclic Nucleotide Gated Potassium Channel）介导的起搏电流（I_f）阻断剂，伊伐布雷定剂量依赖性抑制I_f，抑制I_f降低窦房结的4期起搏器去极化率，从而降低心率，降低房室结和浦肯野细胞的自律性、增加RR间隔、减少窦房结的自律性、对细胞内Ca^{2+}循环产生影响。伊伐布雷定选择性降低心率，但不降低心肌收缩力。

临床应用：稳定型心绞痛和慢性心力衰竭，心率≥70次/min，伴有心脏收缩功能障碍的NYHA Ⅱ～Ⅳ级的慢性心力衰竭患者，与β受体阻断药联合用药，或者用于不能耐受或禁用β受体阻断药的窦性心动过速患者。

【体内代谢及影响因素】伊伐布雷定口服后被迅速吸收，1小时后达血药浓度峰值，在肠和肝中有首过效应。血浆蛋白结合率约70%，稳态分布容积接近100L。

【药物相互作用和不良反应及处理】

药物相互作用及处理：伊伐布雷定不应与CYP3A4的有效抑制剂同时使用，包括唑类抗真菌药（如酮康唑）、大环内酯类抗生素、奈法唑酮和抗逆转录病毒药物奈非那韦和利托那韦。禁同时使用伊伐布雷定与维拉帕米或地尔硫䓬。

不良反应及处理：心动过缓或者一度房室阻滞，与心动过缓相关的头晕、头痛，闪光现象（光幻觉）和复视等眼部疾病。在临床研究中，约有1%的患者由于这些感觉而不得不停药，这种感觉平均发生在用药开始后40天左右。常见的不良反应还有视力模糊、室性期前收缩、头痛、头昏，偶有房室传导阻滞、室上性期前收缩、心悸、恶心、便秘、腹泻、眩晕或视力模糊、呼吸困难等不良反应。

【临床应用现状分析与展望】伊伐布雷定在快速性心律失常中的应用效果显著。伊伐布雷定治疗窄QRS心动过速的临床疗效确切，能有效改善患者临床症状及体征，降低患者心率及血压，改善患者心功能及生活质量，且安全性较高，评价长期效果应进行大样本量长期随访。伊伐布雷定可应用于特定的窦性心率增快的左室射血分数降低型慢性心力衰竭患者，能明显改善患者预后。伊伐布雷定对窦性心率≥70次/min、左室射血分数<40%的慢性稳定型心绞痛伴慢性稳定型有症状心力衰竭的患者有较好的疗效。伊伐布雷定在治疗房室折返性心动过速消融术后的持续性窦性心动过速、儿童先天性房室交界性心动过速、先天性心脏病术后顽固性房室交界性心动过速、心脏移植术后持续窦性心动过速等时，亦有较好的疗效。

（二）Ⅰ类　Na^+通道阻滞药

Na^+通道阻滞药阻断心肌和心脏传导系统的Na^+通道，具有膜稳定作用，降低动作电位0相除极上升速率和幅度，减慢传导速度，延长APD和ERP。根据药物对Na^+通道阻滞作用的不同，又分为三个亚类，即Ⅰa、Ⅰb、Ⅰc、Ⅰd（图21-3）。Ⅰa

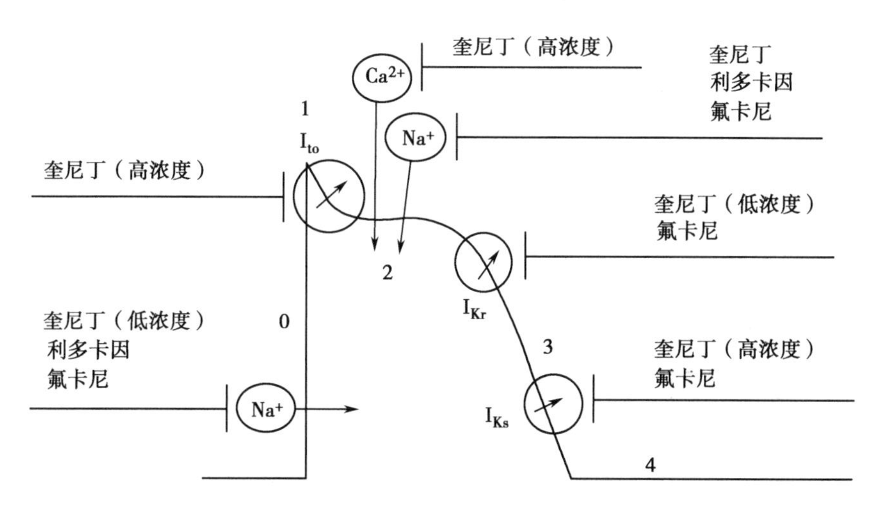

图21-3　Ⅰ类抗心律失常药对心肌细胞离子通道电流的阻滞作用

类：适度阻滞 Na^+ 通道，复活时间常数 1～10 秒，以延长 ERP 最为显著。药物包括奎尼丁、普鲁卡因胺、丙吡胺等。Ⅰb 类：轻度阻滞 Na^+，复活时间常数 <1 秒，降低自律性。药物以利多卡因为代表，包括利多卡因、苯妥英钠、美西律等。Ⅰc 类：明显阻滞 Na^+，复活时间常数 >10 秒，减慢传导性的作用最强。药物以氟卡尼（flecainide）为代表，包括普罗帕酮、恩卡尼、氟卡尼等。本药对 I_{Kr}、I_{Ks} 有明显抑制作用，使心房、心室的 APD 明显延长，因此致心律失常发生率较高。Ⅰd 类：药物主要是 Nav1.5 通道晚期电流的抑制剂，代表药物为雷诺嗪。

奎尼丁

【药理作用和临床应用】

药理作用：奎尼丁（quinidine）低浓度（1μmol/L）时即可阻滞 I_{Na}、I_{Kr}，较高浓度尚具有阻滞 I_{Ks}、I_{K1}、I_{to} 及 $I_{Ca,L}$ 作用。此外，本药还具有明显的抗胆碱作用和阻断外周血管 α 受体作用。奎尼丁阻滞激活状态的钠通道，并使通道复活减慢，因此显著抑制异位起搏活动和除极化组织的传导性、兴奋性，并延长除极化组织的不应期。奎尼丁阻滞钠通道、延长 APD 的作用也使大部分心肌组织的不应期延长。奎尼丁能阻滞多种钾通道，延长心房、心室和浦肯野细胞的 APD，这种作用在心率减慢时更明显。奎尼丁还可减少 Ca^{2+} 离子内流，具有负性肌力作用。奎尼丁阻滞 Na^+ 通道具有使用依赖性，并且延长心房 ERP 的作用较心室明显。

临床应用：用于快速性心律失常，如房性期前收缩、心房颤动、心房扑动、室上性和室性心动过速的治疗。对心房纤颤、心房扑动目前虽多采用电转律法，但奎尼丁仍有应用价值，用于转律后防止复发。

【体内代谢及影响因素】 口服后几乎全部被胃肠道吸收，经 1～2 小时血药浓度达高峰，生物利用度为 70%～80%。血浆蛋白结合率约 80%，组织中药物浓度较血药浓度高 10～20 倍，心肌浓度尤高。$t_{1/2}$ 为 5～7 小时。主要经过肝脏 P450 氧化代谢，其羟化代谢物仍有药理活性，20% 以原型经尿液排出。

【药物相互作用和不良反应及处理】

药物相互作用及处理：奎尼丁与地高辛合用，使后者肾清除率降低而增加其血药浓度；与双香豆素、华法林合用，可竞争与血浆蛋白的结合，使后者抗凝血作用增强；肝药酶诱导剂苯巴比妥能加速奎尼丁在肝中的代谢；与西咪替丁合用，将抑制奎尼丁氧化代谢，提高奎尼丁血药浓度；与胺碘酮合用，可延长 Q-T 间期，抑制 P450 酶系 CYP2D6 和 CYP2C9 的作用，从而抑制奎尼丁代谢；与地尔硫䓬合用，增加抑制窦房结，造成明显心动过速。

不良反应及处理：用药初期，常见胃肠道反应，恶心、呕吐、腹泻等。长时间用药，可出现“金鸡纳反应（cinchonism）”，表现为头痛、头晕、耳鸣、腹泻、恶心、视力模糊等症状。奎尼丁心脏毒性较为严重，中毒浓度可致房室及室内传导阻滞。应用奎尼丁的患者 2%～8% 可出现 Q-T 间期延长和尖端扭转型心动过速。奎尼丁的 α 受体阻断作用使血管扩张、心肌收缩力减弱、血压下降。奎尼丁抗胆碱作用可增加窦性频率，加快房室传导，治疗心房扑动时能加快心室率，因此应先给予钙通道阻滞药、β 肾上腺素受体拮抗药或地高辛以减慢房室传导，降低心室率。

【临床应用现状分析与展望】 20 世纪初奎尼丁被广泛应用于心房颤动等心律失常的治疗。然而 20 世纪 90 年代初的几个临床观察结果显示，奎尼丁、氟卡尼等抗心律失常药物不但没有提高心律失常患者的存活率，反而增加患者的死亡率，大部分抗心律失常药物在治疗心律失常的同时还具有导致心律失常的作用。此后，心律失常药物的应用和研发进入了低谷。然而相关临床研究报道，氟卡尼、恩卡尼、奎尼丁等中强度 Na^+ 通道阻滞药并未明显提高心律失常患者的存活率，甚至可增加患者的死亡率，这是因为奎尼丁明显抑制 Na^+ 通道，引起传导阻滞，诱发折返性心律失常。过强抑制 K^+ 通道引起 APD 延长，促发 LQTS 和尖端扭转型心动过速。

普鲁卡因胺

【药理作用和临床应用】

药理作用：普鲁卡因胺（procainamide）对心肌的直接作用与奎尼丁相似，但无明显阻断胆碱或 α 肾上腺素受体作用。普鲁卡因胺能降低自律性，减慢传导，延长大部分心脏组织的 APD 和

ERP。应用及禁忌证与奎尼丁相同。

临床应用：对房性、室性心律失常均有效。静脉注射或静脉滴注用于抢救危急病例，但对于急性心肌梗死所致的持续性室性心律失常，普鲁卡因胺不作首选（首选利多卡因）。

【体内代谢及影响因素】 口服吸收迅速而完全，1 小时血药浓度达高峰。肌内注射后 0.5～1 小时、静脉注射后仅 4 分钟血药浓度即达峰值。生物利用度约 80%，$t_{1/2}$ 为 3～6 小时。本药在肝代谢为仍具活性的 N- 乙酰普鲁卡因胺（NAPA），NAPA 也具有抗心律失常作用，但其药理学特性与母药不同，它几乎没有Ⅰ类药物的作用，而具有明显Ⅲ类药物（钾通道阻滞药）的作用。药物与蛋白结合率约 15%。肾功能衰竭其消除时间延长。

【药物相互作用和不良反应及处理】

药物相互作用及处理：普鲁卡因胺与胺碘酮或西咪替丁合用，抑制 P450 酶系 CYP2D6 和 CYP2C9 的作用，从而抑制普鲁卡因胺代谢，提高普鲁卡因胺血药浓度。

不良反应及处理：口服可有胃肠道反应，静脉给药可引起低血压，大剂量有心脏抑制作用。过敏反应较常见，如出现皮疹、白细胞减少、肌肉疼痛等。中枢不良反应为幻觉、精神失常等。长期应用，少数患者出现系统性红斑狼疮。

【临床应用现状分析与展望】 适用于阵发性心动过速、频发室性早搏、心房颤动和心房扑动，临床研究数据表明：普鲁卡因胺治疗持续的单形性耐受室性心动过速的急性发作，普鲁卡因酰胺治疗 40 分钟内较少发生心脏不良事件，终止心动过速比例较高。

利多卡因

【药理作用和临床应用】

药理作用：利多卡因（lidocaine）对激活和失活状态的钠通道都有阻滞作用，当通道恢复至静息态时，阻滞作用迅速解除，因此利多卡因对除极化组织（如缺血区）作用强。心房肌细胞 APD 短，钠通道处于失活状态的时间短，利多卡因的阻滞作用也弱，因此对房性心律失常疗效差。利多卡因抑制参与动作电位复极 2 相的少量钠内流，缩短浦肯野纤维和心室肌的 APD，使静息期延长。利多卡因对正常心肌组织的电生理特性影响小，对除极化组织的钠通道（处于失活态）阻滞作用强，因此对于缺血或强心苷中毒所致的除极化型心律失常有较强抑制作用。利多卡因能减小动作电位 4 相除极斜率，提高兴奋阈值，降低自律性。利多卡因作用于激活和失活状态的通道，因此对除极化型（如心肌缺血）心律失常有较强抑制作用。

临床应用：利多卡因的心脏毒性低，主要用于室性心律失常，如心脏手术、心导管术、急性心肌梗死或强心苷中毒所致的室性心动过速或心室纤颤。

【体内代谢及影响因素】 本药首关消除明显，生物利用度低，只能非肠道用药。本药在血液中有约 70% 与血浆蛋白结合，体内分布广泛。本药几乎全部在肝中代谢，80% 被肝脏迅速代谢为活性代谢物，主要是通过 CYP3A4 代谢，$t_{1/2}$ 为 2 小时，< 10% 以原型经尿液排出。口服生物利用度为 35%，局部生物利用度为 3%。

【药物相互作用和不良反应及处理】

药物相互作用及处理：利多卡因与维拉帕米合用，因负性肌力作用协同而造成低血压；与西咪替丁合用，可降低肝脏对利多卡因的代谢，提高利多卡因浓度；与普萘洛尔、甲氧普萘洛尔、恩卡尼、氟卡尼合用，室性心动过速诱发率减少，即使诱发发生时，收缩压较单用时明显改善，室速周长增大，可协同治疗单一药物无效的心律失常；与美西律合用，可将利多卡因从组织结合位点置换出来，减少利多卡因的总清除率，提高利多卡因血药浓度。利多卡因的负性肌力作用还可加重心力衰竭症状；SCN5a 基因突变的患者使用利多卡因后可诱发 Brugada 综合征。作用于 CYP3A4 和 CYP1A 的药物都可能潜在地影响利多卡因的血清水平，增加其毒性。还应仔细考虑可能增加高铁血红蛋白血症机会的药物。决奈达隆和脂质体吗啡都是绝对禁忌的，因为它们可能会增加利多卡因的血清水平。

不良反应及处理：肝功不良患者静脉注射过快，可出现头昏、嗜睡或激动不安、感觉异常等，剂量过大可引起心率减慢、房室传导阻滞和低血压，Ⅱ、Ⅲ度房室传导阻滞患者禁用。心衰、肝功能不全者长期滴注后可产生药物蓄积，儿童或老年人应适当减量。

【临床应用现状分析与展望】 本药适用于血流动力学稳定的室性心动过速、心室颤动。预激综合症患者合并心房扑动与颤动时不能选择利多卡因，可能抑制房室结 - 浦肯野纤维传导而加速心室率，甚至会诱发心室颤动。对于单形性或多形性室性心动过速的患者次选利多卡因。

普罗帕酮

【药理作用和临床应用】

药理作用：普罗帕酮（propafenone）化学结构与普萘洛尔相似，具有弱的β肾上腺素受体拮抗作用。属于Ⅰc类的抗心律失常药物。普罗帕酮能减慢心房、心室和浦肯野纤维的传导，延长APD和ERP，但对复极过程的影响弱于奎尼丁。有微弱的钙拮抗作用及抑制心肌作用。

临床应用：适用于室上性和室性期前收缩、室上性和室性心动过速、伴发心动过速和心房颤动的预激综合征。

【体内代谢及影响因素】 口服吸收良好，2～3小时作用达高峰。95%与血浆蛋白结合，由肝脏代谢为活性代谢产物，由尿液排出约50%，$t_{1/2}$为2～10小时；<1%以原型经尿液排出。

【药物相互作用和不良反应及处理】

药物相互作用及处理：本药一般不宜与其他抗心律失常药合用，以避免心脏抑制。与奎尼丁合用可以减慢代谢过程。与普奈洛尔合用可以增加其血药浓度。普罗帕酮可以增加血清地高辛的浓度。与西咪替丁合用可使普罗帕酮血药浓度增高。

不良反应及处理：消化道不良反应常见恶心、呕吐、味觉改变等。心血管系统不良反应常见房室传导阻滞、加重充血性心衰，还可引起直立性低血压，其减慢传导作用易致折返，引发心律失常。肝肾功能不全时应减量。心电图QRS延长超过20%以上或QT间期明显延长者，宜减量或停药。如出现房室传导阻滞可用阿托品、异丙肾上腺素解救。

【临床应用现状分析与展望】 普罗帕酮有效改善房性期前收缩引发的室性心动过速，各类型的室上性心动过速、室性期前收缩、室性心动过速等。应用普罗帕酮可以转复心房扑动，用于复律前控制心室率，也可以用于转复房颤。普罗帕酮能有效将窄QRS心动过速转复为窦性心律，有利于控制病情，但由于其还具有Ⅱ、Ⅲ、Ⅳ类药物作用及一定负性变力性作用，因此普罗帕酮有可能导致室内传导阻滞加重及QRS波增宽，继而诱发或加重心力衰竭等。预激综合症患者发作心房扑动与颤动时可选普罗帕酮延长房室旁路不应期。

雷诺嗪

【药理作用和临床应用】

药理作用：雷诺嗪（Ranolazine），减少晚期Na^+电流（$I_{Na,L}$），影响AP的恢复和不应期，复极化储备和QT间期。发现雷诺嗪通过缩短QTc来抑制室性心律失常。雷诺嗪抑制各种心脏离子通道，主要作用于$I_{Na,L}$峰值和晚期，抑制快速激活延迟整流K^+（I_{Kr}）和L型Ca^{2+}电流（$I_{Ca,L}$）。减少AP恢复时间，减少EAD诱导的触发活动。

临床应用：本药可用于稳定型心绞痛，室性心动过速，可作为治疗快速性心律失常的潜在新型药物。在获得性或先天性心律失常（包括缺氧、心力衰竭和LQTS3）状况下$I_{Na,L}$增加。这些药物缩短了AP的恢复时间并增加了不应期和复极化过程。临床和实验报告均表明它们在$I_{Na,L}$相关的心律失常中具有潜在的抗心律失常作用。

【体内代谢及影响因素】 服用雷诺嗪1小时后测定血药浓度峰值范围为1 576～2 492ng/ml，早餐后1小时测定血中药物谷浓度范围为275～602ng/ml。血浆中雷诺嗪的Ⅰ相代谢产物有11种，主要从肾中排泄。雷诺嗪主要通过肾脏排泄。它经CYP450代谢，主要通过CYP3A4和CYP2D6酶进行代谢。

【药物相互作用和不良反应及处理】

药物相互作用及处理：Ⅰd类药物也可能影响其他类抗心律失常药物。与Ⅰb类药物美西律合用，使其不仅可用于治疗LQTS3，还可用于治疗与L型Ca^{2+}通道异常相关的Timothy综合征。酮康唑和地尔硫䓬通过抑制CYP3A4酶增加雷诺嗪血浆的浓度。维拉帕米抑制肠道P-糖蛋白，增加雷诺嗪稳态下的平均血药浓度。雷诺嗪通过抑制肠道和肾小管的P-糖蛋白的水平增加地高辛的浓度。

不良反应及处理：Ⅱ期临床试验中使用雷诺嗪最常见的不良反应是头痛、眩晕、疲乏。

【临床应用现状分析与展望】雷诺嗪与胺碘酮或决奈达隆的联合应用，可明显降低心房颤动的发生率。雷诺嗪单独应用或者联合其他药物可减少房颤复发，减少其他药物治疗无效的室颤或室速患者ICD放电。雷诺嗪虽然被批准为二线抗心绞痛药物，但也具有潜在的治疗房性和室性心律失常的作用，且副作用较小。雷诺嗪预防房颤或室性快速心律失常尚未在大型人群试验中得到很好的证实，因此进行大型随机临床试验势在必行，以准确确定雷诺嗪的安全性和有效性。

（三）Ⅱ类　自主神经抑制剂和激活剂

Ⅱa类，非选择性β和选择性β_1肾上腺素能受体抑制剂，非选择性β抑制剂：普萘洛尔、纳多洛尔；选择性β_1肾上腺素能受体抑制剂：阿替洛尔、比索洛尔、倍他洛尔、塞利洛尔、艾司洛尔、美托洛尔；β和α_1受体拮抗剂：卡维地洛、拉贝洛尔。Ⅱb类，非选择性β肾上腺素能受体激活剂，代表药物为异丙肾上腺素。Ⅱc类，毒蕈碱M_2受体抑制剂，抑制室上性毒蕈碱性M_2胆碱能受体，代表药物阿托品、山莨菪碱、东莨菪碱。Ⅱd类，毒蕈碱M_2受体激活剂，室上性毒蕈碱M_2胆碱能受体的激活能够激活K_{ACh}通道。Ⅱe类，腺苷A_1受体激活剂，代表药物腺苷。其具体分类及临床应用等见表21-3。

β肾上腺素受体的激动可促进包括I_f在内的K^+、Cl^-等多种离子通道电流，可促进心肌电紊乱；同时加快Ca^{2+}内流并能延缓其通道失活过程，引起细胞Ca^{2+}超载，诱发DAD，导致触发活动，进而引起心律失常的发生。β肾上腺素受体阻断药能竞争性阻断β肾上腺素受体，部分β肾上腺素受体阻断药在较大剂量下具有膜稳定作用，可发挥类似Ⅰ类抗心律失常药物作用。根据其与β肾上腺素受体结合的特异性，可将其分为非选择性β肾上腺素受体拮抗药普萘洛尔、选择性β_1肾上腺素受体阻断药美托洛尔。

普萘洛尔

【药理作用和临床应用】

药理作用：普萘洛尔能降低窦房结、心房和浦肯野纤维自律性，在运动及情绪激动时作用明显。本药能减少儿茶酚胺所致的迟后除极发生，减慢房室结传导，延长房室结有效不应期。本药能延长房室结ERP，降低心肌细胞Ca^{2+}超载、抑制折返及触发活动，抑制折返活动形成；抑制儿茶酚胺诱导的室性心律失常；在急性心肌缺血组织，普萘洛尔可通过调控microRNAs水平，缩小心肌梗死范围。

临床应用：主要用于室上性心律失常，对于交感神经兴奋性过高、甲状腺功能亢进及嗜铬细胞瘤等引起的窦性心动过速效果良好。普萘洛尔与强心苷或地尔硫䓬合用，控制心房扑动、心房纤颤及阵发性室上性心动过速时的室性频率过快效果较好。心肌梗死患者应用本品，可减少心律失常的发生，缩小心肌梗死范围，降低死亡率。普萘洛尔还可用于运动或情绪变动所引发的室性心律失常，减少肥厚型心肌病所致的心律失常。

【体内代谢及影响因素】口服吸收完全，首过效应强，生物利用度为30%，口服后2小时血药浓度达峰值，但个体差异大。血浆蛋白结合率达93%。本药主要在肝脏代谢，$t_{1/2}$为3～4小时，肝功受损时明显延长。90%以上经肾排泄，尿中原型药不到1%。普萘洛尔主要代谢产物4-羟基普萘洛尔具有比母体化合物更长的半衰期（5.2～7.5小时），也具有药理学活性。

【药物相互作用和不良反应及处理】

药物相互作用及处理：普萘洛尔与奎尼丁、普罗帕酮合用，可使普萘洛尔的清除率下降，血药浓度升高；与西咪替丁合用，减少肝血流量及肝脏对普萘洛尔的代谢，血药浓度升高。本类药物长期应用后停药需逐渐减量直至停药，避免受体向上调节引起的反跳现象。合用胺碘酮、维拉帕米可激发心动过缓和传导阻滞。合用地高辛可加重心动过缓。糖尿病患者，可降低胰岛素和口服降糖药的效应。

不良反应及处理：本药可致窦性心动过缓、房室传导阻滞，并可能诱发心力衰竭和哮喘、低血压、精神压抑、记忆力减退等。长期应用对脂质代谢和糖代谢有不良影响，故高脂血症、糖尿病患者应慎用。本药可加剧周围血管疾病和雷诺综合征。

【临床应用现状分析与展望】目前认为，理想的β肾上腺素受体阻断药应无内在拟交感活性、有较高脂溶性和较高的心脏选择性。此外，个别药物如索他洛尔，同时具有抑制电压依赖K^+

表 21-3 自主神经抑制剂和激活剂

子类	药理学指标	电生理效应	药物	临床应用	机制
Ⅱa	非选择性β和选择性β1肾上腺素能受体阻断药	抑制肾上腺素激酶活性和$[cAMP]_i$的肾上腺素能诱导的Gs-蛋白作用；RR和PR间隔减少，其作用包括减慢I_f和$I_{Ca\text{-}L}$引起的窦房结起搏器速率减慢；增加房室结传导时间和不应期，减少窦房结起搏和由$I_{Ca\text{-}L}$降低引起的触发活动；并减少RyR_2介导的SR Ca^{2+}释放和触发活动；增加RR和PR间隔	非选择性β阻断药： 卡维地洛 普萘洛尔 纳多洛尔 选择性β1肾上腺素能受体阻断药： 阿替洛尔 比索洛尔 倍他洛尔 塞利洛尔 艾司洛尔 美托洛尔	窦性心动过速或其他类型的心动过速，包括室上性心动过速（如心房颤动，心房扑动和房性心动过速）以及心律失常。 心房颤动和室性快速性心律失常（室性心动过速，室性早搏）的速率控制。 注意：阿替洛尔，普萘洛尔和纳多洛尔也用于LQTS；纳多洛尔用于儿茶酚胺能多形性室性心动过速	减少窦房结自律性 减少房室结自律性 减少异位心室/心房自律性 减少EAD/DAD诱导的触发活动 减少窦房结折返 减少房室结传导终止折返
Ⅱb	非选择性β-肾上腺素能受体激活剂	激活肾上腺素激酶活性和$[cAMP]_i$的肾上腺素能诱导的G_s蛋白作用（见上文）；RR和PR间隔减少	异丙肾上腺素	完全性房室传导阻滞患者起搏器置入术前室性心律加快的研究 获得性心律失常，通常与药物相关的心动过缓性心动过速	增加逃逸心室自律性 抑制心动过缓依赖性EAD相关触发活动
Ⅱc	毒蕈碱M_2受体阻断药	抑制室上性（窦房结，心房，房室结）毒蕈碱性M_2胆碱能受体（见下文）；减少RR和PR间隔	阿托品 山莨菪碱 东莨菪碱	轻度或中度症状性窦性心动过缓 Supra-His，房室结，传导阻滞，例如迷走神经性晕厥或急性下壁心肌梗死	增加窦房结自律性 增加房室结传导
Ⅱd	毒蕈碱M_2受体激活剂	室上性（窦房结，心房，房室结）毒蕈碱M_2胆碱能受体的激活能够激活KACh通道，使窦房结超极化并缩短心房和房室结组织中的APD，并减少$[cAMP]_i$，从而减少$I_{Ca,L}$和窦房结I_f；对腺苷酸环化酶和cAMP活化的抑制作用，降低了其对加速激活的心室组织中$I_{Ca,L}$，I_{Ks}，I_{Cl}和I_{to}的刺激作用；RR和PR间隔增加	卡巴胆碱 毛果芸香碱 乙酰甲胆碱 地高辛	窦性心动过速或室上性快速性心律失常	减少窦房结自律性 减少窦房结折返 减少房室结传导，终止折返
Ⅱe	腺苷A_1受体激活剂	室上组织（窦房结，心房，房室结）中腺苷A_1受体的激活能激活G蛋白偶联的内向整流K^+通道和I_{KAch}电流，超极化窦房结并缩短心房和房室结组织中的APD，减少$[cAMP]_i$和$I_{Ca,L}$和窦房结I_f；对腺苷酸环化酶和cAMP活化的抑制作用，降低了其对加速激活的心室组织中$I_{Ca,L}$，I_{Ks}，I_{Cl}和I_{to}的刺激作用；增加RR和PR间期	腺苷，ATP；氨茶碱作为腺苷受体抑制剂起作用	房室结心动过速和cAMP介导触发的室性心动过速的急性终止	减少窦房结自律性 减少房室结传导，终止折返 减少EAD/DAD诱导的触发活动

通道、延长APD，以及β肾上腺素受体拮抗作用，则会表现出更好的临床疗效。无症状的QT间期延长患者建议给予β肾上腺素受体阻断药进行治疗。儿茶酚胺敏感性室性心动过速可选择β肾上腺素受体阻断药进行治疗。本药控制窦性心动过速、室性期前收缩、心房扑动、心房颤动，可降低冠心病、心衰患者的死亡率。无禁忌证的房颤患者可选择β肾上腺素受体阻断药控制心室率。临床中需要使用β受体阻断药时，往往既有适应证又有禁忌证，应用时需要权衡。如果存在心功能不全，一定要关注引起心衰的原因，如果是因为心室率快引起的舒张功能不全，这时仍然可以使用β受体阻断药。应用时机：心律失常急性发作期β受体阻断药很难起到即刻终止作用；非发作期，β受体阻断药可预防和减少心律失常复发。预防持续性单形性室性心动过速的疗效较弱。对于右室流出道室速、左室分支室速、二尖瓣环室速（亦称维拉帕米或腺苷敏感性室速），β受体阻断药或非二氢吡啶类钙拮抗剂有效。

（四）Ⅲ类　K^+通道阻滞剂和开放剂

本类药物主要通过阻滞电压依赖性K^+通道，有效延长APD及ERP，消除折返引起的心律失常和抑制房室传导，发挥治疗室上性和室性心律失常的作用。本类药物多表现出多离子通道及肾上腺素受体拮抗作用，同时具备Ⅰ、Ⅱ、Ⅲ或Ⅳ类抗心律失常作用。对异常节律具有强效的阻断作用，可降低窦房结、浦肯野纤维的自律性、传导性，明显延长APD和ERP，延长QT间期和QRS波。目前常用的药物有胺碘酮、索他洛尔、决奈达隆（dronedarone）和多非利特（dofetilide）。胺碘酮尚有扩张血管作用，能扩张冠状动脉，增加冠状动脉血流量，减少心肌耗氧量；在窦房结及房室结，胺碘酮表现出β肾上腺素受体拮抗药和K^+通道阻滞药的双重作用，且其延长APD作用不依赖于心率的快慢，无翻转使用依赖性。索他洛尔能阻断β受体，降低自律性，减慢房室结传导；能阻滞I_K，延长心房、心室及浦肯野纤维的APD和ERP。临床用于各种严重室性心律失常，也可治疗阵发性室上性心动过速及心房颤动。多非利特是新近开发的特异性I_{Kr}钾通道阻滞药，仅阻滞I_{Kr}钾通道而无其他药理作用。多非利特延长动作电位时程的作用具有翻转使用依赖性，因此易诱发尖端扭转型室性心动过速。本药长期口服可有效维持心房颤动或心房扑动复律后的窦性心律，可用于阵发性室性心动过速。Ⅲa类，非选择性K^+通道阻滞剂，阻断多个K^+通道靶标，代表药物有氨巴利特、胺碘酮、决奈达隆；HERG通道介导的快速K^+电流（I_{Kr}）阻断剂，代表药物包括多非利特、伊布利特、索他洛尔；Kv7.1通道介导的慢速K^+电流阻滞剂，延长心房细胞、浦肯野细胞和心室肌细胞AP恢复时间；Kv1.5通道介导的超快速K^+电流（I_{Kur}）阻滞剂，延长心房AP恢复时间，代表药物有维纳卡兰；Kv1.4和Kv4.2通道介导的瞬时外向K^+电流（I_{to1}）阻断剂，代表药物替地沙米。Ⅲb类，Kir6.2（I_{KATP}）开放剂，打开ATP敏感的K^+通道（I_{KATP}），缩短除窦房结细胞外的所有心肌细胞的AP恢复时间，代表药物为尼可地尔、吡那地尔。Ⅲc类，GIRK1和GIRK4（I_{KACh}）阻滞剂，抑制直接或Gi蛋白βγ亚基介导的I_{KACh}活化，包括正在接受监管审查的治疗心房颤动的阻滞剂：BMS 914392。K^+通道阻滞剂和开放剂具体分类及临床应用见表21-4。

胺碘酮

【药理作用和临床应用】

药理作用：胺碘酮（amiodarone）对心脏多种离子通道（如I_{Na}、$I_{Ca,L}$、I_K、I_{K1}、I_{to}等）均有抑制作用，降低窦房结、浦肯野纤维的自律性和传导性，明显延长APD和ERP，延长QT间期和QRS波。胺碘酮延长APD的作用不依赖于心率的快慢，无翻转使用依赖性（reverse use-dependence）。翻转使用依赖性是指心率快时，药物延长动作电位时程的作用不明显，而当心率慢时，却使动作电位时程明显延长，此作用易诱发尖端扭转型室性心动过速。此外，胺碘酮尚有非竞争性拮抗α、β肾上腺素能受体作用和扩张血管平滑肌作用，能扩张冠状动脉，增加冠脉流量，减少心肌耗氧量。在窦房结及房室结，胺碘酮表现出β肾上腺素受体阻断药和K^+通道阻滞药的双重作用，且其延长APD作用不依赖于心率的快慢，无翻转使用依赖性。

临床应用：该类药物临床主要用于对心房扑动、心房颤动、室上性心动过速和室性心动过速的治疗。短期应用胺碘酮对心房颤动急性发作效

表 21-4 K^+通道阻滞剂和开放剂

类	子类	药理学指标	电生理效应	药物	临床应用	机制
电压依赖性K^+通道阻滞剂	Ⅲa	非选择性K^+通道阻滞剂	阻断多个K^+通道靶标导致心房细胞、浦肯野细胞和心室肌细胞AP恢复延长，ERP增加，复极储备减少，延长QT间期	氨巴利特 胺碘酮 决奈达隆	无结构性心脏病或远端心肌梗死患者的室性心动过速；伴有预激综合征的快速性心律失常 通过辅助通路进行房室传导的心房颤动 心室颤动和室性早搏 与室上性心律失常和心房颤动有关的快速性心律失常	AP恢复时间增加，不应期增加，折返倾向减少 注意：胺碘酮也会减慢窦房结率和房室传导
		Kv11.1（HERG）通道介导的快速K^+电流（I_{Kr}）阻断剂	延长心房，浦肯野和心室肌细胞AP的恢复时间，增加ERP，减少复极储备；延长QT间期	多非利特 伊布利特 索他洛尔	无结构性心脏病或远端心肌梗死患者的室性心动过速 与预激综合征相关的快速性心律失常 房颤伴房室旁道传导，心室颤动，室性早搏 与室上性心律失常和心房颤动有关的快速性心律失常	AP恢复时间增加 不应期增加，折返倾向减少
		Kv7.1通道介导的慢速K^+电流阻滞剂	延长心房、浦肯野和心室肌细胞AP恢复时间，增加ERP，减少复极储备；延长QT间隔	没有经临床批准使用的药品		增加AP恢复时间 不应期增加 减少了折返倾向
		Kv1.5通道介导，超快速K^+电流（I_{Kur}）阻滞剂	延长心房AP恢复时间，增加ERP，减少复极储备	维纳卡兰	立即转换为心房颤动	心房特异性作用：AP恢复时间增加，不应期增加，折返倾向减少
		K_V1.4和K_V4.2通道介导的瞬时外向K^+电流（I_{to1}）阻断剂	延长心房，浦肯野和心室肌细胞AP恢复时间，增加ERP，减少复极储备，特别是在心外膜下，而不是心内膜下的心室心肌细胞	心房颤动急性转复的阻滞剂：替地沙米		增加AP恢复时间；增加不应期，减少折返倾向
代谢依赖的K^+通道开放剂	Ⅲb	Kir6.2（I_{KATP}）开放剂	打开ATP敏感的K^+通道（I_{KATP}），缩短除窦房结细胞外的所有心肌细胞的AP恢复时间，不应期和复极储备；缩短了QT间期	尼可地尔 吡那地尔	尼可地尔：治疗稳定型心绞痛（二线）； 吡那地尔：用于治疗高血压的研究药物	AP恢复时间可能减少
Trans-mitter门控K^+通道阻滞剂	Ⅲc	GIRK1和GIRK4（I_{KACh}）阻滞剂	抑制直接或G_i蛋白βγ亚基介导的I_{KACh}活化，特别是在窦房结，房室结和心房细胞中，延长APD和ERP并减少复极储备	正在接受监管审查的治疗心房颤动的阻滞剂：BMS 914392		减少窦房结自律性

果明确，尤其对血流动力学不稳定以及直流电除颤禁忌患者是首选用药。

【体内代谢及影响因素】 口服、静脉注射给药均可。

口服给药吸收缓慢，生物利用度约 40%。静脉注射 10 分钟起效，吸收后药物迅速分布到各组织器官中。本药主要在肝脏代谢，$t_{1/2}$ 长达数周，血浆蛋白结合率 95%，停药后作用可持续 4～6 周。

【药物相互作用和不良反应及处理】

药物相互作用及处理：胺碘酮与 β 受体阻断药、钙离子通道拮抗剂合用，加重对窦房结、房室结和心肌收缩力的抑制，造成窦性心动过缓、窦性停搏、房室传导阻滞加重，病情恶化；与吩噻嗪三环类抗抑郁药合用，可延长 QT 间期，造成扭转型室速，增加心律失常危险；与硝苯地平合用可对抗胺碘酮的交感阻滞作用，抑制胺碘酮所致的心动过缓，防止心率减慢。胺碘酮与地高辛合用增加胺碘酮的药物浓度，加重对窦房结和房室结的抑制作用。与苯妥英钠合用，可增加药物浓度。

不良反应及处理：常见心血管反应如窦性心动过缓、房室传导阻滞及 QT 间期延长，偶见尖端扭转型室性心动过速。有房室传导阻滞及 QT 间期延长者禁用本品。胺碘酮是含碘的苯呋喃类化合物，容易引起甲状腺功能异常（甲状腺功能亢进或减退），长期应用可出现过敏性肺炎、间质性肺炎、肺泡炎及可能危及生命的肺纤维化。近期研究表明，由于胺碘酮具有较高的脂溶性，长期应用造成体内脂肪组织内积聚的药量增高，进而增高其毒副反应，造成其致癌性增高。本品长期应用可见角膜褐色微粒沉着，不影响视力，停药后微粒可逐渐消失。

【临床应用现状分析与展望】 有严重结构性心脏病（包括心肌病、左心室功能不全、心肌梗死和心肌缺血）的患者可使用胺碘酮，左心室肥厚患者，可使用胺碘酮。合并冠心病、充血性心力衰竭的房扑患者，复律应该首选胺碘酮。房性心动过速的患者转复窦性心率可选胺碘酮。房颤患者使用胺碘酮可转窦性心率。胺碘酮是目前常用的维持窦性心率的药物。慢性心衰伴有房颤患者使用胺碘酮不加重心衰，促心律失常作用较小。在急性心梗伴有房颤的患者可静脉应用胺碘酮。与血管紧张素Ⅱ受体拮抗剂及 β 受体阻断剂合用联合治疗房颤效果明显。预激综合征患者发作心房扑动与心房颤动时可选胺碘酮延长房室旁路不应期。胺碘酮可降低心源性猝死的发生率。胺碘酮用于快速室性心律失常的急性期治疗。胺碘酮可改善电除颤效果。决奈达隆作为胺碘酮替代药物，临床主要用于心房颤动和心房扑动的患者维持窦性节律。延长 APD（特别是延长 ERP）是消除心脏折返激动引起的心律失常和抑制房室传导的有效策略。2009 年通过美国 FDA 批准的抗心律失常新药决奈达隆，作为胺碘酮的替代药物应用于心房扑动、心房颤动患者窦性心律的维持。其结构与胺碘酮相似，但无碘取代基，去除了胺碘酮的常见不良反应。同时，其组织消除半衰期也明显短于胺碘酮，降低了胺碘酮由于脂肪组织积聚引起的致癌倾向。Ⅳ级心力衰竭患者禁用决奈达隆，决奈达隆还与罕见的严重肝损伤病例有关，包括肝功能衰竭。布碘酮（budiodarone）是胺碘酮的另一个结构类似物，具有与胺碘酮相似的多通道阻断作用。它是一种碘化复合物，经由血浆和组织酯酶代谢，而非 CYP3A4 系统。这种特异性使其代谢较快，副作用较低，对房颤疗效较好。

（五）Ⅳ类　Ca^{2+} 调节剂

Ⅳa 类，膜表面钙离子通道拮抗剂（非特异性），阻断 Ca^{2+} 电流（$I_{Ca,L}$），抑制窦房结起搏，代表药苄普地尔；Cav1.2 和 Cav1.3 通道介导的 L 型 Ca^{2+} 电流（$I_{Ca,L}$）阻断剂，苯基烷基胺（如维拉帕米），苯并噻嗪类（例如，地尔硫䓬）；Cav3.1 通道介导的 T 型 Ca^{2+} 电流（$I_{Ca,T}$）阻断剂，抑制窦房结起搏，延长 His- 浦肯野细胞 4 期复极。Ⅳb 类，肌质网 RyR_2-Ca^{2+} 通道阻滞剂，肌浆网 Ca^{2+} 释放减少，胞浆和肌浆网 Ca^{2+} 减少，代表药物氟卡尼、普罗帕酮。IP_3R-Ca^{2+} 通道阻滞剂，减少心房肌浆网 Ca^{2+} 释放。Ⅳc，内质网 Ca^{2+} 泵激活剂，增加 Ca^{2+}-ATP 酶活性，增加 SR Ca^{2+}。Ⅳd 类，膜表面离子交换抑制剂，例如 SLC8A，使 Na^+-Ca^{2+} 交换减少。Ⅳe 类，提高或降低细胞内钙离子结合蛋白的磷酸化水平，包括 CaMKII 调节剂。具体见表 21-5。

钙拮抗药（calcium antagonists，CCBs）是一类选择性阻滞 Ca^{2+} 通道，抑制细胞外 Ca^{2+} 内流，降低细胞内 Ca^{2+} 浓度的药物，可调节和维持细胞

表 21-5 Ca^{2+} 调节剂

类	子类	药理学指标	电生理效应	药物	临床应用	机制
膜表面通道拮抗剂	Ⅳa	膜表面钙离子通道拮抗剂（非特异性）	阻断 Ca^{2+} 电流（$I_{Ca,L}$），抑制窦房结起搏，抑制房室结传导，延长 ERP，增加 AP 恢复时间，增加不应期，减少复极储备和抑制细胞内 Ca^{2+} 信号传导，PR 间隔增加	苄普地尔	心绞痛 对室上性心动过速的潜在治疗	减弱房室结传导，终止折返 减少 EAD-/DAD 诱导的触发活动
		Cav1.2 和 Cav1.3 通道介导的 L 型 Ca^{2+} 电流（$I_{Ca,L}$）阻断剂	阻断 Ca^{2+} 电流（$I_{Ca,L}$），抑制窦房结起搏，抑制房室结传导，延长 ERP，增加 AP 恢复时间，增加不应期，减少复极储备和抑制细胞内 Ca^{2+} 信号传导，PR 间隔增加	苯基烷基胺（维拉帕米） 苯并噻嗪类（地尔硫䓬）	无结构性心脏病的室性心律失常和室性心动过速 心房颤动的速率控制	减弱房室结传导，终止折返 减少 EAD-/DAD 诱导的触发活动
		Cav3.1 通道介导的 T 型 Ca^{2+} 电流（$I_{Ca,T}$）阻断剂	抑制窦房结起搏，延长 His-浦肯野细胞 4 期复极，心室细胞中不存在	没有经临床批准使用的药品		
细胞内钙离子通道拮抗剂	Ⅳb	SR RyR_2-Ca^{2+} 通道阻滞剂	SR Ca^{2+} 释放减少：胞浆和 SR [Ca^{2+}]减少	氟卡尼，普罗帕酮	儿茶酚胺多形性室性心动过速	减少 DAD 诱导的触发活动
		IP_3R-Ca^{2+} 通道阻滞剂	减少心房 SR Ca^{2+} 释放；减少细胞溶质和 SR[Ca^{2+}]	没有经临床批准使用的药品		
内质网 Ca^{2+}-ATP 酶激活剂	Ⅳc	内质网 Ca^{2+} 泵激活剂	增加 Ca^{2+}-ATP 酶活性，增加 SR[Ca^{2+}]	没有经临床批准使用的药品		减少 DAD 诱导的触发活动
膜表面离子交换拮抗剂	Ⅳd	膜表面离子交换抑制剂	Na^+-Ca^{2+} 交换减少，从而减少了与肌膜下[Ca^{2+}]升高相关的去极化	没有经临床批准使用的药品		减少 EAD-/DAD 诱导的触发活动
磷酸激酶和磷酸化酶拮抗剂	Ⅳe	提高或降低细胞内钙离子结合蛋白的磷酸化水平	包括 CaMKII 调节剂：改变细胞内 Ca^{2+} 信号	没有经临床批准使用的药品		减少 EAD-/DAD 诱导的触发活动

内 Ca^{2+} 的稳态。临床上常用的钙拮抗药主要包括苯烷胺类如维拉帕米等、二氢吡啶类如硝苯地平等和地尔硫类如地尔硫䓬等。其机制是抑制 $I_{Ca,L}$，减慢窦房结 AP 的 4 相缓慢除极，降低窦房结自律性，减慢心率；减慢房室 AP 的 0 相除极速率，抑制房室结传导，延长心电图 PR 间期，对心脏表现负性频率与负性传导作用，并有负性肌力作用。

维拉帕米

【药理作用和临床应用】

药理作用：维拉帕米（verapamil）对激活态和失活态的 L- 型钙通道均有抑制作用，对 I_{Kr} 钾通道亦有抑制作用，表现为：①降低窦房结自律性，降低缺血时心房、心室和浦肯野纤维的异常自律性，减少或取消后除极所引发的触发活动；②减慢房室结传导性，此作用除可终止房室结折返，尚能防止心房扑动、心房颤动引起的心室率加快；③延长窦房结、房室结的 ERP，大剂量延长浦肯野纤维的 APD 和 ERP。其机制是抑制 $I_{Ca,L}$，减慢窦房结 AP 的 4 相缓慢除极，降低窦房结自律性，减慢心率；减慢房室 AP 的 0 相除极速率，抑制房室结传导，延长心电图 PR 间期，对心脏表现负性频率与负性传导作用，并有负性肌力作用。

临床应用：钙拮抗药抑制房室结 Ca^{2+} 内流，能减慢心房扑动和心房颤动的心室率，用于治疗伴快速心室率的心房颤动，对房室反复性心动过速和房室结折返性心动过速有良好效果。维拉帕米是转复阵发性室上性心动过速（paroxysmal supraventricular tachycardia，PSVT）的首选药物之一。维拉帕米可缓解自发的冠状动脉痉挛，用于治疗变异型心绞痛和不稳定型心绞痛。地尔硫䓬是治疗心房颤动伴快速心室率的临床常用药物，对静息和运动时的心室率控制均有效。治疗室上性和房室结折返引起的心律失常效果好，对急性心梗、心肌缺血及洋地黄中毒引起的室性早搏有效。为阵发性室上性心动过速首选药。

【体内代谢及影响因素】 口服吸收迅速而完全。口服后2～3小时血药浓度达峰值。由于首过效应，生物利用度仅10%～30%。在肝脏代谢，其代谢物去甲维拉帕米仍有活性，$t_{1/2}$为3～7小时。血浆蛋白结合率90%，在肝脏中代谢至少12种无活性代谢物，80%由尿液排出，15%由粪便排出。

【药物相互作用和不良反应及处理】

药物相互作用及处理：维拉帕米与β受体阻断药合用，抑制心肌收缩，减慢心率和传导，造成心脏停搏；与地高辛合用，降低地高辛体内分布容积，抑制其肾和非肾排泄，增加地高辛浓度；与Ⅰa类抗心律失常药合用，两药均能延长动作电位时间和有效不应期，抑制心肌，减慢传导；与Ⅲ类抗心律失常药合用，两药均有延长复极时间、减慢心率和心内传导的作用，促心律失常作用增加；与西咪替丁合用，抑制维拉帕米经肝脏细胞色素P450代谢，使其血药浓度升高，毒性增强。

不良反应及处理：钙拮抗药相对比较安全，但由于这类药物的作用广泛，选择性相对较低。不良反应与其Ca^{2+}通道阻滞、血管扩张以及心肌抑制等作用有关。其一般不良反应有：颜面潮红、头痛、眩晕、恶心、便秘等。维拉帕米及地尔硫䓬的严重不良反应有低血压及心功能抑制等。Ⅱ、Ⅲ度房室传导阻滞、心功能不全、心源性休克患者禁用此药，老年人、肾功低下者慎用。

【临床应用现状分析与展望】 本药用于各种折返性室性心动过速，预激综合征，心房扑动与心房颤动时减慢心室率。无禁忌证的房颤患者可选择钙拮抗剂控制心室率。室性早搏和非持续性室性心动过速有症状者可选用此类药物。右室流出道室速、左室分支室速、二尖瓣环室速（亦称维拉帕米或腺苷敏感性室速），β受体阻滞剂或非二氢吡啶类钙拮抗剂有效。

其他类型的抗心律失常药物见表21-6。

二、心律失常的非药物治疗

心律失常的非药物治疗包括以导管技术为基础的介入治疗和外科手术治疗。介入治疗中如射频导管消融术可根治房室结折返性心动过速、房室折返性心动过速、心房扑动和心脏结构正常的室性心动过速（简称室速）；埋藏式自动心脏复律除颤器（implantable cardioverter defibrillator，ICD）可显著改善恶性室性心律失常的预后；缓慢性心律失常可采用起搏治疗。外科手术治疗包括心房颤动的迷宫手术和冠心病的经皮冠状动脉干预（percutaneous coronary intervention，PCI）或冠状动脉旁路移植术。

（一）介入治疗（介入治疗前、后的用药原则）

冠心病介入治疗前为了避免抗心律失常药物对消融过程的影响，除胺碘酮外，其他抗心律失常药物应至少停用5个半衰期。但在心律失常症状严重时，有效的抗心律失常药物可继续应用。如发生严重的心动过缓可用阿托品、肾上腺素、DA等增加心率。室性心动过速可用胺碘酮、普罗帕酮、利多卡因或电除颤等方式使其恢复动性心律，快速房颤患者可用西地兰、β受体阻断剂。术后可口服胺碘酮、普罗帕酮3～6个月，注意监测药物的毒副作用。

1. 植入式心律转复除颤器患者的抗心律失常药物　在抗心律失常的治疗药物中，胺碘酮加β受体阻滞剂可有效减少使用植入型心律转复除颤器治疗，但胺碘酮不良反应需要加以研究。索他洛尔也具有一定效果，但低于胺碘酮加β受体阻滞剂。大多数抗心律失常治疗药物影响去纤颤阈值。由于药物诱导的高去纤颤阈值引起的除颤失败，可能导致植入型心律转复除颤器患者发生心源性猝死，因此考虑是否需要预防性抗心律失常治疗药物治疗应谨慎。

2. 射频导管消融术后抗心律失常药物的使用　患者在进行射频导管消融消融手术后使用抗心律失常药物，在一项随机对照研究中，评估射频导管消融后使用抗心律失常药物后的疗效，

表 21-6 其他类型的抗心律失常药物

类	子类	药理学指标	电生理效应	药物	临床应用	机制
机械力门控离子通道拮抗剂						
V		瞬态受体电位通道（TRPC3/TRPC6）阻滞剂	细胞内 Ca^{2+} 信号	正在研究的阻断剂：N-（对戊基肉桂酰）邻氨基苯甲酸		减少 EAD-/DAD 诱导的触发活动
间隙连接通道阻滞剂						
Ⅵ		Cx（Cx40，Cx43，Cx45）阻滞剂	减少细胞-细胞耦合和 AP 传播；Cx40：心房，房室结，心室传导系统，Cx43：心房和心室，远端传导系统；Cx45：窦房结，房室结，传导束	正在研究的阻滞剂：甘珀酸钠		减少心室/心房传导 减少辅助通路传导 减少房室结传导
上游靶点调节剂						
Ⅶ		血管紧张素转化酶抑制剂	电生理和结构（纤维化，肥大或炎症）重塑	卡托普利 依那普利 地拉普利 雷米普利 喹那普利 培哚普利 赖诺普利 贝那普利 咪达普利 群多普利 西拉普利	高血压、症状性心力衰竭的治疗 减少心律失常基质的潜在应用	减少结构和电生理重塑的变化 这会影响 AP 的传导并增加折返倾向
		血管紧张素受体阻滞剂	电生理和结构（纤维化，肥大或炎症）重塑	氯沙坦 坎地沙坦 依普罗沙坦 替米沙坦 依贝沙坦 奥美沙坦 缬沙坦 沙普立	高血压、症状性心力衰竭的治疗 减少心律失常基质的潜在应用	减少结构和电生理重塑的变化 这会影响 AP 的传导并增加折返倾向
		脂肪酸 ω-3	电生理和结构（纤维化，肥大或炎症）重塑	ω-3 脂肪酸：二十碳五烯酸，二十二碳六烯酸，二十二碳五烯酸	降低心肌梗死后心脏死亡、心肌梗死、卒中和心律失常的风险	减少结构和电生理重塑的变化 这会影响 AP 的传导并增加折返倾向
		他汀类药物	电生理和结构（纤维化，肥大或炎症）重塑	他汀类药物	降低心肌梗死后心脏死亡、心肌梗死、卒中和心律失常的风险	减少结构和电生理重塑的变化 这会影响 AP 的传导并增加折返倾向

随访 12 个月后，无论是阵发性房颤还是持续性房颤患者的心律失常复发率均无显著性差异，但抗心律失常的药物治疗增加了无症状房颤患者的比例。研究表明，阵发性房颤患者在消融后接受 6 周的抗心律失常药物治疗，心房颤动复发的可能性降低，消融后的前几周房颤复发率降低了 50%。在探讨导管消融后应用持续性房颤的早期节律抑制策略与广泛抗心律失常的药物治疗，二者能否减少术后心律失常复发的研究中，经过 12 个月的观察发现，两种治疗方法在房性快速型心

律失常的复发率方面无差异。导管消融术后，使用抗心律失常药物后，患者出院后心律失常的发生次数（11.6%）与90天内再入院次数均显著减少。在未调整的事件分析时间内，胺碘酮治疗组再入院次数减少最多，而Ⅱ类药物和Ⅰc类药物对再入院的影响无统计学意义。44.5%的患者在3个月内停止使用抗心律失常药物。

然而，并不是所有的研究都显示抗心律失常的药物治疗对接受导管消融的患者都有好处。例如，一项对274例消融患者的回顾性非随机单中心研究表明，单独使用抗心律失常治疗药物或房室结阻滞剂治疗的患者早期房颤复发率无差异。此外，185例使用抗心律失常治疗药物的患者中有9例因副作用而停止用药，提示使用经验性抗心律失常治疗药物的使用应科学、精准。根据2017年HRS/EHRA/ECAS/APHRS/SOLAECA专家关于房颤导管和手术消融的共识声明，目前尚不明确在心律失常消融后开始或停止抗心律失常的药物治疗对于改善长期预后的效果。

（二）外科手术治疗（手术治疗前、后的用药原则）

1. 心房颤动与心房快速性心律失常 心脏手术后，房颤的发生率较高。术后房颤主要发生在心脏手术后48～96小时，大多数患者以阵发性的形式出现。冠状动脉旁路移植术（CABG）后心律失常的发生率为20%～25%，联合冠状动脉旁路移植术（CABG）后心律失常的发生率为50%。常见的心律失常类型有心房扑动和房性心动过速。病理生理学涉及无菌心包炎、电解质变化以及伴随手术的缺血和氧化应激，这些都是可以纠正的，因此术后心律失常是短暂性（可逆性）的。如果房颤患者具有良好的耐受性，房颤通常是自限性的。只有少数新发的术后早期房颤患者继续发展为持续性房颤，需要干预。术后2个月内持续性房颤发生率也同样较低。

预防术前房颤，β受体阻断药应该被认为是首选药物，可选择短效β受体阻断药甘珀酸钠、艾司洛尔或选择性β受体阻断药美托洛尔。在心脏手术前可用胺碘酮减少手术前后房颤、房扑及快速室性心律失常的发生。地高辛用于控制心率，常与β受体阻断药或非二氢吡啶类钙拮抗剂合用。

β受体阻断药、索他洛尔和胺碘酮预防术后房颤的效果最佳，能降低房颤风险的50%～65%，优先使用β受体阻断药。β受体阻断药的缺点是导致心动过速。大多数患者在手术时使用临时心外膜电极进行心脏起搏，治疗应在手术前至少24小时开始，最好使用选择性β受体阻断药（比索洛尔、美托洛尔），术后早期在无禁忌证的情况下继续服用β受体阻断药防止术后发生房颤。

第二线治疗是胺碘酮，它可以预防房颤，并对室性心动过速起到额外的保护作用，降低不良事件的发生，如低血压和心动过缓。需要肌力和变时性支持或起搏时可能会限制患者日常的胺碘酮使用。与其他治疗方法相比，胺碘酮治疗的住院时间明显缩短。与β受体阻断药相比，索他洛尔因其抗心律失常的Ⅲ类药物而具有潜在的治疗房颤作用，但其疗效不如胺碘酮，而且索他洛尔存在引发心动过缓及尖端扭转性心律失常的风险，尤其是在电解质紊乱的患者中，此类型的心律失常常发生。

硫酸镁对房颤发生率和发作次数的影响与β受体阻断药、索他洛尔和胺碘酮相当，未有不良事件报告。其有利影响可能与电解质平衡恢复有关。手术后除补充钾外，镁对钠/钾泵的刺激作用可以通过诱导钙通道阻断作用而起到有益作用。然而，镁不常用作预防或治疗房颤的主要药剂，通常是β受体阻断药或抗心律失常的辅助剂。

对于术后房颤的治疗，胺碘酮或白藜芦醇是首选。口服白藜芦醇可用于术后房颤的快速转复。这种药物的优点是在大多数病人开始输注后90分钟内产生快速的抗纤颤作用。白藜芦醇在术后3天内可终止房颤。严重低血压、急性冠状动脉综合征和左室收缩功能明显受损的患者应当禁用。其他抗心律失常药物的效果不明显，尽管依布利特1mg/kg的使用经验有限，如果必要的话，可以考虑用普罗帕酮（用于心房扑动转换）和氟卡尼。镁可增强β阻断药或其他抗心律失常药物的抗心律失常作用。

2. 室性性早搏和非持续性室性心动过速 在术后早期并且在大多数情况下是短暂的，通常补充镁维护电解质的平衡，可控制心律失常。β受体阻断药的膜稳定作用对此类心律失常具有较好的作用。在血流动力学不稳定的室性心动过速或室颤的情况下，应进行电复律和除颤，静脉注射胺碘酮。利多卡因和美西律也可有效抑制和预防血流动力学稳定性室性心动过速以及预防复发性心室颤动。

第三节 抗心律失常药物发展史和研究进展

一、抗心律失常药物发展史

抗心律失常药物的研究已有100多年的历史，应用这些药物的目的是控制心律失常的发生频率和持续时间，从而减少患者的入院率和死亡率。传统上，该类药物采用V. Willims分类方法，按其电生理作用不同，分为 Na^+ 通道阻滞药、β受体阻断药、K^+ 通道阻滞药、钙拮抗药四大类。普遍分析认为：心律失常治疗药物是极具潜力的产品，使用量在全球以年均5%的速度逐年递增，未来的市场中，Ⅲ类抗心律失常药物将逐渐取代Ⅰ类产品而成为市场中的佼佼者，而β受体阻断药和钙拮抗药仍发挥着重要作用。实际上，抗心律失常药物本身并没有严格的分类，伴随对新的抗心律失常药物靶点的认识，发现很多药物作用于多种离子通道和肾上腺素受体。目前，这些药物在临床使用中存在两方面问题，即致心律失常作用和心血管系统之外的毒副作用。特别是心律失常抑制试验（cardiac arrhythmia suppression trial，CAST）结果表明，有的抗心律失常药物不仅不能提高心肌梗死患者的生存率，反而增加了患者的死亡率。虽然抗心律失常药物毒副反应较高，但抗心律失常药物仍是临床上对抗恶性心律失常广泛应用的治疗方式之一。本节主要描述抗心律失常药物研发史（图21-4）。

首先被发现的Ⅰ类抗心律失常药物是奎尼丁，又名异奎宁（isoquinine），是从金鸡纳树皮中提取的一种天然生物碱，是奎宁的异构体。金鸡纳树原产于厄瓜多尔南部山区洛哈省的马拉卡托斯，具有很好的退热作用，南美土著人用其治疗疟疾。17世纪中叶，金鸡纳树的医学用途传入欧洲，并迅速吸引了欧洲科学家的研究兴趣。1749年法国外科医生Jean-Baptiste de Sénac在心脏的解剖学、功能和疾病的研究中，描述道："在退热药作用下心悸消退"。Jean-Baptiste de Sénac随后成为法国国王路易十五的医生，以及法国矿泉水和药物的负责人。由于他的影响，整个19世纪，奎宁被用来增强洋地黄疗效，它被描述为心脏的鸦片。1820年，法国化学家P. Pelletier与T. Caventou从金鸡纳中提取出抗疟疾的活性成分奎宁（quinine）和金鸡宁（cinchonine）。但是直到1912年才发现奎尼丁具有抗心律失常的作用。当时一名心房颤动的患者告诉他的主治医生K.F. Wenckebach教授，奎宁可以有效地缓解他的心房颤动症状。这引起了K.F. Wenckebach教授极大的兴趣，随后他在其他患者身上试验了奎宁的疗效。在此基础上，1918年德国柏林W.V. Frey教授证实奎尼丁才是从金鸡纳树皮提取的四种生物碱中治疗房性心律失常疗效最好的化合物。随后奎尼丁被广泛应用于心房颤动等心律失常的治疗。1943年，瑞典化学家合成了局麻药利多卡因。1950年，H. Southworth等人发现利多卡因具有很好的抗室性心律失常作用，并于20世纪60年代广泛应用于心肌梗死性室性心律失常的治疗。普罗帕酮于1970年合成，1977年首先在欧洲使用，美国只批准其口服制剂，静脉制剂在英国美国均未批准应用，它只被允许用于心脏结构正常的室上心律失常、室性心动过速，且因它有较强的负

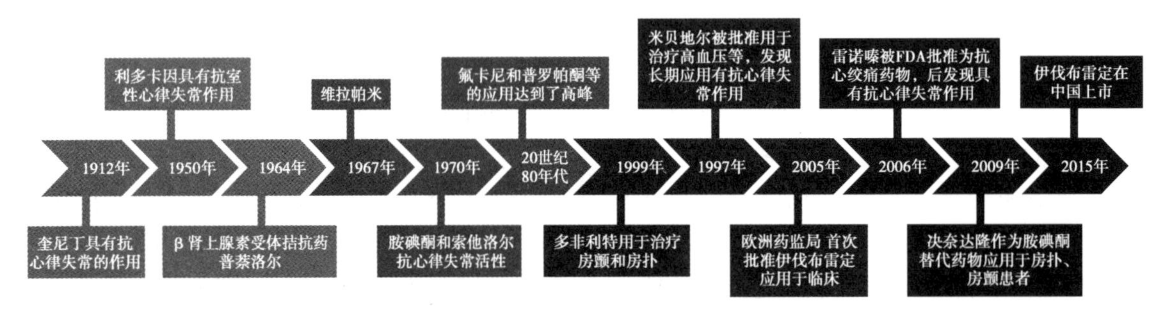

图21-4 抗心律失常药物研发史

性肌力作用，并抑制室内传导，故不宜用于心功能不全和宽QRS波者，心肌梗死患者也不宜应用。

早在1957年，人们就发现了β受体阻断药二氯特诺（dichloroisoproterenal，DCI），但由于其具有较强的内源性拟交感活性而限制了其临床应用。直至1962年，苏格兰药理学家W.B. James通过对大量化合物筛选发现了第一种无内在拟交感活性的非特异性β受体阻断药丙萘洛尔，经临床试验证实其对心绞痛和高血压具有确切的治疗作用，但由于其在小鼠实验中表现出的潜在致癌作用而遭淘汰。普萘洛尔受早期β受体阻断药二氯异丙肾上腺素和前列腺素的启发。W.B. James并未放弃对β受体阻断药的研究，通过对丙萘洛尔的结构进行改构，在芳基乙醇胺结构中引入一个甲氧基团后，大大增加了化合物的效力，也消除了动物模型中其代谢物的致癌性。1964年，普萘洛尔作为第一种安全有效的β受体阻断药被发明出来，该药在临床的成功应用引起了心绞痛治疗的革命性变革。普萘洛尔被公认为是20世纪对药理学贡献最大的药物之一。发明者W.B. James也因此获得了1988年诺贝尔生理学或医学奖。于1969年，在普萘洛尔基础上研发的第二代β受体阻断药美托洛尔，增强了药物对β_1受体的选择性，使得药物作用的心脏特异性更强，减低了药物对呼吸道等心脏外脏器的不良反应。但是该类药物长期应用也表现出一些不良反应，包括心动过缓、血压过低、低体温和低血糖等。1978年卡维地洛获得专利，它作为β受体阻断药兼具α_1受体拮抗作用等其他生物活性，使本类药物增加了外周扩血管效应，进一步提高了药物临床治疗效果。本类药物临床应用也从最初的心绞痛、高血压，扩展到心律失常、缺血性心脏病等的防治。

胺碘酮是一种甲状腺激素的同类物，其前体物叫凯林（khellin）。1946年，著名生理学家G. Anrep凯林开罗工作时发现凯林具有心脏活动特性。凯林是一种来源于阿密茴的植物提取物，当时主要用于治疗血吸虫病和结石引起的肾绞痛。胺碘酮用于抗心律失常的治疗源于一个偶然的发现。G. Anrep发现他的同事在服用凯林治疗非心脏疾病时，心绞痛症状得到明显缓解。这也促使了许多欧洲制药企业加入凯林活性成分的开发研究，并于1961年由比利时某公司开发出胺碘酮，在欧洲广泛用于心绞痛的治疗。随后，牛津大学的B. Singh博士于1970年证明胺碘酮和索他洛尔的抗心律失常活性，并证明其通过抑制K^+通道延长APD及ERP发挥作用，属于一类新的抗心律失常药。根据B. Singh的工作，阿根廷医生Mauricio Rosenbaum开始使用胺碘酮治疗室上性和室性心律失常。美国医生在20世纪70年代后期开始为可能危及生命的心律失常患者开具胺碘酮处方。到1980年，胺碘酮在整个欧洲被普遍用于治疗心律失常。尽管胺碘酮在欧洲和加拿大被广泛用于心律失常的治疗，但由于胺碘酮可引起重症肺部并发症，始终未获FDA批准，美国市场依赖欧洲和加拿大进口。直到1985年，美国FDA才批准其应用于心律失常的治疗，胺碘酮也成为美国FDA为数不多的未经严格随机临床实验而获批准的药物之一。1989年的心律失常抑制试验促进了传统抗心律失常药物治疗观念的转变。胺碘酮作用于多个靶点，其抗心律失常作用较好，而且适用于器质性心脏病和心功能不全患者，在心律失常治疗中得到了更多的应用。替地沙米（tedisamil）是第二代Ⅲ类抗心律失常新药，可同时阻滞I_{Kr}和I_{Ks}，并且可同时对其他通道如I_{Na}和$I_{Ca,L}$产生阻滞作用，在发挥抗心律失常作用时，其致心律失常作用低于其他抗心律失常药物。经过心房颤动、心房扑动的大型临床试验证明其疗效显著，已在英国、瑞典和西班牙批准上市。索他洛尔于1960年由A.A. Larsen合成。最初因其具有降低血压及减轻心绞痛症状的能力而得到认可，在20世纪80年代，人们发现了它的抗心律失常特性。美国于1992年批准了该药物用于治疗心律失常。根据丹麦对多非利特的心律失常和死亡率调查结果（DIAMOND）的研究，多非利特不影响心肌梗死后左心室功能不全患者的死亡率，欧盟药品委员会于1999年12月批准多非利特用于治疗房性纤颤和房性扑动。多非利特在心房颤动的化学复律和维持窦性心律方面具有优于其他Ⅲ级抗心律失常的临床优势，并且没有胺碘酮的肺或肝毒性。但是心房颤动通常不被认为是危及生命的情况，而多非利特则可能导致危及生命的心律失常。

钙拮抗药自20世纪60年代被发现以来，已从第一代的3种药物（维拉帕米、硝苯地平和地尔硫䓬)扩展成60余种,成为治疗心、脑血管疾病类药物的大家族,被认为是心血管治疗学发展中继β受体阻断药后的又一个里程碑。维拉帕米是最早被发现的钙拮抗药。1967年,德国A. Fleckenstein等发现维拉帕米能降低心脏的收缩性而不影响膜电位的变化和幅度,故称之为钙拮抗药。1971年,维拉帕米被认为可以抑制由哇巴因诱发的心律失常,用于降低房颤时的心室率。我国在1974年自己合成了维拉帕米,自此大量钙拮抗药开始应用于临床。已经过长时间的临床应用,2000年维拉帕米被归为Ⅳ型抗抗心律失常药。维拉帕米和地尔硫䓬是体内强效抗心律失常药。在临床上,维拉帕米和地尔硫䓬用于治疗室上性心动过速。2003年抗心律失常药物试验发现在存在异常束支的情况下,维拉帕米和地尔硫䓬是禁用的,此时建议通过导管消融治疗心房颤动。

至20世纪80年代,氟卡尼和普罗帕酮等的应用使Ⅰ类抗心律失常药物的发展达到了高峰。然而20世纪90年代初的几个临床观察结果显示,奎尼丁、氟卡尼等抗心律失常药物不但没有提高心律失常患者的存活率,反而增加患者的死亡率,大部分抗心律失常药物在治疗心律失常的同时还具有导致心律失常的作用。此后,心律失常药物的应用和研发跌入低谷。利多卡因是目前临床上相对常用的Ⅰ类抗心律失常药物。无论哪一类Na^+通道阻滞药,其共同的作用机制是抑制Na^+内流,降低细胞的自律性和传导性。这一作用的特点使这一类药物能够通过抑制EAD和DAD引起触发活动,治疗由折返引起的心律失常。然而相关临床研究报道,氟卡尼、恩卡尼、奎尼丁等中强度Na^+通道阻滞药并未明显提高心律失常患者的存活率,甚至可增加患者的死亡率,这是因为奎尼丁和氟卡尼明显抑制Na^+通道,引起传导阻滞,诱发折返性心律失常;过强抑制K^+通道引起APD延长,促发LQTS和尖端扭转型心动过速。相反,利多卡因虽然轻度阻滞Na^+通道,但不影响或缩短APD,较少引起严重的不良反应。这提示抗心律失常药物应对多个离子通道靶点具有温和调控作用,作用不宜过强,更重要的是能够使失衡的离子通道恢复平衡状态。

胺碘酮由于其可使体内碘释放量过高,易引起甲状腺功能异常、皮肤光敏感及变色,并且大剂量长期应用易出现致死性肺纤维化,限制了胺碘酮的临床应用,不良反应导致的停药率较高。很多新型Ⅲ类抗心律失常药物都对药物结构进行了"去碘化"处理,以减少胺碘酮样不良反应。其中2009年通过美国FDA批准的抗心律失常新药决奈达隆作为胺碘酮替代药物应用于心房扑动和心房颤动的患者维持窦性心律。其结构与胺碘酮相似,但无碘取代基,因而去除了胺碘酮的常见不良反应。同时,其组织消除半衰期也明显短于胺碘酮,降低了由于脂肪组织积聚引起的胺碘酮的致癌倾向。决奈达隆最初于2005年作为新药申请提交,于2009年3月18日由美国食品药品管理局(FDA)咨询委员会审核并建议批准。于2009年8月12日获得加拿大卫生部批准,加拿大卫生部是第二个批准决奈达隆的主要监管机构,批准该药用于治疗有病史或目前房颤的患者,以降低因此导致的心血管疾病住院风险。欧洲药品管理局于2009年9月24日发布了关于决奈达隆的积极意见,建议欧盟委员会在欧盟内授予上市许可。2011年,PALLAS试验发现决奈达隆使患有长期心房颤动的患者因心血管原因引起的心力衰竭、卒中和死亡率增加而出现重大血管事件的风险。美国FDA随后增加了一个黑匣子警告,指出永久性心房颤动患者使用决奈达隆的充血性心力衰竭的死亡,脑卒中和住院风险增加了一倍。

雷诺嗪(ranolazine)是治疗慢性咽喉炎的新药。它可阻断多种电流包括I_{Na}、$I_{Ca,L}$和I_{Kr}。雷诺嗪与胺碘酮或决奈达隆的联合应用,可明显降低心房颤动的发生率。2005年1月,美国FDA批准了雷诺嗪用于治疗慢性心绞痛患者。2008年4月,雷诺嗪被欧洲批准用于治疗心绞痛,雷诺嗪可以减少晚期Na^+电流($I_{Na,L}$),临床应用发现其具有治疗心律失常的潜力,远期效果还需长期临床数据支持。

维纳卡兰(vernakalant)是一种新型多种K^+钾通道阻滞药,对心脏钾(I_{to}、I_{KAch}、I_{Kur})电流具有明显抑制作用。它最初由Cardiome Pharma开发,默克公司于2009年4月购买了静脉注射用于进一步开发。2012年9月,默克公司终止了与Cardiome Pharma的协议,并因此将该药物的所有权利归还给Cardiome Pharma。2007年12月11

日 FDA 的心血管和肾脏药物咨询委员会投票建议批准维纳卡兰，但在 2008 年 8 月，FDA 认为需要额外的信息才能获得批准。该药物于 2010 年 9 月 1 日在欧洲获得批准。与心房扑动比，维纳卡兰对心房颤动疗效较好，尤其该药物在心律失常发生 7 日之内服用效果更好，且没有明显的致心律失常副作用。

1992 年，I_f 通道抑制剂伊伐布雷定研制成功。2005 年，法国施维雅（Servier）制药有限公司批量生产伊伐布雷定。2005 年 10 月，欧洲药监局（european medicines regulatory agency，EMA）首次批准伊伐布雷定应用于临床。2015 年 4 月 29 日，该药获批在中国上市。

新近研究发现，心脏传导系统（尤其是窦房结）存在 T 型 Ca^{2+} 通道，其特性是电导较小，激活电压较低，主要与静息期 Ca^{2+} 的跨膜转运有关，参与心肌组织自律性的维持。目前 T 型钙拮抗药已上市，用于治疗房性心律失常。部分 T 型钙拮抗药米贝地尔对心动过速引起的心房重构有明显防治作用，而 L 型钙拮抗药地尔硫䓬则无此作用。米贝地尔也是 1997 年被批准用于治疗高血压、心绞痛和 CHF 的药物，长期应用有较高安全性且抗心律失常疗效可靠。但最近发现该药抑制 CYP450，已从市场撤销。

二、抗心律失常药物发展展望

（一）核酸类药物

近年来，微小核苷酸（miRNA）的发现使人们对心律失常的发生机制有了全新的认识。MiRNA 通过多靶点、多重信号途径对心律失常的发生起到巨大的调控作用。但将 miRNA 或其反义核苷酸用于治疗心律失常，尚需解决以下问题：

1. 跨膜转运问题　由于寡核苷酸分子的磷酸骨架在生理条件下带有大量的负电荷（肽核酸除外），与细胞膜表面的负电性形成静电排斥。此外，其自身又是大分子结构，限制其被动扩散进入细胞，因此裸的寡核苷酸分子不能透过细胞膜进入细胞发挥生物学作用。目前，多采用的方法为胆固醇连接的或核苷酸修饰的 miRNA 反义核苷酸，其造价昂贵且无自主知识产权。另外，从化学合成的角度主要有两种策略来提高寡聚核苷酸的跨膜吸收，一种是借助透膜性肽，另一种是硫代修饰。透膜性肽不仅能够提高寡核苷酸的跨膜能力，同时不受细胞类型限制，且毒性较低。通过硫代修饰可以提高寡核苷酸的稳定性和透膜能力，但是硫代修饰的毒性也是其应用面临的主要障碍。

2. 靶向性和细胞毒性　需研究能够将 miRNA 或其反义核苷酸趋向心脏的特定分子，并将其与可跨膜载体连接，最终能到达作用的靶器官，减少不必要的毒性。

3. 沉默效率问题　要确定 miRNA 或其反义核苷酸进入细胞内的浓度并计算其对靶蛋白或靶 miRNA 的抑制程度。

（二）遗传性心律失常的药物治疗

遗传性心律失常包括器质性和无器质性心脏病的心律失常两类，前者可称为继发性，后者可称为原发性的遗传性心律失常。至少有 26 种基因突变与遗传性心律失常有关，导致 LQTS、SQTS、心房颤动和 Brugada 综合征等。于是，消除离子通道蛋白转运障碍为治疗遗传型基因突变后离子通道功能缺失提供了新的思路。如研究发现，许多 SCN5A 突变后细胞内 Nav1.5 通道蛋白质的转运发生了障碍，最终 Nav1.5 通道蛋白无法在细胞膜上正常表达，从而导致细胞膜表面 Na^+ 电流减小或者无电流，在此基础上合并或者不合并有 Na^+ 通道动力学的改变。最近，报道了 MOG1（multicopy suppressor of Gsp1）蛋白能够和心脏 Nav1.5 通道的同源结构域Ⅱ和结构域Ⅲ之间胞质侧的环状结构相互作用，并发现在 HEK-293 细胞中共表达 MOG1 和 Nav1.5 能够增加细胞膜表面 Nav1.5 通道的电流密度以及 Nav1.5 通道蛋白的表达。通道动力学及单通道研究显示，MOG1 蛋白并不影响 Nav1.5 通道的单通道电导及通道的动力学特性，这可能为 Brugada 综合征的治疗提供了新策略。

（三）选择性激动药或阻滞药

1. HERG 通道激动剂　临床 LQTS 治疗主要采用植入型心律转复除颤器及静脉注射硫酸镁或使用 β 受体拮抗药等治疗方式，但效果并不理想。对于 LQTS，理论上应用 HERG K^+ 通道开放剂缩短 QT 间期，可达到治疗目的。近年的研究显示，HERG/I_{Kr} 通道激动剂有可能成为理想的、有效的治疗遗传性和获得性 LQTS 的药物。Ⅰ类

HERG K^+ 通道开放药 RPR260243 与亚基结合后，直接限制了 S6 结构域活动，减慢了通道内侧孔道的关闭，进而激活 HERG 通道。Ⅱ类 HERG 通道激动剂 PD118057 则减慢通道的失活或将选择性滤器稳定在开放状态，最终导致电流增大。目前，对于 HERG 通道激动剂的使用，需先明确各类开放剂的作用机制是否受通道突变位点的影响，才能实现个体化治疗，指导临床药物治疗。

2. I_{KAch} 通道阻滞剂　KB130015 是一个胺碘酮结构衍生物，表现出对 I_{KAch} 通道的抑制作用。利用全细胞膜片钳采用分离的豚鼠心肌细胞证实，KB130015 通过阻断 I_{KAch} 预防了副交感神经引起的心房颤动。NIP-151 是另一个较特异的 I_{KAch} 通道阻滞剂，对其他通道作用较小，延长心房颤动犬的有效不应期而终止心房颤动的发生。

3. RyR 阻断药　RyR 是存在于内质网 / 肌质网上（ER/SR）的一种 Ca^{2+} 释放通道，它能迅速将 Ca^{2+} 从肌质网中释放出来，从而发挥一系列生理功能。Benzothiazepine 是来源于 JTV519 的第一个衍生物，并可抑制细胞内 Ca^{2+} 超载相关的心源性猝死的发生。Benzothiazepine 可抑制心包炎引起的心房颤动和缺血再灌注引起的心律失常。RyR 是 JTV519 抗心律失常作用的重要靶点，其需要 RyR2-FKBP12.6 的相互作用。

4. NCX 抑制剂　肌质网对 Ca^{2+} 的摄取通过心肌肌质网 Ca^{2+}-ATP 酶（sarcoplasmic/endoplasmic reticulum Ca^{2+}-ATPase，SERCA）来实现，而 SERCA 的活性受 NCX 来调控。KB-R7943 为一种非选择性 NCX 抑制剂，相应的分子机制和特异性还不清楚，但表现为阻断 Ca^{2+} 的内流。研究发现 KB-R7943 可减轻心房颤动犬有效不应期的缩短。这个药物还阻断多种通道，包括 I_{to}、I_K、I_{K1}、I_{Na} 和 $I_{Ca,L}$ 电流，表现为延长心室肌细胞的 ERP。

5. 机械力门控离子通道拮抗剂　瞬态受体电位通道（TRPC3/TRPC6）阻滞剂，细胞内 Ca^{2+} 信号，正在研究的阻断剂 N-（对戊基肉桂酰）邻氨基苯甲酸，减少 EAD/DAD 诱导的触发活动。目前临床上尚无调节该通道的药物。牵张通道阻滞药：美国科学家通过动物实验证实，从狼蛛毒液中提取出的一种化合物 GsMtx-4，能有效缩短心房颤动的时间，因此有望被开发成为治疗这类心律失常的新药。研究人员认为，心脏细胞中某些输送 Ca^{2+} 的牵张通道可能是导致心房颤动的根源，而 GsMtx-4 恰好能阻塞这些通道，防止心脏发病。

6. 间隙连接蛋白调节肽　1980 年从牛的心房组织中提取出第一个特异的间隙连接蛋白调节肽 AAP10，分子量为 470kDa。1994 年采用人工方法合成此肽。研究表明其可通过 PKC 介导的磷酸化改善间隙连接蛋白功能，间隙连接通道阻滞剂，Cx（Cx40，x43，Cx45）阻滞剂，减少细胞 - 细胞偶合和 AP 传播；Cx40：心房，房室结，心室传导系统；Cx43：心房和心室，远端传导系统；Cx45：窦房结，房室结，传导束，减少心室 / 心房传导，减少辅助通路传导，减少房室结传导；正在研究的阻滞剂：甘珀酸钠，但目前还未在临床上使用。

（四）上游靶点调节剂及抗心肌重构药物

针对心脏电机械性重构而减少心律失常发生的治疗，称为心律失常的上游（up-stream）药物治疗。预防心肌重构的药物包括 RAS 阻滞剂、醛固酮抑制剂、多聚不饱和脂肪酸、他汀类药物等。上游治疗的药物在重大心肌纤维化发生前使用最有效。新的抗心律失常药物治疗方法包括心肌重构的预防和逆转，以及致心律失常作用可能性小的传统离子通道阻滞药的发展。这些治疗的最终目标是延长心律失常复发的时间，降低治疗心律失常疾病时伴发的脑卒中风险、减少患者住院时间、花费和死亡率。

1. 血管紧张素转化酶抑制剂　电生理和结构重塑，减少结构和电生理重塑的变化，影响 AP 的传导并增加折返倾向，代表药物卡托普利、依那普利、地拉普利、赖诺普利等。血管紧张素受体阻滞剂，抑制电生理和结构重塑，代表药物包括氯沙坦、坎地沙坦、依普罗沙坦、替米沙坦和缬沙坦等。心肌缺血或心房颤动发生时，AngⅡ浓度显著升高，并激动其受体导致烟酰胺腺嘌呤二核苷酸氧化而产生氧化应激和炎症。AngⅡ还触发细胞内 cascades 和 MAPK 信号分子引起心肌细胞肥大、凋亡和成纤维细胞增殖。AngⅡ对心脏多种离子通道有明显调控作用并引起心肌电重构。目前，ACEIs 和 ARBs 已经用于心房颤动的一级和二级预防，然而，这些药物对患有 CHF 或存在多种心血管危险因素的患者的治疗效果并不明显。

2. 脂肪酸 ω-3 减少电生理和结构重塑　代表药物包括 ω-3 脂肪酸、二十碳五烯酸、二十二碳六烯酸、二十二碳五烯酸，降低心肌梗死、卒中和心律失常的风险，减少结构和电生理重塑的变化。心肌局部炎症因子影响离子通道的稳定性，控制炎症因子是抗心律失常药物发展的新方向。糖皮质激素具有强大的抗炎功能，且具有一定的抗心律失常作用，由于其具有明显的副作用而限制了其在抗心律失常药物中的应用。他汀类（洛伐他汀）和 ω-3 脂肪酸具有抗炎、抗氧化功能。ω-3 脂肪酸对于心房颤动的预防效果虽有争议，但对间质纤维化的心房颤动具有一定疗效。

3. 他汀类药物　减轻电生理和结构（纤维化，肥大或炎症）重塑，他汀类药物降低心肌梗死、卒中和心律失常的风险。他汀类药物可有效防止炎症因素引起的心肌重构，对某些心房颤动有一定的治疗作用。

本节我们总结了既定的和潜在的抗心律失常药物的现代化综合分类，保留了被广泛接受的经典 Vaughan Williams 框架的基本简单性。这个现代抗心律失常药物分类方法包括了人们在过去半个世纪中对抗心律失常药物的理解，涵盖了目前已知的所有主要的抗心律失常机制。开发了一个具有扩展性且实用的分类，这一分类包括已被认可的和潜在的抗心律失常药物。有助于我们对心律失常事件的理解和临床管理，并促进该领域的未来发展。它将指导我们更深地理解抗心律失常和致心律失常药物作用的类别，包括它们对心脏激动相关的目前已知的和潜在的特定靶点的电生理作用。它将促进当前临床实践中的治疗决策，并有助于开发未来新型抗心律失常药物。图 21-5 总结了处于不同研究阶段的抗心律失常药物。

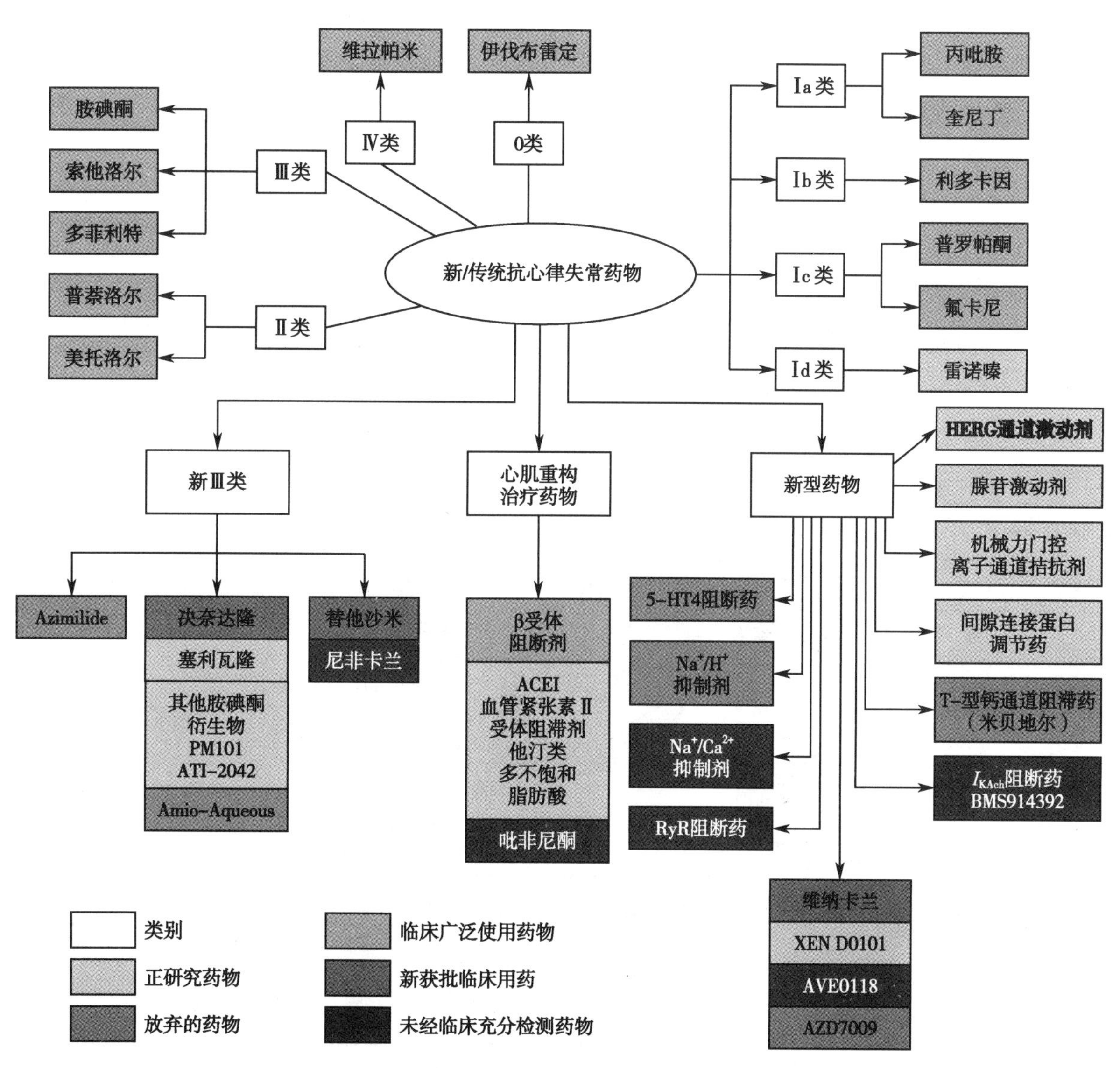

图 21-5　处于不同研究阶段的抗心律失常药物

第四节 心律失常模型及治疗心律失常药物研究方法

一、心律失常模型

目前临床上所用的大多数抗心律失常药物在治疗心律失常的同时又具有致心律失常作用，或者可引起其他心血管疾病。因此，抗心律失常新药的开发具有重要的意义，而有效的动物模型的建立是新药开发的前提。根据实验目的不同，可用整体动物和离体心脏等方法复制心律失常模型（图 21-6）。

抗心律失常药物研究的实验动物种类及心律失常的模型较多，但各有其特点。如大鼠、豚鼠、兔和猫的心室纤颤有自发恢复的可能，而狗的心室纤颤则很难恢复；小鼠可用氯仿致心室纤颤作初筛药物之用，而大鼠对强心苷不敏感，不宜用毒毛花苷 G 诱发心律失常；豚鼠、家兔除做整体实验外，还适宜用其离体心脏作心律失常模型；豚鼠心脏对心血管药物的感敏性与人相近；猫体格较健壮，适宜开胸手术等实验；狗可用结扎冠状动脉引起心律失常。

理想的动物模型应符合以下原则：对临床的药物及方法具有较高的特异性，无假阳性；具有药效预测性和行为表现的模拟性；药物作用时间接近临床应用；受其他药物干扰少；有合理的理论基础；行为学和内分泌的改变持续时间足够长。

复制心律失常模型的方法很多，主要包括以下四种类型。

（一）药物诱发心律失常模型

1. 乌头碱诱发心律失常模型 乌头碱引起心律失常的机制是激活了心肌细胞的 Na^+ 通道，使 Na^+ 通道开放，加速心肌细胞 Na^+ 内流，促使细胞膜除极化，提高起搏点自律性，诱发异位节律点，形成多源性异位节律，缩短心肌 ERP，从而诱发心律失常。有研究证明，乌头碱对 I_{Na} 有促进作用，但对 $I_{Ca,L}$ 和 I_{K1} 亦有明显的增加作用，对 I_{to}

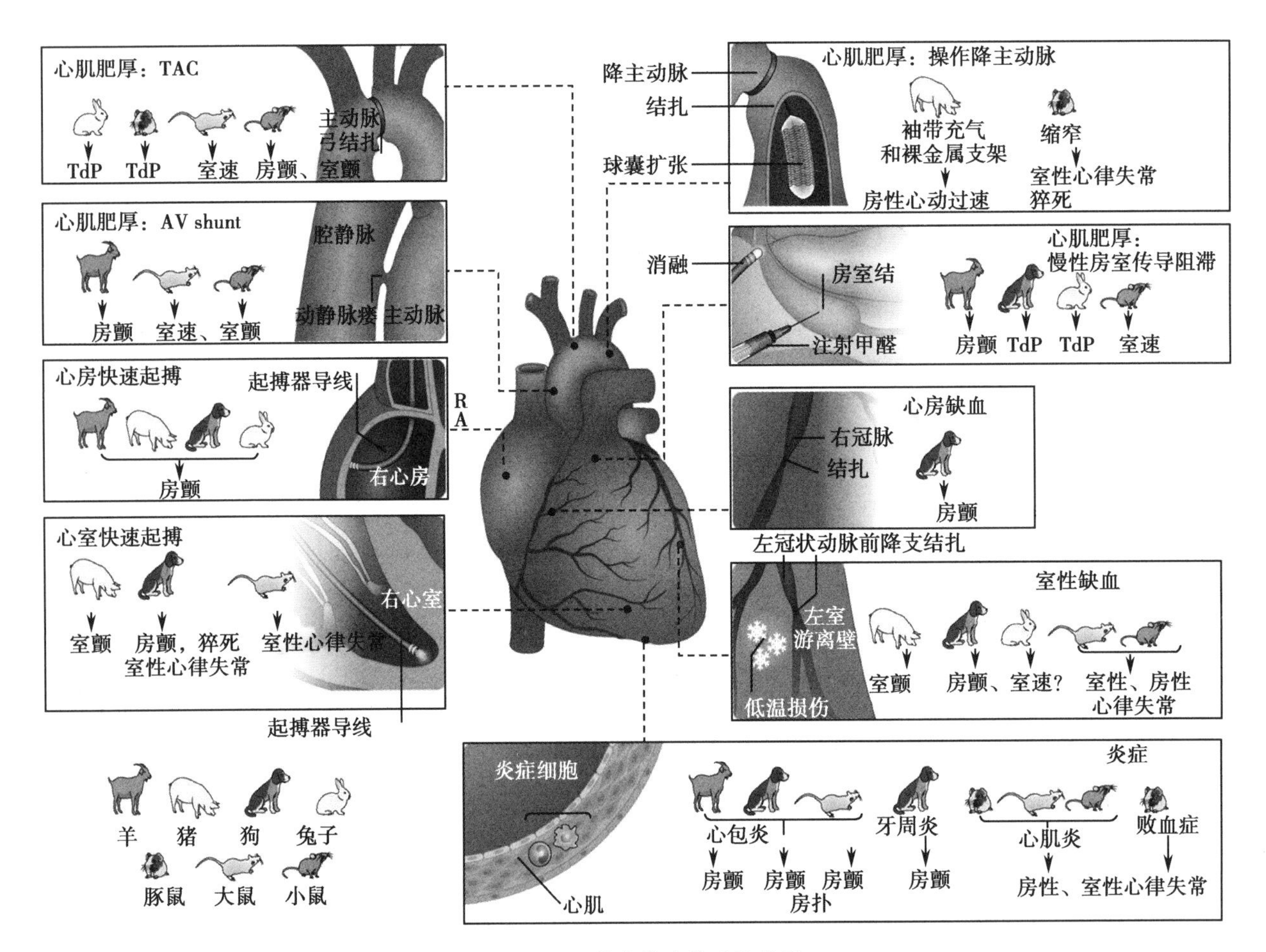

图 21-6 心律失常在体动物模型

呈现抑制作用，明显延长 APD，这些也是乌头碱诱发心律失常的主要机制。静脉注射乌头碱后，在大鼠实验中首先出现室性期前收缩，逐渐发展成二联律或三联律、短时阵发性室性心动过速，进而发展成连续性室性心动过速，室性心动过速持续一定时间后，又以相反顺序逐渐恢复。也可应用麻醉开胸动物局部应用乌头碱诱发心律失常法，一般采用局部应用乌头碱引起犬和家兔心律失常，也可采用乌头碱灌流离体心脏诱发心律失常。乌头碱引起心律失常模型较稳定，简便易行，可以在大鼠、小鼠、犬、家兔等动物实施，个体差异小，便于观察抗心律失常药物的作用。

2. 毒毛花苷 G 诱发心律失常模型　毒毛花苷 G 是强心苷的一种，可以增加心肌收缩力，但其毒性较大。传统认为毒毛花苷 G 诱发心律失常的主要机制是抑制 Na^+-K^+-ATP 酶，使细胞内的 Na^+ 和 Ca^{2+} 浓度增加，最终导致 Ca^{2+} 超载和后除极，从而诱发快速性心律失常，主要包括室性心动过速和心室纤颤。毒毛花苷 G 诱发心律失常稳定性比较好，便于新药研究。因大鼠对强心苷不敏感，大多数用家兔、豚鼠复制毒毛花苷 G 诱发的心律失常模型。

3. 氯化钡或氯化钙诱发心律失常模型　常用小鼠或大鼠，注射氯化钡可产生室性期前收缩、心动过速和心室颤动。其原因可能是抑制 K^+ 的外流，因而增加静息膜电位，提高心房传导组织和房室束 - 浦肯野系统等快反应细胞的自律性。氯化钙诱发心律失常的作用机制较复杂，不仅是 Ca^{2+} 对心脏的直接作用，而且与肾上腺素能神经对心脏的影响也有关，用此心律失常模型筛选药物常预先给药，心律失常的持续时间短，仅用于药物初筛。

4. 垂体后叶激素诱发心律失常模型　常用大鼠或小鼠，给垂体后叶激素能收缩血管，特别是毛细血管和小动脉，也能收缩冠状血管，静脉快速给药时易产生心肌缺血造成心律失常。只适用于抗心律失常药物初筛。

5. 乙酰胆碱诱发犬心房颤动模型　心房局部应用乙酰胆碱诱发心房颤动的原因与诱发折返性心律失常有关，乙酰胆碱对心脏局部阻滞而影响正常传导，该药缩短心房不应期及降低收缩强度等而导致兴奋环状运动异常。作用时间较短，只适用于抗心律失常药物初筛。

6. 脑室内给药诱发心律失常模型　药物诱发心律失常不但可由外周途径，而且某些药物如戊四氮、印防己毒素、洋地黄等注入脑室内可致中枢性迷走神经和交感神经兴奋而诱发心律失常。由于操作较繁琐，目前应用较少。

7. 乙醇引起的心律失常　急性酒精摄入与房性心律失常有关，包括房颤，这种效应在用乙醇治疗的猪中得到证实。然而，迄今为止，酒精诱导的心律失常的潜在细胞和分子机制仍然不确定。

（二）电刺激诱发心律失常模型

1. 电刺激下丘脑诱发心律失常模型　下丘脑室旁核是体内自主性和内分泌性反应的重要整合中枢。下丘脑室旁核细胞部分神经元与脑干自主神经中枢有往返联系，可直接支配交感神经节前神经元，在维持心血管活动的动态平衡中起着关键作用。电刺激下丘脑可引起心律失常，提示可通过调节神经系统功能来治疗心律失常。

2. 电刺激心脏诱发心律失常模型　电刺激心脏诱发心律失常是一经典的方法，具有以下优点：适度电刺激完全是可逆性的，不损伤心肌，比其他方法更接近自然的异位冲动；实验结果可根据电刺激的参数及持续时间作精确的定量计算；按刺激电极所旋转位置的不同，可诱发房性或室性心律失常。电刺激法常用的动物为犬、猫和兔等，可在在体心脏进行，亦可在离体心脏组织上进行。

（三）结扎冠状动脉诱发心律失常模型

该模型由于受到动物冠状动脉走行的个体差异以及结扎部位的影响较大，为了排除上述因素的影响，每组需较大样本量。该模型简便、价廉且可重现，是能够较好地模拟临床心律失常特点的理想模型。

1. 麻醉犬冠状动脉两次结扎诱发的室性心律失常　冠状动脉结扎造成心肌缺血梗死诱发心律失常，是由于心肌细胞受损、传导障碍产生兴奋折返和再灌注后造成氧化应激损伤。1950 年，B. Harris 发现两次结扎冠状动脉梗死引起犬的死亡率比一次结扎的低。麻醉犬冠状动脉结扎再灌注法与临床急性心肌梗死患者产生的心律失常极为相似。该模型在研究抗心律失常药药理作用中具有重要实用价值。

2. 麻醉大鼠冠状动脉结扎诱发的心律失常 此模型可观察用药组和对照组在结扎冠状动脉后30分钟内，室性异性节律数和阵发性室性心动过速及室性颤动持续时间，从而评价药效。由于动物小而易得，操作也较结扎犬的冠状动脉简单，故可作为筛选抗心律失常药的有效方法。该模型尚可观察药物对冠状动脉结扎后心肌梗死面积的影响。

3. 清醒大鼠冠状动脉结扎诱发心律失常 大鼠在麻醉和人工呼吸条件下，开胸结扎冠状动脉造成心肌缺血性心律失常是一种方法简便、成功率较高的研究抗心律失常药的方法，但它仍存在一些缺点，因在麻醉条件下，心血管功能及神经反射皆受到抑制，而麻醉药的种类和麻醉药的浓度也可对心律失常产生影响，因而使实验结果复杂化，而清醒大鼠闭胸结扎冠状动脉造成心律失常法即可克服上述缺点。清醒大鼠冠状动脉结扎引起的心律失常与麻醉大鼠相似，但较严重，清醒大鼠心室颤动的发生率和死亡危险系数均较麻醉大鼠为高。该方法亦可松开结扎线，恢复冠状动脉血流，研究药物对再灌注心律失常的保护作用。

4. 心肌缺血再灌致心律失常模型 心肌缺血再灌损伤表现出的心律失常的机制主要为自由基和胞内 Ca^{2+} 超负荷两个因素。急性心肌梗死患者再灌后出现的致死性心律失常与该模型类似，可用于筛选治疗药物。

5. 高脂状态下冠状动脉结扎 / 再灌注引起的心律失常模型 以往研究发现，多种化合物对实验性心律失常动物模型有效，但临床使用疗效并不理想，动物模型和人类相关疾病有一定的差异。多数现有的模型均属药物、外科手术、电刺激诱发动物产生心律失常模型，尚缺少与临床患者发病机制更为接近的动物模型。临床和动物实验表明，高脂血症与缺血性心律失常有密切关系，给予低脂饮食和降脂药物能有效降低室性心律失常发生率和猝死率。高脂血症大鼠冠状动脉结扎诱发心律失常模型同单纯冠状动脉结扎模型相比，心律失常的发生在一定程度上较接近临床上高血脂致心肌梗死患者的发病机制，且成模率高，减少实验动物的浪费，为抗心律失常药物筛选提供了新的动物模型。兔高脂血症诱导饮食12周导致QT间期和APD延长，QT间期分散增加，复极异质性增加，Ca^{2+} 电流密度增加，导致VF易感性增加。

6. 迷走神经诱发的房颤 迷走神经张力增加已被确定可以导致房颤发生率增加。每天1小时的跑步机训练16周，这种耐力运动导致迷走神经张力增加，心房扩张和纤维化，诱发房颤。已经在狗和猪等动物中刺激双侧迷走神经用于研究房颤，其中增加房颤诱发率的主要原因是乙酰胆碱降低心房细胞不应期。在猪的心包给予乙酰胆碱后明显诱导房颤的发生。

7. 肺动脉高压 肺动脉高压与心律失常的高发病率相关，主要是AF和心房扑动。在大鼠中，可通过腹膜内注射野百合碱诱导肺动脉高压，导致AV结中L型 Ca^{2+} 通道和HCN1，HCN2和HCN4通道蛋白的下调，导致大约50%的动物的AV结功能障碍和传导阻滞。在该模型中，雷诺嗪通过抑制晚期钠电流来防止右心室结构和电重构。

8. 窒息或阻塞性睡眠呼吸暂停 阻塞性睡眠呼吸暂停（obstructive sleep apnea，OSA）是患者AF的危险因素。为了模拟OSA，将大鼠的气管封闭35秒，导致窒息。在这个模型中，81%的动物可以通过心房爆发起搏诱发房颤。2017年的一项研究表明，类似的慢性OSA方案（60次呼吸暂停发作时间为每小时13秒或18秒，每天8小时，连续2周）会引起心房蛋白质表达的显著改变。OSA导致迷走神经激活增加，导致AERP缩短和AF增加易感性。在心房中也观察到增加的氧化应激和活化的促纤维化途径。

（四）离体动物心律失常模型

1. 动脉阻塞法窦房结、房室结功能不良模型 通过机械阻塞方法阻断窦房结、房室结区血液供应，造成该区域缺血性损伤。可通过体外心电监护判断动物模型是否建立成功。开胸手术过程中应避免损伤胸膜，如产生气胸应及时进行机械辅助呼吸。可向插管内注入各种活性物质造成不同类型窦房结或房室结功能紊乱。

2. 缺氧灌流法窦房结、房室结标本功能不良离体模型 缺氧营养液灌流离体窦房结、房室结标本，建立离体窦房结功能低下及房室传导阻滞模型。窦房结细胞动作电位幅度降低，窦房结和房室结4相除极及传导速度减慢判定为造模成功。根据需要也可选用不同配比的气体进行灌流。

3. Ca^{2+}通道阻滞法窦房结、房室结功能不良在体模型　药物抑制L型Ca^{2+}通道，抑制Ca^{2+}内流，可引起心率减慢和房室传导阻滞。心电图显示模型动物心率减慢，发生房室传导阻滞提示造模成功。亦可应用犬窦房结进行离体实验。

4. 甲醛湿敷法窦房结功能不良模型　应用药物影响窦房结、房室结功能，造成房室传导阻滞，心率下降50%～60%，或出现结性逸搏（或逸搏心律），即认为动物模型建立成功。

二、抗心律失常药物的研究方法

抗心律失常药物的研究对于心律失常的治疗具有重要意义。因此，了解并掌握抗心律失常药物的研究方法和基本思路为开发新型抗心律失常药物提供了一定的前提和基础。

（一）药物对心肌自律性、收缩性、传导性及兴奋性的影响

1. 药物对离体大鼠右心室实验性自律性的影响　取大鼠心脏，放入盛有通过氧气的温台氏液培养皿中，并尽快取下右心室肌，将其悬挂于浴槽中。心尖部通过丝线与肌力传感器相连，并通过记录仪记录其收缩曲线。药效评价为被试药物抑制自发性节律的程度，认为药物浓度在10～50μmol/L能抑制其50%以上的收缩频率将可能成为有效的抗心律失常药。

2. 蟾蜍心房标本AP　带静脉窦的蟾蜍心房标本兴奋节律来自于静脉窦，通过记录心房肌AP，以窦性心动周期长度变化为指标来了解药物对窦房结自律性的影响，同时还可以观察心肌细胞AP幅值。

3. 心肌细胞搏动频率　将新生SD大鼠的心室剪碎，用胰蛋白酶液多次消化分离得到游离的心肌细胞，加入适量的含小牛血清和HEPES的Eagle培养基，在37℃静置培养2小时，除去大部分非心肌细胞，再用培养基将细胞稀释成10个细胞/ml，接种培养于37℃温箱中。培养72小时左右可见细胞单层或细胞簇呈同步化的片状或向心状搏动，此时即可用于药物实验。实验时用胶泥固定镜下观察的培养瓶，选取向心状搏动、节律正常的细胞簇进行描记，联上光电换能器放大并记录细胞搏动频率和收缩幅度，在培养液中加入一定浓度的药物，比较用药前后频率及幅度的变化。

4. 离体大鼠右心房窦性收缩频率　取出大鼠带有窦房结的右心房，注意不要损伤窦房结，将其悬挂于离体器官分析仪的浴槽中，标本顶端通过丝线与拉力换能器相连，记录心房标本收缩频率。以用药前后心房标本收缩频率变化来分析药物对窦房结自律性的影响，注意浴槽中液面高度在加药前后保持一致。

5. 抗心律失常药对心肌电生理特性的影响　离体动物心房（如兔、豚鼠）和心室乳头肌标本（猫、兔、豚鼠）可以对一定强度的电刺激发生反应而产生机械收缩。一个适度的刺激往往引起一次收缩。若对标本施予波幅相同的超强双脉冲刺激，并调整两刺激间隔，使第二个刺激刚好落在第一个刺激引起的心肌绝对不应期之外，则可观察到收缩力明显增加，并在第一次较大的收缩尚未结束时出现一个较小的收缩，这时两刺激的间隔时间即为功能性不应期。根据用药前后心房或心室乳头肌标本功能性不应期的变化来分析药物对心房或心室不应期的影响。

（二）药物对心肌细胞离子通道的影响

心肌细胞膜上的离子通道介导多种离子的跨膜流动，这些通道的表达和功能的彼此平衡是心脏正常功能的基础。当某种通道的功能或表达异常时，如果通道间的平衡被打破，将出现心律失常。因此，一个有效的抗心律失常药物应维持离子通道的结构和功能的平衡，保持心肌细胞离子流的动态稳态。

1. 药物对心肌细胞离子电流的影响　心律失常状态下，心肌细胞离子的跨膜流动发生紊乱，不能介导正常的心脏电活动及心肌细胞间的电信号传导。因此，一个理想的抗心律失常药物应该能够有效地纠正病理状态下心肌细胞膜的离子电流紊乱，对一种或几种心肌细胞离子跨膜流动的动态平衡具有一定的维持作用，进而保证心肌细胞间电信号的正常传导和心脏电活动的正常进行。

2. 药物对心肌细胞离子通道蛋白和基因表达的影响　离子通道蛋白通常是由多个亚基构成的复合体，且不同亚基的构型由不同基因表达所决定。心律失常状态下，心肌细胞离子通道发生结构性病变，离子通道蛋白及相关基因的表达发生变化。如编码I_{Na}的α亚基的SCN5A基因突变可诱发Brugada综合征、LQTS3等疾病；编码I_{Kr}

的 α 和 β 亚基的 HERG 和 KCNE2 基因突变可分别导致 LQTS2 和 LQTS6 等疾病。因此，有效的抗心律失常药物应能够抑制或逆转病理状态下相关基因的错义突变及其所编码的离子通道蛋白亚基的基因表达紊乱，进而对心律失常时离子通道的结构和功能发挥保护作用。

3. 药物对心肌细胞内相关第二信使、细胞膜及胞质受体蛋白及其基因表达的影响　许多药物可不直接作用于离子通道，而作用于细胞膜表面受体或通过第二信使系统的调节发挥作用。此时，心肌细胞内第二信使、细胞膜表面及胞质内相关受体蛋白的表达可作为治疗心律失常药物有效与否的重要评判标准。如 Ca^{2+} 可通过 $I_{Ca,L}$ 进入心肌细胞内，胞质内 Ca^{2+} 可触发 SR 上 Ca^{2+} 释放通道 RYR_2 和 IP_3 受体激活释放 Ca^{2+}，介导心肌细胞兴奋 - 收缩耦联，调节心肌收缩强度和幅度；某些药物可通过作用于细胞膜表面的胆碱能受体、肾上腺素受体或 AT_1 受体介导抗心律失常作用。因此，受体蛋白和心肌细胞内第二信使的表达也可作为药物是否具有抗心律失常作用的重要依据。

4. 药物对心肌细胞内调控心律失常相关蛋白功能的 miRNA 表达的影响　MiRNA 与心律失常的相互调控已成为国内外学者共同关注的热门课题。哈尔滨医科大学首先发现心脏 miR-1 等亚型过表达可诱发心律失常，而通过反义寡核苷酸移除 miR-1 后，心肌梗死小鼠的心律失常症状明显缓解。某些相关 miRNA 的表达量显著影响心律失常的发生和发展，成为治疗心律失常的靶标。因此，特定 miRNA 的表达量可作为分析某些抗心律失常药物是否有效的重要依据，并能从基因水平上揭示药物抗心律失常的作用机制。

三、抗心律失常药物的研究手段和技术

研究开发新型抗心律失常药物时，不仅需要进行在体动物的药效学验证，还需要从细胞和分子水平对药物的作用及其机制进行探讨。因此，掌握抗心律失常药物研究的手段和技术对于研究开发新型抗心律失常药物至关重要。膜片钳技术（patch clamp）是用微玻璃管电极接触细胞膜，在微玻璃管电极尖端开口边缘与细胞膜之间形成千兆欧姆以上的高阻封接，此密封电阻是指微玻璃管电极内与细胞外液之间的电阻，如此高的阻抗，使在电极尖端开口处所包含的细胞膜小区域与其周围的细胞膜之间在电学上可视为绝缘。然后在此基础上进行膜电位固定，对膜片上离子通道的电活动进行监测和记录。实现高阻封接是膜片钳技术的一个非常重要的环节，但还需借助放大器才能记录非常微小的电流。

1976 年，E. Neher 和 B. Sakmann 发明了小片细胞膜电压钳制技术。1981 年，O.P. Hamill 和 E. Neher 等人对早期的膜片钳实验方法和电子线路做了较大的改进。目前这一技术已被广泛地应用于离子通道（包括运载体）蛋白质的结构与功能、调节机制和药理学特点的研究，并因此成为揭示与这些蛋白质的结构与功能不全或调节异常所导致的一些疾病的病理生理学过程及寻找治疗这些疾病治疗药物的强有力手段。在 1991 年，因为 E. Neher 和 B. Sakmann 对这一领域的突出贡献，二人被授予了诺贝尔生理学或医学奖。膜片钳技术实质上是实现对微小细胞膜（膜片）区域电压钳制，从而记录由离子通道或运载体所通透离子而产生的膜电流的变化，根据实验目的不同，可用来研究膜片上几个甚至一个离子通道的电流或者是几百到几千个离子通道的电流。当通道蛋白在细胞膜上表达密度很低或记录运载体的电活动时，则需要用内径“很大”的电极来记录或应用全细胞记录技术。膜片钳技术使人类有能力来解释离子通道功能与疾病的关系等问题。在此基础上，探讨作用于离子通道的药物的药理作用和临床应用，为防治心、脑血管等疾病提供重要的理论基础。

（杨宝峰　孙丽华）

参考文献

[1] 杨宝峰，蔡本志. 心律失常发病机制研究进展 [J]. 国际药学研究杂志，2010，37(2)：81-88.

[2] LEROY J，RICHTER W，MIKA D，et al. Phosphodiesterase 4B in the cardiac L-type Ca^{2+} channel complex

regulates Ca^{2+} current and protects against ventricular arrhythmias in mice. [J]. J Clin Invest，2011，121(7)：2651-2661.

[3] YANG B，LIN H，XIAO J，et al. The muscle-specific microRNA miR-1 regulates cardiac arrhythmogenic potential by targeting GJA1 and KCNJ2[J]. Nat Med，2007，13(4)：486-491.

[4] PAN Z，SUN X，SHAN H，et al. MicroRNA-101 inhibited postinfarct cardiac fibrosis and improved left ventricular compliance via the FBJ osteosarcoma oncogene/transforming growth factor-β1 pathway[J]. Circulation，2012，126(7)：840-850.

[5] LU Y，ZHANG Y，WANG N，et al. MicroRNA-328 contributes to adverse electrical remodeling in atrial fibrillation[J]. Circulation，2010，122(23)：2378-2387.

[6] ELKE DE VUYST，BOENGLER K，ANTOONS G，et al. Pharmacological modulation of connexin-formed channels in cardiac pathophysiology.Pharmacological modulation of connexin-formed channels in cardiac pathophysiology[J]. Br J Pharmacol，2011，163(3)：469-483.

[7] GIUDICESSI J R，RODEN D M，WILDE A M，et al. Classification and reporting of potentially proarrhythmic common genetic variation in long QT syndrome genetic testing[J]. Circulation，2018，137(6)：619-630.

[8] FODSTAD H，SWAN H，AUBERSON M，et al. Loss-of-function mutations of the K(+) channel gene KCNJ2 constitute a rare cause of long QT syndrome[J]. J Mol Cell Cardiol，2004，37(2)：593-602.

[9] JOSHI-MUKHERJEE R，COOMBS W，MUSA H，et al. Characterization of the molecular phenotype of two arrhythmogenic right ventricular cardiomyopathy (ARVC)-related plakophilin-2 (PKP2) mutations[J]. Heart Rhythm，2008，5(12)：1715-1723.

[10] SANGUINETTI MC，BENNETT PB. Antiarrhythmic drug target choices and screening[J]. Circ Res，2003，93(6)：491-499.

[11] DOBREV D，NATTEL S. New antiarrhythmic drugs for treatment of atrial fibrillation[J]. Lancet，2010，375(9721)：1212-1223.

[12] YANG B，LU Y，WANG Z. Control of cardiac excitability by microRNAs[J]. Cardiovasc Res，2008，79(4)：571-580.

[13] Kattygnarath D，Maugenre S，Neyroud N，et al. MOG1：a new susceptibility gene for Brugada syndrome[J]. Circ Cardiovasc Genet，2011，4(3)：261-268.

[14] LEI M，WU L，TERRAR DA，et al. Modernized classification of cardiac antiarrhythmic drugs[J]. Circulation，2018，138(17)：1879-1896.

[15] Dan GA，Martinez-Rubio A，Agewall S，et al. Antiarrhythmic drugs-clinical use and clinical decision making：a consensus document from the European Heart Rhythm Association (EHRA) and European Society of Cardiology (ESC) Working Group on Cardiovascular Pharmacology，endorsed by the Heart Rhythm Society (HRS)，Asia-Pacific Heart Rhythm Society (APHRS) and International Society of Cardiovascular Pharmacotherapy (ISCP) [J]. Europace，2018，20(5)：731-732an.

[16] Clauss S，Bleyer C，Schüttler D，et al. Animal models of arrhythmia：classic electrophysiology to genetically modified large animals[J]. Nat Rev Cardiol，2019，16(8)：457-475.

[17] LUO XB，PAN ZW，SHAN HL，et al. MicroRNA-26 governs profibrillatory inward-rectifier potassium current changes in atrial fibrillation[J]. J Clin Invest，2013，123(5)：1939-1951.

第二十二章 治疗动脉粥样硬化及心绞痛药物

近30年来，中国人群的血脂水平逐步升高，血脂异常患病率显著增加。2012年全国调查结果显示，成人血清总胆固醇（total cholesterol，TC）平均值为4.50mmol/L，高TC血症患者率为4.90%；三酰甘油（triacylglycerol，TG）平均值为1.38mmol/L，高TG血症患病率为13.1%；高密度脂蛋白胆固醇（HDL-cholesterol，HDL-C）平均值为1.19mmol/L，低HDL-C血症患病率为33.9%。中国成人血脂异常总体患病率高达40.40%，2010—2030年期间我国心血管病事件增加预计约达到960万。此外，我国儿童青少年高TG血症患病率也有显著升高。中国未来血脂异常患病及相关疾病负担将继续加重。

冠状动脉粥样硬化性心脏病（coronary atherosclerotic heart disease，CHD），简称冠心病，是由于脂质代谢异常，血液中的脂质沉积在动脉内膜，久而久之便在动脉内膜形成类似粥样的脂类物质堆积而成白色斑块，故称为动脉粥样硬化病变。这些斑块渐渐增多和增大造成动脉管腔狭窄，血流受阻，导致心脏缺血，进而出现心肌功能和器质性损害。因此，动脉粥样硬化性心脏病也称缺血性心脏病（ischemic heart disease）。引起缺血性心脏病的病因很多，但绝大多数缺血性心脏病是由于冠心病所致。冠心病如得不到及时有效的救治，病变将逐渐恶化，最终由于心肌梗死、心律失常或心力衰竭而致患者死亡。因此，积极有效地预防和治疗冠心病的发生和发展对防控心脏病和降低病死率具有重要意义。

动脉粥样硬化的病因尚不十分清楚，目前普遍认为是多种因素综合作用的结果，其中脂质代谢异常、高血糖和高血压等都是发生的冠心病的高风险因素。因此，积极纠正脂代谢和糖代谢紊乱，控制高血压对冠心病的防治具有十分重要的意义。但在对冠心病的原发病进行治疗的同时，还需对冠心病及其典型症状表现，心绞痛（angina pectoris）进行对症治疗以降低冠心病并发症的发生率和病死率。虽然这些治疗手段不能根除冠心病，但可减轻症状，延缓病程，减少并发症的发生，提高患者生存质量并降低死亡率。调节血脂的药物即对异常的血脂代谢加以纠正，使其在一定程度上保持在正常范围。冠心病发展至一定程度出现心绞痛，即冠状动脉供血不足，心肌急剧地、暂时地缺血与缺氧所引起的临床综合征。其特点为阵发性胸骨后压榨性疼痛并向左上肢发散。根据病情发作的起因和病情是否稳定，世界卫生组织按照“缺血性心脏病的命名及诊断标准”将心绞痛分为以下三种类型：

（1）劳累性心绞痛（angina of effort/classic angina/atherosclerotic angina）：其特点是由劳累、情绪波动或其他增加心肌耗氧量的因素所诱发，主要原因为器质性冠状动脉狭窄使血流不能满足心肌所需。休息或舌下含服硝酸甘油可缓解。根据病程、发作频率及转归，此类心绞痛又可分为初发型心绞痛、稳定型心绞痛及恶化型心绞痛。

（2）自发性心绞痛（angina pectoris at rest）：心绞痛发作与心肌耗氧量无明显关系，多发生于安静状态，发作时症状重，持续时间长，可达15分钟～20分钟，且不易被硝酸甘油缓解。包括卧位型（休息或熟睡时发生）、变异型（为冠状动脉痉挛所诱发）、中间综合征和梗死后心绞痛。

（3）混合性心绞痛（mixed pattern of angina）：其特点是在心肌需氧量增加或无明显增加时都可能发生。此外，劳力性心绞痛为稳定型心绞痛，其余各型心绞痛均属不稳定型心绞痛。但无论何种类型的心绞痛，如持续发作得不到及时缓解，则可能发展为急性心肌梗死，故应采取有效的抗心绞痛药物治疗，及时缓解心肌缺血状态。因此，本章仅讨论治疗冠心病的两大类重点药物：

针对血脂异常和血管病变治疗动脉粥样硬化药物和防治心绞痛发作的治疗心绞痛药物。

第一节　动脉粥样硬化和心绞痛的病理生理和发病机制

一、动脉粥样硬化的病理生理和发病机制

（一）血脂异常

1. 高血脂(高胆固醇)　血脂是血浆或血清中所含的脂类物质，包括胆固醇（cholesterol，Ch）、三酰甘油、磷脂（phospholipid，PL）和游离脂肪酸（free fatty acid，FFA）等。Ch又分为胆固醇酯（cholesteryl ester，CE）和游离胆固醇（free cholesterol，FC），两者相加为总胆固醇。血脂的来源有外源和内源，外源来自食物，特别是动物性食物；内源主要由肝脏、小肠黏膜等组织合成。脂质不溶或微溶于水，必须与蛋白质结合以脂蛋白（lipoprotein，LP）形式存在才能在血液中循环。

2. 脂蛋白异常　血脂与载脂蛋白（apoprotein，Apo）结合形成LP后进行转运和代谢。LP可分为乳糜微粒（chylomicron，CM）、极低密度脂蛋白（very low density lipoprotein，VLDL）、低密度脂蛋白（low density lipoprotein，LDL）和高密度脂蛋白（high density lipoprotein，HDL），此外还有中间密度脂蛋白（intermediate density lipoprotein，IDL），是VLDL在血浆的代谢物。Apo主要有A、B、C、D、E五类，又各分为若干亚组分，不同的LP含不同的Apo，它们的主要功能是结合和转运脂质。此外尚各有其特殊的功能，如ApoAⅠ激活卵磷脂胆固醇酰基转移酶（lecithin cholesterol acyl transferase，LCAT），识别HDL受体；ApoAⅡ稳定HDL结构，激活肝脂肪酶，促进HDL的成熟及Ch逆向转运；ApoB100能识别LDL受体；ApoCⅡ是脂蛋白脂肪酶的激活剂，促进CM和VLDL的分解；ApoCⅢ则抑制LPL的活性，并抑制肝细胞ApoE受体；ApoE参与LDL受体的识别；ApoD促进Ch及TG在VLDL、LDL与HDL间的转运。

各种LP在血浆中有基本恒定的浓度以维持相互间的平衡，如果比例失调也可造成脂代谢的失常。血脂代谢异常（dyslipidemia）性疾病，如糖尿病、甲状腺功能减退、肾病综合征、胆道阻塞等可致血浆中一种或多种脂质（多是胆固醇和/或三酰甘油）高于正常，即高脂血症，是动脉粥样硬化重要的危险因素。高脂血症分继发性高脂血症和原发性高脂血症，前者由某些疾病诱导发生，如糖尿病、肥胖等，而后者是遗传性代谢紊乱所致的LP高出正常范围。临床上将原发性高LP血症分为六型，各型的特点见表22-1。

表22-1　高脂血症的分型

分型	病名	脂蛋白变化	血脂变化
Ⅰ	家族性高乳糜微粒血症	CM↑	TC↑，TG↑↑↑
Ⅱa	家族性高胆固醇血症	LDL↑	TC↑↑
Ⅱb		VLDL和LDL↑	Ch↑↑，TG↑↑
Ⅲ	家族性异常β脂蛋白血症	IDL↑	TC↑↑，TG↑↑
Ⅳ	高前β脂蛋白血症	VLDL↑	TG↑↑
Ⅴ	混合性高甘油三酯症	CM和VLDL↑	TC↑，TG↑↑↑

对血浆脂质代谢紊乱，首先要采用饮食控制以及纠正其他心血管危险因素。如血脂水平仍不正常，或有动脉粥样硬化的症状，或患者有其他心血管疾病危险因素存在，则可采用调血脂药，通过调整血浆脂质或LP的紊乱治疗高脂血症。

（二）血管病变

1. 血管内皮损伤　血管内皮是保护血管的第一道屏障，是血液中有害物质，如酒精、尼古丁、自由基、高糖、高脂和各种炎症介质首要的攻击目标。目前的研究表明，血管内皮功能和结构受损是各种血管病变的前期表现。尤其在高脂血症、糖尿病、动脉内膜炎、高血压、氧化型低密度脂蛋白（oxidized Low density Lipoprotein，OX-LDL）和各种代谢紊乱性疾病中，均可致大量氧自由基生成、黏附因子释放和血小板及白细胞活化而释放各种致炎因子。这些产物共同作用于血管内皮导致内膜炎症性损伤并进一步募集淋巴细胞和单核细胞。单核细胞在巨噬细胞集落刺激因子作用下分化成巨噬细胞并进一步吞噬血管内膜下LP而形成泡沫细胞。这些炎症细胞和增生的组织共同形成动脉斑块，其中部分斑块比较稳定，但其

膨胀致使动脉管腔逐渐狭窄而最终闭塞，有些斑块自身不稳定易破裂或附着血栓脱落致使动脉堵塞突然发生。

研究表明，一氧化氮（nitric oxide，NO）是血管内皮重要的内源性保护因子。它不仅通过激活鸟苷酸环化酶（guanylate cyclase，GC）使 cGMP 升高而扩血管改善缺血性改变，还可抑制血小板和白细胞与内皮细胞黏附及释放各种致炎因子所致的内皮损伤，抑制巨噬细胞聚集和吞噬作用以及抑制血管平滑肌细胞迁移和增殖反应。内皮型 NO 合酶（endothelial NO synthase，eNOS）是血管内皮合成 NO 十分重要的生物酶，在各种致病因素如高糖、高脂和氧化应激等长期作用下，eNOS 发生解偶联（eNOS uncoupling）和 / 或表达水平降低。所谓的 eNOS 解偶联即 eNOS 发生底物结合错误，并最终由原来生成保护血管的 NO 转变为生成超氧阴离子如过氧亚硝基（ONOO-）而损伤血管。因此，在多种代谢紊乱疾病中，eNOS 功能的改变和表达下调进而导致 NO 合成减少是内皮损伤和血管平滑肌细胞迁移、增殖及纤维组织形成，最终致斑块形成的重要因素。开发、应用 eNOS 和内皮保护药物以及促 NO 合成释放药物已成为防治动脉粥样硬化和心血管并发症的有效措施之一。1994 年 Stamler 又提出了一种新的蛋白质翻译后修饰：蛋白质巯基亚硝基化修饰，即 NO 作用蛋白质半胱氨酸巯基 -SH 生成 -RSNO（亚硝基硫醇，RSNO），并指出 NO 通过蛋白质巯基亚硝基化修饰进行氧化还原信号转导。粥样硬化发生过程中，多种炎症介质能够刺激内皮细胞中 iNOS 表达升高，进而促进内皮细胞中调控血管稳态的关键蛋白发生巯基亚硝基化修饰。iNOS 能特异性结合 COX-2 并促进其发生巯基亚硝基化修饰，进而增强 COX-2 的催化活性，增强内皮炎症反应。此外，eNOS 解偶联产生的 ONOO- 促进 eNOS 自身的巯基亚硝基修饰，干扰 eNOS 二聚体形成并降低 eNOS 活性。

2. 血管病变（高血压） 动脉粥样硬化与高血压互为因果，高血压可加速动脉粥样硬化的发生和发展，而动脉粥样硬化加速血管壁弹性的降低，引起血压进一步升高。动脉粥样硬化患者约 60%～70% 有高血压，而高血压患者中患有动脉粥样硬化的是正常人的 4 倍。高血压首先导致血流动力学改变，致使动脉承受的剪切力改变，进而发生血管内皮功能乃至结构的异常，久而久之易造成血管内皮受损。此外，高血压患者血管病变亦使血管平滑肌增生、纤维化和玻璃样变等，致使血管自身缺血和变构，更易造成动脉粥样硬化病变的形成和恶化。因此，控制高血压对减少高血压并发症以及动脉粥样硬化的发生和发展具有十分重要的意义。

（三）血细胞异常

1. 血小板 血小板功能异常在动脉粥样硬化发生和发展过程中发挥重要作用，也是不稳定性斑块致动脉栓塞的主要原因。在各种致病因素作用下，如高脂血症、高血压、半胱氨酸血症、感染等均可造成血管内膜损伤，从而诱发血小板在损伤局部黏附、聚集和释放多种炎症介质，包括血栓素 A2（TXA2）、5-HT、腺苷二磷酸（ADP）、血小板生长因子、P- 选择素等黏附分子、单核细胞趋化因子和 CD154 等。这些物质在进一步促进血小板自身黏附和聚集的同时，也促进血小板与白细胞黏附，激活后者与内皮细胞黏附和向血管内膜迁移，并诱导血管平滑肌细胞的迁移和增生。此外，这些炎症介质还使内膜损伤加重和血管收缩及通透性增加，后者进一步促使 LP 沉积于内皮下，使活化的巨噬细胞吞噬修饰后的 LP 成为泡沫细胞并堆积形成动脉粥样硬化斑块。更严重的是血小板进一步聚集引发凝血过程而形成附壁血栓，进一步加速动脉粥样硬化的进展和斑块的不稳定。

2. 白细胞 动脉粥样硬化的实质是血管壁慢性炎症，活化的血小板释放的各种介质可诱导白细胞发生炎症反应，促进白细胞黏附和向血管内膜迁移，激活并诱导单核细胞表达和分泌单核细胞趋化分子、白介素、肿瘤坏死因子以及金属蛋白酶系列等，这些因子进一步促进并加重内膜的炎症反应。此外，活化的白细胞和血管壁本身的细胞还可以释放多种生长因子，促进血管平滑肌细胞的增生和向内膜下迁移，促使内膜增厚和血管的重构并最终形成动脉粥样硬化病变。

动脉粥样硬化炎症反应进程中释放的因子还可作为标志物（如 C 反应蛋白）用于预测冠心病增加的危险性。黏附分子（如 ICAM-1、VCAM-1、选择素）、炎症介质（如 MCP-1、M-CSF、TNF-α、IL、

IFN-γ)、酶(如 MMPs)和一些活性分子(如 CRP、ET-1、PAI-1)成为动脉粥样硬化疾病较为敏感的检测指标，对诊断和预后判断均具较大价值。

二、心绞痛的病理生理和发病机制

冠状动脉粥样硬化影响心肌的血供，严重时即发生心绞痛。因此，心绞痛的常见病因为冠状动脉粥样硬化引起的动脉管腔狭窄，部分可由于冠状动脉痉挛，其他原因的冠状动脉病变如先天性畸形起源极为少见。在正常情况下，通过神经和体液调节，保持心肌需血和冠状动脉供血的动态平衡。当管腔轻度狭窄时，心肌血供未受影响，患者无症状；当血管狭窄较重时，心脏负荷增加到一定程度，冠状动脉供血不能满足心肌的需要而出现心肌缺血、缺氧诱发心绞痛。正常情况下，心肌细胞摄取血液氧含量的 65%～75%，已接近于极限，因而增加氧供应主要依靠增加冠状动脉的血流量。生理情况下冠脉循环有很大的储备能力，在运动和缺氧时冠状动脉均可适度扩张，血流量可增加到休息时的数倍。动脉粥样硬化引起冠状动脉狭窄或部分分支闭塞时，其血流量减少，冠脉扩张性减小，冠脉循环的储备能力下降，因而对动脉粥样硬化性心脏病依靠增加冠状动脉的血流量来增加氧供应是有限的。降低心肌组织对氧的需求量成为治疗心绞痛的一个主要措施。

决定心肌耗氧量的主要因素(determinants of cardial oxygen requirement)是心室壁张力(ventricular wall tension)、心率(heart rate)和心室收缩力(ventricular contractility)。心室壁张力越大，维持张力所需的能量越多，心肌耗氧量(O_2 consumption)也就越大。心室壁张力与心室内压力(相当于收缩期动脉血压，即心室后负荷)和心室容积(心室前负荷)成正比，与心室壁厚度成反比，心室内压增高和心室容积增大均可使心肌耗氧量增加。心率与心肌耗氧量成正比。每分射血时间(ejection time)等于心率与心室每搏射血时间的乘积。射血时心室壁张力增大，每搏射血时间增加，心肌耗氧量也增加，心肌收缩力增强和收缩速度加快，均可使心肌的机械做功增加，从而增加心肌耗氧量。临床上将影响耗氧量的主要因素简化为“三项乘积”(收缩压 × 心率 × 左心室射血时间)或“二项乘积”(收缩压 × 心率)，作为粗略估计心肌耗氧量的指标。

由此可见，降低心肌耗氧量和扩张冠状动脉以改善冠状动脉供血是缓解心绞痛的主要治疗对策。此外，冠状动脉粥样硬化斑块变化、血小板聚集和血栓形成也是诱发不稳定型心绞痛的重要因素。因此，临床应用抗血小板药、抗血栓药和 ACEI，也有助于心绞痛的防治。

第二节 常用治疗动脉粥样硬化及心绞痛药物

一、调血脂药物

调血脂药物即通过调节血脂生理代谢过程中的某些环节，使异常的血脂或脂蛋白恢复至相对正常水平。目前常用的调血脂药有以下几类。

(一) 他汀类

【药理作用和临床应用】

药理作用：羟甲基戊二酸单酰辅酶 A(3-hydroxy-3-methylglutaryl CoA，HMG-CoA)还原酶是肝细胞合成 Ch 过程中的限速酶。它催化 HMG-CoA 生成甲羟戊酸(mevalonic acid，MVA)，而生成 MVA 是内源性 Ch 合成的关键步骤，抑制 HMG-CoA 还原酶则减少内源性 Ch 合成。HMG-CoA 还原酶抑制剂统称他汀类(statins)，该类物质共同具有二羟基庚酸结构，结构中的内酯环(转换成相应的开环羟基酸后)或开环羟基酸是抑制 HMG-CoA 还原酶的必需基团。具有内酯环型的洛伐他汀和辛伐他汀亲脂性较强，而具有开环羟基酸形式的普伐他汀亲水性较强，氟伐他汀则介于两者之间。

他汀类有明显的调血脂作用。在治疗剂量下，对 LDL-C 的降低作用最强，TC 次之，降 TG 作用较弱，调血脂作用呈剂量依赖性，用药 2 周出现明显疗效，4～6 周达高峰，而 HDL-C 略有升高。人体内 Ch 主要由肝合成，在 Ch 合成过程中 HMG-CoA 还原酶使 HMG-CoA 转换为中间产物 MVA。他汀类与 HMG-CoA 的化学结构相似，且和 HMG-CoA 还原酶的亲和力高出 HMG-CoA 数千倍，因而对该酶产生竞争性抑制作用，使 Ch 合成受阻。此外，他汀类药物还通过负反馈调节导致肝细胞表面 LDL 受体代偿性增加或活性增强，进而使血浆中LDL降低和VLDL代谢加快，又由于肝合成及释放VLDL减少，导致VLDL及TG相应下降。HDL的升高可能是VLDL减少的间接结果。由于各种他汀类与HMG-CoA还原酶亲和力不同，所以调血脂的作用各异。他汀类药物除调血脂作用外还具有以下作用：①改善血管内皮功能，提高血管内皮对扩血管物质的反应性；②抑制血管平滑肌细胞的增殖和迁移，促进其凋亡；③减少动脉壁巨噬细胞及泡沫细胞的形成，使动脉粥样硬化斑块稳定和缩小；④降低血浆C反应蛋白，减轻动脉粥样硬化过程的炎症反应；⑤抑制单核细胞-巨噬细胞的黏附和分泌功能；⑥抑制血小板聚集和提高纤溶酶活性等。这些作用均有助于抗动脉粥样硬化。

临床应用：他汀类主要用于杂合子家族性和非家族性Ⅱa、Ⅱb和Ⅲ型高脂血症，也可用于2型糖尿病和肾病综合征引起的高Ch血症。对病情较严重者可与胆汁酸结合树脂合用。他汀类亦可用于肾病综合征、血管成形术后再狭窄、心脑血管急性事件的预防（prevention of acute cardiocerebrovascular attack）及器官移植后的排异反应和骨质疏松症等。

【体内代谢及影响因素】 他汀类药物一般以羟酸型吸收较好，内酯型吸收后在肝脏内水解成具有活性的羟酸型，很少进入外周组织，大部分在肝代谢，经胆汁由肠道排出，少部分由肾排出。常用的他汀类药物的药代学特点见表22-2。

【药物相互作用和不良反应及处理】

药物相互作用及处理：他汀类与贝特类或烟酸类药物联用，肌病的发生率增加。有报道称他汀类药物与维拉帕米或者地尔硫䓬联用能够引起横纹肌溶解。与胺碘酮联用可引起他汀相关肌病。他汀类能够减少地高辛和华法林代谢，升高两者血药浓度。咪唑类抗真菌药能够增加他汀类药时曲线下面积。大环内酯类抗生素能够增加他汀类血药浓度。服用利福平后再服用阿伐他汀偶尔能够显著降低阿伐他汀血药浓度达80%，但若两药同时服用，反而使阿伐他汀血药的浓度增加30%；他汀类与抗抑郁药联用血药浓度升高，不良反应发生率增强。

不良反应及处理：他汀类的不良反应较少而轻，大剂量应用时患者偶可出现胃肠反应、肌痛、皮肤潮红、头痛等暂时性反应。偶见有无症状性转氨酶升高、肌酸激酶（creatine kinase，CK）升高，停药后即恢复正常。偶有横纹肌溶解症（rhabdomyolysis），辛伐他汀和西立伐他汀引起肌病的发病率高，氟伐他汀的发病率低，绝大多数是肌病，极少数发展成为横纹肌溶解症。为此，用药期应定期检测肝功能，有肌痛者应检测CK，必要时停药。孕妇及有活动性肝病（或转氨酶持续升高）者禁用，原有肝病史者慎用。

【临床应用现状分析与展望】 他汀类药物在动脉粥样硬化性心血管疾病的防治中具有举足轻重的作用，但是仍面临许多问题，如心血管高危患者LDL-C不达标，部分患者表现为他汀抵抗或他汀耐受，剂量相关性的不良反应及新发糖尿病风险等等。

（二）抑制胆固醇吸收药

抑制胆固醇吸收药物分为两类：胆汁酸结合树脂和甲亚油酰胺。

表22-2 常用他汀类药的药物代谢动力学特点

参数	洛伐他汀	辛伐他汀	普伐他汀	氟伐他汀	阿伐他汀
口服吸收/%	30	60～85	35	>98	12
达峰浓度时间/h	2～4	1.2～2.4	1～1.5	0.6	1～2
血浆蛋白结合率/%	≥95	>95	50	≥98	≥98
肝摄取率/%	≥70	≥80	45	≥70	\
排泄途径：尿/%	<10	13	20	5	<2
粪/%	70	60	70	90	98
$t_{1/2}$/h	3	1.9	1.5～2	1.2	14
剂量范围/mg/d	10～80	5～40	10～40	20～40	10～80
食物对生物利用度的影响/%	+50	0	−30	0	−13

【药理作用和临床应用】

药理作用：胆汁酸结合树脂类药物进入肠道后不被吸收，与胆汁酸牢固结合阻滞胆汁酸的肝肠循环和重复利用，从而消耗大量Ch，使血浆TC和LDL-C水平降低（图22-1）。常用药物有两种：考来烯胺（cholestyramine）和考来替泊（colestipol）。二者能降低TC和LDL-C，其强度与剂量有关，ApoB也相应降低，但HDL几乎无改变，对TG和VLDL的影响较小。考来烯胺在肠道通过离子交换与胆汁酸结合后发生下列作用：①被结合的胆汁酸失去活性，减少食物中脂类（包括Ch）的吸收；②阻滞胆汁酸在肠道的重吸收；③由于胆汁酸大量丢失，肝内Ch经7-α羟化酶的作用转化为胆汁酸增多；④由于肝细胞中Ch减少，导致肝细胞表面LDL受体增加或活性增强；⑤LDL-Ch经受体进入肝细胞，使血浆TC和LDL-Ch水平降低；⑥此过程中的HMG-CoA还原酶可有继发活性增加，但不能补偿Ch的减少，若与他汀类联合应用，有协同作用。

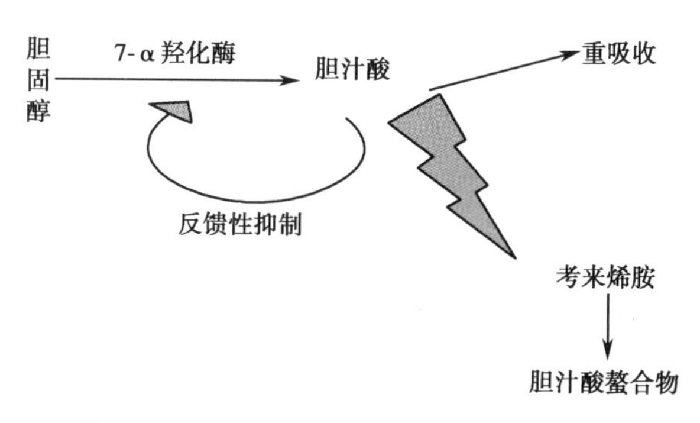

图22-1 胆汁酸结合树脂抑制胆固醇吸收机制

甲亚油酰胺（melinamide）主要抑制酰基辅酶ACh酰基转移酶（acyl-coenzyme A cholesterol acyltransferase，ACAT）。ACAT使细胞内Ch转化为CE，促进肝细胞VLDL的合成和释放，促进血管壁Ch的蓄积，促进小肠Ch的吸收，促进巨噬细胞及泡沫细胞的形成，因而促进动脉粥样硬化病变的形成过程。因此，抑制ACAT可阻滞细胞内Ch向CE的转化，减少外源性Ch的吸收，阻滞Ch在肝脏形成VLDL，并且阻滞外周组织CE的蓄积和泡沫细胞的形成，有利于Ch的逆向转运，使血浆及组织Ch降低。

临床应用：胆汁酸结合树脂类药物适用于Ⅱa、Ⅱb及家族性杂合子高脂血症，对家族性纯合子高Ch血症无效。对Ⅱb型高脂血症者，应与降TG和VLDL的药物配合应用。甲亚油酰胺适用于Ⅱ型高脂血症。

【体内代谢及影响因素】 甲亚油酰胺服后约50%经门静脉吸收，在体内分布广，最后大部分被分解，约7%自胆汁排出。

【药物相互作用和不良反应及处理】

药物相互作用及处理：胆汁酸结合树脂类药物的非特异性吸附可能降低多种药物的吸收和生物利用度，包括丙戊酸、考来烯胺、美洛昔康、氢化可的松、双氯芬酸，以及噻嗪类利尿药、普萘洛尔、地高辛和其他生物碱类药物，洛哌丁胺、保泰松、巴比妥酸盐类，雌激素、孕激素、甲状腺激素类，华法林及某些抗生素等。临床应该避免这些药物与胆汁酸结合树脂合用，或在服用药物1小时前或4～6小时后再服用其他药物。

不良反应及处理：胆汁酸结合树脂类药不良反应少，考来烯胺有特殊的臭味和一定的刺激性，由于应用剂量较大，少数人用后可能有便秘、腹胀、嗳气和食欲减退等，一般在两周后可消失，若便秘过久应停药。偶可出现短时的转氨酶升高、高氯酸血症或脂肪泻等。甲亚油酰胺不良反应轻微，可有食欲减退或腹泻等。

【临床应用现状分析与展望】 临床应用中抑制胆固醇吸收类药物主要与其他降脂药联合应用，如与他汀类起到协同作用，考来烯胺与普罗布考合用，既可共同起到降脂作用，又可减少副反应。

（三）烟酸类

【药理作用和临床应用】

药理作用：烟酸（nicotinic acid）属于维生素B族。大剂量烟酸能降低血清TG，预防实验性动脉粥样硬化，并证明其抗动脉粥样硬化作用与在体内转化烟酰胺的作用无关。如将烟酸与其他物质结合成酯，服后在体内释放出烟酸仍然有效。烟酸降低血浆TG和VLDL，服后1～4小时生效。降低LDL的作用慢而弱，用药5～7天生效，3～5周达最大效应。

烟酸降低细胞cAMP水平，使脂肪酶的活性降低，脂肪组织中的TG不易分解出FFA，肝合成TG的原料不足，减少VLDL的合成和释放，也使LDL来源减少。烟酸升高HDL是由于使TG浓度降低，导致 HDL 分解代谢减少所致。HDL 的增加有利于 Ch 的逆向转运，阻止动脉粥样硬化病变的发展。此外，烟酸还抑制 TXA2 的生成，增加 PGI_2 的生成，从而发挥抑制血小板聚集和扩张血管的作用。

阿昔莫司（acipimox）药理作用类似烟酸，可使血浆 TG 明显降低、HDL 升高，与胆汁酸结合树脂伍用可加强其降 LDL-C 作用，作用较强而持久。

临床应用：烟酸为广谱调血脂药，对Ⅱb 和Ⅳ型疗效最好。适用于混合型高脂血症、高 TG 血症、低 HDL 血症及高 LP（a）血症。若与他汀类或贝特类配伍使用，可提高疗效。阿昔莫司除用于Ⅱb、Ⅲ和Ⅳ型高脂血症外，也适用高 LP（a）血症及 2 型糖尿病伴高脂血症患者。此外，尚能降低血浆纤维蛋白和全血黏度。

【体内代谢及影响因素】 烟酸口服后吸收充分且迅速（口服剂量的 60%～76%），主要由肝脏代谢。在肝脏中通过共轭途径和酰胺化途径两种方式生成代谢产物。主要经尿液排出，可能有少量经可逆代谢再转化成烟酸。阿昔莫司的化学结构类似烟酸。口服吸收快而全，约 2 小时达到峰浓度，不与血浆蛋白结合，由尿排出，$t_{1/2}$ 约 2 小时。

【药物相互作用和不良反应及处理】

药物相互作用及处理：烟酸与一般剂量的他汀类药物联合应用可以达到调脂的目的，又能避免发生不良反应。但烟酸与他汀类药物同用有发生肌病的危险，应密切观察。异烟肼可阻止烟酸与辅酶Ⅰ结合，而降低烟酸血药浓度。烟酸与胍乙啶等肾上腺素受体阻滞型抗高血压药合用，其血管扩张作用协同增强，并可产生直立性低血压。

不良反应及处理：烟酸类不良反应比较轻，主要由于用量较大，开始常有皮肤潮红及瘙痒等，若与阿司匹林配伍使用，可使反应减轻。阿司匹林不仅能缓解烟酸所致的皮肤血管扩张，还能延长其半衰期，并防止烟酸所致的尿酸浓度升高。另外，烟酸刺激胃黏膜，加重或引起消化道溃疡，可在餐时或餐后服用。长期应用可致皮肤干燥、色素沉着等症状。偶有肝功能异常、血尿酸增多、糖耐量降低等，停药后可以恢复。溃疡病、糖尿病及肝功能异常者禁用。阿昔莫司长期服用有很好的耐受性，在治疗期间偶有胃肠反应（胃灼热感、上腹痛）、头痛和哮喘。极少数患者有局部和全身反应，有时很严重，可能与免疫变态反应有关，此时应立即停用并采取适当的治疗措施。

【临床应用现状分析与展望】 烟酸与胆汁酸结合树脂配伍应用，作用增强，若再加他汀类，作用进一步加强。目前，国外已有他汀 - 烟酸复合制剂，包括 Advicor、Nicostatin 等。烟酸升高血浆 HDL，最近认为烟酸是少有的降低 LP（a）的药物。烟酸具有全面而独特的调脂功效，缓释剂型的问世大大降低了其不良反应。此外，有临床研究证实烟酸能够降低急性心肌梗死病人的复发率，并减少冠脉缺血终点事件的发生率。

（四）贝特类

20 世纪 60 年代上市的贝特类药物氯贝丁酯（clofibrate）具有降低 TG 及 VLDL 的作用，曾被广泛应用。后经大规模和长期临床试验，发现其不良反应严重，特别是肝胆系统并发症，且不降低冠心病的死亡率，现已少用。目前应用的新型贝特类吉非贝齐、苯扎贝特、非诺贝特等，调血脂作用增强而不良反应减少。

【药理作用和临床应用】

药理作用：贝特类既有调血脂作用也有非调脂作用。调血脂作用为降低血浆 TG、VLDL-C、TC、LDL-C，升高 HDL-C，但是各种贝特类的作用强度不同，吉非贝齐、非诺贝特和苯扎贝特的作用较强。非调脂作用有抗凝血、抗血栓和抗炎性作用等，共同发挥抗动脉粥样硬化的作用。其作用机制可能为：①抑制乙酰辅酶 A 羧化酶，减少脂肪酸从脂肪组织进入肝合成 TG 及 VLDL；②增强 LPL 活化，加速 CM 和 VLDL 的分解代谢；③增加 HDL 的合成，减慢 HDL 的清除，促进 Ch 逆向转运；④促进 LDL 颗粒的清除。研究发现，非诺贝特（fenofibrate）能激活皮质激素受体类的核受体 - 过氧化物酶体增殖激活受体 α（peroxisome proliferator activated receptor-α，PPAR-α），调节 LPL、ApoCⅢ、ApoAⅠ等基因的表达，降低 ApoCⅢ转录，增加 LPL 和 ApoAⅠ的生成。此外，贝特类降低某些凝血因子的活性，减少纤溶酶原激活物抑制物（PAI-1）等而产生非调血脂作用。吉非贝齐（gemfibrozil）降低血浆 TG 和 VLDL 起效快且稳定，对血浆 TG 明显增高并伴有 HDL 降低或 LDL 升高型的高脂血症疗效最好，长期应用可明显降低冠心病的死亡率。非诺贝特除有调血脂作用外，还能明显降低血浆纤维蛋白原和血尿酸水平，降低血浆黏稠度，改善血流动力学，冠状动脉造影证明能阻止冠状动脉腔的缩小。苯扎贝特(benzafibrate)作用及应用同吉非贝齐，用于伴有血脂升高的 2 型糖尿病。除具有调血脂作用外还可降低空腹血糖，并降低血浆 FFA、纤维蛋白原和糖化血红蛋白，抑制血小板聚集，长期应用可使血浆 LP(a)水平降低。

临床应用：贝特类用于原发性高 TG 血症，对Ⅲ型高脂血症和混合型高脂血症有较好的疗效，亦可用于伴 2 型糖尿病的高脂血症。

【体内代谢及影响因素】 吉非贝齐口服吸收迅速而完全，血药浓度达峰时间为 1～2 小时，2～3 天达 C_{ss}，平均 C_{max} 为 15～25mg/L，$t_{1/2}$ 为 1.5～2 小时，66% 经尿排出，6% 经粪便排出。非诺贝特(fenofibrate)口服吸收快，约 50%～75% 被吸收，血药浓度达峰时间为 4 小时，血浆蛋白结合率 99%，在肠道或肝脏转化为活性物质，$t_{1/2}$ 为 22 小时，约 66% 随尿排泄，肾功能不全者慎用。苯扎贝特口服易吸收，血药浓度达峰时间为 21 小时，排泄较快，48 小时后 94.6% 经尿排出，3% 由粪便排出，无蓄积性，肾功能不全者应慎用。

【药物相互作用和不良反应及处理】

药物相互作用及处理：贝特类可增强口服抗凝药的抗凝活性。与他汀类药联合应用，可能增加肌病的发生率。

不良反应及处理：患者服用贝特类药物一般耐受良好，不良反应主要为消化道反应，如食欲减退、恶心、腹胀等。其次为乏力、头痛、失眠、皮疹、阳痿等。偶有肌痛、尿素氮增加、转氨酶升高，停药后可恢复。氯贝丁酯的不良反应较多且严重，可致心律失常、胆囊炎和胆石症及增加胃肠道肿瘤的发病率。肝胆疾病患者、孕妇、儿童及肾功能不全者禁用。

【临床应用现状分析与展望】 近年来，贝特类调脂药物逐渐被临床重视，目前认为贝特类降低三酰甘油水平疗效确切，升高 HDL 水平作用强，因而较广泛地应用于治疗各种异常脂蛋白血症，如原发性高三酰甘油血症和Ⅲ型异常脂蛋白血症等。同时，由于贝特类特殊的作用机制，同样能够用来治疗非胰岛素依赖型(2 型)糖尿病患者血浆胆固醇和甘油三酯水平。目前，人们正致力于研究更有效的 PPAR 亚型特异性配体或激动剂，以期获得特异性强，副作用更小，临床应用指征更为广泛的贝特类药物。

(五) PCSK9 抑制药

尽管他汀类是防治高脂引起的心血管事件的最常用治疗药物，但对于部分心血管疾病高危患者，在接受大剂量他汀强化治疗后仍存在较高的心血管疾病风险。此外，在患有遗传性疾病，如家族性高胆固醇血症患者中，超过 50% 的患者在接受最大剂量他汀强化治疗后 LDL-C 仍高于临界值。前蛋白转化酶枯草溶菌素 9 型(proprotein convertase subtilisin/kexin type 9，PCSK9)抑制剂被认为是继他汀类药物后的新一代降脂药物。2016 欧洲心脏病学学会(ESC)/ 欧洲动脉粥样硬化学会(ESA)血脂异常管理指南(ESC/EAS 指南)及 2017 ESC/EAS 指南(更新版)均认为 PCSK9 的适应证主要是三类人群，即极高危心血管风险的患者、无 ASCVD 的 FH 患者以及上述任何他汀不耐受的患者。

【药理作用和临床应用】

药理作用：PCSK9 基因最初被命名为 neural apoptosis regulated convertase1(NARC1)，其编码基因位于 1 号染色体的短臂，全长 25kb，含 12 个外显子和 12 个内含子。PCSK9 基因编码产物是一条含 692 个氨基酸的无活性糖蛋白(pre-PCSK9)，包括信号肽序列(1-30 aa)、氮末端功能前区(31-152 aa)、枯草杆菌蛋白酶样催化结构域(153-425 aa)、以及碳末端结构域(426-692 aa)。pre-PCSK9 的信号肽序列在内质网中切割后，形成 pro-PCSK9 并在高尔基体中通过自催化作用切割其 N 末端功能前区，形成分泌型 PCSK9。PCSK9 分泌入血后与肝细胞表面低密度脂蛋白受体(LDLR)结合后促进 LDLR 降解，从而降低肝细胞清除循环血中游离 LDL-C 的能力，引起 LDL-C 水平升高。

2003 年，研究人员在法国两个常染色体显性高胆固醇血症家族中发现了 PCSK9 基因功能获得性突变体(S27R，F216L)，这些家族成员均存在 PCSK9 蛋白过度表达并伴随低密度脂蛋白胆固醇（LDL-C）水平的异常升高。而在PCSK9功能缺失性突变中，则出现LDL-C水平显著降低的现象。之后展开了多项PCSK9抑制药的研究，包括单克隆抗体，拟肽，反义寡核苷酸，小干扰RNA等。这些药物的设计理念主要基于以下三点：第一，直接干预PCSK9与细胞表面LDLR的结合，如单克隆抗体及拟肽类药物；第二，干预PCSK9的成熟和分泌过程，如小分子抑制剂类；第三，干预PCSK9基因的转录和翻译过程，如反义寡核苷酸和小干扰RNA等。目前已有多种PCSK9抑制药进入临床研究，其中，已有两种单克隆抗体药物获批上市。

依伏库单抗（evolocumab）是一种全人源IgG2型单克隆抗体，作为PCSK9抑制剂，能结合PCSK9并抑制循环型PCSK9与低密度脂蛋白受体（LDLR）的结合，从而阻止PCSK9介导的低密度脂蛋白受体降解。该药批准的适应证为高胆固醇血症和混合血脂异常。阿利库单抗（alirocumab）是一种全人源IgG1型单克隆抗体，作为PCSK9抑制剂，同样能结合PCSK9并抑制循环型PCSK9与低密度脂蛋白受体（LDLR）的结合，从而阻止PCSK9介导的低密度脂蛋白受体降解。

临床应用：依伏库单抗是一种皮下注射液，每支重组预装注射剂含140mg有效成分。推荐剂量为每次140mg，每两周一次，用于成人原发性高胆固醇血症，或每次420mg，每月一次，用于成人和12岁及以上儿童纯合子型家族性胆固醇血症。阿利库单抗用于治疗成人杂合子型家族性高胆固醇血症和动脉粥样硬化性心血管疾病（如需降低低密度胆固醇的心脏病或脑卒中患者），分为75mg或150mg两种规格，皮下注射。推荐剂量为每次75mg或150mg，每两周一次。

【体内代谢及影响因素】 依伏库单抗 $t_{1/2}$ 约为11～17天，其对PCSK9的抑制作用发生迅速（给药后4小时内），给药一周后即能够降低LDL-C水平。皮下注射140mg剂量的依伏库单抗后，其最大血药浓度为18.6±7.3ug/ml，曲线下面积为188±98.6ug/（ml•d）。皮下注射420mg剂量的依伏库单抗后，其最大血药浓度为59±17.2ug/ml，曲线下面积为924±346ug/（ml•d）。平均系统清除率为12±2ml/h，主要通过不饱和蛋白酶解途径降解。给予两种剂量的依伏库单抗，其血药浓度平均达峰时间均为3～4天，绝对生物利用度为72%。阿利库单抗主要分布于循环系统，血管外周分布很少，关于其药物代谢相关数据未见报道。

【药物相互作用和不良反应及处理】

药物相互作用及处理：PCSK9抑制药与药物的相互作用目前尚不明确。

不良反应及处理：PCSK9抑制药不良反应较轻，阿利库单抗最常发生不良反应是鼻咽炎，注射部位超敏反应和易患流感。依伏库单抗的最常见的不良反应是鼻咽炎、上呼吸道感染、背痛、关节痛、易患流感和恶心。

【临床应用现状分析与展望】 多项临床研究表明，PCSK9抑制剂单独应用或联合他汀能进一步降低LDL-C水平，降低ASCVD发病风险。目前，PCSK9抑制剂一般不能采用口服或静脉给药，主要通过皮下注射的方式给药，患者是否能够耐受长期皮下给药，会显著影响此类药物的治疗效果。此外，因抗体类药物贮存条件苛刻，且药物有效期比较短，应用此类药物的治疗成本较高。同时，此类药物的安全性仍有待进一步研究。因此，开发给药方式简单、成本低廉的PCSK9抑制药是目前此类药物的研究方向。

二、抗氧化药

氧自由基（oxygen free radical，OFR）在动脉粥样硬化的发生和发展中发挥重要作用。已经证明ox-LDL会影响动脉粥样硬化病变发生和发展的多个过程，如：①损伤血管内皮，促进单核细胞向内皮黏附并向内皮下转移；②阻止进入内皮下的单核细胞所转化的巨噬细胞返回血流，进而促使巨噬细胞大量地摄取ox-LDL而成为泡沫细胞；③促进内皮细胞释放血小板衍生生长因子（PDGF）等，导致血管平滑肌细胞增殖和迁移；④泡沫细胞的脂质积累形成脂质条纹和斑块；⑤被损伤的内皮细胞还可导致血小板聚集和血栓形成。新近研究表明，LP（a）和VLDL也可被氧化，增强其致动脉粥样硬化作用。此外，具抗动脉粥样硬化效应的HDL也可被氧化，转化为致动脉粥样硬化因素。因此，防止氧自由基LP的氧化修饰，已成为阻止动脉粥样硬化发生和发展的重要措施。目前，用于动脉粥样硬化治疗的抗氧化药物包括普罗布考和维生素E。

（一）普罗布考

【药理作用和临床应用】

药理作用：普罗布考（probucol）为疏水性抗氧化剂，抗氧化作用强，进入体内分布于各 LP，被氧化为普罗布考自由基，阻断脂质过氧化，减少脂质过氧化物（lipid peroxidates，LPO）的产生，减缓动脉粥样硬化病变的一系列过程。同时，普罗布考能抑制 HMG-CoA 还原酶，使 Ch 合成减少，并能通过受体及非受体途径增加 LDL 的清除效果，降低血浆 LDL-C 水平，通过提高 CE 转移蛋白和 ApoE 的血浆浓度，使 HDL 颗粒中 Ch 减少、HDL 颗粒变小，提高 HDL 数量和活性，增加 HDL 的转运效率，使 Ch 逆转运清除加快。

普罗布考的抗动脉粥样硬化作用机制可能是抗氧化和调血脂作用的综合结果，具体有：①抗氧化作用，能抑制 ox-LDL 的生成及其引起的一系列病变过程，如内皮细胞损伤、单核细胞向内皮下游走、清道夫受体摄取 ox-LDL 形成泡沫细胞、血管平滑肌增殖及迁移等；②调血脂作用，可使血浆 TC 和 LDL-C 下降，且 HDL-C 及 ApoA1 同时明显下降，但对血浆 TG 和 VLDL 一般无影响，若与他汀类或胆汁酸结合树脂配伍使用，可增强其调血脂作用；③对动脉粥样硬化病变的影响，较长期应用可降低冠心病发病率，使已形成的动脉粥样硬化病变停止发展或消退，黄色瘤明显缩小或消除。

临床应用：普罗布考临床应用于各型高 Ch 血症，包括纯合子和杂合子家族性高 Ch 血症。对继发于肾病综合征或糖尿病的Ⅱ型脂蛋白血症也有效。有报道普罗布考可预防 PTCA 后的再狭窄。

【体内代谢及影响因素】 普罗布考口服吸收低于 10%，且不规则，饭后服用可增加吸收。吸收后主要蓄积于脂肪组织和肾上腺。血清浓度较低，血药达峰浓度时间为 24 小时，服用 3～4 个月达 C_{ss}。血清中普罗布考 95% 分布于 LP 的疏水核。服后 4 天内粪便排出 90%，仅有 2% 经尿排泄。

【药物相互作用和不良反应及处理】

药物相互作用及处理：普罗布考与可导致心律失常的药物，如三环类抗抑郁药、抗心律失常药物、吩噻嗪类药物合用时，不良反应的发生率升高。普罗布考能加强香豆素类药物的抗凝血作用。普罗布考能够增加降糖药的作用。普罗布考能够显著降低环孢素的血药浓度。

不良反应及处理：普罗布考不良反应少而轻，以胃肠道反应为主，如腹泻、腹胀、腹痛、恶心等，偶有嗜酸性粒细胞增多、肝功能异常、高尿酸血症、高血糖、血小板减少、肌病、感觉异常等。用药期间注意心电图的变化，LQTS 者慎用，不宜与延长 QT 间期的药物同用。近期有心肌损伤者禁用，孕妇及小儿禁用。

【临床应用现状分析与展望】 作为抗动脉粥样硬化治疗中一个新的辅助治疗药物，普罗布考与其他药物联用的研究逐渐增多，将普罗布考、阿司匹林和他汀类药物联用（PAS 疗法）对动脉粥样硬化有明显改善作用。此外，研究发现普罗布考除了能够对抗动脉粥样硬化外，还能够改善动脉粥样硬化介入治疗术后再狭窄，抑制血管重构，进而降低再狭窄的发生，改善患者长期生存率。但目前普罗布考除了抗动脉粥样硬化外的其他治疗效果还没有在大规模的临床实验中得到证实，故其相关适应证有待进一步研究。

（二）维生素 E

【药理作用和临床应用】

药理作用：维生素 E（vitamin E，VE）有很强的抗氧化作用。维生素 E 苯环的羟基失去电子或 H^+，清除氧自由基和过氧化物或抑制磷脂酶 A2 和脂加氧酶，以减少氧自由基的生成以及过氧化物和丙二醛（malondialdehyde，MDA）的生成。维生素 E 生成的生育醌可被维生素 C 或氧化还原系统复原，继续发挥作用。能防止 LP 的氧化修饰及其所引起的一系列动脉粥样硬化病变过程，如抑制血管平滑肌细胞增殖和迁移，抑制血小板黏附和聚集，抑制黏附分子的表达和功能，减少白三烯的合成，增加 PGI_2 的释放等，从而抑制动脉粥样硬化的发展，降低缺血性心脏病的发生率和死亡率。

临床应用：维生素 E 能够用于预防血栓形成，每日给予 1 200IU 或更多，使血小板中维生素 E 为正常值的 3 倍，能够减少血小板聚集，从而预防血栓形成。

【体内代谢及影响因素】 维生素 E 吸收与肠道脂肪有关，大部分被吸收的维生素 E 通过乳糜微粒到肝脏，维生素 E 在血浆中主要与 VLDL 和 LDL 结合。其口服生物利用度约为 70%，维生素

E 在体内生成相当稳定的低毒性的维生素 E 自由基，其代谢产物在肝脏与葡萄糖醛酸结合，随胆汁分泌进入肠腔，随粪便排出体外。

【药物相互作用和不良反应及处理】

药物相互作用及处理：维生素 E 与阿司匹林能降低血液黏稠度，所以当维生素 E 与阿司匹林同时服用时，应根据具体情况调整病人的服用剂量。维生素 E 可增强洋地黄的强心作用，因此，使用此类药物的病人请慎用维生素 E，以免发生洋地黄中毒。新霉素会影响人体对维生素 E 的吸收，因此同时服用可能会降低两者的药物作用。此外，长期大剂量（每天用量超过 400mg）服用维生素 E，特别是与雌激素合用，可以诱发血栓性静脉炎，应给予警惕。

不良反应及处理：维生素 E 每天摄入量不得超过 400mg，若每天超过 800mg 则可出现中毒症状，长期（半年以上）每天服用 300mg，也可产生不良反应。过量或长期应用维生素 E 可能出现全身多种不良反应，停药后上述症状可逐渐消失。

【临床应用现状分析与展望】 动物和细胞研究发现，维生素 E 能够通过抗氧化和非抗氧化机制发挥心血管保护作用。但临床上其心血管保护作用仍存在争议，多项临床研究发现维生素 E 能够降低心脏冠脉疾病及其他心血管并发症的发生率，同时也有临床研究发现维生素 E 对于急性心肌梗死和脑卒中的发病率并没有显著改善。因此，其确切的临床疗效有待进一步大规模临床实验确认。

三、动脉内皮保护药

动脉内皮对血管内环境的稳定具有十分重要的作用，因此，保护血管内皮对动脉粥样硬化的发生和发展将具有一定的防治意义。黏多糖是由氨基己糖或其衍生物与糖醛酸构成的二糖单位多次重复组成的长链，典型代表药为肝素。肝素的作用有：①降低 TC、LDL、TG、VLDL，升高 HDL；②对动脉内皮有高度亲和性，中和多种血管活性物质，保护动脉内皮；③抑制白细胞向血管内皮黏附及其向内皮下趋化的炎症反应；④阻滞血管平滑肌细胞的增殖迁移；⑤加强酸性成纤维细胞生长因子（acidic fibroblast growth factor，aFGF）的促微血管生成作用；⑥抗血栓形成和抗凝等作用，可从多方面发挥抗动脉粥样硬化效应。但其抗凝血作用过强，且口服无效，不便应用，为此人们研究既有类似肝素的抗动脉粥样硬化作用，又无抗动脉粥样硬化时副作用的低分子量肝素和天然类肝素（heparinoids）。

【药理作用和临床应用】

药理作用：低分子量肝素（low molecular weight heparin，LMWH）是由肝素解聚而成，平均分子量为 4～6kDa。由于分子量低，生物利用度较高，与血浆、血小板、血管壁蛋白结合的亲和力较低，具有抗凝血因子Ⅹa 活力大于抗凝血因子Ⅱa 活力、抗凝血作用较弱而抗血栓形成作用强的特点。常用制剂有依诺肝素（enoxaparin）、替地肝素（tedelparin）、那曲肝素（fraxiparin）、洛吉肝素（logiparin）及洛莫肝素（lomoparin）等 10 多种产品。天然类肝素（natural heparinoids）是存在于生物体类似肝素结构的一类物质，如硫酸乙酰肝素（heparan sulfate）、硫酸皮肤素（dermatan sulfate）及硫酸软骨素（chondroitin sulfate）等。它们有抗凝血因子Ⅱa 作用弱、抗凝血因子Ⅹa 作用强和半衰期长的特点。

冠心舒有调血脂、降低心肌耗氧量、抗血小板、保护血管内皮和阻滞动脉粥样硬化斑块形成等作用，用于心及脑缺血性病症。最近又证明冠心舒具有与肝素相同强度的抑制血管平滑肌细胞增殖作用，而抗凝血作用仅为肝素的 1/47，且口服有效，表明天然类肝素可能是有较好前景的抗动脉粥样硬化药。另外，海洋酸性糖酯类如藻酸双酯钠（polysaccharide sulfate）等也具有肝素样的药理特性，能调血脂、抗血栓形成、保护动脉内皮及阻滞动脉粥样硬化病变的发展等，临床用于缺血性心脑血管疾病。

临床应用：低分子量肝素主要用于不稳定型心绞痛、急性心肌梗死及 PTCA 后再狭窄等。

【体内代谢及影响因素】 低分子肝素口服不吸收，必须注射给药。静脉注射后其活性成分肝素 80% 与血浆蛋白（包括低密度脂蛋白、球蛋白和纤维蛋白原）相结合，其他则被血细胞膜所吸附，并很快进入组织。肝素的血药浓度水平与疗效有很大的个体差异。低分子肝素不通过胎盘，不分泌到乳汁，不能被透析清除。低分子肝素在正常人中 $t_{1/2}$ 为 1～2 小时，并随剂量增加而延长。

低分子肝素的清除主要是与血浆蛋白、细胞膜结合，部分代谢成一种去硫酸的肝素，部分经肾脏排出。肝炎患者低分子肝素的半衰期降低，但肝硬化者则延长。天然类肝素如硫酸皮肤素（dermatan sulfate）可静脉或口服或皮下给药，在体内不被代谢，由尿排出。

【药物相互作用和不良反应及处理】

药物相互作用及处理：低分子肝素与阿司匹林、非类固醇类消炎药、右旋糖酐、双嘧达莫同用时，有增加出血的危险；与降血糖药格列吡嗪同用时，有发生低血糖反应的报道，可改变胰岛素对胰岛素受体的亲和力和/或作用。此外，静脉注射硝酸甘油可干扰低分子肝素的抗凝作用。因低分子肝素活性成分肝素为强酸性，遇碱性药物则失去抗凝效应。

不良反应及处理：不良反应包括发热、荨麻疹、哮喘、结膜炎、鼻炎、头痛、恶心、呕吐等症状。大剂量长期（每天大于 1 000U，大于 3 个月）应用，可致脱发、骨质疏松并发自发性骨折。此外可引起出血，发生率为 1.5%～20%，以静脉推注给药、年龄大于 60 岁的女性患者多见。此外，常见注射部位发生局部毛细血管破裂伴发淤斑、瘙痒及灼热感。天然类肝素不良反应较轻，个别患者用药后出现恶心、胃部不适、胃中嘈杂不安等胃肠道不良反应。

【临床应用现状分析与展望】　肝素具有抗凝和溶栓作用，能够降低血栓栓塞性疾病的发生并改善患者预后，已作为急性心肌梗死等血栓栓塞性疾病的预防及有效治疗药物。动物研究发现，肝素还具有抑制平滑肌细胞增殖和迁移，调节血脂代谢等作用，因此应用肝素可能对内皮血管具有多重保护作用。

四、治疗心绞痛药

（一）硝酸酯类

本类药物均有硝酸多元酯结构，脂溶性高，分子中的—ONO_2 是发挥疗效的关键结构，其中硝酸甘油是硝酸酯类的代表药并且最为常用。此外，还有硝酸异山梨酯，单硝酸异山梨酯和戊四硝酯等口服用药。

【药理作用和临床应用】

药理作用：硝酸甘油（nitroglycerin）的基本药理作用是松弛平滑肌，但具有组织器官的选择性，以对血管平滑肌的作用最显著。由于硝酸甘油可扩张体循环血管及冠状血管，因而具有如下作用。

1. 扩张外周血管，降低心肌耗氧量　最小有效量的硝酸甘油即可明显扩张静脉血管，特别是较大的静脉血管，从而减少回心血量，降低心脏的前负荷，使心腔容积缩小，心室内压减小，心室壁张力降低，射血时间缩短，心肌耗氧量减少。稍大剂量的硝酸甘油也可显著舒张动脉血管，特别是较大的动脉血管，动脉血管的舒张降低了心脏的射血阻力，从而降低左室内压和射血时心脏后负荷而降低心肌耗氧量。

2. 扩张冠状动脉，增加缺血区血液灌注　硝酸甘油选择性扩张较大的心外膜血管、输送血管及侧支血管，尤其在冠状动脉痉挛时更为明显，而对阻力血管的舒张作用较弱。当冠状动脉因粥样硬化或痉挛而发生狭窄时，缺血区的阻力血管已因缺氧和代谢产物的堆积而处于舒张状态。这样，非缺血区阻力就比缺血区大，用药后血液将顺压力差从输送血管经侧支血管流向缺血区，从而增加缺血区的血液供应（图 22-2）。

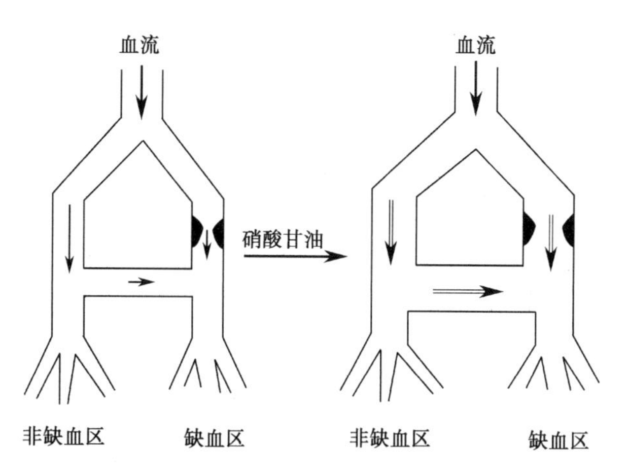

图 22-2　硝酸甘油对冠状动脉血流分布的影响
注：血液从阻力较大的非缺血区经扩张的侧支血管流向阻力较小的缺血区

3. 降低左室充盈压，增加心内膜供血，改善左室顺应性　冠状动脉在心外膜呈直角分支，贯穿心室壁成网状分布于心内膜下。因此，内膜下血流易受心室壁肌张力及室内压力的影响。当心绞痛发作时，因心肌组织缺血缺氧、左室舒张末压增高，降低了心外膜血流与心内膜血流的压力差，使心内膜下区域缺血更为严重。硝酸甘油扩张静脉血管，减少回心血量，降低心室内压，扩张动脉血管，降低心室壁张力，从而增加了心外膜向心内膜的有效灌注压，有利于血液从心外膜流向心内膜缺血区。

4. 保护缺血的心肌细胞，减轻缺血性损伤　硝酸甘油释放 NO，促进内源性的 PGI_2、CGRP 等物质生成与释放，这些物质对心肌细胞均具有直接保护作用。硝酸甘油不仅保护心肌、减轻缺血性损伤、缩小心肌梗死范围、改善左室重构，还能增强人及动物缺血心肌的电稳定性、提高心室纤颤阈、消除折返、改善房室传导等，从而减少心肌缺血导致的并发症。

硝酸甘油扩张血管平滑肌机制的阐明完全得益于在动物体内一个小分子气体物质 NO 的重大发现。1953 年，R. Furchgott 博士发现乙酰胆碱（acetylcholine，ACh）可使家兔螺旋血管条收缩，但 1978 年一次偶然的机遇发现了家兔主动脉环对 ACh 刺激不但不收缩，反而舒张。进一步研究发现，制备动脉螺旋条过程中由于摩擦使动脉内皮缺失，而动脉环的制备则保留了内皮。保留了内皮的血管环，用 Ach 刺激后，其血管浴液敷育去除内皮的血管，能够引起血管舒张。因此，R. Furchgott 认为血管对 ACh 刺激而产生的舒张反应是因为内皮分泌了一种扩血管物质，并将它命名为内皮源性舒张因子（endothelium-derived relaxing factor，EDRF）。与此同时，F. Murad 博士研究发现硝酸甘油舒张血管是通过释放 NO 实现的，NO 可活化血管平滑肌 GC，可使细胞内鸟苷三磷酸（guanosine triphosphate，GTP）转化为 3′,5′-环鸟苷酸（cGMP），后者使血管舒张。1986 年，Ignarro 证实了 EDRF 的本质是 NO，NO 是通过活化 GC 而舒张血管平滑肌的。由于 R. Furchgott、L. Ignarro 和 F. Murad 三位科学家对发现 NO 的重要贡献，三人共同在 1998 年获得诺贝尔生理学或医学奖。

因此，目前硝酸甘油扩张血管平滑肌的机制已明确。硝酸甘油作为 NO 的供体，在平滑肌细胞内经谷胱甘肽转移酶的催化释放出 NO。NO 的受体是可溶性 GC 活性中心的 Fe^{2+}，二者结合后可激活 GC，增加细胞内第二信使 cGMP 的含量，进而激活 cGMP 依赖性蛋白激酶（cGMP dependent protein kinase），后者进一步使 Ca^{2+} 泵活性增强，加速胞质 Ca^{2+} 被摄取，同时减少细胞内 Ca^{2+} 的释放和外 Ca^{2+} 内流，细胞内 Ca^{2+} 浓度的降低使肌球蛋白轻链去磷酸化（dephosphorylation of myosin light chain phosphate），血管平滑肌松弛（图 22-3）。硝酸甘油通过与 EDRF 即 NO 相同的作用机制，松弛血管平滑肌而又不依赖于血管内皮细胞，因此对于内皮有病变的血管仍可发挥作用。硝酸甘油扩血管作用中还有 PGI_2 和细胞膜超极化的机制参与。有研究证明，硝酸甘油扩张离体血管、降低在体动物血压以及临床患者应用后所致的搏动性头痛都与促进 CGRP 的合成及释放有关。CGRP 广泛分布于心血管系统，是感觉神经的重要递质之一。CGRP 能激活血管平滑肌细胞的 ATP 敏感型钾通道，从而使平滑肌细胞膜超极化，产生强烈的扩血管效应。此外，硝酸甘油通过产生 NO 而抑制血小板聚集、黏附，也有利于冠心病的治疗。

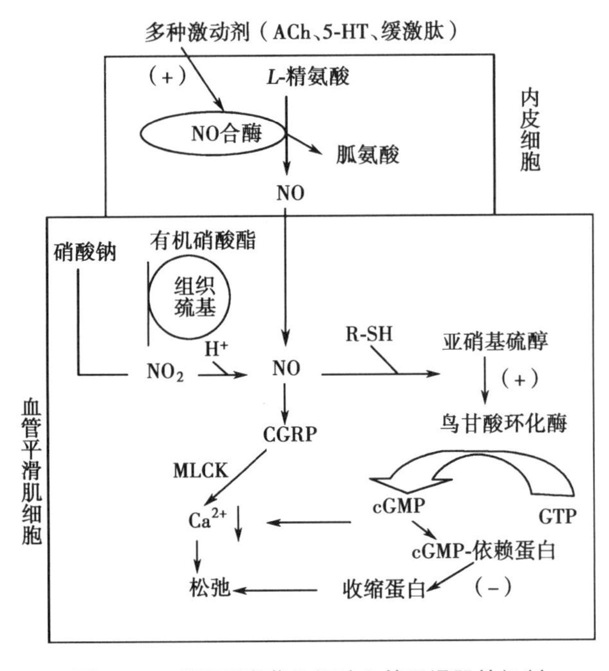

图 22-3　硝酸酯类药物松弛血管平滑肌的机制

临床应用：舌下含服硝酸甘油迅速缓解各种类型心绞痛。在预计可能发作前用药也可预防发作。对急性心肌梗死者，多静脉给药，其不仅能降低心肌耗氧量、增加缺血区供血，还可抑制血小板聚集和黏附，从而缩小梗死范围。反复连续使用要限制用量，以免血压过度降低引起心、脑等重要器官灌注压过低，反而加重心肌缺血。此外，由于硝酸甘油可降低心脏前、后负荷，因此也可用于心力衰竭的治疗。硝酸甘油还可舒张肺血管，降低肺血管阻力，改善肺通气，用于急性呼吸衰竭及肺动脉高压的治疗。

【体内代谢及影响因素】 硝酸甘油口服因受首关效应等因素的影响，生物利用度仅为 8%，故临床不宜口服用药。因其脂溶性高，舌下含服极易通过口腔黏膜吸收，血药浓度很快达峰值，含服后 1～2 分钟即可起效，疗效持续 20～30 分钟，$t_{1/2}$ 为 2～4 分钟。硝酸甘油也可经皮肤吸收，用 2% 硝酸甘油软膏或贴膜剂睡前涂抹在前臂皮肤或贴在胸部皮肤，可较长时间保持有效浓度。硝酸甘油在肝内经谷胱甘肽 - 有机硝酸酯还原酶还原成水溶性较高的二硝酸代谢物，少量为一硝酸代谢物及无机亚硝酸盐，最后与葡糖醛酸结合经肾脏排出。二硝酸代谢物具有较弱的舒张血管作用，仅为硝酸甘油的 1/10。

【药物相互作用和不良反应及处理】

药物相互作用及处理：中度或过度饮酒时，使用硝酸甘油可致低血压；与降压药或血管扩张药合用可增强其致体位性低血压的作用；阿司匹林可减少舌下含服硝酸甘油的清除，并增强其血流动力学效应；使用长效硝酸盐可降低舌下用药的治疗作用；枸橼酸西地那非可加强硝酸酯类药物的降压作用；硝酸酯类与乙酰胆碱、组胺及拟交感胺类药合用时，疗效可能减弱。

不良反应及处理：硝酸甘油的多数不良反应是由其血管舒张作用所引起的，如头、面、颈的皮肤血管扩张引起暂时性面颊部皮肤潮红。脑膜血管舒张引起搏动性头痛，眼内血管扩张则可升高眼内压等。大剂量可出现直立性低血压及晕厥。剂量过大可使血压过度下降，冠状动脉灌注压过低，并可反射性兴奋交感神经、增加心率、加强心肌收缩力，使耗氧量增加而加重心绞痛发作。超剂量时还会引起高铁血红蛋白血症，表现为呕吐、发绀等。此外，硝酸甘油连续应用 2 周左右可出现耐受性，用药剂量、频率、途径和给药剂型等都影响耐受性的产生。用药剂量大或反复应用过于频繁易产生耐受性，不同类的硝酸酯类药物之间存在交叉耐受性，停药 1～2 周后耐受性可消失。

【临床应用现状分析与展望】 硝酸酯类药物为治疗心血管疾病中最古老的药物之一，随着近期临床应用的范围逐渐扩展，其耐药性和长期应用的负面影响逐步被发现。连续应用 24～72 小时或频繁给药均容易产生耐药性，从而限制了其临床应用。此外，有研究报道长期应用硝酸酯类药物对血管内皮功能有一定损伤，停药后血管功能恢复。目前认为其耐药性和内皮损伤作用与氧化应激有关，但具体机制仍不清楚。因此，探索其耐药性及副作用产生的机制，从而开发更加安全、有效的硝酸酯类药物是未来基础临床研究的方向。

（二）β 受体阻断药

β 受体阻断药种类众多，其药理作用及临床应用极为广泛。目前已研发多种 β 受体亚型选择性和不同剂型的阻断药，在心血管疾病治疗中发挥非常重要的作用，是高血压和心律失常等首选的治疗药。这里仅简要介绍 β 受体阻断药抗心绞痛作用。β 受体阻断药可使心绞痛患者心绞痛发作次数减少、增加患者运动耐量、减少心肌耗氧量、改善缺血区代谢和缩小心肌梗死范围，现已作为一线防治心绞痛的药物。其中普萘洛尔、美托洛尔和阿替洛尔在临床最为常用。

【药理作用和临床应用】

药理作用：

1. **降低心肌耗氧量**　心肌缺血者在心绞痛发作时，心肌局部和血中儿茶酚胺含量均显著增加，激动 β 肾上腺受体，使心肌收缩力增强、心率加快、血管收缩，心室后负荷增加，从而使心肌耗氧量增加。同时因心率加快，心室舒张时间相对缩短，使冠状动脉血流量减少，因而加重心肌缺氧。β 受体阻断药通过拮抗 β 受体使心肌收缩力减弱、心肌纤维缩短速度减慢、心率减慢及血压降低，因而可明显减少心肌耗氧量。但它抑制心肌收缩力又可增加心室前负荷，同时因收缩力减弱，心室射血时间延长，导致心肌耗氧增加，但最终效应仍是通过减少心肌耗氧量来缓解心绞痛。

2. **改善心肌缺血区供血**　冠脉血管 β 受体被阻断后导致血管收缩，在非缺血区尤其明显。因此，非缺血区与缺血区血管张力差的增加促使血液流向已代偿性扩张的缺血区，从而增加缺血区血流量。其次，由于心率减慢、心舒张期相对延长，有利于血液从心外膜血管流向易缺血的心内膜区。此外，β 受体阻断药也可增加缺血区侧支循环和增加缺血区的血液灌注量。

3. 阻断β受体，抑制脂肪分解酶活性，减少心肌FFA的含量 改善心肌缺血区对葡萄糖的摄取和利用而改善糖代谢和减少耗氧，促进氧合血红蛋白结合氧的解离而增加组织供氧。

临床应用：临床应用普萘洛尔、吲哚洛尔、噻吗洛尔（timolol）及选择性 β_1 受体阻断药阿替洛尔、美托洛尔和醋丁洛尔（acebutolol）等均可用于心绞痛治疗，尤其是用于对硝酸酯类不敏感或疗效差的稳定型心绞痛，可使发作次数减少，对伴有心律失常及高血压者尤为适用。长期使用β受体阻断药能缩短仅有缺血心电图改变而无症状的心绞痛患者的缺血时间。β受体阻断药还能降低近期有心肌梗死者心绞痛的发病率和死亡率。对冠状动脉痉挛诱发的变异型心绞痛不宜应用，因其β受体被阻断，α受体相对占优势，易致冠状动脉收缩。该类药能缩小心肌梗死的梗死区范围，但因抑制心肌收缩力，在心肌梗死时应慎用。

β受体阻断药和硝酸酯类合用时，宜选用作用时间相近的药物，通常以普萘洛尔与硝酸异山梨酯合用，两药能协同降低耗氧量，同时β受体阻断药能对抗硝酸酯类所引起的反射性心率加快和心肌收缩力增强，硝酸酯类可缩小β受体阻断药所致的心室前负荷增大和心室射血时间延长，两药合用可互相取长补短（见表22-3），合用时用量减少，副作用也相应减少。但由于两类药都可降压，如血压下降过多，冠状动脉血流量减少，对心绞痛不利。一般宜口服给药，因个体差异大，给药剂量应从小量开始逐渐增加。

【体内代谢及影响因素】 以普萘洛尔为例，其口服后胃肠道吸收较完全（90%），1～1.5小时血药浓度达峰值，但进入全身循环前即有大量被肝代谢而失活，生物利用度为30%。与血浆蛋白的结合率高达93%，$t_{1/2}$ 为2～3小时，经肾脏排泄，主要为代谢产物，小部分（<1%）为原型药物。

【药物相互作用和不良反应及处理】

药物相互作用及处理：β受体阻断药与钙通道阻滞药合用加重对心脏的抑制作用及降压作用；与强心苷合用使心率明显减慢，导致心动过缓；与胰岛素合用，可加强胰岛素降血糖作用，导致低血糖；与非甾体抗炎药合用减弱药物的降压作用；肝药酶抑制剂西咪替丁会减少β受体阻断药代谢，延长半衰期。

不良反应及处理：β受体阻断药常见不良反应可分为两类，一类与药理作用有关，因剂量太大而出现的反应，如心力衰竭，房室传导阻滞，心动过缓；另一类与β受体阻断无关，包括诱发支气管哮喘甚至引发支气管炎患者的支气管痉挛。此外，对不完全或完全房室阻滞患者应用β受体阻断药后会导致严重的心动过缓。停用β受体阻断药时应逐渐减量，如突然停用可导致心绞痛加剧和/或诱发心肌梗死。长期应用后对血脂也有影响，本类药物禁用于血脂异常的患者。

【临床应用现状分析与展望】 目前，β受体阻断药作为许多急慢性心肌梗死的一线用药，与肾素-血管紧张素抑制剂联合应用治疗心衰。除在多种心血管疾病中发挥作用外，β受体阻断药还对甲状腺功能亢进、特发性震颤、主动脉夹层、青光眼，焦虑等有改善作用，可能与其抑制交感神经活性相关。但其他适应证仍需进一步的临床研究和相应的机制研究。需注意的是，治疗过程中选择何种β受体阻断药，往往应考虑个体差异和每种药物的特点，而不能一概而论。目前，新的第三代β受体阻断药具有更小的副作用，需要β受体阻断药治疗但不耐受其副作用的患者能够从中获益。

（三）钙通道阻滞药

【药理作用和临床应用】

药理作用：钙拮抗药通过阻滞L型 Ca^{2+} 通道，抑制 Ca^{2+} 内流而产生以下缓解心绞痛的作用。

表22-3 硝酸酯类、β受体阻断药及钙通道阻滞药对决定心肌耗氧量诸因素的影响

心肌耗氧因素	硝酸酯类	β受体阻断药	钙通道阻滞药硝苯地平	钙通道阻滞药维拉帕米
心室前负荷	↓	↑	↓	(-)
心室后负荷	↓	(-)	↓	↓
心率	反射性↑	↓	反射性↑	↓
收缩力	反射性↑	↓	反射性↑	↓

1. 降低心肌耗氧量 钙拮抗药能使心肌收缩力减弱、心率减慢、血管平滑肌松弛、血管扩张、血压下降、心脏的前后负荷减轻，从而使心肌耗氧量减少。

2. 舒张冠状血管 本类药物对冠状动脉中较大的输送血管及阻力小的血管均有扩张作用，特别是对处于痉挛状态的血管有显著的解除痉挛作用，从而增加缺血区的血液灌注。此外还可增加侧支循环，改善缺血区的供血和供氧。

3. 保护缺血心肌细胞 心肌缺血时，细胞膜对 Ca^{2+} 的通透性增加和 Ca^{2+} 从细胞内排出到细胞外的能力下降，外 Ca^{2+} 内流的增加或细胞内 Ca^{2+} 向细胞外转运障碍，使胞内 Ca^{2+} 超载（Ca^{2+} overload），特别是线粒体内 Ca^{2+} 积聚，从而失去氧化磷酸化的能力，促使细胞凋亡和死亡。钙拮抗药通过抑制外 Ca^{2+} 内流，减轻缺血心肌细胞的 Ca^{2+} 超载而保护心肌细胞，对急性心肌梗死者，能缩小梗死范围。

4. 抑制血小板聚集 不稳定型心绞痛与血小板黏附和聚集、冠状动脉血流减少有关，大多数急性心肌梗死也是由动脉粥样硬化斑块破裂，局部形成血栓突然阻塞冠状动脉所致。钙拮抗药阻滞 Ca^{2+} 内流，降低血小板内 Ca^{2+} 浓度，可抑制血小板聚集。

此外，有报道表明钙拮抗药还有促进血管内皮细胞产生及释放内源性 NO 的作用。

钙拮抗药治疗心绞痛与 β 受体阻断药有许多相似之处，但与之相比有如下优点：①钙拮抗药因有松弛支气管平滑肌作用，故更适合心肌缺血伴支气管哮喘者；②钙拮抗药有强大的扩张冠状动脉作用，变异型心绞痛是最佳适应证；③钙拮抗药抑制心肌作用较弱，特别是硝苯地平还具有较强的扩张外周血管、降低外周阻力的作用，血压下降后反射性地加强心肌收缩力，可部分抵消对心肌的抑制作用，因而较少诱发心力衰竭；④心肌缺血伴外周血管痉挛性疾病患者禁用 β 受体阻断药，而钙拮抗药因扩张外周血管恰好适用于此类患者的治疗。常用于抗心绞痛的钙拮抗药有硝苯地平、维拉帕米、地尔硫䓬、哌克昔林（perhexiline）及普尼拉明（prenylamine）等。

临床应用：由于钙拮抗药有显著解除冠状动脉痉挛的作用，因此对变异型心绞痛疗效显著，对稳定型心绞痛及急性心肌梗死等也有效。

1. 硝苯地平（nifedipine） 扩张冠状动脉和外周小动脉作用强，抑制血管痉挛效果显著，对变异型心绞痛最有效，对伴高血压患者尤为适用。对稳定型心绞痛也有效，对急性心肌梗死患者能促进侧支循环，缩小梗死区范围。可与 β 受体阻断药合用，增加疗效。有报道称硝苯地平可增加发生心肌梗死的危险，应引起重视。

2. 维拉帕米（verapamil） 扩张冠状动脉作用较弱，对变异型心绞痛多不单独使用本药。对稳定型心绞痛有效，疗效近似普萘洛尔，它与 β 受体阻断药合用起协同作用，但两药合用可显著抑制心肌收缩力及传导系统，故合用要慎重。因其抑制心肌收缩力、抑制窦房结和房室结的传导，故对伴心力衰竭、窦房结功能不全或明显房室传导阻滞的心绞痛患者应禁用。

3. 地尔硫䓬 对变异型、稳定型和不稳定型心绞痛都可应用，其作用强度介于上述两药之间。扩张冠状动脉作用较强，对周围血管扩张作用较弱，降压作用小，对伴房室传导阻滞或窦性心动过缓者应慎用，又因其抑制心肌收缩力，心力衰竭患者也应慎用。三个常用钙拮抗药作用比较见表 22-4。

表 22-4 几种常用钙拮抗剂的比较

	硝苯地平	维拉帕米	地尔硫䓬
口服剂量 /（mg•8h）	10～20	40～80	30～60
对心血管作用			
冠状动脉阻力	↓↓	↓	↓
周围动脉阻力	↓↓	↓	↓
心率	↑	↓	–/↓
房室传导时间	–	↑↑	↑
心排出量	↑	↑/↓	↑/–
左室舒张末压	↓	↓/–	↓/–
副作用			
低血压	++	+	–
房室传导阻滞	–	+	+
心力衰竭	–	+	–

注：表中（–）表示无显著改变；↑表示升高；↓表示下降

【药物代谢及影响因素】

硝苯地平：口服后吸收迅速、完全。口服后 10 分钟即可测出其血药浓度，约 30 分钟后达血药峰浓度，嚼碎服或舌下含服达峰时间提前。硝苯地平在 10～30mg 之间，生物利用度和半衰期无显著差别。吞服、嚼碎服或舌下含服硝苯地平片，相对生物利用度基本无差异。硝苯地平与血浆蛋白高度结合，结合率约为 90%。口服 15 分钟起效，1～2 小时作用达高峰，作用持续 4～8 小时，舌下给药 2～3 分钟起效，20 分钟达高峰。$t_{1/2}$ 呈双相，$t_{1/2}\alpha$ 2.5～3 小时，$t_{1/2}\beta$ 为 5 小时。药物在肝脏内转换为无活性的代谢产物，约 80% 经肾排泄，20% 随粪便排出。肝肾功能不全的患者，硝苯地平代谢和排泄速率降低。

维拉帕米：维拉帕米口服后 90% 以上被吸收，经门静脉有首过效应，生物利用度仅有 20%～35%，血浆蛋白结合率约为 90%。单剂口服后 1～2 小时内达峰浓度，作用持续 6～8 小时。平均 $t_{1/2}$ 为 2.8～7.4 小时，在增量期可能延长。长期口服（间隔 6 小时给药至少 10 次）$t_{1/2}$ 增加至 4.5～12 小时。老年病人的清除半衰期可能延长。

健康人口服维拉帕米后大部分在肝脏代谢。尿中可检测到 13 种代谢产物；除去甲维拉帕米外，所有代谢产物都是微量的。去甲维拉帕米的心血管活性是维拉帕米的 20%，可达到与维拉帕米基本相同的稳态血药浓度。口服维拉帕米后 5 天内大约 70% 以代谢物由尿中排泄，至少 16% 由粪便清除，约 3%～4% 以原型由尿排出。维拉帕米在肝功能不全的病人代谢延迟，清除半衰期延长至 14～16 小时，表观分布容积增加，血浆清除率降低至肝功能正常人的 30%。

地尔硫䓬：口服后通过胃肠道吸收较完全（达 92%）。单剂口服本品 120mg 后 2～3 小时可测到血浆药物浓度，6～11 小时达到血浆药物浓度高峰。单剂或多剂口服本品后的表观消除半衰期为 5～7 小时。当每日剂量由 120mg 增至 240mg，其 *AUC* 增加 2.6 倍。当每日剂量由 240mg 增至 360mg，其 *AUC* 增加 1.8 倍。仅 2%～4% 原药由尿液排除。血浆蛋白结合率 70%～80%。最小有效血药浓度 50～200ng/ml。

【药物相互作用和不良反应及处理】

药物相互作用及处理：钙拮抗药与地高辛联用可致地高辛血药浓度升高，尤其老年人联用时，应注意监测地高辛血药浓度；与硝酸酯类药物合用，可使心率增加，血压降低；与他克莫司合用时，能够增加他克莫司的血药浓度，个别病例需降低剂量；与大环内酯类抗生素、吡咯类抗真菌药、抗抑郁药及西咪替丁合用时，可以使硝苯地平的血浆浓度增加；西柚汁会使钙拮抗药类血药浓度升高并延长其作用时间；苯妥英能够降低钙拮抗药的生物利用度；钙拮抗药能够减慢长春新碱的排泄，从而增加其毒副作用；钙拮抗药能够增加地高辛和茶碱的血药浓度；与双香豆素抗凝药物合用能够增加凝血时间；其能够引起血浆中奎尼丁浓度降低，当停止使用硝苯地平后，血浆中奎尼丁浓度会显著升高。

不良反应及处理：硝苯地平常见的不良反应为头晕及头痛，其次有发热感，面部潮红，足部水肿及体液潴留等，不良反应于用药后 1～2 周出现，之后逐渐消退。动物实验发现其有潜在的致畸作用，因此育龄妇女在服药阶段应注意避孕。少数报道其可引起肝炎和高血糖。

维拉帕米副作用与剂量有关，常发生于剂量调整不当时，主要有以下几种。①心血管：心动过缓（50 次 /min 以下），低血压：常发生下肢水肿；②头晕或眩晕，偶有四肢冷痛，麻木及烧灼感；③过敏反应：偶可发生恶心、轻度头痛及关节痛、皮肤瘙痒及荨麻疹；④内分泌：偶可致血催乳素浓度升高或溢乳。

地尔硫䓬不良反应发生率较低，主要为心动过缓、传导阻滞、低血压、头痛和头晕等。

【临床应用分析与展望】 钙拮抗药与 β 受体阻断药联合应用可以治疗心绞痛，特别是硝苯地平与 β 受体阻断药合用更为安全，二者合用对降低心肌耗氧量起协同作用，β 受体阻断药可消除钙拮抗药引起的反射性心动过速，后者可抵消前者收缩血管作用。临床证明对心绞痛伴高血压及运动时心率显著加快者最适宜。目前，临床上常用的钙拮抗药虽然结构各异，但均作用于 L 型钙通道，这些药物有一定的局限性，大多数经肝脏代谢，生物利用度低，具有负性肌力及负性频率作用，此外，都能够激活交感神经，抑制窦房结传导等作用，因此有必要开发选择性更强、不良反应更少的新型钙通道拮抗剂。

（四）ACEIs

血管紧张素转化酶抑制药（ACEIs）包括卡托普利、赖诺普利和雷米普利等。该类药物不仅用于高血压和心力衰竭的治疗，也可通过扩张血管减低心脏前后负荷，从而减低心脏耗氧量；舒张冠状血管增加心肌供氧；以及对抗自由基减轻其对血管内皮和心肌细胞的损伤和阻止 AngⅡ所致的心脏和血管重构作用。因此，所有冠心病患者均可从 ACEI 的治疗中获益（详见第十九章）。

（五）抑制血小板聚集药

在心脑血管疾病中，血小板激活及其所释放的活性物质对微循环障碍及缺血再灌注损伤具有显著的促进作用。临床数据显示，70%～80% 的动脉粥样硬化性临床事件是在斑块破裂基础上形成血栓所引起的，而抗血小板治疗可以减少心脑血管事件的发生率，可使卒中事件减少 11%～15%，心肌梗死和心源性死亡事件减少 15%～22%。因此，抗血小板药物一方面可以辅助治疗动脉粥样硬化，更为重要的是可降低血管病性死亡和发生心肌梗死的危险率。目前常用的抗血小板聚集药物主要有阿司匹林、氯吡格雷等。

【药理作用和临床应用】

药理作用：阿司匹林（aspirin）目前已成为心脑血管疾病尤其是冠心病患者抗血小板治疗的最重要的药物之一。冠心病血小板激活可增加冠状动脉微血管阻力和血栓形成，进而导致心肌组织进一步缺血缺氧。阿司匹林可通过抑制血小板 COX，阻断血小板 TXA2 的合成，抑制 TXA2 介导的血小板聚集和显著减弱血管收缩，从而防止血栓形成和心肌缺血。除以上作用外，近年来的研究发现阿司匹林具有一定的抗动脉粥样硬化作用，可使动脉粥样硬化病变范围缩小，减轻血管炎症反应，抑制斑块的进展并增加斑块的稳定性，其具体作用机制可能是通过抑制 COX 后抗血小板和抗炎症双重途径实现的。阿司匹林对心脑血管疾病治疗的推荐使用剂量为 75～100mg/d。

利多格雷（ridogrel）可与血小板膜表面 ADP 受体结合，使纤维蛋白原无法与 GPⅡb/Ⅲa 受体结合，从而抑制血小板聚集。利多格雷还能通过阻断由 ADP 释放引起的血小板活化扩增，抑制其他激动剂诱导的血小板聚集。该药较另外一种 ADP 受体拮抗剂噻氯匹定（抵克力得）作用快且副作用低，故已成为继阿司匹林之后临床最主要的抗血小板药物。

临床应用：随着对血栓性疾病发生机制的认识，抗血小板治疗在临床上的地位愈来愈重要。主要用于缺血性脑卒中、急性心肌梗死和外周动脉疾病的预防和治疗。

【体内代谢及影响因素】 阿司匹林口服后主要在小肠上部吸收，3.5 小时左右血药浓度达峰值，吸收后被迅速水解为水杨酸，因此乙酰水杨酸血清浓度低，血浆半衰期为 0.38 小时，平均驻留时间为 3.9 小时，水解后以水杨酸盐的形式迅速分布至全身组织，也可进入关节腔及脑脊液，并可通过胎盘。水杨酸与血浆蛋白结合率高，可达 80%～90%，水杨酸经肝脏代谢，代谢物主要为水杨尿酸及葡萄糖醛酸结合物，小部分为龙胆酸。本品大部分以结合的代谢物，小部分以游离的水杨酸从肾脏排出。尿液 pH 值对排泄速度有影响，在碱性尿中排泄速度加快。

氯吡格雷口服吸收迅速，母体化合物的血浆浓度很低，一般在用药 2 小时后低于定量限（0.000 25mg/L）。根据尿液中氯吡格雷代谢物排泄量计算，至少有 50% 的药物被吸收。氯吡格雷主要由肝脏代谢。人体口服 ^{14}C 标记的氯吡格雷以后，在 5 天内约 50% 由尿液排出，约 46% 由粪便排出，一次和重复给药后，血浆中主要代谢产物的消除半衰期为 8 小时。

【药物相互作用和不良反应及处理】

药物相互作用及处理：阿司匹林和甲氨蝶呤与血浆蛋白竞争结合，减少甲氨蝶呤的肾清除，合用时应慎重；布洛芬会干扰阿司匹林对血小板的作用，具有心血管风险的患者使用布洛芬可使阿司匹林的心血管保护作用受限；阿司匹林与抗凝血药，如香豆素衍生物和肝素合用增加出血的风险。阿司匹林与非甾体抗炎药合用，由于协同作用，会增加溃疡和胃肠道出血的风险；阿司匹林能够降低促尿酸排泄的抗痛风药如丙磺舒、苯磺唑酮的作用；阿司匹林通过减少肾清除而增加地高辛的血浆浓度；高剂量阿司匹林具有降血糖作用而增强降糖效果，并且能与磺酰脲类竞争结合血浆蛋白，增加抗糖尿病药例如胰岛素、磺酰脲类的作用；皮质类固醇能够减少血液中水杨酸的浓度，并且由于皮质类固醇增加水杨酸的消除，在停止使用皮质类固醇治疗后会增加水杨酸过量的风险；阿司匹林与血浆蛋白竞争结合而增加丙戊酸的毒性；由于阿司匹林和乙醇的累加效应，增加对胃十二指肠黏膜的损害，并延长出血时间。

不良反应及处理：随着阿司匹林的广泛应用，其不良反应也逐渐增多，因此，在使用阿司匹林治疗各种疾病的时，要严密监视其不良反应。其不良反应包括以下方面：

1. 胃肠道症状 胃肠道症状是阿司匹林最常见的不良反应，较常见的症状有恶心、呕吐、上腹部不适或疼痛等。口服阿司匹林可直接刺激胃黏膜引起上腹不适及恶心呕吐。长期使用易致胃黏膜损伤，引起胃溃疡及胃出血。长期使用应经常监测血象、进行大便潜血试验及必要的胃镜检查。应用阿司匹林时最好饭后服用或与抗酸药同服，溃疡病患者应慎用或不用。增强胃黏膜屏障功能的药物，如米索前列醇等，对阿司匹林等非甾体抗炎药引起的消化性溃疡有特效。

2. 过敏反应 特异性体质者服用阿司匹林后可引起皮疹、血管神经性水肿及哮喘等过敏反应，多见于中年人或鼻炎、鼻息肉患者。系阿司匹林抑制前列腺素的生成所致，也与其影响免疫系统有关。哮喘大多严重而持久，一般用平喘药多无效，只有激素效果较好。还可出现典型的阿司匹林三联征（阿司匹林不耐受、哮喘与鼻息肉）。

3. 中枢神经系统症状 神经症状一般在服用量大时出现，出现所谓水杨酸反应，症状为头痛、眩晕、耳鸣和视力听力减退，用药量过大时，可出现精神错乱、惊厥甚至昏迷等，停药后 2～3 天症状可完全恢复。大剂量时还可引起中枢性的恶心和呕吐。

4. 肝损害 阿司匹林引起肝损伤通常发生于大剂量应用时。这种损害不是急性的作用，其特点是发生在治疗后的几个月，通常无症状，有些患者出现腹部的右上方不适和触痛。血清肝细胞酶的水平升高，但明显的黄疸并不常见。这种损害在停用阿司匹林后是可逆的，停药后血清转氨酶多在 1 个月内恢复正常，全身型类风湿病儿童较其他两型风湿病易出现肝损害。阿司匹林引起肝损害后，临床处理方法是停药，给予氨基酸补液、维生素 C 及肌苷等药物，口服强的松，症状一般在 1 周后消失。

5. 肾损害 长期使用阿司匹林可发生间质性肾炎、肾乳头坏死、肾功能减退。长期大量服用可致氧化磷酸化解偶联，钾从肾小管细胞外逸，导致缺钾、尿中尿酸排出过高，较大损害是下段尿中可出现蛋白、细胞、管型等。有人认为，部分肾盂癌是滥用阿司匹林等止痛药的继发性并发症。

6. 对血液系统的影响 阿司匹林通常不改变白细胞和血小板的数量及血细胞比容、血红蛋白的含量。但长期应用阿司匹林可导致缺铁性贫血。

7. 心脏毒性 治疗剂量的阿司匹林对心血管没有重要的直接作用。大剂量可直接作用于血管平滑肌，而导致外周血管扩张。中毒剂量可通过直接和中枢性血管运动麻痹作用而抑制循环功能。

8. 脑病合并内脏脂肪变性综合征 阿司匹林应用于儿童流感或水痘治疗时可能引起脑病合并内脏脂肪变性综合征。它是一种急性脑病和肝脏脂肪浸润综合征，常常发生于某些急性病毒性传染病以后。病因尚不明确，但普遍认为与下列因素有关：如病毒（流感病毒和水痘病毒）、水杨酸盐、外源性病毒（黄曲霉素）、内在代谢缺陷等，各因素可相伴存在或各因素间相互影响而造成。临床上病毒性感冒时不主张使用阿司匹林。

利多格雷不良反应较少而轻，主要表现为上腹不适，偶见中性粒细胞减少。由于利多格雷临床疗效确切、明显，服药方便，更兼不良反应少而广泛用于动脉粥样硬化患者的治疗。

【临床应用现状分析与展望】 目前，抑制血小板聚集药是冠脉支架后预防冠脉再狭窄和血栓不良反应事件的首选，多项临床研究已证明患者能从中获益。除了阿司匹林和利多格雷外，目前临床上已开发多种其他类型抗血小板聚集药物，其中，血小板抗阿司匹林活性的患者可以从替代药物治疗中获益。

第三节 药物的研发史和研究展望

一、抗动脉粥样硬化药物研发史

自从 1784 年科学家从胆汁中分离出胆固醇，已有 13 位科学家因胆固醇相关研究荣获诺贝尔奖。然而，直到 1910 年，胆固醇升高与动脉粥样硬化之间的关系才第一次被发现。Windaus 从分离得到的动脉粥样硬化斑块中发现高于正常血浆浓度 20 倍的胆固醇。3 年后，俄罗斯生理学家 Nikolai Anitschkow 用胆固醇喂养兔子，得到高胆固醇血症和严重的血管内壁斑块沉积，这也是世界上第一例动脉粥样硬化的动物模型。但他的研究在当时并没有引起学术界重视，直到 20 世纪 40 年代，胆固醇在动脉粥样硬化中的作用才逐渐被认可。同一时间，挪威一位临床医生发现一些家族性高胆固醇血症的患者常常伴有遗传性早发心脏疾病。20 世纪 50 年代初，加利福尼亚大学的 John Gofman 发现急性心肌梗死患者的血浆除了高胆固醇水平外，低密度脂蛋白水平亦升高。20 世纪 60 年代，Avedis K. Khachadurian 通过两个独特的遗传性高胆固醇血症家族和其心脏病发病特征，明确了胆固醇、动脉粥样硬化和心肌梗死之间的关系。之后，明尼苏达大学的 Ancel Keys 发现血浆胆固醇水平与心肌梗死呈线性相关，自此展开了抗动脉粥样硬化药物的研发历史（图 22-4）。

虽然他汀类是目前用于治疗各类动脉粥样硬化的一线药物，但最早发现的具有降脂功效的药物并非他汀类，而是烟酸和胆固醇合成树脂。他汀类则源于抗生素研发过程中的一个“偶然”发现。下面从以下几个方面对其研发历程做一概述。

（一）胆固醇生物合成途径

胆固醇与心肌梗死的关系激发了科学家研究体内胆固醇的合成途径，四位科学家 Konrad Bloch、Feodor Lynen、John Cornforth 和 George Popják 共同完成了胆固醇体内合成途径的研究，这一合成途径包括 4 个阶段共计 30 多步酶促反应。其中，第一阶段第三步反应作为整个反应的限速步骤，需要将 3- 羟基 -3- 甲基戊二酸单酰辅酶 A（HMG-CoA）还原为甲羟戊酸，而此过程需要 HMG-CoA 还原酶催化。因此，寻找有效的 HMG-CoA 还原酶抑制剂引起了科学家极大的兴趣。20 世纪 50 到 60 年代，许多制药公司都在寻找能够抑制 HMG-CoA 还原酶的化合物，最初发现 MER/29 能够降低胆固醇的合成而用于临床治疗，但很快因为严重的副作用被迫下市。

（二）烟酸和胆固醇吸附树脂的发现

在发现了胆固醇生物合成途径后，各国科学家都在试图寻找能够抑制胆固醇合成的化合物，但是并没有找到有效的抑制剂。加拿大生物学家 Rudolf Altschul 首次发现烟碱能够降低胆固醇合成，氯贝特（clofibrate）作为烟酸类似物是第一个用于临床治疗高胆固醇的药物。之后根据其结构进行改造，又相继开发了其他贝特类药物，此类药物虽然对血脂有轻度到中度的降低作用，但其并非通过抑制胆固醇的合成发挥作用。之后，一种通过吸附胆酸，降低胆汁肝肠循环的阴离子交换树脂考来烯胺（cholestyramine）用于临床治疗。虽然考来烯胺降低胆固醇疗效显著，但是其主要作用于胆固醇的吸收，并非影响胆固醇合成，而且一部分病人不能耐受长时间服用，在一定程度限制了其应用。

（三）他汀类药物的发现

他汀类药物的第一个发明者是出生于 1933 年的日本生物化学家远藤章。在研究抗生素的过程中，远藤章逐渐对胆固醇的合成产生兴趣，他发现很多抗生素抗菌的机制与抑制酶活性相关，而一些抗生素除了能够抑制细菌中的酶类，也能抑制哺乳动物细胞中的相关酶活性。虽然当时并未发现能够抑制 HMG-CoA 还原酶的代谢物，但远藤章认为霉菌可能会产生抑制 HMG-CoA 还原酶的代谢物，而这对于微生物是致命的。之后他开始培养各种真菌，并对各种真菌进行抑制

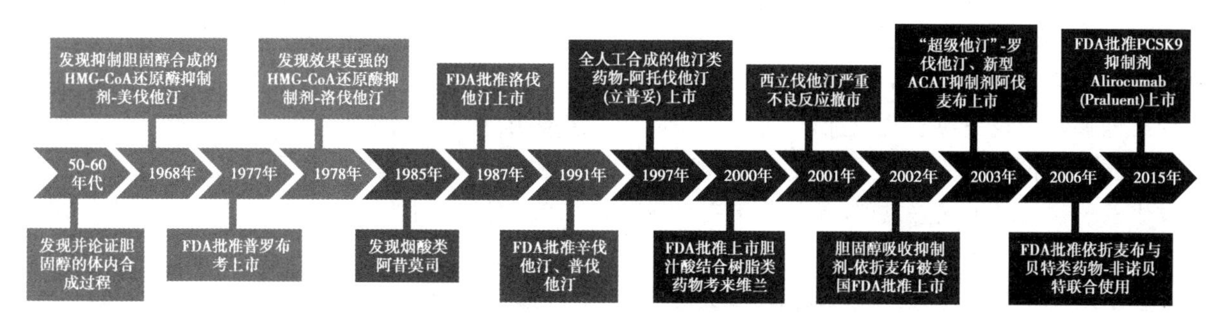

图 22-4　治疗动脉粥样硬化药物的研发史

羟甲基戊二酸合成的测试。一年后，通过测试了3 800 株真菌，他和同事发现了橘霉素（citrinin）能够强烈抑制 HMG-CoA 还原酶活性，并能够降低大鼠血浆胆固醇水平。但因其肾毒性，并未对橘霉素做进一步的研究。但这一发现鼓舞他继续寻找其他菌种，并最终用两年时间从橘青霉中分离并纯化了代号为 ML-236B 的代谢物，其在细胞水平表现出优异的降胆固醇功效。但是，在大鼠实验中 ML-236B 并不能降低血清胆固醇水平，这似乎意味着两年多，6 000 多株细菌的筛选工作并没有获得任何结果。为了研究清楚为何 ML-236B 在大鼠体内不起作用，远藤章和他的同事又进行了为期两年的研究，他们发现并非 ML-236B 不能降低血浆胆固醇，而是其能够提高大鼠肝脏中 HMG-CoA 还原酶的表达，进而抵消其降脂作用。之后，他们在鸡、狗和猴中展开了体内实验，发现 ML-236B 在这些动物中均有良好的疗效，从而得到了目前应用最广泛的第一个他汀类药物 - 美伐他汀。而几乎同时，英国的一家制药公司也筛选得到了美伐他汀，但因为在大鼠体内无效而终止开发，错失了发现第一个他汀类降脂药物的机会。

在此之后，另外六个他汀类药物，包括两个半合成的他汀（辛伐他汀和普瑞伐他汀）以及 4 个全合成的他汀类（氟伐他汀、阿托伐他汀、罗素伐他汀和匹伐他汀）相继投入市场。

（四）抗氧化剂的发现

1981 年，Steinberg 教授等首次发表了研究，他们发现与内皮共同孵育的低密度脂蛋白（LDL）相比于未孵育的 LDL，被巨噬细胞吞噬和降解的速度提高了 3～4 倍，同时发现内皮孵育后的 LDL 密度有所升高。由此提出了内皮能够对低密度脂蛋白进行修饰，而发生修饰的低密度脂蛋白可能是粥样硬化斑块形成的关键因子的假说。之后，科学家在动脉粥样硬化斑块中发现了能够氧化 LDL 的特异抗体，并且在动脉粥样硬化病人外周血液循环中也发现了此类抗体水平的升高，进一步证实了氧化低密度脂蛋白促进动脉粥样硬化发生的假说。基于这些发现，抗氧化剂在动脉粥样硬化中的作用逐渐受到重视。目前为止，用于缓解动脉粥样硬化的抗氧化剂包括具有天然抗氧化作用的维生素（维生素 C 和维生素 E）以及人工合成的抗氧化剂（普罗布考）。但值得注意的是，尽管研究者报道在动物体内抗氧化剂对粥样硬化有改善作用，多项关于抗氧化剂是否能够缓解粥样硬化发生的大规模临床实验并没有得到一致的结论。此外，抗氧化剂能否改善急性心肌梗死的发病率以及缓解冠脉支架术后再狭窄的临床研究结果也存在争议。目前认为，抗氧化剂的使用剂量、来源以及临床重点的选择可能均影响其临床观察疗效。因此，针对其疗效仍需进一步临床验证。

（五）PCSK9 抑制药的发现

前蛋白转化酶枯草杆菌蛋白酶 kexin 9（proprotein convertase subtilisin kexin 9，PCSK9）的抑制剂提供了一种粥样硬化的全新治疗模式，是他汀类之后降脂领域的又一重大发现，尤其为他汀类不耐受、抵抗和家族遗传性高胆固醇血症患者带来了福音。回顾 PCSK9 的历史，从 2003 年 PCSK9 的发现到 2015 全球首个 PCSK9 抑制剂类降脂药的诞生，充分体现了大规模流行病学研究在新药研发中的指导作用，以及单核苷酸测序、转基因模式动物和单克隆抗体制备等生物技术在医药领域的广阔应用。

2003 年 Seidah 等人发现了一种叫做神经凋亡调控转化酶 1（neural apoptosis-regulated convertase 1，NARC-1）的蛋白，随后在与 Boileau 研究组的合作研究中发现，人类家族性高胆固醇血症的家族成员的 NARC-1 基因获得性突变致 NARC-1 蛋白的表达量增高，促使低密度脂蛋白胆固醇升高，导致遗传性高胆固醇血症发生。因 NARC-1 由 PCSK9 编码，按照基因的标准命名法，NARC-1 被正式命名为 PCSK9。随后 Seidah 等人发现小鼠过表达 PCSK9 可导致血液中 LDL 胆固醇增加约 9 倍，PCSK9 基因 S127R 型获得性突变的病人 LDL 的受体减少 35%。

2005 年，达拉斯心脏研究中心公布了一项为期 5 年的单中心多种族研究结果。在 128 位血浆 LDL 胆固醇远低于普通人的受试者中，他们发现 PCSK9 基因的两个无义突变，这些突变导致 PCSK9 基因功能性缺失和血浆 LDL 胆固醇的降低。紧接着，2006 年，Helen Hobbs 研究组报道了他们多年来追踪的社区动脉粥样硬化风险研究（ARIC）。发现在 3 363 位黑色人种受试者中，2.6%

的人发生PCSK9无义突变，使LDL胆固醇降低28%，心脏病发病风险降低88%。在9 524位白人受试者中，3.2%的人有PCSK9基因序列变异，导致LDL胆固醇降低15%，心脏疾病发生的危险性降低47%。而传统的降低胆固醇的他汀类药只能将心脏病发作的危险性降低大约三分之一。

很快科学家也发现了PCSK9升高LDL胆固醇的作用机制。PCSK9是一种分泌型丝氨酸蛋白酶，与肝细胞表面LDL受体结合后，促进LDL受体的内吞，内吞后的LDL受体不会重新回到细胞膜上，而是被肝细胞溶酶体系统降解，进而使肝细胞LDL受体水平降低，清除LDL胆固醇能力下降。此后，在明确的作用机制和多项大规模临床实验支撑下，抗PCSK9药物迅速成为降脂治疗研究的热点。截至目前，已经上市的有两个抗体药物，分别为阿利库单抗和依伏库单抗，此外，还有多个处于临床一期和二期的单抗类药物正在研发当中。

二、抗动脉粥样硬化药物研发展望

20世纪以来，虽然降脂药物研发的巨大成功极大地改善了动脉粥样硬化患者的预后和并发症的发生，但是动脉粥样硬化并发症的致死率和致残率仍居于各类疾病之首。动脉粥样硬化的发生和发展十分复杂，对其发病机制的认识仍在不断深入，动脉粥样硬化的有效治愈仍面临诸多挑战。

（一）动脉粥样硬化的疫苗治疗

目前，越来越多的研究证据认为动脉粥样硬化是一种自身免疫性疾病，这一理论主要有以下四点证据：①动脉粥样硬化斑块中有大量的T细胞浸润和聚集，并有大量T细胞受体聚集；②斑块中T细胞的持续活化需要斑块原位表达的抗原呈递细胞参与，并且需要呈递特异性的抗原；③在不同物种中均发现自身脂质抗体和蛋白残基能够改善粥样硬化并改善预后；④哺乳动物的动脉粥样硬化进程可以通过免疫抑制一些已知的抗原干预。基于这一假设，近年一些研究试图利用疫苗来治疗动脉粥样硬化。例如，利用针对特异性oxLDL抗原表位的丙二醛（MDA）修饰的载脂蛋白B100（ApoB-100）免疫兔子能够改善动脉粥样硬化。利用MDA或糖基化晚期终产物（Advanced Glycosylation End-products，AGE）修饰的LDL能够改善小鼠粥样硬化。此外，人源ApoB-100来源的多肽p210（$ApoB\text{-}100_{3136\text{-}3155}$）疫苗能够抑制小鼠动脉粥样硬化和主动脉瘤。但这类疫苗的抗原识别机制及确切的细胞内信号机制仍不清楚。因此，阐明动脉粥样硬化免疫治疗的具体作用机制有助于最终开发用于治疗动脉粥样硬化的疫苗疗法。

（二）动脉粥样硬化与肠道菌群

随着人类微生物组计划的完成，人体内的微生物菌群结构和功能变化与人类健康之间的关系逐渐被揭示。胆汁酸是体内胆固醇代谢排出体外的最主要途径。胆固醇在肝脏中氧化生成初级胆汁酸，肠道微生物通过将初级胆汁酸氧化为次级胆汁酸，一部分参与肝肠循环，另一部分随粪便和尿液排出体外。肠道微生物通过影响次级胆汁酸形成，进而调控机体胆固醇水平。有研究发现，无菌鼠胆囊增大，初级胆汁酸增多而不产生次级胆汁酸。此外，胆汁酸还能够通过作用于法尼酯X受体（FXR）参与调控肝脏脂代谢。肠道微生物参与粥样硬化更直接的证据是其代谢产物N-氧化三甲胺（TMAO）的发现，TMAO能够直接促进内皮炎症和粥样硬化的发生，并提高血小板反应性。多项临床研究均发现，TMAO四分位水平最高的病人其罹患心血管疾病的风险升高2～4倍。但目前为止TMAO的具体作用靶点及机制尚不清楚。因此改善肠道微生物结构和寻找针对TMAO靶点的治疗药物可能会为动脉粥样硬化治疗提供新的思路

（三）动脉粥样硬化的核苷酸治疗

编码血管生成素样蛋白3的ANGPTL3基因确实能够降低血浆脂蛋白水平。利用反义寡核苷酸抑制ANGPTL3mRNA水平的临床研究，发现ANGPTL3的反义寡核苷酸能够降低血浆甘油三酯、极低密度脂蛋白和胆固醇水平。microRNA是一类短的非编码RNA，通过特异性的与靶基因3′-UTR结合，调控靶基因的表达。目前一项比较单核苷酸和血脂异常的基因多态性的GRAS研究发现，69个microRNA与血脂异常有关。其中有些microRNA（如miR-148a、miR-128-1、miR-130b和miR-301b）能够直接调控脂蛋白代谢中的关键基因，比如LDL-受体和ATP-结合盒转运体A1（ABCA1）。此外，microRNA还能够通过调控巨噬

细胞趋化、内皮炎症、衰老和平滑肌表型转化等参与调控动脉粥样硬化。目前，米泊美生（mipomersen），一种人工合成的硫代寡核苷酸，被 FDA 批准用于治疗纯合子型家族性高胆固醇血症。虽然抗 microRNA 的寡聚核苷酸可以直接通过生理盐水进行静脉或皮下递送，但如何保证这些寡核苷酸进入体内特定部位以及维持作用浓度仍有待解决。

（四）内皮保护和抗心肌重构药物

1. 钙通道阻滞药（钙拮抗药） 动脉粥样硬化斑块的形成原因十分复杂，与细胞内 Ca^{2+} 超载密切相关。细胞内 Ca^{2+} 增加可促进多种激酶激活、活性蛋白高表达、炎症介质释放、血小板聚集和释放、血管平滑肌细胞迁移和增殖乃至细胞凋亡。此外，动脉粥样硬化斑块中也有大量 Ca^{2+} 的沉积。

钙拮抗药是指具有选择性拮抗 Ca^{2+} 通道，阻滞 Ca^{2+} 从细胞外经细胞膜上的离子通道进入细胞内，从而减少细胞内 Ca^{2+} 浓度的一类药物。基础和临床研究表明，钙拮抗药能够有效地阻止动脉粥样硬化的发生和发展，其抗动脉粥样硬化与下列作用有关：①抗脂质过氧化作用，减少氧化型低密度脂蛋白（ox-LDL）的形成；②加速细胞内 CE 水解，减少 Ch 在病变部位及巨噬细胞中沉积；③抑制单核细胞对脂质的摄取和刺激巨噬细胞释放脂质，减少动脉粥样斑块形成；④降低血小板中的 Ca^{2+} 而减少血小板聚集；⑤抑制血管平滑肌增生和重构；⑥抑制血管内皮细胞细胞内 Ca^{2+} 超载，保护血管内皮细胞和防止泡沫细胞形成。此外，钙拮抗药还可以减少动脉粥样硬化引起的各种并发症，如高血压、心绞痛和脑卒中等。常用的钙拮抗药是二氢吡啶类，如硝苯地平、氨氯地平（amlodipine）、非洛地平（felodipine）、尼卡地平（nicardipine）、尼莫地平（nimodipine）和尼索地平（nisoldipine）等。

2. 促 NOS 和 NO 释放药 目前大量研究表明，NOS 功能及表达的改变所致的 NO 合成减少在动脉粥样硬化发生和发展以及各种心血管并发症发生中具有重要作用。目前已开始临床试用或正在临床使用的相关促 NO 释放药物有：NO 合成底物、NOS 辅酶和促进 NOS 磷酸化以增强 NO 合成的药物。

（1）L- 精氨酸（L-arginine）：L- 精氨酸是 NO 产生的前体物质，外源性补充 L- 精氨酸能明显对抗诸多动脉粥样硬化高危因素，如高胆固醇血症、高血压、冠心病及糖尿病等。L- 精氨酸促进 NO 合成以及减轻硬化血管氧化性损伤的机制仍不十分清楚，推测可能与 L- 精氨酸与其派生的不对称二甲基 -L- 精氨酸（asymmetric dimethyl arginine，ADMA）的竞争作用有关。ADMA 是内源性 eNOS 的抑制剂，能阻止内皮细胞中 NO 的合成，导致血管内皮功能降低。ADMA 含量升高与高血压、动脉粥样硬化、糖尿病血管并发症等心血管疾病的内皮功能不良密切相关。目前，L- 精氨酸已初步应用于动脉粥样硬化、冠心病、周围血管疾病的治疗及支架置入术后再狭窄的预防。

（2）四氢生物蝶呤（tetrahydrobiopterin，BH_4）：BH_4 是 eNOS 的重要辅助因子，与血管内皮功能密切相关。当 BH_4 水平下降时，NO 生成减少但氧离子生成增加，即 eNOS 解偶联。氧离子能迅速与 NO 结合，并生成氧化性更强的 $ONOO^-$，迅速将 BH_4 氧化为 BH_2，导致 BH_4 进一步减少，形成恶性循环。研究表明，血管组织中 BH_4 含量降低可能是 eNOS 解偶联、内皮依赖性舒张反应消失、超氧化物形成的重要原因。因此，补充 BH_4 对动脉粥样硬化和内皮依赖性舒张功能障碍均具有改善作用。近来有报道叶酸能通过促进 BH_4 合成使血管内皮细胞持续产生 NO 而不是发挥改善血管内皮细胞功能、减轻动脉粥样硬化血管病理变化的作用。

3. ACEIs 和 ARBs 抑制心脏和血管的收缩并改善心脏和血管的重构，从而用于高血压和心力衰竭的治疗。此外，该类药物还可以改善动脉粥样硬化内皮细胞功能，减少内皮细胞合成 AngⅡ及内皮素 -1（ET-1），使内皮细胞恢复产生 NO 及增强 NO 的利用率。另外，AngⅡ可有效激活 NADPH 氧化酶，而 ACEIs 则可降低 NADPH 氧化酶活性，减少氧自由基的产生。

三、治疗心绞痛药物的研发史

抗心绞痛药物是随硝酸甘油的发现而发展起来的，研发史如图 22-5 所示。

（一）硝酸甘油

意大利化学家 A. Sobrero 在 1847 年首次合成

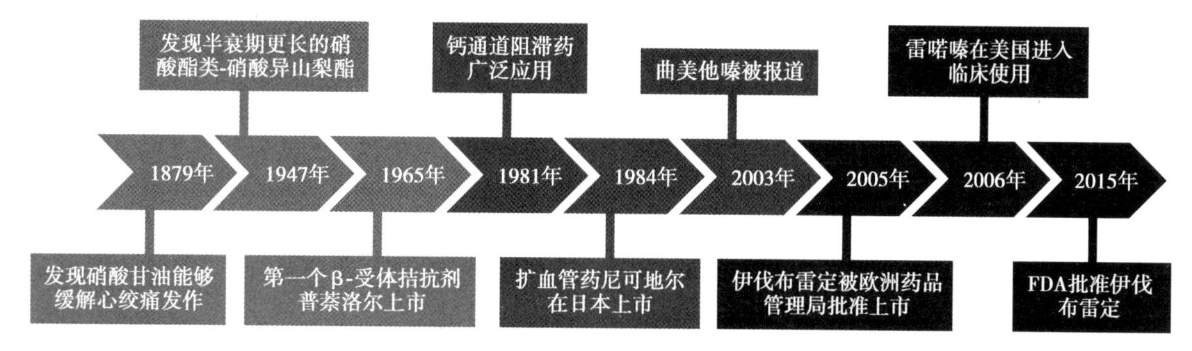

图 22-5　治疗心绞痛药物的研发史

硝酸甘油，但由于其化学性质不稳定，易于爆炸，A. Sobrero 博士极力建议不可应用硝酸甘油。瑞典科学家 A. Nobel 在 1864 年进行该物质稳定性的开发利用研究，并最终将其研发为炸药。由于它的使用造成世界大战巨大的人员伤亡，为平复由此造成的内心巨痛和鼓励为科学、医学及和平事业做出重要贡献的人，A. Nobel 将他的巨额财富捐出，设立了以他名字命名的世界级奖项——诺贝尔奖。

W. Murrell 博士在 1877 年开始研究硝酸甘油的药用价值并发现硝酸甘油在动物体内可降低血压和解除心绞痛症状，并在患者进行试验性治疗证实有效。自该研究结果于 1879 年在 *The Lancet* 杂志发表后，硝酸甘油开始作为抗心绞痛药物在全球范围内应用。由于硝酸甘油生物利用度低，最初只能静脉和舌下给药。1947 年口服硝酸异山梨酯问世并被应用于临床。1955 年硝酸甘油膏剂问世，这也是医学史上第一种经皮给药的治疗药物。随着细胞生物学、生理学和药理学的发展，科学家们对硝酸酯类药物的药理作用机制开始深入研究。20 世纪 80 年代发现该类药物的作用与其在机体内转化为 NO 密切相关，后者使全身小静脉和小动脉一过性扩张而缓解心绞痛症状。此后，随着可抑制心脏和扩张血管的钙拮抗药和 β 受体阻断药等的问世，对心绞痛的治疗可根据不同的病情和类型有更多的药物选择。但是在各类型心绞痛急性发作，尤其是稳定型心绞痛急性发作时，硝酸甘油仍是有效、价廉、使用方便且速效的常用治疗药物。因此，在 130 余年的应用历史中，硝酸甘油为人类的健康做出巨大的贡献，并仍将继续发挥重要作用。

（二）血管紧张素转换酶抑制剂（ACEI）

R. Sliva 等发现，美洲洞蛇的蛇毒能够引起低血压和平滑肌痉挛，后来发现这些病理作用是一种血浆中叫做缓激肽的物质升高引起的。之后，科学家在体外人工合成了缓激肽，但发现相比于血浆中的天然缓激肽，人工合成的半衰期较短，并且降压作用较弱。进一步研究发现，缓激肽的失活是由激肽酶催化裂解导致的，而激肽酶作为一种锌酶，其活性的发挥依赖于锌离子的存在。金属螯合剂如二巯基丙醇能够通过螯合锌离子，抑制激肽酶活性，从而维持缓激肽的活性。随后的研究发现，蛇毒中的一类小肽家族（抑肽酶），能够特异性地抑制激肽酶活性，从而增加缓激肽舒张血管和降低血压的作用。

巧合的是，缓激肽失活和血管紧张素Ⅰ转化为血管紧张素Ⅱ的过程类似，均为去除羧基端的最后两个氨基酸，于是科学家推测两者的切割是由同一类酶负责，即抑肽酶可能是血管紧张素Ⅰ转换为血管紧张素Ⅱ的抑制剂，而后续研究发现抑肽酶确实能够阻断血管紧张素Ⅰ的转化。

1968 年，科学家对从巴西蛇毒中提取的 9 种低分子量肽进行分离表征，分离得到的肽段均显示了抑制血管紧张素转换和增强缓激肽（抑制激肽酶）的双重活性，其中九肽肽段（BPP9a）活性最强。在大鼠的实验中验证了最小的肽，BPP5a 能够抑制血管紧张素Ⅰ的转化和缓激肽的失活。最后，科学家使用 BPP5a 在动物中首次证明了 BPP 可以降低由于 RAS 的过度活化导致高血压。随后，有研究确认了 BPP9a 的结构并对其进行人工合成。与 BPP5a 相比，BPP9a 降压作用时间更持久，作用更强。BPP9a 的首次临床实验证明了 BPPs 对控制人类高血压的有效性，这就是最初的血管紧张素转化酶抑制剂。

但 BPP9a 和 BPP5a 均不适合运用于临床，由于它们作为多肽，易被消化吸收，故没有口服活性，且其合成成本昂贵。Byers 和 Wolfenden 通过构效关系研究，发现 BPPs 的羧基端氨基酸会与酶的活性位点发生强烈的相互作用。并且认为合成含有类似羧基端的非肽类 BPPs 结构类似物，其羧基末端应该也会与酶的活性位点发生类似的相互作用，从而使酶失活。基于这一假设，20 世纪 80 年代，科学家开发了一种血管紧张素Ⅰ转换酶的非肽抑制剂卡托普利，也由此得到了世界上第一个 ACEI 类药物。

卡托普利的成功应用开启了 RAAS 体系药物研发的新时代。同时，其研发过程给药物化学研究方法带来了实质性的进步，此后，基于结构的新药设计进入药物研发的主流。直至今日，这种方法仍为应用最普遍的新药研究方法之一。

卡托普利的降压效果很好，但卡托普利的活性位点的关键巯基基团能够引起多种不良反应，尤其在剂量较大的情况下。此外，卡托普利半衰期较短，患者服药次数的增加进一步加重了其毒副作用。那么，是否有巯基的替代基团，能够发挥螯合锌离子的作用，同时又不会引起不良反应呢？基于这一研究目标，将卡托普利的活性位点替换成多种能与锌离子结合的基团后发现，虽然用羧基直接取代巯基的效果不佳，但羧基和苯乙基的组合效果却很好。但是，替换后药物的半衰期较短。为了解决这一问题，科学家们应用“前药”的概念，将药物羧基转化为了酯基，酯基能够延长其在体内半衰期，并减小药物的胃肠道刺激。由此成功研发了效果相当，但药动学参数更好、副作用更小的依那普利。

（三）β 受体阻断药

20 世纪，Ehrlich 和 Langley 提出了受体理论。Ehrlich 提出受体一词并介绍了受体的概念。1948 年，R.P. Ahlquist 对 α- 和 β- 受体进行了区分，在他的实验中，他选择了六种兴奋剂，并发现这些兴奋剂对血管和心脏的作用有不同的效力。Ahlquist 根据这些兴奋剂对血管和心脏的作用对受体进行排序，把血管上的受体命名为 α 受体，心脏上的受体命名为 β 受体。

虽然 Ahlquist 的理论十分新颖，但是当时并没有得到人们的重视。英国科学家 J. Black 却对此深信不疑。从 1952 年开始，Black 便着手寻找 β 受体的阻断药。为此，他花了整整十年时间，直到 1962 年，Black 和他的同事们才成功地合成了第一个 β 受体阻断药——丙萘洛尔。遗憾的是，丙萘洛尔因使小鼠产生胸腺瘤而不能用于临床。但在将近 10 年的研究过程中，他提出了“内在拟交感活性”这一概念，即某些 β 肾上腺素受体阻断药与 β 受体结合后，除了能够阻断受体外，还对 β 受体有部分激动作用。

Black 并不气馁，终于又合成出来了普萘洛尔，也就是我们今天熟知的“心得安”。如今，普萘洛尔已广泛应用于高血压、心绞痛、心肌梗死、心律失常、充血性心力衰竭及甲状腺功能亢进等疾病的治疗中。普萘洛尔的潜在副作用引起了受体阻断药药理作用理论不断的完善和随后的药物研发方面的进展。研究人员相继开发出了对心脏 $β_1$ 受体有选择性抑制作用的美托洛尔、阿替洛尔、肾上腺素能神经阻断剂拉贝洛尔、卡维地洛和直接血管扩张剂等。在心绞痛方面，β 受体阻断药能够治疗非稳定型心绞痛且显著降低死亡率。因此，虽然在高血压疾病中 β 受体阻断药已不再是一线疗法，但其仍是最重要的冠状动脉疾病治疗药物。

（四）钙通道阻滞剂

早在 1883 年，S. Ringer 就发现 Ca^{2+} 能够影响肌肉的收缩，60 年后的 1940 年，日本科学家 Kamada 和美国科学家 Heibrunn 进一步发现，细胞内的钙离子能够促进肌细胞的收缩。20 世纪 60 年代，Jagenau 和 Schaper 在狗身上研究了一系列二苯甲基吡嗪对血管紧张素引起的冠状动脉收缩的作用，并在这一系列中选择利多氟嗪用于心绞痛患者的临床研究。Godfraind 等利用荷兰猪肠系膜动脉研究了利多氟嗪的药理作用机制，他们对收集到的 pA2（半数拮抗率）值分析发现，不同激动剂得到的 pA2 值类似。而利多氟嗪作为一种拮抗剂，与受体激动剂的作用模式类似。进一步研究发现，这一共同的作用机制与钙离子的转位有关。利用大鼠主动脉，Hodfraind 等发现钙引起的血管收缩能够被利多氟嗪、桂利嗪和氯丙嗪剂量依赖性地抑制。此外，通过增加灌注液中 Ca^{2+} 浓度，可以抵消利多氟嗪对 Ca^{2+} 引起各动脉收缩的拮抗作用。在这些观察的基础上，他们利用兔的肠系膜动脉进行实验发现，桂利嗪对于主动脉收缩的拮抗作用具有剂量依赖性，且当桂

利嗪浓度较低时随 Ca^{2+} 浓度升高，拮抗作用可以被部分抵消；但当桂利嗪浓度较高时，拮抗作用无法被 Ca^{2+} 抵消。对其他非竞争性拮抗剂如氯丙嗪、罂粟碱和一些二氢吡啶类药物也进行了相同的实验，并得到了类似的激动剂 - 拮抗剂剂量 - 效应曲线。在以上结果的基础上，Hodfraind 将这些化合物命名为钙通道拮抗剂。进一步研究发现，延长细胞膜电位的去极化可提高二氢吡啶类钙通道拮抗药物的药理作用，提高其对血管平滑肌钙通道的亲和力，这意味着钙通道拮抗剂类药物的特异性结合位点是膜电位依赖性的，其能够特异性结合于电压门控钙通道上。而后续研究也证实了在电压门控通道中的 L 型钙通道上存在钙通道拮抗剂的结合位点。目前的晶体学分析显示氨氯地平和其他二氢吡啶类药物通过与通道外部脂质表面相互作用阻断孔道，而维拉帕米与通道的内侧胞浆结构域相互作用从而阻断位于孔中心腔内的离子传导。

（五）雷诺嗪

雷诺嗪是 20 世纪 80 年代后期在美国开始研发的哌嗪类衍生物，已完成用于稳定型心绞痛治疗的Ⅲ期临床试验，2003 年下半年向美国 FDA 申请用于治疗慢性稳定型心绞痛。2006 年 1 月美国 FDA 批准雷诺嗪 500mg 薄膜包衣缓释片（Ranexa）上市。经过几年使用，该药目前在美国的评价是可改善心绞痛发作频率，可降低硝酸甘油的使用剂量，长期服用无耐受性。此外，口服雷诺嗪后不引起心率减慢和血压下降，还可防止乳酸酸中毒，安全性好。这些提示雷诺嗪是一个安全有效的治疗心绞痛新药。

目前认为其具体的作用机制为：雷诺嗪是脂肪酸部分氧化抑制剂，它不同于传统的抗心绞痛药降低心肌氧耗，而是通过减少脂肪酸的氧化，增加葡萄糖的氧化和利用而改善心肌能量代谢，最终缓解心肌氧的供需失衡和心绞痛症状。近期的研究表明，雷诺嗪还是 Na^{+} 通道的阻断药，它也可通过阻断 Na^{+} 流，使 Na^{+} 和 Ca^{2+} 交换减少，局部心肌 Ca^{2+} 超载得以缓解而加强其抗心绞痛作用。

总体来看，雷诺嗪可以口服，副作用和不良反应少，无耐受性。在改善心肌能量代谢、缓解心绞痛同时，不影响心率和心功能，加之减少 Ca^{2+} 超载还可缓解和改善心肌病变。因此，该药在慢性稳定型心绞痛治疗方面有很好的应用前景。

四、治疗心绞痛药物研究展望

目前，单核苷酸多态性（single nucleotide polymorphism，SNPs）已被用于评价冠状动脉疾病的发病和预后。已发现 1p13.3 和 1q41 染色体位点的遗传变异与冠状动脉疾病发生相关。此外，单核苷酸多态性（SNP）也会影响冠心病患者心源性猝死易感性，包括基因 CASQ2、GPD1L 和 NOS1AP 的多态性。这些发现表明 SNP 参与冠心病的发生发展。对于遗传性心绞痛治疗的关键是确定某个特定基因座的致病性遗传变异，并阐明这一变异导致冠状动脉疾病易感性增加的生物学机制。经典的研究策略包括通过精准定位来鉴定某个基因座的致病变异，并在细胞和动物模型中敲低或过表达假定的致病性遗传变异来评估潜在后果。通过这一策略发现了 1p13 rs12740374 的变异影响肝脏中 SORT1 基因产物 sortilin1 的表达，降低了肝细胞摄取低密度脂蛋白能力，并最终促进冠状动脉疾病的发生。因此，针对 SNP 研究找到潜在致冠心病的关键靶标可能为冠心病的治疗提供新的思路。

第四节　常用的动脉粥样硬化疾病模型和研究方法

一、动脉粥样硬化疾病模型

动脉粥样硬化是一种长期的多因素共同作用的复杂血管性病变过程，因此，要求用于研究的实验动物与人的血管解剖特点相近，对动脉粥样硬化易感，且病理病变过程尽量相似。常用的制备动脉粥样硬化的动物模型主要通过两种方法。

（一）高脂膳食动物模型

鼠、兔、猪、狗、猴，鹌鹑和鸡均可制备高脂膳食动脉粥样硬化动物模型，但最常用的是兔、猪和鼠，一般猪在高脂膳食后 14～29 周，兔在 5～10 周，鼠在 4～8 周可出现动脉粥样斑块。

1. 家兔　可选 8 周龄以上日本大白兔或新西兰白兔随机分组，单笼饲养。每日给高胆固醇和高脂饮食，食物中添加蛋黄粉、胆盐、抗甲状腺药物等有助于模型的建立。饲喂含30%胆固醇、10%猪油、2%脱氧胆酸钠、2%丙硫氧嘧啶的高脂饲料，6周即可出现动脉粥样硬化。家兔是使用最广的动物，它对膳食造模的敏感性高，容易造成高胆固醇血症与动脉粥样硬化。缺点是家兔的脂代谢与人类有些不同，病变的解剖分布以胸动脉为主，小动脉常有病变。

2. **猪** 猪能够自发形成动脉粥样硬化模型，高脂饮食可加速其动脉粥样硬化进程。猪因为体型较大，可通过非介入手段检测血管功能和血流情况，并能够获得足量的组织用于病理生理和形态学检测。此外，猪的脂蛋白分布与人类类似，并且能够形成冠状动脉内斑块。猪是研究内皮对血流不均一反应性的最佳模式动物，其动脉粥样硬化斑块多发生在伴随分支血流和较低切应力的血管弯曲部位。中国小型猪5～6月龄，随机分为实验组和对照组，每组数量相等，单笼饲养。对照组只给基础饲料，实验组基础饲料每只动物按25g/(kg•d)分两次给予，上午在少量基础饲料中拌入10%蛋黄粉和1.2%胆固醇，待吃完后再添足饲料。每月根据体重变化情况调整饲料量。为使动脉粥样硬化模型更接近人的病变，也可采用间接饲养法，于第17周停喂胆固醇和蛋黄粉4周，到第21周再恢复，直至第29周。

3. **大鼠** 体重200g(3～4月龄)雄性大鼠分别随机分为正常和模型两组。正常对照组喂常规饲料，模型组喂含1%胆固醇和10%猪油的高脂饲料，通过连续10周的喂养建立动脉粥样硬化模型。也可通过大鼠灌胃给予230mg蛋氨酸，连续饲喂8周建立动脉粥样硬化模型。

现有的模型多在膳食法的基础上加复合造模因素以使复制的动物模型更加符合人类动脉粥样硬化病变，即在喂高脂饲料2周后采用机械方法(球囊法、电刺激法、空气干燥法等)或免疫损伤法(牛血清注射法、卵白蛋白注射法、肺炎衣原体感染法等)造成血管内皮损伤，模拟人的病变。

(二)基因敲除动物模型

通过基因打靶技术制备脂代谢基因缺失的动物模型有多种，其中最常用和公认的是ApoE基因缺失小鼠。1992年，Piedrahita和Zhang等人应用基因工程技术，在小鼠胚胎细胞中通过基因重组的方法使小鼠胚胎细胞基因组中ApoE基因剔除，发育的小鼠中就不表达ApoE蛋白，因此，把这种小鼠称为ApoE基因敲除小鼠。AopE是一种胆固醇转运蛋白，对乳糜微粒(chylomicron emulsion，CM)、极低密度脂蛋白(very low density lipoprotein，VLDL)和高密度脂蛋白(high density lipoprotein，HDL)的形成极为重要。血浆中胆固醇水平主要是靠ApoE蛋白和LDL受体的相互作用来调节，ApoE缺失鼠在正常饮食下血浆甘油三酯水平将明显高于正常，并可自发形成动脉粥样硬化。

1993年Ishibashi等根据家族性高胆固醇血症患者中有低密度脂蛋白受体(LDLR)基因突变的现象，采用基因工程技术从胚胎干细胞中建立了低密度脂蛋白敲除($LDLR^{-/-}$)小鼠。纯合子敲除小鼠血清胆固醇水平在正常饮食情况下约为200～300mg/dl，而正常小鼠血清胆固醇约在100mg/dl左右。此外，纯合子敲除小鼠血清IDL和LDL水平相较于野生小鼠也有显著升高。但血浆甘油三酯水平没有显著差异，均为119～133mg/dl。虽常规饮食饲养无动脉粥样硬化形成，当给小鼠喂养含0.2%胆固醇和10%椰油的饲料后，$LDLR^{-/-}$小鼠血浆胆固醇水平可大于400mg/dl，IDL和LDL水平也显著升高，且其动脉粥样硬化病变具有延展性，与载脂蛋白E基因缺陷小鼠比较，LDLR缺陷小鼠脂蛋白谱更近似于人类。

转基因动物模型为动脉粥样硬化的研究提供了全新的实验体系，对于研究基因与动脉粥样硬化发病的关系有重要意义，但因其价格昂贵且动脉粥样硬化发病的基因学机制尚未完全阐明，故此法较少用于药物疗效的评价，多用于动脉粥样硬化病因和病理生理学机制的研究。

二、抗动脉粥样硬化药物的研究方法

动脉粥样硬化的药效学研究包括病理形态学检查、免疫组织化学检查以及生化检查三个方面。

(一)药物对动脉粥样硬化斑块的病理形态学影响

1. **药物对动脉粥样硬化斑块大小的影响** 脂质代谢障碍能够累及血管内膜，引起脂质堆积，出血和血栓形成，一旦粥样硬化斑块发展至足以阻塞动脉腔，其供血的组织将发生缺血和坏死。因此，抗动脉粥样硬化药物最重要的评价标准之一为是否能够减小斑块形成面积。分离造模动物（如大鼠、小鼠、家兔或猪等）的主动脉树，从升主动脉至髂总动脉，油红 O 染色观察主动脉的粥样硬化斑块形成情况。取小鼠心脏主动脉根部，油红 O 染色或 HE 染色观察斑块大小。因此，能够改善动脉粥样硬化斑块大小的药物被认为是有效的抗动脉粥样硬化药。

2. **药物对动脉粥样硬化斑块稳定性的影响**　随着动脉粥样硬化斑块病变的发展，炎症反应会刺激平滑肌细胞进入内膜，从收缩型转为分泌型，分泌胶原和其他活性分子。此时损伤部位增厚，造成血管重塑，加重动脉粥样硬化斑块形成，甚至斑块破裂、脱落，引发急性心血管事件。易发生出血脱落的斑块结构特点是表面纤维帽较薄，内部炎性细胞多而且处于激活状态，称为脆性斑块。若斑块表面纤维帽较厚，内部炎性细胞较少，则属于稳定斑块。造模动物的主动脉根部或主动脉制成切片，用天狼星红或 Masson 染色观察胶原纤维的含量，油红 O 染色观察脂质沉积情况，免疫荧光或免疫组化观察平滑肌细胞及巨噬细胞浸润的含量，来判断动脉粥样硬化的斑块稳定性。有效的抗动脉粥样硬化药物应该在减小斑块面积的同时，提高斑块的稳定性。

3. **药物对血管舒张功能的影响**　药物对血管舒张功能的影响。正常情况下，内皮细胞产生 NO 和前列腺素 I_2 等血管舒张因子。内皮产生的 NO 能够进入平滑肌细胞，通过提高 cGMP 的含量，激活 cGMP 依赖性蛋白激酶，减少细胞内 Ca^{2+} 释放和外 Ca^{2+} 内流，细胞内 Ca^{2+} 减少使肌球蛋白轻链去磷酸化，进而松弛血管平滑肌并抑制血小板聚集。在正常内皮细胞，血管舒张因子的生物学效应强于收缩因子，血管处于一定的舒张状态。在动脉粥样硬化的起始阶段，血管内皮产生的 NO 明显下降，生物活性也进一步降低，内皮依赖的血管舒张功能明显减弱。因此，可通过离体血管舒张功能判断药物疗效。取造模动物胸主动脉 2mm，挂在血管张力仪上，使用不同浓度苯肾上腺素预收缩后，再用乙酰胆碱和硝普钠刺激血管环，计算内皮依赖和非内皮依赖的血管舒张功能。

（二）药物血管氧化应激和炎症水平的影响

氧化应激和炎症在动脉粥样硬化中发挥重要作用，活性氧引起内皮细胞凋亡、增加单核细胞黏附。在动脉粥样硬化过程中，内皮细胞通过表达 P- 选择素（P-Selectin）、细胞间黏附分子 -1（intercellular cell adhesion molecule-1，ICAM-1）和血管细胞黏附分子（Vascular Cell Adhesion Molecule 1，VCAM1）等炎症因子诱导单核巨噬细胞。因此，可以通过检测内皮细胞内 ROS 和炎症因子水平评价药物抗动脉粥样硬化作用。

（三）药物对血浆生化指标的影响

脂代谢紊乱是动脉粥样硬化的诱因。血脂是血浆或血清中所含的脂类，包括胆固醇、甘油三酯、磷脂（phospholipid，PL）和游离脂肪酸等。血脂与载脂蛋白（apoprotein，Apo）结合形成脂蛋白（lipoprotein，LP）后才能溶于血浆，并进行转运和代谢。脂蛋白分为乳糜微粒、极低密度脂蛋白、低密度脂蛋白和。LDL 是血浆胆固醇的主要存在形式，能在血浆内或动脉内膜下经自由基引发的脂质过氧化而转变为氧化修饰的 LDL（ox-LDL），ox-LDL 是动脉粥样硬化发生发展的关键因子。其携带的胆固醇水平与心血管疾病的发生呈负相关。针对不同动物模型，通过内眦静脉、耳缘静脉或心脏采血，检测血清中 TC、TG、LDL、HDL 等指标，通过血清脂蛋白和甘油三酯水平的变化反映药物是否能够改善脂质代谢。

三、心肌缺血和心肌梗死模型

（一）动物模型

1. **动物选取**　复制心肌缺血梗死模型大多用哺乳动物，其中最常用的是犬、兔、猪、豚鼠、大鼠等。狗的冠状血管结构和人相比有较大差异。目前，国外多采用猪做心血管疾病研究的模型。猪的心脏在解剖结构、心脏血管分布、心脏与体重比等方面和人的心脏很相似，特别是其冠状动脉系统侧支交叉分布较少以及不易建立新的侧支循环的特性，是大鼠、兔及犬的心脏所不可比拟的。其他小动物兔、大鼠、小鼠具有价钱低廉、实验成本小、模型稳定性较高、易于操作等特点。因此，可选择作药物筛选的缺血动物模型。灵长类动物狒狒、猴子当然有其他动物不可比拟的优越性，但其材料难得，不易普遍使用。

2. **复制缺血**

（1）冠状动脉阻断法：冠状动脉结扎是制作

心肌梗死模型的最常用方法。一般选用成年健康犬、家兔和大鼠，麻醉后开胸，结扎其左前冠状动脉前降支阻断心肌供血，可引起急性心肌缺血病变。也可在荧光屏下用心导管方法将自制铜圈置入犬冠状动脉内或向导管内注入120mg/kg体重的汞，诱发冠状动脉内血栓形成，或采用球囊充气闭塞法堵塞冠脉而发生急性心肌缺血。为了更接近自然状态下心肌缺血的变化，可在清醒犬分离冠状动脉长约10mm，套上冠状动脉压迫环，用注水压迫阻断冠状动脉血流，观察犬在清醒状态下的心肌缺血反应与药物效应。目前建立了一种逐渐发生发展的心肌梗死模型，较为广泛地使用一种遇水膨胀的纤维素环（ameriod），这种纤维素环套在预期闭塞的冠状动脉上，用环外边以金属圈（如不锈钢）固定起来，手术后两周或更长的时间内可将冠状动脉逐渐闭塞。

此外，遗传性高脂血症家兔（watanabe-heritable hyperlipidemia rabbit，WHHL），用富含Ch和脂肪的饲料饲养可以模拟冠状动脉粥样硬化的自然进程，并诱发遗传性高脂血症心肌梗死。在该类家兔上可见到慢性心肌梗死的陈旧性梗死病变，并伴有新发心肌病变，病变广泛分布于左心室、右心室及室间隔。

（2）电刺激法：采用可控微电流刺激仪刺激血管外膜导致血管内膜内皮细胞受损，该刺激和损伤可导致ADP、儿茶酚胺等活性物质的释放，激活血液中血小板诱发凝血过程，形成血栓。血小板活化是血栓形成加速和扩大的重要机制，中性粒细胞和单核细胞的活化是作为组织损伤区修复的一种炎症反应，也可促成组织凝血因子的表达，最终导致急性血栓形成，造成急性心肌梗死。

（3）药物法：药物干预法常用的药物是异丙肾上腺素和脑垂体后叶激素。可通过腹腔、皮下注射异丙肾上腺素（ISO）诱导小鼠和大鼠急性心肌缺血模型，也可用静脉给予麻醉犬麦角新碱0.2mg/kg，造成冠状动脉痉挛。ISO诱导心肌缺血的机制是通过收缩冠状动脉、增强心肌收缩力和增加心肌耗氧量等作用途径造成短时间的心肌梗死，此外，心肌细胞Ca^{2+}超载、氧自由基损伤等也参与其中。脑垂体后叶激素诱导心肌缺血的机制是通过冠状动脉痉挛，血管外周阻力增大，心肌负荷加重，进而引起心肌缺血。

（二）细胞模型

在急性分离培养的心肌细胞或心肌细胞系，通过控制细胞培养箱的供氧建立缺氧或缺氧/复氧细胞损伤模型，进一步扩大动物大体水平的结果并在细胞水平加以验证，以及进行作用机制和细胞内信号转导通路的研究。

四、抗心肌缺血药物的研究方法

常用的心肌缺血和梗死检测指标包括形态学、功能学及生物化学等指标。

（一）药物对心肌缺血和梗死形态学的影响

心脏梗死面积可以通过TTC（2,3,5-氯化三苯基四氮唑）染色直接观察。TTC是脂溶性光敏感复合物，它是呼吸链中质子受体，能够与正常组织中的脱氢酶反应而呈红色，而缺血组织因为脱氢酶活性下降或消失，不能与TTC反应，呈粉红或苍白。取灌注后的心脏切片后与TTC孵育，可以观察心脏缺血梗死范围，直观地定位和定性梗死面积，但TTC染色是难以定量及连续动态观测。有效的抗心肌缺血药物应该能够减少心肌缺血梗死面积，进而维持心脏功能。

（二）药物对心肌缺血后心脏功能的影响

心脏损伤时，损伤部位的心肌因不能完全去极化，会导致心电图中的ST段抬高，坏死的心肌细胞不能产生动作电位，破坏了心脏整体的电中性，因此在ST段之前会出现病理性Q波。同时，心肌缺血后心室不能正常复极引起T波倒置。可在动物模型的皮下放置心电图肢体导联电极，通过连续测定心电图，观察药物对造模动物影响判断其抗心绞痛药效。心肌梗死后，心肌细胞缺血缺氧，能量代谢发生障碍，收缩力减弱，最终影响心脏的收缩功能。当收缩功能障碍时，易导致心功能的改变。因此，利用超声心动图对心输出量、左室收缩和舒张末期压、心脏短轴缩短率等的连续动态检测也非常重要。有效的药物应该能够一定程度改善心脏电生理和心功能。

（三）药物对心脏缺血后的酶谱影响

发生急性心肌梗死后，心肌细胞大量凋亡和坏死，释放出多种细胞内酶类。因此，生化学指标主要是进行心肌酶学检测，包括肌酸激酶（creatine kinase，CK）、磷酸肌酸激酶同工酶（creatine kinase isoenzymes，CK-MB）、乳酸脱氢酶（lactate dehydrogenase，LDH）等。此外，还可以进行蛋白的检测，如心肌肌钙蛋白T（cTn-T），该蛋白特异性存在于心肌细胞，缺血缺氧造成心肌细胞损伤时，细胞膜结构遭破坏，通透性增加，可导致大量cTn-T释放入血循环中，使血清浓度迅速升高。cTn-T作为心肌细胞所特有的一种调钙蛋白，具有高度的心肌特异性。因此，有效的药物应该能够改善心肌酶谱，从而改善心功能。

（季 勇 罗姗姗）

参考文献

[1] MORTENSEN M B, NORDESTGAARD B G, AFZAL S, et al. ACC/AHA guidelines superior to ESC/EAS guidelines for primary prevention with statins in non-diabetic Europeans: the Copenhagen General Population Study[J]. Eur. Heart J, 2017, 38(8): 586-594.

[2] WRITING G M, MOZAFFARIAN D, BENJAMIN E J, et al. Heart disease and stroke statistics-2016 update: a report from the American Heart Association[J]. Circulation, 2016, 133(4): e38-360.

[3] GIMBRONE M A, GARCIA-CARDENA G. Endothelial cell dysfunction and the pathobiology of atherosclerosis[J]. Circ Res, 2016, 118(4): 620-636.

[4] TABAS I, GARCIA-CARDENA G, OWENS G K. Recent insights into the cellular biology of atherosclerosis[J]. J Cell Biol, 2015, 209(1): 13-22.

[5] GISTERA A, HANSSON G K. The immunology of atherosclerosis[J]. Nat Rev Nephrol, 2017, 13(6): 368-380.

[6] CHYU K Y, DIMAYUGA P C, SHAH P K. Vaccine against arteriosclerosis: an update[J]. Ther Adv Vaccines, 2017, 5(2): 39-47.

[7] LOPES-VIRELLA M F, VIRELLA G. Modified LDL immune complexes and cardiovascular disease[J]. Curr Med Chem, 2019, 26(9): 1680-1692.

[8] ZHU W, GREGORY J C, ORG E, et al. Gut microbial metabolite TMAO enhances platelet hyperreactivity and thrombosis risk[J]. Cell, 2016, 165(1): 111-124.

[9] SENTHONG V, LI X S, HUDEC T, et al. Plasma trimethylamine N-Oxide, a gut microbe-generated phosphatidylcholine metabolite, is associated with atherosclerotic burden[J]. J Am Coll Cardiol, 2016, 67(22): 2620-2628.

[10] DUELL P B, SANTOS R D, KIRWAN B A, et al. Long-term mipomersen treatment is associated with a reduction in cardiovascular events in patients with familial hypercholesterolemia[J]. J Clin Lipidol, 2016, 10(4): 1011-1021.

[11] GINN S L, AMAYA A K, ALEXANDER I E, et al. Gene therapy clinical trials worldwide to 2017: An update[J]. J Gene Med, 2018, 20(5): e3015.

[12] MCPHERSON R, TYBJAERG-HANSEN A. Genetics of coronary artery disease[J]. Circ Res, 2016, 118(4): 564-578.

第二十三章　作用于血液系统的药物

生理状态下血液在完整的血管内处于流动状态，依赖于机体内血液凝固、抗凝和纤维蛋白溶解过程的动态平衡，一旦这种平衡被打破，就会出现出血性或血栓性疾病。

第一节　血液凝固与血栓形成的机制

血栓形成的机制可归纳为三个方面：血流动力学改变（血流缓慢或停滞、漩涡形成）、血管壁受损（主要是血管内皮细胞受损）及血液成分改变（血小板增多，激活因子、凝血因子增多或结构异常，纤溶蛋白活性降低等）。

一、血液凝固与血栓形成

血液凝固（blood coagulation）是由一系列凝血因子参与的复杂的蛋白质水解活化过程，是凝血因子按一定的顺序相继激活而生成凝血酶，最终使纤维蛋白原变为纤维蛋白的过程。目前已知参与凝血的凝血因子主要包括凝血因子Ⅰ～ⅩⅢ（以罗马数字进行编号，其中凝血因子Ⅵ是血清中活化的Ⅴa，已不再被视为一个独立的凝血因子），以及前激肽释放酶（prekallikrein，PK）、高分子量激肽原（high molecular weight kininogen，HMWK）和血小板磷脂（PL 或 PF3）等（表 23-1）。按瀑布学说，血液通过三条通路发生凝固：①内源性通路，是指完全靠血液内的凝血因子逐步使因子Ⅹ激活，从而发生凝血的过程；②外源性激活通路，由损伤的血管外组织释放组织因子Ⅲ所发动的凝血过程；③共同通路，即由内源性或外源性通路激活的因子Ⅹ开始，到纤维蛋白形成的过程（图 23-1）。

表 23-1　血液中凝血因子的同义名及主要功能

凝血因子（同义名）	中文名	主要功能
Ⅰ（fibrinogen）	纤维蛋白原	形成纤维蛋白，参与血小板聚集
Ⅱ（prothrombin）	凝血酶原	促进Ⅰ形成纤维蛋白，激活Ⅴ、Ⅷ、Ⅺ、ⅩⅢ和血小板，正反馈促进凝血
Ⅲ（tissue factor，TF）	组织因子	Ⅶa 的辅因子，启动生理性凝血反应
Ⅳ（Ca^{2+}）	钙离子	辅因子
Ⅴ（proaccelerin）	前加速素	辅因子，加速Ⅹa 对Ⅱ的激活
Ⅶ（proconvertin）	前转变素	与 TF 形成Ⅶa-TF 复合物，激活Ⅹ和Ⅸ
Ⅷ（antihemophilic factor，AHF）	抗血友病因子	辅因子，加速Ⅸa 对Ⅹ的激活
Ⅸ（plasma thromboplastin component，PTC）	血浆凝血活酶	Ⅸa 与Ⅷa 形成因子Ⅹ酶复合物激活Ⅹ
Ⅹ（Stuart-Prower factor）	Stuart-Prower 因子	与Ⅴa 形成凝血酶原复合物激活Ⅱ
Ⅺ（plasma thromboplastin antecedent，PTA）	血浆凝血激酶前质	激活Ⅸ
Ⅻ（hageman factor）	接触因子	激活Ⅺ、Ⅰ和前激肽释放酶
ⅩⅢ（fibrin-stabilizing factor）	纤维蛋白稳定因子	使纤维蛋白单体相互交联聚合，形成纤维蛋白网
PK（prekallikrein）	前激肽释放酶	激活Ⅻ
HMWK（high molecular weight kininogen）	高分子量激肽原	辅因子，促进Ⅻa 对Ⅺ和 PK 的激活

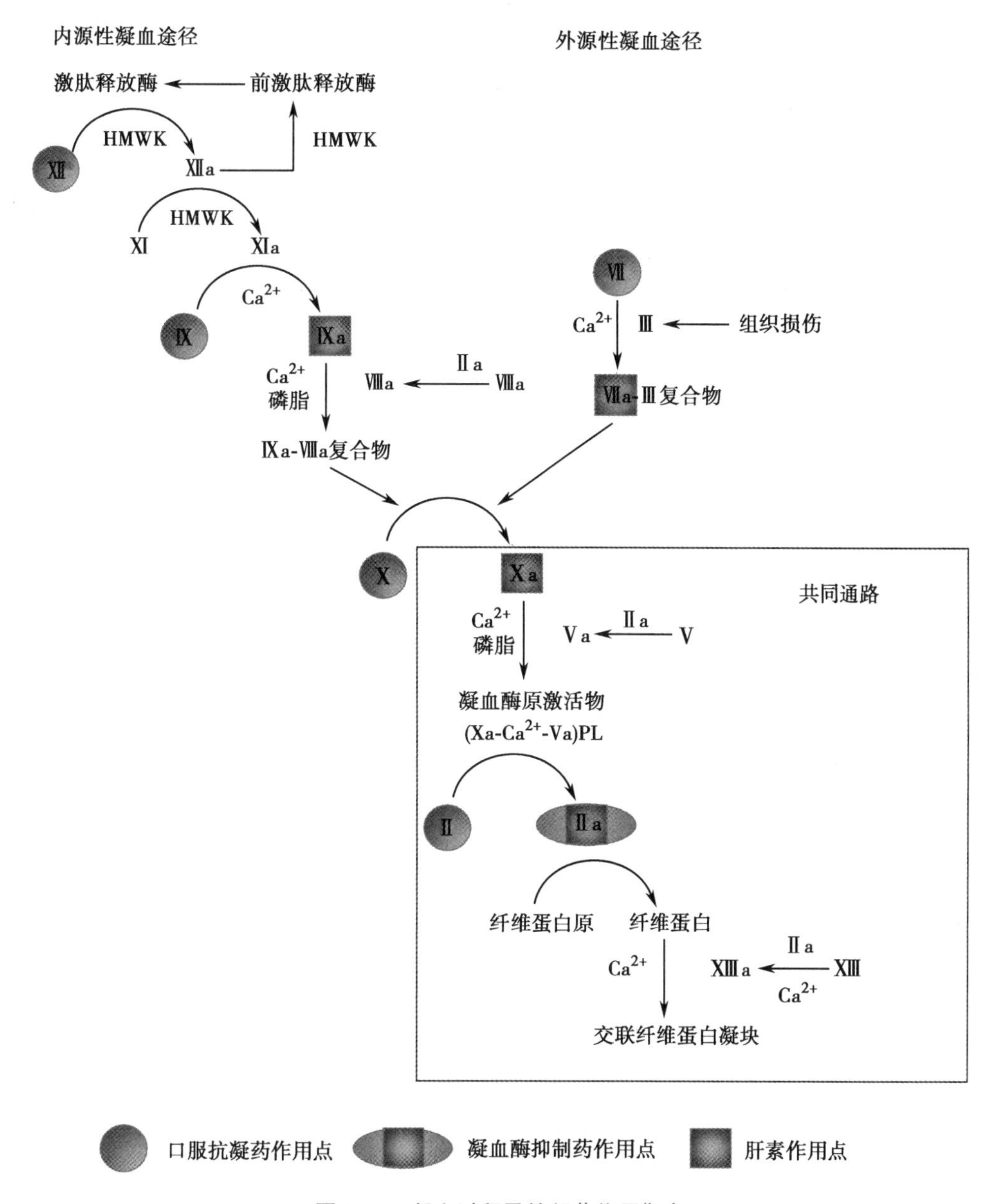

图 23-1　凝血过程及抗凝药作用靶点

二、血小板的功能与血栓形成的机制

血小板由骨髓造血组织中的巨核细胞产生，在骨髓、肺脏和血液中成熟，并释放到血液中，其寿命约 8～10 天，每天约更新总量的 10%，衰老的血小板大多在脾脏中被清除。血小板的主要功能是凝血和止血，血小板在血栓形成过程中起着至关重要的作用。血栓的形成过程经历了血小板黏附、血小板聚集和释放以及凝血激活三个阶段。

（一）血小板黏附阶段

血小板黏附反应是血小板膜糖蛋白（glycoprotein，GP）与多种黏附蛋白相互作用。这些黏附蛋白与受损血管内皮下结缔组织（主要是胶原）结合，其中较重要的一种黏附蛋白是血小板和内皮细胞分泌的血管假血友病相关因子（von-willebrand factor，vWF）。vWF 与活化的血小板膜 GPⅠb 结合，引起血小板不可逆的聚集。同时 vWF 还可以与内皮下的胶原结合，形成 GPⅠb-vWF- 胶原复合物，将血小板黏附于血管壁。在这个反应中其他黏附蛋白如纤维蛋白原（fibrinogen）和纤连蛋白（fibronectin）等也参与此过程。该反应中 vWF 的活性部位是精氨酸 - 甘氨酸 - 天冬氨酸（Arg-Gly-Asp，RGD）三肽结构。此外，血小板膜上的糖蛋白 GPⅥ还可以与血管壁上暴露的胶原直接结合形成 GPⅥ-胶原复合物，将血小板黏附于血管壁。因此，GPⅠb-vWF-胶原复合物和 GPⅥ-胶原复合物形成是血小板黏附过程的起始。

（二）血小板聚集和释放阶段

黏附的血小板发生活化反应，沿血管表面伸出伪足，将其胞质中所含的颗粒内容物和激活过程中所产生的代谢产物如血栓素 A_2（TXA_2）释放到血浆。其颗粒内容物含有 ADP、Ca^{2+}、5-HT、vWF、血小板因子 4（platelet factor 4，PF4）等物质，其中 ADP 和 5-HT 等物质本身即为血小板活化剂，可使周围血小板发生聚集反应。血小板聚集诱导剂（内皮下胶原、凝血酶、ADP 与 5-HT 等）与血小板膜特异受体相互作用后激活磷脂酶 C（phospholipase C，PLC），促进磷脂酰肌醇（phosphatidyl inositol，PI）代谢，产生三磷酸肌醇（inositol triphosphate，IP_3）。IP_3 促进钙离子自血小板致密管道系统释放，从而使胞质 Ca^{2+} 浓度增高。胞质内 Ca^{2+} 浓度的增高一方面可激活肌动-肌球蛋白，使血小板发生收缩，细胞器中央化，以便于颗粒内容物的释放；另一方面 ADP 和胶原蛋白激活血小板膜上的磷脂酶 A_2（phospholipase A2，PLA_2），水解膜磷脂，生成花生四烯酸（arachidonic acid，AA）。AA 在血小板内的环加氧酶 1（cyclooxygenase，COX-1）催化下转化为环内过氧化物，并在前列腺素过氧化物酶的作用下生成前列腺素 H_2（PGH_2），再经 TXA_2 合成酶作用而生成 TXA_2。TXA_2 导致局部血管收缩并促进血小板脱颗粒反应，进一步诱导血小板活化和聚集。而 PLA_2 激活还可以诱导血小板表达功能性的糖蛋白 GPⅡb-Ⅲa，后者与纤维蛋白原形成 GPⅡb-Ⅲa-纤维蛋白原复合物，且纤维蛋白原分子上具有多个 GPⅡb-Ⅲa 的结合位点，可募集更多的血小板，形成血小板栓子。此外，血小板的聚集还受血管内皮细胞的调节，血管内皮细胞可以合成和释放血小板聚集抑制剂前列环素（PGI_2）。PGI_2 是迄今为止发现的活性最强的内源性血小板聚集抑制剂。PGI_2 通过兴奋血小板中腺苷酸环化酶，使细胞内 cAMP 水平升高，促进胞质内 Ca^{2+} 再摄取进入 Ca^{2+} 库，使胞质内游离 Ca^{2+} 浓度降低。从而抑制 ADP、胶原纤维、花生四烯酸等诱导的血小板聚集和释放，并阻止血小板黏附于血管内皮细胞。但 PGI_2 不稳定，作用非常短暂。

（三）凝血激活阶段

血小板激活后，活化的血小板膜磷脂重新排列，促进了包含因子Ⅹ和因子Ⅴ的促凝血酶复合物的组装而导致凝血酶的激活。一旦凝血酶激活，则进一步激活血小板，促进血小板颗粒内容物释放到血液内，加剧血小板的聚集。其他凝血因子如因子Ⅲ、因子Ⅷ、纤维蛋白等凝血因子也参与此过程，其最终结果为凝血级联反应的激活，在血管损伤部位形成一个稳定的血栓。该级联反应传统上被分为内源性和外源性的凝血途径，但实际上凝血级联反应的激活和血小板聚集几乎同时发生。凝血级联反应的实质是一系列的酶促反应，其反应位点位于细胞膜上带负电荷的磷脂-蛋白-蛋白复合体，特别是磷脂酰丝氨酸是形成该复合物的关键。凝血酶在这个过程中不但具有催化功能和扩大凝血级联反应的功能，它还可以激活位于损伤部位附近的完整内皮细胞上的蛋白酶受体（PAR），诱导内皮细胞释放血小板聚集抑制剂前列环素（PGI_2）、一氧化氮（NO）、组织型纤溶酶原激活物（t-PA）和内源性 t-PA 调节剂-纤溶酶原激活抑制剂 1（PAI-1）等物质，同时启动纤维蛋白溶解过程。

三、纤维蛋白溶解活性与血栓形成

生理情况下，血液凝固系统与纤维蛋白溶解系统保持着动态平衡。就纤溶活性而言，这一平衡的维持是由多种纤溶因子和纤溶抑制因子协调完成的。纤溶因子活性低下或纤溶抑制物活性增高，可促进血栓形成。在急性血栓栓塞时，若增强纤溶活性，则可促进血栓的溶解。

纤维蛋白溶解过程是纤溶酶（plasmin）降解血管内纤维蛋白的过程，该过程的起始为无活性的单链纤维蛋白溶解酶原（plasminogen）转变为有活性的双链纤溶酶，后者水解纤维蛋白、纤维蛋白原和其他凝血因子。正常情况下，纤溶酶原需要被体内的纤溶酶原激活剂如组织型纤溶酶原激活物（tissue-type plasminogen activator，t-PA）及尿激酶型纤溶酶原激活物（urokinase-type plasminogen activator，u-PA）等激活而转化为纤溶酶。尽管两种活化剂均由内皮细胞合成，但血管内纤维蛋白溶解主要由 t-PA 所负责，而 u-PA 的作用则是应对炎症反应刺激及血管外的纤维蛋白溶解过程。另外，有人认为还存在一种血管内皮细胞型纤溶酶原激活物（vascular-type plasminogen activator，v-PA），v-PA 与 t-PA 进入血液循环后统称为 B-PA，但多数人认为 v-PA 就是 t-PA。t-PA 为人体内生理性纤溶酶原激活剂，除肝脏外几乎所有的组织中都含有数量不等的 t-PA。t-PA 由 527 个氨基酸残基组成，其分子结构包含：指状结构区、表皮生长因子（epidermal growth factor，EGF）区、环状结构区和 β 链；其主要功能为裂解纤溶酶原精 561- 缬 562 处的肽键，活化纤溶酶。正常人血浆中的 t-PA 浓度约为 2～5μg/L，$t_{1/2}$ 约为 4～5 分钟。

通常循环中纤溶酶活性有限，这是因为一方面纤溶酶与 t-PA 结合后可被快速从血液中清除，另一方面其活性受纤溶酶原激活物抑制剂（plasminogen activator inhibitor，PAI）和血浆中存在的内源性纤溶酶抑制剂 α_2 抗纤溶酶（α_2-antiplasmin，α_2-AP）的调节。现已发现三种 PAI，其中来自内皮细胞和血小板的 PAI-1 起主要作用，结合 t-PA 防止其激活。α_2-AP 则结合于纤溶酶活性部位，抑制其活性。通常纤溶酶通过其氨基末端的 5 个环状区域（kringle 结构域）与纤维蛋白上的赖氨酸结合，降解纤维蛋白。α_2-AP 与纤溶酶环状结构域的第一个环结合，阻断纤溶酶活性部位的暴露从而抑制其功能。在纤维蛋白凝块中纤溶酶的活性位点被纤维蛋白占据，因此不易与 α_2-AP 结合。而当纤维蛋白凝块被降解后，纤溶酶与 α_2-AP 结合的活性位点得以暴露，α_2-AP 快速结合纤溶酶，从而抑制其过多地降解凝血因子，维持血液凝血和纤溶过程的动态平衡。

第二节　影响血液凝固的药物

目前用于防治各种血栓性疾病的药物包括抗凝血药（anticoagulants）和纤维蛋白溶解药（fibrinolytics，又称溶栓药，thrombolytics）和抗血小板药（antiplatelet agents），见表 23-2。

一、抗凝血药

抗凝血药又称抑制血液凝固药物，是通过影响凝血因子，从而阻止血液凝固的药物。凝血酶的形成及其活性是血液凝固的关键，药物可通过不同的机制抑制凝血酶的形成及其活性，从而产生抗凝血及抗血栓形成的作用。因此抗凝血药按作用机制可分为直接的凝血酶抑制药（如水蛭素）和间接的凝血酶抑制药（如肝素类）；按作用环节分类，可分为抑制凝血酶形成的药物（如肝素类和双香豆素类），以及抑制凝血酶活性的药物（如水蛭素类）。

（一）肝素与低分子量肝素

目前临床应用的肝素（heparin）多提取自猪肠黏膜和猪、牛肺脏。肝素为 D- 葡糖胺、L- 艾杜糖醛酸及 D- 葡糖醛酸交替组成的黏多糖硫酸酯。肝素为混合物，分子量为 5～30kDa，平均分子量约 15kDa。肝素中既有有活性的物质，又有无活性的物质，具有抗凝活性的肝素只有 30%，

表 23-2　影响血液凝固药物的分类

药物分类		代表药
抗凝血药	肝素与低分子量肝素	肝素、依诺肝素、替地肝素、弗希肝素、洛吉肝素、洛莫肝素
	因子Xa 抑制剂	磺达肝癸钠、利伐沙班、阿哌沙班
	香豆素类	华法林、双香豆素、醋硝香豆素
	凝血酶抑制药	水蛭素、阿加曲班、达比加群、重组水蛭素
纤维蛋白溶解药	纤溶酶原激活剂	链激酶、尿激酶、阿尼普酶、阿替普酶、重组葡激酶、瑞替普酶
抗血小板药	环加氧酶抑制药	阿司匹林
	TXA_2 合酶抑制药	奥扎格雷
	ADP 受体抑制剂	噻氯吡啶#、氯吡格雷、普拉格雷、替卡格雷
	磷酸二酯酶抑制药	双嘧达莫
	血小板膜 GPⅡb/Ⅲa 阻断药	阿昔单抗、替罗非班、夫雷非班

注：# 表示药物已被从市场召回

故商品肝素均以抗凝效价单位表示。低分子量肝素(low molecular weight heparin, LMWH)指分子量低于6.5kDa的肝素,由普通肝素直接分离或由普通肝素降解后再分离获得。LMWH由于来源和制作方法不同,也有许多种类。临床常用的有依诺肝素(enoxaparin)、替地肝素(tedelparin)、弗希肝素(fraxiparin)、洛吉肝素(logiparin)及洛莫肝素(lomoparin)等。依诺肝素是第一个上市的LMWH,分子量约为3.5~5.0kDa,是从猪小肠黏膜制得的肝素苯甲基酯再经碱性解聚制备而成。

肝素和LMWH

【药理作用和临床应用】

药理作用:肝素和LMWH在体内、体外均有强大的抗凝作用。静脉注射肝素后,抗凝作用立即发生,可使多种凝血因子灭活。静脉注射10分钟后,血液凝固时间及活化部分凝血活酶时间(activated partial thromboplastin time, APTT)均明显延长,对凝血酶原时间(prothrombin time, PT)影响弱。作用维持3~4小时。肝素的抗凝作用主要依赖于抗凝血酶Ⅲ(antithrombin Ⅲ, AT-Ⅲ)。AT-Ⅲ是已活化的凝血因子Ⅱa、Ⅸa、Ⅹa、Ⅺa和Ⅻa等含丝氨酸残基蛋白酶的抑制剂。AT-Ⅲ的抑制作用是通过与蛋白酶的精氨酸-丝氨酸形成共价键复合物而使酶灭活,AT-Ⅲ-蛋白酶复合物进而被单核-巨噬细胞系统所清除。当肝素存在时,肝素分子通过其特异的戊糖序列与AT-Ⅲ结合后,使AT-Ⅲ构象发生改变,活性部位充分暴露,迅速与因子Ⅱa、Ⅸa、Ⅹa、Ⅺa、Ⅻa等结合并抑制这些因子的活性。肝素通过AT-Ⅲ灭活因子Ⅱa、Ⅸa、Ⅹa时,必须同时与AT-Ⅲ以及这些因子结合,而LMWH分子链较短,仅作用于AT-Ⅲ和因子Ⅹa。LMWH灭活因子Ⅹa时,须与AT-Ⅲ结合(图23-2),而对凝血酶及其他凝血因子影响较小。一旦肝素-AT-Ⅲ-凝血酶复合物形成,肝素就从复合物上解离,再与另一AT-Ⅲ分子结合而反复作用,LMWH具有相似的作用。一般抗凝血药的作用强弱以抗因子Ⅹa/Ⅱa的比值表示,比值越大,抗血栓作用越强,出血倾向越小。LMWH抗因子Ⅹa/Ⅱa的比值为4∶1~2∶1,而普通肝素为1∶1左右,因此LMWH保持了肝素的抗血栓作用且降低了出血的危险。此外,LMWH还可促进血管内皮细胞释放t-PA,增强纤维蛋白的溶解。

除抗凝作用外,肝素还具有:①使血管内皮释放脂蛋白脂肪酶,水解血中乳糜微粒和极低密度脂蛋白(VLDL),发挥调血脂作用;②抑制炎症介质活性和炎症细胞活动,呈现抗炎作用;③抑制血管平滑肌细胞增生,抗血管内膜增生等作用;④抑制血小板聚集,可能继发于抑制凝血酶(凝血酶促进血小板聚集)。

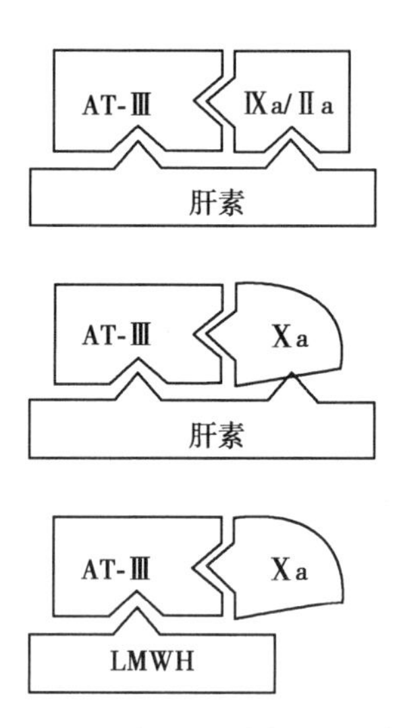

图23-2 肝素、LMWH和AT-Ⅲ及凝血因子相互作用示意图

临床应用:①血栓栓塞性疾病:主要用于防治血栓形成和栓塞,如深静脉血栓、肺栓塞和周围动脉血栓栓塞等;②弥散性血管内凝血(disseminated intravascular coagulation, DIC):用于各种原因引起的DIC,早期应用可防止因纤维蛋白和凝血因子消耗而引起的继发性出血;③防治心肌梗死、脑梗死、心血管手术及外周静脉术后血栓形成,心肌梗死后用肝素可预防高危患者发生静脉血栓栓塞性疾病,并预防大块前壁心肌梗死患者发生动脉栓塞;④体外抗凝,如血液透析时防止体外循环发生凝血。此外,依诺肝素对抗因子Ⅹa与因子Ⅱ活性的比值大于4,具有强大而持久的抗血栓形成作用。临床主要用于深部静脉血栓、外科手术和整形外科手术(如膝、髋关节人工关节更换手术)后静脉血栓形成的防治。LMWH其他的药理作用、临床应用和不良反应均与依诺肝素相似。

【体内代谢和影响因素】 肝素和LMWH为带有负电荷的大分子,不易通过生物膜,口服不吸收,常静脉注射给药,间隔4~6小时,或皮下注射给药,皮下给药后延迟20~60分钟起效,给药间隔 8～12 小时。静脉注射肝素后，立即起效，药物主要集中于血管内，几乎不进入其他组织，不易透过胎盘屏障。肝素和 LMWH 大部分经肝脏单核 - 巨噬细胞系统的肝素酶分解代谢，以降解产物或原型经肾排出，肾功能障碍患者，可以造成药物在体内蓄积而引起出血。肝素抗凝活性的 $t_{1/2}$ 因给药剂量而异，静脉注射剂量为 100U/kg、400U/kg 和 800U/kg 时，抗凝活性的 $t_{1/2}$ 分别为 1 小时、2.5 小时和 5 小时。肺气肿、肺栓塞及肝、肾功能严重障碍患者，$t_{1/2}$ 明显延长。与肝素相比，LMWH 的生物利用度高于肝素，抗凝血因子Ⅹa 活性的 $t_{1/2}$ 长（4～6 小时），静脉注射后作用可维持 12 小时，皮下注射每日 1 次即可。由于 LMWH 的来源和制作方法不同，分子量和硫酸酸化程度各异，药动学参数及剂量范围也不同，故临床应用的剂量存在一定差异。

【药物相互作用和不良反应及处理】

药物相互作用及处理：①由于肝素和 LMWH 为酸性药物，不能与碱性药物合用；②与阿司匹林等非甾体抗炎药、右旋糖酐或双嘧达莫等合用，可增加出血危险；③与糖皮质激素类、依他尼酸合用，可致胃肠道出血；④与胰岛素或磺酰脲类药物合用能导致低血糖；⑤静脉同时给予肝素和硝酸甘油，可降低肝素活性；⑥与血管紧张素转化酶抑制剂合用可引起高血钾。使用时应避免与上述药物合用；如与其他药物合用时，通常应间隔 1～2 小时。

不良反应及处理：①出血是肝素和 LMWH 常见的不良反应。肝素应用时需控制剂量及监测凝血时间或部分凝血活酶时间（partial thromboplastin time，PTT），使 PTT 维持在正常值（50～80 秒）的 1.5～2.5 倍，可减少这种危险。而 LMWH 治疗时需监测血浆凝血因子Ⅹa 的活性。②血小板减少症发生率可达 2%～5%。一般是由肝素引起的一过性血小板聚集作用所致，多数发生在用药 7～10 天，与免疫反应有关。可能因肝素促进 PF4 释放并与之结合，形成肝素 -PF4 复合物，后者再与特异性抗体形成 PF4- 肝素 -IgG 复合物，引起病理反应有关，停药约 4 天后可恢复。LMWH 血小板减少症的发生率较肝素低，这与 LMWH 分子链短、带负电荷弱有关。③其他不良反应包括偶有过敏反应，长期应用可致骨质疏松和骨折。临床上肝素和 LMWH 禁用于对肝素过敏、有出血倾向、血友病、血小板功能不全和血小板减少症、严重高血压、细菌性心内膜炎、溃疡病、颅内出血、活动性肺结核、先兆流产、产后、内脏肿瘤、外伤及术后等情况。与普通肝素比较，LMWH 抗凝剂量较易掌握，不良反应轻，作用持续时间长。处理：肝素和 LMWH 轻度过量，停药即可；如严重出血，可缓慢静脉滴注特异性拮抗药硫酸鱼精蛋白（protamine sulfate）解救。硫酸鱼精蛋白是强碱性蛋白质，带有正电荷，与肝素结合成稳定的复合物而使肝素和 LMWH 失活。每 1.0～1.5mg 的鱼精蛋白可使 100U 的肝素失活，但每次剂量不可超过 50mg。但鱼精蛋白可能诱发严重的低血压和过敏反应，只有在复苏术和过敏抢救措施齐备时才可应用。

【临床应用现状分析与展望】 目前肝素类药物仍是静脉输注抗凝药物的首选用药，特别是针对静脉血栓的治疗，只有肝素过敏或患有肝素诱导的血小板减少症时才会选用其他抗凝药物。虽然普通肝素仍然在使用，但其治疗窗窄，目前对于很多适应证倾向于使用 LMWH。由于 LMWH 具有分子量小，半衰期长，不良反应少，无需监测出凝血时间等优点，已成为临床上主要应用的肝素类药物，并且其临床适应证还在不断的扩大。另外，因子Ⅹa 抑制剂（见下文）作为抗凝药的研究热点，磺达肝癸钠、利伐沙班和阿哌沙班有望在临床中发挥更大的作用。

其他肝素类衍生物

Ⅹa 因子是维生素 K 依赖的丝氨酸蛋白酶，它占据了凝血瀑布反应的中心位置，可以由内源性和外源性凝血途径激活。

磺达肝癸钠（fondaparinux）是第一个用于临床的人工合成的选择性因子Ⅹa 抑制剂，以抗凝血酶Ⅲ肝素位点的结构为基础合成，属于戊多糖。皮下注射给药，血药浓度达峰值时间为 2 小时，$t_{1/2}$ 为 17 小时，经肾脏排泄，肌酐清除率低于 30ml/min 时应避免使用磺达肝癸钠。磺达肝癸钠是间接的因子Ⅹa 抑制剂，需经抗凝血酶Ⅲ介导才能产生对因子Ⅹa 的抑制作用。临床用于 ST 段抬高的急性冠状动脉综合征和大型骨科手术预防静脉血栓栓塞。与肝素和 LMWH 相比，该药发生出血和肝素引起的血小板减少症的风险要小得多。其特点是：①为合成性小分子，纯度高于动物来源的肝素；②对凝血酶原时间和血小板功能及其聚集没有影响，出血风险低。

利伐沙班（rivaroxaban）和阿哌沙班（apixaban）是因子Ⅹa 的直接抑制剂，可口服吸收，经过肝脏 CYP3A4 酶代谢，由肾脏排泄，因此肝肾功能不全者应减少剂量。利伐沙班和阿哌沙班均可以竞争性的直接结合于因子Ⅹa 的活性位点，该过程需要因子Ⅴa 和 Ca^{2+} 参与。临床用于房颤患者卒中的预防及髋关节或膝关节术后深静脉血栓和肺栓塞的预防。其主要的不良反应为出血，应避免与其他抗凝药同时服用。所有影响 CYP3A4 酶活性的药物如卡马西平、苯妥英、利福平、酮康唑、伊曲康唑、红霉素和环孢菌素等都可以影响其活性。

（二）香豆素类

香豆素类（coumarins）是一类含有 4- 羟基香豆素基本结构的物质，口服吸收后发挥抗凝作用，故称口服抗凝药。常用的有华法林（warfarin）、苄丙酮香豆素、双香豆素（dicoumarol）和醋硝香豆素（acenocoumarol）、醋硝香豆酮等。

华法林

【药理作用和临床应用】

药理作用：香豆素类药物是维生素 K 拮抗剂，抑制维生素 K 在肝由环氧化物向氢醌型转化，从而阻止维生素 K 的反复利用。维生素 K 是 γ- 羧化酶的辅酶，其循环受阻则影响含有谷氨酸残基的凝血因子Ⅱ、Ⅶ、Ⅸ、Ⅹ的前体和抗凝血蛋白 C 和 S 的 γ- 羧化作用，使这些因子停留于无凝血活性的前体阶段，从而影响凝血过程。对已经 γ- 羧化的上述因子无抑制作用。因此，该类药物体外无效，在体内也须在原有的凝血因子Ⅱ化、Ⅶ化、Ⅸ化、Ⅹ化、抗凝血蛋白 C 和 S 耗竭后才发挥抗凝作用。因子Ⅱa、Ⅶa、Ⅸa、Ⅹa、抗凝血蛋白 C 及 S 的 $t_{1/2}$ 分别为 50 小时、6 小时、24 小时、36 小时、8 小时及 30 小时。故该类药物口服后至少需经 12～24 小时才出现作用，1～3 天达高峰，维持 3～4 天。

临床应用：临床上口服香豆素类药物用于防治血栓栓塞性疾病，如心房颤动和心脏瓣膜病所致的血栓栓塞，这是华法林的常规应用。接受心脏瓣膜修复手术的患者需长期服用华法林。髋关节手术患者应用华法林可降低静脉血栓形成的发病率。本类药物作用时间较长，但显效慢，作用过于持久，不易控制。防治静脉血栓和肺栓塞一般采用先用肝素，后用香豆素类维持治疗的序贯疗法。与抗血小板药合用，可减少外科大手术、风湿性心脏病、人工瓣膜置换术后的静脉血栓发生率。

【体内代谢和影响因素】 华法林口服吸收快而完全，其钠盐的生物利用度几乎为 100%，吸收后 99% 以上的药物与血浆蛋白结合，表观分布容积小，达峰时间为 2～8 小时，但药物效应的 t_{max} 比达峰时间长，可通过胎盘屏障。主要在肝脏代谢，最后以代谢物的形式由肾排出，$t_{1/2}$ 约 40 小时，作用维持 2～5 天。双香豆素口服吸收慢且不规则，吸收后几乎全部与血浆蛋白结合，因此与其他血浆蛋白结合率高的药物同服时，可增加双香豆素的游离药物浓度，使抗凝作用大大增强，甚至诱发出血。双香豆素分布于肺、肝、脾及肾，经肝药酶羟基化失活后自尿中排出。

【药物相互作用和不良反应及处理】

药物相互作用及处理：任何影响华法林或维生素 K 的摄取或代谢、凝血因子的合成与清除、内皮细胞表面完整性的因素均可以影响华法林的药效。如阿司匹林、保泰松等，可使血浆中游离香豆素类浓度升高，抗凝作用增强；降低维生素 K 生物利用度的药物或各种病理状态导致胆汁减少，均可增强香豆素类的作用；广谱抗生素抑制肠道产生维生素 K 的菌群，减少维生素 K 的生成，增强香豆素类的作用；肝病时因凝血因子合成减少也可增强其作用；在胃肠道与考来烯胺等药物结合，降低华法林的吸收，而降低其药效；肝药酶诱导剂苯巴比妥、苯妥英钠、利福平等能加速该类药物的代谢，降低其抗凝作用等。与上述药物使用时应注意调整药物的剂量。

不良反应及处理：香豆素类药物过量易致自发性出血，最严重者为颅内出血，应密切观察。华法林能通过胎盘屏障，可引起出血性疾病，而且华法林可影响胎儿骨骼和血液蛋白质的 γ- 羧化作用，影响胎儿骨骼的正常发育，孕妇禁用。处理：应用这类药物期间必须测定凝血酶原时间，一般控制在 18～24 秒（正常为 12 秒）较好，并据此调整剂量。如用量过大引起出血时，应立即停药并缓慢静脉注射大量维生素 K 或输新鲜血液。华法林诱导的皮肤坏死较罕见，通常发生在用药后的 3～7 日内。

【临床应用现状分析与展望】 香豆素类药物，特别是华法林，是半个多世纪以来口服抗凝药的基本药物。临床上，华法林是静脉血栓长期口服抗凝药物的首选用药。已被列入世界卫生组织的基本药物清单，是目前使用最广泛且安全有效的口服抗凝药物。尽管不断有新的口服药物加入，但其地位一直未被撼动，特别是抗凝新药希美加群（ximelagatran）的撤市，再一次强化了华法林作为口服抗凝药的基石地位。

（三）凝血酶抑制药

该类药物如水蛭素、重组水蛭素等可与凝血酶的催化位点和阴离子外位点结合，而阿加曲班、达比加群等仅能通过与凝血酶的催化位点或阴离子外位点结合，发挥抗凝血酶作用。

水蛭素

水蛭素（hirudin）是水蛭唾液中的抗凝成分，含 65 个氨基酸残基，分子量约为 7kDa，是强效、特异的凝血酶抑制剂。现多用重组水蛭素（别名：来匹芦定，lepirudin），其作用与天然水蛭素相同。

【药理作用和临床应用】

药理作用：水蛭素以 1∶1 分子比直接与凝血酶的催化位点和阴离子外位点结合抑制凝血酶活性，抑制凝血酶的蛋白水解功能，因此抑制纤维蛋白的生成，也抑制凝血酶引起的血小板聚集和分泌，从而抑制血栓形成。

临床应用：临床主要用于预防术后血栓形成、经皮冠状动脉成形术后再狭窄、不稳定型心绞痛、急性心肌梗死后溶栓的辅助治疗、DIC、血液透析及体外循环等。也可以用于肝素诱导的血小板减少症患者的抗凝治疗。

【体内代谢和影响因素】 重组水蛭素和水蛭素口服不被吸收，需静脉或皮下注射给药。静脉注射后进入细胞间隙，不易透过血脑屏障。主要以原型经肾脏迅速排出，肾衰竭患者慎用。静脉注射 $t_{1/2}$ 约 10 分钟，皮下注射 $t_{1/2}$ 约 1 小时。由于患者用药期间体内通常可形成抗水蛭素的抗体从而延长 APTT，建议每日监测 APTT。另有文献报道重组水蛭素比肝素类药物具有更高的安全性和有效性，但需要进一步证实。

【药物相互作用和不良反应及处理】

药物相互作用及处理：与其他抗凝药物相似，水蛭素与口服抗凝血药物如香豆素衍生物、影响血小板聚集的药物如阿司匹林等，以及溶栓药物（如链激酶，阿替普酶等）药物合用，可增加出血的风险。与上述药物合用需调整用量。

不良反应及处理：①最常见的不良反应是出血，因其对凝血酶的直接抑制导致凝血障碍，可引起局部出血和血肿；②过敏反应也是水蛭素常见的不良反应。一旦出现不良反应，立即停药，并给予对症治疗。

【临床应用现状分析与展望】 凝血酶是凝血级联反应的终末阶段，凝血酶抑制药直接与凝血酶结合使其灭活，与华法林相比，其优点是：①抑制作用强；②对游离的和与血栓结合的凝血酶均有抑制作用；③抑制作用直接，起效较快；④其对凝血酶的抑制作用直接依赖于药物浓度。尽管由于凝血酶抑制药希美加群的撤市给凝血酶抑制药的应用带来了不确定性，但凝血酶抑制药依旧是一类理想的抗凝药物。

其他凝血酶抑制药

阿加曲班（argatroban）为精氨酸衍生物。阿加曲班与凝血酶的催化部位结合，抑制凝血酶的蛋白水解作用，阻碍纤维蛋白原的裂解和纤维蛋白凝块的形成，使某些凝血因子不活化，抑制凝血酶诱导的血小板聚集及分泌作用，最终抑制纤维蛋白的交联，并促使纤维蛋白溶解。阿加曲班是二线抗凝药物，用于预防和治疗由肝素诱发的与血小板减少有关的血栓形成。由于阿加曲班经胆汁排泄，还可以用于肾功能不全的患者。阿加曲班需静脉输注给药，$t_{1/2}$ 为 40～50 分钟，治疗安全范围窄，过量无对抗剂，故需监测 APTT，使 APTT 保持在 55～85 秒之间。同类药物还有达比加群（dabigatran），作用机制和适应证和阿加曲班相似。

二、纤维蛋白溶解药

纤维蛋白溶解药（fibrinolytics）可使纤维蛋白溶酶原（plasminogen，简称纤溶酶原）转变为纤维蛋白溶酶（plasmin，简称纤溶酶），纤溶酶通过降解纤维蛋白和纤维蛋白原而限制血栓增大和溶解血栓（图 23-3），故又称溶栓药（thrombolytics）。

阿替普酶

阿替普酶（alteplase）是药用纤溶酶原激活剂（plasminogen activator，PA 或 t-PA），最初由人子宫和黑色素瘤细胞培养液中分离提取，现已用基因工程方法生产人重组 t-PA（recombinant tissue-type plasminogen activator，rt-PA），即阿替普酶。

【药理作用和临床应用】

药理作用：其溶栓机制是激活内源性纤溶酶原转变为纤溶酶。t-PA 在靠近纤维蛋白 - 纤溶酶原相结合的部位，通过其赖氨酸残基与纤维蛋白结合，并激活与纤维蛋白结合的纤溶酶原转变为纤溶酶。这种作用比激活循环中游离型纤溶酶快数百倍，因而是不产生链激酶时常见的出血并发症。

临床应用：阿替普酶主要用于治疗急性心肌梗死、肺栓塞和脑栓塞，其阻塞血管再通率比链激酶高且不良反应小，是较好的第二代溶栓药。

【体内代谢和影响因素】 阿替普酶口服不吸收。本药静脉注射后迅速自血中清除，用药 5 分钟后，给药量的 50% 自血中清除；10 分钟及 20 分钟后，体内剩余药量分别占的给药量的 20% 及 10%。药物主要在肝脏代谢。

【药物相互作用和不良反应及处理】

药物相互作用及处理：在应用本品治疗前、治疗时或治疗后 24 小时内使用香豆素类衍生物、口服抗凝剂、血小板聚集抑制剂、普通肝素、LMWH 和其他影响凝血的药物可增加出血危险。故本品不可用于有高危出血倾向患者和严重的高血压患者。本药不宜与其他抗凝药配伍使用，也不能与其他药物共用一条静脉通路。

不良反应及处理：使用本品后最常见的不良反应有以下几种。①出血，包括内脏出血（胃肠道、泌尿生殖道、腹膜后或颅内）和穿刺部位或血管损伤处出血；②过敏样反应，通常为轻度，但在个别病例可危及生命，一旦出现应给予常规抗过敏治疗；③用于心肌梗死和肺栓塞可发生再灌注后损伤如心律失常、癫痫等，可能危及生命并需要常规抗心律失常和抗癫痫治疗；④有报道用本药进行溶栓治疗后发生了胆固醇结晶栓塞，可导致相关器官发生相应后果，此类反应较罕见；⑤近年发现该类药物会形成脑血管周围水肿，导致血脑屏障通透性增加，进而导致脑水肿。不良反应处理：使用本药一旦发生不良反应，立即停药。如发生严重的出血，建议输入新鲜冻干血浆或新鲜全血，必要时可使用合成的抗纤维蛋白溶解剂如氨甲苯酸、氨甲环酸等对抗。其他不良反应需对症治疗。

同属第二代溶栓药的还有西替普酶（silteplase）和那替普酶（nateplase）等。

【临床应用现状分析与展望】 纤维蛋白溶解药是临床治疗急性血栓栓塞性疾病的一类非常有效的药物，特别是 t-PA，多年来一直是临床上广

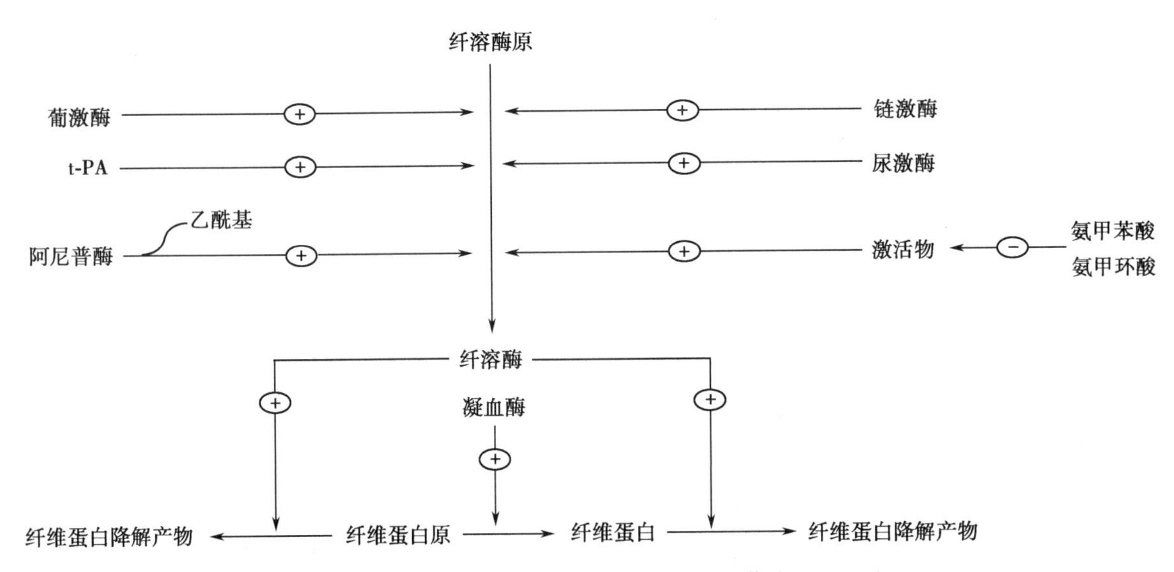

图 23-3 纤维蛋白溶解系统及纤维蛋白溶解药的作用机制

泛应用的一类药物。然而这类药物也具有一定的局限性，如多数药物半衰期短、具有免疫活性、药物剂量不易控制、容易造成系统出血和再栓塞。第三代药物如瑞替普酶等在一定程度上克服了第一代和第二代溶栓药的缺陷，但仍需进行更大规模的临床试验，方可推广使用。另外，进一步提高该类药物的溶栓效果及溶栓后的神经功能将是新 t-PA 药物的发展方向。

其他常用纤溶酶原激活剂

链激酶（streptokinase）是从丙组 β- 溶血性链球菌培养液中提取的一种蛋白质，现用基因工程技术制备重组链激酶（recombinant streptokinase，rSK）。链激酶溶解血栓的机制是与内源性纤溶酶原结合成复合物，并促使纤溶酶原转变为纤溶酶，纤溶酶迅速水解血栓中的纤维蛋白，导致血栓溶解（图 23-3）。链激酶主要用于治疗血栓栓塞性疾病。不良反应为出血，注射局部可出现血肿。严重出血可注射 6- 氨基己酸对抗。禁用于出血性疾病、新近创伤、消化道溃疡、伤口愈合中及严重高血压患者。链激酶有抗原性，可出现皮疹、发热等过敏反应，静脉注射过快可致低血压。类似作用的还有葡激酶（staphylokinase，Sak）和尿激酶（urokinase），但尿激酶无抗原性，不引起过敏反应，可用于对链激酶过敏者。目前临床应用的尿激酶来源于健康人尿或培养的人肾组织，基因重组技术获得的尿激酶和人源尿激酶药代动力学及药效存在一定的差距，如在上述方面予以突破将拓展尿激酶的临床应用。

阿尼普酶（anistreplase）是链激酶以 1∶1 的分子比例与人赖氨酸 - 纤溶酶原形成的复合物，为第二代溶栓药。阿尼普酶进入血液后弥散到血栓含纤维蛋白表面，通过复合物的赖氨酸 - 纤溶酶原活性中心与纤维蛋白结合，缓慢脱掉乙酰基后，血栓上纤维蛋白表面的纤溶酶原活化为纤溶酶而发挥溶解血栓的作用，有一定潜伏期，但不影响与纤维蛋白的结合力，因此有溶栓选择性。与链激酶比较，阿尼普酶的优点在于：①在体内被缓慢活化，静脉注射可增加与纤维蛋白的结合量，同时在血中不受 α_2-AP 的抑制；②本品与赖氨酸 - 纤溶酶原形成的复合物较易进入血凝块与纤维蛋白结合，而谷氨酸 - 纤溶酶原要降解为赖氨酸 - 纤溶酶原才能结合到纤维蛋白上，因此很少引起全身性纤溶活性增强，故出血少。阿尼普酶临床上可用于急性心肌梗死，亦可用于其他血栓性疾病。阿尼普酶可导致长时间血液低凝状态，出血常发生在注射部位或胃肠道。亦有抗原性，可发生与链激酶类似的过敏反应。

瑞替普酶（reteplase）为第三代溶栓药，通过基因重组技术获得。瑞替普酶有以下优点：①溶栓疗效高，起效快，耐受性好；②生产成本低，给药方法简便，不需要按体重调整给药剂量。临床主要用于急性心肌梗死，常见不良反应有出血、血小板减少症，有出血倾向患者慎用。由于改良了天然溶栓药的结构，本品提高了选择性溶栓效果，延长了半衰期，可减少用药剂量和不良反应。

三、抗血小板药

血栓栓塞性疾病是人类的常见病和多发病，局部血小板聚集栓塞形成是血栓形成的第一步，因此抗血小板药是临床预防和治疗血栓性疾病的重要手段。抗血小板药又称血小板抑制药，即抑制血小板黏附、聚集以及释放等功能的药物。根据作用机制可分为：①抑制血小板花生四烯酸代谢的药物，如阿司匹林、磺吡酮（苯磺唑酮）、达唑氧苯（dazoxiben，UK-37248，苯酸咪唑）、蒎 TXA_2（pinane TXA_2）等；②抑制 ADP 介导血小板活化的药物，如噻氯吡啶和氯吡格雷；③血小板膜糖蛋白（platelet glycoprotein，GP）Ⅱb/Ⅲa 受体阻断药。

（一）抑制血小板花生四烯酸代谢的药物

1. 环加氧酶抑制药 该类药物可抑制花生四烯酸转化为前列腺素 G_2（prostaglandin G_2，PGG_2），从而使血小板 TXA_2 合成减少。非甾体抗炎药阿司匹林是代表药，这些药物的抗血小板作用机制相似，作用效力和持续时间有所区别。阿司匹林对环加氧酶的抑制是不可逆的，故对血小板呈现独特的持久性抑制作用。其他非甾体抗炎药对环加氧酶的抑制是可逆的，作用时间较短。

阿司匹林

【药理作用和临床应用】

药理作用：阿司匹林（aspirin）低剂量（75～150mg）即可抑制血小板聚集，作用持续 2～3 天。血小板内存在 COX-1 和 TXA_2 合酶，能催化生成

PGG_2，并在过氧化物酶的作用下生成 PGH_2，进而合成 TXA_2，TXA_2 可以诱发血小板聚集和血栓形成。血管内皮也存在 COX-1 和 PGI_2 合酶，能催化生成 PGI_2，而 PGI_2 具有舒张血管和抑制血小板聚集、血小板颗粒释放的作用。而阿司匹林只在较大剂量（0.3g）时才能抑制血管内皮 PGI_2 活性而减少 PGI_2 的合成。阿司匹林通过与 COX-1 氨基酸序列第 529 位丝氨酸残基结合使之乙酰化，不可逆地抑制 COX-1 的活性，从而抑制血小板 TXA_2 和血管内膜 PGI_2 的合成。因血小板的寿命仅为 8～11 天，且与血管内皮相比无蛋白质合成能力，不能生成新的 COX-1，故小剂量阿司匹林可显著减少 TXA_2 水平，而对血管内皮的 PGI_2 无明显影响。此外，阿司匹林对胶原、ADP、抗原抗体复合物以及某些病毒和细菌引起的血小板聚集都有明显的抑制作用，可防止血栓形成。阿司匹林还能部分拮抗纤维蛋白原溶解导致的血小板激活，并可抑制 t-PA 的释放。

临床应用：阿司匹林能有效地减少缺血性心脏病发作和复发，也可使一过性脑缺血发作患者的卒中发生率和死亡率降低。因此，每日给予小剂量阿司匹林可防治冠状动脉性疾病、心肌梗死、脑梗死、脑卒中、有脑血栓倾向的短暂性脑缺血发作后脑梗死的二级预防、深静脉血栓形成和肺梗死等。（阿司匹林的其他作用见第三十三章）

【体内代谢和影响因素】 体内代谢和影响因素见第三十三章。

【药物相互作用和不良反应及处理】 药物相互作用和不良反应及处理见三十三章。

【临床应用现状分析与展望】 阿司匹林的抗血栓疗效已经被国际多中心大量临床试验所肯定，广泛用于心脑血管病的一级预防。然而，2018 年的一项大规模临床调查显示，阿司匹林可以增加出血的风险，使阿司匹林的心血管疾病的一级预防作用受到挑战和质疑。受其影响，2019 年《心血管疾病一级预防指南》也相应地下调了阿司匹林的推荐力度，仅作为心血管事件风险较高且不具有出血倾向的 40～70 岁患者的二级预防用药。血管内皮细胞中既有 COX-1 也有 COX-2，但由于 COX-2 抑制剂具有增加心血管事件的风险，目前已经退出抗凝药市场。

2. TXA_2 合酶抑制药和 TXA_2 受体阻断药

奥扎格雷

【药理作用和临床应用】

药理作用：TXA_2 合酶抑制药可抑制 TXA_2 的形成，导致环内过氧化物（PGG_2、PGH_2）蓄积，从而促进 PGI_2 生成。奥扎格雷（ozagrel）能选择性地抑制 TXA_2 合酶，从而抑制 TXA_2 的产生和促进 PGI_2 的产生，改善两者间的平衡，最终抑制血小板的聚集。

临床应用：可用于急性血栓性脑梗死和脑梗死伴发的运动障碍，以及蛛网膜下腔出血手术后的脑血管痉挛状态及伴发的脑缺血。

【体内代谢和影响因素】 本药单次静脉注射后，在血中的清除较快。连续静脉注射后 2 小时达稳态血药浓度。本药在血液中除游离形式外，还有 β- 氧化体和还原体。药物大部分在 24 小时内随尿液排泄，代谢物几乎没有药理活性。动物试验未发现本药有蓄积性。

【药物相互作用和不良反应及处理】

药物相互作用及处理：与其他抗血小板聚集药、血栓溶解药、抗凝血药合用有协同作用，可增强出血倾向。与这些药物联用时，应适当减少本药剂量。

不良反应及处理：出血为其常见的不良反应，可见出血性脑梗死、颅内出血、消化道出血及血小板减少等；偶见室上性心律不齐、血压下降、胃肠道反应、肝功能障碍及荨麻疹、皮疹等过敏反应。以下情况禁用本药：①对本药过敏者；②脑出血或脑梗死并发出血或大面积脑梗死致深昏迷者；③有严重心、肺、肝、肾功能不全（如严重心律不齐、心肌梗死）者；④有血液病或出血倾向缺者；⑤严重高血压（收缩压超过 26.6kPa）的患者。一旦出现不良反应立即停药，并给予对症治疗。

【临床应用现状分析与展望】 虽然 TXA_2 合酶抑制药和 TXA_2 受体阻断药理论上能比阿司匹林更有效地抑制 TXA_2 通路，然而本类药物的临床使用疗效并不肯定。与阿司匹林相比，其药效并不显著，因此尚不能替代阿司匹林对血栓的一级或二级预防。

其他影响血小板花生四烯酸代谢的药物如磷酸二酯酶抑制剂双嘧达莫（dipyridamole）又称潘

生丁（persantin），可以抑制血小板磷酸二酯酶活性，增加血小板 cAMP 的含量，从而抑制血小板的聚集。但其对血小板的抑制作用较弱，常与华法林和阿司匹林合用。由于其具有扩血管作用，常引起“冠状动脉窃血”，现已较少应用。

（二）抑制 ADP 介导血小板活化的药物

本类药物主要通过与 ADP 受体特异性结合，抑制血小板膜 ADP 受体的表达和功能。血小板含有两种嘌呤能受体 $P2Y_1$ 和 $P2Y_{12}$，二者都是 G 蛋白偶联受体。两种受体在血栓形成过程中联合反应：$P2Y_1$ 受体引发血栓形成的起始，$P2Y_1$ 受体与 Gq 蛋白偶联，通过 PLC 和 Ca^{2+} 途径诱导血小板形变；$P2Y_{12}$ 受体持续促进血栓的形成，$P2Y_{12}$ 受体与 Gi 偶联，通过腺苷酸环化酶，抑制 cAMP 的生成，降低细胞内 cAMP 水平，诱导血小板激活。

氯吡格雷

【药理作用和临床应用】

药理作用：噻氯吡啶（ticlopidine）、氯吡格雷（clopidogrel）和普拉格雷（prasugrel）都属于噻吩并吡啶衍生物。噻氯匹定是第一代噻吩并吡啶衍生物，氯吡格雷和普拉格雷分别是第二代和第三代噻吩并吡啶衍生物，这三种化合物均为前体药，在体内需经过肝细胞色素 P450 系统代谢成为有活性的代谢产物，才能发挥抗血栓作用。它们通过其活性代谢产物选择性地、不可逆性地与血小板膜表面的 $P2Y_{12}$ 受体结合，阻断 ADP 对腺苷酸环化酶的抑制作用，从而促进 cAMP 依赖的舒血管物质刺激磷酸蛋白（vasodilator-stimulated phosphoprotein，VASP）的磷酸化，抑制 ADP 介导的 GPⅡb/Ⅲa 受体活化，不可逆地抑制血小板聚集和黏附。此外，氯吡格雷还可以抑制除 ADP 以外的其他的激动剂诱导的血小板聚集。

临床应用：氯吡格雷疗效优于阿司匹林，常与阿司匹林联合应用，主要用于预防和治疗因血小板高聚集引起的脑卒中、心肌梗死及外周动脉血栓性疾病。

【体内代谢和影响因素】 氯吡格雷口服吸收迅速，约 50% 的药物经胃肠道吸收，食物和抗酸剂对其生物利用度影响不大。$t_{1/2}$ 约 6～8 小时，主要在肝脏代谢，经粪便和尿液排泄。肝肾功能损害病人慎用氯吡格雷。氯吡格雷和 / 或其代谢物可以从乳汁中排泄，因此哺乳期不建议使用该药。

【药物相互作用和不良反应及处理】

药物相互作用及处理：与其他抗凝药物相似，氯吡格雷与其他抗凝血药物合用可增加出血的风险。由于氯吡格雷部分由肝药酶 CYP2C19 代谢为活性代谢物，凡影响肝药酶活性的药物，如质子泵抑制剂奥美拉唑、兰索拉唑等都可以影响氯吡格雷的生物转化，而影响其药效。氯吡格雷与非甾体抗炎药（NSAIDs）萘普生合用可增加胃肠道隐性出血的风险，因此非甾体抗炎药包括 COX-2 抑制剂和氯吡格雷合用时应密切观察。与其他药物合用时需调整药物的用量。

不良反应及处理：氯吡格雷作为第二代 ADP 受体拮抗剂，具有血液及消化系统副作用较少的优点，不良反应常见出血、腹泻、腹痛、皮疹等，偶见中性粒细胞减少、血小板减少性紫癜。氯吡格雷的过量使用会引起出血时间的延长以及出血并发症，需输注血小板逆转氯吡格雷的作用。

【临床应用现状分析与展望】 由于第一代噻吩并吡啶药物噻氯匹定具有皮疹、腹泻、严重中性粒细胞减少等血液和淋巴系统的副作用。目前，噻氯匹定已被氯吡格雷所取代。氯吡格雷在临床上广泛用于防治心脑血管疾病，是目前临床上预防动脉血栓的一线药物。近年来随着用药人群的增加，发现部分人群存在氯吡格雷抵抗现象，其机制尚不明确，可能和体内的肝药酶和药物的转运体 P- 糖蛋白的基因具有多态性及药物的相互作用有关。有学者认为可以通过合理用药消除其药物抵抗现象，与其他抗凝药物合用可增强抗血栓的疗效，如与阿司匹林合用在抑制胶原和凝血酶诱导的血小板聚集、活化和抗动脉血栓形成的作用等方面较各自单用均明显增强。

其他噻吩并吡啶衍生物

普拉格雷（prasugrel）作为第三代噻吩并吡啶衍生物，可以直接结合或甲基化 $P2Y_{12}$ 受体上的半胱氨酸，使 $P2Y_{12}$ 受体失活，发挥其抗血小板作用。其生物利用度比氯吡格雷更高，与氯吡格雷相比普拉格雷起效更快，作用也更强。但其应用后出血的风险也明显高于前两种药物，尤其是年龄高于 75 岁和体重低于 60kg 的患者。此外，由于普拉格雷可以增高颅内出血的风险，因此禁用于有脑卒中和短暂性脑缺血病史的患者。

替卡格雷(ticagrelor)作为环戊基三唑并嘧啶药物，是 $P2Y_{12}$ 受体的新型竞争性抑制剂。与上述药物不同，替卡格雷口服有效，不需要肝药酶的活化，具有比氯吡格雷起效更快、作用更强的特点。用于减少心肌梗死等严重心血管事件的发生，主要的不良反应有呼吸困难、心动过缓和颅内出血。

（三）血小板膜GPⅡb/Ⅲa阻断药

包括阿昔单抗(abciximab)和其他非肽类GPⅡb/Ⅲa蛋白拮抗药替罗非班(tirofiban)。

阿昔单抗

【药理作用和临床应用】

药理作用：ADP、凝血酶、TXA_2 等血小板聚集诱导剂的共同作用是暴露血小板膜表面的GPⅡb/Ⅲa蛋白。当血小板激活时，GPⅡb/Ⅲa蛋白二聚体构象发生变化，暴露出与vWF、纤连蛋白(fibronectin)及纤维蛋白原等配体的结合位点，血小板之间通过上述配体聚集在一起，形成血栓。已知引起血小板聚集的黏附蛋白大多含有RGD序列，也是GPⅡb/Ⅲa蛋白特异性的识别、结合位点。GPⅡb/Ⅲa蛋白拮抗剂阻碍血小板同上述配体结合，抑制血小板聚集。阿昔单抗是较早的GPⅡb/Ⅲa蛋白单克隆抗体，抑制血小板聚集作用明显，对血栓形成、溶栓治疗及防止血管再闭塞有明显的治疗作用。后续开发的非肽类GPⅡb/Ⅲa蛋白拮抗药替罗非班，抑制血小板聚集作用强，应用方便，不良反应较少。

临床应用：适用于急性心肌梗死、溶栓、不稳定型心绞痛和血管成形术后再梗死。

【体内代谢和影响因素】 阿昔单抗口服不吸收，静脉注射给药后，30分钟内大于80%的药物与药物靶点结合，之后被网状内皮系统吞噬，经肾脏排泄。阿昔单抗的 $t_{1/2}$ 约10分钟，替罗非班的 $t_{1/2}$ 约2小时。肾功能障碍患者慎用。

【药物相互作用和不良反应及处理】

药物相互作用及处理：本类药物的药物相互作用数据尚不完全，已有数据表明阿昔单抗和替罗非班与其他抗凝血药物合用，可增加出血的风险。

不良反应及处理：严重的副作用包括血小板减少(多见于和肝素合用的病人)、出血(脑血管，肺)。本类药物其他常见的不良反应有胸痛、低血压、注射部位疼痛、腹痛、恶心、呕吐、轻微出血、肉眼血尿和背痛。禁用于过敏体质、有出血倾向或活动性出血、严重高血压、动脉瘤和血小板小于10万/μl的患者。

【临床应用现状分析与展望】 目前本类药物多数处于临床试验阶段，适用于和其他抗凝药物的联合应用，治疗急性心肌梗死、溶栓、不稳定型心绞痛和冠脉搭桥术或粥样斑块切除术的患者。

第三节　抗血栓药的研发史和研究进展

一、抗血栓药物的发展史

血栓的形成与心血管疾病密切相关，是严重威胁人类身体健康的重要疾病之一。随着对血栓形成机制的不断研究，用于抗血栓形成的新药既有抗凝血药和溶解血栓的药物，又有抑制血小板聚集的药物(图23-4)。

1916年，美国J. Hopkins大学医学院二年级学生J. Mclean在W. Howell教授指导下进行科研工作。他们想从人体各种组织或脏器的提取物中寻找具有促进血液凝固的物质。在实验中，他们最初的研究始于从肝脏组织抽提物中寻找促凝物质，但意外地发现了一种物质在体外似乎具有抗凝作用。之后W. Howell带领其他人继续研究，并从肝脏中分离出两种物质，一种脂溶性物质，一种水溶性多糖物质，这两种物质均具有较强的抗血液凝固的作用。由于这两种物质均提取于肝脏，因此W. Howell将这两种物质都取名为肝素。肝脏的希腊文为“heper”，故肝素被命名为“heparin”，此名一直沿用至今。由于提纯方法的限制，当时的水溶性肝素含有杂质，会引起头痛、发热、恶心等不良反应，限制了药物的使用。1929年，加拿大的C.H. Best(与Frederick Banting共同发现了胰岛素)和研究生A. Charles决定进一步提纯肝素，以期减少或消除其不良反应。1933年，C.H. Best发现人体的许多组织都含有肝素，尤其在肺脏，其含量比肝脏还多。之后C.H. Best

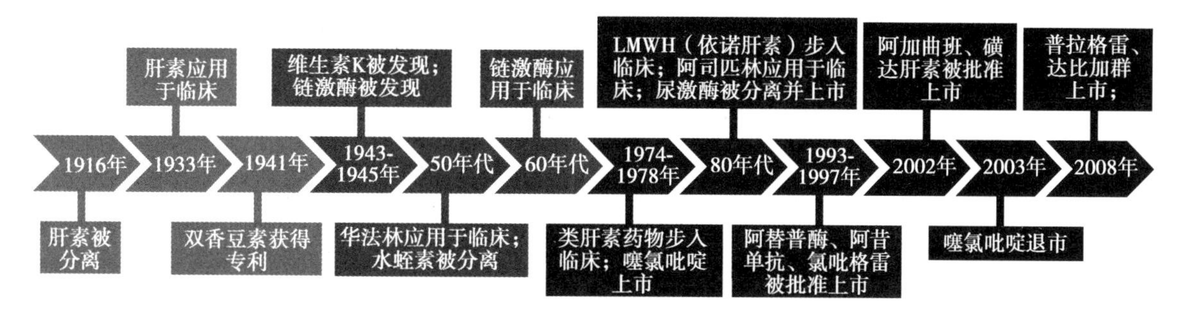

图 23-4 抗血栓药的研发史

优化了肝素的分离纯化方法。1935 年，瑞典生理学家 E. Taylor 发表了肝素结构的研究。1937 年 C.H. Best 及其同事应用肝素预防血栓形成并获得成功，同年肝素步入临床，首次用于人体抗凝。1949 年，E. Taylor 和 P. Moloney 进一步优化了肝素的生产方法，提高了肝素的回收率，降低了生产成本。从此，肝素成为临床上常用的抗凝剂。

在肝素研发的同期，维生素 K 和香豆素类抗凝药也在科学家的不懈努力下步入了历史舞台。丹麦生物化学家 H. Dam 在研究鸡的胆固醇代谢时，发现用一种去除胆固醇的饲料喂养小鸡，小鸡会出现发育不良，并表现出凝血障碍，造成皮下、肌肉和其他器官出血，但在食物中添加维生素和胆固醇后并没有明显改善出血症状。然而，在饲料中添加紫花苜蓿就能完全治好这种致命的出血。因此，Dam 认为，这是由于在食物中缺乏一种未知的脂溶性物质所致。1935 年，Dam 将其命名为维生素 K，并于 1939 年从苜蓿中成功地分离出来维生素 K。后续的研究证明维生素 K 在凝血过程中起重要生理功能。而 Dam 也因此于 1943 年与另一个研究维生素 K 的科学家共同获得诺贝尔生理学和医学奖。

而华法林的诞生则略显曲折。在 20 世纪初，加拿大和美国北达科他州的阿默斯平原采取了种植甜三叶草的做法来取代玉米作为养牛场的饲料。然而在 1921 年至 1922 年的冬季，一种致命的出血性疾病袭击了当时的以甜三叶草为饲料的牛群，几乎所有发病的牛都曾经进食过变质的甜三叶草。经过深入调查，科学家发现变质的甜三叶草含有天然抗凝剂 3,3- 亚甲基双 -（4- 羟基香豆素）或双香豆素。K. Link 等人通过研究发现甜三叶草作为豆科植物，香豆素的含量很高。香豆素作为黄酮类、木脂素、桂皮酸等次生代谢产物广泛分布于植物界，存在于芸香科、豆科、菊科等高等植物中。香豆素本身没有抗凝作用，但当甜三叶草变质时，香豆素在真菌的作用下先转化为 4- 羟基香豆素，再进一步形成双香豆素，而双香豆素具有显著的抗凝作用。K. Link 等人从香豆素变异结构中找到了药效更强的华法林（双香豆素的合成同源物），自此双香豆素和华法林进入了抗凝药的队伍。最初双香豆素和华法林只作为灭鼠药，1951 年美国临床医生发现华法林具有抗凝作用，且安全性较高，1954 年华法林被 FDA 批准作为口服抗凝剂应用于临床。然而华法林抑制环氧化物还原酶，破坏维生素 K 代谢的作用机制直到 1978 年才被 J.W. Suttie 等人揭示。目前华法林已被列入世界卫生组织的基本药物清单，成为使用最广泛且安全有效的口服抗凝药物。

尽管肝素和华法林成功应用于深度静脉血栓和肺栓塞的治疗，但这两种抗凝药都具有抗凝效果不可预测性的缺点，需要频繁的检测凝血功能来调整药物的剂量。20 世纪 70 年代后期至 80 年代初期，通过解聚肝素（分子量为 12 000～16 000Da）获得了 LMWH（分子量为 4.000～5.000Da）。与肝素相比，LMWH 的血浆半衰期更长，生物利用度更高，抗凝作用的可预测性更好，可以皮下注射，不需要监测凝血功能，不良反应发生率低，尤其是出血风险大为降低，故 LMWH 逐步取代普通肝素，成为临床预防和治疗深度静脉血栓的主要选择。治疗深度静脉血栓的低分子量肝素——依诺肝素于 1993 年上市。

随着对血液凝集级联反应的了解深入，计算机辅助药物设计的发展，加速了新药研发的步伐。因子Xa 作为外源性和内源性凝血级联反应交汇点的第一个凝血因子，成为抗凝药物设计的重要靶点。以此为基础，2002 年首个选择性Xa

因子间接抑制剂——人工合成的戊糖磺达肝癸钠问世。除了分子还原端的 O- 甲基外，磺达肝癸钠中的五个单体糖单元的特性和序列与肝素的五个单体糖单元完全相同。这 5 个单糖与抗凝血酶Ⅲ的活化部位特异性结合，增强了抗凝血酶Ⅲ对因子Ⅹa 的中和作用（约 300 倍），导致因子Ⅹa 的快速抑制，进而减少了凝血酶的产生和纤维蛋白的形成。因此，磺达肝癸钠对凝血酶无直接抑制作用。然而磺达肝癸钠并非完美，还需注射给药等，更为安全、方便的抗凝药物正在研发之中。

华法林自诞生之日起一直占据口服抗凝药物的鳌头，但也具有抗凝效果不可预测的缺点，因此需要寻找更加安全有效的口服抗凝药物。阿司匹林和氯吡格雷正是在此背景下诞生的（阿司匹林见第三十三章）。1972 年，某制药公司在进行镇痛抗炎药物替诺立定（tinoridine）的仿制过程中，发现噻吩并吡啶化合物具有抗血小板凝聚的作用。与此同时，阿司匹林的心血管保护作用得到了初步的证实，其靶点之一即血小板。而第一个用于临床的噻吩并吡啶类衍生物噻氯吡啶，由于其具有严重的骨髓抑制、白细胞减少、再生障碍性贫血、血小板减少等不良反应，很快被市场所淘汰。随后该公司合成了一千多个噻吩并吡啶类化合物，进行筛选和研发，终于在 1998 年将氯吡格雷推上临床，但直到 2001 年才明确其确切的药理作用机制。多年来的临床数据充分肯定了氯吡格雷的防治血栓形成的作用，使其成为全世界第二畅销药物，挽救了无数心梗患者的生命。

二、溶栓药的临床应用与展望

（一）溶栓药的临床应用

1. 溶栓治疗的用药原则

（1）尽早用药：血栓溶解程度与血栓形成时间有关，新鲜血栓易于溶解。且由于血栓堵塞血管，组织供血中断时间过长将造成细胞的不可逆损伤，乃至死亡。例如，心肌缺血 4～6 小时后心肌细胞坏死，故急性心肌梗死（acute myocardial infarction，AMI）溶栓治疗应在症状出现后 6 小时内进行。6 小时内溶栓，病死率减少 30%；6～12 小时内溶栓，病死率减少 15%。对于脑梗死患者，最好在血栓形成的 3 小时内进行溶栓治疗。

（2）首次使用负荷剂量：首次用药一般采用大剂量，这是因为溶栓药进入血循环后必须先中和体内可能存在的抗体和抗纤溶物质，如链激酶抗体和 PAI 等。国外 t-PA 较普遍的用法为加速给药方案（GUSTO 方案），首先静脉注射 15mg，之后在 30 分钟内静脉滴注 0.75mg/kg（不超过 50mg），再在 60 分钟内静脉滴注 0.5mg/kg（不超过 35mg）。给药前静脉注射肝素 5 000U，继之以 1 000U/h 的速率静脉滴注，以 APTT 结果调整肝素给药量，使 APTT 维持在 60～80 秒。

（3）溶栓药与抗栓药的联合应用：临床溶解血栓过程常与血栓形成过程平行进行。为加速溶栓和减少再闭塞，在应用溶栓药时常合用抗栓药，已成为溶栓治疗的常规方案。抗栓药中最常用的是抗血小板药阿司匹林和抗凝血药肝素。

（4）溶栓药与促纤维蛋白溶解药的联合应用：溶栓药除纤溶酶原激活剂外，尚有一些药物虽不能直接激活纤溶酶原，但可通过间接的内源性机制，如促进内源性 t-PA 的释放或降低纤溶抑制物水平，具有促纤维蛋白溶解作用。

2. 溶栓药临床应用中存在的问题　溶栓药对血栓栓塞性疾病的治疗效果已被临床所公认，但在临床应用中尚存在以下几个主要问题有待于研究解决。

（1）出血：出血是溶栓药最常见的并发症。引起出血的原因主要是溶栓药对凝血因子如纤维蛋白原、因子Ⅴ等也有蛋白水解作用，使凝血因子耗竭。此外，保护性血栓的溶解、血管壁完整性的丧失也可能引起出血。作为溶栓辅助治疗的抗凝血药和抗血小板药也可增加出血的倾向。

（2）血管再闭塞：急性心肌梗死患者经溶栓治疗冠状动脉再通后，血管再闭塞率为 5%～30%。原因可能是纤维蛋白溶解激活导致血小板活化，形成富含血小板的血栓，而溶栓药往往对血小板血栓无效。

（3）经溶栓无效：经单用或并用溶栓药，包括新型溶栓药 t-PA，仍有 25% 的患者无效。可能的原因有：①患者血栓结构不一，富含血小板血栓对溶栓药无效；②治疗所用溶栓药的纤溶活性不够强；③新型溶栓药 t-PA 和单链尿激酶在人体对纤维蛋白的特异亲和力不如在体外或动物模型高。

（二）溶栓药的展望

理想的溶栓药物应该具有安全、有效、给药方便、特异性强、半衰期长、能溶解陈旧血栓、复发率低、无出血等不良反应及价格合理等特点。近年来，溶栓药物已经有了很大的发展，但依然存在不同程度的问题。随着分子生物学技术的发展以及药物筛选手段的提高，应用单克隆抗体和基因重组技术等先进手段研制更理想的溶栓剂有良好的前景。同时，开发新型天然溶栓药物寻找新型结构溶栓化合物也将是今后研究的方向。

第四节　抗血栓药的实验方法

抗血栓药种类繁多，实验方法各不相同，常用凝血时间测定、血浆凝血酶原时间测定、部分凝血酶原时间测定等测定药物的凝血和抗凝血作用。影响血小板功能的药物可用血小板黏附试验、血小板聚集试验、血小板释放试验等测定。并且可通过检测花生四烯酸代谢系统、环核苷酸代谢系统及测定磷脂酰肌醇代谢系统、血小板胞质游离钙的浓度及血小板膜糖蛋白等检测影响血小板的功能因素。另外，可以测定血小板与白细胞、血小板与内皮细胞、血小板与红细胞等的相互作用以及检测活体微血管血小板血栓的形成等。

一、血小板黏附实验

应用灌注小室法将血液泵入盛有去除内皮的兔主动脉壁的小室中，根据血小板与内皮黏附的多少，判断血小板的黏附性。由于血小板具有黏附于异物的特性，使血小板数目减少，因此测定接触异物前后血液中血小板数目之差，即为黏附于异物表面的血小板数，由此计算血小板黏附率。

二、血小板聚集实验

可使血小板聚集的诱导剂很多，如 ADP、胶原、凝血酶、肾上腺素及花生四烯酸等，可用比浊法、比值法和血栓法测定血小板的聚集性。

三、血小板释放实验

当血小板被激活后，将其颗粒内容物释放到血浆，血小板释放反应是血小板收缩蛋白系统激活的结果。血小板释放的物质很多，包括 PF4、β-TG、ADP、5-HT、TXA_2 和 Ca^{2+} 等。可应用同位素测定法测定血小板释放的 PF4、β-TG 和 5-HT。

四、检测血小板花生四烯酸代谢产物的实验

（一）TXB_2 的检测

由于 TXA_2 不稳定，很快被代谢为 TXB_2，可应用放射免疫法（radio immuno assay，RIA）及酶联免疫吸附测定法（enzyme linked immunosorbent assay，ELISA）检测 TXB_2 水平以反映血小板释放 TXA_2 的量。用标记抗原（3H-TXB_2 或 125I-TXB_2）和非标记抗原（TXB_2）标准品与 TXB_2 特异性抗体结合进行放射免疫分析，测定血小板释放的 TXA_2 含量（RIA）。亦可利用抗原（TXB_2-BSA）包被固相载体，游离抗原（标准品或待测样品）竞争性地与一定量的抗体结合，洗涤后加过量的第二抗体标记，经底物显色，根据显色的光密度（optical density，OD）值可推算出待测样品的 TXB_2 含量（ELISA 法）。

（二）环加氧酶、TXA_2 合成酶和 PGI_2 合成酶的检测

可分别以花生四烯酸为底物，在猪肺微粒体酶系统中进行反应，用 RIA 法检测 TXB_2 和 6-keto-$PGF_{1\alpha}$，根据 TXB_2 和 6-keto-$PGF_{1\alpha}$ 含量变化，推算药物对不同酶活性的影响。

五、检测血小板环核苷酸代谢酶的实验

（一）腺苷酸环化酶的测定

ATP 在血小板膜腺苷酸环化酶的作用下生成 cAMP，以非标记 ATP 为底物，加入 ^{3}H-cAMP 后，利用标记和非标记的 cAMP 与蛋白酶竞争性结合的方法把结合的 cAMP 与游离的 cAMP 分开。用活性炭吸附游离的 cAMP，然后测定结合的 cAMP 放射性，从结合的 cAMP 的放射强度计算出样品中的 cAMP 含量，以反映腺苷酸环化酶的活性。

（二）血小板磷酸二酯酶的测定

3′,5′-cAMP 在血小板磷酸二酯酶的作用下，水解生成 5′-AMP，在过量蛇毒核酸酶的作用下，5′-AMP 再水解为腺苷。根据加入一定量的 3′,5′-cAMP，测定所产生的腺苷含量，计算磷酸二酯酶的活性。

六、血小板胞质游离 Ca^{2+} 浓度的测定

（一）荧光分光光度法

血小板受诱导剂刺激时，可引起血小板外 Ca^{2+} 内流和细胞内贮存的 Ca^{2+} 释放，使血小板胞质 Ca^{2+} 浓度升高，荧光指示剂 Fura-2/AM 可穿过细胞膜进入血小板，被水解为 Fura-2 后与游离的 Ca^{2+} 结合，并可被特定波长的紫外线激发而产生荧光。其特点是当 Fura-2 未与 Ca^{2+} 结合时，其激发峰波长为 380nm；Fura-2 与 Ca^{2+} 结合后，激发波长向短波方向移至 340nm。故采用激发比值荧光测定，即用 380nm 和 340nm 双波长激发，根据其双波长激发的荧光强度比率可测出血小板胞质游离 Ca^{2+} 浓度和变化。

（二）流式细胞术法

根据 Ca^{2+} 敏感荧光探针 Fluo-3 可被 488nm 激光激发，随着与 Ca^{2+} 的结合，其荧光强度增加（呈绿色）。Fluo-3 是流式细胞仪测定细胞内 Ca^{2+} 浓度的低噪声、高敏感度的指示剂。

七、血小板膜糖蛋白的测定

可用抗原抗体的免疫反应，结合单克隆抗体的特异性及同位素的敏感性，用单位点免疫放射法可直接定量测定活化血小板膜 GPⅡb/Ⅲa 的分子数。或用荧光标记 GPⅡb/Ⅲa 单克隆抗体，用流式细胞仪测定血小板膜 GPⅡb/Ⅲa 的荧光强度。

八、活体微血管血小板血栓形成实验

利用激光照射肠系膜的微血管，同时静脉注射荧光素钠，进行光 - 色素反应。损伤血管壁上的血管内皮诱发血小板黏附，聚集并发生释放反应，致使血栓形成，该过程可用显微电视摄像和录像系统拍摄记录。

九、动 - 静脉旁路血栓形成实验

血流中的血小板当接触丝线的粗糙面时可黏附于线上，并发生聚集，环绕线的表面形成血小板血栓。血小板的聚集功能受到抑制时，血栓重量较轻。可利用聚乙烯管连接大鼠右侧颈总动脉和左颈外静脉，制备血小板血栓，血栓总重量减去丝线重量即为血栓湿重。

（张　炜　孔德志）

参考文献

[1] AN J，ZHANG C，POLAVARAPU R，et al. Tissue-type plasminogen activator and the low-density lipoprotein receptor-related protein induce Akt phosphorylation in the ischemic brain[J]. Blood，2008，112（7）：2787-2794.

[2] BRUNTON L L，HILAL-DANDAN R，KNOLLMANN B. Goodman & Gilman's the pharmacological basis of therapeutics[M]. 13th ed. New York：McGraw-Hill Medical：2018.

[3] MICHELSON A D. Platelets[M]. 3rd ed. Elsevier Inc，2013.

[4] GOLAN D E，ARMSTRONG E J，ARMSTRONG A W. Principles of Pharmacology：The pathophysiologic basis of drug therapy[M]. 4th ed. Wolters Kluwer Health，2017.

[5] 苏定冯. 心血管药理学 [M]. 北京：人民卫生出版社，2011.

[6] 李学军，梅其炳. 药理学 [M]. 西安：第四军医大学出版社，2012.

[7] 李家泰. 临床药理学 [M]. 北京：人民卫生出版社，2007.

[8] 张均田. 现代药理实验方法 [M]. 北京：北京医科大学中国协和医科大学联合出版社，1998.

第二十四章　肾上腺皮质激素类药物

肾上腺皮质激素（adrenocortical hormones）是由肾上腺皮质分泌的所有激素的总称，其基本结构为甾核属甾体类化合物。肾上腺皮质由外向内依次分为球状带、束状带及网状带三层。球状带约占皮质的 15%，主要合成醛固酮（aldosterone）和去氧皮质酮（desoxycorticosterone）等盐皮质激素（mineralocorticoids）；束状带约占 78%，主要合成氢化可的松（hydrocortisone）等糖皮质激素（glucocorticoids）；网状带约占 7%，主要合成雄激素、雌激素等性激素（sex hormones）。肾上腺皮质激素的分泌和生成具有昼夜节律性（图 24-1），午夜 0 时血浆浓度最低（<5μg/100ml），而后逐渐升高，上午 8～10 时最高（>20μg/100ml）；昼夜节律性产生的原因是其受促肾上腺皮质激素（corticotrophin，ACTH，又名促皮质素）的调节，而 ACTH 的分泌受昼夜节律的影响所致。

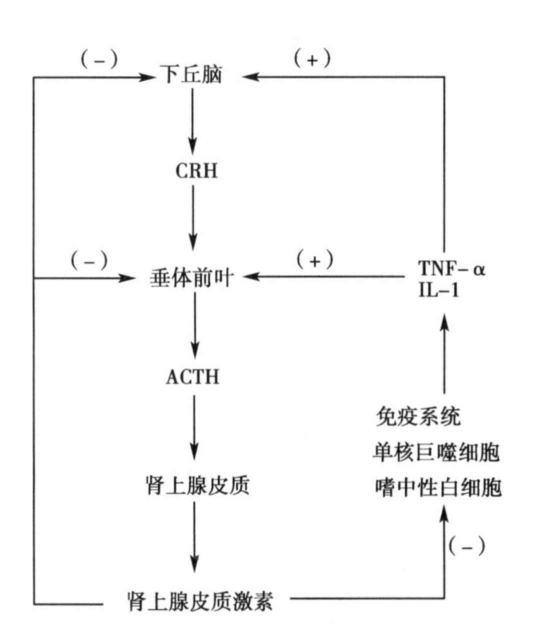

图 24-1　下丘脑 - 垂体 - 肾上腺皮质激素的反馈调节

注：下丘脑 - 垂体 - 肾上腺皮质轴的激素分泌具有明显的昼夜节律和负反馈作用，每日上午 8～10 时为分泌高峰，午夜 0 时为低谷。临床用药时可结合分泌节律于早晨 7～8 时给药；同时长期治疗中避免使用长效药物，防止对下丘脑 - 垂体 - 肾上腺皮质轴的抑制。

第一节　肾上腺皮质功能异常的病理生理和分子机制

一、肾上腺皮质功能减退的病理生理和分子机制

肾上腺皮质功能减退可分为原发性和继发性。原发性肾上腺皮质功能减退中最常见的是艾迪生病（Addison's disease）。继发性肾上腺皮质功能减退最常见于长期应用超生理剂量的糖皮质激素，也可继发于下丘脑 - 垂体疾病，如鞍区肿瘤、自身免疫性垂体炎、手术切除和产后大出血引起垂体大面积梗死坏死，即希恩综合征（Sheehan syndrome）等。

（一）原发性肾上腺皮质功能减退

由双侧肾上腺皮质破坏、肾上腺糖皮质激素和盐皮质激素分泌缺乏引起。由于获得性免疫缺陷综合征的流行和恶性肿瘤患者存活期的延长，近年来艾迪生病的发病率有抬头的趋势。70%～90% 的原发性肾上腺皮质功能减退是自身免疫性肾上腺破坏引起的。60%～75% 的患者血清中可以检出抗肾上腺抗体，与抗体起反应的抗原是类固醇合成酶 CYP11A1（胆固醇侧链裂解酶）、CYP17（17α- 羟化酶）和 CYP21（21- 羟化酶）。同时存在抑制性 T 细胞功能减退，循环中 Ia 阳性 T 细胞增加，提示细胞免疫亦与发病有关。约 50% 的自身免疫性肾上腺皮质功能减退患者有一种或多种其他内分泌腺自身免疫性功能减退，如甲状腺功能减退、垂体前叶功能减退或糖尿病等，称为多腺体自身免疫综合征（polyglandular autoimmune syndrome，PGA）。在遗传学上与 HLA-B8，

DR3 和 DR4 有很强的联系。

（二）继发性肾上腺皮质功能减退

长期大量摄入外源性糖皮质激素造成下丘脑 - 垂体 - 肾上腺轴处于严重的抑制状态，是最常见的继发性肾上腺皮质功能减退的原因。与原发性肾上腺皮质功能减退不同，继发性肾上腺皮质功能减退 ACTH 缺乏时主要导致糖皮质激素缺乏，醛固酮分泌较少受到影响。因此，尽管继发性肾上腺皮质功能减退，皮质醇对儿茶酚胺“允许”作用缺失导致血压下降，血管加压素分泌增多可造成稀释性低钠血症，但水盐代谢紊乱和低血压比原发性肾上腺皮质功能减退的程度要轻；而同时存在的生长激素和甲状腺激素缺乏，使严重乏力和低血糖倾向更加明显。

二、肾上腺皮质功能亢进的病理生理和分子机制

肾上腺皮质功能亢进是一种或一种以上肾上腺皮质激素分泌过多引起的临床综合征，常见的有两种，即皮质醇增多症（hypercortisolism），又称库欣病和醛固酮增多症（hyperaldosteronism）。

（一）皮质醇增多症

库欣病是由于多种病因引起肾上腺皮质长期分泌过量的皮质醇，引起体内蛋白质分解向糖元转化的代谢过程加快而产生的一组症候群，也称为内源性库欣病。长期应用外源性肾上腺糖皮质激素或饮用大量酒精饮料引起的类似库欣病的临床表现，称为外源性、药源性或类库欣病。库欣病主要分为两类，一类为 ACTH 依赖性，主要是由于 ACTH 分泌过多，刺激双侧肾上腺皮质增生，分泌大量皮质醇，又分为内源性与外源性；另一类为 ACTH 非依赖性，主要是由于肾上腺皮质腺癌或腺瘤分泌大量皮质醇导致，血中皮质醇水平高，反馈抑制的垂体分泌 ACTH，使无病变的肾上腺皮质萎缩。

（二）醛固酮增多症

原发性醛固酮增多症（简称原醛）是指由于肾上腺皮质分泌过多的醛固酮引起潴钠排钾、血容量增多而抑制肾素活性的一种病症，临床表现为高血压和低血钾综合征群。原醛最常见的两种类型包括肾上腺皮质分泌醛固酮的腺瘤，即醛固酮瘤（Aldosterone producing adenoma，APA）及双侧（极少数可为单侧）肾上腺皮质增生（特发性醛固酮增多症，IHA）。其他少见的类型包括糖皮质激素可抑制型醛固酮增多症（Glucocorticoid-remediable aldosteronism，GRA）、原发性肾上腺皮质增生（PAH）、产生醛固酮的肾上腺癌或异位肿瘤等。目前，研究表明 KCNJ5 离子通道基因突变、酸敏感的背景 K^+ 通道 TASK 缺失、非 G 蛋白偶联受体通路功能异常，包括血管内皮生长因子（vascular endothelial growth factor，VEGF）、内分泌腺源性血管内皮生长因子（endocrine glands derived vascular endothelial growth factor，EF-VEGF）、畸胎瘤衍生生长因子（teratocarcinoma derived growth factor-1，TDGF-1）等，以及多种转录因子，特别是一些孤核受体表达异常与醛固酮的异常分泌相关。另外的研究还关注到醛固酮合成酶基因（CYP11B2）多态性对醛固酮增多症的影响。

第二节 肾上腺皮质功能异常的药物治疗

一、常用皮质激素类药物的分类

常用的皮质类激素药物包括糖皮质激素类药物、盐皮质激素类药物、促皮质素及皮质激素抑制剂，临床常用的主要是糖皮质激素类药物（表 24-1，表 24-2）。

二、常见皮质激素类药物

（一）糖皮质激素类药物

【药理作用和临床应用】

药理作用：

1. 对代谢的影响

（1）糖代谢：对糖代谢的影响是糖皮质激素的重要生理效应。主要表现在维持重要脏器如心、脑等器官对葡萄糖的利用，能够增加肝、肌糖原含量，并升高血糖。其机制是：①促进糖原异生（gluconeogenesis），特别是利用肌肉蛋白质代谢中的一些氨基酸及其中间代谢物作为原料合成糖原；②减慢葡萄糖氧化分解过程，有利于中间代谢产物如丙酮酸和乳酸等在肝脏和肾脏再合成葡萄糖，增加血糖的来源；③抑制外周组织对葡萄糖的利用。

表 24-1　常用皮质激素类药物特点比较

药物		糖代谢	水盐代谢	抗炎作用	血浆 $t_{1/2}$/h)	生物 $t_{1/2}$/h)	抗炎等效剂量 /mg
盐皮质激素	醛固酮	0.3	500	0	0.5		
	去氧皮甾酮	0.006	25	0			
	皮质酮	0.35	15	0.3		8～12	
糖皮质激素	氢化可松	1.0	1.0	1.0	1.5～2.0	8～12	20
	可的松	0.8	0.8	0.8	2.5～3.0	8～12	25
	泼尼松	3.5	0.3	4.0	3.6	12～36	5.0
	泼尼松龙	4.0	0.3	5.0	2.1～4.0	12～36	5.0
	甲泼尼松	11.0	0	5.0	＞3.3	12～36	4.0
	地塞米松	20	0	30	＞5.0	36～72	0.75
	倍他米松	11	0	25～40	＞5.0	36～72	0.75

表 24-2　常用糖皮质激素类药物的比较

药物	药理活性			等效剂量 /mg	半衰期 /min	作用持续时间 /h
	水盐代谢（比值）	糖代谢（比值）	抗炎作用（比值）			
短效						
氢化可的松	1.0	1.0	1.0	20.00	90	8～12
可的松	0.8	0.8	0.8	25.00	30	8～12
中效						
泼尼松	0.8	4.0	3.5	5.00	60	12～36
泼尼松龙	0.8	4.0	4.0	5.00	200	12～36
甲泼尼龙	0.5	5.0	5.0	4.00	180	12～36
曲安西龙	0	5.0	5.0	4.00	＞200	12～36
长效						
地塞米松	0	20～30	30	0.75	100～300	36～54
倍他米松	0	20～30	25～35	0.60	100～300	36～54

注：表中水盐代谢、糖代谢、抗炎作用的比值均以氢化可的松为 1 计；等效剂量以氢化可的松为标准计

（2）蛋白质代谢：糖皮质激素能加速肝外组织，如胸腺、肌肉、骨等的蛋白质分解代谢，增加血清中氨基酸含量和尿中氮的排泄量，造成负氮平衡；大剂量糖皮质激素还可以抑制蛋白质合成。长期大量用药后可引起胸腺萎缩、肌肉蛋白质含量降低、成骨细胞活力减退、骨质形成障碍等，进而出现机体生长减慢、肌肉消瘦、创伤难愈、皮肤变薄等现象。因此，在严重损失蛋白质的肾病患者及多种影响蛋白质代谢的疾病中，采用此类激素治疗（尤其长期治疗）时，须合用蛋白质同化类激素。

（3）脂质代谢：短期使用对脂质代谢无明显影响。大剂量长期使用能够促进环腺苷酸依赖性激酶的合成，后者可以激活脂酶，分解脂肪。导致血浆胆固醇增高，四肢皮下的脂酶激活，促使皮下脂肪分解，重新分布在面部、上胸部、颈背部、腹部和臀部，形成向心性肥胖，表现为“满月脸，水牛背”。

（4）核酸代谢：糖皮质激素对各种代谢的影响，主要是通过影响敏感组织中的核酸代谢来实现的。有实验发现，氢化可的松诱导合成的 mRNA 可表达抑制细胞膜转运功能的蛋白质，从而抑制细胞对葡萄糖、氨基酸等能源物质的摄取，以致细胞合成代谢受到抑制。但是皮质激素又能促进肝细胞中其他多种 RNA 及某些酶蛋白的合成，进而影响多种物质代谢。

（5）水和电解质代谢：糖皮质激素也有一定的盐皮质激素样保钠排钾作用，但较弱，主要是

通过作用于盐皮质激素受体而产生。在继发性醛固酮增多症时，它能增加肾小球滤过率和拮抗抗利尿激素的作用，减少肾小管对水的重吸收，产生利尿作用。长期用药将造成骨质脱钙，这可能与减少小肠对钙的吸收和抑制肾小管对钙的重吸收，从而促进尿钙排泄有关。

2. 允许作用 糖皮质激素对有些组织细胞虽无直接活性，但可给其他激素发挥作用创造有利条件，称为允许作用（permissive action）。例如糖皮质激素可增强儿茶酚胺的血管收缩作用和胰高血糖素的血糖升高作用等。

3. 抗炎作用 糖皮质激素具有强大的抗炎作用，可以抑制由放射性、物理性、化学性、免疫性、感染性及无菌性（如缺血性组织损伤）等多种因素引起的炎症反应。在急性炎症初期，能减轻渗出、水肿，缓解红、肿、热、痛等症状，此作用是通过增高血管紧张性、降低毛细血管的通透性、减轻充血、抑制白细胞浸润及吞噬反应、减少各种炎症因子的释放途径而实现的。在炎症后期，糖皮质激素可以通过抑制毛细血管和纤维母细胞的增生，抑制胶原蛋白、黏多糖合成及肉芽组织增生，防止粘连及瘢痕形成，减轻后遗症。

糖皮质激素抗炎作用的基本机制是基因效应。作为一种高脂溶性分子，糖皮质激素容易通过胞膜进入细胞，与胞浆内的糖皮质激素受体（glucocorticoid receptor，GR）结合。GR 有 GRα 和 GRβ 两种亚型，均由约 800 个氨基酸构成，两者的主要区别在于羧基端激素结合域不同。GRα 活化后产生经典的激素效应，而 GRβ 不具备与激素结合的能力，作为 GRα 拮抗体起作用，GRβ 表达的升高可导致对激素不敏感。GRα 未活化时在胞浆内与热休克蛋白 90（heat shock protein 90，HSP90）等结合呈复合体。由于三维结构的阻碍作用，这种复合结构中的 GRα 对 DNA 无作用。当该复合体与糖皮质激素激素结合后，其构型发生变化，GRα 与复合体分离，随之类固醇 -GRα 复合体进入细胞核，在细胞核内与特异性 DNA 位点即靶基因的启动子（promoter）序列的糖皮质激素反应元件（glucocorticoid response element，GRE）或负性糖皮质激素反应元件（negative glucocorticoid response element，nGRE）相结合，影响基因转录，改变介质相关蛋白的水平，进而对炎症细胞和分子产生影响而发挥抗炎作用。

（1）对炎症抑制蛋白及某些靶酶的影响：①诱导炎症抑制蛋白脂皮素 1（lipocortin 1）的生成，继而抑制磷酸酯酶 A_2，影响花生四烯酸代谢的连锁反应，减少炎症介质 PGE_2、PGI_2 和白三烯类（LTA_4，LTB_4，LTC_4 和 LTD_4）等的生成，从而产生抗炎作用；②抑制诱生型 NO 合成酶和环氧化酶 2（COX-2）等的表达，从而阻断相关介质的产生，发挥抗炎作用。

（2）对炎症细胞凋亡的影响：目前认为诱导细胞凋亡是糖皮质激素（glucocorticoid，GC）抗炎作用的重要机制。糖皮质激素诱导细胞凋亡可分为初始期（initiation stage）、决定期（decision stage）和执行期（execution stage）三期。首先是由 GR 介导基因转录变化，继而综合凋亡和生存因素的影响，最终激活胱天蛋白酶和特异性核酸内切酶而导致细胞凋亡。糖皮质激素诱导的细胞凋亡可被 GR 拮抗剂阻断，据此认为凋亡具有 GR 依赖性。

（3）对细胞因子及黏附分子的影响：炎症反应与细胞因子、黏附分子的异常改变密切相关。糖皮质激素不仅能抑制多种炎性细胞因子如 TNFα、IL-1、IL-2、IL-6、IL-8 等的产生，还可在转录水平上直接抑制黏附分子如 E- 选择素及细胞间黏附分子（intercellular adhesion molecule -1，ICAM-1）的表达。此外，还能够影响细胞因子及黏附分子生物效应的发挥。

值得注意的是，炎症反应是机体的一种有效的防御性反应，炎症后期的反应更是组织修复的重要过程。因此，应合理使用糖皮质激素，否则会导致感染扩散、创面愈合延迟等不良后果，甚至威胁生命。

4. 免疫抑制与抗过敏作用

（1）对免疫系统的抑制作用：此作用因动物种属不同而有很大差异。小鼠、大鼠、家兔等对其较敏感，而豚鼠、猴和人的敏感性则较差。糖皮质激素抑制免疫的途径有多条，包括以下几个：①诱导淋巴细胞核 DNA 降解：这种核 DNA 降解现象具有糖皮质激素特异性，只发生于淋巴组织中；②影响淋巴细胞的物质代谢：减少葡萄糖、氨基酸以及核苷的跨膜转运过程，抑制淋巴细胞中 DNA、RNA 和蛋白质的生物合成，减少淋巴细胞中 RNA 聚合酶的活力和 ATP 的生成量；③诱导淋巴细胞凋亡：体内和体外实验均显示，GC 能使胸腺细胞发生不依赖于 T 细胞抗原识别受体（T Cell Receptor，TCR）的凋亡，受影响的主要是 CD4/CD8 双阳性的未成熟淋巴细胞。此外，还能诱导 B 淋巴细胞凋亡；④抑制核转录因子 NF-κB 活性：NF-κB 是一种重要的转录调节因子，它在胞浆内与 NF-κB 抑制蛋白 IκB 结合呈非活性状态，一旦被刺激剂激活可导致多种炎性细胞因子，包括 IL-8、TNF-α 等的生成，与移植排斥反应、炎症反应等有关。糖皮质激素一方面通过其受体直接与 RelA（NF-κB 异源二聚体的 p65 亚基）相互作用，抑制 NF-κB 与 DNA 结合，阻断其调控作用；另一方面是增加 NF-κB 抑制蛋白 IκBα 基因的转录，抑制 NF-κB 活性，从而发挥免疫抑制作用。

（2）抗过敏作用：在免疫过程中，由于抗原 - 抗体反应引起肥大细胞脱颗粒而释放组胺、5- 羟色胺、过敏性慢反应物质、缓激肽等，从而引起一系列过敏性反应症状。糖皮质激素被认为能减少上述过敏介质的产生，抑制因过敏反应而产生的病理变化，缓解过敏性疾病的症状，如水肿、皮疹、平滑肌痉挛、过敏性充血等。并能抑制组织器官的移植排异反应和皮肤迟发性过敏反应。对于自身免疫性疾病也可以发挥一定的近期疗效。

5. 抗休克作用 常用于治疗严重休克，特别是感染中毒性休克。大剂量糖皮质激素抗休克作用机制可能是：①扩张痉挛收缩的血管、兴奋心脏、加强心脏收缩力；②稳定溶酶体膜，减少心肌抑制因子（myocardial depressant factor，MDF）的形成，后者有抑制心肌收缩力、收缩内脏血管等促休克发生作用；③抑制某些炎性因子的产生，减轻全身炎症反应综合症及组织损伤，使微循环血流动力学恢复正常，改善休克状态；④提高机体对细菌内毒素的耐受力，但对外毒素则无防御作用。

6. 其他作用

（1）退热作用：对严重的中毒性感染的患者，如伤寒、脑膜炎、败血症和晚期癌症等引起的发热，使用糖皮质激素常有良好、迅速的退热作用。机制可能与其抑制体温调节中枢对致热原的反应、稳定溶酶体膜、减少内源性致热原的释放有关。但是在未明确诊断发热病因前，不可滥用，以免掩盖症状使诊断困难。

（2）血液与造血系统：能刺激骨髓造血功能，使红细胞和血红蛋白含量增加，大剂量应用糖皮质激素可增加血小板含量、提高纤维蛋白原浓度、缩短凝血时间。可以刺激骨髓中的中性粒细胞释放入血从而使血中中性粒细胞数量增多，却降低其游走、吞噬、消化及糖酵解等功能，故总体效应是减弱对炎症区的浸润与吞噬活动。可使血液中淋巴细胞减少，主要原因是促进其溶解或死亡，但此作用存在明显的动物种属差异。临床上可见：在肾上腺皮质功能亢进者，淋巴细胞减少，淋巴组织萎缩；而在肾上腺皮质功能减退者，淋巴细胞增多，淋巴组织增生。

（3）骨骼：糖皮质激素能抑制成骨细胞的活力，减少骨胶原的合成，促进胶原和骨基质的分解，使骨盐不易沉积，导致骨质形成发生障碍。还可以通过促进钙由尿液排泄而使骨盐进一步减少。故长期大量应用本类药物时，可出现骨质疏松，特别是脊椎骨，可发生腰背痛，甚至发生压缩性骨折、鱼骨样及楔形畸形。

（4）中枢神经系统：可通过减少脑中 γ- 氨基丁酸的浓度而提高中枢的兴奋性，有些患者因大量长期应用，或由于较敏感即使小剂量亦可引起欣快、激动、失眠等，偶尔可诱发精神失常。能降低大脑的电兴奋阈，促使癫痫发作，故精神病患者和癫痫患者宜慎用。大剂量能致儿童惊厥。

临床应用：糖皮质激素类药物在临床上应用广泛。主要用于以下几个方面：

1. 替代疗法（replacement therapy） 用于急、慢性肾上腺皮质功能不全者，脑垂体前叶功能减退及肾上腺次全切除术后。

2. 严重感染或炎症

（1）严重急性感染：主要用于中毒性感染或伴有休克者，如中毒性菌痢、暴发型流行性脑膜炎及败血症等。在确定应用有效抗菌药物治疗感染的同时，可用小剂量糖皮质激素作辅助治疗。因其能增加机体对有害刺激的耐受性，减轻中毒反应，有利于争取时间，进行抢救。但应该注意的是，不能在诊断未明的情况下盲目使用糖皮质激素或为退热单独大剂量使用糖皮质激素，否则会造成严重后果。病毒性感染一般不使用激素，因用后可减低机体的防御能力反而使感染加重。

过去认为糖皮质激素不能应用在结核病的治疗中，但目前研究认为，在有效抗结核药物的作用下，小剂量糖皮质激素的辅助治疗并不引起结核病灶的恶化。对于一些结核病的急性期，尤其是以渗出症状为主的结核病，如结核性脑膜炎、胸膜炎、心包炎，在早期应用有效抗结核药物的同时如果辅以短程小剂量糖皮质激素治疗，可迅速退热，减轻炎症渗出，消退积液，减少愈合过程中发生的纤维增生及粘连。使用剂量一般为常规剂量的1/2～2/3。

（2）抗炎治疗及预防炎症的某些后遗症：发生在人体重要器官的炎症由于炎症损伤或恢复时产生粘连和疤痕，将引起严重功能障碍，如风湿性心瓣膜炎、损伤性关节炎以及烧伤后疤痕挛缩等，如果早期应用糖皮质激素则可减少炎性渗出，减轻愈合过程中纤维组织过度增生及粘连，达到预防后遗症的效果。

（3）在眼科的应用：局部应用糖皮质激素产生的眼部抗炎症作用明显强于全身应用。局部用药方式主要包括局部用滴眼液和结膜下注射。糖皮质激素能有效地抑制炎症因子的释放，降低炎症血管的通透性，抑制病理性蛋白渗出，抑制淋巴细胞的移行和趋化。所以临床上将糖皮质激素广泛应用于眼睑及结膜急性过敏反应、急性表层巩膜炎和巩膜炎、前葡萄膜炎、中间部葡萄膜炎、白内障摘除等内眼手术后、穿透性角膜移植、视神经炎和外伤性视神经病变等。但应注意，有角膜溃疡者禁用，可能导致青光眼和白内障。

3. 过敏性疾病、自身免疫性疾病和器官移植排斥反应

（1）过敏性疾病：此类疾病一般发作快，消失也快，比如荨麻疹、血管神经性水肿、支气管哮喘和过敏性休克等。一般治疗主要应用肾上腺素受体激动药和抗组胺药物，而对严重病例或其他药物无效时，可应用糖皮质激素作辅助治疗，可以通过抑制抗原-抗体反应而减缓组织损害和炎症过程。吸入型糖皮质激素防治哮喘效果较好且安全可靠，极少有副作用。

（2）自身免疫性疾病：如严重风湿热、风湿性心肌炎、风湿性及类风湿性关节炎、全身性红斑狼疮、自身免疫性贫血和肾病综合征等应用皮质激素后可缓解症状。对多发性皮肌炎，糖皮质激素为首选药。一般采用综合疗法，不宜单用，以免引起不良反应。

（3）器官移植排斥反应：为抑制免疫性排斥反应，一般术前1～2天开始口服泼尼松，100mg/d，术后第一周改为60mg/d，以后逐渐减量。若发生排斥反应，可采用大剂量氢化可的松静脉滴注，排斥反应控制后再逐步减少剂量至最小维持量，并改为口服。若与环孢霉素A等免疫抑制剂合用，疗效更好，并可减少用药的剂量。

4. 抗休克治疗 及早、短时间突击使用大剂量皮质激素，可以纠正感染中毒性休克，但必须是在确定有效的抗菌药物治疗下；一旦微循环改善、脱离休克状态时及时停用，应在使用抗菌药物之后使用，在抗菌药物停药之前停用。对过敏性休克，皮质激素为次选药，可与首选药肾上腺素合用，对病情较重或发展较快者，可同时静脉推注氟美松5～10mg或静脉滴注氢化可的松（hydrocortisone）200～400mg（稀释于5%～10%葡萄糖液100～200ml中），以后根据病情决定用量，好转后逐渐减少用量。对低血容量性休克，补液补电解质或输血后效果不佳者，可合用超大剂量的皮质激素。

5. 血液病 目前与抗肿瘤药物联合用药，治疗儿童急性淋巴细胞性白血病；但对急性非淋巴细胞性白血病的疗效较差。此外，还可用于再生障碍性贫血，粒细胞减少症，血小板减少症和过敏性紫癜等的治疗。停药后易复发。

6. 局部应用 临床上多采用氢化可的松、氢化泼尼松或肤氢松等软膏、霜剂或洗剂局部用药。对湿疹、肛门瘙痒、接触性皮炎、牛皮癣等都有疗效。当肌肉韧带或关节劳损时，可将醋酸氢化可的松或醋酸氢化泼尼松混悬液加入1%普鲁卡因注射液，肌内注射，也可注入韧带压痛点或关节腔内以消炎止痛。

【体内代谢及影响因素】 糖皮质激素经口服、注射和局部给药等均可吸收。以强的松为例，口服后可吸收80%～90%，且不受进食干扰。糖皮质激素口服吸收速度与药物的脂溶性和其在肠内的浓度成正比，而注射给药的吸收速度则与药物的水溶性呈正比。因此脂溶性的糖皮质激素口服吸收好，起效快，肌内注射起效慢；水溶性的糖皮质激素静脉注射起效快。值得注意的是，一些局部应用的制剂也可能被全身吸收。

糖皮质激素吸收入血后，约 90% 与血浆蛋白结合。其中，约 80% 与皮质激素运载蛋白（transcortin，corticosteroid binding globulin，CBG）结合，10% 与白蛋白结合。通常认为已经结合的激素不易进入细胞，因此无生物活性。具有活性的游离型约占 10%。体内分布在肝脏中最多，血浆其次，脑脊液再次。CBG 在肝中合成，雌激素能促进 CBG 的合成。妊娠过程中雌激素水平增加，血中 CBG 浓度增高 2～3 倍。用雌激素治疗的病人血中 CBG 也同样增高。但当 CBG 增高、游离型减少时，可反馈性地引起 ACTH 释放增加，又使游离型达到正常水平。肝、肾病时 CBG 减少，游离型激素增多。

糖皮质激素在肝脏中代谢转化，首先是第 4 位碳（C4）与第 5 位碳（C5）间的双键被加氢还原。而后第 3 位碳原子上的酮基被羟基取代，随后该羟基与葡萄糖醛酸或硫酸结合，由尿中排出。故肝、肾功能不全时，糖皮质激素药物的血浆 $t_{1/2}$ 可以延长。可的松（cortisone）与泼尼松（prednisone）等第 11 位碳原子（C11）上的氧转化为羟基，生成氢化可的松和泼尼松龙（prednisolone）方有活性，因此严重肝功能不全的病人只宜用氢化可的松或泼尼松龙。苯巴比妥、苯妥英钠和利福平等肝药酶诱导剂与皮质激素合用时，则加快其分解，故须增加后者的用量。

氢化可的松的血浆 $t_{1/2}$ 为 80～144 分钟，一次给药作用可持续 8～12 小时。其生物学半衰期比血浆半衰期长。而混悬液肌内注射后吸收慢，一次给药可维持 24 小时，关节腔内注射可维持一周。剂量大或肝肾功能不全者可使 $t_{1/2}$ 延长；甲状腺功能亢进时，肝灭活皮质激素加速，使 $t_{1/2}$ 缩短。泼尼松龙因不易被灭活，$t_{1/2}$ 可达 200 分钟。

【药物相互作用和不良反应及处理】

药物相互作用及处理：

1. 非甾体抗炎药可加强糖皮质激素的致溃疡作用，应避免联用，并给予胃黏膜保护剂，如铝碳酸镁等。

2. 与两性霉素 B 或碳酸酐酶抑制剂合用时，可加重低钾血症，应注意血钾和心脏功能变化，并补钾。长期与碳酸酐酶抑制剂合用，易发生低血钙和骨质疏松。

3. 糖皮质激素可使血糖升高，能减弱口服降糖药或胰岛素的作用，应适当增加降糖药的剂量。

4. 与口服抗凝药合用可使其作用减弱，需适当加大抗凝血药的剂量。

5. 与免疫抑制剂合用时使免疫抑制作用增强。

6. 使血管收缩作用增强、持续时间延长，造成心肌缺血、肢体缺血，应尽量不要与抗组胺药物合用。

7. 与确切有效的抗感染药物合用，糖皮质激素使用时间须小于 2 周，且为小剂量。

8. 不能与疫苗合用。

不良反应及处理：

1. 长期大剂量应用引起的不良反应

（1）消化系统并发症：糖皮质激素可以刺激胃酸、胃蛋白酶的分泌并抑制胃粘液分泌，降低胃肠黏膜的抵抗力，故可诱发或加剧胃、十二指肠溃疡，甚至造成消化道出血或穿孔。少数患者可诱发胰腺炎或脂肪肝。

（2）诱发或加重感染：因为可以抑制免疫系统，故长期应用可诱发感染或使体内潜在病灶扩散，特别是在某些使抵抗力降低的疾病患者中，比如白血病、再生障碍性贫血、肾病综合征等。故肺结核、淋巴结核、脑膜结核、腹膜结核等患者，应合用抗结核药。

（3）糖皮质激素性青光眼：在人群中多发于激素中、高度反应者，其临床表现与原发性开角型青光眼相似，应注意区别。易感患者外周血淋巴细胞与小梁网细胞 GR 比正常人有更高的亲和力，异常的小梁细胞功能活动将导致房水流畅性的改变，引起眼内压升高。

对糖皮质激素性青光眼治疗应按以下原则进行：①局部停用；②根据眼压水平使用降眼压药，必要时加用乙酰唑胺和高渗剂；③逐步减量降眼压药，如停用后眼压不能恢复正常，则继续使用。若仍不能控制眼压，考虑选择滤过性手术（小梁切除术）。因此，在使用糖皮质激素类药物时，要定期检查眼压、眼底、视野，以减少糖皮质激素青光眼的发生。

（4）医源性肾上腺皮质功能亢进：由过量激素导致的脂质代谢和水盐代谢紊乱引起，又称类肾上腺皮质功能亢进综合征。表现为“满月脸”“水牛背”、皮肤变薄、多毛、浮肿、高血压、低血钾、糖尿病等，停药后症状可自行消失。必要时采用抗高血压药、抗糖尿病药治疗，并限制盐、糖、蛋白质的摄入及补充氯化钾。

（5）心血管系统并发症：由于长期应用会导致钠、水潴留和血脂升高，故可引起高血压和动脉粥样硬化。

（6）骨质疏松、肌肉萎缩、伤口愈合迟缓：与激素促蛋白质分解、抑制其合成及增加钙、磷排泄有关。骨质疏松多见于儿童、绝经妇女和老人，严重者可发生自发性骨折。由于其抑制生长激素的分泌并造成负氮平衡，还可影响生长发育。

（7）对妊娠的影响：糖皮质激素可通过胎盘。使用药理剂量的糖皮质激素可增加胎盘功能不全、新生儿体重减少或死胎的发生率。妊娠期间曾接受一定剂量的糖皮质激素者，应注意观察婴儿是否有肾上腺皮质功能减退的表现。

为避免早产儿呼吸窘迫综合征，在分娩前给母亲使用地塞米松，以诱导早产儿肺表面活化蛋白的形成，由于仅短期应用，对幼儿的生长和发育未见有不良影响。孕妇应用，偶而可致胎儿畸形。

2. 停药反应

（1）医源性肾上腺皮质功能不全：连续长期给药的病人，如果减量过快或突然停药，特别是当遇到感染、创伤、手术等严重应激情况时，可引起肾上腺皮质功能不全或危象，表现为恶心、呕吐、乏力、低血压和休克等，需及时抢救。这是由于长期大剂量使用，反馈性抑制垂体 - 肾上腺皮质轴致肾上腺皮质萎缩所致。多数病人可无表现。防治方法：停药须经缓慢的减量过程，不可骤然停药，停用激素后连续应用 ACTH 7 天左右；在停药 1 年内如遇应激情况（如感染或手术等），应及时给予足量的激素。

肾上腺皮质功能的恢复时间与剂量、用药时间长短和个体差异等有关。停用激素后，垂体分泌 ACTH 的功能一般需经 3～5 个月才恢复；肾上腺皮质对 ACTH 应答反应功能的恢复约需 6～9 个月，甚至 1～2 年才能恢复。

（2）反跳现象：发生原因可能是病人对激素产生了依赖性或病情尚未完全控制，突然停药或减量过快会使原病复发或恶化。治疗需重新加大剂量给药，待症状缓解后再缓慢减量、停药。

3. 糖皮质激素抵抗　GC 抵抗是指大剂量 GC 治疗对患者疗效很差或无效。对糖皮质激素抵抗的患者盲目加大剂量和延长疗程不但无效，而且会引起严重的后果。但目前临床上并没有可以解决 GC 抵抗的有效措施。

禁忌证包括心脏病或急性心力衰竭，严重的精神病（过去或现在）和癫痫，活动性消化性溃疡病，新近胃肠吻合术，骨折，骨质疏松，创伤修复期，青光眼，角膜溃疡，肾上腺皮质功能亢进症，严重高血压，糖尿病，孕妇，抗菌药物不能控制的感染如水痘、麻疹、全身性真菌感染等。

对于病情危急的适应证，虽有禁忌证存在，仍需使用，待危急情况过去后，尽早停药或减量。

【临床应用现状分析与展望】 GCs 是必不可少的应激激素，在代谢稳态、认知、心理健康、细胞增殖、发育、生殖和炎症等不同的病理生理过程中发挥重要的作用。由于其抗炎和免疫抑制作用，GCs 是使用最广泛的处方药。各种自身免疫性疾病、炎症性疾病和过敏性疾病，如类风湿性关节炎、红斑狼疮、炎症性肠病、移植排斥反应和哮喘，通常使用合成的 GCs，如地塞米松和泼尼松龙。然而 GC 在使用中会出现众多的副作用，如骨质疏松、高血糖、胰岛素抵抗、脂肪沉积紊乱、高血压和肌肉萎缩等；同时，在许多疾病，如严重哮喘、慢性阻塞性肺疾病、类风湿关节炎和败血症会出现 GC 抵抗，这些均严重限制了 GCs 的临床应用。目前主要通过：①调控 GR 单体和同源二聚体之间的平衡产生更好的 GC；②调节 GC 的细胞特异性靶向和药代动力学；③由 GC 诱导的抗炎分子而不是 GC 本身的抗炎作用；④ GC 和过氧化物酶体增殖物激活受体（peroxisome proliferator-activated receptor，PPAR）激动剂联合应用等途径预防、规避或克服不良反应。

（二）盐皮质激素类药物

盐皮质激素（mineralocorticoids）主要包括醛固酮（aldosterone）和去氧皮质酮（desoxycorticosterone）两种，维持机体正常的水、电解质代谢。

醛固酮主要作用于肾脏的远曲小管，促进 Na^+、Cl^- 的重吸收和 K^+、H^+ 的排出；尿氨的排出也随 H^+ 的排出增多而增加。此外，对唾液腺、汗腺、肌肉和胃肠道黏膜细胞也同样有保 Na^+、排 K^+ 的作用。醛固酮保钠排钾机制与类固醇的基因效应有关，通过与肾远曲小管上皮细胞内特殊受体相结合，进入细胞核，引起某种特异mRNA的合成，生成一类醛固酮诱导蛋白质（aldosterone induced protein，AIP），使上皮钠通道（epithelial sodium channel，ENaC）活性增大，表现为EnaC开放频率及开放数目增加，从而促进肾小管细胞膜对Na^+的重吸收。去氧皮质酮保钠作用只有醛固酮的1%～3%。临床常与氢化可的松等合用作为替代疗法，治疗慢性肾上腺皮质功能减退症，以纠正病人失钠、失水和钾潴留等，恢复水和电解质的平衡。替代疗法的同时，每日须补充食盐6～10g。

（三）促皮质素及皮质激素抑制剂

促皮质素（adreno-corticotrophic hormone，ACTH）由垂体前叶嗜碱细胞合成分泌，是39个氨基酸的多肽，各种属差异仅仅表现在第25～33位。促皮质素的23肽即1位～24位的片段具有全部活性。促皮质素受下丘脑促皮质素释放激素（corticotropin releasing hormone，CRH）的调节，对维持机体肾上腺正常形态和功能具有重要作用。在生理情况下，下丘脑、垂体和肾上腺三者处于动态平衡，ACTH缺乏会引起肾上腺皮质萎缩、分泌功能减退。

【药理作用和临床应用】

药理作用：ACTH刺激肾上腺皮质激素的合成。它的特异性受体为2型黑皮质素受体（melanocortin 2 receptor，MC2R），激活后主要通过环腺苷酸-蛋白激酶A（cyclic adenosine monophosphate-protein kinase A，AMP-PKA）和细胞信号传导通路使转录因子（cAMP response element binding protein，CREB）磷酸化，从而促进参与糖皮质激素合成的酶的表达，最终使GC合成增加。

临床应用：作为一种常用的多肽类激素药物，ACTH在临床上使用广泛，可用于诊断脑垂体前叶-肾上腺皮质功能水平状态及长期使用皮质激素的停药前后的皮质功能水平，以防止因停药而发生皮质功能不全。

【体内代谢及影响因素】 ACTH只能注射应用。由于ACTH被酶迅速水解，血浆$t_{1/2}$约为10分钟，在一个疗程中患者需要多次给药才能完成治疗。一般在给药后2小时，肾上腺皮质才开始反应。

【药物相互作用和不良反应及处理】

药物相互作用及处理：静脉滴注静脉输液时不宜与中性及偏碱性的注射液如氯化钠、谷氨酸钠、氨茶碱等配伍，以免产生混浊。ACTH能促进尿钾排泄，与氯化钾合用时降低钾盐疗效。

不良反应及处理：ACTH的毒性主要是由于它增加了皮质类固醇的分泌。从动物垂体分离的ACTH含有大量的加压素，可引起致命的低钠血症，同时具有免疫原性，可引起过敏反应。

【临床应用现状分析与展望】

人工合成的ACTH仅有24个氨基酸残基，免疫原性明显降低，故过敏反应显著减少，成为更好的临床应用药物。为了提高ACTH的稳定性，有研究针对ACTH中多种血液蛋白酶的作用位点，制备特定氨基酸位点突变的基因重组长效人ACTH。

皮质激素抑制剂（adrenocortical inhibitors）可代替外科的肾上腺皮质切除术，临床常用的有米托坦和美替拉酮等。

米托坦（mitotan）又称双氯苯二氯乙烷，为杀虫剂滴滴涕（DDT）的一类化合物。它能相对选择性地作用于肾上腺皮质细胞，损伤肾上腺皮质的正常细胞或瘤细胞。尤其是选择性地作用于肾上腺皮质束状带及网状带细胞，使其萎缩、坏死。用药后血、尿中氢化可的松及其代谢物迅速减少。但不影响球状带，故醛固酮分泌不受影响。口服可以吸收，分布于全身各部位，但脂肪是其主要贮藏组织，其水溶性代谢产物约占给药量的25%，由尿中排出。停止给药后6～9周，在血浆中仍能测到微量的米托坦。口服量的60%以原型药形式由粪中排出。主要用于无法切除的皮质癌、复发癌切除以及皮质癌术后辅助治疗。可有消化道不适、中枢抑制及运动失调等不良反应，减小剂量这些症状可以消失。若由于严重肾上腺功能不全而出现休克或严重的创伤时，可给予肾上腺皮质类固醇类药物。

美替拉酮（metyrapone）又称甲吡酮，能抑制11β-羟化反应，干扰11-去氧皮质酮转化为皮质酮，抑制11-去氧氢化可的松转化为氢化可的松，而降低其血浆水平。又能反馈性地促进ACTH分泌，导致11-去氧皮质酮和11-去氧氢化可的松代偿性增加，故尿中17-羟类固醇排泄也相应增加。临床用于治疗肾上腺皮质肿瘤和产生ACTH的肿瘤所引起的氢化可的松过多症和皮质癌。还可用于垂体释放ACTH功能试验。不良反应较少，可有眩晕、消化道反应等。

氨鲁米特（aminoglutethimide）又称氨基苯哌啶酮，能抑制胆固醇转变成20-α-羟胆固醇，而阻断类胆固醇生物合成的第一个反应，从而抑制氢化可的松和醛固酮的合成。能有效减少肾上腺肿瘤和ACTH过度分泌时氢化可的松的增多，也能与美替拉酮合用，治疗由垂体所致ACTH过度分泌诱发的库欣病。为了防止肾上腺功能不足，可给予生理剂量的氢化可的松。

酮康唑（ketoconazole）是一种抗真菌药，其机制机制是阻断真菌类固醇的合成。但由于哺乳类动物组织对其敏感性远较真菌为低，因此它对人体类固醇合成的抑制作用仅在高剂量时才会出现。目前，酮康唑主要用于治疗库欣病和前列腺癌。

第三节 药物的研发史和研究进展

1855年，美国盖伊斯医院的T. Addison通过11例尸检发现肾上腺损伤可产生一系列症状，从而使人们将研究热点集中到肾上腺的分泌。1927年G.N. Stewart和J.M. Rogoff的实验表明，狗切除肾上腺后，静脉注射肾上腺匀浆提取物还能够存活，从而证明了肾上腺皮质激素的存在。1928年，美国明尼苏达州立大学的P.S. Hench发现风湿性关节炎患者自从得了黄疸病或患关节炎的妇女怀孕之后风湿性关节炎的症状便会减轻，甚至不药而愈。胆汁酸和性激素似乎并无明显的联系，但Hench认为从化学结构上看他们都是类固醇，由此断定关节炎与某种内分泌物质有关。Hench的同事、化学家E.C. Kendall与另一位化学家T. Reichstein于1935年成功分离、纯化并鉴定了一种新的激素：化合物E（Compound E），后来改名为可的松，这就是赫赫有名的肾上腺皮质激素。1936年，Thorn等首次发现Hartman的肾上腺提取液能够改变正常人肾脏钠和钾的排泄。1937年Steiger等人合成了调节电解质代谢的盐皮质激素醋酸脱氧皮质酮。一些艾迪生病的患者应用大量醋酸脱氧皮质酮时出现了水肿、高血压和低钾性软瘫，说明盐皮质激素与这些病理生理状态之间存在密切联系。1948年，可的松成功实现了商业化生产。同年Hench将可的松第一次用于治疗一名29岁，有4年病史的活动性类风湿关节炎的女性患者，并取得良好的疗效。美国著名内科医生Hench、生物化学家E.C. Kendall和瑞士著名生物化学家T. Reichstein因发现肾上腺皮质激素及其结构和生物效应的巨大科学成就，荣获1950年诺贝尔医学生理学奖。1952年，Simpson等人用从肾上腺皮质提取液中分离的物质，使肾上腺切除鼠出现明显的钠潴留和尿液排钾，其保钠和排钾的活性分别超过醋酸脱氧皮质酮的30倍和5倍，Farrell和Richards在肾上腺静脉血中也发现了这个物质，被称为“electrocortin”。1953年，Wettstein等与Reichstein人协作，得到了它的的结晶，化学结构为18-醛皮质酮，被命名为醛固酮。1954年，Schmidlin等合成了醛固酮，Leutscher等随后发现醛固酮就是肾病和心衰病人尿液中的保钠物质。1963年促皮质素实现人工合成。1971年，美国著名生物化学家E.W. Sutherland Jr.因发现肾上腺激素作用机制，获得诺贝尔生理学或医学奖。

在早期，糖皮质激素类药物均来自动物脏器匀浆的提取物，生产成本很高。随着甾体化学和有机合成的发展，可以由最简单的有机化合物合成任何一种甾体激素，从而实现了甾体激素的全化学合成。薯蓣皂苷是从薯蓣科薯蓣属（dioscorea）植物（如山药、穿山龙等）的块根中提取出来的萜类化合物的糖苷，价格低廉。采用薯蓣皂苷苷元作为合成糖皮质激素的起始物可以大大降低生产成本。到1956年，合成的糖皮质激素种类达到7 000多种。通过对氢化可的松的体内代谢的研究，1958年又发现了具有更好稳定性、更好抗炎活性和更低钠潴留效应的地塞米松。在地塞米松的基础上人们又通过在甾体母环上引入甲基、卤素等结构，陆续开发出了倍他米松、倍氯米松、氟轻松等药物。

随着人工合成的强效糖皮质激素类药物不断涌现，其临床适应证也随之拓展至过敏性疾病和器官移植排异反应等。长期应用糖皮质激素会产生严重的副作用，为了提高糖皮质激素的治疗指数，人们采取了多种措施，例如局部给药、采用“前药”或“软药”原则进行药物设计，以及围绕甾体母核进行结构修饰等，取得了一定的成效。环索奈德（ciclesonide）作为非活性化合物吸入给药，与GR几乎无结合亲和力，在肺上皮中的酯酶18裂解酯基后转化为其活性代谢产物去甲丁酰-环索奈德（desisobutyryl-Ciclesonide，des-CIC）。环索奈德的局部生物激活，也称为肺特异性现场激活，可显著改善其治疗指数。吸入型糖皮质激素的现场活化可在肺内提供靶向抗炎活性，并通过减少药物的全身利用度来降低局部和肺外全身副作用的风险。尽管如此，这种方法仅仅减少但不能消除GRs广泛的细胞效应和由此产生的潜在副作用风险的问题。同时，对于需要长期及全身使用糖皮质激素治疗（如器官移植、风湿性关节炎、溃疡性结肠炎等）的患者，开发新型糖皮质激素类药物，在保留其抗炎等活性的同时减少副作用，仍显得十分重要。肾上腺皮质激素类药物研发史如图24-2。

（一）采用药剂学手段提高糖皮质激素的治疗效果

使用聚乙二醇（PEG）包被强的松龙所形成的脂质体具有长效作用和巨噬细胞靶向效应。与未用PEG包被的强的松龙相比，包被后的脂质体能选择性地聚集于炎症部位，抗炎活性增加而不良反应减少。此外，在传统的糖皮质激素分子上连接一个一氧化氮衍生基团，就形成了亚硝基糖皮质激素，也可能是具开发前景的一类化合物。该类化合物的结构特点是在体内可缓慢释放具有抗炎活性的一氧化氮与糖皮质激素，代表化合物有NCX-1015（亚硝基强的松龙）和NCX-1022（亚硝基氢化可的松）。

（二）选择性糖皮质激素受体调节剂

糖皮质激素与GR结合形成的激素-受体复合物转移至细胞核，对下游靶基因发挥转录抑制或活化的调节作用。转录抑制是指配体激活的GR单体通过直接的蛋白-蛋白相互作用，抑制促炎症转录因子如核因子-κB（NF-κB）和激活蛋白-1（AP-1）等的转录调节作用，从而产生抗炎效应。转录活化是指配体激活的GR以二聚体形式与靶基因启动子/增强子区域的糖皮质激素应答元件（glucocorticoid response elements，GREs）结合，诱导基因转录，目前被认为是糖皮质激素产生副作用的主要机制。由于有证据表明转录抑制和转录激活是可分离的，因此GC研究领域的一个主要目标为确定GR配体，即优先诱导转录抑制，很少或没有转录激活活性，以便具有强效的抗炎作用和低副作用。这些化合物被称为选择性GR激动剂（selective glucocorticoid receptor modulators，SGRMs）、选择性GR调节剂（SEGRMs）或解离GR配体。目前报道的SGRMs有：

1. RU24858　为甾体衍生物，是第一个被报道的GR配体。在多种体外试验中，与地塞米松处理的细胞相比，RU24858对AP-1有很强的抑制作用，几乎没有激动剂活性，在大鼠哮喘模型中，RU24858的抗炎作用与泼尼松龙相同。然而，它也诱发了类似泼尼松龙诱导的副作用，如体重减轻和诱发骨质疏松。推测其可能在体内产生的代谢衍生物类似于典型的GC。最近发现RU2485诱导的转录激活的活性高度依赖于GR的表达水平。而且共激活剂表达水平的增加可以平衡并稳定RU24858-GR复合物，使RU24858变成强效激动剂。相反，过表达维生素A和甲状腺受体的辅助抑制物沉默介质会降低其转录活性。

2. AL-438和ZK216348　两种药物均为非甾体类药物。AL-438是一种苯并吡喃[3，4-f]喹啉衍生物，通过修饰合成的孕激素骨架获得，其特点是对GRs具有高亲和力，与泼尼松龙相当。这种化合物表仅能够完全调控通常由类固醇调控的一部分基因。在体内试验中，它保留了与常用类固醇相当的充分抗炎疗效，但在相同抗炎剂量

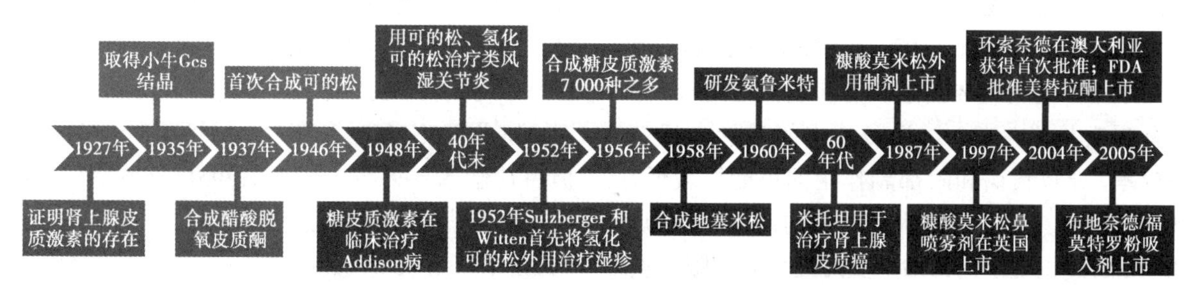

图24-2　肾上腺皮质激素类药物研发史

下，对骨代谢和血糖控制的不良反应降低，表明这种选择性机制归因于GR和配体相互作用诱导的不同辅因子的募集。AL-438降低了GR与过氧化物酶体增殖物激活受体γ共激活因子1之间的相互作用，同时保持了与GR相互作用蛋白-1（GR-interacting protein-1，GRIP-1）的正常相互作用。

ZK216348是带有羟基和三氟甲基的戊酸4-甲基1-氧代-1H-2,3-苯并噁嗪酰胺，在w位有一个甲基和芳基取代基。因此ZK216348的结构与同源GR配体不同。在体内炎症模型中，ZK21634全身和局部给药的抗炎活性与泼尼松龙相当，减少骨保护素（osteoprotegerin，OPG）生成的不良反应较地塞米松、泼尼松龙、地夫可特和RU24858轻微。

3. LGD5552　是另一种非甾体化合物，分子量与泼尼松龙相似，但其环饱和度及其取代基不同。LGD5552显示出较强的抗炎活性，能有效地反相抑制IL-1β和TNF-α，激活IL-6和E-选择素启动子。与相同剂量的泼尼松龙相比，LGD5552可上调抗炎细胞因子IL-10。与GRs结合之后，LGD5552激活的基因表达与GCs略有不同，仅激活疗效与GCs相似的基因，可能是由于LGD5552与辅助抑制物的结合更有效。

4. Compound A　在纳米比亚灌木中发现的羟基苯基氮丙啶前体的稳定类似物化合物A（Compound A，CpdA）。尽管缺乏甾体结构，但CpdA能够通过GRs有效下调NF-κB。CpdA与GRs的亲和力和地塞米松相当，CpdA的特异性基因抑制作用依赖于GRs功能性单体的存在，表现出与地塞米松不同的磷酸化状态。一些炎症和自身免疫性疾病的实验模型表明，CpdA具有强大的抗炎活性，未导致糖尿病和骨代谢不良反应。虽然CpdA的治疗范围较窄，却是用于研究的极佳工具化合物。

5. Marpracorat　也称为BOL-303242-X或ZK245186，与人GR高亲和力和选择性结合，并具有强效抗炎活性，对许多基因的转录激活效果较差，导致代谢和眼部副作用的可能性较低。Mapracorat具有与地塞米松相似的活性和效力。Mapracorat正处于局部治疗炎症性皮肤和眼部疾病Ⅱ期临床试验。但药理学研究提示其在哮喘中的应用也具有可能性。

6. GW870086X　葛兰素史克公司研发，是一种新型解离糖皮质激素，具有抗炎活性且发生不良反应的可能性低。在临床前研究中，GW870086X抗炎疗效与丙酸氟替卡松相当。有研究发现轻度哮喘受试者中，1mg的GW870086X单次和多次给药后，对腺苷酸激发的哮喘有显著的保护作用，治疗指数明显改善。在给药后2小时、14小时和26小时观察到GW870086X对呼出气一氧化氮（Fractional exhaled nitric oxide，FeNO）浓度有显著抑制作用。

7. AZD5423　阿斯利康研发的适用于吸入的高效非甾体SEGRMs，AZD5423正在开发成哮喘的治疗用药。该化合物与GR有效结合，并表现出对雄激素、盐皮质激素以及雌激素α和β受体较低的选择性。在轻度过敏性哮喘受试者中，吸入AZD5423 7天可有效降低变应原诱导的反应。AZD5423（而非布地奈德）能显著减轻变应原诱导的痰嗜酸性粒细胞增多。

第四节　常用的疾病模型和研究方法

虽然对肾上腺皮质类固醇激素的化学结构、合成过程、代谢途径研究很透彻，但是类固醇激素合成与分泌的转录调控机制依然有许多问题亟待解决。创建与发展理想的肾上腺皮质细胞模型是深入研究的前提。理想的体外细胞模型必须分泌相应的类固醇激素且对体内的刺激因素具有相同应答能力。

一、人肾上腺皮质癌细胞系

（一）NCI-H295细胞系及其细胞株

NCI-H295细胞来源于肾上腺皮质癌患者，通过放射免疫分析及质谱检测证实此细胞能合成与分泌30多种类固醇激素。在NCI-H295细胞系基础上，更改培养条件，最终形成了H295R-S1、H295R-S2、H295R-S3三株细胞，能分泌雄激素，对AngⅡ与K^+有应答能力。尽管存在一些争议，但目前学术界多数人认同H295R细胞是研究醛固酮合成与分泌的理想模型。人肾上腺皮质癌（human adrenocortical carcinoma，HAC）细胞经核苷酸多态性分析证实源于H295R细胞，目前HAC

细胞有三株，分别是 HAC13、HAC15、HAC50。HAC15 细胞血管紧张素Ⅱ受体 1 表达高，经血管紧张素刺激后醛固酮分泌显著增加，且能应答 ACTH，并比 H295R 细胞更能反映出机体的肾上腺皮质细胞功能。因而 HAC 细胞株被认为是目前最理想的人肾上腺皮质细胞模型。

（二）CAR-47 细胞系

CAR-47 细胞来源于原发性色素性结节状肾上腺皮质疾病和黏液瘤综合征患者，呈现典型的库欣病特征。由于该细胞 PRKAR1A 基因失活突变，是第一个永生人肾上腺皮质癌细胞系。早期该细胞能分泌皮质醇，随着不断地传代失去皮质醇、醛固酮分泌能力。目前主要用于与肾上腺肿瘤发生有关的 cAMP/PKA 信号通路研究。

（三）ACT-1 细胞系

ACT-1 细胞来源于左侧肾上腺皮质癌的患者。ACT-1 细胞仅表达 HSD3B2 酶，不分泌任何肾上腺皮质激素。因而该细胞不适于肾上腺皮质功能及肾上腺类固醇合成的研究，但可以用于抗肾上腺皮质癌药物筛选。

（四）儿童肾上腺皮质腺瘤细胞系

该细胞是从 1 岁女婴的肾上腺皮质腺瘤组织中原代培养而成，采用酶免疫分析法及放射免疫技术对第 5 代细胞上清液进行激素检测发现具备分泌皮质醇、睾酮、雄烯二酮、17- 羟孕酮的能力，并表达 HSD3B2、CYP11B、CYP21 等类固醇合成酶。由于该细胞仅传 8 代，未来能否广泛运用依然不明朗。

二、常用实验动物肾上腺皮质细胞系

小鼠 Y1 细胞系源于成年杂交系 LAF1（C57L×A/HeJ）雄性小鼠肾上腺肿瘤组织，是最早建立的肾上腺皮质癌细胞模型。早期该细胞能分泌类固醇激素且对 ACTH 具有应答能力，随着不断地传代失去分泌皮质酮的能力。目前以 Y1 细胞模型为对象开展的研究比人肾上腺皮质癌细胞系少，有关于 Y1 细胞增殖周期的分子机制及其成纤维细胞生长因子 2（FGF2）在肾上腺皮质癌发生作用及其药物筛选的研究。

与小鼠相比，目前尚无稳定的大鼠肾上腺皮质细胞系。以原代培养的大鼠肾上腺皮质细胞为实验对象成为研究大鼠类固醇激素合成与分泌机制的常见手段，例如在原代大鼠肾上腺皮质细胞上观察了 AngⅡ调节醛固酮分泌的机制，认为钙调蛋白酶介导的信号途径启动了 NGFIB 与 Nurr1 转录因子对 CYP11B2 基因的表达，从而促进了醛固酮的分泌。

关于牛肾上腺皮质细胞模型尚无稳定可靠的细胞系。研究者常用原代培养的牛肾上腺皮质细胞作为研究对象，可能与牛肾上腺组织经济且容易获得以及可分离足够量的肾上腺皮质细胞等因素有关。研究人员探索采用 SV40 病毒基因转染方式改良牛肾上腺皮质细胞，但是传代至 40 代左右细胞难以继续生长，限制了该细胞模型的推广运用；或者尝试采用人端粒酶逆转录酶结合 SV40 T 抗原和 ras 癌基因试图使牛肾上腺皮质细胞永生化，为分泌皮质醇提供可靠细胞模型，进而有助于肾上腺切除小鼠皮质激素的替代治疗。

（李晓辉　刘　雅）

参 考 文 献

[1] OAKLEY R H，CIDLOWSKI J A. Cellular processing of the glucocorticoid receptor gene and protein：new mechanisms for generating tissue-specific actions of glucocorticoids[J]. J BiolChem，2011，286（5）：3177-3184.

[2] METSELAAR J M，VAN DEN BERG W B，HOLTHUYSEN A E，et al. Liposomal targeting of glucocorticoids to synovial lining cells strongly increases therapeutic benefit in collagen type II arthritis[J]. Ann Rheum Dis，2004，63（4）：348-353.

[3] LEAKER B R，O'CONNOR B，SINGH D，et al. The novel inhaled glucocorticoid receptor agonist GW870086X protects against adenosine-induced bronchoconstriction in asthma[J]. J Allergy ClinImmunol. 2015，136（2）：501-2.e6.

[4] CARATTI G，MATTHEWS L，POOLMAN T，et al.

Glucocorticoid receptor function in health and disease[J]. ClinEndocrinol（Oxf）. 2015，83（4）：441-448.

[5] MELE P G，DUARTE A，PAZ C，et al. Role of intramitochondrialarachidonic acid and acyl-CoA synthetase 4 in angiotensin II-regulated aldosterone synthesis in NCI-H295R adrenocortical cell line[J]. Endocrinology，2012，153（7）：3284-3294.

[6] RAINEY W E，SANER K，SCHIMMER B P. Adrenocortical cell lines[J]. Mol Cell Endocrinol，2004，228（1-2）：23-38.

[7] COSTA E T，FORTI F L，ROCHA K M，et al. Molecular mechanisms of cell cycle control in the mouse Y1 adrenal cell line[J]. Endocr Res，2004，30（4）：503-509.

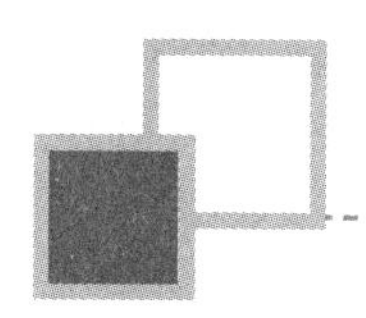

第二十五章　治疗甲状腺疾病的药物

甲状腺疾病主要包括甲状腺功能亢进（hyperthyroidism，简称甲亢）、甲状腺功能减退（hypothyroidism，简称甲减）、甲状腺结节和甲状腺癌。

甲状腺功能亢进是指甲状腺病态地合成与分泌过量甲状腺激素，或甲状腺外的原因导致血循环中甲状腺激素浓度过高，作用于全身组织引起的高代谢症候群。主要临床表现为多食、消瘦、畏热、多汗、心悸、激动、易怒、眼球突出、甲状腺肿大等。格雷夫斯病（Graves disease）又称毒性弥漫性甲状腺肿（toxic diffuse goiter），是一种器官特异性自身免疫性疾病。Graves 病是引起甲亢最主要的病因，占甲亢的 70%～85%，好发于 30～60 岁女性，也可发生于儿童及各年龄的成年男女。除甲亢及弥漫性甲状腺肿大外，还伴有浸润性眼病（突眼）、胫前黏液性水肿和指端粗厚等甲状腺外的临床表现。

甲状腺功能减退（hypothyroidism）简称甲减，是由多种原因引起的甲状腺激素合成、分泌或生物效应不足所致的临床综合征，包括代谢及各系统功能低下。甲减是较常见的内分泌疾病，从新生儿至老年均可发病，以老年多见，女性发生率高于男性。甲减按发病部位可分为原发性甲减（甲状腺疾病）、继发性甲减（垂体和 / 或下丘脑疾病）和周围性甲减（甲状腺受体或受体后疾病）。按发病年龄分型：胎儿或新生儿发病称为呆小病（cretinism），又称克汀病；儿童期发病称为幼年型甲减；成年期发病称为成年型甲减。

甲状腺结节（thyroid nodules）是指甲状腺内可以触及的孤立病灶，或者在超声检查下发现的与周边甲状腺不同的组织。多种甲状腺疾病可表现为甲状腺结节，如自身免疫性甲状腺炎、囊肿、肿瘤、退行性变等。甲状腺结节中甲状腺癌占 5%～10%。

第一节　甲状腺疾病的病理生理和发病机制

一、甲状腺功能亢进的发病机制

（一）促甲状腺激素受体抗体

格雷夫斯病患者血清中存在多种自身抗体，如甲状腺球蛋白抗体（thyroglobulin antibody，TGAb）、甲状腺过氧化物酶抗体（thyroid peroxidase antibody，TPOAb）和促甲状腺激素受体抗体（thyrotropin receptor antibodies，TRAb），其中引起格雷夫斯病的抗体是 TRAb。TRAb 与促甲状腺激素受体结合后，即可模拟促甲状腺激素的作用，刺激甲状腺合成和释放甲状腺激素。初发格雷夫斯病患者 TRAb 的检出率可达 80%～100%。

（二）免疫调控异常

正常情况下，T 抑制细胞（Ts，主要是 $CD8^+$ 细胞）和 T 辅助细胞（Th，主要是 $CD4^+$ 细胞）的数量和功能处于相对平衡状态，维持机体免疫功能正常。而格雷夫斯病患者外周血和甲状腺内的 Ts 细胞数量减少和功能低下，不能抑制 Th 辅助 B 淋巴细胞产生抗甲状腺的自身抗体，致使产生大量 TRAb 而致病。

二、甲状腺功能减退的发病机制

（一）甲状腺病变

原发性甲减又称“特发性”甲减，自身免疫性甲状腺损害是成人甲减最主要的病因。患者体内存在高滴度的甲状腺球蛋白抗体（thyroglobulin antibody，TGAb）、甲状腺过氧化物酶抗体（thyroid peroxidase antibody，TPOAb）及促甲状腺激素阻断型抗体。主要是慢性淋巴细胞性甲状腺炎所致，有甲状腺肿性桥本甲状腺炎（hashimoto thyroiditis，HT）和萎缩性甲状腺炎（atrophic thyroiditis，AT）两种类型。本病由遗传因素与环境因素共同作用而发病，有家族簇集倾向。患者可伴有其他自身免疫性疾病。

（二）垂体-下丘脑疾病

垂体肿瘤、手术、放射治疗和产后垂体坏死可致垂体前叶广泛破坏，表现为多种垂体激素分泌缺乏；促甲状腺激素-体基因突变；下丘脑肿瘤、肉芽肿、放射或促甲状腺激素释放激素（thyrotropin releasing hormone，TRH）受体基因突变，这些因素都可导致促甲状腺激素分泌不足而引起甲减。

（三）甲状腺激素抵抗综合征

由于甲状腺素受体基因突变、甲状腺素受体减少或受体后缺陷所致。由于缺陷的性质、累及的组织和代偿的程度不同，临床表现变异颇大，患者的甲状腺功能可正常，亦可表现出程度不等的甲减或甲亢。

三、甲状腺结节的发病机制

甲状腺结节是多种原因导致的甲状腺滤泡上皮细胞增生，如碘过高或过低、食用致甲状腺肿的食物或药物、甲状腺素合成酶缺陷及炎症等。

第二节 治疗甲状腺疾病的药物

治疗甲状腺疾病药物包括抗甲状腺药和甲状腺激素类药物（表25-1）。

表25-1 治疗甲状腺疾病药物的分类

药物分类		代表药
抗甲状腺药物	硫脲类	甲硫氧嘧啶、丙硫氧嘧啶、甲巯咪唑、卡比马唑
	碘及碘化物	碘化钾、碘化钠、复方碘溶液
	放射碘	^{131}I
	β受体阻断药	普萘洛尔等
甲状腺激素类药物		左甲状腺素、甲状腺片、碘塞罗宁

一、治疗甲状腺功能亢进的药物

治疗甲亢可用手术切除甲状腺，也可用药物暂时或长期消除甲亢症状。这类药物统称抗甲状腺药（antithyroid agents）。常用的有硫脲类（thioureas）、碘和碘化物（iodine and iodide）、放射性碘（radioiodine）和β受体阻断药（β-adrenoceptor blockers）等。

（一）硫脲类

硫脲类可分为两类：①硫氧嘧啶类，包括甲硫氧嘧啶（methylthiouracil，MTU）和丙硫氧嘧啶（propylthiouracil，PTU）；②咪唑类，包括甲巯咪唑（thiamazole，他巴唑）、卡比马唑（carbimazole，甲亢平）。

【药理作用和临床应用】

药理作用：硫脲类是最常用的抗甲状腺药，硫脲基团是抗甲状腺活性所必需的。硫脲类可作为甲状腺过氧化物酶（thyroid peroxidase，TPO）的底物被碘化，使碘不能结合到甲状腺球蛋白上；还可抑制过氧化物酶活性，阻止I的活化，从而抑制酪氨酸的碘化及碘化酪氨酸的耦联，妨碍T_3、T_4合成。硫脲类不影响碘的摄取，也不能对抗已合成的T_3、T_4，需待贮存的激素适当消耗后才能显效。症状改善需2～3周，基础代谢率在1～2个月后才能恢复正常。

临床应用：硫脲类药物可抑制外周组织的T_4转化为生物活性较强的T_3，因此在重症甲亢、甲亢危象时该药可列为首选。硫脲类能轻度抑制免疫球蛋白的生成，使血循环中甲状腺刺激性免疫球蛋白（thyroid stimulating immunoglobulin，TSI）下降，因此对甲亢患者除能控制高代谢症状外，也有对因治疗作用。

【体内代谢及影响因素】 硫脲类药物口服易吸收，分布于全身。60%在肝内代谢。本品可通过胎盘和乳汁排出。

【药物相互作用和不良反应及处理】

药物相互作用及处理：①硫脲类药物与口服抗凝药合用可增加后者疗效；②磺胺类、对氨基水杨酸、保泰松、巴比妥类、酚妥拉明、妥拉唑林、维生素B_{12}、磺酰脲类药物都有抑制甲状腺功能和致甲状腺肿大的作用，因此与本类药物合用需注意；③摄入高碘食物或药物可使甲亢病情加重，增加抗甲状腺药的需要量或延长用药时间，因此在服用硫脲类药物前应避免服用碘剂。

不良反应及处理：①常见头痛、眩晕，关节痛，唾液腺和淋巴结肿大、胃肠道反应，以及皮疹、剥落性皮炎、药热等；②个别患者可发生黄疸和中毒性肝炎；③严重的不良反应为粒细胞缺乏症，故用药期间应定期检查血象，白细胞数低于 $4\times10^9/L$ 或中性粒细胞低于 $1.5\times10^9/L$ 时，应按医嘱停用或调整用药。

【临床应用现状分析与展望】 目前硫脲类药物的应用主要是为使格雷夫斯病甲亢患者的甲状腺功能迅速恢复正常，进而为放射性碘治疗或甲状腺切除术做准备。虽然服用硫脲类药物就基本能够控制甲亢，但在服用硫脲类药物1～2年的患者中，长期缓解率范围为15%～80%，而在美国通常为20%～30%。低碘饮食人群的缓解率可能更高。

（二）碘及碘化物

常用的有碘化钾（potassium iodide）、碘化钠（sodium iodide）、复方碘溶液（aqueous iodine solution）和卢戈溶液（Lugol solution）等。

【药理作用和临床应用】

药理作用：大剂量碘剂有抗甲状腺作用。碘剂的药理作用包括抑制蛋白水解酶，使 T_3、T_4 不能从TG解离，释放减少。还可拮抗促甲状腺激素而抑制 T_3、T_4 释放。大剂量碘剂能抑制甲状腺过氧化物酶，影响酪氨酸的碘化及碘化酪氨酸偶联，减少 T_3、T_4 的合成。大剂量碘剂还可抑制促甲状腺激素使腺体增生的作用，使腺体缩小变硬、血管减少。

临床应用：大剂量碘剂可用于地方性甲状腺肿的治疗和预防、甲亢手术前准备、甲亢危象。但其抗甲状腺作用快而强，当腺泡细胞内碘离子浓度增高到一定程度，细胞摄碘即自动降低，使胞内碘离子浓度下降，从而失去抑制激素合成的效应，因此碘化物不能单独用于甲亢的内科治疗。由于碘可作为合成甲状腺激素的原料，促进甲状腺激素的合成，小剂量碘剂可预防和治疗缺碘所致的单纯性甲状腺肿。

【体内代谢及影响因素】 碘和碘化物在胃肠道内吸收迅速而完全，由肠道吸收的碘约30%被甲状腺摄取，其余主要由肾脏排出，少量由乳汁和粪便中排出，极少量由皮肤与呼吸排出。碘可以通过胎盘到达胎儿体内，影响胎儿甲状腺功能。

【药物相互作用和不良反应及处理】

药物相互作用及处理：①与抗甲状腺药物合用，有可能致甲状腺功能低下和甲状腺肿大；②与血管紧张素转换酶抑制剂合用和与保钾利尿剂合用时，易致高钾血症，应监测血钾；③与锂盐合用时，可能引起甲状腺功能减退和甲状腺肿大；④与 ^{131}I 合用时，将减少甲状腺组织对 ^{131}I 的摄取。

不良反应及处理：①偶见过敏反应。可在服药后立即发生，或数小时后出现血管性水肿，表现为上肢、下肢、颜面部、口唇、舌或喉部水肿，也可出现皮肤红斑或风团、发热等不适；②关节疼痛、嗜酸性粒细胞增多和淋巴结肿大不常见；③长期服用可出现口腔和咽喉部烧灼感、流涎、金属味、牙齿和齿龈疼痛、胃部不适、剧烈疼痛等碘中毒症状，也可出现高钾血症，表现为神志模糊、心律失常、手足麻木刺痛、下肢沉重无力；④腹泻、恶心、呕吐和胃痛等消化道不良反应不常见。

【临床应用现状分析与展望】 在临床上碘主要短期（通常1～2周，最多4～6周）用于：①格雷夫斯病甲状腺切除术术前准备；②格雷夫斯病辅助治疗（放射性碘治疗后1周或与硫脲类药物联合使用）；③治疗甲状腺危象。不提倡将长期碘治疗作为甲亢的常规方案。然而，长期碘治疗可能对轻度病变患者有益，包括对硫脲类药物不耐受患者或存在初始或重复放射性碘或手术根治治疗禁忌或不愿接受此类治疗的患者。

（三）放射性碘

临床应用的放射性碘（radioiodine）是 ^{131}I，其半衰期为8天。

【药理作用和临床应用】

药理作用：利用甲状腺高度摄碘能力，^{131}I 可被甲状腺摄取，结合到碘化氨基酸中并储存在滤泡的胶质中，可产生β射线，破坏甲状腺实质。

临床应用：^{131}I 适用于不宜手术或手术后复发及硫脲类无效或过敏的甲亢患者。

【体内代谢及影响因素】 在正常情况下，口服 ^{131}I 化钠后3～6分钟，即开始被胃肠道所吸收，1小时后可吸收75%，3小时以后则几乎全部被吸收。^{131}I 被吸收后进入血液内，正常人10%～25%能被甲状腺摄取，甲状腺内碘量约占全身总碘量的1/5（约8mg）。口服24小时后，甲状腺内的有

效 $t_{1/2}$ 为 7.6 天。大部分碘经尿排出体外。

【药物相互作用和不良反应及处理】

药物相互作用及处理：尚不明确。

不良反应及处理：① ^{131}I 治疗甲状腺功能亢进症后大多数病人无不良反应，少数在一周内有乏力、食欲减退、恶心等轻微反应，一般在数天内即可消失。服 ^{131}I 后由于射线破坏甲状腺组织，释放出大量甲状腺激素进入血液，服 ^{131}I 后 2 周左右可出现甲状腺功能亢进症状加剧的现象，个别病人甚至发生甲状腺危象，可能是在电离辐射作用下甲状腺激素大量释放入血液以及精神刺激、感染等诱发的。② ^{131}I 治疗甲亢最重要的并发症是永久性甲状腺功能低下症。治疗后时间越长，发生率越高；③ ^{131}I 治疗甲状腺癌转移灶，由于剂量较大可出现胃肠道反应、一过性骨髓抑制、放射性唾液腺炎和急性甲状腺危象。治疗后 3 天左右可以发生颈部疼痛和肿胀、吞咽时疼痛、喉部疼痛及咳嗽，用止痛药后往往不易生效。治疗后 2～3 个月可发生头发暂时性脱落等。

【临床应用现状分析与展望】 放射性碘疗法安全且性价比高，可作为格雷夫斯病、毒性甲状腺腺瘤和甲状腺炎的一线治疗。怀孕、母乳喂养、计划怀孕患者以及活检样本可疑或诊断为甲状腺癌的患者禁用。目前放射性碘治疗已被证明是格雷夫斯眼病发展和恶化的原因。一项荟萃分析报告显示与接收 ATD 治疗的患者相比，接收放射性碘治疗的患者格雷夫斯眼病恶化风险增加，与手术相比，风险略有增加。因此，放射性碘治疗禁用于活动性中重度或有视力威胁的格雷夫斯眼病患者，对于轻度活动性格雷夫斯眼病患者，放射性碘治疗后应进行预防性类固醇治疗。

（四）β 受体阻断药

常用的有普萘洛尔、美托洛尔、阿替洛尔和吲哚洛尔等。

【药理作用和临床应用】

药理作用：普萘洛尔等 β 受体阻断药主要通过阻断 β 受体而改善甲亢的症状。还能抑制外周 T_4 脱碘成为 T_3，控制甲亢。β 受体阻断药作用迅速，对甲亢所致的心率加快、心收缩力加强等交感神经亢进症状有效，但单用时其控制症状的作用有限，若与硫脲类药物合用则疗效显著。

临床应用：该类药是甲亢及甲状腺危象的辅助治疗药，用于不宜用抗甲状腺药、不宜手术及 ^{131}I 治疗的甲亢患者。甲亢患者如因故需紧急手术（甲状腺或其他手术）时，可用 β 受体阻断药保护患者。

【体内代谢及影响因素】 普萘洛尔口服后胃肠道吸收较完全，广泛地在肝内代谢，生物利用度约 30%。半衰期为 2～3 小时，血浆蛋白结合率 90%～95%。经肾脏排泄，主要为代谢产物，小部分（<1%）为母药。不能经透析排出。

【药物相互作用和不良反应及处理】

药物相互作用及处理：①与利血平合用，可导致体位性低血压、心动过缓、头晕、晕厥。与单胺氧化酶抑制剂合用，可致极度低血压；②与洋地黄合用，可发生房室传导阻滞而使心率减慢，需严密观察；③与钙拮抗剂合用，特别是静脉注射维拉帕米，要十分警惕本品对心肌和传导系统的抑制；④与肾上腺素、盐酸去氧肾上腺素或拟交感胺类合用，可引起显著高血压、心率过慢，也可出现房室传导阻滞；⑤与异丙肾上腺素或黄嘌呤合用，可使后者疗效减弱；⑥与氟哌啶醇合用，可导致低血压及心脏停博；⑦与氢氧化铝凝胶合用可降低普萘洛尔的肠吸收；⑧酒精可减缓本品吸收速率；⑨与苯妥英、苯巴比妥和利福平合用可加速本品清除；⑩与氯丙嗪合用可增加两者的血药浓度；⑪与安替比林、茶碱类和利多卡因合用可降低本品清除率；⑫与西咪替丁合用可降低本品肝代谢，延缓消除，增加普萘洛尔血药浓度；⑬可影响血糖水平，故与降糖药同用时，需调整后者的剂量；⑭与甲状腺素合用导致 T_3 浓度的降低。

不良反应及处理：①中枢神经系统不良反应，如眩晕、神智模糊（尤见于老年人）、精神抑郁、反应迟钝等；②心率过慢（<50 次 /min）；③较少见的有支气管痉挛及呼吸困难、充血性心力衰竭；④更少见的有发热和咽痛（粒细胞缺乏）、皮疹（过敏反应）、出血倾向（血小板减小）；⑤须格外警惕雷诺氏征样四肢冰冷、腹泻、倦怠、眼口或皮肤干燥、恶心、指趾麻木、异常疲乏等。

【临床应用现状分析与展望】 β 受体阻滞药是甲亢初治期的辅助治疗。只要没有禁忌证，大部分甲亢患者可在诊断后立即开始 β 受体阻滞药治疗。格雷夫斯病患者选择硫脲类药物初始治疗时常会同时给予 β 受体阻滞药，以放射性碘作为初始治疗且不需要硫脲类药物预处理的患者通常也会使用β受体阻滞药。具有β受体阻滞药相对禁忌证的患者可能更容易耐受选择性β受体阻滞剂，如阿替洛尔或美托洛尔。所有β受体阻断药均能有效减轻甲亢症状。

对硫脲类药物过敏的患者需行甲状腺切除术时，也会在术前使用β受体阻滞药。阿替洛尔等长效药物的术中和术后控制更为稳定，还能最大程度降低患者在不能口服药物时的静脉β受体阻滞药需求。一项报道显示，甲亢妊娠女性联用普萘洛尔和硫脲类药物时的自然流产的风险高于单用硫脲类药物治疗，因此人们对使用β受体阻滞药来治疗妊娠期甲亢提出了质疑。

二、治疗甲状腺功能减退的药物

甲状腺激素

【药理作用和临床应用】

药理作用：甲状腺激素主要成分包括甲状腺素（T_4）和 T_3。有促进分解代谢和合成代谢的作用，对人体正常代谢及生长发育有重要影响，对婴幼儿中枢神经的发育甚为重要。

临床应用：此为替代疗法，用于治疗甲状腺功能减退症，常需终身服用。各种剂型含 T_4、T_3 的量不同。T_3 作用快而强，维持时间短；T_4 则作用慢而弱，维持时间长。治疗黏液性水肿时，一般从小剂量开始，逐渐增大至足量。儿童和青年可迅即采用足量。垂体功能低下者宜先用糖皮质激素，再用甲状腺激素，以防急性肾上腺皮质功能不全的发生。黏液性水肿昏迷者必须立即注射大量 T_3，直至清醒后改为口服。治疗克汀病先用较小剂量，逐渐增加，至症状明显好转时即以此剂量维持，随时调整剂量。

【药物相互作用和不良反应及处理】

药物相互作用及处理：①糖尿病患者服用甲状腺激素应视血糖水平适当增加胰岛素或降糖药剂量；②甲状腺激素与抗凝剂如双香豆素合用时，后者的抗凝作用增强，可能引起出血；应根据凝血酶原时间调整抗凝药剂量；③本类药与三环类抗抑郁药合用时，两类药的作用及毒副作用均有所增强，应注意调整剂量；④服用雌激素或避孕药者，因血液中甲状腺素结合球蛋白水平增加，合用时甲状腺激素剂量应适当调整；⑤考来烯胺或考来替泊可以减弱甲状腺激素的作用，两类药合用时，应间隔4～5小时服用，并定期检测甲状腺功能；⑥β受体阻滞药可减少外周组织 T_4 向 T_3 的转化，合用时应注意。

不良反应及处理：如用量适当无任何不良反应。使用过量则引起心动过速、心悸、心绞痛、心律失常、头痛、神经质、兴奋、不安、失眠、骨骼肌痉挛、肌无力、震颤、出汗、潮红、怕热、腹泻、呕吐、体重减轻等类似甲状腺功能亢进症的症状。减量或停药可使所有症状消失。

【临床应用现状分析与展望】　目前纠正甲减的治疗药物首选是合成的左甲状腺素（L-T_4）。L-T_3 作用快，持续时间短，适用于黏液性水肿昏迷的抢救。几乎所有患者均可通过口服合成的甲状腺素（T_4）而轻易达到治疗目标。甲减的治疗目标为缓解症状并使TSH分泌恢复正常，对于甲状腺肿大的自身免疫性甲状腺炎（桥本病）患者，还有一个治疗目标是减小甲状腺肿的体积。约50%的患者有一定程度减小，其滞后于TSH分泌的下降。合适的治疗甚至能够逆转甲状腺功能减退症的所有临床表现，但一些神经肌肉和精神症状可能持续数月都不消失。对甲减的长期治疗与认知功能受损或情绪低落无关。有限的证据还表明，进行治疗的甲减患者中全因死亡率没有升高。相比而言，先天性甲减婴儿如果治疗不充分或延迟数月，可能有永久性脑损伤。

第三节　治疗甲状腺疾病药物的研发史和研究进展

一、治疗甲状腺疾病药物研发史

中国现存最早的药学专著《神农本草经》记载用海带治“瘿瘤”，是用含碘食物治疗甲状腺疾病最早的文献。1891年，英国G.R. Murray报道将绵羊甲状腺提取物用于黏液性水肿患者的治疗，开创了治疗甲状腺激素分泌过少所致疾病的甲状腺激素替代疗法（图25-1）。

1895年，德国化学家E. Baumann首先发现甲状腺内存在含碘的有机化合物。1914年，美国生物化学家E.C. Kendall将从甲状腺中提取的活

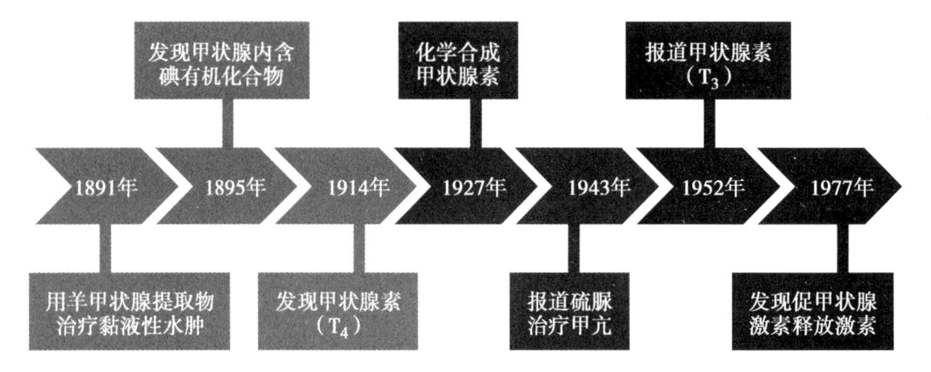

图 25-1 治疗甲状腺疾病药物研发史

性成分进行了结晶，其含碘量达 65%，该结晶物质被称为甲状腺素“thyroxin”（T_4）。1921 年，H.S. Plummer 在体内、体外实验中证实甲状腺素的主要作用是使所有细胞的代谢活动加速。1926 年，英国生物化学家 C.R. Harington 改进了甲状腺素的提取方法，提高了产量，并阐明了它的分子结构。1927 年，英国化学家 G. Barger 化学合成了该种激素，并推测其在机体内的合成具有二碘酪氨酸氧化偶联的相似步骤。1943 年，E.B. Astwood 报道硫脲和硫脲嘧啶可以治疗甲状腺功能亢进。1952 年，J. Gross 和 R. Pitt-Rivers 报道了另一种活性更强的甲状腺激素——三碘甲腺原氨酸（T_3）。至此，甲状腺激素的组成得到阐明。20 世纪 60 年代，法国的 J.R. Tata 证实甲状腺激素可以促进 RNA 和蛋白质的生物合成。

1977 年，诺贝尔生理学或医学奖获得者 R.C.L. Guillemin 为了提取促甲状腺激素释放激素，收集了 500 多万个羊的下丘脑，用时 16 年，历经了无数次的失败后，终于提取了 1mg 促甲状腺激素释放激素。证实了下丘脑分泌的促甲状腺激素释放激素促进垂体前叶分泌促甲状腺激素，促甲状腺激素可促进甲状腺细胞增生及 T_3、T_4 的合成与释放。

二、治疗甲状腺疾病药物研究进展

（一）微量元素硒治疗格雷夫斯病

硒元素是人体必需的矿物质营养素，需要从食物中摄取。1967 年，加拿大的 R.C. Dickson 等人发现人体甲状腺中含硒量高于除肝、肾以外的其他组织器官。缺硒时会造成甲状腺功能紊乱，引起甲状腺疾病。生理状态下，甲状腺主要合成 T_4 及少量的 T_3，大致比例为 10∶1，而 T_3 主要在外周组织由 5 要在脱碘酶将 T_4 脱碘转化而来。5 碘转脱碘酶是含硒酶，当人体内硒浓度降低时，可引起外周组织和垂体中的脱碘酶活性降低，T_4 转化为 T_3 受阻，T_3 生成减少。T_3 的降低对垂体促甲状腺激素的反馈抑制减弱，导致促甲状腺激素分泌增加，引起甲状腺肿大。

硒是谷胱甘肽过氧化物酶（glutathione peroxidase，GSHPx）的主要组成部分。缺硒时谷胱甘肽过氧化物酶合成障碍，活性降低，会使细胞代谢产生的过氧化物稳定性增强，清除减少，继而引起甲状腺过氧化物酶活性增高，甲状腺激素合成、分泌增加，进一步加重甲状腺肿大。研究显示，在甲状腺肿大儿童中，血浆硒和谷胱甘肽过氧化物酶活性均显著降低。

适量补充硒可以有效降低甲状腺肿的发生率，希腊的 L.H. Duntas 通过给予受试者硒，三个月和六个月后与对照组相比发现，甲状腺过氧化物酶活性分别降低了 46% 和 55.5%。土耳其 O. Turker 的实验也得到了相同的结果，补充硒可以增加谷胱甘肽过氧化物酶的活性，抑制甲状腺过氧化物酶，使甲状腺激素合成减少，有效控制慢性淋巴性甲状腺炎的发生。服用硒还可以提高机体防御功能，增进免疫能力，降低甲状腺癌发生的危险性。对于缺碘地区的甲状腺肿患者以及自身免疫性甲状腺疾病患者，适当补硒有利于肿大的甲状腺缩小，并能提高机体防御能力，改善免疫状态，对疾病的恢复有所帮助。孕期和妊娠后补充硒还可以降低产后甲状腺功能减退或者永久性甲状腺功能减退的发病率。

（二）糖皮质激素治疗格雷夫斯病

有研究报道，糖皮质激素可以降低血清中促甲状腺激素（TSH）受体抗体和甲状腺刺激性免疫球蛋白(TSI)水平,有效治疗格雷夫斯病。

浸润性眼病也称格雷夫斯眼病(Graves ophthalmopathy)或甲状腺相关性眼病,是一种以突眼为重要体征的甲亢常见并发症,常规的抗甲状腺药物不易缓解。糖皮质激素的免疫抑制作用可以降低眶内成纤维细胞抗原的表达,抑制眼眶成纤维细胞的增殖,减轻眼眶局部炎症。同时糖皮质激素还可以降低细胞因子活性,抑制糖胺聚糖(glycosaminoglycans,GAG)的释放,缓解球后组织及眼外肌的水肿及变性。意大利的 L. Bartalena 等人通过对比实验发现,间断大剂量甲泼尼龙(methylprednisolone)冲击治疗效果比小剂量效果好,但由于样本量较小,需要进一步研究。西班牙的 A. Expósito 等人也证实,糖皮质激素可以缓解活动期眼病症状,改善复视、眼痛、眼球突出等问题,且副作用较少。另外,去甲肾上腺素能阻滞药可以松弛交感神经支配的控制眼睑回缩的平滑肌,用作滴眼液可以改善甲亢患者眼球突出的问题。

第四节 治疗甲状腺疾病药物药理学模型和实验方法

近年来,通过给予药物、化学诱导、免疫技术、转基因等手段获得了可靠、有效的甲状腺疾病动物模型,为研究治疗甲状腺疾病药物提供了条件。动物模型根据研究目的不同分为甲减模型和甲亢模型。有的模型既可用于甲状腺激素类药物的研究,又可用于抗甲状腺药的研究,根据具体实验设计确定。实验过程中,饮食、室温、昼夜节律变化及饲养环境等均可通过影响动物的代谢进而影响受试药物的作用,故在实验中应予以考虑。

一、甲状腺功能减退动物模型

(一)甲状腺切除实验模型

甲状腺切除是经典的甲减模型。甲状腺激素为维持机体正常生长发育必需的激素。幼年动物(大、小鼠等)摘除甲状腺后,其生长发育停滞,体重较同年正常动物显著减轻。动物身体外形矮小,肌肉萎缩无力,活动减少,常处于伏卧状态等,而且动物性器官的发育及胸腺的退化皆变慢或停滞。给甲状腺素的动物因替代治疗,则可不出现此一系列甲状腺功能缺乏症状。可采用测量动物体重、身体长度(动物头到尾根部长度)及称量动物的睾丸(或子宫)和胸腺湿重等实验指标评价受试药物作用。

(二)丙硫氧嘧啶(PTU)实验模型

此方法应用最多。可采用 PTU 腹腔注射、灌胃、溶入饮用水的方法导入大鼠体内。其中 PTU 溶入饮用水最常用,经 2～4 周制模成功。也可应用低碘饲料,其中混入 0.15% 的 PTU 喂养大鼠,4 周后模型成功。此外,还可以通过饮用含甲硫氧嘧啶(MTU)、甲巯咪唑(MZ)、甲状腺激素等物质的饮用水造模,其中甲状腺激素最快,6 天即可。

(三)TR 缺陷鼠模型

转基因甲减模型是近年来甲减模型研究的突破,有学者在表达 Δ 基因甲苏氨酸甲状腺激素受体 - 氨酸(TR 酸甲)突变体的转基因鼠模型上成功地诱发建立了甲减模型。TR 变缺陷鼠是通过有目的地突变删除 TR 鼠基因的部分编码外显子,阻止功能性 TR 的部或 TR 的部的合成,TR 成亚型控制中枢调控促甲状腺激素,合成降低后,促甲状腺激素减低,进而形成甲减模型。

二、甲状腺功能亢进动物模型

(一)左甲状腺素钠法

用生理盐水将左甲状腺素钠(L-thyroxine sodium salt)配制成浓度为 35μg/ml 的溶液,按 0.1ml/10g 体重的量皮下注射。10 天后可获得甲亢动物模型。

(二)Shimoji 模型

该方法是第一个真正的毒性弥漫性甲状腺肿动物模型,由 Shimoji 等报道并因此而命名。选用 AKR/N(H-2k)小鼠作为实验动物,RT4.15HP 作为免疫细胞,该细胞能够稳定表达主要组织相容性复合体Ⅱ(MHCⅡ)类分子和人类促甲状腺激素受体(TSHR)。小鼠腹腔注射稳定表达人 TSHR 的 RT4.15HP 细胞,2 周 1 次,共 6 次。联合使用明矾和 Th2 佐剂,百日咳毒素(pertussis toxin,PTX)进行诱导,可使成功率提高到 70%。

(三)表达 TSHR 的 B 细胞或 HEK-293 细胞免疫模型

美国的 S. Kaithamana 等选取 6～8 周龄遗传背景为 H-2d 的雌性 BALB/c 小鼠作为实验动物,

腹腔注射表达小鼠 TSHR 或人 TSHR 的 M12 细胞，或表达人 TSHR 的 HEK-293 细胞，辅以 Th2 佐剂——霍乱毒素 B 亚单位。结果显示，两种方法均使 100% 的小鼠出现甲状腺功能亢进。

（四）表达 TSHR 的腺病毒免疫模型

以小鼠为实验动物，以编码 TSHR 全长的腺病毒为载体，采用肌内注射，3 周免疫 1 次，共 3 次。8 周后半数以上的小鼠诱导出甲状腺功能亢进。

三、致甲状腺肿和抗甲状腺肿实验方法

甲状腺分泌甲状腺激素受垂体前叶分泌的促甲状腺激素（TSH）的调节。而 TSH 的释放与血液及组织中甲状腺激素的水平有关，正常情况下两者处于平衡状态。当给动物抗甲状腺药物丙硫氧嘧啶时，抑制了甲状腺激素的生物合成，体内甲状腺激素含量减少，反馈性刺激垂体前叶分泌大量 TSH，致甲状腺代偿性增生，腺体肿大。抗甲状腺药长期应用有致甲状腺肿作用，如同时给予甲状腺激素制剂，通过负反馈作用抑制 TSH 分泌，可防止丙硫氧嘧啶致甲状腺肿大，有抗甲状腺肿作用。用此模型可判明受试药物对抗甲状腺肿的效应。

四、甲状腺功能评价实验方法

（一）耗氧实验

甲状腺能提高机体基础代谢，促进细胞氧化过程，增加耗氧量和 CO_2 产量。将小鼠单独放在密闭广口玻璃瓶中，观察其缺氧生存时间，可评价甲状腺激素类药物。甲状腺素能增加心脏对儿茶酚胺的敏感性。小鼠服碘化钾，其耗氧量增加，缺氧生存时间缩短，抗甲状腺药物（硫脲类）有拮抗作用。小鼠耗氧实验中，阳性药物甲状腺素组与对照组相比显著增加小鼠的耗氧量，在此基础上比较受试药物对耗氧量的影响。本实验方法简便易行，不需特殊设备。

（二）耗氧量测定法

本方法测定小动物（大、小鼠或豚鼠）的耗氧量。选用健康大鼠（或小鼠、豚鼠），在给受试药物一段时间后，放入干燥器内，盖好盖子，使装置密闭。注入 O_2，使检压计的水柱由零点开始上升，当上升到 50～100mmH_2O 时，立刻开始记录时间。大鼠吸入 O_2，呼出 CO_2。而 CO_2 被干燥器内的碱石灰吸收，装置内气体容积减少，则水检压计液面下降。记录水检压计的水柱刻度，计算耗氧量，分析受试药物的作用。

（三）甲状腺吸 ^{131}I 率实验方法

碘是合成甲状腺激素的主要原料，能被甲状腺摄取和浓聚，被摄取的量和速度在一定程度上与甲状腺功能有关。示踪 ^{131}I 进入机体后，同样被甲状腺摄取。利用 ^{131}I 能发射 γ 射线的特性，可测量甲状腺对 ^{131}I 的吸收率与速度，以判断甲状腺的功能状态和药物的作用。提高甲状腺功能的药物使甲状腺吸 ^{131}I 率增加，吸 ^{131}I 率高峰前移，抑制甲状腺功能的药物则相反。甲状腺素类药物负反馈性抑制 TSH 分泌，使甲状腺吸 ^{131}I 率降低。

（四）尿中排出 ^{131}I 实验方法

碘进入血液后，除被甲状腺摄取外，其余部分主要从尿排出。因此，甲状腺摄取 ^{131}I 的量与尿中排出 ^{131}I 的量之间呈负相关。故测尿中 ^{131}I 排出量能间接地了解甲状腺的功能状态。如提高甲状腺功能的药物，使甲状腺吸 ^{131}I 率增加，则尿中排出 ^{131}I 的量将减少。此模型可用于评价受试药物对甲状腺功能的作用。尿中排出 ^{131}I 率实验可与甲状腺吸 ^{131}I 率实验在同一批动物身上进行。综合评价受试药物的作用。应注意，药物明显影响动物心、肾功能时，亦可影响尿中 ^{131}I 的排出量。

五、促甲状腺激素实验方法

垂体前叶分泌促甲状腺激素（thyroid-stimulating hormone，TSH），可促进甲状腺摄取碘及合成、分泌甲状腺激素。甲状腺功能改变时，TSH 的波动较甲状腺激素更迅速且显著，是反映下丘脑 - 垂体 - 甲状腺轴功能的敏感指标。正常情况下，注射 TSH 使动物甲状腺吸 ^{131}I 率明显提高。给抗甲状腺药物后，甲状腺功能受抑制，甲状腺吸 ^{131}I 率降低。此时再注射 TSH 时，可出现不同的结果：①如抗甲状腺药物作用于甲状腺，直接抑制甲状腺激素合成者（如丙硫氧嘧啶类），甲状腺吸 ^{131}I 率可不提高；②如抗甲状腺药物作用于垂体前叶，使 TSH 分泌减少，致甲状腺功能降低者，当注射 TSH 时，动物甲状腺吸 ^{131}I 率可明显提高。本实验方法主要分析抗甲状腺药物的作用机制。

（杨宝学）

参考文献

[1] COOPER D S. Antithyroid drugs[J]. Engl J Med, 2005, 352(9): 905-917.

[2] AZIZI F, ATAIE L, HEDAYATI M, et al. Effect of long-term continuous methimazole treatment of thyrotoxicosis: comparison with radioiodine[J]. Eur J Endocrinol, 2005, 152(5): 695-701.

[3] KANEDA T, HONDA A, HAKOZAKI A. An improved Graves disease model established by using in vivo electroporation exhibited long-term immunity to hyperthyroidism in BALB/c mice[J]. Endocrinology, 2007, 148(5): 2335-2344.

[4] BAHN R S. Graves'ophthalmopathy[J]. N Engl J Med, 2010, 362(8): 726-738.

[5] DUNTAS L H. Selenium and the thyroid: a close-knit connection[J]. J Clin Endocrinol Metab, 2010, 95(12): 5180-5188.

[6] AMARA I B, BOUAZIZ H, GUERMAZI F, et al. Effect of selenium on hypothyroidism induced by methimazole(MMI) in lactating rats and their pups[J]. Acta Biol Hung, 2010, 61(2): 145-157.

[7] LIVADAS S, XYRAFIS X, ECONOMOU F, et al. Liver failure due to antithyroid drugs: report of a case and literature review[J]. Endocrine, 2010, 38(1): 24-28.

[8] 高惠宝，宁光. 内分泌系统 [M]. 上海：上海交通大学出版社，2012.

[9] ALHAMBRA E M R, GMLVEZ M M, MORENO M P, et al. Clinical efficacy of intravenous glucocorticoid treatment in Gravesophthalmopathy[J]. Endocrinol Nutr, 2013, 60(1): 10-14.

[10] De Leo S, Lee S Y, Braverman L E. Hyperthyroidism. Lancet, 2016, 388(10047): 906-918.

第二十六章　治疗糖尿病的药物

糖尿病（diabetes mellitus）是一种在遗传和环境因素长期共同作用下，由于胰岛素分泌相对或绝对不足引起的渐进性糖、蛋白质、脂肪、水和电解质代谢紊乱的综合征，以高血糖为主要特点。随着人们生活水平的提高、生活方式和饮食结构的变化以及人口老龄化，糖尿病的发病率呈逐年上升趋势，目前已成为最常见的慢性病之一。WHO 推荐糖尿病分四种类型：① 1 型糖尿病（type1 diabetes mellitus，T1DM），即胰岛素依赖型糖尿病（insulin-dependent diabetes mellitus，IDDM），是由各种原因引起的自身免疫机制紊乱导致胰岛 B 细胞损伤，使胰岛素分泌水平下降。T1DM 约占糖尿病患者总数的 10%，多见于儿童和青少年。② 2 型糖尿病（type2 diabetes mellitus，T2DM），以往被称为非胰岛素依赖型糖尿病（non-insulin-dependent diabetes mellitus，NIDDM），约占糖尿病患者总数的 90%，多发生于 40 岁以上的成人和老年人群，近几年其发病年龄有下降趋势。T2DM 发病缓慢，初期表现为胰岛素敏感性下降，血中胰岛素水平升高。随着病情的发展，出现胰岛素抵抗伴胰岛素分泌的绝对不足。③妊娠糖尿病（gestational diabetes），约占妊娠妇女的 2%～5%；④其他类型糖尿病，包括胰岛 B 细胞功能遗传缺陷、胰岛素作用遗传缺陷、胰腺外分泌疾病、某些药物或化学制剂的使用、内分泌疾病、感染以及免疫介导的罕见类型糖尿病。

糖尿病带给人们的危害不仅仅在于血糖升高，更重要的是糖尿病所引起的急慢性并发症。因此，合理控制血糖，有效预防和治疗糖尿病并发症是目前治疗糖尿病的基本原则。

第一节　糖尿病的病理生理和发病机制

一、T1DM 的发病机制

T1DM 有两种亚型：免疫介导的 T1DM 和特发性 T1DM。特发性 T1DM 常发生于一些特殊的人种，如美国黑人和南亚印度人，并且发病具有明显的家族史。这类患者在临床上有明显的胰岛功能下降，但没有自身免疫反应的证据。

免疫介导的 T1DM 是常见的 T1DM 类型。其发病被认为是一种通过体液免疫和细胞免疫导致胰岛 B 细胞损伤的自身免疫性疾病。80% 以上的 T1DM 患者血中可以检测到胰岛 B 细胞成分的抗体，包括胰岛素抗体、热休克蛋白 65（HSP-65）抗体、谷氨酸脱羧酶 65（GAD65）抗体。但是这些抗体的存在是否能在一定程度上预示 T1DM 的发生和发展还没有定论。遗传学研究发现这类患者多表现为人类 HLA 基因的基因多态性发生改变，被认为是 T1DM 发生的遗传易感性基础。比较共识的观点认为病毒感染是诱发 T1DM 最重要的因素。基因易感性只能解释 T1DM 的家族聚集性，并不能确定其发病的必然性。其发病应该是遗传因素和环境因素共同作用的结果。多种病毒，如柯萨奇 B1 病毒、风疹病毒、腮腺炎病毒、巨细胞病毒和脑炎及心肌炎病毒均可启动胰岛 B 细胞的自身免疫反应，损伤胰岛 B 细胞的功能，从而参与 T1DM 的发病过程。有研究表明新生儿出生后采用牛乳或其配方制品喂养，可增加儿童患 T1DM 的危险。主要原因是牛奶中牛白蛋白和酪蛋白可以诱导胰岛细胞失去免疫耐受功能，发生自身免疫反应，损伤胰岛。此外，有报道称胰岛 B 细胞感觉神经的错误调控可能也参与了 T1DM 的发病。

由于胰岛损伤引起的胰岛素绝对缺乏是 T1DM 最突出的病理改变，故目前对 T1DM 的治疗主要采用胰岛素替代疗法。

二、T2DM 的发病机制

研究发现 T2DM 亦具有明显的遗传倾向。ApoE4 基因突变被认为是 T2DM 的遗传基础。人口老龄化、营养过剩、缺乏体育活动、应激及化学毒物等被认为是诱发 T2DM 的环境因素。目前普遍认为，T2DM 发生的主要分子机制是胰岛素抵抗和进行性的胰岛素分泌不足。然而，近年来的研究表明，胰岛素拮抗激素的分泌异常在 T2DM 的发病过程中也发挥了重要的作用。

（一）胰岛素抵抗

胰岛素抵抗是指胰岛素与胰岛素受体结合后不能够激活下游的信号通路发挥其调节糖、脂肪和蛋白质代谢的功能。在过去相当长的一段时间内，人们一直认为糖尿病的发生仅仅是由于胰岛素分泌不足引起。直到有研究指出一些 T2DM 患者血中胰岛素水平尽管已经很高，但高血糖的症状却并未得到改善。这种现象引发了人们的思考并在随后的研究中证实是由胰岛素的效应器官（肌肉、肝脏和脂肪组织等）对胰岛素的敏感性下降引起的。一旦敏感性降低，即使存在高水平的胰岛素亦很难让细胞有效利用葡萄糖，于是提出了胰岛素抵抗的概念。

IRS/PI3K 信号转导通路是胰岛素在肝脏发挥生理效应的主要信号通路，目前认为多种因素引起的胰岛素抵抗是通过作用于该通路上的下游蛋白实现的。蛋白酪氨酸磷酸酶 1B（PTP1B）是一种广泛存在于胰岛素敏感组织的磷酸酯酶，它与胰岛素受体结合后抑制胰岛素受体 β 亚单位发生酪氨酸磷酸化，从而阻断了胰岛素下游的信号级联反应。PTEN 是一种具有磷酸酶活性的抑癌因子，它可以通过将磷酸根从酪氨酸去除而把 PIP3 变成 PIP2，负性调节 PI3K/Akt 通路。PTEN 基因缺陷被证明可以通过增加胰岛素的敏感性来降低 T2DM 发生的风险。正常情况下，在进食引起血糖增加后，胰岛素会通过 IRS/PI3K 信号通路激活蛋白激酶 B（PKB/Akt），激活的 PKB/Akt 可通过磷酸化糖原合酶激酶 3（GSK3β）的丝氨酸位点而使之失活。失活的 GSK3β 会降低对糖原合酶（GS）的磷酸化作用，使原本高磷酸化水平低活性的 GS 因磷酸化水平降低而活性升高，进而肝糖原合成增加以使血糖保持在正常水平。当 GSK3β 活性升高时，其可以通过磷酸化 GS 来抑制其活性，使肝糖原的合成减少，易引起高血糖（图 26-1）。同时，高活性的 GSK3β 可以促进 IRS-1 底物受体发生丝氨酸磷酸化，介导胰岛素抵抗的发生。

在 T2DM 发病过程中，脂肪组织在肾上腺素、胰高血糖素、促肾上腺皮质激素（ACTH）及促甲状腺激素（TSH）的作用下可以激活激素敏感性脂肪酶（HSL），使甘油三酯分解生成 FFA，并进一步产生大量的二酰甘油（DAG）。DAG 通过激活 PKC/β/δ/ε/θ、IKKβ 和 JNK 使 IRS-1/2 发生丝氨酸磷酸化（图 26-1），并通过抑制自身的酪氨酸磷酸化，抑制由 IRS-1/2 酪氨酸磷酸化介导的 PI3K 的激活以及下游的信号转导过程，从而阻断了胰岛素的生物学作用，产生胰岛素抵抗。此外，各种应激因素均可以使体内的神经酰胺类物质（ceramides）生成增多，神经酰胺通过抑制 PKB/Akt 的活性来抑制葡萄糖的转运和糖原的合成，最终使血糖升高（图 26-1）。此外，脂肪组织分泌的一些因子也被证实参与了肝胰岛素抵抗的形成。其中包括肿瘤坏死因子 α（TNF-α）、瘦素（leptin）、白介素 6（IL-6）和脂联素（adiponectin）等

过氧化物酶增殖体受体（peroxisomal proliferator activated receptors，PPARs）是一种调节目标基因表达的核内受体转录因子，分为：PPARα、PPARδ、PPARγ。PPARα 主要分布在肝脏、心脏、骨骼肌和血管壁。其中 PPARα 激动可以阻止或延缓动脉粥样硬化的发生和发展；PPARδ 主要分布在皮肤、脑和脂肪组织中，PPARδ 缺失可以延缓皮肤伤口愈合和阻止髓鞘的生成；PPARγ 主要在脂肪组织和胰岛 B 细胞表达，调节胰岛素抵抗，增加胰岛素的释放。随着研究的不断深入，人们发现 PPARα/γ 的活化对于改善 T2DM 的胰岛素抵抗具有重要的作用。这也推动了通过激活 PPARγ 来发挥作用的噻唑烷二酮类抗糖尿病药物的诞生。

（二）胰岛素分泌不足

尽管胰岛素自发现之初就被用于 T2DM 的治疗，但当时的研究者并不清楚在 T2DM 的发展

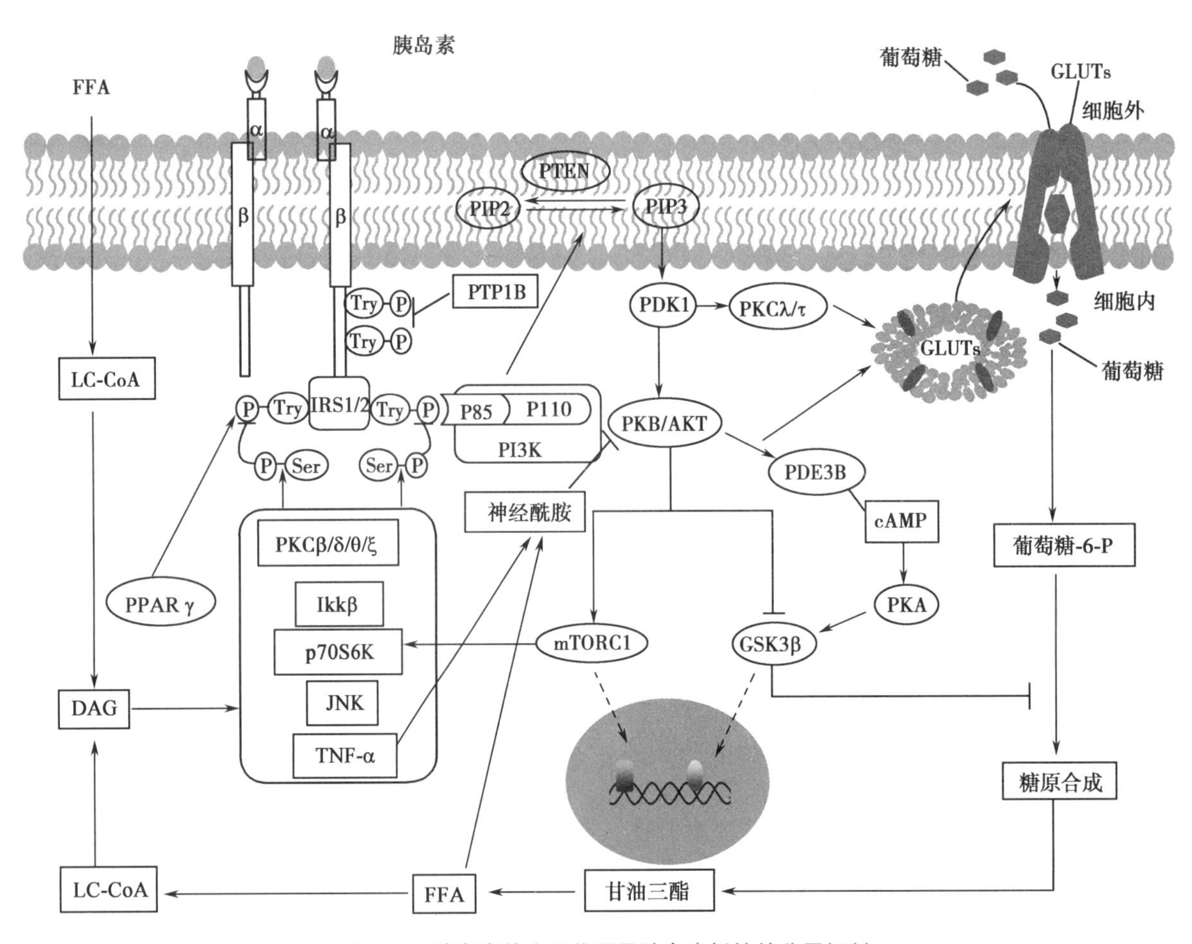

图 26-1 胰岛素的生理作用及胰岛素抵抗的分子机制

过程中胰岛素水平是如何变化的。随后的研究发现，与 T1DM 不同，T2DM 的胰岛素缺乏并非贯穿于疾病发生的始终，且这种胰岛素缺乏具有相对性。其实，在 T2DM 发病过程中，胰岛素水平经历了一个先升高后降低的过程。当摄入过多的营养物质时，机体会通过增加胰岛素的分泌来维持血糖的稳定。长期的营养过剩会引起明显的高胰岛素血症，同时也加重了胰岛的负担。然而，由于胰岛素抵抗的存在，此时的高胰岛素水平已不足以维持机体正常的血糖。长期高血糖的糖毒性以及血中增加的 FFA 的脂毒性会使胰岛 B 细胞功能障碍。最终，不堪重负的胰岛 B 细胞会失去代偿能力而使胰岛素水平开始下降。由于部分胰岛 B 细胞的功能被保留，所以 T2DM 的胰岛素缺乏是相对性的。这也为促胰岛素分泌药的发展奠定了基础。

（三）胰岛素拮抗激素及胃肠激素的作用

机体血糖的调节是多种激素共同作用的结果。尽管胰岛素是唯一可以降低血糖的激素，但是具有升高血糖效应的激素却有许多，如胰高血糖素、糖皮质激素、儿茶酚胺、甲状腺激素和生长激素等。研究认为，糖尿病的糖代谢异常不仅是由于胰岛素分泌不足或功能缺失，还包括胰岛素拮抗激素分泌的异常。

胰高血糖素是主要的升高血糖的激素。血中葡萄糖或氨基酸水平降低可以刺激胰高血糖素的分泌。胰高血糖素通过与细胞膜受体结合，激活依赖环磷酸腺苷（cAMP）的蛋白激酶从而抑制糖原合成；激活磷酸化酶促进糖原分解、抑制 6- 磷酸果糖激酶 -2 和促进磷酸烯醇式丙酮酸羧激酶的合成增强糖异生；激活脂肪组织内的 HSL，促进脂肪动员。生理状况下，胰岛素和胰高血糖素相互协调共同调节机体糖、脂肪、氨基酸的代谢，因此提高胰岛素或降低胰高血糖素的分泌和功能被认为是治疗糖尿病的有效策略。

糖皮质激素通过促进糖异生和抑制肝外组织对葡萄糖的摄取和利用使血糖升高。糖皮质激素通过允许作用增加脂肪动员的作用从而促进脂肪动员。此外，机体在应激状态下可以增加肾上腺素的分泌，肾上腺素通过与β受体结合，激活腺苷酸环化酶，使cAMP增高，促进糖原分解、糖异生和糖酵解过程使血糖升高。但肾上腺素对基础血糖，特别是进食引起的血糖波动没有调节作用。

20世纪末，W.J. Pories等发现，应用胃转流手术治疗肥胖症后，糖尿病的治愈率会显著提高。这引起了人们对胃肠道激素的关注，同时也开启了针对胃肠道激素寻找治疗糖尿病药物靶点的探索。研究表明，多种胃肠道激素可以通过调节摄食、脂类代谢和胰岛素分泌等间接参与糖代谢的调节，主要包括抑胃多肽（gastric inhibitory polypeptide，GIP）、胰高血糖素样肽-1（glucagons-like peptide 1，GLP-1）、Ghrelin和肽YY（PYY）等。

GIP是由十二指肠和空肠K细胞分泌的多肽。营养过剩会使血中GIP水平升高，进而促进脂肪细胞的分化成熟和甘油三酯的贮存，促进脂肪细胞对葡萄糖的摄取。最终，GIP会加速肥胖的产生和胰岛素抵抗的形成。

GLP-1是一种肠促胰素，由肠道L细胞（enteroendocrine L-cells of the intestine）分泌。GLP-1由胰高血糖素原基因表达，此基因在胰岛A细胞的主要表达产物是胰高血糖素，而在肠黏膜L细胞表达则为GLP-1。GLP-1可以以葡萄糖依赖的方式作用于胰岛B细胞，促进胰岛十二指肠同源盒-1（PDX1）基因表达。PDX1直接结合到胰岛素基因的启动子区促进胰岛素基因的转录，使胰岛素的合成和分泌增加。GLP-1与GLP-1受体结合后可激活腺苷酸环化酶使cAMP升高，并进一步促进IRS2的酪氨酸磷酸化，进一步激活PKB/Akt信号通路，促进CREB的表达，增加胰岛素的敏感性。

经过研究者们的不懈努力，这些激素在T2DM发生过程中所发挥的作用及其机制正逐步被阐明。令人欣慰的是，GLP-1的激动剂和降解GLP-1的二肽基肽酶（DDP-Ⅳ）的抑制剂已经被作为治疗T2DM的药物应用于临床，并取得了巨大成功。

（四）其他激素的作用

作为一种盐皮质激素，醛固酮及其受体在糖尿病发病过程中的作用也逐渐受到人们的关注。有报道称醛固酮受体可以通过激活NFκB来介导脂肪组织的炎症反应和胰岛素抵抗。

胰淀素（amylin）是进食后同胰岛素一起由胰岛B细胞分泌的肽类激素，由37个氨基酸组成。可以延缓葡萄糖的吸收，抑制胰高血糖素的分泌，减少肝糖生成和释放，降低胰岛素依赖和非依赖患者的餐后血糖。目前的研究认为，在胰岛素抵抗造成高胰岛素血症时，胰淀素的表达和分泌也会随着胰岛素的增高而异常增高。局部增高的胰淀素将沉积在胰岛B细胞内及其周围，引起胰岛B细胞功能障碍。这样会加重胰岛素抵抗，使功能正常的胰岛B细胞分泌更多的胰岛素和胰淀素，形成恶性循环。此外，胰淀素还可以通过促进脂肪分解提高血中的FFA水平来诱导胰岛素抵抗的发生。由此可见，胰淀素可以通过介导胰岛B细胞的凋亡参与到T2DM的病理过程中。

第二节　治疗糖尿病的药物

目前根据各种药物的作用及作用机制不同可将降血糖药物分为4类。见表26-1。

一、胰岛素相关药物

胰岛素（insulin）由51个氨基酸组成，分子量为5 808Da，分为A链和B链，并由二硫键连接。胰岛素在体内合成时先以前胰岛素原（preproinsulin）的形式存在于细胞浆中。前胰岛素原是一个由110个氨基酸组成的单链前体，其氨基末端含有24个疏水性氨基酸序列，协助前胰岛素原穿过粗面内质网膜。一旦前胰岛素原进入粗面内质网膜，其N-末端24个氨基酸迅速被裂解而形成胰岛素原。在胰岛素原形成过程中分子折叠，二硫键形成。随后胰岛素原进入高尔基体，在蛋白水解酶的作用下分解成克分子数相等的C肽和胰岛素（图26-2）。随后，胰岛素被分泌到B细胞外，进入血液循环，发挥其生理作用。尽管C肽的生物学功能还不清楚，但因其具有较长的半衰期，临床上将其作为判断胰岛素分泌水平的指标。

药用胰岛素多从猪、牛胰腺提取。胰岛素结构有种属差异，虽不直接妨碍在人体发挥作用，但可成为抗原，引起过敏反应。目前可通过DNA重组技术人工合成胰岛素，还可将猪胰岛素B链第30位的丙氨酸用苏氨酸替代而获得人胰岛素。

表 26-1　降血糖药物的分类

药物分类		代表药
胰岛素相关药物	胰岛素	正规胰岛素、50-50 混合胰岛素、结晶锌胰岛素、中性精蛋白锌胰岛素、鱼精蛋白锌胰岛素
	胰岛素类似物	门冬胰岛素、赖脯胰岛素、甘精胰岛素，德谷胰岛素
促胰岛素分泌药	作用于 K^+ATP 通道药	磺酰脲类：格列本脲、格列吡嗪、格列美脲、格列齐特等
		氯茴苯酸类 / 苯丙氨酸衍生物：瑞格列奈、那格列奈
	GLP-1 类似物	利拉鲁肽
	GLP-1 激动剂	艾塞那肽、利西拉肽
	DPP-4 抑制剂	磷酸西他列汀、沙格列汀
胰岛素增敏剂	双胍类	二甲双胍
	噻唑烷二酮类化合物	罗格列酮、吡格列酮、环格列酮
	脂肪酸代谢干扰剂	依托莫司
其他	α- 葡萄糖苷酶抑制剂	阿卡波糖、米格列醇、伏格列波糖
	胰淀粉样多肽类似物	醋酸普兰林肽
	醛糖还原酶抑制剂	依帕司他

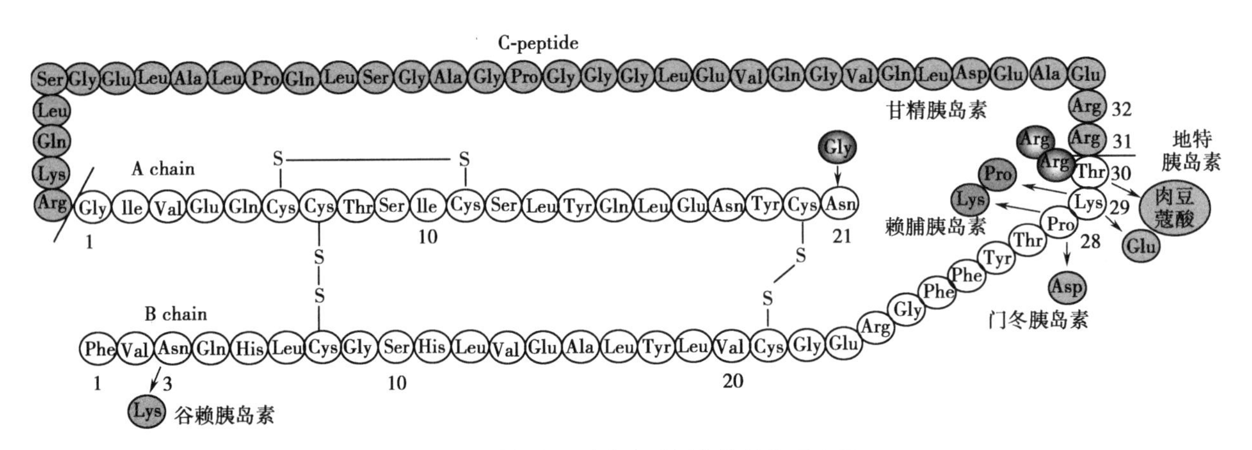

图 26-2　胰岛素及胰岛素类似物的结构示意图

内源性胰岛素以游离单体的形式存在于血液中，其分布容积接近细胞外液的分布容积。正常人基础胰岛素水平为 5～15μU/ml（30～90pmol/L）。餐后水平可以升高至 60～90μU/ml（360～540pmol/L）。正常人和无并发症的糖尿病患者胰岛素血浆半衰期约为 5～6 分钟。体内产生胰岛素抗体可以延长胰岛素的半衰期。C 肽的分泌与胰岛素的克分子数相等，并且半衰期长（约 30 分钟），因此，C 肽可作为急性胰岛素分泌的标志。

【药理作用和临床应用】

药理作用：胰岛素是唯一具有降低血糖作用的激素，也是唯一同时具有促进糖原、脂肪和蛋白质合成作用的激素。其作用机制为：①与胰岛素受体的 α 亚单位结合，诱导 β 亚单位发生酪氨酸磷酸化，使之与胰岛素底物受体（IRS-1/2）结合并促进其同样发生酪氨酸磷酸化。随后，IRS-1/2 磷酸化 PI3K，促进 PIP2 向 PIP3 的转化，同时激活 PDK1。活化的 PDK1 一方面通过激活 PKCλ/ζ 和 PKB/Akt 促进糖转运蛋白（GLUTs）向细胞膜的转运，通过促进细胞外的糖向细胞内转运降低血糖水平，另一方面通过激活 PKB/Akt 抑制 cAMP 的生成，使糖原合酶活性增强，糖原磷酸化酶活性降低，从而促进糖原合成，抑制糖原分解；② PKB/Akt 激活后亦可通过抑制 GSK3β 和激活雷帕霉素靶蛋白 C1（mTORC1）来促进蛋白质的合成；③抑制磷酸烯醇式丙酮酸羧激酶的合成和促进氨基酸进入肌组织合成蛋白质，抑制糖异生；④抑制脂肪组织内的激素敏感性脂肪酶（HSL），抑制脂肪动员(图 26-1)。

此外,研究发现胰岛素底物受体还包括 Gab-1 (GRB-2-associated binder-1,生长因子结合蛋白 2 关联结合蛋白)、p60、Cb1(大麻素受体 1,cannabinoid receptor 1)、Shc(src homology 2-domain-containing)等。这些底物酪氨酸磷酸化,可以作为含 Sh2(Src-homology-2)结构域蛋白的停靠位点,结合和富集细胞内信号通路蛋白,也可以启动胰岛素刺激的磷酸化级联反应。

临床应用:用于糖尿病或继发于严重胰腺疾病导致的高血糖,包括:① T2DM 合并严重感染、外伤大手术等严重应激情况,以及合并心、脑血管并发症、肾脏或视网膜病变等;②长病程 T2DM,血浆胰岛素水平较低,经合理饮食、体力活动和口服降糖药治疗控制不满意者;③具有口服降糖药禁忌的 T2DM 患者,如妊娠哺乳等;④糖尿病酮症酸中毒,高血糖非酮症高渗性昏迷;⑤成年或老年糖尿病患者发病急,体重显著减轻伴明显消瘦者;⑥妊娠糖尿病。此外,还可用于严重营养不良、消瘦、顽固性妊娠呕吐、肝硬化初期的患者(可同时静脉滴注葡萄糖和小剂量胰岛素,以促进组织利用葡萄糖)和高钾血症的患者。

胰岛素治疗的目的是模拟正常的生理胰岛素分泌,补充夜间、禁食以及餐前的基础胰岛素水平。由于普通胰岛素制品中天然胰岛素单体被联结成六聚体,这些六聚体降低了皮下注射胰岛素的吸收速度,使用药后的最佳治疗时间推迟。这一不利情况刺激了胰岛素类似物的研究。重组人胰岛素类似物是通过生物工程合成生产的。目前应用于临床的主要有两类:①速效胰岛素类似物,在模拟餐时胰岛素分泌模式上获得了重大进展;②超长效胰岛素类似物,使全天血糖得到良好控制并减少低血糖发生率。

(一)普通胰岛素

依据起效快慢、活性达峰时间及作用持续时间长短可将普通胰岛素制剂分为四种。临床给药方案见表 26-2:

(二)人胰岛素类似物

临床常见的给药方案是通过多次注射长效胰岛素类似物维持基础胰岛素水平,然后给予速效胰岛素类似物补充餐后的胰岛素,控制餐后瞬时的血糖增高。

1. 速效胰岛素类似物 速效胰岛素类似物与普通人胰岛素比较,有以下优点:①便于灵活应用,常规的短效人胰岛素起效时间是 30 分钟(餐前 30 分钟注射),而速效胰岛素类似物是 10 分钟,这使得患者在注射后可立即进食;②模拟了人的生理性胰岛素分泌模式,能快速起效并快速恢复,更好地控制餐后血糖水平;③作用时间不超过 4~5 小时,因此不会导致餐前低血糖的发生;④药物吸收较稳定,在体内的变化以及个体间的差异较小。常见的有:

(1)门冬胰岛素(insulin aspart):是在 1999 年第一个通过 DNA 重组技术生产的超短效胰岛素类似物(NovoRapid,B28 asp),也是目前第一个经 FDA 批准的泵入治疗胰岛素类似物。门冬胰岛素是将人胰岛素氨基酸链 B 链 28 位的脯氨酸由天冬氨酸替代而成的,通过电荷排斥效应阻止

表 26-2 普通胰岛素分类及临床使用方法

分类	药物	临床使用方式
速效胰岛素(short-acting insulins)	常规胰岛素(regular insulin) 单组分猪胰岛素(actrapid monocomponent insulin) 单组分人胰岛素(human monocomponent insulin)	皮下注射 0.5~1 小时开始起效,2~4 小时作用达高峰,维持时间短,约 5~7 小时。一般每天 3 次,餐前 15~3 分钟注射。剂量随病情进行调整
中效胰岛素(intermediate-acting insulins)	中性鱼精蛋白锌胰岛素(neutral protamine Hagedorn) 珠蛋白锌胰岛素(globin zinc insulin,GZI)	皮下注射后 1~1.5 小时起效,最佳作用时间 8~12 小时,持续 24 小时,临床应用最广。早餐前 30~60 分钟皮下注射
长效胰岛素(longt-acting insulins)	鱼精蛋白锌胰岛素(protamine zinc insulin,PZI)。	皮下注射后 4~8 小时起效,最佳作用时间 14~20 小时,持续 24~36 小时。早餐前 30~60 分钟皮下注射。此类药不能静脉给药
混合胰岛素(premixed insulins)	50-50 混合胰岛素(50%human insulin isophane and 50%huanman insulin)	注射后 0.5 小时后起作用,最佳作用时间 2~12 小时,持续作用时间 16~24 小时每天早餐前 30~60 分钟皮下注射。

B28 位的脯氨酸和 B23 位的甘氨酸之间产生相互吸引，抑制胰岛素单体或二聚体的自我聚合过程，从而达到比药用胰岛素起效快的目的（图 26-2）。门冬胰岛素通过与脂肪和肌细胞上的胰岛素受体结合，促进葡萄糖的摄取，抑制葡萄糖从肝脏的释放，进而起到降低血糖的作用。门冬胰岛素常与长效胰岛素联合应用。主要适用于 T1DM 和餐后血糖控制不佳的 T2DM 病人。

（2）赖脯胰岛素（insulin lispro）：是通过颠倒人胰岛素 B 链 28 位脯氨酸和 29 位赖氨酸的顺序，借以改变 B 链末端的空间结构，减少胰岛素单体间的非极性接触和 β 片层间的相互作用，从而改善胰岛素的自我聚合特性（图 26-2）。可减少注射传统胰岛素饭后早期高血糖及后期低血糖现象的发生。

（3）谷赖胰岛素（insulin glulisine）：是通过用赖氨酸替换 B 链 3 位的天门冬氨酸以及用谷氨酸替换 B29 位的赖氨酸制备而成（图 26-2）。谷赖胰岛素在吸收、药理作用和免疫原性方面与其他速效胰岛素相似。但剂量较大时，其与胰岛素受体结合后发挥作用并不是通过激活 IRS-2 通路实现的。这一机制上的不同具有怎样的临床意义目前尚不清楚。

2. 超长效胰岛素类似物　超长效人胰岛素类似物也是一种转基因来源的胰岛素类似物，比常规长效胰岛素作用时间更长，主要用于 24 小时长期控制基础血糖水平。与速效胰岛素类似物联合应用，能很好的模拟正常人的生理性胰岛素分泌，使糖尿病患者的血糖水平在 24 小时内得到理想控制。

（1）甘精胰岛素（insulin glargine）：是在人胰岛素 B 链的羧基末端加上两个带正电荷的精氨酸残基，从而使胰岛素的等电点由 pI 5.4 变为 pI 6.7。此外，在 A 链 21 位以电荷为中性的甘氨酸替代对酸敏感的天冬酰胺，从而可在酸性环境中保持稳定，显著延长其活性（图 26-2）。多项临床试验证实，与中效胰岛素相比，甘精胰岛素生物效应更强、低血糖反应更少，并且临床使用方便。甘精胰岛素不能稀释或与其他胰岛素一起混合使用。不良反应与普通胰岛素相似。

（2）地特胰岛素（insulin detemir）：是新的长效胰岛素类似物。它通过用肉豆蔻酸替换 B 链 30 位的苏氨酸（图 26-2）。这样一种修饰通过增加胰岛素在皮下组织的聚合，可逆性地与白蛋白结合来延长药物在体内存在的时间。皮下注射 1～2 小时起效，作用维持 24 小时。一天给药 2 次即可维持平稳的基础胰岛素水平。

（3）德谷胰岛素（insulin degludec）：为新一代基础胰岛素类似物。2012 年 10 月首先在日本上市，批准用于 T1DM 和 T2DM 的治疗。德谷胰岛素是在人胰岛素的基础上去掉 B30 位的苏氨酸，通过一个 L-γ- 谷氨酸连接子，将一个 16 碳脂肪二酸连接到 B 链 29 位赖氨酸上获得的一种超长效的基础胰岛素类似物。德谷胰岛素通过脂肪二酸侧链自我聚集，形成多六聚体并与注射部位形成储存库。这种独特的分子结构，使其在注射前以稳定的可溶性双六聚体形式存在于制剂中。在德谷胰岛素的制剂中添加苯酚和锌，使各个六聚体相互作用结合，形成稳定的多六聚体。皮下注射后，随着制剂中苯酚的迅速弥散，Zn^{2+} 逐渐分散，多六聚体缓慢解离，释放出单体，通过毛细血管进入血液循环，添加的脂肪二酸侧链与血浆白蛋白发生可逆性结合，进一步减缓其向靶组织和血液循环扩散的速度，以发挥其长效降糖作用。其发挥作用时间可长达 24 小时。

3. 混合人胰岛素类似物　由于具有中效作用的低精蛋白锌胰岛素（NPH）需要在给药几个小时后才能发挥最佳疗效，糖尿病治疗时需要在餐前给予速效胰岛素控制餐后血糖。为方便使用，可以在皮下注射前将速效胰岛素与 NPH 胰岛素混合注射。为克服这一缺点，将中效胰岛素设计成中性鱼精蛋白赖脯胰岛素（neutral protamine lispro，NPL）和中性鱼精蛋白门冬胰岛素（neutral protamine aspart，NPA）。然后，将 NPL 与赖脯人胰岛素混合，将 NPA 与门冬胰岛素结合制成混合胰岛素，增加了安全性和疗效。目前已经上市的有 70-30 混合人胰岛素：70NPA/30 Aspart；50-50 混合人胰岛素：50 NPL/50 Lispro 和 75-25 混合人胰岛素：75NPL/25 Lispro。

【体内代谢及影响因素】　药用胰岛素作为一种蛋白质，普通制剂易被消化酶破坏，口服无效，必须注射给药。皮下注射吸收快，尤以前臂外侧和腹壁最为明显。与内源性胰岛素不同，外源性胰岛素的 30%～40% 在肝脏被灭活，60% 经肾脏排泄。目前临床使用胰岛素的 $t_{1/2}$ 和作用时间随胰岛素种类不同而不同。

【药物相互作用和不良反应及处理】

药物相互作用及处理：由于糖尿病是慢性疾病，一旦使用胰岛素治疗，就需要长期用药。这种治疗方案增加了胰岛素与其他药物共同使用的几率。使用不当或者合用后处理不当，都会产生严重的不良反应，甚至威胁生命。

1. 合用可增加胰岛素制剂降血糖作用的药物　合用可增加胰岛素制剂降血糖作用的药物有以下几种：①口服降糖药、血管紧张素转换酶抑制药溴隐亭、氯贝特、锂、甲苯达唑、维生素 B_6、茶碱等与胰岛素产生协同降糖作用；②单胺氧化酶抑制药、非甾体类解热镇痛抗炎药、抗凝血药、磺胺类药、甲氨蝶呤与胰岛素竞争结合血浆蛋白，使血液中游离胰岛素水平增高；③氯喹、奎尼丁、奎宁等可延缓胰岛素降解，使胰岛素在血中的浓度升高；④奥曲肽通过抑制生长激素，提高血糖素及胰岛素的分泌，延迟胃排空，减缓胃肠蠕动，引起食物吸收延迟导致餐后血糖水平下降；⑤中等量以上浓度的酒精可增强胰岛素引起的低血糖作用，导致严重持续的低血糖反应。在空腹或肝糖原储备较少的情况下，更易发生。

不良反应处理：合用时应调整以上药物或本药的剂量。

2. 合用可降低胰岛素制剂降血糖作用的药物　合用可降低胰岛素制剂降血糖作用的药物有以下几种：①钙通道阻滞药、可乐定、达那唑、二氮嗪、生长激素、肝素、H_2 受体拮抗药、大麻、吗啡、磺吡酮等药物本身可以改变糖代谢，升高血糖；②糖皮质激素、促肾上腺皮质激素、胰高血糖素、雌激素、口服避孕药、甲状腺素、肾上腺素、噻嗪类利尿药、苯妥英钠等亦可以升高血糖水平；③尼古丁可以促进儿茶酚胺释放，减少皮肤对本药的吸收，降低胰岛素的作用。

处理：合用时应适当增加胰岛素用量。正在使用本药的吸烟者，突然戒烟时需适当减少本药用量。

3. 干扰胰岛素作用的药物　β 肾上腺素受体阻断药普萘洛尔可抑制肾上腺素升高血糖的反应，扰乱机体调节血糖的功能。合用可掩盖某些低血糖症状，延长低血糖时间。

处理：合用时应密切注意血糖状态，并及时调整胰岛素的剂量。

不良反应及处理：尽管胰岛素治疗取得了很好的治疗效果，但在临床使用过程中应注意以下几个问题：

1. 低血糖症　低血糖是胰岛素治疗最严重，也是最常见的不良反应。引起低血糖的原因主要为胰岛素过量或在不改变胰岛素用量的情况下进行过量的体育锻炼。早期表现为饥饿、出汗、心跳加快、焦虑、震颤等症状。严重时可引起昏迷、休克及脑损伤，甚至死亡。为防止低血糖症的严重后果，应使病人熟知低血糖反应。

处理：轻者可饮用糖水或摄食，严重者应立即静脉注射 20～50ml 的 50% 葡萄糖注射液，必要时再静脉滴注 5% 葡萄糖注射液。需要注意在糖尿病患者中鉴别低血糖昏迷和酮症酸中毒性昏迷及非酮症性糖尿病昏迷。

2. 过敏反应　当使用动物源性胰岛素制剂或胰岛素制剂纯度较低时容易产生过敏反应。一般反应为 IgE 抗体产生的皮肤反应，如出现皮肤瘙痒、红斑、丘疹、硬结或疼痛。偶可引起全身性荨麻疹，严重时可导致过敏性休克。可用高纯度胰岛素、其他种属动物的胰岛素、人胰岛素或胰岛素类似物代替。

处理：发现过敏反应，应及时停止使用。

3. 胰岛素抵抗

（1）急性型：产生急性抵抗的原因有并发感染、手术、创伤、情绪激动等所致应激状态时血中拮抗胰岛素作用物质增多；酮症酸中毒时血中大量游离脂肪酸和酮体妨碍葡萄糖的摄取和利用；pH 降低抑制胰岛素与受体结合；产生胰岛素抗体 IgG。正常人血清抗胰岛素抗体为阴性，外源性注射胰岛素可以产生抗胰岛素抗体。胰岛素抗体的产生不仅可引起胰岛素抵抗，亦可以引起其他免疫系统疾病，如系统性红斑狼疮。这些因素使胰岛素的作用下降，需短时间内增加胰岛素剂量达数百乃至数千单位。

处理：正确处理诱因，调节酸碱平衡及水、电解质平衡，加大胰岛素剂量，常可取得良好疗效。诱因消除后抵抗可自行消失，即可恢复正常治疗。

（2）慢性型：慢性抵抗的原因至少有三种。包括：①受体前异常，主要因胰岛素抗体与胰岛素结合后妨碍胰岛素向靶部位转运所致。此时应换用其他种属的胰岛素制剂，并适当调整剂量，可有较好疗效。②受体水平变化，高胰岛素血症、老年、肥胖、肢端肥大症及尿毒症时靶细胞上的胰岛素受体数目减少；酸中毒时受体与胰岛素亲和力降低。此时应注意控制体重，防治有关疾病。尤应指出，医生要准确掌握胰岛素用量，避免人为地造成高胰岛素血症；③受体后异常，胰岛素底物受体及其下游信号转导功能减弱使得靶细胞膜上葡萄糖转运系统及某些酶系统失常，或某些微量元素含量异常都可能妨碍胰岛素的作用而表现为胰岛素抵抗，目前微量元素在糖尿病治疗中的辅助作用已受到重视。

4. **脂肪萎缩或增生** 长期使用非纯化胰岛素或长期在一个部位注射时可出现脂肪萎缩或增生。见于注射部位，女性多于男性。处理：更换注射部位。

5. **体重增加** 多数老年糖尿病患者在注射胰岛素后引起腹部肥胖，为高胰岛素血症的表现。处理：可改用纯化胰岛素或加用口服降糖药，以减少胰岛素用量。

6. **屈光不正** 胰岛素治疗后血糖迅速下降，导致眼晶状体、玻璃体渗透压改变，晶状体内水分外溢而视物模糊，屈光率下降。

7. **胰岛素水肿** 糖尿病未控制前，体内有失钠、失水、细胞外液减少等现象，一旦接受胰岛素治疗，控制血糖后的4～6天内，体内发生水钠潴留，出现颜面与四肢水肿，通常数日内可自行吸收。

【临床应用现状分析与展望】 普通胰岛素制剂仍是治疗T1DM最重要的药物，对胰岛素缺乏的各型糖尿病均有效。由于T1DM的特点就是胰岛功能的下降或缺失，因此多种方式补充胰岛素仍然是目前T1DM的首选治疗手段。患者可以每天注射或使用胰岛素泵皮下包埋等方式维持基础和膳食后的胰岛素水平。临床数据表明速效胰岛素类似物在改善低血糖反应的发生率方面具有较好的疗效。对于T2DM患者可以使用中效或长效胰岛素类似物维持基础胰岛素水平以限制肝脏葡萄糖的生成，维持基础血糖的水平，同时联合应用二甲双胍或其他口服降糖药控制餐后血糖，可以明显改善低血糖反应的发生率和其他糖尿病综合征的发生率。目前美国糖尿病协会也推荐根据临床诊断使用基础胰岛素联合GLP-1激动剂，如甘精胰岛素联合利西拉肽，或者德谷胰岛素联合利拉鲁肽。

二、口服降血糖药

常用口服降血糖药包括：促胰岛素分泌药、胰岛素增敏剂、双胍类、α-葡萄糖苷酶抑制剂、胰淀粉样多肽类似物及醛糖还原酶抑制剂等。

（一）促胰岛素分泌药

1. **磺酰脲类** 磺酰脲类（sulfonylureas）药物是第一个被广泛使用且使用时间最长的口服降糖药，其母核为磺酰脲。第一代磺脲类药物主要有甲苯磺丁脲（tolbutamide，D860）、醋磺己脲（acetohexamide）、妥拉磺脲（tolazamide）、氯磺丙脲（chlorpropamide）等。如在其母核苯环上接一带芳香环的碳酰胺或在磺酰脲的尿素部分加一个二环杂环即成为第二代磺酰脲类降糖药，包括格列本脲（glyburide，优降糖）、格列吡嗪（glipizide，美吡达）、格列美脲（glimepiride）、格列齐特（gliclazide，达美康）、格列波脲（glibornuride）和格列喹酮（gliquidone）等。上述药物具有相同的药理作用和机制。

【药理作用和临床应用】

药理作用：该类药对正常人及胰岛功能尚存的糖尿病患者均具有降血糖作用，而对T1DM或严重T2DM患者无效。其机制有：①刺激胰岛B细胞释放胰岛素。胰岛B细胞膜含有磺酰脲受体（SUR1）及与之相偶联的ATP敏感的钾通道（内向整流钾离子通道Kir6.2）和电压依赖性钙通道。当磺酰脲类药物与其受体结合后，可通过阻滞ATP敏感的钾通道阻止钾外流，使细胞膜去极化，进而引起电压依赖性钙通道开放，促进胞外钙内流，胞内增加的游离钙浓度触发胰岛素的释放。②降低血清胰高血糖素的水平。③增加胰岛素与靶组织及受体的结合能力。长期服用且胰岛素已恢复至给药前水平的情况下，其降血糖作用仍然存在，这可能与其增加靶细胞膜上胰岛素受体的数目和亲和力有关。④通过激活GS和3-磷酸甘油脂肪酰转移酶，促进葡萄糖的利用以及糖原和脂肪的合成。⑤增加胰岛细胞对葡萄糖的敏感性，限制肝糖的生成，降低胰岛素在肝脏的代谢。⑥格列齐特能降低血小板的聚集和粘附能力，有助于防治糖尿病微血管病变。⑦氯磺丙脲具有抗利尿作用，可降低水的排泄。对于部分尿崩症患者，可加强残存的抗利尿激素作用。

临床应用：用于成年后发病，单用饮食控制、体育锻炼及减轻体重均无效而胰岛功能尚存的轻、中度 T2DM 患者。用药期间应继续限制饮食以增强磺酰脲类的作用。氯磺丙脲尚可用于尿崩症的治疗。

【体内代谢及影响因素】 第一代磺酰脲类降糖药在体内代谢特征主要取决于磺酰基芳环上对位取代基 R（图 26-3）。R 取代基的不同可决定蛋白结合率和代谢速率的不同，并导致它们作用时间的差异。如甲苯磺丁脲的分子中 R 为甲基，在体内易发生氧化生成对羟基苯磺丁脲，迅速被进一步氧化成酸而失活，其半衰期仅为 4.5～6.5 小时。当以卤素取代甲基，使其生成氯磺丙脲，由于氯原子不易代谢失活，因此氯磺丙脲是一种长效药物，其半衰期长达 36 小时，作用持续时间可达 60 小时，只需每日给药 1 次。同时由于氯原子不易被氧化，常常以从肾脏排出。第二代磺酰脲类降糖药是在对位取代基 R 引入体积较大的 β- 芳酰胺乙基，其活性明显增加。其特点是吸收迅速、与血浆蛋白结合率高、作用强、且长效和低毒。在体内主要经脂环的羟基化失活。服药后药效可持续 24 小时。

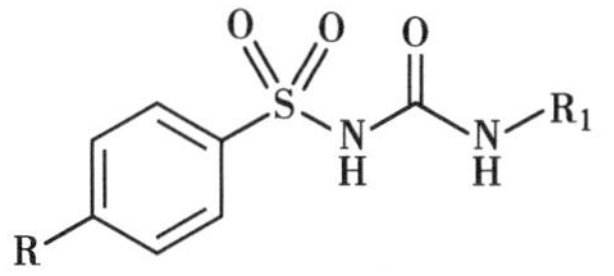

图 26-3　磺酰脲类降糖药化学结构示意图

【药物相互作用和不良反应及处理】

药物相互作用及处理：

（1）合用可增加降血糖作用的药物：①通过延缓本类药物代谢增加其降血糖作用的药物有西咪替丁、氯霉素、氟康唑、抗凝药和磺胺类药；②通过与本类药物竞争血浆蛋白增加降血糖作用的药物有双香豆素类抗凝药、贝特类降脂药、磺胺类药和水杨酸类药；③本身具有降血糖作用，与本药产生协同作用的药物有胰岛素、胍乙啶、单胺氧化酶抑制药和奎尼丁；④伏立康唑可使格列吡嗪血药浓度升高；⑤ β 肾上腺素受体阻断药可增加低血糖风险，掩盖低血糖症状。

处理：这些药物均可增加本类药物的降血糖作用，增加低血糖的风险。合用时应密切监测血糖，并及时调整药物的剂量。

（2）合用可减弱降血糖作用的药物：利福平、肾上腺素、肾上腺皮质激素、口服避孕药、苯妥英钠和噻嗪类利尿药可减弱本类药物降血糖作用。

处理：合用时可能需增加本药的剂量。

不良反应及处理：

（1）本类药物共同的不良反应包括：①低血糖，使用时要密切关注血糖变化。相对来说，格列吡嗪相对较轻，年老体弱者，体力活动过度、不规律进食、饮酒或肝肾功能损害的情况下可发生低血糖反应。②胃肠道反应主要表现为恶心和上腹胀满。部分患者可出现腹痛、腹泻、便秘、口渴、厌食和微量便血。③皮肤可见瘙痒、红斑湿疹、荨麻疹、斑丘疹。在停药后数日内，皮疹可自行消失。④眼可见视物模糊、眼痛、结膜炎和视网膜出血。

除此之外，每个药物还表现为各自不同的不良反应：①格列苯脲可见血管炎、关节痛、腿痉挛、肌痛、夜间遗尿。②格列吡嗪较常见头痛，减少剂量即可缓解。还可出现眩晕、嗜睡、头晕、震颤、失眠、感觉异常、焦虑抑郁、感觉迟钝、肌张力增高、思维混乱、步态异常和性欲降低。此外尚可见心律失常、面部潮红、高血压、鼻炎、咽炎、呼吸困难、泌尿道结石、多尿和排尿困难等，还可见血尿素氮和肌酐轻至中度升高以及天门冬氨酸氨基转移酶、丙氨酸氨基转移酶、碱性磷酸酶升高，甚至引起再生障碍性贫血以及全细胞减少，但机制不明并且与本药的因果关系不明。③格列齐特可见血清尿素氮和血清肌酐升高；④格列美脲可出现血清转氨酶升高，并可能导致肝衰竭。

（2）在某些特殊疾病状态下需禁用或慎用磺酰脲类药物：①磺酰脲类药物或磺胺类药物过敏者；② T1DM 患者；③伴有酮症酸中毒、昏迷、严重烧伤、感染外伤和重大手术等应激情况的患者；④肝肾功能不全者；⑤白细胞减少者、体质虚弱或营养不良者、高热、恶心、呕吐患者、甲状腺功能亢进者、肾上腺皮质功能或垂线垂体功能减退者以及葡萄糖 -6- 磷酸脱氢酶缺乏症患者慎用。

【临床应用现状分析与展望】与二甲双胍相比，磺酰脲类药物不良反应较多，目前已经较少使用。但由于其口服吸收快、作用强，价格低廉，常用于不耐受二甲双胍治疗的早期 T2DM 患者。也可以与胰岛素制剂联合应用，降低使用剂量及不良反应的发生率。

2. 非磺酰脲类促胰岛素分泌剂　与磺酰脲类药物相似，本类药物也通过直接作用于胰岛细胞，促进胰岛素的释放发挥降低血糖的作用。代表药有瑞格列奈（repaglinide）和那格列奈（nateglinide）。

【药理作用和临床应用】

药理作用：瑞格列奈是氨基甲酰甲基苯甲酸衍生物，可与胰岛 B 细胞膜外依赖 ATP 的钾离子通道上的 36kDa 蛋白特异性结合，使钾通道关闭，细胞膜去极化，钙通道开放，钙离子内流，促进胰岛素分泌，此作用依赖于有功能的胰岛 B 细胞。

那格列奈为苯丙氨酸衍生物，其作用机制与瑞格列奈相同，但较瑞格列奈对胰岛 B 细胞的作用更迅速，持续时间更短，对葡萄糖浓度更为敏感而易于见效。由于减少了总胰岛素释放，减弱了餐后的葡萄糖波动，故诱发低血糖的危险更小。

临床应用：本品可单独用于经饮食、运动或二甲双胍不能有效控制血糖的 T2DM 患者。与二甲双胍合用对控制血糖有协同作用，可与二甲双胍联合应用，但不能替代二甲双胍。那格列奈不适用于对磺酰脲类降糖药治疗不理想的 T2DM 患者。

【体内代谢及影响因素】空腹或进食时服用瑞格列奈均吸收良好。食物能延长其血药浓度达峰时间和半衰期。血浆蛋白结合率高于 98%，血浆半衰期约 1 小时。瑞格列奈在肝脏由 CYP3A4 快速代谢为非活性产物，大部分经胆汁随粪便排出，小部分随尿液排出。肝功能损害者血药浓度升高。

餐前服用那格列奈后可迅速吸收，15 分钟起效。血药峰浓度出现于服药 1 小时内，口服绝对生物利用度为 72%～75%。与血浆蛋白结合率大于 95%，其结合能力不具浓度相关性。那格列奈在肝脏主要经细胞色素 P_{450}CYP2C9 代谢，其次经 CYP3A4 代谢。药物本身代谢产物的清除迅速而彻底，约 83% 经肾排泄，仅 10% 随粪便排除。

【药物相互作用和不良反应及处理】

药物相互作用及处理：

（1）合用可增加降血糖作用的药物：①产生协同作用的药物，如二甲双胍、胰岛素、α- 葡萄糖苷酶抑制药、单胺氧化酶抑制剂、非选择性 β 肾上腺素受体阻断药、血管紧张素转换酶抑制剂、非甾体抗炎药、奥曲肽、促进合成代谢的激素、吉非贝齐、甲氧苄啶；②影响药物在肝脏代谢的药物，如细胞色素 P4503A3 抑制剂（酮康唑、伊曲康唑、氟康唑、红霉素、米比法地尔）抑制瑞格列奈代谢，升高其血药浓度；③芦荟、苦瓜、辛硫酸、桉树属植物、武靴藤提取物和车前草可使那格列奈低血糖发生风险增加；④酒精可增强或延长瑞格列奈和那格列奈的降血糖作用。此外，β 肾上腺素受体阻断药还可能掩盖低血糖症状。

处理：瑞格列奈导致的低血糖反应，可用碳水化合物纠正，严重时可输入葡萄糖。剧烈运动、饮酒、呕吐、腹泻、进食减少或合用其他抗糖尿病药时出现低血糖的风险增加。对伴有自主神经病变或合用 β 肾上腺素受体阻断药的患者应仔细观察，必要时停止给药，给予适当对症处理。与 α- 葡萄糖苷酶抑制药合用发生低血糖时不可使用蔗糖，需用葡萄糖纠正。

（2）合用可减弱降血糖作用的药物：①口服避孕药、噻嗪类药、达那唑、肾上腺皮质激素、甲状腺激素和拟交感神经药可减弱瑞格列奈和那格列奈的降血糖作用；②利福平和苯妥英钠可诱导 CYP3A4 酶，促进瑞格列奈在肝脏的代谢，降低血药浓度。

处理：合用时适当调整剂量。

不良反应及处理：瑞格列奈最严重的不良反应是心肌缺血，其发生率约为 4%。此外，尚可见高血糖症状，表现为逐渐出现的恶心、困倦、尿量增加、口渴和食欲丧失。罕见低血糖症状，包括焦虑、头晕、多汗、震颤、饥饿和注意力不集中。个别患者可有轻度和暂时性肝酶学指标升高，极罕见严重肝功能紊乱的报道。胃肠道罕见腹痛、恶心，极罕见腹泻、呕吐、便秘，也可出现消化不良。可见皮肤过敏反应如瘙痒、皮疹、荨麻疹。

临床研究显示：服用那格列奈也有发生心肌梗死及猝死的报道。约 2.4% 的用药者血糖值可低于 3.3mmol/L；在服用本药的 T2DM 患者中，上呼吸道感染和流感样症状的发生率分别为 10.5% 和 3.6%；15% 的患者出现胃部不适和其他胃肠道症状；有头痛、罕见轻度一过性氨基转移酶升高以及红斑瘙痒和荨麻疹等过敏反应。

处理：一旦出现心肌缺血症状应立即停药。出现低血糖反应可用碳水化合物纠正，严重时可输入葡萄糖。如与 α- 葡萄糖苷酶合用导致低血糖反应，不可以用蔗糖。

【临床应用现状分析与展望】 瑞格列奈和那格列奈对胰岛 B 细胞的作用快于磺酰脲类，故餐后降血糖作用较快，为第一个在进餐时服用的葡萄糖调节药物，它最大的优点是可以模仿胰岛素的生理性分泌，有效地控制餐后高血糖。因其对改善餐后高血糖非常有效，又被称为“餐时血糖调节剂”。可以与长效胰岛素类似物甘精胰岛素、地特胰岛素和德谷胰岛素联合应用，有效控制基础和餐后血糖水平。

3. 胰高血糖素样肽 -1（GLP-1）类似物 GLP-1 是一种内源性肠促胰岛素激素，人 GLP-1 可以结合并激活 GLP-1 受体，促进胰岛 B 细胞葡萄糖浓度依赖性地分泌胰岛素。利拉鲁肽（liraglutide）是通过基因重组技术，利用酵母生产的人胰高糖素样肽 -1（GLP-1）类似物，与人 GLP-1 具有 97% 的序列同源性。

【药理作用和临床应用】

药理作用：利拉鲁肽模拟内源性 GLP-1 与 GLP-1 受体结合，通过增加环磷酸腺苷（cAMP），以葡萄糖浓度依赖的模式刺激胰岛素的分泌，同时也以葡萄糖浓度依赖的模式抑制过高的胰高糖素的分泌。因此，当血糖升高时，胰岛素分泌受到刺激，同时胰高糖素分泌受到抑制。与之相反，在低血糖时利拉鲁肽能够减少胰岛素分泌，且不影响胰高糖素的分泌。利拉鲁肽的降血糖机制还包括轻微延长胃排空时间，通过减轻饥饿感和能量摄入降低体重和体脂量。与天然 GLP-1 不同的是，利拉鲁肽在人体中的药代动力学和药效动力学特点满足每天一次的给药方案。

此外，利拉鲁肽可以改善胰岛 B 细胞胰岛素分泌的数量和质量，因此有可能延缓糖尿病的发展进程。

临床应用：作为辅助用药，适用于单用二甲双胍或磺脲类药物最大可耐受剂量治疗后血糖仍控制不佳的患者，可与二甲双胍或磺脲类药物联合应用。

【体内代谢及影响因素】 利拉鲁肽经皮下注射后的吸收比较缓慢，在给药后 8～12 小时达到最大浓度，绝对生物利用度约为 55%。单次皮下注射利拉鲁肽 0.6mg 之后，利拉鲁肽的最大浓度约为 9.4nmol/L。在 1.8mg 利拉鲁肽剂量下，平均稳态浓度（*AUC* 1/24）达到约 34nmol/L。利拉鲁肽的暴露程度具有剂量依赖性。单次给予利拉鲁肽，药时曲线下面积（*AUC*）的个体内变异系数为 11%。性别、种族、体重指数不会对利拉鲁肽的药代动力学产生具有临床意义的影响。但是肝、肾功能的损害可降低其暴露量。

【药物相互作用和不良反应及处理】

药物相互作用及处理：在已经报道的药物相互作用研究结果中，利拉鲁肽和对乙酰氨基酚、阿托伐他汀、灰黄霉素、赖诺普利、地高辛及口服避孕药联合应用，没有产生明显的相互作用吸收不良反应。与磺酰脲类药物合用，应降低磺酰脲类药物的使用量，以降低低血糖的发生率。

不良反应及处理：目前报道的主要不良反应为注射部位反应。治疗过程中会伴随有一过性的胃肠道不良反应，包括恶心、呕吐和腹泻。有少数急性胰腺炎的报道。应当告知患者急性胰腺炎的特征性症状：持续、严重的腹痛。如果怀疑发生了胰腺炎，应该停用本品和其他潜在的可疑药物。此外，尚有血降钙素升高、甲状腺肿和甲状腺肿瘤在内的甲状腺不良事件的报道，尤其是在之前患有甲状腺疾病的患者中。

【临床应用现状分析与展望】 利拉鲁肽除了在降血糖、减少低血糖事件、保护胰岛 B 细胞功能方面表现优异，还能够降低体重。同时，由于它能够降低收缩压，在降低心血管疾病的风险方面也具有一定优势。临床主要适用于治疗合并有心血管并发症的糖尿病患者。此外，利拉鲁肽每天只需用药一次，且可在一天中任何时间给药，不受用餐时间限制，最大程度地方便了患者用药。美国糖尿病协会推荐利拉鲁肽联合德谷胰岛素用于 T2DM 的治疗。

本品不得用于 T1DM、糖尿病酮症酸中毒、有甲状腺髓样癌（MTC）既往史或家族史患者以及 2 型多发性内分泌肿瘤综合征患者（MEN 2）。由于临床经验的限制，美国糖尿病协会建议慎用利拉鲁肽治疗纽约心脏病学会（NYHA）分级Ⅲ～Ⅳ级的充血性心力衰竭患者、炎症性肠病和糖尿病性胃轻瘫患者。

4. 胰高血糖素样肽-1（GLP-1）激动剂 目前临床使用的有艾塞那肽（exenatide）和利西拉肽（lixisenatide）。

【药理作用和临床应用】

药理作用：艾塞那肽是人工合成的含有39个氨基酸的长效GLP-1受体激动剂，属于一种肠降血糖素，与人的GLP-1同源性为53%。利西拉肽为人工合成的含有44个氨基酸的长效GLP-1受体激动剂。两药均不是GLP-1类似物。两药通过长效激动GLP-1受体，以依赖血糖增高的方式发挥其作用。其主要药理作用：①通过与GLP-1受体结合，以葡萄糖依赖的方式作用于胰岛B细胞，使胰岛素的合成和分泌增加；刺激B细胞的增殖和分化、抑制凋亡、增加胰岛B细胞数量；增加胰岛素的敏感性；增加心率和血压，并对缺血心肌具有保护作用；激活CREB和Akt通路阻止缺氧对神经细胞的损伤作用；②强烈抑制胰岛A细胞的胰高血糖素分泌；③促进胰岛D细胞生长抑素分泌，而生长抑素又作为旁分泌激素参与抑制胰高血糖素的分泌；④延缓胃内容物排空，抑制食欲与摄食。

临床应用：本类药物作为辅助用药，用于改善单用二甲双胍、磺酰脲类制剂、噻唑烷二酮类药物，或两种药物联合治疗达不到目标血糖水平的T2DM患者。或作为饮食和运动疗法的辅助用药。临床研究证实，该药能在不引起低血糖和增加体重的基础上治疗T2DM。

此外，两药均不可应用于治疗T1DM或糖尿病酮症酸中毒者。对于晚期肾脏疾病、严重肾损害和严重胃肠道疾病患者，不推荐使用本药。用药后若怀疑出现胰腺炎，应停药，若确诊胰腺炎由本药引起，应永久性停用本药。

【体内代谢及影响因素】 T2DM患者皮下注射艾塞那肽，可见餐后葡萄糖水平降低持续达5小时。注射后约3小时艾塞那肽达最低点。目前尚无人类的生物利用度和人体内的代谢资料。本药主要经肾小球过滤清除，随后经蛋白水解酶Ⅳ降解。肾清除率均与剂量、年龄、性别、种族和患者的体型无关。

利西拉肽皮下注射一方面可对抗体内肽酶的降解作用，另一方面可以皮下组织和血浆中的白蛋白结合，使得有活性的成分缓慢释放，并降低其降解的速度和从肾脏排泄的速度。其血浆半衰期达13小时。

【药物相互作用和不良反应及处理】

药物相互作用及处理：艾塞那肽与华法林合用可使国际标准化比值升高。处理：合用应谨慎，推荐监测INR及出血症状和体征。对乙酰氨基酚、洛伐他汀和艾塞那肽合用可使以上药物的生物利用度降低。处理：合用时对乙酰氨基酚应至少在使用本药前1小时给予；与洛伐他汀合用生物利用度的降低，可能需增加其用药剂量，并监测血脂；与磺酰脲类药物合用可增加低血糖发生率，应减少磺酰脲类药物的使用量。目前尚缺乏本药与胰岛素合用的临床试验数据，不推荐与胰岛素合用。

利西拉肽药物相互作用尚不清楚。

不良反应及处理：艾塞那肽不良反应可见低血糖、皮质醇水平升高；急性肾衰竭、慢性肾衰竭加重、血肌酐升高；头痛、眩晕、精神紧张；急性胰腺炎、急性出血性胰腺炎、急性坏死性胰腺炎；食欲减退、腹泻、消化不良、恶心、呕吐、胃食管反流病；多汗、脱水、虚弱，神经血管性水肿。还可能增加患胰腺癌的风险。此外，体内可检测到抗体。

利西拉肽于2014年12月被美国FDA批准上市。目前报道的主要不良反应是甲状腺癌和胰腺炎。

【临床应用现状分析与展望】 本类药物不作为首选药物治疗糖尿病。仅用于辅助治疗其他口服降糖药效果不好或不能耐受其他降糖药物的患者。长效艾塞那肽是否可以增加甲状腺癌的风险已经引起了FDA的关注。利西拉肽增加甲状腺癌和急性胰腺炎的发生率，并有报道其可能增加患者死亡的风险。这些因素限制了利西拉肽的临床应用。

5. 二肽基肽酶（DPP-Ⅳ）抑制剂 磷酸西他列汀（sitagliptin phosphate）是2006年10月由FDA批准上市的一种二肽基肽酶Ⅳ（dipeptidyl peptidase Ⅳ，DPP-Ⅳ）抑制剂。由于GLP-1在体

可迅速被 DPP-Ⅳ降解而失去生物活性，$t_{1/2}$ 不到 2 分钟，限制了 GLP-1 的临床应用。因此，口服 DPP-Ⅳ抑制剂磷酸西他列汀为 T2DM 的治疗提供了更新的用药选择。

【药理作用和临床应用】

药理作用：磷酸西他列汀主要通过与 DPP-Ⅳ活性部位的 205 位和 206 位谷氨酸形成盐桥，从而抑制 DPP-Ⅳ的活性，进而保护内源性 GLP-1 免受 DPP-Ⅳ的迅速降解，使血清 GLP-1 水平升高，导致葡萄糖刺激的胰岛素分泌增加，最终产生降血糖作用。研究发现，磷酸西他列汀的作用完全依赖于内源性 GLP-1 的分泌，故不适用于 GLP-1 分泌有障碍的患者。

临床应用：临床用于配合饮食控制和运动改善 T2DM 患者的血糖控制效果。对 T1DM 或糖尿病酮症酸中毒患者无效，故不可用于此类患者。使用过程中应警惕持续性呕吐，严重腹痛等急性胰腺炎症状，有胰腺炎病史者应密切监视。

【体内代谢及影响因素】 口服后 1～4 小时达血药峰浓度，蛋白结合率为 83%，生物利用度为 87%。极少在肝脏代谢，87% 经肾脏排泄，消除半衰期为 12.4 小时，血液透析有助于本药的清除。

【药物相互作用和不良反应及处理】

药物相互作用及处理：磺酰脲类氯磺丙脲、格列美脲、格列吡嗪、格列本脲、妥拉磺脲、甲苯磺丁脲药可增加本药低血糖风险。处理：合用时应减少此类药物的剂量，并监测血药浓度；与地高辛合用可使地高辛曲线下面积和血药峰浓度升高。处理：合用时应进行适当监测，但无需调整本药或地高辛的剂量。此外，食物不影响本药的吸收。

不良反应及处理：可见低血糖、鼻咽炎、上呼吸道感染、横纹肌溶解、有急性肾衰竭、超敏反应、头痛、肝酶升高、腹痛、腹泻、恶心、急性胰腺炎、全身性剥脱性皮炎皮疹、荨麻疹。此外，还可见血管神经性水肿，

【临床应用现状分析与展望】 磷酸西他列汀作为辅助用药，可用于不伴有动脉粥样硬化性心脏病和慢性肾衰患者的单纯降低血糖治疗。

（二）胰岛素增敏剂

1. 噻唑烷二酮类化合物 噻唑烷二酮类化合物（thiazolidinediones，TZD）为一类具有 2,4- 二酮噻唑烷结构的化合物，包括罗格列酮（rosiglitazone）、吡格列酮（pioglitazone）、曲格列酮（troglitazone）、环格列酮（ciglitazone）、恩格列酮（englitazone）等。此类药物能改善胰岛 B 细胞功能，显著改善胰岛素抵抗及相关代谢紊乱，对 T2DM 及其心血管并发症均有明显疗效。胰岛素抵抗和胰岛 B 细胞功能缺陷是引起 T2DM 的主要病理生理机制，因而胰岛素增敏剂（insulin action enhancers）作为一类新型糖尿病治疗药，对糖尿病的治疗具有重要意义。值得注意的是该类药物中的曲格列酮对极少数高敏人群具有明显的肝毒性，可引起肝功能衰竭甚至死亡，目前已被 FDA 限制使用。本部分主要介绍罗格列酮和吡格列酮。

【药理作用和临床应用】

药理作用：本类药物为 PPARγ 受体高选择性、强效激动药，可有效改善胰岛素抵抗，降低血糖。PPARγ 激活后通过下列途径改善胰岛素抵抗：①活化的 PPARγ 与几种核蛋白形成杂化二聚体复合物，导致脂肪细胞分化产生大量小脂肪细胞，增加了脂肪细胞总量，提高胰岛素的敏感性。同时使脂肪组织上胰岛素介导的葡萄糖转运蛋白 4（GLUT-4）的表达增加。②增强胰岛素信号传递。研究发现，PPARγ 可阻止或逆转高血糖对酪氨酸蛋白激酶的毒性作用，促进 IRS-1/2 的磷酸化。罗格列酮尚可增加胰岛素受体数量。③降低游离脂肪酸的含量，抑制 IL-6 和肿瘤坏死因子 -α（TNF-α）的表达，因为 TNF-α 通过干扰胰岛素受体酪氨酸磷酸化和增加对抗丝氨酸磷酸化的作用，能引起对体内、外胰岛素的抵抗。④升高脂肪细胞因子脂联素水平，改善胰岛 B 细胞功能，增加胰岛素敏感性，缓解动脉粥样硬化。⑤增加外周组织 GLUT-1 及 GLUT-4 等的转录和蛋白合成，增加基础葡萄糖的摄取和转运。⑥抑制血管内皮（细胞）生长因子（VEGF）介导的血管增生反应，降低血管并发症的发生。

临床应用：用于 T2DM 患者。本类药物既可与饮食控制和体育锻炼联合改善和控制血糖，也可单独使用。当饮食控制、体育锻炼和单药治疗不能满意控制血糖时，可与磺酰脲类降血糖药、二甲双胍或胰岛素合用。

【体内代谢及影响因素】

（1）罗格列酮：在治疗剂量范围内，血浆峰浓

度与 *AUC* 随剂量增加而成比例增加。口服绝对生物利用度为 99%，达峰时间为 1 小时。本药在肝脏完全代谢，主要通过 N- 去甲基和羟化作用，以及与硫酸盐或葡萄糖醛酸结合而代谢。无原型药随尿液排出。本药的药动学不受年龄和种族的影响。在相同体重下，女性患者口服的平均清除率较男性患者低约 6%。单服本药女性患者的疗效较男性患者显著。肝损害患者与健康受试者相比，伴有中至重度肝脏疾病的 T2DM 患者，口服后未结合药物的口服清除率明显降低，从而导致血中未结合药物的峰浓度和 *AUC* 分别增加了 2 倍和 3 倍，且消除半衰期延长两小时。而轻至重度肾功能损害者与肾功能正常者相比，无显着临床差异。

（2）吡咯列酮：口服后血药浓度达峰时间约为 2 小时，进食不改变本药的吸收率，但可延迟达峰时间至 3～4 小时。血浆蛋白结合率大于 99%，通过羟基化和氧化作用而代谢，部分代谢产物仍有活性，半衰期为 3～7 小时。大部分药物以原型及代谢产物形式随粪便排出，在中、重度肾功能不全者中，本药的消除半衰期与正常人无差异。老年人与年轻人比较，吡咯列酮的血药浓度无明显差异。在肝功能不全患者中，吡咯列酮的血药峰浓度平均降低约 45%。

【药物相互作用和不良反应及处理】

药物相互作用及处理：罗格列酮主要经细胞色素 P450 CYP2C8 代谢。吉非贝齐可抑制 CYP2C8，可升高罗格列酮的血药浓度，合用时需减少本药的剂量。而 CYP2C8 诱导药利福平可降低本药的血药浓度，合用时应密切监测血糖变化，调整糖尿病的治疗方案。葡萄甘露聚糖、苦瓜、葫芦巴、人参、胍胶可增加吡格列酮的降血糖作用。单用吡咯列酮使轻至中度水肿发生率达 4.8%，联合应用胰岛素时水肿发生率可高达 15.3%。本类药物可引起低血糖，与二甲双胍或磺酰脲类合用时，低血糖的发生率可进一步增加。但是，两药与格列本脲、二甲双胍、格列美脲、雷尼替丁、阿卡波糖以及硝苯地平、口服避孕药炔雌醇和炔诺酮、地高辛、华法林合用，均不会对以上药物产生具有临床意义的药代动力学影响

不良反应及处理：服用罗格列酮有频发性室性期前收缩的个案报道。吡咯列酮可能增加血容量使心脏前负荷增加而致心脏肥大，此外，尚可见呼吸道感染、鼻窦炎、背痛、骨折、头痛、肝酶升高、肝炎、胃肠不适、腹泻、贫血，罕见皮疹瘙痒和荨麻疹、糖尿病性黄斑水肿或糖尿病性黄斑水肿加重伴视力下降的报道。过敏反应可见血管神经性水肿。症状严重时要及时停药。

【临床应用现状分析与展望】 对正在使用硝酸酯类药物或胰岛素的患者、T1DM 或有酮症酸中毒的患者、曾使用曲格列酮导致黄疸的患者、有活动性肝脏疾病的临床表现或血清丙氨酸氨基转移酶高于正常值上限 2.5 倍的患者、贫血的患者、黄斑水肿或糖尿病视网膜病变患者和出现急性冠状动脉事件的患者均不建议使用罗格列酮。对有活动心功能Ⅲ级或Ⅳ级的患者、心力衰竭或有心力衰竭病史的患者、严重肾功能障碍者、严重感染，手术前后或严重创伤者、膀胱癌或有膀胱癌史者或存在不明原因的肉眼血尿的患者均不推荐使用吡咯列酮。

2. 双胍类　双胍类（biguanides）药物主要包括二甲双胍（metformin）和苯乙双胍（phenformin）。二甲双胍是山羊豆中提取的有效成分。1922 年，由爱尔兰的科学家 E. Werner 和 J. Bell 首次成功合成。1957 年用于临床。

【药理作用和临床应用】

药理作用：双胍类药物主要药理作用是通过减少肝葡萄糖的输出和改善外周胰岛素抵抗而降低血糖。目前认为二甲双胍降血糖机制包括以下几个方面：①激活 PPAR-α，增加血浆中 GLP-1 水平，促进 GLP-1 受体的表达。②抑制肝脏糖原异生。二甲双胍可以增加肝脏有机阳离子转运体 1（organic cation transporter，OCT1）的表达，促进自身向肝细胞内的转运，进入到肝细胞内的二甲双胍通过特异性抑制线粒体呼吸链复合物Ⅰ（mitochondrial respiratory chain complex Ⅰ），轻度抑制 ATP 的生成，促进 AMPK 的磷酸化，抑制糖异生相关蛋白的表达。此外，ATP 生成减少也可以抑制果糖 -1，6- 二磷酸酶的活性，抑制糖异生。③抑制脂肪生成，增加胰岛素敏感性。二甲双胍亦可以通过促进 AMPK 的磷酸化，诱导乙酰辅酶 A 羧化酶（acetyl-CoA carboxylase，ACC）磷酸化而失活，抑制肝脏脂肪酸的生成，并促进线粒体脂肪酸的氧化，增加胰岛素的敏感性。④通过增

加胰岛素受体表达和酪氨酸激酶的活性增加胰岛素的敏感性(图 26-4)。

临床应用：临床用于单纯饮食控制不满意的 T2DM 患者，尤其是肥胖者，不但具有降血糖作用，同时可以减轻体重，并防止和延缓糖耐量异常向糖尿病的进展。对某些磺酰脲类无效的病例有效。亦可用于胰岛素治疗的患者，减少胰岛素的用量。二甲双胍单独应用或与磺酰脲类联合应用可增加患者对胰岛素的敏感性且不增加体重，显著降低糖尿病相关的血管并发症危险，是确诊 T2DM 患者，尤其是肥胖及单用饮食控制无效患者的首选药物。近年来又在治疗 T2DM 超重病人方面受到推崇。二甲双胍能明显降低糖尿病患者的空腹血糖，对正常人血糖无明显影响。目前认为二甲双胍不仅具有降低血糖的作用，同时还可以延缓胰岛素抵抗向糖尿病的转换，以及降低糖尿病血管并发症的作用。本药不可应用于 T1DM 患者。

【体内代谢及影响因素】 二甲双胍不与血浆蛋白结合。以原型随尿液迅速排出体外，因此肾功能不全时可导致药物蓄积，增加低血糖的危险性。12 小时内 90% 的药物被清除，$t_{1/2}$ 为 1.7～4.5 小时。

【药物相互作用和不良反应及处理】

药物相互作用及处理：

(1) 合用可增加降血糖作用的药物：与磺酰脲类药物或胰岛素合用有协同降低血糖的作用。处理：减少磺酰脲类药物和胰岛素的用量。与西咪替丁、呋塞米或硝苯地平合用可增加本药的血药浓度。处理：合用时应减少本药的剂量。

(2) 合用可减弱降血糖作用的药物：噻嗪类药物或其他利尿药、糖皮质激素、吩噻嗪、甲状腺制剂、雌激素、口服避孕药、苯妥英、烟酸、拟交感神经药、钙离子通道阻滞药以及异烟肼本身具有升高血糖的作用，可减弱本药降糖作用。处理：合用时应密切监测血糖，而在停用以上药物后，应密切监测，预防低血糖的发生；树脂可减少本药在胃肠道的吸收，使二甲双胍的血药浓度升高；氨氯吡咪、地高辛、吗啡、普鲁卡因胺、奎尼丁、奎宁、雷尼替丁、氨苯蝶啶、甲氧苄氨嘧啶和万古霉素等经肾小管排泌的阳离子药物可与本药在肾小管竞争转运，合用可减弱本药降糖效果。

处理：建议合用时密切监测，调整本药或以上药物剂量。

(3) 合用可以产生其他作用的药物：与抗凝药华法林或加压素合用可增强华法林和加压素的作用。处理：调整华法林和加压素的用量；与维生素 B_{12} 合用可减少维生素 B_{12} 在肠道的吸收，使血红蛋白减少出现肌肉细胞贫血；乙醇可增强本药对乳酸代谢的影响，合用易出现乳酸酸中毒。与含酒精饮料同服可发生腹痛，酸血症及体温过低。处理：服用本药时应尽量避免饮酒。

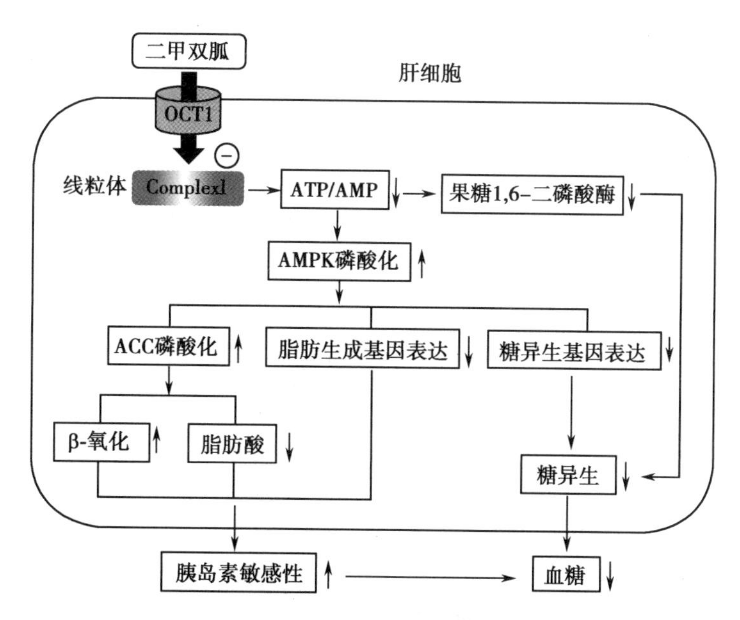

图 26-4 二甲双胍作用机制示意图

OCT1：有机阳离子转运蛋白；AMPK：AMP 活化蛋白激酶；ACC：乙酰辅酶 A 羧化酶

不良反应及处理：二甲双胍不良反应较少，主要不良反应为胃肠道反应。常见头痛、腹泻、恶心、呕吐、消化不良、腹部不适。少见心悸、低血糖、体重减轻、肌痛、头昏、头晕、大便异常、便秘、腹痛、腹胀、味觉异常、激动、胸部不适、寒战感症状、潮热、指甲异常和皮疹。本药可减少维生素 B_{12} 的吸收，但极少引起贫血。罕见乳酸酸中毒，一旦出现立即停药。

【临床应用现状分析与展望】 苯乙双胍一方面抑制乳酸合成葡萄糖，另一方面又抑制乳酸氧化形成二氧化碳，导致乳酸堆积，最终导致乳酸酸中毒等严重不良反应，很多国家目前已停止应用。与苯乙双胍不同，虽然二甲双胍可以使体内乳酸变成葡萄糖的数量明显减少，但也可以增加乳酸的氧化，并使乳酸转变成二氧化碳离开体内，因此不会造成严重的乳酸酸中毒。二甲双胍目前仍然是治疗早期 T2DM 的首选药物。

此外，近几年研究发现，二甲双胍也表现出非调血糖作用。如有研究发现在禁食状态下使用二甲双胍可以显著抑制肿瘤生长，并提出 PP2A-GSK3β-MCL-1 通路可能是肿瘤治疗的新靶点。但这些研究尚处于基础研究阶段，并未真正走向临床。

（三）α- 葡萄糖苷酶抑制剂

食物中的碳水化合物成分主要为分子量大的淀粉和分子量较小的低聚糖，必须先经过消化，在唾液淀粉酶、胰淀粉酶作用下生成寡糖，寡糖在小肠黏膜细胞刷状缘处经 α- 葡萄糖苷酶作用下生成为单糖葡萄糖和果糖，然后才被小肠吸收。α- 葡萄糖苷酶抑制剂（α-glucosidase inhibitors）结构类似寡糖，且其活性中心结构上含有氮，与 α- 糖苷酶结合能力远超寡糖，通过与 α- 葡萄糖苷酶相互竞争，抑制寡糖分解为单糖，减少小肠中糊精、淀粉和双糖的吸收，控制餐后血糖的升高，使血糖平稳且缓慢地维持在一定水平。另外长期服用本药还可降低空腹血糖和糖化血红蛋白的含量。

【药理作用和临床应用】

药理作用：

（1）阿卡波糖（acarbose）于 1996 年上市。其结构类似寡糖，是复杂的低聚糖。这种非寡糖的“假寡糖”可在小肠上部细胞刷状缘处和寡糖竞争而与 α- 葡萄糖苷酶可逆地结合，抑制各种 α- 葡萄糖苷酶如麦芽糖酶、异麦芽糖酶、葡萄糖淀粉酶及蔗糖酶的活性，使淀粉分解成寡糖如麦芽糖（双糖）、麦芽三糖及糊精（低聚糖）进而分解成葡萄糖的速度减慢，使蔗糖分解成葡萄糖和果糖的速度减慢，因此造成肠道葡萄糖的吸收减缓，从而缓解餐后高血糖，达到降低血糖的作用。

（2）米格列醇（miglitol）于 1998 年上市。其结构与葡萄糖类似，对小肠上段 α- 葡萄糖苷酶有强效抑制作用，减少碳水化合物在该肠段大量分解为葡萄糖，延缓碳水化合物的分解过程，从而避免进餐后血糖骤然升高。

（3）伏格列波糖（voglibose）的作用机制是竞争性抑制小肠黏膜异麦芽糖酶、糖苷酶、麦芽糖酶等，减少双糖向单糖分解，减少 D- 葡萄糖形成，从而降低血糖，尤其是餐后高血糖。

临床应用：本类药可与其他口服降血糖药或胰岛素联合应用于胰岛素依赖型或非胰岛素依赖型的糖尿病。

（1）阿卡波糖对易发生夜间低血糖的患者更为有益，特别适用于老年糖尿病患者。此外，本药治疗期间，由于结肠内碳水化合物酵解增加，蔗糖或含有蔗糖的食物常可引起腹部不适，甚至导致腹泻。治疗初期应避免大剂量使用，用药期间若不遵守规定进行饮食控制，胃肠道不良反应可能加剧，若控制饮食后仍有严重不适症状，应暂时或长期减少剂量。

（2）米格列醇主要用于出现餐后高血糖的 T2DM 患者，还可辅助治疗 T1DM 和某些继发糖尿病患者。

（3）伏格列波糖可用于控制餐后高血糖。此外，还可预防糖尿病并发症的发生和发展。主要用于 T2DM 患者。本药仅用于已确诊为糖尿病的患者。用药时需注意：

1）必须注意排除糖尿病外的葡萄糖耐量异常和尿糖阳性的疾病，如肾性糖尿病、老年性糖代谢异常、甲状腺功能异常等也可出现糖尿病样症状。

2）注意服用本药的指征：①对仅接受糖尿病基本治疗者，即饮食疗法和运动疗法，餐后 2 小时血糖高于 11.1mmol/L（200mg/dL）；②除饮食疗法的和运动疗法外，合用口服降糖药或胰岛素制剂者，空腹血糖值高于 7.8mmol/L（140mg/dL）。

3）当餐后2小时血糖已经＜8.9mmol/L，应停用本药，并注意观察。4）服药2～3个月后，如果餐后血糖控制仍不满意，如餐后2小时血糖仍高于11.1mmol/L，需考虑换用其他治疗方案。

此外，糖尿病酮症酸中毒者、严重感染、炎性肠病，结肠溃疡，部分性肠梗阻，易感染性肠梗阻者，以及对该药物或其成分过敏者禁用此类药物。

【体内代谢及影响因素】

（1）阿卡波糖：口服后很少被吸收，避免了吸收所致的不良反应。血浆蛋白结合率低，主要在肠道降解或以原型随粪便排泄，长期服用未见积蓄。口服剂量为50mg/次，3次/d。进餐时服用，一般最大剂量300mg/d。

（2）米格列醇：口服吸收迅速，在小肠基本完全吸收，随之降糖作用消失。

（3）伏格列波糖：据国外研究资料报道，健康成年男性，1次0.2mg，1日3次，连续服药7天，血浆及尿中没有检测出伏格列波糖。单次服用2mg时，血浆及尿中亦没有检测出伏格列波糖。

【药物相互作用和不良反应及处理】

药物相互作用及处理：

（1）阿卡波糖：与磺酰脲类药物、二甲双胍、胰岛素等降血糖药合用可使血糖降低至低血糖水平，个别患者还可发生低血糖昏迷。合用时需减少磺酰脲类药物、二甲双胍或胰岛素的剂量。与抗酸药考来烯胺、肠道吸附剂、消化酶制剂合用可减弱本药的降血糖作用，应避免合用。与地高辛合用可能会影响地高辛的生物利用度，合用时若出现地高辛生物利用度改变，需调整地高辛的剂量。

（2）米格列醇：活性炭等肠道吸附剂、可分解糖类的助消化酶剂（淀粉酶和胰酶）可降低本药疗效，应避免合用。米格列醇可降低地高辛的血药浓度和雷尼替丁的生物利用度，合用时应注意监测地高辛和雷尼替丁的血药浓度。此外，本品与磺酰脲类降糖药合用，增加发生低血糖的风险。未见本品与抗酸药、华法林、硝苯地平有明显相互作用。

（3）伏格列波糖：与其他抗糖尿病药胰岛素、磺酰脲类、胰岛素增敏剂、双胍类药物合用，可导致发生低血糖的风险增高，还可见高钾血症、血清淀粉酶升高、高密度脂蛋白降低。合用时应从低剂量开始谨慎给药。与β肾上腺素受体阻滞药、水杨酸类药、单胺氧化酶抑制药、氯贝丁酯类血脂调节药、华法林合用可增强本药的降血糖作用。与肾上腺素、肾上腺皮质激素、甲状腺激素合用，可降低本药的降血糖作用。合用时应调整剂量。

不良反应及处理：此类药物的共同不良反应是胃肠道症状，主要表现为腹痛、腹泻、胃胀气，个别患者可出现轻度肠梗阻。对本类药物过敏的患者还可以出现皮肤瘙痒、红斑、皮疹、荨麻疹等过敏反应。此外，由于铁吸收下降还可以导致贫血，但是大多数病人都是暂时性的血红蛋白降低和其他血液学指标的异常。另据报道，服用伏格列波糖偶见急性重型肝炎、严重肝功能障碍或黄疸以及乳酸脱氢酶、γ-谷氨酰转肽酶和碱性磷酸酶升高。伏格列波糖过敏者还可出现严重胆汁淤积性肝炎。

处理：服药过程中若腹胀较严重，可先减量，以后再逐渐增加剂量。出现低血糖时，应口服或静脉注射葡萄糖治疗，摄入蔗糖无效。肝功能障碍可停药或给予其他适当处理。出现过敏反应时应停药。

【临床应用现状分析与展望】α-葡萄糖苷酶抑制剂通过抑制糖的吸收降低餐后血糖。因糖类在小肠内分解及吸收障碍，而在结肠内由细菌作用于未吸收的糖类而导致胃肠胀气，如腹胀、腹泻和腹痛，导致用药依从性下降。目前主要作为辅助药物与其他降血糖药联合使用控制餐后血糖。

（四）胰淀粉样多肽类似物

醋酸普兰林肽（pramlintide acetate）是胰淀粉样多肽（胰淀素，淀粉不溶素）的一种合成类似物，与内源性胰淀粉样多肽有着相同的生物学功能，也是迄今为止继胰岛素之后第二个获准用于治疗T1DM的药物。

【药理作用和临床应用】

药理作用：普兰林肽是稳定的内源性胰岛淀粉样多肽的非聚合异构体，与胰岛淀粉样多肽的作用相似，可以延缓葡萄糖的吸收、抑制胰高血糖素的分泌、减少肝糖原生成和释放、降低胰岛素依赖和非依赖患者的餐后血糖，因而具有降低糖尿病患者体内血糖波动频率和波动幅度，改善总体血糖控制的作用。胰岛淀粉样多肽与胰岛素共存于分泌颗粒中，由胰岛 B 细胞随胰岛素共同释放。胰岛淀粉样多肽通过以下作用机制的影响餐后葡萄糖的产生：①延迟胃排空；②抑制胰高血糖素的分泌，防止餐后血浆胰高血糖素升高；③产生饱胀感，导致热量摄入降低和体重下降。主要用于 T1DM 和 T2DM 患者胰岛素治疗的辅助治疗，但不能替代胰岛素。

临床应用：普兰林肽不可用于胰岛素治疗依从性差、血糖自我监测依从性差的 T1DM 和 T2DM 患者。使用普兰林肽时应增加监测血糖的次数，降低餐时胰岛素给药剂量，以防止发生低血糖。本药严禁与胰岛素混合，应分别给药。此外，以下患者禁止使用本药：①糖化血红蛋白超过 9%；②对胰岛素治疗和自我血糖控制的顺应性差；③正在使用促胃肠动力药；④过去六个月中，严重低血糖复发且需要治疗。同时使用降血糖药或其他可增强降血糖效应及低血糖敏感性的药物的患者，慎用本药

【体内代谢及影响因素】 皮下单剂量注射的绝对生物利用度为 30%～40%。皮下注射后 27 分钟达血药峰浓度。40% 的药物在血浆中以游离形态存在，稳态分布容积为 56L。主要经肾脏代谢，代谢产物为有活性的赖氨酸 - 赖氨酸 - 普兰林肽。母体化合物的消除半衰期为 30～50 分钟（皮下给药），或 24～45 分钟（静脉给药）。代谢产物赖氨酸 - 赖氨酸 - 普兰林肽与母体化合物的半衰期相近。

【药物相互作用和不良反应及处理】

药物相互作用及处理：普兰林肽和胰岛素合用时，两者不可放置在同一注射器或在同一注射部位给药。普兰林肽不可用于胰岛素治疗依从性差、自我监测血糖依从性差的患者。

药物不良反应及处理：有报道认为普兰林肽有增加胰岛素诱导的严重低血糖的风险。目前尚未见明确的其他不良反应报的报道。

【临床应用现状分析与展望】 醋酸普兰林肽是目前除胰岛素外对 T1DM 最为有效的降血糖药。因此可用辅助胰岛素治疗 T1DM 患者。

（五）醛糖还原酶抑制剂

醛糖还原酶（aldose reductase）是聚醇代谢通路中的关键限速酶，其活性升高导致多种糖尿病并发症的发生。代表药有依帕司他（epalrestat）等。

【药理作用和临床应用】

药理作用：本药为可逆性非竞争性醛糖还原酶抑制药。可逆地抑制多元醇代谢中葡萄糖转化为山梨醇，从而抑制山梨醇在神经元内蓄积，缓解山梨醇聚集引起的糖尿病性感觉运动的外周神经病症状。

临床应用：该药可以有效预防、治疗和改善糖尿病引起的末梢神经障碍、振动感觉异常等症状。对本药高度过敏者禁用。肝肾功能不全、糖尿病肾病患者慎用。

【体内代谢及影响因素】 口服后 4～12 周起效。动物实验证实，本药主要分布于消化道、肝脏、肾脏，经肝脏代谢。服药后 24 小时，8% 随尿液排出，约 80% 随粪便排除。

【药物相互作用和不良反应及处理】

药物相互作用及处理：β 肾上腺素受体阻断药、水杨酸制剂、单胺氧化酶抑制剂、氯贝特类高脂血症治疗剂、华法林能增强本药降血糖的作用。合用时注意调整剂量。

不良反应及处理：严重的副作用是与其他糖尿病药物联用时偶见低血糖反应。出现低血糖症状时可给予葡萄糖进行处理，不可以给予蔗糖处理。本品偶尔出现腹部胀满、排气增加。由于肠道气体的增加，也可出现肠梗阻样症状、严重肝功能障碍如黄疸、GOT、GPT 上升，应充分进行观察，出现症状应进行适当的处理。另外，有报道显示，因同类药物（阿卡波糖）曾引起暴发性肝炎，故应充分观察，出现症状后应进行适当的处理。严重肝硬化患者给药时，因伴随以便秘等为契机的高氨血症恶化、意识障碍（频率不明），所以应充分观察排便状况，发现异常应立即进行适当处理。

【临床应用现状分析与展望】 本药主要作为辅助药物使用，适用于预防和治疗伴有末梢神经障碍、振动感觉异常的糖尿病患者。

第三节 治疗糖尿病药物的研发史和研究进展

在治疗糖尿病的药物研发中，最具有里程碑意义的药物开发是胰岛素和二甲双胍。胰岛素的发现打破了糖尿病无药可治的先河，而二甲双胍

的开发研究则不仅体现了药物研发的曲折与艰辛，更带给人们一种启示：规范的临床研究是推动基础研究和药物开发的动力和方向。同时，随着人们对糖尿病发病机制研究的不断深入，通过作用于体内糖的吸收，转运和代谢不同环节的药物也应运而生，这些药物在糖尿病治疗过程中同样发挥着重要作用（图 26-5）。

人类关于糖尿病的记载始于公元前 1550 年。公元 2 世纪到 6 世纪，中医经典文献《黄帝内经•奇病论》中将此病症阐述为消渴："此肥美之所发也，此人必数食甘美而多肥也。肥者，令人内热，甘者令人中满，故其气上溢，转为消渴。"《黄帝内经•奇病论》确定消渴是一种行为方式疾病，并且认为是脂肪类物质摄入过多，主食摄入过少造成的。受限于当时的医疗条件和认识的局限性，人们认为肾脏的病变是造成甜尿和多尿的主要病因。直到 1788 年，英格兰医生 Thomas Gamley 在一次救治意外事故受伤患者的过程中，发现胰腺损伤竟然可以引起糖尿病的症状。这个信息改变了人们对糖尿病发病原因的认识，开启了针对其他脏器的糖尿病发病机制及药物的研发。1869 年，德国病理学家 L. Paul 发现胰腺外分泌腺及导管组织间，有一群很小的细胞团块，这些细胞团块不同于胰腺的其他细胞。但是当时，他并没有意识到就是他发现的这些小细胞，改变了之后的几代人。1893 年 L. Edounard 将 L. Paul 发现的这些位于胰腺外分泌腺中间的像孤岛一样的细胞团称为 Langerhans 胰岛，简称胰岛。1909 年，比利时医学专家 M. Jeande 通过切除狗的胰岛实验发现胰岛可以分泌一种特殊的具有降低血糖作用的物质，并将这种物质命名为"胰岛素"。1895 年，W. Osler 预言在不久的将来人们将会从 Langerhans 胰岛细胞中提取这种激素并用于糖尿病的治疗。然而众多生理学家的努力均以失败告终。

1922 年，加拿大多伦多骨外科医生 F.G. Banting（1891—1941）和当时多伦多大学博士研究生 C.H. Best 在 *Canadian Medical Association Journal* 发表文章声明成功提取分离胰岛素。胰岛素的成功分离是一个典型的系统研究过程。Banting 对糖尿病领域的关注始于他少年时期的痛苦记忆，他的少年伙伴因为患有糖尿病而过早离世。1912 年，Banting 进入加拿大多伦多大学医学院，在那里他对外科产生了浓厚的兴趣，并最终成为了一名骨外科医生。在医院，他发现很多因为皮肤和骨骼疾病需要治疗的儿童表现为持续的饥饿感，然后出现昏迷，几天后死亡。这些儿童被证明均患有糖尿病。这一现象再次激发了 Banting 研究糖尿病的想法。尽管 Banting 非常热爱他的外科医生职业。但他意识到在临床上有太多的问题没有解决，而这些问题需要进行有意义的基础研究才可以实现。一个偶然的机会，Banting 得知多伦多大学空缺了一个生理学教授的位置。他申请并获得了批准，开始投入大量的时间阅读文献，进行试验。在当时，尽管人们并不清楚糖尿病的确切机制，但是已经知道胰腺在其中起关键作用。Banting 认为胰岛组织分泌胰岛素，但是该激素在提取前或提取过程中被蛋白水解消化而破坏，这一过程是导致实验失败的主要原因。就在 Banting 的实验陷入了困境的时候，一篇由明尼苏达大学病理系 M. Barron 教授撰写的文章引起了他的注意。在这篇文章里，Barron 教授发现当胆结石堵塞了从胰腺通往小肠的通道时，会引起胰腺分泌的消化酶减少。动物实验研究显示当结扎胰管时会产生同样的效果并导致胰腺萎缩。Banting 决定采用这一方法进行尝试，并请求著名生理学家加拿大多伦多大学 J.J.R. Macleod 教授给予支持。在经过两次拒绝之后，Macleod 最终同意 Banting 在实验室工作，并让其博士研究生

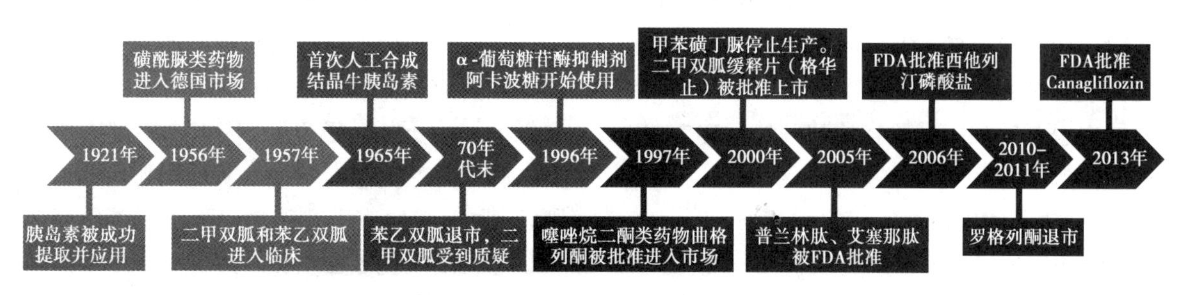

图 26-5　治疗糖尿病药物发展史示意图

C.H. Best 协助其工作。他们于 1921 年成功提取出胰岛素，并给临床病人使用，获得了巨大成功。1923 年，诺贝尔生理学或医学奖授予了 F.G. Banting 和 J.J.R. Macleod。

胰岛素的发现和成功分离推动了这一领域的快速发展。1926 年，科学家首次从动物胰脏中提取到胰岛素结晶。1955 年英国生物化学学家 F. Sanger 将胰岛素的氨基酸序列完整地测序出来，同时证明蛋白质具有明确结构，并因此获得 1955 年的诺贝尔化学奖。1965 年，我国科学家首次人工合成结晶牛胰岛素。

胰岛素成功提取后的几年间，人们在对胰岛素的不断研究中发现：胰岛素治疗仍然存在很多问题，如容易产生严重低血糖、导致体重增加、使用不方便等。因此，其他降糖药物的开发依然迫在眉睫。在第二次世界大战期间，化学家 M. Janbon 和他的同事在实验中意外发现一些磺胺类药物可以引起实验动物产生低血糖，这一研究现象于 1942 年发表，随后展开了一系列的研究。甲苯磺丁脲是磺脲类药物的代表药物之一。甲苯磺丁脲和其他磺脲类药物来源于欧洲抗生素类药物，特别是磺胺类化合物的研究与开发。新的磺胺类抗生素候选药物在蒙彼利埃大学的临床试验期间被发现具有严重的副作用，包括短暂意识丧失，抽搐和昏迷。这些副作用在其他磺胺类药物使用过程中从未出现。同一所大学的胰岛素研究人员听说了这些副作用，认为这些副作用是低血糖的常见结果。由此产生的用于降低血糖的药物被称为磺酰脲类药物。

不幸的是，对于依赖胰岛素治疗的糖尿病患者来说，蒙彼利埃大学的这项研究发生在 20 世纪 40 年代早期，在第二次世界大战德国占领法国期间遭到严重破坏。这些化合物的开发由德国制药公司接管，随后德国的研究又被 1945 年德国战败以及德国分裂所扰乱，磺酰脲类药物被困在前民主德国。1952 年，有人将药物样品走私到一家联邦德国制药公司，并继续进行研究。1954 年，针对糖尿病患者的临床试验在柏林开始。1956 年，两种不同的磺酰脲类药物以商品名“Nadisan”和“Rastinon”进入德国市场。

1965 年，第二代磺酰脲类药物被发现并且广泛应用至今，成为糖尿病治疗领域的重要药物。研究发现，甲苯磺丁脲可能会产生严重的副作用，包括心血管疾病等。2000 年，甲苯磺丁脲停止生产，但它对医药和制药行业产生了持久的影响。磺酰脲类是第一个被广泛使用且使用时间最长的口服降糖药。磺酰脲类口服降糖药的出现，也激发了人们在更大范围内研究糖尿病治疗药物的热潮。

1957 年法国糖尿病学家 J. Sterne 医师对一系列双胍类化合物的降糖作用进行了严格而系统的临床研究，也因此被认为是发现二甲双胍作用的关键人物。其实早在胰岛素被发现之前（1918 年），科学家就从山羊豆中提取出了胍类物质，然而因其肝脏毒性太大在临床上无法应用。随后科学家将目标转向了胍类化合物的类似物——山羊豆碱的开发研究，并先后合成了许多的胍类衍生物，包括苯乙双胍、丁双胍和二甲双胍等。其中二甲双胍是在 1922 年，由爱尔兰的科学家 E. Werner 和 J. Bell 首次成功合成的。这期间又恰逢 1921 年胰岛素横空出世，人们误以为糖尿病的问题已经完全解决，胍类物质的应用和研究逐渐减少。

然而，J. Sterne 医师的研究结果表明，在所有被检测的化合物中，二甲双胍能在强降糖效果和低毒性反应这两方面同时达到最佳的平衡。并给二甲双胍取名为“Glucophage”（葡萄糖吞噬者，中文商品名“格华止”）。同年，双胍类（biguanides）药物二甲双胍（metformin，迪化糖锭）和苯乙双胍（phenformin，苯乙福明）进入临床，唤起了人们对于胍类化合物的重新认识和利用。1961 年，P. Rambert 等的研究发现血糖控制不佳的 T2DM 患者接受二甲双胍治疗后，血糖可以显著降低，而血糖控制良好者和健康人服用二甲双胍后血糖变化幅度很小。这一研究结果表明，二甲双胍控制血糖的机制是对抗高血糖而不导致低血糖，同时也验证了二甲双胍具有较好的安全性。至此，双胍类药物重新进入人们的视野。随后二甲双胍在法国上市，苯乙双胍在美国和北欧国家上市，丁双胍则在德国上市。虽然当时各项研究都表明二甲双胍有良好的降血糖作用，但是由于其降低血糖的强度不如苯乙双胍，因而未引起人们的注意。临床医生更倾向于使用苯乙双胍而非二甲双胍，二甲双胍的应用几乎只限于法国。然而美国科学家逐渐发现苯乙双胍导致乳酸酸中毒的风险较高，而这种并发症死亡率较高。进一步的研究发现苯乙双胍导致乳酸酸中毒的原因是苯乙双胍一方面抑制乳酸合成葡萄糖，另一方面又抑制乳酸氧化形成二氧化碳，最终导致乳酸堆积。到70年代末，苯乙双胍几乎完全退出市场，而同属于双胍家族的二甲双胍也曾一度被建议退市，二甲双胍再次被冷落和误解。此时，人们没有注意到化学结构的微小变化却导致了药物作用的巨大反差。1995年，*New England Journal of Medicine* 刊登的一项研究发现，尽管在应用了格华止之后体内乳酸变成葡萄糖的数量明显减少，意想不到的是，乳酸的氧化也增加了，并使乳酸转变成二氧化碳离开体内，因此就不会造成严重的乳酸酸中毒。这一发现使得二甲双胍的命运峰回路转。二甲双胍再次回到人们的视野中。

二甲双胍最终成为T2DM治疗的一线药物是源于一项医学史上耗时最长的临床研究，即英国前瞻性糖尿病研究（UKPDS）。这项研究从1977年开始到1997年结束，之后又随访10年，总共历时30年。该研究是糖尿病治疗领域发展史上一个划时代的里程碑，对糖尿病的防治规范和指南的制定具有极大的影响。这项研究首次证明二甲双胍强化治疗在降低血糖的同时还具有心血管保护作用，这一效果在超重患者中尤为明显。该研究还首次肯定了二甲双胍在降低血糖的同时，可以降低糖尿病的大血管并发症的发生率和死亡率。不仅如此，UKPDS的研究结果还发现，大多数糖尿病患者在口服单一抗糖尿病药治疗几年后，已控制稳定的血糖会逐渐恶化。而当单药治疗无法继续控制血糖达到目标水平时，加用第二种口服抗糖尿病药可以提高降血糖效应并减少药物的耐受效应。2000年，二甲双胍缓释片（格华止）在美国批准上市，随后一些双胍类药物与其他药物的复合制剂也应运而生。2005年国际糖尿病联盟（IDF）颁布指南，明确了二甲双胍是T2DM药物治疗的基石。2006年美国糖尿病联合会（ADA）和欧洲糖尿病研究学会（EASD）共同发布了T2DM的治疗新共识，新确诊的T2DM患者应当在采取生活方式干预的同时应用二甲双胍，此制剂是贯穿治疗全程的一线用药。这一共识一直延续至今，如2012年版《美国糖尿病学会指南》中推荐所有2型糖尿病患者一旦诊断明确，则应开始接受生活方式干预并加用二甲双胍，作为糖尿病治疗的一线药物。我国2010年版《中国人2型糖尿病防治指南》指出“如果单纯生活方式不能使血糖控制达标，应该开始药物治疗。2型糖尿病药物治疗的首选是二甲双胍。”时至今日，在几代科学家的不懈坚持下，几经沉浮的二甲双胍终于走到了抗糖尿病药物的最前线。据估计目前全世界约有1.2亿人在使用二甲双胍。除了治疗糖尿病之外，近年研究发现二甲双胍在临床中还可常规治疗多囊卵巢综合征、肿瘤、非酒精性脂肪肝、致盲疾病葡萄膜炎等。二甲双胍对帕金森病亦具有潜在的治疗作用，并且还有减肥的功效。

在二甲双胍饱受争议的几十年间，治疗糖尿病的新药研究从未停歇。20世纪80年代早期，环格列酮被开发出来。虽然环格列酮从未被用作药物，但它被认为是噻唑烷二酮类的原型化合物，引起了人们对噻唑烷二酮类药物作用的兴趣。后来开发的几种类似物，如曲格列酮和吡格列酮均以其为原型化合物，同时也推动了环格列酮作为药物的开发研究。1996年α-葡萄糖苷酶抑制剂阿卡波糖（德国拜耳公司）在美国开始使用，用于治疗T2DM，其通过阻止碳水化合物（例如淀粉和糖）的消化发挥作用。

曲格列酮最初由日本某公司开发。在美国，它是在20世纪90年代末引入和制造的。1997年1月29日，FDA批准了糖尿病药物曲格列酮的申请，但患者使用后却发现其与导致药物性肝炎的特异反应有关。在接受曲格列酮的患者出现突然肝功能衰竭的报告后，制药公司和FDA在药物标签上添加了警告，要求服用者每月监测肝酶水平。1998年5月17日，一位名叫Audrey LaRue Jones的55岁患者服用曲格列酮后死于急性肝功能衰竭。重要的是，作为国家糖尿病和消化和肾脏疾病研究所（NIDDK）糖尿病预防研究的参与者，美国国立卫生研究院的医生曾密切监测她的肝酶指标，这使人们质疑监测战略的有效性。FDA负责评估该药物的流行病学家，D.J. Graham博士，于1999年3月26日发出警告，并声明患者监测无法有效预防肝功能衰竭。他估计这种药物可能与430多例肝功能衰竭有关，并且患者在服用曲格列酮时肝功能衰竭的风险增加了1 200倍。因此，曲格列酮于2000年从美国市场撤出，不久后从日本市场撤出。属于同类药物的罗格列酮和吡格列酮，后来被推向市场。罗格列酮首次发布于1999年，作为独立药物或与二甲双胍或格列美脲组合使用。然而，2007年发表在 *New England Journal of Medicine* 上的一项荟萃分析认为该药物的使用与心脏病发作的风险增加相关，导致其使用率显著下降。在欧洲，因为罗格列酮的益处不再超过其使用风险，欧洲药品管理局（EMA）于2010年9月建议暂停使用该药物。罗格列酮于2010年退出英国、西班牙和印度市场，2011年退出新西兰和南非。而吡格列酮也被发现与膀胱肿瘤有关，已被一些国家撤回。

随着对蛋白质结构的深入研究和对分子生物学技术的精准控制，科学家们对肽类物质的合成与应用已经游刃有余。2005年，普兰林肽被FDA批准用于使用胰岛素的T1DM和T2DM患者。普兰林肽是被开发用于糖尿病的可注射胰岛淀粉样多肽类似物药物。20世纪60年代，McIntyre和Elrick等人就发现，口服葡萄糖对胰岛素分泌的促进作用明显高于静脉注射，这种额外的效应被称为“肠促胰素效应”，而Perley等人进一步研究证实，这种“肠促胰素效应”所产生的胰岛素占进食后胰岛素总量的50%以上。研究证实，肠促胰素是人体内一种肠源性激素，在进食后，该类激素可促进胰岛素分泌，发挥葡萄糖浓度依赖性降糖作用。肠促胰素主要由胰高血糖素样肽（GLP-1）和糖依赖性胰岛素释放肽（GIP）组成，其中GLP-1在2型糖尿病的发生发展中起着更为重要的作用。

除胰岛素类似物外，普兰林肽是FDA批准的唯一一种在20世纪20年代早期用于降低1型糖尿病患者血糖的药物。同年，艾塞那肽被批准在美国作为肠促胰素类似物用于药物治疗T2DM。2006年，FDA批准Januvia（西他列汀磷酸盐），这种药物被称为DPP-4抑制剂，可单独使用或与其他口服抗高血糖药物（如二甲双胍或噻唑烷二酮）联合用于治疗T2DM，能增强人体的降低血糖能力。二肽基肽酶4（DPP-4）是自然阻断GLP-1工作的一种酶，所以通过抑制这种酶，GLP-1能顺利促进胰岛素分泌。

钠-葡萄糖共转运蛋白2（sodium glicose cotransporter-2，SGLT-2）是分布在肾脏近曲小管上皮细胞上的糖转运蛋白，负责肾脏中约90%葡萄糖的重吸收。抑制SGLT-2可以促进糖尿病患者尿糖的排出，因此，SGLT-2抑制剂被认为是一种新型的抗糖尿病药物。其具有独特的不依赖于胰岛素分泌的降糖途径，现有的临床研究显示，SGLT-2抑制剂不论单药还是联合用药，都具有非常确凿、有效的降血糖效果。2013年，FDA批准Canagliflozin（商品名Invokana），一类新的被称为SGLT-2抑制剂的药物，用于降低2型糖尿病患者升高的血糖。SGLT-2抑制剂有望成为一类有效治疗T2DM的新型药物。2019美国糖尿病协会（The American Diabetes Association，ADA）和欧洲糖尿病研究协会（the European Association for the study of diabetes，EASD）专家共识均推荐SGLT-2抑制剂为T2DM的二、三线用药，且可与二甲双胍或其他降糖药联合使用。

随着对临床治疗糖尿病经验的不断积累，人们发现两种或两种以上的药物可以通过作用于不同靶点协同发挥降低血糖的作用，增加疗效减小副作用。目前常用的有：胰岛素增敏剂二甲双胍和促胰岛素分泌剂格列苯脲配伍使用可以用于治疗单用二甲双胍没有达到理想血糖控制效果的患者。复方片剂Janumet为西他列汀与二甲双胍复方制剂。此药于2007年被FDA批准上市。这种药物可以解决T2DM患者的3个关键病症，即胰岛素缺乏、胰岛素抵抗和葡萄糖利用障碍，从而降低患者的血糖水平。DPP-Ⅳ抑制剂和GPR119激活剂双靶点药物新一代降血糖药物。DPP-Ⅳ在体内分布广泛，是体内GLP-1分泌后迅速失活的关键降解酶。磷酸西他列汀可以抑制该酶活性，大大延长GLP-1的半衰期，并维持其抗糖尿病作用。GPR119是G蛋白偶联受体（G protein-coupled receptors，GPRs）家族成员，主要表达于胰腺、小肠、结肠和脂肪组织，激活该受体可以促进肠上皮细胞分泌GLP-1，刺激高血糖依赖的胰岛素分泌。目前针对这两个靶点的药物正处于临床前研究阶段。

从胰岛素发现至今，百年间与糖尿病的斗争中，我们见证了许多令人瞩目的里程碑式成就。胰岛素的发现打破了糖尿病无药可治的魔咒，而二甲双胍的开发研究则不仅体现了药物研发的曲折与艰辛，更启示人们，规范的临床研究是推动基础研究和药物开发的动力和方向。各类降血糖药物层出不穷，有些早已湮没在糖尿病治疗历史的长河之中，但它们仍然是医学事业发展中的宝贵财富。

第四节 常用的糖尿病动物模型和实验方法

在糖尿病发病机制、病理生理过程的研究以及降糖药物研发的过程中，不同类型的糖尿病动物模型得到了广泛的应用。针对不同的研究目的选择合适的动物模型对于糖尿病的研究具有重要的推动作用。目前，常用的糖尿病动物模型主要包括以下几类：①实验性糖尿病模型；②自发性糖尿病模型；③转基因动物模型。

一、实验性糖尿病

实验性糖尿病是通过外源性给予物理、化学、生物等干预来破坏动物的胰腺或胰岛B细胞，从而影响正常的胰岛素的分泌，最终诱导出糖尿病。

（一）胰腺切除法

全部或部分切除胰腺时，实验动物会由于胰岛B细胞的缺失而引起胰岛素缺乏性糖尿病。为降低死亡率并保存胰腺的其他内分泌功能，一般主张切除胰腺的75%～90%。此实验的常用动物为狗和大鼠。主要应用于T1DM的研究。

（二）四氧嘧啶糖尿病

四氧嘧啶可产生细胞毒性的自由基，选择性地损伤多种动物的胰岛B细胞，引起四氧嘧啶糖尿病。因四氧嘧啶引起的高血糖反应和酮症比较强烈，故大剂量时易引起死亡。另外，由于四氧嘧啶还会造成肝、肾组织的中毒性损害且部分动物模型可产生自发性缓解，目前很少单独使用。豚鼠因具有抗药性而不作为建立此模型的实验动物。

（三）链脲佐菌素糖尿病

链脲佐菌素是无色链霉菌属的发酵产物，亦能选择性损伤胰岛B细胞，引起链脲佐菌素糖尿病。链脲佐菌素是目前使用最广泛的实验性糖尿病化学诱导剂。它除了单独使用时诱导出T1DM模型以外，还可以与特殊饮食一起诱导出稳定的T2DM模型。与四氧嘧啶糖尿病不同，链脲佐菌素引起的糖尿病高血糖反应及酮症均比较缓和。常用实验动物有大鼠、小鼠、家兔和狗。

（四）特殊饮食诱导的糖尿病

给予正常动物高脂高糖饲料喂养一段时间，便可以出现肥胖、高脂血症、高胰岛素血症甚至胰岛素抵抗等类似于人类糖尿病发展过程的症状。目前常用的饲料配方是依据美国营养学会（American Institute of Nutrition，AIN）在1993年标准优化的啮齿类实验动物纯化饲料标准（AIN-93标准）制定产生的。AIN标准分为G型和M型。AIN93G饲料用于动物生长发育、妊娠和哺乳期间，而AIN93M饲料用于动物维持需要。AIN标准的设计使得研究者可以通过改变配方的组成来满足实验的需要，是目前最为理想的啮齿类实验动物饲料标准。应用AIN93G和修饰的AIN93G诱导糖尿病的方法因模拟了糖尿病的自然发展过程并且具有成本低、稳定性好等优点，目前应用较多。主要用于肥胖相关的T2DM的发病机制、代谢等方面的研究。常用的实验动物有大鼠和小鼠。

（五）免疫性糖尿病

将抗胰岛素抗体注入到实验动物体内，其会与动物血液循环中的胰岛素发生中和反应，导致胰岛素缺乏而引起一过性的糖尿病。一般可以持续数小时。此外，在不直接影响血中胰岛素水平的情况下，注射胰岛素受体拮抗剂或其他胰岛素信号通路中关键蛋白的抗体也可以阻碍胰岛素发挥作用，造成胰岛素抵抗的动物模型。

二、自发性糖尿病

由于基因突变、基因缺失等遗传背景上的缺陷或环境因素的影响，许多动物在自然状态下即可以发生高血糖、胰岛素抵抗等特征性的糖尿病病理生理改变。这种自发性糖尿病的动物模型在糖尿病的病因和发病机制及其并发症、抗糖尿病药物筛选和降糖药物作用机制研究等方面得到了非常广泛的应用，是较理想的糖尿病动物模型。常用的自发性糖尿病模型有如下几种：

（一）GK大鼠

GK大鼠（Goto-Kakisaki Wistar Rats）是一种早期即发育为T2DM的非肥胖大鼠模型，因最早由日本东北大学的Goto和Kakizaki培育出来而得名。该模型的主要特点是高血糖、肝和外周胰岛素抵抗、葡萄糖刺激的胰岛素分泌受损等。常用于T2DM糖尿病病理机制及并发症的研究。

（二）ZDF大鼠

ZDF大鼠（Zucker diabetic fatty Rats，fa/fa）是由于瘦素受体基因（fa）突变而引起的肥胖型T2DM模型。该模型的主要特点是肥胖伴高胰岛素血症、高脂血症和中度高血压。主要用于糖尿病代谢、并发症及抗糖尿病药物的研究。

（三）db/db小鼠

db/db小鼠（C57BLKS/J）是一种纯合的瘦素受体（Lepr）基因自发突变的T2DM模型。该模型的主要特点是肥胖、高血糖、高脂血症、肝硬化、胰腺萎缩和性腺萎缩等。通常存活不超过10个月。常用于肥胖相关的T2DM分子机制的研究。

（四）ob/ob小鼠

ob/ob小鼠（C57BL/6J）是一种由于瘦素（Lep）基因自发突变而产生的纯合的糖尿病模型。该模型的主要特点是肥胖、高胰岛素血症、高脂血症和肝硬化等。与db/db小鼠相比，ob/ob小鼠不出现明显的胰腺萎缩。常用于肥胖相关的T2DM分子机制的研究。

（五）NZO小鼠

NZO小鼠（New Zealand obese）是一种新西兰肥胖鼠近交产生的糖尿病模型。该模型的主要特点是肥胖和胰岛素抵抗，高血糖和葡萄糖耐量下降随着年龄增长而加重。常用于糖尿病并发症的研究。

（六）KK-Ay小鼠

KK-Ay小鼠是一种将黄色肥胖基因（ay）转至KK小鼠而得到的中度肥胖的T2DM动物模型。出生不久即出现高血糖、高胰岛素、葡萄糖不耐受和脂质代谢紊乱等症状。

（七）Akita小鼠

Akita小鼠是一种杂合的胰岛素2基因（Ins2）自发突变的糖尿病模型小鼠。由于胰岛素原的加工障碍，该模型在出生三到四周即表现出高血糖、低胰岛素血症等糖尿病症状。雄鼠的糖尿病表型比雌鼠更为严重。主要用于糖尿病肾病的研究。

此外，还有一些自发性糖尿病的大鼠和小鼠模型也被用于T1DM和T2DM的研究。如NSY（Nagoya-Shibata-Yasuda）小鼠、NOD小鼠（nonobese diabetes）、OLETF（Ostuka Long-Evans Tokushima Fatty）大鼠、BB（Bio-Breeding）大鼠和中国地鼠（Chinese hamster，Cricetulus griseus）等。

三、转基因和基因敲除糖尿病动物模型

近年来，随着转基因和基因敲除技术的迅速发展，越来越多针对不同疾病的转基因及基因敲除动物模型被构建出来。应用这两种技术构建的糖尿病动物模型也应运而生并显示出其独特的优越性。此类模型可以在基因水平上阐明糖尿病的分子机制和病理改变，为糖尿病的研究开辟了一条新的道路。

（一）MKR转基因小鼠

MKR小鼠是骨骼肌过表达失活IGF-1受体的T2DM转基因动物模型。大量失活的IGF-1受体通过结合内源性的胰岛素受体来发挥其功能，最终引起明显的胰岛素抵抗。该模型是目前研究T2DM较好的转基因动物模型。

（二）MC4R-KO模型

应用基因敲除技术，将一种肥胖相关基因MC4R敲除后可以构建出T2DM的MC4R-KO（melanocortin 4 receptor knockout）的动物模型。该模型主要表现为肥胖、高胰岛素血症和高瘦素血症等。常用于肥胖相关糖尿病能量代谢等方面的研究。

随着转基因技术和基因敲除技术的逐渐成熟，研究者们可以根据课题的需求有针对性地构建各种转基因或基因敲除的动物模型。例如有的研究者在T2DM胰岛素抵抗的研究中，就选用了肝脏葡萄糖激酶（GCK）敲除鼠、糖原合酶/胰岛素受体底物1（GK/IRS-1）双基因敲除鼠和胰岛素受体底物2基因敲除小鼠（$IRS\text{-}2^{-/-}$）等多种模型。

在糖尿病的研究过程中，糖耐量实验、胰岛素耐受性实验及葡萄糖钳夹技术等实验技术得到了广泛的应用。其中，常用的葡萄糖钳夹技术主要包括以下两种：①高胰岛素-正常血糖钳夹（hyperinsulinemic-euglycemic clamp）技术；②高葡萄糖变量钳夹（hyperglycemic clamp）技术。

高胰岛素-正常血糖钳夹技术，通常被人们简称为正糖钳技术。该技术是先外源性给予过量胰岛素来抑制生理性胰岛素的分泌，再通过外

源性给予葡萄糖使胰岛素和葡萄糖达到平衡。此时，外源性葡萄糖的输注率就等于外源性胰岛素介导的机体外周组织的葡萄糖利用率。故此技术可以用来评价外周组织对胰岛素的敏感性。

高葡萄糖变量钳夹技术，通常被人们简称为高糖钳技术。该技术是通过外源性高浓度的葡萄糖灌注使血糖迅速升高并维持在较高水平。由于这种外源性高浓度的葡萄糖灌注会抑制内源性葡萄糖的产生，故此时的葡萄糖的灌注量代表了外周组织对葡萄糖的利用率。因此，可以应用高糖钳技术来评价胰岛B细胞对葡萄糖的敏感性。

（艾 静）

参考文献

[1] 卫生部合理用药专家委员会. 中国医师 / 药师临床用药指南 [M]. 2版. 重庆：重庆出版社，2019，938-968.

[2] KENNEY J A. The debt of humanity to Sir Frederick G. Banting[J]. J Natl Med Assoc，1947，39（5）：208-211.

[3] COHEN P. The twentieth century struggle to decipher insulin signalling[J]. Nat Rev Mol Cell Biol，2006，7（11）：867-873.

[4] VISINONI S，KHALID N F，JOANNIDES C N，et al. The role of liver fructose-1，6-bisphosphatase in regulating appetite and adiposity[J]. Diabetes，2012，61（12）：1122-1132.

[5] AHREN B. Islet G protein-coupled receptors as potential targets for treatment of type 2 diabetes[J]. Nat Rev Drug Discov，2009，8（5）：369-385.

[6] REIFEL-MILLER A，OTTO K，HAWKINS E，et al. A peroxisome proliferator-activated receptor alpha/gamma dual agonist with a unique in vitro profile and potent glucose and lipid effects in rodent models of type 2 diabetes and dyslipidemia[J]. Mol Endocrinol，2005，19（6）：1593-1605.

[7] DEROSA G. Pioglitazone plus glimepiride：a promising alternative in metabolic control[J]. Int J Clin Pract Suppl，2007，153：28-36.

[8] American Diabetes Association. Pharmacologic approaches to glycemic treatment：standards of medical care in diabetes[J]. Diabetes Care，2019；42：S90-S102.

[9] LIU J，LI L，DENG K，et al. Incretin based treatments and mortality in patients with type 2 diabetes：systematic review and meta-analysis[J]. BMJ，2017，357：j2499.

第二十七章　治疗骨质疏松症药物

骨质疏松症（osteoporosis）是常见的老年病，其最大的隐患是导致骨折。骨质疏松症分为原发性和继发性两种。原发性骨质疏松症包括Ⅰ型骨质疏松症即绝经后骨质疏松症和Ⅱ型骨质疏松症即老年性骨质疏松症；继发性骨质疏松症是由多种疾病引起或者是食物、药物长期使用后诱发的骨质疏松症。继发性骨质疏松症需在治疗原发疾病的基础上进一步纠正骨量。本文主要阐述原发性骨质疏松症的发病机制和相应的药物治疗。

第一节　骨质疏松症的病理生理和发病机制

一、骨代谢的生理过程

骨代谢包括成骨细胞的骨形成以及破骨细胞的骨吸收两个过程，骨吸收与骨形成之间达到动态平衡的过程称为骨重构（remodeling）。破骨细胞来源于造血干细胞，为多核的终末分化的髓系细胞，抗酒石酸酸性磷酸酶阳性和降钙素受体阳性是本类细胞的特征，分解矿物化的骨基质是其主要功能。成骨细胞分泌的巨噬细胞集落刺激因子（macrophage colony-stimulating factor，M-CSF）和核因子κB受体活化因子配体（receptor activator of NF-ting fact，RANKL）等是破骨细胞存活、分化和成熟所必需的因子，M-CSF或RANKL基因敲除的小鼠表现为破骨细胞缺失所致的骨石化症。相反，RANKL诱骗受体骨保护素（osteoprotegerin，OPG）基因敲除的小鼠却由于破骨细胞增多和破骨能力增强导致骨量丢失，RANKL与OPG的比例决定了破骨细胞的分化和其功能。成骨细胞来源于既能分化成成骨细胞又能分化成脂肪细胞和软骨细胞的间充质干细胞，其表达甲状旁腺素受体，分泌M-CSF和RANKL，产生细胞外基质并使其矿物化，是特异的骨形成细胞。核心结合蛋白因子（runt-related transcription factor 2，Runx2）是成骨细胞分化的关键转录因子，Runx2基因敲除的小鼠骨骼由于成骨细胞分化受阻，矿物化组织完全缺失而表现为软骨性骨组织。

骨重构过程中成骨细胞与破骨细胞在骨表面同一部位相继活动，组成了一个基本多细胞单位（basic multicellular unit，BMU）。一个基本多细胞单位大致可以分为五个阶段：①激活阶段，循环来源和局部来源的骨重构信号，如甲状旁腺素与成骨前体细胞上的受体结合后，激活蛋白激酶A、蛋白激酶C和细胞内钙等信号，转录激活招募破骨前体细胞的分子，并进一步诱使破骨细胞分化和激活，启动骨重构。②骨吸收阶段，在骨重构信号存在下，成骨细胞释放单核细胞趋化蛋白-1等因子，招募破骨前体细胞进入骨表面。另外，成骨细胞分泌OPG减少的同时，却增加M-CSF和RANKL产生，促使破骨前体细胞增殖、分化为成熟的破骨细胞，并进一步锚定于骨基质RGD序列结合位点，形成局部吸收微环境。③翻转阶段，在局部吸收微环境中，破骨细胞与骨表面接触部位形成皱褶缘（ruffled border），细胞经皱褶缘分泌酸性物质形成一个降解矿物化基质的局部酸性吸收微环境，在溶酶体酶、酸性蛋白酶作用下，使骨基质中的无机质和有机质崩解，这些崩解的产物被重吸收入破骨细胞，再排出细胞外，转运至循环，由此完成了破骨细胞对旧骨的破骨作用并在局部形成骨陷窝。与此同时，间充质干细胞在各种成骨刺激因子的诱导下，分化为成骨前体细胞并进一步与RGD序列结合锚定于骨陷窝。④骨形成阶段，来源于降解的骨基质和成熟破骨细胞的刺激信号、甲状旁腺素和机械刺激等信号诱导成骨前体细胞分化为成骨细胞，并减少骨细胞的硬骨素（sclerostin）表达，导致硬骨素对 Wnt 信号抑制的解除，从而激活 Wnt 信号，促使成骨细胞分化和矿物化，形成新骨。⑤终止阶段，当硬骨素的表达下降发生逆转后，骨形成即终止。生理状况下，新形成的骨相当于被吸收的骨，使得骨量达到动态的平衡。若被破骨细胞吸收的陷窝未被新骨填满，新形成的骨少于被吸收的骨即发生负平衡，导致骨量的丢失而引起骨质疏松症。

二、骨量维持与骨质疏松症发病的机制

骨重构过程中来自循环的系统性调节因子和骨微环境中局部调节因子互相协调从而维持骨量的稳定。系统性调节因子包括甲状旁腺素（parathyroid hormone，PTH）、降钙素、甲状腺素、活性维生素 D、皮质激素、前列腺素、雌激素、睾酮、孕激素、干扰素 - 皮、血小板衍生生长因子和 T 细胞分泌的白介素 -4（interleukin-4，IL-4）等，骨微环境中局部调节因子包括调节破骨细胞功能的 IL-6、IL-1、RANKL、M-CSF 和 OPG 以及调节成骨细胞分化的 Wnt 蛋白、骨形态蛋白、成纤维细胞生长因子、胰岛素样生长因子和转化生长因子 -β 等。其中，系统性调节因子中的甲状旁腺素、雌激素、孕激素、前列腺素和血小板衍生生长因子促进成骨细胞的增殖和分化，而皮质激素诱导成骨细胞的凋亡，并阻止骨的形成。骨局部微环境的骨形态蛋白、成纤维细胞生长因子、胰岛素样生长因子和转化生长因子 -β 同样能促进成骨细胞的增殖和分化。循环中的调节因子和骨微环境中的活性因子能诱导破骨细胞的形成并影响其活性，其中，循环中的甲状旁腺素、活性维生素 D 和甲状腺素能通过上调间质细胞和成骨前体细胞的 RNAKL 表达而刺激破骨细胞成熟并激活破骨细胞。另外，成骨细胞产生和分泌的 IL-6、IL-1、前列腺素和 M-CSF 也能诱导破骨细胞的形成，而 T 细胞分泌的细胞因子，包括 IL-4、IL-18 和干扰素 -γ 却抑制破骨细胞的分化和功能。由于这些因子的精密调控，在生理性骨代谢中骨形成和骨吸收达到动态平衡，从而维持机体的骨量（图 27-1）。如果各种原因导致破骨细胞的功能增强而成骨细胞的功能衰减，那么骨吸收大于骨的形成，长此以往便形成了骨质疏松症。

第二节　治疗骨质疏松症的药物

增加维生素 D 和钙的摄入被推荐为骨质疏松症最基本的治疗方法，特殊的骨质疏松症治疗药物需与钙和维生素 D 一起摄入才能表现出更好的功效。目前国内外主要的原发性骨质疏松

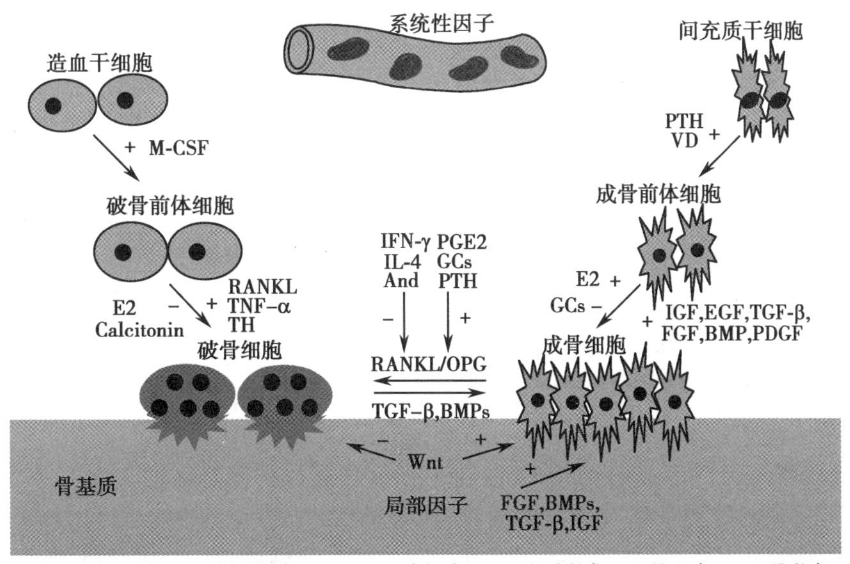

PTH:甲状旁腺素；TH:甲状腺素；Calcitonin:降钙素；GCs:皮质激素；VD:维生素D；E2:雌激素；And:睾酮；IGF:胰岛素样生长因子；EGF:表皮生长因子；TGF-β:转移生长因子-β；FGF:成纤维生长因子；BMP：骨形成蛋白；Wnt：Wnt蛋白；M-CSF：巨噬细胞集落刺激因子；TNF-α:肿瘤坏死因子-α;IFN-γ:干扰素-γ;IL-4:白介素-4；PGE2:前列腺素E2

图 27-1　骨重构和骨量维持的调控机制

症治疗药物有两大类：一类是抑制骨吸收药物，如雌激素、降钙素、二磷酸盐、同化类固醇激素、RANKL 单克隆抗体制剂等；另一类是刺激骨形成药物，如甲状旁腺素、生长激素、氟化物、锶盐和抗硬骨素单克隆抗体等。本节主要介绍目前临床常用的骨质疏松症治疗药。

一、骨吸收抑制药

骨吸收抑制药作用于破骨细胞，通过抑制破骨细胞的分化、成熟和其功能而达到抑制骨吸收的效果。主要有雌激素及雌激素受体调节剂、降钙素、二磷酸盐和 RANKL 单克隆抗体制剂。

（一）雌激素及雌激素受体调节药

临床用于骨质疏松症预防和治疗的雌激素主要是雌二醇（estradiol）和炔诺酮（norethindrone）。目前用于临床的雌激素受体调节剂（selective estrogen receptor modulators，SERMs）有雷洛昔芬（raloxifene）和屈洛昔芬（droloxifene）等，早期的他莫昔芬（tamoxifen）已不用于骨质疏松症的治疗。

雌激素

【药理作用和临床应用】

药理作用：雌激素作用于雌激素受体，减少破骨细胞的数量，抑制破骨细胞的活性并诱导破骨细胞凋亡，同时促进成骨细胞的增殖和分化，防止骨质疏松症的发生。但雌激素抑制骨吸收的机制至今仍不清楚，目前认为雌激素可通过直接和间接作用参与对骨稳态平衡的调节。直接作用是通过雌激素受体起作用。关于间接作用，一般认为是某种激素具有促进骨吸收的作用，与雌激素抑制骨吸收的作用相拮抗，使骨的重建过程保持平衡。

临床应用：雌激素用于临床骨质疏松症的预防和治疗，长期以来，雌激素补充一直被视为绝经后妇女骨质疏松症的首选治疗方法。

【体内代谢及影响因素】 雌二醇口服后，在肝内迅速代谢成雌酮与雌三醇，因此，其口服生物利用度低，需注射给药。雌二醇代谢产物大部分形成葡糖糖醛酸酯或硫酸酯，随尿排出，部分经胆汁排出，形成肝肠循环。血浆中的雌激素与性激素结合球蛋白或白蛋白结合，结合率在 50% 以上。

【药物相互作用和不良反应及处理】

药物相互作用及处理：卡马西平、苯巴比妥、苯妥英钠、扑米酮和利福平等 CYP3A 诱导剂会加快雌二醇、炔诺酮的代谢，降低雌激素活性；炔诺酮与抗凝血药合用，可降低后者的抗凝效应；炔诺酮与抗高血压药合用可降低高血压药的作用；因此，尽量避免上述药物与雌激素的合用。

不良反应及处理：雌激素副作用较明显，单用雌激素适用于不需要保护子宫内膜的妇女，如子宫切除者。对于有完整子宫、需要保护子宫内膜的妇女，常合用孕激素。雌激素替代疗法需要长期使用雌激素，必须权衡使用的利弊。雌激素的不良反应主要有气胀、乳房触痛、阴道出血和子宫出血。长期替代治疗有潜在的诱发子宫内膜癌、乳腺癌以及深静脉血栓的危险。

【临床应用现状分析与展望】 用于妇女绝经后综合征及骨质疏松症预防治疗的雌激素，目前临床常用结合雌激素（conjugated estrogen）而非单纯的雌二醇或炔诺酮。结合雌激素为口服制剂，含有从孕马尿液中提取的雌激素混合物，是水溶性雌激素硫酸钠盐、雌酮硫酸钠与马烯雌酮硫酸钠的混合物，还含有硫酸钠结合物、17α- 二氢马烯雌酮、17α- 雌二醇和 17β- 二氢马烯雌酮。

雌激素受体调节药

【药理作用和临床应用】

药理作用：雷洛昔芬等雌激素受体调节药通过与雌激素受体的高度结合，选择性地作用在不同靶组织发挥雌激素受体激动剂或拮抗剂的作用。雷洛昔芬和屈洛昔芬在骨组织中具有雌激素样作用，在乳腺组织和子宫内膜癌中则有抗雌激素样作用，可提高股骨颈骨密度、降低椎体骨折发生的 SERMs，并对乳腺有保护作用。

临床应用：主要用于预防或治疗绝经后妇女的骨质疏松症，同时也用于乳腺癌和子宫内膜癌中抗雌激素的治疗。

【体内代谢及影响因素】 雷洛昔芬口服生物利用度为 60%，经肝脏首过效应即葡萄糖醛酸化后经粪便排出，半衰期为 72 小时。

【药物相互作用和不良反应及处理】

药物相互作用及处理：雷洛昔芬和华法林同时服用不改变两者的药代动力学，但能轻度减少凝血酶原时间，因此，与华法林或其他香豆素类衍生物合用需监测凝血酶原时间。对已接受香豆素类抗凝药物治疗的患者，本品对凝血酶原时间的作用可能在治疗后几周内出现。本品不宜与考来烯胺（或其他阴离子交换树脂）同时服用，因其显著减少本品的吸收和肠肝循环。与氨苄青霉素合用会减低本品的峰浓度，但不影响整体的吸收量和清除率。本品可轻度增加激素结合球蛋白的浓度，包括性激素结合球蛋白，甲状腺素结合球蛋白和皮质激素结合球蛋白，使相应的总的激素浓度增高，但并不影响游离激素的浓度。

不良反应及处理：SERMs 的常见不良反应为潮热和下肢麻痹，但一般不严重，很少引起停药反应；罕见的不良反应为深静脉血栓形成。应用注意事项：①妊娠期妇女禁用；正在或既往患有血栓、静脉血栓等栓塞性疾病者，包括深静脉血栓、肺栓塞、视网膜静脉血栓者禁用；过敏者禁用；肝功能不全、胆汁淤积、严重肾功能不全、难以解释的子宫出血和子宫内膜癌患者禁用；②绝经期结束两年以上的妇女方可应用。

【临床应用现状分析与展望】 他莫昔芬为第一代的 SERMs，雷洛昔芬和屈洛昔芬为第二代的 SERMs，而巴多昔芬（bazedoxifene）和拉索昔芬（lasofoxifene）为第三代的 SERMs。第三代 SERMs 同样具有明显的抗骨质疏松症的效果，但其不良反应更少。另外，第三代 SERMs 与结合雌激素的复方制剂认为是新一类组织选择性的雌激素复合物，较单纯的第三代 SERMs 或结合雌激素被证实具有更好的抗绝经后综合征和骨质疏松症的效果。

（二）降钙素

降钙素（calcitonin）是含 32 个氨基酸的多肽类激素，天然的人降钙素由甲状腺滤泡旁细胞合成和分泌。人和动物的降钙素具有结构相似的单链、序列不同的 32 个氨基酸。氨基酸的序列取决于与受体结合的能力。

降钙素

【药理作用和临床应用】

药理作用：降钙素的分泌与流经甲状腺的血流中钙的浓度有关，因此，血钙浓度增加可引起降钙素分泌增加并抑制骨吸收，同时使高血钙患者血钙浓度下降。降钙素与 PTH 一起调节体内钙平衡。其药理作用有以下几方面：

（1）直接抑制破骨细胞对骨的吸收：导致骨释放钙减少，同时促进骨吸收血浆中的钙，使血钙降低，并对抗 PTH 促进骨吸收的作用使血磷降低。

（2）抑制肾小管重吸收钙和磷：使尿中钙和磷排泄增加而血钙随之下降。

（3）抑制肠道转运钙：可抑制肠道转运钙以及分泌胃酸、胃泌素和胰岛素。

（4）镇痛作用：对肿瘤骨转移、骨质疏松症所致骨痛有明显镇痛效果。

临床应用：

（1）变形性骨炎（Paget 病）：可缓解骨痛并改善 X 线及组织学征象。

（2）骨质疏松症：降钙素治疗绝经后以及老年性骨质疏松症的骨吸收障碍。

（3）高钙血症：骨转移性肿瘤的高钙血症应用本品治疗后，一般只降低血钙及尿钙，骨痛大多数不减轻。也用于高钙血症危象的急症治疗，对维生素 D 中毒引起的高钙血症，小儿较成人疗效好。对甲状旁腺功能亢进、甲状旁腺癌和甲状腺功能亢进症引起的高血钙也有明显的疗效。

（4）痛性神经营养不良症：皮下或肌内注射、鼻内给药可明显改善症状。

（5）其他：口服降钙素后，可直接抑制胃壁细胞分泌胃酸，对胃及十二指肠溃疡产生治疗作用。亦可用于高磷血症及甲状腺髓样癌早期诊断。

【体内代谢及影响因素】 降钙素为多肽，口服在消化道内降解，须注射给药或鼻黏膜给药。肌内注射或皮下注射后，本品的生物活性约为 70%，血浆药物浓度达峰时间为 1 小时。表观分布容积为 0.15～0.3L/kg。血浆蛋白结合率为 30%～40%，血浆半衰期为 70～90 分钟，作用持续时间 8～24 小时。本品可进入乳汁，哺乳期妇女应避免使用。

【药物相互作用和不良反应及处理】

药物相互作用及处理：抗酸药和导泻药常含有钙或镁等金属离子而影响本品的吸收；与氨基糖苷类药物合用可诱发低钙血症，需监测血钙浓度。

不良反应及处理：降钙素可引起恶心、呕吐、面部潮红和手部麻刺感。这些不良反应随着用药时间延长而减轻。其他副作用有皮疹、口中异味、腹痛、尿频和发抖。注射部位可能出现炎症反应。长期使用可产生抗体，一般不影响疗效，对动物来源的降钙素产生耐受性后，合成人降钙素仍有效。其他一些不良反应包括头痛、发冷、胸压迫感、虚弱、头昏、鼻塞、气短、眼痛和下肢浮肿等。应警惕由低血钙造成的四肢搐搦。本品为蛋白制品，应注意全身性过敏的可能并做好相应的抢救准备。对怀疑过敏者，使用鲑降钙素前应先进行皮试。

【临床应用现状分析与展望】 降钙素是高钙血症危象的首选药物。同时，降钙素除用于绝经后妇女骨质疏松症外，也用于老年性骨质疏松症的治疗，其最大的特点是不仅抑制骨吸收，而且具有对骨痛的止痛效应。本品仍是目前临床常用的骨质疏松症治疗药物。

（三）二磷酸盐类

二磷酸盐（bisphosphonate）是一类强有力的骨吸收抑制剂。该类药品为目前开发的热点。临床应用二磷酸盐类药物已有三代产品。第一代为依替磷酸盐（etidronate）、氯屈磷酸盐（clodronate）和替鲁磷酸盐（tiludronate），在治疗剂量时会引起骨矿化障碍；第二代有帕米磷酸盐（pamidronate）、阿仑磷酸盐（alendronate）和伊班磷酸盐（ibandronate），现多用于恶性肿瘤引起的高钙血症和溶骨性癌转移引起的骨痛；第三代包括利塞磷酸盐（risedronate）和唑来磷酸盐（zoledronate）等，是目前作用最强的骨吸收抑制剂。

【药理作用和临床应用】

药理作用：本类药物在骨重构表面，抑制破骨细胞对骨的吸收且诱导破骨细胞的凋亡，并且对磷酸钙具有高度亲和性，能吸附在骨羟基磷灰石结晶表面，阻止钙的流失。同时，本类药物对成骨细胞也有抑制作用，可抑制骨形成和骨矿物化。其主要作用特点为：①直接抑制破骨细胞形成以及骨的吸收；②与钙亲和力高而被骨组织摄取；③对水解反应稳定，能长期滞留于骨内；④间歇性给药能诱发长期和持续的骨量增加，逆转骨质疏松。

临床应用：

（1）骨质疏松治疗及骨折预防：主要用于预防和治疗妇女绝经后骨质疏松症，也用于糖皮质激素诱发的骨质疏松症。在减轻骨质疏松症进程的基础上，有效维持骨密度，降低脊柱、腕关节和髋关节骨折的风险。

（2）甲状旁腺功能亢进和恶性肿瘤引起的代谢性骨病：用于多发性骨髓瘤、乳腺癌、前列腺癌及肺癌等恶性肿瘤骨转移和甲状旁腺功能亢进引起的骨代谢异常所致的高钙血症，并能减轻高钙血症并发的恶心、呕吐、多尿、口渴及中枢神经症状，改善患者的生活质量。

（3）骨病：防治佩吉特病（Paget disease，变形性骨炎）、成骨不全等疾病。

【体内代谢及影响因素】 口服二磷酸盐吸收较差，食物和矿物质可显著减少其吸收。阿仑磷酸盐和利塞磷酸盐的生物利用度 < 1%，依替磷酸盐和替鲁磷酸盐的生物利用度 < 6%。因此本类药物要求在空腹或者早餐前 30 分钟服用。二磷酸盐主要在肾脏排泄，对于肌酐清除率 < 30ml/min 的患者，不宜服用二磷酸盐。二磷酸盐吸收后的药物大约 20%～60% 被骨组织迅速摄取，服药后 24 小时，体内存留药物大部分集中于骨组织，有些药物骨内的半衰期约为 10 年以上。

【药物相互作用和不良反应及处理】

药物相互作用及处理：二磷酸盐类药物在临床中与其他药物的联合应用较为常见，发生相互作用也较常见。二磷酸盐类药物与含有二价阳离子药物螯合而减少其吸收，因此，建议这两类药物间隔 2 小时后服用。与其他二磷酸盐药物竞争骨结合位点而发生相互作用，互相抑制骨对二磷酸盐药物的摄取，因此，建议避免合用两种二磷酸盐药物。与华法林竞争血浆蛋白结合位点，导致凝血酶原时间增长，因此，需要监测凝血酶原时间。与苯妥英也竞争血浆蛋白结合位点，导致低钙血症的可能，因此，需要监测血钙浓度。与非甾体抗炎药联用导致消化道黏膜受损和胃出血的可能。与抗癌药合用，产生协同抗肿瘤的可能。与激素合用协同增加骨量的可能。与 H2 受体拮抗剂合用由于改变了消化道 pH 值，导致二磷酸盐类药物生物利用度的增加。二磷酸盐类药物本身具有一定的肾毒性，与肾毒性药物联用增强肾毒性的可能，因此，需要监测肾功能。

不良反应及处理：本类药物耐受性较好，其不良反应主要包括食管炎、粪便潜血，少数发生腐蚀性食管炎、骨坏死。凡有食管裂孔疝、消化性溃疡、皮疹者不宜应用。腐蚀性食管炎的发生一般在服药后 1 个月，服药前多饮水可以有效地减少其发生。二磷酸盐过敏者禁用，合并心血管疾病者慎用，有严重肾功能不全者禁用。儿童、驾驶员慎用，妊娠及哺乳期妇女慎用，二磷酸盐类药物过敏者禁用。

【临床应用现状分析与展望】 二磷酸盐的作用强度依赖于其抑制法尼基焦磷酸合酶的强度和与骨矿物化基质结合的强度，抑制法尼基焦磷酸合酶的强度依次为唑来磷酸盐 > 利塞磷酸盐 > 伊班磷酸盐 > 阿仑磷酸盐，而与骨矿物化基质结合强度依次为唑来磷酸盐 > 阿仑磷酸盐 > 伊班磷酸盐 > 利塞磷酸盐。虽然三代二磷酸盐广泛用于骨质疏松症和骨代谢相关疾病的治疗，但二磷酸盐偶发的骨坏死（颌骨坏死和非典型的股骨骨折）不良反应以及用药依从性差限制了其使用。

（四）RANKL 单克隆抗体制剂

地诺单抗

FDA 于 2010 年 11 月批准将完全人 RANKL 单克隆抗体地诺单抗（denosumab，狄诺塞麦，AMG-162）用于预防恶性肿瘤转移所致的骨损害，2011 年 6 月 FDA 又批准地诺单抗用于治疗有高骨折风险的绝经后妇女骨质疏松症。

【药理作用和临床应用】

药理作用：本类药物主要作用于破骨细胞。RANKL 是一种对破骨细胞形成、功能和生存起重要作用的穿膜或可溶性蛋白，通过与破骨细胞及其前体细胞表面的受体 RANK 结合而起作用。RANKL 单克隆抗体阻止 RANKL 活化其受体，阻止 RANKL/RANK 相互作用而抑制破骨细胞的形成、功能和生存，因此减低骨再吸收、增加皮质和骨小梁骨两者的骨质量和强度；并且与钙亲和力高而易被骨组织摄取；因对水解反应稳定，能长期滞留于骨内，间歇性给药能诱发长期和持续的骨量增加，逆转骨质疏松症的骨量。

临床应用：

（1）高骨折风险的绝经后妇女骨质疏松症治疗：地诺单抗可有效降低受试者脊柱、髋骨以及其他部位的骨折发生率。

（2）实体瘤骨转移所致的相关骨事件的预防和治疗：地诺单抗的另一适应证为骨折、骨性疼痛，但不适用于在多发性骨髓瘤患者中预防骨骼相关事件。

（3）用于治疗成人和某些青少年骨巨细胞瘤：2013 年 FDA 又批准地诺单抗的另一适应证，用于治疗成人和某些青少年的骨巨细胞瘤。

【体内代谢及影响因素】 单次皮下注射地诺单抗 60mg，平均达峰时间为 10 天（范围 3～21 天），半衰期为 25.4±8.5 天。地诺单抗血浆浓度可维持 4～5 个月。此外，多次皮下注射地诺单抗 60mg 后，在体内无蓄积，且药代动力学参数不随时间发生变化。

【药物相互作用和不良反应及处理】

药物相互作用及处理：目前尚无本品的药物与药物相互作用的报道。

不良反应及处理：最常见不良反应是疲劳、虚弱，低磷酸盐血症和恶心。较为严重的不良反应包括：①可引起严重低钙血症，因此地诺单抗治疗前必须纠正已存在的低钙血症，必要时监视钙水平，并且给予钙、镁和维生素 D；②颚骨坏死，表现为颚骨痛、骨髓炎、骨炎、骨侵蚀、牙或牙周感染、牙痛、龈溃疡形成或齿龈侵蚀。

【临床应用现状分析与展望】 地诺单抗给药后骨量呈直线的上升且不呈现明显的平台期。地诺单抗具有对破骨细胞非常显著和特异的抑制作用，其用药频率低（每 6 个月一次给药）而且用药的依从性高使得地诺单抗成为高效的抗骨质疏松症制剂。

二、骨形成刺激药

骨形成刺激药主要作用于成骨细胞，能促进成骨前体细胞分化成成骨细胞，促进成骨细胞的成熟和矿物化而增加骨量。本类药物主要包括甲状旁腺素、甲状旁腺素相关肽类似物、氟化物、锶盐等。

（一）甲状旁腺素和甲状旁腺素相关肽类似物

甲状旁腺素

甲状旁腺素（parathyroid hormone，PTH）是由甲状旁腺分泌的一种多肽激素，是人体内重要的钙和磷调节因子。小剂量 PTH 具有明显的成骨作用，而其 N- 端 34 个氨基酸残基的活性片段保留了其全部的成骨活性。目前临床常用的是基因重组的人 PTH（rhPTH）N- 端 34 个氨基酸片段。

【药理作用和临床应用】

药理作用：PTH 具有促进骨吸收和刺激骨形成的双重作用。持续给予 PTH 导致骨吸收的增加，而间歇地给予 PTH 则主要表现为刺激骨形成。成骨细胞是 PTH 作用的主要靶细胞，其通过激活Ⅰ型 PTH 受体（PTH1R）增加成骨细胞内的 cAMP 水平而促进骨的形成。同时，在骨骼中 PTH 能诱导钙从基质中快速释放，增加细胞内钙水平而促进骨的形成。

临床应用：rhPTH（1-34）经皮下注射间歇性给药，用于治疗绝经后妇女骨质疏松，PTH 是骨质疏松症治疗的首选药物之一。

【体内代谢及影响因素】 20μg 的 rhPTH（1-34）每日皮下注射一次，达峰时间为 30 分钟，平均生物利用度为 95%，半衰期约为 1 小时，女性中平均清除率为 62L/h，而男性中为 94L/h。在肝脏中经非特异性的酶代谢后经肾脏排泄。

【药物相互作用和不良反应及处理】

药物相互作用及处理：目前尚不明确其与其他药物的相互作用。

不良反应及处理：rhPTH（1-34）的不良反应主要包括腿部痉挛、恶心和头痛、直立性低血压、血清和尿钙的短暂升高、血清尿酸升高。有些女性对 rhPTH（1-34）产生抗体，但抗体对其生物活性不产生中和作用或出现任何临床副作用。

【临床应用现状分析与展望】 与 PTH 作用相似，临床也使用甲状旁腺素相关肽（PTH-related peptide，PTHrP）类似物用于绝经后妇女骨质疏松症的治疗。2017 年 FDA 批准 PTHrP 类似物 Abaloparatide 用于绝经后妇女骨质疏松症的治疗，其通过直接激活 PTH1R 而刺激骨的形成。

（二）氟化物

氟化物

氟是人体必需的微量元素，常见的氟化物（fluoride）有 NaF、Na_3PO_3F、肠衣片氟化钠、缓释氟化钠。

【药理作用和临床应用】

药理作用：氟不仅可以特异性地作用于骨细胞以促进骨合成代谢，还能作用于成骨细胞和成骨前体细胞，以合成大量的生长因子包括 IGF 和 TGF-β 等促进增殖；同时，氟刺激成骨细胞的活性，加强骨合成及骨的生长；氟还可与羟基磷灰石结晶结合在一起，稳定骨盐的晶体结构，抑制骨的吸收。然而氟化物的有效安全范围较窄，有研究证明，氟剂促进成骨的最适剂量为 10^{-6}～10^{-5}mol/L，超过这个范围则表现为抑制成骨细胞功能，并可能导致骨的矿化异常，反而增加骨的脆性，尤其是增加骨皮质骨折风险。

临床应用：本类药物用于各种类型的骨质疏松症，尤其适用于骨密度低于骨折阈值、中轴骨骨密度丢失明显的患者。本品应小剂量使用，并在补充足量的钙和活性维生素 D 的基础上使用。

【体内代谢及影响因素】 水溶性的氟制剂如 NaF 口服吸收较完全，而非水溶性的氟制剂如 Na_3AlF_6 则吸收较差。氟制剂广泛分布于有机质，在骨和牙组织中积聚。主要在肾脏排泄，同时小部分的氟从汗腺、乳腺和肠道分泌排泄。

【药物相互作用和不良反应及处理】

药物相互作用及处理：本品与氢氧化铝合用，可减少吸收，增加经肠排出；钙离子也可减少本品的吸收。

不良反应及处理：氟制剂的主要不良反应与氟的血药浓度密切相关，小剂量的氟不良反应少，主要有胃肠道症状、急性下肢疼痛综合征和外周骨的应力性骨折危险性增加。氟制剂主要经肾脏排泄，肾功能不全者慎用。长期使用氟制剂防止慢性中毒。成人一次摄入本品 5～10g，儿童 500mg，可能致死。急性氟过量可出现黑色柏油样便、血性呕吐物、腹泻、困倦、昏厥、唾液分泌增多等症状。慢性氟过量亦可有上述黑便、呕吐血性物、便秘、食欲减退、恶心呕吐、骨痛、肢体僵硬、体重减轻及牙齿出现白、棕或黑色斑点等症状。氟过量可给予静脉注射葡萄糖、氯化钠注射液以及石灰水洗胃，以沉淀氟化物。

【临床应用现状分析与展望】 氟化物治疗骨质疏松症有一定的疗效，但其作用强度远不及二膦酸盐、PTH（1-34）等，因此，目前较少单用氟化物治疗骨质疏松症。在不久的将来，用氟化物治疗骨质疏松症可能会被淘汰。

（三）锶盐

雷奈酸锶

化学元素锶（Sr）性质类似于钙，对骨具有很强的亲和力。雷奈酸锶（strontium ranelate）是法国于2004年研制的新一类治疗骨质疏松症药物。

【药理作用和临床应用】

药理作用：雷奈酸锶具有抑制骨吸收、促进骨形成的双重药理作用。一方面，在成骨细胞中雷奈酸锶能增加胶原蛋白与非胶原蛋白的合成，通过增强成骨前体细胞的增殖而促进成骨细胞介导的骨形成。另一方面，通过降低破骨细胞分化和再吸收活性，减少骨吸收，从而使得骨更新重新达到平衡，有利于骨形成。在体内和体外具有促进新骨形成和抑制骨重吸收的双重作用，同时，还能刺激成骨细胞分泌骨形态蛋白，刺激成骨作用，促进骨质疏松性骨折愈合，增加骨密度，还能提高愈合后骨的生物力学特性。

临床应用：雷奈酸锶具有临床疗效肯定、耐受性好和不良反应小的特性，有较好的应用前景。雷奈酸锶用于降低绝经后骨质疏松症患者脊椎和非脊椎骨折发生风险。

【体内代谢及影响因素】 口服2g雷奈酸锶后，生物利用度约为25%，单一剂量口服后3～5小时达到峰浓度，在治疗2周后达到稳态。锶的分布容积大约是1L/kg，与血浆蛋白的结合率较低约为25%，而与骨组织有较高的亲和力。作为二价阳离子锶不被代谢也不影响CYP450酶活性。锶的清除与时间和剂量无关，其半衰期大约是60小时，通过肾脏和胃肠道清除，肾脏清除率约为7ml/min。

【药物相互作用和不良反应及处理】

药物相互作用及处理：如果与钙片、制酸剂合用，需与本品间隔2小时以上服用。如果与四环素或者喹诺酮合用，需停用本品，当服用完以上抗生素后可再服用本品。食物、牛奶或者奶制品可降低本品的吸收。

不良反应及处理：雷奈酸锶的不良反应发生率低，最常见的不良事件包括恶心和腹泻，一般发生在治疗开始时，之后并无明显不良反应。静脉血栓栓塞和皮疹、瘙痒、风疹等皮肤不良反应发生率较低。

【临床应用现状分析与展望】 雷奈酸锶由于其导致罕见的严重皮肤反应，2012年3月16日欧洲药品管理局建议升级雷奈酸锶的皮肤副反应警告。长期使用雷奈酸锶增加心肌梗塞的风险达60%，雷奈酸锶常作为排除有心血管疾病患者的用药，或者其他抗骨质疏松症药物禁忌或无效时的用药。

第三节　治疗骨质疏松症药物研发史及研究进展

早在20世纪40年代已明确雌激素缺乏是绝经后骨质疏松症的主要原因，雌激素替代疗法成为最早的骨质疏松症的治疗手段。随着对骨质疏松症发病机制的认识，调控骨重构的多条信号转导通路包括调控破骨细胞的RANKL/RANK信号通路和整合素（integrin）$\alpha_v\beta_3$信号通路；调控成骨细胞的Wnt/β-catenin信号通路、钙敏感受体（Ca^{2+}-sensing receptor，CaSR）信号通路和BMP信号通路等被发现，新的抗骨质疏松症的靶向药物层出不穷。

一、二磷酸盐

临床应用的二磷酸盐是无机焦磷酸盐的有机类似物，均具有两个磷酸基团连接在中心C原子上即P-C-P结构，是产生活性的必要条件。二磷酸盐形成的三维结构能螯合二价阳离子如Ca^{2+}，因此，二磷酸盐与骨表面特别是被吸收的骨表面有强大的亲和力。二磷酸盐类药物的作用强度取决于C原子上取代侧链的类型。第一代二磷酸盐包括依替磷酸盐、氯屈磷酸盐和替鲁磷酸盐，是在二磷酸盐中心C原子侧链（R1和R2）上轻微修饰而得。R1和R2由氯原子取代而得的氯屈磷酸盐，其抗骨吸收强度为依替磷酸盐的10倍。如R2为-OH基，R1为含N原子的侧链取代，其作用强度更大，帕米磷酸盐和阿仑磷酸盐分别比依替磷酸盐强100倍和1 000倍。R1侧链的N原子上加入甲基和戊基得到的伊班磷酸盐，其活性比依替磷酸盐强10 000倍。R1上的H原子被吡啶甲基取代也可使抗骨吸收作用提高，如利塞磷酸盐的强度为依替磷酸盐的5 000倍（图27-2）。

依替磷酸盐是第一个二磷酸盐，最初于20世

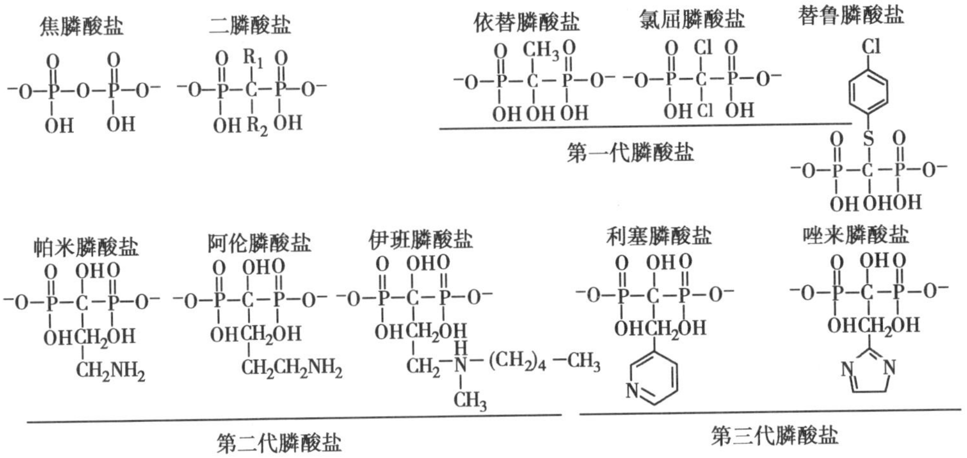

图 27-2 二磷酸盐构效关系

纪 60 年代用于降低血钙浓度，1977 年上市正式用于各种骨病的预防和治疗。治疗剂量的依替磷酸盐连续给药可引起骨矿物化障碍，但间歇给药可导致持续的骨吸收抑制而不引起骨矿物化障碍。1986 年，第一个二代二磷酸盐帕米磷酸盐进入研发，第二代二磷酸盐治疗剂量并不阻碍骨矿物化，替鲁磷酸盐能用于治疗佩吉特病，也用于预防骨质疏松症的骨折发生；帕米磷酸盐常用于治疗恶性骨疾病和佩吉特病。1998 年，第一个三代二磷酸盐利塞磷酸盐被批准上市，三代二磷酸盐不仅消除了抑制正常骨矿物化作用，而且抗骨吸收疗效明显增强，是目前最强的骨吸收抑制药（图 27-3）。主要用于Ⅰ型骨质疏松症、佩吉特病、甲状旁腺功能亢进、骨肿瘤等骨吸收增强的代谢病，以及糖皮质激素诱发的继发性骨质疏松症的预防和治疗。

二、信号通路靶向制剂

（一）Wnt/β-catenin 信号通路靶向药物

Wnt 配体与 Frizzled 受体结合，然后与共受体 LRP5/6 一起在细胞表面形成受体复合物，Wnt 受体复合物激活后抑制 GSK3β 活性，从而减少靶蛋白 β-catenin 的蛋白酶体降解，稳定的 β-catenin 入核并在核内结合 LEF/TCF 转录因子，激活 Wnt/β-catenin 信号靶基因的转录。激活 Wnt/β-catenin 信号不仅促进成骨细胞分化和骨的形成，而且抑制破骨细胞的骨吸收功能。生理条件下，骨细胞分泌的硬骨素（sclerostin）能与 LRP5/6 结合，抑制 Wnt 配体与其受体和共受体结合，下调 Wnt/β-atenin 信号从而抑制骨的形成。同样，Dickkopf-1（DKK-1）也能直接与 LRP5/6 结合或通过跨膜蛋白 Kremen 与 LRP5/6 结合，抑制 Wnt 配体与其受体和共受体结合，下调 Wnt/β-atenin 信号从而抑制骨的形成。

抗硬骨素单克隆抗体

硬骨素是骨细胞 *SOST* 基因编码的产物，此基因功能缺失或突变可引起骨量增高的代谢性骨病如骨硬化性狭窄（sclerosteosis）和 Van Buchem 病。硬骨素中和抗体 Romosozumab（AMG-785）与硬骨素结合后可增强 Wnt/β-atenin 信号通路从

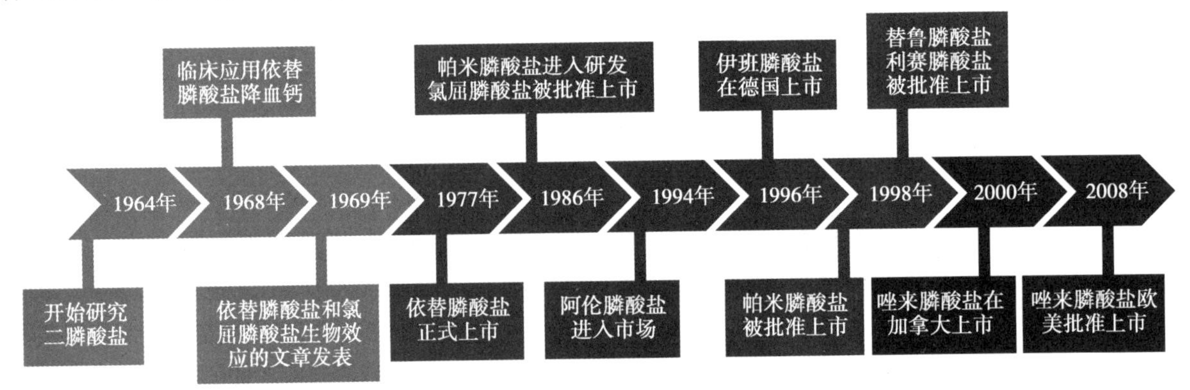

图 27-3 二磷酸盐研发史

而刺激骨的形成；同时，硬骨素可刺激骨细胞产生 RANKL 促进骨吸收，而 Romosozumab 与硬骨素结合后则可减少骨的吸收。Ⅰ期临床试验表明，Romosozumab 用药后骨形成指标呈剂量依赖上升，而骨吸收指标呈剂量依赖下降，且骨密度明显改善，其中 3mg/kg Romosozumab 耐受性最好，21 天后骨形成标志物增加了 60%～100%。临床Ⅲ期与阿伦磷酸盐对比治疗严重骨质疏松症试验也显示 Romosozumab 既能增加骨的形成又能减少骨的吸收，其增加骨密度的疗效明显优于阿伦磷酸盐。但是，Ⅲ期临床试验显示 Romosozumab 有增加心血管事件等潜在的不良反应，因此，一开始 FDA 拒绝批准 Romosozumab 上市，认为有待于进一步的评价。但日本厚生劳动省却在 2019 年 1 月批准 Romosozumab 上市用于治疗高骨折风险的骨质疏松症，同年，FDA 对关键性Ⅲ期临床中的疗效和安全性数据进行进一步审查后，委员会以 18 票赞成和 1 票反对的投票结果，支持批准 Romosozumab 用于存在骨折高风险的绝经后女性骨质疏松症的治疗，同时，该委员会强调了上市后跟进的必要性。

抗 DKK-1 单克隆抗体

DKK-1 与硬骨素相似也是 Wnt/β-atenin 信号负向调节剂，DKK-1 在多发性骨髓瘤患者中高表达，并参与多发性骨髓瘤的溶骨性病变过程，DKK-1 单克隆抗体 BHQ-880 能够抑制多发性骨髓瘤的溶骨性病变并促进骨形成。目前用于治疗骨质疏松症的 DKK-l 抗体的临床试验尚未开展，DKK-1 抗体仍然要解决特异性的问题，其对骨骼外其他器官的毒副作用是今后研究的关键。

（二）整合素信号通路靶向药物

骨细胞表面的整合素 $\alpha_v\beta_3$ 的 β 亚单位能识别骨基质的玻连蛋白、骨桥蛋白、骨涎蛋白的 RGD（Arg-Gly-Asp）序列，并与之连接，然后通过 pax/Tal/Vin/Pyk2/Src/Cas，pax/Tal/Vin/pyk2/Src/Cbl，pax/TaL/Vin/Pyk2/P13K/Ser 等信号通路，促使破骨细胞与骨表面形成封闭间隙，终止破骨细胞迁移并形成刷状缘，升高细胞内 Ca^{2+} 的浓度。细胞内 Ca^{2+} 浓度的升高导致破骨细胞向封闭间隙释放 H^+、组织蛋白酶 K 及基质金属蛋白酶，促使骨矿盐溶解和骨基质蛋白降解。L-000845704 是一种小分子三肽 RGD 序列的整合素抑制剂，能与破骨细胞表面的整合素 $\alpha_v\beta_3$ 结合，阻断整合素与骨基质蛋白的 RGD 序列结合，从而抑制破骨细胞与骨表面结合。Ⅱ期临床显示 L-000845704 能有效地增加骨密度且没有出现严重的并发症，目前Ⅲ期临床试验尚未开展。

（三）钙敏感受体信号通路靶向药物

钙敏感受体（CaSR）属于 G 蛋白耦联受体 C 家族，有 7 次跨膜域，主要在钙代谢组织中广泛表达，如甲状旁腺、甲状腺 C 细胞、肾脏、小肠以及骨骼等，CaSR 在维持钙稳态过程中起重要作用。Ca^{2+} 是 CaSR 的主要激动剂，CaSR 通过 PLC 途径介导信号转导，最终激活细胞内 IP3 受体导致内源钙库释放 Ca^{2+}，也可激活细胞膜 Ca^{2+} 通道开放引起 Ca^{2+} 内流。此外，CaSR 还可通过 PKC 激活促分裂原活化蛋白激酶信号途径。甲状旁腺细胞的 CaSR 激活可抑制甲状旁腺分泌 PTH；破骨细胞的 CaSR 可调节破骨细胞的分化；成骨细胞的 CaSR 能促使成骨细胞的增生和分化，提高矿化能力。CaSR 拮抗剂 calcilytics（JTT-305/MK-5442）可增加内源性 PTH 释放，从而促进骨形成。然而，在一项Ⅱ期临床剂量范围研究中，绝经后妇女骨质疏松症患者使用口服 CaSR 拮抗剂 MK-5442 进行治疗，显示骨形成指标增加，但药物不能提升骨密度。MK-5442 的开发商尚未表示是否继续研发 CaSR 拮抗剂类药物用于骨质疏松症治疗。然而，MK-5442 已从该公司发布的临床在研产品目录中撤销。在这之前，日本一项类似试验发现这种药物几乎没有明显收益时，就提前终止对该类药物的研发。

三、组织蛋白酶 K 抑制剂

组织蛋白酶 K 属于溶酶体半胱氨酸蛋白酶中的番木瓜蛋白酶超家族成员，积聚在溶酶体小囊，位于破骨细胞刷状缘，在封闭间隙的酸性环境中能降解骨基质中Ⅰ型胶原、骨黏连蛋白和骨桥蛋白，是破骨细胞选择性表达最主要的、溶骨活性最强的一种半胱氨酸蛋白酶。早期的非特异性组织蛋白酶 K 抑制剂 Balicafib 由于同时阻滞了皮肤成纤维细胞所表达的组织蛋白酶 B、L 和 S，出现了皮肤不良反应，包括皮肤瘙痒和皮肤硬皮样改变，目前已停止研发。最近正在研发的是特异性组织蛋白酶K抑制剂Odanacatib，Ⅱ期临床试验对399名绝经后妇女进行了为期两年的安慰剂或Odanacatib 3mg、10mg、25mg或50mg治疗，1次/w。给予Odanacatib 50mg时，受试者的腰椎和全髋关节BMD分别较基线水平增加5.5%和3.2%，s-CTX较基线水平降低52%。对骨形成标志物只有微小而短暂的影响，因此不影响骨形成。Odanacatib组的不良反应与安慰剂组差异无统计学意义，并且没有出现皮肤硬皮样改变。根据已获得的Ⅲ期临床试验数据，Odanacatib能够有效增加骨密度并降低骨折风险，但不幸的是，该药同时也增加了房颤和脑卒中风险。经过仔细权衡，2016年开发商忍痛放弃Odanacatib的研发。此外，还有很多组织蛋白酶K抑制剂如ONO-5334以前也曾在研发中，但由于各种原因，组织蛋白酶K抑制剂抗骨质疏松症的研发目前处于停滞状态。

第四节　常用的疾病动物模型和研究方法

理想的骨质疏松实验动物模型除应具有良好的再现性和重复性以外，动物模型还应能够反映骨质疏松症的骨代谢和骨微结构的变化，且与临床具有一致性。模型的处理因素应尽可能与临床发病病因相一致，而且实验动物应该易得、价格低廉而且造模周期短。目前常用的实验动物模型均不尽理想，但各有优劣。

一、绝经后骨质疏松症动物模型

绝经后骨质疏松症动物模型可通过手术切除双侧卵巢或者非手术的方式在小鼠、大鼠、羊和非人类灵长类中造模。该类模型成功率高、稳定并可靠、重复性好、适用范围广。

（一）手术造模

双侧卵巢切除法最常用于研究绝经后骨质疏松症，虽然该造模方式有很好的优势，但手术模型也有一定的局限性：①卵巢切除模型虽体现了雌激素水平下降这一重要病因，但与临床实际不符；②手术本身就是一种创伤，对模型指标的检测造成干扰；③小型实验动物由于体积小，往往不能适应这种研究过程。小鼠卵巢切除后可产生快速的骨量丢失，表现为骨松质的丢失而非骨皮质的丢失。大鼠卵巢切除后，第14天即呈现明显的近端胫骨干骺端的骨量丢失，第30天呈现明显的股骨颈骨量丢失，第60天呈现明显的腰椎椎体骨量的丢失，而第90～120天呈现显著的皮质骨变薄和骨髓腔的扩大。羊卵巢切除后3～4个月，骨吸收标志物和骨形成标志物改变达到最大程度。

（二）非手术造模

不摘除动物卵巢，而给予影响动物内分泌的药物，抑制动物生理状态下的雌激素分泌也可造成绝经后骨质疏松症动物模型。常用的药物有：① Buserelin，是一种促黄体素分泌激素的类似物，为促黄体素分泌激素受体的激动剂，有降低血清雌二醇含量的作用；② Casodex，是非类固醇类雄激素拮抗剂，可使体内雌二醇耗竭；③促性腺激素释放激素，使用后可以造成动物的骨质丢失。

二、废用性骨质疏松症动物模型

该模型复制方法很多，根据对骨的破坏与否分为非创伤性和创伤性两类。常用方法有机械固定法、悬吊法、肌腱切除法、坐骨神经切除法等，这些方法也统称为去负荷法。废用性骨质疏松症动物模型对防治瘫痪、骨折、术后长期卧床的患者及航空人员出现的骨质疏松症有重要现实意义。制动的因素解除后，骨量一般可恢复，但所需时间较造模长得多。在小鼠和大鼠的尾部悬吊法中，骨形成明显受到抑制，而骨吸收常常增强或者没有改变。机械制动法、肌腱切除法和坐骨神经切除法同样能减少骨形成，但也能增强骨吸收导致骨质疏松症。去负荷法实验模型中，动物的品系极大地影响模型的成功与否，其中C57BL/6小鼠的去负荷法模型中既有骨形成的减少又有骨吸收的增加，是较为理想的小鼠品系。另外，年龄因素同样也影响去负荷法模型的成功与否，生长期啮齿类动物在去负荷法实验中易呈现为骨形成的减少。

三、糖皮质激素诱导的骨质疏松症动物模型

糖皮质激素诱导的骨质疏松症动物模型可用于研究人类糖皮质激素引起的继发性骨质疏松症。其机制是超生理剂量的皮质类固醇激素直接抑制成骨细胞活性，使骨形成减少，同时可引起机体的

钙、磷、维生素 D 和甲状旁腺素代谢的变化，促进骨吸收，最终导致骨代谢处于骨吸收大于骨形成的负平衡状态，出现骨量丢失，诱发骨质疏松症。糖皮质激素诱导的骨质疏松症动物模型使用小鼠、大鼠、兔子、狗和绵羊制备。常用药物有泼尼松、泼尼松龙和地塞米松。糖皮质激素诱导的骨质疏松症动物模型首先出现快速的骨吸收增强，继而有渐进的骨形成受抑。最为明显的改变是骨松质的骨量丢失，偶尔伴有骨折。在糖皮质激素使用后最早 10 天，最晚 48 周出现明显的骨丢失。因糖皮质激素性骨质疏松症与原发性骨质疏松症的发病机制和病程发展不一致，所以此模型试图评价药物对骨吸收抑制作用的研究并不完全合适。

四、骨质疏松症的基因修饰动物模型

通过各种基因修饰技术包括锌指核糖核酸酶（ZFN）技术、转录激活因子效应物核酸酶（TALEN）技术和基于成簇的规律间隔的短回文重复序列和 Cas 蛋白的核酸酶（CRISPR/Cas）等技术建立转基因、基因敲除和基因敲入动物模型，是研究特定的基因功能非常有效的手段。基因修饰动物模型具有稳定、不受外界因素干扰等优点，是一种理想的原发性骨质疏松动物模型。因此，基因修饰动物模型，特别是小鼠模型，成为研究骨质疏松症发病机制、药物治疗等的常用工具。按基因修饰的范围分为全身性基因修饰动物模型和条件性组织特异的基因修饰动物模型。

（一）常规基因修饰的骨质疏松症动物模型

近年由于基因修饰（基因敲除和转基因）技术的出现，可通过精确的失活或增强特定基因的表达来制作各种人类疾病的动物模型。目前尚以基因修饰的小鼠使用较多，但近年随着基因修饰的小型猪、大鼠等动物的出现，相信这些动物的骨质疏松症模型也将层出不穷。常规敲除 α，β- 雌激素受体可以制作以骨吸收增强为表现的骨质疏松症小鼠模型，另外，芳香化酶（aromatase）是雌激素合成的关键酶，敲除芳香酶同样可以制作模拟绝经后骨质疏松症的动物模型。骨保护素基因敲除纯合子小鼠（$OPG^{-/-}$）随年龄增加而出现全身性的骨量减少，是研究破骨细胞相关的骨质疏松症的重要模型。常规基因修饰的动物在其全身所有的组织和细胞中该基因均得到修饰，此类基因修饰动物一般用于研究某个基因在对动物全身生理病理的影响，而且这个基因没有胚胎致死性，因此没有组织、细胞选择性，这极大地限制了其使用。

（二）条件性基因修饰的骨质疏松症动物模型

常规基因修饰动物模型不能研究该基因在特定组织、细胞以及时空中的作用，但条件性的基因修饰动物模型却能很好地解决这一问题。利用 Cre-LoxP 系统，可以特异地在各个时期的成骨细胞或破骨细胞中实现基因敲除、转基因或者基因敲入。主要的成骨细胞和破骨细胞基因特异启动子调控的 Cre 重组酶如下表（表 27-1）。条件性基因修饰的骨质疏松症动物模型是目前最为常用的研究调控成骨细胞或破骨细胞介导的骨质疏松症形成、发病机制和药物治疗的有效的手段。

（三）自发突变的骨质疏松症动物模型

在转基因技术出现之前，自然突变个体是获取遗传疾病模型的唯一途径。Osteogenic disorder Shionogi（ODS）大鼠因为基因突变造成 L- 谷氨酸氧化酶的缺乏，该酶是维生素 C 合成的关键酶，导致 ODS 大鼠无法合成维生素 C，从而导致骨质疏松症。因此，ODS 大鼠需要长期在饮水中添加 1g/L 的维生素 C 才能维持正常的生理功能和正常的骨量，剥夺或减少维生素 C 的供应可导致骨质疏松症。

表 27-1 成骨细胞和破骨细胞基因特异启动子调控的 Cre 重组酶

靶细胞	Cre 重组酶	靶细胞	Cre 重组酶
间充质干细胞	Prx1-Cre，Twist-Cre	髓系细胞	LysM-Cre
成骨前体细胞	Collagen1α1（3.6kb）-Cre，Runx2-Cre，Sp7-Cre	破骨前体细胞	RANK-Cre
未成熟成骨细胞	Collagen1α1（2.3kb）-Cre	未成熟破骨细胞	Acp5-Cre
成熟的成骨细胞	Bglap-Cre	成熟的破骨细胞	TRAP-CreCtsk-Cre
骨细胞	Dmp1-Cre		

（吴希美）

参考文献

[1] WU X，TU X，JOENG K S，et al. Rac1 activation controls nuclear localization of beta-catenin during canonical Wnt signaling[J]. Cell，2008，133（2）：340-353.

[2] JOSSE R，KHAN A，NGUI D，et al. Denosumab，a new pharmacotherapy option for postmenopausal osteoporosis[J]. Curr Med Res Opin，2013，29（3）：205-216.

[3] KOMORI T. Animal models for osteoporosis[J]. Eur J Pharmacol，2015，759：287-294.

[4] CREMERS S，DRAKE MT，EBETINO FH，et al. Pharmacology of bisphosphonates[J]. Br J Clin Pharmacol，2019，85（6）：1052-1062.

[5] STONE J A，MCCREA J B，WITTER R，et al. Clinical and translational pharmacology of the cathepsin K inhibitor odanacatib studied for osteoporosis[J]. Br J Clin Pharmacol，2019，85（6）：1072-1083.

[6] FONTALIS A，KENANIDIS E，KOTRONIAS R A，et al. Current and emerging osteoporosis pharmacotherapy for women：state of the art therapies for preventing bone loss[J]. Expert Opin Pharmacother，2019，1-12.

[7] RUSSOW G，JAHN D，APPELT J，et al. Anabolic therapies in osteoporosis and bone regeneration[J]. Int J Mol Sci，2018，20（1）：83.

[8] EASTELL R，O'NEILL T W，HOFBAUER L C，et al. Postmenopausal osteoporosis[J]. Nat Rev Dis Primers，2016，2：16069.

[9] APPELMAN-DIJKSTRA N M，PAPAPOULOS S E. Clinical advantages and disadvantages of anabolic bone therapies targeting the WNT pathway[J]. Nat Rev Endocrinol，2018，14（10）：605-623.

[10] BRUNTON L，KNOLLMANN B，HILAL-DANDAN R. Goodman & Gilman's the pharmacological basis of therapeutics[M]. 13th ed. New York：McGraw-Hill，2017.

第二十八章 治疗细菌感染性疾病的药物

细菌无处不在，与人类的健康和疾病密切相关。有的细菌能引起人类疾病，并曾经给人类带来巨大的灾难。例如由鼠疫杆菌引起的鼠疫，是一种烈性传染病，临床主要表现为高热、淋巴结肿痛、出血倾向和肺部特殊炎症等。历史上首次鼠疫大流行发生于公元6世纪，几乎殃及当时所有著名国家。鼠疫大流行持续了五六十年，期间每天死亡上万人，死亡总数近一亿人，导致了东罗马帝国的衰落。第二次大流行发生于公元14世纪，持续近三百年，遍及欧亚大陆和非洲北海岸，尤以欧洲为甚。欧洲死亡2 500万人，占当时欧洲人口的四分之一；意大利和英国死者达其人口的半数，在历史上称为“黑死病”。第三次大流行始于19世纪末，至20世纪30年代达最高峰，总共波及亚洲、欧洲、美洲和非洲的六十多个国家，死亡人数达千万人以上。此次流行传播速度之快、波及地区之广，远远超过前两次。由霍乱弧菌引起的烈性传染病霍乱，曾在历史上有七次世界性大流行，第一次暴发于1817年，随后的六次暴发均发生于19世纪，故被称为“最可怕、最引人注目的19世纪世界病”。霍乱导致的死亡人数无法估量，印度仅100年间就有3 800万人死亡，而欧洲仅在1831年就有90万人死亡。

1929年，弗莱明发现青霉素，开启了人类对抗细菌感染的新纪元。喹诺酮类是20世纪70年代后期迅速发展并应用于临床的一线合成抗菌药，临床上应用于各种感染，包括呼吸道、胆管和前列腺感染，同时对伤寒、淋病均有较好效果。

新的抗生素和人工合成抗菌药不断涌现，但细菌的耐药性也日益严重。细菌的耐药性究竟是如何发生的？如何对抗多重耐药菌？抗菌药物的未来究竟在何方？抗菌药物的研究方法又有哪些？本章将对这些问题进行一一探讨。

第一节 抗菌药物的作用机制和耐药机制

一、抗菌药物的作用机制及不良反应

（一）抗菌药物的作用机制

抗菌药物根据作用靶位的不同，其作用机制分为几种。

1. 干扰细胞壁的合成　细菌都具有细胞壁，而哺乳动物细胞则无细胞壁。革兰氏阳性菌和革兰氏阴性菌的细胞壁组成成分不同，革兰氏阳性菌的细胞壁肽聚糖层厚而致密，革兰氏阴性菌的细胞壁肽聚糖层薄而疏松，β-内酰胺类抗生素、万古霉素、磷霉素、环丝氨酸等通过抑制细菌细胞壁的合成而发挥抗菌作用。

2. 影响细菌细胞膜通透性　细菌的细胞膜位于细胞壁内侧，具有物质转运、生物合成、分泌和呼吸等功能。细胞膜由磷脂类脂双分子层和镶嵌于其中的蛋白质组成。影响细胞膜通透性的抗生素包括多烯类抗真菌药（两性霉素B等）和多黏菌素类。多黏菌素类药物中的亲水基团可与胞质膜中磷脂的磷酸基形成复合物，干扰膜的生物学功能，因革兰氏阴性菌含有较多的膜磷脂，故主要对革兰氏阴性菌有效。

3. 抑制蛋白质的合成　与哺乳动物细胞的核糖体不同，细菌核糖体为70S，由30S和50S亚基组成。某些抗生素对细菌核糖体有高度选择性，可抑制蛋白质合成，产生抑菌和杀菌作用，其中氯霉素、林可霉素类和大环内酯类抗生素作用于50S亚基，而四环素类和氨基糖苷类抗生素则作用于30S亚基。由于哺乳动物细胞的核糖体为80S，由40S亚基和60S亚基组成，故影响蛋白质合成的药物在常用剂量下对宿主细胞的蛋白质合

成过程无明显毒性作用。

4. 影响核酸和叶酸的代谢 喹诺酮类药物抑制DNA回旋酶，阻碍DNA复制而产生杀菌作用。利福平与敏感的DNA依赖性RNA聚合酶的β-亚单位结合，抑制RNA合成的起始阶段，阻碍mRNA的形成而杀菌。磺胺类、甲氧苄啶抑制四氢叶酸合成，导致核酸代谢障碍，细菌生长繁殖受到抑制。其中磺胺类药仅对细菌细胞有作用而对哺乳动物细胞无作用，是因为哺乳类动物细胞能直接利用周围环境中的叶酸进行代谢，而细菌必须自身合成叶酸。

（二）抗菌药物的常见不良反应

药物的不良反应是指在一定剂量下发生的、与用药目的无关的有害反应。药物的不良反应有很多种类，比如毒性反应、后遗效应、变态反应，以及抗菌药物引起的二重感染等。抗菌药物的使用挽救了无数细菌感染性疾病患者的生命，但是在用药过程中也产生了许多不良反应，严重的甚至会致残或致死，所以掌握抗菌药物的不良反应非常重要。

1. 毒性反应 药物的毒性反应是指药物引起的严重功能紊乱和器质损害的严重不良反应。除个别过敏体质外，药物剂量过大、用药时间过久是重要因素。毒性反应是抗菌药物所引起的各种不良反应中最常见的一种，主要表现在肾、神经系统、肝、血液、胃肠道和给药局部等部位。发生肾毒性的主要药物有氨基糖苷类、多黏菌素类、两性霉素B、万古霉素、第一代头孢菌素类、四环素类、磺胺类等。这些不良反应大多为可逆性的，停药后可逐渐恢复。但两种有肾毒性的药物需注意避免合用时加重肾毒性。青霉素全身用量过大或输注速度过快时，会对大脑皮质产生直接刺激，出现肌痉挛、抽搐、昏迷等严重反应，称为“青霉素脑病”。氨基糖苷类会对第八对脑神经造成严重损害，产生耳毒性，需注意避免与其他耳毒性药物如水杨酸类、奎宁、万古霉素、强效利尿剂等合用。能引起肝脏损害的抗菌药主要有四环素类、红霉素酯化物、磺胺类、抗结核药物（异烟肼、利福平等）、呋喃唑酮等，此外还有β-内酰胺类、喹诺酮类和两性霉素B等。很多抗菌药物可以引起贫血，如氯霉素、两性霉素B、青霉素类、头孢菌素类等。氯霉素是最易引起再生障碍性贫血的抗菌药，且发生与剂量无关。多数抗菌药物口服或注射后胆汁中浓度较高者可引起恶心、呕吐、腹胀、腹泻等胃肠道反应。此外，菌群交替性腹泻也较为常见。

2. 变态反应 药物的变态反应又称为过敏反应，是患者对某种药物的特殊反应。药物或药物在体内的代谢产物作为抗原与机体特异抗体反应或激发致敏淋巴细胞而造成组织损伤或生理功能紊乱。该反应仅发生于少数患者身上，和已知药物作用的性质无关，和剂量无线性关系，反应性质各不相同，不易预知，一般不发生于首次用药。几乎每种抗菌药物均可引起程度不同的变态反应，其中皮疹最常见，此外还有药物热、血清病型反应、血管神经性水肿、接触性皮炎、嗜酸性粒细胞增多症、溶血性链球菌贫血、再生障碍性贫血、过敏性休克等。青霉素引起的过敏性休克亦不少见。此外，氨基糖苷类、磺胺类、四环素类等也偶尔发生过敏性休克。青霉素还可能引起血清病样反应和血管神经性水肿。四环素类和喹诺酮类部分药物易诱发光敏性皮炎。喹诺酮类药物中的替马沙星因为引起严重的溶血尿毒综合征而被美国FDA停止了临床应用。

3. 二重感染 又叫菌群失调症，是指长期使用广谱抗生素，使敏感菌群受到抑制，而一些不敏感菌（如真菌等）趁机生长繁殖，产生新的感染现象。抗菌药物的使用可致菌群改变，使耐该种抗菌药物的微生物引发新的感染。引起新感染的细菌可以是在正常情况下对身体无害的寄生菌。由于菌群改变，其他能抑制该菌生长的无害菌被药物所抑制杀灭后转变为致病性菌，或者也可以是原发感染菌的耐药菌株。

二重感染的主要病原菌有革兰氏阴性杆菌、真菌、葡萄球菌属等，可引起口腔、消化道、肺部、尿路、血性感染等，多见于长期应用广谱抗菌药物者，如婴儿、老年人、有严重原发病（如恶性肿瘤、白血病、糖尿病、肝硬化等）者及进行腹部大手术者。使用广谱抗生素时较易发生的二重感染有：难辨梭状芽胞杆菌肠炎、霉菌性肠炎、口腔霉菌感染、念珠菌性阴道炎等。

二、抗菌药物的耐药机制及处理原则

耐药性是细菌在自身生存过程中的一种特殊

表现形式。天然抗生素是细菌产生的代谢产物，用以抵御其他微生物，保护自身安全。人类将这种物质制成抗菌药物以杀灭致病菌，细菌接触到抗菌药，也会通过改变代谢途径、改变胞膜通透性、合成灭活物质等，避免被抗菌药物抑制和杀灭，这就形成了耐药性。细菌可以通过一种或多种机制对一种或多种不同类的抗菌药产生耐药性，一种耐药机制也可能导致细菌对几种不同类的抗菌药耐药。

细菌主要通过如下机制产生耐药性。

1. 细菌产生灭活抗菌药物的酶 细菌可通过耐药因子产生灭活酶，使抗菌药物与细菌作用前即被酶破坏而失去抗菌作用。

（1）β- 内酰胺酶（β-lactamase）：细菌对 β- 内酰胺类的耐药主要是由于产生 β- 内酰胺酶，可以水解 β- 内酰胺环而使药物丧失抗菌作用，此酶可由染色体或质粒介导。β- 内酰胺酶一般可分为青霉素酶（penicillinases）和头孢菌素酶（cephalosporinases），前者主要水解青霉素类，后者既能水解青霉素类又能水解头孢菌素类。

（2）氨基糖苷类钝化酶（aminoglycoside modifying enzyme）：氨基糖苷类可被钝化酶或修饰酶钝化不能进入细胞质内作用于核糖体而失去抗菌作用。钝化酶可分为：①乙酰转移酶（acetylase，AAC），将乙酰辅酶 A 的乙酰基转移至氨基糖苷类的游离—NH_2 上；②腺苷转移酶（adenylase，AAD），将腺苷转移至氨基糖苷类的游离—OH 上，使其腺苷化；③磷酸转移酶（phosphorylase，APH），将磷酸根转移至氨基糖苷类的游离—OH 上，使其磷酸化。细菌钝化酶的产生由质粒介导，产钝化酶的细菌往往对氨基糖苷类显著耐药，而且同一种酶可钝化不同的氨基糖苷类，同一种氨基糖苷类又可被多种不同的钝化酶所钝化。

（3）其他灭活抗菌药物的酶：酯酶（esterase），如大肠埃希菌产生的红霉素酯化酶，由质粒介导，能水解红霉素结构中的内酯环，使其丧失抗菌活性以至于细菌对其耐药。氯霉素乙酰转移酶（chloramphenicol acetyl-transferase，CAT）为胞内酶，由质粒或染色体介导，某些金黄色葡萄球菌、表皮葡萄球菌等革兰阳性菌和革兰阴性杆菌可产生此酶，使氯霉素结构中的—OH 乙酰化。核苷酸转移酶（nucleotidyl transferase）由质粒介导，金黄色葡萄球菌产生，可使林可霉素类、大环内酯类等抗生素核苷化、乙酰化或水解而灭活。

2. 抗菌药物作用靶位改变

（1）靶酶的改变：青霉素结合蛋白是细菌细胞壁合成过程中不可缺少的一种酶，亦是 β- 内酰胺类抗生素的作用靶位。细菌对 β- 内酰胺类的耐药，除产生 β- 内酰胺酶破坏抗生素外，还与细菌体内靶酶改变有关：①细菌降低靶酶与抗生素结合的亲和力，如肺炎链球菌对青霉素的高度耐药；②青霉素结合蛋白的生成增加，如肠球菌对 β- 内酰胺类的耐药性是既产生 β- 内酰胺酶又增加青霉素结合蛋白的产量，同时还降低青霉素结合蛋白与抗生素的亲和力，形成多种耐药机制；③细菌在与抗生素接触后，产生一种新的靶酶，形成高度的耐药性，如耐甲氧西林金黄色葡萄球菌（methicillin resistant Staphylococcus aureus，MRSA）比敏感的金黄色葡萄球菌的青霉素结合蛋白（penicillin-binding protein，PBP）组成多一个青霉素结合蛋白 -2α（PBP-2α）。

（2）靶位结构改变：对链霉素耐药的细菌是由于菌体内核糖体 30S 亚基上链霉素作用靶位 P10 蛋白质发生了构象变化，使链霉素不能与其结合而发生耐药。对林可霉素和大环内酯类耐药的细菌系核糖体 23S 亚基发生改变。

3. 抗菌药物通透障碍

（1）细胞壁膜通透屏障作用：革兰阴性杆菌外膜上有多种以 OmpF 和 OmpC 蛋白组成的 porin 蛋白孔道，β- 内酰胺类等亲水性抗菌药物可通过此通道而进入菌体，当孔道蛋白丢失，抗菌药物进入菌体的量明显减少。目前发现除 OmpF、OmpC 的 porin 蛋白以外，还有其他类型的外膜通道蛋白，通道蛋白发生改变可导致药物进入菌体量减少。

（2）主动外排系统：细菌的主动外排系统（active efflux pump）是由内膜转运载体、外膜孔道蛋白和连接两者的辅助蛋白（连接蛋白）组成。这三种蛋白功能必须正常且相互间组装正确，才能发挥作用。耐药菌能将进入菌体的药物通过主动外排系统泵出其体外，造成耐药，这种耐药性是非特异性的。

4. 细菌代谢途径的改变 金黄色葡萄球菌对磺胺类的耐药，是由于细菌对药物具有拮抗作用的底物——对氨基苯甲酸（para-aminobenzoic acid，PABA）的生成量增多所致，其生成量可为敏感菌的 20 倍；亦可能与耐药菌株直接利用外源性叶酸等有关。

第二节 常用抗菌药物

一、β- 内酰胺类抗生素

β- 内酰胺类抗生素是指化学结构中含有 β- 内酰胺环的一类抗生素，最为常用的是青霉素类和头孢菌素类，还有一些非典型 β- 内酰胺类和 β- 内酰胺酶抑制剂等。该类抗生素具有抗菌活性强、抗菌谱广（对革兰氏阳性菌、革兰氏阴性菌和部分厌氧菌有抗菌作用）、毒性低、临床疗效好、适应证广等优点。侧链的改变可以形成具有不同抗菌谱、抗菌作用和药理特性的抗生素。

（一）青霉素类

青霉素类抗生素是目前临床最重要的一类抗生素，在青霉素主核基础上改造而得的各种衍生物仍然不断问世，在细菌感染性疾病的临床治疗中发挥重要作用。

青霉素 G

【药理作用和临床应用】

药理作用：青霉素 G（penicillin G）敏感的致病菌有四类。包括：①革兰氏阳性球菌，如对溶血性链球菌、不产酶金黄色葡萄球菌、非耐药肺炎链球菌和厌氧的阳性球菌作用强；②革兰氏阴性球菌，如脑膜炎球菌、淋球菌；③革兰氏阳性杆菌，如白喉棒状杆菌、炭疽芽胞杆菌、破伤风梭菌、产气荚膜杆菌、肉毒杆菌、放线菌属、真杆菌属和丙酸杆菌；④螺旋体，如梅毒螺旋体和小螺菌。

临床应用：主要用于治疗青霉素 G 敏感的革兰氏阳性球菌、革兰氏阳性杆菌、革兰氏阴性球菌及螺旋体感染，主要通过肌内注射或静脉注射给药。如：①溶血性链球菌所致的猩红热、产后热、咽炎、扁桃体炎、中耳炎和蜂窝织炎；②败血症和细菌性心内膜炎等，肺炎球菌所致大叶性肺炎、脑膜炎、支气管炎、中耳炎等；③脑膜炎奈瑟菌引起的脑膜炎，尤其适用于不能耐受磺胺嘧啶或磺胺嘧啶治疗失败者；④各种螺旋体引起的感染，如钩端螺旋体病、回归热、梅毒等；⑤革兰氏阳性杆菌引起的感染，与相应抗毒素合用治疗破伤风、白喉、炭疽病。

【体内代谢及影响因素】 青霉素 G 口服吸收少且不规则，易被胃酸及消化酶破坏，不宜口服。一般肌内注射，吸收迅速且完全，注射后 0.5～1 小时血药浓度达到峰值。青霉素 G 主要分布于细胞外液，因为脂溶性低而难以进入细胞内。能广泛分布于全身各部位，肝、胆、胃肠道等均有大量分布，房水和脑脊液中含量较低，但在炎症时可以达到有效浓度。青霉素 G 几乎全部以原形经尿迅速排泄，约 10% 经肾小球滤过，90% 经肾小管分泌排出，$t_{1/2}$ 为 0.5～1 小时。

【药物相互作用和不良反应及处理】

药物相互作用及处理：①丙磺舒、阿司匹林、吲哚美辛、保泰松和磺胺类药物与青霉素 G 合用，可升高其血药浓度，延长血浆半衰期，但毒性也可能增加。机制：本药经肾小管的排泄减少。②华法林与青霉素 G 合用，可增强华法林的抗凝血作用。③甲氨蝶呤与青霉素 G 合用，可降低甲氨蝶呤的肾脏清除率，增加甲氨蝶呤毒性。机制：相互竞争肾小管分泌。④抑菌药（如四环素类、红霉素、氯霉素和磺胺类药物）与青霉素 G 合用，可使其抗菌作用降低。机制：相互拮抗作用（以上药物可干扰本药的杀菌活性）。处理：本药不宜与以上药物合用，尤其在治疗脑膜炎或急需杀菌剂的严重感染时。⑤考来烯胺与青霉素 G 合用，可降低考来烯胺的吸收。机制：青霉素能与考来烯胺结合。⑥考来替泊与青霉素 G 合用，可使考夹替泊血药浓度降低 78%～79%，血药浓度时间曲线下面积（AUC）减少 75%～85%。⑦避孕药与青霉素 G 合用，可降低避孕药的药效。机制：避孕药的肠肝循环减少。

不良反应及处理：青霉素 G 是各类抗生素中毒副作用最小的，因为其作用机制在于破坏细胞壁的形成过程和结构，而人体细胞没有细胞壁，所以青霉素对人体毒性很小。青霉素 G 主要的不良反应有：①过敏反应：青霉素过敏反应较常见，严重的过敏反应为过敏性休克（Ⅰ型超敏反应），其发生率为 0.004%～0.015%。为预防过敏反应的发生，使用前必须进行皮试。用药中，一旦发生过敏反应，应立即肌注 0.1% 肾上腺素 0.5～1ml，必要时以 5% 葡萄糖注射液或氯化钠注射液稀释后静脉注射。临床表现无改善者，半小时后重复1次；心跳停止者，可心内注射肾上腺素。同时静脉滴注肾上腺皮质激素，并补充血容量。血压持久不升者可给以多巴胺等血管活性药。同时可考虑采用抗组胺药，以减轻荨麻疹。有呼吸困难者应予以氧气吸入或人工呼吸；喉头水肿明显者，应及时进行气管插管或气管切开。②毒性反应：较少见，肌内注射区可发生周围神经炎。鞘内注射超过2万单位或静脉滴注大剂量青霉素G可引起肌肉阵挛、抽搐、昏迷等反应（青霉素脑病），多见于婴儿、老年人和肾功能减退的患者。③二重感染：用青霉素治疗期间可出现耐青霉素金黄色葡萄球菌、革兰氏阴性杆菌或白念珠菌感染，念珠菌过度繁殖可使舌苔呈棕色甚至黑色。④大剂量给予青霉素钠，尤其是对肾功能减退或心功能不全患者，可造成高钠血症。⑤赫氏反应：用青霉素G治疗梅毒、钩端螺旋体病或其他感染时可有症状加剧现象，称赫氏反应，系大量病原体被杀灭引起的全身反应。为避免赫氏反应的发生，开始使用剂量不要过大，治疗过程中逐渐增加剂量。

【临床应用现状分析与展望】 青霉素G因细菌耐药的增加，目前在临床上使用较少。但对青霉素G敏感的细菌其临床效果很好。青霉素G经静脉进入人体后，30分钟后血药浓度迅速达到高峰，通过抑制细菌细胞壁合成的不同阶段而发挥抗菌作用。青霉素G为非浓度依赖性药物，最大效能取决于给药间隔期间内药物浓度维持在>MIC（抑菌浓度）的时间，它的杀菌效应与体内血药浓度>MIC的时间成正比，而不与高浓度相关。也就是说，血药浓度高于细菌MIC的4～5倍时，疗效明显，血药浓度再提高，疗效升高不明显，药物的血药浓度高于MIC持续时间应大于整个给药间隔40%～50%时，疗效才明显。另外，青霉素G由静脉进入人体后，其中19%在肝内代谢。在肾功能正常的情况下，一次性静脉滴注给药在2小时内约75%原型药由尿排出。虽然一日用药量达到要求，但给药2小时后因肾脏排泄而不能维持有效杀菌血药浓度。而间隔6小时分次滴入，能有效维持血药浓度，达到持续有效治疗时间长的目的，提高了治疗效果，缩短了患者病程。分次间隔静脉滴注可以避免因代谢时间影响持续有效血药浓度，有效地阻止快速生长的细菌，从而提高治疗效果，是科学的给药方法。由于青霉素G在临床上用了很多年，对青霉素G敏感的细菌较少，但只要是青霉素G敏感的细菌引起的感染仍然应该使用青霉素。

甲氧西林

【药理作用和临床应用】

甲氧西林（methicillin）：是第一个应用于临床的耐青霉素酶半合成青霉素，对金黄色葡萄球菌产生的青霉素酶较其他耐酶青霉素稳定，作用机制与青霉素G相似，在临床上主要用于产青霉素酶的葡萄球菌感染。

阿莫西林

【药理作用和临床应用】

药理作用：阿莫西林（amoxicillin）是青霉素侧链α位增添氨基后增强了抗革兰氏阴性杆菌活性的广谱抗生素，对β-内酰胺酶不稳定。阿莫西林为半合成广谱青霉素类药，在酸性条件下稳定，杀菌作用强，穿透细胞壁的能力也强。口服后药物分子中的内酰胺基立即水解生成肽键，迅速和菌体内的转肽酶结合使之失活，切断了菌体依靠转肽酶合成糖肽用来建造细胞壁的唯一途径，使细菌细胞迅速成为球形体而破裂溶解，菌体最终因细胞壁损失，水分不断渗透而胀裂死亡。对大多数致病的革兰氏阳性菌和革兰氏阴性菌（包括球菌和杆菌）均有强大的杀菌作用。其中对肺炎链球菌、溶血性链球菌等链球菌属，不产青霉素酶的葡萄球菌、粪肠球菌等需氧革兰氏阳性球菌，大肠埃希菌、奇异变形杆菌、沙门菌属、流感嗜血杆菌、淋病奈瑟菌等需氧革兰氏阴性菌的不产β-内酰胺酶菌株及幽门螺杆菌具有良好的抗菌活性。

临床应用：治疗敏感细菌（不产β-内酰胺酶）引起的感染，如耳鼻喉感染、生殖与泌尿道感染、皮肤软组织感染、下呼吸道感染、无并发症的淋病。还可用以治疗伤寒、其他沙门菌感染和伤寒带菌者，敏感菌引起的支气管炎、肺炎、肺脓肿、扁桃体炎、耳鼻喉感染、淋巴结炎、胰腺炎、脑膜炎、心肌炎、心内膜炎、骨髓炎、败血症、尿路感染、淋病、产褥热、细菌性痢疾等。

【体内代谢及影响因素】 口服后迅速吸收，约 75%～90% 可自胃肠道吸收，食物对药物吸收影响不显著。口服 0.25g 和 0.5g 后血药峰浓度（C_{max}）分别为 3.5～5.0ml/L 和 5.5～7.5mg/L，达峰时间为 1～2 小时。在多数组织和体液中分布良好。在乳汁、汗液和泪液中也有微量分布。阿莫西林的蛋白结合率为 17%～20%。其血清半衰期（$t_{1/2}\beta$）为 1～1.3 小时，服药后约 24%～33% 的给药量在肝脏代谢，6 小时内 45%～68% 给药量以原形药自尿中排除，尚有部分药物经胆道排泄，严重肾功能不全患者血清半衰期可延长至 7 小时。血液透析可清除本品。腹膜透析则无清除该药的作用。

【药物相互作用和不良反应及处理】

药物相互作用及处理：①丙磺舒可延缓阿莫西林经肾排泄（竞争性的减少阿莫西林的肾小管分泌），延长其血清半衰期，因而使本品的血药浓度升高，应避免使用。②阿莫西林与氨基糖苷类药合用时，在亚抑菌浓度时可增强阿莫西林对粪肠球菌体外杀菌作用。③阿莫西林与 β- 内酰胺酶抑制剂如克拉维酸合用时，抗菌作用明显增强。克拉维酸不仅可以不同程度地增强产 β- 内酰胺酶菌株对阿莫西林的敏感性，还可增强阿莫西林对某些非敏感菌株的作用，这些菌株包括拟杆菌、军团菌、诺卡菌和类鼻疽伯克霍尔德菌。④阿莫西林与避孕药合用时，可干扰避孕药的肠肝循环，从而降低其药效，应避免使用。⑤阿莫西林与甲氨蝶呤合用时，本品可使甲氨蝶呤肾清除率降低，从而增加甲氨蝶呤毒性，应避免使用。

不良反应及处理：有过敏反应，如药物热、荨麻疹、皮疹和哮喘等，尤易发生于传染性单核细胞增多症者。少见过敏性休克。长期使用可出现由念珠菌或耐药菌引起的二重感染。为了避免和减少不良反应，使用前做皮试，使用时间不宜过长。

（二）头孢菌素类

头孢菌素的核心是 7- 氨基头孢烯酸（7-aminocephalosporanicacid，7-ACA），是从头孢菌素 C 中衍生出来的，并已证实与青霉素的核心（即 6- 氨基青霉烷酸，6-aminopenicillanic acid，6-APA）相似。头孢菌素类抗生素与青霉素具有相似的杀菌机制。可破坏细菌的细胞壁，并在繁殖期杀菌。对细菌的选择作用强，而对人几乎没有毒性，具有抗菌谱广、抗菌作用强、耐青霉素酶、过敏反应较青霉素类少等优点，是一类高效、低毒、临床广泛应用的重要抗生素。

头孢菌素抗菌谱广，多数革兰氏阳性菌对其敏感，但肠球菌常耐药；多数革兰氏阴性菌极敏感，除个别头孢菌素外，铜绿假单胞菌及厌氧菌常耐药。头孢菌素类为杀菌药，抗菌作用机制与青霉素类相似，也能与细胞壁上不同的青霉素结合蛋白（PBPs）结合。细菌对头孢菌素类与青霉素类之间有部分交叉耐药现象。

根据抗菌作用的特点，一般将常用头孢菌素分为四代。

1. 第一代头孢菌素 第一代头孢菌素开发较早，抗菌活性较强，抗菌谱较窄，抗革兰氏阳性菌作用优于革兰氏阴性菌。对金黄色葡萄球菌产生的 β- 内酰胺酶稳定，对阴性杆菌产生的 β- 内酰胺酶不稳定，仍能被许多革兰氏阴性杆菌产生的 β- 内酰胺酶所破坏。以头孢唑啉为代表的第一代头孢菌素兼备青霉素、耐酶青霉素和氨苄西林的三重特点。它们对金黄色葡萄球菌、链球菌（肠球菌除外）等革兰氏阳性菌具有较强的活性，优于第二、三代头孢菌素。由于第一代头孢菌素对革兰氏阴性杆菌产生的 β- 内酰胺酶稳定性较差，所以在抗革兰氏阴性杆菌方面不及第二、三代头孢菌素。有肾毒性。

2. 第二代头孢菌素 第二代头孢菌素除保留了第一代对革兰氏阳性菌的作用外，由于它们对革兰氏阴性杆菌产生的 β- 内酰胺酶较第一代稳定，抗菌谱也较第一代广，所以显著地扩大和提高了对革兰氏阴性杆菌的作用。对革兰氏阴性菌，除对志贺菌属和沙门菌属显示较强的抗菌活性外，对大肠埃希菌、肺炎克雷伯菌的抗菌作用也优于第一代头孢菌素。同时对第一代头孢菌素抗菌作用较差的变形杆菌和产气肠杆菌亦有一定的抗菌活性，对不动杆菌的抗菌作用较差。对铜绿假单胞菌和粪肠球菌均无抗菌活性。对金黄色葡萄球菌、脑膜炎奈瑟菌具有很强的抗菌活性，与第一代头孢菌素相近。肾毒性较小。

3. 第三代头孢菌素 第三代头孢菌素对多种 β- 内酰胺酶稳定，对革兰氏阳性菌和阴性菌均有显著的抗菌活性。与第一、二代头孢菌素相比，其抗菌谱更广，抗菌活性更强，特别对革兰氏阴性杆菌的抗菌谱广、抗菌作用强。有些品种对铜绿假单胞菌或脆弱类杆菌亦有很好的抗菌作用。它们除对志贺菌属、沙门菌属有高度抗菌活性外，对大肠埃希菌、肺炎克雷伯杆菌、变形杆菌、产气肠杆菌等均有显著的抗菌作用。其抗菌活性均优于第一、二代头孢菌素。第三代头孢菌素对产酶和不产酶金黄色葡萄球菌一般是敏感或中度敏感。对金黄色葡萄球菌的抗菌活性虽不及第一、二代头孢菌素强，但仍属有效范围。第三代头孢菌素对粪肠球菌抗菌活性亦差。对脑膜炎奈瑟菌显示了极为突出的抗菌活性。几乎没有肾毒性。

4. **第四代头孢菌素**　第四代头孢菌素是近年来出现的新品种，对多种β-内酰胺酶的稳定性较第三代头孢菌素更稳定。与第三代头孢菌素相比，对革兰氏阳性菌的抗菌作用有了相当大的提高（但仍没有第一、二代头孢菌素强），对革兰氏阴性菌的作用也与第三代头孢菌素类似。由此可见，这类抗生素的抗菌谱极广，对多种革兰氏阳性菌、阴性菌（包括厌氧菌）都有很强的抗菌作用。目前我国一般作为三线抗菌药物（特殊使用类）来使用，以治疗多种细菌的混合感染或多重耐药菌感染引起的疾病。代表药品有头孢匹罗、头孢唑南等。但是，由于抗生素的滥用，对第四代头孢菌素耐药的细菌也开始增多，如鲍曼不动杆菌、铜绿假单胞菌等，都已显示出较高的耐药性。

头孢菌素类药物的特点见表28-1。

（三）其他β-内酰胺类抗生素

亚胺培南

亚胺培南（imipenem）属于碳青霉烯类抗生素，抗菌谱广，对革兰氏阳性菌、革兰氏阴性菌和厌氧菌均有作用，抗菌作用强，对β-内酰胺酶高度稳定。

表28-1　头孢菌素类药物的特点

药物名称	临床应用	不良反应	药物相互作用
头孢氨苄（cefalexin）	①呼吸系统感染，如急性扁桃体炎、咽峡炎、鼻窦炎、支气管炎、肺炎、扁桃体周炎、哮喘和支气管感染；②泌尿系统感染，如急慢性肾盂肾炎、膀胱炎和前列腺炎；③皮肤软组织感染，如毛囊炎、疖、丹毒、蜂窝组织炎、脓疱病、痈、痤疮感染和皮下脓肿；④其他感染，如中耳炎、外耳炎、上颌骨周炎、上颌骨骨膜炎、上颌骨髓炎、急性腭扁桃体炎、根尖性牙周脓肿、根尖性牙周炎、智齿周围炎、拔牙后感染、手术后胸腔感染、创伤感染、乳腺炎、淋巴管炎等	①肝脏用药后可出现暂时性肝功能异常，偶见血清丙氨酸氨基转移酶、天冬氨酸氨基转移酶和碱性氨基酸升高；②胃肠道较多见恶心、呕吐、腹泻和腹部不适等胃肠道症状，偶见假膜性肠炎、腹痛、食欲缺乏和软便；③眼可见复视；④耳可见耳鸣；⑤过敏反应可见皮疹、药物热等过敏反应症状，偶见过敏性休克；⑥长期服用可致菌群失调，发生二重感染	①与丙磺舒合用可延迟本药肾排泄，升高其血药浓度。但也有报道认为丙磺舒可增加本药在胆汁中的排泄。②与强利尿药、抗肿瘤药、氨基糖苷类抗生素合用可能增加肾毒性。③与考来烯胺合用可降低本药平均血药浓度。④与伤寒活疫苗合用，可降低伤寒活疫苗的免疫效应。机制：本药对伤寒沙门菌具有抗菌活性
头孢拉定（cefradine）	①适用于治疗敏感菌所致的呼吸道感染（急性咽炎，扁桃体炎、中耳炎、支气管炎、肺炎等）、泌尿生殖道感染及皮肤软组织感染等；②用于预防术后伤口感染	①神经系统有头晕的报道。②有精神异常的报道。③少数患者可出现碱性磷酸酶、氨基转移酶、胆红素、乳酸脱氢酶一过性升高。④胃肠道常见恶心、呕吐、腹泻、上腹部不适等，个别患者可见假膜性肠炎。还可出现腹绞痛。⑤个别患者可出现嗜酸粒细胞增多、白细胞及中性粒细胞减少。⑥有出现皮疹、荨麻疹和皮肤瘙痒的报道。长期用药可致菌群失调、维生素B和维生素K缺乏、二重感染等	①与美西林合用：对大肠埃希菌、沙门菌属等革兰氏阴性杆菌具有协同抗菌作用。②与氨基糖苷类抗生素（庆大霉素、阿米卡星等）合用有协同抗菌作用，但可增加肾毒性。③与华法林合用：可增加出血风险。因为本药减少了维生素K的合成，故合用应谨慎。④与强利尿药、多黏菌素E、多黏菌素B、万古霉素、保泰松合用可增加肾毒性

续表

药物名称	临床应用	不良反应	药物相互作用
头孢羟氨苄（cefadroxil）	用于治疗敏感菌所致的下列感染：①泌尿生殖系统感染，如尿道炎，膀胱炎、前列腺炎、肾盂肾炎和淋病；②呼吸系统感染，如急性扁桃体炎、急性咽炎、支气管炎、肺炎、鼻窦炎；③皮肤软组织感染，如蜂窝织炎、疖；④其他感染，如中耳炎	①泌尿生殖系统可见尿素氮一过性升高；②可见血清丙氨酸氨基转移酶、天冬氨酸氨基转移酶血清碱性磷酸酶一过性升高；③过敏反应可见皮疹	①与丙磺舒合用，因本药的肾排泄延缓，可使本药的血药浓度升高；②与利尿药（如呋塞米、布美他尼、依他尼酸等）、氨基糖苷类抗生素、多黏菌素 E、多黏菌素 B、万古霉素合用可加重肾毒性；③与考来烯胺合用可使本药平均血药浓度降低
头孢唑林钠（cefazolin sodium）	①用于治疗敏感菌所致的中耳炎、支气管炎及肺炎等呼吸道感染、皮肤软组织感染、骨和关节感染、败血症、感染性心内膜炎肝胆系统感染、尿路感染及眼、耳、鼻、喉部感染等；②作为外科手术前的预防用药	①泌尿生殖系统可见血尿素氮升高，在动物实验中还可导致动物肾小管损害。②神经系统肾功能减退者大剂量（12g/d）用药可出现脑病反应。少数患者可出现意识模糊、癫痫发作。③少数患者用药后可出现血清丙氨酸氨基转移酶、天冬氨酸氨基转移酶和碱性磷酸酶升高。④胃肠道少数患者可出现恶心、呕吐、食欲减退、腹痛、腹泻和假膜性肠炎。⑤血液系统，可见嗜酸粒细胞增多。少数患者用药后可出现血小板减少、血小板增多、中性粒细胞减少、白细胞减少和血液凝固障碍。⑥皮肤可见药疹，少数患者可出现瘙痒、史 - 约综合征；⑦少数患者可出现过敏样反应；⑧偶见药物热、白色念珠菌二重感染	①与丙磺舒合用可使本药血药浓度升高约 30%，半衰期延长。②与克拉维酸合用可增强本药对某些因产内酰胺酶而对之耐药的革兰氏阴性杆菌的抗菌活性。③与氨基糖苷类药合用可增加氨基糖苷类药的肾毒性。④与强利尿药、抗肿瘤药合用，可增加肾毒性。⑤与华法林合用，可增加出血的风险。这是由于维生素 K 依赖性凝血因子的合成减少。所以正接受抗凝治疗的患者应避免本药。⑥用药期间饮酒、饮用含酒精的饮料、静脉注射含酒精的药物均可引起双硫仑样反应
头孢克洛（cefaclor）	适用于敏感菌所致下列部位的轻、中度感染：①呼吸系统感染，如扁桃体炎、咽喉炎、支气管炎、肺炎、扁桃体周围炎、支气管肺炎、哮喘和支气管扩张伴感染；②泌尿生殖系统感染，如前列腺炎、肾盂肾炎、膀胱炎和淋球菌性尿道炎；③皮肤、软组织感染，如毛囊炎、疖、丹毒、蜂窝组织炎、脓疱病、痈、痤疮感染、皮下脓肿和创伤感染；④口腔感染，如上颌骨周围炎、上颌骨骨膜炎、上颌骨骨髓炎、急性腭炎、牙槽脓肿、根尖性牙周炎、智齿周围炎、拔牙后感染；⑤眼部感染，如睑腺炎、睑炎和急性泪囊炎；⑥耳鼻喉感染，如中耳炎、鼻窦炎和外耳炎；⑦其他感染，如胆道感染、手术后感染、乳腺炎、淋巴管炎	①呼吸系统可见间质性肺炎（伴发热、咳嗽、呼吸困难、胸部 X 线异常、红细胞增多等）肺嗜酸粒细胞浸润症（PIE 综合征）。②肌肉骨骼系统可见关节痛。③泌尿生殖系统可见阴道念珠菌病、血清尿素氮和肌酐暂时升高。④免疫系统可见淋巴结肿胀。⑤神经系统可见头痛。⑥肝脏方面可见血清丙氨酸氨基转移酶、天冬氨酸氨基转移酶碱性磷酸酶等一过性升高。⑦胃肠道食欲缺乏、恶心、呕吐、嗳气胃部不适、腹泻、软便等。⑧皮肤可见皮疹、荨麻疹和瘙痒。⑨过敏反应有呼吸困难、全身潮红、水肿等，血清病样反应较其他口服抗生素多见，儿童尤其常见。长期用药可致菌群失调，引起二重感染	①与丙磺舒合用，可降低本药的肾排泄率；②与克拉维酸合用，可增强本药对某些因产生 β 内酰胺酶而对本药耐药的革兰氏阴性杆菌的抗菌活性；③与口服抗凝药合用，罕有合用使凝血酶原时间延长的报道；④与强利尿药（如呋塞米、依他尼酸、布美他尼）、抗肿瘤药（如卡莫司汀、链佐星）、氨基糖苷类抗生素、多黏菌素类药（如多黏菌素 E、多黏菌素 B）、万古霉素合用可能增加肾毒性；⑤与抗酸药（如氢氧化铝或氢氧化镁）合用，如使用以上药物后 1 小时内口服本药，可降低本药的吸收程度

续表

药物名称	临床应用	不良反应	药物相互作用
头孢西丁(cefoxitin)	用于治疗敏感菌引起的上下呼吸道感染(如肺炎)、泌尿道感染(包括无并发症的淋病)、妇科感染、腹腔及盆腔内感染(如腹膜炎)、骨及关节软组织感染、心内膜炎、败血症(包括伤寒)、皮肤感染以及围术期预防感染	不良反应与头孢克洛相似	①与丙磺舒合用，因为本药的排泄延迟可使本药的血药浓度升高及半衰期延长；②与氨基糖苷类药合用可增加肾毒性
头孢呋辛(cefuroxime)	本药适用于治疗敏感菌或敏感病原体所致的下列感染：①呼吸系统及耳鼻喉感染，如咽炎、扁桃体炎、中耳炎、鼻窦炎急慢性支气管炎、支气管扩张合并感染、细菌性肺炎、肺脓肿、术后肺部感染、急性上颌窦炎；②泌尿生殖系统感染，如盆腔炎、肾盂肾炎、膀胱炎、无症状性菌尿症，以及单纯性(无并发症)或有并发症的淋病；③骨及关节感染，如骨髓炎及脓毒性关节炎；④皮肤及软组织感染，如蜂窝组织炎、腹膜炎、丹毒、脓疱病及创伤感染；⑤预防手术感染，如腹部骨盆及矫形外科手术、心脏、肺部食管及血管手术、全关节置换手术中的预防感染；⑥其他，如败血症、脑膜炎，也可用于不产青霉素酶的淋病奈瑟球菌引起的女性单纯性淋病性直肠炎	①泌尿生殖系统，常见间质性肾炎、阴道炎(包括念珠菌阴道病)；②神经系统可见头痛、癫痫，还可出现眩晕；③肝脏方面，可见丙氨酸氨基转移酶一过性升高、天冬氨酸氨基转移酶一过性升高、碱性磷酸酶一过性升高、乳酸脱氢酶一过性升高和血清胆红素一过性升高；④胃肠道常见腹泻、恶心、呕吐、腹痛、结肠炎和假膜性肠炎；⑤血液系统，常见血红蛋白减少、红细胞压积减少、短暂性嗜酸粒细胞增多、短暂性中性粒细胞减少、白细胞减少、溶血性贫血、全血细胞减少、再生障碍性贫血、凝血酶原时间延长和粒细胞缺乏等，偶见血小板减少；⑥皮肤常见皮疹、荨麻疹、瘙痒、多型性红斑；⑦有少数儿童使用本药注射剂时出现轻、中度听力受损的报道；⑧其他还常见血栓性静脉炎、出血	①与丙磺舒合用可使本药的肾清除率降低、血浆半衰期延长、血药浓度升高；②与氨基糖苷类药物合用能导致肾毒性；③与强利尿药(如呋塞米、依他尼酸、布美他尼)、抗肿瘤药(卡莫司汀、链佐星)合用可能增加肾毒性；④与抗酸药合用可减少本药口服制剂的吸收；⑤酒精、尼古丁相互作用可出现双硫仑样反应
头孢他啶(ceftazidime)	①用于敏感菌所致的败血症、下呼吸道感染、腹腔和胆道感染、复杂性尿路感染和严重皮肤软组织感染等；②尤其适用于由多种耐药革兰氏阴性杆菌引起的免疫缺陷者感染、医院内感染以及革兰氏阴性杆菌或铜绿假单胞菌所致的中枢神经系统感染	本药不良反应轻微而少见，对肾脏基本无毒性。 ①血液系统，偶见白细胞减少、血小板减少和嗜酸粒细胞增多。也可见淋巴细胞增多等。②皮肤可见荨麻疹。③过敏反应罕见血管神经性水肿、支气管痉挛、低血压、过敏性休克等。④长期用药可导致耐药菌大量繁殖，发生菌群失调和二重感染	①与氨基糖苷类药合用，对部分铜绿假单胞菌和大肠埃希菌有累加效应，但也可加重肾损害。所以合用应严密监测肾功能。②与美洛西林、哌拉西林合用，对大肠埃希菌、铜绿假单胞菌有协同或累加效应
头孢克肟(cefixime)	本药适用于治疗产β内酰胺酶细菌所致的下列严重感染：①呼吸系统感染，如慢性支气管炎急性发作、急性支气管炎并发细菌感染、支气管扩张合并感染、肺炎和鼻窦炎，②泌尿系统感染，如肾盂肾炎、膀胱炎和淋球菌性尿道炎，③急性胆道系统细菌性感染，如胆囊炎、胆管炎，④其他感染，如中耳炎、猩红热	本药不良反应轻微而少见，对肾脏基本无毒性。可见假膜性肠炎，还可出现二重感染	①与丙磺舒合用，本药排泄减慢可使本药血药浓度升高。②与阿司匹林合用可使本药血药浓度升高。③与卡马西平合用可使卡马西平的血药浓度升高。必须合用时应监测卡马西平的血药浓度

续表

药物名称	临床应用	不良反应	药物相互作用
头孢地嗪（cefodizime）	本药适用于治疗产β-内酰胺酶细菌所致的下列严重感染：①用于敏感菌所致的下呼吸道、泌尿系统感染及淋病等严重感染；②用于治疗脑膜炎	本药不良反应轻微而少见，对肾脏基本无毒性。可见假膜性肠炎，还可出现二重感染	与丙磺舒合用可延缓本药的排泄
头孢曲松钠（ceftriaxone-sodium）	本药适用于治疗产β-内酰胺酶细菌所致的下列严重感染：①呼吸道感染，如肺炎；②腹腔感染，如腹膜炎、胆道及胃肠道感染；③泌尿生殖系统感染，如淋病、尿路感染；④皮肤软组织感染；⑤骨和关节感染；⑥耳鼻喉感染，如急性中耳炎；⑦脑膜炎（如播散性莱姆病早、晚期）、败血症等其他严重感染；⑧手术前预防感染	本药不良反应轻微而少见，对肾脏基本无毒性。可见假膜性肠炎。还可出现二重感染	①与氯霉素合用会产生拮抗作用。②与乙醇合用可出现双硫仑样反应。用药期间及停药后数日内应避免饮酒和服用含酒精的药物
头孢噻肟钠（cefotaxime sodium）	本药适用于治疗产β-内酰胺酶细菌所致的下列严重感染：①下呼吸道感染（如肺炎等）；②泌尿道感染、生殖道感染；③腹腔感染、盆腔感染；④骨、关节、皮肤及软组织感染；⑤预防手术感染；⑥脑膜炎（包括婴幼儿脑膜炎）、败血症	不良反应轻微而少见，对肾脏基本无毒性。可见假膜性肠炎。还可出现二重感染	①与丙磺舒合用可升高本药的血药浓度，延长其半衰期；②与脲基青霉素（阿洛西林、美洛西林等）合用可降低本药的总清除率，故合用时需适当减量；③与庆大霉素、妥布霉素合用，对铜绿假单胞菌有协同抗菌作用；④与阿米卡星合用，对大肠埃希菌、肺炎克雷伯杆菌和铜绿假单胞菌有协同抗菌作用，但对金黄色葡萄球菌无此作用
盐酸头孢吡肟（cefepime dihydrochloride）	本药适用于治疗产β-内酰胺酶细菌所致的下列严重感染：①下呼吸道感染；②泌尿系统感染；③非复杂性皮肤或皮肤软组织感染；④复杂性腹腔内感染（包括腹膜炎及胆道感染）；⑤妇产科感染；⑥其他感染，如败血症、儿童脑脊髓膜炎及中性粒细胞减少伴发热患者的经验治疗	不良反应轻微而少见，对肾脏基本无毒性。可见假膜性肠炎。还可出现二重感染	与其他多数β-内酰胺类抗生素一样，由于药物的相互作用，头孢吡肟溶液不可加至氨茶碱，万古霉素，甲硝唑，庆大霉素，妥布霉素等溶液中。如有与头孢吡肟合用的临床指征，这些抗菌素应与头孢吡肟分开使用。
硫酸头孢匹罗（cefepime dihydrochloride）	第四代头孢菌素，适用于治疗产β-内酰胺酶细菌所致的下列严重感染：①下呼吸道感染；②泌尿系统感染；③非复杂性皮肤或皮肤软组织感染；④复杂性腹腔内感染（包括腹膜炎及胆道感染）；⑤妇产科感染；⑥其他感染，如儿童脑脊髓膜炎及中性粒细胞减少伴发热患者的经验治疗；⑦菌血症、败血症	不良反应轻微而少见，对肾脏基本无毒性。可见假膜性肠炎。还可出现二重感染	与有肾毒性的药物合用有增加肾毒性作用

【药理作用和临床应用】

药理作用：抗菌谱包括链球菌、金黄色葡萄球菌、大肠埃希菌、克雷伯菌、不动杆菌部分菌株、流感嗜血杆菌、变形杆菌、沙雷菌、铜绿假单胞菌等。对各类厌氧菌也有较好的抗菌活性。对β-内酰胺酶高度稳定，但可被某些脆弱类杆菌产生的金属β-内酰胺酶水解。主要耐药机制为外膜通道的缺失，其次是产生β-内酰胺酶。

临床应用：用于肠杆菌科细菌和铜绿假单胞菌引起的多重耐药感染、院内获得性肺炎伴免疫缺陷者引起的感染、需氧菌和厌氧菌的混合严重感染和败血症的治疗。

【体内代谢及影响因素】 亚胺培南与人血清蛋白的结合率约为20%，其血浆半衰期是1小时。在10小时内，约70%的亚胺培南在尿中以原药形式重吸收，随后在尿中就检测不到药物排泄。由于亚胺培南会被肾脱氢肽酶降解而失效，所以临床用亚胺培南与肾脱氢肽酶的抑制剂西司他丁（cilastatin）1∶1配伍组成复方制剂，以延长其半衰期。

【药物相互作用和不良反应及处理】

药物相互作用及处理：①与氨基糖苷类合用，对铜绿假单胞菌有协同抗菌作用。②与丙磺舒合用，可增加亚胺培南的*AUC*，并使亚胺培南半衰期延长。有报道，两者合用时亚胺培南的半衰期可延长约6%，*AUC*可增加约13%，血浆清除率可下降约13%。③与环孢素合用，可增加神经毒性作用。④与茶碱合用，可发生茶碱中毒（恶心、呕吐、心悸、癫痫发作等）。机制：增加了中枢神经系统毒性作用。⑤与更昔洛韦合用，可引起癫痫大发作。处理：合用应权衡利弊。⑥与伤寒活疫苗合用，可减弱伤寒活疫苗的免疫效应。机制：亚胺培南对伤寒沙门菌有抗菌活性。⑦与丙戊酸合用可降低丙戊酸的血药浓度，使癫痫发作的风险增加。处理：若两者需合用，应频繁监测丙戊酸的血清浓度，当其血清浓度降至治疗范围以下或出现癫痫发作时，应考虑采用其他抗菌药或抗惊厥药治疗。

不良反应及处理：①心血管系统：低血压，胸部不适，心悸。②呼吸系统：呼吸困难。③泌尿生殖系统：可见少尿、无尿或多尿。罕见急性肾衰竭。有引起血尿素氨和肌酐升高的报道。④神经系统：有引起肌阵挛、癫痫发作、感觉异常和脑病的报道，因此中枢神经系统感染和3个月以下婴儿不宜使用。还可见嗜睡、眩晕。⑤精神：可引起精神障碍（包括幻觉、精神错乱）。⑥肝脏：可见丙氨酸氨基转移酶、天冬氨酸氨基转移酶、胆红素和/或碱性磷酸酶升高。罕见肝衰竭、肝炎。极罕见爆发性肝炎。⑦胃肠道：可见恶心、呕吐、腹泻、味觉异常、牙齿和/或舌色斑。有引起假膜性肠炎的报道。⑧血液：可见嗜酸粒细胞增多、白细胞减少、中性粒细胞减少、血小板减少、血小板增多、血红蛋白降低、全血细胞减少和凝血酶原时间延长。⑨皮肤：可见皮疹（如荨麻疹）、瘙痒、多形性红斑、史-约综合征和血管神经性水肿。罕见性表皮坏死、表皮脱落性皮炎。⑩耳：可见听觉丧失。过敏反应可见药物热。⑪其他：注射给药时可引起局部疼痛、红肿、硬结，严重者可致血栓性静脉炎。

【临床应用现状分析与展望】 尽管在临床上由于耐药菌的产生，产β-内酰胺酶的细菌增加，耐亚胺培南的细菌增加，但目前亚胺培南仍然是临床上治疗需氧菌和厌氧菌的混合感染和败血症等严重的感染性疾病的常用药物。在目前抗菌药物的开发仍然有限的情况下，亚胺培南在临床上对于严重感染有很好的应用前景。

阿莫西林克拉维酸钾

【药理作用和临床应用】

药理作用：阿莫西林克拉维酸钾（amoxicillin and clavulanate potassium），阿莫西林为杀菌性广谱抗生素，克拉维酸钾为不可逆的广谱β-内酰胺酶抑制剂，可有效地抑制耐药菌产生的β-内酰胺酶，但抗菌活性微弱。阿莫西林与克拉维酸制成复方制剂后，由于克拉维酸钾可使阿莫西林不被革兰氏阳性和革兰氏阴性细菌产生的β-内酰胺酶所破坏，从而使已对阿莫西林耐药并产生β-内酰胺酶的细菌仍对阿莫西林敏感。其作用机制是在微生物的繁殖阶段，通过抑制细胞壁黏多肽的生物合成而起作用。抗菌谱：①革兰氏阳性菌：需氧菌包括金黄色葡萄球菌、单核细胞增多性李司特菌、棒状杆菌属、表皮葡萄球菌、化脓性链球菌、肺炎双球菌、粪肠球菌、草绿色链球菌；厌氧菌包括梭状芽孢杆菌属、消化链球菌、消化球菌属；②革兰氏阴性菌：需氧菌包括大肠埃希菌、流感嗜血杆菌、肺炎克雷伯菌属、杜克雷嗜血杆菌、百日咳菌属、布鲁氏菌、普通变形杆菌、淋病奈瑟球菌、志贺氏菌属、多杀巴斯德菌、奇异变形杆菌、脑膜炎球菌、沙门菌属和卡他莫拉菌；厌氧菌包括拟杆菌属（如脆弱拟杆菌）。对某些产β-内酰胺酶的肠杆菌属细菌、流感嗜血杆菌等也有较好抗菌活性，对高度耐药的肠杆菌属、铜绿假单胞菌及耐甲氧西林葡萄球菌（MRSA）无抗菌活性。

临床应用：用于治疗敏感菌株引起的感染。如：①上呼吸道感染，如扁桃体炎、鼻窦炎、咽炎、中耳炎等；②下呼吸道感染，如急性支气管炎、慢性支气管炎、急性发作肺炎、肺脓肿和支气管扩张合并感染等；③泌尿系统感染，如膀胱炎、尿道炎、肾盂肾炎、前列腺炎、盆腔炎、淋病奈瑟菌引起的尿路感染、软下疳等；④皮肤和软组织感染，如疖、脓肿、蜂窝组织炎、外伤感染、腹内脓毒症等；⑤其他感染，如骨髓炎、败血症、腹膜炎、术后感染等。

β-内酰胺酶抑制剂除了克拉维酸以外，还有舒巴坦（sulbactam）和他唑巴坦（tazobactam）。β-内酰胺酶抑制剂可以与β-内酰胺类抗生素联合组成复方制剂，在临床上用于治疗产β-内酰胺酶的细菌感染。临床上常见的复方制剂见表28-2。

【体内代谢及影响因素】 本药对胃酸稳定，口服吸收良好，食物对本药吸收无影响。空腹口服375mg（阿莫西林250mg、克拉维酸钾125mg），阿莫西林于1.5小时后达C_{max}，约为56mg/L；克拉维酸钾于1小时达C_{max}，约为34mg/L，血浆蛋白结合率为22%～30%；两者的口服生物利用度分别为97%和75%。静脉给予1.2g（阿莫西林1g、克拉维酸钾0.2g），两者均立即达C_{max}。阿莫西林的消除$t_{1/2}$约为1小时；克拉维酸钾的消除$t_{1/2}$为0.76～1.4小时。8小时两者均以较高的浓度随尿液排出，阿莫西林尿中排泄率为50%～78%，克拉维酸钾约为46%。血液透析可清除本药。

【药物相互作用和不良反应及处理】

药物相互作用及处理：①与氨基糖苷类合用，在亚抑菌浓度时可增强本药对粪肠球菌的体外杀菌作用。②与丙磺舒合用，丙磺舒对克拉维酸钾血药浓度无影响，但能提高阿莫西林的血药浓度。③与阿司匹林、吲哚美辛、保泰松、磺胺药等合用，可减少本药在肾小管的排泄，升高其血药浓度，延长其半衰期，但毒性也可能增加。④与华法林合用，可使华法林作用增强。⑤与别嘌呤醇合用，可增加皮疹发生率。处理：应避免合用。⑥与甲氨蝶呤合用，可使甲氨蝶呤发生毒性的危险增加。机制：甲氨蝶呤肾清除率降低。⑦与氯霉素、红霉素、四环素类、磺胺类药等抑菌药合用可干扰本药杀菌活性。处理：本药不宜与以上药物合用，尤其在治疗脑膜炎或急需杀菌药的严重感染时。本药与氯霉素合用于细菌性脑膜炎时，远期后遗症的发生率较两者单用时高。⑧与口服避孕药合用，可降低避孕药药效。机制：刺激雌激素代谢或减少其肠肝循环。⑨与伤寒活疫苗合用可降低伤寒活疫苗的免疫效应。机制：本药对伤寒沙门菌有抗菌活性。

不良反应及处理：①若有过敏反应发生，应立即停药，并采取相应急救措施。严重的过敏反应立即给予肾上腺素，并进行吸氧、静脉注射类固醇、喉管导气等处理。②用药后发生腹泻的患者应谨慎处理。轻度假膜性肠炎可能是由于间歇用药所致。对较严重者，应补充电解质、蛋白质，并给予对梭状芽孢杆菌有效的抗生素。③出现双重感染时，应停药或采取合适的方法继续治疗。

【临床应用现状分析与展望】 β-内酰胺酶抑制剂和β-内酰胺抗生素组成的复方制剂，由于β-内酰胺酶抑制剂能抑制耐药菌产生的β-内酰胺酶，因此这类复方试剂常用于临床上耐药菌的多重耐药和泛耐药的细菌感染治疗，也是临床常用的抗菌药物。

其他的β-内酰胺抗生素与β-内酰胺酶抑制剂组成的复方药物见表28-2。

二、抑制细菌蛋白质合成的抗生素

（一）氨基糖苷类抗生素

【药理作用和临床应用】

药理作用：氨基糖苷类抗生素是通过干扰细菌蛋白质合成而发挥抗菌作用的。它们进入人体后，会通过革兰氏阴性菌表面的亲水性通道进入细菌细胞内部，并与负责合成蛋白质的核糖体结合。与细菌的核糖体30S亚基以及信使RNA起始密码子结合后，可形成无法移动的复合物，从而使蛋白质的合成停止在起始阶段，进而影响细

表 28-2 β- 内酰胺抗生素与 β- 内酰胺酶抑制剂组成的复方药物

复方制剂	口服给药	静脉给药	适应症
氨苄西林/舒巴坦钠			产酶金黄色葡萄球菌、流感嗜血杆菌、卡他莫拉菌、产酶肠杆菌、厌氧菌等所致各种感染
氨苄西林	250mg	0.5g	
舒巴坦钠	125mg	0.25g	
阿莫西林/克拉维酸钾			产酶金黄色葡萄球菌、流感嗜血杆菌、卡他莫拉菌、产酶肠杆菌、厌氧菌等所致各种感染
阿莫西林	250mg; 500mg		
克拉维酸钾	125mg; 125mg		
替卡西林/克拉维酸钾			产酶肠杆菌科细菌、铜绿假单胞菌及厌氧菌等感染
替卡西林		1.5g; 3.0g	
克拉维酸钾		0.1g; 0.2g	
哌拉西林/舒巴坦钠			产酶金黄色葡萄球菌、铜绿假单胞菌、产酶肠杆菌科细菌、厌氧菌等所致各种感染
哌拉西林		4.0g	
舒巴坦钠		0.5g	
头孢哌酮/舒巴坦钠			产酶金黄色葡萄球菌、铜绿假单胞菌、产酶肠杆菌科细菌、厌氧菌等所致各种感染
头孢哌酮		0.5g	
舒巴坦		0.5g	
头孢噻肟-舒巴坦钠			肠杆菌科细菌、脑膜炎球菌、淋病奈瑟菌、流感嗜血杆菌、脆弱拟杆菌以及化脓性链球菌、无乳链球菌、肺炎球菌、葡萄球菌等所致各种感染
头孢噻肟	1.0g		
舒巴坦钠	0.5g		

菌的生存。氨基糖苷类抗生素还会解构正在进行蛋白质合成的核糖体，提前终止蛋白质的合成；或者干扰正在进行中的蛋白质合成，提供错误的氨基酸，使得合成出的蛋白无法行使应有的功能。有些异常的蛋白还会插入细胞膜，影响细胞膜的通透性，从而加速氨基糖苷类物质进入细菌体内的进程。在临床上主要用于革兰氏阴性细菌感染的治疗，其中链霉素、卡那霉素还有抗结核菌作用。

临床应用：氨基糖苷类抗生素主要作用于革兰氏阴性菌感染的治疗，它属于静止期杀菌剂。其杀菌作用具有如下特点：杀菌作用呈浓度依赖性；仅对需氧菌有效，尤其是需氧革兰氏阴性杆菌，而对厌氧菌无效；具有明显的抗生素后效应；具有初次接触效应，即初次接触细菌时有强大的抗菌效应。当其再度接触或连续与细菌接触时，并不能进一步增加其杀菌强度，有时甚至低于其初次与细菌接触时的杀菌强度，需要间隔相当时间（数小时）以后才会再起作用；在碱性环境中抗菌作用增强。

【体内代谢及影响因素】 本类抗生素口服胃肠不吸收或很少吸收，血药浓度低，在临床上主要作肌肉注射、静脉滴注给药和胃肠消毒用。原因是该类抗生素是强极性化合物，口服吸收很少。该抗生素除链霉素外，与血浆蛋白结合很少，结合率低于 10%。多数主要分布于细胞外液，但在肾皮质，内耳内、外淋巴液内有高浓度蓄积。药物以原型药肾小球滤过排泄，尿药浓度约为血药比血药浓度高很多倍，肾功能衰竭时一定要调节给药剂量，以免延长药物在体内存留时间导致中毒。

【药物相互作用和不良反应及处理】

药物相互作用及处理：①与其他氨基糖苷类药合用或先后连续局部或全身应用，可能增加其产生耳毒性、肾毒性及神经肌肉阻滞作用的可能性；②卷曲霉素、顺铂、依他尼酸、呋塞米、万古霉素、去甲万古霉素合用或先后连续局部或全身应用，可能增加耳毒性与肾毒性；③与头孢噻吩、头孢唑林局部或全身合用可能增加肾毒性；④与多黏菌素类药合用或先后连续局部或全身应用，可增加肾毒性和神经肌肉阻滞作用；⑤与神经肌肉阻滞药合用可加重神经肌肉阻滞作用，导致肌肉软弱，呼吸抑制等。

不良反应及处理：①耳毒性，因为氨基糖苷类抗生素在内耳淋巴液中的浓度持续较高，引起内耳螺旋器内、外毛细胞损害。临床表现为第Ⅷ对脑神经的损害。前庭功能损害多见于卡那霉素、链霉素、庆大霉素、妥布霉素、奈替米星；耳蜗神经损害多见于新霉素、卡那霉素、巴龙霉素和阿米卡星。妊娠期妇女注射本类药物可致新生儿听觉受损，应禁用。②肾毒性，主要损害肾近曲小管上皮细胞，可出现蛋白尿、管型尿，继而出现红细胞尿，尿量减少或增多，进而发生氮质血症、肾功能减退、排钾量增多等。此外，肾损害常可使血药浓度增高，又易诱发耳毒性症状。肝病患者应用本类药物易发生肾毒性，为肝功能减退导致肾血管收缩、肾血流量减低，刺激肾素 - 血管紧张素系统所致。③神经肌肉阻滞作用，氨基糖苷类抗生素可与钙离子竞争从而抑制乙酰胆碱释放，降低神经末梢运动终板对乙酰胆碱的敏感性，并可与钙离子结合，使体液中钙离子含量降低，产生神经肌肉阻滞作用，引起心肌抑制、血压下降和呼吸抑制。本类反应以链霉素和卡那霉素较多发生，其他品种也不例外。患者原有肌无力症或已接受过肌肉松弛药时更易发生，一般应禁用。

【临床应用现状分析与展望】 该类药物曾在20世纪60至70年代广泛应用，尤其是链霉素抗结核作用发挥了极好的效果，在20世纪50至70年代是很好的临床应用药物。但是由于此类药物有比较严重的耳毒性和肾毒性，甚至造成终生性耳聋，同时其耐药性增加，使其应用受到一定限制。又由于20世纪70至90年代副作用较小的抗菌药物的广泛出现，本类药物正在逐渐淡出一线用药的行列。

其它氨基糖苷类药物的特点见表28-3。

（二）大环内酯类抗生素

大环内酯类抗生素均具有大环内酯环基本结构。自从20世纪50年代红霉素问世以来，大环内酯类抗生素已经广泛应用于呼吸道、皮肤软组织等感染，疗效确切，无严重不良反应。20世纪

表28-3 氨基糖苷类药物的特点

药物名称	临床应用	不良反应	药物相互作用
硫酸庆大霉素（gentamicin sulfate）	①用于治疗敏感菌所致的败血症、下呼吸道感染、肠道感染、盆腔感染、腹腔感染、皮肤软组织感染、复杂性尿路感染等；②鞘内及脑室内注射可作为敏感菌所致严重中枢神经系统感染（如脑膜炎、脑室炎）的辅助治疗；③口服给药可用于治疗细菌性痢疾或其他细菌性肠道感染、慢性胃炎、幽门螺杆菌所致消化性溃疡（与抗溃疡药合用），亦可用于结肠手术前准备	本药不良反应较轻。用量过大或疗程较长时仍可发生耳、肾毒性。①泌尿生殖系统，可能出现血尿、排尿次数显著减少或尿量减少、食欲减退、极度口渴等肾毒性反应；②神经系统，由神经肌肉阻滞引起呼吸困难、嗜睡、软弱无力等，发生率较低，也可能由肾毒性引起上述症状；③可能出现听力减退；④偶见贫血、白细胞和粒细胞减少；⑤过敏反应偶见皮疹	①与其他氨基糖苷类药合用，可能增加其产生耳毒性、肾毒性及神经肌肉阻滞作用的可能性；②与卷曲霉素、顺铂、依他尼酸、呋塞米、万古霉素、去甲万古霉素合用，可能增加耳毒性与肾毒性；③与头孢噻吩、头孢唑林局部或全身合用可能增加肾毒性；④与多黏菌素类药合用，可增加肾毒性和神经肌肉阻滞作用；⑤与神经肌肉阻滞药合用，可加重神经肌肉阻滞作用，导致肌肉软弱、呼吸抑制
盐酸大观霉素（spectinomycin hydrochloride）	淋病奈瑟菌所致尿道炎、前列腺炎、宫颈炎和直肠感染的二线用药，仅限用于对青霉素、四环素等耐药菌株引起的感染	该药不良反应较少，且无明显耳毒性。①泌尿生殖系统，可见肌酐清除率降低、碱性磷酸酶升高、尿素氮升高、尿量减少；②可见失眠；③血清氨基转移酶升高	①与碱性药（如碳酸氢钠、氨茶碱等）合用，可增强本药抗菌活性。②与强利尿药、头孢菌素类药、右旋糖酐合用可增加肾毒性；③与碳酸锂合用，有发生碳酸锂毒性作用的报道

续表

药物名称	临床应用	不良反应	药物相互作用
妥布霉素(tobramycin)	①用于治疗革兰氏阴性杆菌所致的新生儿脓毒血症、败血症、中枢神经系统感染(包括脑膜炎)、泌尿生殖系统感染、肺部感染胆道感染、腹腔感染及腹膜炎、骨骼感染、烧伤感染、皮肤软组织感染、急性及慢性中耳炎、鼻窦炎等;②与其他抗菌药物联合用于治疗葡萄球菌所致感染(耐甲氧西林菌株感染除外)	①泌尿生殖系统常见非少尿型肾毒性,表现为多尿、蛋白尿等,大多可逆。较多见血尿,排尿次数显著减少、尿量减少,食欲减退,极度口渴。可见血尿素氮升高、血肌酐升高、管型尿。②较多见耳毒性,表现为听力减退、耳鸣、耳部饱满感。对前庭的影响较大,可见眩晕、步履不稳。③经眼给药后罕见过敏反应	①与氨基糖苷类药合用,可增加耳毒性、肾毒性及神经肌肉阻滞作用。处理:本药眼用制剂与其他氨基糖苷类药合用应监测本药及氨基糖苷类药的血药浓度。②与头孢噻吩局部或全身合用可能增加肾毒性。③与肾毒性或耳毒性药物合用可加重肾毒性或耳毒性。④与神经肌肉阻滞药合用,可使神经肌肉阻滞作用增强。处理:用抗胆碱酯酶药或钙盐有助于阻滞的改善
硫酸奈替米星(netilmicin sulfate)	用于治疗敏感菌所致的下呼吸道感染、复杂性尿路感染、腹腔感染(包括腹膜炎和腹内脓肿)、皮肤软组织感染,中枢神经系统感染(包括脑膜炎)、生殖系统感染、胃肠道感染、胆道感染、骨骼感染、新生儿脓毒症、中耳炎、鼻窦炎、败血症和李斯特菌病	①泌尿生殖系统可见原有肾功能减退;②神经系统可见神经毒性(表现为头晕、眩晕、耳鸣、眼球震颤和听力丧失)和神经肌肉阻滞(本药具有类似箭毒阻滞乙酰胆碱和络合钙离子的作用,能引起心肌抑制);③前庭功能失调;④少数患者可出现丙氨酸氨基转移酶升高	①与其他氨基糖苷类药、万古霉素、多黏菌素、第一代头孢菌素、强利尿药和神经肌肉阻滞药合用可导致肾毒性及神经阻滞作用增强。处理:避免合用。②与其他有耳毒性的药物合用可增加耳毒性
硫酸阿米卡星(amikacin sulfate)	用于敏感菌所致的下列感染:①下呼吸道感染;②腹腔感染;③胆道感染;④骨、关节、皮肤及软组织感染(包括烧伤、术后感染等);⑤复杂性和迁延性尿路感染;⑥中枢神经系统感染(包括脑膜炎);⑦细菌性心内膜炎、菌血症或败血症	不良反应发生率与庆大霉素和妥布霉素相似,长期用药可干扰正常菌群,导致非敏感菌过度生长	①与头孢噻吩、头孢唑林合用可增加肾毒性;②与右旋糖酐合用,可增加耳毒性或肾毒性;③与神经肌肉阻断药合用可能使神经肌肉阻滞作用增强;④与肾毒性或神经毒性药物(尤其是杆菌肽、卷曲霉素、顺铂、两性霉素B、头孢噻啶、巴龙霉素、紫霉素、多黏菌素B、多黏菌素、万古霉素和去甲万古霉素)合用,均可增加肾毒性或神经毒性;⑤与利尿药合用可能增加耳毒性与肾毒性;⑥与其他氨基糖苷类药合用可增加耳毒性、肾毒性及神经肌肉阻滞作用;⑦与抗组胺药苯海拉明等合用可能掩盖本药的耳毒性
硫酸小诺米星(small nomicin sulfate)	①主要用于治疗敏感菌所致的呼吸道感染(如支气管炎、肺炎)、泌尿道感染(如肾盂肾炎、膀胱炎)、腹腔感染(如腹膜炎)及外伤感染等,也可用于败血症;②可用于敏感菌所致的痢疾、肠炎等肠道感染,也可用于肠道术前准备;③经眼给药可用于敏感菌所致的外眼部感染(如眼睑炎、麦粒肿、泪囊炎、结膜炎、角膜炎)	①泌尿生殖系统常见血尿、排尿次数显著减少、尿量减少、极度口渴(肾毒性)。②神经系统常见步履不稳、眩晕。偶见头痛、口唇麻木和四肢麻木。少见嗜睡、极度软弱无力。③常见听力减退、耳鸣、耳部饱满感。④眼少见视力减退。经眼给药可见痛痒、眼痛等刺激症状,偶见表层角膜炎、雾视及分泌物增加。长期使用本药可能导致耐药菌过度生长	①与碱性药(如碳酸氢钠、氨茶碱)合用可增强抗菌活性,但同时也可能增加毒性。②与其他氨基糖苷类、代血浆类药物(如右旋糖酐、海藻酸钠)强利尿药(如依他尼酸、呋塞米)、卷曲霉素、顺铂、万古霉素、多黏菌素合用,可增加耳毒性、肾毒性以及神经肌肉阻滞作用。③与全身性麻醉药(如乙醚、甲氧氟烷)肌肉松弛药(如筒箭毒碱、琥珀胆碱)合用,可使神经肌肉阻滞作用加强,导致呼吸肌麻痹。处理:不宜合用

续表

药物名称	临床应用	不良反应	药物相互作用
新霉素（neomycin）	①用于肠道感染和结肠手术前准备；②用于肝性脑病的辅助治疗；③本药软膏剂用于敏感菌所致的皮肤黏膜感染，如脓皮病、化脓性皮肤病和烧伤、溃疡等有继发感染者	①泌尿生殖系统不良反应较少见，表现为尿量和排尿次数减少、极度口渴等；②可见口腔或肛周刺激、疼痛等，偶见肠黏膜萎缩而出现吸收不良综合征及脂肪性腹泻，甚至假膜性肠炎；③耳不良反应较少见，表现为听力减退、耳鸣、耳部饱满感、头晕或步态蹒跚等症状；④过敏反应表现为瘙痒、荨麻疹等症状；⑤长期局部用药可引起接触性皮炎，创面局部用药量过大也可引起肾毒性或耳毒性	①与茶碱合用对葡萄球菌有协同抗菌作用。②与氯贝丁酯合用有协同降血脂作用。③其他氨基糖苷类药、卷曲霉素同时全身应用，可能增加耳毒性和神经肌肉阻滞作用。④与多黏菌素类药合用，可能增加肾毒性和神经肌肉阻滞作用。⑤与神经肌肉阻滞药合用可能增加神经肌肉阻滞作用。⑥与洋地黄苷类药、氟尿嘧啶、甲氨蝶呤、青霉素V、维生素A、维生素B合用，可影响以上药物的吸收，使其疗效降低。处理：合用应严密观察洋地黄苷类药的疗效是否发生改变

70年代以来，阿奇霉素、克拉霉素、罗红霉素等新品种不断涌现，使大环内酯类抗生素的临床应用明显增加。

目前临床应用的大环内酯类抗生素根据其化学结构可以分为：14元环（红霉素、克拉霉素、罗红霉素、地红霉素等），15元环（阿奇霉素），16元环（麦迪霉素、乙酰麦迪霉素、螺旋霉素、乙酰螺旋霉素、交沙霉素、吉他霉素等）。

【药理作用和临床应用】

临床应用：大环内酯类抗生素能不可逆地与细菌核糖体50S亚基23S rRNA的特殊靶位结合，阻止肽酰tRNA从mRNA的“A”位移向“P”位，使氨基酰tRNA不能结合到“A”位，选择抑制细菌蛋白质的合成；或与细菌核糖体50S亚基的L22蛋白质结合，导致核糖体结构破坏，使肽酰tRNA在肽键延长阶段较早地从核糖体上解离。由于大环内酯类在细菌核糖体50S亚基上的结合点与克林霉素和氯霉素相同，当与这些药物合用时，会相互拮抗。

大环内酯类抗生素的临床抗菌谱广，对大多数革兰氏阳性菌、部分革兰氏阴性菌和一些非典型致病菌均有效，对葡萄球菌、链球菌、破伤风杆菌、炭疽芽胞杆菌、白喉杆菌、淋病奈瑟菌、脑膜炎球菌、百日咳杆菌、流感嗜血杆菌、军团菌属等均有强大的抗菌活性，对梅毒螺旋体、钩端螺旋体、肺炎支原体、衣原体、立克次体、弓形虫、非结核分枝杆菌等非典型病原体也具有良好的作用。大环内酯类通常为抑菌剂，高浓度时对敏感菌可以起到杀菌作用。

大环内酯类抗生素的抗菌作用特点为：①抗菌谱广，主要作用于需氧革兰氏阳性菌、革兰氏阴性球菌和厌氧菌，以及军团菌、胎儿弯曲菌、衣原体和支原体等；②细菌对本类各药间有不完全交叉耐药性；③在碱性环境中抗菌活性较强，治疗尿路感染时常需碱化尿液；④口服后不耐酸，故常制成酯化衍生物增加口服吸收；⑤血药浓度低，组织中浓度相对较高，痰、皮下组织及胆汁中浓度明显超过血药浓度；⑥不易透过血脑屏障；⑦主要经胆汁排泄，进行肠肝循环；⑧毒性低，一般很少引起严重不良反应，口服后的主要副作用为胃肠道反应，静脉注射易引起血栓性静脉炎。

常用的大环内酯类抗生素主要有红霉素、阿奇霉素。

红霉素

红霉素（erythromycin）是第一个用于临床的大环内酯类抗生素，曾广泛用于治疗多种感染。其口服易被胃酸破坏，故临床一般采用其肠衣片或酯化物制剂，如琥乙红霉素、依托红霉素、乳糖酸红霉素等。

【药理作用和临床应用】

药理作用：对革兰氏阳性菌，如葡萄球菌、化脓性链球菌、草绿色链球菌、肺炎链球菌、粪肠球菌、梭状芽胞杆菌、白喉杆菌等有较强的抑制作用。对革兰氏阴性菌，如淋病奈瑟球菌、螺旋杆菌、百日咳杆菌、布鲁氏菌、军团菌以及流感嗜血杆菌、类杆菌也有相当的抑制作用。此外，对支原体、放线菌、螺旋体、立克次体、衣原体、奴卡菌、少数分枝杆菌和阿米巴有抑制作用。金黄色葡萄球菌对该药易耐药。

临床应用：治疗军团菌病、百日咳、空肠弯曲菌肠炎和支原体肺炎的首选药。也可用于治疗沙眼衣原体引起的新生儿结膜炎、婴儿肺炎、生殖泌尿道感染（包括非淋病性尿道炎）、白喉（辅助治疗）及白喉带菌者、皮肤软组织感染、百日咳、敏感菌（流感嗜血杆菌、肺炎链球菌、溶血性链球菌、葡萄球菌等）引起的呼吸道感染（包括肺炎）、链球菌咽峡炎、李斯特菌感染，风湿热的长期预防及心内膜炎的预防，空肠弯曲菌肠炎，以及淋病、梅毒、痤疮等。

【体内代谢及影响因素】 口服吸收与其制剂有关，药物吸收后除脑脊液和脑组织外，广泛分布于各组织和体液中，尤以肝、胆汁和脾中的浓度较高。药物在肾、肺等组织中的浓度可高出血药浓度数倍；在皮下组织、痰及支气管分泌物中也有较高的浓度；在胸、腹腔积液、脓液中的浓度可达有效抑菌浓度。红霉素可有一定量（约为血药浓度的 33%）进入前列腺及精囊中，但不易透过血 - 脑屏障。红霉素可进入胎儿血循环和母乳中，蛋白结合率为 70%～90%。$t_{1/2}$ 约为 1.4～2.0 小时，无尿患者的 $t_{1/2}$ 可延长至 4.8～6.0 小时。游离红霉素在肝脏内代谢，主要在肝脏中浓缩和从胆汁排出。也有部分以原型自肾小球滤过随尿液排出。此外，粪便中也含有一定量药物

【药物相互作用和不良反应及处理】

药物相互作用及处理：①红霉素与卡马西平、丙戊酸等抗癫痫药同用，可抑制卡马西平和丙戊酸的代谢，导致卡马西平和丙戊酸的血药浓度升高而发生毒性反应；②红霉素与氨茶碱同用可使氨茶碱的肝清除减少，导致血清氨茶碱浓度升高和毒性反应增加。尤其是同用 6 天后较易发生；③红霉素与环孢素合用可促进环孢素的吸收并干扰其代谢，临床表现为腹痛、高血压及肝功能障碍；④红霉素与地高辛合用，可清除肠道中能灭活地高辛的菌群，因而导致地高辛肠肝循环，使地高辛血药浓度升高而发生毒性反应；⑤红霉素与咪达唑仑、三唑仑合用时可降低咪达唑仑、三唑仑的清除率而增强其作用；⑥红霉素与洛伐他丁合用时可抑制洛伐他丁代谢而增加其血药浓度，可能引起横纹肌溶解。综上所述，为避免产生不良反应，上述药物在临床上不要与红霉素联合应用。

不良反应及处理：服用后常见胃肠道反应有腹泻、恶心、呕吐、胃绞痛、口舌疼痛、胃纳减退等，其发生率与剂量大小有关。过敏反应表现为药物热、皮疹、嗜酸性粒细胞增多等。孕妇及哺乳期妇女慎用。

【临床应用现状分析与展望】 由于红霉素有较多的不良反应和耐药性，而且是抑菌药，目前已不作为临床一线用药。

阿奇霉素

阿奇霉素（azithromycin）是大环内酯类第二代部分合成衍生物，于 1980 年被发现，1981 年推出。与红霉素的作用机制相同，也是通过抑制细菌蛋白质合成产生抑菌作用，其对革兰氏阳性及革兰氏阴性菌、厌氧菌等均有较好的抗菌效应。

【药理作用和临床应用】

药理作用：对多种革兰氏阳性需氧菌如金黄色葡萄球菌、化脓性链球菌、肺炎链球菌和溶血性链球菌均有良好抗菌效果。阿奇霉素对于耐红霉素的革兰氏阳性菌有交叉耐药性。大多数粪肠球菌以及耐甲氧西林的葡萄球菌对本品耐药。阿奇霉素对革兰氏阴性需氧菌如流感嗜血杆菌、卡他莫拉菌以及沙眼衣原体也有良好抗菌效果，对衣原体和支原体的抗菌效果优于红霉素，对肺炎支原体的作用则是大环内酯类抗生素中最强的。还可预防鸟 - 胞内分枝杆菌复合体（由鸟分枝杆菌和胞内分枝杆菌组成）引起的疾病。阿奇霉素有明显的抗生素后效应。

临床应用：阿奇霉素适用于敏感细菌和支原体所引起的感染，包括支气管炎、肺炎等下呼吸道感染，皮肤和软组织感染，急性中耳炎、鼻窦炎、咽炎、扁桃体炎等上呼吸道感染。阿奇霉素还可用于男女性传播疾病中沙眼衣原体所导致的单纯性生殖器感染，亦可用于由非多重耐药淋病奈瑟菌所致的单纯性生殖器感染及由杜克嗜血杆菌引起的软下疳（需排除梅毒螺旋体的合并感染）。

【体内代谢及影响因素】 阿奇霉素对胃酸稳定，虽然口服生物利用度仅为37%，但组织分布好，蛋白结合率低，$t_{1/2}$ 为12～14小时，服药后12～30小时在前列腺、扁桃体、肺组织、胃组织和女性生殖器等组织中广泛分布。50%以上的药物以原型由胆汁排泄，部分为去甲基的代谢产物。药物在组织中滞留时间较长，释放缓慢，单剂服药后14天仍可在尿中测得原形药物。阿奇霉素在组织中的浓度明显高于血药浓度，这是由于药物通过中性粒细胞与吞噬细胞主动由局部组织移至上述细胞内。在感染部位储存药物的中性粒细胞受细菌刺激释放药物而起抗菌作用。

【药物相互作用和不良反应及处理】

药物相互作用及处理：①与奈非那韦合用，可升高本药的血药浓度，增加不良反应的风险（腹泻、耳毒性、肝毒性）。处理：合用应监测与本药有关的毒性。②与决奈达隆合用，可增加QT间期延长的风险。机制：QT间期延长协同作用。处理：两者禁止合用。③与胺碘酮、阿齐利特、溴苄铵、多非利特、伊布利特、司美利特、索他洛尔、替地沙米等合用，可增加心脏中毒（QT间期延长、尖端扭转性室性心动过速、心脏停搏）的风险。机制：QT间期延长协同作用。处理：合用应谨慎。④与细胞色素P450系统代谢药（特非那定、环孢素、巴比妥、苯妥英）合用，可提高以上药物的血清水平。处理：合用应密切监测。⑤与地高辛合用可使地高辛水平升高。处理：合用应密切监测。⑥与齐多夫定合用，可增加外周血单核细胞中的磷酸化齐多夫定的浓度。处理：合用无需调整剂量。⑦与麦角胺、双氢麦角胺合用，可致急性麦角毒性（严重的末梢血管痉挛和感觉迟钝）。处理：合用应密切监测。⑧与口服抗凝药（香豆素类）合用，可增强抗凝药的抗凝作用。处理：虽然因果关系尚未确定，但合用须注意监测凝血酶原时间。⑨与阿托伐他汀、洛伐他汀或辛伐他汀合用，可增加横纹肌溶解的风险。处理：合用应谨慎。⑩与抗酸药合用，可使本药的血药峰浓度降低约25%。处理：必须合用时，应在抗酸药服用前1小时或服用后2小时给予本药。

不良反应及处理：①治疗期间如发生过敏反应（如血管神经性水肿、皮肤反应，史-约综合征及中毒性表皮坏死）应立即停药，并采取适当治疗措施。②如出现腹泻，应考虑是否有假膜性肠炎发生。如确诊，应立即停药，并采取相应治疗措施，包括维持水、电解质平衡，补充蛋白质等。③如出现肝炎症状和体征，应立即停药。含铝、镁的抗酸药物能降低阿奇霉素口服制剂的血药浓度峰值，但不降低 *AUC* 值。口服阿奇霉素不影响静脉注射单剂量茶碱后血浆中茶碱水平或药代动力学。鉴于目前所用的大环内酯类药物能提高血浆茶碱浓度，因此，同时使用阿奇霉素和茶碱时应谨慎，并监测血浆茶碱水平。阿奇霉素和下列药物同时使用时，建议密切观察患者：①地高辛，与阿奇霉素合用使地高辛水平升高；②三唑仑，通过减少三唑仑的降解，而使三唑仑的药理学效果增强；③细胞色素P450系统代谢药，提高血清中卡马西平、特非那定、环孢素、环己巴比妥和苯妥英等的水平。

【临床应用现状分析与展望】 目前在临床上由于阿奇霉素不仅对细菌有作用，而且对支原体、放线菌、螺旋体、立克次体、衣原体有效，目前仍然是儿科用于治疗呼吸道感染的常用有效药物。

（三）林可霉素类抗生素

林可霉素

【药理作用和临床应用】

药理作用：林可霉素（lincomycin）的作用机制与大环内酯类相同，作用于敏感菌核糖体的50S亚基，阻止肽链的延长，从而抑制细菌细胞的蛋白质合成。低浓度时为抑菌剂，高浓度时有杀菌作用。对各类厌氧菌、革兰氏阳性菌和革兰氏阴性菌都有强大的杀菌作用，包括梭状芽胞杆菌属、丙酸杆菌属、双歧杆菌属、类杆菌属、诺卡菌属及放线菌属，尤其是对产黑素类杆菌属、消化球菌、消化链球菌、产气荚膜梭菌及梭杆菌的作用更加突出。对金黄色葡萄球菌、表皮葡萄球菌、溶血性链球菌、草绿色链球菌和肺炎链球菌等革兰氏阳性需氧球菌和脑膜炎球菌、淋病奈瑟菌等革兰氏阴性需氧球菌敏感。对肺炎支原体、真菌和病毒无效。

临床应用：适用于敏感厌氧菌及需氧菌所致的严重感染，如厌氧菌、肺炎链球菌及金黄色葡萄球菌所致的下呼吸道感染、肺炎、脓胸、肺脓肿，化脓性链球菌、金黄色葡萄球菌及厌氧菌引起的皮肤软组织感染，妇产科感染如子宫内膜炎、盆腔炎、阴道侧切术后感染等，腹腔感染如腹膜炎、腹腔脓肿，需同时与抗需氧革兰氏阴性菌药物联合应用，静脉制剂可用于金黄色葡萄球菌、链球菌属及敏感厌氧菌引起的血流感染、骨髓炎。

【体内代谢及影响因素】 口服可自胃肠道吸收，进食后服用则吸收更少。吸收后除脑脊液外，广泛及迅速分布于各体液和组织中，高浓度见于肾、胆汁和尿液。注射给药后在眼中可达有效浓度。可迅速经胎盘进入胎儿循环。蛋白结合率为77%～82%。林可霉素主要在肝中代谢，某些代谢物具有抗菌活性。$t_{1/2}$ 为 4～5.4 小时。肾功能减退时，$t_{1/2}$ 延长；肝功能减退时，$t_{1/2}$ 延长。

【药物相互作用和不良反应及处理】

药物相互作用及处理：①与吸入性麻醉药同用，神经肌肉阻断现象加强，导致骨骼肌软弱和呼吸抑制或麻痹，在手术中或术后同用也应注意，用抗胆碱酯酶药物或钙盐治疗；②与抗蠕动止泻药、含白陶土的止泻药同用，林可霉素类在疗程中，甚至在疗程后数周可能引起伴严重水样腹泻的假膜性小肠结肠炎；③与阿片类镇痛药同用，林可霉素类药的呼吸抑制作用与阿片类的中枢呼吸抑制作用可因累加现象而导致呼吸抑制延长或引起呼吸麻痹，故必须对患者进行密切观察或监护。

不良反应及处理：胃肠道反应为主，可能与药物直接刺激或菌群失调有关。偶可见皮疹、药物热、嗜酸性粒细胞增多等变态反应。静脉给药偶可出现血栓性静脉炎，大剂量快速静脉给药可出现血压下降及心电图变化，甚至心脏停搏。应避免大剂量快静脉速静脉给药。

【临床应用现状分析与展望】 该类抗生素是抑菌药，耐药率高，目前临床上已不作为一线用药，在敏感菌感染时仍然使用。

（四）四环素类抗生素

四环素

【药理作用和临床应用】

药理作用：四环素（tetracycline）为快速抑菌剂，高浓度时为杀菌剂。除了常见的革兰氏阳性菌、革兰氏阴性菌以及厌氧菌外，多数立克次体属、支原体属、衣原体属、非结核分枝杆菌属和螺旋体也对本品敏感。本品对革兰氏阳性菌的作用优于革兰氏阴性菌，但肠球菌属对其耐药。其他如放线菌属、炭疽芽胞杆菌、单核细胞增多性李斯特菌、梭状芽胞杆菌、诺卡菌属等对本品敏感。

临床应用：对弧菌、鼠疫杆菌、布鲁氏菌、弯曲杆菌、耶尔森菌等革兰氏阴性菌抗菌作用良好，对铜绿假单胞菌无抗菌活性。多年来由于四环素类的广泛应用，临床常见病原菌包括葡萄球菌等革兰氏阳性菌及肠杆菌属等革兰氏阴性杆菌对四环素多数耐药，并且同类品种之间存在交叉耐药。

【体内代谢及影响因素】 口服吸收不完全，约 30%～40% 的药物可从胃肠道吸收，且吸收受食物和金属离子的影响。吸收后广泛分布于体内组织和体液，易渗入胸水、腹水和胎儿循环，但不易透过血脑屏障，能沉积于骨、骨髓、牙齿及牙釉质中，并可分泌至乳汁中。四环素主要自肾小球滤过排出体外，少量药物自胆汁分泌至肠道排出，故肾功能减退时可明显影响药物的清除。

【药物相互作用和不良反应及处理】

药物相互作用及处理：①与全麻药甲氧氟烷、强利尿药（呋塞米等）合用，可加重肾毒性。②与肝毒性药物（如抗肿瘤化疗药物）合用，可加重肝毒性。③与制酸药（如碳酸氢钠）合用，可使本药吸收减少、活性降低。机制：胃内 pH 值增高。处理：服用本药后 1～3 小时内不应服用制酸药。④与含钙、镁、铁等金属离子的药物（如葡萄糖酸钙、乳酸钙及含镁缓泻药）合用，可使本药吸收减少。机制：本药可与以上药物中的金属离子形成不溶性络合物。⑤与降血脂药（如考来烯胺、考来替泊）合用，可影响本药的吸收。⑥与口服含雌激素类避孕药合用，可降低避孕药药效，并可能增加经期外出血的风险。⑦与抗凝药合用，可抑制血浆凝血因子Ⅱ的活性。处理：合用时需调整抗凝药的剂量。

不良反应及处理：口服四环素后可出现胃肠道症状，如恶心、呕吐、上腹不适、腹胀、腹泻等。某些用四环素的患者日晒时会有光敏现象。由于四环素可与牙本质和牙釉质中的磷酸盐结合，因此服用四环素可致牙齿黄染（四环素牙）、牙釉质发育不良及龋齿，并可导致骨发育不良。四环素可使人体内正常菌群减少，长期应用四环素可发生二重感染，耐药金黄色葡萄球菌、革兰氏阴性杆菌和真菌大量繁殖引起消化道、呼吸道和尿路感染，严重者可致败血症。

【临床应用现状分析与展望】 该类抗生素由于耐药率较高，又是抑菌药，而且随着第三代头孢菌素，第四代头孢菌素和第三代，第四代喹诺酮类药物在临床上广泛使用，目前临床上已很少应用。

（五）其他类抗生素

对耐甲氧西林葡萄球菌属（MRSA、MRSE等）、JK 棒状杆菌、肠球菌属、李斯特菌属、链球菌属、梭状芽胞杆菌等有抗菌活性。主要代表药物是万古霉素。

万古霉素

【药理作用和临床应用】

药理作用：万古霉素（vancomycin）是一种糖肽类抗生素。其作用机制是以高亲和力结合到敏感细菌细胞壁前体肽聚体末端的丙氨酰丙氨酸，阻断构成细菌细胞壁的高分子肽聚糖合成，导致细胞壁缺损而杀灭细菌。此外，它也可能改变细菌细胞膜渗透性，并选择性地抑制 RNA 的合成。抗菌谱：对革兰氏阳性菌有较强的杀菌作用。对金黄色葡萄球菌、表皮葡萄球菌（包括对甲氧西林耐药的菌株）、化脓性链球菌、肺炎链球菌（包括对青霉素耐药的菌株）等有较强的抗菌活性。

临床应用：万古霉素对各种革兰氏阳性球菌均具有强大的抗菌作用，包括金黄色葡萄球菌、表皮葡萄球菌、肺炎链球菌、草绿色链球菌及肠球菌属。革兰氏阳性杆菌如白喉棒状杆菌属对其敏感。对厌氧革兰氏阳性杆菌具有良好的抗菌活性，如艰难梭状芽胞杆菌属、放线菌属等。本品对耐甲氧西林金黄色葡萄球菌（MRSA）、耐甲氧西林表皮葡萄球菌（methicillin resistant staphylococcus epidermidis，MRSE）、对青霉素耐药的肺炎链球菌（penicillin resistant streptococcus pneumonia，PRSP）和肠球菌属仍有良好的抗菌活性。对革兰氏阴性菌无抗菌作用，对分枝杆菌属、类杆菌属、立克次体、衣原体、真菌均无作用。

【体内代谢及影响因素】 万古霉素口服不吸收，静脉滴注广泛分布于身体各种组织体液，但不易进入脑组织中，在胆汁中的量亦甚微。静脉滴注后主要经肾脏排泄。静脉给药可广泛分布于全身大多数组织和体液中，分布容积为 0.43～1.25L/kg。在血浆、心包、胸膜、腹膜、腹水和滑膜液中均可达有效抗菌浓度。药物可透过胎盘，但不易迅速穿过正常血 - 脑脊液屏障，在脑膜炎时则可渗入脑脊液并达有效抗菌浓度。蛋白结合率约为 55%。成人消除 $t_{1/2}$ 平均为 6 小时，肾功能不全者可延长 80%～90%。在 24 小时内经肾以原型排泄，少量随胆汁和乳汁排泄。血液透析或腹膜透析不能有效清除；但血液灌注或血液过滤可提高清除率。

【药物相互作用和不良反应及处理】

药物相互作用及处理：①与两性霉素 B、阿司匹林及其他水杨酸盐类、杆菌肽（注射）、布美他尼、卷曲霉素、卡氮芥、顺铂、环孢素、依他尼酸、氨基糖苷类药（如巴龙霉素）和多黏菌素类药合用或先后应用，可增加耳毒性和肾毒性。处理：如必须合用，应监测听力及肾功能，并进行剂量调整。②与第三代头孢菌素合用，对金黄色葡萄球菌和肠球菌有协同抗菌作用。③与神经肌肉阻滞药（琥珀胆碱、维库溴铵）合用，可能增强此类药物的神经肌肉阻滞作用。④与抗组胺药、布克力嗪、赛克力嗪、吩噻嗪类、硫杂蒽类、曲美苄胺等合用，可掩盖耳鸣、头昏、眩晕等耳毒性症状。⑤与麻醉药合用，可能出现红斑、类组胺样潮红和过敏反应。

不良反应及处理：①骨骼肌肉系统，在快速静脉滴注时或之后，可能出现胸部和背部的肌肉抽搐。②泌尿生殖系统，少数患者用药后可出现。血尿素氮、血清肌酐升高或间质性肾炎，多发生在与氨基糖苷类药合用或原本患者有肾功能不全时，停药后大多数患者的氮质血症可消失。③肝脏，可出现黄疸、肝功能异常（丙氨酸氨基转移酶、天冬氨酸氨基转移酶升高）。④胃肠道偶有假膜性结肠炎发生。口服给药可有恶心、呕吐、口腔异味感等症状。⑤血液系统，有出现可逆性中性粒细胞减少的报道，停药后可迅速恢复正常。也有用药后出现嗜酸粒细胞增多、血小板减少的报道。⑥耳部可出现耳鸣或耳部饱胀感，长期应用、老年人或肾功能不全者应用时尤易发生。⑦偶见过敏反应，表现为药物热、寒战、恶心、嗜酸粒细胞增多、皮疹、史 - 约综合征、中毒性表皮坏死松解症。快速静脉滴注时或之后，还可能出现类过敏反应，包括低血压、喘息、呼吸困难、荨麻疹、瘙痒及身体上部潮红或疼痛。⑧其他：静脉给药时可出现注射部位剧烈疼痛，有注射部位出现静脉炎的报道。

【临床应用现状分析与展望】 万古霉素的药效较强，在其他抗生素对病菌无效时会被使用。主要用于葡萄球菌（包括耐青霉素和耐新青霉素株）、艰难梭菌等所致的系统感染和肠道感染，如心内膜炎、败血症、假膜性肠炎等。万古霉素从来没有成为治疗金黄色葡萄球菌感染的一线药物，原因在于：必须静脉注射给药，口服无法吸收；抗β- 内酰胺酶半合成青霉素类药物，如青霉素 V（以及其后继产品如萘夫西林，氯唑西林等）的快速发展，可有效抑制对青霉素产生耐药性的细菌；早期实验中所用的纯度不高的万古霉素具有很强的耳毒性及肾毒性。这些发现导致万古霉素被降级为抗感染的“最后一线药物”，用来治疗所有抗生素都无效的严重感染。由于抗生素过于滥用，已出现了可抵抗万古霉素的细菌，如万古霉素奈药性肠球菌（vancomycin resistant Enterococcus，VRE），因此万古霉素已渐渐被利奈唑胺和达托霉素所取代。

利奈唑胺

【药理作用和临床应用】

药理作用：利奈唑胺（linezolid）为噁唑烷酮类抗生素。通过选择性结合到 50S 亚单位的 23S 核糖体核糖核酸上的位点，从而抑制细菌核糖体的翻译过程，防止形成包含 70S 核糖体亚单位的起始复合物。对革兰氏阳性菌（包括对其他抗生素耐药的细菌）有效，对分枝杆菌感染亦可能有效。大肠埃希菌和革兰氏阴性杆菌通常对本药耐药。

临床应用：①万古霉素耐药的屎肠球菌引起的感染（包括伴发的菌血症）；②由金黄色葡萄球菌（甲氧西林敏感或耐药株）或肺炎链球菌，包括多药耐药株（MDRSP）引起的院内获得性肺炎；③由金黄色葡萄球菌（甲氧西林敏感或耐药株）、化脓性链球菌或无乳链球菌引起的复杂性皮肤和皮肤软组织感染（包括未并发骨髓炎的糖尿病足部感染）；④由金黄色葡萄球菌（仅为甲氧西林敏感株）或化脓性链球菌引起的非复杂性皮肤和皮肤软组织感染；⑤由肺炎链球菌（包括 MDRSP）引起的社区获得性肺炎（包括伴发的菌血症）或由金黄色葡萄球菌（仅为甲氧西林敏感株）引起的社区获得性肺炎。

【体内代谢及影响因素】 静脉给药时，成人的达峰时间为 0.5～1 小时，易分布到血流灌注良好的组织以及脑脊液、胸膜积液胰腺等部位，其总蛋白结合率为 31%。50%～70% 的药物在肝脏代谢为吗啉环氧化代谢物，此代谢物无显著的临床抗菌效果。本药肾清除率为 4ml/min，肾排泄率为 80%～85%，口服剂量大多随尿排泄（原型药 30%），7%～12% 经粪便排出。成人和 3 个月至 16 岁儿童的消除 $t_{1/2}$ 分别约为 5 小时和 2.7 小时。本药可通过血液透析清除。

【药物相互作用和不良反应及处理】

药物相互作用及处理：①与西酞普兰、氯伏胺、依他普仑、帕罗西汀、舍曲林、文拉法辛、齐美定等选择性 5- 羟色胺重吸收抑制药合用，可能引起中枢神经系统毒性或高 5- 羟色胺综合征（一种高 5 羟物色胺能状态，以烦乱不安、肌阵率、精神状态改变，反射亢进之出汗、战栗和震颤症状为特征）。机制：本药为可逆性非选择性单胺氧化酶（MAO）抑制药，可抑制 5- 羟色胺的代谢。处理：上述药物与本药之间至少应间隔 14 日使用。②与拟肾上腺素药（多巴胺、肾上腺素等）合用，可能增强以上药物的升压反应。处理：在未监测血压的情况下禁止合用。③与苯丙醇胺、伪麻黄碱合用，可能引起血压正常患者的血压升高。处理：与含有苯丙醇胺的药物（如解充血药和感冒药）合用时应谨慎，在未监测血压的情况下禁止与伪麻黄碱合用。

不良反应及处理：可见高血压、低血钾、脂肪酶和淀粉酶实验室检查异常。可见上呼吸道感染、呼吸困难、咽炎、肺炎、咳嗽和呼吸暂停。可见念珠菌性阴道炎、血尿素氮和肌酐实验室检查异常，可见肝功能检查异常。可见恶心，呕吐、便秘、腹泻、口腔念珠菌病、消化不良、局限性腹痛、舌褪色、味觉改变、弥漫性腹痛、胃肠道出血和稀便。有引起假膜性肠的报道。可见贫血，血小板减少、骨髓抑制、血小板增多、嗜酸细胞增多、白细胞、中性粒细抱减少、全血细胞减少和脓毒血症。可见发热，真菌感染。

（1）如出现反复恶心或呕吐、原因不明的酸中毒或低碳酸血症，需立即进行临床检查。

（2）如出现视力损害症状，如视敏度改变、色觉改变、视物模糊或视野缺损，应及时进行眼科检查。

（3）如发生假膜性肠炎，应采取适当的治疗措施。轻度患者停药即可，中至重度患者应给予补液、补充电解质和蛋白质，并给予临床上对艰难梭菌有效的抗菌药物治疗。

【临床应用现状分析与展望】 利奈唑胺在临床主要用于耐万古霉素的细菌感染，相对用的不多，耐药性较低，目前是临床上用其他抗菌药物不能控制的严重感染的二线用药。

达托霉素

【药理作用和临床应用】

药理作用：达托霉素（daptomycin）对甲氧西林耐药的金色葡萄球菌和耐万古霉素的肠球菌临床效果优于万古霉素或替考拉宁。作用机制：通过扰乱细胞膜对氨基酸的转运、阻碍细菌细胞壁肽聚糖和胞壁磷酸脂的生物合成、改变细胞膜电位等多种机制而破坏细菌细胞膜的功能，而杀死细菌。抗菌谱：仅对革兰氏阳性菌敏感，如：对糖肽敏感葡萄菌、对甲氧西林耐药的肠球菌、对甲氧西林敏感和耐药的金黄色葡萄球菌、凝固酶阴性葡萄球菌、对苯唑青霉素耐药的金黄色葡萄球菌和表皮葡萄球菌、对青霉素敏感和耐药的肺炎链球菌、草绿色链球菌、化脓性链球菌、无乳链球菌、C 族和 G 族链球菌、链球菌、嗜酸性乳酸杆菌、嗜酪蛋白乳酸杆菌鼠李糖亚种、万古霉素敏感和耐药的粪肠球菌。对单核细胞增多性李斯特杆菌的作用相对较差，对革兰氏阴性病原体基本无效。

临床应用：用于治疗革兰氏阳性菌引起的严重感染，用于复杂性皮肤和软组织感染，金黄色葡萄球菌菌血症，包括右心内膜炎，用于化脓性关节炎。

【体内代谢及影响因素】 组织穿透性弱，分布容积小。据研究，心内膜炎和菌血症患者的分布容积为 0.21L/kg。约 80% 的给药量经肾排泻，5%～5.7% 的给药量随粪排出，消除 $t_{1/2}$ 为 7 小时～11 小时。此外，本药可经血液透析和腹透析清除除。肾功能不全者的平均 *AUC* 增加，$t_{1/2}$ 延长。

【药物相互作用和不良反应及处理】

药物相互作用及处理：与羟甲基戊二酸单酰辅酶 A（HMG-CoA）合用可增加风险，应避免合并使用。

不良反应及处理：①心血管系统，可见血压改变和心律失常，还可见高血钾；②呼吸系统，可见呼吸困难，还可见哮喘性肺嗜酸粒细胞浸润，咳嗽、咽痛、胸腔积液和嗜酸粒细胞性肺炎；③肌肉骨骼系统，可见疼痛，关节痛、肌酸激酶水平增加、四肢疼痛和横纹肌溶解；④用于治疗泌尿系统感染疾病，可见肾衰竭；⑤精神可见焦虑；⑥肝脏可见肝功能异常。

【临床应用现状分析与展望】 达托霉素在临床主要用于耐万古霉素的细菌感染，临床上与其他抗菌药物比较，相对用的不多，耐药性较低，目前是临床上用其他抗菌药物不能控制的严重感染的二线用药。

三、人工合成抗菌药

（一）喹诺酮类抗菌药

喹诺酮类抗菌药是指含有 4- 喹诺酮类母核的合成抗菌药物，属于静止期杀菌剂，具有抗菌谱广、抗菌力强、组织浓度高、口服吸收好、与其他常用抗菌药无交叉耐药性、抗菌后效应较长、不良反应相对较少等特点，已成为临床治疗细菌感染性疾病的重要药物。按问世先后可分为四代：第一代是 1962 年合成的萘啶酸（nalidixic acid），因吸收差、毒性大、抗菌作用差，已被淘汰；第二代是 1973 年合成的吡哌酸（pipemidic acid）等，主要用于革兰氏阴性菌引起的泌尿道和消化道感染；第三代是 20 世纪 70 年代以来问世的氟喹诺酮类（fluoroquinolones），如诺氟沙星、环丙沙星（ciprofloxacin）、氧氟沙星、左氧氟沙星、洛美沙星、氟罗沙星、司帕沙星等；有文献将 20 世纪 90 年代后期至今生产的氟喹诺酮类称为第四代，如莫西沙星、吉米沙星（gemifloxacin）、加替沙星（gatifloxacin）等。第三代和第四代氟喹诺酮类药是当前临床上治疗细菌感染性疾病非常重要的药物。常用喹诺酮类抗菌药有以下几种：

诺氟沙星

【药理作用和临床应用】

药理作用：诺氟沙星（norfloxacin）具有广谱抗菌作用，尤其对需氧革兰氏阴性杆菌抗菌活性高，对金黄色葡萄球菌、肺炎链球菌、溶血性链球菌、肠球菌属等革兰氏阳性菌及厌氧菌不如氧氟沙星和环丙沙星。口服应用于敏感菌所致的下尿路感染、淋病（仅限药敏结果为敏感株者）、前列腺炎、肠道感染和伤寒及其他沙门菌感染。滴眼液适用于敏感菌所致的结膜炎。

临床应用：主要用于敏感菌所致的感染。如：①尿路感染、前列腺炎、淋病、急慢性肾盂肾炎、膀胱炎。其中栓剂及药膜用于敏感菌所致细菌性阴道炎。②胃肠道感染、伤寒及其他沙门菌感染及胆囊炎等。③呼吸道感染，如急性支气管炎、慢性支气管炎急性发作、肺炎。④本药滴眼液用于敏感菌所致的外眼感染，如结膜炎、角膜炎、角膜溃疡等。⑤本药软膏和乳膏用于皮肤软组织感染，如脓疱疮、湿疹感染、足癣感染、毛囊炎、疖肿等。⑥也可作为腹腔手术感染的预防用药。

【体内代谢及影响因素】 空腹口服吸收迅速但不完全，吸收后广泛分布于各种组织、体液中，如肝、肾、肺、前列腺、睾丸、子宫、胆汁、痰液、血和尿液，但很少分布于中枢神经系统。肾脏和肝胆系统为主要排泄途径，肾功能减退者的半衰期将延长。

【药物相互作用和不良反应及处理】

药物相互作用及处理：①尿碱化剂可减少该药在尿中的溶解度，导致结晶尿和肾毒性；②与茶碱类合用时可能由于与细胞色素 P450 结合部位的竞争性抑制，导致茶碱类的肝清除明显减少，血药消除 $t_{1/2}$ 延长，血药浓度升高，出现茶碱中毒症状，如恶心、呕吐、震颤、不安、激动、抽搐、心悸等，故合用时应测定茶碱类血药浓度和调整剂量；③环孢素与该药合用，可使前者的血药浓度升高，必须监测环孢素血浓度，并调整剂量；④与抗凝药华法林同用时可增强后者的抗凝作用，合用时应严密监测患者的凝血酶原时间；⑤丙磺舒可减少该药自肾小管分泌约 50%，合用时可因该药血浓度增高而产生毒性，与呋喃妥因有拮抗作用，不推荐联合应用；⑥与多种维生素，或其他含铁、锌离子的制剂及含铝或镁的制酸合用药可减少该药的吸收，建议避免合用，不能避免时在该品服药前 2 小时，或服药后 6 小时服用；⑦去羟肌苷（didanosine，DDI）可减少其口服吸收，因其制剂中含铝及镁，可与氟喹诺酮类螯合，故不宜合用；⑧该药干扰咖啡因的代谢，从而导致咖啡因清除减少，血药消除半衰期延长，并可能产生中枢神经系统毒性。

不良反应及处理：偶见胃肠道反应如恶心、呕吐、腹泻，少数患者出现光敏反应。小儿使用可引起软骨发育不良，故应避免给小儿使用。

【临床应用现状分析与展望】 诺氟沙星具有对革兰氏阴性菌作用强，毒副作用小，对细菌有杀灭作用，尽管耐药率在增长，但仍然是敏感菌的一线药。

左氧氟沙星

左氧氟沙星（levofloxacin）是氧氟沙星的左旋体，口服生物利用度接近 100%。尿中药浓度高，$t_{1/2}$ 为 4～6 小时。其抗菌谱与氧氟沙星相似，体外抗菌活性是氧氟沙星的 2 倍，主要用于敏感菌所致的呼吸系统、泌尿系统、消化系统、骨及关节和皮肤等各种急、慢性感染。不良反应发生率低于多数氟喹诺酮类药物。

【药理作用和临床应用】

药理作用：左氧氟沙星为氧氟沙星的左旋体，其抗菌活性约为氧氟沙星的 2 倍。主要作用机制为抑制细菌 DNA 旋转酶（细菌拓扑异构酶Ⅱ）的活性，阻碍细菌 DNA 的复制。具有抗菌谱广、抗菌作用强的特点。对大多数肠杆菌科细菌，如大肠埃希菌、克雷伯菌属、沙门菌属、变形杆菌属、志贺菌属、沙门氏菌属、枸橼酸杆菌、不动杆菌属以及铜绿假单胞菌、流感嗜血杆菌、淋病奈瑟菌等革兰氏阴性细菌有较强的抗菌活性。对部分甲氧西林敏感葡萄球菌、肺炎链球菌、化脓性链球菌、溶血性链球菌等革兰氏阳性菌和军团菌、支原体、衣原体也有良好的抗菌作用，但对厌氧菌和肠球菌的作用较差。

临床应用：用于敏感细菌引起的感染。如：①呼吸系统感染，如急性支气管炎、慢性支气管炎急性发作、弥漫性细支气管炎、支气管扩张合并感染、肺炎、扁桃体炎（扁桃体周脓肿）、急性鼻窦炎、社区获得性肺炎和医院获得性肺炎；②泌尿系统感染，如急性肾盂肾炎、复杂性尿路感染和非复杂性尿路感染；③生殖系统感染，如前列腺炎、附睾炎、宫腔感染和子宫附件炎盆腔炎（疑有厌氧菌感染时可合用甲硝唑）；④皮肤及软组织感染，如脓肿、蜂窝织炎、疖、脓疱病和脓皮病伤口感染；⑤肠道感染，如细菌性痢疾、感染性肠炎、沙门菌肠炎、伤寒及副伤寒等；⑥五官感染，如外耳道炎、中耳炎，细菌性结膜炎、细菌性角膜炎、角膜溃疡、泪囊炎、术后感染等外眼感染；⑦其他感染，如乳腺炎、外伤、烧伤及手术后伤口感染、腹腔感染（必要时合用甲硝唑）、胆囊炎、胆管炎、骨与关节感染，以及败血症、粒细胞减少及免疫功能低下患者的多种感染和吸入性炭疽。

【体内代谢及影响因素】 本药在体内组织中分布广泛。主要以原型药由尿中排泄，口服给药后 48 小时内，尿中原形药排出量约占给药量的 87%。72 小时内粪便中的排出药量少于给药量的 4%；约 5% 的药物以无活性代谢物形式由尿中排泄。肾功能减退者清除率下降，消除半衰期延长，为避免药物蓄积，应进行剂量调整。

【药物相互作用和不良反应及处理】

药物相互作用及处理：①与华法林及其衍生物合用，可能增强以上药物的作用。处理：合用时应监测凝血酶原时间或其他凝血试验。②与环孢素合用，可使环孢素的血药浓度升高。处理：用时必须监测环孢素的血药浓度，并调整剂量。③与阿洛司琼合用，可导致阿洛司琼血药浓度升高，出现不良反应的风险增加。机制：本药可抑制由细胞 P450 CYP1A2 调节的药物代谢，较依诺沙星、环丙沙星小，但可能导致茶碱血药浓度升高，出现茶碱中毒症状。机制：CYP 结合部位竞争性抑制，导致茶碱类药消除明显减少，血消除半衰期延长。处理：合用时需监测血药浓度和调整剂量。④与苯丙酸、联苯丁酮酸类、非甾体类抗炎药合用，可能导致抽搐的。处理：应避免合用。⑤与决奈达隆、美索达嗪、硫利达嗪、利多卡因、乙酰卡尼、恩氟卡尼、托卡尼、普鲁卡因胺、普罗帕酮、胺碘酮、美溴苄胺、丙吡胺、莫雷西嗪、奎尼丁、阿义马林、替地沙阿齐利特、多非利特、司美利特、伊布利特、雷诺嗪、索尔、氟康唑、氯丙嗪、奋乃静、氟哌利多、齐拉西酮、伊洛哌美沙酮、舒尼替尼、拉帕替尼以及尼洛替尼合用，可使心电图 QT 间期延长、尖端扭转型室性心动过速、心脏停搏等心脏风险增加。处理：禁止合用。⑥与口服降糖药合用，可能引起血糖失调，包括高血糖和低血糖。处理：合用时需严密监测血糖浓度，一旦发生低血糖应立即停药，并给予适当处理。⑦与含铝、镁药物（如抗酸药、去羟肌苷）及钙、铁、锌剂合用，可干扰本药口服制剂的胃肠道吸收，使本药在各系统内的浓度明显降低。处理：服用以上药物应在口服本药前或后至少 2 小时。⑧与尿碱化药合用，可降低本药在尿中的溶解度，导致结晶尿和肾毒性。

【临床应用现状分析与展望】 左氧氟沙星对革兰氏阴性和革兰氏阳性菌作用强，毒副作用小，对细菌有杀灭作用，尽管耐药率在增长，但仍然是敏感菌的一线用药。

其他喹诺酮类药物特点见表 28-4。

（二）磺胺类抗菌药

磺胺嘧啶

【药理作用和临床应用】

药理作用：磺胺嘧啶（sulfadiazine）属全身应用的中效磺胺类药，为一种广谱抑菌剂。其作用机制是在结构上类似于对氨基苯甲酸（PABA），可与 PABA 竞争性作用于细菌体内的二氢叶酸合成酶，从而阻止 PABA 作为原料合成细菌所需要的四氢叶酸，进而抑制细菌蛋白质的合成而起抗菌作用。本药是磺胺类药中血浆蛋白结合率最低、血 - 脑屏障透过率最高的药物，对预防和治疗流行性脑膜炎有较好疗效；但由于本药在尿中溶解度低，易出现结晶尿，故不适宜用于尿路感染的治疗。

临床应用：①用于预防、治疗敏感脑膜炎球菌所致的流行性脑膜炎；②用于治疗敏感菌所致的急性支气管炎、轻症肺炎、中耳炎及皮肤软组织等感染；③用于治疗星形奴卡菌病；④可作为治疗沙眼衣原体所致宫颈炎和尿道炎的次选药物；⑤可作为治疗由沙眼衣原体所致的新生儿包涵体结膜炎的次选药物；⑥可作为对氯喹耐药的恶性疟疾治疗的辅助用药；⑦与乙胺嘧啶联合用药治疗鼠弓形虫引起的弓形虫病；⑧本药软膏用于疮疖化脓、溃烂皮肤擦伤等症。

表 28-4　其它喹诺酮类抗菌药物特点

药物名称	临床应用	不良反应	药物相互作用及处理
环丙沙星（ciprofloxacin）	用于敏感菌所致的下列感染：①泌尿生殖系统感染，包括单纯性或复杂性尿路感染、细菌性前列腺炎、淋球菌尿道炎或宫颈炎（包括产酶株所致者）、肾盂肾炎；②呼吸系统感染，由敏感革兰氏阴性杆菌所致的支气管感染急性发作及肺部感染；③胃肠道感染；④本药滴眼液、眼膏用于外眼部感染（如结膜炎）；⑤本药阴道泡腾片、栓剂用于细菌性阴道炎；⑥本药滴耳液用于中耳炎、外耳道炎、鼓膜炎、乳突腔术后感染等；⑦本药凝胶、乳膏、软膏用于治疗脓疱疮、毛囊炎以及其他化脓性皮肤感染等；⑧其他还可用于骨关节感染、皮肤软组织感染及败血症等	①心血管系统，可出现心悸、晕厥、高血压、心房扑动、室性期前收缩、心绞痛、心肌梗死、心脏停搏、脑血栓形成、外周水肿、血管炎等。②内分泌系统，偶有高血糖。③肌肉骨骼系统，偶可发生关节疼痛、肌肉痛、腱鞘炎、跟腱炎。有导致重症肌无力加重的个案报道。④泌尿生殖系统，少数患者可有血尿素氮、肌酐升高。⑤神经精神系统，可有头晕、头痛、嗜睡、失眠，部分患者可出现痛觉异常、颅内压升高、共济失调、震颤、癫痫发作、惊厥、意识模糊等。部分患者可出现焦虑、抑郁、幻觉。还可出现妄想、躁狂、人格分裂。⑥部分患者可有血清氨基转移酶、碱性磷酸酶、胆红素升高。⑦过敏反应，可见皮疹、皮肤瘙痒、荨麻疹、药物热等。少数患者有光敏反应。⑧长期或重复使用本药可引起耐药菌或真菌感染	①与丙磺舒合用可减少本药自肾小管分泌，使其血药浓度及毒性均增加。②与甲氧氯普胺合用，可加速本药的吸收，但不影响生物利用度。③与华法林合用可增强华法林的抗凝作用。处理：合用时应严密监测患者的凝血酶原时间。④与环孢素合用，可使环孢素血药浓度升高。处理：合用时须监测环孢素的血药浓度并调整剂量。⑤与茶碱类药合用，可出现茶碱中毒的有关症状（如恶心、呕吐、震颤、不安、激动、抽搐、心悸等）。机制：本药可使茶碱类药的肝脏清除明显减少，消除半衰期延长，血药浓度升高。处理：合用时应监测茶碱类药的血药浓度并调整剂量
氧氟沙星（ofloxacin）	用于敏感菌所致的下列感染：①泌尿生殖系统感染，包括单纯性及复杂性尿路感染、细菌性前列腺炎、淋球菌尿道炎或宫颈炎（包括产酶株所致者）等；②呼吸系统感染，包括慢性支气管炎急性发作及肺部感染等；③胃肠道感染；④伤寒；⑤骨、关节、皮肤软组织感染及败血症；⑥滴耳液可用于中耳炎、外耳道炎、鼓膜炎；⑦滴眼液和眼膏可用于细菌性结膜炎、细菌性角膜炎、角膜溃疡、泪囊炎、术后感染等外眼感染；⑧栓剂和阴道泡腾片可用于细菌性阴道病；⑨乳膏、软膏和凝胶可用于脓疱疮、疖疮、毛囊炎、湿疹合并感染、外伤感染、癣病合并感染及其他化脓性皮肤感染；⑩作为抗结核病的二线药物，多与异烟肼、利福平等合用	本药不良反应发生率在常用的同类药物中相对较低。①肌肉骨骼系统，偶见关节疼痛、肌肉痛、跟腱炎、跟腱断裂等。使用氟喹诺酮类药可能出现重症肌无力加重。②泌尿生殖系统，可有血尿素氮升高、肌酐值升高，也有间质性肾炎（表现为血尿、发热、皮疹等）的报道。高剂量用药时可出现结晶尿。部分患者用药后出现外阴瘙痒、阴道分泌物增多。③神经系统可有头晕、头痛、嗜睡、失眠、眩晕，偶有癫痫发作和震颤。使用氟喹诺酮类药可能出现周围神经病。④偶有精神异常、烦躁不安、意识模糊和幻觉。长期大剂量应用可引起轻微精神障碍。还有使用喹诺酮类药物后出现欣快、抑郁、恐慌及妄想的报道。⑤偶有血清氨基转移酶升高。⑥血液系统，可有周围白细胞减少、血小板减少。⑦皮肤可有皮疹、瘙痒等，光敏反应少见	①与丙磺舒合用可因本药血药浓度升高而产生毒性。机制：丙磺舒可减少本药自肾小管分泌约 50%。②与尿碱化剂合用尿碱化剂可减低本药在尿中的溶解度，导致结晶尿及肾毒性。③与茶碱类药物合用，同环丙沙星。本药与诺氟沙星、依诺沙星、环丙沙星等比较，对茶碱的代谢影响虽较小，但合用时仍应监测茶碱类药物血药浓度并调整剂量。④与环孢素合用：可使环孢素的血药浓度升高。处理：合用时应监测环孢素血药浓度，并调整剂量。⑤与抗凝药（华法林等）合用，对抗凝药的抗凝作用增强较小。处理：合用时应监测患者的凝血酶原时间。⑥本药注射液与降压药、巴比妥类麻醉药合用，可引起血压突然下降

续表

药物名称	临床应用	不良反应	药物相互作用及处理
依诺沙星(enoxacin)	①用于敏感菌所致的泌尿生殖系统感染(包括单纯性尿路感染、复杂性尿路感染、细菌性前列腺炎、淋菌性尿道炎、宫颈炎)、呼吸系统感染(包括支气管感染急性发作、肺部感染)、胃肠道感染、骨和关节感染、皮肤软组织感染、伤寒、败血症等;②本药软膏和乳膏用于脓疱疮,毛囊炎,疖肿,烧烫伤创面感染及足癣合并细菌感染等;③本药滴眼液用于敏感菌所致的结膜炎、角膜炎等眼部感染	①心血管系统偶见心悸。②内分泌系统,有静脉滴注葡萄糖酸依诺沙星致血糖升高的个案报道。③呼吸系统,偶见呼吸困难、咳嗽,有引起短暂窒息的个案报道。④肌肉骨骼系统偶见关节疼痛、跟腱炎、跟腱断裂。使用喹诺酮类药可能出现重症肌无力加重。⑤泌尿生殖系统偶见间质性肾炎(表现为血尿、发热、皮疹等),少数患者可发生一过性轻度血尿素氮增高。高剂量用药时偶可出现结晶尿。⑥神经系统可见头晕、头痛、嗜睡和失眠。偶见癫痫发作、意识模糊、震颤和周围神经刺激症状。⑦偶见烦躁不安、幻觉。⑧有引起胆汁淤积性肝损伤的个案报道。少数患者可发生一过性轻度血清氨基转移酶升高。	①与丙磺舒合用,可使两药血药浓度均升高,产生毒性反应。②与茶碱类药合用,可导致茶碱类药的血药浓度升高,出现茶碱中毒。处理:应避免合用,不可避免时应监测茶碱类血药浓度并调整剂量。③与阿戈美拉汀合用,可增加阿戈美拉汀的暴露量。处理:禁止合用。④与度洛西汀合用:可升高度洛西汀的生物利用度,增加不良反应。处理:合用应谨慎。⑤与罗氟司特合用合用应谨慎。⑥与环孢素合用,可使环孢素血药浓度升高。处理:合用时应监测环孢素血药浓度。⑦与华法林合用,可增强华法林的抗凝作用。应避免合用。⑧与抗糖尿病药合用,可导致血糖改变的风险增加。处理:必须合用时,应密切监测血糖水平,调整抗糖尿病药剂量。⑨与皮质激素合用,可使发生肌腱断裂的风险增加,尤其是老年人。
司帕沙星(sparfloxacin)	用于敏感菌所致的下列感染:①呼吸系统感染,如急性咽炎、急性扁桃体炎、中耳炎、鼻窦炎、支气管炎、支气管扩张合并感染、肺炎等;②肠道感染,如细菌性痢疾、伤寒、感染性肠炎,沙门菌肠炎等;③胆道感染,如胆囊炎、胆管炎等;④泌尿生殖系统感染,如膀胱炎、肾盂肾炎、前列腺炎、淋病奈瑟菌性尿道炎、非淋病奈瑟菌性尿道炎、子宫附件炎、子宫内感染、子宫颈炎、前庭大腺炎等及由解脲支原体和沙眼衣原体所致的泌尿生殖系统感染;⑤皮肤、软组织感染,如脓疱疮、集簇性痤疮、毛囊炎、疖、痈、丹毒、蜂窝组织炎及手术伤口感染等;⑥口腔科感染,如牙周组织炎,冠周炎等;⑦可作为抗结核病的二线药物	①心血管系统可见QT间期延长、心动过速等;②内分泌系统偶见低血糖。③呼吸系统偶见间质性肺炎。还可见哮喘发作。④肌肉骨骼系统偶见肌腱炎。还可见肌痛、关节痛。使用氟喹诺酮类药可能出现重症肌无力加重。⑤泌尿生殖系统,可见血尿素氮升高、血肌酐升高。⑥神经系统可见头痛、头晕,烦躁、失眠,痉挛、震颤和麻木。⑦可见激动、焦虑。⑧可见天冬氨酸氨基转移酶升高、丙氨酸氨基转移酶升高、碱性磷酸酶升高、乳酸脱氢酶升高和总胆红素升高。⑨血液系统,可见嗜酸粒细胞增多、白细胞减少、红细胞减少、血红蛋白降低和血小板减少。⑩过敏反应,含光敏反应,可有瘙痒、皮疹、发热、局部发红、水肿、水疱、红斑、充血等	①与非甾体类抗炎药合用有引起痉挛的报道。②可导致QT间期延长。与尖端扭转型室性心律失常的药物(如吩噻嗪类、抗心律失常药、三环类抗抑郁药、三氧化二砷、西酞普兰)合用可能导致QT间期延长和/或尖端扭转型室性心律失常。处理:禁止合用。③氟喹诺酮类药与降糖药合用可导致高血糖。处理:如需合用,应监测血糖浓度并调整降糖药剂量。④与皮质激素类药合用可能增加肌腱断裂的风险。⑤与含镁的抗酸药、含铝的抗酸药、含铁的抗酸药、硫糖铝合用可降低本药的吸收,导致疗效降低。机制:以上药物可与本药形成螯合物。处理:两者应间隔4小时服用
莫西沙星(moxifloxacin)	①用于成人上呼吸道和下呼吸道感染,如急性鼻窦炎、慢性支气管炎急性发作、社区获得性肺炎;②用于成人皮肤和软组织感染;③用于成人复杂腹腔感染包括混合细菌感染,如脓肿	①心血管系统,合并低钾血症的患者在临床试验中应用本药QT间期延。可导致室性快速心律失常、非特异性心律失常、晕厥、高血压和低血压的发生。②内分泌系统,临床试验中发现本药可引起高脂	①与激素合用可增加肌腱炎和肌腱断裂的风险。②与可能延长QT间期的药物(西沙必利、红霉素、抗精神病药、Ⅰa或Ⅲ类抗心律失常药及三环类抗抑郁药)合用可导致QT间期延

续表

药物名称	临床应用	不良反应	药物相互作用及处理
		血症，还可见高血糖、高尿酸血症。③呼吸系统可见呼吸困难。④肌肉骨骼系统出现关节痛、肌肉痛、腱炎、渐进性肌肉紧张和痉挛和关节炎。有导致肌腱断裂、步态异常，还有致横纹肌溶解症的报道。⑤泌尿生殖系统，出现肾脏损害、肾衰。还可见阴道念珠菌病、阴道炎。⑥免疫系统，可见变态反应、瘙痒、皮疹、荨麻疹和血液嗜酸粒细胞增多。⑦神经系统，可见头痛、头晕、双侧或单侧感觉减退、味觉错乱、定向紊乱和障碍、睡眠失调、震颤，眩晕、瞌睡、感觉迟钝、嗅觉异常、协调失衡、癫痫发作、注意力异常、言语障碍和健忘症。还可见共济失调、失眠、周围神经病，有导致颅内压增高的报道。⑧有焦虑反应、精神运动功能亢进或激动、情绪不稳定、抑郁、幻觉。还可出现精神病反应。还可出现紧张、噩梦、妄想，偏执狂、易怒、自杀想法和行为、反常思维，激越、焦虑、虚弱、意识模糊、欣快、敌对、神经质、恐慌、精神错乱和镇静。⑨可见氨基转移酶升高。有本药引起爆发型肝炎导致致命肝脏衰竭的报道。⑩皮肤可见多汗。可引发大疱性皮肤反应。⑪可见真菌性二重感染	长的不良反应相加，从而导致室性心律失常，包括尖端扭转型室性心动过速的发生危险增高。③与抗凝药（如华法林）合用可使此类药物的抗凝活性升高，对凝血酶原时间及其他凝血参数无影响。处理：用药期间应监测国际标准化比值（NR），如有必要应调整口服抗凝药的剂量。④与抗酸药、矿物质和多种维生素合用导致血浆中的药物浓度降低。机制：本药能与这些物质中的多价阳离子形成多价螯合物而减少药物的吸收。处理：抗酸药、其他含镁或铝的制剂、硫糖铝以及含铁或锌的矿物质，至少需要在口服本药4小时前或2小时后服用。⑤同时口服炭和本药能减少药物的全身利用，在体内阻止80%药物吸收。静脉给药后，活性炭只能轻度减少药物的全身暴露（约20%）。⑥与雷尼替丁、高剂量钙剂、茶碱、口服避孕药、抗糖尿病药（如格列本脲）、伊曲康唑、地高辛、吗啡（肠外给予）、阿替洛尔和丙磺舒合用尚未观察到药物相互作用
加替沙星（gatifloxacin）	用于治疗敏感菌株引起的中度以上的下列感染性疾病：①慢性支气管炎急性发作：由肺炎链球菌、流感血杆菌、副流感嗜血杆菌、卡他莫拉菌或金黄色葡萄球菌感染所致；②急性鼻窦炎：由肺炎链球菌、流感嗜血杆菌等感染所致；③社区获得性肺炎：由肺炎链球菌、流感嗜血杆菌、副流感嗜血杆菌、卡他莫拉菌、金黄色葡萄球菌、嗜肺衣原体、嗜肺支原体或嗜肺军团菌等感染所致；④单纯性或复杂性泌尿道感染（膀胱炎）：由大肠埃希菌、肺炎克雷伯菌、奇异变形杆菌等感染所致者；⑤肾盂肾炎：由大肠埃希菌等感染所致。⑥单纯性尿道和宫颈淋病：由淋病奈瑟球菌感染所致；⑦女性急性单纯性直肠感染：由淋病奈瑟球菌感染所致；⑧本药滴眼液和眼用凝胶可用于急性细菌性结膜炎	本药主要引起胃肠道反应、过敏样反应、神经系统反应、注射部位损害等。其它不良反应同莫西沙星	①与地高辛合用未见本药药代动力学发生明显改变，但在部分受试者发现地高辛血药浓度升高。处理：合用时应监测服用地高辛患者的地高辛毒性反应的症状和体征。对表现出毒性症状和体征的患者，应测定地高辛的血药浓度，并适当调整地高辛剂量。但不推荐事先调整两药剂量。②与影响葡萄糖代谢的药物合用可增加患者血糖代谢异常的危险。合用格列本脲和其他降血糖药物后，观察到了影响葡萄糖代谢的药效学变化。与格列本脲合用时，没有观察到明显的药代动力学相互作用。③与非甾体抗炎药合用，可能有增加发生中枢神经系统刺激症状和抽搐的危险

续表

药物名称	临床应用	不良反应	药物相互作用及处理
曲伐沙星（trovafloxacin）	①用于肺炎；②用于腹腔内感染；③用于女性生殖系统感染；④用于皮肤或软组织感染；⑤用于儿童流行性脑膜炎	本药的不良反应与其它喹诺酮类药物相同，但本药引起光毒性的可能性比环丙沙星和洛美沙星小。可见皮肤皮疹、多汗、面红、瘙痒。也有本药引起中毒性表皮坏死松解症（TEN）剥脱性皮炎的个案报道。此外，本药引起光毒性的可能性比环丙沙星和洛美沙星小。	①与茶碱合用可使茶碱的 *AUC* 升高和半衰期延长，但该变化临床意义不明显。机制：茶碱清除率降低。②与皮质激素合用：可使发生肌腱断裂的风险增加，尤其是老年人。③与阿奇霉素合用可导致胃肠道不良反应增加。④抗糖尿病药合用可导致血糖改变的风险增加。处理：必须合用时，应密切监测血糖水平，调整抗糖尿病药剂量。⑤与含铝和镁的抗酸药合用可使本药 *AUC* 减少，C_{max} 下降。机制：铝、镁，钙等阳离子的螯合作用减少了本药的吸收。处理：口服本药前后 2 小时不宜服用以上药物

【体内代谢及影响因素】 口服易吸收，但吸收缓慢慢。药物吸收后广泛分布于全身组织及胸膜液、腹膜液、滑膜液、房水、唾液、汗液、尿液和胆汁中。本药易透过血 - 脑屏障，也可进入乳汁和通过胎盘屏障。蛋白结合率为 38%～48%。药物主要在肝脏经过乙酰化代谢而失效，其次是与肝脏中的葡萄糖醛酸结合而失效。给药后 48～72 小时内以原形药物随尿排出给药量的 60%～85%。此外，另有少量药物经粪便、乳汁和胆汁排出。肾功能不正常者，半衰期延长。血液透析可清除部分药物。

【药物相互作用和不良反应及处理】

药物相互作用及处理：①与甲氧苄啶合用，可产生协同作用。②与光敏感药物合用，可加重光敏反应。③与酸性药物（如维生素 C）合用，可析出结晶，使发生结晶尿的危验性增加。处理：两者不宜合用。④与口服抗凝药、口服降血糖药，保泰松，甲氨蝶呤、苯妥英（或磷苯妥英）和硫喷妥钠合用，可使以上药物作用增强、时间延长或毒性增加。机制：本药可取代以上药物的蛋白结合部位，或抑制其代谢。⑤与骨髓抑制药合用，可能增强此类药物对造血系统的不良影响反应。⑥与溶栓药合用，可能增强溶铨药潜在的毒性作用。⑦与肝毒性药物合用，可能使肝毒性发生率增高。

不良反应及处理：①泌尿生殖系统，结晶尿、血尿较为多见，严重者可引起少尿、尿痛甚至尿毒症。②与胆红素竞争蛋白结合部位，可致游离胆红素增高，游离胆红素进入中枢神经系统后可导致胆红素脑病。因新生儿肝功能不完善，对胆红素代谢差，尤易发生。③偶可发生精神错乱、幻觉、欣快感、抑郁。④可发生黄疸、肝功能减退，严重者可发生急性重型肝炎。⑤血液葡萄糖 -6- 磷酸脱氢酶缺乏者用药后易发生溶血性贫血及血红蛋白尿，在新生儿和小儿中尤为多见。⑥过敏反应，药疹较为常见，严重者可发生渗出性多形性红斑剥脱性皮炎、大疱表皮松解症等；也可表现为光敏反应、药物热关节及肌肉疼痛、发热等血清病样反应。以上不良反应一但出现，应立即停药。

【临床应用现状分析与展望】 该类抗生素由于是抑菌药，抗菌活性较弱，又有不良反应，目前临床上已不作为常用药物使用。

磺胺甲噁唑

【药理作用和临床应用】

药理作用：磺胺甲噁唑是全身应用的中效磺胺类药，为一种广谱抑菌剂。其作用机制与磺胺嘧啶相同。

临床应用：①治疗敏感菌所致的急性单纯性

尿路感染；②与甲氧苄啶联用，治疗对其敏感的流感杆菌、肺炎链球菌和其他链球菌所致的中耳炎；③与乙胺嘧啶联用，治疗鼠弓形虫引起的弓形虫病；④治疗星形奴卡菌病；⑤作为治疗沙眼衣原体所致宫颈炎、尿道炎和新生儿包含体结膜炎的次选药物；⑥作为治疗杜克雷嗜血杆菌所致软下疳的可选药物；⑦预防敏感脑膜炎球菌所致的流行性脑脊髓膜炎；⑧作为对氯喹耐药的恶性疟疾治疗的辅助用药。

【体内代谢及影响因素】 口服后吸收良好，给药后24小时达血药峰浓度。本药表观分布容积约为5L/kg。药物吸收后广泛分布于全身组织和胸膜液，腹膜液和房水等体液中。本药能透过血-脑屏障进入脑脊液，脑膜无炎症时，可达同期血药浓度的55.6%，也能进入乳汁和通过胎盘屏障结合率可降低。药物主要在肝内代谢为无抗菌活性的乙酰化物，血中乙酰化率约为20%～40%。肝功能不全者代谢作用减退部分药物在肝内与葡萄糖醛酸结合形成无活性的代谢物，随尿液排出。正常肾功能者消除 $t_{1/2}$ 为6～12小时，肾衰竭者可延长至20～50小时。主要经肾小球滤过排泄，部分游离药物可经肾小管重吸收。药物排泄与尿pH值有关，在碱性尿液中排泄量增多。给药后24小时内经尿液以原形排出给药量的20%～40%。肾功能不全者药物排出减慢，乙酰化作用增强。此外，另有少量药物随粪便、乳汁、胆汁排出。血液透析可清除部分药物，但腹膜透析无此作用。

【药物相互作用和不良反应及处理】 同磺胺嘧啶。

【临床应用现状分析与展望】 该类抗生素由于是抑菌药，抗菌活性较弱，又有不良反应，目前临床上已不作为常用药物使用。只有复方SMZ在临床上用于敏感菌感染。复方新诺明是磺胺甲噁唑和甲氧苄啶（trimethoprim，TMP）的复方制剂，它们的药代动力学特征十分相似，其抗菌作用比两个药物单独等量应用时强数十倍。复方新诺明比磺胺甲噁唑的抗菌谱更广，对大多数革兰氏阳性和阴性菌都具有抗菌活性，包括链球菌、葡萄球菌、克雷伯菌、流感嗜血杆菌、卡氏肺孢菌、淋病奈瑟菌、脑膜炎奈瑟菌、志贺菌属、伤寒沙门菌、奇异变形杆菌和大肠埃希菌等。

第三节　抗菌药物的合理应用原则

一、抗菌药物的合理应用原则

（一）有用药指征

诊断为细菌性感染者，方可应用抗菌药物。根据患者的症状、体征及血、尿常规等实验室检查结果，初步诊断为细菌性感染者以及经病原微生物检查确诊为细菌性感染者，方有指征应用抗菌药物。缺乏细菌及病原微生物感染的证据，诊断不能成立者，以及病毒性感染者，均无指征应用抗菌药物。

（二）根据敏感试验结果选用抗菌药物

应尽早查明感染病原，根据病原种类及细菌和根据敏感试验结果选用抗菌药物。抗菌药物品种的选用，应根据病原菌种类及病原菌对抗菌药物敏感试验的结果而定。危重患者在未获知病原菌及药敏结果前，可根据患者的发病情况、发病场所、原发病灶、基础疾病等推断最可能的病原菌，并结合当地细菌耐药状况先给予抗菌药物经验治疗，获知细菌培养及药敏结果后，调整疗效不佳患者的给药方案。

（三）按照药物的PD（药效学）/PK（药代动力学）选药

应根据各种抗菌药物的药效学、药代动力学特点、抗菌作用的特点及其体内过程特点选择用药。临床医师按临床适应证正确选用抗菌药物。

（四）制定合适的给药方案

根据病原菌、感染部位感染严重程度和患者的生理、病理情况制定抗菌药物的给药方案。

1. 给药剂量　按各种抗菌药物的治疗剂量范围给药。治疗重症感染和抗菌药物不易达到的部位的感染，抗菌药物剂量应较大；而治疗单纯性下尿路感染时，由于多数药物尿药浓度远高于血药浓度，则可应用较小剂量。

2. 给药途径

（1）轻度感染可接受口服给药。重度感染、全身性感染患者初始治疗应予静脉给药，以确保疗效，病情好转能口服时应及早转为口服给药。

（2）应尽量避免抗菌药物的局部应用，某些皮肤表层及口腔、阴道等黏膜表面的感染可采用抗菌药物局部应用或外用。局部用药宜采用刺激性小、不易吸收、不易导致耐药性和不易致过敏反应的杀菌剂，青霉素类、头孢菌素类等易产生过敏反应的药物不可局部应用。氨基糖苷类等耳毒性药不可局部滴耳。

3. 给药次数　应根据药代动力学和药效学相结合的原则给药。青霉素类、头孢菌素类等消除半衰期短者，应一日多次给药。氟喹诺酮类、氨基糖苷类等可一日给药一次（重症感染除外）。

4. 给药疗程　抗菌药物疗程因感染不同而异，一般宜用至体温正常、症状消失后72～96小时。但是败血症、感染性心肌内膜炎、化脓性脑膜炎、伤寒、布鲁菌病、骨髓炎、溶血性链球菌咽炎和扁桃体炎、深部真菌、结核病等需较长的疗程方能彻底治愈，并防止复发。

（五）抗菌药物联合应用要有明确指征

1. 用于病原菌尚未查明的严重感染，包括免疫缺陷者的严重感染。

2. 用于单一抗菌药物不能控制的需氧菌、厌氧菌混合感染，2种或2种以上病原菌感染。

3. 用于单一抗菌药物不能有效控制的感染性心内膜炎或白血病等重症的感染。

4. 用于需长期治疗，病原菌易对某些抗菌药物产生耐药性的感染。如结核病、深度真菌病。

（六）联合用抗菌药物注意事项

单一药物可以有效治疗的感染，不需联合用药；联合用药时，应将毒性大的抗菌药物剂量减少；宜选用具有协同或相加抗菌作用的药物联合；通常采用2种药物联合，3种或3种以上药物联合仅适用于个别情况。

二、按照药物的PD/PK制定治疗方案

有效的抗感染治疗方案的拟定，应建立在药效学（PD）和药动学（PK）相结合的基础上。这是因为抗菌药的疗效取决于在体内细菌感染的组织中能否达到有效的药物浓度，通常组织、体液内（除血液）的药物浓度虽与血药浓度正相关性，但实际往往低于血药浓度，仅是血药浓度的1/10～1/2，因此，为确保感染组织中达到有效抑菌或杀菌的药物浓度，血药浓度应高于最低抑菌浓度值的若干倍才行。不同药物动力学和药效学特点的抗菌药应该有不同的给药方案，以缩短体内药物浓度降到细菌耐药范围内所持续的时间。要达此目的，就必须根据抗菌药物的特点、病原菌种类和患者的病情等设计最佳给药方案。

药物动力学参数 AUC、C_{max}、t_{max}、V、CL 及 $t_{1/2}$ 等，抗菌药的药效学指标体外最低抑菌浓度（minimum inhibitory concentration，MIC）、最低杀菌浓度（minimal bactericidal concentration，MBC）、抗菌药后亚 *MIC*（*sub-MIC*）、抗菌药后效应（post antibiotics effect，PAE）、防突变浓度（mutant prevention concentration，MPC）以及体内的ED50与LD50/ED50（TI）等都是制定给药方案的重要依据。近年来，特别对PK/PD的研究中还引入了一些新的参数，如：① AUC_{0-t}/MIC（24h *AUC*，血清抑菌浓度-时间曲线下面积）；② C_{max}/MIC；③ $T>MIC$（系指给药后血药浓度大于 *MIC* 的持续时间，通常以占一个给药区间的百分比来表示）；④ $AUC_{0-t}>MIC$（系指药-时曲线图中 *MIC* 以上的 *AUC* 部分），均对指导临床用药具有重大意义。另外，*PAE* 的提出是对传统给药方法的科学改变，可避免主观盲目规定给药间隔时间与次数。

以喹诺酮类药物为例：①同一药物对不同细菌有不同的 *PAE*。环丙沙星（3μg/ml）对粪肠球菌无 *PAE*，对金黄色葡萄球菌、大肠埃希菌的 *PAE* 分别为1.9小时、4.1小时。②不同药物对同一细菌有不同的 *PAE*。在 *MIC* 时，环丙沙星、氧氟沙星、培氟沙星、氟罗沙星和洛美沙星对金黄色葡萄球菌和大肠埃希菌的 *PAE* 为1～2小时，而诺氟沙星在此浓度几乎没有 *PAE*。③ *PAE* 与杀菌活性有密切关系。以上几种喹诺酮类药物中，环丙沙星杀菌活性最高，其 *PAE* 亦最大，诺氟沙星的活性最低，其 *PAE* 接近于零。④喹诺酮类药物与 *PAE* 的关系有浓度依赖性，在一定范围内 *PAE* 与浓度呈线性关系，随浓度的增加 *PAE* 增大。⑤抗菌药物与细菌接触时间延长，其 *PAE* 也可延长，环丙沙星与铜绿假单胞菌接触0.5小时、3小时后 *PAE* 值分别为0.9小时、5.8小时。

与 *PAE* 相关的抗生素后促白细胞效应以及抗生素后亚 *MIC* 效应，作为阻止病原菌继续生长的药效学指标也颇受关注。近年来，对病原菌 *MPC* 和突变选择窗（mutant selection window，MSW）正引起临床高度重视。*MPC* 是防止耐药突变菌株被选择所需的最低抗菌药物浓度，即耐

药菌株突变点。突变的发生频率为 10^{-8}～10^{-7}，即以接种菌量为 1 010cfu 的琼脂上应用稀释法测定药敏，不出现菌落生长的抗生素浓度。*MSW* 表示可产生耐药菌株的范围，即以 *MPC* 为上界，*MIC* 为下界的浓度范围。*MSW* 越宽越可能筛选出耐药菌株；*MSW* 越窄则产生耐药菌株的可能性就越小。如果药物的浓度仅仅大于 *MIC*，则容易选择耐药菌株。因此，为了防止耐药菌株的产生，在选择药物时，应选择药物浓度既高于 *MIC*，又高于 *MPC* 的药物，这样就可关闭 *MSW*，既能杀灭细菌又能防止细菌耐药。

根据 PK/PD 特征，抗菌药物可分为两类：浓度依赖型抗菌药物和时间依赖型抗菌药物。

1. 浓度依赖型抗菌药物　该类抗菌药物的特点是在很大范围内药物浓度愈高，其抗菌活性愈强，且这类抗菌药物具有首剂效应（first exposure effect，FEE）和较长的 *PAE*，属于此类的有氨基糖苷类、氟喹诺酮类、两性霉素 B、甲硝唑等抗菌药物。浓度依赖型抗菌药物的抗菌效果主要与其血清浓度有关，评价疗效的 PK/PD 参数主要为 *Cmax*/*MIC* 和 *AUC* 0-24/*MIC*（即 *AUIC*）。*AUIC* 在免疫健全患者至少要求大于 25～30，免疫抑制患者要求大于 100；C_{max}/MIC 要求达 8～10 倍。临床应用该类药物时应注意保证每日给予量，而给药次数在药量足够时参考半衰期尽可能减少。因此氨基糖苷类目前多以一日一次的给药方法给药。这是因为：①此类药物属于浓度依赖型；②通常对革兰氏阴性菌（包括铜绿假单胞菌）产生较长的 *PAE*；③有首剂效应，即细菌首次接触氨基糖苷类抗生素时，能被迅速杀灭，当未被杀灭的细菌再次或多次接触同种抗生素时，杀菌效果明显降低；④肾毒性和耳毒性与肾皮质及内耳淋巴液中的药物浓度高低及维持时间长短有关，一日一次的给药方案较一日多次的给药方案谷浓度时间长，有利于药物返回血液中，故可降低肾毒性和耳毒性。该方案不宜用于感染性心内膜炎、革兰氏阴性杆菌脑膜炎、骨髓炎、肾功能减退者、大面积烧伤、肺囊性纤维化等感染患者，以及新生儿和孕妇。虽然氟喹诺酮类在动物模型中亦呈现类似结果，但与氨基糖苷类相比，其不良反应有明显的浓度依赖性，从而限制了临床使用较高剂量，除 $t_{1/2}$ 较长者外，目前尚不建议日剂量集中使用。

2. 时间依赖型抗菌药物　该类抗菌药物的特点是药物浓度在一定范围内与抗菌活性有关，当药物浓度超过 *MIC* 的 4～5 倍以上时，即使继续增加药物浓度，其杀菌活性不再增加，此时其杀菌活性和临床疗效主要取决于药物浓度超过细菌 *MIC* 时间的长短。这类药物又分为无明显 *PAE* 和有明显 *PAE* 的时间依赖型抗菌药物。

（1）无明显 *PAE* 的时间依赖型抗菌药物：该类药物的特点是当体内药物浓度低于 *MIC* 时，细菌可迅速重新生长繁殖。药物浓度维持在 *MIC* 以上的时间对于病原菌的清除特别关键。属于此类的有 β- 内酰胺类、红霉素等老一代大环内酯类、林可霉素类药物等。该类药物如果给药方法不当，可使药物浓度维持于亚致死量，非但不能将细菌杀死，反而可对菌群产生选择，导致耐药变异菌生长，使其逐渐占据菌群的支配地位。因此，为防止耐药性的产生，应将药物的亚致死量时间降至最短，才能取得理想的疗效。目前临床上通过提高青霉素剂量而减少给药次数的方式是错误的，如每日一次静脉滴注青霉素 1 000 万～2 000 万单位。因为青霉素半衰期短于 1 小时，推荐用法为每 4～6 小时给药一次。随意延长给药间隔时间将不能保证 $T>MIC$ 持续时间达到给药间期的 40%。应用无明显 *PAE* 的时间依赖型抗菌药物时应尽量延长 $T>MIC$，应用 β- 内酰胺类时 $T>MIC$ 的时间应达到两次给药间期的 40%～50%，老一代大环内酯类（如红霉素）的 $T>MIC$ 期望值为 40%～50%，因此除极少数半衰期较长的药物外，对于时间依赖型抗菌药物，宜采用持续静脉滴注或将一日总药量分为多次给予的方案。

体外研究证明，β- 内酰胺类抗菌药物对革兰氏阳性菌的 *PAE* 为 1 小时～3 小时，对革兰氏阴性菌，除碳青霉烯类的 *PAE* 最长为 2 小时外，其余药物没有 *PAE*。因此，维持血清药物浓度的时间主要取决于半衰期：①对于 $t_{1/2}>2$ 小时的药物，给药 1～2g，可使 $T>MIC$ 达 12 小时（如头孢替坦、头孢尼西）至 24 小时（如头孢曲松）；②对于 $t_{1/2}$ 介于 1～2 小时的药物（头孢他啶、头孢唑啉、氨曲南等），每日给药 2～3 次即可使大部分给药间隔时间中药物浓度高于 *MIC*；③其他头孢菌素和大多数青霉素的 $t_{1/2}$ 为 30～60 分钟，每 4～6 小时给药一次，每日给药超过 3 次；④假如药物对靶致病菌的效价高，则只需少次给药即可达到足够的血药浓度超过 *MIC* 时间，如头孢噻肟的 $t_{1/2}$ 介于 1～2 小时，但由于对常见致病菌的 *MIC* 值很低，只需每隔 12 小时给药就足以治疗下呼吸道感染。

研究发现，有些抗菌药的 *PAE* 虽然较短，但抗菌后效应期的亚抑菌浓度效应（postantibiotic sub-MIC effect，PASME）持续时间较长，有利于抗菌效应的发挥。

（2）有明显 *PAE* 的时间依赖型抗菌药物：包括阿奇霉素等新大环内酯类、碳青霉烯类、四环素类、万古霉素类、氟康唑等。该类抗菌药物的主要评价指标是 *AUC*/*MIC*，需兼顾 C_{max}、*AUC* 和 $T>MIC$。给药间隔时间可以适当延长，用药方案目标是延长药物的接触时间，并允许药物浓度在投药间隔的相当大的时间区间低于 *MIC*。如阿奇霉素，由于组织分布快，组织半衰期长，血清浓度低，有较长 *PAE*，其抗菌疗效的 *AUC*/*MIC* 期望值应大于 30，临床只需每日一次给药即能取得理想疗效。

碳青霉烯类抗菌药物中的亚胺培南、美罗培南等对繁殖期和静止期细菌均有强大的杀菌活性，又显示出较长的 *PAE*，故临床应用该类药物可适当延长给药间隔时间，采取每日 1～2 次的给药方案。

临床上对严重感染、混合感染及为防止细菌产生耐药而常联合使用抗菌药物。目前 *PAE* 与 *MIC* 和 *MBC* 一起作为联合用药合理性的指标。判定标准为：两药联合的 *PAE* 值比单用的 *PAE* 之和延长大于 1 小时为协同，大致相等为相加，与单用 *PAE* 较大值相近为无关，比单用较小值还小为拮抗。β- 内酰胺类与氨基糖苷类抗菌药物联合应用时，对金黄色葡萄球菌和铜绿假单胞菌的 *PAE* 比单用时延长 1.0～3.3 小时，但对大肠埃希菌、克雷伯菌的 *PAE* 延长不明显。哌拉西林与氧氟沙星联用时对金黄色葡萄球菌、表皮葡萄球菌、铜绿假单胞菌和大肠埃希菌的 *PAE* 比单用时有不同程度的延长，对大肠埃希菌尤为明显。阿米卡星、环丙沙星和头孢他啶对铜绿假单胞菌的 *MIC* 分别为 8.0～64mg/L、0.25～0.5mg/L 和 4～128mg/L，阿米卡星与头孢他啶的联合表现出协同作用，而阿米卡星与环丙沙星、环丙沙星与头孢他啶的联合则表现不相关。阿米卡星和环丙沙星的 *PAE* 分别为 2.6 小时和 1.7 小时，头孢他啶的 *PAE* 为负值。阿米卡星与头孢他啶的联用获得了协同性的 *PAE*（3.5 小时），而环丙沙星与头孢他啶或阿米卡星联用的 *PAE* 分别为 1.4 小时和 3.9 小时，均不相关。

总之，在抗菌药物的临床使用过程中，必须了解抗菌药物 PK/PD 特性，从而制订发挥临床最大效应、且将不良反应降至最低的给药方案。

三、如何应对多重耐药菌感染的严峻挑战

近 100 年以来，在人类治疗感染性疾病过程中，抗菌药物发挥了重要作用。WHO 等监管机构宣布，抗生素的耐药性正在对全球健康构成威胁。英国政府 2016 年发布的抗生素耐药性评估报告显示，全球每年约有 70 万人死于耐药菌感染，到 2050 年死亡人数可能达到 1 000 万。在美国，MRSA 感染死亡人数已超过艾滋病和结核病患病死亡人数总和。1983—1987 年，美国 FDA 批准了 16 种新抗生素，2010—2016 年，仅批准了 6 种新抗生素。2016 年 9 月 21 日，联合国召开会议讨论抗生素耐药性问题，将其视为“最大和最紧迫的全球风险”，新型抗生素的发现迫在眉睫。

但近年来，病原体对抗菌药物逐渐产生耐药，尤其是多重耐药菌（multi-drug-resistant organism，MDRO）的出现，给临床抗感染治疗，以及医院感染防控带来严峻挑战。MDRO 指对通常敏感的 3 类或 3 类以上抗菌药物同时不敏感的细菌。广义的 MDRO 包括泛耐药菌（extrremely-drug-resistance，XDR）和全耐药菌（pan-drug-resistance，PDR）。临床常见的 MDRO 包括革兰氏阴性菌，如多重耐药和泛耐药的鲍曼不动杆菌、铜绿假单胞菌，多重耐药和耐碳青霉烯类的肠杆菌科细菌（如大肠埃希菌和肺炎克雷伯菌）等，革兰氏阳性菌如 MRSA 和耐万古霉素肠球菌（VRE）等。患者发生 MDRO 医院感染后会延长住院时间，增加住院费用，同时增加患者的痛苦和病死率。

合理使用和管理抗菌药物。抗菌药物选择压力就是细菌产生耐药性的动力，抓好抗菌药物合理应用和抗菌药物管理可以减轻抗菌药物选择压

力，延缓细菌耐药性的产生。在管理临床抗菌药物使用方面，国内外均已进行了多年的努力，WHO在抗菌药物合理应用方面已经发布相关指南，设立“提高抗菌药物认识周”，倡导合理使用抗菌药物。我国2004年发布了《抗菌药物临床应用指导原则》，并于2015年修订重新发布，2012年发布了被称为“史上最严的限抗令”的《抗菌药物临床应用管理办法》，以及相关配套文件与指南等，指导医院开展抗菌药物临床应用分级管理和抗菌药物科学化多学科协作管理。2011年以来，国内抗菌药物管理已经取得可喜的成绩，临床住院患者抗菌药物使用率已经明显下降。各级医院建立抗菌药物管理小组，实施抗菌药物分级管理。近年来，国内开展抗菌药物科学化管理，多学科协作进行抗菌药物临床应用管理方兴未艾。

国务院多部门联合发布的《遏制细菌耐药国家行动计划（2016—2020年）》，不仅推动了医疗机构临床抗菌药物合理应用与管理的发展，也极大地推动了非临床抗菌药物应用管理，如农业部门开始重视和实施养殖业抗菌药物应用的管理，国家农业主管部门发布相关文件，管理和规范养殖业，尤其是饲料添加剂和畜牧兽医中抗菌药物合理应用。

第四节 抗菌药物研发史、耐药性研究进展和研发展望

一、抗菌药物研发史

（一）青霉素的研发史

青霉素是第一种能够治疗人类疾病的抗生素。1922年，英国细菌学家A. Fleming发现人的眼泪、唾液及感冒后的鼻涕里都含有一种能溶解细菌的物质，并为它取名为溶菌酶。Fleming认为，溶菌酶可用作抗生素。为了进一步研究溶菌酶的抗菌效果，他需要纯化的细菌。在当时的情况下，他只能用琼脂培养皿自己培养分离不同的细菌。1928年夏，Fleming外出度假时，遗忘了实验室里在培养皿中正生长着的细菌。3周后，当他回到实验室时，注意到一个与空气意外接触过的金黄色葡萄球菌培养皿中长出了一团青绿色霉菌。在用显微镜观察这只培养皿时发现，霉菌周围的葡萄球菌菌落已被溶解，这意味着霉菌的某种分泌物能抑制葡萄球菌。此后的鉴定表明，上述霉菌为青霉菌。然而遗憾的是，Fleming一直未能找到如何从青霉菌中提取高纯度抑菌物质的方法，他将这种奇特的霉菌孢子取出，单独培养，并在其周围划分扇形区，接种上不同的细菌，结果发现有的细菌生长，有的则不生长。他又将该霉菌种入液体培养基中，也发现同样的现象。分析后发现，该霉菌能杀死炭疽芽胞杆菌、白喉杆菌、葡萄球菌、链球菌等革兰氏阳性菌，而革兰氏阴性菌如志贺菌属、流感嗜血杆菌、伤寒沙门菌等都不受影响。根据长期研究溶菌酶的经验，Fleming推断是这种霉菌产生了一种抗菌物质，而这种抗菌物质有可能成为击败细菌的有效药物。按惯例，Fleming于1929年将这种抗菌物质命名为青霉素。由于当时的医学界不相信青霉素的治疗效果，而且Fleming所在的研究团队也不支持对青霉素进行深入研究，Fleming只好孤军奋战。由于缺乏必要的实验条件、实验经费及合作者，他终究没有成功地将青霉素分离提纯出来以进行临床试验。直到第二次世界大战爆发，巨大的战争伤亡使得人们对抗菌药物产生了迫切的需求，凡是有可能抢救生命、防止感染死亡的药物都得到了前所未有的关注与支持，青霉素才重新得到重视。1938年，犹太人E.B. Chain逃离纳粹德国到了英国，在H.W. Flory实验室工作，其课题是研究天然抗菌物质，他读到了Fleming在1929年发表的论文，很感兴趣。他设法提取出了一些相对较纯的青霉素，想用它在老鼠身上试一试。但是Chain是个生物化学家，没有资格做动物实验，几次向Flory提出实验要求，Flory都很冷淡。后来，Chain趁Flory不在，找一个同事帮忙，给两只被细菌感染的老鼠注射了青霉素，结果两只老鼠都康复了。Flory获悉实验结果后，才对青霉素发生了兴趣。在他的领导下，组织了一支强大的研发队伍，生产出更多、更稳定的青霉素，并开始了人体试验，在美国进行大规模的生产。生产出来的青霉素首先被用于拯救盟军受伤战士，避免因受伤感染导致的死亡，据估计，青霉素挽救了12%～15%战士的生命。战争结束后，青霉素即转为民用。1945年，Fleming、Flory和Chain共同获得了诺贝尔生理学或医学奖。

（二）磺胺类药物的研发史

第一次世界大战之后，德国科学家 G. Domagk 把染料合成与新药研究相结合，使医药研究工作从试管里解放出来。他认为既然制药的目标是杀灭受感染人体内的病原菌，以保护人体健康，那么，只在试管里试验药物作用是不够的，必须在受感染的动物身上观察。这个崭新的观点为寻找新药指明了正确的方向。在试验中，Domagk 把少量链球菌注入小白鼠腹腔，链球菌以 20 分钟一代的速度繁殖，数小时后，小白鼠的腹腔和血液中就充满了链球菌，小白鼠在 48 小时内全部死于败血症。Domagk 及其合作者经过千百次试验，终于 1932 年 12 月 20 日发现了一种在试管内并无抑菌作用的、名为“百浪多息”的橘红色化合物——4- 氨磺酰 -2,4- 二胺偶氮苯的盐酸盐对感染链球菌的小白鼠疗效极佳。接着，Domagk 又研究了该药的毒性，发现小白鼠和兔的耐受量为 500mg/kg 体重，更大的剂量也只能引起呕吐，说明其毒性很小。正在这时，Domagk 唯一的女儿因为手指被刺破，感染上了链球菌，生命垂危，无药可救。紧急关头，Domagk 以自己的小女儿作为人体试验对象，给女儿服用了百浪多息，挽救了她的生命。第一种磺胺药物百浪多息的发现和临床应用成功，使得现代医学进入了化学医疗的新时代。不久，巴斯德研究所的 Treforrel 夫妇及其同事揭开了百浪多息在活体中发生作用之谜，即百浪多息在体内能分解出磺胺基 - 对氨基苯磺酰胺（简称磺胺）。磺胺与细菌生长所需要的对氨基苯甲酸在化学结构上十分相似，被细菌吸收而又不起养料作用，细菌不能继续生长。药物的作用机制搞清后，百浪多息逐渐被更廉价的磺胺类药物所取代，并沿用至今。1939 年，Domagk 获得了诺贝尔生理学或医学奖。但在当时，希特勒禁止德国人接受诺贝尔奖，所以纳粹软禁了 Domagk，并强迫他在一封拒绝诺贝尔奖的信上签名，然后把信寄给诺贝尔基金会。软禁中的 Domagk 并没有放弃自己的研究，他仍在继续寻找疗效更好、副作用更小的磺胺类药物。1940 年，Domagk 报道了磺胺噻唑及其疗效；次年，Domagk 又利用磺胺噻唑衍生出了抗结核药物肼类化合物。1947 年 12 月，诺贝尔基金会在瑞典首都为 Domagk 补授诺贝尔奖，但由于领奖时间远远超过了规定时限，奖金不再补发。瑞典国王亲自给他颁发了证书和刻有他姓名的诺贝尔奖章。

抗菌药物的研发史如图 28-1。

二、抗菌药物耐药性研究进展

（一）抗菌药单个耐药机制研究进展

1. 适应性耐药 适应性耐药是细菌在特定环境因素的诱导下，通过改变基因表达和 / 或蛋白质表达，以及通过表型改变（如形成持留状态），暂时性提高细菌耐药性的一种非突变性或突变性耐药机制。适应性耐药的不完全可逆性导致低水平耐药表型出现，诱发细菌超突变表型（hypermutator phenotype）导致共耐药（co-resistance）的发生，可促进固有耐药和获得性耐药的出现和发展。

2. 整合子 - 基因盒系统的耐药 近年来在细菌中发现了一种与耐药基因水平转移密切相关的克隆表达载体——整合子，整合子已成为革兰氏阴性菌产生耐药性的重要机制，研究发现，Ⅰ、Ⅱ、Ⅲ类整合子与耐药性有明确关系。

3. 灭活酶的耐药机制 水解或钝化抗菌药物的灭活酶主要包括以下几种。① β- 内酰胺酶类，主要包括：青霉素酶、超广谱 β- 内酰胺酶（extended spectrum β-lactamase，ESBLs）、头孢菌素酶和金属 β- 内酰胺酶（metallo-β-lactamase，MBLs）；②氨基糖苷类灭活酶（葡萄球菌及肠球菌高水平耐氨基糖苷类药物的重要机制），主要包括：氨基糖苷磷酸转移酶（aminoglycoside phosphotransferase，APH）、氨基糖苷乙酰转移酶（aminoglycoside acetyltransferase，AAC）和氨基糖苷类核苷转移酶（aminoglycoside nucleotidyltrans-

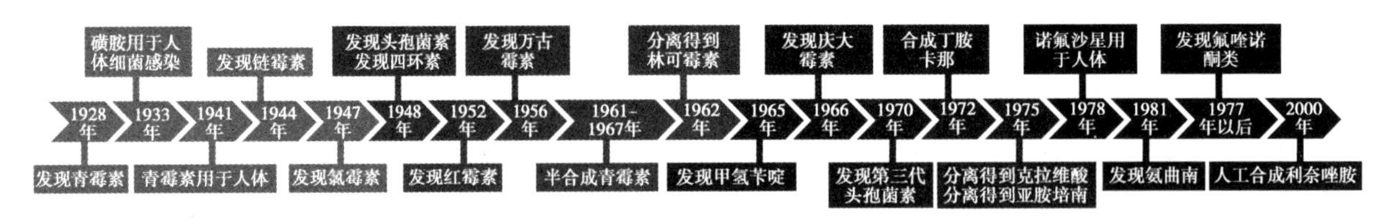

图 28-1 抗菌药物的研发史

ferase，ANT)，分别通过磷酸化、乙酰化、核苷化作用灭活此类抗菌药物；③红霉素类钝化酶，主要包括：红霉素酯酶、红霉素磷酸转移酶和维吉霉素酰基转移酶；④氯霉素酰基转移酶，也称氯霉素钝化酶，该酶存在于葡萄球菌、D组链球菌、肺炎链球菌、肠杆菌属和奈瑟菌属中，使氯霉素失去抗菌活性，其编码基因可以定位在染色体上，也可以定位在质粒上。

4. 外排泵耐药机制　现已发现与细菌多重抗菌药耐药性有关的主动外排泵系统主要归于五个家族：ATP结合盒转运蛋白类（ATP-binding cassette transporter，ABC)、主要易化子超家族（major facilitator superfamily，MFS)、药物与代谢物转运体家族（drug/metabolite transporter，DMT)、多重药物与毒物外排家族（multidrug and toxic compound extrusion family，MATE)、耐受细胞结节分化家族（resistance nodulation cell division，RND)。以上各类转运体中除ABC类以ATP水解能量驱动外排泵外，其余各类均以质子驱动力为能量，并形成质子与药物的反转运体。五类外排泵中，以RND家族与临床相关性最大。

5. 16S rRNA甲基化酶基因所致的耐药机制　近年来，Robicsek等研究发现了aac(6')-Ⅰb-Cr型氨基糖苷类修饰酶，它可以同时修饰氨基糖苷类和喹诺酮类抗生素。

6. 生物被膜与细菌耐药性的相关性研究　细菌长期接触药物形成生物被膜后往往对抗菌药物产生高度耐药性，其可能的原因有：抗菌药物渗透性下降；吸附对应抗菌药物的钝化酶，促进抗菌药物水解；细菌生物膜下的细菌代谢水平低下，对抗菌药物敏感度下降；阻止机体对细菌正常的抗感染免疫现象，削弱机体免疫力与抗菌药物的协同杀菌作用。

7. 阻碍抗菌药向细菌内渗透的耐药机制　细菌细胞壁的障碍或细胞膜通透性的下降，使抗菌药无法进入细胞内达到作用靶位而发挥作用，是细菌自身的一种防卫机制。该类细菌主要见于革兰氏阴性菌，与其细胞壁的结构有关。细菌发生突变失去某种特异孔蛋白后即可导致细菌耐药性。

8. 抗氧化损伤理论与耐药机制　近期研究表明，不同作用机制的抗生素（主要是杀菌剂）共同的、更为本质的作用机制是通过诱导细菌细胞内的活性氧成分（reactive oxygen species，ROS)，包括羟自由基（hydroxyl radicals)、过氧化氢（H_2O_2）等，对细菌产生氧化损伤，由此引发了对细菌耐药机制的新理解。

9. 核糖开关在细菌耐药机制中的研究　核糖开关（riboswitch）为一种不需要蛋白质参与、能够直接结合代谢物或其他小分子物质并控制相关基因表达的RNA。典型的核糖开关位于mRNA的5′端非翻译区（untranslated region，UTR)，也可以位于前体mRNA的3′端UTR和内含子区域。基本结构由适体（aptamer）和表达平台（expression platform）两部分组成。适体直接结合配体（ligand)，表达平台根据适体结合配体与否变化构象，从而调节基因的表达。迄今为止已发现30多种核糖开关。其特点主要有：①因核糖开关具有对配体识别的高特异性和基因调控机制的多样性、与宿主代谢的低交叉反应性以及对病原菌代谢调控的有效性三大特点，成为新型抗生素药物研发的优良靶点；②核糖开关可调节耐药相关基因的表达及传播：核糖开关存在于移动基因元件中，细菌耐药基因播散的关键结构是移动基因元件及相关平台（质粒、转座子、整合接合性元件)，基于核糖开关机制对移动基因元件的调节，将可阻断移动基因元件所致的水平基因转移；③核糖开关在调控细菌生物膜中的潜在应用：在生物膜的形成过程中，群体感应因子发挥了重要作用，一些群体感应因子为核糖开关的配体，提示核糖开关可以作为调控生物膜形成的靶点；④核糖开关在生态-进化（eco-evo）策略中的应用：通过对高风险耐药菌（high-risk antibiotic-resistant bacteria）特异性核糖开关、毒力相关核糖开关、各种高风险移动基因元件和高风险基因核糖开关的筛选，可以调控上述机制，进而影响细菌耐药性。

（二）抗菌药多重耐药机制研究进展

病原体对多种化疗药物的敏感性降低称为多重耐药（multi-drug resistance，MDR)。包括细菌、真菌、病毒和肿瘤细胞。其中细菌的多重耐药问题已经成为全球关注的热点，也是近年来研究和监测的重点。

在对细菌抗生素耐药机制的研究中，发现了整合子这一可移动基因元件的存在，它通过捕获基因盒使细菌产生了多重耐药性。由于基因盒所携带的基因多为抗菌药耐药基因，整合子的水平传播则被认为是耐药基因传播最有效的方式，同时也是临床多重耐药株出现的主要原因。

1. 甲氧西林耐药金黄色葡萄球菌与甲氧西林耐药凝固酶阴性葡萄球菌（methicillin-resistant coagulase negative Staphylococcus，MRCNS，包括凝固酶阴性耐甲氧西林的表皮葡萄球菌和溶血葡萄球菌） 金黄色葡萄球菌不仅产生β-内酰胺酶对β-内酰胺类抗生素耐药，更可改变青霉素结合蛋白，产生新的PBP-2a，对β-内酰胺类抗生素高度耐药，并且对万古霉素以外的所有抗金黄色葡萄球菌的抗菌药物形成多重耐药。敏感的金黄色葡萄球菌有五个PBPs（PBP-1、PBP-2、PBP-3、PBP-3′、PBP-4），并无78kDa的PBP-2a，细菌在β-内酰胺类抗生素的诱导下，由结构基因mecA表达产生新的PBP-2a，它不仅具有敏感菌株五个PBPs的全部功能，而且与抗生素的亲和力极低，因此β-内酰胺类抗生素即使与其他PBPs结合，产生PBP-2a的金黄色葡萄球菌依然可以维持存活，而且这个新的PBP-2a不与抗生素结合，产生高度耐药的多重耐药性。

2. 青霉素耐药肺炎链球菌（penicillin-resistant Streptococcus pneumoniae，PRSP） 对青霉素耐药肺炎链球菌的PBP-1a、PBP-2a、PBP-2x及PBP-2b等分子量较大的PBPs（78～100kDa）与青霉素的亲和力明显降低。肺炎链球菌对大环内酯类的耐药性是由主动流出泵系统形成的，由耐药菌中一种专门编码表达14-和15-元大环内酯类外排泵膜蛋白基因mef（A）介导的。

3. 万古霉素耐药肠球菌（vancomycin-resistant Enterococcus，VRE） 包括对万古霉素耐药的粪肠球菌与屎肠球菌，后者又称为VREF（vancomycin-resistant Enterococcus faecium）。肠球菌对不同抗生素的耐药机制亦不相同。肠球菌对青霉素的耐药机制是由于PBPs与青霉素的亲和力下降，使青霉素不能与靶位蛋白PBPs结合。肠球菌对万古霉素的耐药机制是由于肠球菌有*van*A、*van*B、*van*C-1、*van*C-2、*van*C-3、*van*D和*van*E七种基因，这些基因表达相应的耐药因子，所表现的耐药表型也有*van*A到*van*E七种表型，其中以*van*A与*van*B两种耐药表型最为常见。

4. 对第三代头孢菌素耐药的革兰氏阴性杆菌 包括产生超广谱β-内酰胺酶（extended spectrum β-lactamases，ESBL）与产生Ⅰ类染色体介导的β-内酰胺酶（class Ⅰ chromosome mediated β-lactamases）的革兰氏阴性杆菌。临床分离的对第三代头孢菌素耐药的革兰氏阴性杆菌如大肠埃希菌、肺炎克雷伯菌、阴沟肠杆菌中都可从同一菌株中分离到广谱酶、超广谱酶与Ⅰ类染色体介导的酶AmpC。广谱酶均为质粒介导，大多数广谱酶对第三代头孢菌素仍然敏感，但也有少数产广谱酶的革兰氏阴性杆菌对其敏感性有所下降。超广谱酶大部分为质粒介导，少数由染色体介导，质粒介导的超广谱酶大多对酶抑制剂如克拉维酸、舒巴坦敏感，因此产生质粒介导超广谱酶的革兰氏阴性杆菌，第二代或第三代头孢菌素联合酶抑制剂大多有效，但产生染色体介导超广谱酶的革兰氏阴性杆菌对第二代头孢菌素耐药性较高，这些产生染色体介导超广谱酶的耐药菌和产生染色体介导的Ⅰ类酶的耐药菌对第三代头孢菌素的耐药性在加用克拉维酸、舒巴坦、他唑巴坦等酶抑制剂后均无明显增效作用。

5. 对碳青霉烯耐药的铜绿假单胞菌的耐药机制主要是细菌膜通透性改变 亚胺培南进入铜绿假单胞菌体内需通过铜绿假单胞菌的一种特异的外膜通道即OprD porin蛋白通道。铜绿假单胞菌可发生特异性的外膜通道突变，使OprD的基因缺损，不能表达OprD porin蛋白，导致OprD膜通道丢失，使亚胺培南无法进入铜绿假单胞菌体内，形成铜绿假单胞菌对碳青霉烯类耐药。近来有报道，铜绿假单胞菌产生金属β-内酰胺酶是其对碳青霉烯耐药的机制之一。

6. 喹诺酮类药物耐药机制 ①细胞膜通透性改变介导喹诺酮耐药：革兰氏阳性菌缺少细菌外膜，因而不存在由于膜通透性降低所引起的耐药机制，革兰氏阴性菌对膜的通透性具有较大的变化能力，当通透性降低时，会阻碍抗生素进入细菌内膜靶位，由此导致细菌耐药性产生。主要原因包括：膜孔蛋白缺失、多向性突变、特异性通道的改变和脂质双层改变。例如大肠埃希菌通透喹诺酮类药物的孔蛋白主要为OmpF和OmpC，当这些孔道蛋白发生变异而缺失时，药物不能进入细胞，从而导致耐药性的产生。②主动外排系统介导喹诺酮耐药：外排系统是细菌对喹诺酮类药物耐药的一个重要机制。外排泵通常只有相对特异性，对多种抗菌药物都具有外排功能，喹诺酮类药物是该泵系统的重要转运底物。与耐药相关的外排泵系统通常由三部分组成：胞质内膜的外排泵蛋白、细胞的表面蛋白和连接这两个蛋白的跨膜蛋白。外排转运蛋白捕获药物，通过连接蛋白和外膜通道蛋白的协同作用将抗菌药物排出细胞外。介导喹诺酮类药物耐药性的主要外排蛋白有耻垢分枝杆菌的 LfrA 蛋白，枯草芽胞杆菌的 Blt 和 Bmr 蛋白，肺炎链球菌的 PmrA 蛋白，另外，MRSA 中的 NorA 蛋白能依赖能量将诺氟沙星、环丙沙星等亲水性喹诺酮类药物排出菌体外。③质粒介导喹诺酮类耐药：由 *qnr* 基因编码的 Qnr 蛋白可保护细菌 DNA 解旋酶和拓扑异构酶Ⅳ免受喹诺酮类抗生素的攻击。*qnr* 基因编码产物含有 218 个氨基酸残基，属于五肽重复家族，该家族中的 MccB17 和 MfpA 两个蛋白和 Qnr 蛋白功能相似，可以在 DNA 的复制过程中起保护作用。Qnr 可优先特异性地结合到 DNA 解旋酶全酶和 GyrA 和 GyrB，导致其构象发生改变，从而喹诺酮类药物不能有效地结合在解旋酶上，因此无法阻止 DNA 复制。*qnr* 基因的单独存在可使菌株对喹诺酮药物的敏感性降低，但可能并未达到具有临床意义的喹诺酮耐药水平或仅仅导致低水平的喹诺酮耐药。④氨基糖苷乙酰转移酶介导喹诺酮类耐药：与 *qnr* 基因位于同一质粒上的氨基糖苷乙酰转移酶变异基因 *aac(6')-Ib-cr* 编码的氨基酸 102（Trp → Arg）和 179（Asp → Tyr）发生取代，该位点的取代与环丙沙星耐药相关。这种变异酶的作用位点是哌嗪环上的氨基氮“NH”，只能够乙酰化含有哌嗪环的环丙沙星和诺氟沙星。该耐药机制推翻了以往认为喹诺酮类为全合成药物不被灭活酶水解的普遍观点，并且变异的氨基糖苷乙酰转移酶也充分说明了微生物在抗生素的选择压力下具有较强适应能力。

三、抗菌药物研发展望

人类与细菌感染性疾病的斗争从未停止，为了克服不断增多的耐药性，开发出更加有效的新药，研究者们近年来十分关注具有新作用机制和全新结构的药物。

外排泵蛋白在细菌的耐药性尤其是多药耐药中发挥重要作用，所以研究者们开发了很多针对外排泵蛋白的抑制剂。外排泵蛋白抑制剂能增加细菌胞内的抗菌药物浓度，降低细菌内源性耐药，并逆转细菌的获得性耐药。目前已经发现了五个外排泵类型，它们是：ATP 结合盒转运蛋白类（ABC）、主要易化子超家族（MFS）、药物与代谢物转运体家族（DMT）、多重药物与毒物外排家族（MATE）、耐受细胞结节分化家族（RND）。从底物特异性上看，外排泵又分为特异性外排泵和多重耐药外排泵。前者如包括肠杆菌和铜绿假单胞菌在内的多种革兰氏阴性菌表达的 TetA、TetE、TetG、TetH 外排泵，对四环素类抗生素有特异外排作用；后者分布更为广泛，如铜绿假单胞菌 MexAB-OprM 外排泵、金黄色葡萄球菌 NorA 外排泵等。多重耐药外排泵底物谱广，并且可以外排大量的结构迥异的抗生素及其他有毒物质，例如铜绿假单胞菌 MexAB-OprM 外排泵的外排底物有大环内酯类、喹诺酮类、四环素类、β- 内酰胺类抗生素以及氯霉素、林可霉素、新生霉素等。

目前已经发现外排泵抑制剂的作用机制有：①干扰外排泵组装；②阻断外排泵能量来源；③阻碍底物通过外排通道。Globomycin 是一种链霉菌来源的环肽结构的抗生素，它是脂蛋白信号肽酶 LspA 的抑制剂，通过抑制 LspA 从而抑制含有 LspA 剪接位点的膜融合脂蛋白前体的加工。羰基氰间氯苯腙（carbonyl cyanide m-chlorophenylhydrazone，CCCP）作为外排泵抑制剂对 SMR 型外排泵、MFS 型外排泵、MATE 型外排泵和 RND 型外排泵等均有抑制作用。此外，兰索拉唑（lansoprazole）和奥美拉唑（omeprazole）临床上用于治疗消化性溃疡，它们还可以抑制金黄色葡萄球菌 NorA 外排泵，在 100μg/ml 浓度下可使 NorA 高表达株的诺氟沙星、环丙沙星和左氧氟沙星 MIC 降低至原值的 1/8～1/4，推测其机制与 CCCP 相似。此外，兰索拉唑还可以抑制和 NorA 同源的粪肠球菌 EmeA 外排泵。由链霉菌产生的 valinomycin 和 nigericin 均为钾离子载体，两者均可通过干扰跨膜电化学质子梯度，而抑制外排泵发挥作用。

此外，对抗多药耐药细菌的新药也是目前的研究热点。比如平板链球菌的代谢产物平板霉素

(platensimycin)是一种脂肪酸合成抑制剂，是对革兰氏阳性菌敏感的广谱、强效的抗生素。这种抗生素对耐甲氧西林金黄色葡萄球菌和耐万古霉素肠球菌等有效，目前尚未发现平板霉素与现有其他抗生素之间存在交叉耐药，且在动物实验中也没有发现这种新型抗生素具有明显的毒反应。平板霉素并不是唯一能够阻断细菌脂肪酸生物合成的抗生素，异烟肼、三氯生、变蓝菌素(cerulenin)和硫乳霉素(thiolactomycin)都具有相似的作用。但平板霉素却是迄今发现的最强效，同时也是唯一具有广谱抗菌作用的 *Fab*F 酶抑制剂。平板素(platencin)及其他系列同类物的开发，改善了平板霉素的体内药动学不稳定性。此外，很多的植物提取物也显示出对多药耐药菌的良好抑制效果，如芒果叶、大青叶、大蒜等，依然是各国科学家的研究热点。细菌在细胞间传递信息，使用群体感应细菌的信息交流来调节菌群整体的行为。现在科学家们发现，破坏群体感应细菌的信息交流是对抗细菌耐药性的一个新概念。已经发现，革兰氏阳性细菌使用一种乙酰化的高丝氨酸内酯，称为自体诱导物，在群体感应细菌间进行信息交流，以之为靶点可破坏细菌的耐药性。此外，来自海洋的放线菌也有望成为对抗多药耐药菌的有力武器。某些色素如 atropisomeric dihydroanthracenones 也被报道对多药耐药菌有良好的抑制效果。以嘧啶为基础的化合物 4-phenyl-1-(2-phenyl-allyl)pyridinium bromide 经体外实验证实具有明显抗菌活性。

第五节　抗菌药物常用疾病模型和研究方法

一、抗菌药物的体内抗菌效果评价的疾病模型

小鼠细菌感染模型：①细菌最小致死量(minimum lethal dose，MLD)的测定是把生长 1 小时左右的对数生长期菌液用肉汤稀释至 0.5 麦氏比浊标准，约含 108cfu/ml。将菌液用 5% 酵母液稀释成不同浓度，如 107cfu/ml、105cfu/ml 和 103cfu/ml，分别用于给小鼠进行腹腔注射。取体重 18～22g 健康昆明种小鼠，随机分组，每组 6 只，雌雄各半，吸取上述不同稀释度菌液，分别腹腔注射，每只 0.5ml。感染后观察并记录小鼠死亡数，以引起小鼠 100% 死亡的最低菌量作为 *MLD*。②抗菌药物剂量范围的筛选：用预实验得出小鼠感染受试菌液的 *MLD* 后，腹腔注射小鼠，预实验获得使动物 0% 和 100% 死亡的药物剂量范围，并在该剂量范围内设五个剂量组。剂量组间距为 1∶0.6～1∶0.8。③抗菌药物半数有效量(ED50)测定：小鼠受试药和对照药各五个剂量组和一个感染对照组，分别腹腔感染 0.5ml 的最大致死受试菌液，同时将最大致死受试菌液作菌落计数。立即给受试药，6 小时后再给药一次，感染对照组给予等量生理盐水，随即观察并记录小鼠死亡数，连续 7 天，根据小鼠死亡数，用 Bliss 法计算 *ED50* 及 95% 可信区间，也可以用其他统计学软件统计得到 *ED50* 值。

二、抗菌药物体外抗菌效果评价(MIC)测定

根据美国临床实验室标准化协会(Clinical and Laboratory Standards Institute，CLSI)推荐的分界点值标准，判断耐药(resistant，R)、敏感(susceptible，S)或中介(intermediate，I)。S 表示被测菌株所引起的感染可以用该抗菌药物的常用剂量治疗有效，禁忌证除外。R 指该菌不能被抗菌药物的常用剂量在组织液内或血液中达到的浓度所抑制，或属于具有特定耐药机制(如 β- 内酰胺酶)，所以临床治疗效果不佳。I 是指 *MIC* 接近药物的血液或组织液浓度，疗效低于敏感菌。

1. 试管肉汤二倍稀释法测定抗菌药物的最小抑菌浓度(*MIC*)，适用于测定 10 个菌株左右的 *MIC* 值。

2. 琼脂二倍稀释法测定抗菌药物的最小抑菌浓度(*MIC*)，适用于测定 30 个以上个菌株左右的 *MIC* 值。

琼脂稀释法是将不同剂量的抗菌药物加入融化并冷至 50℃左右的定量 M-H 琼脂中，制成含不同递减浓度抗菌药物的平板，接种受试菌，孵育后观察细菌生长情况，以抑制细菌生长的琼脂平板所含最低药物浓度为 *MIC*。本法的优点是可在一个平板上同时做多株菌 *MIC* 测定，结果可靠，易发现污染菌；缺点是制备含药琼脂平板费时费力。

三、常用抗菌药物耐药性研究方法

细菌对β-内酰胺类抗生素耐药的检测方法主要集中于各种β-内酰胺酶的检测以及主动外排系统的标志性蛋白的检测。

（一）纸片扩散法判定耐药水平

根据美国临床与实验室标准化协会（Clinical and Laboratory Standards Institute，CLSI）操作规范，采用纸片扩散法（Kirby-Bauer，K-B法）测定细菌对β-内酰胺类抗生素的药敏情况，药敏结果按照CLSI 2012年版判断标准执行。

（二）双纸片协同试验检测超广谱β-内酰胺酶

按照CLSI推荐的确证试验进行检测，在涂有待测菌的M-H平皿上分别贴上头孢他啶（30μg）和头孢他啶/克拉维酸（30μg/10μg），头孢噻肟（30μg）和头孢噻肟/克拉维酸（30μg/10μg）两组纸片做确证试验，两个药物中任何一个在加克拉维酸后，抑菌环直径与不加克拉维酸抑菌环直径差值大于或等于5mm，即为ESBLs确证试验阳性。

（三）双纸片协同试验检测金属酶

采用亚胺培南（10μg）、EDTA（1 500μg）两种纸片进行K-B法，两种纸片距离10～15mm，在含EDTA纸片方向处，亚胺培南抑菌圈扩大，即可判定菌株产金属酶。

（四）改良Hodge试验筛查碳青霉烯酶

将0.5麦氏浊度大肠埃希菌ATCC 25922以1∶10稀释后均匀涂布于水解酪蛋白胨（M-H）平板，在平板中间贴厄他培南纸片（10μg/片），并用接种针挑取待测菌进行划线接种。35℃培养过夜。若待测菌划线与抑菌圈边缘交叉部分有矢状生长则为阳性。分别以ATCC BAA-1705和ATCC BAA-1706作为阳性和阴性对照。

（五）荧光实时定量-PCR（qRT）测定孔道蛋白OprD的表达

AmpC酶含丝氨酸活性中心，对碳青霉烯类抗生素有微弱的水解作用，仍在敏感范围内，当合并有孔蛋白D2缺损时，导致其产生耐药性。该机制被认为是亚胺培南低水平耐药的最主要原因，而该机制也导致美洛培南敏感性下降，但并未导致明显耐药性产生。在铜绿假单胞菌中有四种外排泵：MexA-MexB-OprM、MexC-MexD-OprJ、MexE-MexF-OprN和MexX-MexY，它们属于耐药结节细胞分化家族。主动外排系统是铜绿假单胞菌固有耐药性或获得性多重耐药性形成的主要原因之一，其中只有MexA-MexB-OprM和MexC-MexD-OprJ能泵出碳青霉烯类抗生素。当碳青霉烯类抗生素经外膜孔蛋白进入膜间隙时，MexB在内膜外侧将其捕获，在融合蛋白MxeA的桥联作用下，经外膜蛋白将药物排出菌体外。

MexA与MexC的检测方法参看文献，合成基因引物后，qRT-PCR方法即可检测。MexA与MexC升高大于2倍对照值，被认为是相应基因的mRNA表达增高。

（六）核酸杂交

运用该方法进行耐药机制的检测，就是利用已知的耐药基因探针与待测菌的基因进行杂交，通过放射自显影或显色法观察，有同源性的结果表示为阳性，说明待测菌种含有待检测的耐药基因。

（七）细菌外排机制研究相关方法

对细菌外排机制研究的方法是对相关转运底物如抗生素进行同位素跟踪标记或者利用抗菌药物的荧光特性进行检测。对外排泵进行分析时非常重要的是分析有无能量抑制剂对物质转运产生的影响。完整的细菌细胞若存在针对某一抗生素的主动外排系统，在使用有效的能量抑制剂时则会增加细菌的蓄积药物稳态浓度。在研究外排泵所介导的耐药机制中使用外排泵协同抑制试验，常选用羰基氰间氯苯腙（carbonyl cyanide m-chlorophenylhrazone，CCCP）、二胺类化合物L-Phe-L-Arg-β-naphthylamine（PAβN）和利血平作为细菌外排泵抑制剂，通过比较在添加和不添加外排泵抑制剂的情况下，观察细菌对药物敏感性是否发生改变，从而探讨该菌是否存在外排泵耐药。

关于药物耐药性及机制研究的方法有很多，这里仅介绍了最常用的一些方法，在进行具体的耐药机制研究时，通常会联合多种方法对耐药机制进行研究和评价。

（周黎明　张媛媛）

参考文献

[1] 杨宝峰. 药理学. 9版[M]. 北京：人民卫生出版社，2018.

[2] ZHANG CX，STRAIGHT P D. Antibiotic discovery through microbial interactions[J]. Curr Opin Microbiol. 2019，51：64-71.

[3] PACHECO T，BUSTOS R H，GONZÁLEZ D，et al. An approach to measuring colistin plasma levels regarding the treatment of multidrug-resistant bacterial infection[J]. Antibiotics（Basel）. 2019，8（3）：100.

[4] THEURETZBACHER U，PIDDOCK L J V. Non-traditional antibacterial therapeutic options and challenges[J]，Cell Host & Microbe. 2019，6（10）：61-72.

[5] 李耿，刘晓志，高健，等. 新型抗生素的研发进展[J]. 中国抗生素杂志，2018，43（12）：7-12.

第二十九章　治疗恶性肿瘤的药物

第一节　概　述

肿瘤（tumor）是机体局部组织在各种致癌因素作用下异常快速繁殖生长形成的新生物。根据其生物学特性及对机体危害的影响，肿瘤分为良性和恶性两大类，后者又称为癌（cancer）。恶性肿瘤具备过度增殖、凋亡受阻、持续失控的血管生成、侵袭、转移、免疫逃逸等细胞生物学特性，因此可严重威胁患者的生命安全，同时也给患者及社会带来巨大的精神压力及经济负担。

一、肿瘤的流行病学

肿瘤是当今世界突出的公共卫生问题，已成为威胁人类健康和生命的最严重疾病之一。据国际癌症研究机构（IARC）颁布的GLOBOCAN 2018统计的数据，2018年全球新增1 808万癌症患者，另有970万癌症患者死亡。其中中国分别占23.7%和30%，发病率以及死亡率均高于全球平均水平，发病人数位居全球第一。据2018年2月国家癌症中心发布的全国癌症统计数据，我国恶性肿瘤的流行病学特点如下：

（一）我国恶性肿瘤死亡率属世界较高水平

1. 按性别统计　恶性肿瘤死亡率在男性为207.2/10万；在女性为126.5/10万。

2. 按年龄统计　40岁以上患者恶性肿瘤的死亡率显著升高，其中男性65～69岁死亡率最高，女性在75～79岁死亡率最高。

3. 按城乡统计　恶性肿瘤为城市居民的首位死因，死亡率为174.3/10万；为农村的第二位死因，死亡率为160.1/10万。城市居民发病率前5位的恶性肿瘤为肺癌、结直肠癌、胃癌、肝癌和女性乳腺癌。农村发病率前5位的恶性肿瘤为肺癌、胃癌、肝癌、食管癌和结直肠癌。城市主要恶性肿瘤死亡率前五位的为肺癌、肝癌、胃癌、结直肠癌和食管癌；农村主要恶性肿瘤死亡率前5位的恶性肿瘤为：肺癌、肝癌、胃癌、食管癌和结直肠癌。

4. 按地区统计　华东地区恶性肿瘤死亡率最高，东北和中部地区次之，华北地区最低。

（二）我国癌谱发生变化

目前男性最常见的5种恶性肿瘤依次为：肺癌、胃癌、食管癌、肝癌和结直肠癌；女性最普遍的5种恶性肿瘤为：乳腺癌、肺癌、胃癌、结直肠癌和食管癌。其中乳腺癌就占到了所有女性癌症的15%。在消化道肿瘤发病率居高不下的同时，肺癌、结直肠癌及乳腺癌呈显著上升趋势。与生态环境、生活方式相关的恶性肿瘤发病率、死亡率呈现持续性增长态势。

二、肿瘤的发病机制

肿瘤的发病机制仍不十分清楚，目前认为并非单一因素致病，而是外部因素和内部条件共同作用的结果。概括地说，癌症是基因突变导致的许多疾病之一，是化学、物理、生物、遗传等多种诱因的作用下引起的基因变异，其中涉及原癌基因活化与抑癌基因的灭活、凋亡调控基因异常、端粒酶激活导致肿瘤获得无限增殖能力、肿瘤的表观调控异常、血管新生、肿瘤异常的侵袭及转移能力等。肿瘤发生发展过程中的关键节点变化，均可能成为防治肿瘤的药物靶点。

1. 原癌基因的激活与抑癌基因的灭活　原癌基因（proto-oncogen）是正常细胞基因组的基因，其编码产物可促进细胞正常的分裂增殖。根据编码产物的不同，可分为生长因子类和生长受体类、信号转导蛋白类以及转录因子类等。生理条件下，此类基因并不导致肿瘤发生，但当原癌基因由于点突变、基因扩增、染色体重排时，可转化为癌基因，称为原癌基因的激活，此时可引起细胞的异常增殖。抑癌基因（tumor suppressor gene）是抑制细胞生长与增殖的基因，如 Rb 基因、p53 基因、BRCA 基因等。当抑癌基因发生突变或缺失时，其负性调节细胞生长的作用减弱，亦可引起细胞过度增殖，导致细胞癌变。目前已经有多种生长因子受体类抑制剂、蛋白激酶抑制剂，通过抑制原癌基因编码产物发挥抗肿瘤作用。

2. 肿瘤的无限增殖能力 与正常细胞不同，肿瘤细胞在环境允许的条件下，具有无限增殖的能力，这可能与肿瘤细胞端粒酶广泛表达有关。端粒酶是一种 RNA 依赖的 DNA 聚合酶，能以本身 RNA 为模板，在染色体末端合成六聚脱氧核苷酸 TTAGGG 的重复序列，以补偿细胞分裂时的染色体末端缩短，解决“末端复制问题”。除生殖细胞外，大多数体细胞无端粒酶活性，而端粒酶在肿瘤细胞中的表达，提示它可能为恶性肿瘤细胞无限增殖所必需。因此端粒酶抑制剂有望成为一种新型抗肿瘤药。

3. 凋亡调节基因异常 肿瘤的发生发展不仅与过度增殖有关，凋亡失衡亦在肿瘤中发挥重要的作用。细胞凋亡受促凋亡分子（如 caspase、Fas 受体、Bax 等）和抗凋亡分子（如 Bcl-2、Bcl-xL 等）的精密调控。50% 以上的肿瘤在凋亡机制上存在缺陷，导致突变的细胞进一步增殖，最终形成肿瘤。同时也导致肿瘤细胞对促凋亡信号不敏感，能够耐受常规的化疗和放疗，引起肿瘤预后不良。而促进凋亡则可能成为抑制肿瘤增殖之外的另一种治疗方法。

4. 肿瘤的血管新生 肿瘤组织可释放血管内皮生长因子（vascular endothelial growth factor，VEGF）、成纤维细胞生长因子（fibroblast growth factor，FGF）、表皮生长因子（epidermal growth factor，EGF）、血小板源性生长因子（platelet derived growth factor，PDGF）等，促进肿瘤组织的新生血管形成，以供应肿瘤组织生长需要的能源和养料。针对这些因子和受体为靶点的拮抗剂或抑制剂已经应用于临床。如特异性结合 VEGF 的贝伐单抗（bevacizumab），通过与 VEGF 结合，阻断其对受体的激活，进而阻断肿瘤新生血管的形成。

5. 肿瘤的侵袭及转移 侵袭和转移是恶性肿瘤最重要的生物学特征之一，直接影响着病人的预后。目前研究显示，肿瘤的侵袭与转移与细胞黏附分子、细胞外基质的改变以及上皮间质转化（epithelial-mesenchymal transition，EMT）有关。目前已经有靶向作用于基质金属蛋白酶、血管细胞黏附分子 -1、转化生长因子的抑制剂正在研发中。

6. 肿瘤的免疫逃逸 肿瘤细胞理论上可诱导机体的免疫反应，但机体内的免疫调控机制，仍难以完全控制肿瘤的进程。部分肿瘤组织可以逃避机体的正常免疫应答过程，称为肿瘤免疫逃逸。其主要机制与肿瘤细胞免疫原性减弱、肿瘤细胞表面抗原减少或缺失甚至被覆盖或封闭、肿瘤抗原诱导免疫耐受、诱导免疫细胞凋亡以及诱导免疫抑制有关。近年来，靶向免疫系统的肿瘤免疫疗法取得了巨大的成功，被称为抗肿瘤药物第三次大的革命。此类药物不同于细胞毒性药物，主要通过激活机体的免疫系统抑制肿瘤的生长。

7. 肿瘤的表观遗传调控异常 肿瘤形成除了与基因突变有关外，表观遗传修饰亦在肿瘤进展中发挥着重要的作用。在不改变 DNA 序列的情况下，表观遗传调控可通过影响基因转录活性，促进肿瘤的发生发展。目前研究发现，基因组低甲基化、启动子区高甲基化以及组蛋白甲基化、乙酰化异常是肿瘤发生的原因之一。而 DNA 甲基转移酶抑制剂、组蛋白去乙酰化酶抑制剂是以表观遗传学为靶标的代表性抗肿瘤药物。

三、肿瘤细胞的耐药性及对策

肿瘤细胞的耐药性分为天然性耐药（natural resistance）和获得性耐药（acquired resistance）；根据耐药谱又可分为原药耐药（primary drug resistance，PDR）和多药耐药（multidrug resistance，MDR）。PDR 只对原药产生耐药，而对其他药物不产生交叉耐药。MDR 是由一种药物诱发后可对其他多种不同作用机制的药物产生交叉耐药。

（一）肿瘤细胞耐药机制

目前，肿瘤细胞耐药机制主要有下列几种：

1. 细胞膜转运功能异常 P- 糖蛋白（p-glycoprotein，P-gp）作为 ATP 依赖的跨膜药物转运蛋白首先在耐药肿瘤细胞中发现，随后发现其在正常器官组织（小肠、肝、血脑屏障、胎盘等）中也存在，在耐药肿瘤细胞中高表达，其功能是将进入肿瘤细胞内的药物排出，称之为“药泵”。以后又发现了ATP依赖的多药耐药相关蛋白(multidrug related protein，MRP)可以转运多种抗肿瘤药，如以多柔比星为代表的蒽环类、博来霉素、丝裂霉素、鬼臼毒素衍生物、长春碱类、放线菌素D、秋水仙碱等，其结构和功能与P-gp相似，不同的是，MRP能识别和转运与谷胱甘肽(glutathione，GSH)耦合的底物，故称之为“GH-X泵”。肺耐药蛋白(lung resistant protein，LRP)存在于肺小细胞癌耐药细胞株中，其功能是从细胞核中转运铂类、烷化剂到胞质内，使药物不能作用于核内的DNA。乳腺癌耐药蛋白(breast cancer resistance protein，BCRP)首先被发现于乳腺癌MCF-7细胞中，是一种ATP依赖的药物排出泵。当多柔比星耐药时降低ATP含量，可被经典的P-gp抑制剂所抑制。BCRP对甲氨蝶呤、多柔比星和柔红霉素耐药，降低细胞内药物蓄积和滞留，属于多药耐药蛋白。

2. 药物靶酶质和量的改变

(1) 生物合成酶：二氢叶酸还原酶(dihydrofolate reductase，DHFR)在细胞内负责催化二氢叶酸还原成四氢叶酸，是叶酸代谢的关键酶。四氢叶酸在胸腺嘧啶合成酶作用下参与核酸及蛋白质合成。抗代谢类抗癌药甲氨蝶呤的化学结构与叶酸类似，能竞争性地与DHFR的活性部位结合而抑制该酶活性，使核酸与蛋白质不能合成，导致肿瘤细胞死亡。当该酶大量合成、发生变异后，药物结合量减少或不能与之结合而产生耐药。

(2) 靶点蛋白结构：如拓扑异构酶是DNA复制和转录所必需的酶，分为Ⅰ型和Ⅱ型。Ⅰ型是喜树碱类衍生物的作用靶点，Ⅱ型是鬼臼毒素衍生物依托泊苷和替尼泊苷的作用靶点。当靶点蛋白结构发生变异后药物不能与靶点有效结合，作用减弱。

3. 凋亡功能丧失 大多数细胞毒类抗肿瘤药是通过对DNA产生不能修复的损伤，迫使肿瘤细胞通过激活凋亡通路而最终被杀灭。一旦凋亡通路中的任何一个环节功能受抑或失活，都将使肿瘤细胞的凋亡功能丧失而出现药效降低，细胞耐药。

4. 药物代谢酶过表达 如谷胱甘肽-S-转移酶(glutathione-S-transferase，GST)是一组多功能药物代谢酶，在正常细胞内与药物解毒有关。研究发现，GST过度增加与苯丙酸氮芥、环磷酰胺、卡氮芥、顺铂、多柔比星、丝裂霉素等的耐药性有关。此外，乙醛脱氢酶(aldehyde dehydrogenase，ALDH)的过度表达亦与环磷酰胺的耐药密切相关。

5. DNA修复酶 O6-烷基鸟嘌呤DNA烷基转移酶(O6-alkylguanine DNA alkyltransferase，AGT)在细胞内能修复受损的DNA，保证DNA的完整。许多烷化剂的抗肿瘤作用机制是对DNA的破坏或损伤，导致肿瘤细胞的DNA不能复制和转录。当DNA受损伤时该酶表达量增加，从而使肿瘤细胞产生耐药。如亚硝基脲类抗癌药的耐药性与该酶活性增强高度相关。

6. 替代信号通路的建立 部分靶向治疗药物通过抑制某个信号通路的激酶活性发挥抑瘤作用，其中一个主要耐药性的机制在于肿瘤细胞替代信号通路的建立。例如RAF激酶抑制剂维莫非尼，耐药肿瘤细胞可以不通过RAF的方式激活下游MEK/ERK，导致该药物不能有效抑制肿瘤增殖。

(二) 肿瘤细胞耐药对策

肿瘤细胞产生耐药性是化疗失败的主要原因之一，如何克服肿瘤细胞的耐药性成为基础与临床研究的重要问题。迄今为止，主要的对策有以下几种。

1. 肿瘤耐药逆转剂 应用多药耐药逆转剂是解决肿瘤MDR的主要手段，现已发现大量具有MDR逆转活性的药物，主要包括：①钙通道阻滞剂，主要有维拉帕米及其衍生物、双氢吡啶类化合物等，在翻译水平抑制P-gp合成及其活性，使其失去药物外排作用，提高药物在肿瘤细胞内的浓度。部分药物已在临床使用。②钙调蛋白拮抗剂，包括氯丙嗪等吩噻嗪类衍生物。③免疫抑制剂和增强剂，如环孢素、干扰素(IFN)。④喹啉类，如奎尼丁。⑤激素类和抗雌激素类化合物，如诺美孕酮、米非司酮、他莫昔芬等。⑥酪氨酸酶抑制剂(TKIs)，如伊马替尼、吉非替尼和埃罗替尼；类黄酮类，如槲皮素、染料木碱、柯因和柚木柯因；紫杉烷衍生物。⑦蛋白激酶C抑制剂。但这些逆转剂的毒副作用也使其临床应用受到一定限制。

2. 肿瘤细胞微环境调整 许多研究证明，肿瘤酸性微环境与肿瘤耐药有密切关系。研究发现，肿瘤组织酸性远大于正常组织，且与正常细胞内 pH 低于细胞外相反，肿瘤细胞外呈酸性（pH 约 6.8），而细胞内呈中性至碱性（pH 约 7.2）。这种反 pH 梯度产生的原因是由于肿瘤组织氧需求高与血液灌注相对不足有关，在缺氧环境下能量来源只能是糖酵解，造成乳酸和二氧化碳大量堆积。乳酸刺激膜上 H^+ 交换体的活性，泵出 H^+；二氧化碳通过弥散作用排出胞外，经过跨膜碳酸酐酶（CA）催化产生 H^+ 和 HCO_3^-，后者又被交换回到细胞内再结合 H^+。因此，H^+ 交换体和 CA 在维持肿瘤细胞内外 pH 梯度上起着非常重要的作用。抗肿瘤药物大多是生物碱，在肿瘤细胞外酸性环境中解离，难以通过脂质细胞膜进入细胞内发挥作用而产生耐药。

通过调整肿瘤细胞微环境可以克服耐药，新近的对策包括有：①直接用碱性药物碱化肿瘤组织外周；②利用质子泵抑制剂（proton pump inhibitor，PPI）抑制 H^+ 泵的活性；③使用碳酸酐酶抑制剂（carbonic anhydrase inhibitor，CAI）逆转肿瘤 pH 梯度。

3. 针对耐药靶点的基因技术 采用基因技术逆转 MDR 基因及改变靶细胞的蛋白表型。其中反义核酸技术、反义 RNA 技术、核酶技术及 RNA 干扰技术给耐药逆转提供了新的高效特异性的方法，较传统的 MDR 逆转方法有较多优势。①反义寡脱氧核苷酸（antisense oligodeoxynucleotides，ASODN）技术，是用一段人工合成的与耐药相关基因在转录水平上相结合的核苷酸来封闭多药耐药基因转录，从而改变其 MDR 特性的一种技术。如将 MDR1 基因的 ASODN 导入表达 MDR1 基因的耐药细胞后可明显下调 P-gp 的表达，提高细胞内化疗药物浓度。②反义 RNA（antisense RNA）技术，指与 mRNA 互补的 RNA 分子，由于核糖体不能翻译双链的 RNA，所以反义 RNA 与 mRNA 特异性地互补结合，即抑制了该 mRNA 的翻译，从而逆转 MDR。③核酶（ribozyme）技术，是指一类具有催化活性的 RNA 分子，特异性地识别目的 mRNA 中的 GUC 序列并催化 RNA 的剪切反应，而其自身不被消耗可重复使用的技术。具有效率高、特异性强、副作用少等特点。如针对 MDR1 的 mRNA 二级结构设计的核酶（RZ135 和 RZ106）能够下调乳腺癌耐药细胞中 MDR1 的 mRNA 和 P-gp 的表达，抑制 P-gp 的外排功能。④ RNA 干扰（RNA interference，RNAi）技术，是指含有 21～23 个核苷酸的小分子干扰 RNA 片段（small interference RNAs，siRNA），能特异性地识别并降解同源基因 mRNA，干扰目的 mRNA 的翻译表达，如干扰 MDR2 的 siRNA 可完全抑制 MDR2 的 mRNA 及其转运蛋白表达。与传统反义 RNA 技术相比，RNAi 设计更简便、作用更迅速、效果更明显。目前此项技术只是在基础研究中应用，尚未进入临床应用。

第二节 新型抗恶性肿瘤药

根据药物作用机制的不同，抗肿瘤药物可分为如下四类：①细胞毒类抗肿瘤药物：包括烷化剂、抗代谢药物、抗肿瘤抗生素以及抗肿瘤植物药物；②调节体内激素水平的抗肿瘤药；③靶向抗肿瘤药物；④其他类。细胞毒类抗肿瘤药物在众多教科书和参考书中都已叙述，故本书重点介绍后三类新型抗肿瘤药。

一、调节体内激素水平的抗肿瘤药

许多肿瘤组织表达有不同的激素受体，其生长亦具有激素依赖性或受到激素的调控。因此，肿瘤受体的激动剂、拮抗剂或者抑制相应激素合成的药物可能对肿瘤生长具有抑制的作用。

（一）糖皮质激素类

【药理作用和临床应用】

药理作用：糖皮质激素（glucocorticoid）的分子作用机制前已述及，该药物通过激动细胞内糖皮质激素受体，进而诱导淋巴细胞裂解、降低白血病患者淋巴细胞数量。

临床应用：主要用于急性淋巴细胞白血病（ALL）以及淋巴瘤的治疗。对于儿童急性淋巴细胞白血病以及未分化细胞白血病，30% 的患者经糖皮质激素治疗可以出现临床症状改善以及血液学指标缓解，但其症状缓解持续时间较短。通常采用糖皮质激素与抗代谢药物联合应用的方法，如泼尼松（prednisone，P）和长春新碱（vincristine，VCR）联用的 VP 方案是目前 ALL 的基本治疗方案，亦可在此基础上加用蒽环类药物（如柔红霉素）、甲氨蝶呤和门冬酰胺酶以提高其完全缓解率。此外，糖皮质激素与其他抗肿瘤药物合用，可治疗霍奇金淋巴瘤、非霍奇金淋巴瘤、多发性骨髓瘤及慢性淋巴细胞白血病（CLL）等恶性肿瘤。对于控制慢性淋巴细胞白血病伴发的自身免疫性溶血性贫血以及血小板减少症尤其有效。除泼尼松、泼尼松龙外，地塞米松（dexamethasone）亦可以用于ALL、CLL、多发性骨髓瘤的治疗。同时，放疗联用地塞米松可缓解颅脑、脊髓、上纵隔等部位肿瘤伴发的水肿。小剂量激素治疗亦可暂时性改善脑转移瘤患者的神经功能。

【体内代谢及影响因素】 糖皮质激素的体内代谢请参见第二十四章，抗肿瘤治疗中泼尼松主要通过口服给药，而地塞米松可以口服或静脉滴注给予。中枢神经系统白血病患者多采用鞘内注射的给药方式。

【药物相互作用和不良反应及处理】

药物相互作用及处理：糖皮质激素主要的药物相互作用及处理请参见第二十四章。

药物不良反应及处理：糖皮质激素常见的不良反应请参见第二十四章。据报道，在抗肿瘤的治疗中，与泼尼松比较，地塞米松的肌肉痛、骨折、骨坏死的发生率略高。建议给予一定的促进骨形成的药物干预，如二磷酸盐类药物。此外，地塞米松剂量的大幅度变化可能会引起患者症状的再次发作，因此对于接受放疗或化疗的脑转移瘤患者，服用地塞米松期间不能突然停药。

【临床应用现状分析与展望】 糖皮质激素在肿瘤治疗中的应用具有悠久的历史，该药物与细胞毒药物不同，它对各种细胞没有直接的杀灭作用，同时亦可增加其他化疗药物的作用。但该药物的应用有具有较高的不良反应风险。因此合理优化给药方案，将直接影响糖皮质激素抗肿瘤的疗效。

（二）作用于雌激素受体（ER）的药物

根据激素受体表达情况的不同，乳腺癌可以分为激素依赖性乳腺癌和非依赖性乳腺癌。对于雌激素受体（ER）阳性的病例，内分泌治疗通常是主要治疗方案之一。而对于ER受体阴性的激素非依赖性肿瘤，内分泌治疗疗效较差。目前针对激素依赖性乳腺癌的抗雌激素治疗药物包括：选择性雌激素受体调节剂（selective estrogen receptor modulators，SERMs）、选择性雌激素受体下调剂（selective estrogen receptor downregulators，SERDs）以及芳香化酶抑制剂（aromatase inhibitors，AIs）。

1. 选择性雌激素受体调节剂（SERMs） SERMs可与ER结合，根据靶器官的不同，发挥ER的部分激动作用或ER的拮抗作用。目前常用的药物为他莫昔芬（tamoxifen）及托瑞米芬（toremifene）。

他莫昔芬

该药物目前作为早期乳腺癌的辅助治疗用药以及晚期乳腺癌的治疗用药。对于具有明显家族史或良性乳腺病变等乳腺癌高危因素的患者亦可使用他莫昔芬进行预防。

【药理作用和临床应用】

药理作用：该药物可与ER雌激素结合位点结合，在不同组织中ER与不同转录调控因子相互作用。因此，他莫昔芬对乳腺ER具有拮抗作用，拮抗雌激素依赖性乳腺癌细胞增殖，而在骨、脑、肝脏等组织，则具有ER激动作用，可增加骨密度、延缓骨质疏松进程，降低血胆固醇、LDL含量，诱导血栓形成等。

临床应用：主要用于转移性ER阳性乳腺癌的治疗以及ER阳性乳腺癌术后预防复发的辅助治疗。对于绝经前患者，他莫昔芬需要至少应用5年。他莫昔芬亦可绝经后乳腺癌患者，但芳香化酶抑制剂（AIs）与他莫昔芬比较作用在降低复发风险上更为明显。

绝经前期ER阳性乳腺癌的治疗亦可以应用GnRH类似物以及AIs等药物，采用他莫昔芬与上述抗雌激素药物联用的方法可以进一步减少雌激素对于乳腺癌细胞的刺激，降低年轻女性以及化疗病人乳腺癌复发的风险。他莫昔芬亦可降低乳腺癌高风险女性乳腺癌的发病率。

【体内代谢及影响因素】 他莫昔芬口服易吸收，约3～7小时血药浓度达峰值，4～6周连续用药达到稳态血药浓度。该药物主要在肝脏通过CYP3A4/5、2D6代谢，生成N-去甲他莫昔芬以及4-羟他莫昔芬，两种中间代谢产物可进一步生成4-羟-N-去甲他莫昔芬（活性代谢产物）。最终主要与葡萄糖醛酸结合从肠道排泄。该药物的排泄过程存在肝肠循环，因此他莫昔芬的半衰期约为 7 天。CYP2D6 的多态性可以影响他莫昔芬活性代谢产物 4- 羟他莫昔芬以及 4- 羟 -N- 去甲他莫昔芬的水平以及他莫昔芬的抗癌作用。研究发现，CYP2D6 弱代谢型患者，由于产生活性代谢产物的浓度较低，抗肿瘤治疗效果较差。

【药物相互作用和不良反应及处理】

药物相互作用及处理：抗抑郁药帕罗西汀及氟西汀、抗心律失常药物奎尼丁等均可明显抑制 CYP2D6 活性，可降低他莫昔芬对于乳腺癌的治疗作用。

药物不良反应及处理：他莫昔芬最常见的不良反应为潮热、月经失调、阴道出血、白带增多和外阴瘙痒，绝经期患者症状更为明显。由于具有 ER 部分激动剂活性，他莫昔芬可使子宫内膜癌风险增加 2～3 倍，尤其对于使用他莫昔芬 2 年以上的绝经后病人。对于老年患者以及围手术期患者，他莫昔芬可轻度增加血栓形成的风险，因此建议手术前停用他莫昔芬。

【临床应用现状分析与展望】 他莫昔芬对于 ER 阳性乳腺癌患者，可作为一线治疗方案。但肿瘤细胞对于他莫昔芬以及其他药物产生的原发或获得性耐药是限制此类药物应用的主要问题。其耐药机制主要包括：ER 表达的下调、转录调控因子的变化和 ER 经生长因子信号途径激活。其中人表皮生长因子受体 2（human epidermal growth factor receptor 2，HER-2）通路与 ER 通路相互联系是耐药主要机制之一。采用药物联用的方式可能防止或逆转其耐药。

他莫昔芬的疗效与 CYP2D6 的活性直接相关，因此有必要通过检测 CYP2D6 的基因型，进行他莫昔芬的疗效预测以及剂量设计，以实现个体化用药。

2. 选择性雌激素受体下调剂（SERDs） 与 SERMs 不同，SERDs 无 ER 激动作用，因此被视为纯抗雌激素药物。常用的 SERDs 为氟维司群（fulvestrant）。

氟维司群

【药理作用和临床应用】

药理作用：氟维司群是目前唯一被批准应用的 SERDs，该药物结构上与甾体药物相似，可与 ER 结合，其亲和力高于他莫昔芬 100 倍。该药物不仅可拮抗雌激素与 ER 的结合，亦可改变 ER 的结构（诱导受体的蛋白降解、抑制受体的二聚体化），减少 ER 的数量，导致 ER 的向下调节，抑制 ER 介导的雌激素依赖性基因的转录、表达。

临床应用：主要用于抗雌激素治疗（如他莫昔芬）失败的绝经后 HR（ER 或孕激素受体）阳性转移性乳腺癌患者。其作用与第三代芳香化酶抑制剂如阿那曲唑相当。与 CDK4/6 抑制剂合用能明显增加其疗效，延长病人生存率。

【体内代谢及影响因素】 该药物口服生物利用度较低，目前主要采用肌内注射给药。其半衰期约 40 天，推荐给药方案为每月给药 1 次，每次 250mg。通常采用用药初期每周两次给予负荷剂量的方法。其代谢与甾体激素类药物相似，主要通过 CYP3A4 代谢，但同时亦可通过非 CYP 途径代谢。主要通过粪便排泄。

【药物相互作用和不良反应及处理】

药物相互作用及处理：目前尚未发现有关氟维司群的药物间相互作用。CYP3A4 诱导剂（如利福平）或抑制剂（如酮康唑）均对其血药浓度无明显影响。

药物不良反应及处理：该药物不良反应较少，少数患者可出现恶心、无力、潮热、关节痛、头痛等。10% 的患者可能出现注射部位刺激症状，缓慢注射可减轻此风险。

【临床应用现状分析与展望】 与他莫昔芬比较，氟维司群具有更完全的抗雌激素作用，对于他莫昔芬耐药的肿瘤仍然有效。目前主要用于治疗晚期、转移性乳腺癌患者。但不同于他莫昔芬，该药物不能口服用药，目前已有研究者在进行口服 SERDs 的研究。

（三）降低雌激素水平的药物

1. 芳香化酶抑制剂（AIs） 根据 AIs 结构的不同，可以分为Ⅰ型和Ⅱ型两类抑制剂。1 型药物为雄烯二酮的类似物，可不可逆性结合于芳香化酶的雄激素结合位点上，又称为芳香化酶灭活剂。2 型药物为非甾体类抑制剂，该药物与芳香化酶血红素基团呈可逆性结合，产生可逆性抑制作用。目前常用的药物包括阿那曲唑（anastrozole）、来曲唑（letrozole）和依西美坦（exemestane）。

【药理作用和临床应用】

药理作用：芳香化酶又称为 CYP19A1，主要催化脱氢表雄酮、雄烯二酮、睾酮等雄激素转化为雌激素，对于绝经后女性，这个生物转化是其雌激素的主要来源。AIs 可抑制芳香化酶活性，进而减少绝经后女性雌激素的生成，而对于卵巢功能正常的绝经前女性雌激素生成无影响。依西美坦为 1 型 AIs，而阿那曲唑以及来曲唑均为 2 型 AIs，因此依西美坦具有更强的芳香化酶抑制作用。

临床应用：主要用于绝经后女性早期乳腺癌以及晚期、转移性乳腺癌的辅助治疗。对于早期乳腺癌患者，与他莫昔芬比较，AIs 具有更为明显的延缓肿瘤复发，减少对侧乳腺癌发生的作用。对于绝经后晚期乳腺癌患者，AIs 亦可提高并存生存率。此外，对于 ER 以及 PR 阳性的转移性乳腺癌患者，AIs 具有较他莫昔芬更强的延缓肿瘤进程的作用。AIs 尽管对于绝经前雌激素水平无明显影响，但在抑制卵巢功能的前提下，对于 35 岁以下绝经前乳腺癌患者，使用 AIs 亦可降低肿瘤复发风险。

依西美坦的临床应用基本与 2 型 AIs 相同。但对于 2 型 AIs 治疗无效的晚期乳腺癌患者，可使用依西美坦与 mTOR 抑制剂依维莫司联用的方案进行治疗。

【体内代谢及影响因素】 口服 AIs 均可快速吸收。其中阿那曲唑及来曲唑的吸收不受食物影响，而高脂饮食可增加依西美坦的吸收近 40%。阿那曲唑以及依西美坦服药 7 天后可达到稳态血药浓度，而来曲唑达稳态血药浓度时间约需 60 天。所有 AIs 均主要通过肝脏 CYP3A4 代谢，因此 CYP3A4 诱导剂如利福平可降低 AIs 的血药浓度。阿那曲唑主要以代谢产物的形式通过胆汁排泄，来曲唑则主要以代谢产物形式通过肾脏排泄，而依西美坦则通过胆汁和肾脏两种途径排泄，因此肝肾功能不全患者无需额外调整剂量。

【药物相互作用和不良反应及处理】

药物相互作用及处理：尽管在体外研究中证实阿那曲唑对 CYP1A2、CYP2C8/9 及 CYP3A4，来曲唑对于 CYP2A6、CYP2C19 的抑制作用，但在治疗剂量下，未见其临床意义。而依西美坦对主要 CYP 同工酶无影响。需要注意的是，他莫昔芬与阿那曲唑或来曲唑存在药物相互作用。他莫昔芬与两药联用可降低阿那曲唑或来曲唑的血药浓度。

药物不良反应及处理：多数不良反应主要与降低患者雌激素水平有关。主要表现为潮热，阴道出血、白带异常、深静脉血栓等。但与他莫昔芬比较，此类不良反应发生率较少。此外，AIs 亦可引起较他莫昔芬发生率更高的关节痛、阴道干涩、性功能障碍以及骨质疏松或骨折风险增加。二磷酸盐有助于缓解 AIs 诱导的绝经后患者骨密度降低。

【临床应用现状分析与展望】 AIs 是乳腺癌内分泌治疗的一线药物。我国乳腺癌诊治指南与规范中提出，对于绝经前患者术后辅助内分泌治疗首选他莫昔芬，而对于绝经后乳腺癌患者则推荐使用 AIs，原因在于 AIs 抑制非卵巢来源的雌激素的生成。但是否能够有效控制绝经前肿瘤，目前尚待确认。

2. GnRH 类似物

【药理作用和临床应用】

药理作用：常用的 GnRH 类似物包括曲普瑞林（triptorelin）、戈舍瑞林（goserelin）及亮丙瑞林（leuprolide）。此类药物结构上与促性腺激素释放激素（GnRH）类似，但具备更高的受体亲和力，对受体的激动作用较内源性 GnRH 强 100 倍以上。该药物用药初期通过激动垂体 GnRH 受体，可引起短暂垂体 - 性腺系统的兴奋作用，一过性升高卵泡刺激素（FSH）、黄体生成素（LH）、雌激素水平。但连续应用可下调 GnRH 受体，抑制 FSH、LH 的释放，抑制卵泡的成熟及雌激素的分泌，同时亦可抑制睾酮的分泌。

临床应用：主要用于绝经前乳腺癌的辅助治疗。同时亦可用于雄激素依赖性前列腺癌的治疗。

【体内代谢及影响因素】 该药物作为短肽类物质，口服无效，主要采用每月一次或每 3～6 个月一次皮下注射给药的方法。除用药初期可出现 LH、FSH 短时增高外，长期给药可降低血清 LH 及雌激素水平。

【药物相互作用和不良反应及处理】

药物相互作用及处理：目前尚未发现药物相互作用的临床研究报告。

药物不良反应及处理：不良反应同于其他抗雌激素药物，多与雌激素水平较低有关（潮热、性欲减退、骨质疏松、阴道干涩等），多数不良反应停药后可逆转。对于绝经前患者，此药与 AIs 联用可进一步加重停经及性功能减退症状。

【临床应用现状分析与展望】 该药物通过抑制雌激素和雄激素的分泌，发挥药物性去势的作用，具有疗效肯定，不良反应较轻。同时作为长效制剂，方便患者的使用。目前多与他莫昔芬或AIs合用。

（四）作用于孕激素受体的药物

【药理作用和临床应用】

药理作用：此类药物代表药为甲羟孕酮（medroxyprogesterone，安宫黄体酮），为合成的黄体酮衍生物，通过激活乳腺、子宫内膜等靶器官的孕激素受体（PR），对抗雌激素对靶器官的促增殖作用。

临床应用：主要作为二线药物治疗转移性激素依赖性乳腺癌及子宫内膜癌术后或放疗后的辅助治疗。

【体内代谢及影响因素】 该药物口服吸收生物利用度近100%，血浆蛋白结合率为88%，主要通过肝脏CYP3A4代谢，并通过肾脏排泄。肝功能不全患者需尽量避免使用甲羟孕酮或者降低药物剂量，肾功不全的患者不需要调整剂量。

【药物相互作用和不良反应及处理】

药物相互作用及处理：巴比妥类药物由于可诱导肝药酶活性，加快甲羟孕酮的代谢，建议避免联合应用。氨鲁米特与甲羟孕酮同服可降低甲羟孕酮的浓度，导致该药物作用减弱。

药物不良反应及处理：主要表现为子宫出血、经量改变甚至停经。亦可见恶心、呕吐、腹痛、多毛、脱发、痤疮等症状。

【临床应用现状分析与展望】 甲羟孕酮用于治疗子宫内膜癌的总有效率接近30%。对于乳腺癌的疗效取决于肿瘤组织的HR（ER及PR）的表达情况。目前该药物在乳腺癌的应用已逐渐为他莫昔芬及AIs所取代。甲羟孕酮的另一作用是刺激食欲，因此对于癌症晚期患者可能改善其恶病质状态。

（五）抗雄激素药物

雄激素可刺激前列腺肿瘤细胞的增殖，因此抗雄激素药物治疗是治疗前列腺癌的主要手段。根据作用机制不同，此类药物主要包括：① GnRH类似物及GnRH受体拮抗剂；②雄激素受体（AR）拮抗剂；③抑制雄激素合成的药物；④雌激素类。其作用特点见表29-1。

二、靶向抗肿瘤药

（一）单克隆抗体类

单克隆抗体（monoclonal antibody），简称单抗，可以特异性识别肿瘤表面相应抗原并与之结合，通过影响抗原介导的肿瘤发生发展过程，发挥抗肿瘤作用。不同于传统抗肿瘤药物，单克隆抗体类药物具备特异性结合、靶向杀伤肿瘤细胞的特点。目前单克隆抗体类抗肿瘤药物主要包括：靶向作用于白细胞分化抗原的单抗、靶向作用于表皮生长因子受体的单抗、靶向作用于血管

表29-1 用于治疗前列腺癌的常用抗雄激素药物

药物名称	英文名称	作用机制	不良反应
亮丙瑞林	leuprolide	GnRH类似物	初期，一过性LH增高、睾酮水平激增（flare up现象），前列腺癌短暂增长作用
戈舍瑞林	goserelin	同上	
那法瑞林	nafarelin	同上	
曲普瑞林	triptorelin	同上	
地加瑞克	degarelix	GnRH受体拮抗剂	无flare up现象
恩杂鲁胺	enzalutamide	AR拮抗剂	男性乳腺发育、乏力、头痛、潮热
氟他胺	flutamide	同上	同上
比卡鲁胺	bicalutamide	同上	同上
尼鲁米特	nilutamide	同上	同上
阿比特龙	abiraterone	抑制17α-羟化酶和CYP17A1，降低睾酮合成，具有拮抗AR作用	肝脏毒性、关节肿胀、低钾血症、潮热、腹泻、咳嗽、高血压
雌激素	estrogen	通过下丘脑-垂体轴的负反馈作用降低睾酮水平	严重不良反应（心肌梗死、脑卒中、肺栓塞）目前已较少应用

内皮生长因子的单抗等。

1. 靶向作用于白细胞分化抗原（CD）的单克隆抗体类药物　白细胞分化抗原（cluster of differentiation，CD）是不同白细胞在分化成熟的不同阶段或活化过程中，表达在细胞膜表面的标志性蛋白质。血液系统肿瘤细胞可特异性表达或过表达某种 CD，如 CD20、CD52、CD2、CD38 等。

（1）靶向 CD20 的单抗：CD20 主要位于 B 淋巴细胞表面，参与调解 B 细胞的生长分化。作为 B 细胞表面抗原，主要表达在前 B 细胞至成熟 B 细胞阶段。而祖 B 细胞、成熟浆细胞无 CD20 表达。除正常 B 细胞外，95% B 细胞来源的肿瘤细胞亦有 CD20 表达。因此 CD20 单抗可作为淋巴瘤、白血病治疗的特异性靶点。以 CD20 为靶点的单抗包括利妥昔单抗（rituximab）、奥法木单抗（ofatumumab）及阿妥珠单抗（obinutuzumb）等药物。

利妥昔单抗

【药理作用和临床应用】

药理作用：该药物为人 - 鼠嵌合的单克隆 IgG1 抗体，能够与 B 淋巴细胞表面 CD20 特异性结合，通过补体依赖的细胞毒作用（CDC）以及抗体依赖的细胞毒作用（ADCC）诱导 B 细胞溶解，杀伤肿瘤细胞。

临床应用：可单用或与其他化疗药物联用治疗非霍奇金淋巴瘤（NHL）、慢性淋巴细胞性白血病，延缓病情进展，改善患者生存率。

【体内代谢及影响因素】　利妥昔单抗可静脉滴注给药，通常采用每周 1 次的给药方案。该药物血浆半衰期约 5.17～77.5 天。停药后 3～6 个月仍可在血中检测到利妥昔单抗。单抗类药物均不经肝 CYP 代谢，因此 CYP 活性对单抗类药物药代动力学无影响。

【药物相互作用和不良反应及处理】

药物相互作用及处理：目前尚未发现药物相互作用的临床研究报告

药物不良反应及处理：最常见的不良反应为输液相关反应，表现为表现为发热、寒战、荨麻疹、轻度低血压等。由于有过敏反应风险，需注意避免过快给药。每次静脉滴注前预先服用抗组胺药物、对乙酰氨基酚或糖皮质激素类药物可降低该风险。对于慢性淋巴细胞白血病患者，初期大剂量给药可能诱导肿瘤溶解综合征，首次剂量不能超过 50mg/m^2 体表面积。

【临床应用现状分析与展望】　利妥昔单抗是第一代抗 CD20 单抗，开创了 NHL、CLL 靶向治疗的先河。由于该药物是嵌合单抗，因此存在较高的过敏反应风险。部分 NHL 患者经利妥昔单抗治疗后出现明显的耐药，导致药物治疗失败，其机制与 CD20 下调、补体激活受抑制以及凋亡信号转导受抑制有关。

第二代抗 CD20 单抗：奥法木单抗是第一个人源抗 CD20 单抗，不同于嵌合型单抗，奥法木单抗具有较低的免疫原性，目前主要用于治疗阿仑单抗或氟达拉滨治疗失败的 CLL 患者。

第三代抗 CD20 单抗以阿妥珠单抗为代表，此类药物亦为人源抗 CD20 单抗，与奥法木单抗比较，阿妥珠单抗进一步增强了抗体的特异性以及与抗原的亲和力。目前已被批准与其他化疗药物合用治疗 CLL。

（2）靶向其他 CD 的单抗：详见表 29-2。

表 29-2　靶向其他 CD 的单克隆抗体类药物

单抗名称	英文名称	分子靶点	适应证
阿仑单抗	alemtuzumab	CD52	CLL、淋巴瘤
达雷木单抗	daratumumab	CD38	多发性骨髓瘤
埃罗妥珠单抗	elotuzumab	CD319	多发性骨髓瘤
博纳吐单抗	blinatumomab	CD3、CD19	费城染色体 - 阴性复发的或难治性 B- 细胞前体 ALL

2. 靶向作用于表皮生长因子受体的单克隆抗体类药物　表皮生长因子受体（EGFR）家族属于酪氨酸激酶受体家族，主要包括 EGFR（HER-1/ErbB-1）、ErbB-2（HER-2/neu）、ErbB-3（HER-3）和 ErbB-4（HER-4）。该受体表达于表皮细胞膜，参与表皮细胞的生长及分化，同时在多种肿瘤细胞中高度表达，并刺激肿瘤细胞的生长。目前研究发现 EGFR、ErbB-2 高表达与肿瘤发生发展密切相关。应用特异性单抗抑制受体功能或应用小分子化合物抑制酪氨酸激酶活性，可以发挥靶向治疗的作用。

（1）靶向 EGFR 的单抗：常用的药物包括西

妥昔单抗（cetuximab）、帕尼单抗（panitumumab）和耐昔妥珠单抗（necitumab）。

西妥昔单抗

【药理作用和临床应用】

药理作用：该药物为人-鼠嵌合型 IgG1 单克隆抗体，可以与 EGFR 特异性结合，并抑制配体-受体相互作用以及受体的二聚体化，进而阻断 EGFR 激动相关的肿瘤细胞增殖。同时可诱导 EGFR 高表达肿瘤细胞的 ADCC。

临床应用：主要用于治疗转移性结肠癌以及头颈鳞癌（HNSCC）。

【体内代谢及影响因素】 该药物采用静脉滴注每周一次给药。药物在体内呈非线性动力学消除，其稳态血药浓度在给药后第 3 周达到。该药物主要分布于血浆，半衰期约 63～230 小时。

【药物相互作用和不良反应及处理】

药物相互作用及处理：目前尚未发现西妥昔单抗与其他药物之间存在影响治疗的药物相互作用。

药物不良反应及处理：该药物耐受性好，主要不良反应为痤疮样皮疹、瘙痒。皮肤毒性是抗 EGFR 单抗常见的不良反应，可能与 EGFR 在表皮细胞表达，并维持表皮正常生理功能有关。用药期间应注意避光，严重反应者，应酌情减量。其他常见不良反应亦包括头痛及腹泻。偶发的严重不良反应可见输液反应、肺间质疾病、心肺骤停、低镁血症、电解质紊乱等。

【临床应用现状分析与展望】 目前西妥昔单抗的应用主要采用与放疗或其他化疗药物联用的方式治疗不可切除的转移性肿瘤。对于可切除的肿瘤并不推荐应用。此外，该药物亦可用于治疗对于常规化疗方案耐药或不能耐受的肿瘤患者。该药物的疗效受 EGFR 下游 *KRAS* 基因的影响，突变的 *KRAS* 无需接受 EGFR 的信号，直接自动活化，因此西妥昔单抗仅对于野生型 *KRAS* 的肿瘤有效，不可用于突变 *KRAS* 患者。因此，在使用此类药物之前，有必要进行 *KRAS* 基因型的检测。

除了西妥昔单抗之外，已经开发出新一代人源抗 EGFR 单克隆抗体：帕尼单抗、耐昔妥珠单抗，均具备输液反应较少的特点。目前帕尼单抗目前主要用于治疗转移性直肠癌，但是否对 HNSCC 有效尚待证实。而耐昔妥珠单抗可与吉西他滨、顺铂等药物合用作为治疗转移性鳞状非小细胞肺癌（NSCLC）的首选方案。

（2）靶向 HER-2/Neu 的单抗：主要包括曲妥珠单抗（trastuzumab）以及帕妥珠单抗（pertuzumab）。

【药理作用和临床应用】

药理作用：此类药物均为 HER-2 人源 IgG1 单克隆抗体，可选择性结合于 HER-2 细胞外区域的不同位点，并抑制 HER-2 介导的细胞信号转导。同时，药物作用于 HER-2 过表达的细胞可诱导抗体依赖性细胞毒作用。

临床应用：主要用于 HER-2 过表达的乳腺癌及胃癌的治疗。由于两药结合位点不同，因此帕妥珠单抗可以与曲妥珠单抗或多烯紫杉醇联用治疗乳腺癌，可发挥协同作用。

【体内代谢及影响因素】 该药物主要采用每周一次静脉滴注的给药方式。随着剂量增加，其半衰期逐渐增加，约为 1.7～10 天。该药物主要分布于血浆。

【药物相互作用和不良反应及处理】

药物相互作用及处理：曲妥珠单抗与紫杉醇联用可导致该药物清除减慢，尚未发现曲妥珠单抗与其他药物之间存在药物相互作用。

药物不良反应及处理：该药物主要不良反应为发热、寒战、恶心、呼吸困难及皮疹，最严重毒性反应为心力衰竭，这与曲妥珠单抗阻断心肌 HER-2 信号转导、抑制心肌收缩功能有关。单用曲妥珠单抗时，不足 5% 的患者可出现 LVEF 降低，约 1% 患者可出现充血性心力衰竭的临床症状。联用紫杉醇类药物可降低其心脏毒性风险，而与阿霉素联用时则使该毒性明显加重。

【临床应用现状分析与展望】 由于曲妥珠单抗、帕妥珠单抗与 HER-2 的结合位点不同，目前已将两药联用的 HER-2 双靶向治疗作为 HER-2 阳性转移性乳腺癌的一线治疗方案。同时，治疗前，需进行 HER-2 的检测。

对于 HER-2 耐药的肿瘤患者，尚缺少靶向性治疗方法。有研究人员拟采用抗体-化疗药物相偶联的方法，试图解决这一问题，如 DS-8021a，该药物由曲妥珠单抗和拓扑异构酶抑制剂 Dxd 组成，可通过曲妥珠单抗靶向作用于肿瘤细胞，并在肿瘤细胞内发挥 Dxd 的细胞毒性作用，目前该药物正处于临床试验阶段。

3. 靶向作用于血管内皮生长因子及其受体的单克隆抗体类药物 肿瘤细胞可以分泌促血管生成因子如血管内皮生长因子（VEGF）、成纤维细胞生长因子（FGF）、转化生长因子-β（TGF-β）、血小板衍生因子（PDGF）等，此类物质参与肿瘤组织血管新生，并促进肿瘤增殖及转移。其中VEGF是肿瘤血管新生的关键调控物质，通过抑制VEGF与VEGFR结合或抑制VEGFR的蛋白激酶活性，可抑制VEGF诱导的肿瘤血管新生，发挥抗肿瘤作用。靶向VEGF或VEGFR的单克隆抗体类药物包括贝伐珠单抗（bevacizumab）和雷莫芦单抗（ramucirumab）。

【药理作用和临床应用】

药理作用：贝伐珠单抗是重组人源IgG1单克隆抗体，该药物可特异性结合VEGF，抑制VEGF与内皮细胞表面VEGFR结合，抑制肿瘤血管新生以及肿瘤生长。

临床应用：贝伐珠单抗可与细胞毒性药物联用治疗转移性结直肠癌（mCRC）、非小细胞肺癌（NSCLC）、恶性胶质瘤、宫颈癌、卵巢癌、肾细胞癌（RCC）等恶性肿瘤。

【体内代谢及影响因素】 该药物主要采用每2～3周静脉滴注一次的给药方式。该药物主要分布于血浆，其代谢主要通过蛋白水解进行，不依赖于肝脏的清除。随着剂量增加，其半衰期逐渐增加，约为1.7～10天。

【药物相互作用和不良反应及处理】

药物相互作用及处理：在肾细胞的临床研究中发现，贝伐珠单抗与舒尼替尼联用可增加微血管溶血性贫血的风险，停用药物后此不良反应可恢复。除此之外，尚未发现贝伐珠单抗与其他抗肿瘤药物之间存在药物相互作用。

药物不良反应及处理：不良反应主要包括出血、高血压、胃肠穿孔、蛋白尿、血栓形成（心肌梗死、脑卒中）。出血风险尤其多见于肺癌患者，该药物禁用于肺癌咯血、脑转移及严重出血倾向的患者。多数患者需要抗高血压药物治疗以纠正其升高血压作用。该药物可延缓结肠癌术后创面愈合，因此，结肠癌术后4周内禁用贝伐珠单抗。

【临床应用现状分析与展望】 贝伐珠单抗是第一个抑制肿瘤血管生成的单克隆抗体类药物，目前在多种实体瘤的治疗中，显示出很好的疗效，可提高患者的总体生存率。

除了靶向VEGF外，亦可通过靶向VEGFR抑制血管新生。有研究认为，抑制VEGFR比阻断VEGF更能够抑制VEGF通路信号转导。如雷莫芦单抗是靶向VEGFR2的人源IgG1单克隆抗体，目前主要与其他化疗药物联用治疗mCRC以及胃腺癌和转移性NSCLC。

4. 抗体-药物偶联物 抗体-药物偶联物（antibody-drug conjugates，ADC）是将单克隆抗体与具有细胞毒性的抗肿瘤药物通过化学键偶联起来，使之具备靶向识别并高效杀灭肿瘤细胞的特点，目前主要的ADC见表29-3。

表29-3 主要抗体-药物偶联物

名称	抗肿瘤作用机制	适应证
gemtuzumab ozogamicin	靶向CD33单克隆抗体与抗肿瘤抗生素偶联	AML
brentuximab vedotin	靶向CD30单克隆抗体与微管蛋白活性抑制剂MMAE偶联	霍奇金淋巴瘤
ado-trastuzumab emtansine	靶向HER-2单克隆抗体（曲妥珠单抗）与抗微管药物DM1偶联	HER阳性乳腺癌
denileukin diftitox	IL-2与白喉毒素活性片段偶联	T细胞淋巴瘤
托西莫单抗	靶向CD20单克隆抗体与^{131}I偶联	非霍奇金淋巴瘤
替伊莫单抗	靶向CD20单克隆抗体与^{90}I偶联	非霍奇金淋巴瘤

（二）小分子靶向药物

小分子靶向药物多选择性抑制肿瘤增殖的信号转导通路的关键酶，发挥与单抗类药物类似的靶向抗肿瘤作用。与大分子单抗不能口服给药不同，小分子靶向药物多为口服制剂，具有用药方便、不良反应较少的特点。

1. EGFR蛋白酪氨酸激酶抑制剂 目前，临床常用的EGFR蛋白酪氨酸激酶抑制剂（protein tyrosine kinase inhibitor，TKIs）包括埃罗替尼（erlotinib）、吉非替尼（gefitinib）和阿法替尼（afatnib）。

【药理作用和临床应用】

药理作用：上述药物可抑制EGFR酪氨酸激酶活性，其中第一代TKIs埃罗替尼、吉非替尼对

EGFR 酪氨酸激酶呈可逆性抑制，而第二代 TKIs 阿法替尼对 EGFR（HER-1）以及 HER-2 具有不可逆抑制作用。

临床应用：主要用于治疗铂类药物治疗后仍持续恶化的晚期或转移性非小细胞肺癌（NSCLC），且仅对 EGFR 突变肿瘤患者有效。目前埃罗替尼与吉西他滨联用亦被批准用于治疗不适于手术的转移性胰腺癌患者。

【体内代谢及影响因素】 上述药物均可口服吸收，其中胃内 pH 值增加可抑制埃罗替尼及吉非替尼的吸收，但对阿法替尼吸收无影响。埃罗替尼、吉非替尼主要经肝脏 CYP3A4 代谢，因此其体内药物水平受 CYP3A4 活性的影响。阿法替尼受 CYP 活性的影响较小。

【药物相互作用和不良反应及处理】

药物相互作用及处理：同服抗酸药如奥美拉唑可降低埃罗替尼以及吉非替尼的生物利用度。阿法替尼是 Pgp 的底物，因此与 Pgp 诱导剂或抑制剂合用时可影响阿法替尼的药代动力学。

药物不良反应及处理：常见的不良反应包括皮疹、乏力、恶心、呕吐、食欲减退、腹泻等。严重者出现间质性肺疾病，肝功能不全、胃肠穿孔、肾功能衰竭、动脉血栓、微血管性溶血性贫血等。偶见史 - 约综合征及中毒性表皮坏死松解症。

【临床应用现状分析与展望】 对于大多数 EGFR 突变的肿瘤，使用上述药物有一定的治疗作用。然而，60% 的 NSCLC 患者会出现获得性耐药。其主要机制与 *T790M* 突变有关，即 EGFR 20 号外显子第 790 位的编码产物的苏氨酸被甲硫氨酸所取代（*T790M*），该突变抑制了 TKIs 与激酶的结合，进而引起了获得性耐药。其他耐药机制亦包括：①下游信号通路突变使 *KRAS* 始终处于激活状态；②旁路激活途径等。为保证 NSCLC 的个体化治疗，有必要进行 EGFR 的突变检测。

除了上述 TKIs 外，目前第三代 TKIs 奥西替尼（osimertinib）已经开始临床应用，该药物对于 *T790M* 突变的 EGFR 呈不可逆性抑制。主要用于治疗经 EGFR TKIs 治疗后病情仍未控制、经检测存在 *T790M* 突变的转移性 NSCLC 患者。对此类患者有效率约 60%。但已有肿瘤对奥西替尼耐药，主要机制为 *C797S* 突变，即第 797 位点半胱氨酸为丝氨酸所取代。目前有关 *C797S* 突变的 EGFR 抑制剂正处于研发阶段。

2. BTK 抑制剂　BTK（bruton's tyrosine kinase）是一种酪氨酸蛋白激酶，在调控除 T 细胞及自然杀伤细胞之外的其他造血细胞功能中发挥重要的作用，同时在 B 细胞淋巴瘤、淋巴细胞白血病中均有较高表达。活化的 BTK 可通过其 PH 结构域与 PIP3 结合，进而磷酸化 PLC，后者可水解磷脂酰肌醇，进而 B 细胞激活 IP3-Ca^{2+}-PKC 通路。目前用于肿瘤治疗的 BTK 抑制剂包括依鲁替尼（ibrutinib）、Acalabrutinib、Zanubrutinib。

依鲁替尼

【药理作用和临床应用】

药理作用：为第一代小分子 BTK 抑制剂，该药物可与 BTK 的 ATP 结构域中半胱氨酸残基（cys481）形成共价键，进而抑制 BTK 的活性，进而抑制恶性 B 细胞的增殖。

临床应用：该药物主要用于单独治疗既往曾接受过至少一次治疗的慢性淋巴细胞白血病（CLL）、套细胞淋巴瘤（MCL）、小淋巴细胞淋巴瘤（SLL）和华氏巨球蛋白血症（WM）患者。

【体内代谢及影响因素】 该药物可口服吸收，其中与食物同服可增加其生物利用度。其药物半衰期约 4～6 小时。该药物主要经肝 CYP3A4 代谢，并以代谢产物形式随粪便排泄，通过肾脏排泄比率较少。肝功能不全可减少药物代谢，而增加依鲁替尼血药浓度。

【药物相互作用和不良反应及处理】

药物相互作用及处理：依鲁替尼为 CYP3A4 的底物，因此 CYP3A4 诱导剂（如利福平）可降低其血药浓度，而 CYP3A4 抑制剂（如唑类抗真菌药物）可增加其血药浓度。依鲁替尼除抑制 BTK 外，对于其他含有半胱氨酸残基的激酶（如 EGFR、HER-2、ITK 等）亦具有一定的抑制作用，因此该药物选择性相对较低，可能会影响其疗效或增加其不良反应风险。

不良反应及处理：该药物主要不良反应包括粒细胞缺乏、血小板减少、贫血、出血、恶心、腹泻、乏力、肌肉痛、皮疹等。部分病人应用依鲁替尼后可出现高血压、心房纤颤，因此需要进行血压、ECG 的监测。16% 的患者可出现第二原发恶性肿瘤的发生，多为非黑色素皮肤癌。

【临床应用现状分析与展望】 此类药物靶向作用于BTK，具有较高的特异性。依鲁替尼对于CLL以及MCL总体缓解率分别为79%、78%，但长期治疗约20%病例出现脱靶现象，导致依鲁替尼治疗无效。为此，第二代BTK抑制剂如Acalabrutinib及Zanubrutinib相继上市。其中Zanubrutinib是我国自主研发的BTK抑制剂，与依鲁替尼比较，第二代BTK抑制剂对BTK的抑制作用更强，脱靶现象较少，同时对于除BTK之外的其他蛋白激酶无抑制作用，不良反应风险较少。

3. BCR/ABL激酶抑制剂 BCR/ABL为一种具有酪氨酸激酶活性的融合蛋白，该蛋白BCR/ABL融合基因的编码产物。BCR/ABL融合基因定位于Ph染色体上，由9号染色体长臂上原癌基因ABL易位至22号染色体长臂的断裂点集中区（breakpoint cluster region，BCR）而形成。BCR/ABL融合蛋白作为肿瘤特异性标记物，在慢性粒细胞白血病（CML）的阳性率高达95%，同时20%～30%的成人急性淋巴细胞白血病（ALL）、2%～10%的儿童ALL亦发现该融合蛋白有较高水平表达。由于具有较强的酪氨酸激酶活性，BCR/ABL融合蛋白可激活多种信号通路，促进骨髓前体细胞的恶性转化。而降低BCR/ABL的活性，对于控制CML、ALL恶变具有关键作用，因此BCR/ABL已经成为抗肿瘤的重要靶标之一。目前，常用的BCR/ABL激酶抑制剂包括伊马替尼（imatinib）、达沙替尼（dasatinib）和尼洛替尼（nilotinib）。

【药理作用和临床应用】

药理作用：上述药物均为口服小分子BCR/ABL激酶抑制剂，伊马替尼为第一代抑制剂，而达沙替尼、尼洛替尼为第二代抑制剂，在抑制BCR/ABL激酶作用上强于伊马替尼，同时尼洛替尼对于伊马替尼耐药的肿瘤可能仍然有效。

临床应用：伊马替尼目前主要用于治疗CML慢性期、胃肠道间质肿瘤（GIST）、KIT突变阳性的黏膜型或肢端型黑色素瘤、EVT6-PDGFR阳性的慢性粒单核细胞白血病、FIP1L1-PDGFR阳性的嗜酸性粒细胞过多综合征等。

达沙替尼、尼洛替尼主要治疗新近诊断且对伊马替尼耐药或不耐受的慢性期或加速期、急变期CML患者，或与细胞毒抗肿瘤药物合用治疗Ph阳性对前期治疗方案耐药或不耐受的ALL患者。

【体内代谢及影响因素】 上述药物均可口服吸收，且多不受食物的影响，但尼洛替尼与食物同服可增加其吸收程度，达沙替尼的吸收受胃内pH的影响，pH值增高可降低药物的吸收。

所有药物均主要通过肝CYP3A4进行，因此血药浓度与CYP3A4活性密切相关。

伊马替尼半衰期约为18小时，而活性代谢产物N-去甲基衍生物的半衰期约为40小时。达沙替尼、尼罗替尼的半衰期分别为3～5小时、17小时。

【药物相互作用和不良反应及处理】

药物相互作用及处理：利福平等CYP3A4诱导剂可降低上述药物的血药浓度。而酮康唑等CYP3A4强抑制剂则可明显升高上述药物的血药浓度，因此应避免与CYP3A4强抑制剂同时使用。

伊马替尼作为CYP3A4竞争性底物，可抑制同为CYP3A4底物如辛伐他汀的代谢。

抗组胺药物如法莫替丁、质子泵抑制剂如奥美拉唑或氢氧化铝等抗酸药物可减少达沙替尼的吸收。

药物不良反应及处理：常见不良反应为胃肠道症状（恶心、呕吐、腹泻），此外亦可引起眶周或下肢水肿。达沙替尼可引起小部分患者出现胸腔积液、肺动脉高压，尼莫替尼及达沙替尼可延长QT间期。多数不良反应为自限性，调整剂量后多减轻或消失。

【临床应用现状分析与展望】 对于多数CML患者，服用伊马替尼平均19个月后，均能够改善患者的生存期，因此被列为治疗CML的一线药物。但30%患者在治疗5年期间由于耐药性或不耐受而停用。其耐药机制主要包括：①BCR/ABL蛋白激酶的点突变，抑制药物与BCR/ABL的相互作用。尼洛替尼以及达沙替尼对于多数点突变导致伊马替尼耐药的肿瘤仍具有抑制作用，但对于*T315I*突变（ABL 315苏氨酸由异亮氨酸取代）无效；②BCR/ABL的过表达；③不依赖于BCR/ABL的信号通路的激活，如耐药细胞出现EGFR、ABL、KIT等其他激酶的异常激活等。为治疗*T315I*突变肿瘤患者，目前已有第三代抑制剂处于研究阶段，帕纳替尼（ponatinib）是针对

BCR/ABL *T315I* 突变的抑制剂，同时对于 BCR/ABL 其他突变体亦有抑制作用。主要用于治疗对一代、二代 BCR/ABL 激酶抑制剂无效或不能耐受的 CML 以及 Ph 阳性的 ALL 患者。但该药物有严重的动脉血栓及肝毒性风险，其安全性有效性有待进一步评价。

4. ALK 抑制剂　ALK（anaplastic lymphoma kinase，间变性淋巴瘤激酶）是一种受体型酪氨酸激酶，由胞外结合区和胞内激酶区组成。ALK 在正常组织内表达水平极低，但 ALK 相关的融合蛋白被发现在某些肿瘤组织中呈现异常表达，如 EML4-ALK 发现于 NSCLC 中、ALK-NPM 发现于间变性大细胞淋巴瘤（ALCL），这些融合蛋白具有较强的酪氨酸激酶活性，可不依赖外源性配体持续激活胞内信号通路，促进肿瘤细胞过度增殖，因此被视为恶性肿瘤发生的关键驱动因素。目前靶向作用于 ALK 用于抗肿瘤治疗的药物包括克唑替尼（crizotinib）、艾乐替尼（alectinib）和色瑞替尼（ceritinib）。

【药理作用和临床应用】

药理作用：克唑替尼是第一个口服 ALK 抑制剂，该药物除抑制 ALK 之外，对于其他酪氨酸激酶如 HGFR/c-Met、ROS1 等亦有抑制活性。艾乐替尼以及色瑞替尼对 ALK 具有高选择性抑制作用，对于多种对克唑替尼耐药的 ALK 突变均有抑制作用，但对 ROS1 无抑制作用。

临床应用：克唑替尼主要临床应用为 ALK 或 ROS1 阳性的晚期或转移性的 NSCLC。艾乐替尼以及色瑞替尼主要用于 ALK 阳性晚期或复发的 NSCLC 的治疗。尤其是对于克唑替尼耐药或不能耐受的 ALK 阳性 NSCLC 患者。

【体内代谢及影响因素】 上述药物均可口服吸收，且均通过肝 CYP3A4 代谢，CYP3A4 的活性可影响药物的代谢。艾乐替尼、色瑞替尼均主要以代谢产物形式随粪便排泄，而克唑替尼 63% 随粪便排泄，其他部分主要随尿排出。因此严重肾功不全可能会影响克唑替尼的排泄。克唑替尼、艾乐替尼、色瑞替尼的半衰期分别为 42 小时、33 小时、41 小时。

【药物相互作用和不良反应及处理】

药物相互作用及处理：由于主要代谢途径为 CYP3A4，因此该药物与 CYP3A4 抑制剂或诱导剂存在一定程度的药物相互作用。但 CYP3A 抑制剂对该药物的影响程度尚不确定。

药物不良反应及处理：主要不良反应为胃肠道症状（恶心、腹泻、呕吐）、肝脏、呼吸系统、眼部毒性及神经病变，亦可引起 QT 间期延长或心动过缓。

【临床应用现状分析与展望】 EML4-ALK 在 NSCLC 中的检出率约 7%，因此经检测，ALK 阳性的 NSCLS 患者，可以使用克唑替尼治疗，其总缓解率为 57%。关于克唑替尼的耐药性多在药物治疗 1～2 年内发生，其机制主要与 ALK 靶点突变、ALK 过表达或旁路信号通路激活有关。对于克唑替尼耐药的患者，艾乐替尼、色瑞替尼可能有效。

5. 多靶点新生血管激酶抑制剂　常用的药物包括舒尼替尼（sunitinib）、索拉非尼（sorafenib）、帕唑帕尼（pazopanib）、阿西替尼（axitinib）、乐伐替尼（lenvatinib）和瑞戈非尼（regorafenib）。其主要作用特点见表 29-4。

表 29-4　常用多靶点新生血管激酶抑制剂作用特点

名称	抗肿瘤作用机制	适应证
舒尼替尼	抑制 PDGFR、VEGFR、KIT、RET 及 CSF-1R	转移性肾细胞癌、*C-kit* 突变导致伊马替尼耐药的 NET、GIST
索拉非尼	抑制 VEGFR、PDGFR、Raf、FLT3、KIT 抑制 Raf-MEK-ERK 通路	肝细胞癌以及转移性肾细胞癌
帕唑帕尼	抑制 VEGFR、FGFR、KIT、LCK、PDGFR	晚期肾细胞癌、晚期软组织肉瘤
阿西替尼	抑制 VEGFR、KIT、PDGFR	晚期肾细胞癌
乐伐替尼	抑制 VEGFR、FGFR、PDGFR	转移性甲状腺癌、晚期肾细胞癌
瑞戈非尼	抑制 RET、VEGFR、KIT、PDGFR、FGFR、RAF1、BRAF、ABL	mCRC 转移性、不能手术 GIST

注：神经内分泌瘤（NET），胃肠道间质瘤（GIST）

舒尼替尼

【药理作用和临床应用】

药理作用：该药物可抑制多个酪氨酸激酶，主要包括 PDGFR、VEGFR、KIT、RET 及 CSF-1R

等，进而抑制血管新生及肿瘤增殖。

临床应用：主要用于治疗转移性肾细胞癌、*C-kit* 突变导致伊马替尼耐药的胰腺神经内分泌瘤（NET）及胃肠道间质瘤（GIST）。

【体内代谢及影响因素】 该药物可口服吸收，进食对于药物生物利用度无影响。该药物首先经肝脏 CYP3A4 代谢生成活性代谢产物 SU12662，后者进一步代谢成无活性产物，并主要通过粪便排泄。

【药物相互作用和不良反应及处理】

药物相互作用及处理：酮康唑等 CYP3A4 强抑制剂可增加舒尼替尼的血药浓度，而 CYP3A4 诱导剂如苯巴比妥、苯妥英等则对舒尼替尼血药浓度具有降低作用。舒尼替尼可延长 QT 间期，因此当与 CYP3A4 抑制剂或同样具有延长 QT 间期的药物（如索他洛尔）合用有诱发心律失常的风险。

药物不良反应及处理：此类药物有相似的不良反应，主要包括出血、高血压、蛋白尿、动脉血栓及肠穿孔。由于对多个酪氨酸激酶均有抑制作用，因此该药物不良反应较贝伐珠单抗多。近 50% 病人可出现乏力、甲状腺功能减退。骨髓抑制以及腹泻亦较常见，此外，10% 病人亦可出现粒细胞减少。其他不良反应包括肝毒性、充血性心力衰竭、掌足红肿综合征、心电图改变等等。

【临床应用现状分析与展望】 肿瘤血管新生由复杂的信号通路网络共同调控，当抗肿瘤药阻断某条通路，其他通路可能出现代偿性活性增加，导致药物耐药的发生。多靶点新生血管激酶抑制剂能同时抑制多个激酶，发挥有效抑制血管新生的作用，理论上其疗效优于单靶点药物。临床实验研究亦证实舒尼替尼对于常规化疗失败的晚期肿瘤患者仍具有一定的疗效。但此类药物的应用始终存在着争议，针对多个靶点，首先使用单一药物很难保证对所有靶点均达到最佳抑制浓度，其次多个靶点的抑制也导致其副作用增多，如何根据不同的患者，选择合适的多靶点药物，是未来探索的主要问题之一。

6. PI3K/Akt/mTOR 通路抑制剂 PI3K/Akt/mTOR 通路在细胞生长、存活、细胞代谢调控中发挥着重要的作用。在多种肿瘤中，PI3K 通路部分关键靶点出现过度激活，采用小分子抑制剂阻断 PI3K 通路将有助于抑制肿瘤细胞的增殖。目前已批准用于肿瘤治疗的药物包括 PI3Kδ 抑制剂艾德拉尼（idelalisib）、mTOR1 抑制剂西罗莫司（sirolimus）、依维莫司（everolimus）和替西莫斯（temisirolimus）。而泛 PI3K 抑制剂、PI3Kα 抑制剂、AKT 抑制剂、PI3K/mTOR 抑制剂以及 TORC1/TORC2 抑制剂正处于临床研究阶段。

艾德拉尼

【药理作用和临床应用】

药理作用：艾德拉尼可选择性抑制 PI3Kδ 的活性，而对 PI3K 其他同工酶抑制作用较弱，可诱导细胞凋亡并抑制肿瘤细胞增殖。

临床应用：主要作为二线药物治疗既往接受过至少 2 种系统治疗方案的复方型 B 细胞肿瘤的治疗，如与利妥昔单抗联用治疗 CLL、滤泡性淋巴瘤、小细胞淋巴瘤等。

【体内代谢及影响因素】 该药物口服有效，吸收不受食物的影响。艾德拉尼主要经肝脏乙醛氧化酶、CYP3A4、UGT1A4 代谢。该药物可抑制 CYP3A4，同时是 Pgp 以及转运蛋白 BCRP/ABCG2 的底物。

【药物相互作用和不良反应及处理】

药物相互作用及处理：CYP3A4 诱导剂可降低药物浓度，尽量避免与强 CYP3A4 诱导剂联用。CYP3A4 抑制剂可增加药物浓度，因此药物联用时需监测药物不良反应或调整给药剂量。该药物可增加咪达唑仑（CYP3A 底物）的血药浓度，但对地高辛（Pgp 底物）水平未见影响。

药物不良反应及处理：严重不良反应主要包括肝脏毒性、腹泻、结肠炎、肺炎、胃肠道穿孔、皮肤毒性等。其他常见不良反应包括发热、寒战、咳嗽、乏力、恶心、腹痛、皮疹、高血糖、高甘油三酯血症。

【临床应用现状分析与展望】 该药物不良反应较多，目前不推荐该药物作为首选抗肿瘤药物。

mTOR 抑制剂

【药理作用和临床应用】

药理作用：西罗莫司、依维莫司、替西莫斯等药物结构上较为相似，均可抑制 mTORC1 的活性，通过主要与胞质蛋白 FKBP-12 结合成复合物，抑制 mTOR 的激活，从而抑制多条信号转导通路，如通过抑制 HIF-1 抑制肿瘤血管新生；抑制 S6K、4EBP 磷酸化，减少相关蛋白的转录与翻译等。

临床应用：主要用于晚期肾癌的治疗，可延长病人的生存时间并延缓疾病的进展。此类药物尚可与依西美坦合用治疗来曲唑、阿那曲唑治疗失败的绝经后 HR 阳性、HER-2 阴性的乳腺癌患者。此外亦可用于治疗 MCLs、原始神经外胚层肿瘤（PNET）以及进展期、高分化的神经内分泌、胃肠道、肺部恶性肿瘤。

【体内代谢及影响因素】 上述药物均可口服给药，但替西莫斯水溶性较高，因此该药物亦可静脉给药。代谢均通过肝 CYP3A4 进行，西罗莫司、依维莫司、替西莫斯半衰期分别为 53 小时、30 小时、30 小时。

【药物相互作用和不良反应及处理】

药物相互作用及处理：CYP3A4 诱导剂可降低上述药物的浓度，而抑制剂可使上述药物浓度增加。

药物不良反应及处理：主要包括皮疹、黏膜炎、乏力、贫血等。少数患者可出现白细胞减少症或血小板减少症。其他不良反应亦包括高血糖、高甘油三酯血症、间质性肺疾病。如患者出现咳嗽、呼吸困难等症状，需停用该药物。

【临床应用现状分析与展望】 mTOR 在多种肿瘤组织中都存在异常激活现象，上述 mTOR 抑制剂主要通过降低 mTOR1 活性，抑制肿瘤增殖、迁移。但治疗过程中，可出现 PI3K/Akt、MEK/MAPK 等通路激活现象，导致耐药性出现。目前已有靶向抑制 mTOR2 或同时抑制 PI3K、mTOR 或 mTOR1/2 的药物正在研究中。

7. RAF 激酶抑制剂 RAF 是 RAS/RAF/MEK/ERK 通路中重要的丝氨酸 - 苏氨酸蛋白激酶，对于 MAPK 信号通路具有重要的调节作用。RAF 激酶主要包括 3 种亚型：ARAF、BRAF、CRAF，其中 BRAF 的突变可以引起肿瘤的发生。研究发现 55% 的黑色素瘤存在 BRAF 突变，其中 90% 的 BRAF 突变为 V600E 突变，即外显子 15 的编码产物的 600 位缬氨酸为谷氨酸所取代，导致 BRAF 的持续激活。同时其他肿瘤如结肠癌、NSCLC 亦发现 BRAF 突变的存在。因此，靶向抑制 BRAF 的活性对于相关肿瘤可能具有治疗作用。目前 RAF 激酶抑制剂主要包括维莫非尼（vemurafenib）和达拉非尼（dabrafenib）。

【药理作用和临床应用】

药理作用：维莫非尼可抑制 *BRAF* 的某些突变体（包括 V600E、V600K）的活性，可有效抑制由于 *BRAF*（V600E）持续激活引起的肿瘤增殖，但对于未突变的野生型 BRAF 无明显抑制作用。

达拉非尼对 BRAF V600E、V600K 以及 V600D 均有抑制作用，高剂量亦可抑制野生型 BRAF 的活性。

临床应用：维莫非尼目前主要用于治疗 *BRAF*（V600E/K）突变阳性的转移性黑色素瘤患者，但对于野生型 *BRAF* 黑色素瘤患者无效。

达拉非尼主要与曲美替尼联用治疗不适于手术的或转移性的 *BRAF*（V600E/K）突变阳性的黑色素瘤及 *BRAF*（V600E）突变阳性的 NSCLC。该药物对于野生型 BRAF 黑色素瘤患者无效。

【体内代谢及影响因素】 两个药物均可口服用药，其中维莫非尼主要通过肝脏 CYP3A4 代谢，并主要通过粪便排出。肾功不全对维莫非尼的排泄无影响，但肝 CYP3A4 活性则可影响该药物的代谢。维莫非尼可抑制 Pgp 的功能同时亦是 Pgp 的底物。达拉非尼主要经肝 CYP2C8、CYP3A4 代谢，并主要通过粪便排出。维莫非尼、达拉非尼的半衰期分别为 57 小时、8 小时。

【药物相互作用和不良反应及处理】

药物相互作用及处理：CYP3A4 强抑制剂可增加维莫非尼的浓度，而强诱导剂可降低其浓度。维莫非尼可抑制 CYP1A2 的活性，因此不建议该药物与经 CYP1A2 代谢且安全范围较窄的药物联合应用

CYP3A4、CYP2C8 强抑制剂可增加达拉非尼的浓度，而强诱导剂可降低其浓度。达拉非尼可诱导 CYP3A4 以及 CYP2C9 的活性，因此达拉非尼可降低咪达唑仑（CYP3A4 底物）、华法林（CYP2C9 底物）的浓度，导致药物作用的减弱甚至治疗失败。

药物不良反应及处理：维莫非尼最常见的不良反应为皮疹、光敏反应、瘙痒等皮肤症状，发生率约 30%～60%。20% 患者治疗 7～8 周可出现皮肤鳞状细胞癌（cuSCCs）或角化棘皮瘤，通常需要进行手术切除。其他不良反应亦包括关节痛、乏

力、恶心、QT间期延长等。

达拉非尼的不良反应主要包括皮肤角化症、头痛、发热、关节痛。10%患者用药2个月可能出现cuSCC。达拉非尼-曲美替尼联用可延缓cuSCC的发生时间，降低其发生率。

【临床应用现状分析与展望】 RAF激酶抑制剂已成功治疗黑色素瘤，但该肿瘤存在较高的突变几率，因此可在治疗6个月内快速出现耐药性。其耐药机制主要包括：持续激动突变的 *RAS*、下游 *MEK* 的突变、*PDGFR* 的过表达、不依赖RAF的旁路激活（如PI3K/Akt、mTOR、STAT3）等。联合应用MEK抑制剂（如曲美替尼）可能延缓对维莫非尼耐药性的发生。

8. MEK抑制剂　MEK是作用于RAF下游的丝氨酸-苏氨酸激酶。与RAS激酶抑制剂类似，MEK抑制剂也可以抑制肿瘤细胞过度激活的RAS/RAF/MEK/ERK通路，进而发挥抗肿瘤作用。目前常用的MEK抑制剂包括曲美替尼（trametinib）及考比替尼（cobimetinib）。

曲美替尼

【药理作用和临床应用】

药理作用：该药物为可逆性MEK1/2抑制剂，通过抑制MEK1/2的活性，影响RAS/RAF/MEK/ERK，抑制肿瘤细胞增殖。

临床应用：该药物可单独用药治疗 *BRAF*（V600E/K）突变阳性的黑色素瘤，亦可与 *BRAF* 抑制剂达拉非尼合用治疗 *BRAF*（V600E/K）突变阳性的黑色素瘤及 *BRAF*（V600E）突变阳性的NSCLC。对于先前接受过BRAF抑制剂治疗的肿瘤，曲美他尼作用较差。提示两药之间存在相同的耐药机制。

【体内代谢及影响因素】 曲美替尼口服有效，与高热量食物同服可降低其生物利用度。该药物不通过肝CYP代谢，主要通过羧酸酯酶或酰胺酶去乙酰化代谢，并主要以代谢产物形式随粪便排出。肝功能不全或肾功不全对于药物的消除无明显影响。该药物半衰期较长，约4～5天。

【药物相互作用和不良反应及处理】

药物相互作用及处理：曲美替尼与达拉非尼合用时应尽量避免与CYP3A4、CYP2C8强抑制剂或强诱导剂联用。

药物不良反应及处理：该药物的最常见不良反应为皮疹、痤疮样皮炎、腹泻、乏力、恶心。其他严重不良反应包括高血压、出血、间质性肺疾病、眼毒性。与BRAF抑制剂不同，曲美替尼不引起cuSCC。

【临床应用现状分析与展望】 MEK抑制剂用药6～7个月后，可出现肿瘤的耐药，发生率近50%。其机制主要包括旁路途径（PI3K/Akt、mTOR、STAT3）的激活、*MEK1* 突变抑制药物结合等。与BRAF抑制剂达拉非尼可延缓耐药性的发生。

9. 组蛋白去乙酰化酶抑制剂　组蛋白去乙酰化酶（Histone deacetylases，HDAC）是一类催化组蛋白N-端赖氨酸残基去乙酰化的酶。除催化组蛋白去乙酰化之外，HDAC亦可以去乙酰化包括转录因子在内的其他蛋白。部分肿瘤组织表现为HDAC的过表达或致瘤转录因子募集HDAC的异常。组蛋白去乙酰化酶抑制剂（HDAC inhibitors，HDACi）可通过抑制HDAC而发挥抗肿瘤作用，主要包括伏立诺他（vorinostat，SAHA）、帕比司他（panobinostat）和罗米地辛（romidepsin）。

【药理作用和临床应用】

药理作用：HDACi可通过抑制HDAC活性，提高组蛋白乙酰化水平，上调 *p21*、*P27* 等抑癌基因的表达，同时增加p53、NF-κB等非组蛋白去乙酰化，抑制其功能，进而抑制肿瘤细胞增殖，诱导细胞分化或凋亡。

伏立诺他为第一个用于肿瘤治疗的HDACi，该药物主要抑制HDAC 1、HDAC 2和HDAC 3（Ⅰ型）以及HDAC 6（Ⅱ型）的活性。而帕比司他、罗米地辛为非选择性泛HDACi。

临床应用：伏立诺他主要用于治疗加重、持续和复发或用两种全身性药物治疗后无效的皮肤T细胞淋巴瘤。帕比司他主要用于治疗已经接受过硼替佐米和免疫调节剂治疗的多发性骨髓瘤患者。罗米地辛主要用于治疗皮肤T细胞淋巴瘤和周围T细胞淋巴瘤。

【体内代谢及影响因素】 伏立诺他和帕比司他可口服用药，与食物同服可轻度增加伏立诺他的吸收，而帕比司他则不受食物影响。罗米地辛口服无效，需静脉滴注给药。

伏立诺他的代谢主要通过水解以及与葡糖醛酸化的方式进行，其代谢产物主要随尿排出。而帕比司他、罗米地辛主要经 CYP3A4 代谢，最终代谢产物随粪便和尿液排出，其体内过程受 CYP3A4 活性的影响。

【药物相互作用和不良反应及处理】

药物相互作用及处理：未见伏立诺他与其他药物之间相互作用的临床研究报告。CYP3A4 强诱导剂可降低帕比司他、罗米地辛的浓度，而 CYP3A4 强抑制剂可升高其浓度，因此与强 CYP3A4 抑制剂联用时，需降低帕比司他、罗米地辛的剂量。帕米司他与抗心律失常药物同服时，可能会延长 QT 间期。

药物不良反应及处理：口服 HDACi 最常见的不良反应为腹泻，此外亦可引起疲劳、畏寒、味觉异常等。最严重的不良反应有肺栓塞、脱水、贫血、深部静脉血栓等。实验室异常包括低血磷、低血钾、低血钠以及肌酐增多、血小板减少、白细胞减少、贫血等。电解质异常可增加心律失常的风险。需避免与延长 QT 间期的药物合用。罗米地辛较少引起腹泻，但可出现恶心、呕吐、食欲减退、乏力、贫血、血小板减少、淋巴细胞减少、心电图 T 波变化等

【临床应用现状分析与展望】 HDACi 作为表观遗传药物对多种肿瘤具有明显的抑制作用，与传统的细胞毒性药物比较，此类药物毒性较轻，患者耐受性良好。目前临床推荐的适应证主要为血液系统肿瘤，但亦有研究证实 HDACi 与其他药物联用可以发挥对实体瘤的治疗作用。现有的多数 HDACi 都是广谱 HDACi，由于缺乏特异性，可能会增加不良反应的风险，提高 HDACi 的选择性是未来发展的重点之一。

10. DNA 甲基转移酶抑制剂 用于肿瘤治疗的 DNA 甲基转移酶抑制剂（DNA methyltransferase inhibitor，DNMTi）主要包括阿扎胞苷（azacitidine）及地西他滨（decitabine）。

【药理作用和临床应用】

药理作用：DNA 广泛低甲基化、启动子高甲基化、*DNMT* 高表达是多种肿瘤组织中的常见现象。此类药物多为核苷类似物，可以与 DNA 结合，并抑制 *DNMT*，进而降低启动子甲基化水平，并激活 *p15*、*p16* 等被抑制的抑癌基因，抑制肿瘤的增殖。

临床应用：主要用于治疗急性髓性白血病（AML）、骨髓增生异常综合征（MDS）以及慢性粒细胞白血病（CML）。

【体内代谢及影响因素】 阿扎胞苷主要采取皮下或静脉注射的给药方法，半衰期约 4 小时，该药物主要通过肾脏排泄，随粪便排泄较少。地西他滨主要通过静脉滴注给药，该药物可经胞苷脱氨酶代谢，并主要随尿液排出，其半衰期约 30 分钟。CYP 活性对上述两药的体内过程无明显影响。

【药物相互作用和不良反应及处理】

药物相互作用及处理：未见阿扎胞苷、地西他滨与其他药物之间相互作用的临床研究报告。

药物不良反应及处理：此类药物不良反应较多，常见的不良反应包括：中性粒细胞减少、血小板减少、贫血、乏力、发热、恶心、咳嗽、瘀点、便秘、腹泻、高血糖、感染等。出现严重的不良反应需要停药或减量。

【临床应用现状分析与展望】 核苷类类似物选择性低，对正常细胞存在毒性，因此该类药物不良反应较多。目前正在开发选择性作用于 DNMT 的非核苷类似物的 DNMTi，但尚处于研究阶段。此外，并非所有患者均能受益于此类药物，部分病人连续用药后出现耐药现象。需进一步研究其耐药机制以及寻找安全有效地 DNMTi。

11. 泛素 - 蛋白酶体系统抑制剂 泛素 - 蛋白酶体通路（ubiquitin-proteasome pathway，UPP）是细胞内蛋白质降解的主要途径，在细胞分化、增殖、细胞周期调控等基本生命过程中发挥关键的作用。该系统包括泛素、泛素活化酶 E1、泛素结合酶 E2s、泛素 - 蛋白连接酶 E3s、26S 蛋白酶体和泛素解离酶（DUBs）。UPP 的多种组分都参与了肿瘤的增殖及转移。因此，以 UPP 中某些环节作为靶点，可能实现靶向治疗的作用。目前靶向作用于 UPP 的抗肿瘤药物主要为蛋白酶体抑制剂，如硼替佐米（bortezomib）、卡非佐米（carfizomib）、伊沙佐米（ixazomib）等。

硼替佐米

【药理作用和临床应用】

药理作用：硼替佐米为第一代蛋白酶体抑制剂，该药物可与 26S 蛋白酶体 20S 核心蛋白的 β5 亚单位结合，并抑制其糜蛋白酶样活性，影响多个细胞内信号转导途径。例如阻断 IκB 的蛋白降

解，进而减少 NF-κB 与 IκB 的解离，抑制 NF-κB 的转录活性，抑制其促肿瘤作用。此外，硼替佐米亦可阻断蛋白酶体对抑癌蛋白 p21、p27、p53 的降解作用，促进与之相关的肿瘤细胞凋亡。

临床应用：主要用于难治性或复发性多发性骨髓瘤的治疗，同时亦可治疗难治性或复发性套细胞淋巴瘤（MCL）的治疗。

【体内代谢及影响因素】 该药物主要通过静脉注射给予，并由肝 CYP3A4、CYP2D6 代谢。因此硼替佐米的血药浓度可受到肝药酶活性的影响，肝功能不全患者该药物的清除可能下降，但肾功不全对该药物的药代动力学无影响。

【药物相互作用和不良反应及处理】

药物相互作用及处理：酮康唑等 CYP3A4 强抑制剂可增加硼替佐米的浓度，因此硼替佐米与此类药物联用时需调整剂量或尽量避免合用。

药物不良反应及处理：主要包括血小板减少、粒细胞缺乏贫血、乏力、低血压、周围神经病变、肢体痛、恶心、呕吐、腹泻等。

【临床应用现状分析与展望】 硼替佐米是目前治疗多发性骨髓瘤的一线药物，该药物具备起效快、疗效显著、不良反应较少的特点。该药物与来那度胺、地塞米松等药物合用，缓解率可达 80% 以上，可明显延长病人的生存时间。但部分患者会在硼替佐米治疗一年内出现耐药，其机制可能 β5 靶基因突变或过表达有关。第二代蛋白酶体抑制剂如卡非佐米、伊沙佐米对于硼替佐米耐药的瘤株仍然有效。其中伊沙佐米亦是目前唯一的口服蛋白酶体抑制剂，卡非佐米、伊沙佐米目前主要单用或与地塞米松、来那度胺等药物合用治疗难治性或复发性多发性骨髓瘤。

12. 细胞周期素依赖性激酶（CDK）4/6 抑制剂 细胞周期素依赖性激酶（cyclin dependent kinase，CDK）是由 20 余个丝氨酸 / 苏氨酸蛋白激酶组成的调控细胞周期信号转导的蛋白激酶家族。不同的 CDK 可与细胞周期素（cyclin）结合，促进细胞分裂增殖。其中 CD4/6 可与 cyclin D 结合，增强抑癌蛋白 Rb 的磷酸化并使之灭活，促进细胞有 G0/G1 期进入 S 期。在多种肿瘤细胞中，均出现 Cyclin D/CDK4/6/Rb 通路的异常，导致肿瘤细胞出现过度增殖。因此，抑制 CDK4/6 已经成为抗肿瘤的策略之一。目前常用的 CDK 抑制剂为帕博西尼（palbociclib）。

【药理作用和临床应用】

药理作用：帕博西尼是口服 CDK 小分子抑制剂，对于 CDK4、CDK6 具有选择性抑制作用，进而抑制 Rb 磷酸化，导致细胞增殖停滞。该药物对 CDK1、CDK2、CDK5 无影响，因此主要阻断细胞周期中从 G1 期到 S 期的过程抑制肿瘤增殖。

临床应用：主要用于治疗 ER 阳性、HER-2 阴性晚期乳腺癌或转移性乳腺癌，可与来曲唑联用用于绝经后乳腺癌治疗，亦可与氟维司群联用治疗内分泌治疗失败的乳腺癌患者。

【体内代谢及影响因素】 该药物可口服吸收，其生物利用度约 46%，半衰期约 29 小时，该药物需与食物同服，因空腹可抑制帕博西尼的吸收。该药物主要通过肝脏 CYP3A4、SULT2A1 代谢，同时该药物亦是 CYP3A4 抑制剂，因此与 CYP3A4 抑制剂同服需降低帕博西尼的剂量。帕博西尼主要通过粪便以代谢产物形式排出，肾脏排出较少，因此肝功能不全亦可影响药物的体内过程。

【药物相互作用和不良反应及处理】

药物相互作用及处理：该药物需避免与强 CYP3A4 抑制剂（如克拉霉素、伊曲康唑、酮康唑等）同时服用。与 CYP3A4 诱导剂（如苯妥英、利福平、卡马西平等）合用则可降低帕博西尼的血药水平。

药物不良反应及处理：最常见的不良反应包括粒细胞缺乏（60%）、贫血（5%）、血小板减少、胃炎、乏力、头痛、恶心、腹泻等。

【临床应用现状分析与展望】 帕博西尼是第一个 CDK4/CDK6 激酶抑制剂，2015 年被批准与其他药物联用治疗 ER 阳性、HER-2 阴性晚期、转移性乳腺癌。不同于其他药物，该药物主要通过纠正肿瘤细胞周期失调发挥抑制肿瘤增殖作用。由于具备高效、耐受性好的特点。截至目前，该药物的应用取得了巨大的成功，但尚需解决获得性耐药机制以及对抗耐药性的问题，与其他药物联用治疗乳腺癌是现在公认的行之有效的解决方法。

13. 其他多靶点激酶抑制剂 主要包括卡博替尼（cabozantinib）、凡德他尼（vandetanib）及米哚妥林（midostaurin），其药理作用及临床适应证见表 29-5。

表 29-5 其他多靶点激酶抑制剂作用特点

名称	抗肿瘤作用机制	适应证
卡博替尼	抑制 VEGFR、VEGFR1、VEGFR2、MET、RET、KIT、AXL、FLT3、TIE2	接受过抗血管新生治疗的晚期肾细胞癌（RCC） 不可切除性局部晚期或转移性甲状腺髓样癌（MTC）
凡德他尼	抑制 VEGFRs、EGFR/HER 家族、RET、BRK、TIE2 以及 EPH 受体、SRC 激酶家族	不可切除性局部晚期或转移性甲状腺髓样癌（MTC）
米哚妥林	抑制 FLT3 突变体	与化疗药联用治疗成人 AML

14. PARP 抑制剂　DNA 修复功能异常引起的遗传不稳定性，是肿瘤发生的机制之一。PARP 可催化靶蛋白的聚 ADP 核糖化，进而在 DNA 修复和细胞凋亡中发挥重要的作用，因此 PARP 活性的降低可导致 DNA 修复受损。然而 PARP 缺乏的细胞仍可通过其他机制（同源重组修复）进行修复。其中 BRCA1、BRCA2 在同源重组修复起着重要的作用。部分 BRCA1/2 突变肿瘤细胞其修复能力较弱、易出现肿瘤死亡，而对于 BRCA1/2 突变的细胞，抑制 PARP 的活性可通过合成致死作用产生抗肿瘤作用。目前已经批准临床应用的 PARP 抑制剂包括奥拉帕尼（olaparib）和瑞卡帕尼（rucaparib）。

【药理作用和临床应用】

药理作用：奥拉帕尼为第一个口服 PARP 抑制剂，可抑制 PAPR1/2 的活性，而瑞卡帕尼主要抑制 PARP1 的活性。此类可抑制 PARP-DNA 复合物的形成，进而抑制 PARP 介导的 DNA 损伤修复。BRCA1/2 突变的肿瘤由于自身 DNA 修复上的缺陷，对 PRAR 抑制剂高度敏感，因此此类药物可导致肿瘤细胞死亡。

临床应用：奥拉帕尼目前主要用于治疗曾接受过三次以上化疗的 *BRCA* 突变的晚期卵巢癌患者。而瑞卡帕尼目前主要用于曾经接受过两次以上化疗的 *BRCA* 突变的晚期卵巢癌患者。

【体内代谢及影响因素】 上述药物均可快速口服吸收，且高脂饮食均可增加两药的吸收程度。奥拉帕尼主要经肝 CYP3A4 代谢，因此其体内药物浓度亦受到 CYP3A4 活性的影响，而瑞卡帕尼则主要经 CYP2D6 代谢。奥拉帕尼的代谢产物最终随粪便、尿液排出，因此肝肾功能损害比较严重的不建议使用奥拉帕尼。瑞卡帕尼则主要以代谢产物形式随粪便排出。奥拉帕尼、瑞卡帕尼的半衰期分别为 12 小时、18 小时。

【药物相互作用和不良反应及处理】

药物相互作用及处理：伊曲康唑（CYP3A4 抑制剂）可增加奥拉帕尼的血药浓度。利福平（CYP3A4 诱导剂）可降低奥拉帕尼的浓度。未见瑞卡帕尼与其他药物之间相互作用的临床研究报告。

药物不良反应及处理：主要为胃肠道不适（恶心、呕吐、腹痛）、食欲不振、乏力、肌肉关节痛、贫血等，极少数病人可能出现骨髓增生异常综合征、肺炎等严重不良反应。治疗期间应定期监测血象，如出现骨髓增生异常综合征，应及时停药。

【临床应用现状分析与展望】 基于合成致死理论，PARP 抑制剂是第一种用于治疗 *BRCA* 突变的转移性卵巢癌的药物，此类药物无论单用还是联合用药均可改善病人生存，使卵巢癌患者受益。但奥拉帕尼、瑞卡帕尼仅适用于 *BRCA* 突变的病例，对 *BRCA* 未突变的肿瘤无效。因此，在治疗前，需进行 *BRCA* 基因突变的检测。

不同于奥拉帕尼、瑞卡帕尼的是，新一代的 PARP 抑制剂如 Niraparib，对 *BRCA* 突变或无突变的患者均有效，因此对所有晚期乳腺癌患者均具有一定的作用，无需检测 *BRCA* 突变情况。

15. BCL2 抑制剂　BCL2 家族是一个调控细胞凋亡的蛋白家族，目前主要包括 20 余个成员。部分蛋白具有抗凋亡作用，部分具有促凋亡作用。促凋亡蛋白含有 BH3 结构域，而抗凋亡蛋白含有 BH1、BH2 结构域。BCL2 在 CLL 及多种肿瘤细胞中呈高水平表达，并通过抑制 BIM、BAX、BAK 等促凋亡蛋白的活性促进肿瘤增殖。维奈托克（venetoclax）是第一个靶向 BCL2 的抗肿瘤药物。

【药理作用和临床应用】

药理作用：该药物可直接与 BCL2 结合，并抑制 BCL2 与促凋亡蛋白 BIM、BID、BAD 的结合，使 BIM、BID、BAD 易位至线粒体，并诱导 BAX/BAK 依赖性凋亡，因此维奈托克对于 BCL2 高表达的肿瘤细胞具有明显抑瘤作用。

临床应用：主要用于难治性或复发性 *17p* 基因缺失型慢性淋巴细胞白血病（CLL）的治疗。

【体内代谢及影响因素】 维奈托克可口服吸收，其中食物可明显增加药物的吸收3～5倍，因此维奈托克应该在进餐时服用。该药物主要经CYP3A4、CYP3A5代谢，并多数随粪便排出，尿中排泄较少。半衰期约18～26小时。

【药物相互作用和不良反应及处理】

药物相互作用及处理：维奈托克与CYP3A4强抑制剂（如酮康唑）联用可增加维奈托克的血药浓度，建议避免同时使用或减少维奈托克的剂量。维奈托克为Pgp底物，因此避免同时使用维奈托克及Pgp抑制剂（如胺碘酮、环孢霉素等）。如与Pgp抑制剂联用，需降低维奈托克的剂量至少50%，并密切监测维奈托克的不良反应征象。

药物不良反应及处理：常见不良反应包括粒细胞缺乏、腹泻、恶心、贫血、上呼吸道感染、血小板减少及乏力。

【临床应用现状分析与展望】 作为目前唯一的BCL2抑制剂，维奈托克的适应证限定于*17p*基因缺失型CLL的治疗。*17p*缺失可导致定位于*17p*的抑癌基因*TP53*缺失，而后者的缺失与CLL预后不良密切相关。因此，在维奈托克治疗前，需进行*17p*、*TP53*、*BCL-2*的检测，以判断是否使用该药物，维奈托克与其他药物联合应用亦可增加肿瘤对其他药物的敏感性，发挥协同抗癌作用。

（三）靶向免疫系统的药物

1. 免疫检查点抑制剂 靶向免疫系统的抗肿瘤治疗是肿瘤治疗研究的热点。其中尤以免疫检查点抑制剂（immune checkpoint inhibitor）的研究备受关注。免疫检查点是指免疫系统中调控T细胞反应的一些抑制性信号通路，如细胞毒T淋巴细胞相关抗原4（cytotoxic T lymphocyte-associated antigen-4，CTLA-4）、程序性细胞死亡蛋白1（programmed cell death-1，PD-1）通过抑制T细胞过度的免疫应答过程，这些检查点可避免组织出现由于免疫反应引起的过度损伤，肿瘤患者体内，由于CTLA4、PD-1的上调，使肿瘤组织微环境中T细胞功能受到抑制，引起肿瘤细胞出现免疫逃逸现象，导致肿瘤的发生、发展。免疫检查点及相关抑制剂开创了肿瘤免疫治疗的新时代，美国James Allison和日本Tasuku Honjo教授由于开创了以CTLA-4、PD-1为靶点的免疫检查点疗法，获得了2018年诺贝尔生理学或医学奖。目前免疫检查点抑制剂主要包括：CTLA-4抑制剂、PD-1抑制剂、PD-1配体抑制剂等。

CTLA-4抑制剂

【药理作用和临床应用】

药理作用：伊匹单抗（ipilimumab）为目前第一个CTLA-4抑制剂，该药物为抗CTLA-4全人源IgG1单克隆抗体，通过与CTLA-4结合，该药物可阻断CTLA-4与抗原提呈细胞（APC）表面B7的相互作用，使CTLA-4失去对T细胞的抑制作用，进而增强T细胞功能，实现抗肿瘤作用。

临床应用：①用于不可切除的转移性晚期黑色素瘤的治疗。亦可作为皮肤黑色素瘤的辅助治疗，降低术后黑色素瘤复发风险。②与纳武单抗联用，可以治疗中高危晚期肾细胞癌。③与纳武单抗联用，治疗既往接受过一线化疗药物治疗的错配修复基因缺陷（mismatch repair deficiency，dMMR）或微卫星不稳定（microsatellite instability high，MSI-H）的转移性结直肠癌。

【体内代谢及影响因素】 伊匹单抗采用静脉滴注每3周给药一次的方法给药，其清除呈线性动力学消除，血浆半衰期约15.4天。肾功不全或肝功不全对药物的药代动力学无影响。

【药物相互作用和不良反应及处理】

药物相互作用及处理：目前尚未发现伊匹单抗与其他药物之间存在影响治疗的药物相互作用。

药物不良反应及处理：主要不良反应多与免疫反应增强有关，其中皮疹及腹泻、结肠炎发生率较高，此外亦可引起免疫相关的肝炎、甲亢、甲减、垂体炎等。推荐应用糖皮质激素类药物控制此类不良反应。

【临床应用现状分析与展望】 伊匹单抗于2011年开始批准用于黑色素瘤的治疗。该药物开创了免疫检查点抑制剂进行肿瘤免疫治疗的先河。该药物可明显延长黑色素瘤患者的生存期，是肿瘤治疗领域的一个突破性进步。

PD-1抑制剂

【药理作用和临床应用】

药理作用：PD-1抑制剂主要包括纳武单抗（nivolumab）和派姆单抗（pembrolizumab）。纳武单抗为抗 PD-1 全人源 IgG4 单克隆抗体，可抑制 PD-1 与其配体的相互作用。派姆单抗为全人源 IgG4-κ 单克隆抗体。与纳武单抗比较，与 PD-1 的亲和力更高，免疫相关不良反应较少。通过抑制 PD-1 活性，PD-1 抑制剂可以激活 T 细胞，恢复其抗肿瘤功能。

临床应用：纳武单抗目前主要用于治疗晚期黑色素瘤、晚期 NSCLC、肾细胞癌、晚期头颈鳞癌以及复发性、难治性霍奇金淋巴瘤。

派姆单抗临床应用与纳武单抗相似，主要用于治疗曾接受过伊匹单抗治疗的难治性晚期黑色素瘤或不宜手术、转移性黑色素瘤、PD-L1 阳性的 NSCLC、难治性头颈部鳞癌，转移性尿路上皮癌，霍奇金淋巴瘤、Merkel 细胞癌。

【体内代谢及影响因素】 纳武单抗主要采用每两周一次静脉滴注的方式给药，其半衰期约 26.7 天。派姆单抗多采用每三周一次静脉滴注的方法，其半衰期约 26 天。肝肾功能对两药的药代动力学均无影响。

【药物相互作用和不良反应及处理】

药物相互作用及处理：目前尚未发现纳武单抗 / 派姆单抗与其他药物之间存在影响治疗的药物相互作用。

药物不良反应及处理：纳武单抗其主要不良反应包括皮疹、乏力、呼吸困难、肌肉痛、食欲减退、咳嗽、恶心、便秘等。免疫相关不良反应较伊匹单抗发生率低。派姆单抗药物不良反应较轻，患者耐受性良好，主要不良反应为乏力、咳嗽、恶心、皮肤瘙痒、皮疹、食欲减退、便秘、关节痛、腹泻等。

【临床应用现状分析与展望】 纳武单抗以及派姆单抗为 2014 年上市的抗肿瘤药物，与伊匹单抗相似，两药同属于免疫检查点抑制剂，此类药物与常规化疗药物比较，具备更好的疗效以及更高的安全性，在多种肿瘤的治疗中取得了突破性进展，目前其抗癌谱亦在进一步增加。

PD-1 配体抑制剂

【药理作用和临床应用】

药理作用：PD-1 主要有两个配体：PD-L1、PD-L2，其中 PD-L1 主要表达在 APC、T 细胞、B 细胞以及部分肿瘤细胞。表达于肿瘤细胞的 PD-L1 可抑制活化的细胞毒性 T 细胞。目前相关的 PD-1 配体抑制剂主要靶向 PD-L1，如阿特珠单抗（atezolizumab）。该药物为抗 PD-L1 全人源 IgG1 单克隆抗体，可抑制 PD-L1 与 PD-1 及 B7-H1 的相互作用，阻断 PD-L1 的负性调控作用，激活 T 细胞功能，促进其抗肿瘤作用。

临床应用：主要治疗常规化疗无效的转移性 NSCLC、局部晚期或转移性尿路上皮癌、晚期膀胱癌、PD-L1 阳性的不可切除的局部晚期或转移性三阴性（ER、PR、PDGFR 阴性）乳腺癌。

【体内代谢及影响因素】 阿特珠单抗主要采用每 3 周一次静脉滴注给药。其半衰期约 27 天。

【药物相互作用和不良反应及处理】

药物相互作用及处理：目前尚未发现阿特珠单抗与其他药物之间存在影响治疗的药物相互作用。

药物不良反应及处理：其主要不良反应为乏力、食欲减退、呼吸困难、咳嗽、恶心、肌肉痛及便秘。尿路上皮癌患者曾有泌尿系感染发生。亦可引起免疫相关肝炎、结肠炎、垂体炎、甲状腺疾病、肾上腺功能不全、糖尿病、胰腺炎、重症肌无力等发生。

【临床应用现状分析与展望】 阿特珠单抗与 PD-L1 单抗同为免疫检查点抑制剂，目前认为该药物作用较 PD-L1 单抗更为强大。同时免疫相关不良反应发生率较 PD-1 单抗略少。对于 KRAS 突变的 NSCLC，之前缺少靶向药物，但现有研究证实，阿特珠单抗对 KRAS 突变的肿瘤有一定作用。

2. 刺激免疫反应的细胞因子

重组人白介素 -2

【药理作用和临床应用】

药理作用：重组人白介素 -2（recombinant human interleukin-2，rhIL-2）具有与天然 IL-2 相同的药理作用。可促进活化 T 细胞增殖以及 NK 细胞细胞因子的分泌，增强 T 细胞以及 NK 细胞的细胞毒性作用，增强免疫应答。亦可刺激 B 细胞的增殖以及抗体的产生。

临床应用：主要用于治疗转移性肾细胞癌、转移性黑色素瘤。

【体内代谢及影响因素】 rhIL-2 主要采取每

8 小时一次静脉输注的方式给药，该药物可较快分布全身血管外组织，并主要通过肾脏近曲小管代谢为氨基酸、并以无活性代谢产物形式经肾排泄。其分布半衰期约 13 分钟，消除半衰期约 90 分钟。肾功能降低该药物清除减慢易引起不良反应的增加。

【药物相互作用和不良反应及处理】

药物相互作用及处理：与顺铂、他莫昔芬、干扰素 α 联用时可增加过敏反应风险。尽管糖皮质激素可以缓解 rhIL-2 引起的部分不良反应，DNA 两药联用可降低 rhIL-2 的抗肿瘤作用，尽量避免。与 β 受体阻断剂以及其他降压药联用时可能加重 rhIL-2 的低血压不良反应。

药物不良反应及处理：主要不良反应多与毛细血管渗漏综合征有关，可引起低血压、水肿、呼吸困难、心动过速、肾功能衰竭。可出现皮疹、发热、寒战、乏力、恶心呕吐及腹泻等症状。实验室检查异常包括血小板减少、肝功能异常及粒细胞减少。亦可引起甲状腺功能减退、心律失常。

【临床应用现状分析与展望】 该药物主要用于转移性肾细胞癌及黑色素瘤，更多的适应证目前还在临床研究中。

3. 治疗性肿瘤疫苗 肿瘤疫苗按照接种目的的不同，可以分为治疗性肿瘤疫苗及预防性肿瘤疫苗。其中预防性肿瘤疫苗的开发已经取得巨大的成功，并成功用于临床以预防相关肿瘤的发生。主要包括乙肝病毒（HBV）疫苗以及人乳头瘤病毒（HPV）疫苗。但治疗性肿瘤疫苗开发发展较慢，尽管先后有逾 100 种疫苗进入临床实验，但多数由于有效性及安全性的问题未最终获得批准。目前已确认有抗肿瘤效果的治疗性疫苗主要包括普罗文奇（Sipuleucel-T）及 T-VEC（talimogene laherparepvec），其作用特点见表 29-6。

三、其他抗肿瘤药物

（一）亚砷酸

亚砷酸（arsenic trioxide，ATO）又称三氧化二砷、砒霜，其治疗白血病的作用由我国哈尔滨医科大学团队率先发现，并由上海交通大学陈竺教授进行了系统的抗肿瘤作用机制研究。

【药理作用和临床应用】

药理作用：ATO 可通过多种途径诱导凋亡而产生抗肿瘤作用，其机制主要包括：①耗竭谷胱甘肽；②诱导细胞内 ROS 生成；③激活 JNK 通路；④下调 BCL-2、端粒酶；⑤抑制 NF-κB；⑥激活 caspase；⑦抑制 Pgp；⑧促进微管蛋白聚合、导致肿瘤增殖受阻。

临床应用：主要用于治疗急性早幼粒细胞白血病（APL），还可用于肝癌、肺癌、胰腺癌、胃癌、结肠癌、乳腺癌、宫颈癌、淋巴瘤等治疗，与顺铂或多柔比星联合用药可显著提高抗癌效果。

【体内代谢及影响因素】 ATO 主要采用静脉滴注给药，组织分布较广，主要通过肝脏甲基转移酶进行代谢，并随尿排出。其半衰期约 10～14 小时。

【药物相互作用和不良反应及处理】

药物相互作用及处理：目前尚未发现 ATO 与其他药物之间存在影响治疗的药物相互作用。

药物不良反应及处理：患者对该药治疗剂量耐受性好，无出血、骨髓抑制等严重不良反应。治疗过程中不良反应多表现为上消化道不适、血糖与转氨酶升高、疲劳、感觉迟钝和头晕等，停药后多可逐渐恢复正常。

【临床应用现状分析与展望】 作为传统天然药物成功开发用于肿瘤治疗的典型范例，ATO 的适应证已经涵盖了血液病、实体瘤等多种类型肿

表 29-6 治疗性肿瘤疫苗作用特点

名称	成分	机制	适应证	不良反应
普罗文奇	前列腺酸性磷酸酶（PAP）和 GM-CSF 融合蛋白的树突状细胞（DC）组成	可以激活针对前列腺癌细胞表面 PAP 的 T 细胞依赖性抗肿瘤免疫应答	无症状或症状轻微、激素抵抗的转移性前列腺癌	急性输液反应
T-Vec	经基因修饰的单纯疱疹病毒	局部注射于肿瘤细胞内，药物在肿瘤内扩增，并表达 GM-CSF，诱导抗肿瘤免疫反应	不可切除的皮肤性、结节性黑色素瘤的局部治疗	流感样症状及注射部位疼痛

瘤。ATO 可使 APL 完全缓解率达到 91% 以上，是国际公认的一线药物。

（二）维 A 酸

【药理作用和临床应用】

药理作用：维 A 酸（retinoic acid）又称维甲酸，主要包括全反式维 A 酸（ATRA）、13- 顺式维 A 酸（13-CRA）及 9- 顺式维 A 酸（9-CRA），该物质为体内维生素 A 的代谢中间产物。目前主要用于肿瘤治疗的药物为 ATRA。该药物的抗肿瘤作用率先由上海瑞金医院、上海血液学研究所王振义教授团队于 1985 年通过临床试验证实。

ATRA 可与维 A 酸受体 α（RARα）结合，可以解除 PML-RAR 融合蛋白对于细胞分化的抑制作用，进而诱导肿瘤细胞分化成熟，早幼粒细胞向粒细胞终末分化，逆转肿瘤细胞的恶性表型，诱导细胞凋亡。

临床应用：用于治疗急性早幼粒细胞白血病（APL）。

【体内代谢及影响因素】 ATRA 口服吸收良好，与食物同服可增加其吸收。该药物主要通过 CYP 进行氧化代谢，并随粪便和尿液排出。其半衰期约 0.5～2 小时。

【药物相互作用和不良反应及处理】

药物相互作用及处理：目前尚未发现 ATRA 与其他药物之间存在影响治疗的药物相互作用。

药物不良反应及处理：常见的不良反应主要为头痛、发热、皮肤黏膜干燥、骨痛、恶心、呕吐、皮疹、瘙痒、出汗、视力改变等，此症状与口服过多维生素 A 类似，此外，亦可出现流感样症状、出血、脚踝肿胀、关节痛、腹痛等症状。比较严重但发生率略低（3%～30%）的不良反应为诱导分化综合征，病人可出现发热、体重增加、肌肉痛、呼吸困难、水肿、低血压、急性肾衰等症状。停用 ATRA、给予糖皮质激素、利尿、吸氧等对症治疗措施可以纠正此不良反应。

【临床应用现状分析与展望】 与 ATO 相似，ATRA 对于 APL 的治疗效果确切，部分病例可以完全缓解，已成为治疗 APL 的一线药物。但该药物长期服用，可出现耐药性及复发，深入探讨其耐药机制，将有可能解决其耐药问题。

第三节 治疗恶性肿瘤药物的研发史

自有文字记载以来就有关于肿瘤的描述，在与肿瘤斗争的几千年中，治疗肿瘤的药物逐渐由低选择性、严重毒性向低毒性、靶向治疗、免疫治疗的方向发展（图 29-1）。

一、首个抗肿瘤药物的发现：从战争毒气到抗癌药

第一次世界大战时，德军首次向英法联军使用战争毒气——芥子气（硫芥），大量伤员眼、呼吸道和皮肤发生红肿、水泡以至溃烂，同时患者白细胞都明显降低，该现象引起了医生 A. Gilman 和 F.S. Philips 的注意，联想到它是否可用于治疗白血病。1935 年，新的芥子气化合物氮芥问世，该化合物以氮代替芥子气中的硫。1942 年，美国的 L. Goodman 和 A. Gilman 研究发现，氮芥对生长旺盛、分裂迅速的骨髓血细胞、淋巴细胞和胃肠上皮细胞作用最强，使之很快退化。给小鼠注射仅两次，接种的肿瘤就开始软化并消退。随后用于临床治疗胸部和脸部的淋巴瘤获得明显疗效。美国科学家 C. Spurr 进一步发现氮芥对霍奇金淋巴瘤有非常明显的缓解作用。自此氮芥作为第一个抗肿瘤药物开创了现代肿瘤化疗的先河。

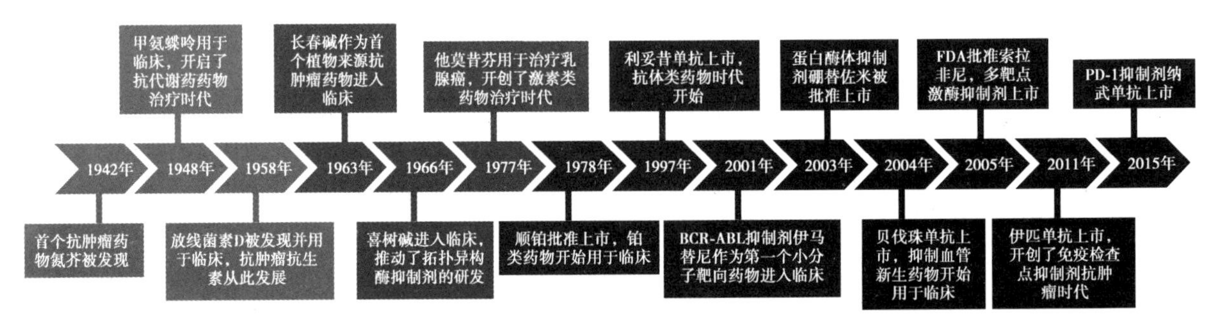

图 29-1 治疗恶性肿瘤药研发史

1948 年，A. Haddow 等人发现氮芥发挥作用是由于具有两个化学性质活泼的功能团 - 烷化基团，与细胞成分（如核酸、蛋白质）的亲核基团（如巯基、羟基、胺基等）进行烷化作用而产生生物效应，创造了烷化剂类抗癌药研发的理论，并陆续开发一批毒性相对小、选择性高、疗效好的新型烷化剂问世，并应用于临床。如 20 世纪 50 年代英国研制的白消安（又称马利兰）、德国研制的环磷酰胺、70 年代美国国立癌症研究所研制的卡莫司汀和洛莫司汀等至今仍在临床使用中。

二、由磺胺药引发的抗代谢药物的开发

1932 年合成染料百浪多息能治疗葡萄球菌感染，开创了抗菌药物时代。1940—1942 年终于研究出磺胺药抗菌作用原理，它通过抑制二氢叶酸合成酶，使细菌不能合成叶酸而受损。受此启发，美国波士顿儿童医院的儿科医生 S. Farber 观察到，叶酸能致肿瘤细胞增多，那么通过干预叶酸代谢是否可遏制肿瘤呢？经过不懈努力，创造出了被称为“氨蝶呤”的药物，在化学结构上与叶酸极为相似，只是用氨蝶呤结构中的一个氨基取代了叶酸结构中的羟基。临床研究证实，该药物具备一定的抗白血病作用。这是人类第一次有意识地研究抗肿瘤药，由此抗代谢的抗肿瘤药应运而生。在 20 世纪 50 年代后陆续有 6- 巯基嘌呤、5- 氟尿嘧啶、羟基脲、阿糖胞苷等药相继问世并使用至今。

三、抗生素中的抗癌药物

青霉素的出现开创了抗生素时代。抗生素能杀灭和抑制细菌，是否也能杀灭和抑制肿瘤呢？照此思路，科学家们开展了大量的筛选。1958 年德国哥廷根大学的 H. Brockman 研究小组发现并成功研制出了放线菌素 D，该抗生素对儿童的肾母细胞瘤有治疗效果。此事件成功推动了抗肿瘤抗生素的发展。20 世纪 50 年代，意大利 Farmitalia 实验室以及法国研究团队同时从链霉菌中提取出柔红霉素，并用于急性白血病和淋巴瘤的治疗。Farmitalia 实验室于 20 世纪 60 年代通过诱导链霉菌突变，又研制出一种新抗生素，命名多柔比星。1966 年由日本的 Hamao Umezawa 研究小组从链霉菌中筛选出来的博来霉素，由于博来霉素既无心脏毒性也无大多数化疗药物的骨髓抑制作用，故临床上常与其他抗癌药联合使用。

四、天然植物中的抗癌活性成分

药学工作者始终致力于从天然植物中寻找抗癌活性成分。20 世纪 50 年代，加拿大西安大略大学的 H. Cutts 团队从热带植物长春花中分离了 70 多种生物碱，其中包括长春碱和长春新碱。最初用来治疗糖尿病但遭遇失败，然而却发现了该物质能抑制骨髓，于是开始了治疗小鼠白血病的研究，结果显示该药物可以延长患病小鼠的寿命。自此长春碱作为首个植物来源的抗肿瘤药物开始应用于临床。

1963 年美国化学家 Wall 博士从红豆杉树皮、枝叶和果实中提取出粗提物，并证明其具有生物活性。1966 年，Wall 终于分离出了一个有活性的化合物，并确定了其分子式。1967 年将该化合物命名为紫杉醇（taxol）。1971 年，M. Wani 博士使用 X 光衍射技术和核磁共振技术解析了紫杉醇的结构式。1979 年，P.B. Schiff 和 S.B. Horwitz 博士阐明了紫杉醇的独特抗肿瘤机制后，引起了科学家们的极大兴趣。1992 年美国 FDA 批准紫杉醇上市，用于治疗卵巢癌，目前该药物已在欧洲、美洲的多个国家以及南非等地共 40 多个国家上市。1993—1994 年由 R.A. Holton 和 K.C. Nicolaou 教授分别用分子结构逐一形成的线型方法和逆合成分析法完成了紫杉醇的全合成。

此外，研究人员也从其他植物先后发现其他抗癌先导化合物，如鬼臼毒素、喜树碱、三尖杉酯碱、美登木素等，经结构修饰，开发出多种不良反应小、抗肿瘤活性强的化合物。初步估计，世界上 50 多万种植物中蕴藏着丰富的抗癌天然产物，人们期望着有更多、更好的抗癌生物资源及天然产物可发掘，并提供给临床以战胜癌症。

五、置肿瘤于死地的“白金”

铂（platinum）又称白金或铂金，为重金属元素，早在 1845 年，M. Peyrone 就合成了含铂无机化合物——顺铂（cisplatin）。直到 20 世纪 60 年代美国密歇根州立大学 B. Rosenberg 团队偶然发现，由铂电极而产生的电解产物与氯离子和铵连用时可以抑制大肠杆菌的细胞分裂。1965 年，这

个重要发现被发表在 *Nature* 上。他们在细胞和老鼠身上首次证明了顺铂具有抗肿瘤作用，并将该结果于 1969 年再次发表在 *Nature* 上。1971 年顺铂进入临床试验，发现有较强的广谱抗癌作用。1978 年被美国 FDA 批准上市。由于它对睾丸癌的治愈率几乎是 100%，且对肺癌、头颈癌、骨癌和早期卵巢癌也有很好疗效，因此，顺铂被誉为“抗癌药里的青霉素”。现在科学家们还在继续寻找新一代铂系抗癌药，使之有更高的疗效、更少的副作用。已上市的有第二代铂类药卡铂，第三代是奥沙利铂。

六、毒药砒霜是治疗癌症的“神药”

砒霜又名白砒、信石、红砒或红矾、鹤顶红，其主要成分为三氧化二砷，是古代九大毒药之一。我国成功地将此类物质应用于白血病治疗的实践中，创造了一个当代医学上的奇迹。

20 世纪 70 年代初，据报道，黑龙江省大庆市林甸县民主公社有一名老中医用“以毒攻毒”的方法奇迹般地治愈了多位癌症患者，很多外地患者也都慕名前往。1971 年哈尔滨医科大学第一附属医院研究团队赴当地调研。经观察认为该治疗方案中的复方药物确实有效，该方含三氧化二砷、氯化低汞和蟾酥等多种成分，但其主要活性成分还有待深入研究。同年 3 月份，哈医大第一附属医院研究团队将该方进行改造并制备成静脉注射剂，并将其命名为“癌灵一号注射液”或“713”。自此，开始研究癌灵一号注射液对白血病的治疗作用。

1973 年，该团队在《黑龙江医药》杂志发表研究论文，报道了他们用“癌灵一号注射液”成功治疗 6 例慢性粒细胞白血病患者的情况，并初步明确了其疗效的主要来源在于三氧化二砷。1974 年，他们又在《哈尔滨医科大学学报》撰文总结了该药物对于不同类型白血病的疗效，研究证实，“癌灵一号”对于急性白血病可达到完全缓解的效果。1979 年，在《黑龙江医药》发表论文《癌灵一号注射液与辨证论治治疗急性粒细胞型白血病》，总结了自 1973 年至 1978 年“癌灵一号”治疗 55 例急性粒细胞型白血病的情况，全部患者均有不同程度的好转，缓解率达 70%，该文章可谓是有关“癌灵一号”和三氧化二砷治疗白血病的代表性论文。

受此论文影响，我国学者开始进行三氧化二砷的临床实验，并积累了大量的临床数据。截至目前，哈尔滨医科大学第一附属医院用三氧化二砷治疗白血病患者已达数千例，以治疗急性早幼粒细胞白血病（APL）疗效最佳，完全缓解率高达 91% 以上。

1996 年国际血液病的学术会议，陈竺教授报告了三氧化二砷治疗白血病的情况，引起了与会人员和国际媒体的极大兴趣。随后，陈竺教授将三氧化二砷治疗白血病的分子机制研究以系列论文的形式分别发表在国际著名期刊 *Blood* 和 *Science* 上，引起了国际上的巨大轰动，推动了三氧化二砷走向国际。1998 年，新英格兰医学杂志（NEJM）发表了美国纽约 Sloan-Kettering 癌症纪念医院和康奈尔大学医学院的论文。研究证实，12 例常规化疗后复发的 APL 患者经三氧化二砷治疗后，11 例完全缓解，其机理可能和细胞部分分化和细胞凋亡有关。该文章促使了国际上对三氧化二砷治疗 APL 作用的广泛接受。目前三氧化二砷已在国际上被公认为是治疗 APL 的一线用药，并显著提高了该疾病的临床治愈率。

哈尔滨医科大学和世界的学者开始将三氧化二砷引入肝癌、淋巴瘤等多种肿瘤的研究领域，取得了一项又一项科学成果。但亚砷酸也存在较大的毒副作用，如治疗中容易发生高白细胞血症和心脏长 QT 间期综合征，严重时可导致部分患者死亡。临床研究表明，低浓度的砷诱导白血病细胞分化，高浓度的砷诱导白血病细胞凋亡，如果通过增加亚砷酸的总用量来提高其促凋亡效果，又会加重对患者重要脏器的毒性。哈尔滨医科大学研究团队进行了“体外砷变化浓度干预体系”的建立和分析等研究，在此基础上创立了“亚砷酸持续缓慢静脉输注法”，即将传统亚砷酸注射方法（约两小时内完成一天的亚砷酸输注，结果造成瞬时血药浓度峰值及此后一天内长时间的促分化血药浓度）改变为在首次输注时血砷达到促凋亡有效浓度后，进行长时间缓慢输注，一般维持 18 小时左右。在几个小时休息后，即血药浓度尚未降低到促分化浓度时，即开始第二天的缓慢输注，以长期维持较稳定的促凋亡血药浓度。这一方法极大地提高了三氧化二砷的临床用药安全。2007 年国际著名期刊 *Nature Medicine* 发表评论，肯定了哈尔滨医科大学研究团队在三氧化二砷治疗白血病中的发现，并赞扬了陈竺院士在阐明三氧化二砷治疗白血病机制中的杰出贡献。为了表彰哈尔滨医科大学研究团队在三氧化二砷治疗 APL 领域的突出贡献，研究团队成员相继获得“生命科学杰出成就奖”(2011 年)、“求是杰出科学家奖”(2015 年)等荣誉。

七、全反式维 A 酸

1972 年以色列专家 Sachu 通过小鼠实验证明，白血病细胞能在一定条件下发生逆转、分化为正常细胞，并提出了对癌细胞“诱导分化”的大胆设想。受此启发，1978 年上海瑞金医院王振义教授着手进行白血病细胞诱导分化的研究。1980 年，美国科学家 Breritman 等人发现，ATRA 和 13-顺维 A 酸可诱导白血病细胞（HL-60）分化为正常成熟的细胞。1985 年，王振义教授团队在全世界首次利用口服 ATRA 成功治愈急性早幼粒细胞白血病。随后陆续治疗了 24 例急性早幼粒细胞白血病患者，病情缓解率超过了 90%。自此，国内外多家著名血液研究机构也加入了临床试验的行列，同样证实了那些令人震惊的奇效：1993 年法国 Fenanx 的 54 例急性早幼粒细胞白血病病例完全缓解率达 91%。1995 年美国 Warrell 的 79 例病例完全缓解率达 86%。1995 年 *Science* 杂志在报道该成果时指出，已有 2 000 例以上的急性早幼粒细胞白血病患者受益，被誉为白血病治疗的“中国革命”，影响了世界。

王振义教授和他的两位学生陈竺和陈赛娟博士从分子生物学层面开展了发病机制和药物作用机制的深入研究。他们的研究小组和国际上的几个实验室同时发现，位于 17 号染色体上的维 A 酸受体基因与 15 号染色体上的一个基因易位，形成特定的融合基因，导致急性早幼粒细胞白血病。这个重要的发现阐明了该疾病的发病机制和运用全反式维 A 酸治疗的分子机制。1990 年，陈赛娟发现一例 17 号染色体的维 A 酸受体基因与 11 号染色体上的一个基因发生易位，形成一个新融合基因的病例，她继而克隆了这一新基因，将之命名为早幼粒细胞白血病锌指蛋白基因，这是我国生物医学领域中第一个克隆出的新的人类疾病基因，之后又在生物大分子相互作用的水平和转基因小鼠模型中证实了其致白血病的作用。这也就解释了为什么一部分患者会在应用维 A 酸治疗后无效，或者出现耐药性及复发。

八、神奇的橘色抗癌小药丸——格列卫

1956 年，美国宾夕法尼亚大学的 P.C. Nowell 在研究慢性粒细胞性白血病（CML）时发现癌细胞染色体数目多于正常组织，1960 年他们证实在 CML 癌细胞内存在一条小染色体，并将此染色体以他们所在城市命名为费城染色体，论文发表在当年的 *Science* 上。作为世界上首次报道肿瘤与染色体变异存在关系的文章，引起了巨大反响，被 *Nature* 评为 1889—2001 年的里程碑式论文之一。1973 年，芝加哥大学的 J.D. Rowley 证实费城染色体是 22 号染色体与 9 号染色体部分易位的结果。20 世纪 80 年代，有关费城染色体的深入研究证实，该易位导致 9 号染色体原癌基因 *abl* 与 22 号染色体 *bcr* 基因，重新组合成一段新融合基因 *bcr-abl*，其编码产物为 BCR-ABL 蛋白。BCR-ABL 具有异常增高的酪氨酸激酶活性，使某种细胞的生长和分裂处于失控状态，最终导致了 CML 的发生。此研究成果相继发表在 *Nature*（1982）、*Cell*（1984）及 *Science*（1986，1987）上。费城染色体、BCR-ABL 的发现为 CML 提供了新的诊断依据，同时也为 CML 治疗开启了靶向药物之门。

20 世纪 80 年代末，A. Matter、N. Lydon、B. Druker 团队采用高通量筛选技术对于数以百计的化合物进行关于 BCR-ABL 抑制作用的筛选，通过后续的肿瘤细胞和整体荷瘤动物实验，最终证实 STI-571 在不伤害正常细胞的前提下，杀死了 CML 癌细胞。1995 年 STI-571 作为最佳候选药物准备进入临床试验。2001 年，鉴于 STI-571 的确切疗效，美国 FDA 罕见地在没有进行Ⅲ期临床的情况下以“绿色通道”的形式批准了 STI-571 快速直接用于 CML 的一线治疗，注册药名 imatinib（伊马替尼），商品名为 Gleevec（格列卫）。随后对伊马替尼用于 CML 治疗的五年随访结果表明，其疗效远好于干扰素 + 阿糖胞苷的传统方案。

然而，在格列卫用于治疗 CML 取得巨大成功的同时，部分癌细胞发生了耐药性。美国 C.L.

Sawyers 教授对此进行了深入研究，发现 *bcr-abl* 基因位点突变是伊马替尼不能与之结合而产生耐药的主要原因。Sawyers 开始致力于研发新的伊马替尼类似物，能同时作用于突变和未突变的 BCR-ABL 蛋白。终于在 2004 年得到了一个最佳备选小分子化合物，编号为 BMS-354825，该物质对伊马替尼耐药、费城染色体阳性的 CML 患者仍然有效。FDA 已批准 BMS-354825 作为伊马替尼治疗失败的费城染色体阳性的 CML 二线用药，注册药名 Dasatinib（达沙替尼）。

九、伊匹单抗——首个免疫检查点抑制剂

诱导机体免疫应答反应、遏制肿瘤的发生发展是人们多年努力的方向之一。1891 年，美国 W. Coley 医生就采用向肿瘤病灶直接注射细菌以激活免疫系统的方法，成功控制了一位晚期头颈部肿瘤患者肿瘤的生长并延长患者的生存期，因此 W. Coley 也被称为免疫疗法之父。但近百年间，肿瘤免疫疗法并未如化疗药物一样快速发展，主要原因在于肿瘤组织可通过各种机制逃避机体的正常免疫应答过程。

免疫检查点这个词，最早是由美国 J. Allilson 教授于 2006 年在解释 CTLA-4 这一有免疫抑制作用的蛋白时提出。1987 年，法国 P. Golstein 团队首次克隆 CTLA-4，1991 年 P. Linsley 团队首次证实了 CTLA-4 的配体 B7，随后，1994 年美国 J.A. Bluestone 团队证实抗 CTLA-4 抗体可增强机体免疫功能，据此，他们提出 CTLA-4 具有免疫抑制功能的理论。根据这一发现，Allison 教授迅速意识到了 CTLA-4 与肿瘤治疗的潜在关系，1996 年，Allison 首次证实了腹腔注射抗 CTLA-4 抗体对小鼠肿瘤的治疗作用，此研究发表在 *Science* 期刊上，开创了免疫检查点抑制剂抗肿瘤治疗的先河。2000 年，按照 Allision 教授的方法，美国 Medarex 公司制造了第一个抗 CTLA-4 单克隆抗体 - 伊匹单抗，第一个免疫检查点抑制剂问世。经过多年的临床实验，2011 年美国 FDA 批准该药物上市，并用于晚期黑色素瘤的治疗。Allison 教授在抗 CTLA-4 抗体抗肿瘤研究的贡献，开辟了一个全新的肿瘤治疗方法。为此，Allison 教授被授予 2018 年诺贝尔生理学或医学奖。

第四节 常用抗肿瘤药物研究方法

抗肿瘤药效学研究包括体内和体外研究两种。评价药物的抗肿瘤作用，通常以体内实验结果为主，同时结合体外研究结果，方能得出正确的结论。

一、体外抗肿瘤研究方法

抗肿瘤药物的初步筛选通常先在体外培养的肿瘤细胞模型上进行。根据受试药物的不同，选择相应的细胞系进行细胞培养，并观察不同浓度药物对肿瘤细胞的抑制情况。表 29-7 为美国 NCI 用于药物筛选的 60 余种人肿瘤细胞株。

体外研究常用评价方法：根据药物不同的作用特点，可以选择如下指标进行评价：

表 29-7 常用肿瘤细胞系

肿瘤类型	细胞株名称
白血病	CCRF-CEM、HL-60（TB）、K-562、MOLT-4、RPMI-8226、SR
非小细胞肺癌	A549/ATCC、EKVX、HOP-62、HOP-92、NCI-H226、NCI-H23、NCI-H322M、NCI-H460、NCI-H522
结肠癌	COLO 205、HCC-2998、HCT-116、HCT-15、HT29、KM12、SW-620
神经系肿瘤	SF-268、SF-295、SF-539、SNB-19、SNB-75、U251
黑色素瘤	LOX IMVI、MALME-3M、M14、MDA-MB-435、SK-MEL-2、SK-MEL-28、SK-MEL-5、UACC-257、UACC-62
卵巢癌	IGR-OV1、OVCAR-3、OVCAR-4、OVCAR-5、OVCAR-8、NCI/ADR-RES、SK-OV-3
肾癌	786-0、A498、ACHN、CAKI-1、RXF 393、SN12C、TK-10、UO-31
前列腺癌	PC-3、DU-145
乳腺癌	MCF7、MDA-MB-231/ATCC、MDA-MB-468、HS 578T、MDA-N、BT-549、T-47D

（1）应用 MTT 法、XTT 法、SRB 法、集落形成法、CCK-8 法观察药物对肿瘤细胞增殖的影响。

（2）采用 Annexin V FITC/PI 双荧光染色法、Hocheset、DAPI 染色法观察药物对肿瘤细胞凋亡率、凋亡形态学的影响。

（3）采用 Transwell、划痕实验等方法检测药物对肿瘤细胞迁移、侵袭能力的影响。

（4）采用 PI 单染流式细胞术检测药物对肿瘤细胞周期的影响。

体外研究主要的目的是对受试药物进行初步筛选、并了解受试物的抗癌谱，为后续体内研究提供参考。与体内研究比较，此方法既节省时间，又节约成本。但该结果不能完全代替体内研究，目前多种对肿瘤细胞无直接细胞毒作用的药物，通常显示阴性结果。

二、体内抗肿瘤研究方法

体内研究的目的是进一步考察受试物对特定类型肿瘤的作用。体内抗肿瘤实验需要利用肿瘤模型进行，而建立并选择适宜的肿瘤模型是体内研究的关键。

（一）移植性肿瘤模型

移植性肿瘤模型的基本方法是给动物接种一定量瘤细胞后，在动物体生长成同样的肿瘤。其优点是生长速率较一致，个体差异较小，接种存活率近 100%，试验周期较短，易于客观判断疗效。因此，被广泛于用抗癌药筛选。移植性肿瘤模型包括动物肿瘤移植模型和人肿瘤移植模型。动物移植瘤尽管种类很多，但由于生物学、遗传学上的差异，与临床疗效之间相关性不强，仅用于受试药物的初步筛选。人肿瘤移植模型是将人肿瘤细胞接种在无胸腺裸鼠或联合免疫缺陷小鼠体内，是目前评价药物体内抗肿瘤作用的主要模型。

（二）诱发性肿瘤模型

诱发性动物肿瘤模型是指用致癌物质（化学、物理和生物物质）在实验条件下诱发各类动物发生不同类型的肿瘤。从病因学角度分析该模型与人体肿瘤发生较为接近，癌变过程也较为完整，因此，在肿瘤病因学和治疗学研究中较为常用。

1. 化学致癌 到现在为止，已经确定的化学致癌物有 3 000 多种，可通过损伤机体不同部位的细胞、蛋白质或核酸，诱发各种动物发生不同类型的肿瘤，常用的化学致癌物见表 29-8：

表 29-8 诱发性肿瘤模型常用化学诱导物

致癌物	肿瘤类型	诱导肿瘤方法
二乙基亚硝胺	小鼠肺癌	皮下注射
二乙基亚硝胺	大鼠肝癌	灌胃
乌拉坦	小鼠肺腺癌	腹腔注射
甲基胆蒽	大鼠肺鳞癌	气管内灌注
黄曲霉素	大鼠肝癌	饲料喂养
甲基苄基亚硝胺	大鼠食管癌	饲料喂养
二甲基苯蒽	大鼠乳腺癌	灌胃

2. 物理致癌 在物理致癌因素中放射性核素是强致癌物质，如 238 钚、351 铜等。将核素与动物接触，可以诱发骨肉瘤。将核素的盐溶液注射到动物体内，以不同剂量注射于大鼠臀肌内，当增加剂量时骨肉瘤的发生率也随之上升，但当剂量增加到一定程度时，骨肉瘤的发生率反而下降。还可直接用核素对动物进行照射，用 60 钴照射大鼠后腿 4～8 个月，观察到大剂量照射的大鼠发生了骨肉瘤及其他肿瘤，低剂量照射的大鼠则未发生肿瘤。

3. 生物致癌 生物致癌中以病毒诱导致癌最常见，这类病毒被称为肿瘤病毒。病毒通过整合到宿主细胞基因组中，激活原癌基因，诱发肿瘤生成。常用于诱导产生骨肉瘤的病毒包括：猿空泡病毒 40（SV40）、Moloney 肉瘤病毒（Moloney sarcoma virus）、FBJ、RFB 和 FBR 骨肉瘤病毒以及 Poluma 病毒等。SV40 是一种双链环状 DNA 病毒，将 SV40 注射到新生的仓鼠体内可诱发骨肉瘤。Moloney 骨肉瘤病毒诱导的肿瘤模型组织学类型与人类骨肉瘤相类似。FBJ、RFB 和 FBR 骨肉瘤病毒均是 RNA 病毒，将含有病毒的滤液注射到新生小鼠体内可以诱发骨肉瘤。病毒诱导肿瘤的效率较高，如 Moloney 肉瘤病毒对新西兰黑大鼠进行诱导，肿瘤发生率约在 80%；对 F344、Wistar-Lewis 和 ACI 杂合系三种品系的大鼠进行诱导，肿瘤发生率为 93%。从开始诱导到出现明显症状的平均时间为 10 天，且所有模型均发生了肺转移。病毒诱导肿瘤模型较化学和物理诱导模型费时要短，可重复性高。

（三）自发性肿瘤模型

自发性肿瘤模型是指实验动物未经任何人工有意识地处置，在自然条件下所发生的肿瘤。不同近交品系动物在一定年龄内，可以发生一定比率的某种自发性肿瘤。利用这种生物学特性培育基因型相同、高自发率的纯系动物。近年常用的有 AKR 自发白血病小鼠，该小鼠出生后一年半内有高于 90% 的发病率；C3H 小鼠出生后有高的乳腺癌发生率；A 系小鼠出生后 18 个月内有 90% 的肺癌发生率；AK 和 C57 小鼠有高的白血病发生率等。从肿瘤发生学上看，这些自发瘤与人体肿瘤很相似，进行肿瘤发病学和药物筛选等实验应属理想。但缺点是不易同时获得大批病程相似的自发瘤动物，又因这种肿瘤生长较慢，实验周期相对较长。

（四）转基因动物肿瘤模型

转基因动物肿瘤模型是指通过重组 DNA 技术，将外源性肿瘤基因或相关基因导入动物染色体基因组，使之稳定表达并能遗传给下一代的一类肿瘤模型。用转基因动物模型可以深入研究肿瘤发病机制，为研究基因与肿瘤的关系、筛选靶向抗癌药物创造了前所未有的条件。但该模型在长期繁育传代过程中会发生性状改变甚至丢失，有一定的不稳定性。另外，公认肿瘤发生受多个基因协同调控，转基因肿瘤模型常是单基因模型，与临床实际情况有较大差距。与自发性肿瘤模型一样存在着周期长、成本高、肿瘤发生参差不齐等缺点。常用的模型如下。

1. 乙型肝炎病毒（HBV）转基因动物肿瘤模型 将 HBV 的 DNA 片段用基因转入技术转入到小鼠单细胞受精卵内，使其整合到染色体基因组中。出生后 11～18 个月时发展为肝细胞癌，发生率为 86%。

2. 乳腺癌转基因小鼠模型 将乳腺肿瘤 *MMTV-Wnt-1* 基因片段用基因转入技术转入到小鼠单细胞受精卵内，使其整合到染色体基因组中。出生后转基因阳性率约为 49%，66～118 天时发展为乳腺癌，发生率为 23%。同样将含有人 *ERBB2* 基因片段制备雌激素受体阳性的大鼠乳腺癌模型（MMTV-NEU-NT），出生后 20 周可触及乳腺肿瘤，到 32 周龄所有小鼠均出现肿瘤。

（五）体内研究常用评价方法

根据瘤株以及药物的特点，可以通过如下指标进行评价：

1. 对实体瘤的疗效评价以肿瘤生长百分率表示，计算方法如下：

肿瘤生长抑制率 %＝(1－T/C)×100%

T：治疗组平均瘤重；C：阳性对照组平均瘤重。抑制率＜40% 为无效。

2. 对腹水瘤的疗效评价是以中位生存时间（median survival time，MST）和生命延长率来表示。计算方法如下：

MST＝(中位生存天数－0.5)＋[(每组鼠数的中位数－中位生存天数前死亡的鼠数)/中位生存天数死亡的鼠数]

生命延长率 %＝治疗组 MST/阴性对照组 MST×100%

当 MST 和生命延长率≥125% 为有效。

3. 移植瘤疗效评价是以肿瘤相对体积（relative tumor volume，RTV）和相对肿瘤增长率来表示。计算方法如下：

RTV＝每次测量时体积/分笼给药时体积

相对肿瘤增长率＝治疗组 RTV/阴性对照组 RTV×100%

当相对肿瘤增长率＞40% 为无效。

第五节 抗肿瘤药应用原则

恶性肿瘤尚无根治性治疗方法，目前治疗方法包括手术治疗、放射治疗、内科药物治疗、介入治疗等多种方法。其中内科药物治疗仍然是主要治疗方法之一。随着对肿瘤机制的深入研究，抗肿瘤药物靶点被陆续发现，抗肿瘤药物也从传统的以细胞毒性药物为主进入了靶向药物治疗以及免疫治疗时代。为提高肿瘤患者生存率和生活质量、降低死亡率、复发率和药物不良反应发生率，应用抗肿瘤药物需要遵循如下原则：

1. 目的明确，对症选药 应根据患者年龄、性别、种族以及肿瘤的病理类型、分期、分子生物学特征、既往治疗情况、个人治疗意愿、身体耐受情况、经济承受能力等因素综合制订个体化的抗肿瘤药物治疗方案，明确每个阶段的治疗目标，选药正确，治疗有序，并随患者病情变化及时调整。对于有明确靶点的药物，须遵循基因检测后方可使用的原则。

2. 治疗适度，规范合理 随着抗癌药物临床研究的快速发展，药品说明书往往滞后于临床实践。抗癌药物的治疗方案的选择和设计，除参考药品说明书外，亦可参考业内公认的具有循证医学证据的临床诊疗指南、规范或专家共识实施治疗，确保药物适量、疗程足够、间隔适度，避免治疗过度或治疗不足。药物疗效相近时，治疗应舍繁求简，讲求效益，切忌重复用药。

3. 联合用药，增效减毒 在患者能耐受的情况下，同时使用几种不同类型的抗肿瘤药以提高疗效。①选择作用于不同细胞周期的药物合用，可分别杀伤不同周期时相的肿瘤细胞；②选择作用机制不同的抗肿瘤药合用，以产生协同作用；③选择主要毒性反应不同的药物合用，避免各药毒性相加使患者难以耐受。

4. 毒副反应，谨慎处理 抗肿瘤药物毒副反应发生率相对较高，也是治疗失败的主要原因之一。对毒副反应要充分认识，认真观察，做好救治预案并及时处理，以获得最佳效益 / 风险比。

5. 消灭与改造并举 长期的临床实践证明，化疗药对肿瘤细胞的杀灭作用并不能使其完全消灭，反而促使肿瘤细胞产生耐药性而更顽强地生长，加上化疗药对正常细胞的毒副作用以及患者机体抵抗力下降，导致患者死亡更快。肿瘤细胞分化诱导剂、原癌基因抑制剂、肿瘤细胞增殖抑制剂、肿瘤细胞凋亡诱导剂、细胞信号转导调节剂等药物的开发与应用可以为肿瘤治疗带来一条“消灭与改造并举”的治疗新思路。

（温 克）

参考文献

[1] BRAY F，FERLAY J，SOERJOMATARAM I，et al. Global cancer statistics 2018：GLOBOCAN estimates of incidence and mortality worldwide for 36 cancers in 185 countries[J]. CA Cancer J Clin，2018，68（6）：394-424.

[2] HODI F S，O'DAY S J，MCDERMOTT D F，et al. Improved survival with ipilimumab in patients with metastatic melanoma[J]. N Engl J Med，2010，363（8）：711-723.

[3] BRUNTON L L. Goodman & Gilman's The Pharmacological basis of therapeutics[M]. 13th ed. New York：McGraw-Hill Education，2018.

[4] NEUL C，SCHAEFFELER E，SPARREBOOM A，et al. Impact of membrane drug transporters on resistance to small-molecule tyrosine kinase inhibitors[J]. Trends Pharmacol Sci，2016，37（11）：904-932.

[5] O'LEARY B，FLNN R S，TURNER N C. Treating cancer with selective CDK4/6 inhibitors[J]. Nat Rev Clin Oncol，2016，13（7）：470-430.

[6] SWAIN S M，BASELGA J. Pertuzumab，trastuzumab，and docetaxel in HER2-positive metastatic breast cancer[J]. N Engl J Med，2015，372（8）：724-734.

[7] 李俊. 临床药理学 [M]. 北京：人民卫生出版社，2018.

[8] 杨宝峰. 药理学 [M]. 9 版. 北京：人民卫生出版社，2018.

第三十章　治疗结核病和麻风病药

结核病是由结核分枝杆菌（mycobacterium tuberculosis，MTB，简称结核杆菌）经呼吸道传播引起的全身慢性传染病。以肺部受累引发的肺结核最为常见，其他部位（颈部淋巴、脑膜、腹膜、肠、皮肤、骨骼）也可继发感染。结核病是全世界单一病种中死亡人数最多的疾病，在传染性疾病中排名第一。

麻风病是由麻风分枝杆菌（简称麻风杆菌）感染所引起的一种慢性传染病，主要侵犯皮肤和周围神经，严重者可累及深部组织和内脏器官。麻风病虽然很少引起死亡，但可导致肢体残废和畸形，使患者丧失劳动力。

第一节　结核病和麻风病的病理生理和发病机制

一、结核病的病理生理和分子机制

结核杆菌属于放线菌目，分枝杆菌科，分枝杆菌属，可分为人型、牛型、鸟型和鼠型等类型。对人致病的主要是人型（标准株 H37Rv），牛型少见。结核杆菌细胞壁是由高分子量的脂肪酸、脂质、蛋白质及多糖类组成的复合成分，与其致病力、免疫反应有关。①脂质：特别是脂质中的糖脂更为重要。糖脂的衍生物索状因子能使结核杆菌在培养基上生长时呈蜿蜒索状排列，这种形式生长的结核杆菌在动物体内具有毒性。另一种糖脂为蜡质 D，将其与结核菌体蛋白一起注入动物体内能引起强烈的变态反应，造成机体的损伤。此外，脂质中的磷脂还能使炎症灶中的巨噬细胞转变为类上皮细胞，形成朗汉斯巨细胞（langhans giant cell），从而形成结核结节。脂质可能与毒力有关，它可保护菌体使其不易被巨噬细胞消化。②蛋白质：具有抗原性，与蜡质 D 结合后能使机体发生变态反应，引起组织坏死和全身中毒症状，并在结核结节形成中发挥一定的作用。③多糖类：可引起局部中性粒细胞浸润，并可作为半抗原参与免疫反应。

结核杆菌数量多或毒力强时，可因其繁殖使吞噬细胞死亡，释放出的结核杆菌可再感染其他吞噬细胞。在这一过程中机体可产生细胞介导的免疫反应和迟发型超敏反应。

（一）细胞介导的免疫反应

经吞噬细胞处理的结核杆菌特异性抗原传递给辅助 T 淋巴细胞（主要为 Th1 细胞，$CD4^+$ 细胞）表面受体，$CD4^+$ 细胞被致敏，当再次受到抗原刺激时产生、释放氧化酶、消化酶及多种因子，如 IL-2、IL-6、IFN 等，它们与 TNF 共同作用可杀灭病灶中的结核杆菌。白细胞介素 10（IL-10）是一种多功能、多细胞源性的细胞因子，与结核分枝杆菌的免疫逃避及潜伏性感染有关，可抑制结核早期固有免疫应答，也可调节体内与诱导 $CD4^+T$ 细胞分化有关的细胞因子而调整 Th1 和 Th2 细胞的比率。$CD4^+T$ 细胞中不同亚群 T 细胞介导对结核杆菌感染的保护性免疫应答，可使结核长期不发病。当抑制性淋巴细胞（$CD8^+$ 细胞）溶解已吞噬结核杆菌或受抗原作用的吞噬细胞时，可导致宿主细胞和组织破坏，同时可致结核杆菌释放并扩散。

Toll 样受体（Toll-like receptors，TLR）是一类重要的固有模式识别受体，研究证实 TLRs 在结核感染中起重要作用。Toll 样受体 4（TLR4）是重要的模式识别受体，单核巨噬细胞、树突细胞、肺泡Ⅱ型上皮细胞均表达 TLR4。TLR4 配体作用于巨噬细胞后，通过激活 TLR4 信号通路，可促进巨噬细胞分泌 TNF-α，IL-1 和 IL-2 等细胞因子。在树突细胞成熟中，TLR4 促进树突细胞产生 IL-12，γ- 干扰素诱导蛋白 10（IP-10）及 TNF-α，而 IL-12

进一步促进树突细胞增殖与成熟。

（二）迟发型超敏反应

结核杆菌核糖体 RNA（rRNA）引起机体的免疫反应，在局部有少量抗原聚集时，有利于扑灭结核杆菌。结核杆菌素蛋白和蜡质 D 等引起迟发型超敏反应的直接或间接作用，可引起细胞坏死及干酪性改变，或形成空洞（cavitation）。结核杆菌注入未受染的豚鼠，10～14 天注射局部形成肿结，逐渐形成溃疡，淋巴结肿大，最终豚鼠死于结核播散。少量结核杆菌感染豚鼠后 3～6 周，再注射与前述等量结核杆菌后 2～3 天，局部迅速形成溃疡，然后较快愈合，无淋巴结肿大与全身播散，豚鼠存活，此即为“Koch 现象”。

（三）结核病的病理改变

结核病的特征性病理改变是肉芽肿性病变和结核结节。其基本病理变化为渗出性病变、增生性病变和坏死性（变质性）病变。人体免疫力及变态反应性、结核菌入侵的数量及其毒性与结核病变的性质、范围，以及从一种病理类型转变为另一种类型的可能性和速度均有密切关系，因此病变过程相当复杂，基本病理变化不一定仅出现在结核患者的肺部。

1. 渗出性病变　出现在结核性炎症的早期或机体免疫力低下、变态反应较强时，表现为浆液性或浆液纤维素性炎。

2. 增生性病变　是结核病理形态学较为特征性的病变，主要表现为结核性肉芽肿。当感染的结核分枝杆菌数量少、毒力低、免疫反应较强时，出现以增生反应为主的病变。结核性肉芽肿有一定的特征性，主要成分为类上皮细胞、朗汉斯巨细胞及干酪样坏死等。结核结节中心常为干酪样坏死，坏死周围为类上皮细胞，分散在多少不等的朗汉斯巨细胞中，结节的外侧为淋巴细胞及少量反应性增生的成纤维细胞。

3. 坏死性病变　当结核分枝杆菌数量多、毒力强、机体抵抗力低下或变态反应强烈时可出现凝固性坏死，坏死组织中含有结核分枝杆菌的脂质和巨噬细胞在变性坏死中所产生的细胞内脂质，这种坏死组织呈淡黄色，均匀细腻，细颗粒状，状似奶酪，又称“干酪样坏死”。干酪样坏死的组织中含有结核分枝杆菌，可以冬眠的形式长期存在。

（四）结核病的分类

结核病的分类能反映结核的发生、发展与转归。我国结核病的分类标准经历了如下几个阶段：新中国成立前主要应用美国全国结核病协会（National Tuberculosis Association，NTA）的肺结核分类标准。新中国成立后，50 年代到 70 年代曾采用前苏联于 1948 年制定的肺结核病“十大分类法”。1978 年全国第一次结核病防治工作会议提出我国肺结核病分类，即“五大分类法”。我国于 1998 年修改并制定了新的分类方法。为适应我国当前结核病防治工作的需要，2017 年 11 月 9 日国家卫生和计划生育委员会发布了《WS196-2017 结核病分类》卫生行业标准。新的分类标准以结核病的病原学、流行病学特征、临床表现、实验室检测及鉴别诊断等作为主要依据进行修订。修订内容以活动性结核病为主，为符合结核病发展变化客观规律及结核病迁延反复的特点，在肺结核的分类中，将气管、支气管结核和结核性胸膜炎纳入到肺结核分类中，并在痰菌检查结果中增加了分子生物学检查，统称为病原学检查结果。同时，将抗结核药物敏感性试验结果纳入到活动性结核病分类中；本标准同时涵盖了结核分枝杆菌潜伏感染和非活动性结核病，明确了这两类人群的判定标准，将更有利于结核病的重点防控。增加了耐药状况的分类，有利于了解耐药结核病状况及科学、客观地评价耐药结核病的流行现状。

1. 结核病经典分类

（1）原发型肺结核（Ⅰ型）：为原发结核感染所致的临床病症，包括原发综合征及胸内淋巴结结核。

（2）血行播散型肺结核（Ⅱ型）：此型包括急性血行播散型肺结核（急性粟粒型肺结核）及亚急性、慢性血行播散型肺结核。

（3）继发型肺结核（Ⅲ型）：是肺结核中的一个主要类型，可出现以增殖病变、浸润病变、干酪病变或空洞为主等多种病理改变。

（4）结核性胸膜炎（Ⅳ型）：临床上已排除其他原因引起的胸膜炎。在结核性胸膜炎发展的不同阶段，有结核性干性胸膜炎、结核性渗出性胸膜炎和结核性脓胸。

（5）其他肺外结核（Ⅴ型）：按部位及脏器命

名，如骨结核、结核性脑膜炎、肾结核、肠结核等。

2. 结核病最新分类

（1）结核分枝杆菌潜伏感染者。

（2）活动性结核病：具有结核病相关的临床症状和体征，结核分枝杆菌病原学、病理学、影像学等检查有活动性结核的证据。活动性结核按照病变部位、病原学检查结果、耐药状况和治疗史分类。

（3）按耐药状况

1）非耐药结核病：结核患者感染的结核分枝杆菌在体外未发现对检测所使用的抗结核药物耐药。

2）耐药结核病：结核患者感染的结核分枝杆菌在体外被证实在一种或多种抗结核药物存在时仍能生长。耐药结核病分为以下几种类型：①单耐药结核病，指结核分枝杆菌对一种一线抗结核药物耐药；②多耐药结核病，结核分枝杆菌对一种以上的一线抗结核药物耐药，但不包括对异烟肼和利福平同时耐药；③耐多药结核病（multiple drug-resistant tuberculosis，MDR-TB），结核分枝杆菌对包括异烟肼和利福平同时耐药在内的至少两种以上的一线抗结核药物耐药；④广泛耐药肺结核（extensively drug-resistant tuberculosis，XDR-TB），结核分枝杆菌除对一线抗结核药物异烟肼和利福平同时耐药外，还对二线抗结核药物氟喹诺酮类抗生素中至少一种产生耐药，以及三种注射药物（如：卷曲霉素、卡那霉素和丁胺卡那霉素等）中的至少一种耐药；⑤利福平耐药结核病，结核分枝杆菌对利福平耐药，无论对其他抗结核药物是否耐药。

二、麻风病的病理生理和分子机制

麻风杆菌的菌体呈短小棒状或稍弯曲，束状排列。麻风杆菌在患者体内分布主要于皮肤、黏膜、周围神经、淋巴结、肝、脾等网状内皮系统的某些细胞内。人对麻风杆菌的抵抗力较强，主要依靠细胞免疫。根据机体的免疫状态、病理变化和临床表现可将大多数患者分为瘤型和结核型两型。少数患者处于两型之间的界线类和属非特异性炎症的未定类，并可向瘤型和结核型转化。

1. 瘤型（lepromatous type）　瘤型麻风患者有细胞免疫缺损，巨噬细胞功能低下。该型麻风杆菌沉淀在皮肤或黏膜下，形成红斑和结节，称为麻风结节（leproma），是麻风的典型病灶。面部结节融合可呈“狮面”状。

2. 结核样型（tuberculoid type）　该型患者的细胞免疫正常。病变早期在小血管周围可见淋巴细胞浸润，随病变发展有上皮样细胞和巨噬细胞浸润。病变都发生于皮肤和外周神经，不侵犯内脏。该型稳定，极少演变为瘤型，故亦称良性麻风。

3. 界线类（borderline form）　兼有瘤型和结核型的特点，但程度可以不同，能向两型分化。大多数患者麻风菌素试验阴性，阳性患者病变部位可找到含菌的麻风细胞。

4. 未定类（indeterminate form）　属麻风病的前期病变，病灶中很少能找到麻风杆菌。大多数病例最后转变为结核样型，麻风菌素试验大多阳性。

第二节　结核病和麻风病的药物治疗

一、治疗结核病的药物

抗结核药品种较多，其中疗效高、不良反应较少的如异烟肼、利福平、乙胺丁醇、吡嗪酰胺、链霉素等被列为一线抗结核药，这些药物可以成功地治疗大多数的结核病患者。其余为二线抗结核药，它们的抗菌作用弱，仅在结核杆菌对一线药产生耐药或复治时作为替代药使用。

（一）一线抗结核病药

异烟肼

【药理作用和临床应用】

药理作用：异烟肼（isoniazid，INH，H），异烟酸的肼类衍生物，抑制结核杆菌 DNA 的合成，并阻碍细菌细胞壁的合成。其对结核杆菌有高度选择性，而对其他细菌无作用。异烟肼对生长旺盛的结核杆菌有杀菌作用，对静止期结核杆菌仅有抑菌作用。研究证实耐药性产生的机制与 *inhA* 基因有关。

临床应用：异烟肼是各种类型结核病首选药，作用于肺结核的进展期、溶解消散期、吸收好转期，也可用于结核性脑膜炎和其他肺外结核等。

【体内代谢及影响因素】 口服吸收快、生物利用度为95%，1～2小时达血药浓度高峰，半衰期6小时。分子量小，蛋白结合率低，能透过血脑屏障，吸收后广泛分布于全身体液和组织中，也易渗入细胞内、结合空洞和干酪样组织等。异烟肼体内代谢为乙酰异烟肼和异烟酸等，乙酰化速率受遗传基因控制，并存在明显的种族和个体差异，分为快代谢型和慢代谢型。代谢物及少部分原型从肾排泄，肾衰竭时无需调整剂量。

【药物相互作用和不良反应及处理】

药物相互作用及处理：异烟肼与维生素B_6结构相似，造成维生素B_6缺乏，为肝药酶抑制剂，可影响抗凝血药、苯妥英钠等药物的代谢，合用应调整剂量。

不良反应及处理：本药治疗量时的不良反应较少，偶见周围神经炎、中枢神经系统中毒（兴奋或抑制）、肝脏损害等。

【临床应用现状分析与展望】 有效率75%，单用于早期轻症肺结核或预防，容易产生耐药性，但与其他抗结核药之间无交叉耐药性，常与其他一线药合用。

利福平

【药理作用和临床应用】

药理作用：利福平（rifampicin，rifampin，RFP，R）是从地中海链丝菌属获得的一种半合成抗生素，为广谱抗菌药，作用机制在于能特异性抑制细菌DNA依赖性RNA聚合酶，阻碍细菌mRNA的合成。而细菌对RFP耐药也是因为RNA聚合酶β亚基的构象改变，使RFP不能与之结合所致。

临床应用：利福平对结核杆菌、麻风杆菌有较强的抗菌作用，抗菌谱广，对耐药性金黄色葡萄球菌、革兰氏阴性菌、某些病毒、沙眼衣原体也有抑制作用，除与其他抗结核药物联用治疗各种类型结核病及重症患者外，也可局部用药治疗褥疮和冻疮等。因结核杆菌对RFP极易耐药，故不宜单独应用。常与异烟肼、乙胺丁醇等合用，有协同作用。

【体内代谢及影响因素】 口服吸收迅速而完全，2～4小时达血药浓度峰值，血浆蛋白结合率高，穿透力强，可分布于体内各组织液，可在胸腔渗出液、结核空洞和脑脊液中达到有效浓度。主要在肝脏代谢，由胆道排出，形成肝肠循环，胆汁中浓度高，原形药及代谢产物含有有色基团，因此患者的尿、粪、泪液等呈桔红色。食物、巴比妥类和对氨基水杨酸可减少利福平吸收，应空腹服药（饭前1小时或饭后2小时）。

【药物相互作用和不良反应及处理】

药物相互作用及处理：诱导抗逆转录病毒药物、三唑类抗真菌药和心血管系统药物等的代谢。利福平为肝药酶的强诱导剂，丙磺舒能阻断肝脏摄取利福平，减慢利福平代谢，提高其血药浓度，合用时减量。

不良反应及处理：不良反应轻微，除消化道不适、流感症候群外，偶有短暂性肝功能损害。不良反应出现时调整剂量或者使用替代药物。

【临床应用现状分析与展望】 利福平与其它药物的联合应用对于非结核性感染具有良好的治疗效果，最常联用的药物是氨基糖苷类抗生素。

乙胺丁醇

【药理作用和临床应用】

药理作用：乙胺丁醇（ethambutol，EMB，E）为人工合成的抗结核药。EMB是一种阿拉伯糖类似物，抑制阿拉伯糖基聚合入细胞壁中的阿拉伯半乳聚糖和阿拉伯甘露糖脂，干扰细胞壁的生物合成，破坏结核分枝杆菌细胞壁的完整性，进而导致细菌死亡。

临床应用：一线抗结核病药物单用时产生耐药性，不单独应用，可应用于其他抗结核病药物治疗无效时，对细胞内结核治疗无效。

【体内代谢及影响因素】 口服吸收良好，2～4小时即达血药浓度峰值，半衰期为3～4小时，广泛分布于全身组织和体液，不易进入脑脊液。与神经毒性药物合用增加其神经毒性，影响维拉帕米的吸收。

【药物相互作用和不良反应及处理】

药物相互作用及处理：乙胺丁醇与乙硫异烟胺合用增加视神经炎等不良反应。

不良反应及处理：常用量不良反应甚少，偶见严重的不良反应为视神经毒性，一旦发生立即停药，应用大量维生素B_1治疗，部分患者停药后多可恢复。

【临床应用现状分析与展望】 乙胺丁醇是世

卫组织推荐的一线用药，主要与利福平或异烟肼等合用。

吡嗪酰胺

【药理作用和临床应用】

药理作用：吡嗪酰胺（pyrazinamide，PZA，Z）系烟酰胺的吡嗪衍生物，能杀灭吞噬细胞内、酸性环境中的结核菌。可渗入吞噬细胞的结核杆菌菌体内，菌体内的酰胺酶使其脱去酰胺基，转化为吡嗪酸而发挥抗菌作用。

临床应用：研究发现，吡嗪酰胺耐药机制产生的原因主要是吡嗪酰胺酶编码基因 *pncA* 的突变导致的。毒性较大，儿童不宜，属于 FDA 妊娠用药 C 类。

【体内代谢及影响因素】 口服易吸收，2 小时达血药峰值，渗入细胞内和脑脊液的浓度与血药浓度相似。

【药物相互作用和不良反应及处理】

药物相互作用及处理：与乙硫异烟胺合用时可增强不良反应。

不良反应及处理：不良反应主要为肝毒性，其他方面不良反应，如发热、荨麻疹和窦性心律过速，偶见高尿酸血症、关节痛、胃肠不适及肝损害等。

【临床应用现状分析与展望】 综合治疗效果好，安全性高，能提高痰菌阴转率。

链霉素

【药理作用和临床应用】

药理作用：链霉素（streptomycin，S）是第一个用于结核病的药物，为广谱氨基糖苷类抗生素。对结核菌有杀灭作用，能干扰结核菌的酶活性，阻碍蛋白合成。

临床应用：链霉素是继青霉素之后第二应用于临床的抗生素，肌肉注射疼痛小，对于适用性患者可长时间用药，常与其他抗结核药合用来延缓耐药性，降低毒性。

【体内代谢及影响因素】 链霉素穿透力弱，难透过血脑屏障、细胞和结合空洞。与其他氨基糖苷类或头孢噻吩合用可增加其耳毒性和肾毒性。

【药物相互作用和不良反应及处理】

药物相互作用及处理：氨基糖苷类药物与链霉素合用时增加其耳毒性和神经阻滞作用，应用抗胆碱酯酶药物有助于抑制神经阻滞作用。

不良反应及处理：主要不良反应是肾毒性和耳毒性。合理使用本品，严格控制剂量，短疗程，小剂量使用。特殊人群慎用或禁用。

【临床应用现状分析与展望】 链霉素具有提高肺结核患者治疗效果的作用。

（二）二线抗结核病药

对氨基水杨酸钠（sodium aminosalicylate）、乙硫异烟胺（ethionamide）、卷曲霉素（capreomycin）、阿米卡星（amikacin）、环丝氨酸（cycloserine）、紫霉素（viomycin）和氨硫脲等也可作二线抗结核药用于结核病的联合治疗。环丝氨酸是较安全的治疗耐多药肺结核的二线抗结核药物，环丝氨酸的不良反应主要是精神症状，出现严重精神症状需及时停药，药物干预，精神症状能在短期内缓解。

利福喷丁

【药理作用和临床应用】

药理作用：利福喷丁（rifapentine，RFT，L）为半合成利福霉素类抗生素。抗菌谱、抗菌作用与利福平相同。本品为砖红色结晶粉末，无臭、无味，易溶于氯仿或甲醇，不溶于水与乙醚。

临床应用：临床上利福平不良反应严重时替代使用。

【体内代谢及影响因素】 在组织内广泛分布，可有利于病灶中病原菌的清除，单次口服治疗剂量可在 1～4 小时达抑制结核杆菌有效水平，可维持 72 小时，属长效制剂。

【药物相互作用和不良反应及处理】

药物相互作用及处理：该药物与异烟肼合用时增加肝毒性，尤其是原有肝功能损伤患者；与乙硫异烟胺合用不良反应加重。

不良反应及处理：不良反应与利福平相同，但较轻微。

【临床应用现状分析与展望】 与非核苷逆转录酶抑制剂、蛋白酶抑制剂和唑类抗真菌药物联用时，代替利福平。

对氨基水杨酸钠

【药理作用和临床应用】

药理作用：对氨基水杨酸钠（sodium aminosalicylate，PAS，P）为抑菌药，常与链霉素、异烟肼等合用。仅对细胞外的结核杆菌有抑制作用，对其他分枝杆菌、细菌和病毒等均无作用。抗菌作用机制可能是竞争性抑制二氢叶酸合成酶，从而引起蛋白质合成受阻，使细菌不能繁殖。

临床应用：临床应用过程耐药反应迟，无交叉耐药性，联合异烟肼应用，加强疗效。

【体内代谢及影响因素】 口服吸收安全，不易进入脑脊液中。

【药物相互作用和不良反应及处理】

不良反应及处理：不良反应主要是胃肠道反应和过敏反应。

【临床应用现状分析与展望】 作用弱于异烟肼、利福平等一线抗结核药物，单独使用见效慢，联合使用延缓耐药性。

利奈唑胺

【药理作用和临床应用】

药理作用：利奈唑胺（linezolid，Lzd，PNU-100766）人工合成的唑烷酮类抗生素，细菌蛋白质合成抑制剂，不影响肽基转移酶活性，只是作用于翻译系统的起始阶段，抑制 mRNA 与核糖体连接，对结核分枝杆菌有杀菌作用。利奈唑胺的作用部位和方式独特，不易与其它抑制蛋白合成的抗菌药发生交叉耐药，在体外也不易诱导细菌耐药性的产生。

临床应用：联合用药方案应用于临床治疗耐多药结核病能够促进痰菌阴转和病灶吸收，效果较好，患者恢复快。

【体内代谢及影响因素】 口服吸收安全迅速，绝对生物利用度高，分布广泛，用药后进食，影响不明显，代谢物经尿液和粪排泄。

【药物相互作用和不良反应及处理】

药物相互作用及处理：单胺氧化酶轻度抑制剂，应避免与血清素类药物合用，以及食用富含酪胺的食物。

不良反应及处理：利奈唑胺长时程用药会出现骨髓抑制和周围神经病变等不良反应。

【临床应用现状分析与展望】 唯一获得 WHO 批准的推荐用于 MDR-TB 患者治疗的噁唑烷酮类药物，然而因药物不良发生率和用药成本均较高而应用受限。

（三）结核病的化学治疗

1. 化疗原则 自 1944 年抗结核药品相继问世，开创了结核病化学治疗（简称化疗）的新时代，应用有效药物治疗结核病已有很大的成效。化疗的主要作用在于缩短传染期，降低死亡率、感染率及患病率。因此应在循证医学思想指导下，制订个体化治疗方案。

结核病化疗有以下原则：

（1）早期用药：由于早期结核病的病变可恢复性大，病灶内供血未发生障碍，药物易于渗入，患者机体抵抗力强，故抗结核药对早期浸润性结核病灶能发挥较好的疗效。一旦发现和确诊后应立即给药治疗。

（2）联合用药：根据病情及抗结核药的作用特点，联合用药可防止或延缓结核杆菌产生耐药性，同时增强疗效。

（3）适宜的药量：采用适合的药量进行治疗，即所采用的剂量既能发挥最大杀菌作用，又可避免患者因不良反应而不能耐受。

（4）坚持全程规律用药：患者不规则地用药或不坚持全疗程，常是结核病治疗失败的重要原因。有规律地用药还可保持相对稳定的血药浓度，达到杀菌、灭菌的目的。

2. 化疗方案

（1）初治：指新发病或活动性结核正规疗程未满或不正规治疗未满 4 周者。根据药物和结核杆菌相互作用，结核病的治疗分为两个连续阶段：第一阶段强化治疗 2 个月，旨在杀灭生长繁殖的结核杆菌，使菌转阴，病灶吸收，迅速控制病情；第二阶段巩固治疗 4 个月，消除生长缓慢的结核杆菌。常用方案：2S（E）HRZ/4HR；2S（E）HRZ/4H3R3；2S3（E3）H3R3Z3/4H3R3；2S（E）HRZ/4HRE。方案药名前数字表示月数，药名右下方数字表示每周用药次数。

（2）复治：指初治失败、正规完整疗程后痰菌复阳、不正规化疗 4 周及慢性排菌者。复治的原则是强化期 3 个月，巩固期 5 个月，疗程 8 个月。WHO 复治方案为：2SHRZE/1HRZE/5HRE；2SHRZE/1HRZE/5H3R3E3；2S3H3R3Z3E3/1H3R3Z3E3/5H3R3E3。

（3）耐多药肺结核（MDR-TB）：对于耐 INH/RFP 两种或两种以上药物的肺结核主张每日用药，

疗程延长至21个月。主要采用二线药物治疗。未获得或缺乏药敏试验结果而临床考虑MDR-TB时，可使用方案为强化期AMK或CPM＋TH＋PZA＋OFLX联合，巩固期TH＋OFLX联合。强化期3个月，巩固期至少18个月，总疗程超过21个月。获得药敏试验结果后，可在上述方案基础上酌情调整，保证3种以上敏感药物。对病变范围局限、化疗4个月痰菌不转阴，或只对2～3种效果较差的药物敏感，有手术适应证者应手术治疗。氯法齐明联合用药方案在治疗耐多药结核病的强化阶段，可明显提高患者的培阳转阴率、涂阳转阴率以及临床疗效，且不增加不良反应。

（4）间歇用药新方案：间歇用药方案“2H3RE3Z3/4H3R3”比每日用药方案“2HREZ/4HR”疗效显著，但间歇用药的副作用小、依从性好、更具有临床优越性。短程化疗方案治疗首次复治肺结核患者有较好的疗效和安全性，并可缩短疗程。但对于药物敏感肺结核的治疗，含氟喹诺酮类药物的4个月短程治疗方案与6个月标准治疗方案（2HRZE/4HR）的疗效对比，不建议应用含氟喹诺酮类药物的4个月短程治疗方案，建议应用以利福平为基础的6个月标准治疗方案。含高剂量异烟肼的方案能有效提高复治肺结核患者的治疗效果。利福布汀方案治疗复治肺结核患者的疗效优于常规利福平，同时可显著降低患者的炎性细胞因子水平，不良反应发生率低，值得临床推广。

3. 对症治疗

（1）中毒症状重者卧床休息，进食富含营养及多种维生素的饮食，维持水、电解质平衡。

（2）对高热、咯血、胸痛、失眠及盗汗者，给予相应处理。急性粟粒性肺结核合并浆膜渗出伴严重毒血症状，在有效抗结核治疗的同时，给予肾上腺皮质激素有助于促进渗出液吸收，减少粘连。自发性气胸可用胸腔抽气、闭式引流术抽气等。合并细菌感染应及时使用有效抗生素。

4. 手术治疗　外科手术应用于结核病的治疗必不可少，尤其是在耐药肺结核、广泛耐药结核及肺外结核的治疗过程中获得了良好的治疗效果。适应证：对大于3cm的结核球与肺癌难以鉴别时、复治的单侧纤维厚壁空洞、痰菌阳性、单侧肺毁损、慢性结核性脓胸、支气管胸膜瘘内科治疗无效；反复咯血不能控制等，可行肺叶或全肺切除。

二、麻风病的药物治疗

治疗麻风病药主要包括砜类、利福平和氯法齐明等。1982年WHO的麻风病研究组推荐多药联合治疗方案（利福平、氨苯砜和氯法齐明）。

（一）砜类

砜类最常用的是氨苯砜（dapsone，DDS），此外还有苯丙砜（solasulfone）、阿地砜钠（aldesulfone sodium）及醋氨苯砜（acedapsone）等。它们需在体内转化为氨苯砜或乙酰氨苯砜而显效。

氨苯砜

【药理作用和临床应用】

药理作用：氨苯砜属砜类抑菌剂，对麻风杆菌有较强的抑菌作用。

临床应用：麻风杆菌对砜类可产生耐药性，因此需采用联合疗法以减少或延缓耐药性的发生，减少复发病和迅速消除其传染性。

【体内代谢及影响因素】 口服吸收慢，生物利用度高达90%，蛋白结合率高，可通过乳汁和胎盘。其抗菌谱和作用机制与磺胺类相似，抗菌作用均可被对氨基苯甲酸所拮抗。

【药物相互作用和不良反应及处理】

药物相互作用及处理：氨苯砜与磺胺类药物结构相似，因此磺胺类过敏者禁用。

不良反应及处理：不良反应有胃肠道刺激症状，偶可引起急性溶血性贫血，大剂量还可引起肝损害和剥脱性皮炎。

【临床应用现状分析与展望】 该药在乳汁达到有效用药浓度，但在葡萄糖-6-磷酸脱氢酶缺乏症新生儿中可能引起溶血性贫血，用药前需权衡利弊，还可用于疱疹性皮炎等治疗。

（二）其他治疗麻风病药

氯法齐明

【药理作用和临床应用】

药理作用：氯法齐明（clofazimine）对麻风杆菌有弱的杀菌作用。作用机制为干扰核酸代谢，抑制菌体蛋白合成。本药适用于其他抗麻风药引起急性麻风反应者，以及对砜类药物有过敏者或产生耐药性者。

临床应用：为了避免耐药性的产生，应用利

福平、氨苯砜和氯法齐明多药联合治疗。

【体内代谢及影响因素】 口服吸收缓慢，高剂量时发挥抗炎作用治疗麻风病，具有剂量依赖性。不能通过血脑屏障，体内分布不均匀，在组织内长时间停留，可以通过胎盘与乳汁。

【药物相互作用和不良反应及处理】

药物相互作用及处理：麻风反应严重时合用肾上腺皮质激素治疗。

不良反应及处理：主要不良反应有轻度或中度胃肠道反应、皮肤瘙痒、皮肤红染、色素加深。

【临床应用现状分析与展望】 治疗瘤型麻风病的首选药，或多用于砜类药物不耐受者。

利福平

利福平对麻风杆菌包括对氨苯砜耐药菌株有快速的杀菌作用。患者用药数日至数周，菌体即碎裂呈粒变现象。单独应用易产生耐药性。

第三节　治疗结核病和麻风病药物的研发史和研究进展

一、结核病的药物的研发史和研究进展

（一）传统的治疗结核病药物的研发史

1882年，德国科学家H.H. Robert在肺结核患者的痰中发现了结核杆菌，确定了结核病的病原体，为人类战胜结核病明确了战斗目标，这是控制结核病史上最重要的事件，被称为全球控制结核病发展史上的第一个里程碑。之后美国罗格斯大学教授S.A. Waksman于1915年与其同事发现了链霉菌（当时他还是罗格斯大学一名本科学生），后来从这种放线菌中分离出链霉素。随后Waksman领导其学生开始系统地研究是否能从土壤微生物中分离出抗细菌的物质，后来他将这类物质命名为抗生素。1943年，Waksman的学生A. Schatz在地下室改造成的实验室里没日没夜地工作了三个多月后，从土壤和鸡的咽喉中进一步分离出来链霉素，之后大规模的试验证实链霉素对肺结核的疗效非常好，人类战胜结核病的新纪元自此开始。1946年2月22日，Waksman教授对外宣布其实验室发现了第二种应用于临床的抗生素——链霉素，对抗结核杆菌有特效，从此，结束结核杆菌威胁人类生命几千年的历史得以有了希望。1952年10月，瑞典卡罗琳娜医学院宣布将诺贝尔生理学或医学奖授予Waksman，以表彰他发现了链霉素。1946年，瑞典科学家T. Lehman合成了对氨基水杨酸（p-aminosalicylic acid）作为抗结核药，同年，德国科学家G. Domagk合成了氨硫脲（thioacetazone，TB1），这是又一个治疗结核病有效的药物。1948年正式推广对氨基水杨酸和链霉素两种抗结核药物的合并使用，是联合化疗重要原则的创始。1950年紫霉素在美国被发现，1952年异烟肼在美国上市，商品名雷米封。异烟肼的不断使用使结核病进入了化疗时代，异烟肼的出现产生了标准化疗方案，现在的短程化疗方案都是在标准化疗方案基础上发展而来的。同年，美国合成吡嗪酰胺作为抗结核药物。1956年，法国合成抗结核药物乙硫异烟胺和丙硫异烟胺。1965年，意大利和瑞士共同发明与制造出另一个具有杀菌作用的抗结核药物利福平。2002年，全球结核联盟获得由瑞士医药公司研发的第一代硝基咪唑类抗结核病候选药物PA-824及硝基咪唑衍生物的开发权，并与2008年将PA-824作为“罕见药物”应用于抗TB治疗。2012年，FDA批准半个世纪以来的第一个新机制抗结核病新药贝达喹啉上市，同时也是FDA首个批准应用于MDR-TB的药物。本节主要描述抗结核病药物研发史（图30-1）。

（二）新型治疗结核病药物的研究进展

1. 利福霉素类　利福拉齐（rifalazil，KRM-1648）是一种苯并嗪利福霉素（benzoxazinorifamycin），它杀菌迅速有效，对巨噬细胞内结核杆菌抗菌活性更强。KRM-1648与RFP有部分交叉耐药，口服吸收好，血浆浓度比RFP低，但在组织中浓度尤其是肺、脾脏的浓度明显高于RFP。利福拉齐的抗菌活性是利福平的16～25倍，半衰期长，但利福拉齐在Ⅱ期临床试验中因其毒性作用而停止开发。另外研究较多的利福美坦（rifametane）为新的高效利福霉素类衍生物，与利福平相比，利福美坦抗MTB活性更强，动物体内半衰期更长，对利福平耐药MTB具有特殊活性，现处于Ⅲ期临床试验。

2. 氟喹诺酮类（fluoroquinolones，FQNs）　FQNs具有很强的抗结核分枝杆菌作用，近年来备

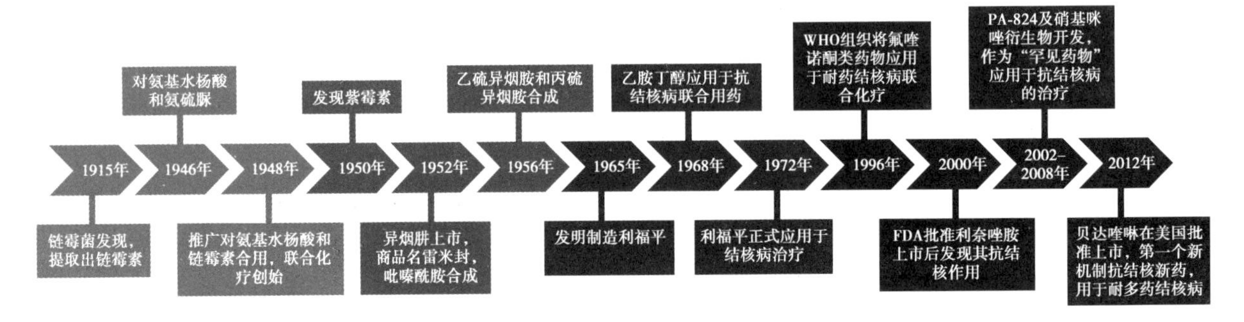

图 30-1　抗结核病药物研发史

受关注，临床上已试用的或临床治疗结核病化疗药物有氧氟沙星、左氧氟沙星、氟罗沙星（fleroxacin）与司氟沙星（sparfloxacin）等。左氧氟沙星辅助治疗结核性脑膜炎疗效显著，其与利福平不存在拮抗作用，可联合应用，辅助治疗多耐药肺结核，可显著改善患者的临床症状，疗效确切且不良反应少。莫西沙星（moxifloxacin）的杀菌作用明显强于氧氟沙星与环丙沙星，莫西沙星单剂量口服具有胸膜透过性高、血药峰浓度高和半衰期长的特点，促进胸腔积液吸收，缩小病灶，预防胸膜黏连和肥厚，未明显增加不良反应，对肺结核患者血清游离氨基酸水平、炎症细胞因子具有较好的调节作用。

3. 二芳基喹啉类　贝达喹啉（bedaquiline）是第一个二芳基喹啉类药物并且是以新机制上市的抗结核新药，靶向作用于结核分枝杆菌的腺苷三磷酸（ATP）合酶，抗结核疗效好，但在高剂量下诱导磷脂病，半衰期长并且对 hERG 通道有抑制作用，导致临床 QT 间期延长，对胎儿没有主要的副作用，治疗方案有限的条件下，可以考虑作为治疗儿童和青少年耐多药结核病治疗方案。贝达喹啉目前于 2012 年 12 月 28 日获美国 FDA 批准在美国上市，也是首个被 FDA 批准上市的治疗耐多药结核的药物，与一线抗结核药物、阿米卡星和莫西沙星联合使用治疗 TB 和 MDR-TB 的疗效显著，且无交叉耐药性。但因其临床研究中患者死亡，限制了其使用，目前贝达喹啉还在进行临床Ⅲ期安全性评价。

4. 治疗持留性结核分枝杆菌的药物　持留性结核病（latent TB infection）是休眠静止期的结核杆菌长时间甚至终生持续留在机体的巨噬细胞内，无任何症状。宿主机体一旦衰弱或内环境变化，持留菌可活化出现活动性结核病。体外实验发现硝基咪唑并吡喃类 PA-824 对低氧环境培养的休眠状态的持留性结核分枝杆菌模型有效。抗菌机制研究表明，PA-824 对结核杆菌蛋白和脂质的合成均有抑制，对脂质的抑制是特定的，不是蛋白合成的后续反应。在动物模型试验中 PA-824 口服效果理想，与一、二线抗结核药物无交叉耐药性，但在临床应用中出现致突变性，现处于Ⅲ期临床试验，如果可以通过联合用药方案中药物的协调作用克服致突变性问题，PA-824 将成为具有良好应用前景的新型抗结核药物。

二、麻风病的药物的研发史和研究进展

1847 年，挪威皮肤病学家 D.C. Danielsen 和 C.D. Boeck 在 *Om Spedalsked* 上对麻风病的麻风结节（leproma，俗称麻风瘤）进行了描述。1863 年，R. Virchow 对麻风结节的组织病理学作了描述。1873 年，挪威医生 G.H.A. Hansen 在对麻风病进行了系统的组织病理学研究基础上，指出一种分枝杆菌是麻风病的致病细菌。直到 1947 年，氨苯砜才正式开始用于治疗麻风病。20 世纪 50 年代，医生 R.G. Cochrane 用氨苯砜制成方便吞服的药丸来供给麻风病患者使用，但麻风杆菌很快便对其产生了耐药性。意大利 G.delColle 在 1969 年首次发现治疗结核病的药物利福平能杀死麻风杆菌，此发现于 1970 年被 R.J.Rees 领导的研究小组和 D.L. Leiker 分别予以证实。20 世纪 70 年代期间，科学家在地中海岛国马耳他实施的混合药物治疗麻风病试验获得成功，从而开拓了麻风病防治的新时代。1981 年，WHO 正式推荐使用这种被命名为“联合药物治疗”（简称 MDT）的混合药物疗法。该疗法主要使用氨苯砜、利福平和

氯法齐明三种药物。此种治疗办法不仅大大缩短了治疗疗程，而且治愈率极高。患者早期接受这种疗法，还可避免肢体残废。因此它在世界范围的实施和推广，成为人类大规模消灭麻风病的开始。1982年，美国麻风协会（American Leprosy Missions）开始正式使用MDT方法对麻风患者进行多种药物混合治疗。在这以后的18年里，有数百万麻风患者因此而被治愈。2003年是麻风病研究取得重大突破的一年。法国草地研究所和英国山格研究中心的科学家们经过四年合作努力，终于破译出麻风杆菌的基因图谱。这一研究成果为开发新的、更有效治疗麻风病的药物奠定了基础。抗麻风病药物发展史见图30-2。

第四节　常用的结核病和麻风病动物模型和实验方法

一、结核分枝杆菌感染动物模型

结核分枝杆菌除主要引起肺结核，也可引起中枢神经系统和骨骼在内的几乎所有组织和器官的病变。因此在动物模型实验研究结核病的发病机制以及结核疫苗效果方面扮演着十分重要的角色。常用的动物模型如下：

（一）豚鼠模型

豚鼠对结核分枝杆菌高度敏感，其感染后的病理改变酷似人类，且模型存活率高，是目前国际公认的建立结核病实验动物模型的最佳选择。

豚鼠最常见的感染途径是气溶胶吸入，也可采用静脉注射的方式，如经前肢、腹股沟或大腿内侧皮下和腹腔等。豚鼠模型可复制人类感染结核分枝杆菌的许多方面，特别是儿童和免疫功能缺陷患者的结核病。因此，豚鼠在研究结核分枝杆菌呼吸道传播、肉芽肿形成和干酪样坏死方面具有重要价值。也有学者将豚鼠用于研究营养不良与结核分枝杆菌感染后细胞免疫反应之间的关系。

（二）小鼠模型

小鼠体型小、价格低廉、种群数量庞大、生长繁殖快，易于维持生物安全三级实验室环境，且测定细胞因子和免疫细胞的试剂、抗体供应充足，加上相对成熟的定向基因敲除技术，对其免疫系统的研究比较透彻，因此已广泛应用于结核分枝杆菌突变、免疫反应、结核病发病机制、抗结核病药物疗效评价和疫苗筛选等方面的研究，成为体内研究结核分枝杆菌优先考虑的动物模型。

C57BL/6小鼠是近交系小鼠中对结核分枝杆菌最敏感的动物，基因敲除小鼠对结核分枝杆菌易感且反应快，是最早进行体内单独抗结核药物检测的模型。严重联合免疫缺陷（severe combined immunodeficiency，SCID）小鼠和裸鼠由于缺乏T细胞和B细胞，不能抵抗结核分枝杆菌的感染，常用于检测巨噬细胞抵御结核分枝杆菌感染的能力。

（三）兔模型

实验中使用的兔品系多为新西兰兔，常用于人类感染结核分枝杆菌的替代模型。肺部感染途径以气溶胶多见，也可皮内注射造成皮肤结核模型。兔对牛分枝杆菌极其敏感，且吸入牛分枝杆菌后引起的肺部病变更接近于人类，易形成空洞，引起结核分枝杆菌在支气管播散。近交系兔较非近交系兔对结核分枝杆菌敏感，且肺组织病

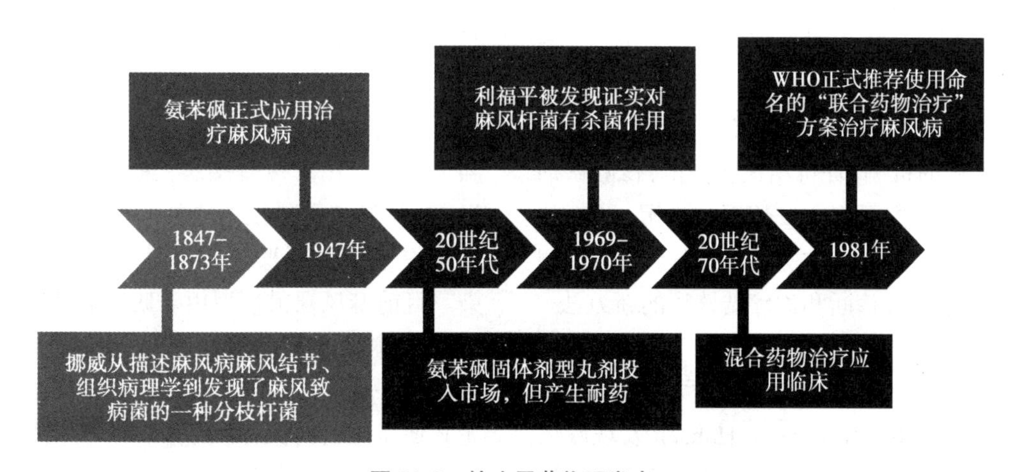

图30-2　抗麻风药物研发史

变明显，形成的干酪样坏死和活菌数量更多，成熟的上皮样细胞更少。但由于缺少合适的反应分析试剂，该模型的免疫学研究受限。

（四）非人灵长类模型

非人灵长类（non-human primate）对结核分枝杆菌易感，且其具有与人相似的生理和遗传特征，能通过与人相似的感染途径发生类似人类的疾病，无可争议地成为人类结核病基础及临床前研究最理想的动物模型。

建立非人灵长类结核病动物模型有助于进一步研究机体感染结核分枝杆菌后的免疫反应，尤其在评价结核新疫苗的有效性、安全性以及提供临床前免疫数据方面具有独特优势。然而非人灵长类模型数量有限、价格昂贵、操作困难，且非人灵长类对结核分枝杆菌高度易感，容易引起疾病暴发，因此限制了其在临床前期试验（如疫苗检测和药物评估）中的应用。

（五）斑马鱼模型

斑马鱼（daniorerio）具有体型短小、易于饲养、繁殖能力强及基因组与人类相似等特点，作为结核病研究的新型替代动物模型，其优势逐渐被认识。

研究发现，肉芽肿的形成过程不但可实时监测，而且结核分枝杆菌可直接进入已形成的肉芽肿。这个出乎意料的发现表明，肉芽肿可控制感染；同时，结核分枝杆菌也可能利用肉芽肿环境为其存活提供保护。鱼类模型的这一特性为人们认识结核分枝杆菌发病机制和宿主反应提供了新范例。

综上所述，结核病感染动物模型各有特点，应根据研究需要选择合适及敏感的实验动物、感染方式和感染剂量。随着对结核病的深入研究，各种检测试剂和实验技术的应用，结核病动物模型在阐明结核分枝杆菌毒力基因及其在宿主体内持续存活并致病的机制，评价结核新疫苗、诊断试剂和替代治疗药物方面将会发挥更大作用，从而使人们更深入地了解结核分枝杆菌与宿主之间的相互作用，寻找预防、诊断和治疗结核病的新方法。

二、麻风杆菌感染动物模型

1873 年，挪威医生 G.H.A. Hansen 发现麻风分枝杆菌以来，人们不懈努力希望把麻风分枝杆菌接种到动物体内，建立起多种麻风病的动物模型，现简要介绍如下：

（一）小鼠模型

麻风动物研究是以小鼠为突破口的。1970 年，美国的 C.C. Shepard 把麻风分枝杆菌接种到小鼠的足垫，从而第一次成功建立了小鼠足垫感染麻风杆菌的动物模型。Shepard 的伟大在于他选择了动物低体温的足垫作为接种部位，不只观察足垫的皮肤是否出现病变，同时还用一种精密的细菌计数方法来判断接种局部的菌量变化。

麻风分枝杆菌在小鼠足垫中的增殖具有一定的规律性、特异性和敏感性。另外免疫正常小鼠的来源广泛、价格低廉，无需复杂的操作技术等。现我国主要使用的鼠株是 CFW 系统小鼠。该鼠株具有较好的易感性。免疫正常小鼠麻风动物模型的缺点是由于其菌数增长有限，故与人的瘤型麻风的差异较大，很难用于对麻风病更深入的探讨和研究。免疫抑制小鼠的麻风动物模型具有克服宿主动物免疫反应对麻风分枝杆菌增殖的抑制作用。由于饲养过程中死亡率高，因此受到一定限制。

（二）犰狳模型

犰狳是一种低等哺乳动物，外形很像穿山甲。目前国际上主要使用的是美国路易斯安那州和得克萨斯州捕获的九带犰狳。1971 年正式建立了犰狳麻风感染模型，该动物也是低体温，且寿命为 12～15 年，利于麻风慢性病程研究。病理组织学研究表明，犰狳周围神经的感染类似于人瘤型麻风病变，且犰狳对麻风杆菌易感性的差异如同人一样，犰狳中除有瘤型麻风外，还有界线类麻风存在。但由于犰狳仅生活在美洲亚热带和热带沼泽地区，因此影响了它的广泛使用。

（三）裸鼠模型

麻风的裸鼠动物模型指的是一种先天性无胸腺突变种。由于没有胸腺，细胞免疫功能严重缺损，对外界病原体抵抗力低。麻风杆菌经静脉或足垫皮下接种到裸鼠均可导致严重的系统性感染。目前麻风裸鼠模型用于研究监测麻风化疗中的持久菌、对药物的治疗效果、鉴定耐药变异菌株等。此外，选用裸鼠作为麻风分枝杆菌的来源可无其他微生物污染，而犰狳组织却常遭到其他微生物污染。目前裸鼠的国内研究也越来越广泛。

（四）其他动物模型

由于灵长类动物在系统发生上与人类近缘，有较大的可比性，故近年来灵长类动物模型已越来越受到人们重视。到目前为止，已报道能感染麻风杆菌的灵长类动物有黑长尾猴、恒河猴、非洲绿猴、黑猩猩、长臂猿及树鼩等。

（郭　凤　朱大岭）

参 考 文 献

[1] World Health Organization. Global tuberculosis report 2017[M]. Geneva：World Health Organization，2017：1-262.

[2] World Health Organization. Guidelines for drug susceptible tuberculosis and patient care 2017 update[R]. Geneva：World Health Organization，2017.

[3] 中华医学会结核病学分会利奈唑胺抗结核治疗专家共识编写组. 利奈唑胺抗结核治疗专家共识 [J]. 中华结核和呼吸杂志，2018，41（1）：14-19.

[4] Jang J C，Jung Y G，Choi J，et al. Bedaquiline susceptibility test for totally drug-resistant tuberculosis Mycobacterium tuberculosis[J]. Journal of Microbiology，2017，55（6）：483-487.

[5] 李俊. 临床药理学 [M]. 北京：人民卫生出版社，2013.

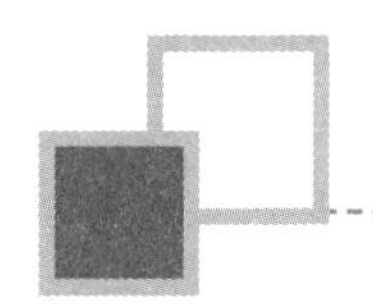

第三十一章　治疗病毒和真菌感染药物

第一节　病毒和真菌感染的药物治疗

一、治疗病毒感染药物的分类

治疗病毒感染药物的分类有多种：①按病毒种类分类：广谱抗病毒药、抗 RNA 病毒药和抗 DNA 病毒药；②按病毒所致疾病分类：抗疱疹病毒药、抗艾滋病病毒药、抗流感病毒药、抗肝炎病毒药等；③按药物来源和化学结构与性质分类：化学合成药物、生物制剂；④按作用机制或靶点分类：阻止吸附穿透药、干扰脱壳药、抑制核酸合成药、抑制蛋白质合成药、干扰蛋白质合成后修饰药、干扰组装药、抑制病毒释放药等。

（一）治疗 HIV 感染药物

人免疫缺陷病毒（HIV）属于逆转录病毒。目前发现可引起人类患艾滋病的病毒有 HIV-1 和 HIV-2 两种。目前所知，HIV 复制周期中起着重要作用的酶主要有逆转录酶、蛋白酶、整合酶等。这些酶都是研究开发和筛选抗 HIV 新药的靶点，但目前体外筛选抗 HIV 药物的靶酶主要是 HIV 逆转录酶和 HIV 蛋白酶。目前已批准临床用于抗 HIV 的药物有四类：①核苷类逆转录酶抑制药；②非核苷类逆转录酶抑制药；③ HIV 病毒蛋白酶抑制药；④融合抑制剂。

1. 核苷类逆转录酶抑制药　核苷酸或核苷类逆转录酶抑制药（nucleoside reverse transcriptase inhibitors，NRTIs）为嘧啶或嘌呤类似物。此类药物一般须先在宿主细胞浆内的某些激酶的作用下发生磷酸化而形成活性药物——三磷酸核苷类似物。继而活性药物作为酶的底物进行如下反应：①与相应的核苷酸竞争性抑制病毒逆转录酶；②在逆转录酶的作用下 NRTIs 可被掺入病毒 DNA 链中，由于 NRTIs 缺乏 3′ 羟基，导致 DNA 链无法延长。由于逆转录过程是病毒复制的早期关键环节，因而 NRTIs 对防止高危和易感细胞的感染效果较突出。核苷类逆转录酶抑制药包括齐多夫定（又称叠氮胸苷，azidothymidine，AZT）、地丹诺辛（didanosine，DDI，双脱氧肌苷）、拉米夫定、司他夫定（stavudine）、扎西他宾（zalcitabine，双脱氧胞苷）、阿巴卡韦（abacavir）、替诺福韦（tenofovir）和恩曲他滨（emtricitabine）等。此类药物中齐多夫定和司他夫定在活化细胞内的抗 HIV 作用较强，而拉米夫定、DDI 和扎西他宾在静止细胞中抗病毒作用较强，因而齐多夫定（或司他夫定）和 DDI（或拉米夫定）联合用药可起到协同抗 HIV 作用。

齐多夫定

【药理作用和临床应用】

药理作用：齐多夫定（zidovudine，ZDV）为胸苷类似物，对多种逆转录病毒有抑制作用。ZDV 进入宿主细胞内，在宿主细胞胸苷激酶的作用下生成一磷酸 ZDV，进而在胸苷酸激酶作用下生成二磷酸 ZDV，最后在核苷二磷酸激酶的作用下生成三磷酸 ZDV。三磷酸 ZDV 的药理作用：①竞争性抑制三磷酸胸苷掺入病毒 DNA 链；②终止 DNA 链延长。因此，ZDV 抑制 HIV 逆转录过程，使病毒复制受阻（图 31-1）。ZDV 在细胞内抑制 HIV-1 和 HIV-2 复制的 IC_{50}（抑制病毒生长 50% 的药物浓度）分别为 0.013μg/ml 和 0.015μg/ml。对人骨髓细胞和人淋巴细胞生长的 IC_{50} 分别为 0.5μg/ml 和 5μg/ml；对其他人细胞生长的 IC_{50} 大多 > 50μg/ml。胸苷激酶是细胞周期中 DNA 合成期的特异酶，因此，ZDV 在活化细胞内的抗 HIV 作用强于在静止细胞内。病毒可通过逆转录酶密码子突变而产生抗药性。

临床应用：ZDV 为治疗 HIV 感染的首选药。为增强疗效、延缓或防止耐药性产生，临床上须与其他抗 HIV 药合用。ZDV 还可用于预防母子传播 HIV 和预防接触 HIV 后传染。

【体内代谢及影响因素】 生物利用度为 60%～70%，食物可延缓其吸收，但不影响其生物利用度。成人口服 200mg，T_{max} 为 0.5～1.5 小时，C_{max} 为 0.63～1.47μg/ml。体内分布广泛，表观分布容积（V_d）为 1.6L/kg。血浆蛋白结合率为 10%～30%。ZDV 主要在肝代谢，约 18% 原形药物和约 74% 的代谢物经尿排出，$t_{1/2}$ 约为 1 小时。本品在细胞内代谢生成活性型三磷酸 ZDV，其在细胞内的 $t_{1/2}$ 为 3 小时。ZDV 可通过血脑屏障，脑脊液内药物浓度约为同时期血药浓度的 60%。

【药物相互作用和不良反应及处理】

药物相互作用及处理：阿司匹林、可待因、吗啡、吲哚美辛、劳拉西泮、西咪替丁等可通过竞争性抑制葡萄糖醛酸化过程或直接抑制肝脏微粒体代谢而影响 ZDV 的代谢，上述药物与 ZDV 合用、特别是长期合用时，要考虑药物相互作用的可能；利巴韦林可拮抗 ZDV 的抗病毒活性，应避免合用；本品和司他夫定均由胸苷激酶调节单磷酸化，而由于 ZDV 对胸苷激酶的亲和力更强，可导致司他夫定的有效性下降；美沙酮、氟康唑、丙戊酸、苯妥英钠等可增高 ZDV 血药浓度；利福平可使 ZDV 的 *AUC* 减少 48%(+/− 34%)；本品可使吡嗪酰胺的血药浓度显著降低，疗效降低；氟胞嘧啶、更昔洛韦、氨苯砜、抗癌药物可增强 ZDV 对骨髓的抑制，故应尽量避免与其他有骨髓抑制作用的药物合用。

不良反应及处理：ZDV 可引起骨髓抑制，发生率与用药剂量和疗程有关，多发生在连续用药 6～8 周。其骨髓抑制作用可能与磷酸 ZDV 竞争性抑制细胞胸苷激酶有关。ZDV 还有一定骨骼肌和心肌毒性，表现为肌痛、肌无力、心电图异常，停药可恢复。与具有细胞毒性或骨髓抑制的药物（如氨苯砜、乙胺嘧啶、两性霉素 B、长春新碱等）合用时，中性粒细胞减少、贫血或骨髓抑制等血液不良反应增加，应密切监测肾功能及周围血象。其他不良反应有恶心、头痛、发热、疲乏等。因此，使用本药时应定期查血象和心电图。

【临床应用现状分析与展望】 何时开始抗病毒治疗是一个国际指南不断探索的问题。在 2012 年到 2015 年之间，国际指南建议对所有 HIV 感染的成年人即时诊断、即时治疗，不管其 CD4 细胞计数是多少。2016 年，最新调整的第 4 版国家免费艾滋病抗病毒药物治疗手册推荐成人和青少年初始治疗方案为 2 种 NRTIs 加 1 种 NNRTIs 或增强型 PIs 或拉替拉韦（RAL），即替诺福韦（TDF）或齐多夫定（AZT）+ 拉米夫定（3TC）+ 依法韦伦（EFV）或奈韦拉平（NVP），如无禁忌，优先选择使用 TDF 或 EFV。

2. 非核苷类逆转录酶抑制药　非核苷类逆转录酶抑制药（non-nucleoside reverse transcriptase inhibitors，NNRTIs）有奈韦拉平、地拉夫定（delavirdine）和依法韦仑（efavirenz）等。它们为人工合成化合物，其化学结构迥然不同。它们与 HIV-1 逆转录酶结合，但结合点在活性区域以外的一个疏水的位置上，通过改变该酶构象而抑制其活性。此类药物的作用机制相似，有关毒性作用和耐药性产生方面也相近。此类药物的特点有：①不需要磷酸化；②仅对 HIV-1 有效，对 HIV-2 无效；③均被细胞色素 P-450（CYP）代谢，对肝药酶有抑制作用，易引起药物相互作用；④病毒对本类药物易产生耐药性，且本类药物之间有交叉耐药现象。

奈韦拉平

【药理作用和临床应用】

药理作用：奈韦拉平（nevirapine）与 HIV-1 逆转录酶特异性结合（图 31-1），阻断此酶的催化部位，抑制 RNA 和 DNA 依赖的 DNA 聚合酶的活性。奈韦拉平不会对模板或三磷酸核苷产生竞争，对 HIV-2 逆转录酶和动物细胞 DNA 聚合酶无抑制作用。

临床应用：常与其他抗逆转录病毒药物联合用于治疗 HIV-1 成人和儿童患者。

【体内代谢及影响因素】 口服迅速吸收，吸收率 > 90%，本品的吸收不受食物、抗酸药或去羟肌苷的影响。口服生物利用度 > 90%，血浆蛋白结合率为 45%，口服单剂 200mg，T_{max} 为 4 小时，C_{max} 为 2.0 ± 0.4μg/ml。分布广泛，可透过胎盘，并在乳汁中能检测到。脑脊液中的浓度为血药浓度的 45%，V_d 为 1.21L/kg。经肝代谢，可诱导 CYP3A4。81% 的代谢物主要经肾排出，原形药经尿排出 < 3%，粪便排出约 10%，单次和多次给

药的 $t_{1/2}$ 分别为 45 小时和 25～30 小时。

【药物相互作用和不良反应及处理】

药物相互作用及处理：本药经肝脏 CYP3A 代谢，故与该酶底物药物合用时，因可能发生竞争性抑制，可导致双方血药浓度升高。另外，肝药酶诱导药利福平可使本品的血药浓度降低。本品可显著性降低血浆乙炔基雌二醇和炔诺酮水平，也可降低 HIV 蛋白酶抑制药的浓度。禁止本品与酮康唑合用，因可使后者的血药浓度明显下降。与氟康唑合用，可使本品的血药浓度大幅上升，因此尽可能不与氟康唑合用。本品可降低激素的血药浓度，故避免与激素类口服避孕药合用。

不良反应及处理：最常见的不良反应有药疹（发生率 > 16%）、发热、疲劳、头痛、失眠和恶心等。用药后患者肝转氨酶增高发生率约为 14%。出现药疹时视病情停药，用药期间要检测肝功能。

【临床应用现状分析与展望】 最近一项研究表明，用奈韦拉平、ZDV 和 DDI 三药合用治疗 HIV-1 成年患者，52% 的患者血浆 HIV-1 RNA 低于每毫升 400 个拷贝。体外抑制 HIV-1 复制的 IC_{50} 为 0.002～0.27μg/ml。临床发现本品极易产生耐药毒株，但与 ZDV 无交叉耐药现象。临床期待攻克其耐药难题。

3. HIV 蛋白酶抑制药（protease inhibitors，PIs） PIs 通过竞争性抑制病毒天冬氨酰蛋白酶，而阻滞病毒蛋白质的裂解，使其结构蛋白质和酶蛋白质无法进行翻译后修饰。此类药物有沙奎那韦、利托那韦（ritonavir）、奈非那韦（nelfinavir）、茚地那韦（indinavir）、安泼那韦（amprenavir）、洛匹那韦（lopinavir）等。它们的共同特点有：①选择性抑制 HIV 蛋白酶，对 HIV-1 病毒复制均有很强的抑制作用，单药治疗 4～12 周可使患者血浆 HIV-1 RNA 水平下降 100 倍～1 000 倍。前 4 种药选择性抑制 HIV-1 蛋白酶，后两者对 HIV-1 和 HIV-2 蛋白酶均有抑制作用。它们对人细胞蛋白酶的亲和力很弱；②干扰病毒复制的晚期，与 NRTI 合用可产生协同作用；③病毒易产生耐药性，但比 NNRTIs 慢；④均被 CYP3A4 或 CYP3A 代谢。它们大多可抑制肝药酶，其中利托那韦的肝药酶抑制作用最强。利托那韦、奈非那韦和安泼那韦还有中度的肝药酶诱导作用。因此，本类药物可使很多药物的血药浓度明显增高或降低，易引起明显而复杂的药物相互作用。⑤不良反应有身体脂肪重新分布（出现“水牛背”、面部和外周萎缩）、胰岛素抵抗、高血脂、恶心、呕吐、腹泻和感觉异常等。

沙奎那韦

【药理作用和临床应用】

药理作用：沙奎那韦（saquinavir）与苯丙氨酸 - 脯氨酸肽键过渡结构类似，抑制 HIV-1 和 HIV-2 蛋白酶介导的 HIV 多肽切割，对 HIV-1 和 HIV-2 蛋白酶及对齐多夫定耐药的 HIV-1 有强大的抗毒活性，对慢性感染细胞也具有抗病毒活性，抑制 HIV-1 的复制（图 31-1）。

临床应用：与抗逆转录病毒核苷类似药物联用治疗 HIV-1 感染的晚期或进展性免疫缺陷患者。可用于治疗对 AZT 耐药的艾滋病患者，或与 AZT、DDI 二联或三联应用，可迅速使患者血浆 HIV-RNA 下降，CD4 上升。

【体内代谢及影响因素】 口服后吸收迅速，生物利用度较低，约为 4%，与食物同服、特别是与高脂肪食物同服，可明显提高生物利用度。T_{max} 为 3～4 小时。血浆蛋白结合率为 98%。本品在肝经 CYP3A4 迅速代谢为无活性的多种衍生物，$t_{1/2}$ 为 12～14 小时。口服剂量的 88% 由粪便中排出，1% 由尿液中排出。

【药物相互作用和不良反应及处理】

药物相互作用及处理：因本品为肝脏 CYP3A4 的强抑制剂，故与 CYP3A4 的底物药物（如奎尼丁、咪达唑仑、三唑仑、托伐普坦、特非那定、西沙比利、匹莫齐特、胺碘酮、氟卡尼、普罗帕酮等）合用，会导致这些药物血药浓度明显升高，药物中毒危险性增加，因此禁止合用。与利福平合用，本品的代谢被诱导，血药浓度和有效性下降，肝毒性增加，合用亦属禁忌。

不良反应及处理：常见的不良反应有疲劳、头痛、胃肠不适、恶心、腹泻、嗜睡、皮疹、味觉异常、眩晕、失眠、过敏、口干、尿痛、肌痛、肾石病、高胆红素血症等。用药后出现不良反应时要首先排除是否为合用了 CYP3A4 的底物药物所致。

【临床应用现状分析与展望】 根据 2012 年美国卫生部的 HIV 治疗指南，4 种首选的抗逆转录病毒治疗方案中有两种使用 PI 作为主要药物，如阿扎那韦/利托那韦和达芦那韦/利托那韦。这些建议是基于临床试验中得到的其抗病毒疗效优于或不劣于其他PI药物的结果而提出的。其他PI如福沙那韦/利托那韦、洛匹那韦/利托那韦则作为替代方案中的主要药物。根据病人的具体特性和需求，替代方案对于某些病人可能是最有效的治疗方案。

4. **融合抑制药** HIV侵入宿主细胞的第一步是和宿主细胞接触、融合。如果阻止了HIV与宿主细胞融合，HIV就不能进入宿主细胞，因此也不能在宿主细胞繁殖。融合抑制药就是抑制HIV与宿主细胞融合，从而发挥抗HIV的药理作用。

恩夫韦肽

【药理作用和临床应用】

药理作用：恩夫韦肽（enfuvirtide）是人工合成的由36个氨基酸组成的链状多肽，由HIV病毒包膜糖蛋白gp41的HR2域中一段自然存在的氨基酸序列衍生而成，是第一个融合抑制药（图31-1）。HIV-1病毒借助于其包膜糖蛋白gp120黏附在T细胞上，gp120随后发生结构变化，使gp41蛋白的HR1、HR2暴露，二者相互结合，形成线球状结构。该线球使HIV病毒黏附在细胞膜而侵入细胞。恩夫韦肽通过模拟gp41的HR2域的结构与HR1结合，从而阻止HR1和HIV-1病毒HR2的相互作用，使线球状结构不能形成，进而阻止病毒与宿主细胞融合。恩夫韦肽对HIV-2无作用，最常见的耐药变异是gp41的HR1域发生基因突变（位置36-45）。

临床应用：主要用于6岁以上儿童和成人的抗艾滋病治疗，常与逆转录酶抑制药合用。

【体内代谢及影响因素】 皮下注射生物利用度为84%，T_{max}为4～8小时，血浆蛋白结合率为92%，分布容积为5.5L，在肝脏代谢，总体清除率为30.6ml/(kg•h)，$t_{1/2}$约为3.8小时。是否分泌乳汁中尚未肯定。

【药物相互作用和不良反应及处理】

药物相互作用及处理：目前尚未发现本品发生有临床意义的药物相互作用的报道。

不良反应及处理：应用本药可引起恶心、腹泻、肌痛、血糖升高、焦虑、失眠、周围神经病、嗜酸粒细胞增多、血小板和中性粒细胞减少等不良反应。6岁以下儿童用药的安全性未肯定，肝肾功能不良者慎用。用药前及用药时应检测HIV-RNA

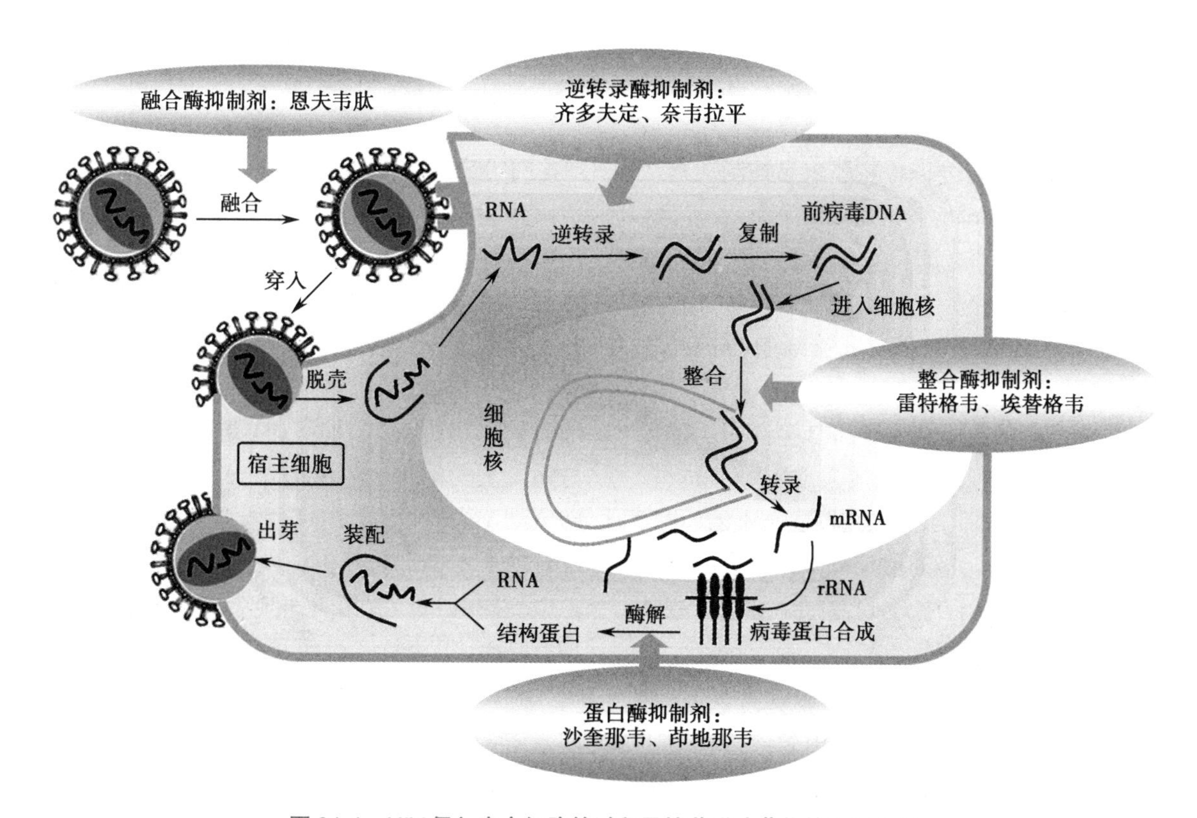

图31-1 HIV侵入宿主细胞的过程及抗艾滋病药物的作用环节

(病毒负荷)、CD4淋巴细胞计数。本品皮下注射可选择上臂、大腿前侧、腹部等处，每次注射应选择不同部位，不可注入疤痕组织、痣、瘀伤、脐部或已发生注射反应的部位。

【临床应用现状分析与展望】 临床发现最常见的耐药变异是gp41的HR1域发生基因突变(位置36-45)。98%的受试者在治疗后出现注射部位局部疼痛或不适，结节、红斑、腹泻、呕吐、发热结膜炎和胰腺炎等。FDA安全指南中本品为B级，因此增强本品的安全性是今后的重要研究课题。

（二）治疗流感病毒感染药

流感是由流感病毒引起的一种急性呼吸道传染病，传染性强，发病率高，容易引起暴发流行或大流行。对于流感患者，目前使用扎那米韦、奥司他韦、干扰素、金刚烷胺和金刚乙胺等药物进行治疗。

扎那米韦

【药理作用和临床应用】

药理作用：扎那米韦(zanamivir)为治疗流感病毒A和B感染的新药，体外实验表明，扎那米韦对金刚烷胺和金刚乙胺耐药的病毒仍有抑制作用。其抗病毒机制为抑制病毒神经酰胺酶。该酶裂解末端唾液酸残基，破坏病毒血凝素可识别的受体。神经酰胺酶所引发的这种酶反应是病毒从感染细胞释放的关键过程。扎那米韦抑制病毒从感染细胞的释放，从而阻止病毒在呼吸道扩散。扎那米韦0.2～3ng/ml即可竞争性抑制流感病毒A和B的神经酰胺酶，但在高于此浓度的10^6倍时才可影响其他病原体和哺乳类细胞的神经酰胺酶。

临床应用：用于治疗A型和B型流感。适用于流感症状出现不到2天的成人或12岁以上青少年的A、B型流感引起的无并发症感染的治疗。越早使用疗效越好。早期治疗可降低疾病的严重性，可使流感感染病程缩短1～3天；可使下呼吸道并发症发生危险性降低40%。

【体内代谢及影响因素】 口服吸收率低(约5%)，故口服无效。临床一般采用鼻内用药或干粉吸入用药。干粉吸入滞留在口咽部和下呼吸道的量分别约为80%和15%。吸入用药的吸收率<20%，吸入10mg后血浆药物浓度约为35～100ng/ml。血浆蛋白结合率较低(<10%)。扎那米韦以原药的形式从肾脏排泄，在人体内未检测到代谢产物。总体清除率为2.5～10.9L/h。吸入和静脉注射的$t_{1/2}$分别为2.5～5小时和1.7小时。

【药物相互作用和不良反应及处理】

药物相互作用及处理：扎那米韦不会影响人肝脏微粒体中CYP1A1/2、2A6、2C9、2C18、2D6、2E1和3A4探针底物的活性。根据体外研究的数据，预期没有临床上显著的药代动力学药物相互作用。局部使用一般病人耐受良好。

不良反应及处理：曾有报道，扎那米韦可引起喘鸣、支气管痉挛，患有哮喘或气道慢性阻塞性疾病的患者可出现肺功能状态恶化，因此对有呼吸系统疾病的病人应强调慎用此药。临床前研究未发现本药有致突变、致畸和致癌作用。

【临床应用现状分析与展望】 国外一项随机、双盲、安慰剂对照的临床试验结果显示，本品安全有效，且耐受性良好。健康成人使用后其中67%对流感病毒有预防作用，对伴有发热症状的流感患者疗效最好，对易感人群可显著降低并发症的发生，使并发支气管炎和肺炎的发生率由65%降至14%，并可降低抗生素用量。克服本品所致的肺功能恶化给研究者们提出了新的挑战。

奥司他韦

【药理作用和临床应用】

药理作用：奥司他韦(oseltamivir)为选择性流感病毒神经氨酸酶抑制药。神经氨酸酶是流感病毒表达的一种糖蛋白，对病毒释放和感染性病毒在人体内进一步播散起重要作用。奥司他韦为神经氨酸酶抑制药的乙酯前体药，口服后在体内经酯酶的作用转变为活性型的羧基奥司他韦，后者与病毒表面的神经氨酸酶结合，抑制该酶切断受感染细胞表面唾液酸的作用，抑制新生的流感病毒颗粒从受染细胞释出。人类志愿者感染甲型或乙型流感病毒后服用奥司他韦5天，病毒脱壳量均有减少，脱壳持续时间及症状持续时间缩短。

临床应用：是目前防治甲型和乙型流感病毒的有效药物。应在出现流感症状后40小时内服用。症状出现超过48小时后用药的疗效未经证实。哺乳期妇女用药时应停止哺乳，妊娠妇女口服给药属美国 FDA 妊娠风险 C 级。1 岁以下婴儿不宜服用。

【体内代谢及影响因素】 口服迅速吸收，大部分经肝脏酯酶转化为活性代谢物羧基奥司他韦。口服奥司他韦与静滴羧基奥司他韦相比，绝对生物利用度为 80%。在气管、支气管、肺泡、鼻黏膜、中耳均可达到有效血药浓度。尿中排出原形药的 5%，其中 60%～70% 为活性代谢产物。口服约 20% 由粪便排出，其中约 50% 为其活性代谢产物。活性代谢产物 $t_{1/2}$ 为 6～10 小时。奥司他韦的血浆蛋白结合率为 42%，但其代谢产物的结合率则 < 3%。与高脂肪食物同服不影响其生物利用度。奥司他韦或其活性代谢产物都不是主要的细胞色素同工酶的底物或抑制剂，也不影响葡萄糖醛酸转移酶的活性。

【药物相互作用和不良反应及处理】

药物相互作用及处理：由于奥司他韦可能会抑制活疫苗病毒的复制，除非特殊需要，在使用减毒活流感疫苗 14 天内不服用奥司他韦，在服用奥司他韦后 48 小时内也不使用减毒活流感疫苗。因奥司他韦或其活性代谢产物不影响肝脏主要代谢酶的活性，故不易发生有临床意义的药物相互作用。奥司他韦和其活性代谢产物的低蛋白结合率提示不可能发生与蛋白结合相关的药物相互作用。

不良反应及处理：常见不良反应为轻度恶心和呕吐，多在第一次服药时发生，呈一过性。与食物同服可减轻胃肠道反应。呼吸系统的不良反应包括支气管炎、咳嗽等，此外还有中枢神经系统的不良反应，如眩晕、头痛、失眠、疲劳等。本品上市后有发生过敏样反应和严重皮肤反应的报告，如果出现过敏样反应，则应停用奥司他韦，并进行相应的治疗。

【临床应用现状分析与展望】 最近有人将 104 例甲型 H1N1 流感患者作为研究对象，探讨奥司他韦治疗甲型 H1N1 流感患者的临床效果。发现奥司他韦治疗甲型 H1N1 流感的疗效优于复方盐酸伪麻黄碱缓释胶囊；此外，在对小儿流行性感冒的对比治疗中，对照组给予头孢哌酮舒巴坦钠、利巴韦林、布洛芬连续给药治疗 5 天。奥司他韦组在对照组常规治疗上给予奥司他韦，发现临床效果显著，安全有效，可缩短患儿的治疗时间，值得在临床中广泛推广。

（三）治疗乙型肝炎病毒感染药

肝炎病毒有很多种，较常见的有甲、乙、丙型肝炎病毒。其中乙型肝炎病毒（HBV）对人类健康危害最大，在我国 HBV 感染者和携带者高达 1.2 亿人，其中慢性乙型肝炎病人约有 3 000 万。临床用于抗乙型肝炎病毒药物有拉米夫定、阿德福韦、干扰素 α、胸腺肽 $α_1$、利巴韦林，此外还有鸟苷类似物恩替卡韦等。

拉米夫定

【药理作用和临床应用】

药理作用：拉米夫定（lamivudine）为胞嘧啶类似物，口服吸收后，在外周单核细胞和肝细胞内经磷酸激酶的作用下转化为具有抗病毒活性的 5′- 三磷酸拉米夫定，进而竞争性抑制 HBV DNA 多聚酶和 HBV 的逆转录酶，并引起 DNA 链延长反应终止。HBV 对本药可产生耐药性，耐拉米夫定者仍可对阿德福韦敏感。与阿德福韦和喷昔洛韦联合用药时拉米夫定对 HBV 的作用增强。此外，拉米夫定还可抑制 HIV 逆转录酶。本药对人类 α 和 δ DNA 多聚酶亲和力很低，对 β 型中等，对 γ 型较高。

临床应用：临床主要用于乙型肝炎和 AIDS。

【体内代谢及影响因素】 口服吸收快，成人的口服生物利用度为 80%～85%，儿童为 68%。用药后 T_{max} 为 0.5～1.5 小时，口服 100mg 的 C_{max} 约为 1.5μg/ml。体内分布广泛，约 70% 的药物以原形经尿排出，血浆 $t_{1/2}$ 约为 9h。三磷酸拉米夫定在感染细胞内 $t_{1/2}$ 约为 17～19 小时，提示一次用药细胞内有效浓度可维持近 1 天。与食物同服时，T_{max} 延迟 0.25～2.5 小时，C_{max} 降低 10%～40%，但生物利用度和 *AUC* 不变。

【药物相互作用和不良反应及处理】

药物相互作用及处理：不宜与扎西他滨合用，因二者可相互影响在细胞内的磷酸化；甲氧苄啶抑制拉米夫定经肾小管分泌排出。拉米夫定可与大多数核苷类似物产生协同抗病毒作用，但抑制胞嘧啶类似物扎西他宾在细胞内的磷酸化而对抗其作用。磺胺甲基异噁唑和甲氧苄啶可升高本品的血药浓度，但通常不需调整本品剂量。

不良反应及处理：不良反应轻而少，据报道大于推荐剂量可引起头痛、恶心、失眠、疲劳和胃肠反应，因此要控制剂量。本品偶可发生乳酸性酸中毒、肝肿大及脂肪变性，并有死亡病例报道。肥胖者及长期用药的女性患者易发生。疗程中应监测肝功能及乳酸性酸中毒发生的可能。本品属于美国 FDA 妊娠风险分级 C 级，妊娠期用药前应充分权衡利弊，哺乳期患者用药期间要停止哺乳。

【临床应用现状分析与展望】 有研究表明服用本药治疗乙型肝炎（100～300mg/d，3～12 个月）可降低 HBV DNA 水平，病人生化指标趋于正常，肝脏组织学有所好转，有效率可达 60% 左右，而安慰剂对照组有效率约为 30%。克服拉米夫定的耐药性是今后研究的重要课题。

恩替卡韦

【药理作用和临床应用】

药理作用：恩替卡韦（entecavir）为鸟嘌呤核苷类似物，对 HBV 多聚酶具有抑制作用。恩替卡韦通过磷酸化成为具有活性的三磷酸盐后与 HBV 多聚酶的天然底物三磷酸脱氧鸟嘌呤核苷竞争，抑制病毒多聚酶（逆转录酶）。

临床应用：临床上恩替卡韦用于治疗乙型肝炎病毒复制活跃、血清转氨酶（ALT、AST）持续升高或肝脏组织学显示有活动性病变的慢性乙肝患者。恩替卡韦三磷酸盐对 HBV DNA 多聚酶的抑制常数（Ki）为 0.001 2μM。恩替卡韦三磷酸盐对细胞的 α、β、δ DNA 多聚酶和线粒体 γDNA 多聚酶抑制作用较弱，Ki 值为 18～160μM。

【体内代谢及影响因素】 健康人群口服后，被迅速吸收，C_{max} 为 0.5～1.5 小时。每天给药一次，6～10 天后可达稳态。进食标准高脂餐或低脂餐的同时口服 0.5mg 恩替卡韦会导致药物吸收的轻微延迟，C_{max} 降低 44%～46%，*AUC* 降低 18%～20%。因此，恩替卡韦应空腹服用（餐前或餐后至少 2 小时）。表观分布容积超过全身液体量，说明恩替卡韦广泛分布于各组织。血浆蛋白结合率为 13%。在给人和大鼠服用 ^{14}C 标记的恩替卡韦后，未观察到恩替卡韦的氧化或乙酰化代谢物，但观察到少量Ⅱ期代谢产物葡萄糖醛酸甙结合物和硫酸结合物。恩替卡韦不是 CYP 酶系统的底物、抑制剂或诱导剂。在达到血浆峰浓度后，血药浓度以双指数方式下降，达到终末清除半衰期约需 128～149 小时。恩替卡韦主要以原形经肾脏清除，肾清除率为 360～471ml/min，且不依赖给药剂量，表明恩替卡韦同时通过肾小球滤过和肾小管分泌。恩替卡韦的药代动力学无性别和种族差异。

【药物相互作用和不良反应及处理】

药物相互作用及处理：由于恩替卡韦不是 CYP 酶系统的底物、抑制剂或诱导剂。故发生药物相互作用的几率较低。同时服用通过抑制或诱导 CYP 系统而代谢的药物对恩替卡韦的药代动力学没有影响，同时服用恩替卡韦对已知的 CYP 底物的药代动力学也没有影响。

不良反应及处理：在中国进行的临床试验中，最常见的不良反应有 ALT 升高、疲劳、眩晕、恶心、腹痛、肝区不适、肌痛、失眠和风疹等。不良反应多为轻度和中度。本品停用时，可出现严重的急性乙型肝炎恶化，应加强监测。本品属于美国 FDA 妊娠风险分级 C 级，药物仅在潜在的受益超过对胎儿潜在风险的情况下才能用于孕妇。

【临床应用现状分析与展望】 发现在给人和大鼠服用 ^{14}C 标记的恩替卡韦后，未观察到恩替卡韦的氧化或乙酰化代谢物，但观察到少量Ⅱ期代谢产物葡萄糖醛酸甙结合物和硫酸结合物。同时服用通过抑制或诱导 CYP 系统而代谢的药物对恩替卡韦的药代动力学没有影响，同时服用恩替卡韦对已知的 CYP 底物的药代动力学也没有影响。这些都和临床应用恩替卡韦的安全性相吻合。期待新的融合抑制剂问世。

（四）治疗丙型肝炎病毒感染药

丙型肝炎（又称 C 型肝炎、丙肝）源于丙型肝炎病毒（hepatitis C virus，HCV）感染，一般通过血液、性接触和母婴三种途径传播，血液传播是丙肝最主要的传播途径。20 世纪 70 年代最初认识丙肝疾病，1989 年首次鉴定了丙肝病毒，HCV 是引起输血后肝炎的主要病因之一，HCV 感染已经成为肝脏移植的头号原因。目前全球有近 1.7 亿人感染 HCV，每年新增感染病例约 300 万～400 万。我国有超过 4 000 万人携带该病毒。

抗 HCV 的治疗主要经历了三个时期：2011 年主要是长效干扰素联合利巴韦林（ribavirin，RBV），即 PR 方案；2011 年到 2015 年为 PR＋单个直接抗病毒药物（direct-acting antiviral agent，DAA）和

DAA 的混合时代，2016 年欧洲肝病学会（EASL）已经完全步入全 DAA 的时代，不再建议采用 PR 治疗。DAA 具有高效、使用方便、不良反应小、疗程短、临床治愈率高的优点，尤其是为不能耐受 PR 治疗方案及特殊人群提供了治疗的选择。

DAA 包括第一代药物博赛匹韦（boceprevir）和特拉匹韦（telaprevir），均于 2015 年终止上市；截至 2015 年 10 月，已获批准用于治疗丙型肝炎的 8 种 DAA 为：阿那匹韦（asunaprevir）、达卡他韦（daclatasvir）、达沙布韦（dasabuvir）、雷迪帕韦（ledipasvir）、西咪匹韦（simeprevir）、翁比他韦（ombitasvir）、帕利瑞韦（paritaprevir）和索非布韦（sofosbuvir）。目前推荐利用 DAA 的鸡尾酒疗法，哈瓦尼（harvoni）为索非布韦与雷迪帕韦的复合制剂。

索非布韦

【药理作用和临床应用】

药理作用：索非布韦（sofosbuvir）是一种核苷酸前药，其在肝细胞内转化为有生理活性的三磷酸尿苷形式（GS-461203），通过与丙型肝炎病毒非结构基因 5B（NS5B）的 RNA 聚合酶结合，掺入 HCV RNA 链中，导致 HCV 基因组复制中断。GS-461203 不抑制人类的 DNA、RNA 聚合酶及线粒体 RNA 聚合酶。

临床应用：临床用索非布韦联合雷迪帕韦或西咪匹韦等 DAA 药物治疗丙型肝炎，疗效好，不良反应低。

【体内代谢及影响因素】　仅口服给药。T_{max} 为 0.5～2 小时。血浆蛋白结合率为 61%～65%。半衰期为 0.4 小时，其代谢产物 GS-331007 的半衰期为 27 小时。单次 400mg 口服后，3.5% 的原形药经尿排出，78% 为其代谢产物 GS-331007，14% 由粪便排出，2.5% 经呼出气体排出体外。

【药物相互作用和不良反应及处理】

药物相互作用及处理：索非布韦是转运体 P-gp 和乳腺癌耐药蛋白（BCRP）的底物，P-gp 强效诱导剂可能会降低索非布韦的血药浓度，使其疗效降低，故不应与索非布韦合用。索非布韦与抗惊厥药（卡马西平，苯妥英，苯巴比妥，奥卡西平），抗分枝杆菌药（利福平，利福布汀，利福喷汀）和抗艾滋病毒蛋白酶抑制剂替拉那韦和利托那韦的联合用药预计会降低索非布韦浓度。因此，不建议共同施用。

不良反应及处理：不良反应轻微，常见有疲劳、失眠、头痛、恶心和皮肤瘙痒等，患者多数耐受性良好，因严重不良反应中止治疗率较低（0%～5%）。

【临床应用现状分析与展望】

2016 年 4 月，世界卫生组织更新的丙肝指南旨在针对使用 DAA 单药或联合治疗丙型肝炎提供最新的循证学建议，更新版指南对慢性丙肝病毒感染者的治疗推荐有了较大的改变，强力推荐 HCV 感染者使用不良反应少、安全性好、疗程更短、疗效更佳的直接抗病毒药物。

索非布韦于 2013 年 12 月 6 日经美国 FDA 批准在美国上市，2014 年 1 月 16 日经欧洲药品管理局（EMEA）批准在欧盟各国上市。是首个获得美国 FDA 批准的对所有 HCV 基因型均有效的直接抗病毒药。以索非布韦为基础的治疗方案的病毒学应答率高、不良反应发生率低、给药方式简单、治疗周期较短且具有较强的耐药屏障。目前，索非布韦等 DAA 药物尚未在我国上市，相信在不久的将来会造福于中国的 HCV 患者。

二、治疗真菌感染药物的分类

治疗真菌感染药物常被分为抗深部真菌和抗表浅部真菌感染药，许多抗真菌药兼有抗表浅部和深部真菌感染作用。表浅部真菌感染一般采用局部用药，必要时也可采用全身用药。按适用证和用药途径抗真菌药又可分为：①局部用抗表浅部真菌感染药：酮康唑、咪康唑、克霉唑、制霉菌素等；②全身用抗表浅部真菌感染药：特比萘芬、伊曲康唑等；③全身用抗深部真菌感染药：两性霉素 B、伏立康唑、伊曲康唑、氟康唑、卡泊芬净和氟胞嘧啶等。

治疗真菌感染药物也可被简单地分为两大类：①天然抗生素类抗真菌药，如多烯类（两性霉素 B、制霉菌素）、棘球白素类（卡泊芬净）；②人工合成的抗真菌药，唑类（咪唑类和三唑类）、丙烯胺类（特比萘芬）和嘧啶类（氟胞嘧啶）。这些抗真菌药的作用机制不同，其中多烯类抗生素、唑类抗真菌药和特比萘芬损害真菌细胞膜的屏障作用；卡泊芬净抑制真菌细胞壁主要成分葡聚糖的合成；氟胞嘧啶抑制真菌 DNA 合成。

（一）常用治疗深部真菌感染药

两性霉素 B

又名庐山霉素（fungilin），是从链霉菌培养液中提出的，为多烯类抗生素。

【药理作用和临床应用】

药理作用：两性霉素 B（amphotericin B）几乎对所有真菌均有抗菌作用。其抗菌机制为：与真菌细胞膜上的重要成分麦角固醇（ergosterol）结合，形成“小孔”，使细胞膜的屏障作用受损，细胞内重要物质（如 K^+、核苷酸和氨基酸等）外漏，无毒物或对其有毒物质内渗，真菌生命力下降甚至死亡。本药损伤真菌细胞膜，使其他药物更易进入真菌细胞内，因此本药与其他一些抗真菌药（如氟胞嘧啶和唑类抗真菌药）合用可出现抗菌协同作用。细菌细胞膜上无类固醇，故对细菌无效。人肾小管细胞和红细胞的细胞膜上有类固醇，故两性霉素 B 可引起肾损伤和红细胞膜损伤。真菌对本药不易产生耐药性，其耐药的产生可能与真菌细胞膜上的麦角固醇含量减少和 / 或靶分子与本药的亲和力降低有关。

临床应用：①深部真菌感染，静脉滴注给药用于真菌性肺炎、心内膜炎、尿路感染等；鞘内注射用于真菌性脑膜炎。由于静脉用药毒性较大，在临床上两性霉素 B 也常用作导入疗法，即开始用本药治疗，接着改用其他抗真菌药（如唑类）继续治疗慢性真菌感染或防止复发；②口服可用于肠道真菌感染；③局部可用于治疗指甲、皮肤黏膜等表浅部真菌感染。

【体内代谢及影响因素】 口服和肌肉注射均难吸收，且局部刺激性大，临床采用缓慢静脉滴注给药。血浆蛋白结合率 >90%。体内分布广，肝、脾药物浓度较高，肺、肾次之。有炎症的胸水、腹水、滑膜液和眼房水中的药物浓度约为同期血药浓度的 2/3，但脑脊液内药物浓度仅约为血药浓度的 2%～3%，故真菌性脑膜炎时须鞘内注射。主要在肝代谢，体内消除缓慢，血浆 $t_{1/2}$ 约为 24 小时。本药不易被透析所清除。

【药物相互作用和不良反应及处理】

药物相互作用及处理：本药与具有肾组织损伤作用的药物（如氨基糖苷类、抗肿瘤药物、多黏菌素类、万古霉素等）合用可增强肾毒性；本药与肾上腺皮质激素合用时，低钾血症发生率增高；本药所诱发的低钾血症可增强强心苷类药物的毒性，加强神经肌肉阻断药的作用；尿液碱化药可增加本药的排出，并可防止或缓解肾小管酸中毒。

不良反应及处理：不良反应较多较重。可分为注射相关的不良反应和缓慢出现的不良反应。初次注射可出现寒战、呕吐、体温升高、静脉炎；静脉注射过快可致惊厥、心律失常；鞘内注射可引起惊厥、化学性蛛网膜炎。缓慢出现的不良反应有：①肾脏损伤，几乎所有用药者在疗程中均可出现不同程度的肾脏损伤，表现为氮质血症，可伴有肾小管酸中毒、K^+ 和 Mg^{2+} 排除增多。氮质血症的发生与肾脏灌注减少和肾小管损伤有关。肾小管损伤常发生在用药时间长，累计剂量超过 4g 情况下；②贫血，可能与肾小管损伤，红细胞生成素减少及红细胞膜损伤有关。用药期间要注意补钾和检查肾功，发现肾功减退要及时停药。

【临床应用现状分析与展望】 两性霉素 B 的缺点为不良反应大，包括肾毒性、肝毒性及输液相关毒性等。为此，脂质体包埋的两性霉素 B 应运而生，两性霉素 B 包埋后通过肝脏摄取，缓慢释放入血液。避免了直接造成器官损害，两性霉素 B 脂质体不良反应的发生率有明显的下降，但仍存在肾毒性、低钾血症等副反应。有人证实两性霉素 B 治疗新型隐球菌性脑膜炎的临床有效率为 72.7%，不良反应种类多且较严重，但它目前仍是隐脑的一线治疗药物。降低两性霉素 B 的毒性是今后该药新剂型开发的关注点。

唑类抗真菌药

唑类（azoles）抗真菌药抗菌谱广，对多数表浅部和深部真菌有效，口服生物利用度好，毒性较低，临床应用广泛，为目前抗真菌治疗的主力军。按其化学结构分为咪唑类（imidazoles）和三唑类（triazoles）两类。咪唑类有克霉唑、咪康唑、益康唑、酮康唑等，目前均主要作为局部用药。三唑类有氟康唑、伊曲康唑和伏立康唑等。唑类的抗真菌机制为通过抑制真菌 CYP3A 亚型即 14-α- 甾醇去甲基酶而抑制真菌细胞膜重要成分麦角固醇的合成，使细胞膜屏障作用障碍；此外 14-α- 去甲基酶受抑，14-α- 甲基甾醇在真菌细胞内浓集而损伤真菌的一些酶（如 ATP 酶、电子转运有关的酶）的功能。唑类在肝代谢，对人类 CYP 的亲和力降低，但也有一定的作用，故可产生相当的不良反应和药物相互作用。与咪唑类比，三唑类在体内代谢较慢；对真菌 CYP 的选择性较高，对人的毒性作用较小，疗效较好。

（二）常用治疗表浅部真菌感染药

特比萘芬

【药理作用和临床应用】

药理作用：特比萘芬（terbinafine）是一种丙烯胺类药物，对皮肤真菌、曲霉菌、皮炎芽生菌、荚膜组织胞浆菌等表浅部真菌有杀菌作用。体外抗皮肤真菌活性比伊曲康唑强 10 倍。其抗菌机制为抑制真菌合成麦角固醇的关键酶——角鲨烯环氧化酶。麦角固醇合成受阻，真菌细胞膜的屏障功能障碍；此外，角鲨烯环氧化酶受抑制，甾醇角鲨烯在真菌细胞内浓集，而对真菌产生毒性作用。因此本品具有独特的双重抗真菌作用。

临床应用：对皮肤癣菌引起的甲癣、体癣、手癣、足癣疗效较好，优于灰黄霉素和伊曲康唑。可外用也可口服。用特比萘芬治疗指甲真菌病 12 周，治愈率可达 90%。本药对酵母菌和白色念珠菌引起的癣病无效。

【体内代谢及影响因素】 口服吸收良好，由于首过消除效应，进入血循环的量约为 40%。血浆蛋白结合率高达 99%，体内分布广泛。连续用药皮肤中药物浓度比血药浓度高 75%。本药在皮肤、甲板和毛囊等组织可长时间维持较高浓度。本药在肝脏代谢，代谢物从肾排出，开始用药 $t_{1/2}$ 约为 12 小时，达稳态血药浓度时其 $t_{1/2}$ 大大延长，可达 200 小时以上；肝、肾功能不全者 $t_{1/2}$ 延长。

【药物相互作用和不良反应及处理】

药物相互作用及处理：诱导肝药酶的药物如利福平可使其血药浓度降低；抑制肝药酶的药物如西咪替丁可增高特比萘芬的血药浓度，因此合用时要慎重，必要时要调整特比萘芬的剂量。

不良反应及处理：不良反应发生率低，约 5%～10%，且较轻微，可出现胃肠道反应、头痛、皮肤瘙痒、皮疹等，很少引起肝损伤。

【临床应用现状分析与展望】 临床上用特比萘芬口服治疗甲真菌病，完全治愈率达 38%，真菌学治愈率达 74%。目前一种囊泡系统负载特比萘芬的脂质体外用制剂正在研发中，特比萘芬被封装在水性空间或嵌入到脂质双层，脂质体可以通过甲板上的亲脂通路进入甲下，为药物提供储存库并允许其持续和规律地释放。这使得特比萘芬脂质体薄膜制剂有望用于甲真菌感染的治疗。

制霉菌素

制霉菌素（nystatin）为多烯类抗生素，其抗真菌作用和毒性均与两性霉素 B 相似。对念珠菌、隐球菌等真菌和阴道滴虫有抑制作用。对念珠菌的抗菌作用较强，且不易产生耐药性。口服给药胃肠道吸收很少，对全身真菌感染无治疗作用，但可用于治疗胃肠道真菌感染。口服可引起恶心、呕吐、腹泻等胃肠反应。注射用药毒性大，本药临床上仅限局部用于治疗皮肤、口腔等浅表部位的念珠菌感染和阴道滴虫病，局部应用可引起皮炎。

第二节 药物的研发史

一、治疗病毒感染药物研发史

齐多夫定是第一个用于治疗艾滋病和 HIV 感染的药物，根据 Emily Langer 在 *Health & Science* 的报道，美国人 Jerome Horwitz 于 1964 年首先合成齐多夫定，原本希望能将其研发成抗肿瘤药物，但经过研究其药效学发现，齐多夫定对荷瘤小鼠并无治疗作用，于是 Jerome 完全放弃了齐多夫定，也没有为齐多夫定申请专利权。1974 年 Wolfram Ostertag 重新开始对齐多夫定的研究，并发现它可以成功地抑制 Friend 小鼠白血病病毒，而不影响正常的 DNA。但在 HIV 还未被发现的当时，并没有引起太大的轰动。美国国家癌症研究所（NCI）的科学家于 1985 年对现有的药物进行了抗 HIV 活性的筛选，结果发现，齐多夫定具有显著的抗 HIV 作用。英国 Burroughs Wellcome 公司与美国 NCI 共同将齐多夫定研发成为第一个抗 HIV 的药物，于 1987 年 3 月被美国 FDA 批准上市。1990 年代初，美国纽约血液中心和杜克大学的科学家发现，衍生于病毒包膜蛋白 gp41 的多肽具有很强的抗 HIV 作用。随后，美国 Timeis 公司将其中一种多肽 T-20 作为抗 HIV 药物进行研发，并与 Roche 公司合作，于 2003 年 3 月将其作为第一个融合抑制剂上市，通用名恩夫韦肽。1996 年，美国默克公司成功研制出一种特异性蛋白酶抑制剂茚地那韦。2000 年又批准了 5 个核苷类逆转录酶抑制药，分别是地丹诺辛、拉米夫定、司他夫定、扎西他宾和阿巴卡韦。由美国辉瑞公司研发的 CCR5 受体拮抗剂马拉维诺（maraviroc）和默克公司研发的第一个 HIV 整合酶抑制剂雷特格韦（raltegravir）（图 31-2）分别于 2007 年 8 月和 10 月，经美国 FDA 批准上市。第一个喹诺酮类的 HIV 整合酶抑制剂埃替格韦（elvitegravir）由 Gilead Sciences 开发，2012 年 8 月 FDA 批准其上市。

金刚烷胺是最早用于抑制流感病毒的抗病毒药，美国于亚洲感冒流行的 1966 年批准其作为预防药。并于 1976 年在预防药的基础上确认其为治疗药。在日本，金刚烷胺一直作为帕金森病的治疗药，直到 1998 年才被批准用于流感病毒 A 型感染性疾病的治疗。

神经氨酸酶是影响流感病毒感染和病情发展的重要因素。该酶对病毒从被感染的宿主细胞中释放新的病毒粒子起着某种作用。因此，抑制唾液酸酶应可阻止或干扰流感病毒的复制。应用分子模型和计算机的化学方法学，GlaxoWellcom 公司根据唾液酸与流感唾液酸酶组相结合的 X- 衍射晶体结构，合理地设计出了 4- 胍基 - 神经氨 -5- 乙酰 -2- 烯和 -4- 氨基神经氨 -5- 乙酰 -2- 烯。这两个化合物对流感 A 型病毒的唾液酸酶都有特异活性，而且，前者的特异性更好，这一化合物就是扎那米韦。

奥司他韦由 Gilead Sciences 公司研制，瑞士罗氏公司于 1999 年 10 月上市，商品名达菲，其磷酸酯形式是治疗和预防甲型和乙型流感最方便的抗病毒药物，也是世界各国应对 H5N1 型禽流感的储备药物。

20 世纪 80 年代开始，核苷类药物被广泛应用于治疗 HIV 感染，随着研究的不断深入，发现绝大多数的 L- 型的核苷类似物具有抗 HBV 的作用，并逐步将其开发为抗 HBV 药物。拉米夫定是全球第一个获批用于慢性乙型肝炎治疗的口服核苷类似物，1995 年在美国被 FDA 批准用于治疗 HIV，在后来的研究中发现其对 HBV 的 DNA 复制也具有抑制作用，1998 年底被美国 FDA 批准用于治疗慢性乙型肝炎，1999 年初在中国上市。使用拉米夫定所引起 HBV DNA 耐药问题日益突出，美国吉尔利德科学公司研发出第二个上市的口服抗乙肝病毒药物——阿德福韦酯，于 2002 年 9 月在美国上市，其安全性及有效性均优于第一代抗 HBV 药物拉米夫定。阿德福韦酯的上市，为解决慢性乙型肝炎提供了一种选择，也为解决拉米夫定耐药提供了一种新策略。恩替卡韦于 2005 年 3 月获美国 FDA 批准上市用于 HBV 治疗，恩替卡韦是目前已上市的抗 HBV 效果最强的药物。由于恩替卡韦极强的抗病毒能力以及

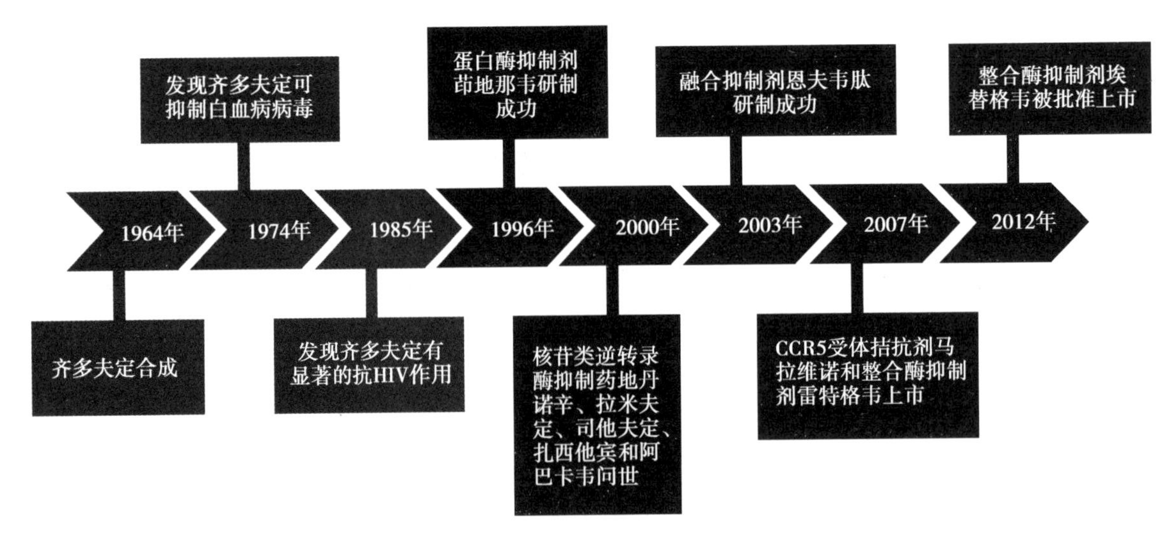

图 31-2 治疗 HIV 感染药物研发史

极低的耐药率，现已成为重要的一线治疗慢性乙型肝炎的药物。替比夫定是美国 FDA 批准的第四个用于治疗慢性乙型肝炎的核苷类药物，也是唯一一个妊娠分类为 B 级的抗 HBV 药物。替诺福韦酯和依曲西他滨分别于 2001 年与 2003 年获美国 FDA 批准用于治疗 HIV，现研究表明两药均具有抗 HBV 能力，有望成为新的抗慢性 HBV 感染药物。

二、治疗真菌感染药物研发史

如图 31-3 所示，1939 年，Oxford 等人从灰黄青霉菌中分离得到灰黄霉素，但是由于灰黄霉素无抗细菌作用，因此未受到重视，于 1958 年才开始应用于临床。1956 年，Gold 等人从链霉菌中发现了第一个抗真菌药两性霉素 B，其具抗菌谱广和强效活性等特点，目前仍被作为抗深部真菌感染的有效药物。1969 年，Janssen 公司推出广谱抗真菌药咪康唑，同年，Bayer 公司推出第一个三苯甲基咪唑化合物克霉唑，1973 年上市。20 世纪 80 年代，具有广谱抗真菌活性作用的咪唑类化合物酮康唑被开发并作为第一个广谱口服抗真菌药，1989 年在中国上市。随后科研人员通过进一步的研究，开发出对人体毒性更小并且疗效更好的三唑类化合物，如氟康唑和伊曲康唑。此后，棘白菌素类抗真菌药物卡泊芬净（2001 年被美国 FDA 批准）和米卡芬净（2003 年在日本批准用于临床）被相继开发出来。中国国家食品药品监督管理总局 2015 年 6 月 25 日发布通知称，因口服制剂存在严重肝毒性不良反应，当日起停止生产、销售、使用口服制剂酮康唑。

第三节　常用的疾病模型和研究方法

一、乙型肝炎感染动物模型

HBV 是一种有被膜的嗜肝 DNA 病毒，有较强的种属特异性，自然条件下只感染人和非人灵长类（如黑猩猩等）。黑猩猩是目前可被用来研究 HBV 感染、宿主抗病毒反应、疫苗和乙肝治疗效果的最佳模型。黑猩猩也可以发生 HBV 的慢性感染，但其疾病严重程度比人要轻得多，目前尚不能作为肝硬化及肝癌的研究模型。此外，伦理及经济上的制约也使得利用黑猩猩来进行 HBV 感染的生物学及免疫学研究受到限制。除了黑猩猩等高等灵长类外，树鼩是其他的唯一能实验感染 HBV 的动物。树鼩感染 HBV 后，血清中很快出现抗 HBe 及抗 HBs 抗体，HBsAg 快速消失，这一点和人的急性自限性肝炎很相似。HBV 可以体外感染分离的树鼩原代肝细胞，细胞内有 HBV cccDNA 及 mRNA 的合成，培养上清中能检测到 HBsAg 和 HBeAg，是体外研究 HBV 细胞感染机制的良好模型。最近利用树鼩 - 小鼠肝脏嵌合体小鼠模型的实验表明，从 HBV 表面抗原大片段得到的乙酰基化的多肽可在体内阻断病毒的感染。但是树鼩非纯系动物，个体差异大，缺乏研究的试剂及抗体，不能检测他们的基因表达及免疫反应，因此无法进行免疫反应及乙肝致病机制的研究。

尽管 HBV 不感染小鼠，但是可通过转基因技术将完整的病毒基因或单个的病毒基因片段在小鼠肝脏特异性表达，产生 HBV 转基因小鼠。然

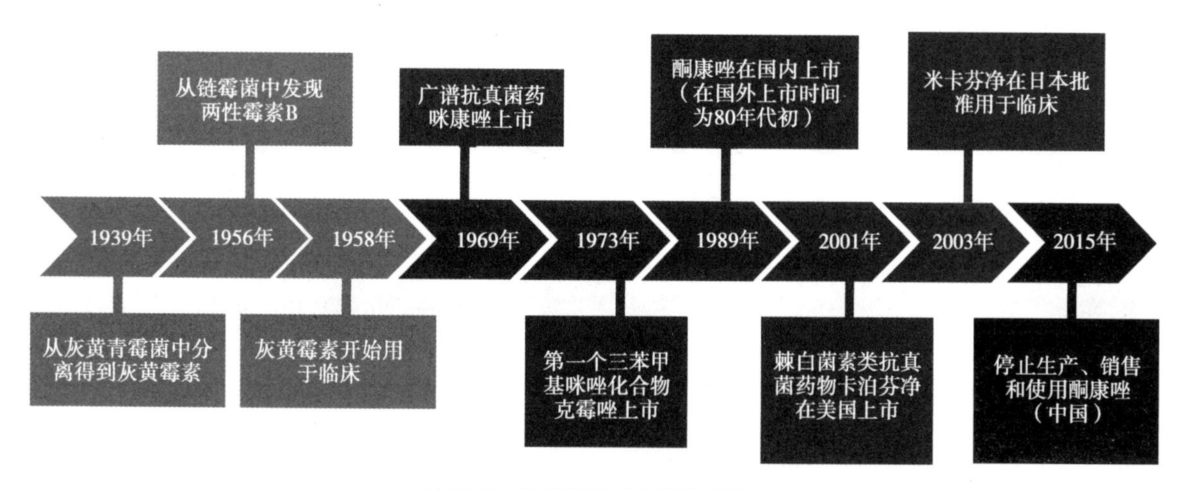

图 31-3　治疗真菌感染药物研发史

而所有 HBV 转基因小鼠对病毒抗原处于耐受状态，不产生乙型肝炎病变。为了研究免疫系统在病毒清除和导致肝脏疾病中的作用，将 HBsAg 特异性 CTL 过继转移给 HBV 转基因小鼠，结果引起肝细胞的严重坏死，血清转氨酶急剧升高，导致小鼠急性肝炎发生。这个模型的优点是一方面具有抗乙肝病毒感染、抑制病毒复制、清除病毒的作用，同时，又介导肝脏的免疫病理损伤。这一模型较好地反映了临床慢性乙肝的疾病进展过程，不失为研究慢性乙肝纤维化、肝硬化和原发性肝癌的良好动物模型。此外，将 HBV 转基因小鼠与不同基因敲除小鼠交配，可以研究不同基因在慢性肝炎、肝纤维化、肝癌发生发展中的作用。这个模型的缺点是小鼠肝细胞中不会产生 cccDNA，病毒在小鼠体内没有完整的复制周期，也没有病毒感染肝细胞的过程，小鼠对 HBV 耐受。

鉴于上述 HBV 转基因小鼠的缺点，人 - 鼠肝脏嵌合体小鼠模型问世。此模型利用转基因技术，在免疫缺陷小鼠肝脏特异表达一种细胞毒性蛋白，使小鼠肝细胞坏死，再将人的肝细胞移植到这些小鼠体内，人的肝细胞最高可以达到该模型肝细胞的 50%。这种嵌合小鼠可以进行 HBV 体内感染，但是由于免疫系统缺陷，不能进行免疫介导的病毒清除和肝炎免疫病理机制的研究。值得庆幸的是，这个模型可用来评估抗病毒药物的效果。

目前已能建立极具人免疫系统的人源化小鼠，并已应用于 HIV 病毒感染性疾病的研究。该模型是在免疫缺陷鼠 *Rag2*(−/−)*γc*(−/−)或 *NOD*/*SCID*/*γc*(−/−)体内重建人的免疫系统，然后用 HBV 体内感染小鼠。尽管该模型建立条件和技术要求较高，但该模型将是目前研究病毒性肝炎最理想的小鼠模型。它的优点是既能实现 HBV 体内自然感染，又能研究人免疫系统的抗病毒反应及导致肝脏疾病的免疫病理机制。

二、HIV 病毒感染动物模型

艾滋病动物模型的探索开始于 19 世纪 80 年代，当时的艾滋病模型主要有 12 种。到 1985 年，分离到恒河猴免疫缺陷病毒（SIV），随后又分离到数个 SIV 病毒株。SIV 与 HIV-1 有些类似，SIV 的细胞受体也为 CD4，并可使恒河猴致病。目前，大多数实验都是应用恒河猴模型，用于艾滋病的发病机理、药物治疗、疫苗研制等研究。虽然 SIV 恒河猴模型被认为是最有效的研究模型，但是 SIV 和 HIV 之间基因的差异，使得这个模型存在很大局限性。因此后来又开发出嵌合恒河猴 / 人免疫缺陷病毒（SHIV）。SHIV 是以 SIV 基因为框架替换进 HIV-1 的相应基因构建而成的嵌合病毒。SHIV 基本上保持了 SIV 生物学特性，但同时又携带有 HIV-1 部分抗原，因此它为研究以 HIV-1 抗原为基础的免疫、治疗、受体功能，体内外嗜性、致病性及传播途径等提供了一个相对理想的模型。由 Louis Picker 教授率领的俄勒冈大学疫苗和基因治疗研究中心的科学家开发出一种新型艾滋病疫苗，该疫苗具有完全清除体内 HIV 病毒的能力。该研究采用常见的巨细胞病毒（cytomegalovirus，CMV）作为模板，通过基因工程手段改造 CMV 能够产生 SIV 蛋白。该改造病毒能够激活 T 细胞，从而能够杀死 SIV 感染的细胞。该疫苗已通过非人灵长类动物实验，期待在临床上能获得理想的效果。

（刘克辛）

参 考 文 献

[1] 刘克辛. 药理学 [M]. 北京：人民卫生出版社，2018.

[2] 刘克辛. 临床药物代谢动力学 [M]. 北京：科学出版社，2016.

[3] Zhang X，Ding X，Zhu Y，et al. Structural and functional characterization of HIV-1 cell fusion inhibitor T20[J]. AIDS，2019，33(1)：1-11.

[4] YIN S，BARKER L，WHITE J Z，et al. Sofosbuvir-based regimens for chronic hepatitis C in a well-insured U.S. population：patient characteristics，treatment adherence，effectiveness，and health care costs[J]. J Manag Care Spec Pharm，2019，25(2)：195-210.

[5] Kode S S，Pawar S D，Cherian S S，et al. Selectionof avian influenza A(H9N2) virus with reduced susceptibility to neuraminidase inhibitors oseltamivir and zanamivir[J]. Virus Res，2019，22(265)：122-126.

第三十二章　治疗寄生虫感染药物

寄生虫病是一类严重危害人类健康的疾病，WHO确定的人类十大热带病中，疟疾为第一位，血吸虫病和丝虫病名列第二和第三位。寄生虫种类繁多，本章根据国内寄生虫的感染情况，主要介绍治疗疟疾、血吸虫病、阿米巴病和滴虫病的药物。

第一节　治疗寄生虫感染药物

根据疟原虫的生活史，抗疟药主要分为控制症状的抗疟药，如青蒿素；控制疟疾复发和传播的抗疟药，如伯氨喹；以及预防发作和阻止传播的抗疟药，如乙胺嘧啶。抗疟原虫的治疗虽然取得了长足的进步，但疟原虫的耐药性，仍然是亟待解决的世界难题。杀灭血吸虫可使得血吸虫病患者恢复健康，另外，通过杀灭血吸虫成虫，杜绝虫卵的产生可消除其传播，吡喹酮是目前抗血吸虫病的首选药物。抗阿米巴药根据其作用部位分成三类，肠内抗阿米巴药，如巴龙霉素；肠外抗阿米巴药，如氯喹；兼有肠内外抗阿米巴作用药，如甲硝唑。甲硝唑同时也是常用的抗滴虫药。

一、治疗疟疾药物

（一）控制症状的抗疟药

用于控制疟疾症状的抗疟药包括氯喹、奎宁、青蒿素、蒿甲醚、甲氟喹、咯萘啶、阿托伐醌和氯胍复合剂等，此类药物主要杀灭红细胞内期裂殖体，控制症状。

氯喹

【药理作用和临床应用】

（1）抗疟：氯喹（chloroquine，氯化喹啉）能有效杀灭红内期的间日疟、三日疟和非耐药的恶性疟的裂殖体，其起效快、疗效高并且作用持久。但机制目前尚未明确。因对红外期疟原虫及配子体无效，故不能用于病因预防，也不能阻断传播。

（2）抗肠外阿米巴：氯喹对肠外阿米巴原虫有较好的杀灭作用，由于肝内浓度高，可用于阿米巴肝脓肿的治疗。

（3）免疫抑制作用：大剂量的氯喹具有免疫抑制作用，偶用于类风湿关节炎、系统性红斑狼疮、肾病综合征等的治疗，但大剂量氯喹容易导致毒性反应。

【体内代谢及影响因素】口服吸收快而充分，服药后1～2小时达峰。约55%与血浆蛋白结合。半衰期为2.5～10天。氯喹在红细胞中的浓度为血浆内浓度的10～20倍，而被疟原虫侵入的红细胞内的氯喹浓度，又比正常的高约25倍。在肝中进行代谢转化，其主要代谢产物是去乙基氯喹，产物仍有抗疟作用。大部分（70%）以原型经肾排泄，排泄速率可因尿液酸化而加快、碱化而降低，小部分随粪便和乳汁排泄。

【药物相互作用和不良反应及处理】

药物相互作用及处理：与保泰松合用，易引起过敏性皮炎；与氯丙嗪合用，易加重肝脏损害；对神经肌肉接头有直接抑制作用。因此，链霉素可加重此副作用；洋地黄化后应用本品易引起心脏传导阻滞；与肝素或青霉胺合用，可增加出血机会；与伯氨喹合用可根治间日疟，而氯喹、伯氨喹及氨苯砜合用可防止缺乏6-磷酸葡萄糖脱氢酶的患者发生溶血性贫血。但与伯氨喹合用时，部分患者可产生严重心血管系统不良反应，需改为序贯服用，疗效不减而不良反应降低。

不良反应及处理：用于治疗疟疾时不良反应较少。用药量大和疗程长时，可能会导致眼毒性、耳毒性、心脏毒性、药物性精神病、白细胞减少、紫癜、皮疹、皮炎、光敏性皮炎乃至剥脱性皮炎、牛皮癣、毛发变白、毛发脱落、神经肌肉痛等。

【临床应用现状分析与展望】 氯喹曾是抗疟的奇迹药物，由于价廉、使用方便和副作用小曾在欧洲南部和美国南部根除疟疾中起重要作用。但氯喹的广泛应用也为此付出了高昂的代价，20世纪70年代到80年代，在南美、亚洲蔓延并迅速波及整个非洲的疟疾对氯喹产生了抗药性。但到目前为止，某些地区氯喹在抗疟治疗中仍然有效。

奎宁

奎宁(quinine)以氢键与疟原虫DNA双螺旋形成复合物，阻止其转录与蛋白合成。对各种红内期疟原虫均有杀灭作用，能控制症状但较氯喹弱，且毒性大，作用时间短。因极少产生抗药性，故主要用于抗氯喹的恶性疟治疗，尤其是脑型恶性疟，有助于昏迷病人的抢救。对心肌有较弱的抑制作用，剂量过大或静滴过速可引起心脏抑制，血压下降。

青蒿素及其衍生物

青蒿素(artemisinin)是从复合花序植物黄花蒿茎叶中提取的一种无色针状晶体，是我国科学家屠呦呦课题组发现的抗疟疾药物。

【药理作用和临床应用】

药理作用：青蒿素主要通过对疟原虫线粒体等功能进行干扰而产生抗疟作用。首先作用于疟原虫泡膜、表膜、线粒体，其次作用于核膜、内质网，对核内染色质也有一定的影响，最终导致虫体结构的瓦解，而不是借助于干扰疟原虫的叶酸代谢。其作用机制也可能主要是干扰表膜-线粒体的功能，作用于泡膜，阻断营养摄取的最早阶段，使疟原虫较快出现氨基酸饥饿，从而迅速形成自噬泡并不断排出于虫体外，最终疟原虫损失大量细胞质而死亡。具体药理作用分两步：第一步是活化，青蒿素被疟原虫体内的铁催化，其结构中的过氧桥裂解，产生自由基；第二步是烷基化，所产生的自由基与疟原虫蛋白发生络合，形成共价键，使疟原虫蛋白失去功能而死亡。

临床应用：青蒿素不仅能治疗恶性疟，而且能治愈抗药性疟疾。对红内期裂殖体有杀灭作用，对红外期疟原虫无效。临床上用于间日疟、恶性疟，特别用于耐氯喹疟原虫引起的疟疾。因其易于通过血脑屏障，对脑型恶性疟的治疗有良效。但该药治疗疟疾的复发率较高，与伯氨喹合用可降低复发率。

【体内代谢及影响因素】 口服生物利用度≤30%，快速达到峰浓度。但肌注脂溶性的青蒿素达峰时间为2～6小时。与血浆结合率为43%～82%，在肝脏转化为二氢青蒿素，二氢青蒿素的半衰期为1～2小时。反复用药可以诱导自身的代谢酶CYP2B6和CYP3A4。

【药物相互作用和不良反应及处理】

药物相互作用及处理：与伯氨喹合用可根治间日疟；与甲氧苄啶合用有增效作用，并可减少近期复燃。

不良反应及处理：青蒿素的不良反应较少，几乎不导致严重的不良反应。值得注意的是青蒿素可能潜在的致畸效应和对新生儿的毒性效应，因此，≤5kg的新生儿以及早孕妇女禁用。

【临床应用现状分析与展望】 WHO认为，青蒿素联合疗法是当下治疗疟疾最有效的手段，也是抵抗疟疾耐药性效果最好的药物。除了青蒿素，目前有多种青蒿素衍生物可用于抗疟的治疗。蒿甲醚的抗疟强度为青蒿素的10～20倍。青蒿琥酯是唯一水溶性制剂的青蒿素衍生物，效价高且不易产生耐药。双氢青蒿素也比青蒿素具有更强的抗疟作用。另外，蒿甲醚、蒿乙醚、青蒿琥酯和双氢青蒿素等在很大程度上已克服了青蒿素治疗疟疾复发率高的弊端。

甲氟喹

甲氟喹(mefloquine)和奎宁都属喹啉-甲醇衍生物。鉴于奎宁对耐多药虫株至少还保留部分抗疟作用，通过改变奎宁的结构而获得甲氟喹。甲氟喹也是一种杀灭红细内期裂殖体的药物，用于控制症状，但生效较慢。

咯萘啶

咯萘啶(malaridine)为中国疾病预防控制中心创制的抗疟药物，其作用优于咯啶，主要能杀灭裂殖体，抗疟疗效显著。对氯喹有抗药性的患者亦有效，适用于治疗各种疟疾包括脑型疟和凶险型疟疾的危重患者。本品与周效磺胺及乙胺嘧啶合用可增强疗效，延缓抗药性的产生，与伯氨喹合用可防止疟疾复发。

阿托伐醌和氯胍复合剂

阿托伐醌（atovaquone）和氯胍（roguanil）复合制剂马拉龙（malarone）由于在抗疟原虫上具有协同作用，特别适用于对其他抗疟药可能耐药的病例。阿托伐醌为羟基1,4-萘喹啉，是辅酶Q的同系物，具有抗多种原虫的活性。对疟原虫属，其作用部位为细胞色素bcl结合点（结合点Ⅲ），其抑制电子传递作用实际上是通过辅酶Q连接线粒体阻碍电子传递。因此，其通过抑制电子传递阻止吡啶的合成。氯胍为双胍衍生物，在体内主要被细胞色素P450的CYP2C19代谢成具有活性的环氯胍（cycloguanil）而起作用，环氯胍则通过抑制疟原虫的二氢叶酸还原酶，耗竭嘧啶核酸库存，从而导致核酸合成和细胞复制受到破坏。本品对耐药的恶性疟原虫也有效，其活性可能是因为阿托伐醌和氯胍盐酸盐有协同作用，且两药联合治疗比单一药物治疗产生抗药性的可能性要小。氯胍盐酸盐本身还是一种免疫增强剂，而阿托伐醌还具有杀灭卡氏肺囊虫的作用。阿托伐醌和氯胍复合制剂马拉龙主要用于预防和治疗脑型疟（恶性疟），包括对氯喹已产生耐药性的脑型疟。另外，阿托伐醌单独也用于治疗复方新诺明无效的卡氏肺囊虫病。

（二）控制疟疾复发和传播的抗疟药

伯氨喹和他非诺喹主要用于控制疟疾复发和传播，该药通过作用于疟原虫的红外期和配子体，根治间日疟复发和阻断疟疾的传播。

伯氨喹

【药理作用和临床应用】 伯氨喹（primaquine，伯喹、伯氯喹啉）抗疟作用原理可能是其代谢产物具有氧化性质，干扰疟原虫红外期三磷酸吡啶核苷酸的还原过程，影响疟原虫的能量代谢和呼吸而导致其死亡。对良性疟红细胞外期及各型疟配子体均有较强的杀灭作用，故可作为控制疟疾的复发及流行、传播的首选药。对红内期作用弱，特别对恶性疟红内期疟原虫无效，因此不能控制症状发作，通常与氯喹合用。

【体内代谢及影响因素】 口服后吸收迅速，2～3小时达峰浓度，消除也快，8小时后血中残存量很少。半衰期约7小时。表观分布容积为205L。肾脏排泄药物原型仅为口服剂量的1%左右，其余为其代谢物。

【药物相互作用和不良反应及处理】

药物相互作用及处理：与作用于红内期的氯喹、青蒿素等合用，可根治间日疟；米帕林（阿的平）及氯胍可抑制伯氨喹的代谢，故伯氨喹与此二药合用后，血药浓度大大提高，维持时间也延长，毒性增加，但疗效未见增加。与其他具有溶血作用和抑制骨髓造血功能的药物合用可能协同地增强毒性。

不良反应及处理：毒性比其他抗疟药大，每日剂量超过52.8mg时，易发生疲乏、头昏、恶心、呕吐、腹痛、发绀、药热等症状，停药后可自行恢复。少数特异质者因其红细胞缺乏葡萄糖-6-磷酸脱氢酶可发生急性溶血性贫血，应即停药，给予地塞米松或泼尼松可缓解，并静脉滴注5%葡萄糖氯化钠注射液，严重者输血。如发生高铁血红蛋白血症，可静脉注射亚甲蓝1～2mg/kg。

【临床应用现状分析与展望】 伯氨喹仍是目前作为控制疟疾复发及流行、传播的首选药。由于其用药剂量较大，毒副反应明显以及用药依从性差，一定程度上限制了其临床用药。

他非诺喹

与恶性疟原虫不同，间日疟原虫可在肝脏内潜伏数月甚至数年之久，其引起疟疾复发的风险、频率以及间隔时间，随地区和宿主的变化而变化。60年来，伯氨喹是唯一一个用于根治间日疟的药物。2018年7月FDA批准他非诺喹（tafenoquine）用于正在接受适当抗疟药物治疗急性间日疟感染的16岁及以上疟疾患者，根治（预防复发）由间日疟原虫导致的疟疾。使他非诺喹成为过去60多年来治疗间日疟的首个新药。

（三）预防疟疾的抗疟药

用于疟疾预防的抗疟药有乙胺嘧啶、磺胺类是最为早期和传统的抗疟药，而甲氟喹、阿托伐醌和氯胍复合剂马拉龙是近年出现的预防和治疗恶性疟，特别是耐药的恶性疟的新的抗疟药。

乙胺嘧啶

乙胺嘧啶（pyrimethamine）对恶性疟及良性疟的原发性红细胞外期效，是较好的病因性预防药。因排泄慢，作用持久，服药一次可维持一周以上。对红细胞内期的未成熟裂殖体也有抑制作用，但对成熟者无效，因此不能迅速控制症状。对配子体无直接杀灭作用，但含药的血液被按蚊吸入后，影响疟原虫在蚊体内的有性生殖，起到阻止传播的效果。

（四）抗疟药物治疗原则

2009年6月24日，国家卫生部颁布了《抗疟药使用原则和用药方案(修订稿)》。该方案认为：抗疟药的使用应遵循安全、有效、合理和规范的原则。根据流行地区的疟原虫虫种及其对抗疟药物的敏感性和患者的临床表现，合理选择药物，严格掌握剂量、疗程和给药途径，以保证治疗效果和延缓抗药性的产生。我国将注册的主要抗疟药分为一线药物和二线药物，制定了对不同类型疟疾的具体的用药方案。

1. 间日疟治疗药物

一线药物：首选磷酸氯喹(简称氯喹)、磷酸伯氨喹(简称伯氨喹)。

二线药物：蒿甲醚、青蒿琥酯、双氢青蒿素、磷酸咯萘啶(简称咯萘啶)，用于一线药物治疗失败的病例。

2. 恶性疟及重症疟疾治疗药物

一线药物：蒿甲醚、青蒿琥酯、双氢青蒿素、咯萘啶。

二线药物：以青蒿素类药物为基础的复方药或联合用药，包括双氢青蒿素哌喹片、青蒿琥酯片加阿莫地喹片、复方磷酸萘酚喹片和复方青蒿素片。

3. 重症疟疾药物治疗　青蒿素类药物注射剂、咯萘啶注射剂。

二、治疗血吸虫病药物

长期以来，酒石酸锑钾是抗血吸虫病主要的特效药。但它有毒性大、疗程长、必须静脉注射等缺点。70年代发现吡喹酮高效、低毒、疗程短、口服有效，是血吸虫病防治史上的一个突破，已完全取代酒石酸锑钾。

吡喹酮

吡喹酮(praziquantel)为吡嗪异喹啉衍生物，为广谱抗吸虫药和驱绦虫药，尤其是对血吸虫有杀灭作用。

【药理作用和临床应用】

吡喹酮药理作用包括：吡喹酮使虫体肌肉发生强直性收缩而产生痉挛性麻痹，吡喹酮对虫体皮层有迅速而明显的损伤作用，最终使虫体表皮糜烂破溃，吡喹酮还可抑制虫体核酸与蛋白质的合成。本品对血吸虫、绦虫、囊虫、华支睾吸虫、肺吸虫、姜片虫均有效，尤以对血吸虫有杀灭作用。吡喹酮对慢性日本血吸虫病远期治愈率可达90%以上，对急性血吸虫病，有迅速退热和改善全身症状的作用，远期疗效也可达87%。

【体内代谢及影响因素】　口服后吸收迅速，80%以上的药物可从肠道吸收，达峰时间1小时左右，经肝脏代谢主要形成羟基代谢物。门静脉血中浓度较周围静脉血药浓度高10倍以上。脑脊液中浓度为血药浓度的15%～20%，哺乳期患者服药后，其乳汁中药物浓度相当于血清中的25%，很少通过胎盘，无器官特异性蓄积现象。半衰期为0.8～1.5小时，主要由肾脏以代谢物形式排出。

【药物相互作用和不良反应及处理】

药物相互作用及处理：与地塞米松合用可使本品血药浓度降低约50%。苯妥英钠和卡马西平可降低本品的生物利用度，而西咪替丁则可增加其生物利用度。

不良反应及处理：常见的副作用有头昏、头痛、恶心、腹痛、腹泻、乏力、四肢酸痛等。一般程度较轻，持续时间较短。少数病例出现心悸、胸闷等症状，心电图显示T波改变和期外收缩，偶见室上性心动过速、心房纤颤。少数病例可出现一过性转氨酶升高。偶可诱发精神失常或出现消化道出血。

【临床应用现状分析与展望】　吡喹酮作为广谱抗寄生虫药已广泛应用于临床。为了增加其疗效与用途，降低毒副作用，克服首过效应、生物利用度低和半衰期短等缺点，将其制成了脂质体、微囊等新制剂。

三、治疗阿米巴病药物

目前抗阿米巴病药主要作用于滋养体，对包囊几乎没有作用。按照药物在体内作用部位不同，可将抗阿米巴药分成三类。肠内抗阿米巴药，如巴龙霉素；肠外抗阿米巴药，如氯喹；兼有肠内外抗阿米巴作用药，如甲硝唑、替硝唑。

（一）肠内抗阿米巴药物

巴龙霉素

巴龙霉素（paromomycin）为氨基糖苷类抗生素，口服吸收少，肠道浓度高。巴龙霉素抑制蛋白质合成，直接杀灭阿米巴滋养体；间接抑制肠内阿米巴共生菌，影响阿米巴生存和繁殖。临床用于肠内阿米巴治疗，包括急性阿米巴痢疾。

二氯尼特

二氯尼特（diloxanide）是目前最有效的杀包囊药。其作用机制可能与阻断虫体蛋白质的合成有关。单独应用时是治疗无症状或仅有轻微症状的携带包囊者的首选药，对慢性阿米巴痢疾有效，对急性阿米巴痢疾效果差。在甲硝唑控制症状后再用二氯尼特清除肠腔内的小滋养体，可有效地预防复发。

（二）肠外抗阿米巴药物

氯喹

氯喹除主要用于抗疟外，还有抗组织内阿米巴的作用。由于在肝、肺、脾、肾等组织内的浓度高于血浆内浓度数百倍，因而对治疗阿米巴肝脓肿、肺脓肿有效。由于其在肠壁组织内分布较少，所以对阿米巴痢疾无效。

（三）兼具肠内外抗阿米巴作用的药物

兼具肠内外抗阿米巴作用的药物主要有甲硝唑和依米丁（emetine），其中依米丁因其毒性大目前基本上被甲硝唑所取代。

甲硝唑

【药理作用和临床应用】 甲硝唑（metronidazole，灭滴灵）具有广泛的药理作用及临床应用，主要包括：

（1）抗阿米巴作用：对溶组织内阿米巴滋养体有很强的杀灭作用。甲硝唑是治疗阿米巴病的首选药，不仅可用于治疗阿米巴肝脓肿等组织内阿米巴病，也可用于治疗急、慢性阿米巴痢疾及带虫者。因其在肠内浓度偏低，对小滋养体及包囊作用较弱，所以在治疗阿米巴痢疾时宜与抗肠腔内阿米巴药交替使用。在治疗阿米巴肝脓肿时，与氯喹等交替使用疗效更显著。

（2）抗滴虫作用：对阴道毛滴虫有杀灭作用。

（3）抗鞭毛虫的作用：对蓝氏贾第鞭毛虫有杀灭作用。

（4）抗厌氧菌作用：对厌氧性革兰氏阳性和阴性杆菌和球菌有较强的抗菌作用。

【体内代谢及影响因素】 本品口服吸收良好，口服 250mg 或 500mg，1～2 小时血清药物浓度达峰，分别为 6μg/ml 和 12μg/ml。静脉滴注本品 15mg/kg，以后每 6 小时滴注 7.5mg/kg，血浆药物稳态浓度为 25μg/ml，谷浓度 18μg/ml。本品在体内分布广泛，可进入唾液、乳汁、肝脓肿的脓液中，也可进入脑脊液。在体内，经侧链氧化或与葡萄糖醛酸结合而代谢，有 20% 药物则不经代谢。其代谢物也有一定活性。甲硝唑及其代谢物大量由尿液排泄，少量由粪排出。半衰期约为 8 小时。

【药物相互作用和不良反应及处理】

药物相互作用及处理：本品可减缓口服抗凝药（如华法林等）的代谢，而加强其作用，使凝血酶原时间延长。西咪替丁等肝酶诱导剂可使本品加速消除而降低药效。本品可抑制乙醛脱氢酶，因而可加强乙醇的作用，导致双硫仑样反应。在用药期间和停药后 1 周内，禁用含乙醇饮料或药品。

不良反应及处理：消化道反应最为常见，包括恶心、呕吐、食欲不振、腹部绞痛，一般不影响治疗；神经系统症状有头痛、眩晕，偶有感觉异常、肢体麻木、共济失调、多发性神经炎等，大剂量可致抽搐。少数病例发生荨麻疹、潮红、瘙痒、膀胱炎、排尿困难、口中金属味及白细胞减少等，均属可逆性，停药后自行恢复。

【临床应用现状分析与展望】 甲硝唑作为抗阿米巴病首选药物，也是抗厌氧菌、抗滴虫和鞭毛虫的重要药物而广泛使用。甲硝唑为第一代硝基咪唑类药物，另外尚有第二代的替硝唑（tinidazole）、第三代的奥硝唑（ornidazole）和第四代的塞克硝唑（secnidazole），这些硝基咪唑类药物抗菌谱和药理作用相似，但作用强度和其它一些性质有些差异。

（四）抗阿米巴药物治疗原则

综合上述作用于阿米巴病的药物，其治疗原则包括：对于无症状的排包囊者，首选二氯尼特，次选巴龙霉素；轻中度阿米巴痢疾，选用甲硝唑加用二氯尼特或巴龙霉素；急性阿米巴痢疾选用甲硝唑加二氯尼特，病重不能口服者可静脉注射甲硝唑，甲硝唑禁用者可选用依米丁；对于肠外阿米巴病，包括阿米巴肝脓肿、脑阿米巴病或其他肠外阿米巴病，首选甲硝唑和二氯尼特。

四、治疗滴虫感染药物

滴虫性阴道炎是妇科常见的一种寄生虫病，由阴道毛滴虫所引起，也可寄生于男性尿道及前列腺部位，多通过性接触而传染。抗滴虫病首选药是甲硝唑、替硝唑、奥硝唑和塞克硝唑，此外还有乙酰胂胺、曲古霉素等。

甲硝唑

甲硝唑除具有抗阿米巴滋养体作用外，还具有强大的杀灭滴虫作用。口服剂量即可杀死精液及尿液中的阴道毛滴虫，而不影响阴道内正常菌丛的生长，是治疗阴道滴虫病的首选药。

乙酰胂胺

乙酰胂胺（acetarsol）是五价胂剂，毒性较大。以乙酰胂胺片剂放置阴道后穹窿部有直接杀灭阴道滴虫作用。此药有轻度局部刺激作用，可使阴道分泌物增多。

第二节 抗寄生虫药物发现史和研究进展

疟疾、阿米巴、滴虫、血吸虫、丝虫和肠蠕虫是常见的寄生虫。2006年，中国宣布已经消除了丝虫病，2007年5月9日，WHO审核认可中国为全球第一个宣布消除丝虫病的国家。因此，本章中不再介绍乙胺嗪、伊维菌素等丝虫病治疗药物。另外，由于甲苯达唑、阿苯达唑、哌嗪和左旋咪唑等抗肠蠕虫药物能很好地控制肠蠕虫感染，因此，本章也不再介绍抗肠蠕虫药物。由于疟疾、血吸虫病和阿米巴病仍多发生于我国，因此，本节主要介绍抗疟药、抗血吸虫病药和抗阿米巴药的研发史和研究进展。

一、抗疟药发现史

（一）抗疟药发展历史

17世纪30年代，发生了疟疾史上最重要的事件之一：西班牙人在秘鲁发现金鸡钠树皮能治疗疟疾。此后二百到三百年间，世界各地都使用金鸡钠。1820年，药学家分离出金鸡钠树皮的主要生物碱——奎宁。之后两个多世纪奎宁在预防和治疗疟疾中起到了重要作用。直至1944年才有化学合成的奎宁问世。德国科学家经过反复研究合成了扑疟喹啉，开辟了疟疾化学治疗的新纪元。隔了十多年又先后找到了阿的平和氯喹。后来又合成了伯氨喹啉。临床上的大量应用，证明氯喹和伯氨喹啉具有相当的优越性。在1949年又增加了一种疟疾预防药物，即乙胺嘧啶。随着现代医学的发展，新技术和方法的应用，使抗疟药物不断更新换代，逐渐转向化学合成药物的研究方向。近十年来，已研制出一些高效、低毒的抗疟药并取得可喜的成效。我国科学家屠呦呦带领的团队所研制的青蒿素及其衍生物是抗疟药研发史上的重要突破，而2018年FDA批准的他非诺喹也为根治间日疟带来了希望。

（二）青蒿素发现史

抗疟药青蒿素的发现是近代中国新药发现史上最为重要的事件之一，因为“发现青蒿素——一种用于治疗疟疾的药物，挽救了全球特别是发展中国家的数百万人的生命”，2011年9月拉斯克临床医学奖以及2015年10月诺贝尔生理或医学奖，颁给中国科学家屠呦呦，而将这一研究推向顶峰。青蒿素的发现经历以下的一些主要阶段（图32-1）。

20世纪60年代，由于恶性疟原虫对氯喹等原喹啉类药物产生抗药性，致使重症疟疾患者陷入无药可治的境地。因此，全世界的药物研发人员针对抗疟药开展了大量工作，然而，所有这些研究并未取得重大突破。青蒿为常用中药，是菊科植物黄花蒿（Artemisia annua L.）的干燥地上部分。青蒿具有清虚热、除骨蒸、解暑热、截疟、退黄之功效，青蒿入药最早见于马王堆三号汉墓（公元前168年）出土的帛书《五十二病方》，用于治疗痔疮。关于青蒿抗疟的记载，首见于一千多年前东晋葛洪所著的《肘后备急方》。中国自1964年起即在部队内开展了抗疟研究，至1967年成立了“全国疟疾防治研究领导小组办公室”（简称全国“523”办公室）。青蒿抗疟研究项目是1969年以后加入“523”项目的。1969年1月21

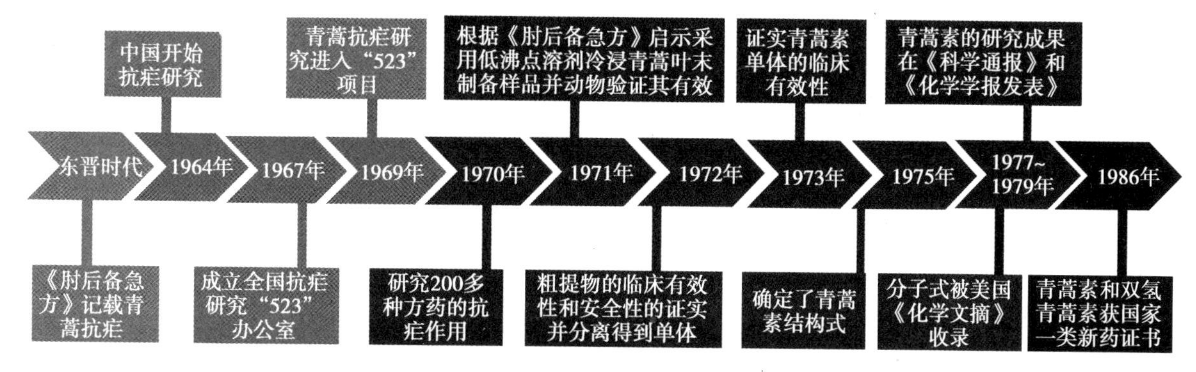

图 32-1 青蒿素的发现史

日，经全国“523”办公室动员，卫生部中医研究院（现为中国中医科学院）参加了抗疟药研究的项目。中国中医科学院接受任务后，组建了以屠呦呦为组长的抗疟药科研组。该科研组从收集整理历代医籍、本草入手，结合民间验方与名医献方，历经3个月整理出以640余个方药为主的《抗疟单验方集》。此方集中包含中药青蒿的相关内容，从此青蒿成为全国“523”项目的研究对象，国内也有多个单位开展了针对青蒿的抗疟研究。

屠呦呦科研组在《抗疟单验方集》的基础上开展了以鼠疟动物模型筛选中药的实验研究工作。1969年5月到1970年8月期间，屠呦呦组重点研究了200多种方药的抗疟作用，实验结果却不令人满意。1971年7月以后，屠呦呦历经多方协调后组建了一个四人抗疟药科研小组，在古文献《肘后备急方》“青蒿一握，水一升渍，绞取汁，尽服之”的启示下，采用低沸点溶剂冷浸青蒿叶末制备的样品显示出对鼠疟100%的抑制率，其后开展的猴疟药效结果一致。1972年3月8日，屠呦呦在全国疟疾防治药物专业会议上报告了青蒿中性提取物的实验结果。其后，鉴于青蒿抗疟已取得了重大进展，全国“523”办公室要求中国中医科学院当年用于临床观察疗效。在开展安全性试服后，研究组在海南昌江疟区现场，验证间日疟11例，恶性疟9例，混合感染1例。临床试验结果显示：青蒿提取物能使患者退烧，大幅度杀灭疟原虫至转阴，疗效优于氯喹。此后，在北京302医院也观察到其良好的疗效。1972年11月17日，屠呦呦在大会上报告了30例青蒿提取物抗疟全部有效的疗效总结。由此，进一步引发了全国范围内对青蒿抗疟的研究高潮。此后，科研组在获得青蒿有效部位后开展了分离有效成分的工作。经鼠疟药效筛选，该科研组于1972年11月8日分离提纯得到的一个化合物对鼠疟筛选有效，该物质为白色结晶，熔点156～157℃，50～100mg/kg可使原虫转阴。科研组而后逐步累积有效单体，经临床前试验和单体安全性确定后，于1973年8月在海南昌江疟区进行了临床验证。初试5例，虽有3例有效，但效果不够理想，究其原因是片剂崩解度不合格。使用青蒿素原粉胶囊进行3例临床疗效观察，结果显示：总剂量3～3.5g，全部有效，临床证实此单体是青蒿抗疟的有效成分。1973年11月2日，全国“523”办公室致函中国中医科学院，通知召开“疟疾防治药物（包括化学合成）研究专业会议”，讨论有关“中西医结合寻找新药问题”，特别明确“青蒿是重点药物，请把有关资料整理带往交流”。而后，屠呦呦汇报了青蒿抗疟研究的有关情况，此次会议后将有效单体命名为青蒿素。

此后，为了提高青蒿素的疗效、溶解度、稳定性，降低疟疾复发率，中国青蒿素及其衍生物研究协作集体从1986年至2003年，先后研制出青蒿素栓剂、青蒿琥珀酸酯、蒿甲醚、二氢青蒿素、复方蒿甲醚和双氢青蒿素哌喹片等6种抗疟新药。蒿甲醚（artemether）是青蒿素的12-β-甲基二氢衍生物。其溶解度较大，可制成澄明的油针剂注射给药。抗疟活性比青蒿素强，近期复发率比青蒿素低，与伯氨喹合用，可进一步降低复发率。

二、抗寄生虫药物研究进展

（一）抗疟药研究进展

青蒿素的问世使得抗疟治疗取得重大的突破，但疟原虫的耐药性仍然是抗疟治疗失败、复发或者无效的主要原因。近年来，除了2018年FDA批准他非诺喹用于根治（预防复发）间日疟，也有几种复方制剂获得了注册。除阿托伐醌和氯胍的复方制剂外，还有咯萘啶 - 青蒿琥酯复合制用于恶性疟和间日疟的红内期治疗；蒿甲醚及本芴醇复方制剂（co-artemether），用于治疗无并发症恶性疟；氯丙胍及氨苯砜复方制剂由氯丙胍（chlorproguanil）和氨苯砜（dapsone）组成，用于治疗无并发症的疟疾。主要的新抗疟药列于下表（表 32-1）。

（二）抗血吸虫病药物研究进展

吡喹酮问世以来，以其高效、低毒、使用方便、价格低廉等优点成为近 30 年来治疗血吸虫病的首选药物。然而，由于出现了对吡喹酮的不敏感株，呋咱（furoxan）和甲氟喹（mefloquine）等新药可能发展成为吡喹酮替代品。

呋咱为恶二唑 -2- 氧化物。血吸虫的硫氧还蛋白谷胱甘肽还原酶（thioredoxin glutathione reductase，TGR）是一种含硒的多功能酶，兼有谷胱甘肽还原酶和硫氧还蛋白还原酶的功能，维持虫体内氧化还原的平衡。由于血吸虫氧化型谷胱甘肽和硫氧还蛋白的还原依赖单一的 TGR 调节，其失活将对维持虫体氧化还原的平衡造成很大的损害作用。呋咱抑制 TGR，使虫体氧化还原失衡而致虫体死亡。不仅低浓度有很好的体外抗虫作用，体内试验对不同发育期的幼虫和成虫均有很好的作用。

甲氟喹属于抗疟药，对血吸虫幼虫和成虫均有很高的杀灭作用。一系列实验研究证明甲氟喹是一个有效的抗曼氏血吸虫和日本血吸虫的新类型药物，甲氟喹对不同发育期的曼氏血吸虫和日本血吸虫的幼虫和成虫有相仿的杀灭作用，等剂量下甲氟喹的疗效优于吡喹酮。甲氟喹可用于治疗和预防，而吡喹酮则仅用于治疗。从动物试验结果评价甲氟喹是现有抗血吸虫药物中最好的一个。

（三）抗阿米巴和抗滴虫病药物研究进展

甲硝唑是治疗阿米巴病和滴虫病的重要的药物，在甲硝唑基础上，发展了新一代抗阿米巴和滴虫病的药物。主要有塞克硝唑（secnidazole）和奥硝唑（ornidazole）。它们的药理作用与其他 5-硝基咪唑类药物相同，对厌氧微生物有选择性毒性，并具有低的抗兼性和需氧微生物的活性，同时具有抗阴道滴虫、抗阿米巴原虫作用。

第三节 抗寄生虫药物研究模型

一、抗疟药研究模型

疟原虫不同发育时期对药物的敏感性不同，其筛选方法和实验动物模型也各不相同。寄生于人体的疟原虫除部分灵长类（如夜猴）以外，对其他实验动物均不易感染，因此，抗疟药的筛选主要采用鼠疟和猴疟模型。由于恶性疟抗药性的普遍性，建立抗药性鼠疟实验模型，也是新药评估中必备的内容。另外，恶性疟的体外连续培养也广泛地用于药效学、药物作用机制和抗药性测定方面的研究。

（一）动物模型

1. 红内期裂殖体杀灭药筛选模型　本类药物的筛选需要进行初筛和复筛二步，初筛只采用鼠疟和猴疟的红内期感染模型，无需蚊媒。初筛的目的是了解受试验物是否具有杀红内期疟原虫的活性。复筛则需要进一步确定其量效关系、治

表 32-1　新研发的抗疟药

药名	作用机制	研究阶段	临床应用
他非诺喹（tafenoquine）	未明	2018 年 FDA 获批	间日疟预防复发
NITD609（spiroindolone）	选择性地在虫体胞膜抑制 P- 型 Na^+-ATPase 破坏虫体细胞内 Na^+ 稳态	Ⅱ期	红内期疟原虫、配子体、裂殖体
二茂铁喹（ferroquine，SR-97193）	可能以正铁血红素为靶的抑制疟原虫色素形成	Ⅱ期	与氯喹作用相似解决氯喹耐药性
咯萘啶 - 青蒿琥酯复合制剂（pyronaridine artesunate）	参见青蒿琥酯和咯萘啶的作用	2015 年获欧洲药管局批准	恶性疟和间日疟的红内期
阿齐霉素 - 氯喹复合制剂（azithromycin-chloroquine）	5-OS 核糖体抑制剂	Ⅲ期	感染疟原虫的妊娠妇女

疗指数，以及是否与氯喹有交叉耐药。

2. 红外期裂殖体杀灭药物筛选模型　建立子孢子感染的小鼠动物模型，初步了解受试物对红外期疟原虫是否具有杀灭活性。复筛用鼠疟和猴疟模型，进一步将病因预防与红内期持效作用加以鉴别，同时区分病因预防作用和抗复发作用。

3. 配子体和孢子体增殖抑制实验　配子体抑制实验主要观察药物对配子体的直接杀灭作用，以及配子体对蚊媒的感染力及其在蚊体内发育的影响。在按蚊感染的同时吸食不同浓度的受试物，检查其孢子增殖状况，判断受试物对孢子增殖是否有直接抑制作用。

4. 抗药性鼠疟模型　连续红内期体内传代的疟原虫，使其每一代均暴露于亚治疗剂量的药物。大部分敏感的疟原虫被杀灭，而小部分具有药物抗性的疟原虫逐渐被选择出来，代代相传，形成了抗药的鼠疟品系。

（二）体外实验

在模拟恶性疟原虫体内生长条件，体外传代和培养恶性疟原虫基础上，采用微量实验体系，将原虫与受试物共同培养，通过疟原虫计数或者 ^{3}H- 次黄嘌呤掺入法，观察受试物对疟原虫生长的药效。

二、其他抗寄生虫药物研究模型

抗寄生虫药物实验动物模型常采用寄生虫感染动物，进行受试物的药效学评价；而体外实验模型常采用受试物与寄生虫体外共培养，观察受试物对寄生虫的杀灭效应，以及分析受试物的作用机制。

（一）感染动物模型

除了寄生在人体外，绝大部分寄生虫还能寄生于多种哺乳动物体内。因此，利用易感的小鼠、兔、犬或猴等动物，感染血吸虫、阿米巴原虫、滴虫、隐孢子虫、弓形虫或利什曼原虫等，制作寄生虫感染动物模型。利用这些动物模型进行广泛的生物学、免疫学和药效学研究。

（二）体外培养实验模型

体外实验利用受试物和血吸虫、阿米巴原虫、滴虫等共培养的条件下，观察受试物对寄生虫的杀灭效果。以计数法、比色法等定量法比较残存寄生虫的数量，明确受试药物杀灭寄生虫的药效。利用体外培养的寄生虫实验模型，还可以探索抗寄生虫药物杀灭寄生虫的作用机制和可能的药物作用靶点。

（吴希美）

参 考 文 献

[1] BERMAN J D. Approval of tafenoquine for malaria chemoprophylaxis[J]. Am J Trop Med Hyg，2019，100（6）：1301-1304.

[2] LLANOS-CUENTAS A，LACERDA M V G，HIEN T T，et al. Tafenoquine versus primaquine to prevent relapse of plasmodium vivax malaria[J]. N Engl J Med，2019，380（3）：229-241.

[3] MARTIN R E，SHAFIK S H，RICHARDS S N. Mechanisms of resistance to the partner drugs of artemisinin in the malaria parasite[J]. Curr Opin Pharmacol，2018，42：71-80.

[4] ASHLEY E A，PHYO A P. Drugs in development for malaria[J]. Drugs，2018，78（9）：861-879.

[5] 王满元．青蒿素类药物的发展历史 [J]．自然杂志，2012，34（1）：44-48.

[6] 魏伟，吴希美，李元建．药理学实验方法学 [M]．4 版．北京：人民卫生出版社，2010.

[7] Brunton L，Knollmann B，Hilal-Dandan R. Goodman & Gilman’s The pharmacological basis of therapeutics[M]. 13th ed. New York：McGraw-Hill，2017.

第三十三章　解热镇痛抗炎药物

解热镇痛抗炎药(antipyretic-analgesic and anti-inflammatory drugs),是一类具有解热、镇痛,绝大多数还兼有抗炎、抗风湿和抗痛风作用的药物。此外,糖皮质激素(甾体抗炎药)也具有很强的抗炎作用,其他具有抗炎作用的药物还包括 H_1 受体阻断药、部分抗风湿药和抗痛风药。因本类药物的化学结构与糖皮质激素有所不同,故本类药物亦称非甾体类抗炎药(non-steroidal anti-inflammatory drugs,NSAIDs)。

第一节　炎症的病理生理机制

炎症是身体对伤害性刺激如组织损伤和感染所产生的防御性反应,其目的为局限和消灭损伤因子,并启动组织修复。炎症的典型症状是红肿、发热、疼痛和功能丧失。炎症通常可分为三个阶段:急性期、亚急性期和慢性增生期。急性期足够强度的炎症反应是消除有害刺激的必要条件,如果炎症反应不足以清除有害因素,则导致炎症反应持续存在,迁延不愈,造成机体持续的损伤。炎症反应的实质是组胺(histamine)、前列腺素(prostaglandins,PGs)和白三烯(leukotriene,LTs)等炎症介质所诱发的反应。炎症发生时,炎症周围的组织细胞还释放神经肽、细胞因子(TNF-α、NF-κβ、IFN-γ、NO)和补体等物质。同时,中性粒细胞受到刺激,产生氧自由基,如超氧阴离子、过氧化氢和羟自由基,这些物质与炎症介质共同作用,进一步加重炎症反应。

PGs 和 LTs 均来源于花生四烯酸(Arachidonic acid,AA)。AA 由磷脂酶 A_2(phospholipase A_2,PLA_2)分解膜磷脂而生成,AA 在环加氧酶(cyclooxygenase,COX)和 5- 脂氧酶(5-lipoxygenase,LOX)的作用下生成 PGs、血栓素(thromboxanes,TXA_2)和 LTs 等炎症介质。PGs 和 LTs 是炎症反应中活性很高的炎症介质,微量的 PGs 即可诱发炎症反应。体内的 PGs 可分为 PG_1、PG_2、PG_3 三类,其中 PG_2 作为 AA 的直接衍生物,是体内种类最多、功能最广泛的一类 PGs,包括 PGD_2～PGI_2 和 TXA_2。这些物质广泛分布于全身各个组织,不仅介导炎症反应,还具有多重生理功能(图 33-1)。

COX 至少有两种同工酶,固有型 COX(COX-1)和诱生型 COX(COX-2)。最近在人大脑皮质和心脏组织中发现了一种新的 COX 同工酶(COX-3)。尽管 COX-1 和 COX-2 的序列同源性和三级结构相似性很高,但其功能和药理学特性具有较大的差别。COX-1 表达于血管、胃、肾和血小板等绝大多数组织,参与血小板聚集、血管舒缩、胃黏膜血流以及肾血流的调节,以维持细胞、组织和器官生理功能的稳定。COX-2 则表达于单核细胞、巨噬细胞、成纤维细胞、血管平滑肌或内皮细胞等,是触发炎症反应的关键环节。但是,最新观点认为 COX-1 和 COX-2 在功能上有重叠和互补,可共同发挥对机体的保护作用,难以对二者从生理和病理角度进行简单的划分。

第二节　抗炎药物的作用与分子机制

炎症治疗的目的首先是解除炎症的症状和维持器官功能,其次是减缓或阻止组织损伤的病理发展。NSAIDs 是应用最广泛的一类抗炎药物,适于治疗急性或慢性炎症,能有效缓解疼痛和局部症状。糖皮质激素的抗炎作用为抑制 PLA_2 的调节蛋白——脂皮素(lipocortins)的合成,间接抑制炎症反应。然而,长期使用糖皮质激素带来的毒性作用限制了其临床应用。此外,第三类抗炎药物是“缓解病情的抗风湿药”(简称抗风湿药,disease-modifying antirheumatic drugs,

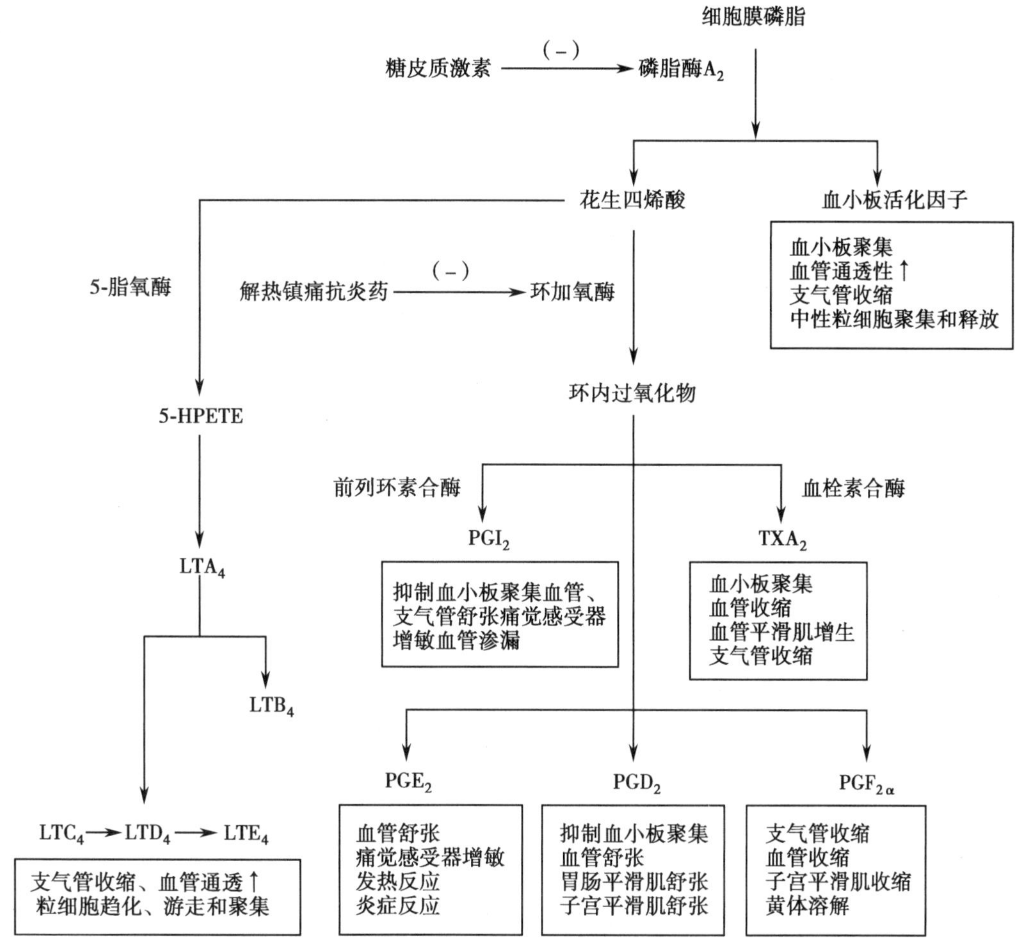

图 33-1　花生四烯酸的代谢过程

DMARDs），DMARDs 不仅能够抑制炎症反应、改善症状，尚能减缓骨组织损伤。但与糖皮质激素和 NSAIDs 相比，DMARDs 毒性更大。

NSAIDs 解热、镇痛、抗炎作用的共同作用机制是抑制花生四烯酸代谢过程中的 COX，使 PGs 合成减少（图 33-1）。

NSAIDs 的药理作用与作用机制如下：

解热作用：正常体温由下丘脑体温调定点维持。内生致热原（IL-1β、IL-6、INF、TNF-α 等）在下丘脑引起 PGE_2 合成和释放增加，PGE_2 作用于体温调节中枢使体温调定点升高，引起发热。NSAIDs 仅对内生致热原所致的发热有效，而对脑室内直接注射微量 PGE_2 所致发热无效。说明其解热作用机制是抑制了下丘脑 COX，阻断 PGE_2 合成，使体温调节中枢的体温调定点恢复正常。研究显示，PGE_2 并非唯一的发热介质，NSAIDs 可能还有其他的解热作用机制。

镇痛作用：组织损伤或炎症时，炎性介质缓激肽、5-HT，LTs 和 PGs 的产生和释放增多，炎性介质可以增加痛觉感受器对致痛物质的敏感性。PGI_2 和 PGE_2 亦可降低痛觉感受器的阈值而加重疼痛。中枢的 PGE_2 以及 PGD_2、PGI_2 和 $PGF_{2\alpha}$ 还有助于中枢敏化，使脊髓背角神经元的兴奋性增加，导致痛觉过敏和异常性疼痛。NSAIDs 镇痛作用部位主要在外周，通过抑制外周病变部位的 COX，使 PGs 合成减少而减轻疼痛。此外，NSAIDs 也可能通过脊髓和其他皮质下中枢发挥中枢镇痛作用。NSAIDs 是治疗偏头痛的一线药物，也可与曲坦类二线药物合用。该类药物仅有中等程度的镇痛作用，长期应用一般不产生欣快感和成瘾性。

抗炎作用：NSAIDs 中的多数药物具有较好的抗炎作用，但苯胺类药物几乎不具有抗炎作用。急性炎症发生时，局部产生大量 PGE_2。PGE_2 具有强烈的血管扩张作用，与炎症局部的组胺、缓激肽和 LTs 等发生协同作用，加重血管渗漏、水肿等炎症反应（图 33-1）。NSAIDs 抑制炎症部位 COX-2，减少 PGs 合成，从而抑制参与炎症反应的中性粒细胞游走、聚集、向血管内皮黏附和向内皮下间隙转移；抑制缓激肽释放；稳定溶酶体膜并抑制溶酶体酶释放；降低血管对缓激肽和组胺的敏感性。

值得注意的是，某些 PGs 本身也具有抑制溶酶体酶释放、氧自由基产生和淋巴细胞激活的作用。长期使用强效 COX 抑制剂可能加重组织损伤，国外已有吲哚美辛加重骨关节炎患者病情的临床报道。

第三节 常用解热镇痛抗炎药

根据药物抑制 COX 的特性，我们可将 NSAIDs 分为两大类（表 33-1）：第一类称作非特异性 COX 抑制剂，包括阿司匹林、吲哚美辛、美洛昔康等；第二类称作特异性 COX-2 抑制剂，如塞来昔布等。

一、非特异性 COX 抑制剂

阿司匹林

【药理作用和临床应用】

药理作用：阿司匹林（aspirin，乙酰水杨酸，acetylsalicylic acid）是不可逆性的 COX 抑制剂，通过共价修饰作用使 COX-1 分子中的第 529 位丝氨酸（Ser529）或 COX-2 分子中的 Ser516 乙酰化，导致 COX 失活。其他 NSAIDs 均属 COX 的可逆性、竞争性抑制剂。较低剂量的阿司匹林选择性抑制 COX-1。

临床应用：①解热镇痛作用较强，适用于感冒发热、肌肉痛、关节痛、痛经、神经痛和癌症患者的轻、中度疼痛；②抗炎抗风湿作用较强，急性风湿热患者服药后 24～48 小时内退热，缓解关节红肿及剧痛，改善血沉指标，现已少用；③抗血栓，小剂量阿司匹林即能不可逆性抑制血小板的 COX，而大剂量阿司匹林同时还抑制血管内皮细胞合成 PGI_2，促进血小板聚集和血栓形成，故预防血栓形成常采用小剂量阿司匹林（75～150mg/d），治疗缺血性心脏病、心肌梗死和脑缺血等疾病（见第二十三章）。④其他：流行病学研究结果表明，长期规律服用小剂量阿司匹林可降低结肠癌风险；阿司匹林可预防阿尔茨海默病的发生。此外，还可治疗放射诱发的腹泻，驱除胆道蛔虫。

【体内代谢及影响因素】 阿司匹林口服吸收，吸收部位主要在小肠上段和胃，黏膜的 pH 升高可以促进其吸收，直肠给药通常吸收慢且不完全。阿司匹林吸收入血后绝大部分与血浆蛋白结合，分布于全身各处组织。类风湿关节炎通常伴发低蛋白血症，因此其血药浓度通常较高。阿司匹林吸收后在小肠、红细胞、肝脏去乙酰化，代谢物经肾脏排泄，肾脏功能障碍时可以影响药物的排泄。碱化尿液可以促进药物排泄，尿液 pH 为 8 时排泄速度是 pH 为 6 时的 4 倍。当阿司匹林与其他非选择性 NSAIDs，如布洛芬、萘普生一起服用时，由于药物作用位点相同，其他 NSAIDs 将干扰阿司匹林的血小板抑制作用，影响其心脏保护作用。

【药物相互作用和不良反应及处理】

药物相互作用及处理：阿司匹林是常用的抗炎药和抗血栓药，其药物相互作用多且复杂。①阿司匹林可以抑制血小板的聚集，增加患者出血的风险，且干扰华法林的代谢而升高华法林的血药浓度，因而应避免和华法林等抗凝药同时应用；②阿司匹林与血浆蛋白亲和力较高，与其他药物如磺酰脲类降糖药、华法林、甲氨蝶呤等合用会影响其游离的血浆药物浓度；③阿司匹林会干扰锂盐的肾脏排泄，与这些药物合用时需要调整其药物剂量，以免引起药物毒性反应；④阿司匹林可以减弱 ACEI 类药物的降压效果，老年人伴有高血压、糖尿病或缺血性心脏病合用阿司匹林和 ACEI 时，可以产生高钾血症，导致心律失常；⑤皮质类固醇激素和选择性 5- 羟色胺再摄取抑制剂则会增加阿司匹林的胃肠道不良反应；⑥与酒精同时服用，会显著增加阿司匹林的血药浓度。因此，服用阿司匹林时，应避免与上述药物同时应用。

不良反应及处理：①胃肠道反应，较为常见的有上腹部不适、恶心、呕吐及厌食，主要与药物直接刺激胃黏膜和延髓催吐化学感受区有关。用药剂量大、疗程长、易引起胃溃疡、胃出血，诱发或加重溃疡，此时除药物对胃黏膜的直接刺激作用外，还与药物抑制内源性胃黏膜保护剂 PGI_2 和 PGE_2 合成有关。②出血和凝血障碍，小剂量抑制血小板聚集，造成出血时间延长。长期或大剂量使用该药还可抑制凝血酶原生成，从而导致出血时间和凝血时间延长。手术前一周应停用阿司匹林。③水杨酸反应，阿司匹林剂量过大（超过 5g/d）或敏感者可出现头痛、眩晕、恶心、呕吐、耳鸣、视力及听力减退，严重者出现高热、精神错乱甚至昏迷、惊厥，上述症状总称为水杨酸反应。④过敏反应，偶见皮疹、荨麻疹、血管神经性水肿和过敏性休克。⑤阿司匹林哮喘，指某些哮喘患者服用阿司匹林或其他 NSAIDs 后诱发的哮喘，称“阿司匹林哮喘”。它不是以抗原 - 抗体反应为基础的过敏反应，而是由于药物抑制了 COX，使 PGs 合成受阻，导致通过 LOX 途径生成的白三烯增多，引起支气管痉挛，诱发哮喘。肾上腺素仅部分对抗阿司匹林所致的支气管收缩。⑥脑病合并内脏脂肪变性综合征（Reye syndrome），病毒感染伴有发热的儿童和青少年服用阿司匹林后，偶致脑病合并内脏脂肪变性综合征，表现为肝损害和脑病，可致死。因此，病毒感染时应慎用。处理：水杨酸盐是弱酸性药物，过量或中毒时服用碳酸氢钠以碱化尿液增加其解离，减少肾脏对水杨酸盐重吸收，加速其排泄，是解救药物中毒的有效方法之一。

【临床应用现状与展望】 阿司匹林是水杨酸类 NSAIDs 应用最广泛的药物，至今已有一百多年的药用历史，广泛用于各种疼痛及炎症的治疗。自 20 世纪 70 年代发现其具有抗血小板作用后，阿司匹林作为心血管疾病的一级预防用药，已在全世界范围进行了推广。然而，2018 年的一项美国和澳大利亚合作的研究了近 2 万人、跟踪 5 年的大规模临床观察结果又将阿司匹林从一级预防上升到二级预防的位置。根据美国最新的指南，阿司匹林目前仅作为心血管事件风险较高且不具有出血倾向的 40～70 岁患者的二级预防用药。

在阿司匹林的基础上又衍生了很多药物，包括用于治疗关节炎的二氟尼柳（diflunisal）和治疗炎性肠病（特别是溃疡性结肠炎）的美沙拉嗪（mesalamine）、奥沙拉嗪（olsalazine）、巴沙拉嗪（balsalazide）和柳氮磺胺吡啶（sulfasalazine），其中柳氮磺胺吡啶和奥沙拉嗪还可以治疗关节炎和强直性脊柱炎。

对乙酰氨基酚

对乙酰氨基酚（acetaminophen，扑热息痛）当患者无需抗炎治疗时，对乙酰氨基酚是治疗轻、中度疼痛的最重要的止痛药之一。

【药理作用和临床应用】

药理作用：解热作用和镇痛作用与阿司匹林相似，几乎不具有抗炎和抗风湿作用，对血小板功能、凝血时间和尿酸水平亦无明显影响。尽管对乙酰氨基酚被归为 NSAIDs 类，但其确切的作用机制还不清楚。有学者认为，对乙酰氨基酚是 COX 的非选择性抑制剂，作用于 COX 的过氧化物位点，该 COX 酶为 COX-3，位于中枢，与对乙酰氨基酚有更高的亲和力，其解热作用可能由于对大脑中的体温调节中枢的直接作用，导致外周血管扩张、出汗和体温降低，而对外周的 COX 没有抑制作用，因此不具有外周抗炎作用。这可能是本药与一般 NSAIDs 的药理作用不同的原因。

临床应用：用于感冒发热、关节痛、头痛、神经痛和肌肉痛等。可替代阿司匹林用于阿司匹林过敏、消化性溃疡、阿司匹林诱发哮喘的患者。因其不诱发溃疡和脑病合并内脏脂肪变性综合征，儿童因病毒感染引起发热、头痛需使用 NSAIDs 时，应首选对乙酰氨基酚。本药不能单独用于抗炎或抗风湿治疗。

【体内代谢及影响因素】 口服吸收良好，生物利用度可达 88%，服用 30～60 分钟后血药浓度达峰值，$t_{1/2}$ 为 2 小时，直肠给药吸收速度慢于口服给药。本品血浆蛋白结合率约为 10%～25%，主要经肝脏转化，通过与葡萄糖醛酸、硫酸盐、半胱氨酸等结合而被肾脏排泄。

【药物相互作用和不良反应及处理】

药物相互作用及处理：对乙酰氨基酚经肝药酶 CYP2E1 代谢，凡经肝药酶 CYP2E1 代谢的药物均影响其药效。①与巴比妥类（如苯巴比妥）或解痉药（如颠茄）长期同用可致肝损害；②与氯霉素同服，可增强氯霉素的毒性；③对乙酰氨基酚可增强华法林和其他香豆素类的抗凝作用，因而可增加出血风险，偶尔服用无显著影响；④与其他 NSAIDs 同时服用，可增强其不良反应；⑤酒精可增强对乙酰氨基酚的肝脏毒性。与上述药物合用需调整用量。

不良反应及处理：短期使用对乙酰氨基酚的不良反应较少，胃肠道不良反应少见，偶见皮疹、荨麻疹、药物热及粒细胞减少。过量使用可产生严重的急性肝肾衰竭，成年人单次摄入超过 150mg/kg 即可发生肝脏毒性反应。其原因为少量药物经肝微粒体 CYP2E1 酶代谢为对乙酰苯醌亚胺（NAPQI），在正常治疗剂量下，NAPQI 与谷胱甘肽快速结合，随后代谢产生半胱氨酸和硫醇尿酸结合物排出体外。而高剂量的对乙酰氨基酚代谢所产生的 NAPQI 快速耗竭细胞内的谷胱甘肽（GSH）后，以共价键形式与肝、肾中的酶和蛋白质不可逆性结合，引起肝细胞、肾小管细胞损伤，严重者可引起肝肾衰竭，是临床常见的诱发肝损伤的药物之一。处理：摄入 4 小时内给予活性炭，可降低对乙酰氨基酚的吸收，并早期给予巯基化合物，例如甲硫氨酸和 N- 乙酰半胱氨酸，可预防对乙酰氨基酚的上述肝脏损害。

【临床应用现状分析与展望】 对乙酰氨基酚是世界上最常用的解热、镇痛药，有各种剂型，包括糖浆、普通片剂、泡腾片剂、注射剂、栓剂等。常与其他药物合用，有几百种非处方（OTC）药，特别是儿科用药，如抗过敏药物、感冒药、睡眠药物、止痛药等。被 WHO 推荐为解热和镇痛的一线用药。对乙酰氨基酚过量可引起肝损伤。

其他非特异性 COX 抑制剂

乙酸衍生物，包括吲哚乙酸类（indoleacetic acids）和苯乙酸类（phenylacetic acids）药物，吲哚乙酸衍生物有吲哚美辛（indomethacin）、舒林酸（sulindac）和依托度酸（etodolac）；苯乙酸衍生物包括双氯芬酸（diclofenac）和酮咯酸（ketorolac）。双氯芬酸是欧洲最常用的 NSAIDs，口服吸收迅速，首关效应显著，生物利用度约为 50%，临床疗效显著长于药物的半衰期。其抑制 COX-2 的活性强于吲哚美辛和萘普生（naproxen）。该药还具有降低中性粒细胞内游离花生四烯酸水平的作用。双氯芬酸对 COX-2 的抑制作用与塞来昔布相近，临床研究发现二者的胃肠道不良反应发生率相近，因此该药的心血管风险也受到关注。临床用于风湿性关节炎和类风湿关节炎、骨性关节炎、强直性脊柱炎的长期对症治疗；也可短期用于肌肉骨骼疼痛、术后痛和痛经等。不良反应发生率为 20%，主要为肝损伤，其中 2% 的患者需停药。用药的前 8 周须密切观察肝功能变化，转氨酶升高的几率大于其他 NSAIDs。与米索前列醇联合应用可降低药物的胃肠道不良反应发生率。

丙酸衍生物，属非选择性 COX 抑制剂，具有 NSAIDs 共同的副作用，包括布洛芬（ibuprofen）、萘普生（naproxen）、氟比洛芬（flurbiprofen）、非诺洛芬（fenoprofen）和酮洛芬（ketoprofen）。布洛芬是目前国内最常用的 NSAIDs，用于类风湿性关节炎、骨关节炎、肌腱炎、滑囊炎、头痛、术后牙痛和原发性痛经的对症治疗。布洛芬口服吸收迅速，$t_{1/2}$ 约 2 小时，90% 药物被肝脏羟基化或羧酸化后经肾脏排泄。尽管布洛芬比阿司匹林和吲哚美辛的耐受性好，但仍有 5%～15% 的患者会出现胃肠道反应，以及皮疹、头痛、液体潴留甚至血小板减少症等不良反应。因其抑制前列腺素和血栓素的生成，布洛芬可增加胃肠道溃疡的发生率，抑制血小板聚集，并延长产程。此外其他丙酸衍生物，特别是萘普生，对白细胞还有抑制作用。布洛芬和其他丙酸衍生物可以影响阿司匹林的抗血小板作用，但不干扰降糖药和华法林的作用。

美洛昔康（meloxicam），该药对 COX-2 具有一定的选择性，约为 COX-1 的 10 倍。口服吸收较慢，$t_{1/2}$ 约 20 小时，每日给药 1 次。美洛昔康 7.5～15mg/d 治疗骨性关节炎，15mg/d 治疗类风湿关节炎。胃肠道不良反应发生率低于吡罗昔康、双氯芬酸和萘普生。虽然该药抑制 TXA_2 合成，然而即使患者的用药剂量超过常用量也不抑制体内血小板的功能，机制不详。其他不良反应与一般 NSAIDs 相似。

二、特异性 COX-2 抑制剂

鉴于炎症反应大多和 COX-2 相关，而 COX-1 常涉及 NSAIDs 临床常见的不良反应，如胃肠道反应、肾功能损害、胃肠道出血等。因此，开发特异性的 COX-2 抑制剂理论上可以降低 NSAIDs 常见的不良反应。

塞来昔布

【药理作用和临床应用】

药理作用：COX-2 的选择性抑制剂都具有较大的侧链分子，能够和 COX-2 分子配体结合区的氨基酸分子相偶联，由于 COX-1 的配体结合区空间较小，无法和该侧链分子形成稳定结构，因而保证了 COX-2 选择性抑制剂与 COX-2 的较高亲和力。塞来昔布（celecoxib）对 COX-2 的选择性高于 COX-1，约为 375 倍，消化性溃疡发生率显著低于传统的 NSAIDs。

临床应用：主要用于治疗骨关节炎、急性痛风性关节炎、类风湿关节炎、术后疼痛和原发性痛经的症状缓解。一般不推荐作为 NSAIDs 的首选药。

【体内代谢及影响因素】 口服易吸收，广泛分布于全身，血浆蛋白结合率较高，经肝脏细胞色素 CYP2C9 代谢，$t_{1/2}$ 约 11 小时，经肾脏和消化道排泄。

【药物相互作用和不良反应及处理】

药物相互作用及处理：当塞来昔布与影响肝药酶 CYP2C9 的药物一起使用时，可能发生显著的相互作用。如与氟康唑、碳酸锂、呋塞米和 ACEI 类等药物同时服用，可影响药效，应调整剂量。

不良反应及处理：与非选择性 NSAIDs 相同，塞来昔布也抑制肾脏 PG 合成，可诱发高血压和水肿。塞来昔布对血小板 TXA_2 合成无影响，不具有抗凝作用，有心血管或脑血管疾病倾向的患者应避免使用特异性 COX-2 抑制剂（包括塞来昔布），以免诱发血栓、高血压等心血管疾病。

【临床应用现状分析与展望】 20 世纪 90 年代，特异性 COX-2 抑制剂的研发受到重视，以期保留传统 NSAIDs（非特异性 COX 抑制剂）的疗效（抑制 COX-2）而克服其胃肠道不良反应（抑制 COX-1）。目前，特异性 COX-2 抑制剂已用于临床，它们保留了与传统 NSAIDs 相同的疗效（解热、镇痛、抗炎），然而越来越多的证据表明两种 COX 的生理、病理差别界限并不十分显著，其功能在很大程度上存在交叉重叠。与传统的 NSAIDs 相比，特异性 COX-2 抑制剂依然具有肾毒性，且在常用剂量下对血小板 COX 无抑制作用，导致心血管不良反应的风险增大。据报道，如果用药过程中血小板 TXA_2 生成的抑制率小于 95%，提示特异性 COX-2 抑制剂可增加心血管疾病发病率。临床研究亦证明，患者服用特异性 COX-2 抑制剂罗非昔布（rofecoxib）18 个月后，发生确定性心血管事件如心肌梗死、脑卒中、血栓形成的风险增高，导致罗非昔布和伐地昔布（valdecoxib）相继撤市。特异性 COX-2 抑制剂明显降低了药物诱发的胃肠道不良反应（溃疡、出血等），同时 COX-2 可通过干扰血管内皮细胞合成 PGI_2，而具有保护肾脏作用，如塞来昔布等。此外，最近研究表明，塞来昔布可辅助治疗肿瘤和神经退行性疾病。因此，COX-2 抑制剂的效果与实际安全性仍有待进一步确定。

其他 COX-2 的选择性抑制剂

依托考昔（etoricoxib）、帕瑞昔布（parecoxib）和尼美舒利（nimesulide）属特异性 COX-2 抑制剂，其中帕瑞昔布属第二代特异性 COX-2 抑制剂。依托考昔口服吸收不完全（80%），$t_{1/2}$ 约 20 小时，经肝脏代谢，肝功能损害患者容易发生药物积聚。此外，该药有可能会增加心脏病和脑卒中发作的风险。

帕瑞昔布是伐地昔布的水溶性非活性前体药物，是第一个可供注射的特异性 COX-2 抑制剂，临床用于无法口服给药或需快速起效的患者，主要用于术前或术后镇痛等。肌内或静脉注射后，帕瑞昔布在肝脏迅速转变成活性代谢物伐地昔布，因此其药动学和药效学特性与伐地昔布相同。伐地昔布被肝脏 CYP2C9 和 CYP3A4 代谢，$t_{1/2}$ 约 8 小时。体外实验结果表明，伐地昔布抑制 COX-1 与 COX-2 的 IC_{50} 比值为 140/0.005（μmol/L）。伐地昔布因心血管不良反应已经撤市，因此帕瑞昔布使用时亦应警惕相关不良反应。

尼美舒利口服生物利用度大于 90%，且不受食物影响。绝大部分药物经肝脏代谢，$t_{1/2}$ 为 2～4.7 小时。尼美舒利具有很强的解热、镇痛和抗炎作用，对 COX-2 的选择性与塞来昔布相似。其作用机制还包括抑制中性粒细胞激活，减少细胞因子生成，可能激活糖皮质激素受体。口服尼美舒利的解热作用比对乙酰氨基酚强 200 倍，镇痛作用比阿司匹林强 24 倍。临床用于类风湿关节炎、骨性关节炎、术后或创伤后疼痛、上呼吸道感

表 33-1 解热镇痛抗炎药的分类与特点

药物及分类	作用机制	药理作用	临床应用	药动学	不良反应
水杨酸类					
阿司匹林	不可逆性抑制 COX，低剂量选择性抑制 COX-1	解热作用、镇痛作用、抗炎作用、抗血小板聚集	感冒发热、类风湿性关节炎、预防血栓	迅速代谢为水杨酸，水杨酸具有药理活性	出凝血障碍、脑病合并内脏脂肪变性综合征、诱发或加重溃疡
苯胺类					
对乙酰氨基酚	中枢可能存在 COX-3，与该药有更高的亲和力	解热作用，几乎无抗炎和抗风湿作用，对血小板功能无影响	感冒发热、轻中度疼痛	少量药物代谢为有毒性的对乙酰苯醌亚胺	慢性肾炎、肾乳头坏死、肝坏死
吡唑酮类					
安乃近	抑制 COX	解热作用、镇痛作用、抗炎作用	其他药无效时的紧急退热，不宜长期使用	口服吸收完全，2 小时内达 C_{max}	可致粒细胞缺乏症，严重时可致死
吲哚乙酸类					
吲哚美辛	最强的 COX 抑制剂之一，亦可抑制磷脂酶 A 和磷脂酶 C	抗炎及镇痛作用强于阿司匹林，抗风湿疗效与保泰松相似	主要用于急性风湿性及类风湿性关节炎	口服吸收迅速完全，2 小时达 C_{max}，$t_{1/2}$ 为 2～3 小时	不良反应多，发生率 35%～50%，20% 的患者须停药
邻氨基苯乙酸类					
双氯芬酸	对 COX-2 的选择性与塞来昔布相近，降低中性粒细胞内游离花生四烯酸水平	解热作用、镇痛作用、抗炎作用，抑制 COX-2 的活性强于吲哚美辛	短期用于肌肉痛、术后痛，长期用于风湿和类风湿性关节炎	在关节腔滑液中蓄积，临床疗效显著长于药物的血浆半衰期	转氨酶升高率大于其他 NSAIDs，心血管风险也受到关注
丙酸类					
布洛芬、萘普生、氟比洛芬、洛索洛芬	布洛芬解热、镇痛和抗炎作用强，2.4g 布洛芬的抗炎效果与 4g 阿司匹林相同。萘普生胃肠道和神经系统不良反应少于阿司匹林和吲哚美辛，多于布洛芬。与吲哚美辛相比氟比洛芬的抗炎作用强而毒性低，久用罕见消化道溃疡，对阿司匹林无效或不能耐受者可选用该药。洛索洛芬是无活性前体药，吸收后转变成活性代谢物，对胃肠道的刺激性小。				
烯醇酸类（昔康类）					
吡罗昔康	抑制 COX，抑制中性粒细胞激活	解热、镇痛、抗炎作用。抑制中性粒细胞迁移，降低氧自由基产生，抑制淋巴细胞	风湿、类风湿性关节炎的疗效同阿司匹林、吲哚美辛	口服良好，$t_{1/2}$ 约 50 小时，每日给药 1 次即可	日剂量超过 20mg 引起溃疡和出血的风险高于其他 NSAIDs
氯诺昔康	抑制 COX，激活内源性阿片肽系统发挥中枢镇痛作用	解热、镇痛、抗炎作用。刺激软骨中蛋白多糖合成及软骨生成	轻中度疼痛、手术痛、骨性关节炎、类风湿性关节炎	口服良好，$t_{1/2}$3～5 小时。起效迅速，$t_{1/2}$ 较短是其特点	头晕、头痛、恶心、呕吐、胃痛、腹泻
选择性 COX-2 抑制剂					
塞来昔布	对 COX-2 的选择性高于 COX-1，治疗量对 COX-1 无明显影响	解热、镇痛、抗炎作用。对血小板 TXA_2 合成无影响	骨性关节炎和类风湿性关节炎。溃疡率显著低于传统 NSAIDs	$t_{1/2}$10～12 小时。抑制肝药酶 CYP2D6 的活性	抑制肾脏 PG 合成，可诱发高血压和水肿，诱发血栓

续表

药物及分类	作用机制	药理作用	临床应用	药动学	不良反应
尼美舒利	对COX-2的选择性高于COX-1。抑制中性粒细胞激活，减少细胞因子生成，可能激活糖皮质激素受体	解热作用比对乙酰氨基酚强200倍，镇痛作用比阿司匹林强24倍	类风湿性关节炎、骨性关节炎、术后或创伤后疼痛，感染引起的发热等	口服生物利用度大于90%，不受食物影响。绝大部分药物经肝脏代谢，$t_{1/2}$2～4.7小时	胃肠道不良反应发生率低，但可致急性肝炎、重症肝炎和重症肝损害

染引起的发热等。有“阿司匹林哮喘”病史的患者需要使用NSAIDs时，可选用尼美舒利。尼美舒利的胃肠道不良反应发生率低，但可致急性肝炎、重症肝炎和重症肝损害。对阿司匹林以及其他NSAIDs过敏者禁用。

附1：NSAIDs用药原则

为减少或避免NSAIDs的不良反应甚至毒性，应该采用最小有效剂量和最短有效疗程。尽量避免两种NSAIDs联合应用，但某种NSAIDs的疗效不佳时可试用其他NSAIDs。尽量避免激素与阿司匹林联合应用。必须联合应用时，应加用质子泵抑制剂（PPI）或米索前列醇。

在抗炎、镇痛、抗风湿治疗过程中，对于仅有胃肠道高风险的患者，建议使用特异性COX-2抑制剂，或使用非特异性NSAIDs加用PPI或米索前列醇。对于仅有心血管高风险的患者，建议使用萘普生，如需合用阿司匹林时可加用PPI或米索前列醇。对于同时存在胃肠道和心血管高风险的患者，建议使用萘普生加PPI。肾功能受损者应避免服用NSAIDs。避免非特异性NSAIDs与华法林、肝素或其他抗凝剂合用，合用时可能增加出血危险。

附2：抗风湿药（DMARDs）

NSAIDs是治疗类风湿关节炎的初始药物；采用特异性COX-2抑制剂时，胃肠道不良反应发生率明显降低，但是对血小板黏附和聚集无效，可视病情加用抗血小板聚集药，如小剂量阿司匹林。单独应用NSAIDs对疾病进程以及关节损伤无效。口服小剂量糖皮质激素能延缓关节破坏的发展，对活动性类风湿关节炎患者缓解症状非常有效。使用时必须权衡全身使用糖皮质激素的利弊。对于已经确诊为类风湿关节炎的患者，如果患者出现进行性关节疼痛，晨僵明显，血沉和C反应蛋白水平持续升高或影像学证实有骨关节破坏时，无论应用NSAIDs是否充分缓解症状，都应在确诊后3个月之内开始DMARDs治疗。常用的DMARDs包括羟氯喹、柳氮磺吡啶、甲氨蝶呤、来氟米特以及TNF-α拮抗剂依那西普和英夫利西单抗。较少使用的DMARDs有硫唑嘌呤、D-青霉胺、金盐、米诺环素以及环孢素。

来氟米特（leflunomide）口服吸收完全，在肠道和血液中迅速转变为活性代谢物A77-1726，A77-1726的$t_{1/2}$较长，可达19天左右。A77-1726抑制二氢乳清酸脱氢酶而导致核苷酸合成减少，最终抑制活化T细胞的增殖，阻断活化B细胞产生抗体。上述作用继发性干扰IL-8受体、IL-10受体和TNF-α诱导的NF-κB表达。临床用于类风湿关节炎，亦可与其他药物联合用于银屑病、狼疮性肾炎、原发性肾病综合征等自身免疫性疾病以及器官移植。甲氨蝶呤单独或联合来氟米特治疗类风湿关节炎时，联合用药的ACR 20反应率（美国风湿病学会指定的疗效评价标准）为46.2%，而甲氨蝶呤单独用药时仅为19.5%。

英夫利西单抗（infliximab）与TNF-α有高特异性亲和力，可与单核巨噬细胞膜、活化T细胞膜表面的跨膜型TNF-α结合以及血浆中游离型TNF-α结合，并将其中和，从而抑制TNF-α的作用。对于类风湿关节炎，英夫利西单抗可减少炎症细胞向关节的炎症部位浸润；减少介导细胞黏附的分子（内皮细胞选择素、ICAM-1）以及血管细胞黏附分子-1的表达；抑制炎症部位的化学趋化因子、单核细胞趋化蛋白以及组织降解。临床用于治疗类风湿关节炎、克罗恩病和强直性脊柱炎，能快速控制关节症状，有效阻止骨破坏，显著改善关节功能。对英夫利西单抗过敏、活动性结核以及肿瘤患者禁用，中、重度心力衰竭患者禁用。使用TNF-α拮抗剂时，结核病的患病风险增大，多数患者可能由潜伏性结核感染发展为活动性感染。

第四节 百年阿司匹林的启迪

在NSAIDs研发过程中最具代表性的药物是阿司匹林(图33-2),阿司匹林的故事丰富又令人惊叹,它起源于一种草本药物。由于阿司匹林在保护生命方面的潜在价值,近百年来它的发展经历了解热镇痛、心脏病预防、癌症预防三大飞跃。它传奇般的角色不断地变换,这变换中浸透了世界各地无数医生和科学家的心血和汗水。

一、阿司匹林的发现

阿司匹林是世界上最常用、历史最悠久的一种药物。埃及最古老的医学文献《埃泊斯医药集》记录了埃及人至少在公元前1550年就已经知道柳树叶的镇痛功效。有"医学之父"之称的古希腊著名医生希波克拉底在公元前5世纪记录了柳树皮的药效,这一知识被盖伦等古希腊和罗马名医反复引用。我国古人也很早就发现了柳树的药用价值,公元前一世纪左右编纂的《神农本草经》中记载,柳之根、皮、枝、叶均可入药,有祛痰明目、清热解毒、利尿防风之效,外敷可治牙痛。

1828年,德国慕尼黑大学的J. Buchner教授成功地从柳树皮中分离了活性成分水杨苷(salicin)。法国药学家H. Leroux(1829年)与意大利化学家R. Piria(1838年)分别改进了水杨苷的提取方法,因水杨苷具有酸味,R. Piria称之为水杨酸(salicylic acid)。水杨酸有一种极为难闻的味道,而且对胃的刺激性很大,令患者难以接受。1852年,法国蒙彼利埃大学的化学家C.F. Gerhart确定了水杨酸的化学结构,并首次用水杨酸与醋酐合成了乙酰水杨酸,但未引起太多的关注。1876年,英国医生T.J. MacLagan在*The Lancet*杂志上发表了第一个有关水杨酸盐的临床研究资料,证明水杨酸能够减轻风湿患者的发热和关节炎症状。

水杨酸研究的接力棒终于又回到德国人手里。1890年,德国一家制药企业开始崭露头角。化学家C. Duisberg刚刚就任总经理便成立了专门的制药部,聚集了一批专家,其中包括A. Eichengrün、V.F. Hoffmann和H. Dreser。当时,这里的药学部分为药学研究室和药理学研究室,Eichengrün和Dreser分别任主任,Hoffmann则是一位年轻的化学家。29岁的Hoffmann对水杨酸并不陌生,他的父亲曾服用水杨酸治疗风湿,然而水杨酸引起的呕吐和胃部不适令人难以忍受。1897年,Hoffmann终于找到了一种方法,生产出高纯度的乙酰水杨酸(acetylsalicylic acid)。该企业随后做了两件其他制药公司当时不屑一顾的事情,一是为乙酰水杨酸取了个商标名"阿司匹林",二是在很多国家注册了专利权。正是这两件事情使得公司在之后的百年发展中屡占先机。与水杨酸相比,阿司匹林治疗疼痛、炎症和发热的作用并未减弱,只是减少了原有的不良反应,因而得以广泛应用。1899年3月6日,阿司匹林的发明专利被授权。目前,全世界每年制造约4万吨阿司匹林,在美国,超过5千万人每年服用共10亿～20亿片阿司匹林。

二、从阿司匹林到前列腺素、环加氧酶及诺贝尔奖

阿司匹林的惊人药用价值吸引了世界各地的医学家和生物化学家探索其作用机制。但直

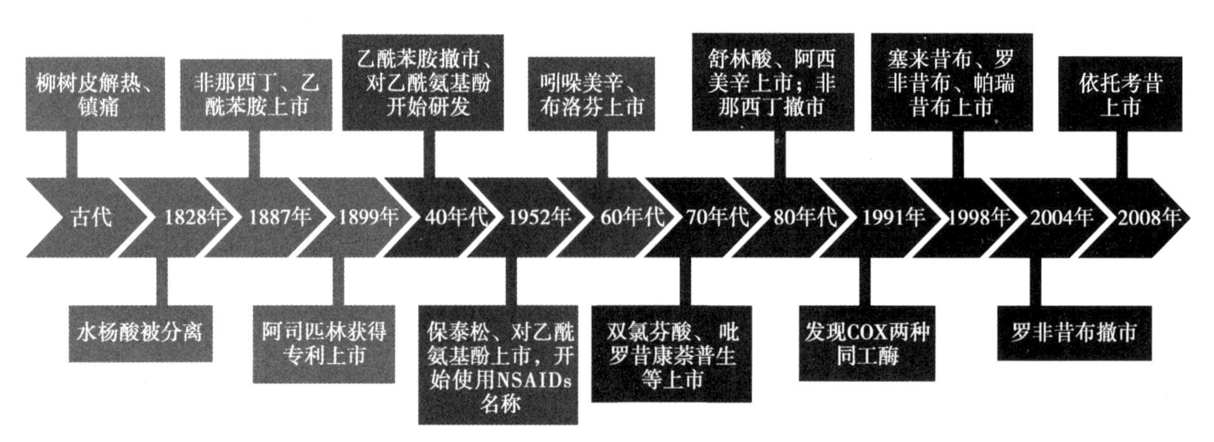

图33-2 NSAIDs的研发史

至20世纪中期，人们对阿司匹林的作用机制知之甚少。1958年，英国生物化学家H. Collier发现，切断豚鼠迷走神经后，阿司匹林的镇痛作用依然存在。Collier由此认为，阿司匹林并非通过中枢神经系统发挥镇痛作用，一定有一种非神经机制参与其中。当时离体实验研究技术落后，Collier难以找到合适的方法来研究阿司匹林的作用靶点。于是他让自己的学生P.J. Piper前往伦敦大学基础医学研究所J.R. Vane的实验室。Vane是牛津大学药理学系H. Burn教授的学生，1953年Vane前往美国耶鲁大学药理研究所担任助理教授，两年后回到英国伦敦大学基础医学研究所。研究所的教学工作较少，Vane有更多的时间从事科研。每当学生对实验数据无法理解时，Vane总是耐心地鼓励学生："组织从不说谎（the tissues never lie），只是我们的思维模式与解读数据的方式出了问题……"。也是在伦敦大学任职的这段期间，Vane建立了一套生物鉴定技术（bio-assay technique）。1971年，Vane利用其创立的生物鉴定技术着手研究阿司匹林的作用机制，他发现除了已知的组织胺和慢反应物质以外，还检测到两种新的物质PGs和TXA_2。阿司匹林对这两种物质的生成均有抑制作用。Vane小心地验证了这一发现，在对比实验中，阿片类镇痛药、固醇类抗炎药和抗组胺药对PGs的生成均无影响。最终，Vane的实验结果很好地解释了阿司匹林的解热和镇痛机制。他的这一研究结果发表在*Nature*杂志上。进一步使用人的血液研究了阿司匹林对于血小板的作用，同样也得到了阿司匹林能够抑制PGs产生这一结论。

接着Vane对阿司匹林的抗炎作用机制做了更深层次的分析，他与S.H. Ferreira和S. Moncada等发现，阿司匹林、吲哚美辛等药物都抑制一种称为COX的蛋白质，进而阻断PGs的生成。J.R. Vane的发现使其荣获了1982年的诺贝尔生理学或医学奖以及英女王颁发的骑士勋章。PGs是人体中的生物活性物质之一，它的作用极为广泛，对全身各系统均有作用，承担着体内众多信息传递与调节的任务，其中包括控制血管收缩、调节血压、传递痛觉、调节炎症等。

在Vane的基础上，20世纪90年代，环氧化酶同工酶COX-2被发现，COX-2的发现为选择性NSAIDs的问世奠定了理论基础。基于COX-2理论，美国Pharmacia和Pfizer公司共同研发了塞来昔布，成为全球首款选择性NSAIDs，成功解决了传统非甾体抗炎镇痛药胃肠损伤方面的难题。然而，1999年在罗非昔布获批时，有学者即提出由于罗非昔布、塞来昔布这类药物能够抑制前列腺素I_2的合成，有可能会引起血压升高、加速动脉硬化的形成，导致心肌梗死或者卒中发病率的增加，之后的临床试验也验证了这一预测，即使用罗非昔布的患者中出现血栓形成、动脉硬化斑块破裂的事件。随后，由于其严重的心血管不良反应（包括心梗和卒中），特异性COX-2抑制剂罗非昔布、伐地昔布相继撤市。英国药品和健康产品管理局（MHRA）建议在决定给患者使用COX-2抑制剂之前，应该权衡胃肠道和心血管疾病的风险，尤其是对于患有心脏病和服用低剂量阿司匹林的患者，以及胃肠道情况尚未最后定论的患者，应尽量使用最小有效剂量，并限制在最短的必要疗程之内。

三、从抗炎药到抗血栓药的跳跃

1950年，阿司匹林曾作为"销量最好的镇痛药"被载入吉尼斯世界纪录。然而阿司匹林刺激胃肠道的不良反应十分明显，随着对乙酰氨基酚、布洛芬等镇痛药相继上市，阿司匹林被逐渐替代，导致20世纪70年代阿司匹林的销量大幅衰退。

20世纪40年代，加利福尼亚州耳鼻喉科医生L. Craven注意到一个奇怪的临床现象，一些服用阿司匹林的扁桃体炎患者易发生出血。他突发奇想地认为，阿司匹林或许能够增加血液供应，而增加血流供应是保护心脏的一个途径。50年代中期，Craven发表了几篇论文，声称接受阿司匹林治疗的8 000多例患者均未发生心脏突发事件，而且阿司匹林有助于预防卒中。当时阿司匹林保护心脏被认为是一种荒谬的说法，因为服用水杨酸治疗发热和疼痛时，很多患者出现呼吸急促和心跳加速等不良反应。直至20世纪50年代，该企业始终高度警惕阿司匹林的心脏不良反应，当时登载在美国医学会杂志的阿司匹林广告中专门有一段文字刻意保证阿司匹林不会影响心脏。尽管Craven的认识与当时的整个医学界观点相悖，但事实证明他是正确的。不幸的是他发表的数据非常粗略，刊载论文的期刊也不够知名，其研究结果未引起关注。

这时候，该企业数十年坚持的学术营销策略开始发挥作用了。阿司匹林的影响力加上它便宜的价格，让更多的学术界人士致力于此药的临床研究。很快阿司匹林预防心血管疾病的科学证据不断涌现。1977 年发表于 Stroke 杂志上的一项研究首次证明阿司匹林可以预防脑卒中。之后，阿司匹林预防心脑血管事件的研究越来越多地发表于世界权威医学杂志。然而阿司匹林到底适用于哪些心脑血管疾病，需要 FDA 认可的大规模临床试验研究来证明。这些临床试验需要耗费巨大的财力和资源。出钱者并非该企业，而是美国国立卫生研究院（National Institutes of Health，NIH）。NIH 于 1983 年组织和启动了阿司匹林对心肌梗死一级预防的临床试验研究，受试者为美国健康男性医师 22 071 名，以评价小剂量阿司匹林是否可以预防健康人首次心肌梗死的发生。这项历时 8 年的临床试验研究，在第 5 年被提前终止。因为中期研究结果足以证明阿司匹林使心肌梗死风险降低了 44%，首次致死性心肌梗死发生率下降了 66%，糖尿病人群首次心肌梗死发生率下降了 61%。1988 年，该研究结果刊于美国《新闻周刊》，引起了巨大轰动。随后，阿司匹林的女性健康研究纳入了近 4 万名美国女性医务工作者，历时 10 年；护士健康研究纳入了 12 万名美国女护士，历时 24 年。这些由医务工作者亲自参加的研究大大促进了心脑血管疾病的预防，也标志着阿司匹林通过了研发阶段最严格的考验。

阿司匹林对心血管疾病一级预防的效益已在六项大规模随机临床试验中得到证实，包括英国医师研究（British Doctor's Trial，BDT）、美国医师研究（Physicians' Health study，PHS）、血栓形成预防试验（Thrombosis Prevention Trial，TPT）、高血压最佳治疗研究（Hypertension Optimal Treatment，HOT）、一级预防研究（Primary Prevention Project，PPP）和妇女健康研究（Women's Health Study，WHS）。研究结果表明，阿司匹林一级预防能显著减少心肌梗死及严重心血管事件，其中男性主要获益是降低心肌梗死危险，女性主要获益是降低缺血性脑卒中危险。这一现象可能与脑卒中和心肌梗死发生率的性别差异有关，女性脑卒中发生率高于心肌梗死，男性则相反。此外，阿司匹林的代谢、人体对阿司匹林的抵抗也存在一定的性别差异。2007 年，美国预防服务工作组将"阿司匹林预防心脏病""儿童免疫接种""戒烟"并列推荐为目前最有效的预防医学措施。

然而，2018 年的 NEJM 的一项大规模临床观察结果显示，长期服用阿司匹林对健康老年人生存并无帮助，相反可以增加健康老年人的大出血概率和全因死亡率，使阿司匹林的心血管疾病的一级预防作用受到挑战和质疑。受其影响 2019 年《心血管疾病一级预防指南》也相应的下调了心血管疾病阿司匹林的推荐力度，仅作为心血管事件风险较高且不具有出血倾向的 40～70 岁患者的二级预防用药。

尽管阿司匹林已经走下神坛，然而 2019 年柳叶刀报道了英国爱丁堡大学两项多中心临床研究，显示阿司匹林等抗血小板药可以安全有效地降低有脑卒中风险患者的脑出血发生率，再次印证了在心脑血管疾病的二级预防中，阿司匹林的重要地位。另外一些临床试验研究结果显示，阿司匹林可以降低结直肠癌的发生率；长期服用低剂量的阿司匹林，还可以降低肝癌的患病率。这被视为阿司匹林继解热镇痛、心脏病预防之后的第三个飞跃。因发现阿司匹林作用机制而分享 1982 年诺贝尔生理学或医学奖的 J.R. Vane 教授说"尽管阿司匹林是一种古老的药物，但我们每天都可能在它身上发现新的东西。"

四、解热镇痛抗炎药的研究展望

阿司匹林作为 NSAIDs 的第一个药物，其应用范围广泛，但严重的不良反应也限制了它的应用，因此从上个世纪 40 年代开始，研究人员就开始不停地寻找比阿司匹林更加安全有效的 NSAIDs。对乙酰氨基酚和布洛芬作为世界上应用最广泛的两种药物，也随即诞生。对乙酰氨基酚是非那西丁的主要活性代谢产物，非那西丁其他的代谢产物——苯胺可诱发高铁血红蛋白血症，导致非那西丁被撤市。而对乙酰氨基酚则替代非那西丁，成为退热和轻中度疼痛的常用药，特别是在孕妇及儿童中得到广泛应用。随着对乙酰氨基酚越来越广泛的应用，其过量应用诱发的急性肝衰竭也引起了人们的重视。布洛芬的研发则源于阿司匹林，后者抑制 PGs 和 TXA_2 的产生，而阿司匹林是水杨酸的衍生物，因此，20 世纪 90 年代之前的 NSAIDs 药物研发主要基于抑制 PGs 生成的动物模型进行有机酸类药物筛选。这个时期筛选到了一系列有效的 NSAIDs 药物，包括乙酸类的双氯芬酸、吲哚美辛和 Stewart Adams 博士根据水杨酸羧基的药效结构研发的布洛芬。尽管布洛芬并不是这些药中最有效的抗炎药，但布洛芬的安全性却是较高的。90 年代后由于两种 COX 同工酶的发现，使 NSAIDs 药物研发转向了抑制炎症反应的 COX-2 抑制剂，同时扩展了 NSAIDs 的应用范围。

选择性 COX-2 抑制剂与肿瘤治疗 大量的流行病学和临床研究证明，COX-2 在结肠癌、肝癌、胃癌、食道癌、肺癌、口腔癌、胰腺癌、乳腺癌等多种肿瘤组织中过度表达，其表达强度与肿瘤的病理类型和分化程度密切相关。在癌前病变发展至子宫内膜腺癌的过程中，COX-2 的表达水平逐渐增高，提示 COX-2 的表达可能是正常细胞转化成肿瘤细胞的标志物。因此，NSAIDs 抑制肿瘤的作用主要是通过抑制 COX-2 的生成来实现的。然而在一些低表达 COX-2 的肿瘤患者中，NSAIDs 仍然能发挥抗肿瘤作用，提示 NSAIDs 可能还通过其他途径来抑制肿瘤的发生和发展。例如 NSAIDs 不仅可以预防 DNA 损伤，而且对损伤的 DNA 亦有修复作用。端粒酶的活性与肿瘤的发生密切相关，在多种结肠癌细胞株中，NSAIDs 能够同时在蛋白和 mRNA 水平抑制端粒酶反转录酶的表达，进而抑制端粒酶的活性。NSAIDs 的这些作用并非依赖其 COX-2 抑制效应，NSAIDs 也可通过 Bcl-2 家族蛋白介导的线粒体凋亡途径来诱导肿瘤细胞凋亡。此外，一些 NSAIDs 能诱导膜联蛋白 1 的表达，进而抑制 NF-κB 的核移位，阻止 NF-κB 与 DNA 上抗凋亡蛋白基因的增强子结合，引起抗凋亡蛋白基因的转录增强。选择性 COX-2 抑制剂与其他抗肿瘤药物的联合使用已经进入临床试验阶段。例如，食管癌患者联合使用紫杉醇、顺铂和塞来昔布，其远期存活率亦高于非联合组。另一项Ⅱ期临床试验是在使用氟尿嘧啶联合放疗的基础上，再加入塞来昔布，结果表明几乎所有的直肠癌患者均得到了优于以往单纯放疗加化疗的疗效。选择性 COX-2 抑制剂的胃肠道不良反应少，但是会引起心血管方面的不良反应。有研究表明，在连续使用了 33 个月大剂量的塞来昔布后，试验组患心血管疾病的概率高出安慰剂组 2.4 倍。尽管如此，COX-2 仍然是当前的研究热点。

新型 NSAIDs 的研制方面，近年来，新型抗炎靶点的发现推动了小分子抗炎药物研究的继续发展，开发安全性更高的小分子非甾体抗炎药仍是未来发展的方向。除 COX-2 亚型之外，新型小分子靶点相继进入研究人员的视野，包括 PLA_2、mPGES-1 和 TNF-α 等。这些药物靶点为研发抗炎药提供了新的方向，如特异性 COX-2 抑制剂、NO 释放型 NSAIDs、COX/LOX 双重抑制剂、脂蛋白相关磷脂酶 A_2（LP-PLA_2）抑制剂、前列腺素 E2 合成酶 -1（mPGES-1）抑制剂以及 TNF-α 抑制剂等。特别是 COX/LOX 双重抑制剂的研究已经取得成效。由于经典非甾体抗炎药的治疗作用和胃肠道反应都与 COX 相关，常用剂量下不影响 LOX 的活性，甚至单纯抑制 COX 可导致 LOX 活性增高，加速 AA 向白三烯的转化；因此开发均衡抑制 COX 和 LOX 的非甾体抗炎药十分重要。已开发的双重抑制剂包括美国 Pfizer 公司的替尼达普（tenidap）和丹麦的替美加定（timegadine）。

第五节 有关炎症的常用疾病模型和研究方法

根据病因不同，炎症可分为感染性炎症、非感染性（非特异性）炎症以及变态反应性炎症。根据炎症的致病原因制备的动物模型大体分为以下几种。

一、非特异性炎症反应模型

非特异性炎症反应通常包括以局部血管扩张和毛细血管通透性增加为特征的急性期、以白细胞和巨噬细胞浸润为特征的亚急性期、以组织变性和纤维化为特征的慢性增殖期。

（一）毛细血管通透性增高模型

多选择小鼠，致炎因子可用冰醋酸或组胺等，一般以伊文思蓝在腹腔的漏出量为指标。伊文思蓝可与血浆蛋白稳固结合，当致炎因子诱导毛细血管通透性增高时，染料的漏出量可反映渗出毛细血管的血浆蛋白量。该法操作简便，重现性较好，是测定炎症早期抗炎作用的常用模型之一。本模型也适用于大鼠。

（二）小鼠耳肿胀模型

致炎物质二甲苯或巴豆油涂抹至一侧耳廓后，可诱发某些炎症介质如组胺、缓激肽和前列腺素等释放，造成耳部急性渗出性炎症水肿。小鼠的另一侧耳作对照，用打孔器取双侧耳廓同一部位的耳片，两耳片的重量差作为检测指标。该法操作简便，是测定炎症早期抗炎作用的常用模型之一，也可以用蛋清或卡拉胶诱导的大鼠足跖肿胀模型。

（三）肉芽肿模型

属慢性炎症模型，是评定药物抑制炎症增殖作用的常用方法。埋入鼠皮下的棉球具有刺激作用，引起结缔组织增生，生成肉芽组织。这种反应与临床某些炎症后期的病理改变相似。

二、感染性炎症模型

细菌、病毒以及支原体等感染可造成感染性炎症模型。多采用临床常见致病菌或流感病毒诱发大鼠或小鼠产生肺炎，如铜绿假单胞菌、大肠杆菌及金黄色葡萄球菌导致的肺炎模型、流感病毒导致的肺炎模型和大肠杆菌导致的大鼠腹膜炎模型等。

三、变态反应性炎症模型

（一）佐剂性关节炎

作为一种细胞介导的自身免疫性疾病模型，1954 年在大鼠诱导成功后，一直被广泛用于类风湿关节炎的致病机制及抗炎药物作用的研究，其滑膜的组织学改变与人类类风湿关节炎极其类似。制作佐剂性关节炎模型常用的弗氏佐剂分为弗氏不完全佐剂和弗氏完全佐剂，造模多用大鼠，采用足跖皮内注射法。主要表现为致炎足爪肿胀，耳和尾部出现关节炎小结，体重明显下降。佐剂作为抗原进入机体使 T 细胞致敏，当再次接触后，致敏 T 细胞分化增殖，释放各种淋巴因子或直接杀伤靶细胞，引起单核细胞浸润；同时抗原 - 抗体复合物激活补体，导致白细胞趋化激活，释放一系列致炎因子产生局部和全身炎症反应。

（二）二硝基氯苯致小鼠接触性皮炎模型

二硝基氯苯是一种半抗原，接触皮肤时与蛋白结合成全抗原，启动机体免疫反应；再次接触二硝基氯苯时，诱发迟发型超敏反应。本法为研究药物对迟发性超敏反应的经典方法之一。实验中应注意防护，避免二硝基氯苯液接触皮肤黏膜。

四、体外抗炎作用机制研究模型

（一）COX 选择性抑制实验

花生四烯酸在 COX 酶的催化下会产生 PEG_2，若受试药物具有抑制 COX 的活性，通过测定 PEG_2 的含量变化即可评估该药物对 COX 的抑制作用。

（二）小鼠单核 - 巨噬细胞 RAW264.7 的体外炎症模型

巨噬细胞在特异性和非特异性炎症过程中都起到决定性作用，脂多糖（lipopolysaccharide，LPS）可活化巨噬细胞，该模型常用于评价药物的抗炎作用机制。LPS 活化的巨噬细胞会分泌多种细胞因子，如肿瘤坏死因子 -α（TNF-α）、IL-1β、IL-6 和 IL-10 等；还可产生多种炎症介质，如一氧化氮（NO）和 PGE_2 等。这些细胞因子和炎症介质能够导致全身性炎症反应综合征、严重的组织损伤甚至内毒素性休克。因此，通过建立 LPS 诱导的小鼠单核 - 巨噬细胞 RAW264.7 的体外炎症模型，可研究受试药物对 RAW264.7 细胞的细胞因子 TNF-α、IL-1β、IL-6、IL-10 及炎症介质 NO 和 PGE_2 分泌的影响。

（张　炜　孔德志）

参考文献

[1] AWA K，SATOH H，HORI S，et al. Prediction of time-dependent interaction of aspirin with ibuprofen using a pharmacokinetic/pharmacodynamic model[J]. J Clin Pharm Ther，2012，37(4)：469-474.

[2] EIKELBOOM J W，HANKEY G J. Overexpression of the multidrug resistance protein-4 transporter in patients

undergoing coronary artery bypass graft surgery a cause of aspirin resistance[J]. J Am Coll Cardiol, 2011, 58(7): 762-764.

[3] HAROON N, MAKSYMOWYCH W, RAHMAN P, et al. Radiographic severity of ankylosing spondylitis is associated with polymorphism of the large multifunctional peptidase 2 gene in the spondyloarthritis research of Canada cohort[J]. Arthritis Rheum, 2012, 64(4): 1119-1126.

[4] KROON F, LANDEWÉ R, DOUGADOS M, et al. Continuous NSAID use reverts the effects of inflammation on radiographic progression in patients with ankylosing spondylitis[J]. Ann Rheum Dis, 2012, 71(1): 1623-1629.

[5] PODDUBNYY D, HAIBEL H, LISTING J, et al. Baseline radiographic damage, elevated acute phase reactants and cigarette smoking status predict radiographic progression in the spine in early axial spondyloarthritis[J]. Arthritis Rhe-um, 2012, 64(5): 1388-1398.

[6] ROGER V L, GO A S, LLOYD-JONES D M, et al. Heart disease and stroke statistics -2011 update: a report from the American Heart Association[J]. Circulation, 2011, 123(4): e18-e209.

[7] BRUNTON L L, HILAL-DANDAN R, KNOLLMANN B. Goodman & Gilman's The pharmacological basis of therapeutics[M]. 13th ed. New York: McGraw-Hill Medical, 2018.

[8] GOLAN D E, ARMSTRONG E J & ARMSTRONG AW. Principles of pharmacology the pathophysiologic basis of drug therapy[M]. 4th ed. Wolters Kluwer Health, 2017.

[9] 李学军，梅其炳. 药理学 [M]. 西安：第四军医大学出版社，2012.

[10] 张均田. 现代药理实验方法 [M]. 北京：北京医科大学中国协和医科大学联合出版社，1998.

第三十四章　影响自体活性物质的药物

自体活性物质(autacoids)又称局部激素，多数是机体受到伤害性刺激后产生，以旁分泌方式到达邻近部位发挥作用。其广泛存在于体内各种组织。自体活性物质与循环激素不同，它由许多组织而非特定内分泌腺产生，不需要由血液循环运送到远处的靶器官发挥作用，主要包括前列腺素、组胺、5-羟色胺、白三烯和血管活性肽类(激肽类、P物质、血管紧张素、利尿钠肽、血管活性肠肽、降钙素基因相关肽、神经肽Y和内皮素等)以及一氧化氮和腺苷等。大部分自体活性物质具有多能性，同时具有递质、调质和激素等功能。天然或人工合成的自体活性物质以及抑制某些自体活性物质或干扰其与受体相互作用的自体活性物质，均可作为治疗某些疾病的药物。

第一节　自体活性物质的生成和生物学作用

一、组胺

组胺(histamine)是由组氨酸经组氨酸脱羧酶脱羧产生。组胺以无活性形式(结合型)存在，化学或物理等许多因素(如组织损伤、炎症、神经刺激、某些药物或一些抗原/抗体反应)能诱使组胺以活性形式(游离型)释放。游离型组胺是速发型超敏反应、局部炎症反应及中枢神经系统的重要介质。

组胺与组胺受体结合发挥多种生理或病理作用，迄今发现组胺受体有H_1、H_2、H_3和H_4四种亚型。组胺激活H_1受体，通过IP_3、DAG等信使分子介导，产生支气管与胃肠道平滑肌兴奋、毛细血管通透性增加和部分血管扩张效应，2-甲基组胺(2-methyl histamine)是特异性的H_1受体激动剂；组胺激活H_2受体，由cAMP介导产生胃酸分泌、部分血管扩张等作用，英普咪定(impromidine)是特异性的H_2受体激动剂；组胺作用于中枢及外周组胺能神经末梢突触前膜的H_3受体，抑制N型和P型钙离子通道，引起突触前钙离子内流减少，从而抑制谷氨酸释放，并导致自身释放减少，发挥负反馈调节作用，R-α-甲基组胺(R-α-methylhistamine)是特异性的H_3受体激动剂；H_4受体主要分布于造血干细胞，可能参与变态反应及炎症的肥大细胞、嗜碱性粒细胞及嗜酸性粒细胞等细胞的分化。

【生物学作用】

1. 促进腺体分泌　组胺作用于胃壁细胞的H_2受体，激活腺苷酸环化酶，提高细胞内cAMP水平，最终激活H^+-K^+-ATP酶，使胃壁细胞分泌胃液显著增加。组胺促进胃酸分泌作用强，同时，还可引起人胃蛋白酶的分泌。此外，H_2受体的兴奋还可引起唾液、泪液、肠液和支气管腺体等分泌增加，但作用较弱。

2. 兴奋平滑肌　组胺激动平滑肌细胞H_1受体，使支气管平滑肌收缩，引起呼吸困难，支气管哮喘者对此尤为敏感，健康人的支气管敏感性较低。组胺对多种动物胃肠道平滑肌都有兴奋作用，豚鼠回肠最为敏感，可作为组胺生物检定的标本。子宫平滑肌依动物的种属不同而敏感性各异，如人子宫不敏感，豚鼠子宫收缩，而大鼠子宫则松弛。

3. 对心血管系统的作用　组胺对心血管系统的作用有剂量依赖性，而且种属差异较大。

(1)心脏：在人体及某些种属动物中，激动H_2受体激活腺苷酸环化酶，提高心肌cAMP水平，产生正性肌力、正性频率作用；但在豚鼠中则表现为H_1受体介导的负性肌力作用。近年发现，豚鼠心脏交感神经末梢存在H_3受体，可能与反馈调节心交感神经末梢释放去甲肾上腺素有关。

(2)血管：组胺激动血管平滑肌H_1受体、H_2

受体，使小动脉、小静脉扩张，回心血量减少。激动 H_1 受体扩张毛细血管，导致通透性增加，引起局部水肿和全身血液浓缩。注射大剂量组胺，可发生强而持久的血压下降而产生休克。

（3）血小板：组胺激动血小板膜 H_1 受体，激活与百日咳毒素敏感 G 蛋白偶联的磷脂酶 A_2，引起花生四烯酸释放，调节细胞内钙水平而促进血小板聚集；另一方面，通过 H_2 受体增加血小板中的 cAMP 含量，对抗血小板聚集。

4. 对精神系统的作用　组胺激动中枢神经的 H_3 受体，调节中枢神经系统的多种神经行为，如学习记忆、癫痫、自发运动、饮食行为、睡眠与觉醒等。

二、5-羟色胺

5-羟色胺（5-hydroxytryptamine，5-HT）又名血清素（serotonin），是经色氨酸羟化酶催化色氨酸首先生成5-羟色氨酸，再经脱羧酶催化生成。约 90% 合成和分布于肠嗜铬细胞，通常与 ATP 等物质一起存储于细胞颗粒内。在刺激因素作用下，5-HT 从颗粒内释放、弥散到血液，并被血小板摄取和储存，储存量约占全身总量的 8%。5-HT 作为神经递质，主要分布于松果体和下丘脑，可能参与痛觉、睡眠和体温等生理功能的调节。中枢神经系统 5-HT 含量或功能异常可能与精神病、偏头痛等多种疾病的发病有关。

根据受体结构、信号转导和功能特点，国际药理学联合会（International Union of Pharmacology，IUPHAR）对 5-HT 受体进行了分类和命名。目前已发现 7 种 5-HT 受体：5-HT_1～5-HT_7 受体。每种 5-HT 受体有不同亚型。5-HT 受体亚型已在基因水平被认识，但其分布和功能尚不清楚。5-HT_3 受体与配体门控离子通道偶联，有 4 个跨膜段，该受体活化开放阳离子通道，Na^+ 内流，引起细胞膜快速除极化，进而调控中枢神经系统递质的释放，如 Ach、胆囊收缩素（cholecystokinin）、DA、GABA、NA 等。其余 6 种 5-HT 受体亚型均为 G 蛋白偶联受体，结构包括 7 个跨膜区段、3 个胞质环和 3 个细胞外环。5-HT 受体是分型最多的受体，5-HT_5～5-HT_7 受体亚型还缺乏公认的功能和特异性配体。5-HT 受体各亚型的分布、功能及激动剂和阻断药见表 34-1。

【5-HT 与疾病】

1. 高血压　在外周组织，5-HT 是一种强血

表 34-1　5-HT 受体的分类和特征

受体亚型	信号转导	分布	功能	激动剂	拮抗剂
5-HT_{1A}	抑制 AC 激活 K+ 通道	脑干中缝核	自主受体	8-OH-DPAT	WAY100135
5-HT_{1B}	抑制 AC	海马下托	自主受体	—	—
5-HT_{1D}	抑制 AC	脑血管	血管收缩	舒马普坦	—
5-HT_{1E}	抑制 AC	大脑皮层	—	—	—
5-HT_{1F}	抑制 AC	脑和外周神经	—	—	—
5-HT_{2A}	激活 PLC	血小板 平滑肌 大脑皮层	血小板聚集 平滑肌收缩 神经元兴奋	α 甲基 5-HT	酮色林
5-HT_{2B}	激活 PLC	胃底	收缩	α 甲基 5-HT	SB204741
5-HT_{2C}	激活 PLC	脉络丛	脑脊液分泌	α 甲基 5-HT	美西麦角
5-HT_3	配体门控离子通道	外周神经 延髓极后区	神经元兴奋 焦虑、呕吐	氯苯基-双胍	昂丹司琼
5-HT_4	激活 AC	海马、下丘脑 胃肠道	神经元兴奋 胃肠蠕动分泌加强	5-甲氧色胺	GR113808
5-HT_{5A}	抑制 AC	海马	—	—	—
5-HT_{5B}	—	—	—	—	—
5-HT_6	激活 AC	纹状体		CGS12066	
5-HT_7	激活 AC	海马	伤害感受、热调节	麦角乙脲	匹仑哌隆

AC：adenylate cyclase，腺苷酸环化酶；PLC：phospholipase C，磷脂酶 C

管收缩剂和平滑肌收缩刺激剂，与5-HT受体作用后可使血压明显升高。对5-HT受体亚型的研究发现，正常人体内$5\text{-}HT_{1A}$受体介导的舒血管反应与$5\text{-}HT_{2A}$受体介导的缩血管反应处于平衡状态，当$5\text{-}HT_{2A}$受体活动占优势或$5\text{-}HT_{1A}$受体活动减弱时，便可导致高血压。

2. 动脉粥样硬化　血管内皮损伤引起血小板黏附在血管壁上，促使5-HT释放增加。在5-HT参与下，血小板发生不可逆性聚集，血小板α颗粒和致敏颗粒大量释放5-HT、血小板第Ⅳ因子、β血小板球蛋白等，进而促使纤维细胞激活、血管平滑肌细胞增殖，使动脉粥样硬化斑块增大，导致血管狭窄。5-HT的收缩血管作用可进一步加重动脉粥样硬化病变过程。

3. 脑缺血　脑血管受5-HT能神经支配，对5-HT的敏感性比外周血管敏感。当脑缺血时，血管内皮细胞摄取和代谢5-HT减少，血管平滑肌附近5-HT浓度增加，导致血管及其侧支循环收缩，加重脑缺血。5-HT在脑缺血后期通过降低脑血流量和促进脑水肿加重脑损伤。$5\text{-}HT_{2A}$受体阻断药萘呋胺（naphthylamine）可抑制血管收缩、血小板聚集和脑水肿，减轻缺血性脑损伤。

4. 偏头痛　一般认为偏头痛是脑血管的异常扩张或由神经肽类（P物质、CGRP等）在局部引起的神经源性炎症反应。芬氟拉明（fenfluramine）和注射利血平可促进5-HT的释放，诱发偏头痛发作；5-HT受体再摄取抑制剂齐美利定（zimelidine）也可诱发偏头痛发作。5-HT受体阻断剂苯噻啶（pizotifen）、米安色林（mianserin）对偏头痛有预防性治疗作用。

5. 精神疾病　抑郁症与5-HT和NA功能低下有关。利血平耗竭脑内5-HT和NA可导致抑郁症，三环类抗抑郁药和单胺氧化酶抑制药增加神经突触间隙中的5-HT和NA的浓度，从而发挥抗抑郁作用。

三、膜磷脂代谢产物

细胞膜磷脂衍生出两大类自体活性物质：廿碳烯酸类（eicosanoids）和血小板活化因子（platelet activating factor，PAF），均具有广泛、高效的生物活性。

（一）花生四烯酸代谢途径

花生四烯酸（arachidonic acid，AA）是含有4个双键的5,8,11,14-廿碳四烯酸，是廿碳烯酸类最丰富、最重要的前体化合物。

细胞受到刺激时，细胞膜磷脂在磷脂酶A_2（PLA_2）作用下释放出AA和PAF，游离的AA主要有两条代谢途径：①环加氧酶（cyclooxygenase，COX）途径，AA被催化生成前列腺素类（prostaglandins，PGs）和血栓素类（thromboxans，TXs）；②脂加氧酶（lipoxygenase，LOX）途径，生成羟基过氧化廿碳四烯酸、白三烯类（leukotrienes，LTs）、羟基廿碳四烯酸（hydroxamethylene carbaenoic acid，HPETE）和脂氧素（lipoxins，LX）。其中PGs和LTs具有广泛的生物活性，参与炎症、血栓形成和速发型超敏反应等多种病理过程，与心、脑血管疾病、哮喘和休克等的发病关系密切。

1. COX途径　AA经COX途径主要生成PGs。PGs是一类具有20个碳原子的不饱和脂肪酸。基本骨架是廿碳酸的前列烷酸，由五碳环和两条侧链组成。

AA在COX作用下先形成不稳定的环内过氧化物PGG_2和PGH_2，但很快被不同的酶作用而生成各种PG及其类似物。在异构酶和合成酶作用下，形成较稳定的PGE_2、$PGF_{2\alpha}$和PGD_2；在TXA_2合成酶或PGI_2合成酶作用下分别生成TXA_2及PGI_2。PGI_2和TXA_2均不稳定，很快分别水解变成几无活性的6-酮-$PGF_{1\alpha}$和TXB_2。AA在不同组织形成的最终代谢产物不同，例如，血小板中由于TXA_2合成酶丰富，是体内合成TXA_2的主要部位；血管壁内皮细胞中含有丰富的PGI_2合成酶，主要合成PGI_2；肾脏的环加氧酶代谢途径主要生成PGE_2及$PGF_{2\alpha}$。

COX存在于细胞内质网，主要有COX-1和COX-2两种形式的异构酶。COX-1存在于许多正常组织细胞中；COX-2在炎症区域由细胞因子和炎症介质诱导产生。

2. LOX途径　5-LOX、12-LOX和15-LOX三种脂加氧酶催化生成不同的代谢产物。其中最重要的是5-LOX途径，可产生各种LTs。5-LOX在体内分布较局限，主要存在于白细胞、肺和气管等组织。LTs是一类具有三个共轭双键的无环碳羟酸，因其化学结构不同而分为LTA、LTB、

LTC、LTD、LTE 等，分子中所含双键数目以 3、4、5 在右下角标识，如 LTC_3。

（二）前列腺素

前列腺素和血栓素对血管、呼吸道、消化道和生殖器官平滑肌均有明显作用，对血小板、单核细胞、传出神经和中枢神经系统也有显著影响。

【生物学作用】

1. 对血管平滑肌的作用 TXA_2 和 $PGF_{2\alpha}$ 具有缩血管作用，对静脉血管尤为明显；TXA_2 还是平滑肌细胞的有丝分裂原，能促进血管平滑肌细胞增殖。PGI_2 和 PGE_2 通过激活腺苷酸环化酶，使 cAMP 升高，松弛小动脉。PGI_2 主要由内皮细胞合成，具有扩血管作用的血管内皮源性血管舒张因子与 PGI_2 和 PGE_2 一起被内皮细胞释放。

2. 对内脏平滑肌的作用 多数前列腺素和血栓素具有收缩胃肠平滑肌的作用。PGE_2 和 $PGF_{2\alpha}$ 收缩纵肌，PGI_2 和 $PGF_{2\alpha}$ 收缩环肌，而 PGE_2 松弛环肌。呼吸道的 PGE_1、PGE_2 和 PGI_2 使支气管平滑肌松弛，而 TXA_2 和 $PGF_{2\alpha}$ 则可使其收缩。此外，PGE_2 和 $PGF_{2\alpha}$ 对子宫平滑肌也有收缩作用。

3. 对血小板的作用 PGE_1 和 PGI_2 抑制血小板聚集，而 TXA_2 则有强烈的促聚集作用。

4. 对中枢神经系统和外周神经系统的作用 PGE 能促进生长激素、催乳素、促甲状腺激素（TSH）、ACTH、促卵泡激素（FSH）和黄体生成素（LH）等激素的释放，产生多种生理作用。

（1）发热：PGE_1 和 PGE_2 通过脑室给药，能使体温升高。致热原使白介素 -1（IL-1）释放，IL-1 促进 PGE_2 的合成和释放。

（2）睡眠：包括灵长类的多种动物，脑室注入 PGD_2 可产生自然睡眠。

（3）神经传递：PGE 抑制节后交感神经末梢释放 NA。

（4）神经内分泌：PGE 促进生长激素、催乳素、TSH、ACTH、FSH 和 LH 的释放。

天然 PG 有合成难、代谢快、作用广泛、易致不良反应等缺点，一些合成的 PG 类药物在心血管系统、消化系统和生殖系统有重要的应用价值。

（三）白三烯

AA 通过 5-、12- 和 15- 脂加氧酶代谢为 5- 羟过氧化二十碳烯酸（5-HPETE），经脱水酶迅速转换为不稳定的环氧化物白三烯（LTA_4）。LTA_4 在水解酶或谷胱甘肽 -S 转移酶的作用下，转换为二羟酸白三烯 B_4（LTB_4），或在白三烯 C_4（LTC_4）合成酶作用下与谷胱甘肽结合生成白三烯 C_4，后者再被主动转运出细胞，在 α- 谷氨酰转肽酶作用下使谷胱甘肽降解一半而产生白三烯 D_4（LTD_4）。LTD_4 在脱肽酶作用下进一步代谢为半胱氨酸衍生物白三烯 E_4（LTE_4）。近年来，LTs 被认为是体内重要的炎症介质，在人体的多种疾病中发挥作用。

【生物学作用】

1. 呼吸系统 LTs 可引起支气管收缩、黏液分泌增加和肺水肿。具有半胱氨酰基团的 LTs 对呼吸作用很弱。哮喘患者哮喘症状的严重程度与血浆中 LT 含量成正比。

2. 心血管系统 静脉注射 LTs 后先引起短暂升压作用，是由于直接收缩外周血管所致；而后持久降压，是由于减少心输出量和血容量所致。LTs 还具有负性肌力作用。LTC_4、LTD_4 和 LTE_4 是心肌损害最主要的一类介质，可引起冠状动脉持久收缩，冠状动脉流量减少，导致心肌缺血性损害，炎症程度顺序为 $LTD_4 > LTC_4 > LTE_4$，故 LTs 可能是缺血性心脏病的诱发因素之一。LTs 还能增敏心脏对组胺所致的快速心律失常作用，并可能与脑血管痉挛和脑缺血有关。

3. 肾脏 LTs 使肾血管收缩，减少肾小球滤过率，增强血管通透性，引起蛋白尿，因而也是肾脏炎性疾病的病理介质之一。

4. 炎症与过敏反应 LTB_4 对单核细胞和巨噬细胞具有趋化作用，可促进白细胞向炎症部位游走、聚集，产生炎症介质，释放溶酶体酶，在炎症反应中具有重要作用。LTs 参与了多种炎性疾病的病理过程，与风湿性关节炎、肾小球肾炎、哮喘、缺血性心脏病、痛风和溃疡性膀胱炎发病有密切关系。

白三烯受体组织分布广泛，但种属间差异较大，目前对 LTB_4、LTC_4、LTD_4 和 LTE_4 受体及其阻断剂的研究较多。一般认为 LTD_4 与 LTE_4 受体的特性极为相似，甚至被认为是同一受体。

四、血小板活化因子

血小板活化因子（PAF）是一种强效生物活性磷脂，由中性粒细胞、血小板、肥大细胞、内皮细胞和巨噬细胞等产生，因首先被发现具有血小板聚集作用而命名。PAF 通过与靶细胞膜上的 PAF 受体结合而发挥作用，该受体属于 G 蛋白偶联受体，含 342 个氨基酸残基，有 7 个疏水的跨膜片段。其作用机制是通过激活磷脂酰肌醇、钙信使系统及相关蛋白激酶，使某些蛋白质发生磷酸化并产生广泛的生物学效应。可引起低血压、血管通透性增加、肺动脉高压、支气管收缩、呼吸抑制、过敏反应和炎症反应等，参与多种疾病的发生发展过程。同时 PAF 也是最强的内源性溃疡形成介质。PAF 在动脉粥样硬化、血栓形成、缺血性心脑血管疾病、支气管哮喘、中毒性休克、肾脏疾病、变态反应和消化道溃疡等疾病的发展过程中具有重要作用。

五、一氧化氮

一氧化氮（nitric oxide，NO）是近年来发现的一种新的细胞信使，其结构简单、半衰期短、化学性质活泼，广泛存在于生物体内各组织器官，由血管内皮细胞产生并释放，参与体内多种生理及病理过程。

L- 精氨酸（L-Arg）是合成 NO 的前体，一氧化氮合酶（nitric oxide synthase，NOS）是合成 NO 的关键酶。NOS 至少有两种亚型，即诱生型（iNOS）和结构型（cNOS）。iNOS 是一种 NADPH 依赖性酶，不依赖 Ca^{2+}/ 钙调蛋白，主要分布在巨噬细胞、肥大细胞、中性粒细胞、成纤维细胞、肝细胞、胰腺细胞、胃肠黏膜、血管内皮细胞和平滑肌细胞等。iNOS 正常情况下不表达，当细胞受刺激时开始表达，催化 L-Arg，引起 NO 大量、长时间释放，不仅能杀灭病原微生物和肿瘤细胞，还具有细胞毒性作用，可造成组织细胞损伤。cNOS 也是一种 NADPH 依赖型酶，但它依赖于 Ca^{2+}/ 钙调蛋白，主要分布在血管内皮和平滑肌等细胞中。NO 和受体结合后，激活鸟苷酸环化酶（GC），催化 GTP 生成 cGMP，进一步刺激 cGMP 激酶，导致细胞内 Ca^{2+} 浓度下降，从而发挥生物学作用。

【生物学作用】

1. 血管 血管内皮细胞释放的 NO 作用于平滑肌细胞的 GC，使细胞内 cGMP 含量增加而产生血管平滑肌舒张作用；NO 具有内皮细胞保护作用，可对抗缺血再灌注对血管内皮的损伤；NO 可抑制血小板黏附于内皮细胞，进而抑制中性粒细胞的黏附。研究表明，妊娠高血压或先兆子痫患者的内皮细胞功能失调，血管内 NO 含量降低，通过补充营养和提高 L- 精氨酸的水平来增加 NO 含量有一定疗效。

2. 对动脉粥样硬化的影响 NO 可抑制血小板黏附和聚集，减少血栓素 A_2 和生长因子的释放；抑制中性粒细胞与内皮细胞的黏附和血管平滑肌细胞增生；另外，NO 还可作为抗氧化剂，抑制低密度脂蛋白的氧化，从而防止泡沫细胞的产生与动脉硬化的形成。

3. 呼吸系统 NO 可降低肺动脉压和扩张支气管平滑肌，所以吸入 NO 治疗新生儿的肺动脉高压和呼吸窘迫综合征及成年呼吸窘迫综合征均有一定疗效。

4. 神经系统 NO 在中枢神经系统可作为神经递质或调质发挥作用，但其作用部位和性质尚不清楚。突触后释放的 NO 促进突触前兴奋性谷氨酸释放，可能对脑发育和学习记忆发挥短时程或长时程的增强效应。高浓度的 NO 可引起神经元退化。在外周组织，神经元释放的 NO 可使阴茎海绵体血管平滑肌舒张，引起阴茎勃起，NOS 抑制剂可抑制勃起反应。某些 NO 供体在治疗阳痿时有一定价值。

NO 作为重要的信号分子，可作为靶点来研发高效、高选择性的抗心绞痛药；NO 合成抑制剂可用于治疗休克。另外，应用 NO 诱导细胞程序性死亡（凋亡）作用，可研究其对肿瘤细胞生长的抑制作用。

六、血管活性肽

（一）血管紧张素

肾素 - 血管紧张素系统（RAS）与循环功能的调节密切相关，在心脏、血管壁和肾上腺等局部均已发现了 RAS 的存在。血管紧张素（angiotensin，ANG）作为该系统最重要的生物活性肽，参与了很多疾病的病理生理发展过程。血管紧张素转化酶抑制剂及血管紧张素受体阻断剂已在高血压、慢性心力衰竭等疾病的治疗中得到了广泛应用。

（二）内皮素

内皮素（endothelin，ET）是 1988 年日本学者

Yanagisawa 等从培养的猪主动脉内皮细胞中分离纯化出的一种由21种氨基酸残基组成的多肽，具有强烈而持久的缩血管作用。后来发现ET不仅由内皮细胞产生，气管上皮细胞也可产生。对ET的作用方式、结构和功能的关系，ET结合位点，ET在生理和病理过程中的作用均已引起人们极大的关注和浓厚的兴趣。ET有三种异构体，分别称为ET_1、ET_2和ET_3。ET_1主要在内皮细胞表达，ET_2主要在肾脏表达。ET是至今发现的最强的缩血管物质，比血管紧张素Ⅱ至少强10倍，在体内外均可产生强而持久的血管收缩作用。ET受体分为三种亚型：ET-A受体、ET-B受体及ET-C受体。心肌和血管平滑肌（动、静脉）以ET-A受体为主；肝、肾、子宫和脑组织以ET-B受体为主；肺和胎盘中两种受体亚型表达都很高；ET-C受体仅分布于中枢神经系统，特别是脑垂体细胞，主要抑制催乳素释放。ET通过与ET受体结合产生广泛的生物学效应。

【生物学作用】

1. 收缩血管作用　精密注射ET_1先出现短暂降压，然后是持久的升压。ET_1对冠状血管有极强的收缩力，给动物注入ET_1常导致心律失常或死亡。在重度原发性高血压、妊娠高血压、肺动脉高压和各种高血压动物模型中均发现血浆ETs浓度的升高，因此，ETs可能与高血压的发生和维持有关。ETs的收缩血管作用可能还与其他心血管（心肌缺血、心肌梗死）、脑血管（脑缺血、脑卒中）疾病及肾衰竭等有关。

2. 促进平滑肌细胞分裂　ETs可促进血管平滑肌细胞DNA的合成，促进有丝分裂，加快血管平滑肌细胞的增殖，从而促进动脉粥样硬化的形成。研究发现，血浆ETs浓度的高低与动脉粥样硬化病灶的数目和动脉硬化患者的症状呈正相关。

3. 收缩内脏平滑肌　ETs对多种平滑肌（支气管、消化道、泌尿生殖道）有强大的收缩作用。故ETs与支气管哮喘发作有密切关系。

4. 正性肌力作用　增强心脏（心房肌、心室肌）收缩力的作用强大持久，使心肌耗氧量增高，加重心肌缺血。

（三）激肽类

激肽分为缓激肽（bradykinin）和胰激肽（kallidin）两种。激肽的前体是激肽原（单链糖蛋白），激肽原在激肽释放酶作用下生成激肽。缓激肽由血浆中高分子量激肽原（high molecular weight kininogen，HMWK）经血浆激肽释放酶催化裂解而成，主要存在于血浆中；胰激肽由组织中低分子量激肽原（low molecular weight kininogen，LMWK）经组织激肽释放酶催化裂解而成，主要存在于组织和腺体。激肽生成后很快被组织或血浆中的激肽酶降解失活。激肽酶分为激肽酶Ⅰ和激肽酶Ⅱ两型，其中激肽酶Ⅰ存在于血浆中，激肽酶Ⅱ（血管紧张素转化酶）同时存在于血液和组织中。因此，激肽酶既可使激肽（血管扩张剂）失活，也可激活血管紧张素（血管收缩剂）。

【生物学作用】 缓激肽和胰激肽具有类似的生物学作用。

1. 扩张血管、收缩平滑肌和提高毛细血管通透性。其扩张心、肾、肠、骨骼肌和肝内血管的作用比组胺强10倍。

2. 收缩呼吸道平滑肌、子宫平滑肌和大多数胃肠平滑肌，是引起哮喘的因素之一。

3. 激肽作用于皮肤和内脏感觉神经末梢，可引起剧烈疼痛。前列腺素E能增强和延长激肽的致痛作用，还可促进白细胞的游走和聚集。激肽通过与靶细胞膜表面的激肽受体B_1和B_2结合产生作用，其机制可能与激活PLA_2，释放出AA、产生PGs及对靶组织的直接作用有关。

（四）利尿钠肽

利尿钠肽可分为心房钠尿肽（ANP）、脑钠尿肽（BNP）和C型利尿钠肽（CNP），具有排钠利尿、舒张血管、抑制细胞增殖等作用。其中，ANP可使肾小球滤过率增加、近曲小管Na^+重吸收减少，具有很强的排钠利尿、舒张血管、降低血压的作用，并能抑制肾素、加压素和醛固酮的分泌。其作用机制是ANP与ANP受体结合，兴奋GC，使cGMP增加而产生作用。

（五）其他

降钙素基因相关肽（CGRP）广泛存在于外周和中枢神经系统，对中枢产生抑制食欲和升高血压的效应，在外周产生强大的血管扩张作用。神经肽Y（NPY）分布在外周和中枢神经系统，经常与NA一起存在于去甲肾上腺素能神经元。作用于突触前膜可减少NA的释放；作用于突触后膜引起血管收缩。

七、活性氧

活性氧(reactive oxygen，ROS)参与多细胞生物的发育，生长，分化和增殖。ROS 通常被认为是氧消耗和细胞代谢的副产物，由分子氧的部分还原形成。它们通过支持细胞增殖和代谢维持细胞处于基线水平，但也用作调节细胞中许多重要代谢和调节途径的关键信号转导分子。响应于某些生物或非生物条件，细胞中 ROS 水平增加并且为不同细胞死亡或自噬途径的激活发出信号。由于 ROS 在不同的细胞区室以不同的速率产生和清除，因此不同区室(如细胞核，线粒体，胞质溶胶，ER 或叶绿体)中 ROS 的亚细胞水平在任何给定时间都可能是不同的，并且在预定的刺激或细胞条件下也是如此。有人提出 ROS 可介导不同的信号反应，允许不同的细胞器或隔室彼此之间通信。此外，ROS 还可介导不同的细胞 - 细胞信号传导途径，来控制对伤口、病原体或非生物胁迫的响应。ROS 在植物和动物代谢和信号传导中发挥着巨大而复杂的作用。

ROS 水平升高与心脑血管疾病、肿瘤等疾病的发病机制密切相关。比如在肿瘤细胞中，ROS 的水平较正常细胞明显升高。ROS 水平升高被认为是致癌因素，可导致 DNA、蛋白质和脂质受损，促进遗传不稳定和肿瘤发生(图 34-1)。ROS 还可作为癌症中的信号分子，促进异常细胞生长，转移，抗凋亡及血管生成，并在某些类型的癌症中发挥分化作用。ROS 水平增加可导致促存活信号通路的激活，肿瘤抑制基因功能的丧失，葡萄糖代谢增加，缺氧适应和致癌突变的产生。

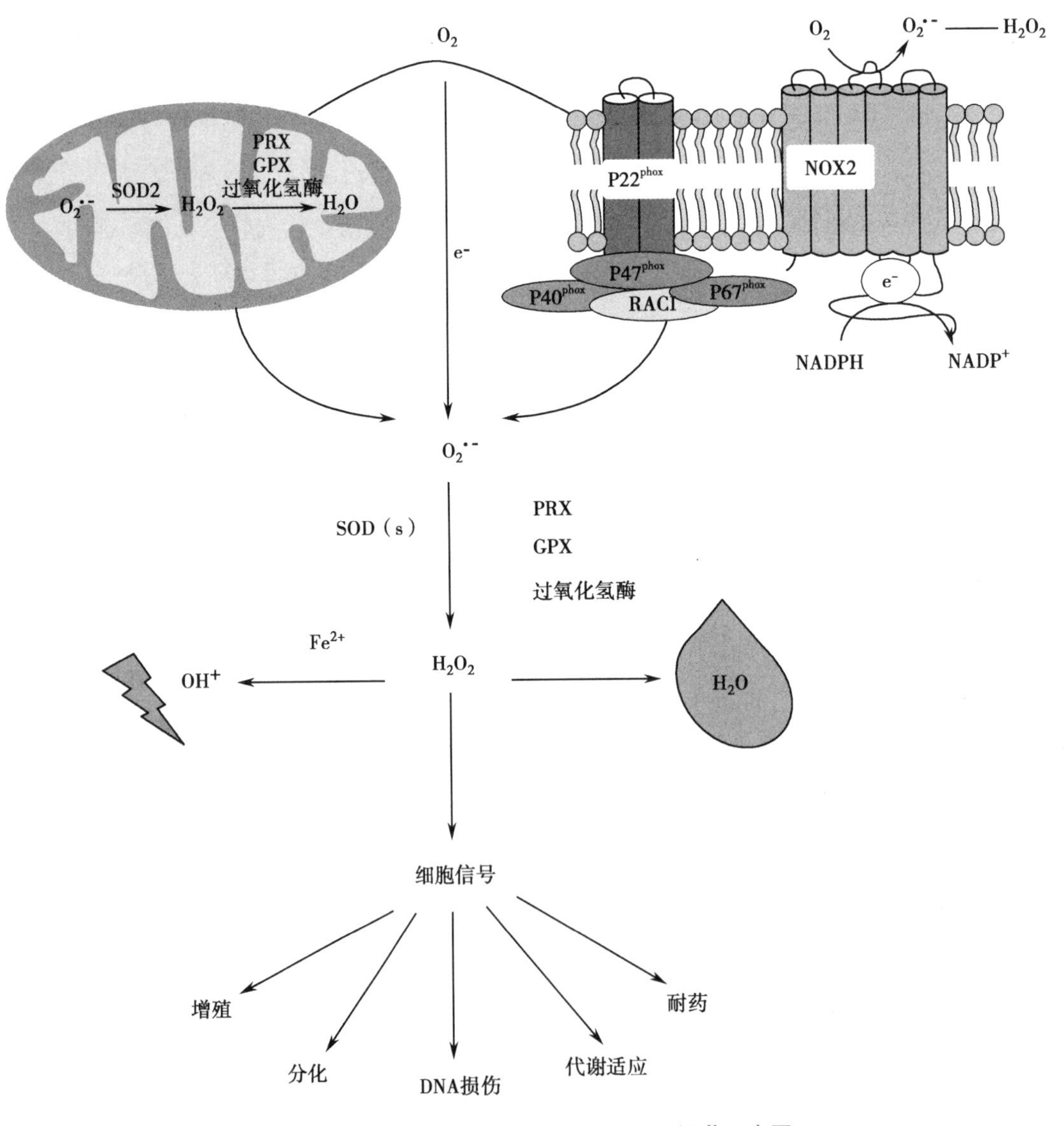

图 34-1 细胞内活性氧(ROS)的产生和调节示意图

抗氧化防御的主要功能是防止过量 ROS 的积累并保持还原 - 氧化平衡。肿瘤细胞本身具有抗氧化能力，可清除过量的 ROS，同时保持促肿瘤的 ROS 水平，使疾病进展并产生对细胞凋亡的抗性。ROS 的产生导致癌症中的基因组不稳定性和 DNA 损伤，其主要影响包括对药物治疗的抗性以及复发率升高。然而，癌症中 ROS 产生的毒性水平又具有抗肿瘤能力，导致氧化应激的增加和诱导肿瘤细胞死亡。出于这个原因，用于消除 ROS 或提高 ROS 产生的疗法均可能是潜在有效的癌症疗法。

线粒体和膜结合的 NADPH 氧化酶（NOXs）是内源性 ROS 的两个主要贡献者。O_2^- 由分子 O_2 通过接受来自线粒体中的电子传递链或来自 NOX 的单个电子形成。超氧化物歧化酶（SOD）将 O_2^- 转化为 H_2O_2。然后 H_2O_2 与 Fe^{2+} 进行 Fenton 化学反应形成 OH^-，OH^- 具有极强的反应性，对 DNA、蛋白质和脂质造成损害。过氧化物酶（PRX），谷胱甘肽过氧化物酶（GPX）和过氧化氢酶可以还原 H_2O_2 并转化为 H_2O。

八、外泌体

外泌体（Exosome）是由细胞主动向外分泌的膜性囊泡，人体内大多数细胞均可分泌外泌体，也可以从多种细胞的培养基及动物体液中分离得到。外泌体主要由脂质、蛋白质和核酸组成，直径介于 50～150nm 之间。近年研究发现其具有广泛的生物学活性，在正常生理功能、疾病状态中人体所分泌的外泌体含量和组成有显著差异。目前对外泌体主要集中在作为疾病的标记物、作为药物载体以及作为疾病治疗的靶点等领域。

第二节　影响自体活性物质及其受体的药物

一、拟组胺药和抗组胺药

（一）拟组胺药

倍他司汀

【药理作用和临床应用】

药理作用：倍他司汀（betahistine）是 H_1 受体选择性激动剂，具有扩张毛细血管、增加前毛细血管微循环血流量的作用，也可促进脑干和迷路的血液循环，降低内耳静脉压，纠正内耳血管痉挛，减轻膜迷路积水，从而消除内耳性眩晕、耳鸣等症状。还有抗血小板聚集及抗血栓形成作用。

临床应用：用于治疗内耳眩晕症、血管性头痛，对脑动脉硬化、缺血性脑血管病、头部外伤或高血压所致的直立性眩晕、耳鸣亦可用。

【体内代谢及影响因素】 口服后迅速吸收，服药 3～5 小时后血药浓度达到峰值。药物在肝脏广泛代谢为无活性的代谢物 2- 吡啶乙酸，于给药 3 日内大部分药物以代谢物形式从尿中排泄。

【药物相互作用和不良反应及处理】

药物相互作用及处理：与抗组胺药合用，后者可拮抗本品的作用，导致药效降低，两者不宜合用。儿童及哺乳期的妇女禁用。胃溃疡、哮喘患者、孕妇只有在必要和有直接医疗监护的条件下使用。

不良反应及处理：常见不良反应为食欲不振、口干、头痛、心悸等，偶可出现过敏反应，如皮疹、皮肤瘙痒等，用药前应对患者进行过敏检查，切忌对该药过敏者、小儿及嗜铬细胞瘤患者使用，以免因用药不当影响疗效甚至危害患者的生命安全。本品过量（<640mg）的症状包括轻度至中度恶心，口干，消化不良，腹痛和嗜睡。更高的故意过量（>640mg）可能会出现更严重的并发症，如惊厥，肺部或心脏并发症。

【临床应用现状分析与展望】 本品目前与药物联用治疗效果较好，如采用倍他司汀与盐酸氟桂利嗪联用治疗耳鸣，患者临床症状改善的疗效较为确切，且未影响其安全性。此外，银杏叶提取物注射液联合甲磺酸倍他司汀片治疗突发性耳聋具有较好的临床疗效，能显著改善患者听阈水平和血液流变学指标，且不良反应低，具有一定的临床推广应用价值。对眩晕症患者采用倍他司汀与天麻素联合治疗能够有效改善患者头晕及平衡障碍等症状，同时能够有效改善患者血脂水平，对改善患者术后生活质量也具有显著意义，值得推广。采用甲磺酸倍他司汀与养血清脑颗粒治疗椎 - 基底动脉供血不足性眩晕，能有效缓解患者的眩晕症状，提高其日常生活活动能力，临床治疗效果较好。

英普咪定

【药理作用和临床应用】

药理作用：英普咪定（impromidine，甲双咪胍，双咪硫胍）为选择性 H_2 受体激动药，能刺激胃酸分泌，还可增强人心室收缩功能。

临床应用：主要用于胃功能检查，还试用于治疗心力衰竭。

【体内代谢及影响因素】 未发现本品有关体内代谢及影响因素的报道。

【药物相互作用和不良反应及处理】

药物相互作用及处理：目前尚未发现与本品有临床意义的药物相互作用的报道。

不良反应及处理：未发现本品有关不良反应的报道。

【临床应用现状分析与展望】 有报道应用英普咪定治疗支气管哮喘，用药治疗 6 周后可显著降低哮喘患者支气管高反应性（BHR）和血清嗜酸粒细胞阳离子蛋白（ECP）水平，其降低机制可能与其抑制了 Ts 和 Th 淋巴细胞的功能，抑制 Th 淋巴细胞产生 IL3、IL5 和 GM-CSF 等细胞因子，进而抑制了嗜酸粒细胞活化和分泌 ECP 等毒性蛋白颗粒有关。表明英普咪定可作为抗气道炎症药物应用于哮喘防治，增添了可供选择抗炎药物种类，具有一定的临床应用价值。

（二）抗组胺药

1. H_1 受体阻断药 第一代 H_1 受体阻断药如苯海拉明（diphenhydramine）、异丙嗪（promethazine）、曲吡那敏（pyribenzamine）和氯苯那敏（chlorpheniramine）等。因对中枢作用强，有明显的镇静和抗胆碱作用，表现出“（困）倦、耐（药）、（作用时间）短、（口鼻眼）干”的缺点。第二代药物如西替利嗪（cetirizine）、美喹他嗪（mequitazine）、阿司咪唑（astemizole）、阿伐斯汀（acrivastine）、左卡巴斯汀（levocabastine）及咪唑斯汀（mizolastine）、非索非那定（fexofenadine）及氯雷他定（loratadine）等，具有长效、无嗜睡作用的优势，对喷嚏、清涕和鼻痒效果好，但对鼻塞效果较差。常用的 H_1 受体阻断药比较见表 34-2。

【药理作用和临床应用】

药理作用：

（1）抗 H_1 受体作用：对抗组胺引起的支气管、胃肠道平滑肌的收缩作用。对人的过敏性休克发病还有其他多种介质参与有关。对组胺引起的局部毛细血管扩张和通透性增加（水肿）有很强的抑制作用，但对血管扩张和血压降低等全身作用仅有部分对抗作用。对后者，需同时应用 H_1 和 H_2 受体两种阻断药才能完全对抗。

（2）中枢抑制作用：此类药物多数可通过血脑屏障，可有不同程度的中枢抑制作用，表现有镇静、嗜睡、中枢抑制作用产生的原因，可能是由于中枢 H_1 受体被阻断，拮抗了脑内源性组胺介导的觉醒反应。第一代药物苯海拉明和异丙嗪作用最强，第二代药物阿司咪唑不易透过血脑屏障，故无明显中枢抑制作用；阿伐他汀、左卡巴斯汀和咪唑斯汀等均无镇静、嗜睡的副作用。苯海拉明、异丙嗪等止吐和防晕作用较强，与中枢抗胆碱作用有关。

（3）其他作用：大多数 H_1 受体阻断药具有抗胆碱作用，还有较弱的局麻作用及对心脏的奎尼丁样作用。咪唑斯汀对鼻塞疗效显著。

临床应用：皮肤黏膜变态反应性疾病，对荨麻疹、过敏性鼻炎等疗效较好，可作为首选药物，现多用第二代药物；对昆虫咬伤所致的皮肤瘙痒和水肿亦有良效；对血清病、药疹和接触性皮炎也有一定疗效；晕动病、放射病等引起的呕吐，常用苯海拉明和异丙嗪；利用具镇静作用的异丙嗪与平喘药氨茶碱配伍使用，可对抗氨茶碱的中枢兴奋、失眠等作用，同时对气管炎症也有一定的治疗效果。

【体内代谢及影响因素】

第一代抗组胺药通过与 H_1 受体结合而产生竞争、可逆的组胺抑制作用，其活性与在受体部位的浓度有关，也与受体结合部位游离药物分子的血浆浓度有关，由于其代谢和清除较快，必须多次给药。第一代抗组胺药口服易吸收，在 2～3 小时内到达血浆峰浓度，0.5 小时内显效，作用时间较短，分布容积大，清除速率慢，易被肝脏细胞色素 P450 酶系统所代谢，其代谢产物没有活性，通常 24 小时内从尿排泄完。

第二代抗组胺药，如特非那定，口服治疗量后 1～2 小时显效，3～4 小时作用最强，可持续作用 12 小时以上。口服约 70% 被吸收，口服 60mg，1.5 小时后在血中可检测到，其 T_{max} 为 2h。$t_{1/2\alpha}$ 为

表 34-2　常见 H_1 受体阻断药的比较

药物	持续时间	镇静催眠	防晕止吐	主要应用	单次剂量 /mg
乙醇胺类					
苯海拉明	4～6h	+++	++	皮肤黏膜变态反应性疾病、晕动病	25～50
茶苯海明	4～6h	+++	+++	晕动病	25～50
吩噻嗪类					
异丙嗪	6～12h	+++	++	皮肤黏膜变态反应性疾病、晕动病	12.5～50
乙二胺类					
曲吡那敏	4～6h	++	–	皮肤黏膜变态反应性疾病	25～50
烷基胺类					
氯苯那敏	4～6h	+	–	皮肤黏膜变态反应性疾病	4
哌嗪类					
布克利嗪	16～18h	+	+++	防晕止吐	25～50
美克洛嗪	12～24h	+	+++	防晕止吐	25
哌啶类					
氯雷他定	8～20h	–	–	皮肤黏膜变态反应性疾病	10
赛庚啶	3h	++	–	过敏、偏头痛	4
苯茚胺	6～8h	兴奋中枢	–	皮肤黏膜变态反应性疾病	25～50
特非那定	12～24h	–	–	皮肤黏膜变态反应性疾病	60
阿司咪唑	10d	–	–	皮肤黏膜变态反应性疾病	10
酮替芬	40h	+	–	皮肤黏膜变态反应性疾病	1
其他类					
氮卓斯汀	50h	–	–	皮肤黏膜变态反应性疾病、预防哮喘	4

3.4 小时，$t_{1/2\beta}$ 为 20 小时。体内血浆蛋白结合率约 97%。代谢产物约 60% 由粪便排泄，约 40% 由尿排泄。与果汁同用，吸收率增加，吸收后可被肝脏细胞色素 P450 同工酶 CYP3A 代谢。代谢产物之一特非那定羧酸盐有活性，另一代谢产物是无活性的烷化物。哺乳期妇女乳汁中特非那定含量很低，对婴儿影响不大。

第三代抗组胺药，如非索非那定，是特非那定的活性酸代谢物。一般认为，非索非那定无心血管毒性，且疗效比特非那定好。与高脂食物同用，吸收减少，$t_{1/2\beta}$ 延长为 14.4 小时。约 80% 和 11% 的非索非那定分别由粪便和尿排泄，血浆蛋白结合率约为 50%～70%。

【药物相互作用和不良反应及处理】

药物相互作用及处理：第一代 H_1 受体阻断剂都可以抑制 CYP2D6 酶，使其底物代谢减少，故与只依靠 CYP2D6 酶代谢且治疗窗较窄的药物合用，如某些三环类抗抑郁药、抗心律失常药、β- 受体阻断剂和抗精神分裂症药以及镇痛药等都不应与苯海拉明（强 CYP2D6 酶抑制剂）联合使用。第二代 H_1 受体阻断剂如阿司咪唑、依巴斯汀在高剂量时会导致心律失常。当这些药物与强效 CYP3A4 酶抑制剂，如奈法唑酮、环孢素、西咪替丁、某些大环内酯类抗生素、吡咯类抗真菌药物、抗逆转录病毒类药物、选择性的 5- 羟色胺重吸收抑制剂（SSRIs）和葡萄柚汁等联合用药时，血药浓度明显增加，不良反应明显加重。第三代 H_1 受体阻断剂包括非索非那定、去甲阿司咪唑等对 QTc 无直接影响，导致心律失常的发生率低。第二、三代抗组胺药通常镇静作用较小。但如果 P- 糖蛋白被其他的药物抑制或诱导，第二、三代抗组胺药的疗效可能会下降或者不良反应会增加。另外，第三代抗组胺药多不是 CYP450 的底物，故安全范围大，与 CYP3A4 和 CYP2D6 酶抑制剂联合使用时不会导致严重的不良反应。

不良反应及处理：第一代药物的不良反应多见镇静、嗜睡、乏力等中枢抑制现象，以苯海拉明和异丙嗪最为明显，驾驶员或高空作业者工作期间不宜使用；第二代药物多数无中枢抑制作用。常见口干、厌食、恶心、便秘或腹泻等消化道反应。阿司咪唑和特非那定在体内经 CPY3A 代谢，成为活性代谢物，当这两种药物代谢受抑制，如肝病或药物抑制 CPY3A 家族时，可引起致命性心律失常 - 尖端扭转型心律失常。其他偶见粒细胞减少及溶血性贫血。美克洛嗪及布克利嗪可致畸胎，阿司咪唑禁用于孕妇。

【临床应用现状分析与展望】 第一代 H_1 受体阻断药易透过血脑屏障，具有中枢神经系统活性且特异性差，具有较强的镇静和抗胆碱等副作用，影响了临床应用和范围。第二代 H_1 受体阻断药中左西替利嗪、地氯雷他定、氯雷他定、西替利嗪、咪唑斯汀的临床应用较多，主要因为新型第二代 H_1 受体阻断药具有较强的选择性，不易透过血脑屏障，几乎无镇静和抗胆碱作用，且半衰期长，患者依从性好，已成为临床首选用药。另外，第二代 H_1 受体阻断药中特非那丁、阿司咪唑由于可能引起 QT 间期延长，从而使这二种药的用药金额和 DDDs 的排序逐年下降。

2. H_2 受体阻断药 H_2 受体阻断药详见第三十六章治疗消化性溃疡药。

3. H_3 受体阻断药和 H_4 受体阻断药

H_3 受体是一种新型组胺受体，广泛分布于中枢和外周神经末梢，是突触前受体，在突触后也有分布，既能调节组胺的合成与释放，又能调节其他神经递质的释放，进而调节中枢和外周器官的活动。H_3 受体与阿尔茨海默病、多动症、帕金森病等有关，H_3 受体阻断剂能改善学习与记忆，thioperamide、GT2277 等 H_3 受体阻断剂正在进行临床试验；另外，H_3 受体阻断药可能具有减肥作用。

H_4 受体主要在与炎症反应有关的组织和造血细胞中表达。被认为可能是一种重要的类症受体，参与及介导粒细胞的分化、肥大细胞和酸性粒细胞的趋化等，提示 H_4 受体阻断剂有可能作为炎症和过敏的治疗药物。

二、拟 5-HT 药和 5-HT 受体阻断药

（一）拟 5-HT 药

氟西汀

【药理作用和临床应用】

药理作用：氟西汀（fluoxetine）是一种选择性 5-HT 再摄取抑制剂，对各种受体，如 α_1、α_2 和 β 肾上腺素能受体、5-HT 能受体、DA 能受体、组胺能受体、毒蕈碱能受体、GABA 受体几乎没有结合力。体外和动物试验并未发现本品具有致癌、致突变或生殖损害作用。

临床应用：主要用于治疗抑郁症、强迫症和神经性贪食症。①抑郁症：缓解抑郁症状和伴有的焦虑症状；②强迫症：治疗伴有或不伴有抑郁的强迫观念及强迫行为；③神经性贪食症：用于缓解伴有或不伴有抑郁的贪食和导泻行为。

【体内代谢及影响因素】 口服吸收良好，服用后 6～8 小时达到最大血浆浓度，进食不影响药物的生物利用度。氟西汀具有非线性的药代动力学特征，主要通过肝脏多药酶 CYP2D6 代谢为活性代谢产物诺氟西汀（去甲氟西汀）。氟西汀的消除半衰期为 4～6 天，去甲氟西汀为 4～16 天。消除较慢会导致停药后在体内存留 5～6 周。主要通过肾脏排泄，可分泌到乳汁中。

【药物相互作用和不良反应及处理】

药物相互作用及处理：更换氟西汀为其他抗抑郁药时，应考虑氟西汀和去甲氟西汀较长的消除半衰期。与单胺氧化酶抑制剂（MAOI-B）司来吉兰、锂盐或色氨酸合用时，可发生 5-HT 综合征风险，若需要合用这些药物，建议采用保守的剂量调整策略并监察临床状态。本品与 5-HT 激动剂（如曲马多）合用可增加 5-HT 综合征的风险。与曲坦类药物合用可增加冠状动脉血管收缩和高血压的风险。

不良反应及处理：常见的不良反应有消化道症状，如腹泻、恶心、呕吐、消化不良、味觉颠倒、口干等；神经系统症状，如头晕、头痛、厌食、疲乏等；偶见过敏反应。5-HT 综合征非常罕见。肝病患者服用后半衰期可延长，应慎用。心血管疾病、糖尿病患者慎用。氟西汀或其任何一种成分过敏的患者禁用。

【临床应用现状分析与展望】 盐酸氟西汀治疗抑郁症，疗效与阿米替林相当，治疗效果良好，副反应轻微，患者依从性较好。盐酸氟西汀也可用于治疗抑郁障碍、功能性消化不良等。

舒马普坦（sumatriptan）通过激动 5-HT_{1D} 受体，收缩颅内血管，用于治疗偏头痛及丛集性头痛，是目前治疗急性偏头痛疗效最好的药物。常见的不良反应是感觉异常，尚可引起心肌缺血，

禁用于缺血性心脏病患者。

丁螺环酮(buspirone)、吉哌隆(gepirone)和伊沙匹隆(ipsapirone)可选择性激动 5-HT_{1A} 受体，是一类有效的非苯二氮䓬类抗焦虑药。

西沙必利(cisapride)和伦扎必利(renzapride)选择性激动肠壁神经节细胞上的 5-HT_4 受体，促进神经末梢释放 Ach，具有促进胃肠蠕动作用，临床用于治疗胃食道反流症。

右芬氟拉明(dexfenfluramine)通过激动 5-HT_1 受体，产生强大的食欲抑制作用，被广泛用于控制体重和治疗肥胖症，对肥胖患者的食欲抑制作用较非肥胖者更明显。

(二) 5-HT 受体阻断药

1. 5-HT_3 受体阻断药　常用 5-HT_3 受体阻断药有昂丹司琼(ondansetron)、多拉司琼(dolasetron)、格拉司琼(granistron)、托烷司琼(tropisetron)等，均可用于治疗化疗引起的恶心、呕吐。

昂丹司琼

【药理作用和临床应用】

药理作用：昂丹司琼是强效、高选择性的 5-HT_3 受体拮抗剂，有强镇吐作用。化疗药物和放射治疗可造成小肠释放 5-HT，经由 5-HT_3 受体激活迷走神经的传入支，触发呕吐反射，本品能阻断这一反射的触发。迷走神经传入支的激活还可引起位于第四脑室底部极后区的 5-HT 释放。故昂丹司琼对化疗、放疗引起的恶心、呕吐有很好的治疗作用。本品尚能抑制因阿片诱导的恶心，其作用机制尚不清楚。优点是不具有其他止吐药的类似副作用，如锥体外系反应、过度镇静等。

临床应用：主要用于细胞毒性药物化疗和放射治疗引起的恶心呕吐以及预防和治疗手术后的恶心呕吐。对晕动病引起的呕吐无效。

【体内代谢及影响因素】 口服或静脉给药时，本品的体内情况大致相同。口服生物利用度约为 60%，消除半衰期约 3 小时，血浆蛋白结合率约为 75%。药物经肝脏安全代谢，代谢物经肾脏(75%)与肝脏(25%)排泄。

【药物相互作用和不良反应及处理】

药物相互作用及处理：尚无证据表明本品会诱导或抑制其他同时服用药物的代谢。与地塞米松合用可加强止吐效果。昂丹司琼与下列静脉注射液相容：0.9%W/V 氯化钠静脉输注液、5%W/V 葡萄糖静脉输注液、10%W/V 甘露糖静脉输注液、林格氏静脉输注液、0.3%W/V 氯化钾与 0.9%W/V 葡萄糖静脉输注液、0.3%W/V 氯化钾与 5%W/V 葡萄糖输注液，临床上只能与推荐的静脉输注液混合使用，且作静脉输入的溶液应现用现配。

不良反应及处理：常见有头痛、腹部不适、便秘、口干、皮疹，偶见支气管哮喘或过敏反应、短暂性无症状转氨酶增加。上述反应轻微，无须特殊处理。偶见运动失调，癫痫发作，胸痛、心律不齐、低血压及心动过缓等罕见报告。哺乳期妇女禁用。

【临床应用现状分析与展望】 昂丹司琼已被大量用于防治临床化疗后引起的恶心、呕吐，但临床上常进行联合给药，不但可以降低成本更重要的是可以提高疗效。比如昂丹司琼在临床上常与地塞米松、甲氧氯普胺、氟哌利多等合用，联合用药时应注意调整用量以增加疗效降低不良反应。

2. 5-HT_2 受体阻断药

赛庚啶

【药理作用和临床应用】

药理作用：赛庚啶(cyproheptadine)选择性阻断 5-HT_2 受体，并有阻断 H_1 受体和较弱的抗胆碱作用。

临床应用：用于预防偏头痛发作和治疗荨麻疹、湿疹、接触性皮炎等皮肤黏膜过敏性疾病。

【体内代谢及影响因素】 口服后经胃肠黏膜吸收，约 30～60min 内起效。2～3h 达药峰浓度，可维持疗效 6～8h。体内分布广泛，可通过血 - 脑脊液屏障。具有明显的首过效应，2%～20% 由粪便排出，其中药物为 34%，40% 以上在肾脏随尿液排出，尿中代谢物为葡萄糖醛酸结合的季铵盐型赛庚啶。还可经汗液排泄，哺乳妇女亦可由乳汁分泌一部分。孕妇用药可经脐血进入胎儿，故早期妊娠妇女不宜长期用药。肾功能不全时消除减慢。

【药物相互作用和不良反应及处理】

药物相互作用及处理：

1) 赛庚啶与促甲状腺素释放激素合用时，可能会使血清淀粉酶和催乳素增高而影响诊断。

2）赛庚啶与MAOI苯乙肼合用时，可导致赛庚啶的作用和毒性增强，故两者不宜合用。另外赛庚啶与其他MAOI（如反苯环丙胺、异卡波肼、帕吉林、苯乙肼等）和具有MAO抑制作用的丙卡巴肼、呋喃唑酮等之间可发生类似相互影响。

3）中枢抑制剂与赛庚啶合用时，可增强中枢抑制作用。

4）赛庚啶可降低吗啡的镇痛作用。

5）赛庚啶有抗胆碱作用（阿托品样作用），可减弱胆碱酯酶药（如安贝氯铵、新斯的明、地美溴铵、依可碘酯等）的缩瞳效果。有时影响青光眼的治疗。赛庚啶与阿托品或其他阿托品类药物合用时可使阿托品样副作用增加，如增加尿潴留、便秘、口干的症状。

6）赛庚啶与舒托必利合用，会增加室性心律失常，尤其是电生理作用相加致尖端扭转的危险。

7）与儿茶酚胺类药物合用赛庚啶能抑制神经元对儿茶酚胺的摄取，使游离的儿茶酚胺量增加。合用时可增强肾上腺素、去甲肾上腺上腺上腺素等儿茶酚胺类药物的心血管作用。

8）苯妥英钠、扑米酮，乙醇与赛庚啶合用，可相互增强作用。而与苯巴比妥合用可相互减弱各自的作用。赛庚啶若与硝酸酯类药物（如硝酸甘油、戊四硝酯等）合用，可增强赛庚啶的作用或延长其作用时间。

9）与糖皮质激素合用可减弱糖皮质激素的作用，同时增强赛庚啶的抗过敏作用。

10）赛庚啶可掩盖链霉素、新霉素、卡那霉素、庆大霉素、小诺米星等氨基糖苷类抗生素的内耳损害，使其早期毒性症状不易发现。而造成不可逆转的后果。

不良反应及处理：常见有口干、嗜睡等；长期服用可致血质黏稠，可能导致食欲增进而致体重增加；剂量大时可发生精神错乱或共济失调。青光眼、前列腺肥大及尿闭患者禁用，驾驶员及高空作业者慎用。

【临床应用现状分析及展望】 赛庚啶的同类药物还有苯噻啶（pizotifen）。二者均作为抗过敏药，临床主要应用于荨麻疹、湿疹、过敏性和接触性皮炎以及皮肤瘙痒等过敏反应。近年来也有一些临床新用途，包括治疗小儿厌食症，可明显提高食欲、增加体重，总有效量可达92%；治疗支气管哮喘，用药2～3天后，即出现症状明显缓解或减轻的治疗效果，总有效量可达98%；还有用于治疗流行性腮腺炎、偏头痛、内耳眩晕症等临床病症，均有较好疗效。

3. 5-HT_{2A}受体阻断药

酮色林

【药理作用和临床应用】

药理作用：酮色林（ketanserin）是选择性5-HT_{2A}受体阻断药，此外有较弱的阻断α受体和H_1受体作用。对高血压患者有降低外周阻力，降低血压作用。肾血管阻力下降明显，对正常人无降压作用。作用强度类似β受体阻断药或利尿药。

临床应用：口服主要用于治疗高血压。也可用于充血性心力衰竭。

【体内代谢及影响因素】 口服吸收迅速完全，0.5～2小时血药浓度达峰值。血浆蛋白结合率为95%。生物利用度约为50%。肝脏代谢，血浆消除半衰期约15小时。食物不影响其吸收。

【药物相互作用和不良反应及处理】

药物相互作用及处理：酮色林可减少普萘洛尔的清除，使其血浆药物浓度水平升高。与氯贝丁酯合用作用增强，但可出现肌肉酸痛和强直；与两性霉素B、头孢氨苄、氨基糖苷类抗生素合用，可增加肾毒性和耳毒性；与巴比妥类药物合用易引起直立性低血压。临床使用时注意调整合用药物的剂量，以免发生严重的不良反应。

不良反应及处理：常见有头晕、疲乏、浮肿、口干、体重增加及Q-Tc延长（易发生于低血钾时）。不宜与排钾利尿药合用。有明显心动过缓或有低血钾或低血镁的患者禁用。对本品过敏者禁用。

【临床应用现状分析及展望】 虽然酮色林是以抗高血压药问世，但临床对其治疗原发性高血压的报道很少，而主要是用于妊娠高血压综合症、先兆子痫及HELLP综合征（溶血、肝酶升高及血小板减少综合征）的预防和治疗。据多数临床观察，发现酮色林对多数妊娠高血压综合症、先兆子痫等妊娠高血压合并症有较好的治疗作用，且尚未发现其对胎儿的明显不利影响。最近也有人尝试用酮色林治疗脑-垂体性库欣综合征，并被证实有一定疗效。

同类药物有利坦色林（ritanserin），也是 $5\text{-}HT_{2A}$ 受体阻断药，对 α_1 受体亲和力低。

4. 麦角生物碱类 5-HT 受体阻断药　麦角生物碱按化学结构分为胺生碱和肽生物碱两类，除了阻断 5-HT 受体外，还可作用于 α 受体和 DA 受体。

（1）胺生物碱：美西麦角（methysergide）可阻断 $5\text{-}HT_{2A}$ 和 $5\text{-}HT_{2C}$ 受体，用于偏头痛的预防性治疗。作用机制可能与抑制血小板聚集，减少花生四烯酸释放，减轻炎症反应有关。美西麦角还可缓解偏头痛初期的血管强烈收缩。

麦角新碱（ergonovine）能明显兴奋子宫平滑肌而被广泛用于产后出血。

（2）肽生物碱：麦角胺（ergotamine）能明显收缩血管，减少动脉搏动，可显著缓解偏头痛，用于偏头痛的诊断和治疗。

三、影响花生四烯酸代谢的药物

（一）作用于心血管系统的前列腺素（PG）类药物

前列地尔注射液

【药理作用与临床应用】

药理作用：①扩张血管，前列地尔（alprostadil）的主要生理及药理作用是促进血管平滑肌舒张，作用机制为抑制神经末梢释放去甲肾上腺素（NA），并与细胞膜上的 NA 受体结合，抑制 NA 的再摄取，达到调整血管平滑肌收缩、舒张作用的目的。②抑制血小板聚集，前列地尔抑制血小板聚集作用较为明显，但弱于抗血小板药物，与其扩血管作用协同发挥改善缺血心肌区域循环作用。血栓烷 A_2（TXA_2）是引发血小板聚集作用的主要物质，而前列地尔可以抑制 TXA_2 的释放，从而抑制血小板聚集。同时，前列地尔可促进或恢复红细胞变形能力，使红细胞顺利通过阻塞血管，改善局部缺血、缺氧状态。③保护血管内皮，前列地尔保护血管内皮的作用体现在两方面：一是通过抑制 TXA_2，改善血小板聚集性，减少对局部血管内皮的损伤；二是通过降低血清内皮素（ET）水平，升高一氧化氮（NO）水平，防止生成动脉粥样硬化斑块而损伤血管内皮。前列地尔无调节血脂的作用，主要通过调整血清内皮素、一氧化氮等血清活性物质，发挥改善血管内皮细胞功能、抑制内皮损伤作用。

临床应用：①治疗慢性动脉闭塞症（血栓闭塞性脉管炎、闭塞性动脉硬化症等）引起的四肢溃疡及微小血管循环障碍引起的四肢静息疼痛，改善心脑血管微循环障碍；②脏器移植术后抗栓治疗，用以抑制移植后血管内的血栓形成；③动脉导管依赖性先天性心脏病，用以缓解低氧血症，保持导管血流以等待时机进行手术治疗；④用于慢性肝炎的辅助治疗；⑤阴茎注射 10～20μg 用于诊断和治疗阳痿。以上为前列地尔注射液的主要适应证。

【体内代谢及影响因素】　前列地尔静脉注射液用于扩张动脉血管时，起效时间约为 30 分钟，在血浆中主要与白蛋白结合，其次与 α 球蛋白结合。主要分布在肾、肝、肺组织中，在中枢神经系统、眼球和睾丸内含量最低。在血中代谢较快，其代谢产物（13、14- 二氢 -15- 酮 -PGE_1）主要通过肾脏排泄。给药后 24 小时内尿中排泄大约 90%，其余经粪便排泄。静脉滴注后经肺循环迅速被代谢，经肾脏排泄，血浆 $t_{1/2}$ 为 5～10 分钟。PGE_1 与抗高血压药和抗血小板药有协同作用。

【药物相互作用和不良反应及处理】

药物相互作用及处理：本品不能与输液液体以外的药品混合使用，避免与血浆增溶剂（右旋糖苷、明胶制剂等）混合。在与输液液体混合后 2 小时内使用，残液不能再使用。另有报道，本品与舒血宁注射液（主要作用为扩张血管、改善微循环）存在配伍禁忌。

不良反应及处理：常见的有头痛头晕、食欲减退、腹泻、低血压、心动过速、可逆性骨质增生、转氨酶升高和注射局部的红肿热痛等。妊娠和哺乳期妇女、严重心衰（心功能不全）患者和对本品过敏者禁用。偶见青光眼或眼压亢进的患者眼压增高，合并胃溃疡患者出现胃出血，这些患者慎用。

【临床应用现状分析与展望】　前列地尔注射液是以脂微球为药物载体的静脉注射用制剂，其脂微球屏障可保护 PGE_1，避免其在肺内灭活，可减少药物对血管的刺激，使药物体内存留时间延长。由于脂微球的包裹，PGE_1 不易失活，且具有易于分布到受损血管部位的靶向特性，从而发挥较好的疗效。

依前列醇（epoprostenol，PGI_2）具有明显的舒张血管和抑制血小板聚集作用，可保持血液的流动性，防止血栓形成。可替代肝素用于体外循环和肾透析时防止血栓形成，还可用于缺血性心脏病、多器官衰竭、外周血管病和肺动脉高压。

伊洛前列素（iloprost）是 PGI_2 衍生物，作用和应用与 PGI_2 相同，但性质更稳定。

（二）治疗消化性溃疡的 PG 类药物

PG 在整个消化道均有分布，特别是胃和十二指肠含量较为丰富。患溃疡病时，黏膜 PGs（主要是 PGE）含量或合成能力显著下降，特别是在溃疡急性期，胃体及胃窦黏膜以及胃液中 PGE 较正常含量显著减少，而在溃疡愈合时则升高。PGE 对胃有良好的保护作用，但作用时间短，副作用多。目前多采用 PGs 结构类似物。

米索前列醇

【药理作用与临床应用】

药理作用：米索前列醇（misoprostol）为天然前列腺素 E_1（PGE_1）的类似物，能抑制基础胃酸分泌、夜间胃酸分泌和组胺、五肽胃泌素等刺激引起的胃酸分泌，降低胃液的蛋白水解酶活性，增加碳酸氢盐和粘液的分泌，促进消化性溃疡愈合或缓解溃疡症状，对胃、十二指肠黏膜发挥保护作用。

临床应用：主要用于治疗十二指肠溃疡和胃溃疡，包括关节炎患者由于服用 NSAIDs 所引起的十二指肠溃疡和胃溃疡，保障患者仍可继续使用 NSAIDs 治疗。还可用于预防服用 NSAIDs 所引起的溃疡，溃疡治愈率与 H_2 受体阻断剂接近，对 H_2 受体阻断剂无效者也有效。对促进吸烟者的溃疡愈合有良好疗效。另外，米索前列醇不升高血清胃泌素的水平，对防止溃疡复发较其他抗溃疡药效果更佳。

【体内代谢及影响因素】 口服后迅速吸收，主要经脂肪酸氧化系统代谢为活性代谢产物（米索前列醇酸），30 分钟后活性代谢产物的血药浓度达峰值。米索前列醇酸的血浆清除半衰期为 20～40 分钟。重复给药，每次 0.4mg，每日 2 次，未发现活性代谢产物在血浆中聚积。

【药物相互作用和不良反应及处理】

药物相互作用及处理：米索前列醇与 NSAIDs 同时服用导致转氨酶水平升高和外周水肿的病例较罕见。与几种 NSAIDs 药物相互作用的研究显示，米索前列醇对布洛芬、双氯芬酸、吡罗昔康、阿司匹林、萘普生或者吲哚美辛的药代动力学无显著影响。与安替比林或地西泮联合应用时，也未发现具有临床意义的药代动力学相互作用。米索前列醇对肝脏 P450 酶系统无明显影响，但在多次给予米索前列醇时，观察到普萘洛尔的浓度有一定程度的升高（*AUC* 平均约上升 20%，C_{max} 平均约上升 30%）。在米索前列醇治疗期间应避免同时使用含镁的抗酸剂，这可能加重米索前列醇引起的腹泻。合用保泰松后有发生神经系统不良反应（如头痛、眩晕、一过性复视和共济失调等）的报道。

不良反应及处理：以胃肠道反应最为常见，与剂量有关，主要表现为稀便或腹泻，严重者或持续时间较长的情况下需停药。其他有轻度恶心、呕吐、腹部不适、腹痛、消化不良、头痛、眩晕、乏力等。个别妇女会出现全身发冷、面部潮红、皮疹、手掌发痒等症状，甚至发生过敏性休克。对前列腺素类过敏者禁用，青光眼、哮喘、过敏性结肠炎及过敏体质者应禁用。服用米索前列醇还可引起肝脏碱性磷酸酶和胆红素显著增高，长期用药需定期检查肝功能。

【临床应用现状分析与展望】 米索前列醇除治疗溃疡病外，同时对妊娠子宫有收缩作用，常与孕激素受体拮抗剂米非司酮（mifepristone）合用终止早期妊娠。近年来已广泛应用于临床，其成功率（即完全流产率）可高达 95% 以上。米非司酮为新型抗孕激素，能与孕酮受体及糖皮质激素受体结合，产生引产效应。由于该药不能引发足够的子宫活性，单用于抗早孕时不完全流产率较高，但能增加子宫对前列腺素的敏感性，加用小剂量米索前列醇后可显著提高完全流产率。

恩前列素（enprostil）为 PGE_2 衍生物，可抑制胃液分泌，有细胞保护作用。口服每次 35～70μg，减少胃酸的程度与 600mg 西咪替丁相当。因能增进结肠和子宫的收缩，故孕妇慎用。

（三）作用于生殖系统的 PG 类药物

PGE_2 和 $PGF_{2\alpha}$ 药物及其衍生物可用于催产、引产和人工流产。

地诺前列酮

【药理作用和临床应用】

药理作用：地诺前列酮（dinoprostone，PGE_2）为天然前列腺素，对各期妊娠子宫均有收缩作用，但敏感性不同，足月子宫敏感性最强。PGE_2 通过强烈收缩子宫，影响胎盘血液供应和胎盘功能，导致流产。其收缩子宫平滑肌的作用机制与促进子宫平滑肌细胞内游离钙释放增加有关。与催产素相比，具有缩宫作用温和的特点。但缩宫作用明显强于 $PGF_{2\alpha}$。

临床应用：主要用于中期妊娠引产、足月妊娠引产和治疗性流产，对妊娠合并肾疾患者、过期妊娠、妊娠毒血症、羊膜早破、高龄初产妇均可应用。还可用于产后出血。主要不良反应有恶心、呕吐、腹泻、发热等。用量过大或同时使用其他缩宫药，可致子宫痉挛，导致宫颈撕裂、子宫破裂或大出血。

【体内代谢及影响因素】 本品放入宫颈后很快吸收，通过测其代谢产物13,14双羟-15-酮PGE_2（DHK-PGE_2）的血药浓度，其达峰时间为30～45分钟。本品大量在肺代谢，其代谢产物进一步到肝及肾代谢，再经肾排出。

【药物相互作用和不良反应及处理】

药物相互作用及处理：本品与其他静脉用催产药和产后止血药，如缩宫素、卡贝缩宫素、麦角新碱、甲麦角新碱等合用，可能使子宫过度兴奋，导致子宫痉挛，甚至软产道损伤、子宫破裂。故本品不应与上述催产及产后止血药物同时使用。应用本品之前应停用其他非甾体抗炎药（如阿司匹林等）。

不良反应及处理：

①母亲：子宫异常收缩，如频率、张力或持续时间增加，偶可出现子宫破裂。可出现背痛、子宫发热感、发热及消化道反应，如恶心、呕吐。②胎儿：胎心率改变及胎儿窘迫。此外，本品在宫腔内羊膜腔外放置可致宫内感染、胎儿窘迫及胎膜早破等。出现不良反应，应立即吸氧，并用β肾上腺素能药物或硫酸镁处理子宫过强收缩。

【临床应用现状分析与展望】

在一项探讨地诺前列酮栓用于妊娠晚期引产的效果及其安全性的实验中，妊娠晚期患者360例被随机分为观察组和对照组（各180例）。对照组采用缩宫素引产，观察组采用地诺前列酮栓引产。比较两组患者用药前后的宫颈Bishop评分、宫颈成熟率、临床效果、引产成功率、临产时间、分娩方式、新生儿结局及不良反应情况差异。结果显示地诺前列酮栓用于妊娠晚期引产，能显著的提高宫颈成熟率、引产成功率等指标，节省临产时间，减少产后出血，效果优于催产素。

在另一项探讨过期妊娠促宫颈成熟及引产应用地诺前列酮栓与米索前列醇的疗效的临床实验中，把56例过期妊娠产妇随机分为对照组和研究组，前者采用米非司酮+米索前列醇治疗，研究组患者给予米索前列醇+地诺前列酮栓治疗，比较两组患者宫颈Bishop评分和引产情况。结果显示对过期妊娠产妇采用地诺前列酮栓与米索前列醇治疗，可以更有效地促宫颈成熟，引产效果理想，值得临床进一步推广和使用。

卡前列素（carboprost，15-甲基-$PGF_{2\alpha}$）为地诺前列素（$PGF_{2\alpha}$）的衍生物，活性较 $PGF_{2\alpha}$ 高20～100倍，作用时间长、副作用小，有扩张子宫颈和刺激子宫收缩的双重作用。终止妊娠后能很快恢复月经和生育功能，对下丘脑-垂体-卵巢轴几乎无影响，是较理想的避孕药，可用于终止妊娠和宫缩无力导致的产后顽固性出血。有恶心、呕吐、头晕、腹泻等不良反应。

四、白三烯拮抗药

白三烯拮抗药能选择性抑制白三烯所导致的血管通透性增加、气道嗜酸性粒细胞浸润及支气管痉挛等作用，主要用于支气管哮喘的预防和治疗。白三烯受体拮抗剂主要有扎鲁司特（zafirlukast）、普鲁司特（pranlukast）及孟鲁司特（montelukast）等。

半氨酰白三烯（CysLT）包括 LTC_4、LTD_4、LTE_4，与其受体结合而发挥作用。Ⅰ型半胱氨酰白三烯（$CYSLT_1$）受体分布于人体气道（包括气道平滑肌细胞和气道巨噬细胞），与哮喘和过敏性鼻炎的病理生理过程相关。孟鲁司特对 $CysLT_1$ 受体有高度的亲和性和选择性，能有效抑制半胱氨酰白三烯与 $CysLT_1$ 受体结合所产生的效应。因其不良反应较少，故适用于2岁及2岁以上儿童和成人的过敏性鼻炎及哮喘的预防和长期治疗。

孟鲁司特

【药理作用与临床应用】

药理作用：半胱氨酰白三烯（LTC4，LTD4，LTE4）是强效的炎症介质，由肥大细胞和嗜酸性粒细胞等多种细胞释放。这些重要的哮喘前介质与半胱氨酰白三烯（CysLT）受体结合。Ⅰ型半胱氨酰白三烯（$CysLT_1$）受体分布于人体的气道（包括气道平滑肌细胞和气道巨噬细胞）和其他的前炎症细胞（包括嗜酸性粒细胞和某些骨髓干细胞）。CysLTs 与哮喘和过敏性鼻炎的病理生理过程相关。在哮喘中，白三烯介导的效应包括一系列的气道反应，如支气管收缩、黏液分泌、血管通透性增加及嗜酸性粒细胞聚集。在过敏性鼻炎中，过敏原暴露后的速发相和迟发相反应中，鼻黏膜均会释放与过敏性鼻炎症状相关的 CysLTs。鼻内的 CysLTs 增多会增加鼻部气道阻力和鼻塞的症状。

孟鲁司特（montelukast）是一种能显著改善哮喘炎症指标的强效口服制剂。通过与 $CysLT_1$ 受体高亲和力和选择性的结合，孟鲁司特能有效地抑制 LTC4、LTD4 和 LTE4 与 $CysLT_1$ 受体结合所产生的生理效应而无任何受体激动活性。目前研究认为，孟鲁司特钠并不拮抗 $CysLT_2$ 受体。

临床应用：孟鲁司特钠是非激素类抗炎药，适用于哮喘的预防和长期治疗，包括预防白天和夜间的哮喘症状，治疗对阿司匹林敏感的哮喘患者以及预防运动诱发的支气管收缩。另外，还用于过敏性鼻炎的治疗。根据我国《支气管哮喘防治指南》2008 年版推荐，白三烯调节剂是除吸入激素外，唯一可单独应用的长期控制药，可作为轻度哮喘的替代治疗药物和中重度哮喘的联合治疗用药。但不应用于治疗急性哮喘发作。

目前临床上有三种不同的孟鲁司特钠制剂，适用于不同年龄的人群：①孟鲁司特片，适用于 15 岁及 15 岁以上成人；②孟鲁司特钠咀嚼片，适用于 2 岁至 14 岁儿童；③孟鲁司特钠颗粒，适用于 1 岁以上儿童哮喘的预防和长期治疗，对阿司匹林敏感的哮喘患者的治疗以及运动诱发的支气管收缩的预防，适用于 2～5 岁儿童减轻季节性过敏性鼻炎和常年性过敏性鼻炎。

【体内代谢及影响因素】

孟鲁司特钠口服吸收迅速而完全。成人空腹服用 10mg 薄膜衣片后，血浆药物浓度于 3 小时（T_{max}）达到峰浓度（C_{max}），平均口服生物利用度为 64%。普通饮食对口服生物利用度和 C_{max} 无影响。进食后任何时间服用均安全有效。孟鲁司特钠与血浆蛋白结合率高达 99% 以上，能通过血脑屏障。孟鲁司特钠经肝脏完全代谢，肝药酶 CYP450 3A4 和 2C9 与孟鲁司特钠的代谢有关。健康成人孟鲁司特钠的平均血浆半衰期为 2.7～5.5 小时，平均血浆清除率为 45ml/min，孟鲁司特及其代谢物几乎全部经胆汁排泄。

老年人、肾功能不全的患者或轻至中度肝功能不全的患者无需调整剂量。

【药物相互作用和不良反应及处理】

药物相互作用及处理：孟鲁司特推荐剂量下，对常规合用的预防哮喘和长期用于治疗季节性过敏性鼻炎的药物的药代动力学影响无临床意义，如茶碱、强的松龙、口服避孕药、特非那定、地高辛和华法林等。与苯巴比妥合用，孟鲁司特的 *AUC* 可减少约 40%，但不推荐调整使用剂量。与糖皮质激素合用可在医师指导下逐渐减少吸入糖皮质激素剂量，但不应采用本品突然替代吸入或口服糖皮质激素。

不良反应及处理：孟鲁司特耐受性良好，不良反应轻微。常见的有①神经及精神系统紊乱，如夜梦异常、幻觉、烦躁不安及失眠等；②过敏反应，如皮疹、瘙痒、荨麻疹等；③消化系统症状，如恶心、呕吐、消化不良、腹泻等。患者用药前应被告知本品曾有精神神经事件的报道，若发生这些情况，应通知医生。过敏者禁用。

【临床应用现状分析与展望】

除了抗免疫球蛋白 IgE 单克隆抗体之外，白三烯调节剂是过去 15 年里唯一进入市场的新一类抗哮喘用药。1990 年以前，哮喘治疗主要基于 β_2 受体阻断药和甾体激素，而茶碱等其他治疗药物仅占据极小市场。白三烯调节剂的新颖性在于其独特的作用机制，即能够结合哮喘所涉及辅助通路中的特定受体。近年来，国内外相继上市的白三烯调节剂包括扎鲁司特、普仑司特和孟鲁司特等，其中孟鲁司特表现出最佳的有效性和安全性，成为临床中广泛使用的白三烯调节剂。齐留通（zileuton）是白三烯合成抑制药，属铁离子干扰型 5- 脂加氧酶抑制剂，可预防或减轻支气管哮喘发作，使危重患者的皮质激素用量明显减少。

近年研究发现，抗白三烯药物不仅可用于预防和治疗哮喘，还可用于治疗风湿性关节炎、银屑病、肠炎、鼻炎等多种炎症性疾病。此外，研究发现孟鲁司特能有效减慢甚至阻止老年痴呆症进展，恢复学习和记忆能力。

五、血小板活化因子拮抗药

PAF 受体阻断药能阻止 PAF 与受体结合，因此对与 PAF 过量生成有关的疾病如哮喘、败血性休克等具有治疗意义。根据与受体结合特点，分为特异性和非特异性两大类：

非特异性 PAF 受体拮抗剂，常见有 3- 去偶氮腺苷（3-deazadenosine）和 L- 高半胱氨酸（L-homocysteine）等，可干扰磷脂甲基化而减少血小板合成 PAF。腺苷酸环化酶激活剂和磷酸二酯酶抑制剂可升高细胞内 cAMP 水平，抑制磷脂酶 A_2 和乙酰转移酶而阻止 PAF 合成。糖皮质激素也可直接抑制磷脂酶 A_2，抑制 PAF 合成。

特异性 PAF 受体拮抗剂根据来源可分为天然和合成两大类。一类为天然植物成分，如川芎、石楠藤、海风藤、银杏、前胡、白果等。研究最多的天然 PAF 受体拮抗剂是银杏苦内脂 B（BN52021），能抑制 PAF 与受体结合，阻止鸟苷酸环化酶活化，胞内钙离子浓度升高和磷脂酰肌醇升高，介导一系列生理生化反应，对烧伤、顺铂诱导的肾毒性、多发性硬化症、关节炎等具有治疗作用；从海风藤中筛选出的海风藤酮（kadsurenone）、樟科植物外拉樟桂中提取的木脂素类化合物外拉樟桂脂素（veraguensin）均对 PAF 受体具有较高的拮抗活性。另一类为合成的 PAF 受体阻断药，化学结构类型较多，主要包括天然化合物的衍生物、含有季铵盐的 PAF 结构类似物和含氮杂环化合物三大类。如天然化合物的衍生物，以外拉樟桂脂素为先导化合物，合成一系列二芳基四氢呋喃类 PAF 受体阻断剂等。

尽管 PAF 受体拮抗剂近年来受到医药学研究者的广泛关注，但真正用于临床的并不多，故寻找与研发新型、高效、安全、低毒、方便的 PAF 拮抗剂有重要意义。

六、影响一氧化氮的药物

（一）一氧化氮供体药物

内源性 NO 是一种含不成对电子的气体，具有高度脂溶性，易扩散通过细胞膜。其性质活泼、极不稳定，在有氧和水的环境中仅能存在数秒。NO 与亚铁血红素有很强的亲和力，因此在血液中 NO 与血红蛋白结合形成亚硝酸盐血红蛋白而失活。基于 NO 的生理功能，开发 NO 供体药物可以用于治疗缺血性疾病、动脉粥样硬化、抗恶性肿瘤等。

某些有机硝酸酯类药物可作为 NO 供体，如硝普钠、硝酸甘油、有机硝酸盐和亚硝酸盐等，进入体内释放出 NO。如单硝酸异山梨酯与硝酸异山梨酯相比，水溶性增大，不易穿透血脑屏障，克服了后者引起头痛的不良反应。另外，许多新型 NO 供体药物正在研发，包括：①有机硝酸酯类 NO 供体型非甾体抗炎药，是将 NO 供体与非甾体抗炎药骈合，以期发挥二者的协同作用，达到更强的解热镇痛和抗炎作用。例如，NO 供体型吲哚美辛（NCX-530）抗炎作用与吲哚美辛相当，但降低了胃肠道不良反应且对胃肠道有保护作用，NO 供体型氟比洛芬（NCX-2216，HCT-1026）对胃刺激性较小，主要作用部位在神经系统，可长期治疗中枢神经系统炎症，NO 供体型对乙酰氨基酚（NCX-701）具有了对乙酰氨基酚所不具备的对抗剧痛和神经性疼痛等作用。②有机硝酸酯类 NO 供体型循环系统药物，是将 NO 供体与循环系统药物骈合，发挥协同抗血栓、抗动脉粥样硬化及扩张心脑血管等作用。例如，NO 供体型普伐他汀（NCX-6550）可阻止内皮细胞间黏附蛋白的表达，有效降低血浆单核细胞化学引诱物蛋白的表达，具有抗血小板 / 抗凝血作用以及促进骨骼肌血管再生等作用、NO 供体型氟伐他汀（NCX-6553）可阻止血小板的聚集，降低体内诱导型一氧化氮合酶（iNOS）的表达、NO 供体型替米沙坦（WB-1106）可增加细胞内 cGMP 水平，扩张动脉，还可减轻高糖高脂饲料喂养的小鼠体重增加并增强对糖的耐受性。③有机硝酸酯类 NO 供体型化学治疗药，是将 NO 供体与化学治疗药物骈合，发挥协同抗菌作用，如 NO 供体型甲硝唑和 NO 供体型环丙沙星等。另外，还有一些 NO

供体药具有抗肿瘤活性，如金属 -NO 复合物、斯得酮亚胺类、N- 羟基胍类和异羟肟酸类等，利用糖苷、肽、核酸等肿瘤部位富集的物质，将 NO 供体与这些载体偶联，在酶作用下释放 NO，从而达到靶向杀死肿瘤细胞的目的。根据载体的种类，主要有糖类和肽类等靶向 NO 供体药物，如糖苷 SIN-1 类化合物，肽偶联 NONOates 类供体药物以及核苷偶联的 NO 供体药物。

（二）一氧化氮抑制剂

研究发现，诱导型一氧化氮合酶（iNOS）广泛与炎症病理发生发展的过程。由于 COX-2 抑制剂有心血管的不良作用而应用受限，而 iNOS 抑制剂被寄予厚望。

目前 iNOS 抑制剂包括非选择性抑制剂和选择性抑制剂：非选择性的有 L- 精氢酸竞争性抑制剂，包括氮 G- 单甲基 - 左旋精氢酸（L-NMMA），氨 G- 硝基 - 左旋精氨酸甲基乙酯（L-NAME）等。选择性 NOS 抑制剂能选择性抑制乙酯 iNOS。N-［3-（氨甲基）- 苯甲基］乙脒抑制 iNOS 的量为 cNOS 的 200～5 000 倍，为现今选择性和抑制性最强的抑制剂。

七、内皮素阻断药

（一）内皮素受体阻断药

根据受体的选择性可分为 ET-A 和 ET-B 选择性阻断药以及非选择性阻断药。非选择性阻断药的主要代表有波生坦（bosentan）及替唑生坦（bezosenan）等。ET-A 选择性阻断药的主要代表药物有西他生坦（sitaxsentan）、安贝生坦（ambrisentan）和达卢生坦（darusentan）；ET-B 选择性阻断药为 BQ-788。

波生坦

【药理作用与临床应用】

药理作用：波生坦与 ET-A 受体的亲和力较高，主要与血管中的 ET-A 及脑、上皮和平滑肌细胞中的 ET-B 结合，竞争性地抑制 ET-1 与人平滑肌细胞上 ET-A 受体和人胎盘上 ET-B 受体的特异性结合，抑制 ET-1 所诱导的平滑肌收缩和选择性 ET-B 受体激动剂角蝰毒素（sarafotoxin）所诱发的大鼠支气管平滑肌的收缩。ET-1 具有强烈的缩血管作用及促进增生、致纤维化和致炎作用，在肺动脉高压（PAH）患者的血浆和肺组织中浓度较高。波生坦对 ET-1 在肺循环中的阻断作用可降低肺血管抗性以及减弱慢性高血压时血管的重塑作用。

临床应用：波生坦是一种可口服的 ET-A 受体和 ET-B 受体双重阻滞药，是治疗肺动脉高压症安全有效的首选药物。服药后可显著增加患者的运动耐力，改善血流动力学指标。在临床应用中对高血压、冠心病、硬皮病并发的指（趾）溃疡等有良好的治疗作用。

【体内代谢及影响因素】 波生坦口服可吸收，绝对生物利用度约为 50%，给药后 3～5 小时后达到最大血浆浓度，且不受食物影响。主要是与血浆白蛋白结合，血浆蛋白结合率高于 98%。分布体积约为 18L，清除率约为 8L/h，消除半衰期（$t_{1/2}$）为 5.4 小时，不会渗透到红细胞中。波生坦在肝脏中被 CYP450 同工酶 CYP3A4 和 CYP2C9 代谢。在人血浆中有三种波生坦代谢物，只有一种代谢物 Ro48-5033 具有药学活性，占化合物活性的 10%～20%。波生坦代谢后通过胆汁清除。在严重肾功能受损的患者（肌酐清除率为 15～30ml/min），波生坦血浆浓度减少大约 10%，与肾功能正常的志愿者相比，三种代谢物的血浆浓度增加约 2 倍。因为低于 3% 的剂量通过尿排出，对于肾功能受损的患者不需调整剂量。由于波生坦被肝脏广泛代谢并通过胆汁排出，故肝脏受损预计可能影响其药代动力学和代谢。因此，有轻度肝脏损伤的患者应慎用，严重肝损伤的患者应禁用波生坦。

【药物相互作用和不良反应及处理】

药物相互作用及处理：波生坦是轻至中度的药物代谢酶诱导药，主要诱导 CYP2C9 和 CYP3A4 两个同工酶，同时也是这两种同工酶的底物，因此与两种酶的其他底物（如环孢霉素、格列本脲、辛伐他汀、华法林等）、诱导药（如利福平、卡马西平）和阻滞药（如葡萄酒、红霉素、酮康唑）同时应用时可能发生相互作用，例如可以降低华法林以及由这些酶代谢的其他药物的血清浓度，包括口服避孕药。环孢素可显著增加本品的血清浓度，格列本脲可增加波生坦的肝损害。

不良反应及处理：主要不良反应为肝损伤，出现可逆性、剂量依赖性的肝转氨酶升高，碱性磷酸酶升高。使用前需检测肝脏转氨酶水平，中度或严重肝功能损害和/或肝脏转氨酶（AST和ALT）基线高于正常值上限的3倍，尤其是总胆红素增加超过正常值上限的2倍者禁用。过敏者、孕妇禁用。

【临床应用现状分析与展望】 波生坦在临床上主要适用于治疗WHO功能分级Ⅱ级-Ⅳ级的肺动脉高压患者，以改善患者的运动能力和减少临床恶化，但临床资料需进一步积累。另外，对于WHO功能分级Ⅱ级的患者显示出临床恶化率下降和步行距离的改善趋势的同时，医生也应充分考虑这些改善是否能抵消本品对该患者的肝损伤风险。

（二）内皮素转化酶抑制剂

内皮素转化酶（endothelin converting enzyme，ECE）是体内将大内皮素转换成活性内皮素的肽链内切酶，分为酸性内皮素转化酶和中性内皮素转化酶。ECE在血管内皮中最多，其次存在于肝脏和肾脏中。ECE-2是ET-1合成关键酶，某些疾病，如房颤发生时，心房局部ECE-2表达上调，合成ET-1增加，通过自分泌或旁分泌方式，增加心房肌细胞钙离子浓度，通过激活钙调素，进而激活Ca^{2+}/钙调蛋白依赖蛋白激酶以及丝裂原激活蛋白激酶（MAPK），然后通过一系列的级联反应，最后激活核转录因子环磷酸腺苷反应元件结合蛋白（CREB），使环磷腺苷反应元件结合蛋白的Ser133磷酸化，启动ET-1等相关基因的转录。内皮素在与血管病变有关的疾病发生发展中发挥重要作用。

内皮素转化酶既然是内皮素生物合成的关键酶，在体内内皮素生物活性调节上起着极为重要的作用。故内皮素转化酶抑制剂（endothelin converting enzyme inhibitor，ECEI）被认为是一类具有良好开发前景的治疗心血管疾病的药物，目前正在研究之中。

八、影响激肽释放酶-激肽系统的药物

激肽释放酶-激肽系统（kallikrein-kinin system，KKS）是一个辅助复杂的内源性多酶系统，参与调控心血管、肾脏、神经系统等的生理功能，与高血压、冠心病、糖尿病、癌症、微循环疾病以及缺血性脑血管疾病的发生有着密切关系。抑肽酶为广谱蛋白酶抑制剂，可抑制人体的胰蛋白酶、纤溶酶、血浆及组织中血管舒缓素，在血管舒缓素-激肽原-激肽系统、补体系统、凝血系统中起着重要作用。艾替班特是缓激肽B_2受体拮抗剂，通过阻断缓激肽受体同样发挥抑制该系统的作用。

（一）蛋白酶抑制剂

抑肽酶

【药理作用和临床应用】

药理作用：抑肽酶（aprotinin，特血乐）是从牛的胰和肺中提取的碱性多肽，由58个氨基酸组成。口服无效，仅供静脉注射。本品为广谱蛋白酶抑制剂，通过酶上的丝氨酸活性部位，形成抑肽酶-蛋白酶复合物，从而抑制胰蛋白酶、糜蛋白酶、纤溶酶、凝血酶、激肽释放酶的活性，亦能抑制激活的凝血因子。尚能抑制血管舒缓素，从而抑制其舒张血管、增加毛细血管通透性和降低血压的作用。

临床应用：主要用于预防和治疗急性胰腺炎、纤维蛋白溶解引起的出血及弥散性血管内凝血。如用于心脏外科手术患者可明显减少术后渗血，减少因术后渗血而引起的死亡。也可用于妇产科意外失血、胎盘剥离、前列腺术后渗血、白血病、肝硬化及癌肿引起的出血等；腹腔手术后将本品直接注入腹腔，能预防肠粘连；还可用于COPD、骨关节炎、类风湿关节炎、心肌梗死、各种严重休克、死胎综合征及妊娠后期子宫收缩无力等。

【体内代谢及影响因素】 本品经静脉注射和静脉滴注后，快速分布到细胞外液，引起血浆抑肽酶浓度的初期快速消除。消除半衰期约10小时，经代谢后以无活性代谢产物形式由尿排出。抑肽酶可在肾内积聚，经肾小球滤过后，结合于附近的近曲小管上皮细胞的刷状缘而被肾小管重吸收。也可富集于吞噬溶酶体内，然后被溶酶体酶慢慢代谢，生理学研究显示肾对抑肽酶的代谢与其他小分子蛋白质（如胰岛素）类似。抑肽酶在肺、脾和胰腺中的浓度与血清的浓度相近，在脑、肌肉、胃和肠的浓度最低。本品不进入脑脊液，可以少量透过胎盘屏障。

【药物相互作用及不良反应处理】

药物相互作用及处理：本品具有抗纤溶活性，故可抑制纤维蛋白溶解的作用，与促纤溶药物合

用可降低其疗效。禁止与皮质激素、肝素、含氮氨基酸的营养液及四环素等药物配伍使用。

不良反应及处理：常见有恶心、呕吐、腹泻、肌痛、血压变化等。偶见过敏反应或类过敏反应，在未使用过抑肽酶的患者中过敏反应比较罕见。过敏反应表现为皮疹、瘙痒、呼吸困难、恶心、心动过速、过敏性休克甚至死亡，应立即停药，并进行急救处理。应注意，预试验剂量也可导致严重的过敏/类过敏反应，甚至致命。即使对第二次使用抑肽酶耐受无症状的患者，此后用药也有可能导致过敏/类过敏反应。另外，首剂量本品应于20～30分钟时间内静脉注射。给药过快会引起一过性血压下降。对本品过敏及妊娠前3个月者不应使用。

【临床应用现状分析与展望】 有研究显示采用抑肽酶和生长抑素对于重症急性胰腺炎患者进行治疗后，患者各项指标情况会得到明显改善，患者生活质量和治疗效果会显著提升。其中抑肽酶能阻止胰蛋白酶和血管舒缓素的形成，降低血管舒张现象，迅速提升毛细血管的通透性，降低患者血压水平，使其体征保持稳定。由于抑肽酶能够选择性地被肾吸收，所以在使用过程中必须严格控制药物剂量，减轻患者肾脏损伤。因此，在重症急性胰腺炎患者的临床治疗中采用抑肽酶联合生长抑素，具有较好的治疗效果，安全性和临床应用价值较高。另有研究显示，氨甲环酸与抑肽酶均能减少脑肿瘤切除术患者的术中出血量，但是抑肽酶的疗效优于氨甲环酸，提高了手术的安全性。

（二）激肽受体阻断剂

艾替班特

【药理作用和临床应用】

药理作用：艾替班特（icatibant）是合成的含有10个氨基酸的多肽类药物，与缓激肽结构类似，是强效的缓激肽B_2受体选择性的竞争性拮抗剂，亲和力与缓激肽相似，可阻止缓激肽与其B_2受体结合发挥作用。

临床应用：用于治疗18岁及以上患者遗传学血管水肿（hereditaryangioedema，HAE）的急性发作。其他潜在适应证还包括哮喘、肝硬化和其他类型的血管性水肿。

【体内代谢及影响因素】 艾替班特皮下注射给药30分钟后达到血药峰浓度，绝对生物利用度约97%。血浆蛋白结合率小于44%，平均$t_{1/2}$为0.6～1.5小时，终末$t_{1/2}$为1.2～1.5小时。主要排泄途径为尿液和粪便。确切代谢途径尚未确定，可能是通过肽酶而不是CYP450酶进行代谢。

【药物相互作用和不良反应及处理】

药物相互作用及处理：本品不经CYP450酶代谢，预计不存在与CYP450酶底物、抑制剂及诱导剂之间的药物相互作用。

不良反应及处理：常见有注射部位反应（包括注射部位瘀伤、血肿、灼烧感、红斑、麻木等）、发热、转氨酶升高和眩晕等。未见严重不良反应。多数患者有注射部位反应，停药自行消失。

【临床应用现状分析及展望】 HAE又称为C1抑制物缺乏症，是由C1-酯酶抑制剂遗传缺乏或功能失调所致的常染色体显性遗传病，其特征是不可预知的手、脚、脸、喉头和腹部的发作性水肿和肿胀，最终导致毁容、失能或死亡。艾替班特是HAE专治药物，2008年11月以商品名Firazyr首先被EMEA批准为孤儿药用于治疗成人HAE的急性发作。2011年8月获得美国FDA批准，是FDA批准的第三个治疗HAE急性发作的药物。缓激肽是血管扩张剂，负责局部化肿胀、炎症和疼痛等HAE特征性症状。艾替班特可阻止缓激肽与缓激肽B2受体结合，从而改善HAE急性发作症状，所以是目前HAE的专治药物。

第三节 自体活性物质药物的研发史及研究进展

一、组胺受体相关药物的研发史及研究进展

1. 组胺受体的发现及其阻断剂的研发史 1910年，Dale和Barger首次从霉菌麦角中分离提取出了组胺，并且阐明其具有使肠段收缩、血压下降及诱发过敏性休克等作用。1937年第一个抗组胺药929F被成功合成。此后，安特甘（antergan）和吡拉明（neo-antergan）很快被发现并于1942年用于治疗人类的过敏反应，这是抗组胺药首次用于临床。1943年，抗组胺药的中枢神经系统不良

反应首次被报道。此后又经过半个多世纪的努力，认识到组胺是一种广泛存在于动物组织内，与多种生理、病理反应有着密切联系的物质，并且通过系统的化学合成和药理研究，找到了甲氧苄吡胺和苯海拉明等上百种抗组胺药，为若干变态反应性疾病的防治提供了解决方案。但是直到20世纪60年代末，开发的抗组胺药不论其效价多强大，都有一个共同弱点：虽能拮抗组胺对支气管、胃肠道等平滑肌的兴奋作用，却不能完全阻断组胺使血管扩张、毛细血管通透性增加等作用，更不能影响组胺的促进胃酸分泌作用。此外，甲氧苄吡胺等传统抗组胺药对组胺在两种离体器官上的作用（使离体豚鼠右心房收缩加强、频率加快的作用和使离体大鼠子宫触电致收缩减弱的作用）也无明显影响。对于这一现象起初众说纷纭，后来受到体内存在着α和β两类肾上腺素受体的启发，有人提出体内也有几种不同性质组胺受体的假说。经过研究发现组胺存在三种受体，存在于皮肤、血管平滑肌、消化道分泌腺、神经组织中。组胺与受体结合后会产生强大的生物效应。其中组胺 H_1 受体与Ⅰ型变态反应的关系较为密切。H_1 受体阻断药苯海拉明自1943年被报道具有较好的抗组胺活性后，多年来曾是临床常用的抗过敏药物之一。随后，Bovet于1944年报道了 H_1 受体阻断剂马来酸吡拉明的作用。1966年，Schild HO等将能被传统抗组胺药所阻断的豚鼠平滑肌上的组胺受体称为 H_1 受体，而不被其阻断的大鼠子宫和胃壁细胞上的组胺受体称为 H_2 受体。1972年，Black J研制 H_2 受体阻断剂获得成功，第一个 H_2 受体阻断药西咪替丁上市。1981年，第二代抗组胺药 H_2 受体阻断剂雷尼替丁问世。1983年，Arrang JM等将存在于突触前膜的组胺受体命名为 H_3 受体。1986年，H_2 受体阻断剂法莫替丁上市。随后疗效高、副作用小的 H_2 受体阻断药如雷尼替丁、法莫替丁、尼扎替丁、罗沙替丁和唑替丁等相继上市，用于治疗消化道溃疡。迄今，已有多种第一代和第二代 H_1 受体阻断药、H_2 受体阻断药供临床应用。2000年，Oda T等对基因库内G蛋白偶联受体进行筛选时，首次克隆出了一条表达于白细胞且与 H_3 受体有较高同源性的基因，命名为 H_4 受体。但 H_3 受体阻断药和 H_4 受体阻断药还未有上市药物。H_3 受体拮抗剂在学习和记忆的动物模型中对认知特性以及对神经递质释放有直接影响，特别是乙酰胆碱、去甲肾上腺素和DA。为治疗注意力缺陷多动障碍（ADHD）开发的 H_3 受体拮抗剂临床候选药物GT-2331，在1998年进入临床Ⅰ期研究，2000年进入临床Ⅱ期研究。但自2003年GT-2331的开发因公司破产而暂停。H_4 受体在肥大细胞、嗜酸性粒细胞、单核细胞、树突状细胞等多种免疫细胞中均有表达，参与促炎细胞因子和趋化因子的释放。有大量实验证据支持 H_4 受体拮抗剂治疗瘙痒和皮肤炎症的可能性。在一项研究中，用选择性 H_4 受体拮抗剂JNJ7777120口服治疗后，野生型小鼠的组胺诱导的瘙痒反应显著降低。苯海拉明和JNJ7777120的组合应用可完全抑制对组胺诱导的瘙痒反应。迄今为止，已有五种 H_4 受体拮抗剂进入临床开发：JNJ38518168、JNJ39758979、ZPL3893787、UR63325和KD1157。但因为一些有效性和安全性方面的原因，目前 H_4 受体拮抗剂均未上市。

2. 拟组胺药物的研发　倍他司汀是组胺的结构类似物，它是组胺 H_1 受体的弱激动剂、H_3 受体的强拮抗剂，对 H_2 受体几乎没有作用。临床用于治疗前庭疾病，如用于梅尼埃病和眩晕的对症治疗。1968年，拟组胺药倍他司汀上市。目前已有1.3亿患者接触过这种药物。

组胺受体相关药物的研发史见图34-2。

二、其他自体活性物质相关药物研发史及研究进展

（一）花生四烯酸及前列腺素类药物的研发史

20世纪30年代中期，Euler V发现人的精液中和一些动物的副性器官中，存在着能降血压和引起子宫平滑肌痉挛的物质，当时他认为该物质是由前列腺分泌释放的，故称之为前列腺素。1947年，Bergstrom SK纯化了前列腺素，发现其活性成分是一种羟化脂肪酸。50年代末，Bergstrom SK等又分离并鉴定了一种来自血小板极不稳定的内过氧化衍生物，具有强烈的收缩血管和促进血小板聚集的作用，命名为血栓素 A_2；1976年，Moncada S和Vane JR等观察到内过氧化物与精囊组织匀浆在一起培养可产生一种引起平滑肌舒张的不稳定物质，并且其作用与 TXA_2 完全相反，

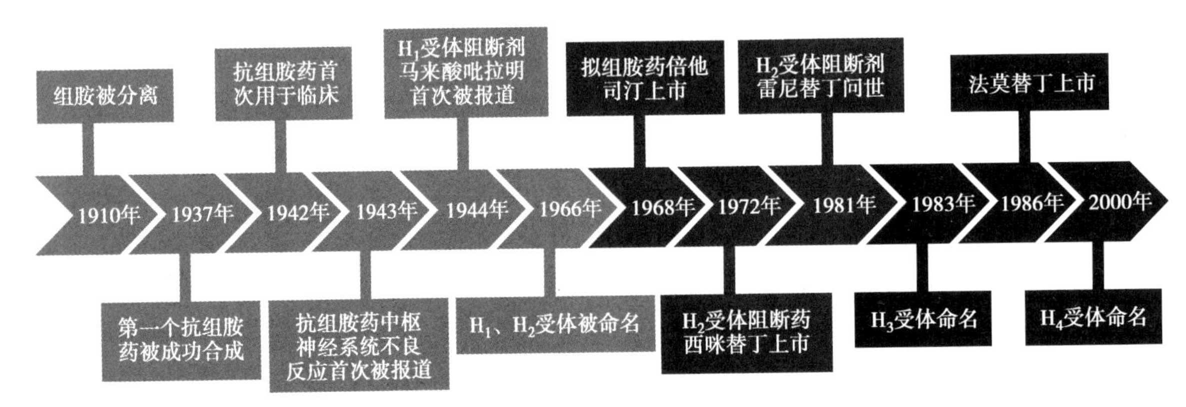

图 34-2 组胺受体相关药物研发史示意图

继而 Johnson RA 等确定了其化学结构，定名为前列环素。PGI_2 主要由血管内皮细胞微粒体合成，在血管壁中含量丰富，可能是对血管提供一种内源性的保护作用，与血小板的 TXA_2 形成一对生理拮抗性物质，其比例失调可能与许多疾病有关。

1979 年，Samuelsson B 等发现小鼠肥大细胞瘤分泌的慢反应物质（SRS-A）可能为花生四烯酸经脂加氧酶作用生成的另一族前列腺素样物质，将其命名为白三烯，具有收缩平滑肌和增加毛细血管通透性的作用，是诱发支气管哮喘的重要介质。后来 Vane JR 等发现阿司匹林类的抗炎药物可以阻断前列腺素的合成，同时证明甾体类激素也具有阻断前列腺素合成的作用，其机制是通过抑制磷脂酶 A_2 从而抑制花生四烯酸和 LTs 的生成，而阿司匹林仅能阻断内过氧化物的形成来抑制前列腺素的合成。由于阐明了阿司匹林的作用机制，使阿司匹林成为现在应用最广泛的药物之一。1982 年，因“发现前列腺素及其相关生物活性物质”，Vane，Samuelsson 和 Bergstrom 三人共同获得诺贝尔生理学或医学奖。随后多种天然前列腺素类药物出现，首先是 1984 年地诺前列酮（PGE_2）在日本上市，具有强烈收缩子宫的作用，主要用于催产和引产以及产后止血。米索前列醇于 1985 年上市，后来英国、荷兰、葡萄牙陆续有本品单方的普通片及缓释片上市。2007 年本品在国内上市。米索前列醇被列入世界卫生组织基本药物标准清单，说明是基本医疗相当重要的一个药物。前列地尔注射液于 1988 年在日本上市，具有扩张血管和抑制血小板聚集的作用，用于治疗慢性动脉闭塞症以及脏器移植后的抗栓。1995 年 9 月美国 FDA 以 Flolan 批准上市的依前列醇（PGI_2，PGX，前列环素），同样具有血管扩张作用和抑制血小板聚集活性，用于具有心脏阻塞性肺疾病的患者，也用于治疗血液的高凝状态和各种心脑血管缺血性疾病等。

5- 羟色胺（5-HT）最早是从血清中发现的，又名血清素，广泛存在于哺乳动物组织中，特别在大脑皮层及神经突触内含量很高。5-HT 受体目前已发现有 7 种：5-HT_1～5-HT_7 受体。1954 年，Page IH 提出外周组织中 5-HT 具有较强的血管收缩活性，与 5-HT 受体结合后在原发性高血压的发生发展中发挥一定作用。20 世纪 80 年代，阻断 5-HT 受体的抗高血压药物酮色林、乌拉地尔相继上市。在中枢，5-HT 作为神经递质主要分布于松果体和下丘脑，参与痛觉、睡眠和体温等生理功能的调节。中枢神经系统 5-HT 含量及功能异常可能与精神病和偏头痛等多种疾病的发病有关。5-HT 相关药物氟西汀（百忧解）是一种选择性的 5-HT 再摄取抑制剂，1986 年于比利时上市，1988 年引入美国，用于抑郁症的治疗。目前是应用最广泛的抗抑郁药物。1991 年在美国上市的昂丹司琼为强效、高度选择性的 5-HT_3 受体拮抗药，能有效地抑制或缓解由细胞毒性化疗药物和放疗引起的恶心、呕吐，其疗效优于甲氧氯普胺。1991 年，5-HT_1 受体激动剂舒马普坦于荷兰、丹麦上市，作用于人基底动脉和脑脊硬膜血管系统，引起血管收缩，用于治疗成人有先兆或无先兆偏头痛的急性发作。

（二）白三烯类药物的研发史

白三烯是花生四烯酸经 5- 脂氧酶代谢途径形成的代谢产物，由 Samuelssonh 和 Bergström 等于 1982 年首次发现，并因此获得诺贝尔医学生理学奖。1990 年，白三烯的成功合成再次作为重大成就，使得 Elias James 获得诺贝尔化学奖。时至今日，白三烯仍是国内外学者研究的热点，已证实它作为重要的炎症介质参与了呼吸系统、心血管系统、变态反应性疾病等的发病过程。全球哮喘防治倡议组织（Global Initiative for Asthma，GINA）明确指出，半胱氨酰白三烯（CysLTs）是哮喘的关键炎症介质之一，是唯一一类被抑制后与肺功能和哮喘症状改善相关的炎症介质。白三烯受体拮抗剂（leukotriene receptor antagonists，LTRAs）于 1998 年研发成功并获得美国 FDA 批准上市，2000 年进入中国。迄今为止，LTRAs 被广泛应用于哮喘及其他肺部疾病的治疗。越来越多的研究结果还发现，LTRAs 除与 CysLTs 受体竞争性结合外，还具有广谱的、CysLTs 受体非依赖性抗炎作用和一定的免疫调节作用。

（三）一氧化氮的发现及相关药物的研发史

1977 年，Muard F 提出硝酸甘油等药物扩张血管作用是由于释放出 NO，NO 具有重要的血管调节作用，并预言 NO 作为内皮因子在局部发挥作用。1980 年，Furchgott RF 在观察乙酰胆碱引起离体动脉条舒张作用的实验中，提出了内皮细胞源性血管舒张因子（EDRFs）的概念。他于 1986 年研究发现 NO_2 酸化可生成 NO，具有血管扩张作用，产生 EDRF 样作用，并提出内皮细胞释放的 EDRFs 可能是 NO。1987 年，英国人 Moncada S 与美国人 Ignarro L 证实了 EDRFs 即是 NO。1998 年，Murad，Furchgott 和 Ignarro 三位美国药理学家因“发现 NO 在心血管系统中的信使分子作用”而获得诺贝尔生理学或医学奖。哺乳动物体内 NO 的发现是生命科学史上的重大进展。20 世纪 90 年代后，有关 NO 的研究逐渐成为生命科学和医药研究的热点和前沿之一。基于 NO 的相关药物由此应运而生。主要有以下几类：

1. 具有靶向作用的 NO 供体（No-donor targeting）药物 由于 NO 的作用极其广泛，如何获得具有靶向性治疗作用的 NO 供体是长期以来众多研究者面临的一个难题，但最近该领域取得了突破性的进展。Shami 等人发现 O_2- 取代的偶氮烯始二醇盐类（diazeniumdiolates）NO 供体在体内经特定酶活化，可选择性地在某些器官、组织或细胞内释放出定量 NO，从而产生预期的药理效应。其中最具代表性的是被列入美国国家肿瘤研究所快速研发规划（RAID）中的抗肿瘤药 JS-K，该药可选择性地在急性髓白血病 HL-60 细胞内释放 NO，杀灭癌细胞，而不伤害正常细胞。NO 供体型齐墩果酸衍生物 ZCⅥ4 具有特异性的肝肿瘤细胞毒性，体内抑瘤率高于 65%，组织学检查未见其对肝细胞有不良影响。作用机制研究证实 ZCⅥ4 主要是通过局部释放相对高浓度的 NO，诱导肝癌细胞凋亡。

2. NO 供体与药物的骈合（NO-donor/drug hybrids）药物 将 NO 供体与已知药物通过各种连接基团制备的前药，可在体内经相关酶或非酶作用释放原药和 NO。基于 NO 具有保护胃肠道的重要功能，设计了 NO 供体与非甾体抗炎药的偶联物；鉴于 NO 的舒张血管活性和抗炎、抗骨质疏松作用，合成了 NO 供体与糖皮质激素的结合物；考虑到体内 NO 能杀灭病原体及肿瘤细胞，NO 供体型抗肿瘤药应运而生。研究结果表明，由于 NO 的作用，上述药物的疗效优于或相当于原药，毒副作用可显著减少。

3. NO 供体与抗氧基团的结合（conjugation of NO-donor with antioxidant groups）药物 内源性 NO 缺乏、OH^- 过多是导致动脉粥样硬化等心血管疾病的重要因素。近年来人们对 NO 供体与自由基清除剂的结合产生了浓厚的兴趣。一些抗氧基团如吗啉类、阿魏酸类、醌类衍生物以及 N- 氧化合物等分别与硝酸酯或亚硝基硫醇类 NO 供体结合，生成物不仅明显抑制低密度脂蛋白（LDL）的过氧化，而且还能降低胆固醇、甘油三酯和 LDL 水平。

4. NO 供体释放系统（NO-donor delivery systems） 将 NO 供体直接或通过适合的空间臂（spacer）与合成的或天然的多聚物如聚乙二醇、聚已内酯、聚甲基丙烯酸、肝素、白蛋白等连接，制成薄膜、微球、凝胶等剂型或涂药血管支架，它们可在局部组织持续释放 NO，减少血小板黏附和平滑肌增生，从而达到防止血管再狭窄和血栓形成等目的。

21 世纪以来，生物医药方面的 NO 研究方兴未艾，其发展趋势已从单纯的基础研究逐渐向应用方面转化。目前已有 1 个 ND 供体型药物即将被 FDA 批准上市，2 个近期将进入Ⅲ期临床研究，6 个在Ⅱ期临床研究，10 多个在Ⅰ期和临床前研究。其他的自体活性物质如内皮素受体阻断药波生坦于 2001 年上市。2011 年，激肽受体阻断剂艾替班特上市。

前列腺素类药物、白三烯类药物和一氧化氮类药物的研发史见图 34-3。

第四节　相关动物模型的建立和研究方法

由于人体在不同疾病状态下分泌自体活性物质的种类各异，因此在建立相关动物模型评价自体活性物质类药物时需要因地制宜，根据活性物质的类型选择动物模型。

一、抗组胺类药物相关动物模型的建立和评价

组胺具有促进腺体分泌、兴奋平滑肌的作用，对心血管系统、中枢神经系统的作用有剂量依赖性，而且种属差异较大。目前常用药物一类是组胺 H_1 受体阻断药，主要产生抗过敏作用，另一类是 H_2 受体阻断药，主要产生抗消化性溃疡药物。开发组胺 H_1 受体阻断药，主要采用过敏实验观察药物的抗过敏作用。通常采用过敏原（卵清蛋白或皮下注射致敏后动物血清）致敏动物（实验动物多选取兔、大鼠、小鼠或豚鼠）造模，观察致敏后的反应，检测模型是否成功。进一步检测待测药物对过敏反应的对抗作用，同时观察对组胺分泌的影响、对平滑肌的作用以及对心血管的影响、对免疫系统的影响以及对血管通透性的影响等。开发组胺 H_2 受体阻断药，主要采用消化性溃疡模型观察药物的抗溃疡作用。消化性溃疡是多病因疾病。临床表现的三大特点为慢性病程、周期性发作及节律性疼痛，溃疡好发于胃体小弯、胃窦部及十二指肠球部。目前主要有急性消化性胃溃疡模型（水浸拘束法胃溃疡模型、幽门结扎法消化性溃疡模型、乙醇致胃溃疡模型）、慢性消化性胃溃疡模型（使用非甾体抗炎药、醋酸浸渍法、幽门螺杆菌感染制造胃黏膜损伤模型）等。具体采用哪种方式造模需要考虑该药物作用于哪个环节，可从三个方面考虑：①抑制攻击因子的环节，如抗酸药；②增强防御因子的环节，如使用保护胃黏膜的药物；③抗幽门螺杆菌环节。目前很大一部分胃溃疡是由于幽门螺杆菌的致病作用所引起的，所以以幽门螺杆菌建立的胃损伤动物模型与人类病因接近，适用于治疗幽门螺杆菌感染引起的胃溃疡及抗幽门螺杆菌类药物的研究筛选。

二、5-HT 拟似药和拮抗药的相关动物模型的建立及评价

在中枢神经系统中，5-HT 作为神经递质参与机体的多种重要生理活动。研究发现 5-HT 的缺乏会导致抑郁症。因此拟 5-HT 类药物主要用于抑郁症的治疗。目前用于构建抑郁模型的动物主要有 SD 大鼠、天生对应激敏感的 Wistar Kyoto（WKY）大鼠、天生嗜酒的 Fawn-Hooded（FH）大鼠、具有遗传抑郁的 Flinder Resistant Line（FSL）大鼠、脑内 5-HT 受体活力低下的 Tryon Maze Dull 大鼠、小鼠、仓鼠、地鼠、灵长类动物、小鸡等。建立抑郁症模型的方法主要有药物诱导（利血平、色氨酸、细胞因子、精神兴奋剂如阿朴吗啡的撤药）、环境应激（反复给动物施加不可逃避的刺激，模拟人类抑郁症中的应激源，造成动物出

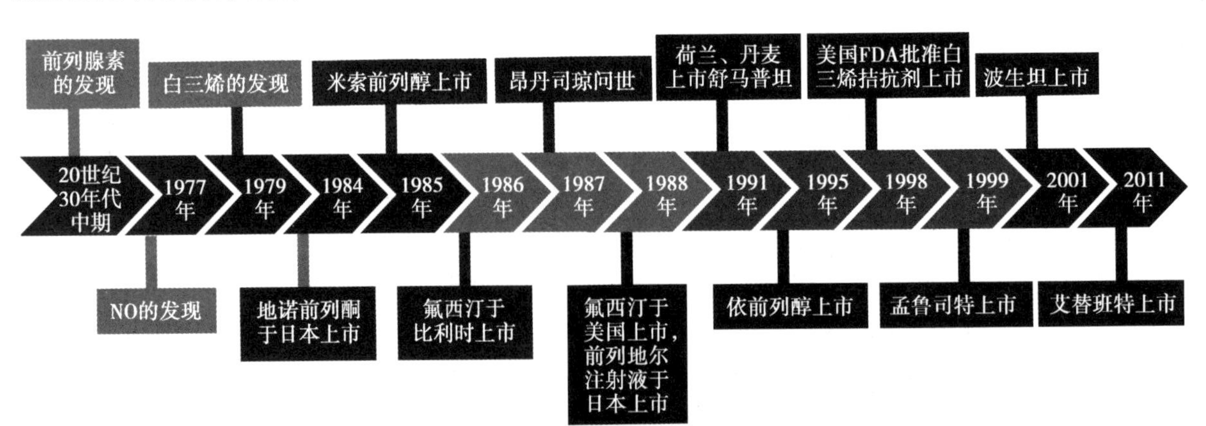

图 34-3　其他自体活性物质相关药物发展史示意图

现兴趣和快感缺乏、行为绝望的抑郁状态，多用于新药初筛）、社会心理应激（长期、反复暴露于压力或创伤生活事件中产生抑郁）以及转基因动物模型（FSL 鼠模型和 WKY 鼠模型）等。建模后，观察食欲或体重的改变、兴趣是否丧失确认建模是否成功、抑郁等级，最后给予抗抑郁药后通过食欲改变、兴趣变化等评价其药效。

5-HT 受体拮抗剂主要与治疗恶心呕吐有关。关于呕吐及其机制研究需要再现性良好的类似人类呕吐的动物模型，目前国际上较理想的呕吐模型动物是北美产的雪貂，其呕吐行为很典型，与人类相似，具有恶心、干呕和呕吐等行为特征，在国外已广泛应用于呕吐研究。建模方法主要包括经典致呕剂及 X 射线对水貂的致呕作用，通过给予不同的致呕剂（如顺铂、X 射线照射、硫酸铜、阿扑吗啡），观察吐前，呕吐，吐后流涎、下颚抖动、退缩等类似人类呕吐前的恶心等动作判断模型是否成功，然后给予 5-HT 阻断药后评价其药效。

三、前列腺素类药物相关动物模型的建立及评价

前列腺素类药物主要分为作用于心血管系统的前列腺素（PG）类药物、治疗消化性溃疡的 PG 类药物以及作用于生殖系统的 PG 类药物。药物研发选择模型时需要根据药物种类选择相应的动物血栓模型或者动物消化性溃疡模型或者动物生殖模型。

四、白三烯拮抗药相关动物模型的建立及评价

白三烯拮抗药能选择性抑制白三烯所导致的血管通透性增加、气道嗜酸性粒细胞浸润及支气管痉挛等作用，主要用于支气管哮喘患者的预防和治疗，所以白三烯拮抗药的研发通常采用动物哮喘模型来评价药效。支气管哮喘使用的动物包括小鼠、大鼠、豚鼠、猫、马等，其中小鼠最为常用。过敏性哮喘是目前最充分复制的哮喘模型，其病理生理学变化研究最为充分。通常采用卵清蛋白、花粉和有机粉尘致敏、激发建模。在此基础上观察药物对支气管系统（是否减轻气道炎症、气道高反应性及改善肺功能等方面）的影响以及对炎症因子的作用，从而评价药物的药效学。

（郭秀丽）

参考文献

[1] 杨宝峰. 基础与临床药理学 [M]. 2 版. 北京：人民卫生出版社，2014.

[2] 朱依谆，殷明. 药理学 [M]. 8 版. 北京：人民卫生出版社，2016.

[3] 李俊. 临床药理学 [M]. 6 版. 北京：人民卫生出版社，2018.

[4] 杨宝峰，陈建国. 药理学 [M]. 9 版. 北京：人民卫生出版社，2018.

[5] KATZUNG B G, MASTERS S B, TREVOR A J. Basic and clinical pharmacology[M]. 12th ed. New York: McGraw-Hill Education, 2017.

[6] RANG H P, RITTER J M, FLOWER R J, et al. Rang & Dale's pharmacology e-Book[M]. 8th ed. Amsterdam: Elsevier Health Sciences, 2015.

[7] MOLONEY J N, COTTER T G. ROS signalling in the biology of cancer[J]. Seminars in Cell & Developmental Biology, 2018, 80: 50-64.

[8] ZANDALINAS S I, MITTLER R. ROS-induced ROS release in plant and animal cells[J]. Free Radical Biology and Medicine, 2018, 122: 21-27.

[9] KIM J, YUNG B C, KIM W J, et al. Combination of nitric oxide and drug delivery system: tools for overcoming drug resistance in chemotherapy[J]. J Controlled Release, 2017, 263: 223-230.

[10] LIU W L. Histamine H_4 receptor antagonists for the treatment of inflammatory disorders[J]. Drug discovery today, 2014, 19(8): 1222-1225.

[11] WANG Q, TIMBERLAKE M A, PRALL K, et al. The recent progress in animal models of depression[J]. Progress in Neuro-Psychopharmacology and Biological Psychiatry, 2017, 77: 99-109.

[12] 肖韦，许昂，季晖. 胃溃疡药理模型的研究进展 [J]. 药学与临床研究，2016，24(2): 145-150.

[13] 张睦涵，朱振刚. 哮喘动物模型建立的研究进展 [J]. 实验动物科学，2018，35(04): 87-90.

第三十五章　治疗呼吸系统疾病药

第一节　呼吸系统疾病的病理生理和发病机制

一、支气管哮喘的病理生理和发病机制

支气管哮喘是由多种炎症细胞和细胞组分参与的呼吸道慢性炎症性疾病。诱发哮喘的因素主要包括遗传因素、气道高反应性、环境因素、气道炎症和体液免疫因素等。支气管哮喘的病理生理学特征为支气管壁水肿及细胞浸润、平滑肌层肥大增生、支气管平滑肌痉挛等，这些会导致气道狭窄及气道阻力增加，影响气体交换，常见为 PO_2 下降伴随 PCO_2 下降（呼吸性碱中毒）。患者出现吸气和呼气困难，且呼气比吸气更困难，因为呼气时胸膜腔内压最大，促进气道闭塞和气体陷闭，而肺总量是否增加尚不清楚。除此之外还会出现过度通气，机制尚未明确。

哮喘的发作机制十分复杂，尚未完全明了，主要包括变态反应、气道高反应性和气道慢性炎症。变态反应属于Ⅰ型超敏反应，该类患者与变应原接触后，体内产生特异性的 IgE 抗体，IgE 通过其 Fc 段与肥大细胞和嗜碱性粒细胞表面的 Fc 受体结合使肥大细胞等处于致敏状态，称致敏靶细胞。当其再次接触相同的变应原时，变应原会与致敏靶细胞表面的 IgE 特异性结合，从而使靶细胞脱颗粒，释放生物活性介质如组胺和激肽原酶，合成新的介质如白三烯、血小板活化因子等。这些释放的活性介质可导致支气管平滑肌收缩，进而引起速发型哮喘反应（IAR）。或直接作用于炎症细胞，导致迟发型哮喘反应（LAR）。气道高反应性（AHR）是指受到非过敏性刺激如化学介质、物理性刺激、吸入冷空气或运动等而产生的气道收缩。不同类型的哮喘都有相同的病理基础：以淋巴细胞、嗜酸性粒细胞和肥大细胞浸润为主的慢性气道炎症，是哮喘的本质。

二、咳嗽的病理生理和发病机制

咳嗽是临床上常见的主诉症状之一。正常情况下咳嗽是人体清除呼吸道内的分泌物或异物的保护性呼吸反射动作，是机体的防御机制。咳嗽是呼吸道黏膜经感染、物理性压迫牵拉、化学物质等刺激后，通过迷走神经、舌咽神经、三叉神经的感觉纤维传至延髓咳嗽中枢，经喉下神经、膈神经、脊神经支配咽喉、声门、膈肌及其他呼吸肌收缩，产生咳嗽动作，将呼吸道内分泌物排出。严重的咳嗽，特别是剧烈无痰的干咳可影响休息与睡眠，使病情加重或引起其他并发症，此时须在对因治疗的同时加用镇咳药。

三、肺动脉高压的病理生理和发病机制

肺动脉高压（pulmonary artery hypertension，PAH）是各种原因引起的静息状态下右心导管测得的肺动脉平均压（mean pulmonary arterial pressure，mPAP）≥25mmHg 的一组临床病理生理综合征。血管异常主要发生于小于 1 毫米的肺动脉，主要表现为平滑肌中层肥厚，血管腔内膜增生，管腔直径减小，肺血管阻力增加。PAH 的病理生理学标志为肺循环压力增加。当 PAH 的结构性发生改变时，肺血管阻力进行性增加，右心室和肺动脉压力升高。病程早期心输出量正常，发生右心衰竭时，右心室舒张末期压力增加，心输出量降低，右房压升高。

一般认为，微小动脉内皮损伤是肺动脉高压的起始环节，血管活性物质及细胞因子产生异常，作用于平滑肌，血管壁发生病理性改变。许多因素和疾病都可以导致 PAH。如一氧化氮、细胞色素 P450 代谢产物、骨形态发生蛋白Ⅱ型受体（bone morphogenetic protein receptorⅡ, BMPR-Ⅱ)、低氧诱导因子(hypoxia inducible factor-1, HIF-1)和活化素受体样激酶-1(activing receptor-like kinase-1, ALK1)等遗传基因变异,过氧化物酶增殖物激活受体(peroxisome proliferators-activated receptors, PPARs)、Rho激酶信号通路的异常等。另外,多种小非编码RNA,例如microRNA-328也可通过调节胰岛素生长因子1受体诱导缺氧性肺动脉血管重构。很多疾病也可引起PAH,如肺栓塞引起的肺动脉阻塞、一些原发的肺动脉壁疾病、肺实质病变导致肺血管床减少,低氧和酸中毒,先天性左向右分流等。PAH的基本病理过程包括缺氧性肺血管收缩(hypoxic pulmonary vasoconstriction, HPV)和肺血管重构(pulmonary vascular remodeling, PVR)及纤维化,其病理生理学机制和发病机制尚不十分明确。

第二节 呼吸系统疾病的药物治疗

一、支气管哮喘的药物治疗

平喘药(antiasthmatic drugs)通过松弛气道平滑肌、控制气道炎症等来缓解哮喘。目前平喘药主要以舒张支气管平滑肌(吸入β_2受体激动药为代表)、抗炎(吸入糖皮质激素为代表)和免疫疗法(特异性免疫治疗为代表)为主。

(一)支气管平滑肌舒张药

支气管平滑肌舒张药物包括β受体激动药、磷酸二酯酶抑制药、抗胆碱药和白三烯受体阻断药。

1. β受体激动药 以肾上腺素(adrenaline, epinephrine),异丙肾上腺素(isoprenaline)为代表的非选择性β受体激动剂易引起严重的心血管不良反应。以沙丁胺醇(salbutamol)为代表的选择性β_2受体激动剂对β_1受体亲和力低,很少产生心脏毒性。

【药理作用和临床应用】

药理作用:人气道中β肾上腺素受体主要是β_2受体。选择性β_2受体激动药兴奋气道β_2受体,松弛气道平滑肌、抑制肥大细胞与中性粒细胞释放炎症介质和过敏介质、增强气道纤毛运动、促进气道分泌、降低气道通透性、减轻气道黏膜下水肿等,这些效应均有利于缓解或消除喘息。

非选择性β受体激动药主要包括肾上腺素、异丙肾上腺素等,这类药物平喘作用较强但是可引起严重的心脏不良反应,临床上较少使用。

临床应用:β_2受体激动剂以吸入给药最常见,根据作用时效可分为短效β2受体激动剂(short-acting beta 2 agonist, SABA)包括沙丁胺醇和特布他林(terbutaline)。长效β2受体激动剂(long-acting beta 2 agonist, LABA)包括沙美特罗(Salmeterol)和福莫特罗(formoterol)。

沙丁胺醇:用于缓解支气管哮喘(asthmatic bronchitis)也可用于喘息型支气管炎(asthmatic bronchitis)伴有支气管痉挛的病症,口服给药可用于哮喘预防,气雾剂常用于控制哮喘发作,严重哮喘时可用注射液。

特布他林:适用于支气管哮喘、肺气肿(emphysema)和慢性支气管炎(chronic bronchitis)。哮喘患者以吸入给药为主,重症哮喘可用静脉给药。

沙美特罗:用于防治支气管哮喘,与支气管扩张剂和吸入性糖皮质激素联用,用于哮喘等可逆性阻塞性气道疾病。

福莫特罗:适用于哮喘夜间发作患者,常用于治疗慢性哮喘。

【体内代谢及影响因素】 选择性β_2受体激动剂SABA类药物沙丁胺醇,吸入5~15分钟起效,作用可持续维持3~6小时,口服30分钟起效,维持4~8小时。SABA类药物应按需间接使用,不宜长期、单一、过量使用,否则会引起骨骼肌震颤、心动过速、头痛、恶心等。非选择性β受体激动剂异丙肾上腺素吸入给药2~5分钟起效,维持0.5~2小时,舌下给药15~30分钟起效,作用维持1~2小时,静脉注射维持时间较短不超过1小时。吸收后主要在肝及其他组织中被儿茶酚-O-甲基转移酶(COMT)所代谢。

【药物相互作用和不良反应及处理】

药物相互作用及处理:β_2受体激动剂增加肌糖原分解,引起乳酸,丙酮酸升高,糖尿病患者慎用,过量应用本品或与糖皮质激素、利尿剂合用可能引起血钾降低。β受体阻断剂拮抗本类药物的支气管扩张作用。与茶碱类药物合用增强对支气管平滑肌的松弛作用。处理:不能将沙丁胺醇与非选择性β-受体阻滞剂普萘洛尔等合用,与其他拟交感药物联合使用时，应注意过度的拟交感作用产生。

不良反应及处理：选择性 β_2 受体激动剂主要不良反应为震颤、恶心、心动过速和头痛，少数患者有口干、手颤等不良反应，特别是原有心律失常患者应慎用。非选择性 β 受体激动药主要不良反应为口干、心悸、心动过速、乏力、多汗。处理：气雾吸入时不良反应发生率较全身给药低。

【临床应用现状分析与展望】 β_2 受体激动剂对 β_2 肾上腺素受体具有较强的选择性，可减少不良反应的发生，随着新剂型的不断问世，其选择性更强，成为目前缓解哮喘急性症状的首选药。

2. 磷酸二酯酶（PDE）抑制药 茶碱（theophylline）为甲基黄嘌呤类衍生物，是常用的支气管扩张药，能够直接松弛气道平滑肌。包括氨茶碱（aminophylline）、胆茶碱（cholinophylline）、二羟丙茶碱（dyphylline）和多索茶碱（doxofylline）等，常应用于哮喘发作和喘息型支气管炎。

【药理作用和临床应用】

药理作用：PDE 能够水解细胞内的环磷腺苷酸（cAMP）和环鸟苷酸（cGMP），使其失去活性，从而阻断 cAMP 和 cGMP 的第二信使作用。PDE 抑制药能够抑制磷酸二酯酶的活性，包括非选择性的 PDE 抑制剂，茶碱类和特异性 PDE4 抑制剂。特异性 PDE4 是目前最热门的药物靶点之一。PDE4 是 cAMP 代谢的主要调节者，与多种炎症细胞的 cAMP 水解有关，cAMP 可导致支气管平滑肌松弛和肺部炎症反应，抑制 PDE4 可减少炎症介质的释放。茶碱在治疗浓度可使肾上腺髓质释放儿茶酚胺，间接舒张支气管，同时，茶碱类药物可增加各级收缩力并促进支气管纤毛运动。此类药物用药安全范围宽、不良反应少，可改善肺功能、减少急性发作。

临床应用：

1）茶碱：缓解成人和 3 岁以上儿童的支气管哮喘的急性发作及维持治疗，也可用于缓解 COPD 的支气管痉挛症状。

2）氨茶碱：用于支气管哮喘、COPD、喘息型支气管炎，也可用于急性心功能不全和心源性哮喘（cardiac asthma）。

3）胆茶碱：适用于支气管哮喘，也用于心源性哮喘。

4）二羟丙茶碱：适用于支气管哮喘、喘息型支气管炎、阻塞性肺气肿等以缓解喘息症状。也用于心源性肺水肿引起的哮喘。

5）多索茶碱：适用于支气管哮喘、喘息型慢性支气管炎。

【体内代谢及影响因素】 茶碱口服易吸收，有效血浆浓度为 5～20μg/ml，氨茶碱静脉注射应缓慢，肌内注射刺激大。二氢丙茶碱，生物利用度为 72%，82%～88% 以原型药物随尿液排出。

【药物相互作用和不良反应及处理】

药物相互作用及处理：环丙沙星、西咪替丁可降低茶碱清除率。使用卡马西平、利福平等肝药酶诱导剂的患者使茶碱血药浓度降低。美西律、异烟肼等肝药酶抑制剂增加茶碱血药浓度。苯妥英钠可降低茶碱的血药浓度，茶碱类药物也可降低苯妥英钠的血药浓度。非选择性 β 受体阻断剂与茶碱类药物药理作用相互拮抗。处理：当茶碱与喹诺酮类药物合用时，需密切注意是否出现茶碱中毒症状或其他不良反应。与肝药酶诱导剂类药物联用时，密切观察疗效，必要时增加茶碱剂量。与肝药酶抑制剂联用留意中毒迹象，酌情调整用药。与苯妥英钠联用应随时监测血药浓度。避免同时使用茶碱类药物和非选择性 β 受体阻断药。

不良反应及处理：茶碱常见的不良反应主要有胃肠道反应，易引起上腹部疼痛、恶心、呕吐等症状。长期使用易引起中枢神经兴奋表现为失眠、震颤等可服用镇静药加以治疗。静脉注射应充分稀释并缓慢注射，剂量过大或过快时出现心律失常、血压骤降、惊厥、昏迷等症状，严重可导致呼吸、心脏骤停，偶见急性肾衰竭。

【临床应用现状分析与展望】 随着选择性 PDE 抑制剂的研究，新的家族成员不断被发现，家族成员之间的差异能够逐步达到精细定位，预示着更多的 PDE 将用于临床。

3. 抗胆碱药 此类药物可选择性阻断气道内胆碱受体，引起支气管扩张。药物以异丙托溴铵（ipratropium bromide）和噻托溴铵（tiotropium bromide）为代表。

【药理作用和临床应用】

药理作用：异丙托溴铵是一种吸入性抗胆碱药物，对胆碱受体无选择性，但对气道平滑肌有一定的选择性。对 $β_2$ 受体激动剂耐受的患者及老年性哮喘患者特别有效。噻托溴铵为一种新型长效胆碱受体阻断药，能选择性作用于 M_1、M_3 胆碱受体。平喘作用较强，疗效较好，不良反应少，作用可维持24小时。

临床应用：

异丙托溴铵：用于对 $β_2$ 受体激动药耐受的患者，对老年性哮喘，高迷走神经活性哮喘患者亦适用，可用于患慢性阻塞性肺病引起的支气管痉挛。

噻托溴铵：适用于COPD的维持治疗和支气管哮喘急性发作的预防。

【体内代谢及影响因素】 口服不易吸收，采用吸入给药，5～10分钟起效，作用持续5～6小时，一次单剂量吸入500μg，24小时后从尿液仅排出2.8%，从粪便排出48%。

【药物相互作用和不良反应及处理】

药物相互作用及处理：本类药物与β受体激动药，茶碱类，糖皮质激素类合用可增强疗效。酚噻嗪类、金刚烷胺类抗精神病药，三环类抗抑郁药等可增加本品的作用。处理：不推荐与以上药物联合应用，如必须，应监测血药浓度。

不良反应及处理：常见不良反应为口干、头痛、咳嗽和震颤。偶见支气管痉挛、眼干、尿潴留等现象，吸入刺激可导致支气管痉挛，还可出现视物模糊、青光眼。处理：对本品及阿托品类药物过敏者慎用。

【临床应用现状分析与展望】 以噻托溴铵为代表的新型抗胆碱能药物临床药理作用显著而全身不良反应少，同时伴随着改进的吸入装置和雾化吸入器的发展，目前抗胆碱能药物已广泛用于支气管哮喘以及慢性阻塞性肺病的临床治疗。近年来，选择性抗胆碱能药物的问世将慢性阻塞性肺病的临床治疗又向前推进了一大步。

（二）抗炎药

抗炎平喘药主要有抗过敏作用和轻度抗炎作用，本类药物主要包括糖皮质激素，肥大细胞膜稳定药等。

1. 糖皮质激素　糖皮质激素（glucocorticoid，GCS）已成为平喘药中的一线药物，可长期防止哮喘的发作。目前常用的吸入型糖皮质激素有布地奈德（budesonide）、丙酸倍氯米松、丙酸氟替卡松（fluticasone propionate）、昔萘酸沙美特罗（salmeterol xinafoate aerosol）与丙酸氟替卡松复方制剂。其中布地奈德气雾剂是目前局部作用最强、副作用最小的平喘药。

【药理作用和临床应用】

药理作用：糖皮质激素的主要作用是抗炎、抑制血管壁通透性及渗出、减少痰液分泌和消除气道黏膜水肿；增加 $β_2$ 受体的表达和反应性；提高细胞内环磷腺苷浓度使平滑肌松弛。

临床应用：

倍氯米松：适用于长期全身应用糖皮质激素或非激素类药治疗无效的慢性支气管哮喘患者。也用于过敏性鼻炎（allergic rhinitis）和血管收缩性鼻炎。

氟替卡松：适用于持续性哮喘的长期治疗，常年性过敏性鼻炎的预防和治疗。

布地奈德：适用于支气管哮喘的长期控制，也可用于轻、中度哮喘急性发作的治疗。

【体内代谢及影响因素】 糖皮质激素在肝脏中代谢转化，由尿中排出，肝肾功能不全患者可使糖皮质激素的药物血浆半衰期 $t_{1/2}$ 延长引起不良反应。

丙酸倍氯米松生物利用度10%～25%，经胃肠道吸收，因存在首关效应，被代谢为无活性产物，全身不良反应小。

【药物相互作用和不良反应及处理】

药物相互作用及处理：本品与非甾体抗炎药合用可增加其致溃疡作用，与两性霉素B或碳酸酐酶抑制剂合用时，可加重低钾血症。与三环类抗抑郁药联用可使糖皮质激素引起的精神症状加重。与胰岛素合用时，可使糖尿病患者血糖升高。与强心苷合用，可增加洋地黄毒性和诱发心律失常。与排钾利尿药合用，可致严重低血钾。处理：必要时可酌情给予口服降糖药或注射胰岛素治疗，并采用低盐、低糖、高蛋白饮食及加用氯化钾等措施。

不良反应及处理：长期用药后药物沉积在咽部和呼吸道内可引起声音嘶哑，诱发口咽部感染，应吸入后立刻漱口。局部大量应用可抑制下丘脑-垂体-肾上腺皮质功能。

布地奈德在肝内代谢灭活比丙酸倍氯米松快，故全身不良反应小，对下丘脑-垂体-肾上腺皮质功能的抑制作用小。严重精神病，癫痫，糖尿病，严重高血压，活动性消化性溃疡患者禁用。

【临床应用现状分析与展望】 随着研究的深入，对持续性支气管哮喘应用吸入糖皮质激素联合其他药物如茶碱等，可进一步提高患者治疗效果，降低患者治疗期间的毒副作用，值得临床推广应用。

2. 肥大细胞膜稳定药 此类药物临床上主要用于各种类型的支气管哮喘，药物以色甘酸钠(sodium cromoglicate)为代表，包括色甘酸钠和奈多罗米(nedocromil)。

【药理作用和临床应用】

药理作用：本类药物能够选择性地抑制肥大细胞钙离子通道，抑制肥大细胞对各种刺激引起的脱颗粒反应，从而抑制组胺的释放。此类药物能降低哮喘患者对非特异性刺激的敏感性，减少支气管痉挛发作。

临床应用：

色甘酸钠：应用于预防哮喘的发作及过敏性鼻炎，在刺激物接触前 7～10 天给药，对过敏性、运动性、非特异的外源性刺激效果好。

奈多罗米：用于预防性治疗各种原因诱发的哮喘和喘息型支气管炎。

【体内代谢及影响因素】 极性高，口服吸收少，仅 1% 左右，临床常采用雾化吸入。

【药物相互作用和不良反应及处理】

药物相互作用及处理：与异丙肾上腺素合用，疗效和不良反应均增加。

不良反应及处理：恶心、呕吐、头痛，偶有咽喉与气管刺痛或支气管痉挛，可同时吸入 β_2 受体激动药预防。应用色甘酸钠治疗时或出现皮疹，排尿困难。不可骤然停药，以免引起哮喘发作。

【临床应用现状分析与展望】 色甘酸钠是目前最有效的非类固醇性气道抗炎药物，它几乎无不良反应的特点已广泛地用于小儿哮喘的防治，近年来随着混悬气雾剂的出现使得色甘酸钠在临床上引起了越来越多的重视。

（三）免疫治疗

1. 特异性免疫治疗 特异性免疫治疗(specific immunotherapy，SIT)又称脱敏疗法，60% 以上患者发病与特异性变应原有关。无具体药物，将患者特异性过敏原制成制剂进行免疫治疗，我国目前只有标准化的尘螨制剂应用于临床。

【药理作用和临床应用】

药理作用：特异性免疫治疗是目前唯一的哮喘病因学治疗方法。是在临床上确定了过敏性哮喘的变应原后，通过不同途径逐渐增加特异性变应原量，使机体产生免疫耐受，从而减轻患者的过敏症状。特异性免疫治疗可以减轻哮喘症状，减轻特异性气道高反应性。目前国内外已经研制出多种变应原标准品应用于临床超敏反应的诊治中。

临床应用：临床常用的治疗方式为皮下免疫治疗(SCIT)和舌下免疫治疗(SLIT)。常用于皮下免疫治疗的变应原种类包括尘螨、花粉、真菌和动物皮屑等，用于舌下免疫治疗的变应原有花粉、尘螨、猫毛等。

【药物相互作用和不良反应及处理】

药物相互作用及处理：应用 β 受体阻断药或 ACEI 类药物治疗的患者禁用。

不良反应及处理：特异性免疫治疗可引起局部反应和全身反应，严重者可引起过敏性休克而导致死亡。应配备相应的急救药物和设备，如肾上腺素、抗组胺药、皮质激素等。

【临床应用现状分析与展望】 随着基因工程技术研究的深入，可使重组的低过敏性变应原衍生品特异性提高，而又减少其不良反应的发生，已经成为特异性免疫治疗的研究方向，期待特异性免疫治疗方法不断推陈出新，改善过敏性哮喘患者的预后。

2. 非特异性免疫治疗 包括免疫增强剂和免疫抑制剂两大类。

【药理作用和临床应用】

药理作用：体内 T 淋巴细胞按功能分为 Th1 和 Th2 两个亚群，Th1 参与抗感染免疫，Th2 与 IgE 合成、嗜酸细胞浸润和激活相关。免疫增强剂能够增强机体的体液免疫和细胞免疫，药物以卡介苗多糖核酸(BCG-polysaccharide nuceic acid，BCG-PSN)为代表，卡介苗多糖核酸具有活化巨噬细胞、增强 T 细胞、B 细胞介导的细胞免疫和体液免疫功能。免疫抑制剂有较强的免疫抑制作用和抗炎作用，药物以环孢素(cyclosporine)为代表。环孢素通过调节 T 淋巴细胞分泌细胞因子水平，诱导 T 细胞凋亡参与免疫调控。

临床应用：

卡介苗多糖核酸：主要用于过敏性鼻炎和支气管哮喘。

环孢素：主要用于一些重症哮喘和激素依赖型哮喘。

【药物相互作用和不良反应及处理】

药物相互作用及处理：卡介苗多糖核酸与吸入激素合用并配合基础治疗对哮喘的远期疗效较理想。

不良反应及处理：卡介苗多糖核酸对症使用一般无副作用，环孢素的主要副作用有肾毒性和高血压。

【临床应用现状分析与展望】 通过非特异性免疫治疗，使患者对变应原产生免疫耐受，为根治哮喘疾病提供可能，开创哮喘治疗新纪元。

3. 抗 IgE 抗体治疗

【药理作用和临床应用】

药理作用：在发生哮喘时，血清 IgE 显著升高，减少 IgE 的产生或者拮抗其作用有利于哮喘的治疗。奥马珠单抗（omalizumab）是一种人源性的抗 IgE 抗体，能降低血液中 IgE 水平，减少哮喘患者气道中的 IgE、IgE 受体和嗜酸性粒细胞的数目，可用于严重哮喘的治疗。

临床应用：奥马珠单抗对于中 - 重度的持续支气管哮喘尤其是青少年患者有效。

【临床应用现状分析与展望】 目前临床试验数据表明奥马珠单抗具有较好的安全性，不支持增加恶性病变或血小板减少。本品是一个有前景的药物，但是目前价格十分昂贵。

二、咳嗽的药物治疗

镇咳药根据其作用机制不同可分为中枢性和外周性镇咳药两类，而对于咳嗽有痰者除使用镇咳药外还应使用祛痰药间接镇咳。

（一）中枢性镇咳药

此类药物主要通过直接抑制延髓咳嗽中枢而发挥镇咳作用，适用于各种原因引起的剧烈无痰干咳，又可分为依赖性镇咳药和非依赖性镇咳药。

1. 中枢依赖性镇咳药　主要指吗啡生物碱及其衍生物，镇咳效果良好，但具有成瘾性。临床用于支气管癌或主动脉瘤引起的剧烈咳嗽、急性左心衰竭或急性肺梗死伴有的剧烈咳嗽。常用代表药物磷酸可待因（codeine phosphate），是一种阿片类药物，主要用于治疗疼痛、咳嗽和腹泻。

磷酸可待因

【药理作用和临床应用】

药理作用：对延髓咳嗽中枢有选择性抑制作用，镇咳作用强而迅速，能抑制支气管腺体的分泌，可使痰液黏稠，难以咳出，故不宜用于多痰黏稠的患者。

临床应用：可用于各种原因所致的剧烈干咳和刺激性咳嗽，尤其是伴有胸痛的干咳。

【体内代谢及影响因素】 口服或注射均可吸收，其生物利用度为 40%～70%，口服后约 20 分钟起效，约 1 小时达血药浓度峰值。在体内经肝脏代谢，主要经尿排出。

【药物相互作用和不良反应及处理】

药物相互作用及处理：与肌松药合用时可能出现明显呼吸抑制，与抗胆碱药合用时加重尿潴留和便秘症状，与解热镇痛药有协同作用，与甲喹酮合用相互具有协同作用。处理：不宜与单胺氧化酶抑制剂同时服用，停服此类药物两周后方可服用。

不良反应及处理：包括恶心、呕吐、便秘、眩晕、呼吸抑制、心律异常，少见惊厥、耳鸣、震颤、荨麻疹、皮疹等过敏反应。长期用药可产生耐药性和依赖性。处理：不与配伍禁忌类药物同用，严格按照说明剂量服用，避免连续应用，减小成瘾性，痰多黏稠者慎用。

【临床应用现状分析与展望】 2018 年国家药品监督管理局决定对含可待因的感冒药说明书相关内容进行修订。修改为 18 岁以下青年、儿童禁用含可待因止咳药。

2. 中枢非依赖性镇咳药　临床应用最广的是右美沙芬（dextromethorphan），治疗剂量对呼吸中枢无抑制作用，无成瘾性。

右美沙芬

【药理作用和临床应用】

药理作用：抑制延髓咳嗽中枢而产生镇咳作用，其作用与可待因相似或更强，无镇痛作用和成瘾性。

临床应用：临床应用广泛，适用于多种原因

引起的咳嗽。主要用作止咳药，用于暂时缓解由轻微喉咙和支气管刺激引起的咳嗽，以及由吸入颗粒刺激物引起的咳嗽。

【体内代谢及影响因素】 口服给药后胃肠道吸收完全，10～30分钟起效。口服10～30mg时，有效时间为5～6小时，而口服剂量达到30mg时有效时间长达8～12小时。在肝脏代谢，以原型药物或代谢物形式随尿液排出。

【药物相互作用和不良反应及处理】

药物相互作用及处理：与单胺氧化酶抑制剂类并用时可致高热、昏迷，甚至死亡。处理：不得与抗抑郁药并用，不宜与乙醇及其他中枢神经系统抑制药物并用，因可增强对中枢的抑制作用。

不良反应及处理：安全范围大，偶见头晕、口干、便秘、恶心等症状。痰多者慎用，孕妇慎用，有精神病史者禁用。处理：停药后上述不良反应可自行消失，有报道称，在过量时可用纳洛酮解救过量所致兴奋、精神错乱和呼吸抑制。

【临床应用现状分析与展望】 氢溴酸右美沙芬广泛应用于临床，有效率达70%左右。采用滴鼻剂治疗以干咳为主要表现的呼吸道疾病患者，显示出较好的临床疗效。但右美沙芬有药物滥用的危险，长期大剂量服用可能导致毛细血管脆化，组织易出血，增加创伤的程度。2010年美国药管局呼吁进行立法，禁止向18岁以下人群销售含右美沙芬的产品。

（二）外周性镇咳药

此类药物通过抑制咳嗽反射弧感受器、传入神经、传出神经中任意环节而发挥镇咳作用，具有阻断咳嗽反射传入中枢、解除支气管痉挛、祛痰等作用，是常用的镇咳药。代表药物有苯佐那酯（benzonatate）和那可汀（noscapine）。

苯佐那酯

苯佐那酯（benzonatate）于1958年在美国被批准用于医疗用途，是一种缓解咳嗽症状的药物。

【药理作用和临床应用】

药理作用：能选择性麻醉肺牵张感受器及感觉神经末梢，从而阻断肺迷走神经反射，抑制咳嗽反射的传入冲动，产生镇咳作用，对咳嗽中枢也有一定的抑制作用。

临床应用：适用于急、慢性支气管炎、支气管哮喘、肺炎、肺癌所引起的刺激性干咳、阵咳等，也可用于支气管镜、喉镜检查或支气管造影前咳嗽预防。口服后能解除支气管痉挛，减少咽部黏膜刺激而起到止咳作用。其作用是可待因的2～4倍，可抑制咳嗽中枢及外周传入神经。

【体内代谢及影响因素】 口服后10～20分钟开始产生作用，持续2～8小时。

【药物相互作用和不良反应及处理】

药物相互作用及处理：尚不明确。

不良反应及处理：偶可出现一过性的口、咽部麻木，乏力、头晕、上腹不适等不良症状。处理：服用时勿嚼碎，以免引起口腔麻木，多痰患者禁用。

【临床应用现状分析与展望】 镇咳作用不及可待因，但不抑制呼吸中枢。支气管哮喘患者服用后，反能使呼吸加深加快，每分通气量增加，是支气管哮喘患者咳嗽的理想治疗药。

那可汀

那可汀（noscapine）是从罂粟科植物中提取的一种苯基异喹啉生物碱，没有止痛作用，主要用于止咳。

【药理作用和临床应用】

药理作用：可抑制肺牵张反射引起的咳嗽，兼具兴奋呼吸中枢作用。镇咳作用大致与可待因相当，药效可维持4小时。盐酸那可汀虽为阿片中所含的生物碱，但服药后无耐受性和依赖性，无镇痛及中枢抑制作用，相反，具有一定的呼吸中枢兴奋作用。

临床应用：适用于刺激性干咳。

【体内代谢及影响因素】 口服盐酸那可汀，1小时达峰值，在血中迅速消失，而积聚在内，6小时仅排泄用药量的约1%，且全部为游离状态，6小时后，排泄药物几乎全为结合状态。

【药物相互作用和不良反应及处理】

药物相互作用及处理：可以增加中枢镇静物质如酒精和催眠药的作用。处理：不应与华法林联合使用，可使华法林的抗凝血作用增加。

不良反应及处理：偶见轻微恶心、头痛和嗜睡。大剂量可兴奋呼吸肌，引起支气管痉挛。处理：应严格按照规定用量服药，不宜用于痰多的患者。

【临床应用现状分析与展望】 那可汀平常被用作止咳药。然而，2012 年荷兰的一份指南并不推荐使用它来治疗咳嗽。因此，其未来临床应用情况仍有待研究。

（三）祛痰镇咳药

祛痰药通过使痰液变稀，黏稠度降低，易于咳出，或者促进呼吸道黏膜纤毛运动，改善痰液转运功能起到间接镇咳平喘作用。根据作用机制不同可以分为黏液分泌促进药和黏液溶解药。

1. 黏液分泌促进药　包括恶心性祛痰药和刺激性祛痰药。

（1）恶心性祛痰药：口服后能局部刺激胃黏膜引起轻度恶心，促使腺体分泌增加，痰液稀释而易于咳出。代表药物为愈创甘油醚（guaifenesin）、氯化铵、碘化钾等，剂量过大时可出现明显恶心和呕吐不良反应。

愈创甘油醚

愈创甘油醚（guaifenesin）该药至少从 1933 年开始就被用于医疗，作为一种通用药物和非处方药。

【药理作用和临床应用】

药理作用：能刺激胃黏膜反射性引起支气管黏膜腺体分泌增加，降低痰的黏性，使黏痰易咳出。

临床应用：用于支气管炎、慢性化脓性气管炎、肺脓肿、支气管扩张等。口服后刺激胃黏膜，反射性地引起支气管分泌增加，稀释痰液，较强的祛痰作用。

【体内代谢及影响因素】 愈创甘油醚从胃肠道吸收，在 1～3 小时后达到血药浓度峰值。大部分在肠道排出，少量代谢为葡萄糖醛酸结合物随尿迅速排出。

【药物相互作用和不良反应及处理】

药物相互作用及处理：多与镇咳药或平喘药合用，可提高止咳或平喘作用。

不良反应及处理：不良反应为恶心、头晕、嗜睡和过敏。禁用于肺出血、急性胃肠炎和肾炎患者。处理：此药以短期使用为主，最好使用不超过一个星期。服药时，最好同时饮用大量温水，以助分解痰液。通常副作用在服用一段时间后逐渐消失。

【临床应用现状分析与展望】 2016 年，愈创甘油醚是美国处方药中使用最多的第 261 种药物。

（2）刺激性祛痰药：可刺激呼吸道黏膜使其轻度充血，促进局部血液循环，增加腺体分泌，使痰液稀释便于咳出。代表药物为桉叶油、安息香酊等。由于浓度过高易刺激咽、鼻、眼等局部组织，引起疼痛、流泪、流涕等不良反应，目前此类药物临床并不常用。

2. 黏液溶解药　此类药物可直接作用于支气管腺体，降低痰液黏稠度。目前临床比较常用的一线药物为乙酰半胱氨酸（acetylcysteine）、溴己新、氨溴索。新型黏痰溶解剂代表药物稀化黏素（gelomyrtol）能够溶解黏痰、刺激腺体分泌、促进纤毛运动、消炎等。

乙酰半胱氨酸

乙酰半胱氨酸（acetylcysteine）为黏液溶解剂，具有较强的黏痰溶解作用。

【药理作用和临床应用】

药理作用：乙酰半胱氨酸分子结构中的巯基基团使黏蛋白分子复合物间的双硫键断裂，降低痰液粘度，使痰容易咳出。还能使脓性痰液中的 DNA 纤维断裂，因此不仅能溶解白色黏痰，也能溶解脓性痰。

临床应用：适用于浓痰过多的急、慢性支气管炎急性发作和支气管扩张症。

【体内代谢及影响因素】 口服后迅速吸收，2～3 小时达到最高血药峰浓度，可持续 24 小时。

【药物相互作用和不良反应及处理】

药物相互作用：与碘化油、糜蛋白酶、胰蛋白酶有配伍禁忌。能增加金制剂的排泄。处理：应避免本品与抗生素在同一溶液内混合服用，不得与糜蛋白酶配伍用药，不可与酸性药物同用，否则会降低本品作用。与异丙肾上腺素合用或者交替使用时可提高药效，减少不良反应。

不良反应及处理：偶见咳嗽、支气管痉挛、呕吐、恶心、胃炎等不良反应。处理：一般减量即可缓解。不宜与青霉素、头孢菌素、四环素等混合或并用。支气管哮喘患者慎用。

【临床应用现状分析与展望】 乙酰半胱氨酸化痰效果良好，适用于慢性支气管炎等咳嗽有黏痰而不易咳出的患者，是尤其适合儿童使用的口服祛痰药。最初于 1960 年获得专利，并于 1968

年取得执照。本药被列于世界卫生组织基本药物标准清单之中，为基础医疗系统必备药物之一。乙酰半胱氨酸属于通用名药物，且价格不高。

稀化黏素

稀化黏素（gelomyrtol）为桃金娘科树叶提取物，是一种脂溶性挥发油。

【药理作用和临床应用】

药理作用：具有溶解黏液、刺激腺体分泌、促进呼吸道黏膜纤毛摆动、加速液体流动、促进分泌物排出等作用。可改善鼻黏膜的酸碱环境，促进鼻黏膜上皮组织结构重建和功能的恢复。此外，还具有消炎作用，能通过减轻支气管黏膜肿胀而起到舒张支气管作用，亦有抗菌和杀菌作用。

临床应用：用于急、慢性气管炎，支气管扩张，肺气肿，矽肺，鼻窦炎等痰液黏稠或排痰困难者。

【体内代谢及影响因素】 口服后由小肠吸收，大部分由肺及支气管排出。

【药物相互作用和不良反应及处理】

药物相互作用及处理：尚不明确。

不良反应及处理：极少发生不良反应，偶有恶心，胃部不适等。处理：孕妇慎用，稀化黏素过敏者禁用。

三、肺动脉高压的药物治疗

目前，肺动脉高压（PAH）没有治愈的方法，所有的治疗方法均为对症治疗。药物治疗包括常用药物如钙通道阻滞药（钙拮抗药）、利尿药等；新型靶向药物如内皮素受体拮抗药、前列环素及结构类似物、磷酸二酯酶抑制剂等。

（一）钙通道阻滞药

钙通道阻滞药又称钙拮抗药，是一类选择性阻滞钙通道，抑制细胞外 Ca^{2+} 内流，降低细胞内 Ca^{2+} 浓度的药物，钙拮抗药通过阻断钙离子内流使肺血管产生舒张作用，目前最常用的钙通道阻滞药为硝苯地平和氨氯地平。

硝苯地平

【药理作用和临床应用】

药理作用：能阻滞血管平滑肌细胞膜的 Ca^{2+} 通道而松弛血管平滑肌，降低肺血管阻力及肺动脉压。还可松弛支气管平滑肌，降低气道阻力改善通气功能，故对缺氧性 PAH 治疗效果更佳。硝苯地平对高血压患者血压降低更显著。明显扩张冠状血管，解除冠状动脉痉挛，增加冠状动脉血流。

临床应用：急性血管扩张试验反应良好的患者，选用硝苯地平，能有效改善症状、降低肺动脉压力；虽然硝苯地平对急性血管扩张试验反应良好的患者具有良好的疗效，但对于继发性肺动脉高压患者作用较小。又由于硝苯地平会加重患者下肢水肿，所以门静脉高压性肺动脉高压的患者则最好避免应用。

【体内代谢及影响因素】 硝苯地平舌下给药吸收 >90%，口服吸收率 40%～70%。血浆蛋白结合率 >90%。主要经肝药酶代谢，代谢产物无药理活性，主要经肾脏排泄。氨氯地平口服后 6～12 小时后血药浓度达峰值，血清半衰期为 35～50 小时，97.5% 与血浆蛋白结合。氨氯地平大部分在肝脏代谢，以原型药排泄 <10%（其中尿中约 5%），肾清除是代谢物主要排泄途径（60%），随粪便排泄 20%～25%，肝功能不全的患者半衰期可长达 60 小时。

【药物相互作用和不良反应及处理】

药物相互作用及处理：硝苯地平与血浆蛋白结合率高的苯妥英、奎尼丁、地高辛、香豆素等合用，可出现竞争性抑制，使药物作用和毒性增加。氨氯地平与胺碘酮联用可进一步抑制窦性心律或加重房室传导阻滞，病态窦房结综合征以及不完全性房室传导阻滞的患者应避免两药同用。与 β 受体阻断药联用可有效地治疗心绞痛或高血压，但合用二氢吡啶类钙通道阻断药与 β 受体阻断药可能导致严重低血压或心动过缓，对左室功能下降、心律失常或主动脉狭窄的患者更明显。如需两药联用，应仔细监测心脏功能，特别是有潜在心力衰竭的患者。

不良反应及处理：常见服药后出现外周水肿、头晕、头痛、恶心、乏力和面部潮红，多不需要停药。个别患者发生心绞痛，可能与低血压反应有关。还可见心悸、鼻塞、胸闷、气短、便秘、腹泻、胃肠痉挛、腹胀、骨骼肌发炎、关节僵硬、肌肉痉挛、精神紧张、颤抖、神经过敏、睡眠紊乱、视力模糊、晕厥、平衡失调等。处理：减量或与其他抗心绞痛药合用。

【临床应用现状分析与展望】 目前，钙拮抗药作为急性血管扩张试验阳性的PAH患者的一线口服治疗药物。从小剂量开始，逐渐增加剂量，争取数周内增加到最大耐受剂量。硝苯地平剂量为120～240mg。基础心率较慢的患者选择二氢吡啶类，如硝苯地平或氨氯地平；基础心率较快的患者选择地尔硫䓬。

氨氯地平

【药理作用和临床应用】

药理作用：氨氯地平能够扩张外周小动脉，使外周阻力（后负荷）降低，从而减少心肌耗能和氧需求；扩张正常和缺血区的冠状动脉及冠状小动脉，增加冠脉痉挛（变异型心绞痛）患者的心肌供氧。

临床应用：氨氯地平主要用于治疗高血压、稳定型心绞痛和变异型心绞痛。氨氯地平作用缓慢，可以持续24小时，避免高血压和心绞痛患者靶器官受到损伤。

【体内代谢及影响因素】 口服吸收缓慢，达血药浓度峰值时间为6～12小时，单次口服10mg，血药峰浓度为5ng/ml。生物利用度为64%，表观分布容积为21L/kg。体内维持药效的时间为24小时或更长，是降压药中最长的，起到良好的平稳降压的作用。大部分药物在肝脏代谢，代谢物无钙拮抗作用，水剂与片剂在空腹与餐后服用对生物利用度均无影响。

【药物相互作用和不良反应及处理】

药物相互作用及处理：氨氯地平与其他药物同时应用时，氨氯地平或其他药物的药代动力学均无明显变化。与地高辛、苯妥英和华法林合用对血浆蛋白结合率没有影响；吸入烃类麻醉药与本品合用可引起低血压；非甾体抗炎药，尤其是吲哚美辛可减弱本品的降压作用；β受体阻断药与氨氯地平合用耐受性良好，但可引起过度低血压，罕见加重心力衰竭；与雌激素合用可引起体液潴留而增高血压；与硝酸甘油和长效硝酸酯制剂合用可加强抗心绞痛效应。虽未报告有反跳作用，但停药时应在医生指导下逐渐减量。

不良反应及处理：氨氯地平的不良反应少而轻，患者在10mg/d的剂量范围内有良好的耐受性，大多数不良反应是轻中度的，与周围血管扩张有关不良反应发生率较低。最常见的不良反应是为面红、头痛、心悸、乏力、失眠及局部水肿等，一般均不严重，部分能自行消失。应在血流动力学监测下使用，如出现右房压升高或心输出量减少应终止用药。

【临床应用现状分析与展望】 氨氯地平作为一种长效二氢吡啶类CCB，与其他钙拮抗药相比，降压作用强、长效且平稳。同时有助于抗动脉粥样硬化、改善动脉弹性、逆转左心室肥厚、治疗心绞痛、改善胰岛素抵抗、保护肾脏功能。氨氯地平最常见的不良反应是外周水肿，影响肺动脉高压的治疗。因此，在今后的工作中，应大力提倡采用氨氯地平联合其他降压药或制成固定复方制剂的方式，作为肺动脉高压患者用药的理想选择。

（二）前列环素类药物

前列环素（PGI2）是膜磷脂释放的花生四烯酸的代谢产物，主要由血管内皮细胞产生。临床上使用的前列环素类药物有依前列醇（prostaglandin I2）、曲前列环素（Treprostinil）等。

依前列醇

【药理作用和临床应用】

药理作用：依前列醇是血管内皮花生四烯酸的代谢产物，通过刺激环磷酸腺苷的生成引起肺血管平滑肌舒张并抑制平滑肌细胞的生长，还具有强大的抗血小板聚集作用。依前列醇可以促使内皮细胞释放一氧化氮（NO）；而NO促使依前列醇生成增加。依前列醇可通过增加血小板中的cAMP抑制血小板聚集，为已发现抗凝药中最强者。依前列醇通过肺循环时不被代谢，可防止体外循环时血栓形成；可降低血小板的促凝作用，并减少其肝素中和因子的释放。依前列醇可抑制ADP、胶原、花生四烯酸等诱导的血小板聚集和释放，且具有解聚作用。

临床应用：依前列醇很早就用于PAH的治疗，尤其适用于原发性PAH，效果显著，对于其他原因引起的PAH效果一般。依前列醇的临床应用主要用于心肺分流术，在肾透析中代替肝素的作用，也用于治疗血液的高凝状态和各种心脑血管缺血性疾病、雷诺病、原发性PAH和血小板耗竭性疾病。

【体内代谢及影响因素】依前列醇可水解成无活性的6-酮-PGF1α，在人体内（37℃，pH=7.4）半衰期约为6分钟。代谢产物的性质较稳定，但药理活性极弱。

【药物相互作用和不良反应及处理】

药物相互作用及处理：依前列醇与抗凝剂、血管扩张药以及影响心血管反射的药物并用时有协同作用，需慎重。

不良反应及处理：注意不能突然停药，因为可导致部分患者肺动脉高压反弹，使症状恶化甚至死亡。依前列醇高剂量时可见血压下降、心搏徐缓、面部潮红、头痛，以及胃痉挛痛、恶心、呕吐、腹部不适等。对自发性或药物性出血者，应考虑引起出血并发症的可能。超剂量使用可发生降压，应减量或停药。

【临床应用现状分析与展望】自从1995年美国FDA批准依前列醇治疗严重的PAH，前列环素类药物已经成为各种类型PAH治疗的一线药物。依前列醇、曲前列环素等多种前列环素类药物以不同剂型为PAH患者带来了新的希望。而前列环素类似物联合其他靶向药物则有望提供更为有效的治疗方案，进一步提高前列环素类似物治疗安全性、耐受性和方便性是其未来发展的新方向。

曲前列环素

【药理作用和临床应用】

药理作用：具有血管扩张作用，血小板凝集抑制活性，抑制收缩和血栓形成肺动脉，也能够降低肺动脉压力和肺血管阻力，对肺动脉高压疗效显著。

临床应用：与依前列醇类似，曲前列环素对大多数肺动脉高压患者都有帮助。食品药品监督管理局批准："持续皮下注射，可用于治疗肺动脉高压患者（其症状按纽约心脏病协会心功能分级为Ⅱ级到Ⅳ级），以减轻活动时的症状。"

【体内代谢及影响因素】曲前列环素的效力不如依前列醇。若类似于依前列醇通过中心静脉给药，它降低肺血管阻力的效力（20%左右）与依前列醇相当。但当它被注射入脂肪且缓慢被吸收时，在到达肺前需经过肝脏代谢，因此会失去一些效力。

【药物相互作用和不良反应及处理】

药物相互作用及处理：曲前列环素使用者加用波生坦时，为避免增加副作用，需降低曲前列环素的剂量。也有患者使用曲前列环素联合应用西地那非。曲前列环素与依前列醇相比少有血栓、阻塞和突然停药反应的风险。注射部位感染的危险性很小，但是疼痛可能较严重。与阿司匹林或其他NSAIDs合用可能会增加出血的危险，且有拮抗前列环素的作用。一些患者需要加用更强的阿片类（麻醉药）止痛药。阿片类药物能引起便秘、嗜睡、恶心、恶梦和幻觉。

不良反应及处理：不良反应与依前列醇基本相同，但是发生得并不快，且通常比较轻。使用6～18个月后，30%～50%的患者会在咀嚼第一下时有颚部疼痛；使用5个月后，一些患者会出现轻度腹泻。多数患者会有注射部位的反应。少数有颜面潮红、头痛、恶心、皮疹、头晕、水肿、瘙痒、低血压及脚痛。其他与前列环素类似药物相关的不良反应随使用时间延长仍可能出现。

【临床应用现状分析与展望】2002年美国批准曲前列环素皮下注射可用于肺动脉高压的治疗。2006年获得欧盟批准，2014年我国逐步应用其治疗肺动脉高压。曲前列环素是依前列醇的三环联苯胺类似物，室温下较依前列醇更稳定，半衰期更长。曲前列环素可以通过小型皮下微泵持续皮下注射，曲前列环素较长的半衰期减少了血药浓度起伏变化可能导致的潜在危险，此外稳定的化学结构保证了室温下用药的安全，Simonneau等人进行的一项关于曲前列环素的多中心随机、安慰剂对照双盲研究显示，曲前列环素能够有效改善心功Ⅱ级以上肺动脉高压患者的症状、体征以及血流动力学相关指标，随后的临床研究将进一步证明曲前列环素能够治疗肺动脉高压。

（三）内皮素受体阻断药

内皮素（endothclin，ET）是由血管内皮、心肌、平滑肌细胞等合成及分泌的一种含有21个氨基酸的活性多肽，基因克隆证实有三个异构体ET-1、ET-2和ET-3，其中ET-1既有强烈而持久的血管收缩作用，又具有促进细胞生长和有丝分裂特性，是引起多种疾病的炎性因子。已经上市的内皮素受体拮抗剂有波生坦（bosentan）、阿曲生坦（atrasentan）等，在治疗高血压、肺动脉高压、肿瘤、糖尿病并发症、心肌梗死及脑血管痉挛等方面取得了很好的效果。

波生坦

【药理作用和临床应用】

药理作用：为双重内皮素受体拮抗剂，对ETA（内皮素受体A）和ETB（内皮素受体B）均有亲和力。波生坦可降低肺血管和全身血管阻力，从而在不增加心率的情况下增加心脏输出量。波生坦对于内皮素受体是特异性的。波生坦与内皮素竞争性地结合ETA和ETB受体，它与ETA受体的亲和力稍高于与ETB受体的亲和力。在肺动脉高压的动物模型中，波生坦长期口服给药能降低肺血管阻力、重构肺血管和逆转右心室肥大。在肺纤维化动物模型中，波生坦可减少胶原沉积。阻断ET-1在肺循环中的作用可使肺血管抗性降低并且减弱慢性高血压对血管的重塑作用。

临床应用：波生坦用于治疗WHO功能分级Ⅱ级～Ⅳ级的肺动脉高压（PAH）（WHO第1组）的患者，以改善患者的运动能力和减少临床恶化。支持本品有效性的研究主要包括WHO功能分级Ⅱ级～Ⅳ级的特发性或遗传性PAH（60%）、与结缔组织病相关的PAH（21%）及与左向右分流先天性心脏病相关的PAH（18%）患者。

【体内代谢及影响因素】 波生坦的绝对生物利用度大约为50%，且不受食物影响。口服给药后3～5小时达到最高血浆浓度。目前已有成人肺动脉高压患者的口服和静脉给药的药代动力学数据，数据显示波生坦在成人肺动脉高压患者中的暴露量约为健康成人受试者的2倍。本品的分布容积约为18L，清除率大约为8L/h。波生坦与血浆蛋白（>98%）主要是白蛋白高度结合。波生坦不能穿透红细胞。波生坦在肝脏中被细胞色素P450同工酶CYP3A4和CYP2C9代谢。人血浆中可分离出三种波生坦代谢物。其中只有一种代谢物Ro48-5033具有药理学活性，该活性代谢物在成人患者中的暴露量高于健康受试者，且占波生坦效用最高可达25%。明确有胆汁淤积的患者，其活性代谢物的暴露量可能会增加。波生坦主要通过胆汁清除。表面消除半衰期为5.4小时。

【药物相互作用和不良反应及处理】

药物相互作用及处理：波生坦是CYP3A4和CYP2C9的诱导剂。体外试验表明其对CYP2C19同工酶也具有诱导作用。所以，与本品合用时，通过这些同工酶代谢的药物的血浆浓度会降低，应当考虑到这些药物的疗效可能会发生改变。因而，在本品治疗开始、剂量调整或停用时可能需要调整这类药物的剂量。由于会增加肝转氨酶升高的风险，本品不可与格列本脲联合使用。有糖尿病治疗指征的患者应选用其他降糖药物治疗。不推荐本品和氟康唑联合使用，虽然未经研究证实，但两药联用可能会导致血浆中波生坦浓度明显升高。与他汀类药物合用时，须考虑其药效下降的可能性，故应监测胆固醇水平并相应调整他汀类药物的剂量。波生坦与地高辛、尼莫地平和氯沙坦无明显药代动力学相互作用，地高辛、尼莫地平和氯沙坦对波生坦的血浆浓度也无明显影响。

不良反应及处理：波生坦所致的肝转氨酶，如天冬氨酸转氨酶（AST）和丙氨酸转氨酶（ALT）升高呈剂量依赖性。肝酶升高通常出现在开始用药的前26周内，但也可能出现在治疗后期。通常进展缓慢，无明显症状，且可自发地或者通过降低剂量或停药后逆转。波生坦治疗的患者中偶见在转氨酶升高的同时伴有胆红素的升高。在治疗前必须检测肝脏转氨酶水平，并在治疗期间每月复查一次。如果发现转氨酶水平升高，就必须改变监测和治疗。如果肝脏转氨酶升高并伴有肝损害临床症状（如贫血、恶心、呕吐、发热、腹痛、黄疸、嗜睡和乏力、流感样症状（关节痛、肌痛、发热）或胆红素升高>2倍正常值上限时，必须停药且不得重新应用本品。如果发生具有临床意义的体液潴留事件，应开展进一步评估以明确病因，例如是否可归因于本品或基础性心力衰竭，以及是否需要进行治疗或中止本品治疗。波生坦治疗可引起剂量相关的血红蛋白减少，须进一步评估来确定原因以及是否需要特殊治疗。当给予本品出现肺水肿的症状时，应考虑合并肺静脉闭塞性疾病的可能性，并停用。

【临床应用现状分析与展望】 内皮素及其受体在心血管系统中的作用不容小觑，已有波生坦、阿曲生坦等用于肺动脉高压的临床治疗并取得了一定疗效，但目前为止，其应用仍然较为局限。因此，进一步对内皮素及其受体进行研究并揭示其在心血管疾病中的作用具有重要的临床意义，可为心血管疾病的治疗奠定基础。西地那非与波生坦联合治疗肺动脉高压与单独应用波生坦进行比较，结果联合治疗组 6 分钟行走距离提高 114 米，而单用波生坦提高 59 米，提示传统的磷酸二酯酶抑制剂与 ET 受体拮抗剂合用在治疗肺动脉高压上有广阔的前景。然而波生坦 WHO 功能分级Ⅱ级的患者显示出临床恶化率下降和步行距离的改善趋势。医生应充分考虑这些益处是否足够抵消对于 WHO 功能分级Ⅱ级患者的肝损伤风险，随着疾病进展，该风险可能导致将来无法使用本品。

（四）5 型磷酸二酯酶（PDE5）抑制剂

其代表药物有西地那非（sildenafil）和他达拉非（tadalafil）等。

西地那非

【药理作用和临床应用】

药理作用：为环磷酸鸟苷（cGMP）特异性 5 型磷酸二酯酶（PDE5）的选择性抑制药，能选择性抑制 PDE5，增强 NO/cGMP 信号通路，松弛肺动脉平滑肌，舒张肺动脉，抑制肺血管平滑肌细胞增生及肺血管重构，同时增强右心室收缩力，从而改善肺循环。

临床应用：是用于治疗 PAH 的首个强效、高选择性的磷酸二酯酶 -5（PDE-5）抑制剂，通过 NO/cGMP 途径扩张肺血管，降低肺动脉压力，用于治疗 PAH。

【体内代谢及影响因素】 西地那非口服后吸收迅速，10～40 分钟起效，绝对生物利用度约为 40%。空腹口服 30～120 分钟后达 C_{max}，餐后口服 90～180 分钟达 C_{max}。健康志愿者单剂口服 100mg，24 小时后血药浓度约为 2ng/ml，C_{max} 为 440ng/ml。肝功能异常、严重肾功能不全或 65 岁以上老年人用药后 *AUC* 升高。西地那非及其主要循环代谢产物（N- 去甲基化物）均约有 96% 与血浆蛋白结合，蛋白结合率与药物总浓度无关。组织分布良好，分布容积（Vd）为 105L。西地那非主要通过肝脏的微粒体酶细胞色素 P4503A4（CYP3A4，主要途径）和细胞色素 P4502C9（CYP2C9，次要途径）清除。其主要代谢产物（N- 去甲基化物）具有与西地那非相似的 PDE 选择性，其血浆浓度约为西地那非的 40%，因此西地那非的药理作用大约有 20% 来自于其代谢产物。西地那非及其代谢产物的消除半衰期约为 4 小时，给药量的 80% 主要以代谢产物的形式经粪便排泄，13% 经肾排泄。

【药物相互作用和不良反应及处理】

药物相互作用及处理：西地那非常见的不良反应有头痛、颜面潮红、消化不良、鼻出血等，通常轻微，不会持久。不常见的副作用包括暂时性视觉色彩改变（如无法区别蓝色和绿色物体或看这类物体有蓝色色晕）、眼睛对光敏感度增加、视物模糊等。他达那非的不良反应与西地那非类似，一定注意不能与硝酸酯类药物合用，以免发生严重低血压。主要不良反应包括头痛、头晕、颜面潮红、恶心、呕吐、消化不良、鼻塞、鼻出血等，减量或停药后症状可自行消退。

不良反应及处理：研究发现，同时服用波生坦和他达那非会降低后者高达 40% 的血药浓度，表明两者存在一定的药物间相互作用。西地那非与酮康唑、利托那韦、沙奎那韦、红霉素、葡萄柚、西咪替丁、氟伏沙明、他克莫司等共同经细胞色素 P450 CYP3A4 和 CYP2C9 代谢途径代谢，故这些药物与西地那非合用可以导致其代谢下降、血浆浓度升高。

【临床应用现状分析与展望】 西地那非已经通过了美国 FDA 和欧洲 EMEA 的认证，且其应用不受功能分级的限制。他达拉非的作用时间较西地那非长，在 2009 年已经得到美国 FDA 批准用于治疗 PAH 患者。对 PDE5 抑制剂没有充分疗效反应的患者，治疗方案是换用另一种药物，或者尝试联合治疗，有关联合治疗的现有资料有限，还有待进一步的临床研究。短期试验显示，西地那非加吸入性伊洛前列素的联合疗法，在肺血管扩张方面有相加作用。

他达拉非

【药理作用与临床应用】

药理作用：是一种强效选择性 PDE5 抑制剂，特异性降解细胞内环磷酸鸟苷，对调节血管紧张性、抑制血管平滑肌细胞生长具有重要作用，5 型磷酸二酯酶（PDE-5）能够降解 cGMP，他达那非则抑制 PDE5 对 cGMP 的降解作用，从而增加 cGMP 含量，促进血管舒张、抑制血管平滑肌生长。

临床应用：研究结果示他达拉非对多种肺动脉高压有效，尤其对原发性肺动脉高压患者的疗效显著。且与其他 PDE5 抑制剂相比较而言，有其自身的特点：药物半衰期长达 36 小时、起效迅速（30 分钟以内）、不受饱食（高脂饮食）及饮酒等因素的影响。

【体内代谢及影响因素】 口服后快速吸收，服药后约 2 小时达到 C_{max}。口服本品后的绝对生物利用度尚未明确。他达拉非的吸收率和程度不受食物的影响，所以本品可以与或不与食物同服。服药时间（早晨或晚上）对吸收率和吸收程度的影响没有临床意义，平均分布容积约 63L，说明他达拉非分布进入组织。在治疗浓度、血浆内 94% 的他达拉非与蛋白结合。蛋白结合不受肾功能损害的影响。在健康受试者口服他达拉非平均清除率为 2.5L/h，平均半衰期为 17.5 小时。他达拉非主要以无活性的代谢产物形式排泄，主要从粪便（约 61%），少部分从尿中排出（约 36%）。

【药物相互作用和不良反应及处理】

药物相互作用及处理：正在使用 α 受阻体滞剂，如多沙唑嗪（Doxazosin）的患者，如联合使用本品，在一些患者可能导致症状性低血压。所以，不推荐他达拉非与 α 受阻体滞剂联合使用。如果给正在使用强效 CYP3A4 抑制剂（如：利托那韦、沙奎那韦、酮康唑、伊曲康唑、红霉素）的患者开他达拉非处方，应特别注意。

不良反应及处理：报道最多的副反应通常为头痛和消化不良，眼睑肿胀或描述为眼痛和结膜充血。报告显示由他达拉非所引起的副反应是短暂的、轻微的或是中度的。

【临床应用现状分析与展望】 2009 年 5 月 22 日他达拉非被 FDA 批准用于治疗 WHO 临床分类为Ⅰ类的 PAH，同年 10 月 22 日他达拉非在欧洲获准用于治疗 WHO 功能分级为Ⅱ级和Ⅲ级的 PAH，目的在于改善运动耐力。他达拉非治疗 PAH 的推荐剂量 40mg，每日 1 次口服。由于他达拉非半衰期长使之能够每日 1 次给药，并具有良好的耐受性，同时其价格优势可能使其在治疗方面较第一代 PDE-5 抑制剂西地那非具有更为广阔的前景。

（五）其他潜在治疗药物

1. NO 是内皮源性血管扩张剂，通过激活鸟苷酸环化酶，使环磷酸鸟苷浓度增加，从而发挥扩血管作用。PAH 发生时 NO 生成减少，因此 NO 被认为是极具潜力的药物。由于 NO 能引起出血、支气管、肺发育不良等不良反应，美国胸科医师学会指南建议，在 PAH 的诊断与治疗中吸入 NO 只用于血管舒张实验。

2. 血管活性肠肽属于分泌性胰高血糖素相关生长素释放因子家族，能够抑制血小板活化和血管平滑肌细胞增殖，并具有显著的肺血管扩张作用。

3. 精氨酸是 NO 合酶（NOS）的唯一底物，是合成 NO 不可缺少的物质，补充 L- 精氨酸对增加 NO 合成有利。研究表明静脉输注 L- 精氨酸可增加 NO 合成，降低肺血管阻力，提高运动耐量。

4. 基因治疗是治疗 PAH 潜在的有效手段，通常的治疗是对过度表达的血管扩张基因，包括编码内皮型 NO 合酶和诱导型 NO 合酶、降钙素基因相关肽等进行调控。

第三节　治疗呼吸系统疾病药物的研发史和研究进展

一、平喘药发展史

常见的平喘药分为两类，一类为支气管扩张药，包括肾上腺素 β_2 受体激动剂、M 胆碱受体阻断剂和磷酸二酯酶抑制剂，这类药物多适用于缓解哮喘的发作，另一类药物为抗炎平喘药，包括吸入性糖皮质激素类，这类药物具有抗炎作用，适用于控制或预防哮喘的发生。根据支气管哮喘的不同类型采取不同的用药方案，对于难治性哮喘给予高剂量联合用药、抗 IgE 抗体联合治疗或采取其他治疗方法包括免疫抑制剂，支气管热形成术等。本节主要描述平喘药物研发史，见图 35-1。

1855 年 Thomas Addison 确定了肾上腺素以及某些相关功能障碍后果，1935 年 E. Kendall 得到小牛糖皮质激素结晶。1950 年 Kendall 获得诺贝尔医学奖，1942 年化学家从肾上腺皮质中提取了 28 种甾体化合物，其中包括氢化可的松和可的松，1946 年美国默克研究实验室首次合成了可的松（Cortisone）。而后，在 1950 年可的松成功用

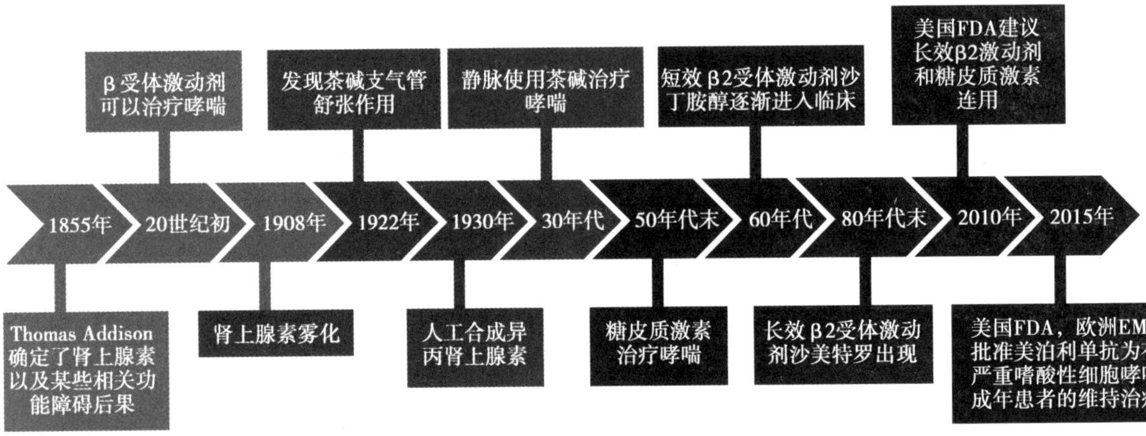

1855年 20世纪初 1908年 1922年 1930年 30年代 50年代末 60年代 80年代末 2010年 2015年

Thomas Addison确定了肾上腺素以及某些相关功能障碍后果
β受体激动剂可以治疗哮喘
肾上腺素雾化
发现茶碱支气管舒张作用
人工合成异丙肾上腺素
静脉使用茶碱治疗哮喘
糖皮质激素治疗哮喘
短效β2受体激动剂沙丁胺醇逐渐进入临床
长效β2受体激动剂沙美特罗出现
美国FDA建议长效β2激动剂和糖皮质激素连用
美国FDA，欧洲EMA批准美泊利单抗为有严重嗜酸性细胞哮喘成年患者的维持治疗

图 35-1 平喘药发展史

于哮喘治疗首次被报道，1956 年临床对照试验再次证明其有效性。然而，研究很快发现长期给予大剂量糖皮质激素会出现高血压、糖尿病等副作用。尽管糖皮质激素在临床应用已近半个世纪，但对它的风险和效益的争论一直持续不断。

20 世纪初，哮喘开始用选择性 β 肾上腺素受体激动剂治疗。β 肾上腺素受体激动剂应用临床治疗哮喘已有近百年的历史，本世纪初发现了包括麻黄碱、肾上腺素、异丙肾上腺素等的 β 受体激动药，吸入非选择性 β 受体激动药肾上腺素和异丙肾上腺素对收缩的支气管平滑肌产生迅速扩张作用，因此受到患者极大欢迎。最受欢迎的异丙肾上腺素气雾剂销售量在 1956—1965 年增长了 600%。但是由于对 β_2 肾上腺素选择性较差具有强烈的心血管副作用以及对 β 受体激动药的过度依赖，重复使用药物，产生耐受性导致哮喘患者死亡率大幅度增加。自 60 年代以来，对支气管平滑肌有较强的选择性且对心脏影响较小的短效 β_2 受体激动剂沙丁胺醇逐渐进入临床，在市场上逐渐取代了异丙肾上腺素，直到今天，沙丁胺醇气雾剂依然是短效 β 受体激动药中最常见的处方药。然而有报道显示使用短效 β 受体激动剂可增加哮喘患者的气道高反应，短效 β 受体激动药的安全性再度受到关注。如今人们关注的焦点是长效 β 受体激动药的安全性。80 年代后期，随着长效 β_2 受体激动剂的出现，在临床上取得了很好的缓解哮喘症状的作用。第一个长效 β 受体激动药沙美特罗在 20 世纪 80 年代末被引入临床，起初人们担心其安全性，认为长效 β_2 受体激动剂会延长短效 β_2 受体激动剂的副作用时间，然而从 1994 年开始人们逐渐改变了态度，一项研究表明，对于难以控制的哮喘，加用沙美特罗到糖皮质激素治疗中，与单纯加糖皮质激素剂量相比，症状得到明显改善。Pauwels 等人在 *The New England Journal of Medicine* 发表文章表明用沙美特罗和布地奈德联合治疗可改善哮喘患者的症状和肺功能，对哮喘的恶化不会有负面影响，随后更多的临床试验报道了其益处。

茶碱用于治疗哮喘已有 50 年历史，至今仍然是治疗急慢性哮喘的重要药物。1889 年 Kossel 从茶叶中首次发现茶碱，1922 年发现了茶碱的支气管舒张作用，30 年代 Trasoff 与 Herrmann 报道静脉使用茶碱治疗哮喘发作，40 年代，第二次世界大战期间，药物的开发、临床试验研究甚少，但茶碱已在欧美临床应用，50 年代陆续报道了茶碱的副作用及死亡病例，国内开始用于治疗哮喘及肺心病。60 年代国际上对茶碱治疗哮喘的评价及应用情况差异较大，到了 70 年代逐渐开展了茶碱的血药浓度检测，并证明了茶碱治疗哮喘的药理机制，80 年代证实了茶碱的抗炎和免疫调节作用。

对于大多数哮喘患者，通常可由糖皮质激素控制病情，必要情况下还可添加 β 受体激动剂。2010 年美国 FDA 建议长效 β_2 激动剂和糖皮质激素联用治疗哮喘。然而，尽管接受以上治疗，少数患者仍有症状，甚至病情加重，对于重症哮喘，美国 FDA 和欧洲 EMA 批准美泊利单抗用于有严重嗜酸性细胞哮喘成年患者的维持治疗，但是，美泊利单抗未被批准用于其他嗜酸性粒细胞疾病、急性支气管痉挛或哮喘持续状态的急性治疗。

二、镇咳药发展史

镇咳药物研究的发展已经有百年之久(图35-2)。目前镇咳药的应用仍然存在局限性，大多的镇咳药缺乏确切的镇咳机制，并且存在患者难以耐受的不良反应。随着研究人员对咳嗽反射机制的深入研究，发现了一些新的药物。如选择性阿片类受体激动剂和阿片类似物受体激动剂、神经激肽受体拮抗剂，钾离子通道开放剂等都是研究的热点。常用的镇咳药包括中枢性镇咳药和外周性镇咳药，中枢性镇咳药直接抑制延髓咳嗽中枢而产生镇咳作用，又分为依赖性和非依赖性镇咳药。通过抑制咳嗽反射弧中的感受器、传入神经、传出神经及效应器中的任意环节而起到镇咳作用。

1832年可待因首次被分离出来，可待因是联合国1961年《麻醉品单一公约》列表Ⅱ中成瘾性较低的麻醉药物，在世界各地受到严格管制。但有很多国家或地区容许民众不需医生处方而购买若干含可待因的药品，例如咳嗽药水。但由于这些药品很容易从中提炼出高浓度的可待因，成为加工成毒品的原料之一，故仍有不少国家明令禁止民众携带此类药品入境。由于含可待因的药品比较容易得到，它们常被滥用，通常服食过量以感受兴奋反应，但滥用对身体的害处很多，包括上瘾等不良作用等，服用过量可令人产生幻觉，神志不清，甚至死亡。2018年9月4日，为进一步保障公众用药安全，国家药品监督管理局修订可待因感冒药说明书中“禁忌证”一栏，将相关内容修订为“18岁以下青少年儿童禁用”“儿童用药”中相关内容修订为“18岁以下青少年儿童禁用本品”。

右美沙芬(dextromethorphan)在1958年被FDA批准为非处方镇咳药。但是右美沙芬存在药物滥用的危险，中国一些媒体称其为“可待因第二”。长期大剂量服用可能导致毛细血管脆化，组织易出血，增加创伤的程度等副作用。

苯佐那酯(benzonatate)于1958年被FDA批准为非处方镇咳药。苯佐那酯镇咳作用虽不及可待因，但不抑制呼吸中枢，支气管哮喘患者服用后，反能使呼吸加深加快，每分通气量增加，是支气管哮喘患者咳嗽最理想的治疗药。

那可汀(noscapine)的镇咳作用与可待因相当，但无可待因的耐受性和成瘾性以及呼吸中枢抑制作用，相反具有一定的呼吸中枢兴奋作用，对干咳疗效较好。然而2012年荷兰的一份指南并不推荐使用那可汀来治疗咳嗽。2016年苯佐那酯成为美国第193大处方药。

愈创甘油醚(guaifenesin)于1933年开始被用于医疗。主要用于治疗咳嗽，然而有研究显示，许多非处方止咳药对儿童和成人急性咳嗽的效果并没有得到高质量证据的支持，这其中就包括愈创甘油醚。愈创甘油醚可与右美沙芬联用治疗咳嗽，需在医生指导下用药，不建议将其作为感冒药物用于6岁以下儿童。2016年愈创甘油醚为美国第261大处方药。

乙酰半胱氨酸(acetylcysteine)最初于1960年获得专利，且于1968年取得执照。本药被列于WHO基本药物标准清单之中，为基础医疗系统必备药物之一。

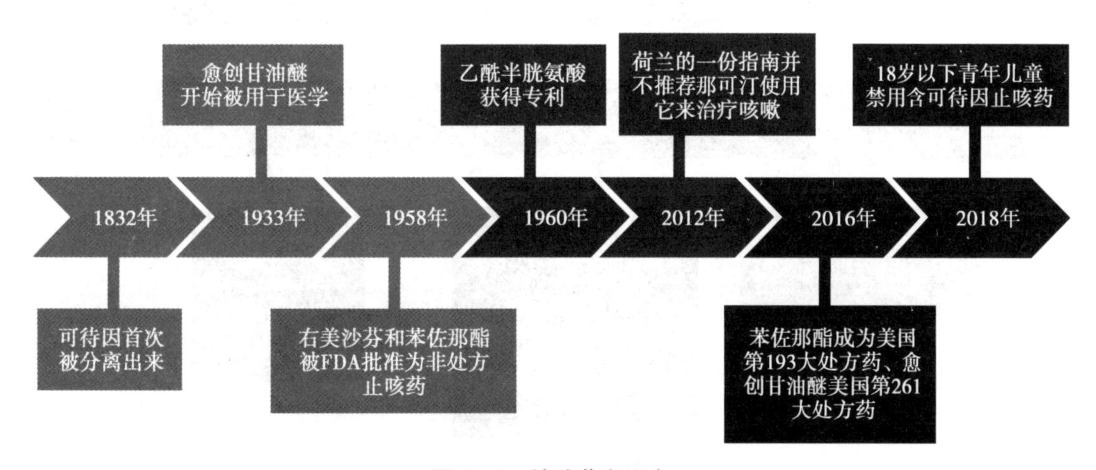

图35-2　镇咳药发展史

三、治疗肺动脉高压药物发展史

在1990年前，市场上并无针对PAH治疗的有效药物，这一时期被称为PAH的传统药物治疗时代，主要成就在于肯定了钙离子拮抗剂（CCB）对部分血管痉挛导致的PAH治疗的有效性；1990年后，静脉应用依前列醇开启了PAH的靶向药物治疗时代，直到1998年口服波生坦开展临床试验之前，这段时间称为依前列醇时代；1998年后，针对三大经典途径，即前列环素通路、内皮素受体通路和一氧化氮通路的靶向药物陆续进入临床，标志着新药治疗时代的到来。这些药物虽不能根治PAH，但可使PAH患者的1年、3年和5年生存率分别从77%、41%和27%升高至85%、68%和57%。近年来，获美国FDA批准用于治疗PAH的药物主要有3个，即2015年批准的赛乐西帕（Selexipag）以及2013年批准的利奥西呱（Riociguat）和马西替坦（Macitentan）。利奥西呱2013年10月获美国FDA批准，是第一个也是唯一一个获得批准的用于持续性/复发性或不能手术治疗的慢性血栓栓塞性肺动脉高压（CTEPH）。同年9月，FDA指定利奥西呱为治疗PAH和CTEPH的孤儿药。2014年1月利奥西呱获得日本批准，用于治疗CTEPH。3月，获欧洲EMA批准，用于治疗PAH。2014年3月，我国食品药品监督管理总局（CFDA）受理了利奥西呱片剂的进口申请。肺动脉高压治疗药物研究发展史见图35-3。

第四节 呼吸系统疾病的动物模型

一、常用的支气管哮喘动物模型和实验方法

（一）致敏源诱发的哮喘模型

此法是将致敏源（如卵清蛋白抗原液）注射进入动物腹腔，每天重复注射一次，两周后，将致敏源雾化激发，每天一次，每次30分钟，直至哮喘发作。常用的实验动物为豚鼠、大鼠和小鼠。

（二）甲苯二异氰酸甲酯（TDI）诱发的职业性哮喘模型

此方法是将TDI/BSA溶液注射进入动物腹腔，2～3周后再重复加强免疫1～2次，初次免疫5～8周后，做抗原激发试验。先用1% BSA激发，无反应后再用TDI/BSA激发。约有30%的动物会出现明显哮喘反应。

（三）感染性哮喘动物模型

此方法是由病毒、细菌感染等诱发，和过敏性哮喘有许多相似之处，但发病率低。

（四）运动性哮喘动物模型

采用机械通气下冷空气过度通气方法诱发。干燥气体过度通气可引起气道黏膜损伤，使支气管血管上皮通透性增加，水分进一步丢失。实验动物仅限于狗、兔和豚鼠。

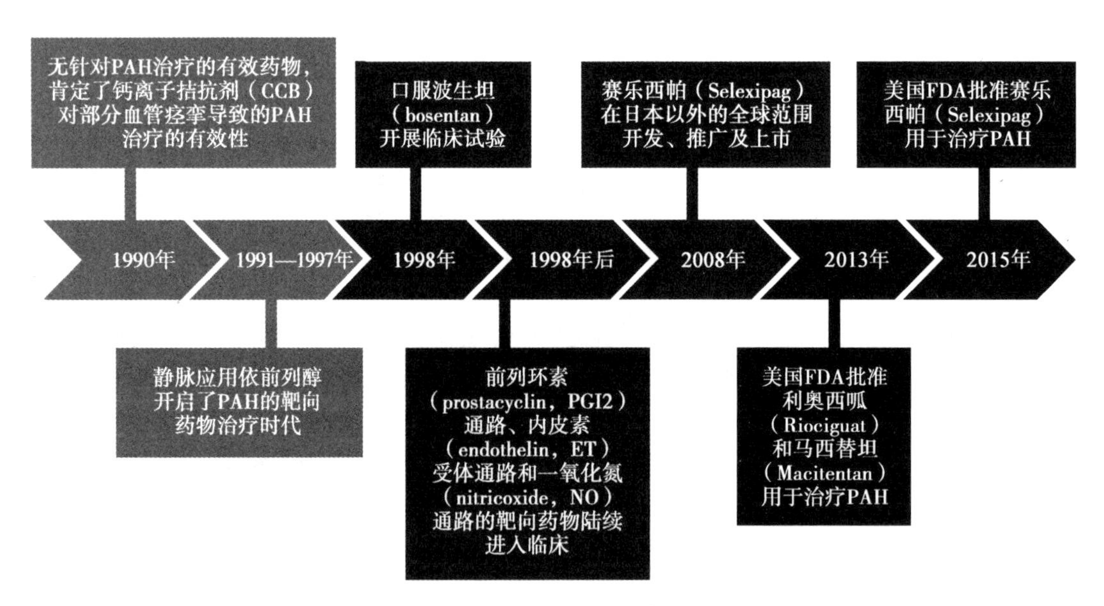

图35-3 肺动脉高压治疗药发展史

二、常用的咳嗽动物模型和实验方法

（一）机械刺激法

采用聚乙烯管或细小鬃毛插入麻醉动物喉部或直至气管内，来回2～3次可引起动物短促的剧烈咳嗽。此法操作简便可行，适用于止咳药的筛选。缺点是只能在麻醉状态下进行，且刺激强度无法控制，不能定量比较。常用实验动物为豚鼠。

（二）化学刺激法

利用化学物质刺激呼吸系统引发咳嗽。常用的物质有烟、硫化气体、辣椒素、枸橼酸等。长期慢性服用ACEI类药物使致咳剂诱发的咳嗽和自主性咳嗽增加。将动物置于一定容器中，正常呼吸空气和正常饲养，给动物吸入一定浓度的致咳剂辣椒素，然后静脉注射ACEI（如依那普利等）。

（三）电刺激法

利用电刺激诱发咳嗽。此法较机械刺激法可靠，用药前后可进行定量比较。

三、常用的肺动脉高压动物模型和实验方法

（一）野百合碱（monocrotaline，MCT）注射法

此方法是将MCT通过腹腔或皮下注射给动物后，引起肺动脉血管不可逆的损伤致肺动脉高压。常采用雄性大鼠，雌性鼠对MCT较不敏感。

（二）野百合碱联合单侧肺切除法

将大鼠的左肺切除，使右肺形成高血流，术后1周再皮下注射MCT能够建立新生内膜形成的重度PAH动物模型。

（三）低氧法

低氧性PAH模型根据造模时间长短可以分为急性（2周左右）或慢性（3～4周）低氧性PAH模型。将动物放入低氧箱或通过气管插管吸入低氧气体造成肺泡缺氧，短期缺氧可引起肺血管收缩，长期反复低氧会促使肺血管重构，右心室肥厚，从而引发PAH。常用实验动物为大鼠、小鼠。

（四）低氧联合SU5416法

腹腔注射VEGF受体抑制剂SU5416后，将动物放入低氧箱3周，之后再将动物放置常氧环境2周。常用的实验动物为小鼠。

（五）分流手术法

包括动脉与肺动脉分流和动静脉分流。此方法通过在动脉与肺动脉或动静脉之间建立分流使肺循环血流增加，形成PAH。

此外，最新的报告有使用无T细胞的裸鼠合并VEGF受体阻断剂导致PAH的模型；Okamoto等人选育一种自发性肺动脉高压大鼠SHR成功等。

（朱大岭　马　翠）

参 考 文 献

[1] 李东伟．支气管哮喘临床诊治进展[J]．海峡药学，2016，28（05）：155-157.

[2] 王晓燕，梁萍，董艳婷．非特异性免疫疗法在支气管哮喘治疗中的应用进展[J]．医学信息，2019，32（05）：57-60.

[3] 豆玉霞．两种不同糖皮质激素吸入法对支气管哮喘患者治疗的效果[J]．健康之路，2018，17（05）：116.

[4] 郭峰，王瑞红，刘晓放．氢溴酸右美沙芬缓释胶囊镇咳作用的研究[J]．中国实用医药，2018，3（1）：50.

[5] 杨梦洁．N-乙酰半胱氨酸的临床应用进展[J]．中国医药指南，2015，13（05）：49.

[6] 周子华．肺动脉高压治疗新方法——内皮素受体A治疗性疫苗[J]．中国临床新医学，2020，13（09）：859-862.

[7] 李贺，谷强，王萌萌，等．钙敏感受体对低氧诱导的持续性肺动脉高压小鼠肺动脉平滑肌细胞内钙离子浓度的影响[J]．中华新生儿科杂志，2018，33（1）：59-64.

[8] HASNI S，GUPTA S，DAVIS M，et al. Safety and tolerability of omalizumab：A randomized clinical trial of humanized anti-IgE monoclonal antibody in systemic lupus erythematosus[J]. Arthritis & rheumatology（Hoboken，NJ），2019，71（7）：1135-1140.

[9] PROVENCHER S，GRANTON J T. Current treatment approaches to pulmonary arterial hypertension[J]. Canadian Journal of Cardiology，2015，31（4）：460-477.

[10] HAARMAN M G，KERSTJENS-FREDERIKSE W S，VISSIA-KAZEMIER T R，et al. The genetic epidemiology of pediatric pulmonary arterial hypertension[J]. Journal of Pediatrics，2020，225：65-73.

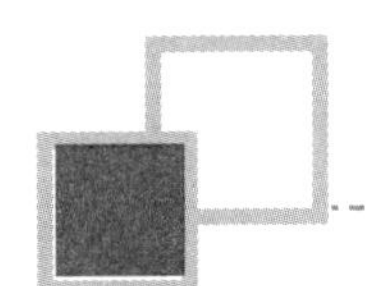

第三十六章 治疗消化性溃疡药

第一节 消化性溃疡的病理生理和发病机制

消化性溃疡（peptic ulcer）指胃肠道黏膜被胃酸 - 胃蛋白酶消化造成的慢性溃疡，包括胃溃疡（gastric ulcer，GU）和十二指肠溃疡（duodenal ulcer，DU）。

消化性溃疡的最终形成是胃酸 - 胃蛋白酶自身消化的结果。胃蛋白酶是主细胞分泌的胃蛋白酶原经盐酸激活转变而来的，它能降解蛋白质分子，从而对黏膜具有侵蚀作用。而胃蛋白酶的活性依赖于 pH，当 pH 高于 4 时，胃蛋白酶就失去活性。因此，在无酸的情况下很少有溃疡的发生，抑制胃酸分泌的药物则可以促进溃疡愈合。正常情况下，胃和十二指肠具有完善的防御和修复机制，包括上皮前的粘液 -HCO_3^- 屏障、黏膜屏障、黏膜血流量、细胞更新、前列腺素和表皮生长因子等。当黏膜的防御机制健全时，黏膜上皮能对抗胃酸和胃蛋白酶的消化作用，保持黏膜的完整。但如果胃酸分泌过多或黏膜防御机制本身出现问题，就可能形成溃疡。通常情况下，胃溃疡的发病被认为是由于黏膜防御功能受到损伤所致，故胃溃疡患者胃酸分泌正常甚至偏低。而十二指肠溃疡的发生多由胃酸分泌过多所致。因此，在探讨消化性溃疡的治疗措施时，有效控制胃酸的释放仍然是不可缺少的一个环节。

胃酸的分泌是在中枢和体液因素的协同调节下完成的。胃窦部的 G 细胞能分泌一种多肽激素叫胃泌素。中枢神经兴奋，胃内张力变化以及胃内容物成份变化等可调节其分泌。作为一种内分泌激素，胃泌素从 G 细胞分泌后进入血液循环，到达胃底部后作用于肠嗜铬样细胞（enterochromaffin like cells，ECL）膜上的胃泌素 / 胆囊收缩素受体（gastrin/cholecystokinin type B receptor，G/CCK-B-R），促使其释放组胺，组胺与胃壁细胞膜上的 H_2 受体结合，通过升高细胞内的 cAMP 浓度，激活一系列蛋白磷酸化过程从而激活该细胞黏膜侧的 H^+-K^+-ATP 酶（面向胃黏膜腔）。而 H^+-K^+-ATP 酶作为一种质子泵，向胃黏膜腔排出 H^+，使其 pH 维持在 0.8。同时，胃泌素还可以直接作用于胃壁细胞膜上的 G/CCK-B-R，增加细胞内钙的浓度，同样导致 H^+-K^+-ATP 酶的激活。进食后，激活的迷走神经释放乙酰胆碱（acetylcholine，ACh），ACh 激活胃壁细胞基底膜上的 M_3 受体，增加胃酸分泌。同时，ACh 也能激活 ECL 细胞膜上的 M_3 受体，促进组胺的释放，组胺通过旁分泌的方式激活胃壁细胞膜上的 H_2 受体，促进胃酸分泌（图 36-1）。

此外，迷走神经兴奋可直接兴奋胃窦部 G 细胞上的胃泌素释放肽受体（gastrin releasing peptide receptor，GRP-R），刺激释放胃泌素，同时作用于胃窦部 D 细胞膜上的 ACh 受体，抑制生长抑素的释放，参与调节胃酸的分泌（图 36-1）。

尽管 ACh 和胃泌素直接作用也能促进胃壁细胞的胃酸分泌，但大量的研究表明，ECL 细胞释放组胺是促进胃酸分泌最重要的调节途径。因此，H_2 受体和 H^+-K^+-ATP 酶就成为抑制胃酸分泌药物的主要作用靶点。而 H_2 受体拮抗剂和 H^+-K^+-ATP 酶抑制剂是临床应用最广泛的制酸药物。

多年来，溃疡病的复发是一个非常令人困扰的问题，抑制胃酸药物虽然能促进其愈合，但其复发率常达到 80%，最后不得不用外科手术治疗。直到 1982 年，Warren 和 Marshall 从人的胃黏膜中分离出幽门螺杆菌（H. Pylori，Hp），并且证明其感染与消化性溃疡的关系。人们才知道 Hp 是导致溃疡的重要原因。十二指肠溃疡患者的 Hp 感染阳性率占 93%～97%，胃溃疡患者的

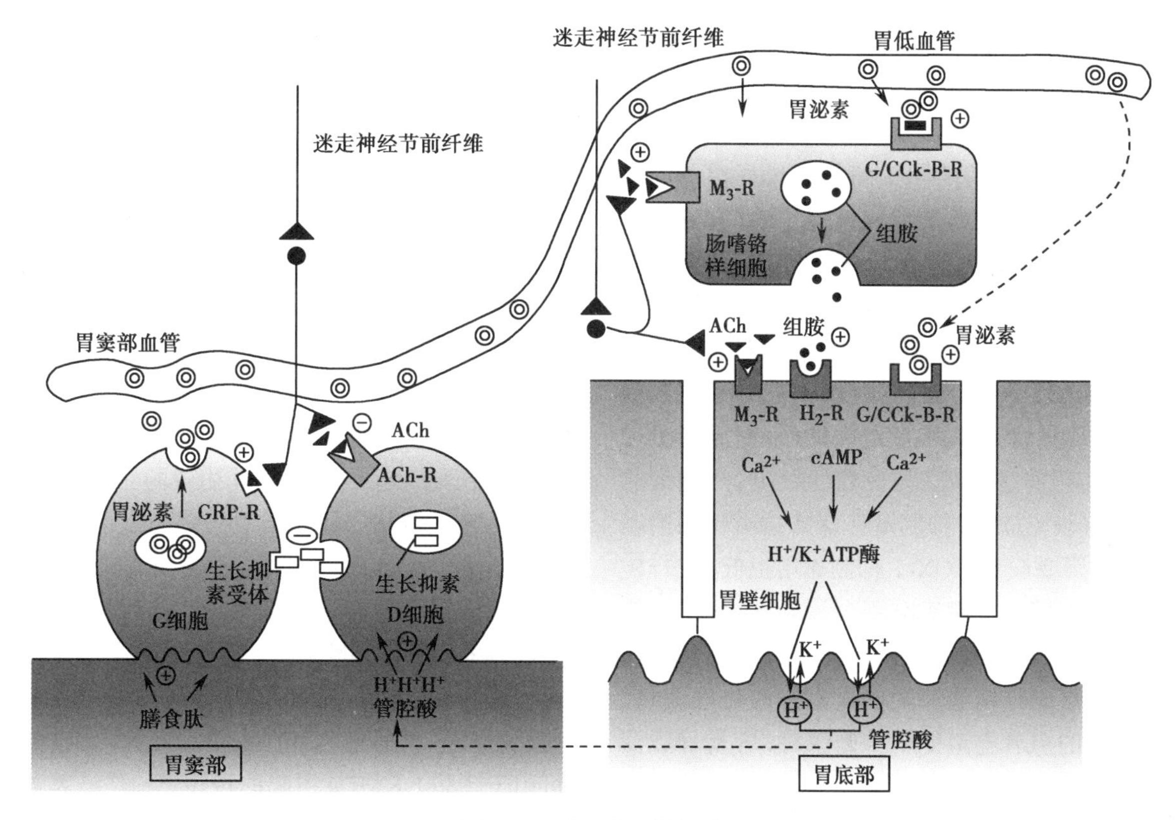

图 36-1　胃酸分泌的调节

ACh：乙酰胆碱；M_3-R：乙酰胆碱受体；GRP-R：胃泌素释放肽受体；G/CCK-B-R：胃泌素 / 胆囊收缩素受体；cAMP：环磷酸腺苷；H_2-R：组胺 2 受体

Hp 感染阳性率为 70%。尽管如此，Hp 感染并非消化性溃疡的唯一致病因素。目前，关于消化性溃疡的发病原因存在几种假说。

1. 幽门螺杆菌感染　Hp 是典型的胃内寄生的人类寄生菌，是一种革兰氏阴性杆菌，主要定植在胃窦黏膜上皮细胞表面和黏液底层。Hp 之所以可以永久定植，一方面是由于 Hp 产生的尿素酶水解尿素产生氨和二氧化碳，氨在 Hp 周围形成“氨云”，中和周围胃酸，保护 Hp 利于其定植；另一方面，Hp 表面存在粘连素，它可以粘附于胃窦黏膜上皮细胞膜的受体，造成永久性定植。由于这些受体只存在于胃上皮，所以 Hp 不能定植于胃以外部位。Hp 定植在胃窦黏膜上皮细胞诱发局部炎症和免疫反应，一方面损害局部黏膜的防御 / 修复机制；另一方面增加胃泌素和胃酸的分泌，增强侵袭因素。两者协同导致十二指肠溃疡的发生。此外，Hp 感染可以导致多种介质的释放，包括空泡形成毒素（vacuolating cytotoxin，VacA）、细胞毒素相关蛋白（Cytotoxin-associated protein，CagA）、溶血素、白三稀 B4（leukotriene B4，LTB4）、血小板活化因子（platelet activating factor，PAF）、白细胞介素、血型抗原结合粘附因子（Blood group antigen binding adhesion factor，BabA）、上皮接触毒性蛋白（IceA）等，这些介质构成了联系 Hp 与消化性溃疡的纽带。当十二指肠内无 Hp 寄生时，Hp 感染释放的炎性介质可在胃排空时被冲洗至十二指肠引起十二指肠溃疡的发生。

Hp 感染增加了消化性溃疡患者出血的危险性，而且在一定程度上加剧了非甾体抗炎药（NSAIDs）使用患者溃疡出血的风险。有资料显示，Hp 可能不是溃疡合并出血的独立因素，而且 Hp 感染对消化性溃疡的影响与其基因型相关，细胞毒素相关基因 A（Cytotoxin associated gene product A，CagA）阳性的 Hp 感染患者，溃疡合并出血的风险增加。然而，也有资料认为 Hp 感染是保护性因素，因为研究发现，在十二指肠溃疡出血患者中，与 Hp 阳性相比，Hp 阴性患者症状更加严重，其再出血率、手术率和死亡率都较高，这可能是由于与 Hp 阴性患者症状不明显，往往以上消化道出血为首发症状来就诊有关。

2. 非甾体抗炎药　研究发现包括阿司匹林在内的非选择性 NSAIDs 多属于酸性药物，它们通过抑制环氧合酶的同工酶抑制炎症相关的前列腺素的生成，发挥抗炎和镇痛作用。但同时，NSAIDs 抑制了胃十二指肠黏膜上皮分泌前列腺素，特别是前列腺素 E，从而破坏了黏膜保护机制，促进溃疡的形成。环加氧酶有两种主要的同工酶：COX-1 和 COX-2。COX-1 存在于胃肠黏膜，产生前列腺素，对黏膜起保护作用；而 COX-2 广泛分布于身体各处，与炎症的发热、疼痛等相关。选择性 COX-2 抑制剂在保持抗炎作用的基础上，对胃黏膜的 COX-1 抑制作用很低，在一定程度上减少了致溃疡作用。

3. 应激和心理因素　临床研究表明长期精神紧张、焦虑或情绪波动的人易患消化性溃疡。DU 愈合的患者在遭受精神刺激时，容易导致溃疡的复发或出现并发症。应激和心理因素可能通过影响迷走神经紧张性影响胃十二指肠的分泌、运动和黏膜血流状况参与溃疡的病理和生理过程。但尚未有直接的证据。

截止目前，Hp 感染和长期使用 NSAIDs 被认为是导致消化性溃疡发病的最常见原因。

第二节　消化性溃疡的药物治疗

一、中和胃酸药

抗酸药（antacids）为弱碱性物质，口服后在胃内直接中和胃酸，升高胃内容物 pH 值，降低胃蛋白酶活性，具有缓解溃疡病疼痛等作用。常用药物有铝碳酸镁（hydrotalcite）、氢氧化铝（aluminum hydroxide）、碳酸钙（calcium carbonate）和三硅酸镁（magnesium trisilicate）。

【药理作用和临床应用】

药理作用：铝碳酸镁可直接作用于病变部位：①中和 99% 的胃酸，使 pH 值维持在 3～5 之间，且作用迅速、温和、持久；②增加 E_2 合成，增强“胃黏膜屏障”作用，促使胃黏膜内表皮生长因子释放，增加黏液下层疏水层内磷脂的含量，防治 H^+ 返渗损害胃黏膜，保护胃黏膜；③吸附胃蛋白酶，直接抑制其活性，可使 80% 的胃蛋白酶失活，有利于溃疡面的修复；④结合胆汁酸和吸附溶血磷脂酰胆碱，保护胃黏膜。

氢氧化铝凝胶在胃内形成保护膜，使溃疡面与胃酸隔离，有利于溃疡愈合。氢氧化铝凝胶难溶于水，不易吸收，起效缓慢，但抗酸作用较强而持久。

碳酸钙中和胃酸后产生氯化钙和 CO_2，产生较快而强的抗酸作用。氯化钙在碱性肠液中生成碳酸钙和磷酸钙，二者沉积于肠黏膜表面，使肠黏膜对刺激的敏感性降低，导致便秘。

三硅酸镁起效慢，抗酸作用较弱而持久，中和胃酸后生成胶状二氧化硅对溃疡面有保护作用。本药不溶于水，口服难吸收，故不引起碱血症。

临床应用：本类药物常用于治疗胃溃疡、十二指肠溃疡、急慢性胃炎、胆汁反流性胃炎、食管炎、非溃疡性消化不良、以及胃酸过多引起的胃痛、胃灼热、酸性嗳气和腹胀等。此外，铝碳酸镁可用于预防 NSAIDs 引起的胃黏膜损伤。氢氧化铝与钙剂和维生素 D 合用时，可治疗新生儿低钙血症（手足搐搦症）。

【体内代谢及影响因素】　治疗剂量的铝碳酸镁在胃肠道几乎不吸收。临床研究表明，服用本药 28 日（每日 6g）后，血浆和尿液中镁及铝的浓度仍保持在正常范围。氢氧化铝凝胶和三硅酸镁难溶于水，不易吸收，起效缓慢，但抗酸作用较强而持久。

【药物相互作用和不良反应及处理】

药物相互作用及处理：①服用本品后由于铝在胃肠存在而与其他药物结合影响多种药物的吸收及摄取，不能与下列药物同时服用，如抗凝药（香豆素衍化物）、H_2 受体阻断剂（法莫替丁、雷尼替丁、西咪替丁）、鹅去氧胆酸、抗生素（四环素类、喹诺酮类）、铁制剂、地高辛等；②铝剂可吸附胆盐而减少脂溶性维生素的吸收，特别是维生素 A；③降低苯二氮䓬类药物的吸收率；④降低或延迟异烟肼类药物的吸收；⑤增加左旋多巴的吸收。

处理：除与左旋多巴合用外，在与其他药物合用时，在服用本药 1～2 小时内尽量避免合用其他药物。

不良反应及处理：铝碳酸镁主要的不良反应为胃肠道反应，如便秘、稀便、口干、食欲减退，偶见消化不良、呕吐。大剂量用药可致胃肠道不适、软糊状大便。长期服用氢氧化铝有致便秘作用，并影响肠道对磷酸盐的吸收。长期服用碳酸钙引起的高血钙可促进 G 细胞分泌大量的胃泌素，引起继发性胃酸分泌增加，严重时可引起肾功能不全、肾结石。通常情况下停药后可自行消失。大剂量应用三硅酸镁可致轻度腹泻。肾功能不良者长期服用可致高血镁症，表现为中枢抑制、低血压和肌无力。连续应用不超过 7 日。

【临床应用现状分析与展望】 目前，碱性抗酸药物作用时间短，较少单药应用，大多组成复方制剂以增强治疗效果，减少不良反应。例如氢氧化镁和氢氧化铝组成铝镁合剂。由于抗酸药物仅仅是直接中和已经分泌的胃酸，而不能调节胃酸的分泌，有些甚至可能造成反跳性的胃酸分泌增加，并且具有各自的不良反应，所以抗酸药物并不是治疗消化性溃疡的首选药物。

二、抑制胃酸分泌药

胃酸的分泌受到内分泌（胃泌素）、神经调节（ACh）和旁分泌（组胺、生长抑素和前列腺素）等多种因素的调节。这些调节因素最终是通过作用于壁细胞膜上的质子泵（H^+-K^+-ATP 酶）促进胃酸的分泌。根据药物作用的机制不同，目前应用于临床的抑制胃酸分泌药分为三类：质子泵抑制药、H_2 受体阻断药和胆碱受体阻断药。

（一）H^+-K^+-ATP 酶抑制药

1. 不可逆性质子泵抑制剂 目前临床上常用的不可逆性质子泵抑制药（proton pump inhibitors，PPIs）包括奥美拉唑（omeprazole）、兰索拉唑（lansoprazole）、泮托拉唑钠（pantoprazole sodium）、雷贝拉唑钠（rabeprazole soduim）和埃索美拉唑（esomeprazole）。

【药理作用和临床应用】

药理作用：本类药物呈弱碱性，对胃黏膜壁细胞的酸性环境具有亲和力。

（1）抑制胃酸分泌：不可逆性 PPIs 在胃壁细胞内转化为有活性的次磺酸（sulfenic acid）和亚磺酰胺（sulfenamide）后与 H^+-K^+-ATP 酶细胞浆侧 α 亚单位的巯基共价结合（不可逆结合），阻止酶与胞内的 H^+ 或 K^+ 结合，使酶不能将 H^+ 转运至分泌性微管内，阻断胃酸分泌的最后步骤。由于这类药物与质子泵的结合是不可逆性的，只有待新的质子泵形成后，泌酸作用才能恢复，故本类药对多种原因引起的胃酸分泌具有强而持久的抑制作用。一般停药后 3～4 日胃酸分泌可恢复到原有水平。

（2）胃黏膜保护作用

（3）抗 Hp 作用：穿透黏膜层与 Hp 表层尿素酶结合，抑制尿素酶活性。

临床应用：本类药物均可用于胃溃疡、十二指肠溃疡、应激性溃疡、反流性食管炎、NSAIDs 相关的消化性溃疡或胃十二指肠糜烂以及胃泌素瘤。奥美拉唑和埃索美拉唑与抗生素联合使用可用于治疗 Hp 引起的十二指肠溃疡和慢性复发性消化性溃疡以及反流性食管炎的长期治疗、胃食管反流病的烧心感和反流的对症治疗、溃疡样症状的对症治疗及酸相关性消化不良。奥美拉唑注射剂还可用于消化道出血、应激状态时并发或 NSAIDs 引起的急性胃黏膜损伤。奥美拉唑和泮托拉唑钠可用于全身麻醉或大手术后以及昏迷患者，以防止胃酸返流及吸入性肺炎。此外，雷贝拉唑钠和兰索拉唑还可用于吻合口溃疡。埃索美拉唑常用于已经治愈的食管炎患者长期维持治疗，以防止复发。

【体内代谢及影响因素】

奥美拉唑和兰索拉唑在体内代谢依赖肝细胞色素 P450 同工酶 CYP2C9 和 CYP3A4 进行代谢和清除，因此与其他需经此酶代谢药物存在相互作用。另外，由于 CYP2C9 存在基因多态性，导致不同的个体间的 CYP2C9 表型存在强代谢型和弱代谢型，使得此药受代谢影响较大，疗效存在较大的个体差异。此外，奥美拉唑和兰索拉唑主要经 CYP2C9 代谢为非活性物质，代谢速率快，半衰期短。奥美拉唑的 S- 型异构体埃索美拉唑对于快代谢型者主要经 CYP2C9 代谢，而对于慢代谢型者主要经 CYP3A4 进行代谢，代谢速率很慢，血浆中活性药物浓度高、作用持久。因此埃索美拉唑药效比奥美拉唑作用强而持久。代谢产物主要经肾排泄。

雷贝拉唑钠主要经非酶途径代谢，还原为硫醚，进一步转化为硫醚羧酸和硫醚氨酸结合物经尿排出体外，少量经 CYP2C9 和 CYP3A4 代谢。因较少依赖 CYP2C9 代谢，作用持久、个体差异小，与其他药物相互作用亦较少。该药对 CYP2C9 酶基因型依赖性较低，对各种基因型的患者均可以提供稳定、相同的抑酸效果。代谢产物主要经肾排泄。

【药物相互作用和不良反应及处理】

药物相互作用及处理

（1）抗酸药：抗酸药可降低兰索拉唑的生物利用度，与其他质子泵抑制剂无相互作用。处理：不宜同时服用，可在服用抗酸药后 1 小时服用。

（2）抗生素：兰索拉唑与红霉素类药物合用，可增加后者在胃局部的浓度，在治疗 Hp 时具有协同作用，与克拉霉素合用有发生舌炎、口腔炎或舌头变黑的报道。处理：合用时检测口腔黏膜变化，必要时停用克拉霉素。奥美拉唑与红霉素和克拉霉素合用可增加奥美拉唑的血药浓度。处理：长期或大剂量使用需监测奥美拉唑的血药浓度，必要时调整剂量。本类药物与甲硝唑、阿莫西林合用无相互作用。

（3）HIV 蛋白酶抑制剂和伊曲康唑可抑制 CYP2C9 和 CYP3A4 酶，可使本药的血药浓度升高。同时，因本类药物可抑制胃酸分泌，降低上述两药的血药浓度，降低疗效。处理：避免与以上药物合用。

（4）地西泮、R- 华法林、苯妥英、双香豆素、硝苯地平、安替比林、双硫仑均经过 CYP2C9 和 CYP3A4 酶代谢。与本类药合用竞争酶系统，使其代谢减慢、血药浓度增高。处理：合用时需要减少以上药物的用量，与苯妥英合用需检测苯妥英血药浓度。因雷贝拉唑钠少量经 CYP2C9 和 CYP3A4 代谢，与这些药物的相互作用较轻。

（5）与经过 P450 其他亚型（CYP1A2、CYP2C9、CYP2D6、CYP2E1、CYP3A）的药物无代谢相互作用。

（6）氯吡格雷：PPIs 可降低氯吡格雷的疗效，增加血栓不良事件。处理：调整氯吡格雷的剂量。

（7）地高辛：PPIs 可使胃酸分泌减少，抑制地高辛的分解，使地高辛血药浓度增高，增加地高辛的毒性。处理：合用时应监测地高辛的浓度。

（8）PPIs 可以减少多种药物的吸收，如：铁剂、厄洛替尼、阿扎那韦、吉非替尼和泼尼松。处理：尽量避免配伍使用。

不良反应及处理：本类药物耐受性良好，不良反应多为轻度和可逆性的。如：大剂量使用泮托拉唑钠和雷贝拉唑钠可见心律不齐，可出现低钠血症、低镁血症。偶见胆固醇升高，通过刺激胃泌素分泌，促进泌酸胃黏膜增生，长期应用奥美拉唑和泮托拉唑钠可出现维生素 B_{12} 缺乏。使用奥美拉唑和埃索美拉唑有支气管痉挛的个案报道；用兰索拉唑罕见间质性肺炎的报道。使用本类药物偶见关节痛、肌痛、肌无力、运动障碍和横纹肌溶解，长期大量使用可能导致髋骨、腕骨、脊骨骨折，老年人群尤易发生；罕见间质性肾炎；兰索拉唑可引起念珠菌性阴道炎；泮托拉唑钠可见出现阳痿的个案报道；常见头痛、偶见睡眠障碍、感觉异常、眩晕、头晕和嗜睡。长期服用可出现可逆性意识错乱、激动、抑郁、攻击和幻觉，多见于重症患者。有肝性脑病的患者服用雷贝拉唑钠可出现精神错乱、辨识力丧失的个案报道；可出现可逆性的丙氨酸氨基转移酶（ALT）、天门冬氨酸氨基转移酶（AST）、碱性磷酸酶（ALP）、乳酸脱氢酶（LDH）、γ- 谷氨酰胺转移酶（γ-GTP）升高。罕见肝性脑病、黄疸性或非黄疸性肝炎和肝衰竭。使用雷贝拉唑钠尚可出现乳酸脱氢酶、总胆红素升高的现象；常见腹泻、便秘、腹痛、恶心、呕吐、腹胀，罕见口干、胃肠道念珠菌病和味觉障碍；长期治疗可能发生胃黏膜细胞增生和萎缩性胃炎。可能与胃酸水平下降，影响消化功能有关；偶见全血细胞减少、粒细胞缺乏、贫血、嗜酸性粒细胞增多、血小板减少、白细胞减少。服用奥美拉唑和雷贝拉唑钠尚可见溶血性贫血的个案报道；皮肤偶见皮疹、皮炎、瘙痒、荨麻疹、罕见光敏反应、多形性红斑、脱发；罕见视物模糊。重症患者接受高剂量治疗可引起不可逆性视觉损伤；罕见血管水肿、发热和过敏性休克。

处理：在治疗期间，轻度不良反应可继续用药。但如发生过敏性反应、肝功异常或较为严重的不良反应应及时停药，并采取适当措施。若出现发热、咳嗽、呼吸困难、肺部呼吸音异常应立即停药，进行胸部 X 光检查，并给予肾上腺皮质激素处理。此外，如出现肾功能异常、持续性腹泻应立即停药。

【临床应用现状分析与展望】 随着 PPIs 的广泛使用，大量的临床数据也逐渐显现。目前数据表明由于 PPIs 强大的抑酸作用可以引起胃肠道黏膜的增生，这种作用在有 Hp 感染的情况下更为严重。但尚无没有资料显示 PPIs 与胃肠道肿瘤的发生有关。使用利尿剂治疗的慢性肾衰患者服用 PPIs 可引起 Mg^{2+} 和 Ca^{2+} 的稳态失衡。服用氯吡咯雷的患者加服 PPIs 是否会增加冠脉血管事件还有争议。FDA 推荐服用氯吡咯雷的患者避免使用 PPIs。

2. 可逆性质子泵抑制剂　钾竞争性酸阻滞剂（potassium-competitive Acid Blockers，P-CABs）作为新一代的可逆性质子泵抑制剂在酸性环境下离子化与细胞膜外侧上的 K^+ 结合位点以离子键结合抑制 H^+/K^+-ATP 酶，迅速升高胃内 pH 值，解离后酶的活性可以恢复，对 H^+/K^+-ATP 酶的抑制作用是可逆的。P-CABs 已成为药物研发的热点。研究发现了多种活性化合物，但由于毒性等原因而被淘汰。目前已经是上市的有瑞普拉生、沃诺拉赞和索普拉生。

（二）H_2 受体阻断药

临床常用的 H_2 受体阻断药（H_2-recepter antagonists）药物有西咪替丁（cimetidine）、雷尼替丁（ranitidine）、法莫替丁（famotidine），此外，尚有尼扎替丁（nizatidine）、乙酰罗莎替丁（roxatidine acetate）和拉夫替丁（lafutidine）。

【药理作用和临床应用】

药理作用：① H_2 受体阻断药竞争性阻断壁细胞基底膜上的 H_2 受体。此类药物对基础胃酸分泌的抑制作用最强，对进食、胃泌素、迷走神经兴奋以及低血糖等诱导的胃酸分泌抑制作用虽然较弱，但仍然有效；② H_2 受体阻断药可阻断 T 细胞的 H_2 受体，减少 HSF 的产生，活化 T 淋巴细胞，促进 IL-2 的生成，增强 NK 细胞的活性，从而拮抗组胺的免疫抑制作用。

临床应用：

西咪替丁：缓解胃酸过多引起的胃痛、胃灼热、反酸；胃和十二指肠溃疡；十二指肠溃疡短期内治疗后复发；持久性胃食管反流性疾病；用于预防危急患者发生应激性溃疡及出血和胃泌素瘤。

法莫替丁：除用于胃酸过多引起的胃痛、胃灼热、反酸、胃和十二指肠溃疡，还可用于因消化性溃疡、急性应激性溃疡、出血性胃炎及非甾体抗炎药引起的上消化道出血及预防侵袭性应激反应（各种大手术、脑血管意外、头部外伤、多脏器衰竭、大面积烧伤）引起的上消化道出血、急性胃黏膜病变、胃泌素瘤、反流性食管炎和麻醉前给药预防吸入性肺炎。

雷尼替丁：良性胃溃疡、十二指肠溃疡、与抗生素（克拉霉素）合用根除幽门螺杆菌，减少十二指肠溃疡的复发。雷尼替丁比西咪替丁作用强 5～8 倍，且作用时间更持久。

【体内代谢及影响因素】

西咪替丁口服吸收后主要在肝脏代谢，经肾脏排泄。其本身也抑制细胞色素 P450 酶的活性。可透过血脑及胎盘屏障。肌肉和静脉注射后大多数药物以原型经肾脏排泻。

法莫替丁口服生物利用度约 50%，不受食物影响，但不能透过血脑屏障。吸收后少量在肝脏代谢成 S- 氧化物，大部分以原型自肾脏代谢。肌内注射后 30 分钟时，尿中代谢产物只有 S- 氧化物，24 小时后尿中原药排泄率为 71%～89.6%。

雷尼替丁吸收良好，在体内主要代谢为 N- 氧化物、S- 氧化物、N- 脱甲基代谢产物。

【药物相互作用和不良反应及处理】

药物相互作用及处理：

1. 抗生素　西咪替丁与氨基糖苷类药物均具有神经肌肉阻断作用，合用可能导致呼吸抑制或呼吸停止。处理：该反应只能用氯化钙对抗，使用新斯的明无效。法莫西汀提高头孢布烯的生物利用度，降低头孢泊肟的吸收。雷尼替丁可增加克拉霉素的血药浓度。

2. 抗酸药　与氢氧化铝或氧化镁合用可降低本类药物的吸收，降低生物利用度。处理：尽量避免合用，或服药间隔超过 1 小时。

3. 西咪替丁可增加普萘洛尔、美托洛尔、甲硝唑、苯巴比妥、环孢素、己内酰脲类药物（苯妥英钠）、吗氯贝胺、黄嘌呤类药物（茶碱、氨茶碱）、阿司匹林、卡马西平、美沙酮、他克林、维拉帕米、利多卡因、咖啡因、奎尼丁的血药浓度，有增加毒性的可能。处理：尽量避免合用，或调整剂量。

4. 西咪替丁可以抑制地西泮、硝西泮、氟硝西泮、氯氮䓬、米达唑仑、三唑仑在肝脏的代谢，升高血药浓度，加重中枢抑制作用，可发展为呼吸循环衰竭。处理：尽量避免合用，换用劳拉西泮、奥沙西泮和替马西泮。

5. 伊曲康唑　H_2 受体阻断药可升高胃内 pH

值，抑制其吸收。

6. 维生素 B_{12} 雷尼替丁可抑制维生素 B_{12} 吸收，长期合用可导致维生素 B_{12} 缺乏。

不良反应及处理：

1. 心血管系统 西咪替丁可引起心动过缓、面部潮红，静脉注射偶见血压骤降、房性期前收缩和心跳呼吸骤停。法莫替丁则引起室性心动过速，心室纤维颤动。

2. 代谢 / 内分泌系统 西咪替丁可能升高催乳素水平，降低甲状旁腺素水平。

3. 呼吸系统 服用法莫替丁偶见间质性肺炎的报道。

4. 肌肉骨骼 西咪替丁偶见关节痛、肌痛，法莫替丁罕见横纹肌溶解。

5. 泌尿生殖 西咪替丁有轻度抗雄性激素作用，可引起男性乳房发育、女性溢乳，阳痿。偶见肌酐升高，罕见间质性肾炎，尿潴留，停药后可消失。接受肾脏移植的患者应用本药可出现急性移植体坏死。法莫替丁偶可引起间质性肾炎和急性肾衰竭。

6. 神经精神系统 常见头晕、嗜睡、头痛，偶见谵妄、幻觉、定向力障碍。多见于老年、重症患者。但是停药后3～4日症状消失。少数患者出现感觉迟钝、语言含糊不清、局部抽搐或癫痫样发作和锥体外系反应。在治疗酗酒者的胃肠道并发症时，可出现震颤性谵妄。偶见精神紊乱、焦虑不安、抑郁。

7. 肝脏 偶见严重肝炎、肝坏死、脂肪肝。雷尼替丁可引起一过性ALT、AST升高。

8. 胃肠道 常见腹泻、腹胀、口苦、口干、恶心、呕吐、便秘、腹痛。突然停药可引起慢性消化性溃疡出血。法莫替丁还可引起新生儿或胎儿坏死性小肠结肠炎。

9. 血液 极少见白细胞减少、全血细胞减少、粒细胞缺乏和血小板减少。法莫替丁偶见再生障碍性贫血、溶血性贫血的个案报道。

10. 皮肤 西咪替丁和法莫替丁不良反应相似，常见皮疹，偶见严重皮疹、瘙痒、可逆性脱发、皮肤干燥、皮质缺乏性皮炎，史 - 约综合征及中毒性表皮坏死溶解。

11. 其他 可出现视神经病变，偶见喉头水肿，呼吸困难，偶见发热、虚弱，疲乏。

【临床应用现状分析与展望】 由于 H_2 受体广泛分布于机体各个组织，因此，此类药物的不良反应较多。但由于本类药物对以基础胃酸分泌为主的夜间胃酸分泌有良好的抑制作用。而夜间胃酸分泌减少对十二指肠溃疡的愈合十分重要，因此本类药品在晚餐后，入睡前服用，成为治疗十二指肠溃疡的首选。溃疡愈合时间大多在4周左右。此外，由于 H_2 受体参与机体免疫反应过程，有观点认为此类药物具有治疗免疫相关疾病的潜力。

（三）M胆碱受体阻断药和胃泌素受体阻断药

哌仑西平

【药理作用和临床应用】

药理作用：哌仑西平（pirenzepine）是选择性 M_1 受体阻断药，可选择性阻断胃黏膜壁细胞上的 M_1 受体，抑制基础胃酸和五肽促胃液素引起的胃酸分泌。此外，本药可抑制胃蛋白酶原和胃蛋白酶分泌，降低胃最大酸和最高酸分泌，对胃黏膜也有直接的保护作用。

临床应用：用于胃和十二指肠溃疡，应激性溃疡的疼痛治疗，还可用于急性胃黏膜出血、高酸性胃炎、反流性食管炎和胃泌素瘤的治疗。

【体内代谢及影响因素】 哌仑西平从胃肠道吸收不完全，生物利用度为26%，与食物同服可减少药物吸收，使生物利用度降至10%～20%。口服后2～3小时达血药峰浓度。本药在全身广泛分布，在胃肠道浓度最高，肝、肾浓度较高，脾、肺次之，心脏、皮肤、肌肉的血药浓度较低。血浆蛋白结合率为10%～12%。本药在体内很少代谢，口服后约90%排出，主要随粪便和尿排出，半衰期为10～12小时，给药后3～14日可全部排除，未见药物蓄积。

【药物相互作用和不良反应及处理】

药物相互作用及处理：与 H_2 受体拮抗药（西咪替丁）合用可增强抑制胃酸分泌作用，增强本药药效；与普鲁卡因胺合用可对房室结传导产生相加的抗迷走神经作用。处理：合用应监测心率和心电图，与西沙必利合用可明显降低西沙必利的药效。处理：避免合用，乙醇和咖啡可减弱本药的作用。处理：用药期间避免服用。

不良反应及处理：哌仑西平常见不良反应为

恶心、轻度口干，停药即消失；偶见便秘，腹泻。个别患者可见胃灼热，饥饿感，食欲减退，呕吐。精神神经系统常见嗜睡、头晕和震颤；偶见头痛、精神错乱。可见皮疹、眼干、视力调节障碍，停药即消失。此外，可降低女性催乳素水平。

【临床应用现状分析与展望】 M胆碱受体阻断药可以抑制胃酸分泌，减少组胺和胃泌素等物质释放。此外，这类药有解痉作用。在 H_2 受体阻断药和 H^+-K^+-ATP 酶抑制药出现之前，广泛用于治疗消化性溃疡。但由于其对促进胃酸分泌的 M_3 受体选择性较低，所以抑制胃酸分泌的作用较弱，与M受体阻断相关的不良反应却较多。除哌仑西平，此类药物目前已较少用于溃疡的治疗。

丙谷胺

【药理作用和临床应用】

药理作用：丙谷胺（proglumide）是胆囊收缩素受体和胃泌素受体拮抗药。其分子结构，与胃泌素（G-17）及胆囊收缩素（CCK）两种肠激肽的终末端分子结构相似，故其功能基团酰胺基能特异性地与G-17竞争壁细胞上的G-17受体结合，抑制G-17引起的胃酸和胃蛋白酶的分泌，增加胃黏膜氨基己糖的含量，促进糖蛋白合成，保护胃黏膜，从而改善消化性溃疡的症状和促进溃疡的愈合。此外，丙谷胺还具有较好的利胆作用，其主要机制是：①通过刺激胆汁酸非依赖性胆汁分泌，促进排石和冲洗、疏通胆道；②改变胆汁中成石因素，使重碳酸盐浓度和排量明显增加，而游离胆红素、胆固醇以及钙离子的浓度降低；③通过拮抗CCK，抑制内生性CCK的促胆囊收缩作用而使胆囊容量扩充，使胆囊内胆汁成分稀释，从而可预防成石。

临床应用：用于胃和十二指肠溃疡、浅表性胃炎及十二指肠球炎。

【体内代谢及影响因素】 口服吸收迅速，生物利用度为60%～70%，2小时血药浓度达峰值，最小有效血浓度为2μg/ml，$t_{1/2}$ 为3.3小时，主要分布于胃肠道、肝、肾，经肾和肠道排出。

【药物相互作用和不良反应及处理】

药物相互作用及处理：与其他抗溃疡药如 H_2 受体拮抗药合用可增加抑制胃酸分泌的作用，加速溃疡的愈合。与吗啡合用可增加吗啡的止痛作用并延长其作用持续时间。本药可拮抗氟哌啶醇的作用，加重运动障碍。处理：治疗亨廷顿舞蹈症时两者不能合用。

不良反应及处理：不良反应较少，偶见口干，便秘腹胀、失眠，有轻度氨基转移酶升高、暂时性白细胞减少和加重某些精神分裂症患者精神症状的报道。停药即可缓解。

【临床应用现状分析与展望】 丙谷胺对组胺和迷走神经刺激引起胃酸分泌的抑制作用不明显，因此，治疗消化性溃疡和胃炎不发生胃酸分泌的反跳现象，终止治疗后仍可使胃酸分泌处于正常水平达半年。丙谷胺抑制胃酸分泌的作用弱于 H_2 受体拮抗药，目前临床已不再单独用于治疗溃疡，常与西咪替丁合用治疗。其利胆作用较受重视。

三、胃黏膜保护剂

胃黏膜保护剂有预防和治疗胃黏膜损伤，促进组织修复和溃疡伤口愈合的作用。临床常用的有枸橼酸铋钾（bismuth potassium citrate）、次水杨酸铋（bismuth subsalicylate）、米索前列醇（misoprostol）和硫糖铝。

枸橼酸铋钾

【药理作用和临床应用】

药理作用：枸橼酸铋钾发挥抗溃疡作用既不中和胃酸，也不抑制胃酸分泌。枸橼酸铋钾通过以下几个方面发挥作用：①在胃酸pH值条件下，本药可在溃疡表面或溃疡基底肉芽组织处形成坚固的氧化铋胶体沉淀，形成保护性薄膜，隔绝胃酸酶及食物与溃疡黏膜的接触，阻止其侵蚀作用，促进溃疡组织的修复；②与胃蛋白酶发生络合而使其失活，阻止黏液的消化性降解，并促进黏液分泌，刺激内源性前列腺素的释放，促进溃疡组织修复和愈合的作用；③改善胃黏膜血流，保护胃黏膜，防止非甾体抗炎药及酒精引起的胃损伤；④杀灭Hp，延缓Hp对抗菌药耐药性的产生，促进胃炎的愈合。与其他抗生素，如阿莫西林，克拉霉素等合用可增加对Hp的消除率。

临床应用：临床可应用于治疗慢性浅表性胃炎及伴有的幽门螺杆菌感染、缓解胃酸过多引起的胃痛胃灼热和反酸、胃十二指肠溃疡以促进消化性溃疡面愈合。

【体内代谢及影响因素】 本药在胃中形成不溶性的胶体沉淀，很难被消化吸收，仅有少量可被吸收。

【药物相互作用和不良反应及处理】

药物相互作用及处理：枸橼酸铋钾可干扰抗酸药的作用和影响四环素的吸收。处理：间隔半小时以上服用。此外，高蛋白饮食，如牛奶可干扰本药的作用，应间隔半小时以上服用；治疗期间不应饮用含酒精或碳酸的饮料，少饮咖啡、茶等。

不良反应及处理：

1. 肌肉骨骼系统 骨骼的不良反应与骨内铋浓度过高有关。较常见的是与铋性脑病相关的骨性关节炎，常以单侧或双侧肩疼痛为先兆症状。

2. 泌尿生殖系统 长期用药可致肾脏毒性。

3. 神经系统 少数患者可见轻微头痛，头晕失眠，但可以耐受。

4. 胃肠道 用药期间口中可能带有氨味，且粪便呈灰黑色，偶见恶心便秘，个别患者可见呕吐，食欲减退腹泻，停药即可消失。

【临床应用现状分析与展望】 由于枸橼酸铋钾含有铋剂，长期和大量使用可导致血铋浓度升高。因此，不宜长期大量使用本药，连续用药不宜超过两个月。长期用药注意体内铋的蓄积，过量可致铋性脑病，一旦过量，应立即停药，并进行急救洗胃，重复服用活性炭悬浮液及轻泄药，并加服地塞米松和金属络合剂，加快脑病恢复。如血铋浓度过高，并伴有肾功能紊乱，可用二巯丁二酸或二巯丙醇的络合法治疗，严重肾衰竭者需进行血液透析。此外，用药期间不得服用其他铋制剂。目前，临床不作为首选药物。

次水杨酸铋

【药理作用和临床应用】

药理作用：次水杨酸铋通过与细胞毒素结合拮抗微生物活性，发挥止泻作用。还可覆盖于胃黏膜表面，形成保护性薄膜，保护胃黏膜，减少对胃的不良刺激。

临床应用：用于治疗多种腹泻，包括旅行者腹泻，缓解腹泻引起的腹部绞痛。用于缓解上腹隐痛不适、嗳气、恶心、上腹饱胀、烧心、反酸等消化不良症状。用于胃不适、胃灼热。本要治疗腹泻期间应大量饮水，以防脱水。此外，对本药或其他水杨酸药（如阿司匹林）过敏者、胃酸缺乏者、出血性疾病患者、溃疡病患者、患水痘和流感或处于恢复期的儿童及青少年者禁止使用。

【体内代谢及影响因素】 本药口服后经胃肠消化，大部分被完全水解为铋和水杨酸。故本药的药动学可通过铋和水杨酸各自的药动学进行描述（见第三十三章）。

【药物相互作用和不良反应及处理】

药物相互作用及处理：①酸角，可降低胃肠道 pH 值，促进水杨酸在胃肠道吸收，增加水杨酸血药浓度，增加水杨酸毒性。处理：不宜合用。②甲氨蝶呤，合用可降低肾对甲氨蝶呤的清除，增加其血药浓度，增强甲氨蝶呤毒性，导致出血、贫血、败血症。处理：本药不宜大剂量与甲氨蝶呤合用，必须合用时检测甲氨蝶呤毒性。③多西环素、地美环素、美他环素、米诺环素、土霉素、罗利环素、四环素，合用可降低以上药物的吸收，减弱药效。处理：不推荐合用，如必须合用以上药物应在服用本药前至少 2～3 小时使用。④丙磺舒，拮抗丙磺舒的促尿酸尿作用。处理：避免长期大剂量的本药与丙磺舒合用。⑤磺吡酮，两者合用相互抑制促尿酸尿作用，导致高尿酸血症。处理：避免长期大剂量的本药与磺吡酮合用。⑥华法林，合用可使华法林从蛋白的结合部位移出，增加出血的风险。处理：合用需密切监测凝血酶原时间比值，必要时调整华法林的使用剂量。

此外，本药与阿司匹林合用时发生耳鸣，应停药；感冒引起恶心、呕吐者慎用本药；正在使用抗凝药、降糖药及抗痛风药或补钙药的患者慎用本药。

不良反应及处理：①胃肠道常见轻度便秘，停药即消失，可引起一过性舌苔及大便变黑，对人体无害，还可见恶心呕吐腹泻。婴幼儿及老年人常见粪便嵌塞。②皮肤有引起红斑疹的报道。③偶见耳鸣。④过敏反应，有引起急性非特异性荨麻疹的个案报道。

【临床应用现状分析与展望】 与枸橼酸铋钾相似，次水杨酸铋亦存在相似的问题。临床不做为首选药物。

米索前列醇

【药理作用和临床应用】

药理作用：米索前列醇是前列腺素 E_1 衍生物，具有较强的抑制胃酸分泌的作用。①通过刺激胃黏液分泌，增加 HCO_3^- 的分泌和磷脂酸的生成，增强黏膜细胞对损伤因子的抵抗力；②增加胃黏膜血流量，加强胃黏膜屏障，防止胃酸侵入，从而促进消化性溃疡的愈合或减轻症状；③具有E类前列腺素的药理活性，可软化宫颈，增强子宫的张力和宫内压，与米非司酮序贯应用，可显著提高和诱发早孕子宫自发收缩的频率和幅度，用于终止早孕。

此外，米索前列醇对促进吸烟者的溃疡愈合有良好疗效，且不升高血清胃泌素水平，对防止溃疡复发效果较好。

临床应用：①用于终止停经49日内的早期妊娠。本药用于终止早孕时，必须与米非司酮序贯配伍应用，若终止妊娠失败，必须进行人工流产，终止妊娠。服用本药时必须在医院观察4～6小时。少数妊娠早期妇女服用米非司酮后即可自然流产，但仍必须按常规服完本药。②预防非甾体抗炎药引起的胃溃疡。③十二指肠溃疡。④引产术，以促进宫颈成熟。⑤囊性纤维化的脂肪吸收障碍。

米索前列醇禁用于对本药或其他前列腺素类药过敏者、青光眼、哮喘、过敏性结肠炎、心肝肾疾病患者或肾上腺皮质功能不全者、带宫内节育器妊娠、疑似宫外孕者和妊娠期妇女。慎用于心血管疾病、低血压、癫痫患者，老年人和哺乳期妇女。

【体内代谢及影响因素】 口服吸收迅速，1.5小时后即可完全吸收。15分钟后血浆活性代谢物米索前列酸可达血药峰浓度。药物在肝、肾、肠、胃等组织中的浓度高于血药浓度。进食时服用本药可使本药吸收延迟，表现为达峰时间延长。

【药物相互作用和不良反应及处理】

药物相互作用及处理：①抗酸药，尤其是含镁抗酸药，与本药合用可加重本药所致的腹泻和腹痛等不良反应；②保泰松，与本药合用后有发生神经系统不良反应的报道，症状包括头痛、眩晕、潮热、兴奋和共济失调；③环孢素及泼尼松，与本药合用可降低肾移植反应的发生率。

进食时或睡前服用本药及避免服用含镁制剂，可减少腹泻的发生次数，若腹泻严重且持续时间较长，可停止用药。

不良反应及处理：①泌尿生殖系统，有月经过多、阴道出血、经期前后阴道出血的报道，还可见糖尿、多尿、排尿困难、尿失禁、血尿、泌尿道感染、阳痿、痛经、子宫出血、子宫破裂、早产性宫缩和宫缩过快；②神经系统，妊娠早期妇女服药后可见轻度眩晕、罕见嗜睡、头晕神经病变昏厥，罕见焦虑、抑郁；③肝脏，可见肝酶升高；④胃肠道，主要表现为稀便或腹泻，可见消化不良、腹痛、腹胀气。部分妊娠早期妇女服药后可见轻度恶心、呕吐、下腹痛，还可见胃肠道出血。

处理：本药可引起腹泻，对高危患者应监测有无脱水。

【临床应用现状分析与展望】 米索前列醇不良反应较轻，是一种比较安全，耐受性好的药物。目前被FDA批准用于预防和治疗非甾体抗炎药引起的胃溃疡或者有高度发生溃疡风险患者的首选药物。尽管有报道米索前列醇可用于其他原因引起的十二指肠和胃溃疡的治疗，但是到目前为止并未得到FDA的批准。

硫糖铝

【药理作用和临床应用】

药理作用：硫糖铝为蔗糖硫酸酯的碱式铝盐，是一种胃黏膜保护药，具有保护溃疡面，促进溃疡愈合的作用。①保护胃黏膜：在酸性环境下，硫糖铝可解离为带负电荷的八硫酸蔗糖，并聚合成不溶性胶体，与溃疡或炎症处的正带正电核的渗出蛋白质结合，在溃疡面或炎症处形成一层保护薄膜，抵御胃酸的侵袭，促进溃疡愈合，且与溃疡病灶有较高的亲和力，约为正常黏膜的6～7倍。②吸附胃蛋白酶，抑制其分解蛋白质。治疗剂量时胃蛋白酶活性可下降约30%。③弱的中和胃酸作用。④吸附唾液中的表皮生长因子，并将其浓聚于溃疡处，促进溃疡愈合。⑤刺激内源性前列腺素E的合成，刺激黏膜表面上皮分泌 HCO_3^-，从而起到细胞保护作用。⑥抑制Hp的繁殖，使黏膜中的Hp密度降低，阻止Hp产生的蛋白酶、脂酶对黏膜的破坏。⑦保护食管黏膜，可用于反流性食管炎。

临床应用：可用于治疗慢性胃炎、食管、胃及十二指肠溃疡，缓解胃酸过多引起的胃痛，胃灼热感反酸、预防压力性溃疡、胃食管反流、食管炎、非甾体抗炎药引起的黏膜损害、食管静脉曲张出血的硬化后治疗。此外，混悬液可用于治疗癌症化疗引起的口腔炎，食管和胃糜烂。

【体内代谢及影响因素】 硫糖铝口服后可释放出铝离子和八硫酸蔗糖复合离子，胃肠道吸收仅5%，作用持续时间约5小时，主要随粪便排出，少量以双糖硫酸盐随尿排出。慢性肾功能不全者的血清铝和尿氯浓度明显高于肾功能正常者。

【药物相互作用和不良反应及处理】

药物相互作用及处理：

①多酶片：本药可与多酶片中的胃蛋白酶结合，降低多酶片的疗效，且多酶片中所含消化酶，特别是胃蛋白酶可影响溃疡愈合，使两者疗效均降低。处理：两者不宜合用。②抑酸药西咪替丁：合用可降低两者的吸收。处理：不推荐合用。但临床为缓解溃疡疼痛，也可合并应用制酸药，但需在服用本药前0.5小时或服药后1小时给予。③抗胆碱药：可缓解本药所致的便秘和胃部不适等不良反应。④脂溶性维生素A、D、E、K：本药可干扰脂溶性维生素的吸收。⑤本药可降低以下药物的消化道吸收：口服抗凝药如华法林，地高辛、喹诺酮类药物如环丙沙星、洛美沙星、诺氟沙星、司氟沙星、苯妥英、布洛芬、吲哚美辛、氨茶碱和甲状腺素。处理：必须合用时，本药与以上药物应间隔2小时。⑥四环素：本药中的铝离子可与四环素形成相对不溶的螯合物。影响四环素的胃肠道吸收机制。处理：应避免同时应用，如必须合用，至少应在服用四环素后2小时给予本药。⑦阿米替林：本药可明显影响阿米替林的吸收。处理：如需两药合用，应尽量延长两药间隔时间，并注意监测阿米替林的疗效，必要时增加阿米替林的剂量。

此外，硫糖铝在酸性环境中起保护胃、十二指肠黏膜作用，故不宜与碱性药合用。

不良反应及处理：

①代谢内分泌系统：偶见低磷血症，长期使用可能出现骨软化。②神经系统：偶见眩晕、嗜睡、失眠，还可见头晕、头痛。肾衰竭晚期患者服用本药，可因血清铝浓度升高而增加脑病发生的风险，出现构音障碍、肌阵挛反射、癫痫大发作和昏睡的危险性。③肝脏：有引起肝毒性的个案报道。④胃肠道：常见便秘，偶见腹泻、恶心、口干、消化不良和胃痉挛。有引起味觉障碍和胃石形成的个案报道。⑤皮肤：有引起荨麻疹的个案报道。⑥其他：偶见腰痛、疲劳、背痛。慢性肾衰竭患者或正在接受透析的患者，服用本药时发生铝蓄积和铝中毒，如临床铝中毒性骨营养障碍骨质软化症及脑病等的危险性增加。

【临床应用现状分析与展望】 在治疗消化性溃疡时，硫糖铝与H_2受体拮抗药的疗效无显著差异，但前者可降低溃疡病的复发率，另外两者均可有效的预防上消化道出血的发生，且效果相当。硫糖铝短期治疗即可使溃疡完全愈合，但愈合后仍可复发，故治疗收效后应继续服药数日，以免复发。本药连续应用不宜超过八周。硫糖铝对严重十二指肠溃疡效果较差，用药之前应检查溃疡的良恶性。

四、抗幽门螺杆菌药

传统治疗胃溃疡多采用抑制胃酸分泌药物及胃黏膜保护剂，但疗效不佳。约80%的溃疡患者治愈后一年复发，五年复发率达100%。研究表明，在胃溃疡中Hp阳性率为70%～80%，根除Hp后，愈合的溃疡在Hp再感染之前不易复发，因此，抗Hp治疗在胃溃疡的治疗中具有重要意义。根除Hp比较困难，单用一种抗菌药不易将细菌杀灭。流行病学调查表明，我国Hp成人感染率达到40%～60%。推荐的用于根除Hp治疗的6种抗菌药物中，甲硝唑耐药率为60%～70%，克拉霉素是20%～38%，左氧氟沙星为30%～38%，阿莫西林、呋喃唑酮和四环素的耐药率仍很低（1%～5%）。临床研究表明抗生素耐药显著影响消化性溃疡的根除率。2013年我国颁布了“幽门螺杆菌2012中国专家共识”（以下简称“共识”），提出了我国的根除Hp的治疗方案。方案中指出在根除Hp治疗的6种抗菌药物中，阿莫西林、呋喃唑酮和四环素的耐药率很低，治疗失败后不容易产生耐药（可重复应用）；而克拉霉素、甲硝唑和左氧氟沙星药物的耐药率高，治疗失败后易产生耐药（原则上不可重复应用）。据此，共识提供了铋剂＋PPI＋2种抗菌药物组成的四联疗法的根除方案（表36-1）。

表36-1　根除幽门螺杆菌四联疗法的抗生素组合方案

非青霉素类过敏患者	阿莫西林＋克拉霉素
	阿莫西林＋左氧氟沙星
	阿莫西林＋呋喃唑酮
	四环素＋甲硝唑或呋喃唑酮
青霉素类过敏患者	克拉霉素＋左氧氟沙星
	克拉霉素＋呋喃唑酮
	四环素＋甲硝唑或呋喃唑酮
	克拉霉素＋甲硝唑

“共识”还对根除方案进行了补充解释：①由于PPI在根除方案中起重要作用，因此选择作用稳定、疗效高、受基因多态性影响较小的PPI可提高根除率，如埃索美拉唑和雷贝拉唑；②鉴于铋剂四联疗法延长疗程可在一定程度上提高疗效，故推荐的疗程为10天或14天；③选择其中的一种方案作为初次治疗，如初次治疗失败，可在剩余的方案中再选择1种方案在间隔2～3个月后进行补救治疗；④在注意方案、疗程和药物的选择的同时，需考虑既往抗菌药物应用史（克拉霉素、左氧氟沙星、甲硝唑易产生耐药）、吸烟（降低疗效）、药物过敏史（阿莫西林等）和潜在不良反应和年龄（高龄患者药物不良反应发生率增加，获益率降低）等因素，并进行相应的调整。

第三节　治疗消化性溃疡药物的研发史和研究进展

治疗消化性溃疡药物的研究是基于人们对消化性溃疡发病机制的认识。早在1910年Schwartz教授提出“无酸无溃疡”的理论，这一理论被称为消化性溃疡认识史上的第一次飞跃，即认为胃酸的增高是形成溃疡的主要因素之一。20世纪70年代以前，在这一观点的指导下，消化性溃疡的治疗主要靠抗酸剂，这类药物多为碱性物质，主要作用机制是中和胃酸，减少和缓解胃酸对胃的刺激。

1959年，美国费城总部的Smith Kline French（SK&F，葛兰素史克公司前身）制药公司，在伦敦北部的韦林花园城开设了一个新的研究所，然而在接下来的四年中并没有发现任何新的药物。很明显，此时公司需要新的管理和新的想法。1958年，J.Black去到帝国化学公司（ICI），短短几年间成功研制出了β肾上腺素受体制剂药物普萘洛尔，此时的Black希望开始新的受体药物药理学研究。当时胃溃疡的病因并不清楚，大多数人认为胃泌素是导致胃酸分泌的主要物质，因此药物研发都集中到了胃泌素受体阻断药上。但Black持不同的观点，他认为既然肾上腺素受体有两种，那么组胺受体很有可能也不止一种。当时研究已经发现了组胺致敏的受体，但是第二种受体还未被发现。Black认为，可能组胺与第二种受体结合，导致了胃酸的大量分泌而引起溃疡，但是当时的ICI公司并不认同，因为公司认为胃溃疡的机制过于复杂，大量投入很有可能难以见效，因此不支持Black开展这方面的研究。为了坚持自己的想法，1963年Black和同事一起辞职到了没有什么名气的SK&F公司，病理学家G. Paget，原ICI病理负责人成为了SK&F公司研发部和韦林分部的负责人，W. Duncan成为生物化学组负责人，J. Black成为药理学负责人。在SK&F公司，Black和同事通过分离大鼠子宫角，豚鼠右心房以及麻醉大鼠胃酸分泌实验进行了组胺“非H_1受体”效应研究，最终研究团队发现组胺可以通过作用于其他受体促进胃酸分泌，这一发现提示阻断这一组胺受体可能成为治疗消化性溃疡的新途径。历经八年，Black遇到了财政和研究方面的多重困难，期间公司高层甚至差点要关闭Black所在的伦敦实验室。项目研究进入最后关键时期，Black与公司据理力争，成功进行了后期的研究。终于在1972年研发出了可以口服的H_2受体阻断药——西咪替丁（甲氰咪胍）。1976年，西咪替丁上市，彻底改变了消化性溃疡以手术为主的治疗模式。借助西咪替丁，SK&F公司一跃成为世界五大制药企业之一。

在胃壁细胞微粒体存在的H^+-K^+-ATP酶，是存在于胃壁深入到微绒毛内的跨膜蛋白，可以向细胞外分泌H^+质子，被称之为质子泵。1988年，瑞典Astra公司研制开发出第一代苯并咪唑类质子泵抑制药——奥美拉唑。奥美拉唑迅速以其强大的效力成为抑制胃酸分泌药物的首选。奥美拉唑在酸性的胃壁细胞分泌小管内，转化为次磺酸和亚磺酰胺，从而使之基本失活，减少胃酸分泌。由于药物与质子泵的结合不可逆，因此抑酸作用强大而持久，同时使胃蛋白酶的分泌减少。体外实验证实，此类药物还可以抑制幽门螺杆菌。其出色的疗效，使之超越 H_2 受体阻断药，成为世界上应用最广泛的抑制胃酸分泌的药物。很快，第二代质子泵抑制药物——兰索拉唑出现，其抑酸和抗幽门螺杆菌的效果更强。第三代质子泵抑制药——泮托拉唑和雷贝拉唑的抗酸能力更强且持续时间更长，更为安全。

1979 年澳大利亚 Perth 皇家医院的病理科医师 J.R. Warren 在检测胃活检标本中观察到一种以前从未报道过的弯状细菌，并且发现与这种细菌邻近的胃黏膜常常伴有炎症，因而意识到这种细菌和慢性胃炎可能有密切关系。但是他的发现却遭到了医学界的质疑并且认为不符合当时“正统”理念。在他人的质疑声中，Warren 独自研究了两年。1981 年，该院消化科医生 B.J. Marshall 到 Warren 课题组参观，并同意与其进行合作研究。他惊讶地发现，Warren 坚持的观点是对的，并全身心投入到研究中。Marshall 试图分离这种细菌，遗憾的是连续 34 个活检标本中均未发现细菌生长。1982 年 4 月，在接种培养第 35 个标本时，正值西方的复活节。由于是节日假期，Marshall 没有在 48 小时后去医院观察细菌生长情况。5 天的假期后，Marshall 一上班就惊喜地发现培养基上长满了许多弯曲菌样的菌落。随后的工作表明该菌是一种前人未报道过的“新”细菌，生长非常缓慢，其最佳培养时间是 3～5 天。Marshall 将其命名为 *Helicobacter pylori*，简称 *H.pylori*，Hp。并将研究结果在 1984 年 4 月 5 号发表在世界权威医学期刊 *Lancet* 上。随后，Mashall 和 Warren 又研究了 100 例接受胃镜检查及活检的胃病患者的标本，发现 55% 的胃炎患者、77% 的胃溃疡患者、100% 十二指肠溃疡患者存在 Hp 感染。Warren 和 Marshall 同时提出了 Hp 涉及胃炎和消化性溃疡的病因学假说。但是，当时的医学界对他们的理论不屑一顾。尽管如此，Marshall 和 Warren 还是坚持不懈地寻找证据来支持自己的理论。在极度的挫折感和不被认同感的驱使下，为了获得 Hp 致病的证据，处于极度无奈之中的 Marshal 决定“以身试菌”。1984 年 7 月的一天，Marshall 喝下数以亿计的 Hp（10ml，约 109cfu）培养液。一周后即出现明显的急性胃炎症状：恶心、呕吐和胃部疼痛，并且呼吸时有“腐烂”气味呼出。随后的胃镜检查证实他感染了 Hp，并患上了急性胃炎。两周后，采用替硝唑（tinidazole）抗菌治疗，治疗 24 小时后，症状完全缓解，Marshall 很快恢复了健康。长期随访表明，Marshall 的感染已被根除。Marshall 的“以身试菌”证实了 Hp 确实能引起胃炎的理论。但当时医学界还是受传统观念影响，不认可他们的理论，反而说 Marshall 是个疯子。甚至于 1986 年 Marshall 在美国弗吉尼亚大学从事研究工作时，没人愿意到他手下工作。随着时间的推移，1987 年，新西兰的 A. rthur Morris 医师也进行了“以身试菌”试验并同样引起急性胃炎。之后，Hp 感染与胃炎和消化性溃疡之间的相关性被越来越多的流行病学研究和抗生素治疗性研究所证实。Hp 导致胃炎和溃疡的理论得到医学界越来越多人的认可。1994 年美国国立卫生研究院（National Institutes of Health，NIH）批准抗生素作为消化性溃疡病的标准治疗药物，数以亿计的溃疡病患者也因此重获健康。WHO 国际癌症研究机构（International Agency for Research on Cancer，IARC）也于同年正式将 Hp 确定为Ⅰ类致癌原。Hp 的根除治疗以及由于观念改变引起的 Hp 感染率下降也使得胃癌和胃 MALT 淋巴瘤发病率显著降低。Hp 的发现革命性地改变了世人对胃病的认识、治疗理念和治疗方法。目前，消化科医生已经可以通过内窥镜检查和呼气试验等诊断 Hp 感染。抗生素的治疗方法已被证明能够根治胃溃疡等疾病，造福了全世界数以亿计的胃 - 十二指肠疾病患者，是胃肠病发展史上的一个里程碑。随后人们普遍认为 Hp 是溃疡的主要攻击因子，形成了“无幽门螺杆菌、无胃炎亦无溃疡”之说。由于他们的发现，溃疡病从原先难以治愈反复发作的慢性病，变成了一种采用短疗程的抗生素和抑酸剂就可治愈的疾病，大幅度提高了胃溃疡等患者获得彻底治愈的机会，为改善人类生活质量作出了贡献。2005 年度诺贝尔医学生理学奖授予发现并阐明 Hp 在胃炎及消化性溃疡疾病中的两位科学家——J.R. Warren 和 B.J. Marshall，不仅奖励他们在科学上的贡献还奖励他们对真理的坚持和为科学献身的崇高精神。

治疗胃溃疡的药物很多，按其功效主要分为抑制“攻击因子”和加强“防卫因子”两大类。一段时期以来基于“无酸无溃疡”和“无 Hp 无溃疡”的理论，使抑制胃酸和根除 Hp 成为治疗胃溃疡的主导。但由于胃溃疡病因的多重性和复杂性，仅用抑酸药和 Hp 根除药并不能完全解决胃溃疡的治疗问题。美国加利福尼亚大学 Tarrnawski 教授在 1990 年首先提出：“溃疡的复发常在原病灶处，瘢痕愈合质量差，黏膜防御功能未恢复，这是复发的基础因素之一”。这一观点的提出可谓是消化性溃疡研究认识的又一次飞跃。我们期待新的治疗消化性溃疡药物的问世（图 36-2）。

第四节　常用的消化性溃疡动物模型和实验方法

由于消化性溃疡病因、发病环节以及发病机制不同，在研究和筛选此类药物时需建立不同的疾病模型，以便有针对性地加以选择和使用。常用的动物模型包括急性胃溃疡模型和慢性胃溃疡模型。

一、急性胃溃疡模型

1. 水浸拘束法［cold restraint stress（CRS）-induced ulcers］　此方法是将实验动物浸于 22℃的水中使之处于应激状态。应激状态时胆碱能神经元功能亢进引起平滑肌强烈收缩，可致胃黏膜屏障功能下降和黏膜缺血而引起溃疡的发生。此法诱发应激性溃疡的成功率高，重复性好，是研究抗溃疡病药物的一种常用的实验模型。常用实验动物为大鼠。

2. 幽门结扎法（pylorus ligation-induced ulcers）　幽门结扎可促进胃酸蛋白酶的分泌，导致黏膜自动消化并且破坏胃黏膜的屏障作用。这种累积的胃酸消化作用和胃内血液循环的紊乱导致溃疡的产生。常与水浸拘束法配套应用。常用实验动物为大鼠和家兔。

3. 乙醇刺激法（Ethanol-induced ulcers）　实验动物摄取乙醇后，可致微静脉收缩引起黏膜阻塞，使得胃黏膜微循环紊乱从而引发严重的胃溃疡。同时乙醇还可以刺激胃剧烈蠕动，引起机械性损伤。此法为急性胃溃疡最常见模型，用于研究胃内提取物对胃部细胞的保护作用。常用实验动物为大鼠。

4. 阿司匹林法（aspirin-induced gastric ulcers）　阿司匹林是非甾体抗炎药，一般认为它可以通过破坏胃黏膜屏障，改变细胞膜的通透性，影响黏膜血流和细胞再生，抑制前列腺素等机制引起胃损伤。

5. 缺血再灌注法（ischemia reperfusion-induced ulcer）　此法产生胃损伤的原因与胃黏膜血流减少、组织代谢活动减弱导致处理返流 H^+ 能力降低、以及再灌注过程中生成的大量氧自由基有关。另外，胃腔内存在适量胃酸对损伤的发生也是一个不可缺少的重要因素。此法是常用的研究胃损伤的动物模型。常用实验动物为大鼠。

6. 其他方法　组胺法，噪音法，乙酸烧灼法，力竭性游泳运动法等。

二、慢性胃溃疡模型

1. 醋酸浸渍法（acetic acid-induced ulcer，AAU）　此法使谷胱甘肽水平（GSH）和超氧化物

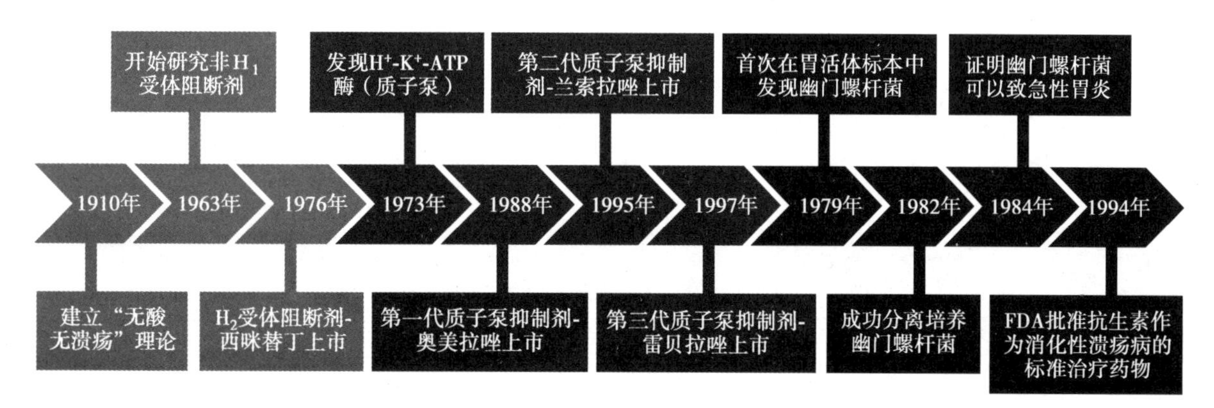

图 36-2　治疗消化性溃疡药物研发史示意图

歧化酶(SOD)水平下降,而丙二醛(MDA)含量增加,从而影响胃肠道系统引起慢性胃溃疡。此法造成的溃疡在病理形态和溃疡愈合过程等方面均与人类胃溃疡相似,且可重复性好,是慢性胃溃疡的经典模型。但此法建模实验较长,不利于大样本实验。常用实验动物为家兔和大鼠。

2. 幽门螺杆菌感染法(*Helicobacter pylori* Infection) Hp 感染是消化性溃疡的主要致病因素。Hp 分泌一些毒素及潜在的毒性酶,例如:细胞毒素、尿素酶、黏蛋白酶、脂多糖、脂酶和磷脂酶 A、溶血素等都对胃黏膜有直接或间接的损伤作用。另外,Hp 能诱发一些如黏膜侵入、嗜中性粒细胞的激活、单核及巨噬细胞的激活、白细胞移动抑制、血小板活化因子、自身免疫反应、嗜酸性粒细胞浸润和脱颗粒等一些胃黏膜炎症反应引起的胃损伤。

该法模型众多:① HP- 无菌小猪模型,证明了 HP 的感染力与其动力成正相关。② HP- 小鼠模型,可进行细菌遗传学研究,确定其种属,研究其致病机制,同时可用于研究不同菌株的生化特性和细菌毒素作用以及消化性溃疡复发及治疗效应。③蒙古鼠模型,可用于消化性溃疡发病机制的研究、HP 疫苗的研究等。④雪貂模型,此模型特点在于雪貂是唯一的 Hp 自然感染的动物,其菌属为鼬鼠杆菌。且雪貂可口服给药,该模型可用来比较和评价药物疗效,筛选有效的抗菌药物,选择治疗方案。⑤ HP- 屏障饲养小猪模型,此模型较无菌小猪在饲养管理方面容易的多,且可进行长期观察。实验证明该模型动物出现了与人类感染 HP 相似的病理变化和免疫反应,并在观察期内一直保持 HP 阳性,而 HP 阴性猪则一直保持阴性,治疗后 HP 转阴。⑥ HP 隐匿感染恒河猴模型,通过对 HP 隐匿感染恒河猴的观察,提出猴 HP 的自然感染可作为人体感染的一种模型。

(艾 静 班 涛)

参考文献

[1] 卫生部合理用药专家委员会. 中国医师 / 药师临床用药指南 [M]. 2 版. 重庆:重庆出版社,2014,740-771.

[2] FOCK K M,GRAHAM D Y,MALFERTHEINER P. Helicobacter pylori research: historical insights and future directions[J]. Nat Rev Gastroenterol Hepatol,2013,10:495-500.

[3] MALFERTHEINER P,KANDULSKI A,VENERITO M. Proton-pump inhibitors: understanding the complications and risks[J]. Nat Rev Gastroenterol Hepatol,2017,14(12):697-710.

[4] JAFARZADEH A,NEMATI M,KHORRAMDELAZAD H,et al. Immunomodulatory properties of cimetidine: its therapeutic potentials for treatment of immune-related diseases[J]. Int Immunopharmacol,2019,70:156-166.

第三十七章　影响免疫功能的药物

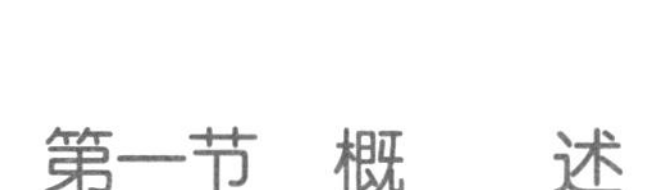

第一节　概　　述

免疫（immunity）是机体识别“自我”与“非我（异己）”、产生免疫应答以清除“异己”抗原或者诱导免疫耐受以维持自身内环境稳定的过程。1876年后，多种病原菌被发现，用已灭活及减毒的病原体制成疫苗，可预防多种传染病，从而使疫苗得以广泛发展和使用。1900年前后，抗原（antigen，Ag）与抗体（antibody，Ab）的发现，揭示出“抗原诱导特异抗体产生”这一免疫学的根本问题，促进了免疫化学的发展及Ab的临床应用。1957年后，细胞免疫学的兴起，使人类理解了特异免疫是T淋巴细胞及B淋巴细胞对抗原刺激所进行的主动免疫应答的结果，理解了细胞免疫和体液免疫的不同效应与协同功能。1977年后，分子免疫学的发展得以从基因活化的分子水平理解抗原刺激与淋巴细胞应答类型的内在联系与机制。如今，免疫学正进入第五个迅速发展阶段，即后基因组时代，从功能基因入手，研究免疫应答与耐受的分子机制及新型疫苗的设计研制。

自身免疫是人类疾病的一个重要原因。目前认为，自身免疫性疾病是由于机体免疫系统对自身组织和器官发生免疫应答并造成组织损伤和功能障碍的一类疾病。自身免疫性疾病的触发途径及方式多种多样，但从触发到疾病效应阶段有一条共同通路，即抗原特异性自身反应辅助T细胞。尽管这些特异性T细胞在浸润细胞群中占很少比例，但却有着举足轻重的调控作用，因此，T细胞是终止自身免疫反应疗法的主要靶细胞。

辅助性T细胞依其分泌的细胞因子的类型主要分为两个亚群：Th1和Th2。Th1促进细胞免疫的产生，参与对细胞内病原体的防御。Th1亚群增多为甲状腺炎和胰岛素依赖型糖尿病等器官特异性自身免疫病最为突出的病理特征，其发病机制涉及巨噬细胞的激活、细胞毒性 $CD8^+$ 淋巴细胞的生成以及释放可引起细胞损伤的介质，如肿瘤坏死因子（tumor neurosis factor，TNF）。Th2通过促进抗体的产生而对细胞外的入侵者起抵御作用。Th2分泌的细胞因子可通过促进体液免疫反应而致病，最常见于血液病和狼疮样病。自身抗体与靶细胞结合，介导补体溶解细胞或通过调理作用促进细胞吞噬，也可形成免疫复合物沉积于血管床，激活补体系统并诱发炎症反应，引起狼疮样病。抗体依赖性细胞毒作用（antibody dependent cell mediated cytotoxicity，ADCC）则是特异性抗体与非特异性细胞毒作用的结果。此外，一部分自身免疫病是由细胞表面受体的抗体介导。这些自身抗体阻碍受体功能，例如重症肌无力中的乙酰胆碱受体。自身抗体还可模拟自然激素刺激受体，如抗促甲状腺激素（TSH）受体的抗体，模拟TSH的作用，导致毒性弥漫性甲状腺肿（Graves disease）。

影响免疫功能的药物更多的是影响疾病的基本过程，包括免疫抑制剂、免疫增强剂或免疫调节剂。虽然他们的化学结构和药理作用互不相同，但临床药理学特征相似，即起效慢，用药数周或数月后，炎症的症状和体征逐渐减轻，连续服药6个月或更长时间才表现出较好的疗效，继续服药其疗效可维持数月甚至数年。停药数月后才见“反跳”现象或症状的重现。经本类药物治疗后，患者的血沉、血浆黏稠度和类风湿因子等，往往较使用非甾体抗炎药更规则地恢复正常，但该类药多存在较严重的不良反应。

第二节 疾病的药物治疗

一、免疫抑制药

（一）概述

免疫抑制剂（immunosuppresssor）是一类具有抑制机体免疫功能的生物或非生物制剂，主要用于抑制器官移植后的排斥反应及各种自身免疫性疾病与变态反应性疾病的治疗。免疫抑制剂的发展经历了几个重要的阶段，从作用广泛的非特异性免疫抑制剂（以皮质激素、硫唑嘌呤为代表），到以相对特异性地作用于T淋巴细胞的环孢素、FK-506；从作用于抗原递呈和分子间相互作用（以各种单克隆抗体、西罗莫司等为代表），到改变Th1、Th2等细胞因子环境（以抗IL-2R等为代表）的药物。可以说，免疫抑制剂的研究开发历史揭示了免疫抑制药物从低选择性、高毒性向高选择性、低毒性发展的过程。根据这一特征，结合药物的性质和来源等，免疫抑制剂分为以下五类：

1. 钙调神经磷酸酶抑制剂　如环孢素（cyclosporin）、他克莫司（tacrolimus，FK506）、FTY720等。

2. 细胞增殖和代谢抑制剂类免疫抑制剂　如环磷酰胺（cyclophosphamide）、西罗莫司（sirolimus）、咪唑硫嘌呤（azathioprine）、霉酚酸酯（Mycophenolate mofetil，MMF）、甲氨蝶呤（methotrexate，MTX）等。

3. 针对免疫应答过程关键分子的生物免疫抑制剂　如IL-1抑制剂、抗胸腺细胞球蛋白、抗CD3和阿仑单克隆抗体等。

4. 肾上腺皮质类固醇、糖皮质激素类免疫抑制剂　包括各种糖皮质激素制剂。

5. 其他免疫抑制剂　如中药雷公藤及相应制剂。

（二）常用的免疫抑制药

环孢素

环孢素是1970年研究者从多孢木霉菌和柱孢素菌的代谢产物中提得的一种有11个氨基酸的环化多肽，分子量为1 202.6KD，又名环孢菌素A（cyclosporin A，CsA）。1978年开始用于临床，1980年化学合成成功。

【药理作用和临床应用】

药理作用：环孢素对细胞免疫和胸腺依赖性抗原的体液免疫有较高的选择性抑制作用。本品的主要作用是在T细胞反应不同时期降低其活性，阻止其活化及减少其产生的免疫反应。活化的T细胞受体可增加细胞内钙离子浓度，经由钙调蛋白活化钙调磷酸酶，钙调磷酸酶可促进活化的T细胞核因子（nuclear factor of activated T-cells，NFAT）去磷酸化，进入T细胞的细胞核促使IL-2及相关细胞因子转录。环孢素能与T淋巴细胞细胞质中的亲环蛋白（cyclophilin）结合，形成结合蛋白，该结合蛋白会抑制钙调磷酸酶活性，阻断NFAT的去磷酸化，从而抑制淋巴因子的生成及白介素的释放。环孢素还可以阻止线粒体膜通透性转换孔（mitochondrial permeability transition pore，MPTP）的开启，从而抑制细胞色素C的释放。环孢素对其他免疫细胞影响较弱，抑制自然杀伤细胞的作用短暂，停药后迅速恢复，此作用可能是通过影响T细胞依赖性免疫干扰素的产生而间接引起的。本品对急性炎症模型无抗炎作用，但具有抗慢性炎症作用。该药无细胞毒作用，不易损害骨髓造血功能。

临床应用：在临床上环孢素主要用于器官移植，防止异体器官或骨髓移植时排异等不利的免疫反应，提高患者的生存率和移植物的存活率，常与糖皮质激素合用；治疗某些自身免疫性疾病，如类风湿关节炎、系统性红斑狼疮、皮肌炎等。有报道称环孢素治疗关节病型银屑病的效果较好，而治疗寻常型、脓疱型、红皮病型银屑病疗效不理想，复发率较高。环孢素还可应用于扁平苔藓、异位性皮炎、自身免疫性眼科疾病、光线性类网状细胞增多症、环状肉芽肿等病的治疗。

【体内代谢及影响因素】　本品的结晶性粉末在胃肠道几乎不被吸收，其油剂口服比肌内注射吸收好。单次口服600mg后3～4小时血药达峰值为240～1250μg/L，口服绝对生物利用度为20%～50%，首过消除可达27%。血内环孢素约半量被红细胞摄取，4%～9%结合于淋巴细胞，30%结合于血浆脂蛋白和其他蛋白质，血浆内游离药物仅5%。本品主要在肝代谢，大部分通过胆汁和粪便排出，仅0.1%的原型药物及10%的代谢产物经尿排出。本品呈双相血液消除曲线，

其终末 $t_{1/2}$ 为 10～27 小时。

【药物相互作用和不良反应及处理】

药物相互作用及处理：环孢素主要经肝微粒体 P450 酶系统代谢，因此在肝中代谢的其他药物可以与其发挥相互作用，进而引起血药浓度的升高或降低，药效的增强或减弱，有时会导致严重的不良反应。与本品合用致使血药浓度升高的药物主要有地尔硫䓬、红霉素、酮康唑、糖皮质激素类药物等。合用之后可引起本品的血药浓度降低的药物有肝药酶诱导剂利福平、苯妥英钠、奈韦拉平等。因此在与其他药物合用过程中，应该特别注意这些药物能否使环孢素的血药浓度发生变化，及时关注血药浓度。

不良反应及处理：最为严重的不良反应是肾损害，表现为尿少、血清肌酐和尿素水平升高。为避免本品的肾损害，可通过监测血药浓度来调整剂量，血药浓度高于 400mg/ml 出现肾毒性。在治疗量时，本品引起的肾损害多为可逆的，减量即可减轻，可用甘露醇等利尿药预防。其次是肝损害，一般为无症状的血清胆红素和碱性磷酸酶活性升高，多与大剂量有关，减量或停药可恢复。继发感染也较为常见，由于本品的免疫抑制作用，用药期间可能会出现病毒感染，尤其是巨细胞病毒、疱疹病毒等感染。此外，使用本品尚见有血压升高、体毛增多、牙龈增生和震颤等，停药后可消失。

【临床应用现状分析与展望】　近年来关于环孢素对自身免疫性疾病的临床应用研究有了较大的进展并且在自身免疫性眼科疾病中取得了较好的疗效，局部滴用环孢素较口服更能减少术后排斥反应的发生率，并且在经济方面更胜一筹。但是仍需对其疗效及不良反应进行深入的研究，以期应用时能更安全有效。

他克莫司

他克莫司（tacrolimus，FK506）是一种强效的免疫抑制剂，由日本学者于 1984 年从筑波山土壤链霉菌属（streptomycestsukubaensis）中分离得到，属 23 元环大环内酯类抗生素。

【药理作用和临床应用】

药理作用：FK506 发挥免疫抑制的机制复杂多样。体外实验证明，本品作用于细胞 G0 期，抑制不同刺激应答中的淋巴细胞增殖，包括刀豆素 A（ConA）、T 细胞受体（TCR）的单克隆抗体、CD3 复合体或其他细胞表面受体等，但对已被 IL-2 激活的淋巴细胞的增殖无抑制作用。研究发现，FK506 结合蛋白复合物，影响 Ca^{2+} 依赖的信号转导，抑制 Ca^{2+} 依赖 T 和 B 细胞的活化；可降低钙神经素的丝氨酸 / 苏氨酸磷酸酶的活性，通过调控转录因子（NFAT）降低细胞因子的基因活性，抑制 IL-2、IL-3、IL-4、TNF-α 和 IFN-γ 等淋巴因子的表达，发挥强大的免疫抑制作用；FK506 亦可通过抑制 T 细胞的 Ca^{2+} 介导的胞浆脱颗粒过程，抑制 T 细胞、嗜碱性粒细胞、中性粒白细胞和肥大细胞的聚集，阻止已聚集的淋巴细胞对其他炎症细胞的吸引。此外，FK506 还可抑制 T 细胞依赖的 B 细胞产生免疫球蛋白的能力，并可直接抑制 B 细胞的激活，抑制移植物抗宿主反应和迟发型变态反应。

临床应用：由于 FK506 的亲肝效应以及可促进肝细胞再生和修复的作用，1989 年首次将 FK506 应用于肝移植，1 年后又试用于肾移植，取得了满意的疗效，本品还可用于角膜移植及子宫移植的术后用药。临床对照研究表明，应用 FK506 治疗的患者，急性排斥反应的发生率、再次移植率和类固醇激素的用量减少。Pirsh 等报道了美国 19 个移植中心的研究结果，FK506 与环孢素随机配对治疗肾移植 412 例，其中他克莫司组 205 例，环孢素组 207 例，两组患者术后 1 年生存率分别为 95.6% 和 96.6%，移植物存活率分别为 91.2% 和 87.9%，经肾活检证实为急性排斥反应者，分别为 30.7% 和 46.4%，而中度和严重急性排斥反应的发生率环孢素组显著高于他克莫司组（26.6% 对比 10.7%）。急性排斥反应是移植物失败的主要危险因素，且急性排斥反应可增加慢性排斥反应的发生率。有报道称，无急性排斥反应组移植物的半衰期为 16.9 年，急性排斥反应组则仅有 3.9 年。与环孢素相比，FK506 能显著减少急性排斥反应的发生率和严重程度。因此，若以 FK506 作为移植术后的基础免疫抑制剂治疗，将提高患者的长期生存率和移植物存活率。

【体内代谢及影响因素】　本品不溶于水，但有高度的脂溶性，在各种浓度条件下均稳定。口服吸收快，T_{max} 为 0.5～3 小时，$t_{1/2}$ 为 5～8 小时，持续有效浓度达 12 小时。在体内经细胞色素 P450 3A4 异构酶代谢后，进入肠道，由粪便排泄。

【药物相互作用和不良反应及处理】

药物相互作用及处理：与其他在肝脏中经细胞色素 P450 3A4 异构酶代谢的药物一起服用时应密切留意血药浓度，降低不良反应发生率。

不良反应及处理：治疗量的 FK506 很少引起严重的毒性作用。静脉注射 FK506 最常发生的是神经毒性，轻者可出现头痛、失眠、梦魇、畏光、感觉迟钝等，重者可出现运动不能、缄默症、癫痫发作、脑病等，大多不良反应在减用或停用 FK506 后消失。由于 FK506 可直接或间接影响肾小球滤过率与肾小球对电解质的转运，在临床上可产生急性和慢性肾毒性，用药时应控制在合适的剂量范围内。FK506 对胰岛细胞具有毒性作用，可导致高血糖。有报道称，在术后 3 和 6 个月内胰岛素依赖型糖尿病发生率分别是 15% 和 20%，然而术后 1 年则减少至 5.5%。此外，FK506 还可引起淋巴细胞增生性疾病、高血压、感染等，但其程度均较环孢素轻。

【临床应用现状分析与展望】 由于 FK506 有较强的免疫抑制作用且安全有效，临床上常用于器官移植，也逐渐被应用于其他疾病的治疗中，新的研究表明 FK506 还可用于药物中毒治疗，但是机制尚不明确。

环磷酰胺

环磷酰胺（cyclophosphamide）是 1959 年合成的一种烷化剂。未经代谢的本品几乎无烷化剂活性，对组织无直接损害性，进入体内后在肝细胞微粒体酶系统作用下转化为活性代谢产物氯乙酰磷酰胺等。

【药理作用和临床应用】

药理作用：环磷酰胺可与 DNA 的亲核基团结合，使 DNA 的双链断裂；亦可与 RNA 和蛋白质结合，影响 DNA 和蛋白质的结构与功能；并可干扰 DNA、RNA 及蛋白质的合成。抑制细胞增殖时给药，可杀死大量正在合成 DNA 的免疫活性细胞。

临床应用：临床上主要用于自身免疫性疾病、器官移植时的排斥反应和移植物抗宿主反应、肿瘤、流行性出血热等。

【体内代谢及影响因素】 本品口服易吸收，服后 1 小时血药浓度达峰值，血浆 $t_{1/2}$ 约 7 小时，与别嘌呤醇合用时，$t_{1/2}$ 可明显延长。活性代谢产物经去毒性可形成无活性代谢物迅速由尿排出，粪便中有一定量的原型药排出。

【药物相互作用和不良反应及处理】

药物相互作用及处理：多种药物如巴比妥类、别嘌醇、氯喹、氯霉素等能干扰该药代谢，影响其疗效和毒性，故应注意配伍禁忌。

不良反应及处理：本品的主要不良反应为骨髓抑制、胃肠道反应等，用药过程中有时出现白细胞及血小板减少，应定期检查血象。采用小剂量、短疗程法及小剂量多种免疫抑制剂并用，可避免或减轻不良反应。肝、肾功能不全者应慎用。

【临床应用现状分析与展望】 除对肿瘤的抑制效应之外，环磷酰胺被广泛用于自身免疫性疾病等的治疗。近年来的研究还发现本品在治疗移植物抗宿主病（grafts-versus-host disease，GvHD）方面取得了较好的效果。GvHD 是骨髓和 / 或外周血造血干细胞移植（hematopoietic cell transplantation，HSCT）后的首要并发症。环磷酰胺的探索与开发值得进一步研究。

西罗莫司

西罗莫司（sirolimus，雷帕霉素，rapamycin，Rapa），是 1975 年加拿大 Ayerst 研究所研究者从 Easter 岛土壤吸水链霉菌中分离出来的一种抗真菌药物，属 31 元环内酯类。1988 年，研究发现雷帕霉素具有免疫抑制作用，单独或与环孢素联合应用，能延长移植物的存活时间。

【药理作用和临床应用】

药理作用：Rapa 是疏水分子，易进入细胞。T 细胞中含有丰富的 FK506 结合蛋白（FK506 binding protein，FKBP），Rapa 进入细胞后与胞浆内 FKBP12 结合，形成 Rapa-FKBP12 复合物，抑制 P70 S6 激酶的活性。P70 S6 是一种丝氨酸 / 苏氨酸蛋白激酶，能催化 40S 核糖体蛋白 S6 高度磷酸化，促进蛋白质的合成。因此，Rapa 的免疫抑制作用可能与抑制细胞因子所诱导的蛋白质及 DNA 合成有关。Rapa 通过不同的细胞因子受体阻断信号传导，阻断 T 淋巴细胞及其他细胞由 G1 期至 S 期的进程。实验表明，Rapa 不仅抑制 Ca^{2+} 依赖性和 Ca^{2+} 非依赖的 T 细胞活化，也抑制 Ca^{2+} 依赖性和 Ca^{2+} 非依赖的 B 细胞活化。Rapa 主要抑制 IL-2 和 IL-4 诱导的细胞增殖、IL-1 诱导的 IFN-γ 的产生及膜抗原表达，阻断 IL-2 与 IL-2R 结合后的细胞信号转导途径，并且轻度抑制 IL-2 的产生，但不影响 IL-2R 的表达。

临床应用：在临床上，Rapa 可用于急性、慢性排斥反应，可治疗和逆转发展中的急性排斥反应。此外，Rapa 可抑制生长因子诱导的成纤维细胞、内皮细胞、肝细胞和平滑肌细胞的增生，故对慢性排斥反应更有效。在动物模型中，Rapa 的治疗指数由高到低的顺序依次为小鼠、大鼠、猪、猴和狗。

【体内代谢及影响因素】 Rapa 口服吸收迅速，约 2 小时达峰值，生物利用度约为 14%，消除半衰期约为 72 小时（男性）和 61 小时（女性）。在肝中经去甲基化和水解代谢，是 CYP450 3A4 和 P- 糖蛋白的作用底物。Rapa 由肾脏排泄或代谢的成份很少，仅占 2.2%，Rapa 对已有肾功能损害者体内的药代动力学的影响尚不清楚。本品的药动学个体差异大，性别、年龄、种族、基因型及合并用药等均可影响其药动学参数。

【药物相互作用和不良反应及处理】

药物相互作用及处理：Rapa 是细胞中 CYP450 3A4 和 P- 糖蛋白的作用底物，因此对 CYP450 3A4 和 P- 糖蛋白的活性有影响的药物均可影响其药动学参数。有研究报道，Rapa 与唑类抗真菌药合用可导致本品的血药浓度升高，因唑类抗真菌药（伏立康唑、氟康唑）是 CYP 3A 酶的活性。与非甾体抗炎药双氯芬酸、吡罗昔康和萘普生合并使用可显著降低本品与蛋白结合的百分率，因此在用 Rapa 治疗的患者中应尽量不使用上述非甾体抗炎药。

不良反应及处理：服用本品常见的不良反应为能量代谢的改变（高脂血症、高血糖症等）、肾功能异常（蛋白尿等）、皮肤病变（黏膜炎、口腔炎和口疮性溃疡等）。对于血脂高，若药量的减少不能使此症状得以改善，应该加用相应的调血脂药，例如他汀类调血脂药，配合合理的饮食及运动。对于高血糖症，可能需要合并二甲双胍治疗。对于一些皮肤病变，可合并类固醇激素类药物治疗。此外，本品还可引起厌食、呕吐和腹泻，严重者可出现消化性溃疡、间质性肺炎和脉管炎，减少剂量或停药后症状减轻或消失，联合用药和监测血药浓度可减少不良反应的发生。

【临床应用现状分析与展望】 在 Rapa 临床治疗急慢性排斥反应过程中，因其能抗肿瘤、可降低巨细胞病毒感染发生率等优势，备受关注且得到广泛应用。然而本品个体差异大、不良反应多、药物浓度易受多种因素影响，故而应综合各种因素制定合适的治疗方案，实现个体化用药。

来氟米特

来氟米特（leflunomide，LEF）是一些欧美国家研制的高效、低毒的异噁唑类免疫抑制剂，外观为白色结晶状粉末，纯度 > 99%。其对非特异性免疫、体液免疫、细胞免疫、局部结缔组织增生、局部炎症、关节炎、全身炎症、细胞因子等均有抑制作用。

【药理作用和临床应用】

药理作用：LEF 对非特异性免疫、体液免疫、细胞免疫、局部结缔组织增生、局部炎症、关节炎、全身炎症、细胞因子等均有抑制作用。对 B 细胞有较强的作用，可直接或间接通过介导 T 细胞产物而影响 B 细胞的活性，抑制特异性抗体形成，降低抗体对特异性抗原的应答。但对 T 细胞非依赖性的 B 细胞丝裂原、T 细胞丝裂原刺激的淋巴细胞增殖反应没有影响。LEF 也抑制 T 细胞的活性，抑制 T 细胞介导的迟发型超敏反应，同时也抑制 IL-1 依赖胸腺细胞增生。LEF 不抑制 Th1 或 Th2 细胞产生和释放细胞因子，但能不同程度地影响几种白介素的功能，如 IL-3、IL-4，LEF 也同样显著抑制 IL-2 对 T 细胞增生的诱导。以人体周围 T 淋巴细胞与 IL-2 及 PMA 培养，加入 A771726 或环孢素，结果显示：A771726 能显著抑制此环境下的淋巴细胞增生，而环孢素对外源性 IL-2 无拮抗作用。也有数据表明，A771726 对粒细胞集落刺激因子（C-CSF）、粒细胞 / 巨噬细胞集落刺激因子（GM-CSF）以及 TNF-α 的活性也有抑制作用。研究还发现，LEF 抑制细胞产生炎症介质、淋巴因子及抑制淋巴细胞增生的作用是可逆的，当洗脱含有 A771726 的培养液，细胞可恢复正常反应和增生。综上可见，LEF 是一个细胞反应稳定剂，而非细胞杀伤剂。

临床应用：临床用于治疗多种自身免疫性疾病及抑制移植排斥反应。LEF 能有效抑制移植排斥反应，抑制移植物抗宿主的反应，也能抑制宿主抗移植物的反应，延长宿主及移植物的生存时间。

【体内代谢及影响因素】 LEF 口服吸收迅速，进入胃肠黏膜及肝脏中迅速被代谢为活性产物 A771726。A771726 是 LEF 在体内的重要活性形式，主要分布于肝、肾、皮肤组织中，生物利用度较高（约 80%）。A771726 在体内进一步代谢，其半衰期长达 15～18 天，43% 的代谢物经由肾脏排泄，48% 的代谢物经由胆汁通过粪便排出。由于半衰期较长导致的体内蓄积可引发对机体的毒性反应。

【药物相互作用和不良反应及处理】

药物相互作用及处理：有研究报道，同时服用考来烯胺和活性炭的患者，活性代谢物 A771726 浓度很快在血浆中减少。在甲苯磺丁脲的临床研究中发现，A771726 可使血浆游离甲苯磺丁脲浓度升高 13%～50%，此临床意义尚不清楚。利福平与 LEF 联合使用时，A771726 的达峰浓度较单独使用 LEF 升高（约 40%），若继续使用高剂量的 LEF，A771726 浓度可能继续升高，可能会引起 LEF 的蓄积中毒，因此当两药合用时，应特别关注 A771726 的浓度，进行临床监测。

不良反应及处理：LEF 的不良反应随剂量的增加而增加，表现为胃肠不适、可逆性转氨酶升高、皮疹、体重减轻和可逆性脱发等。当患者有严重肝功能损害、酗酒、肝炎时不建议使用本品。用药时若出现转氨酶水平异常及白细胞数量下降，应该进行实时观察，必要时，可停用 LEF。

【临床应用现状分析与展望】 LEF 作为一种新型免疫抑制剂对细胞免疫、体液免疫均有较好的效果，临床上用于 RA、SLE、难治性肾病综合征等自身免疫性疾病及器官移植后排斥反应的治疗。近年来，研究者发现 LEF 在子宫内膜异位症的治疗中也具有较好的效果，有着良好的临床使用前景。然而，长时间服用 LEF 因其半衰期较长引起的蓄积中毒也屡见不鲜，研究发现制备 LEF 的新剂型使其在临床使用过程中更安全、更有效，应引起研究者的广泛思考。

咪唑硫嘌呤

【药理作用和临床应用】

药理作用：咪唑硫嘌呤（azathioprine）为 6- 巯基嘌呤的甲硝咪唑取代衍生物，在体内迅速分解为巯嘌呤发挥抗代谢作用。巯嘌呤在体内转化为硫代肌苷酸，后者竞争性抑制肌苷酸转变为腺苷酸和尿苷酸，干扰嘌呤代谢，阻碍 DNA 合成，抑制淋巴细胞增殖，产生免疫抑制作用。

临床应用：临床上用于抑制排异反应，延长移植物的存活时间；常规药物或糖皮质激素类治疗无效及糖皮质激素减量或停用有困难的自身免疫性疾病。

【体内代谢及影响因素】 咪唑硫嘌呤在体内代谢成巯嘌呤，巯嘌呤在胞内转化为硫代肌苷酸，进而影响 DNA 合成。

【药物相互作用和不良反应及处理】

药物相互作用及处理：合用别嘌醇、奥昔嘌醇或硫嘌呤，可抑制本品的代谢，增加本品的疗效或毒性，故应将本品的剂量减少 3/4。本品还可增强琥珀胆碱的神经肌肉阻滞作用，减弱筒箭毒碱的神经肌肉阻滞作用，故合用时应注意其他药物的蓄积损害。

不良反应及处理：不良反应主要包括骨髓抑制、再生障碍性贫血、胃肠道反应、口腔或食管溃疡、胰腺炎、胆汁淤积、肝损害、皮肤感染及皮肤肿瘤发生率增高、致畸胎等。肝功能损伤、肾功能不全者及孕妇慎用。使用本品时及时观察血象、肝功能指标，采取相应措施避免不良反应的发生。

【临床应用现状分析与展望】 咪唑硫嘌呤用于器官移植后的抗排异反应，经常与皮质激素合用或加用抗淋巴细胞球蛋白（ALG），疗效较好。还可用于 RA、SLE、重症肌无力等自身免疫疾病，但是因其不良反应较多，在治疗上述疾病时不做为首选药，而是用于糖皮质激素无效者。

霉酚酸酯

【药理作用和临床应用】

药理作用：霉酚酸酯（mycophenolate mofetil，MMF）是麦考酚酸（mycophenolic acid，MPA）的

酯类衍生物，具有较强的免疫抑制效果。MMF口服后在体内迅速水解为具有免疫抑制作用的活性代谢产物MPA，后者可逆性地抑制鸟嘌呤核苷酸经典合成途径中的限速酶次黄嘌呤核苷酸脱氢酶（IMPDH），IMPDH受抑制后导致鸟嘌呤核苷酸的减少，进而阻断DNA和RNA的合成，对鸟嘌呤核苷酸合成的另一途径即补救途径无影响。淋巴细胞主要依赖经典途径合成嘌呤核苷酸，而中性粒细胞却同时可通过经典和补救途径合成，故MPA对淋巴细胞更具有特异性，即MPA可选择性作用于增殖性T和B淋巴细胞。MPA对激活的淋巴细胞产生的IMPDH同形物的抑制作用几乎是其他细胞产生的同形物的5倍。MPA还可抑制多种细胞因子及白细胞内糖蛋白的合成，可能在调节免疫应答中起重要作用。

临床应用：最初MPA是作为抗细菌和真菌药应用的，后来又被用于肿瘤和自身免疫病的治疗。近年来，MMF主要被用于肾和心脏移植急性排异反应，同时在银屑病及RA的治疗中取得了较好的疗效。

【体内代谢及影响因素】 MMF口服后迅速被肠道吸收，经肠壁、肝及其他组织脱酯化，转化为有活性作用的MPA。在不同器官组织中MMF转变成MPA的速率依次是肝＞肾＞血浆＞小肠上皮细胞。MPA在肝转变成无活性的麦考酚酸葡糖醛酸，经由肾排泄。

【药物相互作用和不良反应及处理】

药物相互作用及处理：研究者注意到，服用胆消胺可以显著减少MPA曲线下面积。此外，本药不应与能干扰肠肝再循环的药物同时使用，因这些药物可能会降低本药的药效。本品不能与硫唑嘌呤同时使用，但其机制尚不明确。

不良反应及处理：与硫唑嘌呤和环孢素相比，MMF无明显的肝肾毒性。常见胃肠道症状，如恶心、呕吐，通过调整剂量即可减轻；贫血和白细胞减少，多为轻度，通常发生在用药后30～120天，大部分病例在停药一周后可得到缓解；机会性感染轻度增加；可能诱发肿瘤。

【临床应用现状分析与展望】 MMF在器官移植、RA、重症肌无力等自身免疫性疾病的治疗上取得了可观的成效，与环孢素及皮质类固醇的联合使用降低了不良反应的发生率。目前，本品还可用于皮肤病（银屑病、天疱疮、硬皮症）、眼科疾病、肿瘤等的治疗，有着较好的应用前景。

甲氨蝶呤

【药理作用和临床应用】

药理作用：甲氨蝶呤（methotrexate，MTX）为抗叶酸类抗肿瘤药，是一种较强的免疫抑制剂。本品的免疫抑制和抗炎作用与巯唑嘌呤相似，对体液免疫和细胞免疫均有抑制作用。本品作为免疫抑制剂，对Th免疫细胞有一定的针对作用，并且能抑制原发和继发的抗体反应，抑制炎症介质的释放等。

临床应用：主要用于成人斯蒂尔病、湿疹、皮肌炎、坏死性肉芽肿、RA、SLE、眼葡萄膜炎、毛发红糠疹、疱疹及银屑病等的治疗，可单用或与糖皮质激素合用。

【药物相互作用和不良反应及处理】

药物相互作用及处理：乙醇和其他对肝脏有损害药物，如与本品同用，可增加肝脏的毒性。使用本品后可导致血液中尿酸的增多，因此痛风或高尿酸血症患者应适量地增加别嘌呤醇等药剂量。本品可增加抗凝血作用，甚至引起肝脏凝血因子的缺少和/或血小板减少症，因而与其他抗凝药合用时应谨慎。与保泰松和磺胺类药物同用后，因与蛋白质结合的竞争，可能会引起本品血清浓度的增高而导致毒性反应的出现。与弱有机酸和水杨酸盐等合用时，本品的肾排泄效率被抑制而导致血清药物浓度增高，继而毒性增加，应相应减少用量。

不良反应及处理：本品常见不良反应为口腔炎、胃炎、骨髓抑制，有时会出现较为严重的毒副作用，用时需谨慎，用药患者应注意临床观察、检测肝肾功能及血象。

【临床应用现状分析与展望】 甲氨蝶呤是免疫抑制剂，对细胞免疫及体液免疫均有抑制效应，用于成人斯蒂尔病、RA、SLE等的治疗。此外，本品亦可用于防治骨髓移植物抗宿主病（graft versus host disease，GVHD），甲氨蝶呤与抗淋巴细胞球蛋白联合治疗，对GVHD有一定程度的改善。由于本品的不良反应较多，在临床上使用时有时会产生一些较为严重的毒副作用，因此应慎用。

抗胸腺细胞免疫球蛋白

【药理作用和临床应用】

药理作用：抗胸腺细胞球蛋白（antithymocyte globulin，ATG）为抗淋巴细胞免疫抑制剂，能与淋巴细胞表面结合，使淋巴细胞表面的受体失去识别抗原的能力，在补体系统参与下溶解淋巴细胞。其主要抑制T淋巴细胞的功能，干扰细胞免疫。

临床应用：用于抑制移植物抗宿主排斥反应，能延长异体移植物的存活期及用于严重的再生障碍性贫血的免疫抑制治疗。

【体内代谢及影响因素】 针对于肾移植患者，初次使用本品1.25mg/kg后，血清IgG水平可降至10～40μg/ml。治疗11日后，IgG水平逐渐升高，停药后逐渐降低，但80%的患者在2个月内仍可测出IgG。大约40%的患者对IgG有显著免疫，多数患者在最初治疗的15日内可出现免疫，具有免疫力的患者IgG水平迅速降低。消除半衰期为2～3日。

【药物相互作用和不良反应及处理】

药物相互作用及处理：与环孢素、马替麦考酚酯、免疫抑制药合用可出现免疫过度抑制现象，从而导致淋巴细胞增生，合用需谨慎。与减毒活疫苗合用可导致全身感染而致死，尤其是再生障碍性贫血患者，尽量避免合用。

不良反应及处理：有低血压、心动过速、呼吸困难、高血糖、肝功能异常等发生，罕见迟发性过敏反应，如瘙痒、皮疹等。出现不良反应应及时降低滴注速度或中断滴注，直至症状缓解。如出现超敏反应，应立即终止滴注并永久性停止使用本药。如发生休克，应及时采取相应的急救措施。

【临床应用现状分析及展望】 临床上用于预防和治疗器官移植的排斥反应、激素耐受的GVHD，也可应用于再生障碍性贫血的治疗。但是其毒副反应不可忽略，用时需谨慎。

IL-1抑制剂

IL-1抑制剂卡那奴单抗（canakinumab，ilaris）是一种完全人源化单克隆抗体制剂，靶向阻断白介素-1β（IL-1β）。IL-1β是一种成人冷吡啉相关的周期性综合征（cryopyrin-associated periodic syndromes，CAPS）患者体内产生过量的物质。2009年FDA批准ilaris用于治疗儿童（年龄≥4岁）和成人CAPS，被FDA指定为罕见病治疗药物。其适用于治疗家族性冷自身炎症反应综合征（familial cold auto-inflammatory syndrome，FCAS）和穆-韦二氏综合征（Muckle-Wells syndrome，MWS）。

Rilonacept是二聚体融合蛋白，是一种人IL-1受体组分（IL-1R1）的胞外部分配体-结合结构域和IL-1受体辅助蛋白呈线性连接至人IgG1的Fc部分组成，分子量接近251kDa。Rilonacept在重组中国仓鼠卵巢细胞内表达。其适用于治疗成年和12岁以上儿童的CAPS，包括家族性冷自身炎症综合征和穆-韦二氏综合征（淀粉样变性-耳聋-荨麻疹-肢痛综合征）。

Anakinra为重组、非糖基化的人IL-1受体拮抗剂（IL-1Ra），由153个氨基酸残基组成，分子量为17.3kDa。采用大肠杆菌表达系统生产。Anakinra竞争性地抑制IL-1与IL-1 Ⅰ型受体（IL-1RI）相结合，阻滞IL-1的生物活性。适用于对一个或多个缓解病症的抗风湿性药物（DMARD）治疗无效的18岁及以上中、重度活动性RA患者，以减轻体征和症状。

抗CD3抗体

CD3分子是T细胞膜上的重要分化抗原，是成熟T细胞的特征性标志，由γ、δ、ε和ξ四种链或γ、δ、ε、ξ和η五种链组成。鼠源单克隆抗体muromonab-CD3（OKT3）是用杂交瘤技术生产，针对人T细胞表面抗原（CD3）蛋白中ε链的鼠源性单克隆免疫球蛋白。

【药理作用和临床应用】

药理作用：T细胞受体（TCR）与其细胞表面的CD3分子是以非共价键的形式连接在一起的蛋白质分子复合体（TCR/CD3），用以识别抗原提呈细胞的MHCⅡ和进行跨膜细胞内信号的传递。当移植物抗原与机体T细胞上抗原识别结构结合后，通过CD3分子转导信号并导致T细胞增殖及细胞毒T细胞的激活，从而发生免疫排斥反应。OKT3不仅可清除所有T细胞，还能特异性与后胸腺细胞和成熟T细胞化的T抗原识别物相互作用，从而阻断这些细胞的免疫功能。OKT3的作用机制尚不清楚，可能与T细胞清除、TCR表达下降、免疫偏离等有关。研究表明，OKT3诱导耐受的小鼠体内调节性细胞因子 IL-4、IL-10 和 TGF-β 水平升高，调节性 T 细胞明显增多，表明 OKT3 的作用可能与调节性 T 细胞有关。

临床应用：临床上常用于治疗急性器官移植排斥反应及自身免疫性疾病。

【体内代谢及影响因素】 尚不明确

【药物相互作用和不良反应及处理】 虽然抗 CD3 单克隆抗体已广泛应用于临床治疗器官移植后排斥反应，疗效显著，但机体易产生特异性免疫反应，导致鼠源性抗 CD3 单克隆抗体被快速清除，半衰期明显缩短，从而限制了其治疗作用。目前，新一代的人源化抗 CD3 抗体在自身免疫性疾病中的临床疗效正在评价中。药物相互作用尚未有报道。

【临床应用现状分析及展望】 相比于甾体类激素等常规免疫抑制药物，抗 CD3 单克隆抗体作为一类新型免疫抑制剂，具有毒副作用少、使用剂量小、维持时间长等优点。因此在临床，特别是在器官移植领域中得到了广泛的应用。目前，抗 CD3 单克隆抗体在治疗自身免疫性疾病中备受关注。未来，其独特性及优点将使之成为治疗器官移植和自身免疫性疾病新的手段。

达利珠单抗

抗 IL-2 受体（抗 CD25）抗体达利珠单抗（daclizumab）是由重组 DNA 技术产生的一种人源化单克隆抗体，是人类（90%）和小鼠（10%）抗体序列的复合物，可以特异性地结合淋巴反体细胞表面表达活化的人高亲和力 IL-2 受体。

【药理作用和临床应用】

药理作用：IL-2 是免疫应答过程中发挥重要作用的细胞因子，其受体由 α、β 和 γ 三个亚基组成，其中 α 亚基（IL-2Rα）是 IL-2 的特异性受体。研究表明，IL-2Rα 在参与器官移植排斥反应、某些自身免疫性疾病以及 T 细胞白血病等病理过程的 T 细胞表面上高表达，因此是很好的药物靶标。抗 IL-2Rα 抗体可以抑制其与 IL-2 的结合，阻断 IL-2 信号通路，从而抑制 T 细胞的活化和增殖，减少器官移植后的免疫排斥反应。抗 CD25 单抗的作用机制尚不完全明确。

临床应用：临床上用于预防肾移植后急性排斥反应。

【体内代谢及影响因素】 尚不明确。

【药物相互作用和不良反应及处理】

药物相互作用及处理：松果菊具有刺激免疫、增强免疫功能的作用，应避免与其合用。与环孢素、霉酚酸酯、更昔洛韦、他克莫司合用不会增加不良反应的发生率。

不良反应及处理：最常见的不良的反应是胃肠功能紊乱，也有高血压、呼吸困难、肾小管坏死、胸痛和水肿的报道。

【临床应用现状分析及展望】 2018 年 3 月，达利珠单抗撤出整个欧盟市场并召回。因应用此药出现了严重和潜在致命免疫反应，这些反应影响大脑（包括脑炎和脑膜脑炎）、肝脏以及其他器官。2018 年 9 月 25 日，英国药品和健康产品管理局发出通告，警示达利珠单抗引起的自身免疫性脑炎风险。因此，应用此药的风险大于获益，应慎重。

阿仑珠单抗

抗 CD52 抗体阿仑珠单抗（alemtuzumab）是一种人源化的抗 CD52 单克隆抗体，对 CD52 表达阳性的细胞具有强大的杀伤作用。它的靶点分子 CD52 是表达在淋巴细胞、单核 / 巨噬细胞以及自然杀伤细胞表面的糖蛋白，药物通过诱导靶细胞的凋亡而导致淋巴细胞溶解。由于它产生延长的 T、B 细胞消除反应并且具有药物最小化作用，因此它已经在肾移植上获得了一些应用。

英夫利西单抗

【药理作用和临床应用】

药理作用：肿瘤坏死因子阻滞剂英夫利西单抗（infliximab）是一种特异性阻断 TNF-α 的人鼠嵌合型单克隆抗体。TNF-α 是一种炎症细胞因子，可诱导细胞因子如 IL-1 和 IL-6；增加内皮层通透性和内皮细胞及白细胞表达黏附分子以增强白细胞迁移；活化中性粒细胞和嗜酸性粒细胞的功能活性；诱生急性期反应物和其他肝脏蛋白质及诱导滑膜细胞和 / 或软骨细胞产生组织降解酶。在 RA、克罗恩病和强直性脊柱炎患者的相关组织和体液中可测出高浓度的 TNF-α。英夫利西单抗能与 TNF-α 的可溶受体及跨膜形式高度结合，抑制 TNF-α 与 p55/p75 受体的结合，从而使 TNF-α 失去活性。对于 RA，英夫利西单抗可减少炎症细胞向关节炎症部位的浸润、减少介导细胞黏附的分子表达、减少化学诱导作用及组织降解作用。克罗恩病和 RA 患者经本药治疗后，血清中白介素 -6（IL-6）和 C 反应蛋白（CRP）的水平降低。

临床应用：临床应用的适应证包括 RA、强直性脊柱炎、银屑病性关节炎和克罗恩病等。

【体内代谢及影响因素】 单次静脉输注本品 3～20mg/kg，最大血清药物浓度与剂量呈线性关系。稳态时的分布容积与剂量无关，说明本药主要分布在血管腔隙内。RA 的治疗剂量为 3～10mg/kg 和克罗恩病治疗剂量为 5mg/kg 时的药动学结果显示，本药的 $t_{1/2}$ 为 8～9.5 日。未发现清除率和分布容积在年龄或体重分组中有明显差异，尚不知在不同性别或有明显肝肾功能损害的患者中是否存在差异。

【药物相互作用和不良反应及处理】

药物相互作用及处理：本药与免疫调节药，如甲氨蝶呤、巯唑嘌呤等合用可能有协同或相加作用，但需进一步证实用药期间药物相互作用。与阿那白滞素合用可增加严重感染风险，不建议合用。与活疫苗合用可能导致临床感染，不推荐在用药期间使用本品。

不良反应及处理：患者如果出现狼疮综合征应立即停药。一旦发生过敏反应，应立即采取治疗措施，病情严重时应立即停药。建议用药过程中进行血药浓度检测。

【临床应用现状分析及展望】 英夫利西单抗在治疗自身免疫性疾病上有其独特的优点，然而其不良反应也相继有报道。目前报道的有感染、输液反应、迟发性过敏反应、自身免疫反应、淋巴瘤或其他恶性肿瘤、神经脱髓鞘病变和神经系统障碍，甚至会增加严重心衰患者的死亡率，因此以上基础疾病患者慎用甚至禁用英夫利西单抗。

雷公藤

雷公藤（tripterygium wilfordii）是卫矛科雷公属植物，其活性部分主要在根部。雷公藤及其提取物的成分复杂，迄今已从雷公藤中提取分离出 80 余种成分。已证实其有效抗炎及免疫抑制活性成分为环氧二萜内酯化合物，包括雷公藤内酯醇（T_{10}）、雷公藤氯内酯醇（T_4）、雷公藤内酯二醇（T_8）、雷公藤内酯（T_6）、16 羟基内酯醇（L_2）、雷公藤内酯三醇（T_{11}）等。其中，T_{10}、T_4 是其抗炎活性较强的两个单体，T_{10} 是雷公藤二萜类化合物中抑制淋巴细胞增强作用最强的单体。

【药理作用和临床应用】

药理作用：雷公藤内酯醇不仅能抑制淋巴细胞的增殖，亦可介导已活化的淋巴细胞发生细胞凋亡，其作用机制尚不明确。对 RA 的检测发现，雷公藤治疗后的患者 IgA、IgM、IgG 均降低，推测其有较强的抑制抗体产生的作用。本品能明显抑制溶血素抗体的形成，并且对移植物抗宿主反应和迟发型超敏反应均有明显的抑制作用，对网状内皮细胞吞噬功能也有抑制作用。

临床应用：70 年代以来，雷公藤作为免疫抑制剂被广泛应用，在临床上主要用于器官抑制、肾脏疾病、皮肤病、糖尿病、白塞病、RA、SLE、过敏性紫癜等自身免疫性疾病，并且有糖皮质激素代替治疗的良好作用。

【体内代谢及影响因素】 尚不明确。

【药物相互作用和不良反应及处理】 尚不明确。

【临床应用现状分析及展望】 雷公藤因其通过多靶点、多途径改善多种疾病等特点，在临床多个领域得到广泛的应用。但因其毒性大，不良反应多，且其很多不良反应发生机制尚不明确，在临床上还需进一步的机制研究。

二、免疫增强剂或调节剂

（一）概述

广义的免疫调节剂（immunomodulator）包括免疫抑制剂和免疫增强剂，二者在药理作用、临床应用方面存在很大的不同。免疫抑制剂的研究相对比较成熟，已形成一个较为独立的药物类别。现今免疫调节剂的概念常局限于调节、增强、兴奋和恢复机体免疫功能的一大类药物，即过去称为免疫增强剂、免疫兴奋剂等的一类药物，包括免疫佐剂（immunoadjuvants）、免疫恢复剂（immunonormaling agents）和免疫替代剂（immunosubstituting agents）。许多免疫调节剂均具有佐剂活性，如卡介苗、左旋咪唑、替洛隆、维生素类；免疫恢复剂使抑制的免疫功能恢复正常，但对正常适度的免疫反应无影响，如左旋咪唑、异丙肌苷；免疫替代剂能代替体内某些具有免疫增强作用的生物因子，如胸腺素、免疫球蛋白等。

（二）常用的免疫调节剂

卡介苗

卡介苗（Bacillus Calmette-Guerin，BCG）是减毒的牛结核杆菌活菌苗。1921 年，法国细菌学家 Calmette 和 Guerin 从病牛乳中分离出有毒力的牛型结核杆菌，在甘油胆汁马铃薯培养基上经 13 年培养 230 代后，成功地得到减毒的菌株制成菌苗。原仅用于预防结核病。1959 年 B.N. Halpern 等证明卡介苗对于网状内皮系统有刺激作用，可加强机体对瘤细胞和微生物的非特异性抵抗力。1969 年 Mathe 首次报道 BCG 可缓解急性淋巴母细胞白血病，之后 BCG 广泛用于肿瘤的免疫治疗。可以说，BCG 是第一个被深入研究的免疫调节剂，它对免疫系统的调节作用及临床上显示的肿瘤辅助治疗疗效促进了免疫调节剂的发展，尤其对细菌来源的免疫调节剂的发展起了先导作用。

【药理作用和临床应用】

药理作用：BCG 能加强 T 细胞的功能，不仅促进 T 细胞增殖，使得 T 细胞依赖的体液免疫功能增强，还能促进 T 细胞介导的细胞免疫应答，增强迟发型超敏反应（DTH）及促进移植皮肤的排斥。BCG 可激活巨噬细胞，增强巨噬细胞的吞噬活性、趋化性、溶菌酶活力。BCG 还能促进巨噬细胞 IL-1 的产生，从而增强辅助性 T 细胞和细胞毒性 T 细胞（cytotoxic T lymphocyte，CTL）的功能。此外，BCG 具有免疫佐剂活性，能增强各种抗原的免疫原性，加速诱导免疫应答，提高免疫水平。实验证明预先或早期给动物应用 BCG 可增强抗病毒或细菌感染的抵抗力。BCG 在治疗实验性肿瘤方面，可以延长动物生存时间，减少死亡率并且减慢肿瘤增长速度或减少转移。但是 BCG 的疗效与肿瘤的抗原性强弱、宿主的免疫状态以及给予 BCG 的时间与途径有关，一般对抗原性强的肿瘤效果较好。最近日本学者研究将重组的 BCG（rBCG）作为艾滋病疫苗的载体（vector），在预防艾滋病的发生方面取得了一定的效果。

临床应用：BCG 在临床上主要用于抗肿瘤、预防结核、增强抗感染能力、治疗麻风等。

【体内代谢及影响因素】 接种后 4～8 周才产生免疫力，免疫可维持 3～4 年。

【药物相互作用和不良反应及处理】

药物相互作用及处理：免疫抑制剂，如环孢霉素、来氟米特、西罗莫司、他克莫司等药物使用时将导致免疫力降低，施以活菌免疫接种后将导致严重、甚至致命的感染。按常规，大剂量糖皮质激素（每日用量超过 10mg 强的松或等量的其他糖皮质激素，连续 2 周以上）致免疫力抑制患者，不应接受减毒疫苗免疫。大量类固醇所致的免疫抑制会产生对减毒疫苗的不完全应答反应。茶碱，卡介苗接种能显著提高茶碱平均血浆半衰期，大多数患者会经历一个短暂和轻微的血浆茶碱水平上升期。

不良反应及处理：BCG 不良反应较多，发生率和严重程度取决于剂量、给药途径和以往免疫治疗的次数等。注射局部可见红斑、硬结或溃疡。全身反应有无力、发热、盗汗、关节痛和淋巴结肿大等，反复瘤内注射偶见过敏性休克或肉芽肿性炎。免疫功能明显低下的患者，可致淋巴结炎，甚至粟粒结核，需用异烟肼治疗，少数患者出现全血细胞减少等。严重免疫功能低下者，有活动性肺结核者禁用，结核菌素反应强阳性者慎用。

【临床应用现状分析与展望】 综上所述，BCG 作为唯一用于防治结核病的疫苗在预防人类结核病历史上发挥着至关重要的作用。近年来，国内外学者的研究表明 BCG 也能作为活载体表达系统诱导病毒、细菌、寄生虫抗原基因以及细胞因子在内的多种蛋白的表达。如今，人们将注意力转到了重组卡介苗（rBCG）研制上，利用 rBCG 导入外源性基因等。随着基因工程手段的进步及分子生物学的飞速发展，加上科研工作者的不懈努力，rBCG 疫苗在疾病的治疗和预防方面将会有更为出色的表现。

胸腺五肽

胸腺生成素（thymopoietin，TP）是从人胸腺组织中分离出的一种多肽，含有 49 个氨基酸，具有促进胸腺细胞、外周 T 细胞和 B 细胞分化发育及调节机体免疫功能等生物活性。TP 的 32～36 位氨基酸是 TP 重要的功能活性部分。人工合成的胸腺五肽 TP_5、胸腺四肽（TP_4）和胸腺三肽

(TP_3)，分别与TP的32～36、32～35和32～34位氨基酸残基顺序相同，即Arg-Lys-Asp-Val-Tyr、Arg-Lys-Asp-Val、Arg-Lys-Asp。这三种寡肽与TP具有相似的生物学活性，特别是TP_5能双向调节机体失衡的免疫功能。G.Goldstein等人发现，只占胸腺生成素Ⅱ分子长度10%的五肽为其活性中心，有着与胸腺生成素Ⅱ相同的全部生理功能，故称之为胸腺五肽(Thymopoietin，TP_5)。TP_5分子较小，分子量仅为679.77。

【药理作用和临床应用】

药理作用：动物实验和临床研究表明，TP_5对免疫功能低下和自身免疫性疾病患者的免疫功能具有调节作用。TP_5通过双相调节作用调节免疫系统功能并且能使过度兴奋或受到抑制的免疫反应趋向正常。TP_5的主要作用之一是诱导T细胞分化，此作用是由胞内cAMP水平升高介导。另一作用是与外周血的成熟T细胞的特异受体结合，使胞内cAMP水平上升，诱发一系列胞内反应。TP_5能促进胸腺细胞的生长和分化，可应用于TP_5调节减退的胸腺功能。有研究证实，TP_5对因年龄和其他因素造成的胸腺萎缩及功能减退具有重要的调节作用。TP_5对正常幼年及成年鼠的Th1、Th2细胞产生的细胞因子无影响，但却能明显促进老年鼠脾细胞产生IL-2、IFN-γ和TNF-α。研究表明，皮下注射TP_5能明显促进老年鼠产生IL-2、IFN-γ和TNF-α，同时降低IL-4水平。IFN-γ能抑制Th2细胞生长，但对Th1细胞的生长无抑制作用，因而TP_5促进老年鼠Th1细胞分泌IL-2和IFN-γ，可间接调节Th2细胞生物学活性。急性应激条件下，TP_5通过提高血中超氧化物歧化酶(SOD)的水平和增强多形核白细胞的作用使机体适应应激变化。体外实验还证实，TP_5能使特应性皮炎(atopic dermatitis，AD)患者外周血单核细胞分泌IFN-γ水平上升，IL-4水平下降，使得IL-4刺激的lgE合成也减少，进而减轻AD患者的临床症状。

临床应用：临床上用于18岁以上的慢性乙肝患者、各种原发性或继发性T细胞缺陷病(如儿童先天性免疫缺陷病)、某些自身免疫性疾病(如类风湿关节炎、系统性红斑狼疮)、各种细胞免疫功能低下的疾病及肿瘤的辅助治疗等。

【体内代谢及影响因素】 TP_5半衰期短，约为30秒，在人体血浆中很快由蛋白酶和氨肽酶降解为氨基酸。单次注射TP_5很快作用于靶细胞，通过胞内第二信使(cAMP)引起一系列级联反应，使体内效应能维持数天到数周，故能保证本品在治疗中药效的维持。

【药物相互作用和不良反应及处理】

药物相互作用及处理：本品与许多常用药物合并使用未见不良反应发生(干扰素、消炎药、抗生素、激素、镇痛药、降压药、利尿药等)，与干扰素合用，对于改善免疫功能有协同作用。

不良反应及处理：TP_5是一种安全的药物，无论是皮下注射还是静脉给药，不良反应都较轻。应用TP_5治疗肿瘤、免疫功能低下和自身免疫性疾病的剂量从1mg至50mg不等，甚至有人每次应用1g，亦未出现毒副作用。偶然产生的一些副作用也很轻微，如注射部位瘙痒和红斑，通常无需特殊处理就能自行消退。

【临床应用现状分析与展望】 TP_5对人类免疫系统具有重要的作用，提高免疫力，在治疗自身免疫性疾病方面取得了可观的效果，其毒副作用较小，安全性较高，在治疗免疫性疾病有着可期的前景。

白介素-2

白介素-2(interleukin 2，IL-2)是最早被研究清楚分子结构、受体组成和生物学性能的细胞因子，对它的研究一直居于细胞因子研究的最前沿，引导着整个肿瘤生物免疫治疗的发展方向。1976年，Morgan等研究者发现小鼠脾细胞培养上清中含有一种刺激胸腺细胞生长的因子，由于这种因子能促进和维持T细胞长期培养，因而被称为T细胞生长因子，1979年统一命名为IL-2。人IL-2含有133个氨基酸残基。药用IL-2为基因工程重组品rhIL-2，分子量为15 420Da，系白色冻干粉状物。

【药理作用和临床应用】

药理作用：IL-2主要是由T细胞或T细胞系产生，与IL-2R特异结合，形成的复合物迅速内在化(internalization)，这种内在化结局对于细胞进入增殖状态并继发产生IL-2和其他因子是必需的。IL-2的作用广泛，可刺激T细胞转铁蛋白受体、胰岛素受体、MHCⅡ类抗原的表达，产生多种淋巴因子，如 IFN-γ、IL-4、IL-5、IL-6、TGF-β 及 IL-3 等。IL-2 可促进 B 细胞增殖、分化和 Ig 分泌。研究证实，B 细胞具有 IL-2R。IL-2 对 B 细胞的调节作用除了通过刺激 T 细胞分泌 B 细胞增殖和分化因子外，还可能有直接的调节作用，从而促进体液免疫。IL-2 通过 ADCC 机制促进巨噬细胞杀伤肿瘤。IL-2 诱导 CTL、NK 和 LAK 等多种杀伤细胞的分化和效应功能，并诱导杀伤细胞产生 IFN-γ、TNF-α 等细胞因子。IL-2 还可增强 CTL 细胞穿孔素基因（perforin）的表达。

临床应用：在临床上 IL-2 主要作为免疫佐剂用于治疗肿瘤（肾细胞癌、黑色素瘤、结肠直肠癌、非霍奇金淋巴瘤）、感染性疾病及自身免疫疾病，如 RA、SLE 等疾病的治疗。目前用 IL-2 治疗活动性肝炎已显示一定的疗效，对于单纯疱疹病毒感染、AIDS、结节性麻风、结核杆菌感染等也有一定疗效。动物实验表明，IL-2 明显延长结核杆菌 H37RV 株感染小鼠和豚鼠的半数死亡时间，降低死亡率，减少感染动物脾、肺组织内的结核杆菌数。作为免疫佐剂，IL-2 与免疫原性弱的亚单位疫苗联合应用，可提高机体保护性免疫应答的水平。

【体内代谢及影响因素】 IL-2 在体内的药动学符合双室模型，其血浆分布时相 $t_{1/2\alpha}$ 为 0.12～0.21 小时，清除时相 $t_{1/2\beta}$ 为 0.88～1.21 小时。肾脏是清除 IL-2 的主要器官。

【药物相互作用和不良反应及处理】

药物相互作用及处理：与 β 肾上腺素受体阻断药、其他抗高血压药合用可能会引起低血压。与吲哚美辛合用可导致严重的体重增加、少尿和氮质血症。与有肾毒性、肝毒性、骨髓毒性、心脏毒性的药物合用会增强这些药物的器官毒性。本药能引起肝、肾功能下降，延缓药物清除，应避免合用。与活疫苗合用可增加感染的风险。与糖皮质激素类合用会引起本药的抗肿瘤效力，因此合用时需谨慎。

不良反应及处理：IL-2 的毒性反应多与血管通透性，即血管渗漏综合征（capillary leak syndrome，CLS）有关，并随 IL-2 剂量的增大而加剧，导致体液渗出而器官功能障碍。其中肾功能损害最为严重，主要表现为寒战、发热、皮肤瘙痒，消化道症状有恶心、呕吐、腹泻、高胆红素血症、谷丙转氨酶和血肌酐升高、水肿、少尿、低血压，其次为定向力障碍、贫血、血小板减少症、肺功能异常，严重者出现支气管痉挛、肺水肿、呼吸困难和心律失常。对本品过敏或有对疫苗等生物制剂过敏史者慎用。

【临床应用现状分析与展望】 IL-2 对免疫系统的 T 细胞与 B 细胞均有调节作用，在临床上用于自身免疫疾病的治疗。近年来，IL-2 的抗肿瘤效果逐渐被挖掘，在肝癌、肾细胞癌等恶性肿瘤中的治疗中发挥着重要的作用。

干扰素

1957 年，在伦顿的国立医学研究所内，英国的病毒学家 Alick Isaacs 和瑞士的研究者 Jean Lindenmann 研究病毒的干扰现象时发现，用灭活的流感病毒处理培养的鸡胚绒（毛）尿囊膜对随后的活流感病毒的繁殖起干扰作用，这种起干扰作用的物质为干扰素（interferons，IFNs），并获得国际公认。

【药理作用和临床应用】

药理作用：IFNs 是一类由单核细胞和淋巴细胞产生的细胞因子，是一种广谱抗病毒剂，并不直接杀伤或抑制病毒，主要通过细胞表面受体作用使细胞产生抗病毒蛋白，实现对病毒的抑制效果。IFNs 还可增强自然杀伤细胞（NK 细胞）、巨噬细胞和 T 淋巴细胞的活力，从而起到免疫调节作用，并增强抗病毒能力，实现对细胞及体液免疫的调节作用。干扰素可以直接抑制肿瘤细胞增殖，或通过宿主机体的免疫防御机制限制肿瘤的生长，并可以诱导肿瘤细胞凋亡，杀灭肿瘤细胞。

临床应用：IFNs 在临床上用于病毒性疾病的防治、多种恶性肿瘤，并且作为放疗、化疗及手术的辅助治疗剂，还可与其他抗肿瘤药物并用。

【体内代谢及影响因素】 干扰素在肌内注射或皮下注射后入血的速度较慢，需较长时间才能在血中测到。肌内注射后 T_{max} 为 5～8 小时。一次肌内注射：106 单位，血清浓度为 100 单位 /ml，这比在病毒感染时自然产生的干扰素量高。循环中的干扰素半衰期为 2～4 小时。只有少量干扰素能进入血脑屏障，脑脊液内的浓度约为血内浓度的 1/30，只在兔身上研究过排泄，排出量只有 0.2%～2.0%。

【药物相互作用和不良反应及处理】

药物相互作用及处理：尚未明确。

不良反应及处理：其不良反应发生率较高，最常见的是发热及流感样综合征偶可发生神经系统损伤，影响内分泌系统功能，亦有产生干扰素抗体者。

【临床应用现状分析与展望】 IFNs目前被认为是治疗慢性乙型肝炎和丙型肝炎的标准方法。但以IFN为基础的治疗可以加重自身免疫损伤，IFN-α治疗的患者可以出现广谱的自身免疫性疾病，如自身免疫性甲状腺、RA、SLE、重症肌无力等。因此在使用时应该同时考虑其优缺点，适量用药，适时用药。

阿克他利

阿克他利（actarit），化学名为4-乙酰氨基苯乙酸，属苯乙酸酯类化合物，化学结构类似于NSAIDs。

【药理作用和临床应用】

药理作用：阿克他利可显著性抑制小鼠Ⅲ型和Ⅳ型超敏反应，对由环磷酰胺造成的小鼠迟发型超敏反应增强或低下有明显的抑制或恢复作用，提示阿克他利具有显著的免疫调节作用。临床前药理学研究证明，阿克他利对大鼠佐剂性关节炎原发性病变无明显预防作用。但对佐剂性诱导的大鼠继发性关节炎有预防和治疗作用，可使佐剂性关节炎大鼠的体重、胸腺恢复正常，增大的脾重量降低。同时对佐剂性关节炎大鼠的脾、足关节、骨关节的炎症反应均有程度不一的抑制作用。

临床应用：临床用于治疗RA，具有较好的疗效。

【体内代谢及影响因素】 成年健康男性一次口服阿克他利100～800mg，经胃肠道吸收迅速，约2小时达血药浓度峰值。血浆蛋白结合率为7%～20%。给药后24小时，约100%以原型药随尿液排泄。半衰期约为1小时。

【药物相互作用和不良反应及处理】

药物相互作用及处理：尚未明确。

不良反应及处理：据文献报道，其严重不良反应为肾病综合征，故用药时应十分注意进行定期的检查和监测，一旦出现异常应停药，采取适当措施。还会出现间质性肺炎，曾经出现过伴有发热、咳嗽、呼吸困难、胸部X光异常的间质性肺炎（发生率不到0.1%），因此要注意观察患者的症状，一旦出现上述症状，应停药，并给予肾上腺皮质激素等治疗，采取适当的措施。用药期间还会出现肝肾功能异常及血象失调，一旦发生异常，应及时停用此药，采取适当的处理措施。

【临床应用现状分析与展望】 阿克他利在治疗RA方面有其优越性，不良反应发生率低，肝、肾功能不全患者慎用此药。本药不含镇痛成分，有时需合并镇痛药使用。

左旋咪唑

左旋咪唑（levamisole，LMS）为四咪唑的左旋体，由消旋四咪唑与d-樟脑-10-磺酸环合，再水解成盐而得；或由DL-四咪唑经拆分，用氢氧化钠中和，得到L-四咪唑，最后成盐而得。

【药理作用和临床应用】

药理作用：它有免疫增强作用，能使受抑制的T、B细胞，单核巨噬细胞功能恢复正常。这可能与激活环核苷酸磷酸二酯酶，从而降低淋巴细胞和巨噬细胞内cAMP含量有关。主要用于免疫功能低下者，恢复免疫功能后，可增强机体的抗病能力。肺癌手术合用左旋咪唑可延长无瘤期，减低复发率及肿瘤死亡率。对鳞癌较好，可减少远处转移。多种自身免疫性疾病，如类风湿关节炎、系统性红斑狼疮等用药后均可得到改善，可能与提高T细胞功能，恢复其调节B细胞的功能有关。可刺激巨噬细胞吞噬功能，促进T细胞产生IL-2等细胞因子，增强NK细胞活性等。其对免疫功能低下的机体具有较好免疫增强作用，对正常机体作用不明显。

临床应用：该品可提高患者对细菌及病毒感染的抵抗力。目前适用于肺癌、乳腺癌手术后或急性白血病、恶化淋巴瘤化疗后的辅助治疗。此外，尚可用于自体免疫性疾病如类风湿关节炎、系统性红斑狼疮以及上呼吸道感染、小儿呼吸道感染、肝炎、菌痢、疮疖、脓肿等。对顽固性支气管哮喘经试用初步证明近期疗效显著。

【体内代谢及影响因素】 口服后能迅速吸收，给服150mg后2小时内血药浓度达峰值（500ng/ml），在肝内代谢，$t_{1/2}$为4小时。本品及其代谢产物大部分由尿中排出，其余从粪便和呼吸道排出，乳汁中也可测出。

【药物相互作用和不良反应及处理】

药物相互作用及处理：与噻嘧啶合用可提高治疗钩虫感染的治疗效果；与噻苯达唑合用可治疗肠道线虫混合感染；与氟尿嘧啶合用可增加肝脏毒性；与华法林合用可增加出血危险，应避免合用。

不良反应及处理：其不良反应不严重，可出现胃肠道症状、头痛、出汗、全身不适等。少数患者有白细胞及血小板减少，停药后可恢复。由于具有致命性的粒细胞缺乏症风险，左旋咪唑在2005年被撤出美国市场。

【临床应用现状分析与展望】 近年来国内外报道由于左旋咪唑引起的严重变态反应致死的病例渐增多，故临床上宜慎用。

沙利度胺

沙利度胺（thalidomide）又名“反应停”，是研制抗菌药物过程中发现的一种具有中枢抑制作用的药物。曾经作为抗妊娠反应药物在欧洲和日本广泛使用，投入使用后不久，出现了大量由沙利度胺的使用造成的海豹肢畸形胎儿，历史上将这一事件称为“反应停事件”。

【药理作用和临床应用】

药理作用：1965年研究表明，沙利度胺对麻风病患者的自身免疫症状有治疗作用。1998年，美国FDA批准沙利度胺作为一种治麻风性结节性红斑的药物上市销售。最近的研究发现沙利度胺对于人免疫系统有调节作用。1997年，有研究发现沙利度胺具有抑制脂多糖诱导的多形核白细胞趋化及其跨内皮游走的作用。1998年，S.J. Oliver等研究者应用胶原诱发的鼠关节炎模型，证明沙利度胺减轻关节症状的作用与降低TNF-α和VEGF浓度有关。近年来研究表明，沙利度胺可显著增加淋巴细胞和单核细胞的随意游走，抑制甲酰三肽诱导的单核细胞趋化，阻止白细胞与被感染和受损局部的黏附。沙利度胺在免疫反应中既有免疫抑制作用又有免疫兴奋作用，主要通过对单核细胞因子的抑制和对淋巴细胞活化的共刺激效应的正、负协调来发挥作用。沙利度胺还可通过作用于单核细胞抑制TNF-α的释放，并促进TNF-α mRNA降解抑制TNF-α的合成，此外，沙利度胺通过下调NF-κB激活酶活性降低TNF-α的浓度。

临床应用：在临床上沙利度胺可用于RA、SLE等自身免疫性疾病及癌症的治疗。目前研究者们仍在继续探索其治疗作用。

【体内代谢及影响因素】 口服时，一次25～50mg，一日100～200mg。无明确体内代谢过程及影响因素。

【药物相互作用和不良反应及处理】

药物相互作用及处理：本品能增强其他中枢抑制剂，尤其是巴比妥类药的作用。与地塞米松合用发生中毒性表皮坏死松解症的危险性增加，合用需谨慎。

不良反应及处理：本品对胎儿有严重的致畸性。常见的不良反应有口鼻黏膜干燥、倦怠、嗜睡、眩晕、皮疹、便秘、恶心、腹痛、面部浮肿，可能会引起多发性神经炎、过敏反应等。

【临床应用现状分析与展望】 由于历史上“反应停事件”，沙利度胺淡出人们的视线，然而其在治疗RA、SLE等自身免疫疾病有独特的效果，还可用于治疗麻风病。具体治疗作用机制仍在探索中。

第三节 影响免疫功能的药物简史

一、免疫抑制剂药物

早在1914年，J. Murphy就报道了有机化合物苯可导致免疫抑制。1946年，美国药理学家L.S. Goodman和A. Gilman使用芥子气成功缓解了他们在小鼠身上引入的淋巴瘤，揭开了免疫抑制治疗的序幕。1946年，L.S. Goodman以氮芥治疗67名淋巴瘤白血病患者，疗效较好。1948年，约有150名晚期癌症患者接受过氮芥化疗。氮芥化疗随后成为一种模式用来发现其他免疫抑制剂，由此得以开发众多的药物。环磷酰胺是较早由氮芥演化来并得到广泛应用的免疫抑制剂，副作用明显低于氮芥而得到最广泛的应用，至今仍兴盛不衰，并成为免疫抑制治疗的“金标准”药物。1949年，经E.C. Kendall和P.S. Hench的不懈努力，终于发现了肾上腺皮质激素并阐明了其结构和生物学效应，并于1950年获得了诺贝尔生理学或医学奖。1945年，美国医生S. Farber从Lederle实验室取得了叶酸的类似物氨蝶呤（甲氨蝶呤的前体），1947年开展了甲氨蝶呤的临床试验。1972年，甲氨蝶呤得到广泛应用，研究发现它是抗代谢药物，对细胞免疫及体液免疫均有免疫抑制作用。1953年，G. Hitchings与他的助手G. Elion在研究抗癌药物的过程中实现了突破，研制成了抗癌新药6-巯基嘌呤。1962年，J.E. Murray医生首次成功地实施了尸体肾移植，实现了人体“零件”的更换，改用硫唑嘌呤作为免疫抑制剂，移植肾的存活时间有了突破性的进展。1978年，科研人员在一种真菌代谢产物中发现了一种具有强烈的免疫抑制作用的物质，可以有效地治疗移植后的排斥反应，它就是环孢素，于1980年化学合成成功。R. Calne将环孢素作为抗排异药物用于人体移植手术中。1984年，日本藤泽公司在日本大阪筑波地区分离出筑波链霉菌，通过发酵纯化，分离出他克莫司（tacrolimus，FK506）成分。1989年，美国匹兹堡大学Starzl器官移植中心的T.Starzal教授将FK506首次在临床试用。西罗莫司是1975年加拿大Ayerst实验室C. Vezina等从太平洋Easler岛土壤样品中分离的吸水链霉菌所产生的一种亲脂性三烯含氮大环内酯抗生素类免疫抑制剂，是一种用于固体状器官移植排斥反应的免疫抑制剂，于1999年应用于临床。吗替麦考酚酯是由青霉素属真菌产生的具有抗代谢的霉酚酸半合成物，由美国Syntex公司合成。咪唑立宾是从土壤霉菌的培养滤液中获得的咪唑类抗生素，1991年在日本临床肾移植中得到应用。来氟米特的免疫抑制和抗炎作用，于1985年在大鼠佐剂关节炎模型中首次被发现。1998年，FDA批准来氟米特并在美国上市，适应证为成人活动性类风湿关节炎。2000年，CFDA正式批准来氟米特上市，适应证为人类风湿关节炎。同年，来氟米特在治疗狼疮性肾炎方面获得了CFDA的批准。

细胞与分子生物学、基因工程、蛋白质组学及后蛋白质组学的发展使人类对免疫相关性疾病的认识越来越清晰。20世纪80年代以来，干预免疫细胞和免疫分子以及免疫反应特定过程的药物层出不穷。10年前肿瘤坏死因子-α（TNF-α）拮抗剂问世，为多种风湿免疫病的治疗带来了革命性的突破。英利西单抗是TNF-α的人鼠嵌合的（含25%鼠蛋白和75%人蛋白）IgGlk单克隆抗体。依那西普是风湿病领域全球首个原研全人源化TNF拮抗剂。阿达木单抗2002年获FDA批准用于治疗对一种或多种抗风湿药物治疗疗效欠佳的中、重度活动性类风湿关节炎。白介素-1受体拮抗剂也叫Kineret，是一种重组的非糖基化的人IL-1受体拮抗剂。2001年，Kineret获得美国FDA批准上市，用于治疗对一种或多种DMARDs无效的中至重度的活动期成人类风湿关节炎患者。

1990年，由美国国立卫生研究院（NIH）的French Anderson，Michael Blaese和Steven Rosenberg进行了首例获批的人体基因治疗方案，导入抑制类风湿关节炎病理的分子，以期改善症状，减缓关节破坏。目前导入基因的研究主要集中在抗炎、免疫调节、诱导凋亡、抗滑膜增生的分子。根据人TNF基因序列设计小发夹RNA（short hairpin RNA，shR-NA），构建高效真核表达载体，通过转染人滑膜细胞观察其表达，探讨通过RNA干扰（RNAi）抑制TNF基因表达治疗类风湿关节炎的可行性。2006年，日本京都大学Yamanaka研究小组采用体块基因转染技术，首次获得了诱导多能干细胞（IiPS）。在2008年亚太风湿病联盟（Asia-Pacific League of Associations for Rheumatology，APLAR）大会上，Yamanaka将他们研究因队的关于干细胞的研究成果汇报给世界各国专业人士。iPS有望修复类风湿关节炎的骨质破坏。

从2006年启动的第一个程序性死亡受体1（programmed cell death 1，PD-1）抑制剂应用于肿瘤的临床试验开始，肿瘤免疫治疗的研究开始兴起。纳武利尤单抗（nivolumab）是针对PD-1受体的人源化单克隆抗体（IgG4亚型），被应用于非小细胞肺癌（NSCLC）的免疫治疗。另外，PD-1抑制剂帕博利珠单对于恶性黑色素瘤的治疗有非常明显的疗效。免疫抑制剂药物研究史如图37-1。

二、免疫增强剂药物

1921年，由法国细菌学家A. Calmettet和C. Guerin研制的卡介苗（BCG）第一次应用到人类的结核病（TB）预防上。卡介苗是的中文译名，是为纪念两位发明者而得名的。1957年，英国医生A. Isaacs在进行流感病毒试验时，发现鸡胚中注射灭活流感病毒后生成了一种物质，这种物质具

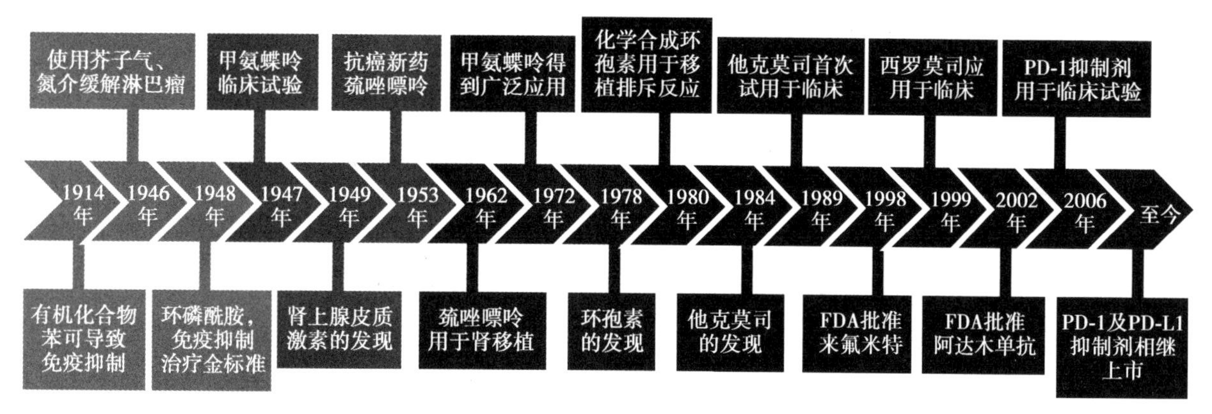

图 37-1 免疫抑制剂药物研究史

有“干扰”流感病毒感染的作用，于是将这种物质称之为“interferon”。1966—1971 年期间，美国医生 R.M. Friedman 发现了干扰素对病毒的抑制作用，主要是干扰了病毒 mRNA 功能，抑制了蛋白质的合成。从此，关于干扰素抗病毒作用机制的深入研究才逐渐展开。1980—1982 年，科学家用基因工程的方法在大肠杆菌及酵母菌细胞内获得了干扰素。从 1987 年开始，用基因工程方法生产的干扰素进入了工业化生产并且大量投放市场。干扰素在中国的上市时间是 2003 年。欧盟委员会直到 2005 年 2 月才批准干扰素用于慢性乙型肝炎的治疗。

作为免疫增强剂，中草药具有独特的优势。蜂胶（propolis）又名蜂巢蜡胶，是蜜蜂从植物幼芽或树干上采集的树脂，混入上腭腺分泌物和蜂蜡后加工而成的固体物质，含有大量的生物活性物质和微量元素。早在 19 世纪以前，一些国家就已将蜂胶用于医学治疗。

1966 年，A.L. Goldstein 首先提取并命名胸腺素（肽）。人们对其进行了大量的研究，结果表明胸腺素可以促进淋巴细胞的转化，增强巨噬细胞的吞噬活性，对机体免疫功能既具有增强作用又有抑制作用，是一种高效的免疫调节剂。左旋咪唑原为驱虫药，1966 年国外作为驱虫剂首先用于临床，很快发展为一种广谱驱肠虫药。1971 年，法国学者在实验动物身上发现并证实其能促使有免疫缺陷或免疫抑制者恢复免疫防御功能。近几年来，国内外对此的研究十分活跃，发现其用途日益广泛，并在治疗与免疫有关的疾病等方面取得了令人瞩目的成就。

近年来，人们发现细菌 DNA 本身也是一种免疫佐剂，可有效地激活免疫效应细胞，介导这一作用的是一类具有特征性的短核苷酸序列，称为免疫应激 DNA 序列（immuno-stimulatory DNA sequence，ISS）。ISS 的发现以及对其生物学功能研究的不断深入，扩展了人们对 DNA 生物学的新认识。免疫核糖核酸（immunogenic RNA，iRNA）是从被免疫机体的淋巴细胞、淋巴组织中提取的核糖核酸，具有传递细胞免疫和体液免疫信息的功能。由于 iRNA 具有超越种属界限传递免疫功能的特点，相关基础和应用方面的研究始终受到重视。国内 iRNA 的研究始于 20 世纪 70 年代，主要围绕肿瘤的治疗，并已用于临床治疗。免疫增强剂药物研究史如图 37-2。

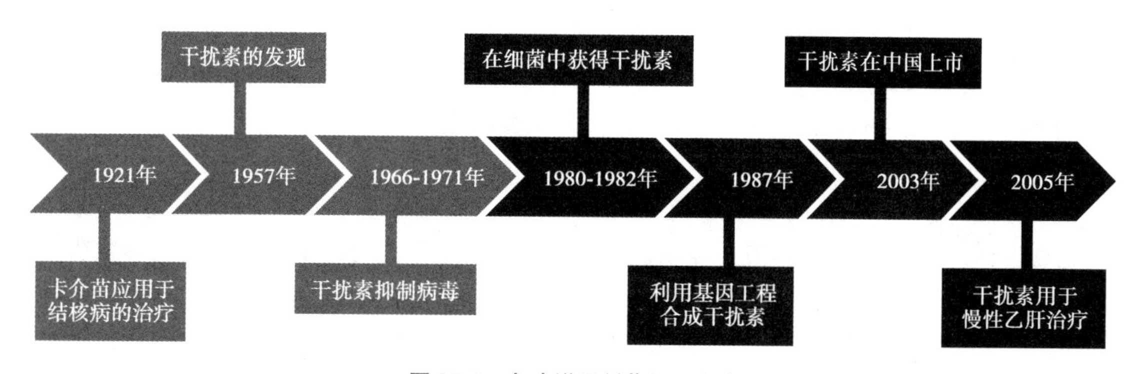

图 37-2 免疫增强剂药物研究史

第四节 常用的疾病模型和研究方法

一、类风湿关节炎动物模型

类风湿关节炎（RA）的病因与病理一直是医药工作者研究的热点，理想的动物模型对于研究其发病机制尤为重要，因此研究疾病模型是十分必要的。近年来报道较多的有佐剂性关节炎（adjuvant arthritis，AA）模型、卵清蛋白诱导的关节炎模型和胶原性关节炎（collagen-induced arthritis，CIA）模型，其中胶原关节炎模型比佐剂关节炎模型更接近人类RA的病理特征。

1. 佐剂性关节炎（adjuvant arthritis，AA）模型 是建立免疫性关节炎动物模型的常用方法。多数是在大鼠足趾皮内注射0.1ml弗氏完全佐剂（Feund's complete adjuvant，CFA）致炎。但另有研究表明，0.15ml注射量可能是RA模型复制中的最佳注射量。其发病机制主要为分子模拟理论，CFA皮内注射能延缓机体吸收，造成对机体的持续性刺激进而产生继发性自身免疫应答反应。AA大鼠模型的原发病变属急性应激反应，致敏后出现致炎侧的关节、足跖红肿。18～24天达峰值，持续3天后连渐减轻；致炎后10天左右发生继发病变，属自身免疫应答反应，20天左右达高峰，一般表现为造模后出现的致炎侧，非致炎侧（对侧）及双前肢的关节和足跖肿胀，耳、尾"关节炎"结节等。该模型是目前应用最广泛的模型复制方法，具有耗费少、方法简单易行、病理表现类似于RA等优点；但AA缺乏慢性病理过程，病变具有一定自限性。

2. 胶原性关节炎（collagen- induced arthritis，CIA）模型 CIA模型是D.E. Trentham等人于1977年首次建立的实验性关节炎模型。在大鼠背部、尾根部多点皮下注射CII胶原乳剂（1mg/ml），每只大鼠1.0ml。初次免疫10天后加强免疫，再在鼠背部、尾根部皮下注射1ml乳剂，尽量避免与初次免疫注射位置相同。CIA的发生、发展是个复杂的免疫过程，由细胞免疫、体液免疫以及相关的细胞因子共同参与，且受控于主要组织相容性复合体。CIA模型具有典型的关节炎体征，小鼠在致炎后24天左右出现体征，36天左右最严重；大鼠14天左右出现体征，21天左右最严重。后足踝关节最常受累，肿胀一般持续5～8周，最终导致关节的畸形。CIA的关节炎发病率比单独使用弗氏完全佐剂注射显著提高，且CIA模型临床症状、病理学改变等类似RA。但CIA在同种属、同周龄、相同诱发因素和生活环境下，发病时间相差较大，临床表现轻重不一。

3. 卵清蛋白诱导的关节炎模型 由D.C. Dumonde和L.E. Glynn于1962年首次建立。用卵蛋白溶解于生理盐水配成浓度为20mg/ml的溶液，与等量弗氏佐剂混匀，注入动物背部皮下，每周1次，连续3周致敏，末次注射后一周于关节内注入5mg卵清蛋白。其机制为关节内抗原持续存在，刺激滑膜细胞出现抗体，并形成抗原-抗体-C3复合物，激活补体产生局部炎性反应；诱导T细胞介导的免疫反应，使大量淋巴细胞、单核-巨噬细胞及中性粒细胞浸润于滑膜间质，逐渐形成血管翳，其覆盖软骨后导致其变性和降解。关节内注入抗原后，24小时出现关节红肿热痛等急性炎症的表现，随后关节肿胀有所减轻，至14～21天达到平台期；1～4周内，关节滑膜明显增生，形成血管翳，部分动物可出现早期软骨破坏；4周后出现不可逆的关节软骨及骨破坏，最后可出现骨变形，最长到6个月时仍能够观察到慢性炎症存在。该模型成功率高，可在兔、羊等关节相对较大的动物上复制，适合需观察较大病变关节的研究，但免疫学指标及病程特点与RA具有一定的差异性。

二、系统性红斑狼疮动物模型

系统性红斑狼疮（systemic lupus erythematosus，SLE）是一种慢性多系统复发性自身免疫性疾病，严重威胁人类健康，动物模型的研究对于理解其发病原因及机制具有重大意义。

（一）空肠弯曲菌制备自身免疫病动物模型的实验研究

上海第二医科大学自20世纪80年代开始研究空肠弯曲菌制备感染及免疫动物模型。在复制慢性空肠弯曲菌感染所致的人类炎症性肠炎动物模型时，发现用空肠弯曲菌CJ-S131株感染小鼠或死菌免疫小鼠可刺激自身抗体（抗ds-DNA、抗ss-DNA抗体）的产生，且不同品系的小鼠肠道炎症反应的程度不同，局部及全身的抗体应答的水平和稳定性存在差异。昆明种小鼠肠道的炎症反应较BALB/c小鼠严重，且产生的特异性免疫球蛋白水平也高于其他品系小鼠，并能稳定存在一定时期，造成一定的免疫病理损害。经数次改良，以甲醛化CJ-S131辅以弗氏完全佐剂，行足跖注射免疫8周龄昆明种小鼠，15天后尾静脉注射加强免疫一次，诱导其自身免疫反应。小鼠致敏后4周，血清中抗ds-DNA和抗ss-DNA抗体水平明显增高，小鼠免疫病理损害较之前人研究更为明显，且能稳定存在3个月以上。说明以甲醛化的空肠弯曲菌CJ-S131免疫小鼠可诱发自身免疫反应，促进抗核抗体的生成，提高T细胞、B细胞免疫活性，导致肝、肾、肠等组织的炎症性病理损伤，形成可用于自身免疫病机制、病理研究的动物模型。进一步研究发现，通过对低、中、高三个浓度空肠弯曲菌CJ-S131诱发自身免疫动物模型，中浓度（3×10^9cfu/ml）CJ-S131菌液加弗氏完全佐剂免疫小鼠，其血清抗ds-DNA抗体水平和T、B淋巴细胞活性升高明显，其肝组织病理损伤显著，所获自身免疫动物模型最佳，其SLE样自身免疫综合征表现明显而稳定，为用空肠弯曲菌制备自身免疫动物模型提供了菌液浓度的参考标准，在一定程度上优化了CJ-S131自身免疫动物模型的制备技术。采用空肠弯曲菌CF-1与弗氏完全佐剂免疫小鼠，探讨多血清型空肠弯曲菌制备自身免疫动物模型的可行性，实验方法与CJ-S131组相同。4周后观察各项指标发现：与CJ-S131诱导产生的自身免疫小鼠模型相比，CF-1同样可模拟感染过程，诱导自身免疫产生，形成自身免疫动物模型，但两者差异并不明显。空肠弯曲菌药诱导机体产生免疫应答的特异性抗原表位存在于各血清型的共同抗原上。

（二）自身抗原诱导的SLE兔模型

自身免疫性疾病的产生与自身抗原的构象改变、被修饰、降解以及暴露新的抗原表位有关，新的免疫原性片段可引发自身免疫应答，强的自身免疫应答持续存在将导致疾病的发生。以自身免疫复合物的抗原表位诱导SLE样综合征的动物模型是最早构建该疾病兔模型的方法。在鼠的SLE模型研究中，仅发现类似双链DNA的肽片段DWEYSVWI5N单独免疫BALB/c鼠可使其出现较明显的自身抗体和类似狼疮肾组织学改变，其余品系的小鼠抗体效价极低，肾脏病变不明显。但是以自身抗原肽免疫新西兰白兔后，易检测到多种SLE相关的自身抗体，因此该方法成为构建SLE兔模型的主要方法。

由SmB/B′诱生的抗Sm抗体是SLE高度特异性的自身抗体。其中，八肽PPPGMRIP和PPPGIRGP被认为是最早、免疫原性最强且研究最多的人类Sm抗体线性表位。以含SmB/B’的PPPGMRPP和PPPGIRGP抗原表位的血清免疫家兔后发现，不仅出现了针对诱导物的抗体，同时也出现针对其他抗原表位的抗体，且血清中抗核抗体滴度明显增高，提示表位扩展可能是诱导SLE自身免疫应答反应和产生多种抗体的主要机制之一。5%～10%的SLE患者血清中可检测到SSB/La抗原，它与tRNA前体、核糖体5S rRNA、7S rRNA和多种小RNA结合。由于家兔体内SSB/La抗原的147～154氨基酸区域与人类髓鞘碱性蛋白的139～146氨基酸区域极其相似，以人类髓鞘碱性蛋白肽联合弗氏完全佐剂免疫家兔，诱发产生了抗SSB的迟发性免疫反应，构建了具有SLE样症状的兔模型。另一种自身免疫性疾病常见的SSA/Ro抗原是含有小RNA的蛋白多肽，以人类SSA/Ro抗原的多个片段免疫家兔后，均能检测到多种自身抗体，这些抗体出现的时间比用SmB/B片段免疫家兔出现的时间早。

（三）外来抗原（微生物）诱导的SLE兔模型

某些来自于微生物（包括病毒、细菌、真菌、寄生虫、立克次体和昆虫等）的抗原肽，其结构具有与宿主正常细胞或细胞外基质相似的抗原表位，宿主针对病原体产生的抗体能与自身成分发生交叉反应，引发炎症和组织的破坏，出现类似SLE的症状。

病毒感染，特别是嗜B淋巴细胞性的EB病毒（Epstein-Barrvirus，EBV）感染被认为是诱发SLE的重要原因之一。EBV核抗原家族-1（EBV nuclear antigen-1，EBNA-1）的短肽PPPGRRP与SmB/B′的PPPGMRPP结构相似。EB病毒感染后，部分人可能产生针对EBNA-1中PPPGRRP抗原表位的抗体，此抗体与Sm的PPPGMRPP抗原表位有交叉反应，Sm被作为抗原提呈到免疫系统，引起SLE患者自身免疫反应并出现相应的临床症状。从 EBNA-1 的赖氨酸骨架上提取包含 PPPGRRP 的抗原肽，用这种抗原肽免疫家兔可使 83% 的家兔体内自身抗体以及相关的免疫复合物升高，同时超过 80% 的家兔血液中的淋巴细胞和白细胞减少，这类似于早期 SLE 患者的体内变化。从牛瘟病毒感染的家兔肠系膜淋巴结中提取牛瘟病毒 L 链，静脉输注入正常雄性新西兰白兔体内，可诱导 ANA 升高，高峰期出现在注射后 2 周。遗憾的是在注射后 6～8 周，ANA 水平又恢复正常。以外来抗原诱导的 SLE 兔模型出现的 SLE 样症状与自身抗原诱导的模型相似，但各时间段生成的自身抗体不够稳定，一般先出现抗 ds-DNA 和抗组蛋白抗体；再出现抗 SSA、SSB 抗体；其后出现抗 Sm 和抗 rRNP 抗体。但是随着时间和实验条件的变化，抗体的检测值不稳定。

（四）SLE 小鼠模型

目前 SLE 的小鼠模型主要分为自发型小鼠模型、人工诱导型小鼠模型和基因调控小鼠模型三种。第一种具有明确的遗传背景、良好的遗传稳定性，在研究遗传因素对 SLE 的影响中具有重要意义；人工诱导型小鼠模型适合于短期研究，大部分小鼠在诱发 SLE 后 5 个月左右死亡；基因调控小鼠包括转基因小鼠和基因敲除小鼠。目前转基因和基因敲除技术在国内还未发展为一种常用技术，但其在研究目的基因致病方面发挥着巨大的作用，也越来越受到重视。

1. NZB/NZW F1（BW）小鼠模型　New Zealand 小鼠包括 NZB（New ZealandBlack）和 NZW（New-Zealand White）两个品系。NZB 和 NZW 的杂交一代（NZB/NZW F1）能发生严重的自身免疫病，而其亲代一方都不发生自身免疫病。这一现象最早是由 B.J. Helyer 和 J.B. Howie 在 1963 年发现，之后人们通过研究发现 NZB/NZW F1 中雌性比雄性鼠发病早，与人类 SLE 的发病相似，因此该小鼠被当作 SLE 的一个经典小鼠模型。NZB/NZW 50% 的雌性鼠死于 8～9 个月龄，而雄性鼠一般在 15 个月龄时死亡。这与这一疾病的性别倾向有关。雌激素能使疾病恶化，雄激素则具有保护作用。

2. MRL/1pr 小鼠模型　MRL/lpr 是多代近亲杂交直到产生自身免疫病表型的结果。这一鼠系最先由 E.D. Murphy 和 J.B. Roths 在 1978 年培育而成。MRL/Lpr 小鼠由 LG/J、AKR/J、C3H/Di 及 C57BL/6 几种不同品系小鼠经过一系列复杂的杂交至第 12 代时产生，其基因来自 75% LG/J 小鼠，12.6% AKR/J 小鼠，12.1% C3H/Di 小鼠，0.3% C57BU6 小鼠。这一鼠系在 5～6 个月龄时有 50% 的死亡率，均死于免疫复合物介导的肾小球肾炎。MRI/Ipr 鼠由于 lpr 基因的突变使 Fas 抗原表达缺陷，导致 B 细胞不能自然调亡，从而引起 SLE。

3. BxSB 小鼠模型　该模型鼠由 Murphy 和 Roths 在 1978 年培育而成。该鼠由雌性 C57BL/6 和雄性 SB/Le 杂交而来，两者具有相同的组织配型，属于重组近交系小鼠，能自发地出现 SLE 样的自身免疫综合征。虽然雌性和雄性鼠都会死于致命的肾小球肾炎，但雄性鼠的 50% 死亡率发生在 5 个月龄时，而雌性鼠则发生在 15 个月龄时。雄性 BXSB 之所以能在早期自发地产生系统性自身免疫病是与 Y 染色体上的 *Yaa*（Y-linked autoimmune accelerator）基因有关的。*Yaa* 基因的确切位置和功能还不清楚。目前，被认为是一种自身免疫加速因子，能加速 BXSB 小鼠发生自身免疫病。在与 BXSB 杂交的 NZB、NZW、MRI/lpr 一代小鼠中也发现其发生自身免疫病的时间较早，但在与遗传背景正常的小鼠杂交后没有这一现象。BXSB 被认为是研究 SLE 晚期并发狼疮脑炎的最佳动物模型。在这种鼠的血清中存在高水平的 BBRA，在脑部的一些区域，如血管周围、海马的颗粒细胞中，存在着接近心室内高水平的免疫球蛋白。另外，BXSB 鼠还存在着严重的空间认知紊乱。

第五节　疾病的免疫治疗

一、SLE 的免疫治疗

系统性红斑狼疮是病因未明的多基因遗传的全身性多器官受累的自身免疫病，多伴有细胞及体液免疫异常，可累及皮肤、关节、心脏、肺、血液、肾甚至脑。SLE 好发于青年女性，发病高峰为 15～40 岁，男女发病比例为 1∶9 左右。幼年和老年性 SLE 的男女比例约为 1∶2。全球的患病率约为 30/10 万人～50/10 万人，我国的患病率约为 70/10 万人。但各地的患病率报道有明显差异。

SLE 的发病有一定的家族聚集倾向，SLE 患者的同卵双生兄妹发病率为 25%～50%，而异卵双生子间发病率仅为 5%。尽管 SLE 的发病受遗传因素的影响，但大多数为散发病例。

（一）SLE 的病因、病理及发病机制

SLE 患者存在多种细胞（如 T 淋巴细胞、B 淋巴细胞、单核巨噬细胞等）活化，这些细胞释放细胞因子增多，其之间相互交联和促进，造成细胞因子网络失常，最终导致多克隆 B 细胞激活和产生一系列自身免疫抗体，引起多脏器损伤。SLE 是以 B 淋巴细胞高度活化，产生多种自身抗体、形成多种免疫复合物而导致组织损害为特征的自身免疫性疾病。SLE 患者 T 细胞的免疫调节功能紊乱，而 SLE 患者 B 细胞的活化依赖于 T 细胞，在 B 细胞多克隆化过程中，T 细胞调节功能紊乱是一个重要因素。实验资料证明，SLE 患者血清 IL-1、sIL-2R、IL-6、IL-8 水平显著高于健康对照组，随着 SLE 患者活动积分的增加而增加，且和 SLE 的活动程度呈正相关；肿瘤坏死因子 -α、转化生长因子 -β、干扰素 γ、IL-1、IL-2、IL-6、IL-10、IL-12、IL-16、IL-18 等很多细胞因子参与调节系统性红斑狼疮的活动状态并决定其受累器官。

（二）系统性红斑狼疮的药物治疗原则、治疗方案及治疗现状

由于系统性红斑狼疮的临床表现复杂，治疗上强调早期、个体化方案及联合用药的原则。根据患者有无器官受累及病情活动选择不同的治疗方案。对重症患者应积极用药治疗，病情控制后给予维持治疗。应遵循明确诊断、积极及时治疗、用药个体化、权衡药物利弊、联合用药、以药物治疗为主，以非药物治疗为辅，坚持治疗及随访、心理治疗、保护患者本身的免疫稳定的治疗原则。

治疗药物有如下几种：

1. 免疫抑制剂

（1）糖皮质激素：是治疗 SLE 的主要药物之一，对皮疹及关节炎患者部局应用，对有系统表现尤其有重要脏器受累者，应予口服或静脉给药。大多数患者用药数天即可见效，但一般不主张使用长效制剂。对活动期病情较重者现多采用糖皮质激素冲击治疗，以期迅速控制病情，同时可以降低长期常规使用糖皮质激素的不良反应。

（2）霉酚酸酯：在体内可迅速水解为霉酚酸，通过抑制肌苷单磷酰脱氢酶干扰鸟嘌呤再合成，中间产物可通过选择性并可逆地抑制次黄嘌核苷酸脱氢酶而使鸟苷的从头合成途径受到阻碍，从而有可能阻止快速增殖的 T 淋巴细胞和 B 淋巴细胞生长、黏附分子的糖基化以及单核细胞的活化。有研究所示，MMF 治疗狼疮肾炎的缓解率明显高于 CTX，并发症明显少于 CTX，对环磷酰胺治疗无效或复发的病例也有效。

（3）来氟米特：是异噁唑类具有抗增生活性的免疫抑制剂，其体内活性成分能与二氢叶酸脱氢酶可逆性结合，从而抑制尿嘧啶核苷合成。临床上来氟米特已用于类风湿性关节炎和狼疮性肾炎的治疗。主要副作用有皮疹、恶心、呕吐、腹泻，少数有可逆性脱发、白细胞减少和肝损害等，但发生率较低。

2. 免疫兴奋剂　沙利度胺：可促进 mRNA 降解而使活化的单核巨噬细胞产生的 TNF-α 减少，用于治疗 SLE 皮损，但停药后 SLE 皮损易复发。

3. 生物制剂

（1）抗 -CD40L（CD40 ligand）单克隆抗体：使 CD40L 的表达缺失或阻断，导致 Th 细胞无能，抑制 B 细胞活化和抗体的产生。在Ⅲ期临床实验中，发现部分患者出现原因不明的血栓栓塞倾向，提示其安全性尚需提高，相关临床实验目前暂时停止。

（2）CTLA-4Ig：能与 B 细胞膜表面的 B7 分子高亲和性结合，干扰了 B7-CD28、B7-CTLA-4 介导的共刺激信号。在 5 个月龄 NZB/W 小鼠中应用 CTLA-4Ig 后发现其可使自身抗体的产生受到阻抑、肾炎进展变缓、生存期延长。

（3）抗 B7 单克隆抗体：用 B7-1 和 B7-2 单克隆抗体同样可以影响自身反应性 T-B 淋巴细胞的相互作用。抗 B7-1 和 B7-2 的单克隆抗体治疗 NZB/W 狼疮鼠时可使其抗 DNA 抗体、肾炎均受到抑制，提高生存率。

（4）抗 dsDNA 抗体的抑制剂：小鼠单克隆抗体独特型疫苗（3E10），是从 MRL/Lpr 小鼠中分离出的抗 dsDNA 抗体制备出一株抗此抗体的小鼠 IgG2a 型单克隆抗体。

（5）免疫球蛋白：可抑制 Fc 受体介导的单核网状内皮系统的破坏作用，有报道免疫球蛋白可

以直接溶解肾内沉积的免疫复合物。

（6）细胞耐受原（LJP394）：能与B细胞表面的ds-DNA抗体交叉结合，可能干扰了ds-DNA抗体特异性B细胞对相应抗原的提呈，阻断自身抗体的产生。在双盲、安慰剂对照试验中，SLE患者用LJP394治疗，发现此药物耐受性良好，无免疫原性，且无补体激活的证据，抗dsDNA抗体水平下降。

4. 性激素

（1）脱氢表雄酮：是一种天然弱效雄激素，可影响细胞因子分泌，对轻、中度SLE有效。在Ⅰ期及Ⅱ期双盲、安慰剂对照试验中，治疗轻至中度SLE女性患者，发现大部分患者的疾病活动指数、医师总体评价均有改善，泼尼松剂量减少，复发次数减少。

（2）他莫昔芬：此药物对自身抗体的产生虽然无影响，但临床症状却有所缓解，治疗过的小鼠中TNF-α和IL-10水平趋于正常，原已下降的IL-2、IL-4及IFN-C也可恢复正常。

（3）丹那唑：可抑制垂体卵泡刺激素及黄体素对免疫系统的作用，主要用于治疗SLE血小板减少。肝肾损害患者慎用。易引起月经紊乱。

（4）选择性雌激素受体调节剂LY139478：口服LY139478，可使胸腺内淋巴细胞表型正常、肾脏疾病的进展放缓并可提高生存率，对抗DNA抗体的产生无影响。

5. 中药制剂

（1）雷公藤：不仅能改善SLE患者的临床症状，对免疫学上的异常变化也有一定的改善作用，能降低γ-球蛋白，使抗核抗体（ANA）转阴或滴度下降。雷公藤治疗SLE的机制可能在于它能对SLE亢进的多个免疫环节起作用，它不仅能抑制T细胞的功能，还能直接抑制亢进的B细胞功能。

（2）冬虫夏草：冬虫夏草对SLE大鼠有一定的治疗作用，能够抑制SLE大鼠淋巴结增生、降低蛋白尿以及抗ds-DNA抗体的水平和改善肾功能。但其机制尚需进一步的研究。

（三）SLE的药物治疗新进展

1. LymphoStat-B　即全人化的抗B淋巴细胞刺激因子（Blys）的单克隆抗体。属肿瘤坏死因子超家族，在外周血B淋巴细胞增生、分化、存活、抗体的产生中具有重要作用，其高水平的表达可诱发多种自身免疫性疾病。动物试验显示，LymphoStat-B可提高狼疮鼠的生存率。SLE患者的Ⅰ期临床试验结果显示，患者外周血B淋巴细胞显著减少，但SLE的病情活动度无变化，可能与治疗时间短有关系。Ⅱ期多中心的试验正在进行中。

2. 抗IL-10单克隆抗体　IL-10有促进B细胞分化和抑制T细胞的作用。在活动性SLE患者体内其含量增高，抗IL-10单克隆抗体可阻断IL-10，减少自身抗体产生并恢复正常细胞功能。在一项开放性研究中，6例活动性激素依赖性SLE患者接受了一种鼠源性抗IL-10单克隆抗体的治疗，每日剂量20mg，静脉注射，治疗2天。结果显示，所有患者皮肤和关节症状改善，SLEDAI积分试验前为8.83±0.91，治疗1后为3.67±0.67，第6个月随访时为1.33±0.80。另外，泼尼松剂量也由开始时（27.9±5.7）mg/d减少至6个月时的（9.6±2.0）mg/d。Ⅰ期临床试验拟采用人源化的单克隆抗体来进行。

（1）B细胞靶向药物：利妥昔单抗（rituxmiab/Rituxan，MabThera），鼠-人嵌合型抗CD20单克隆；贝利目单抗（belmi umab/LymphoStat-B），抗人B淋巴细胞刺激剂；单克隆体奥克珠单抗（ocrelizumab），人源化的抗CD20单克隆抗体；依普珠单抗（epratuzumab），人源化的抗CD22单克隆抗体；阿他西普（atacicep，tTACI-Ig），B淋巴细胞刺激剂配基抑制剂；维妥珠单抗（veltuzumab，IMMU-106），抗CD20单克隆抗体。

（2）T细胞靶向药物：阿巴西普（abatacept/Orencia），细胞毒T淋巴细胞相关蛋白-4和免疫球蛋白融合蛋白；CTLA4-IgG4m（RG2077），细胞毒T淋巴细胞相关蛋白-4和免疫球蛋白可溶性蛋白；靶向细胞因子药物包括：CNTO-136，抗人IL-6单克隆抗体等。

二、类风湿关节炎的免疫治疗

类风湿关节炎是一种以慢性侵蚀性关节炎为特征的全身性自身免疫病。主要表现为关节滑膜炎，其次为浆膜、心肺、皮肤、眼、血管等结缔组织广泛性炎症，造成关节各种组织如软骨、韧带、肌腱骨骼和多脏器损害。如果不经过正规治疗，约75%的患者在3年内出现残疾。RA发病具有一定的种族差异，印地安人发病率高于白种人，白种人发病率高于亚洲黄种人。在我国的总患者人数逾500万。类风湿关节炎在各年龄中皆可发病，高峰年龄在30～50岁左右，一般女性发病多于男性。

（一）RA的病因、病理及发病机制

RA发病原因尚不明确，一般认为与遗传、环境、感染等因素密切相关。其主要病理改变为滑膜增生和炎性细胞浸润。血管翳形成是类风湿关节炎滑膜的重要病理特征。关节外表现的主要病理基础为血管炎。类风湿结节是其特征性表现。

RA发病机制尚不完全清楚。一般认为在特定的遗传背景下通过持续的抗原刺激而发病。在某些诱因的影响下，人体免疫功能失调，诱发正常的IgG发生变性，产生自身抗体（即变性的IgG），变性的IgG又可产生抗变性IgG的抗体（即类风湿因子）。类风湿因子可与变性的IgG结合而形成免疫复合物，沉积在关节滑膜的血管壁上。同时免疫复合物可激活补体，产生趋化因子；大量的中性多核细胞进入关节滑膜组织和滑膜液内，许多免疫复合物被中性多核细胞所吞噬，使中性多核细胞产生脱颗粒反应，释放出已被激活了的蛋白水解酶和致炎因子，导致软骨破坏和关节滑膜组织的炎症反应。

目前认为RA是抗原提呈细胞（APC）和$CD4^+$细胞互相作用的结果。APC呈现复杂的主要组织相容性复合物类分子Ⅱ（MHC-Ⅱ）和抗原多肽，与T细胞表面受体（TCR）结合；随后巨噬细胞等被激活并分泌前炎症细胞因子如IL-1和TNF-α等，激活关节软骨周围的滑膜成纤维细胞和软骨细胞，分泌降解糖蛋白和胶原的多种酶，导致组织破坏。

近年来滑膜活检与关节组织学指标对比研究显示，活动性关节炎与巨噬细胞、TNF-α和IL-6明显相关，而与T细胞相关性不显著。另外，抗$CD4^+$T细胞治疗效果不如巨噬细胞来源产物，如TNF-α可溶性受体（sTNF-αR），IL-1受体拮抗剂（IL-1Rα）或TNF-α嵌合体单克隆抗体（mAb）。表明在RA的病理生理过程中，巨噬细胞较T细胞可能起着更为主要的作用。但对于滑膜巨噬细胞的激活及其产生的大量前炎症细胞因子的机制，以及在类风湿性滑膜炎中这些细胞如何变成了自主性分泌细胞等问题，目前仍不清楚。

（二）类风湿关节炎的药物治疗原则、治疗方案及治疗现状

RA治疗目的在于控制病情，改善关节功能和预后。强调早期治疗、联合用药和个体化治疗的原则。

1. 一般治疗　强调患者教育及整体和规范治疗的理念。适当的休息、理疗、体疗、外用药、正确的关节活动和肌肉锻炼等对于缓解症状、改善关节功能具有重要作用。

2. 药物治疗

（1）糖皮质激素：该类药物能迅速改善关节肿痛和全身症状。对重症类风湿关节炎伴有心、肺或神经系统等受累的患者，可给予短效激素，其剂量依病情严重程度而定。激素治疗类风湿关节炎的原则是小剂量、短疗程。使用激素必须同时应用改善病情的抗风湿药。在激素治疗过程中，应补充钙剂和维生素D。关节腔注射激素有利于减轻关节炎症状，但过频繁的关节腔穿刺可能增加感染风险，并可发生类固醇晶体性关节炎。激素多用于伴有血管炎等关节外表现的重症类风湿关节炎、不能耐受非甾类抗炎药的类风湿关节炎患者作为“桥梁”治疗、其他治疗方法效果不佳的类风湿关节炎患者、伴局部激素治疗指征（如关节腔内注射）的情况。

（2）非甾类抗炎药：该类药物主要通过抑制环氧合酶（COX）活性，减少前列腺素合成而具有抗炎、止痛、退热及减轻关节肿胀的作用，是临床最常用的类风湿关节炎治疗药物。非甾类抗炎药对缓解患者的关节肿痛，改善全身症状有重要作用。

（3）改善病情抗风湿药（DMARD）：该类药物较非甾类抗炎药发挥作用慢，大约需1～6个月，故又称慢作用抗风湿药（SAARD）。这些药物可延缓或控制病情的进展，常用于治疗类风湿关节炎的改善病情抗风湿药包括如下几种。

1）甲氨蝶呤：口服、肌内注射或静脉注射均有效，必要时可与其他改善病情抗风湿药联用。常见的不良反应有恶心、口腔炎、腹泻、脱发、皮疹及肝损害，少数出现骨髓抑制。偶见肺间质病

变。服药期间应适当补充叶酸，定期查血常规和肝功能。

2）来氟米特：主要用于病情重及有预后不良因素的患者。主要不良反应有腹泻、瘙痒、高血压、肝酶增高、皮疹、脱发和白细胞下降等。因有致畸作用，故孕妇禁服。服药期间应定期查血常规和肝功能。

3）柳氮磺吡啶：可单用于病程较短及轻症类风湿关节炎，或与其他改善病情抗风湿药联合治疗病程较长和中度及重症患者。主要不良反应有恶心、呕吐、腹痛、腹泻、皮疹、转氨酶增高，偶有白细胞、血小板减少，对磺胺过敏者慎用。服药期间应定期查血常规和肝功能、肾功能。从小剂量逐渐加量有助于减少不良反应。

4）羟氯喹（hydroxychloroquine，HCQ）：可单用于病程较短、病情较轻的患者。对于重症或有预后不良因素者应与其他改善病情抗风湿药合用。该药起效缓慢，服用后2～3个月见效。用药前和治疗期间应每年检查1次眼底，以监测该药可能导致的视网膜损害。

病情较重、有多关节受累、伴有关节外表现或早期出现关节破坏等预后不良因素者应考虑2种或2种以上改善病情抗风湿药的联合应用。主要联合用药方法包括甲氨蝶呤、来氟米特、羟氯喹及柳氮磺吡啶中任意2种或3种联合。应根据患者的病情及个体情况选择不同的联合用药方法。

（4）生物制剂：生物制剂是目前积极有效控制炎症的主要药物，减少骨破坏，减少激素的用量和骨质疏松。治疗类风湿关节炎的生物制剂主要包括肿瘤坏死因子（TNF）-α拮抗剂、IL-1和IL-6拮抗剂、抗CD20单抗以及T细胞共刺激信号抑制剂等。

1）肿瘤坏死因子-α拮抗剂：该类制剂主要包括依那西普、英夫利西单抗和阿达木单抗。与传统的改善病情抗风湿药相比，肿瘤坏死因子-α拮抗剂的主要特点是起效快、抑制骨破坏的作用明显、患者总体耐受性好。这类制剂可有注射部位反应或输液反应，可能有增加感染和肿瘤的风险，偶有药物诱导的狼疮样综合征以及脱髓鞘病变等。

2）白介素-6拮抗剂（tocilizumab）：主要用于中重度类风湿关节炎，对肿瘤坏死因子-α拮抗剂反应欠佳的患者可能有效。常见的不良反应是感染、胃肠道症状、皮疹和头痛等。

3）白介素-1拮抗剂：阿那白滞素（anakinra）是目前唯一被批准用于治疗类风湿关节炎的IL-1拮抗剂。其主要不良反应是与剂量相关的注射部位反应及可能增加感染概率等。

（5）植物药制剂

1）雷公藤：对缓解关节肿痛有效，是否减缓关节破坏尚乏研究。主要不良反应是性腺抑制，一般不用于生育期患者。

2）白芍总苷：不良反应较少，主要有腹痛、腹泻、纳差等。

（三）类风湿关节炎药物治疗新进展

动物试验证实干细胞移植可从根本上治愈自身免疫病，对患者进行造血干细胞移植（HSCT）治疗并辅以大剂量免疫抑制剂已成为近年来免疫治疗RA的热点，但目前仅适合少数对DMARD疗效差的进展期患者。

（1）抗CD20单抗：利妥昔单抗主要用于肿瘤坏死因子-α拮抗剂疗效欠佳的活动性类风湿关节炎。常见的不良反应是输液反应，静脉给予糖皮质激素可将输液反应的发生率和严重度降低。其他不良反应包括高血压、皮疹、瘙痒、发热、恶心、关节痛等，可能增加感染概率。

（2）细胞毒T淋巴细胞相关抗4-免疫球蛋白（CTLA4-Ig）：阿巴西普（abatacept）用于治疗病情较重或肿瘤坏死因子-α拮抗剂反应欠佳的患者。主要的不良反应是头痛和恶心，可能增加感染和肿瘤的发生率。

三、肿瘤的免疫治疗

肿瘤免疫（tumor immunology）是研究肿瘤抗原、机体免疫功能与肿瘤发生发展和转归的相互关系、机体对肿瘤免疫应答和肿瘤细胞逃逸免疫效应的机制及肿瘤的免疫诊断和免疫防治的科学。肿瘤的发生与发展主要是由于人体防御系统对癌细胞失去调节和控制，导致机体和肿瘤之间失衡。因此，调动机体固有免疫功能去抵御、杀伤并最终消灭癌细胞对于治疗癌症至关重要。肿瘤免疫治疗就是通过人为的干预，激发和调动机体的免疫系统，增强抗肿瘤免疫力，从而控制和杀伤肿瘤细胞。免疫治疗是继手术治疗、放射治疗和化学治疗这三大常规治疗之后的第四种肿瘤治疗模式。

（一）肿瘤的抗体治疗

1. 单克隆抗体(MAb) MAb抗肿瘤的作用的机制主要是通过活化补体，构成复合物与细胞膜接触产生补体依赖性细胞毒作用，引起靶细胞的溶解和破坏，以及激活抗体依赖细胞，发挥其抗体一来细胞毒作用破坏肿瘤细胞。还有一些抗体通过封闭肿瘤细胞表面的受体，以阻断细胞生长因子与之受体结合诱发的促细胞增殖作用。

20世纪70年代，George Kohler和Cesar Milstein发明了杂交瘤技术用于单克隆抗体的制备，自此MAb在肿瘤诊断中得到了迅速的发展。1982年，Levy等应用抗独特型单克隆抗体诱导B细胞淋巴瘤患者病情的缓解，第一次有效地利用单克隆抗体治疗人类肿瘤。1986年，美国FDA批准了第一个抗体药物Muronomab-CD5（Orthoclon OKT3）用于器官移植排斥反应治疗后，带动了单克隆抗体类药物的迅猛发展。目前，FDA已批准20多个单克隆抗体上市，其中11个是抗肿瘤治疗的靶向抗体。利妥昔单抗是美国FDA于1997年11月批准的首个用于治疗表达CD20的复发性、难治性的低分化B细胞淋巴瘤的单抗，是人鼠嵌合型抗CD20单克隆抗体；曲妥安珠单抗是一种针对HER-2/neu的重组人源化IgG单克隆抗体，能特异地作用于Her-2过度表达的乳腺癌细胞，主要用于治疗实体瘤乳腺癌；贝伐单抗是抗VEGF的人源化单抗，主要通过中和VEGF阻断其与内皮细胞上的受体结合，抑制肿瘤血管生成发挥抗肿瘤效应，被FDA批准治疗转移性结肠癌，同时推荐可以用于治疗转移性肺癌、乳腺癌、肾癌和胶质母细胞瘤等。除了上述已经应用于临床的单克隆抗体外，伴随着肿瘤干细胞的理论的日渐成熟，针对肿瘤干细胞的表面分子的单克隆抗体正处于研究阶段，并且取得了一定的效果。例如：小鼠抗人抗-ABCB5单克隆抗体，可有效抑制肿瘤的生长。CD44单克隆抗体可以阻断肿瘤干细胞的归巢用于消灭慢性粒细胞性白血病及急性骨髓性白血病的白血病干细胞。

2. 限制免疫反应的小分子 近年来基于免疫结合点寻找开发肿瘤免疫治疗的小分子化合物成为肿瘤治疗研究的热点。目前在临床上使用的免疫结合点抑制因子主要针对T淋巴细胞抗原（CTLA-4）的抗体；另一针对CD8阳性T细胞的程序性死亡因子PD1/PD-L1的抗体。抗CTLA-4单抗是一种能够有效阻滞细胞毒性T淋巴细胞抗原（CTLA-4）的单克隆抗体。2011年3月25日美国FDA批准此单抗用于治疗晚期黑色素瘤。

PD-1（programmed death protein 1），全称为程序性死亡受体1，是一个非常重要的免疫检查点（immune checkpoint），属于B7-CD28受体超家族成员。PD-L1主要表达于活化的CD4和CD8T细胞，它有两个配体PDL-1和PDL-2。PD-L1与其受体PD-1结合后，可向T细胞传递免疫抑制信号，抑制T细胞免疫，对机体的免疫应答起到抑制的效应。新型抗PD-1抗体可以阻断PD-1对T细胞的抑制作用，从而激活肿瘤患者体内的免疫细胞杀瘤效应。纳武利尤单抗（nivolumab）是2006年第一个用于肿瘤临床试验的PD-1抑制剂，从2006年启动的第一个程序性死亡受体1（programmed cell death 1，PD-1）抑制剂应用于肿瘤的临床试验开始，本品与化疗及靶向治疗一起成为非小细胞肺癌的主要治疗手段。除了在肺癌中的研究，PD-1抑制剂帕博利珠单抗在恶性黑色素瘤的治疗中，也具有非常明显的疗效。

（二）肿瘤的疫苗治疗

2006年，美国FDA批准了人类历史上第一个肿瘤疫苗（tumor vaccine）——宫颈癌预防疫苗“Gardasil”，本品能够有效预防人乳头瘤状病毒（HPV）16/18型感染，长达5.5年以上。截止到2013年7月，全世界共有近8 000个肿瘤疫苗方案正在进行各期临床试验研究。肿瘤疫苗的原理将肿瘤抗原以多种形式如：肿瘤细胞、肿瘤相关蛋白或多肽、表达肿瘤抗原的基因等，注入患者体内，克服肿瘤引起的免疫抑制状态，增强免疫原性，激活患者自身的免疫系统，诱导机体细胞免疫和体液免疫应答，从而达到控制或清除肿瘤的目的。

目前，已上市和正在开发中的肿瘤疫苗大致可分为4类，分别是：全细胞疫苗、肿瘤多肽疫苗、基因工程疫苗和抗体肿瘤疫苗。

1. 全细胞疫苗 根据细胞来源又可分为肿瘤细胞疫苗和树突状细胞（DC）疫苗。在肿瘤特异性抗原尚未明确的情况下，肿瘤全细胞疫苗有其独特的优势。肿瘤全细胞疫苗包含了全系列的肿瘤相关抗原（TAA），富含 CD8T 细胞 CD4 辅助 T 细胞的抗原表位，能同时表达 MHCⅠ和Ⅱ类限制抗原，引起全面有效的抗肿瘤应答、诱导形成长效记忆 T 细胞。肿瘤全细胞疫苗的传统制备方法是采用物理、化学或生物方法（紫外线照射、加热和神经氨酸酶等）处理选取自体或同种异体肿瘤细胞，该疫苗保留了免疫原性但无致瘤性。随着现代生物技术的发展，目前已能实现目的基因片段在肿瘤细胞的导入，如：MHC-1 分子、共刺激细胞因子（IL-2、IL-12 和 GM-CSF）等，免疫原性进一步提高。DC 作为功能最强的专职 APC，是引发肿瘤抗原强免疫应答的关键。但肿瘤宿主体内肿瘤 DC 浸润较少且功能受损，因此将载有肿瘤抗原的宿主 DC 进行体外培育，制备 DC 肿瘤疫苗，是获得肿瘤宿主强免疫应答的有效策略。2010 年 4 月，美国 FDA 批准了首个以 DC 为主要效应细胞的自体细胞免疫治疗药物 sipuleucel-T（Provenge），其适应证为无症状或轻微症状的转移性去势抵抗性前列腺癌。

2. 多肽疫苗 采用肿瘤细胞表面洗脱的抗原多肽或肿瘤细胞内部异常表达的蛋白制备多肽疫苗，具有特异性强、安全性高的优点。进一步对氨基酸残基修饰、氨基酸序列改变或者制备热休克蛋白 - 肽复合物，不仅可有效提高多肽抗原的特异性，而且避免与宿主细胞相似导致自身免疫。多肽疫苗的目的在于把体内高剂量的肿瘤抗原多肽传递给 APC 表面的空 MHC 分子。相比于肿瘤细胞疫苗、基因工程疫苗等传统疫苗，多肽疫苗具有特异性高、安全性好、重复性好等优点。在使用过程中，多肽疫苗常常需要使用 KLH 等佐剂以增强免疫效应。

3. 基因工程疫苗 利用基因工程技术将编码肿瘤特异性抗原的基因负载到重组病毒载体或质粒 DNA 上，直接注入人体。借助载体本身或者人体基因表达系统，能持续引起特异性的体液免疫和细胞免疫，这是基因工程疫苗较其他肿瘤疫苗无法比拟的优势，因而成为肿瘤生物治疗研究的热点。研究证明，将编码细胞因子、细菌蛋白的 DNA 与基因工程疫苗的质粒 DNA 融合，可以有效提高其免疫原性，引起强免疫应答。近年来，肿瘤基因修饰疫苗的研究取得了较好的成就，但是有些问题有待进一步探讨和解决：缺乏较为一致的严格的评价指标，难以对各家报道的研究结果进行分析比较；需要寻找新的基因导入肿瘤细胞的方法及基因转运载体系统；细胞因子具有促进及抑制免疫系统的双向功能，因此必须合理使用细胞因子。

4. 抗体肿瘤疫苗 根据依赖抗体细胞介导的细胞毒性作用（ADCC）理论设计的单克隆抗体肿瘤疫苗，是疫苗发展的一个新方向。单抗与相应的抗原能高度特异性结合，具有较好的分子靶向功能。目前，单克隆抗肿瘤药物有两类：一是抗肿瘤的单抗；二是抗肿瘤单抗耦联物，或称免疫偶联物。单克隆抗体药物与肿瘤抗原结合，共同刺激 DC，激发 CD8T 细胞作用，这项技术在黑色素瘤和乳腺癌治疗上获得显著进展。

（三）肿瘤的免疫细胞治疗

肿瘤的免疫细胞治疗在治疗肿瘤的历史上备受关注，其显著的疗效攻克了肿瘤治疗史上一个个难题。

在没有外界干预的情况下，人体内可以识别肿瘤细胞的 T 细胞数目非常少，占比不足十万分之一。细胞治疗又称为细胞过继免疫治疗（adoptive T cell transfer，ACT），是试图通过外界修饰，让普通 T 细胞成为能够识别肿瘤细胞的 T 细胞，从而引发对肿瘤细胞的免疫作用。过继性细胞免疫治疗根据其发展历程依次为自体淋巴因子激活的杀伤细胞（lymphokine-activated Killer，LAK）、自体肿瘤浸润性淋巴细胞（tumor infil-trating lymphocytes，TIL）、自然杀伤细胞（natural killer cell，NK）、细胞因子诱导的杀伤细胞（cytokine-induced killer，CIK）、细胞毒性 T 细胞（cytotoxicT lymphocyte，CTL）以及经基因修饰改造的 T 细胞（CAR-T、TCR-T）。

1. 肿瘤浸润性淋巴细胞（TIL） 是从肿瘤部位分离出的淋巴细胞，在体外经 IL-2 等细胞因子扩增后产生，其表型以 CD4T 细胞和 CD8T 细胞为主，具有一定的肿瘤特异性和 MHC 限制性。尽管 TIL 治疗黑色素瘤表现出了强大的细胞增殖能力和杀伤作用，但在其他肿瘤中并未出现类似疗效。

2. NK 细胞 免疫治疗相关抗体已经用于黑色素瘤、肺癌和肾癌的治疗。NK 细胞属于先天免疫系统，与T细胞不同，在发挥抗肿瘤效应前，不需要肿瘤特异性识别或者克隆扩增。NK细胞抗肿瘤效益，受细胞表面上大量受体的控制。

3. CIK细胞 是外周血单个核细胞经抗CD3单克隆抗体，以及IL-2、IFN-γ、和IL-1α等细胞因子体外诱导分化获得的NK样T细胞，呈CD3、CD56表型，既具有非MHC限制性特点，又有T淋巴细胞抗肿瘤活性。

4. CTL细胞 是机体特异性抗肿瘤免疫的主要效应细胞，其制备过程为：分离肿瘤细胞；调变肿瘤细胞：用直接导入方法或逆转录酶介导的转移方法向肿瘤细胞导入B7基因，并检测肿瘤细胞表达B7分子情况；诱导CTL：用调变修饰后的肿瘤细胞与效应细胞共培养，诱导高活性的CTL；分离CTL细胞用于临床治疗。

（四）肿瘤的溶瘤治疗

1991年，Martuza等人在*Science*杂志发表文章，称转基因HSV在恶性胶质瘤治疗中有一定的效果以后，采用HSV进行的溶瘤病毒治疗就日益受到关注。其原理是通过对自然界存在的一些致病力较弱的病毒进行基因改造制成特殊的溶瘤病毒，利用靶细胞中抑癌基因的失活或缺陷从而选择性地感染肿瘤细胞，在其内大量复制并最终摧毁肿瘤细胞。同时它还能激发免疫反应，吸引更多免疫细胞来继续杀死残余癌细胞。近几十年来，溶瘤病毒治疗引起了广泛关注，相关研究取得了巨大进展。

新城疫病毒（newcastle disease virus，NDV）、单纯疱疹病毒-1（herpes simplex virus-1，HSV-1）、呼肠孤病毒（reovirus）、溶瘤腺病毒（oncolytic adenovirus）等是由嗜肿瘤特性而被用来改造成溶瘤病毒。它们能特异性识别并感染肿瘤细胞，最终导致细胞溶胀而摧毁肿瘤细胞，但无法在正常机体细胞内复制而不具有杀伤作用，理论上具有更高的抗肿瘤效应和更低的副作用。

目前研究最深入的溶瘤病毒包括腺病毒和Ⅰ型单纯疱疹病毒（herpes simplex virus，HSV）等，自从Martuza等1991年在*Science*杂志称转基因HSV在恶性胶质瘤治疗中有一定的效果以后，采用HSV进行的溶瘤病毒治疗就日益受到关注，目前这种治疗已经进入临床试验阶段。

溶瘤病毒通过细胞表面分子入侵到肿瘤细胞中，因而溶瘤病毒治疗的有效策略之一就是要改造出具有特异性的溶瘤病毒，再以那些在肿瘤细胞中过度表达的特异性受体为靶向，将病毒入侵到肿瘤细胞中并行使后续的各项功能。人表皮生长因子受体-2（human epidermal growth factor receptor-2，HER-2）就是这样一个特异性的受体，它在1/4的乳腺癌和卵巢癌患者中过度表达。美国每年新增20万例乳腺癌及卵巢癌患者，因此如果能够成功进行溶瘤病毒治疗，将造福于这些患者和他们的家庭。

美国俄亥俄州立大学的研究人员开发出一种全新的肿瘤攻击病毒（tumor-attacking virus），不但能够杀死大脑内的肿瘤细胞，还能够阻断肿瘤内血管的生长。该研究表明，这种能够杀死肿瘤的溶瘤病毒（oncolytic viruses）如果携带能够抑制血管生长的蛋白vasculostatin，那么或许能够更有效的治疗浸润性脑部肿瘤。

（五）肿瘤的生物反应调节剂治疗

肿瘤生物反应调节剂（biological response modifiers，BRM）又名生物调节剂，是免疫治疗剂的新术语。凡某一类物质主要通过免疫系统直接或间接增强机体的抗肿瘤效应，并对肿瘤有治疗效果的药剂或方法，都可称为生物反应调节剂。

某些中药、多糖类（如香菇多糖、灵芝多糖、云芝多糖等）及微量元素也能促进免疫功能，均可以作为生物调节剂。

生物调节剂具有多种功能和用途。它可以增强机体的抗肿瘤功能、诱导肿瘤细胞分化成熟为正常细胞；降低免疫抑制效应，增强机体对有毒物质的耐受能力及直接增强机体的防御能力；增强化学药物、放射治疗及手术治疗等对肿瘤的疗效及减少其副作用。还能治疗各种病毒感染性疾病如病毒性肝炎、艾滋病等。尽管目前BRM疗法还只是初步的探索，但是给癌症患者带来了希望。

（六）肿瘤的免疫节点抑制药治疗

免疫节点抑制剂是一类新兴的抗肿瘤药物，主要机制为增强机体自身的肿瘤特异性免疫，但很多患有自身免疫病的肿瘤患者常无法选择肿瘤免疫治疗。有研究发现，自身免疫病患者行免疫治疗时自体免疫毒性反应会显著提升，这种情况下，有大量的肿瘤患者因为自体免疫病被排除在免疫治疗之外。而自体免疫病的发病率常较高，因此有必要研究自身免疫病患者在接受免疫节点抑制剂治疗后的临床表现和治疗结果。近期 *JAMA Oncology* 杂志刊登了 Johnson 团队最新研究成果，该文章纳入了 30 例接受 Ipilimumab 治疗的伴有自身免疫病的黑色素瘤患者。这些患者伴有多种不同类型的自身免疫病，如类风湿关节炎、银屑病、溃疡性结肠炎、多发性硬化症。研究结果显示，Ipilimumab 治疗中 8 例（27%）出现自身免疫病恶化，不过病情均在皮质类固醇治疗后得到控制；10 例（33%）出现典型的免疫相关不良反应（3～5 级），病情在皮质类固醇或英夫利昔单抗治疗后得到控制；15 例（50%）未表现出任何自身免疫病恶化或免疫相关不良反应。之前认为免疫节点抑制剂与免疫相关不良反应有关，这使得肿瘤科医生不敢轻易使用该类型药物。研究表明，在严格的临床监测环境下，Ipilimumab 治疗自体免疫病肿瘤患者具有可控的安全性和有效性。

（李　俊）

参考文献

[1] BILMON I A，KWAN J，GOTTLIEB D，et al. Haploidentical bone marrow transplants for haematological malignancies using non-myeloablative conditioning therapy and post-transplant immunosuppression with cyclophosphamide：results from a single Australian centre[J]. Intern Med J，2013，43：191-196.

[2] FANG C B，ZHOU D X，ZHAN S X，et al. Amelioration of experimental autoimmune uveitis by leflunomide in Lewis rats[J]. PLoS One，2013，8（4）：e62071.

[3] FAN Y，LU Y，WANG D，et al. Effect of epimedium polysaccharide-propolis flavone immunopotentiator on immunosuppression induced by cyclophosphamide in chickens[J]. Cell Immunol，2013，281（1）：37-43.

[4] WEINBLATT M E，BINGHAM C O，MENDELSOHN AM，et al. Intravenous golimumab is effective in patients with active rheumatoid arthritis despite methotrexate therapy with responses as early as week 2：results of the phase 3，randomised，multicentre，double-blind，placebo-controlled GO-FURTHER trial[J]. Annals of the rheumatic diseases，2013，72（3）：381-389.

[5] SCHOENFELD S R，KASTURI S，COSTENBADER K H. The epidemiology of atherosclerotic cardiovascular disease among patients with SLE：A systematic review[J]. Semin Arthritis Rheum，2013，43（1）：77-95.

[6] 李俊. 临床药理学 [M]. 北京：人民卫生出版社，2013.

[7] 郭振红，曹雪涛. 肿瘤免疫细胞治疗的现状及展望 [J]. 中国肿瘤生物治疗杂志，2016，23（2）：149-160.

[8] 袁瑛，唐秀珺，沈虹. 2018 年新上市肿瘤靶向及免疫治疗药物研究进展 [J]. 浙江医学，2019，41（01）：7-11，32.

[9] 张小蒙. 雷公藤的药理作用和临床应用研究进展 [J]. 临床合理用药杂志，2012，5（20）：180-180.

[10] 罗文武，刘姣，朱元东，等. 重组卡介苗的应用研究及进展 [J]. 山东畜牧兽医，2016，37（4）：47-49.

[11] 杨燕宁，朱伽月，宋秀胜，等. 环孢素 A 临床应用的研究进展 [J]. 国际眼科杂志，2017，17（3）：463-466.

[12] 王济远. 阿克他利治疗类风湿关节炎患者的临床疗效 [J]. 中国药物经济学，2015，0（10）：36-38.

[13] 刘阿兰，班春景. 英夫利西单抗在炎症性肠病应用进展 [J]. 安徽卫生职业技术学院学报，2016，15（1）：101-103.

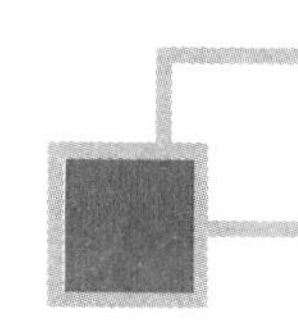

第三十八章　治疗勃起功能障碍与良性前列腺增生药

勃起功能障碍（erectile dysfunction，ED），俗称阳痿，是指阴茎持续或反复不能达到和 / 或维持足够的勃起进行满意性生活的一种成年男性疾病症状。目前全球约 20% 成年男性患有 ED，其患病率随着年龄的增长而增高。根据病因的不同，ED 可分为器质性 ED、功能性 ED 和混合性 ED。药物治疗是 ED 治疗的重要手段。

良性前列腺增生（benign prostatic hyperplasia，BPH）是引起中老年男性排尿障碍最为常见的一种良性疾病，主要表现为前列腺间质和腺体成分的增生、前列腺体积增大、膀胱出口梗阻和下尿路症状。BPH 通常发生于 40 岁以后男性，多在 50 岁以后出现临床症状。患病率到 60 岁时超过 50%，80 岁时高达 83%，其发病率随着年龄的增长而增高，严重影响老年男性生活质量，需要积极的药物治疗，部分患者甚至需要手术治疗。

BPH 是中老年男性出现下尿路症状的最常见病因，近年来人们注意到 BPH 导致的下尿路症状与 ED 之间存在联系，两者在发病群体、病理生理、药物治疗等方面关联密切，本章一并介绍 ED 与 BPH 的治疗药物。

第一节　勃起功能障碍的病理生理和发病机制

阴茎勃起是一种复杂的神经血管反应。阴茎海绵体平滑肌和动脉血管平滑肌松弛，阴茎海绵体内压低于收缩压，血液流入阴茎海绵体使其膨大，膨大的海绵体压迫静脉使血流回流受阻，从而使阴茎勃起。中枢神经系统对阴茎勃起的调控机制复杂，目前认为下丘脑 DA 能神经可能发挥重要作用。副交感神经兴奋，阴茎勃起；交感神经兴奋，阴茎疲软。

阴茎海绵体平滑肌及动脉血管平滑肌松弛是勃起的关键，多种信号分子如一氧化氮（nitric oxide，NO）、前列腺素 E_1、硫化氢等参与调控。副交感神经兴奋，神经末梢释放乙酰胆碱作用于血管内皮细胞，促进 NO 的生成释放。NO 是维持阴茎海绵体平滑肌松弛的关键递质，NO 进入海绵体平滑肌细胞，激活可溶性鸟苷酸环化酶（soluble guanylatecyclases，sGC），促进三磷酸鸟苷（GTP）转化为环磷酸鸟苷（cGMP），产生大量的 cGMP 可活化蛋白激酶，同时抑制胞内肌质网内 Ca^{2+} 释放，使平滑肌松弛。

阴茎勃起是一个复杂的过程，涉及海绵体、血管、心理、神经、激素等因素，任一因素的异常均可导致 ED。ED 的病因和危险因素众多，包括年龄、心理因素、泌尿生殖系统疾病、心血管疾病、神经疾病、内分泌疾病以及不良嗜好等。

人们从不同角度不同层面对 ED 发病机制展开研究，取得进展。普遍认为血管内皮功能障碍是引发 ED 一个重要的病理生理机制，激素水平如睾酮缺乏可加速其发展。NO-cGMP 信号通路是 ED 发病的关键通路，阴茎正常勃起依赖于 NO-cGMP 通路信号的激活，而该通路信号下调可致 ED。平滑肌收缩不仅依赖 Ca^{2+} 调节，还可以通过 Rho 激酶信号通路调节。Rho 激酶通路异常可损坏平滑肌松弛能力，也可引发 ED。流行病学研究表明，ED 与代谢综合征（糖尿病、肥胖、高血压、高脂血症等）相关，后者病理状态下活性氧自由基水平升高，氧化损伤 sGC，而 sGC 的功能丧失可导致阴茎海绵体等组织的平滑肌高度收缩。

第二节 常见治疗勃起功能障碍药

一、5 型磷酸二酯酶抑制剂

西地那非

【药理作用和临床应用】

药理作用：5 型磷酸二酯酶（phosphodiesterase-5，PDE-5），在阴茎海绵体内高度表达，催化 cGMP 降解为 5′cGMP，负性调控 NO-cGMP 信号通路。西地那非（sildenafil）结构与 PDE-5 催化底物 cGMP 相似，选择性抑制 PDE-5，使 cGMP 降解速度减慢，产生 cGMP 的蓄积作用，促进阴茎勃起。离体实验显示，西地那非对离体阴茎海绵体平滑肌无直接松弛作用，表明该药在性刺激时方能起作用。西地那非在较高剂量时可抑制存在于视网膜内 PDE-6，影响视觉。

临床应用：治疗各类 ED。性生活前 1 小时口服，性刺激后方能起效。

【体内代谢及影响因素】 食物影响西地那非吸收，宜空腹服用。口服生物利用度 40%，血药浓度达峰时间约 1 小时。血浆蛋白结合率为 96%，组织分布良好，表观分布容积为 105L。肝脏代谢为主，主要代谢酶是 CYP3A4，其次为 CYP2C9。代谢产物 N- 去甲西地那非有活性，作用强度约为西地那非的一半。该药大部分以代谢产物的形式随粪排泄，小部分随尿排泄，西地那非及其代谢产物半衰期约 4 小时。重度肝或肾功能不全减慢该药的消除速度，伴有严重肝、肾功能损害的患者用药时需调整剂量。

【药物相互作用和不良反应及处理】

药物相互作用及处理：西地那非与硝酸酯类药物合用，两者均上调 NO-cGMP 通路信号，使血管平滑肌松弛，可引起严重的低血压和冠状动脉血流量降低，患者有晕厥、休克的危险。严禁 PDE-5 抑制剂与硝酸酯类药物同时服用，正在接受硝酸酯类药物治疗的患者禁用本类药物。有严重心血管疾病的患者、近期有心脏病发作史和卒中史的患者慎用。ED 患者服用西地那非后发生心绞痛，在西地那非服用的 24 小时内，不可服用硝酸甘油；西地那非服用 24 小时后，应在密切观察下，患者才可接受硝酸甘油的治疗。西地那非与肝药酶 CYP3A4 抑制剂（红霉素、酮康唑、西咪替丁等）合用，抑制西地那非代谢，使其血药浓度升高，作用增强，需注意调整本药剂量；反之，西地那非与肝药酶 CYP3A4 诱导剂（利福平、卡马西平、苯妥英钠等）合用，加快西地那非代谢，使其血药浓度降低，作用减弱或失效，亦需调整剂量。

不良反应及处理：多为一过性轻微不良反应，常见不良反应为头痛、面部潮红和鼻塞等与血管扩张有关的症状。可出现与贲门括约肌松弛有关的消化不良症状；与 PDE-6 抑制有关的视觉异常表现（通常为一过性蓝绿色盲）。个例报告勃起时间延长（超过 4 小时）和异常勃起（痛性勃起超过 6 小时）。异常勃起应立即就诊，否则阴茎组织可受到损害，导致永久性的勃起功能丧失。若出现单眼或双眼突然视力丧失，应立即停用本药。

【临床应用现状分析与展望】 1998 年西地那非问世，是 ED 药物治疗的突破性进展，该药对各种原因、各年龄段、不同程度的 ED 均有治疗效果（57%～90%）。西地那非显著的疗效，开启了高选择性 PDE-5 抑制药的研发热潮，随后上市他达拉非（tadalafil）、伐地那非（vardenafil）、阿伐那非（avanafil）等，这些 PDE-5 抑制药作用机制相同，治疗效果相似，但其化学结构不同因而药代动力学、安全性等方面存在一定的差异（表 38-1）。该

表 38-1 PDE-5 抑制剂的差异

药物	起效时间 /min	持效时间 /h	食物影响	不良反应
西地那非	30～60	12	高脂饮食减弱效能	头痛、面部潮红、消化不良等
伐地那非	30～60	10	高脂饮食减弱效能	头痛、面部潮红、鼻塞、消化不良等
他达拉非	60～120	36	不受进食影响	头痛、消化不良、背痛、肌痛、鼻塞、面部潮红等
阿伐那非	15～30	6	不受进食影响	头痛、面部潮红等

类药物可口服，疗效较佳，不良反应相对轻微，已成为ED治疗药物的一线用药。

二、睾酮替代疗法

十一酸睾酮

【药理作用和临床应用】

药理作用：十一酸睾酮（testosterone undecanoate）补充性腺功能减退ED患者的雄激素水平，增强性欲，恢复正常勃起功能。

临床应用：对于原发性睾丸功能减退所致的性腺功能减退ED，睾酮外源性替代治疗效果佳；亦可用于治疗继发性性腺功能低下的ED。

【体内代谢及影响因素】口服易吸收，一部分药物在肠壁内水解为睾酮，经肝迅速代谢失活，部分药物经淋巴系统吸收。半衰期短，约1.4小时。肌内注射药效约为口服的6倍，作用时间可显著延长。十一酸睾酮与类脂质合用时，可经淋巴系统吸收，可部分避免首过消除。

【药物相互作用和不良反应及处理】

药物相互作用及处理：十一酸睾酮与肝药酶抑制剂合用，后者抑制十一酸睾酮代谢，使其血药浓度升高，作用增强，需注意调整本药剂量。反之，与肝药酶诱导剂合用，加快代谢，使其血药浓度降低，作用减弱或失效，亦需调整剂量。

不良反应及处理：刺激前列腺增生、改变性欲，还可引起水钠潴留、血红蛋白升高、低氯血症等。前列腺癌患者禁用，心脏病、肾病、前列腺增生患者慎用。

【临床应用现状分析与展望】Meta分析显示睾酮替代疗法改善ED的效果与血清睾酮水平有关，证实有性腺功能减退症的ED可采用睾酮替代疗法，如用十一酸睾酮或丙酸睾酮。若睾酮替代治疗3个月内症状明显改善，提示ED与睾酮水平降低有关，可以继续治疗；若症状未有明显改善，应停止睾酮替代治疗，重新查证病因。有报道，睾酮替代治疗可使前列腺癌发生率有所增加，但与安慰剂比较未有显著差异。为慎重起见，注意对患者定期随访观察，对怀疑罹患前列腺癌患者禁用睾酮替代治疗。

三、多巴胺受体激动药

阿扑吗啡

【药理作用和临床应用】

药理作用：阿扑吗啡（apomorphine）是多巴胺受体激动剂，激动下丘脑室旁核D_2受体，增强对性刺激的反应性，诱发阴茎勃起。阿扑吗啡还可通过激活一氧化氮合酶，增加NO合成，促进阴茎勃起。

临床应用：对轻度到中度ED以及精神因素导致的ED有一定的疗效。

【体内代谢及影响因素】舌下含服约30分钟起效，血药浓度达峰时间约1小时，生物利用度为16%～18%。血浆蛋白结合率为90%，体内总蛋白结合率大于99.9%，分布广泛，容易进入中枢，脑组织药物浓度是血药浓度的6倍。肝脏代谢失活，主要以代谢物形式经肾排泄，半衰期约45分钟。口服几乎不吸收，故吞服无效。

【药物相互作用和不良反应及处理】

药物相互作用及处理：阿扑吗啡与硝酸酯类药物合用，因两药均可增加NO生成，有可能产生相互作用。用药后饮酒可增加低血压的发生率和程度，用药期间忌酒。另外，慎与降血压药合用。

不良反应及处理：有恶心、呕吐、出汗、嗜睡和眩晕等轻度一过性不良反应。性交期间出现胸痛应立即停止性交。出现严重头晕或昏厥，尤其是出现严重恶心、呕吐、出汗或异常发热时，应躺下并抬起双腿，昏厥感可自行缓解。

【临床应用现状分析与展望】阿扑吗啡是DA受体激动剂，抗ED作用与其兴奋下丘脑DA受体有关，但疗效有限，未能成为一线治疗药物。但是，随着性行为神经生物学机制研究进展，作用于中枢提高性欲、增强勃起反射药物仍是值得努力的研发方向。

四、前列腺素类

前列地尔

【药理作用和临床应用】

药理作用：前列地尔（alprostadil）又名前列腺素E_1（prostaglandin E_1，PGE_1），是前列腺素类

自体活性物质，具有广泛的生理作用。前列地尔兴奋阴茎海绵体前列腺素受体，激活腺苷酸环化酶，使细胞内 cAMP 上调而 Ca^{2+} 下调，引起阴茎海绵体平滑肌松弛；抑制交感神经末梢去甲肾上腺素的释放并减少海绵体组织中血管紧张素Ⅱ的释放，扩张血管，促进阴茎勃起。

临床应用：ED 治疗的一线药物无效或有明显不良反应时，可用阴茎海绵体内注射前列地尔治疗，有效率 55%～86%；或采用前列地尔尿道给药，较阴茎海绵体内注射给药其疗效偏低，但 70% 患者对该尿道给药方式较满意。

【体内代谢及影响因素】 阴茎海绵体内注射，起效快，通常 5～10 分钟可诱导勃起。尿道给药前列地尔，10 分钟内约 80% 经尿道黏膜吸收，由阴茎表浅静脉进入阴茎海绵体或通过阴茎背深静脉进入阴茎海绵体而发挥作用，用药 15 分钟内阴茎勃起。前列地尔进入血液后经肺代谢为主，肾脏排泄，血浆半衰期极短，约 4～10 分钟。

【药物相互作用和不良反应及处理】

药物相互作用及处理：与抗凝剂、血小板聚集抑制剂合用时，出血倾向增加。正在接受抗凝治疗的患者慎用本药尿道栓剂（因该制剂可引起轻微的尿道损伤和出血）。与非甾体抗炎药（如阿司匹林）有药理拮抗作用，不宜合用。

不良反应及处理：不良反应与给药途径有关。海绵体内注射前列地尔可能引起广泛性阴茎疼痛，必要时于注射前 30 分钟口服镇静止痛药或用 1% 普鲁卡因溶液稀释前列地尔；阴茎异常勃起、阴茎硬结症、海绵体纤维化则较少见。前列地尔尿道内给药的不良反应有局部疼痛、头晕和尿道出血等。出现不良反应时，应采取减慢给药速度、停药等适应措施。如阴茎勃起超过 4 小时，应立即进行治疗以避免阴茎组织损伤和勃起功能永久丧失，如出现阴茎纤维化的体征（阴茎成角、阴茎海绵体纤维化或佩罗尼病），应停止治疗。

【临床应用现状分析与展望】 前列地尔因其特殊的经肺代谢途径，使其不良反应较轻，因而是海绵体注射治疗时最常采用的药物，也是临床准予经尿道给药治疗的药物。前列地尔长期海绵体注射可引起阴茎纤维化，机制不清，但往往与注射次数有关，故须告诫患者，海绵体注射治疗每周不能超过 3 次，一旦发生，停止海绵体注射治疗，约 50% 患者纤维化会逐渐自动消退。

五、α 受体阻断药

酚妥拉明

【药理作用和临床应用】

药理作用：酚妥拉明（phentolamine）是非选择性 α 受体阻断药，通过阻断 α_1 和 α_2 受体，拮抗肾上腺素和去甲肾上腺素的作用，使血管扩张、阴茎海绵体平滑肌舒张，促进阴茎勃起。

临床应用：治疗 ED。

【体内代谢及影响因素】 口服生物利用度低，血药浓度达峰时间约 0.6～0.8 小时。肝脏代谢为主，代谢产物大多无活性并经肾排泄。口服吸收差，宜在性生活前 30 分钟服用。若采用海绵体注射用药，单次用药量仅需口服的 1/8～1/4。

【药物相互作用和不良反应及处理】

药物相互作用及处理：酚妥拉明与胍乙啶合用，体位性低血压或心动过缓发生率增高；与拟交感胺类药合用，对血管收缩功能产生相互拮抗作用。忌与铁剂配伍。

不良反应及处理：常见不良反应有低血压、心动过速、心悸、恶心、呕吐、腹泻、食欲缺乏、嗜睡、鼻塞和疲乏等。低血压患者，冠心病、心绞痛、心肌梗死及其他心脏器质性损害患者，肝肾功能不全患者，胃炎、胃溃疡患者，禁用。冠状动脉供血不足、精神病、糖尿病患者及老人慎用。过量时可用异丙肾上腺素处理。

【临床应用现状分析与展望】 在常用药物 5 型磷酸二酯酶抑制剂或前列地尔单用无效的情况下，可考虑采用酚妥拉明联用前列地尔阴茎海绵体内注射，发挥协同效应并减少不良反应。

第三节 治疗勃起功能障碍药物发展史和研究进展

一、治疗勃起功能障碍药物发展史

全球约 20% 成年男性患有 ED，可采用多种手段进行治疗，如性心理治疗、改善生活方式祛除诱因（吸烟、酗酒、肥胖等）、借助真空缩窄装置等物理治疗、阴茎假体植入和阴茎血管手术、药物治疗、中医治疗等。在临床实践过程，人们认识到理想的 ED 治疗应具备操作简单、非侵入性、无痛苦、疗效高且毒副作用小的优点。目前临床上 ED 治疗在性心理及行为治疗祛除可逆病因之后，一线疗法是口服给药；其次采用阴茎海绵体注射给药以及局部用药；手术治疗是 ED 第三线疗法，人们一直在寻找治疗 ED 高效低毒新型药物。治疗勃起功能障碍药物研发史如图 38-1。

1982 年，Virag 首次报道阴茎海绵体内注射血管活性药物罂粟碱可改善 ED，开启了 ED 新的安全有效的药物治疗，一度成为首选治疗方法，迅速被世界各地泌尿外科医师广泛采用。尽管罂粟碱是最早且一度广泛用于阴茎海绵体内注射治疗 ED，但罂粟碱存在引起阴茎持续勃起和海绵体纤维化的不良反应，单用有效率仅 45%，随着后续前列地尔等使用，罂粟碱现已不用。1986 年，人们发现阴茎海绵体内注射前列地尔治疗 ED 效果更好，副作用更少。前列地尔由于前述药动学特性，血液经肺循环一次，80% 前列地尔被肺代谢，消除速度快，作用时间短，产生异常勃起和海绵体局部纤维化概率大大减小，鉴此前列地尔很快成为阴茎海绵体注射疗法的临床常用药。

在研究阴茎海绵体内注射给药法时，人们也尝试了尿道给药法，如临床已使用前列地尔尿道给药，但所用剂量远大于阴茎海绵体内注射给药。虽然尿道给药治疗 ED 效果稍差，但侵入性小，给惧怕海绵体内注射疗法患者提供了替代治疗。此外，还尝试了经皮给药法，如 1995 年 Kim 报道应用前列地尔乳胶治疗 ED，对 63% 患者有效。

5- 羟色胺受体拮抗剂曲唑酮临床用于治疗抑郁症，治疗过程中发现曲唑酮可使性功能正常患者阴茎勃起增强，引发试用治疗 ED。1994 年 Kurt、1995 年 Lance 相继报道曲唑酮可增强阴茎勃起功能，但治疗 ED 临床效果不稳定，且药理作用广泛、毒副作用大，其中异常勃起发生率可达万分之一，限制其临床应用。另一老药新用途典型例子是阿扑吗啡。阿扑吗啡为多巴胺受体激动剂，最先用于治疗帕金森病，发现阿扑吗啡可使性功能正常患者阴茎勃起。1995 年，Heaton 等首次报道阿扑吗啡治疗 ED，70% 患者有效。目前临床采用舌下含服阿扑吗啡治疗轻度到中度 ED 以及精神因素导致的 ED，但疗效欠佳，未能成为一线的治疗药物。

ED 药物治疗里程碑事件是 1998 年美国辉瑞公司创制上市的第一个 PDE-5 抑制剂西地那非（万艾克）。该药发现萌生于新药临床试验受试者的异常举动。美国辉瑞制药公司根据西地那非抑制 PDE-5 的特性，原先设定的临床适应证是治疗心血管疾病，但临床试验效果未达预期疗效，于 1991 年宣告临床试验失败。在回收受试药中，发现受试者都不愿意交出余下药物，这一异常举动引起研究人员关注，调查发现该药对受试者性生活可显著改善，于是引发创制西地那非治疗 ED。西地那非治疗 ED 疗效显著，推动了高选择性 PDE-5 抑制药的创制热潮，2002 年他达拉非上市，伐地那非于 2004 年在我国上市，阿伐那非 2012 年上市。西地那非等 PDE-5 抑制药是目前公认的治疗 ED 首选药物。

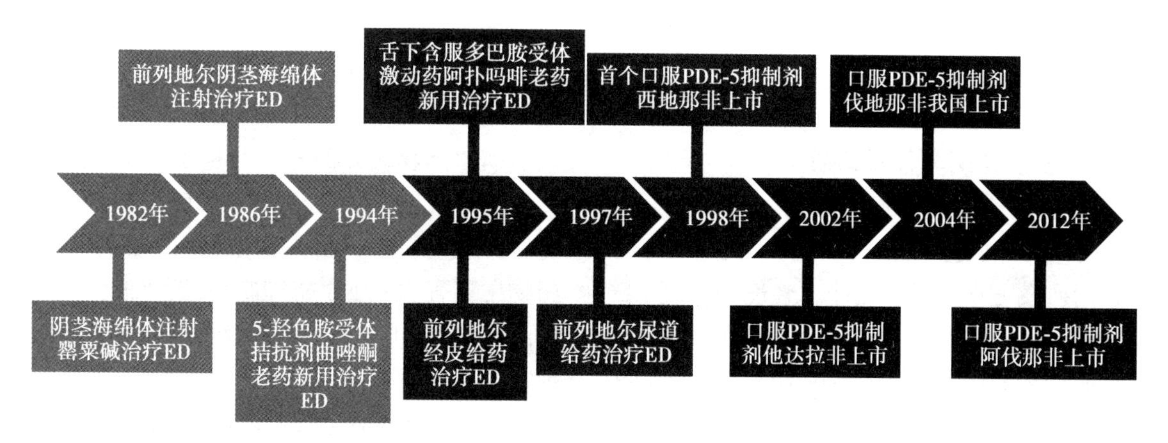

图 38-1 勃起功能障碍治疗药物研发史

二、治疗勃起功能障碍药物发展展望

（一）阴茎海绵体平滑肌松弛药

NO-cGMP 信号通路是 ED 发病的关键通路，阴茎勃起依赖于 NO-cGMP 通路信号的激活。阴茎海绵体平滑肌细胞内 cGMP 可活化蛋白激酶，同时抑制胞内肌质网内 Ca^{2+} 释放，使平滑肌松弛，上调 cGMP 水平是阴茎勃起的关键。PDE-5 催化降解 cGMP，PDE-5 抑制药选择性抑制 PDE-5，从抑制 cGMP 降解角度上调 cGMP 水平，促进阴茎勃起，是临床治疗 ED 的首选药物，高选择性高效低毒 PDE-5 抑制药仍有挖掘前景。

sGC 是 NO-cGMP 通路中的另一关键酶，催化 cGMP 的生成。生理条件下，sGC 对 NO 敏感，易被 NO 激活；病理条件下，sGC 以氧化态或无血红素结合状态存在，对 NO 敏感性急剧下降，导致 cGMP 生成障碍，可诱发 ED。近年来，人们日益关注从激活 sGC 诱导 cGMP 生成角度开发 ED 治疗新药。研究发现，sGC 激动剂可分为血红素依赖性和血红素非依赖性两类，血红素依赖性激活剂 BAY 63-2521、BAY 60-4552 等可直接激活 sGC，与 NO 呈协同作用；血红素非依赖性激活剂 BAY58-2667 等，在 sGC 处于氧化态或无血红素结合状态时，对 sGC 激活作用更为显著。这是一种新颖的酶激活机制，有望创制治疗 ED 新型药物 sGC 激动药。

阴茎海绵体平滑肌收缩不仅依赖 Ca^{2+} 调节，还受 Rho 激酶信号通路调节，Rho 激酶通路异常上调可损坏平滑肌松弛能力，也可引发 ED。有报道，Rho 激酶抑制剂法舒地尔、Y-27632、SAR407899 可促进大鼠阴茎勃起，正在开展治疗 ED 成药性评价研究。综上认为，PDE-5 抑制药、sGC 激动剂、Rho 激酶抑制剂等阴茎海绵体平滑肌松弛药的创制方兴未艾。

（二）多巴胺 D_4 受体激动剂

随着性行为中枢机制研究进展，作用于中枢提高性欲、增强勃起反射治疗 ED 药物仍是很有发展前景的研发方向。阿扑吗啡对轻度到中度 ED 以及精神因素导致 ED 有一定的疗效，起效快、勃起维持时间较长，驱使继续寻找治疗 ED 的高效低毒多巴胺受体激动剂。有报道，治疗 ED 候选新药高选择性多巴胺 D_4 受体激动剂 ABT-724 和 ABT-670 已进入Ⅱ期临床试验。

（三）基因治疗

随着 ED 研究进展，在分子水平修复阴茎损伤和恢复勃起将成为可能。有学者认为阴茎是进行基因治疗较为理想的器官，ED 基因治疗在动物实验阶段取得重要进展，但进入临床试验还是非常有限的。基因治疗是 ED 治疗潜在方案，也是未来的研发热点。

第四节 良性前列腺增生治疗药物的研究进展

BPH 的发病是多因素作用的结果，其中正常功能的睾丸和年龄增长（老年）是两个必要因素。相关因素有前列腺炎、雄激素和雌激素水平、血管病变、代谢综合征包括肥胖、高血压、高脂血症、糖尿病等以及生活方式与性活动等。BPH 发生机制较为复杂，尚不明确。首先，前列腺作为雄激素的依赖性器官，其生长、结构的维持及功能的完整均需要睾丸提供的循环雄激素的支持。睾酮在前列腺内 5α- 还原酶作用下转化为双氢睾酮，从而发挥对前列腺的刺激增长作用，导致前列腺肥大增生。其次，前列腺内间质细胞 - 上皮细胞相互作用在其生长中起着重要作用。间质细胞含有雄激素受体，将间质细胞与上皮细胞分离，上皮细胞就失去了生长能力及对雄激素的敏感性，提示雄激素作用的发挥有赖于间质 - 上皮相互作用，后者是前列腺分化、生长发育重要的内在因素。此外，前列腺组织中碱性成纤维细胞生长因子等生长因子，以旁分泌方式刺激前列腺上皮细胞增生，其在 BPH 发生发展中也发挥作用。

临床上 BPH 治疗手段有药物治疗和手术治疗。近二十多年来，随着药物治疗的进展，BPH 已经从一个急性手术型疾病转化为慢性药物治疗型疾病。药物治疗的短期目标是缓解 BPH 患者下尿路症状，长期目标为延缓 BPH 的进展以及预防合并症的发生。目前临床上用于治疗 BPH 的药物主要有 5α- 还原酶抑制剂、肾上腺素能 α_1 受体阻断剂、PDE-5 抑制剂以及毒蕈碱受体阻断剂、植物药制剂等。

5α- 还原酶有Ⅰ型和Ⅱ型两个亚型。前列腺主要表达Ⅱ型 5α- 还原酶，催化睾酮转化为双氢睾酮，双氢睾酮作用于双氢睾酮受体，促进前列腺增生，导致尿路的机械性梗阻。5α-还原酶抑制剂通过抑制5α-还原酶的活性，减缓睾酮向双氢睾酮的转化，降低前列腺中双氢睾酮的水平，进而达到缩小前列腺体积、改善排尿困难症状的目的。目前临床应用的5α-还原酶抑制剂主要有非那雄胺（finasteride，1993年进入我国市场）、度他雄胺（dutasteride，2003年英国上市，2011年我国上市）和依立雄胺（epristeride，我国开发，2010年上市），适用于治疗前列腺体积增大伴下尿路症状的BPH。对于具有BPH临床进展高危性的患者，5α-还原酶抑制剂可用于防止BPH的临床进展。5α-还原酶抑制剂起效时间较慢，一般需用药3～6个月方能见效，停药后血浆双氢睾酮水平和前列腺体积易于复旧，维持用药时间宜较长。

前列腺体、包膜和膀胱颈内平滑肌分布α_1受体，肾上腺素能α_1受体阻断剂拮抗α_1受体可松弛尿道平滑肌，使尿道闭合压力下降，缓解膀胱出口动力性梗阻，改善BPH患者下尿路症状。第一代非选择性α_1/α_2受体阻断剂酚苄明，因受体亚型选择性弱、毒副作用大，现已不用。第二代高选择性肾上腺素能α_1受体阻断剂如特拉唑嗪（terazosin）、阿夫唑嗪（alfuzosin）和坦索罗辛（tamsulosin），相比于第一代其治疗BPH效果更佳、毒副作用更少，成为目前临床应用广泛的α_1受体阻断剂。第三代α_1受体阻断剂西洛多辛（silodosin），选择性作用于前列腺和膀胱平滑肌细胞α_1受体，而对其他部位α_1受体影响较小，作用剂量小，可快速缓解BPH引起的尿路梗阻症状。但临床发现该药有逆行射精及勃起功能异常等副作用，因此有正常性生活的患者应慎重用药。α受体阻断剂作用机制在于调节前列腺、膀胱底部和颈部、尿道平滑肌的收缩，并不能根本解决前列腺生长的问题，随着时间推移前列腺仍会增生，以至于α受体阻断剂只能发挥有限作用甚至彻底失效。

研究表明BPH及其下尿路症状与ED关系密切，有学者认为BPH的下尿路症状是ED发病的一个独立因素。PDE-5抑制剂是治疗ED的一线药物，其代表性药物有西地那非、他达拉非、伐地那非等，近年发现其能够治疗BPH伴下尿路症状。PDE-5抑制剂治疗BPH伴下尿路症状的作用机制尚未阐明，可能通过以下环节发挥作用：①PDE-5广泛分布于前列腺、尿道、膀胱颈组织，通过抑制PDE-5增强NO-cGMP通路信号，从而调节前列腺、尿道、膀胱颈平滑肌的收缩；②抑制前列腺间质细胞的增殖；③改善骨盆区组织缺血缺氧等。临床试验显示，PDE-5抑制剂可显著改善BPH伴下尿路症状，2011年美国FDA批准首个PDE-5抑制剂他达拉非用于BPH和ED的综合治疗，其半衰期较长，只需每日给药1次。但是，西地那非和伐地那非半衰期较短，分别为1小时和4～5小时，因此用于治疗BPH伴下尿路症状需要多次给药。此外，BPH导致的下尿路症状与ED在发病群体、病理生理等方面存在联系，sGC激动剂、Rho激酶抑制剂等平滑肌松弛剂是否兼具治疗BPH伴下尿路症状的功效，值得探究。

令人关注的是，人体各种器官随着年龄的增长逐渐退化，唯独前列腺却在增生，其生物学意义何在？研究表明，前列腺分泌的前列腺液除参与精液组成外，还具有免疫功能。因此，目前BPH临床治疗策略强调积极的药物治疗，尽量保留前列腺而少用手术治疗。但是，BPH现有治疗药物疗效有限，亟待研发新型的高效低毒药物。

第五节　常用的动物模型和研究方法

一、勃起功能障碍动物模型和研究方法

（一）ED动物模型

ED动物模型以啮齿类动物为主，也用兔、猫、狗及灵长类动物。根据不同的ED病因，可建立相应类型ED动物模型。

1. 血管性ED模型　血管病变是ED的主要病因，占ED患者近50%。正常阴茎勃起有赖于海绵体平滑肌松弛、动脉扩张及静脉回流受阻，因此任何使阴茎动脉供血不足和静脉闭合机制异常的因素均可导致ED。动脉性ED动物模型较静脉性和动静脉混合性模型多见。

急性血管性ED模型：通过结扎新西兰家兔髂内动脉或结扎大鼠阴部内动脉，模拟急性损伤导致血管灌注不足的病理特征，建立模型。

慢性血管性ED模型：模拟高脂血症、高胆固醇血症、动脉粥样硬化和高血压等导致海绵体动脉栓塞或缩窄。高脂、高胆固醇饮食建立高脂血

症、高胆固醇血症ED模型。高胆固醇喂养新西兰家兔联合球囊髂内动脉去内皮化建立动脉粥样硬化性ED模型。以植入微量渗透泵的方式建立血管紧张素Ⅱ诱导的高血压ED模型。

2. 内分泌性ED模型 内分泌性ED也是临床常见的ED类型。性腺功能减退症、甲状腺功能亢进症、高泌乳素血症和糖尿病均可引起ED，其中糖尿病性ED最为常见。链脲佐菌素（streptozotocin，STZ）可诱导Ⅰ型糖尿病性ED大鼠模型。采用低剂量STZ腹腔注射联合高脂饲养，可建立Ⅱ型糖尿病性ED大鼠模型。采用手术或药物去势方式可建立雄激素低下的ED模型。

3. 神经性ED模型 大脑、脊髓、海绵体神经、阴部神经以及神经末梢、小动脉及海绵体上感受器病变可引起ED。常见的神经性ED模型制作方法是损伤调节勃起功能的神经，如挤压、冷冻或切断单侧或双侧海绵体神经。也有学者采用损伤脊髓方式建立神经性ED模型。

4. 心理性ED模型 心理压力与ED密切相关，夫妻关系不协调、性知识缺乏、不良性经历、工作压力等均可导致ED。心理性ED模型力图模拟人类精神心理因素所致的ED。通过制造各种应激状态，如电击、被迫游泳等，建立ED模型。2002年Brien等建立了焦虑性大鼠ED模型：实验大鼠在超大鼠的注视下，进行性行为时产生焦虑和压力，出现焦虑性ED，发现焦虑时交感神经过度兴奋是心理性ED的重要原因，该模型为心理性ED模型的新突破。

（二）研究方法

1. 交配试验 将雄性实验大鼠和处在发情期雌性实验大鼠置于同一笼内，观察30分钟或至第一次性交成功为止，以爬高潜伏期、爬高次数、插入次数、插入潜伏期和射精潜伏期等为指标，评价勃起功能。交配试验是目前研究ED的常见评价方法之一，优点是简便快速；缺点是假阴性概率较大，勃起功能正常的大鼠若缺乏主动性，上述指标也可能较低。

2. 直接观察性行为 采用药物（皮下注射阿扑吗啡或海绵体内注射罂粟碱）诱导勃起并直接观察性行为，记录药物注射后30分钟内阴茎勃起次数，观察大鼠各种性行为如伸展肢体、打呵欠评价阴茎勃起功能。本法优点操作简便，缺点观察者主观性影响较大。

3. 阴茎海绵体测压试验 电刺激诱发阴茎勃起，采用穿刺测压法测定海绵体内压变化曲线。随着传感器小型化技术和无线传输技术的发展，通过植入遥测装置，可持续、稳定监测海绵体内压。

4. 肌电图图谱测定试验 测量动物性行为时肌电图图谱也是评价勃起功能的方法之一。大鼠在进行不同性行为时，坐骨海绵体肌与球海绵体肌肌电图图谱不同，因此可记录大鼠勃起时肌电图，评价勃起功能。

5. 其他方法 可采用多普勒超声检测阴茎血流变化间接反映阴茎的勃起功能。采用硬度计测量阴茎勃起时阴茎硬度，直接反映勃起功能，但直接测量阴茎硬度操作难度较大，一般应用于大型动物。

二、良性前列腺增生动物模型和研究方法

（一）BPH动物模型

1. 诱发性BPH模型 前列腺是雄激素依赖性器官，外源性给予雄激素可引起前列腺增生。①雄激素诱导的BPH模型：是常见的诱发性BPH动物模型。大、小鼠和犬均可采用，大鼠最为常用。正常或去势动物采用皮下注射、皮下埋植或肌内注射雄激素如丙酸睾酮，建立雄激素诱发的BPH模型。②雌激素、雄激素诱导的老龄大鼠BPH模型：基于研究发现雌激素、雄激素在一定比例范围内可以促进前列腺增生，给予老龄大鼠雌激素、雄激素诱导，造成动物体内性激素水平紊乱，导致BPH。③尿生殖窦植入诱导的BPH模型：大、小鼠均可采用。在前列腺腹叶植入胎鼠的尿生殖窦，激活成年动物前列腺、尿道周围胚胎组织增殖能力，致BPH。该模型模拟人类发生的胚胎重唤醒，可反映BPH发病过程间质-上皮相互作用机制。

2. 自发性BPH模型 犬与人类一样可发生自发性BPH，BPH增生程度和发生率也与犬龄相关。BPH高发于老年犬，实验犬宜选用7～10岁龄，该模型与人类BPH最为接近。

（二）研究方法

1. 组织形态学方法 测定前列腺、肾、胸腺、脾脏等脏器指数及病理变化。

2. **尿流动力学测定方法** 采用膀胱造瘘法观测尿流动力学，测定膀胱压、排尿间隔及最大膀胱压，评价前列腺增生对膀胱出口梗阻的影响。

3. **生物学方法** 测定睾酮、双氢睾酮、雌二醇、睾酮及雌二醇相关受体，前列腺组织中碱性成纤维细胞生长因子、转化生长因子、表皮细胞生长因子等。

（俞昌喜 许 盈）

参考文献

[1] BURNETT A L，NEHRA A，BREAU R H，et al. Erectile dysfunction：AUA guideline[J]. J Urol，2018，200（3）：633-641.

[2] KRZASTEK S C，BOPP J，SMITH R P，et al. Recent advances in the understanding and management of erectile dysfunction[J]. F1000Res，2019，8：102.

[3] LE T V，TSAMBARLIS P，HELLSTROM WJG. Pharmacodynamics of the agents used for the treatment of erectile dysfunction[J]. Expert Opin Drug Metab Toxicol，2019，15（2）：121-131.

[4] ALLEN M S，WALTER E E. Erectile dysfunction：an umbrella review of Meta-analyses of risk-factors，treatment，and prevalence outcomes[J]. J Sex Med，2019，16（4）：531-541.

[5] ZABKOWSKI T，SARACYN M. Drug adherence and drug-related problems in pharmacotherapy for lower urinary tract symptoms related to benign prostatic hyperplasia[J]. J Physiol Pharmacol，2018，69（4）：639-645.

[6] NICKEL J C，AARON L，BARKIN J，et al. Canadian Urological Association guideline on male lower urinary tract symptoms/benign prostatic hyperplasia（MLUTS/BPH）：2018 update[J]. Can Urol Assoc J，2018，12（10）：303-312.

第三十九章　基因治疗

基因治疗(gene therapy)是指以改变细胞遗传物质为基础的医学治疗，通过一定基因转移将正常或有治疗价值的目的基因或核酸分子导入体细胞，从而达到防治疾病的效果。广义地讲，基因治疗也涵盖基因编辑，以及反义核糖核酸和干扰小核糖核酸等方法对体细胞的基因操作或对生殖细胞和受精卵的改造。基因治疗制品或药物通常由含有工程化基因构建体的载体或递送系统组成，其活性成分可为DNA、RNA、基因改造的病毒、细菌或细胞，通过将外源基因导入靶细胞或组织，替代、补偿、阻断、修正特定基因，以达到治疗疾病的目的。被认为迄今为止人类开发的最为复杂的药物，极大地改变药物治疗的范式。传统基因工程药物(gene engineering drug)是指有治疗价值的目的基因导入细菌、酵母或哺乳动物细胞或转基因动植物等宿主细胞进行表达并经分离和纯化获得蛋白质产物(包括活性蛋白质和多肽药物、重组疫苗及单克隆抗体)。

自1990年9月世界上第1例腺苷脱氨酶(adenosine deaminase，ADA)缺乏所致的重症联合免疫缺陷病(SCID)患者接受基因治疗临床试验以来，基因治疗基础和临床研究取得了显著进展，也经历了反复挫折与挑战。截止到2019年3月，全球在Clinical Trial网站上登记了2855项基因治疗临床试验方案，至少有8个基因治疗产品或药物已经在美国、欧盟、中国等国家上市。适应证从单基因遗传病扩展至恶性肿瘤等疾病。嵌合抗原受体T细胞(chimeric antigen receptor T-cell，CAR-T Cell)免疫治疗白血病和淋巴瘤的重大突破和成功上市，代表了在细胞基因治疗领域长时间探索所取得里程碑意义大事。基因治疗作为一种全新的治疗手段，尽管在有效性、安全性和可操作性等方面仍面临着诸多棘手问题，但随着人类基因组计划(human genome project，HGP)的完成和功能基因组研究的开展，一系列高效安全基因载体发展，以及高效基因组编辑(genome editing)技术等广泛应用，基因治疗在有望在难治性疾病治疗上不断取得新突破，必将对传统的疾病治疗模式及制药业产生深远的影响。

第一节　基因治疗概论

一、基因治疗的发展历程

基因治疗的概念最早可以追溯到1963年，诺贝尔生理学或医学奖获得者乔舒亚•莱德伯格(Joshua Lederberg)率先提出了基因交换和基因优化的理念。1970年，美国医生斯坦菲尔德•罗杰斯(Stanfield Rogers)尝试通过注射含有精氨酸酶的乳头瘤病毒治疗一对姐妹的精氨酸血症，但实验失败。20世纪七八十年代，限制性内切酶、DNA连接酶和逆转录酶等相继被发现，基因工程技术得到快速发展，同时病毒载体等基因转移技术初步具备(图39-1)。

1972年，美国生物学家西奥多•弗里德曼(Theodore Friedmann)等在*Science*杂志上发表了具有划时代意义的前瞻性评论文章《基因治疗能否用于人类遗传病?》。1977年，科学家已经可以成功利用病毒载体在哺乳动物细胞中表达基因。1979年，美国加州大学洛杉矶分校的马丁•克莱因(Martin Cline)课题组成功把人免疫球蛋白基因导入小鼠的骨髓细胞并应用于治疗。随后，1980年克莱因在未获得任何机构批准的状况下，对两名危重患者实施了类似小鼠实验的基因治疗，但这次尝试未能获得成功，克莱因也因此失去了职务以及美国国立卫生研究院(NIH)的资助。

随着基因体外扩增，尤其是1985年PCR(聚合酶链式反应)技术的首次出现，以及基因克隆

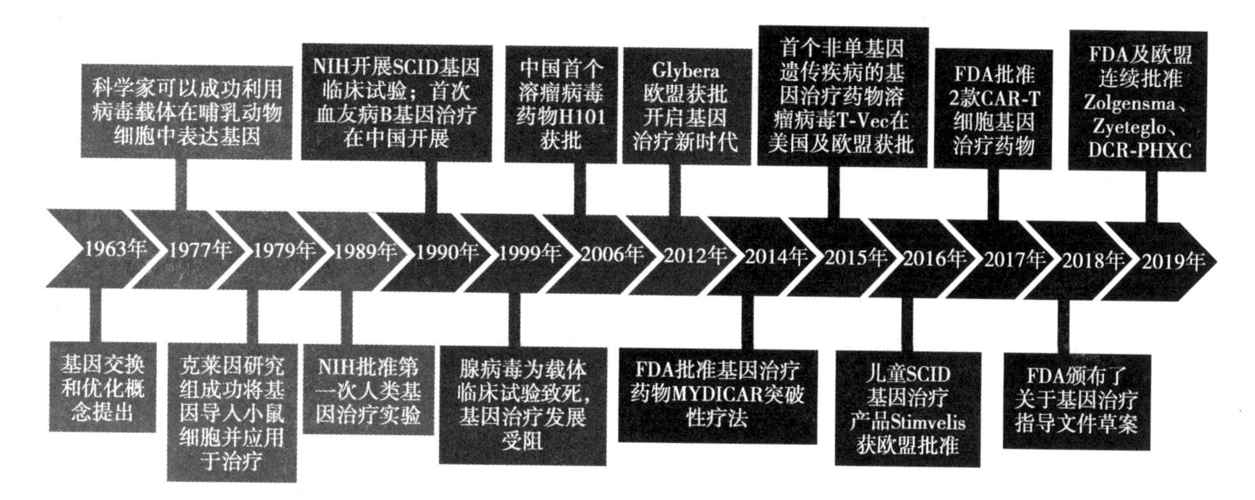

图 39-1 基因治疗的发展历程

技术日臻成熟，DNA 重组技术和病毒载体也得到进一步发展，这些技术逐渐发展成为分子生物学研究的重要工具，促使基因治疗及相关分子生物学和细胞生物学开始进入黄金时期。

1989 年，NIH 批准的第一次人类基因治疗，实验内容包括用逆转录病毒进行遗传标记分离来自癌症患者的肿瘤浸润性淋巴细胞（tumor infiltrating lymphocytes，TIL），并将细胞回输患者体内，这一研究同时为“遗传改变的人类细胞回输入患者体内后并不对人体造成伤害”这一观点提供了第一个直接证据。1990 年 9 月，历史上首次基因疗法用于重症联合免疫缺陷病的临床试验由 NIH 的威廉•弗伦奇•安德森医生（William French Anderson）开展，从 4 岁女孩阿莎提•德席尔瓦（Ashanti DeSilva）体内抽取白细胞，在体外利用逆转录病毒载体将能够正确编码腺苷脱氨酶的 ADA 基因插入到白细胞基因组中，最后将这些基因工程改造过的白细胞重新输入女孩体内。接受治疗后，其机体产生 ADA 的能力有所提高。不过，德席尔瓦至今仍需要经常性地接受类似的手术，以确保基因疗法的持续性，而且还必须定期注射长效腺苷脱氨酶蛋白。因此，这一基因治疗案例在学界仍然备受争议，德席尔瓦的康复是否代表着基因疗法的成功还难以界定。尽管如此，这一案例在基因治疗发展史上无疑是一个极其重要的里程碑，安德森医生也因此被称为“基因治疗之父”。在另一项试验中，安德森医生与史蒂文•罗森堡（Steven Rosenberg）博士进行合作，同样选择逆转录病毒为载体，利用肿瘤坏死因子（TNF）基因修饰的肿瘤浸润性淋巴细胞（TIL）对黑色素瘤进行的免疫治疗。从此基因治疗进入了一段爆发性发展时期，临床试验数量越来越多。到 2000 年，全球已有 4 000 名患者参与了 500 多个基因治疗的临床试验项目。

就在其承载着患者希望大步向前的时候，基因疗法日渐膨胀的泡沫被刺破了。1999 年 9 月，18 岁的美国男孩杰西•格尔辛格（Jesse Gelsinger）参与了美国宾夕法尼亚大学以腺病毒为载体的基因治疗临床试验。不幸的是，格尔辛格在治疗后 4 天因多器官衰竭死亡。据调查，格尔辛格很可能死于免疫系统对腺病毒载体的过度反应。这一事件导致基因治疗进入最黑暗和最艰难的一段时期。2000 年，法国巴黎内克尔医院阿兰•费希尔（Alain Fisher）报道了 2 例针对重症联合免疫缺陷症患者的逆转录病毒为载体的基因治疗初步成功，但 3 年后出现了类似白血病的症状。这两项临床试验的失败最终导致了美国食品药品监督管理局（FDA）于 2003 年 1 月中止了所有以逆转录病毒为载体的基因修饰体细胞的基因治疗临床试验。

2012 年，世界上第一个上市的基因制剂是荷兰 UniQure 公司的格里贝拉（glybera），由欧盟审批通过。格里贝拉的适应证是一种极罕见的疾病——脂蛋白酯酶缺乏症（LPLD），不同于逆转录病毒载体和格尔辛格试验的腺病毒载体，这个项目采用腺相关病毒作为载体。与之前产生严重副作用的腺病毒载体及逆转录病毒载体相比，腺相关病毒（AAV）目前未发现有致病性，且免疫原性低，表达时程长，载体感染特异性好。虽然格里贝拉可以减轻胰腺炎发作，但是不能彻底治愈，且其平均一次疗法费用高达 100 万美元，限制了其在临床中的使用。但是格里贝拉的上市给基因疗法市场带来一场爆发式投资热潮。

2014 年，美国 FDA 依据临床Ⅰ期的结果授予了美国圣地亚哥医药公司 Celladon 针对心衰的基因治疗药物 Mydicar 作为“突破性疗法”(BTD)的资格，这也是美国 FDA 首次认定的基因治疗。“突破性疗法”旨在加速开发及审查治疗严重的或威胁生命的疾病的新药。2015 年和 2016 年，Spark Therapeutics、Bluebird Bio、AveXis 公司在研产品 SPK-RPE65、LentiGlobin 和 FDAAVXS-101 又相继获得美国 FDA 授予的 BTD。

2015 年 10 月和 12 月，溶瘤病毒药物 T-Vec 分别在美国和欧洲获得批准上市，这是基于单纯疱疹病毒(HSV-1)载体的黑色素瘤的基因疗法，成为第一个被批准的非单基因遗传疾病的基因治疗。2016 年 5 月，葛兰素史克的针对儿童重症联合免疫缺陷病的基因治疗产品 Strimvelis 获欧盟批准上市，成为基因治疗成功走向临床应用又一个里程碑。

2017 年，基因治疗迎来新的里程碑事件。美国 FDA 在全球率先批准二款 CAR-T 细胞基因治疗药物上市，分别用于治疗复发或难治性急性淋巴细胞白血病的 Kymriah 和用于治疗成人复发性和难治性大 B 细胞淋巴瘤 Yescarta 上市。并且 FDA 还批准了第一个“直接给药型”基因治疗药物，用于治疗 RPE65 基因缺陷引起的先天性黑矇的 AAV-RPE65(Luxturna)。

随着基因治疗不断发展，基因治疗如何发展和监管也日益受到关注。2018 年 7 月，FDA 颁布了一套关于基因治疗的指导文件草案，文件包括制造技术，长期随访和某些领域临床开发途径的新指南，这其中包含血友病、眼科疾病和其他罕见遗传病疾病。2018 年 8 月，美国和欧盟获准上市首款 RNAi 药物 Onpattro patisiran 用于成人患者治疗由遗传性转甲状腺素蛋白(hATTR)介导的淀粉样变性引起的多发神经病。

2019 年 5 月，美国 FDA 批准诺华公司的基因疗法药物 Zolgensma 治疗脊髓性肌肉萎缩症(SMA)患者。2019 年 6 月，欧盟委员会批准 Bluebird Bio 的基因疗法 Zynteglo 治疗输血依赖型 β- 地中海贫血患者。2019 年 7 月，FDA 授予 BTD 给治疗 1 型原发性高草酸尿症(PH1)患者的 RNAi 治疗药物 DCR-PHXC。

我国基因治疗研究及临床试验与世界发达国家几乎同期起步，1990 年开展了世界首次血友病 B 基因治疗。重组腺病毒 p53(recombined p53 adenovirus)和重组人 5 型腺病毒(recombined type5 adenovirus，H101)在我国被正式批准用于治疗头颈部肿瘤。目前一大批针对恶性肿瘤、遗传性疾病和心血管疾病等的基因治疗临床试验方案和 CAR-T 免疫基因治疗临床试验方案在 Clinical Trial 网站上登记。《生物医学新技术临床应用管理条例》《体细胞治疗临床研究和转化应用管理办法》和《人用基因治疗制品总论》正在制订完善中，这些监管措施的制订和实施有助于基因治疗的规范化发展。

二、基因治疗类型

基因治疗按基因操作方式分为两类，一类为基因增强(gene augmentation)和基因失活(gene inactivation)。基因增强又称基因修饰，将目的基因导入病变靶细胞或其他靶细胞。目的基因的表达产物能修饰缺陷细胞的功能或使原有的某些功能得以加强。目前基因治疗多采用这种方式。基因失活又称为基因封闭，如利用反义(antisense)寡核苷酸特异地封闭基因表达，抑制特定基因的表达；通过核酶(ribozyme)在细胞内特异性降解靶基因的转录产物，控制特定基因的表达；应用 siRNA 使基因沉默从而调节特定蛋白功能。另一类为基因修正(gene correction)或基因置换(gene replacement)和基因组编辑(genome editing)。基因修正是将缺陷基因的异常序列进行矫正或对缺陷基因精确地原位修复，不涉及基因组的其他任何改变。相对于外源导入基因，直接修复突变的基因无疑是更安全的选择。通过同源重组(homologous recombination)即基因打靶(gene targeting)技术将外源正常的基因在特定的部位进行重组，从而使缺陷基因在原位特异性修复，但由于目前同源重组效率太低仍无法用于临床。基因编辑指通过切割需要修改的基因片段，然后利用细胞自身的 DNA 修复机制，按照需要改变细胞原有的DNA序列。人工核酸内切酶介导的基因组编辑技术，主要包括三种：锌指蛋白酸酶技术（zinc-finger nucleases，ZFNs）、转录激活子样效应因子核酸酶技术（transcription activator-like effector nucleases，TALENs）和细菌规律成簇的间隔短回文重复序列（clustered regularly interspaced short palindromic repeats，CRISPR）系统CRISPR/Cas技术。ZFNs作为第一代人工核酸内切酶技术，其效率有明显提高，但仍未达到理想效果，且存在设计复杂、脱靶严重等局限性。作为第二代技术的TALENs在很多方面都更胜一筹，可以任意选择靶DNA序列进行改造，是一种非常有效的基因组改造工具酶，但其分子的模块组装十分繁琐，测序工作多，普通实验室很难操作，成本高昂。第三代技术CRISPR/Cas的出现使得基因编辑变得更为简易、高效，目前已经广泛应用于多种靶向基因编辑、转录调控、表观修饰和基因治疗研究，具有广泛的应用前景。基因治疗按靶细胞类型又可分为生殖细胞（germ-line cell）基因治疗和体细胞（somatic cell）基因治疗。在现有的条件下基因治疗限于体细胞，基因型的改变只限某一类体细胞，其影响也只限某个体的当代。

三、基因治疗步骤

基因治疗是通过外源性遗传物质（目的基因）导入人体靶细胞而治疗疾病的方法。因此，目的基因的准备、靶细胞的选择以及基因转移的途径是基因治疗的必备步骤。

（一）目的基因的准备

基因治疗通常必须明确目的基因，并对表达调控有详细认识。根据基因治疗的不同需要，目的基因可以选择互补DNA（complementary DNA，cDNA），也可以选择染色体基因组DNA（genomic DNA）；可以是人体正常的基因，也可以是人体基因组所不存在的野生型基因。供转移的目的基因必须保持结构及功能的完整性以保证在靶细胞中正常表达其功能。目的基因本身一般不含启动子等调控序列，导入靶细胞后很难进行表达。因此，必须将目的基因重组于含有调控序列的质粒或病毒的表达载体（expression vector）的合适位置，将该基因盒（gene cassette）导入细胞，在特定调控序列指导下进行表达。

（二）靶细胞的选择

根据基因治疗目的选择不同的体细胞作为靶细胞。不同类型的疾病其基因治疗的靶细胞或器官不同。对于某些遗传性的疾病，要求对特定细胞的功能缺陷进行纠正，称为原位纠正，它对靶细胞的要求较高。例如，囊性纤维化涉及呼吸道的病理改变，必须以肺部的细胞作为靶细胞。纠正基因缺陷后才能基因治疗。又如，家族性高胆固醇血症属于低密度脂蛋白受体缺陷，基因治疗必须以表达该种受体，发挥清除人体内低密度脂蛋白作用的肝脏作为靶器官。对于恶性肿瘤，则根据治疗基因性质的不同，对靶细胞的要求也不同。例如，溶瘤病毒必须选择性转移到肿瘤细胞内。还有不少疾病对靶细胞的依赖性也不强，只要求基因转移到细胞中，能够产生外源蛋白，通过血液循环到达全身即可。例如，血友病虽然是由于肝脏不能分泌凝血因子而导致出血不止，但是只要全身的任意细胞能够产生所缺少的凝血因子，均可以在血液中发挥凝血功能。总体上讲，遗传性疾病基因治疗中应用较多的靶细胞是造血干细胞、皮肤成纤维细胞、成肌细胞和肝细胞；而肿瘤中最多采用T淋巴细胞、肿瘤细胞本身、树突状细胞和造血干细胞。

（三）基因转移的途径

按不同疾病和导入基因的不同性质予以选择。① *ex vivo* 途径：是指将含外源基因的载体在体外导入人体自身或异体细胞（或异种细胞），这种细胞被称为“基因工程化的细胞”，经体外细胞扩增后，输回人体。这种方法易于操作，由于细胞在扩增过程中，对外源的添加物质经大量稀释并易于清除；同时，人体细胞尤其是自体细胞，加工后应用于人体自身，一般来说，易于解决安全性问题。但在工业化方面不易形成规模，而且必须有固定以及符合安全要求的临床基地。比较典型的例子包括CAR-T，TCR-T等通过体外对免疫T细胞的基因进行改造，以及Bluebird Bio公司在研究的用于治疗镰刀型贫血症的治疗产品也在体外对造血干细胞进行基因改造。*ex vivo* 基因转移途径比较经典、安全，而且效果较易控制，但是步骤多、技术复杂、难度大、个体化强。② *in vivo* 途径：是将外源基因装配于特定的真核细胞表达载体，原位（*in situ*）或直接导入体内。这种载体可以是病毒性或非病毒性，甚至是裸DNA。这种方式的导入，无疑有利于大规模工业生产。但是，对这种方式导入的治疗基因以及其载体必须证明其安全性，而且导入人体内之后必须能进入靶细胞，有效地表达并达到治疗目的。*in vivo*基因转移途径操作简便，类似传统给药方法，容易推广。但是，这类基因转移途径目前尚未成熟，存在疗效持续时间短，免疫排斥及安全性等一系列问题。直接向血液或者目标器官中注射携带所需基因的载体，美国基因治疗公司Spark Therapeutics用于治疗遗传性视网膜病变的基因药物Luxturna就属于该类型。

第二节 基因转移和基因组编辑方法

一、基因转移方法

基因治疗应根据不同的靶细胞和细胞基因转移系统的特点来选择不同的转移方法。不同类型的载体具有不同特点，现在还没有载体能达到所有的要求。如何安全、有效地将外源基因导入体内的靶细胞或靶器官是基因治疗的首要问题，直接决定着基因治疗的成功与否，外源基因依靠基因传递载体导入靶细胞或靶器官，因此基因转移系统是基因治疗的关键和核心。

根据基因传递载体的性质不同，大致可以分为病毒载体和非病毒载体两大类。不同的载体具有不同的特征和优点，应根据疾病性质的不同（即靶器官的特殊性）选择切实可行的基因转移方法或基因传递载体。病毒介导的基因转移是以病毒为载体，将外源目的基因通过基因重组技术，组装于病毒的遗传物质中，通过这种重组病毒去感染受体宿主细胞，使外源目的基因在宿主细胞中表达。目前有两大类病毒载体最为常用，一类是逆转录病毒载体（retroviral vectors），一类是腺相关病毒载体（adeno-associated viral vectors）。这些病毒载体有各自的特点，同时也存在各自的局限性。

逆转录病毒是最先被改造且应用最为广泛的基因治疗载体。逆转录病毒是一个大的被膜RNA病毒家族，存在于所有的脊椎动物，病毒可高效地感染许多类型的宿主细胞，可使RNA逆转录为DNA，再整合到宿主细胞基因组中。逆转录病毒表面的糖蛋白能被很多哺乳动物细胞膜上的特异性受体所识别，因而可以高效率地将基因转移到被感染的细胞内，可使近100%的受体细胞被感染，转化细胞效率高，并且此类病毒感染并无严格的组织特异性。被转移的外来基因能整合进被感染细胞的基因组中而不丢失，有利于被转移基因的永久保存，一般无害于宿主细胞。

早期（20世纪80年代到90年代早期）的逆转录病毒载体多使用γ-型逆转录病毒和C型逆转录病毒，后来科学家又开发出慢病毒（lentivirus，LV）和泡沫病毒（spumaviruses）载体。这些病毒不但能感染非分裂的细胞，而且能携带更大片段的基因。与γ-型逆转录病毒载体不同，慢病毒载体可以将基因导入处于不分裂的G_0期的静止细胞。慢病毒载体可以携带更大更复杂的基因盒，因此，它们为血红蛋白病的治疗提供了重要工具。慢病毒载体和泡沫病毒载体的另一个优点，它们优先整合到基因的编码区。相比之下，γ-型逆转录病毒载体可以整合到基因5′-非翻译区，增加了造血细胞致癌基因插入突变的潜在风险。慢病毒载体是目前大多数造血干细胞应用的首选工具，但γ-型逆转录病毒载体仍然是用于工程T细胞和造血干细胞基因治疗某些应用。使用“自我失活”的SIN设计，去除慢病毒和γ-型逆转录病毒的内源性强增强子元件，是降低遗传毒性风险的另一种方法。慢病毒载体具有可感染非分裂细胞、转移基因片段容量较大，可表达长度小于3kb的外源基因、目的基因表达时间长、不易诱发宿主免疫反应等优点，是应用前景比较良好的病毒载体。目前用于CAR-T细胞临床试验的载体类型有γ-逆转录病毒、慢病毒和转座子系统。

腺病毒（adenovirus）载体不会将基因插入到人体细胞的DNA中，而是会通过载体自己的方式在人体细胞中表达其携带的正确基因，因此较为安全。但是，腺病毒会引起较强的免疫反应。

重组腺相关病毒（AAV）载体源于非致病的野生型腺相关病毒经过基因工程改造后产生的一种可供人工转基因的载体。AAV载体内部病毒本身的毒性基因已被去除，只有外壳被保留，载体本身不能复制，有治疗作用的基因片段会被置入病毒外壳内，然后注入人体目标细胞。AAV载体具有安全性好、宿主细胞范围广（分裂和非分裂细胞）、免疫源性低、转移的DNA作为游离基因在体内能长时间表达外源基因等特点。AAV载体的一个限制是适合表达不超过2kb的外源DNA片段，滴度随插入片段长度增加而降低。早期AAV载体均采用AAV1-6血清型，但人体通常已经存在有这些类型的AAV抗体，使得这类AAV具有明显的免疫原性，限制了这类AAV载体的使用。Regenxbio公司研发了新一代AAV载体，如AAV9血清型载体。该载体不但绕过了血清抗体的问题，病毒外壳还能够结合细胞表面的半乳糖，使得AAV9能够跨越血脑屏障，将目标基因运送到中枢神经系统的细胞中，可以用来治疗帕金森、阿尔茨海默等中枢神经系统的疾病。基因编辑的体内递送主要依赖于AAV载体。利用AAV载体递送基因编辑酶，基因编辑酶将会在体内长时间停留甚至永久性表达。而在实际需要上，基因编辑酶只需要表达数天时间就足够完成基因编辑。长时间的基因编辑酶表达可能造成不可预测的脱靶风险以及免疫反应。

非病毒载体介导的基因转移是指通过物理学方法（如直接注射法、电穿孔法）、化学方法（如磷酸钙共沉淀法、阳离子脂质体法和纳米微粒介导法）和生物学方法（如受体介导的基因转移法、同源重组法）等，将外源目的基因导入宿主靶器官、靶组织或靶细胞。这些基因转移方法具有安全性好、外源基因整合率低、所携带的基因大小和类型不受限制等优势，越来越受到人们的重视，特别是近年来靶向性脂质体、靶向性多聚物，以及脂质体/多聚物/DNA复合物等新材料及新产品的出现，结合电脉冲、超声、纳米等新技术，明显提高了外源基因的导入效率和靶向性。但是，非病毒介导的基因转移存在外源基因转移率低、表达时间短以及对某些载体的物理、化学性质和转染机制不十分清楚等问题。因此，对现有的表达载体加以改进，获得能在临床上有效应用、靶向性好、可精确调控的载体是今后非病毒载体的发展方向。

载体设计与选择应考虑有效性和安全性选择最优。通常基于基因治疗制品的作用机制，如通过编码功能性蛋白质的转基因表达，或采用RNA干扰、小RNA或基因编辑等方式，采用基因沉默、外显子跳跃、基因调控或基因敲除等方式修复、添加或删除特定的基因序列，进行载体的设计与构建。基因治疗制品中使用的载体可以设计为靶向特定组织或细胞，或删除与毒力、致病性或复制能力相关基因的病毒，以确保制品的安全性。用于基因治疗制品的常见的载体系统是病毒载体和质粒DNA载体，病毒载体可为非复制型、条件复制型或复制型，每种类型在设计时都应针对安全性方面进行特别考虑。采用非复制型载体要选择尽可能少产生复制活性病毒或能够有效避免辅助病毒风险的方法。质粒DNA载体应考虑抗生素抗性基因可能给患者带来的风险和危害，且不得使用氨苄青霉素抗性基因。

二、基因组编辑方法

与传统基因工程中的病毒载体相比，基因组编辑技术提供了一个精准的“手术刀”进行基因操作。与病毒载体仅可以介导一种基因修饰（基因添加）不同，新的基因组编辑技术可以介导基因添加、基因删除、基因校正，以及细胞内其他高度靶向的基因组修饰。基因组编辑可以在体外细胞上进行，也可以在体内进行原位基因组编辑。靶向DNA替代是由一个核酸酶诱导双链DNA断裂引发（DSB），可以激活哺乳动物细胞中的高效重组。非同源末端连接（NHEJ）-介导的修复，可以在DSB位点有效的产生不同长度的插入片段或删除突变（InDel），通常导致基因功能失活。同源定向修复（HDR），在同源供体DNA模板的存在下产生特定的替代序列，重组后在特定位点纠正突变或插入新序列。

早期的基因组编辑研究，依赖于特定的锌指核酸酶（ZFN）或超级核酸酶，在DNA靶位点诱导所需的DNA双链断裂（DSBs）。这些核酸酶平台需要专门的知识，定制特异的结合核酸酶效应蛋白切割靶DNA，这限制了锌指核酸酶的广泛应用。细菌蛋白的DNA结合区称为转录激活效应区（TALEs）很容易改变，为产生TALE核酸酶（TALENs）打开创造之门，这些酶能有效地切割任何感兴趣的DNA序列。然而，TALEN的方法仍然需要为每个新的靶向DNA设计两条特定的核酸酶。

2012年Doudna和Charpentier开创性地发现细

菌防御系统由成簇规律间隔短回文重复(CRISPR)-CRISPR 相关核酸酶 9(Cas9),只需设计一条与感兴趣的目标位点互补的、特定的、短链指导 RNA(gRNA),CRISPR-Cas9 核酸酶可以有效地、程序性切割特定 DNA 位点。CRISPR-Cas9 核酸酶技术迅速扩展到哺乳动物细胞,从而简化基因组编辑过程,较容易地重编程切割特定的 DNA 序列。然而 CRISPR-Cas9 的脱靶风险一直备受关注。几种非偏倚性二代测序方法被开发出来用于 CRISPR-Cas9 脱靶位点的检测,如 Guide-seq、Digenome-seq、Site-seq 和 Circle-seq。更进一步的 GOTI(genome-wide off-target analysis by two-cell embryo injection)脱靶检测技术也证实 CRISPR-Cas9 系统中设计良好的 gRNA 并不会产生明显的脱靶效应,这一结果减低了之前对于 CRISPR-Cas9 系统脱靶的争议。美国 Integrated DNA Technologies 公司通过筛选成功商品化高保真 Cas9 酶,更进一步减少了 CRISPR-Cas9 系统发生脱靶的概率,为基因编辑技术成功应用于临床准备了良好的基础。ZFNs、TALENs 和 CRISPR/Cas9 技术都依赖于在靶位点诱导双链断裂进而激活 DNA 的 NHEJ 和 HDR。NHEJ 容易引起随机插入和缺失,造成移码突变,进而影响靶基因的功能。HDR 尽管精确性高于 NHEJ,但是其在细胞中的同源重组修复效率低,约为 0.1%~5%。单碱基编辑(base editing,BE)技术的出现有效地改善了以上问题。尽管基因编辑技术在基因治疗领域展现了广阔的应用前景,但是目前仍然面临着诸多挑战,如脱靶效应、传递系统的有效性和安全性、免疫排斥反应和伦理争论等。

第三节 基因治疗临床应用

随着基因治疗的发展,基因治疗的概念内涵、治疗对象群体不断扩大,基因治疗的研究对象也由原来的遗传病扩展到肿瘤,传染病,心血管疾病等。基因治疗起始阶段选择病种一般应具备以下条件或部分条件:①病因已明确,且致病基因已克隆;②致病基因 cDNA 长度较短,加上基因表达调控元件应在病毒的包装范围内;③基因的表达调控比较简单,少量的基因表达产物就能够纠正疾病症状,过量的基因表达也不产生严重的副作用;④基因能够在多种细胞中表达;⑤对于 *in vivo* 途径,基因产物最好能分泌出细胞外,并通过血液到达全身;⑥缺陷基因的存在以及所表达的错误蛋白质对正常基因表达没有影响。

一、遗传病基因治疗

遗传病是遗传物质(DNA)发生变化而引起的疾病,分为单基因病、多基因病和染色体病。现已发现的遗传病有 6 457 种,绝大多数缺乏有效治疗手段。基因治疗最初设想是将具有正常功能的外源基因导入遗传病患者的细胞里取代或补充缺陷基因,使其恢复正常功能而达到治疗遗传病的目的。目前遗传病基因治疗的首选病例,是某些单基因遗传病,这是因为其缺损的基因已确定,对致病基因的结构、功能(如定位、测序、调控)及蛋白质产物等都有较深入的研究和认识。迄今遗传性疾病基因治疗临床试验已有超过十余种,如腺苷脱氨酶缺乏导致重症联合免疫缺陷综合征(SCID)、家族性高胆固醇血症(familial hypercholesterolemia,FH)又称高 β- 脂蛋白血症、囊性纤维化(cystic fibrosis,CF)、Gaucher 病(戈谢病)、血友病(hemophilia)和地中海贫血(thalassemia)、先天性黑朦(Leber's congenital amaurosis,LCA)、X 连锁肾上腺脑白质营养不良(adrenoleukodystrophy,ADL)等,并取得某些重要的进展。

基因治疗一个重要领域就是血友病。目前正在开发的血友病基因治疗产品作为单次治疗,可以使患者长期生成体内缺失或异常的凝血因子,减少或消除对凝血因子替代品的需要。血友病主要包括血友病 A 和血友病 B,都属于罕见的 X 染色体隐性遗传病,分别由于缺乏足够的凝血因子Ⅷ和凝血因子Ⅸ两种蛋白,从而导致凝血功能异常,发生持续性出血,严重时可以影响生命。全球血友病联盟预测全球有超过 15 万人患有血友病 A,接近 3 万人患有血友病 B。BMN270 针对血友病 A,采用 AAV 病毒,目前已经进入临床三期。为了确定这些产品的正确开发途径,美国食品药品监督管理局发布了一份《治疗血友病的基因疗法产品的新指南草案》(Draft Guidance on Gene Therapy Products that are Targeted to the Treatment of Hemophilia),一旦最终确定,这一新指南将提供关于临床试验设计和临床前考虑因素的建议，以支持这些基因治疗产品的开发。除其他要素外，指南草案还提供了关于替代终点的建议，供加速批准用于治疗血友病的基因治疗产品使用。

另一个热门领域是治疗视网膜疾病的基因治疗产品。遗传性视网膜病变（inherited retinal diseases，IRDs）是一组罕见的眼睛疾病，由遗传性基因突变造成，常会导致视力丧失或者失明。IRDs又可以细分为视网膜色素变性（retinitis pigmentosa，RP），先天性黑矇，先天性静止性夜盲（Congenital stationary night blindness，CSNB）等。由于IRDs大多由单个基因缺陷引起（由单个基因缺陷导致的IRDs的发病率大约是1/3 000），同时因为眼是人体内相对独立的，容易进行治疗的器官，所以IRDs成为了基因治疗的热门研究领域。2017年获批上市的Luxturna是通过AAV病毒（腺病毒相关病毒）携带正常的RPE65基因，进入到视网膜内，正常的RPE65基因并不整合到人体细胞的DNA中，而是在细胞核中合成正常的RPE65蛋白，从而帮助触发光传导通路，恢复正常的视觉功能。该基因疗法旨在用于治疗RPE65基因突变导致LCA，这是美国批准的第一个“直接给药型”基因疗法。美国FDA也计划发布《视网膜疾病的人类基因疗法指南》（Human Gene Therapy for Retinal Disorders Guidance）。目前在美国进行视网膜疾病临床试验的基因治疗产品通常是玻璃体内注射或视网膜下注射。在一些情况下，基因治疗产品被封装在要植入眼内的装置中。这份新的指南将重点关注视网膜疾病基因治疗的特殊问题，提供了产品开发、临床前测试和临床试验设计相关的建议。

全球确认的罕见病大约有7 000多种，但仅有几百种罕见病拥有获批的治疗药物，基因治疗在罕见病领域意义重大。因为超过80%的罕见病是由单基因缺陷引起的，包括脂蛋白酶缺乏症、镰状细胞贫血、β型地中海贫血症、黏多糖贮积症、肾上腺脑白质失养症、脊髓型肌肉萎缩等。对于罕见病，传统小分子药物，通常是通过减轻症状而发挥作用的，与此相反，基因治疗拥有纠正基因缺陷的潜能，尤其对于单基因罕见病，提供一个潜在的治愈方案，而不是简单的改善症状。2012年，Glybera由欧盟审批通过，采用腺相关病毒（AAV）作为载体，用以治疗脂蛋白脂肪酶缺乏引起的严重肌肉疾病。进一步来说，成功的基因治疗或许仅仅需要一次治疗，而不是终生的持续治疗。《罕见病的人类基因疗法指南》（Human Gene Therapy for Rare Diseases Guidance）一旦最终确定，将提供关于临床前、制造和临床试验设计的建议。该信息旨在帮助申办者设计临床开发计划，其中可能存在有限的研究人群规模潜在的可行性和安全性问题，以及与解释有效性的问题。

二、恶性肿瘤基因治疗

常用的基因治疗策略主要包括免疫性细胞基因治疗、溶瘤腺病毒基因治疗等。

（一）免疫细胞基因治疗

由于在肿瘤的发生发展过程中存在着机体免疫系统对肿瘤细胞的免疫耐受状态，而这种状态可能源于肿瘤细胞本身的免疫性不强（如MHC表达不足），也可源于抗原呈递细胞（APC）不能提供足够的共刺激信号（如B7），或者机体免疫因子分泌不足等。因此可以通过不同方法纠正机体肿瘤免疫的耐受状态。细胞免疫治疗可分为非基因改造及基因改造的细胞产品，后者也属于免疫细胞基因治疗的范畴。第一代免疫细胞疗法是淋巴因子激活的杀伤细胞疗法（LAK疗法），第二代是细胞因子诱导的杀伤细胞疗法（CIK疗法），将某些细胞因子（如IL-2、IL-4、TNF、IFN-γ、GM-CSF）的基因转染到机体免疫细胞（如TIL、LAK细胞及细胞毒淋巴细胞）中，以提高机体免疫系统对肿瘤细胞的识别和反应能力。这些细胞因子的基因治疗在一定程度上克服了细胞因子注射疗法需反复多次应用、副作用严重等缺点，疗效也有提高。肿瘤免疫细胞因子基因治疗因其简单、有效、安全，曾成为肿瘤免疫基因治疗研究的常用方法。第三代是细胞因子诱导的杀伤细胞 - 树突状细胞混合疗法（DC-CIK疗法）。树突状细胞（dendritic Cell，DC）是目前发现的功能最强的抗原提呈细胞，广泛分布于除脑以外的全身各脏器，能摄取、加工抗原，表达高水平MHC分子、共刺激分子、黏附分子，并分泌高水平Th1型细胞因子IL-12，具有很强的抗原提呈能力，可有效激发T淋巴细胞应答。用肿瘤抗原编码基因修饰DC、肿瘤mRNA刺激DC、细胞因子修饰DC等方法增强DC的抗原提呈能力。从理论上看，第三代免疫疗法杀死癌症细胞的能力应该更强，但到目前为止没有大规模临床试验证明DC-CIK有效。

当前最为活跃的过继免疫细胞疗法是第四代免疫疗法，其代表性疗法是嵌合抗原受体T细胞免疫疗法（chimeric antigen receptor T-cell immunotherapy，CAR-T）。2017年，基因治疗领域迎来新里程碑事件。FDA在全球率先批准二款CAR-T细胞基因治疗药物上市，用于治疗复发或难治性急性淋巴细胞白血病Kymriah和用于治疗成人复发/难治性大B细胞淋巴瘤Yescarta上市。CAR-T细胞免疫疗法来源于过继性T细胞疗法（adoptive T-cell transfer，ACT）。现在有三种形式的ACT疗法用于癌症治疗，包括：肿瘤浸润淋巴细胞（TILs）、T细胞受体（TCR）T细胞和CAR-T细胞。

CAR-T细胞是通过基因改造技术，在T细胞上加入一个嵌合抗原受体，其主要是由胞外抗原结合区、跨膜链接区和胞内信号区三个部分组合，从而让免疫T细胞不仅能够特异性地识别肿瘤细胞，同时可以激活T细胞杀死肿瘤细胞。CAR-T技术治疗肿瘤的过程包括步骤：①T细胞的收集、活化；②T细胞的体外基因转导：通过基因工程技术，让CAR嵌合到T细胞上；③构建好的CAR-T细胞的体外增殖培养；④CAR-T回输患者。

CAR结合抗原结合域通常是来源于具有TCRζ链信号区域和包含如CD28、OX40和CD137等受体的附加共刺激区域的抗体的可变域的单链可变片段（scFv）。CARs克服了TCRs的一些限制，如需要MHC的表达、识别和共刺激等。CAR独立于MHC识别限制的特性赋予了CAR-T细胞抗肿瘤的有利基础，因为大部分的肿瘤免疫逃逸机制均表明肿瘤细胞已经失去了MHC相关的抗原提呈。当前CAR-T细胞疗法的一个限制就是它们需要识别肿瘤细胞表面的靶点。

第二代CAR-T细胞靶向CD19和编码共刺激结构域成为了T细胞基因改造方法治疗肿瘤的模板。CD19在B细胞恶性肿瘤中有高水平表达，除了人体正常发育的B系细胞表达CD19之外其他细胞均不表达CD19这一特征使得CD19成为最理想的靶标。采用CD19 CARs成功治疗的患者通常表现出显著的B细胞发育不良。

后续几代CAR-T细胞呈现不同的特点和优点。CAR-T细胞治疗的应用已不仅仅局限于表达CD19的肿瘤。在靶向多发性骨肉瘤的BCMA，急性B淋巴细胞白血病和B细胞淋巴瘤的CD20和CD22的临床试验中，CAR-T细胞疗法均表现出相似的抗肿瘤活性。然而，正如CD19对B细胞系一样，BCMA，CD20和CD22也存在着限制，体内表达这些抗原的组织在应用对应CAR-T细胞治疗时也会出现靶向负作用。靶向CD19的CAR-T细胞在初始应用后，多数急性B淋巴细胞白血病患者均能获得理想的疗效，然而会有一半的患者在半年内复发。CD19抗原丢失是造成白血病细胞逃逸导致CAR-T细胞治疗失败的原因之一。因此，联合靶向CD19/CD20或者联合靶向CD19/CD22的双靶点组合CAR-T细胞治疗急性B淋巴细胞白血病和B细胞淋巴瘤成为了研究热门。

CAR-T细胞治疗过程中，人体内免疫细胞大量分泌细胞因子，使得TNF-α，IFN-γ，多种白介素等细胞因子过度释放，导致细胞因子释放综合征，以及毛细血管渗漏综合征。CAR-T细胞在中枢系统大量扩增还可导致神经毒性。出现严重副作用时，临床可选择输注IL-6R单抗药物阻断免疫系统激活，或者采用激素应急救治。

通用CAR-T技术（UCART）也是由慢病毒转染从而携带识别肿瘤上特定抗原的嵌合抗原受体CAR，并且通过CAR识别肿瘤细胞从而发挥杀伤作用。UCART的独特点在于原材料是健康捐献者的血液，并不依赖于患者的淋巴细胞。UCART细胞能够现货供应，为更多的患者提供治疗，从而大幅度降低成本。UCART细胞通过基因编辑技术，敲除TCR等相关基因，避免移植物抗宿主病。

将CAR-T细胞治疗技术应用于实体瘤的治疗是一个很大的挑战。实体瘤异质性较强，需要寻找特异性肿瘤靶点，并且解决针对单独靶点的CAR-T细胞治疗应用时容易产生抗原逃逸的问题。肿瘤微环境也会影响CAR-T细胞的扩增和持续，是CAR-T细胞成功治疗的另一障碍。Koji Tamada教授尝试应用CAR-T细胞分泌表达IL7和CCL19细胞因子，其中CCL19可以募集外周T细胞及树突状细胞进入淋巴组织，而IL7在促进T细胞增殖同时可以维持T细胞稳定。另外，应用于实体瘤治疗的CAR-T细胞也可以尝试同时敲除PD1等免疫检查点，或者分泌表达免疫检查点抗体，进一步增强CAR-T细胞的功能。这些正在攻关的技术，承载的是以CAR-T为代表的细胞治疗未来更为巨大的应用空间。

（二）溶瘤病毒基因治疗

溶瘤病毒是指一类天然的或经过基因改造后可特异性攻击和破坏癌细胞而对正常细胞损伤较小的病毒。很多病毒都有溶瘤作用，但大多数病毒具有较强的病原性，并不能直接用来治疗肿瘤。溶瘤病毒具有杀伤效率高、靶向性好、副作用小、多种杀伤肿瘤途径避免耐药性和成本低廉等优势。

利用病毒治疗肿瘤的概念已有100多年的历史。直到20世纪80年代，基因工程技术的出现使改造病毒基因组成为可能，随后基因工程改造的减毒和高选择性的病毒出现。1996年，基因改造的腺病毒ONYX-015进入Ⅰ期临床试验。2004年，一款非致病性的人肠道细胞病变孤儿病毒（enteric cytopathic human orphan virus）RIGVIR在拉脱维亚获批用于治疗黑色素瘤，成为第一款获得监管机构批准的用于癌症治疗的溶瘤病毒。2005年，改造的腺病毒H101（oncorine，重组人5型腺病毒注射液，安柯瑞）在中国获批上市，但临床疗效目前还未得到国际认可。2015年10月和12月，安进公司的溶瘤病毒药物T-Vec分别在美国和欧洲获得批准上市，这是基于单纯疱疹病毒（HSV-1）载体的黑色素瘤的基因疗法，成为第一个被批准的非单基因遗传疾病的基因治疗。

溶瘤病毒是一种可编程的“活药”，可以通过多种路径来杀伤肿瘤，有效避免耐药性。目前认为溶瘤病毒杀伤肿瘤除在肿瘤细胞中特异繁殖直接裂解癌细胞外，还通过多种途径（增加肿瘤抗原暴露、调节肿瘤微环境、增加肿瘤微环境免疫细胞浸润、活化免疫细胞、通过携带的免疫调节因子刺激机体免疫系统等）来诱导全身系统的抗肿瘤免疫反应来杀伤肿瘤。免疫检查点抑制剂（CTLA-4抗体、PD-1/PD-L1抗体）可以通过清除调节性T细胞、抑制PD-1/PD-L1的抑制作用而打破这种肿瘤微环境对抗肿瘤免疫的抑制，起到协同增强的效果。2017年*Cell*杂志报道了一项临床研究，21例晚期黑色素瘤患者接受T-Vec与Keytruda联合治疗。患者耐受良好，客观反应率达到62%，完全缓解率达到33%，比单药Keytruda治疗黑色素瘤的客观缓解率（35%）高出很多。很多溶瘤病毒公司都在继续进行这方面的探索。

溶瘤病毒还可以做多种改造，作为载体插入治疗性基因，通过多种途径协同作用杀伤肿瘤细胞，可以有效避免目前单一靶点抗癌药物普遍存在的耐药性问题。目前有近百种在研的外源基因，如肿瘤坏死因子相关凋亡诱导配体（TRAIL）、抑癌基因p53、内皮抑素、血管内皮细胞生长抑制因子（VEGI）等。

目前溶瘤病毒的给药途径主要为瘤内注射，因为人体内广泛存在这些常用病毒的膜受体，病毒感染过程并无肿瘤特异性。人血清中也存在这些常见病毒的特异性抗体，会很快的中和移除这些病毒。血液对病毒的稀释作用、肿瘤微环境抑制病毒对肿瘤组织的有效浸润等原因，导致溶瘤病毒很难特异性的聚集在肿瘤组织处并达到有效浓度。通过寻找新型的病毒、用纳米材料包裹病毒等方式尝试溶瘤病毒的静脉给药。目前已有近10种进入临床研究阶段静脉给药的溶瘤病毒，其中Reolysin已经完成Ⅱ期临床试验，即将进入临床Ⅲ期，有望成为第一个通过静脉给药的溶瘤病毒产品。

（三）病因性基因治疗

目前肿瘤病因性基因治疗主要针对癌基因和抑癌基因，其策略是抑制、阻断癌基因的表达或者替代、恢复抑癌基因的功能。①针对癌基因治疗：采用反义寡核苷酸、核酶和siRNA抑制癌基因的表达将有可能使肿瘤的基因表达调控恢复到正常并使细胞重新分化或者诱发其凋亡（apoptosis）。由于转录是遗传信息放大的过程，因此对于癌基因的表达抑制来说更为有效，该方法又称反基因（antigene）策略。②针对抑癌基因治疗：替代或恢复由于缺失或突变而丢失的抑癌基因（tumor suppressor gene）的正常功能是肿瘤病因性治疗的策略之一。常用于基因治疗的抑癌基因有p53、p16、p21、apc等。重组腺病毒p53抗癌注射液已在我国被批准用于头颈部肿瘤等治疗，与放疗和化疗联合应用产生协同作用。利用抑癌基因治疗肿瘤，在体外常能取得较好的疗效，在体内由于肿瘤体积和内环境影响以及基因转移效率的限制，疗效发挥面临着较大的生物复杂性。

（四）自杀基因治疗

一些来自病毒或细菌的基因具有一些特殊的功能，其表达产物可将原先对哺乳动物细胞无毒的或毒性极低的前药（prodrug）转换成毒性产物，导致这些细胞的死亡。这类基因即称为“自杀基因”（suicide gene）或“药物敏感基因”。根据细胞自杀机制，将自杀基因作为治疗性目的基因应用于肿瘤治疗的研究称为肿瘤的自杀基因疗法。由于当前对肿瘤形成的分子机制尚未完全阐明以及治疗中目的基因表达调控研究滞步不前，设计肿瘤细胞特异性自杀机制的基因治疗方案对于肿瘤治疗仍具有重大的理论和实际应用价值。

1. 自杀基因治疗中酶和前药 目前常用的自杀基因有单纯疱疹病毒胸苷激酶（HSV-tk）基因、水痘 - 带状疱疹病毒胸苷激酶（VZV-tk）基因和胞嘧啶脱氨酶（CD）基因，其中尤以 HSV-tk 最为常用。哺乳动物细胞含有 tk 基因，只能催化脱氧胸苷磷酸化成为脱氧胸苷酸，而 HSV-tk 基因产物还可催化核苷类似物更昔洛韦（GCV）的磷酸化。这种磷酸化核苷能掺入细胞 DNA，干扰细胞分裂时 DNA 合成导致细胞死亡。肿瘤细胞导入 HSV-tk 基因后表达 HSV-tk，从而获得对 GCV 的敏感性而“自杀”，正常组织不受影响。

2. 自杀基因的特异性控制 肿瘤自杀基因疗法的应用首先解决的问题是自杀基因在肿瘤细胞中的高效及特异表达。自杀基因必须局限于肿瘤细胞以选择性杀伤肿瘤细胞，解决这一问题的方案有三种：①利用免疫脂质体，受体介导法等进行定向基因转移或直接瘤内注射；②利用肿瘤细胞生物学特性如肿瘤细胞和正常细胞分裂的差别，逆转录病毒介导 HSV-TK 基因治疗脑肿瘤选择性就是利用逆转录病毒只能转染分裂象的肿瘤细胞，而神经细胞相对静止；③利用肿瘤特异表达的调控序列如酪氨酸酶，甲胎蛋白（AFP）和癌胚抗原（CEA）等，如在自杀基因的上游安插这些特异的转录调节序列，则可实现自杀基因的特异性表达，从而较好地克服了传统化疗药物非选择性问题。

3. 旁观者效应（bystander effect） 旁观者效应指在用外源性自杀基因转染肿瘤细胞后，未被转染的肿瘤细胞可因邻近的少数肿瘤细胞携带有自杀基因而被前体药物杀伤，此效应产生与自杀基因的种类、肿瘤细胞的类型和数量有关。TK/GCV 系统的旁观者效应比较明显和确定。由于目前基因转移效率不够高，探讨提高旁观者效应的手段有可能为自杀基因疗法提供一个新的思路，当然这有赖于旁观者效应机制的最终阐明。

（五）辅助性基因治疗

骨髓细胞毒作用是化疗药物应用中的主要毒性反应，并限制其应用。此方面的对策之一就是增强肿瘤细胞对化疗药物的敏感性和增强骨髓细胞的耐药性。利用耐药性基因 mdr1 可设计出两种基因治疗的方法：一种是应用反义 RNA 技术，以抑制异常活化的 MDR 基因，从而达到逆转肿瘤细胞化疗耐药的作用；另一种则利用耐药性基因 mdr1 保护正常组织免受化疗药物的毒性，如多药耐药性基因导入骨髓前体细胞或干细胞，然后将这些细胞输入到体内。其他化疗敏感组织，如肝同样可以通过导入 mdr1 基因达到保护作用。

三、其他疾病的基因治疗

多基因遗传病包括临床常见的高血压、糖尿病，冠心病、神经退行性疾病等，对多基因遗传病的基因治疗主要是通过基因转移赋予细胞一个新的功能，由于多基因遗传病涉及的基因尚不完全清楚，因此难以达到根本性的治疗目的。

病毒感染性疾病如艾滋病的基因治疗研究已受到广泛重视，基本的战略可分为三个方面：①将艾滋病毒抗原基因导入靶细胞，激活机体的免疫系统提高对艾滋病毒的免疫能力；②在靶细胞内表达类似物（decoy）基因，目的在于降低病毒进入靶细胞的机会和减少 HIV 的复制增殖；③在靶细胞内表达反义核酸或者核酶，从而直接阻断 HIV 的复制增殖或破坏 HIV 基因组。

心血管基因治疗将为治疗血管生成、心肌保护、再生和修复、预防血管成形术后再狭窄、防止旁路移植失败和风险因素管理提供新的途径。迄今为止，大多数心血管基因治疗试验已经解决了治疗性血管生成的问题，以增加血液流向缺血组织。冠状动脉疾病导致的心肌缺血和外周动脉疾病导致的下肢缺血，作为两种主要类型的缺血性疾病。成纤维细胞生长因子和血管内皮生长因子家族已被广泛应用，少数试验使用了血小板衍生生长因子以治疗糖尿病微血管疾病引起的足部溃疡。

第四节 基因治疗问题和前景

基因治疗这一全新的医学治疗方法问世，在经历了反复挫折后，基础和临床研究取得了显著进展。但还面临着许多急需解决的问题。

（一）提供更多可供利用的有治疗价值的目的基因

基因治疗是导入外源性目的基因以达到治疗疾病的新型医学方法，应该导入什么样的外源性目的基因是基因治疗的另一个关键问题。选择目的基因的基础基于对人类疾病分子病理机制的揭示和疾病相关基因的克隆，目前适合进行基因治疗的病种十分有限，很多疾病目前还没有发现致病基因。基因治疗病种的扩大取决于新基因的发现和基因功能的阐明，只有在充分认识疾病相关基因结构与功能的前提下，才能有效地开展基因治疗。目前成功上市和在临床试验中比较有希望的基因治疗项目多是针对病因单一、疾病病理相对较清楚的单基因遗传病。例如，第一个被批准的基因治疗是针对代谢酶的单基因突变疾病。目前，在癌症免疫细胞治疗中备受关注的CAR-T疗法和在临床试验中效果良好的针对眼遗传病和脊髓萎缩症（SMA）的基因治疗属于这一类。其他病因不清或涉及多个基因的疾病，例如实体恶性肿瘤、心血管疾病、代谢性疾病、神经退行性疾病等，情况会复杂得多，基因治疗方案的设计和载体的选择都是巨大的挑战，基因治疗的路程也更漫长。

（二）设计高效的基因转移载体

一个理想的载体需要有的高效基因转移率，能将外源性基因定向导入靶细胞，而目前已有的载体均属低效。因此，即使导入的基因有治疗效果，但由于不能有效地导入，效果也会大受影响。载体的局限性在于，目前应用的各种载体，尽管经过优化改造，仍然存在各种各样问题，比如免疫原性、整合致突变能力、基因容量、靶向性等，远远无法满足基因治疗对于不同特性载体的需求。未来很长一段时期，对已有载体的生物学研究和优化改造，以及开发更加多样化的病毒和非病毒载体等将是基因治疗研发的关键环节。

（三）解决基因治疗的靶向及表达调控问题

外源基因能否在体内被准确、有效地导入特定的细胞组织并在其中有效表达，即基因在体内表达的空间、时间的精确定位和表达水平的调控。这是基因治疗应用中的关键问题，因而也成为基因治疗领域的一个研究热点。治疗基因的可持续性和可调控性表达是未来基因治疗的又一个重大挑战。CRISPR/Cas基因编辑技术，能够解决治疗基因的可调控性和持续性表达等问题，在一定程度上能够降低对基因治疗载体本身的要求。但是，新技术的应用还有很多障碍，例如，如何实现高效体内基因输送并防止潜在的脱靶效应等。

（四）基因治疗个体化

在体细胞基因治疗中，*ex vivo* 法是当前的主要途径，但在临床应用中必须把患者的靶细胞取出，在离体情况下进行遗传加工，然后输回患者体内，建立标准化流程势在必行。如何精准预测和利用个体化将也是未来基因治疗临床转化过程中的关键点。

（五）充分估计导入外源基因对机体的不利影响

目前采用最多的是逆转录病毒载体，它进入细胞内整合至宿主细胞染色体的部位是随机的，虽然产生插入突变机率很低，但仍有潜在的可能性。此外，外源基因产物对宿主可能有危害性，若体内出现大量原来缺乏的蛋白质，有可能引起严重免疫反应。整合基因载体的遗传毒性或关闭靶向基因组编辑，提高基因转移水平或基因组编辑效率，解决体内对载体的免疫反应。针对血液肿瘤的CAR-T细胞疗法常伴随有严重的不良反应。

（六）伦理学和社会问题

人体基因治疗作为一种医疗手段，存在着普遍意义上的伦理学问题。同时由于对基因结构及其变化规律的复杂性的认识还有待深化，基因治疗对基因组的改变、补充、修复，直接关系到人的健康，因此作为改变人体遗传物质的非常规医疗手段又存在着特殊的伦理学问题。由于伦理和技术的局限性，目前基因治疗还主要在体细胞层面，随着技术的进展和患者的迫切需求，针对精子、卵子和合子的操作只是一个时间问题。英国批准了以第三方线粒体为载体的针对生殖细胞的基因治疗，用以修复由于母亲卵子的线粒体缺陷所导致的疾病，打破了不针对非体细胞进行基因治疗的成规。如何界定类似项目中的技术风险和伦理学问题将会是一个巨大的挑战，如何评价基因治疗带来的长期甚至隔代风险，如何界定必需的以医疗为目的的基因治疗和以优生优育为目的的基因增强等，是异常复杂的伦理和社会问题。

（陈红专　栾　鑫）

参考文献

[1] HURLEY E A, HULL D, SHRIVER S P. The next phase of human gene-therapy oversight[J]. N Engl J Med, 2019, 380(4): 401-402.
[2] DUNBAR C E, HIGH K A, JOUNG J K, et al. Gene therapy comes of age[J]. Science, 2018, 359(6372).
[3] JUNE C H, O'CONNOR R S, KAWALEKAR O U, et al. CAR T cell immunotherapy for human cancer[J]. Science, 2018, 359(6382): 1361-1365.

第四十章　细胞治疗

细胞治疗是指将人自体、异体或异基因来源的活细胞经体外操作或处理后，回输（或植入）体内用于疾病治疗的方法。一般来讲，细胞治疗包括干细胞治疗和免疫细胞治疗两大类。细胞治疗在恶性肿瘤、炎症、自身免疫性疾病、代谢性疾病、再生医学等多个领域极具发展潜力和临床应用价值，成为国际生物医药前沿领域和生命科学领域重大发展方向之一。

自1967年，唐纳尔•托马斯（E. Donnall Thomas）完成第一例人体配型骨髓移植，给白血病患者带来了希望，细胞治疗基础和临床研究取得了显著进展。现已有5个细胞治疗产品或药物上市，应用于包括肿瘤在内的多种疾病的治疗。截止到2019年，全世界在在Clinical Trial网站和世界卫生组织临床试验登记平台（WHO ICTRP）上登记的细胞治疗临床研究已经超过6 900项，且临床研究数量每年递增。细胞治疗作为一种全新的治疗手段，尽管存在免疫抑制、安全、伦理等问题，但随着生物医学技术的不断发展和临床试验新方法的探索，相信细胞治疗将以更安全有效的方式为人类疾病治疗做出贡献。

第一节　细胞治疗的概况

一、细胞治疗的发展历程

细胞治疗，可追溯到1493年到1541年，首次由菲律宾的奥里德斯•帕拉赛尔苏斯（Auredus Paracelsus）提出。1891年美国医师威廉•科莱（William B. Coley）利用患者肿瘤组织中酿脓链球菌进行培养，灭活后再将酿脓链球菌注射到肿瘤部位，部分患者症状得到缓解，从而创立“科莱毒素”疗法，标志着细胞治疗研究进入新阶段。1931年，瑞士的保罗•尼汉斯（Paul Niehans）首次通过注射的方式将小羊的甲状旁腺细胞应用于一位在手术中甲状旁腺受损的临危患者并成功地挽救了其生命，随后并发布了羊胚胎素活细胞疗法，引起全世界的关注，被誉为“活细胞之父”，这项具有里程碑式意义的发现为日后细胞治疗在生物医学领域的发展奠定了基石（图40-1）。

1950年，医学家将骨髓细胞移植到遭受致死剂量辐射的动物，有效重建骨髓造血免疫系统并挽救生命。1967年，唐纳尔•托马斯（E. Donnall Thomas）完成了第一例人体配型骨髓移植，给白血病患者带来了希望，并于1990年获得诺贝尔医学和生理学奖。

随着细胞免疫（而非体液免疫）在免疫破坏实验性疾病中的重要作用被逐渐明确，1973年，美国洛克菲勒大学的免疫学家拉尔夫•斯坦曼（Ralph M. Steinman）和柯恩（Zanvil Cohn）首次从小鼠的脾脏中分离出树突状细胞，由此自体免疫细胞治疗技术开始发展。2011年斯坦曼教授因其在树突状细胞发现中的重要贡献获得了诺贝尔医学及生理学奖。

1976年，骨髓间充质干细胞由Fridenshtein首次发现。同年T细胞生长因子（后称为白介素-2，IL-2）被发现，该发现刺激了对实验性癌症和人类癌症的细胞免疫反应的广泛研究。1985年，首次明确证明IL-2可用于治疗人类转移性黑色素瘤和肾癌，这一研究成果首次明确免疫调控可诱导侵袭性转移性疾病的消退。

1988年，法国格鲁克曼（Gluckman）教授在国际上率先成功采用脐血造血干细胞移植，救治了一名贫血患儿，标志着脐带血造血干细胞移植时代的开启。随着干细胞分离、培养技术的日渐成熟，2003年，美国华裔科学家施松涛等人首次发现牙齿间质存在干细胞；意大利Mazzini等用间充质干细胞治疗肌营养不良性侧索硬化症；法

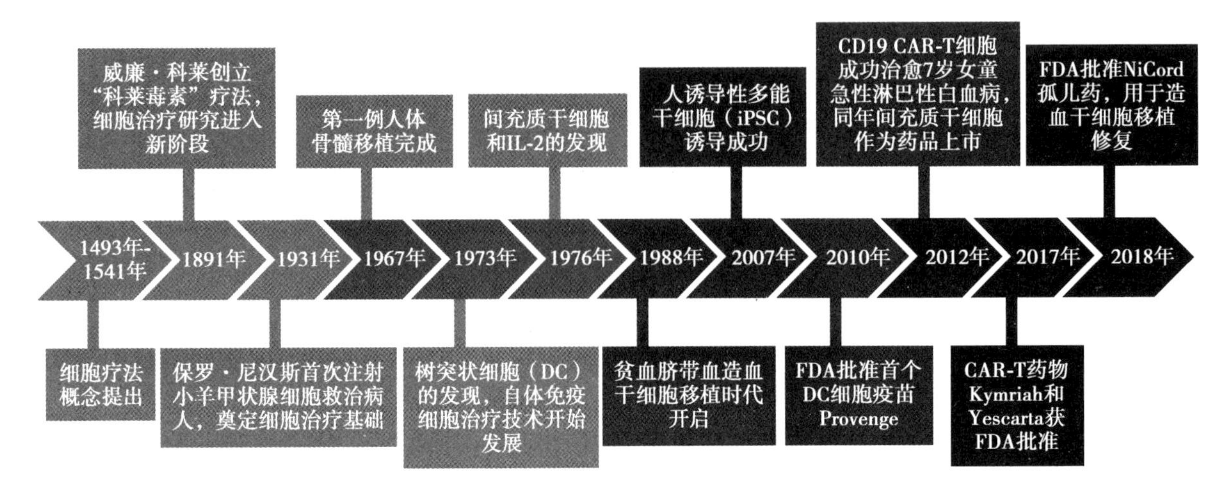

图 40-1 细胞治疗的发展历程

国 Fouillard 等用间充质干细胞治疗再生障碍性贫血。这些成果标志着干细胞成为多种疾病治疗的重要手段。

随着对干细胞研究的不断深入，人类胚胎干细胞研究引起了较大的伦理争议。由于在获得胚胎干细胞的过程会破坏胚胎，由此引出对生命尊严和胚胎伦理地位的讨论，对相关研究产生了伦理压力。2006 年，日本科学家山中亚弥（Shinya Yamanaka）等成功诱导出鼠诱导性多能干细胞（induced pluripotent stem cells，iPSC）细胞，此项研究巧妙地避开了胚胎干细胞研究应用带来的伦理道德问题。2007 年，iPSC 研究取得巨大进展，山中亚弥等人和 Thomson 教授带领下的华裔科学家俞君英等人分别在 *Cell* 及 *Science* 上发表论文宣布成功利用人类上皮细胞诱导出 iPSC 细胞。

随着分子生物学技术的不断进步，发现采用特异性阻断抗原呈递细胞（如树突状细胞，DC）可诱导机体突破自身对肿瘤的免疫耐受，增强抗原特异性免疫反应，进而提高肿瘤免疫治疗的临床疗效，其安全性与疗效在临床前试验和临床应用中得到初步证实。2010 年，FDA 批准了 Dendreon 的前列腺癌疫苗 Provenge（Sipuleucel-T）的上市申请，成为第一支通过 FDA 批准的 DC 疫苗，开启了细胞治疗的新时代。

2012 年，宾夕法尼亚州科学家、CAR-T 细胞治疗的先驱 Carl H. June 教授使用第二代 CD19 CAR-T 细胞治愈了 7 岁的急性淋巴性白血病女孩 Emily。Emily 成为了首个由细胞免疫疗法治愈的儿童白血病患者。10 月，约翰·格登（John Gardon）和山中亚弥获得诺贝尔生理学或医学奖。他们发现了如何生产多能干细胞，展示了该细胞即使已经完全分化成具有某种功能的身体细胞，也能够被重新编辑。这一发现改变了科学家对细胞和生物发展的认识。同年，Osiris 公司申报间充质干细胞作为药品上市，得到加拿大食品药品监督管理局的批准，适应证为儿童急性激素抵抗的移植物抗宿主病（GVHD），随后适应证扩大为成年人 GVHD，并在新西兰、瑞士等国上市，成为细胞治疗成功走向临床应用又一个里程碑。2015 年，神经再生胶原支架结合间充质干细胞治疗脊髓损伤进入临床研究。2016 年，斯坦福大学干细胞治疗脑卒中取得成效。36 岁的脑卒中患者 Sonia Olea Coontz 在此获得治疗，恢复了运动技能。

2017 年，FDA 批准了 CAR-T 细胞治疗药物 Kymriah 和 Yescarta 上市，分别用于治疗复发性或难治性儿童、青少年 B 细胞前体急性淋巴性白血病（ALL）（25 岁以下患者）和接受至少 2 种其他治疗方案后无响应或复发的特定类型的大 B 细胞淋巴瘤成人患者。人类抗肿瘤治疗正式进入 CAR-T 细胞治疗的新时代。

2018 年，Axol Bioscience 推出人源 iPSC 衍生的心房心肌细胞；与此同时，美国领先的细胞和免疫修复公司 Ganmida Cell 宣布 FDA 已授予 NiCord 孤儿药资格认定，作为造血干细胞移植的修复方法。

目前，细胞治疗研究及其转化医学已经成为各国政府、科研机构和企业高度关注和大力投入的重要研究领域。

我国细胞治疗研究及临床试验起步晚于世界发达国家，我国研究人员于2012年首次在clinicaltrials.gov上登记细胞治疗临床研究，目前已超过800项，且登记的细胞治疗临床研究项目数量每年以超过30%的速度增加，其中CAR-T细胞临床试验增长速度最为显著，我国CAR-T细胞临床研究数量已经超过美国，成为世界上开展CAR-T细胞临床研究数量最多的国家。我国对以免疫细胞治疗和干细胞治疗为代表的细胞治疗非常重视，先后出台多种策略如《人体细胞治疗申报临床试验指导原则》《人体细胞治疗研究和制剂质量控制技术指导原则》《细胞治疗产品研究与评价技术指导原则（试行）》和《干细胞临床研究管理办法（试行）》等规定，来细化和完善细胞治疗临床研究行业的监管与指导。自2017年11月，药品审评中心受理了我国首个CAR-T细胞产品（抗人CD19T细胞注射液，治疗复发/难治性CD19阳性弥漫大B细胞淋巴瘤和滤泡性淋巴瘤）的新药临床试验申请后，截至2018年10月，共受理了31个细胞产品的临床试验申请，其中27个为CAR-T细胞产品，已有6个CAR-T细胞产品获得临床试验批件。随后国家也发布一些重磅政策，如：2018年国家知识产权局发布的《知识产权重点支持产业目录（2018年本）》文件中明确将细胞治疗列为重点支持产业；2019年国家发改委发布《产业结构调整指导目录（2019年本，征求意见稿）》将细胞治疗列入鼓励发展类产业，来推动细胞治疗领域的研究开展和相关临床产业的健康有序发展。

二、细胞治疗分类

细胞治疗的分类方式非常多样，根据细胞来源和分化潜能分为干细胞治疗和体细胞治疗。干细胞又分为自体、同种异体和异种。体细胞同样有着三种相同的来源。

干细胞（stem cell）是一类具有自我复制能力（self-renewing）的多潜能细胞。在一定条件下，它可以分化成多种功能细胞。根据干细胞所处的发育阶段分为胚胎干细胞（embryonic stem cell，ESCs）和成体干细胞（somatic stem cell，SSCs）。根据干细胞的发育潜能分为三类：全能干细胞（totipotent stem cell，TSC）、多能干细胞（pluripotent stem cell）和单能干细胞（unipotent stem cell，专能干细胞）。ESCs具有多向分化潜能，但出于伦理考虑，国内外的研究十分有限；SSCs的分化潜能较弱，国内外研究较为成熟，可实现异体化治疗，具有较高的临床应用价值，造血干细胞和少数种类的间充质干细胞已被批准应用于临床。目前造血干细胞移植是治疗白血病、恶性贫血、再生障碍性贫血等血液系统疾病唯一有效的方法，其他不同类型的干细胞在骨髓移植、眼部烧伤、膝骨关节炎、心衰、神经系统疾病等少数疾病领域展示了不同程度的治疗潜力，但大多数干细胞治疗临床试验仍处于早期概念验证阶段，尚未通过设计严格的临床试验证实其临床疗效。

体细胞治疗主要是指免疫细胞治疗，将免疫细胞经过培养、激活等一系列体外操作后回输到患者体内，用于治疗肿瘤或免疫相关病。基于适应性免疫应答理论，免疫细胞治疗可以分为主动和被动两种。主动免疫细胞治疗的代表是基于树突状细胞（DC细胞）荷载抗原的治疗用疫苗，例如FDA批准的全球首个用于治疗前列腺癌的疫苗Provenge；被动免疫细胞治疗包括非抗原特异性免疫细胞治疗和抗原特异性免疫细胞治疗。前者包括淋巴因子激活的杀伤细胞疗法（LAK）、细胞因子诱导的杀伤细胞疗法（CIK）和自然杀伤细胞疗法（NK）等；后者包括T细胞受体修饰的T细胞疗法（TCR-T）和嵌合抗原受体T细胞疗法（CAR-T）等。美国FDA已经批准的两个CAR-T细胞治疗产品，Kymriah和Yescarta分别在复发难治性B细胞白血病和淋巴瘤患者中取得了明显优于现有治疗的临床疗效，展示了CAR-T细胞治愈淋巴造血恶性肿瘤的可能。

三、细胞治疗研发的技术评价

传统小分子药物和生物制品已经建立起了一整套完备的产品开发流程和技术指南。相比而言，细胞治疗产品的临床应用和规模化生产才刚刚起步，开发流程并不存在标准化的研究方法和普遍接受的标准。国内的细胞治疗产品按照药品管理规范进行研究、开发与评价，一方面需要参照国内外监管机构发布的指导原则，另一方面需要根据产品特性，具体情况具体分析，如对于经过基因修饰的细胞治疗产品，必须同时满足基因治疗和细胞治疗的管理规范和技术要求。

由于我国现行的法律法规中尚未对细胞治疗的属性等问题进行明确界定，鉴于其药品属性，按照《中华人民共和国药品管理法实施条例》，2017,年原国家食品药品监督管理总局组织相关技术部门和专家起草了《细胞治疗产品研究与评价技术指导原则（试行）》，明确了包括干细胞、体细胞在内的细胞治疗产品可以按照药品途径进行转化应用，重新启动细胞治疗产品的研究和注册申请，并对拟作为药品进行产品化、产业化生产的细胞治疗产品所需具备的条件作出详细规定，符合相关规定的产品即可上市。该原则对于理解细胞治疗产品（制品）的药学研究、非临床研究、临床研究、生产及运输等开发各阶段的关键技术具有重要指导和参考价值。

（一）药学研究

细胞制品的药学研究应符合药品质量管理的一般要求，同时需要考虑到产品的多样性、复杂性和变异性。细胞制品的药学研究需要关注以下方面：①建立生产用细胞和其他生产用材料的质量管理体系，规范供者筛选、供应商审计和质量检测放行等环节。②细胞制品的制备是指从供者获得生产用细胞，到产品输入患者体内的整个体外操作过程，应建立稳健可行的生产工艺并持续验证，完善覆盖全过程的监测控制体系。③细胞制品的质量研究一般包括细胞特性研究、功能性分析、细胞纯度检测、安全性研究等项目，具体研究内容需要根据产品特性和预期风险决定。④细胞制品的质量控制建议采用中间产品质量检验与终产品放行检验相结合的方式，一般包括鉴别、外观、纯度、杂质、无菌、支原体、细胞数量、细胞活率、生物学效力等检测项目。考虑到细胞制品的货架期普遍较短，如不能在放行前完成全部检测，需要加强过程控制和中间产品的质量监控。⑤需要对中间产品和终产品进行稳定性检验，考察项目包括细胞特性、细胞纯度、活细胞数及比率、功能细胞数、生物学效力和安全性相关内容等，重点关注细胞制品运输稳定性和使用过程中的稳定性，以支持贮存、运输条件和货架期。⑥需要对研究和生产过程中所用包装容器和密闭系统进行安全性评估和相容性研究，以说明使用的合理性。

（二）非临床研究

细胞制品的非临床研究应最大限度地遵循《药物非临床研究质量管理规范》(GLP)的要求，以尽量模拟临床治疗为基本原则，充分考虑细胞制品的特性，具体问题具体分析。动物模型的选择标准为生物反应与人体相似，考虑到人源细胞制品可能出现的免疫应答反应，可以选择给予免疫抑制剂或采用免疫缺陷的动物、人源化动物，或使用动物源替代品进行研究。细胞制品的非临床研究主要包括药效学研究、药动学研究和安全性研究，本文重点讨论后两项。不同于传统药物吸收、分布、代谢、排泄的药动学特性，细胞制品的药动学研究需要重点关注细胞的分布、迁移、归巢以及细胞化。对于经基因修饰/改造的细胞，还需要对目的基因的相关特性进行研究。非临床安全性研究除了安全药理学试验、单次给药毒性试验、重复给药毒性试验、生殖毒性试验、遗传毒性试验等之外，需要重点评价细胞制品的免疫原性、免疫毒性和致瘤性。细胞制品的免疫原性受到细胞来源、成熟状态和给药方案等多种因素影响，需要具体问题具体分析，重点关注异源细胞制品的免疫原性。此外，还应关注细胞治疗产品可能诱导产生的免疫毒性。致瘤性主要取决于细胞类型、分化状态、体外培养时间、体内分布和迁移、体内存活期等因素，所有细胞制品都应该进行致瘤性试验，尤其对于多潜能细胞、经过体外复杂操作或基因修饰的细胞，以及长期存留于体内的细胞。如何选择致瘤性试验的动物模型尚未达成科学共识，人源细胞制品的致瘤性研究可以选择免疫缺陷的啮齿类动物模型。考虑到肿瘤发生为小概率事件，致瘤性试验需要包含足够的动物数目、研究持续时间和给药剂量。需要注意的是，在非临床研究阶段，动物模型能够提供的细胞制品人体反应证据是有限的。

（三）临床研究

细胞治疗临床研究应当通过学术审查和伦理审查，对研究项目的必要性、合法性、科学性、可行性、安全性和伦理适应性等进行审查。转化应用应当通过技术评估和伦理审查。对于仍处于实验研究阶段的细胞治疗，医生需要从患者那里获得知情同意。法律法规和国家有关规定明令禁止的，存在重大伦理问题的，未经临床前动物实验研究证明安全性、有效性的生物医学新技术，不得开展临床研究。未经临床研究证明安全性、有效性的，或未经转化应用审查通过的生物医学新技术，不得进入临床应用。

细胞制品的临床研究应遵循《药物临床试验质量管理规范》（GCP）的要求，采用不同于常规药物的临床研究整体策略，注重受试者权益的保护。临床研究方案主要包括受试者筛选与入组、临床安全性研究、药效学研究、药动学研究、剂量探索和临床有效性研究等。受试者入组标准需要综合考虑细胞制品类型、给药方式（途径）、适应证和现有治疗手段等因素，以肿瘤免疫细胞治疗为例，受试者入组标准应至少包括：①重症癌症患者；②常规治疗无效或尚无有效治疗手段，且纳入研究后可能受益者；③预期寿命足以支持开展后期安全性和有效性随访；④已签署知情同意。鉴于细胞品的特殊性，需要在知情同意书中准确描述产品长期存留于人体的可能性以及疗效的不确定性，并说明临床研究的试验性质。临床有效性的确证性试验需要重点关注对照组设置和终点指标选择。不向患有严重疾病且没有其他治疗选择的受试者提供治疗是不符合伦理的，因此，应区分用于治疗尚无有效治疗手段疾病的细胞制品，以及与现有疗法相比具有临床优势的细胞制品（如副作用小、费用低等）。前者应进行研究用细胞制品的单臂试验，后者可与现有疗效好或患者容易获得的疗法进行对比研究。终点指标的选择与细胞制品类型、给药方案、预期治疗目的等因素有关。例如，传统的肿瘤治疗评价体系以瘤体大小变化作为疗效评估的主要指标，但对于肿瘤免疫细胞疗法可能并不适用。纽约 Memorial Sloan-Kettering 癌症中心 Wolchok 教授曾撰文《实体瘤免疫疗法的评价指南：免疫相关的疗效评价标准》以阐述肿瘤免疫治疗疗效评价的新标准。国内学者也曾多次发表相关文章，认为可以采用无进展生存期（PFS）、无病生存期（DFS）和总生存期（OS）等指标，并配合免疫反应相关指标进行疗效评价。另外，考虑到细胞制品疗效、不良反应频率和严重程度等的不确定性，需要为接受治疗的受试者提供安全性保障并进行长期健康状况监测，制定完善的数据监测计划，包括不良反应报告和统计分析等。

（四）生产及运输

细胞制品的生产过程应遵循《药品生产质量管理规范》（GMP）的基本要求，其物料来源和物质组成相较传统药物和生物制品更为复杂，生产工艺和过程控制等要求也更为严格。考虑到细胞制品流通和使用环节的特殊性，《药品经营质量管理规范》（GSP）关于药品批发、零售的要求可能并不适用。细胞制品的生产和运输需要关注以下几点：①建立涵盖细胞制品制备全过程的工艺规程，包括细胞采集、扩增、诱导、冻存和分装等操作，并进行全面的工艺研究与验证；②细胞制品不适合无菌过滤、高压蒸汽灭菌、辐射灭菌等操作，因此需要在无菌条件下制备，并对无菌工艺进行持续验证；③推荐采用半封闭或封闭式生产管理，为不同类型或不同批次的细胞制品提供独立的生产区域，减少微生物污染或交叉污染的可能；④合理安排各制备工序的操作区域，根据工艺规程设计相应操作区域的洁净度等级，建立中间产品和终产品的贮存管理规程；⑤现阶段的细胞制品大多自体使用，企业应建立可溯源的产品标识系统，以防止混淆或差错可能造成的致命风险；⑥需要对细胞制品的运输条件进行持续验证，尽量缩短产品从制备场所到使用场所的运输时间。每一批次的细胞制品都应有发运记录，以便追踪产品的运输过程。目前，国内细胞制品的生产过程人工化程度高，既不利于生产过程的标准化，也容易带来污染。自动化系统操作方便，可以提供灵活的细胞加工处理操作平台，是未来规模化、精细化生产的发展方向，但现阶段的自动化操作系统仍存在诸多局限。例如，全自动封闭化细胞处理系统 CliniMACS Prodigy，可以为细胞培养到产品制备整个过程提供集成化解决方案，但部分环节只能进行单一产品的操作，造成设备利用率低，产品生产成本增加。

四、细胞治疗的监管

在细胞治疗的监管方面，FDA 根据《美国联邦法规》第 21 章（21CFR）第 1271 条对细胞、组织或基于细胞、组织的产品（HCT/Ps）进行分类监管。法规基于《公共健康服务法》（PHS Act）将 HCT/Ps 分为 PHS 351 产品和 PHS 361 产品。PHS 351 产品由 FDA 下设的生物制品评估研究中心（CBER）负责审评审批，PHS 361产品可以不经过上市前临床申请而直接进入临床应用。为了加快具有临床价值的产品早日进入临床应用，美国在《21世纪治愈法案》中提出"再生医学先进疗法（RMAT）"认证程序，符合相关要求的再生医疗产品（包括细胞疗法）可以享受包括优先审评在内的一系列优惠政策。2017年11月，FDA发布《用于治疗严重疾病的再生疗法加速程序（草案）》，对快速通道、突破性疗法、再生医学先进疗法、优先审评和加速审批等途径的认定程序和要求进行了说明。

我国国家药监局1999年发布《新生物制品审批办法》，将体细胞治疗纳入监管范围。2002年、2005年和2007年国家药监局对《药品注册管理办法》历次修订中，均将基因治疗、体细胞治疗及其制品纳入监管范围。2009年以前，我国批准了骨髓间充质干细胞等7个干细胞产品的临床试验。2009年，卫生部发布了《医疗技术临床应用管理办法》，将自体干细胞和免疫细胞列入第三类医疗技术，允许通过能力审核的医疗机构开展第三类医疗技术的临床应用。但直到2015年，国家卫生和计划生育委员会取消第三类医疗技术的准入审批，没有任何医疗机构获准开展自体干细胞或免疫细胞的临床应用。2003年，原国家食品药品监督管理总局发布《人体细胞治疗研究和制剂质量控制技术指导原则》，并开始受理各单位关于人体细胞治疗产品的研究和注册申请。2009年，按照《医疗技术临床应用管理办法》，部分免疫细胞治疗作为第三类医疗技术进行准入管理。但由于申报的医疗机构缺乏科学规范的临床研究结论和循证依据支持，2015年6月，国家卫生和计划生育委员会发布《关于取消第三类医疗技术临床应用准入审批有关工作的通知》，取消第三类医疗技术临床应用准入审批，并明确涉及使用药品、医疗器械或具有相似属性的相关产品、制剂等的医疗技术（主要指免疫细胞治疗技术），在药品、医疗器械或具有相似属性的相关产品、制剂等未经食品药品监督管理部门批准上市前，医疗机构不得开展临床应用。2015年8月，国家卫生和计划生育委员会与国家食品药品监督管理总局共同制定《干细胞临床研究管理办法（试行）》和《干细胞制剂质量控制及临床前研究指导原则（试行）》，明确医疗机构是干细胞制剂和临床研究质量管理的责任主体，开展干细胞临床研究需进行机构备案和项目备案。至今已有102家医疗机构和19个临床研究项目完成备案，使干细胞治疗技术从基础研究进入临床研究，有力推动我国干细胞治疗技术发展。2018年，两部门发布《关于开展干细胞临床机构评估督导工作的通知》，并组织专家于对8省市11家机构进行评估，进一步推动了干细胞临床研究机构备案和项目备案工作，加强了事中事后监管，促进了干细胞临床研究有序开展。截至2018年底，通过国家卫生健康委员会备案开展干细胞临床研究的医疗机构有110余家，27个细胞临床研究项目按照《干细胞临床研究管理办法（试行）》（国卫科教发〔2015〕48号）的规定完成了备案。我国批准了多个细胞治疗产品的临床试验，细胞类型包括间充质干细胞、扩增活化淋巴细胞、CAR-T、TCR-T、多抗原自体免疫细胞等。其中值得关注的是，异体脂肪来源间充质祖细胞作为首批完成备案的干细胞临床研究项目，在药品注册申报过程中利用和参考了前期临床研究的数据，并获准直接开展Ⅱ期临床试验，为加强干细胞临床研究备案管理与干细胞产品注册申报的衔接进行了有效探索。

为满足临床需求，进一步规范和促进体细胞治疗的发展，借鉴干细胞临床研究管理模式，细胞治疗技术临床研究项目应当在备案机构开展，并履行项目备案程序，规范临床研究行为，保护受试者和患者权益。按药品申报的细胞治疗产品，需按照相关技术指南和要求进行，并依照原国家食品药品监督管理总局2017年发布的《细胞制品研究与评价技术指导原则（试行）》申请临床试验和上市许可。同时国家卫生健康委员会委托中国食品药品检定研究院尽快建立相关细胞治疗药物的科学评价体系，从而破解评审技术瓶颈，支持细胞药物评价及标准化研究，为按照药品对细胞免疫治疗等具有药品属性的制剂进行管理铺平道路。

为满足临床需求，规范并加快细胞治疗科学发展，国家卫生健康委2019年3月发布《体细胞治疗临床研究和转化应用管理办法（试行）（征求意见稿）》。该管理办法在制定过程中，借鉴干细胞临床研究的备案制管理经验，对于医疗机构自行研发制备并在本医疗机构内开展的体细胞治疗进行管理，并允许临床研究证明安全有效的体细胞治疗项目经过备案在相关医疗机构进入转化应用。逐步完善体细胞治疗临床研究的组织形式、工作机制、结果论证、成果转换等制度设计。鉴于细胞治疗管理的特殊性和复杂性，还需要做好对体细胞制剂制备、临床研究和临床应用管理相关的质量标准和管理规范，为体细胞治疗管理工作提供技术支撑，研究解决临床研究向应用转化的衔接机制问题。

为进一步完善生物医学新技术临床研究与转化应用管理制度，推动生物医学新技术临床研究与转化应用规范有序进行，促进医学进步，国家卫生健康委员会 2019 年 2 月发布了《生物医学新技术临床应用管理条例（征求意见稿）》。该管理条例明确了管理范畴，建立了生物医学新技术临床研究和转化应用行政审批制度，规定了学术审查和伦理审查的主要内容，并强调了机构主体责任。

第二节　干细胞治疗

干细胞治疗是指应用人自体或异体来源的干细胞经体外操作后输入（植入）人体，用于疾病治疗的过程。干细胞是一类具有自我复制能力的多潜能细胞。

根据干细胞的分化潜能可分为全能干细胞、多能干细胞和单能干细胞。全能干细胞是指具有能发育成为一个完整个体潜能的干细胞，如由受精卵发育早期所形成桑葚胚中的细胞。桑葚胚继续发育成囊胚，囊胚中的细胞失去了发育成完整个体的能力，但仍然具有分化成个体中各种细胞的潜能，这样的细胞被称为多能干细胞。单能干细胞是指只能向一种类型或者密切相关的两种类型细胞分化，如表皮组织基底层干细胞，神经元干细胞，胶质干细胞等。

根据干细胞所处的发育阶段不同，干细胞可以分为胚胎干细胞和成体干细胞。胚胎干细胞存在于早期胚胎组织中，具有高度增殖能力和多向分化潜能，是全能干细胞。胚胎干细胞在分化抑制的体外培养体系中呈现克隆性增殖，冻存复苏也不会影响胚胎干细胞的非分化性增殖能力。理论上胚胎干细胞可以分化成为体内任何类型的细胞，具有宽广的发育潜能，可作为细胞治疗或者基因治疗的载体用于临床上组织和器官的修复和移植治疗。诱导多能干细胞将一些多能基因导入终末分化的体细胞，从而使普通体细胞重编程初始化，转化成为具有胚胎干细胞特征的多能干细胞，称为诱导多能干细胞。诱导多能干细胞和胚胎干细胞一样，具有多向分化的潜能。由于诱导多能干细胞的制备方法相对稳定，不需要使用卵细胞或者胚胎，这在技术和伦理上更有优势，在临床上具有巨大的潜在价值。

成体干细胞是指存在于各组织器官的多潜能干细胞，如骨髓干细胞、神经干细胞、上皮干细胞、皮肤干细胞、肌肉干细胞和脂肪干细胞等。成体干细胞也具有可塑性，如某种组织的成体干细胞可分化为另一种组织的特异细胞。不过不同的干细胞具有的分化潜能不同。骨髓、肌肉和脂肪是间充质干细胞的重要组织来源。目前成体干细胞用于临床疾病治疗的主要包括造血干细胞（hematopoietic stem cell transplantation，HSCT）和间充质干细胞。

一、造血干细胞

造血干细胞移植分为自体造血干细胞移植和异体（异基因）造血干细胞移植。自体造血干细胞移植时造血干细胞来源于自身，所以不会发生移植物排斥和移植物抗宿主病，移植并发症少，适用于淋巴瘤、多发性骨髓瘤患者以及某些危险程度较低的急性白血病患者。异基因造血干细胞移植时造血干细胞来源于正常供者，无肿瘤细胞污染，且移植物有免疫抗肿瘤效应，故复发率低，长期无病生存率（也可以理解为治愈率）高，适应证广泛，甚至是某些疾患唯一的治愈方法，但供者来源受限，易发生移植物抗宿主病，移植并发症多，适用于危险程度中等或较高的急性白血病、慢性粒细胞白血病、骨髓增生异常综合征、重型再生障碍性贫血、地中海贫血等患者。

自体干细胞移植可以从患者的骨髓或血液中收集造血干细胞。近年来自体移植主要从血液中收集造血干细胞。造血干细胞通常在血液中以低水平存在，但它们可以从骨髓中进行“动员”大量释放，再通过血液分离器械收集。造血干细胞通常通过连续使用造血生长因子（如粒细胞集落刺激因子）或与化疗药（如环磷酰胺）的组合来动员。骨髓瘤和其他浆细胞疾病是自体HSCT的最常见适应证。当放疗和化疗的抗肿瘤作用受到剂量相关的毒性限制，导致长期或永久性的全血细胞减少并使患者易患致命性感染，可使用同种异体HSCT方法。同种异体干细胞在受体的骨髓中生长数周后，造血干细胞及其后代的扩增足以使血细胞计数正常化，并重新启动免疫系统。支持治疗、预处理方案和替代供体来源的进展继续改善患者预后，并扩大同种异体HSCT的效用。

干细胞最常使用HLA匹配的同种异体或同源（来自同卵双胞胎）的外周血或脐带血。供体与受体编码HLA分子的基因不同是发生GVHD最重要的风险因素。因此，来自与受体相同HLA的供体造血细胞移植物，是同种异体HSCT的造血细胞优选来源。20岁以下供体的最常见移植物来源是骨髓，20岁以上捐赠者的移植物大多数是在用非格司亭（粒细胞集落刺激因子）刺激后动员的$CD34^+$造血细胞，从外周血中收集获得。此外，对于无法鉴定出合适HLA匹配供体的大量患者，来自脐带血或从HLA不匹配或HLA半相合供体的骨髓或外周血获得的移植物，可作为同种异体HSCT的造血干细胞来源。FDA于2011年批准脐带血造血祖细胞疗法Hemacord用于异基因造血干细胞移植，Hemacord中含有的造血祖细胞来源于骨髓、外周血等，经体外批量培养，其具有免疫原性低、比传统的骨髓配型快捷、更安全等特性，推荐用于造血系统紊乱、恶性血液病、原发性免疫缺陷疾病、骨髓衰竭及β-地中海贫血等疾病的治疗。

同种异体HSCT的结果在很大程度上取决于供体淋巴细胞对受体细胞上表达的同种异体抗原的识别。供体和受体之间的遗传差异是同种异体HSCT治疗效果的关键，也是GVHD的产生原因，也是其主要限制因素。GVT和GVHD主要由包含在供体造血细胞移植物中或源自供体造血细胞移植物的淋巴细胞介导。GVT活性与GVHD的发展密切相关，但GVT不需要临床上显著的GVHD，这意味着两种现象之间存在重要的机制差异。

二、间充质干细胞

间充质干细胞（mesenchymal stem cells，MSCs）是一类成体干细胞，在体内分布广泛。骨髓、肌肉和脂肪是间充质干细胞的重要组织来源。在体内或者适宜的体外环境下，间充质干细胞具有分化为多种细胞的潜能，通过归巢与多向分化潜能直接修复或再生损伤的组织器官；通过内分泌、远程分泌和旁分泌功能参与组织器官修复替代；通过免疫反应和炎症反应调节功能参与组织器官修复；通过介导自噬作用、趋化作用、抗氧化应激功能参与疾病治疗；通过血管、神经再生作用参与疾病治疗等。

间充质干细胞来源于已发育的胚胎或成人组织或器官，包括伴随出生的附件组织（如脐带、胎盘），由于来源丰富、分离及体外培养方法简单、理论上的临床适应证范围广，间充质干细胞具有低免疫原性，间充质干细胞移植也极少引起显著不良反应，较其他干细胞类型在临床应用研究中发展最为迅速，并被应用到移植物抗宿主疾病（GVHD）、各种自身免疫性疾病、心血管疾病、糖尿病、脊髓损伤及神经退行性疾病、肝硬化和骨关节疾病等治疗研究中。目前，全球干细胞行业蓬勃发展，全球已经有16款间充质干细胞产品获批上市，分布于美国、欧洲、加拿大、澳大利亚、韩国、日本等地。适应证包括修复软骨损伤、复杂肛周瘘、角膜缘干细胞缺陷、血栓闭塞性动脉炎、骨折愈合及椎间盘愈合、移植物抗宿主病、急性心肌梗死治疗、骨关节炎、复杂性克罗恩病并发肛瘘等。国家药品监督管理局药品审评中心已受理的间充质干细胞产品所涉及的适应证包括膝骨关节炎、牙周炎如慢性牙周炎所致骨缺损、移植物抗宿主病、慢性创面（糖尿病溃疡等）和溃疡性结肠炎。

第三节　免疫细胞治疗

免疫细胞治疗包括淋巴因子激活的杀伤细胞疗法（LAK）、细胞因子诱导的杀伤细胞疗法（CIK）、细胞因子诱导的杀伤细胞-树突状细胞混合疗法（DC-CIK疗法）和自然杀伤细胞疗法（NK）等非抗原特异性免疫细胞治疗；以及包括T

细胞受体修饰的T细胞疗法（TCR-T）和嵌合抗原受体T细胞疗法（CAR-T）等抗原特异性免疫细胞治疗，有望为恶性肿瘤免疫治疗领域带来一场新变革。美国FDA已经批准的两个CAR-T细胞治疗产品，Kymriah和Yescarta分别在复发难治性B细胞白血病和淋巴瘤患者中取得了明显优于现有治疗的临床疗效，展示了CAR-T细胞治愈恶性肿瘤的可能。

一、TCR-T细胞治疗

早期的过继性细胞治疗是通过高浓度IL-2培养来自肿瘤患者实体肿瘤组织内和周围存在的炎性浸润组织中分离出来的肿瘤浸润淋巴细胞（tumor-infiltrating lymphocytes，TILs），并将细胞注射回患者体内。研究人员分离转移性黑色素瘤的TILs，结合高剂量IL-2在体外进行大量扩增，高亲和力识别肿瘤和高增殖潜能的细胞可得到鉴定及选择性扩增，再输注至患者体内进行治疗，此研究表明过继性细胞治疗具有消退人类晚期转移性肿瘤的效应。这些细胞在体外大量扩增而不受体内因素的限制，另外宿主可以在过继性细胞治疗前进行预处理以提供优化的肿瘤微环境。TILs中也存在自然杀伤细胞，在IL-2体外诱导下也可能参与抗肿瘤作用。TILs来源组织的数量和质量不同，难以在不同的患者和癌症类型中重复产生TILs，因此这种方法在临床上发展缓慢。

采用基因工程方法对自体外周血单核细胞（PBMC）中的T细胞受体进行基因工程改造，通过引入特异性识别肿瘤抗原的外源性高亲和力受体，如转染天然T细胞受体（TCR）或人工嵌合抗原受体（CAR），可引导T细胞的特异抗肿瘤效应。TCR可以识别由MHC分子呈递的细胞内抗原，并且可以应用TCRαβ序列的遗传修饰以改变TCR的亲和力，将其重定向至治疗相关抗原。使用传统TCR引导T细胞特异结合受限于MHC分型，这种治疗仅对表达特殊MHC单倍型的患者有效。TCR-T修饰的细胞可以在体外大量扩增，并通过类似于TILs的方法注射回患者体内，当TCR-T细胞进入体内后，它可进入肿瘤组织，与表达相应抗原的肿瘤细胞结合（图40-2），TCR-T细胞被激活后，释放穿孔素和颗粒酶，以及细胞因子IFNγ和TNFα等，介导对肿瘤细胞的杀伤效应。

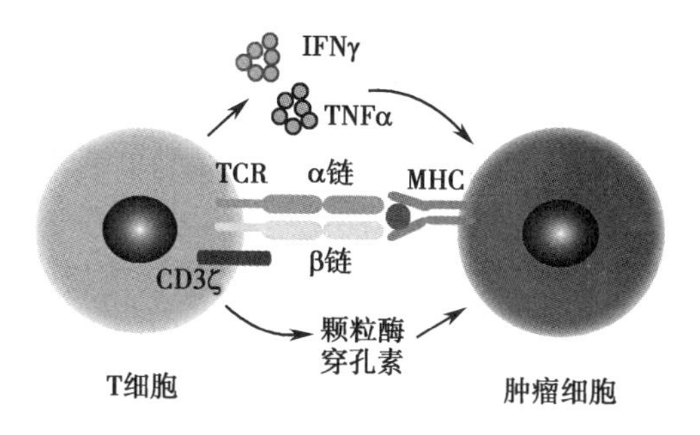

图40-2 TCR-T作用模式

在鉴定高亲合力及特异TCR的基础上，采用构建γ-逆转录病毒或慢病毒等方法转染TCR至T细胞，T细胞表达的TCR识别相应肿瘤抗原，介导抗肿瘤效应。第一个成功使用基因修饰自体T细胞的TCR为靶向MART-1分子，用于治疗黑色素瘤患者。这种方法基于鉴定了自然产生的TCR，它具有高亲和力，可识别肿瘤抗原。在这个临床试验中，肿瘤特异TCR直接从黑色素瘤TILs中克隆出来，然而，针对MRAT-1分子的TCR靶向副作用较大，可引起正常皮肤、眼睛及耳朵中的黑色素细胞破坏，属于靶向正常细胞的毒性。这个试验显示了TCR-T细胞治疗的潜力，也同时提示需要寻找合适的肿瘤抗原以减少对正常细胞的毒性。癌-睾丸抗原仅表达于生殖细胞和肿瘤而不表达于正常细胞，可能是比较合适的肿瘤抗原，由于睾丸中不表达MHC-1类分子，因此免受免疫相关不良反应。因此，靶向NY-ESO-1及其他癌-睾丸抗原是一种应用TCR-T细胞治疗实体瘤的重要策略。

二、CAR-T细胞治疗

（一）CAR-T特征

CAR-T细胞治疗是指将基因工程化表达的CAR导入T细胞，再回输至患者体内的细胞治疗。CAR是基因工程受体，能够赋予T细胞抗原结合和激活功能，以及治疗性靶向癌细胞。CAR与先天TCR不同，CAR不受限于主要组织相容性复合体（MHC）类型，即在无MHC递呈的情况下仍可识别抗原，只与细胞表面表达的肿瘤抗原有关。此外，CAR也能识别碳水化合物和脂质分子，进一步扩大了其应用范围。

CAR包括三个主要结构域：负责抗原识别的细胞外结构域、跨膜结构域和细胞内信号传导结构域（图 40-3）。细胞外区域可分为信号肽和抗原识别结构域，信号肽可从细胞表面表达的成熟 CAR 中切割分离；抗原识别结构域是单链片段可变区，主要由抗原特异性免疫球蛋白的可变轻链（VL）和可变重链（VH）通过柔性接头连接组成，然后再通过间隔序列连接至跨膜结构域。跨膜结构域通常是跨细胞膜的疏水性 α 螺旋，是受体表面表达和稳定的基础。第三部分是细胞内结构域。在抗原结合后，细胞内结构域聚集并经历构象变化，使得下游信号传导蛋白能够被募集和磷酸化；它包含几个功能单元，其中 T 细胞共受体 CD3ζ 的胞内结构域，含有三个对信号转导很重要的免疫受体酪氨酸激活基序（ITAM），是大多数 CAR 的核心成分。

CAR-T 细胞治疗的流程见图 40-4。①分离：使用标准的白细胞分离术从患者或供体的外周血中收集外周血单核细胞，该过程从肘前静脉中输出血液，分离白细胞成分，剩余的血液回流到体内血循环。②修饰：用抗 CD3 和或抗 CD28 抗体刺激，然后通过病毒（慢病毒或逆转录病毒）或非病毒（转座子）基因转移系统将对肿瘤抗原具有高亲和力的 CAR 转导到这些 T 细胞中。在该步骤中，鉴定 T 细胞表面 CAR 的表达及对肿瘤抗原的识别。③扩增：CAR-T 细胞离体扩增以达到所需的修饰 T 细胞剂量。④再灌注：将扩增至临床相关细胞数的 T 细胞输注至预先去除淋巴细胞的患者，通过直接细胞毒性和细胞因子介导的机制实现肿瘤杀伤。

（二）CAR-T 发展

1989 年，Eshhar 等制备了可在 T 细胞中功能性表达的嵌合 TCR 基因，并赋予受体 T 细胞以非 MHC 限制方式特异地识别抗原；1993 年，为了实现抗体特异性和 T 细胞细胞毒活性的优势，Eshhar 等将抗体分子的单链可变区结构域与 TCR 的恒定区结构域结合，构建嵌合受体基因，随后通过产生嵌合体诱导 T 细胞表达该基因。CAR 经历了三十年的发展演变，根据细胞内结构域的结构和组成大致可分为五代 CARs：第一代 CAR 含有单个 CD3ζ 细胞内结构域。由于缺乏共刺激（如 CD27、CD28、CD134、CD137）和细胞因子（如 IL-2）信号传导，第一代 CAR-T 细胞的初始实验显示出低细胞毒性和低增殖能力；第二代 CAR 是通过在细胞内信号传导结构域添加共刺激结构域，如 CD28 或 CD137 的部分序列，增强 T 细胞增殖能力和细胞毒性；第三代 CAR 是在第二代的基础上再添加第三个共刺激结构域如 CD134 或 CD137；第四代 CARs 也是在第二代 CAR 的基础上增加蛋白表达，例如组成型表达 IL-12 或在 CAR 激活后诱导表达 IL-12。第四代 CAR 转导的 T 细胞被称为 TRUCK（T cells redirected for universal cytokine-mediated killing）。这些 CAR 的活化可以促进所需细胞因子的产生和分泌，从而通过几种协同机制促进肿瘤的杀伤，如胞吐（穿孔素、颗粒酶）或死亡配体 - 死亡受体系统（FasL、TRAIL）；目前正在探索第五代 CAR，也是基于第二代 CAR，但它们含有截

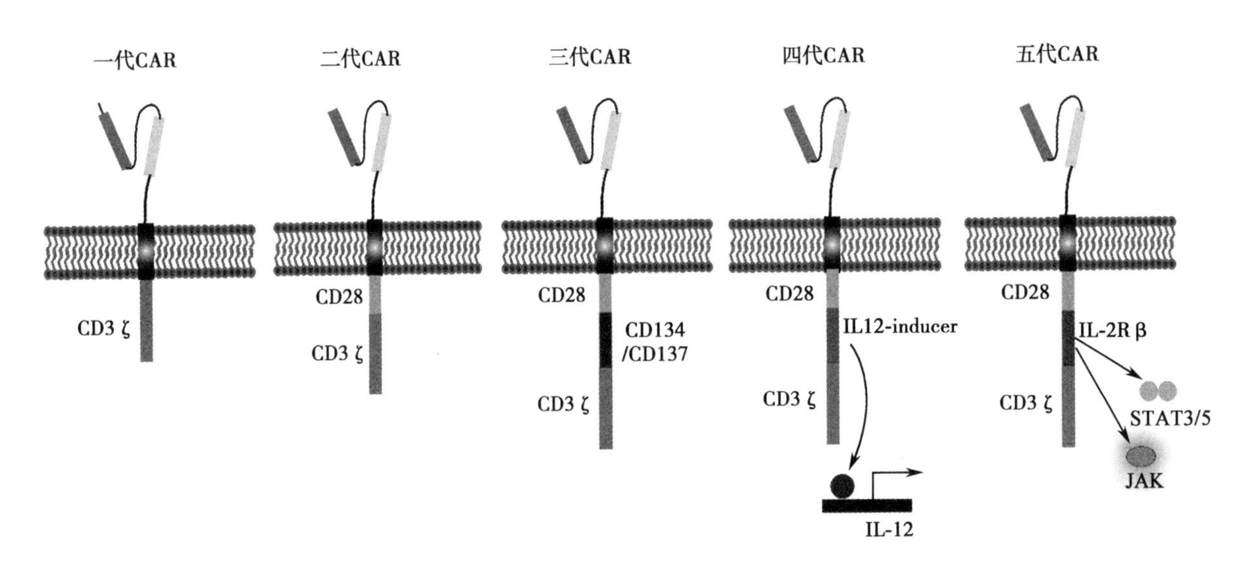

图 40-3 CAR 的结构示意图

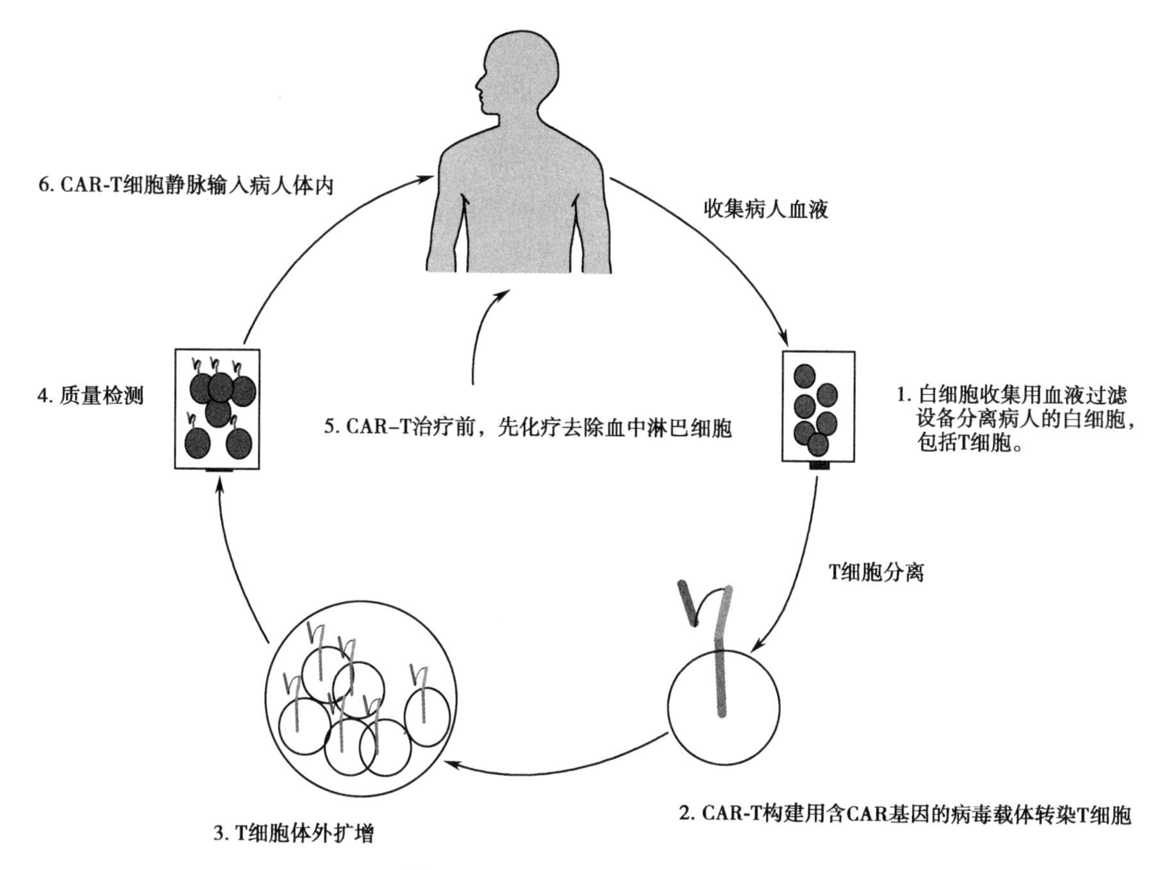

图 40-4 CAR-T 细胞治疗的流程图

短的 IL-2R 的 β 链胞质结构域，其具有转录因子 STAT3 的结合位点。该受体的抗原特异性激活同时触发 TCR（通过 CD3ζ 结构域），共刺激分子（CD28 结构域）和细胞因子（JAK-STAT3/5）信号传导，有效地提供生理上所需的三种协同信号，充分驱动 T 细胞激活和增殖。

此外，还存在上述 CAR 的其他变体，例如双 CAR，拆分 CAR 和可诱导拆分 CAR。双 CAR 指表面具有不同的靶向抗原，而胞内结构域相同。拆分 CAR 指在两种不同的 CAR 上分别接上共刺激结构域（例如 CD28 和 CD137）与 CD3ζ，需要两种 CAR 同时参与以完成 T 细胞活化。这是由于目前未发现真正的癌症特异性抗原，因此开发同时靶向两种或更多种不同的癌症相关抗原，这种方法的优点是完全成熟的 T 细胞活化仅在两种抗原存在时发生，可以进一步提高特异性和安全性。

（三）CAR-T 治疗上市产品

2017 年，有两款 CAR-T 细胞疗法获批用于临床，分别为 Tisagenlecleucel（商品名 Kymriah）和 Axicabtageneciloleucel（商品名 Yescarta），均是靶向 CD19 抗原。Kymriah 采用慢病毒载体，而 Yescarta 采用 γ 逆转录病毒载体。CD19 分子是 CAR-T 细胞治疗比较理想的靶抗原，它在几乎所有的 B 细胞恶性肿瘤中表达，在正常 B 细胞中也表达，但在其他正常细胞中不表达。虽然正常 B 细胞会因表达 CD19 被杀死，但大部分患者仍可以耐受，另外寿命长的抗体产生细胞不表达 CD19 而不被杀死，所以它们可继续提供抗体介导的免疫力。

1. Kymriah　是首个获批的 CAR-T 疗法，是靶向 CD19 分子的 CAR-T 细胞免疫治疗。Kymriah 由宾夕法尼亚大学的 C.H.June 团队研发，于 2017 年 8 月在美国获批上市，用于治疗复发或难治性 B 细胞型急性淋巴细胞白血病（ALL）的儿童及青年患者（3～25 岁）。Kymriah 的嵌合抗原受体（CAR）蛋白由细胞外部分和细胞内部分组成，细胞外部分具有鼠抗 CD19 单链抗体片段，细胞内部分包含 T 细胞信号传导（CD3ζ）和共刺激（CD137）结构域。在 CAR-T 细胞与表达 CD19 的靶细胞接触后，CD28 和 CD3ζ 等共刺激结构域激活下游信号级联，导致 T 细胞活化、增殖、发挥效应功能以及炎性细胞因子和趋化因子的分泌，导致表达CD19的靶细胞死亡。γ-逆转录病毒和慢病毒转导的免疫治疗产品，需要考虑插入诱变的潜在遗传毒性。因此，为了解决潜在的安全问题，上市后的长期安全监控是必要的。

2. Yescarta 是第二款CAR-T疗法，也是靶向CD19抗原的CAR-T细胞治疗。Yescarta用于使用两种或以上治疗方案仍无法控制的大B细胞淋巴瘤，包括弥漫性大B细胞淋巴瘤、原发性纵隔大B细胞淋巴瘤、高级别B细胞淋巴瘤和转化滤泡淋巴瘤，但不用于原发性中枢神经系统淋巴瘤的治疗。

（四）CAR-T的毒副作用

CAR-T细胞疗法可以诱导快速和持久的临床反应，但产生一些独特的毒性，这些毒性与传统化疗、单克隆抗体和小分子靶向治疗有所不同。最常见的两种毒性是细胞因子释放综合征（CRS）和CAR-T细胞相关的脑病综合征（CRES）。CRS是最常见的毒性，其特征为高热、低血压、缺氧及多器官毒性；严重的CRS极少数会演变成HLH，其特征在于严重的免疫激活、淋巴细胞浸润组织和免疫介导的多器官衰竭。CRES是另一常见的不良事件，可与CRS同时或之后发生，通常以中毒性脑病状态为特征，伴有混乱和谵妄症状，偶尔也有癫痫发作和脑水肿。对严重病例采用积极支持治疗，抗IL-6治疗或皮质类固醇的严密监测，准确分级和及时管理毒性，可降低CAR-T细胞治疗相关的发病率和死亡率。此外，还需关注CAR-T细胞治疗可能存在的其他问题，包括靶向非肿瘤组织、过敏性反应、插入性促肿瘤发生及识别脱靶抗原等。

（五）CAR-T治疗的问题和挑战

尽管CAR-T细胞治疗在血液恶性肿瘤中取得了进展，但是在大多数实体瘤中仍然存在问题，毒性大获益小。为了拓展CAR-T细胞治疗的应用范围，需要开发一些新的策略，包括发现肿瘤的新抗原、增强肿瘤内免疫细胞的浸润、激活和持久性，以及克服免疫抑制微环境等。

1. CAR-T治疗的影响因素 CAR-T治疗受多种因素的影响，包括肿瘤抗原的特异性，T细胞募集、激活和增殖，以及免疫抑制微环境等。值得注意的是，CAR融合蛋白的设计和载体类型可影响以上几个因素。CAR融合蛋白包括一个抗原识别结构域，最常来源于抗体；共刺激结构域，如CD28和4-1BB（CD137）或OX-40（CD134），以及T细胞活化结构域，通常来源于CD3ζ分子。目前用于CAR-T细胞临床试验的载体类型有γ-逆转录病毒、慢病毒和转座子系统。此外，其他影响因素还包括用于制备细胞的培养方法，以及在CAR-T细胞输注前的化疗或放疗方法等。

（1）抗原的特异性：CAR-T治疗的首要问题是寻找肿瘤特异抗原。事实上，肿瘤特异抗原或表达在肿瘤及非重要组织中的抗原（如CD19）很少被发现，当前被测试的绝大多数肿瘤靶抗原显示在肿瘤上过度表达，在正常组织中低水平表达。在没有真正具有肿瘤特异性的抗原的情况下，临床试验中的大多数T细胞疗法都面临对正常细胞的毒性问题。肿瘤细胞新抗原的发现，包括突变蛋白或截短形式蛋白或异常修饰的蛋白等，可为CAR-T治疗提供新的治疗靶点。

（2）CAR-T细胞的浸润：效应T细胞需要到达其靶细胞，才能发挥治疗效应。趋化因子是具有趋化能力的细胞因子，参与调节各种免疫细胞和一些体细胞的迁移和运输，因此可利用趋化因子的引导促进免疫细胞募集到肿瘤。目前，CAR-T细胞表面上已设计同源趋化因子受体包括CCR2、CCR4、CCR7及CXCR2等，可驱动T细胞募集。

（3）CAR-T细胞的激活与增殖：CAR-T细胞进行扩增，使细胞达到足以有效消除肿瘤细胞的数量。T细胞需要三种协同信号来驱动增殖和存活：TCR参与、共刺激信号传导和细胞因子信号传导。向CAR添加共刺激信号如CD28或4-1BB，以促进T细胞的扩增和存活。利用细胞因子信号传导来强化T细胞，如在小鼠体内使用IL-15重复给药的方法增强了抗原特异性CAR-T细胞的募集、浸润、增殖和细胞毒性。在第五代CAR中进一步实现了这种“强化”概念，其包括截短的IL-2R的β链和STAT3结合部分。这种CAR的激活可以驱动全面的TCR信号传导，完成共刺激和细胞因子驱动的JAK-STAT信号传导，以增强工程T细胞的增殖和存活。这些促进T细胞增殖和存活的方法仍处于早期研究阶段，其对未来临床治疗的潜在贡献尚不确定。

（4）免疫抑制微环境：肿瘤微环境常常处于免疫抑制的状态，导致肿瘤细胞的免疫逃逸。免疫抑制微环境涉及多方面的异常，包括免疫抑制细胞，如MDSC、Treg和M2巨噬细胞等；免疫抑制性细胞因子，如TGF-β和IL-10等，以及免疫抑制性代谢产物，如低营养成分及低氧等，效应细胞暴露于大量抑制分子，导致T细胞无能和功能障碍。

2. CAR-T在实体瘤的应用问题 CAR-T细胞疗法在血液系统恶性肿瘤中的成功，促使人们将这项技术扩展到实体肿瘤。然而，CAR-T疗法在实体瘤应用时遇到困难，目前临床报道有效的病例很少，且毒性明显。CAR-T临床试验在实体瘤中缺乏疗效的原因是多因素的，包括：①肿瘤抗原的异质性，实体瘤由各种不同突变的积累而发展，其中一些突变导致产生肿瘤细胞的专有表位，表现为肿瘤相关抗原多样化但又有重叠的特征；②CAR-T细胞必须从血液进入到实体瘤的局部微环境，缺氧、血管化不良和细胞外基质丰富的肿瘤微环境阻止T细胞浸润；③免疫抑制微环境，免疫抑制性细胞、抑制性细胞表面蛋白、细胞因子或肿瘤细胞的异常代谢产物等可损害T细胞的活化和持久性。因此，这些生理结构和代谢障碍阻止免疫细胞募集、激活和持久性，同时促进免疫抑制细胞的募集，使得肿瘤细胞逃脱免疫检测和破坏，并且抑制CAR-T细胞活性。

（六）CAR-T治疗的展望

当前处于临床试验的CAR-T细胞治疗靶点包括：CD20、CD22、CD30、CD123、CEA、VEGFRvIII、EPCAM、GD2、GPC3、HER-2、MSLN及MUC1等，涉及多种血液肿瘤和实体瘤。在血液肿瘤中，除了CD19靶点外，还有用于治疗B细胞淋巴瘤的CD20、CD22和κ-轻链等靶点，以及用于治疗霍奇金淋巴瘤和T细胞淋巴瘤的CD30靶点等。CAR-T在实体瘤的临床试验涉及非小细胞肺癌、间皮瘤、胶质瘤、肝癌、胆管癌、胰腺癌、结肠癌及卵巢癌等。随着这些临床试验的结束，可能会有新的适应证出现。

由于在临床试验中存在与CAR相关的死亡，因此迫切需要增强和控制CAR的安全性，包括靶向非肿瘤的正常细胞和脱靶效应，这些是限制其临床应用的重要因素。原则上，可以通过以下一些方式增强安全性：①通过基因编辑修饰CAR分子，有条件地和可控制地激活CAR-T细胞。②CAR-T细胞可利用NOT-gate环路系统来增强功效并减少脱靶。NOT-gate环路是其表达两种或更多种不同的CAR的CAR-T细胞，第一个CAR将靶向肿瘤特异性抗原并含有强制性刺激（CD3ζ）和共刺激（例如CD28或CD137）结构域，而第二个CAR将特异于通常在正常健康组织上表达的抗原，并与抑制性（iCAR）信号传导结构域（例如PD-1和CTLA-4）连接。CAR和iCAR在相同免疫突触内的同时接合将阻止或抑制T细胞的活化，并导致较差的活化或T细胞无反应性，从而增强肿瘤细胞和健康细胞之间的区别。③CAR中插入“自杀基因”，如诱导性Caspase9，在发生不希望的和不受控制的副作用时可诱导耗尽CAR-T细胞。④其他正在探索降低毒性的方法包括局部激活或调节CAR的抗原结合结构域亲合力，来限制CAR-T细胞活性。然而，在发生严重毒性时CAR-T细胞的消耗是否可以恢复或防止致死性或持久性组织损伤，仍然有待观察。

今后需要加快肿瘤新抗原的发现以最大限度地减少“靶向非肿瘤”的效应。改善CAR-T细胞适应性的方法，使它们能够在肿瘤微环境中存活、增殖和持续存在。今后临床试验将继续探索新的方法，包括CAR-T细胞的区域递送、去除特定的免疫抑制因子、引入能够阻断T细胞抑制的分子、细胞因子的共同递送以提高T细胞的扩增和持久性，以及通过与肿瘤疫苗或溶瘤病毒等进行联合用药；此外，需要进一步研究鉴定哪些基因增强T细胞的持久性和扩增，再通过基因编辑技术使CAR-T细胞进一步优化，最终使得CAR-T细胞治疗能以更安全有效的方式去治疗更多类型的肿瘤患者。

（陈红专 栾 鑫）

参考文献

[1] LIM W A，JUNE C H. The principles of engineering immune cells to treat cancer[J]. Cell，2017，168(4)：724-740.

[2] NEELAPU S S，TUMMALA S，KEBRIAEI P，et al. Chimeric antigen receptor T-cell therapy-assessment and management of toxicities[J]. Nat Rev ClinOncol，2018，15(1)：47-62.

[3] LONG E O，KIM H S，LIU D，et al. Controlling natural killer cell responses：integration of signals for activation and inhibition[J]. Annu Rev Immunol，2013，31：227-258.

[4] BALLEN K K，GLUCKMAN E，BROXMEYER H E. Umbilical cord blood transplantation：the first 25 years and beyond[J]. Blood，2013，122(4)：491-498.

中英文名词对照索引

A

B

E

F

G

K

L

M

N

P

Z

59检